YEARBOOK OF TRADITIONAL CHINESE MEDICINE OF CHINA

2020

国家中医药管理局　主办
中国中医药出版社　承办
《中国中医药年鉴（行政卷）》编
编　委　会

总38卷
（行政卷）

中国中医药年鉴

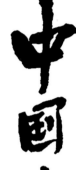

中国中医药出版社
· 北京 ·

图书在版编目（CIP）数据

2020 卷中国中医药年鉴. 行政卷/《中国中医药年鉴. 行政卷》编委会编. —北京：
中国中医药出版社，2021.7
ISBN 978-7-5132-7010-6

Ⅰ. ①2… Ⅱ. ①中… Ⅲ. ①中国医药学-2020-年鉴 Ⅳ. ①R2-54

中国版本图书馆 CIP 数据核字（2021）第 099041 号

责任编辑：高　欣　胡　楠

中国中医药出版社出版

北京经济技术开发区科创十三街 31 号院二区 8 号楼
邮政编码　100176
传真　010-64405721
山东临沂新华印刷物流集团有限责任公司印刷
各地新华书店经销

开本 880×1230　1/16　印张 41.25　彩插 11　字数 2067 千字
2021 年 7 月第 1 版　2021 年 7 月第 1 次印刷
书号　ISBN 978-7-5132-7010-6

定价　398.00 元
网址　www. cptcm. com

购 书 热 线　010-89535836

维 权 打 假　010-64405753

微信服务号　zgzyycbs
微商城网址　https：//kdt. im/LIdUGr
官 方 微 博　http：//e. weibo. com/cptcm
天猫旗舰店网址　https：//zgzyycbs. tmall. com

如有印装质量问题请与本社出版部调换（010-64405510）

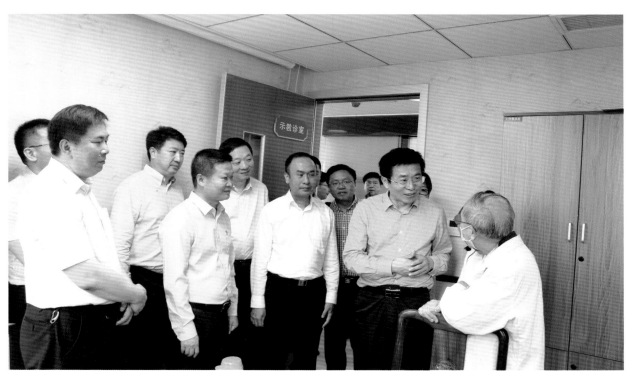

▲ 2019年3月12日，中国中医药循证医学中心成立暨揭牌仪式在北京举行，这是全球首个中医药领域的循证医学中心。世界卫生组织荣誉总干事陈冯富珍；国家卫生健康委员会党组成员，国家中医药管理局党组书记、副局长余艳红；国家中医药管理局党组成员、副局长王志勇为中国中医药循证医学中心揭牌

▲ 2019年5月30日，国家中医药管理局局长于文明在福建福州调研。图为于文明在福州市中医院与福建省名中医、福州桂枝里陈氏儿科第七代传人、儿科主任肖诏玮亲切交谈

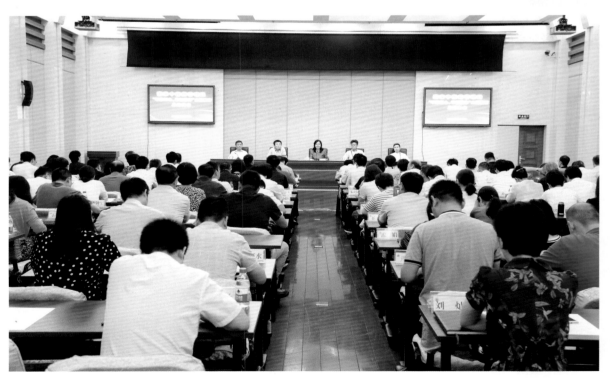

▲ 2019 年 6 月 14 ～ 18 日，由国家中医药管理局、厦门市人民政府主办的海峡论坛——2019 海峡两岸中医药发展与合作研讨会暨中医药传承创新发展论坛在福建厦门举办

▲ 2019 年 9 月 3 日，国家中医药管理局召开"不忘初心、牢记使命"主题教育总结大会

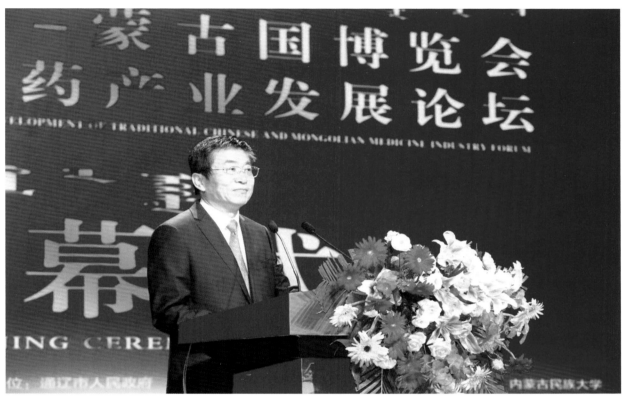

▲ 2019年9月8日，由国家中医药管理局、内蒙古自治区人民政府主办的第三届中国－蒙古国博览会国际中蒙医药产业发展论坛在内蒙古通辽举行

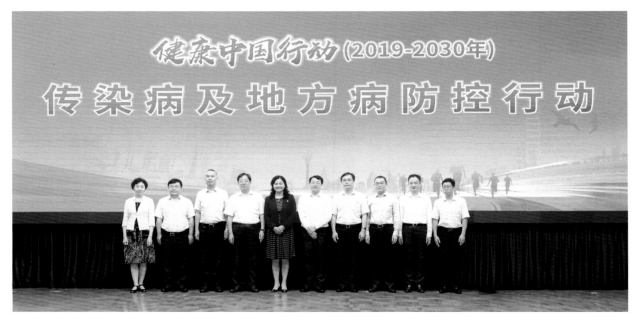

▲ 2019年9月17日，健康中国行动（2019～2030年）传染病及地方病防控行动主题推进活动在广东广州举行

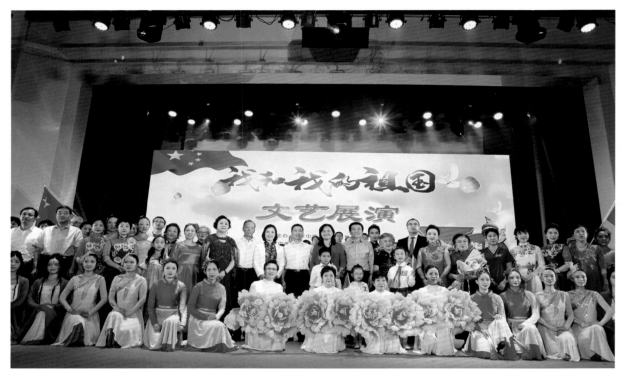

▲ 2019年9月19日，国家中医药管理局在北京举办庆祝中国共产党成立98周年暨中华人民共和国成立70周年文艺展演

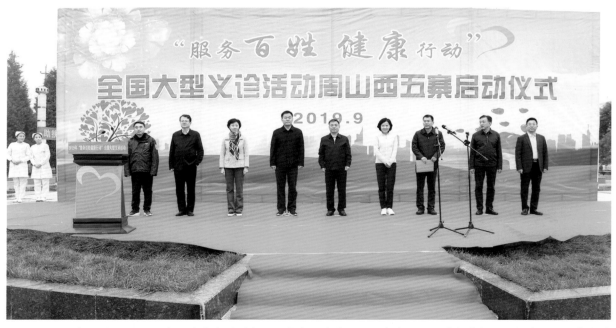

▲ 2019年9月20日，国家卫生健康委员会、国家中医药管理局、中央军委后勤保障部卫生局在山西五寨启动2019年"服务百姓健康行动"全国大型义诊活动周

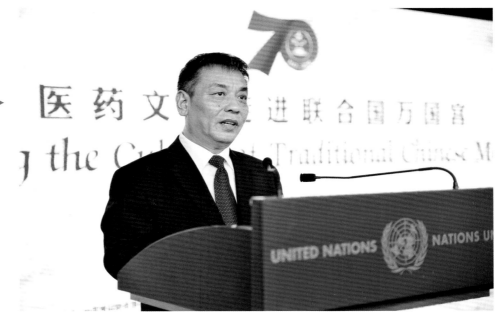

2019 年 9 月 24 ▶ 日，为庆祝中华人民共和国成立70周年，中医药文化走进联合国万国宫，国家中医药管理局党组成员、副局长、直属机关党委书记闫树江率团出席开幕式及系列活动

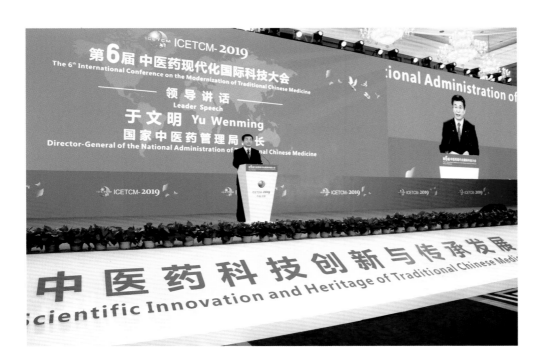

◀ 2019 年 10 月 21 日，由科学技术部、国家中医药管理局等13个国家部委与四川省人民政府主办的第6届中医药现代化国际科技大会在四川成都举行

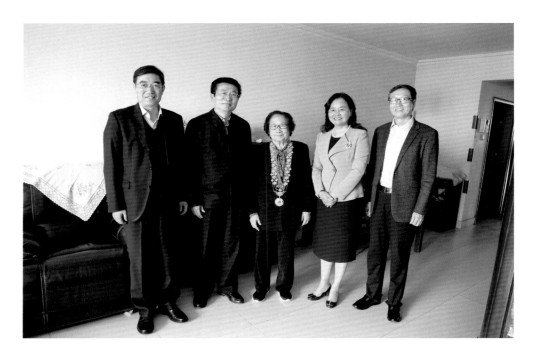

◀ 2019 年 10 月 23 日，国家中医药管理局及中国中医科学院领导看望共和国勋章获得者屠呦呦

2019 年 11 月 ▶ 8～9 日，由世界中医药学会联合会主办的第十六届世界中医药大会暨"一带一路"中医药学术交流活动在匈牙利布达佩斯举办

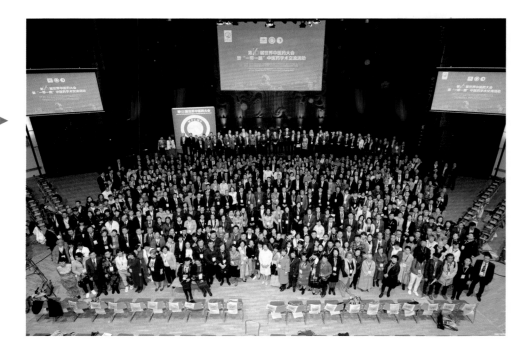

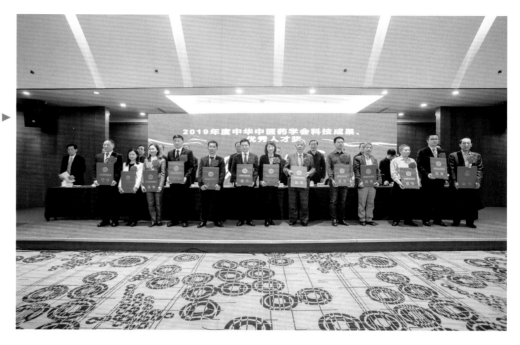

2019 年 11 月 ▶ 14 日，中华中医药学会 2019 年理事会会议在北京召开，大会颁发 2019 年度中华中医药学会科技成果、优秀人才奖

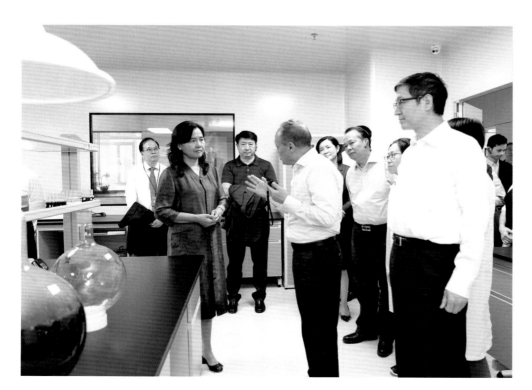

◀ 2019 年 11 月 14 日，国家中医药管理局在粤澳合作中医药科技产业园举办粤港澳大湾区中医药高地建设工作座谈会。图为与会人员考察粤澳合作中医药科技产业园

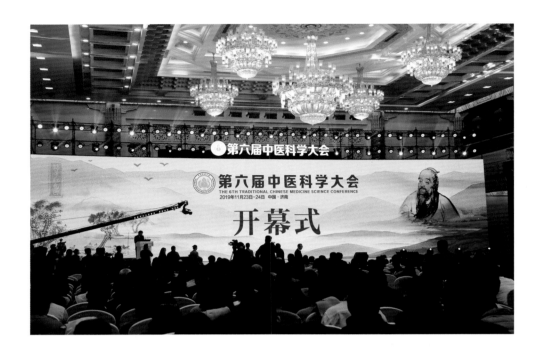

◀2019 年 11 月 23 ~ 24 日，由农工党中央和国家中医药管理局主办的第六届中医科学大会在山东济南召开

2019 年 12 月▶ 3 ~ 4 日，2019 年国家中医药管理局直属机关基层党组织书记培训班在北京举办

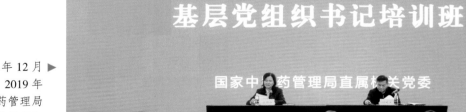

2019 年 12 月 ▶ 3～4 日，由国家中医药管理局办公室主办的 2019 年中医药新闻传播领导能力培训班在北京举办

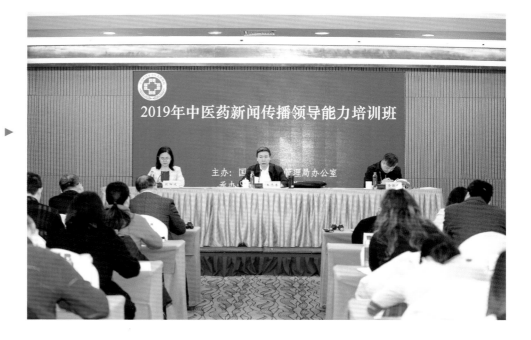

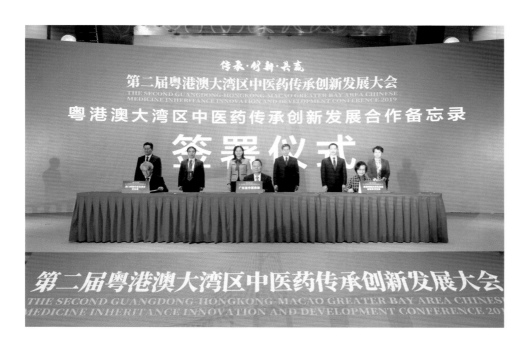

◀ 2019 年 12 月 5 日，由广东省中医药局、香港特别行政区政府食物及卫生局、澳门特别行政区政府卫生局、珠海市人民政府主办的第二届粤港澳大湾区中医药传承创新发展大会在广东珠海举行

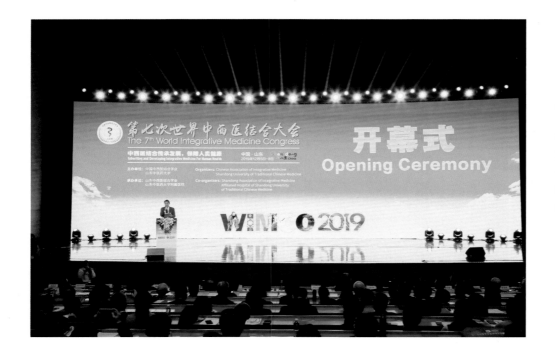

◀2019 年 12 月 5 ~ 8 日，由中国中西医结合学会、山东中医药大学主办的第七次世界中西医结合大会在山东济南举行

2019 年 12 月▶ 7 ~ 8 日，由世界中医药学会联合会、中国中医科学院、世界针灸学会联合会主办的第二届世界中医药科技大会暨中医药国际贡献奖 (科技进步奖) 颁奖大会在福建福州召开。国家中医药管理局党组成员、副局长孙达出席

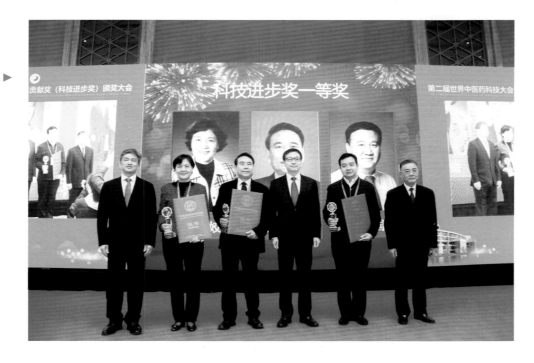

2019 年 12 月 13 ▶
日，国家中医药管理局
在北京召开国家中医药
服务出口基地建设动员
部署工作会

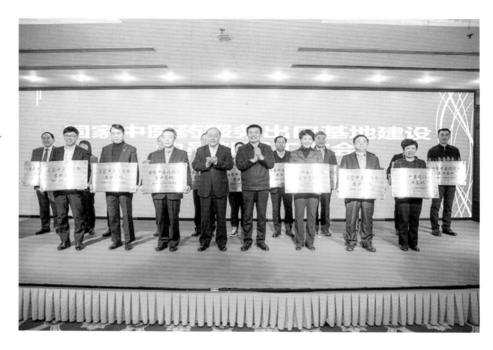

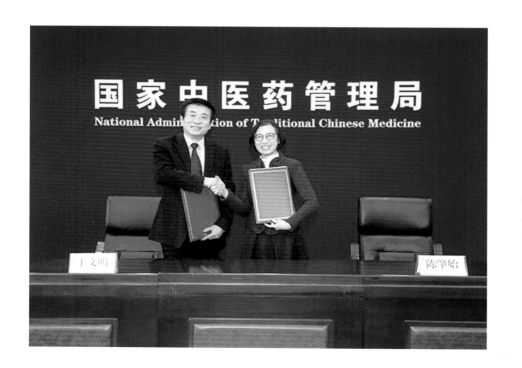

◀ 2019 年 12 月 23
日，国家中医药管理局
领导会见来访的香港食
物及卫生局代表团一
行，并签署合作协议

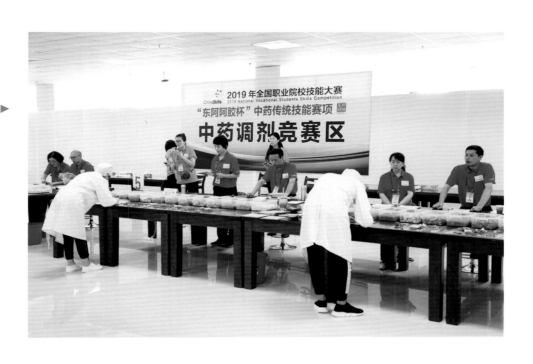

2019 年 6 月 ▶ 13～14日，由教育部、国家中医药管理局等35个部门主办的2019年全国职业院校技能大赛"东阿阿胶杯"中药传统技能赛项在山东烟台举办。图为中药调剂赛区

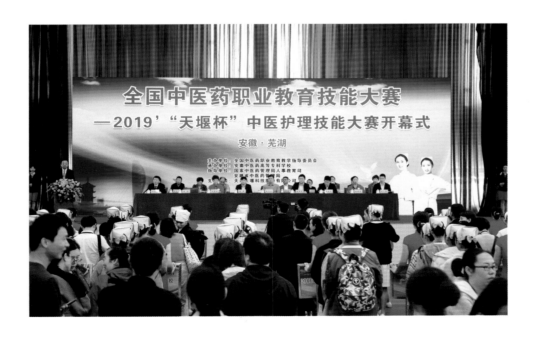

◀ 2019 年 10 月 17～20日，由全国中医药职业教育教学指导委员会主办的全国中医药职业教育技能大赛——2019'"天堰杯"中医护理技能大赛在安徽芜湖举办

■ 2019 年 6 月 30 日，由中医中药中国行组委会、北京市人民政府主办的中医中药中国行——2019 年中医药健康文化大型主题活动暨 2019 年中国北京世界园艺博览会中医药主题日在北京开幕

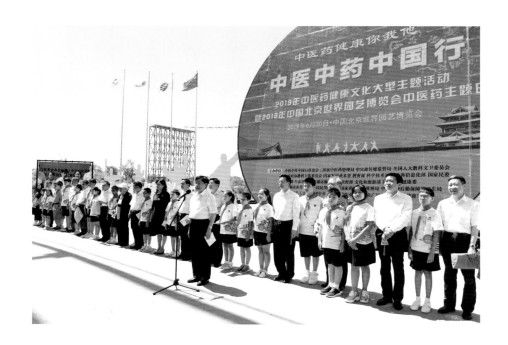

◀ 开幕式现场

参观中药展区 ▶

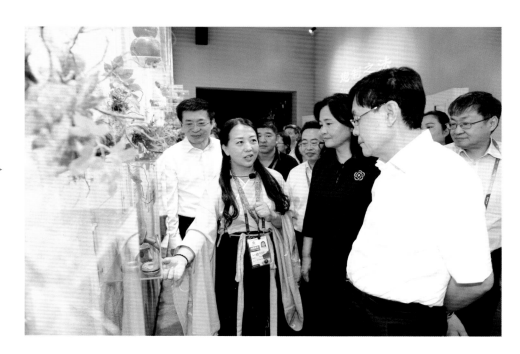

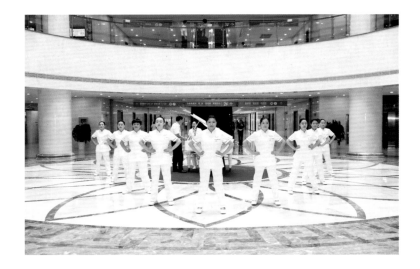

◀ 9月6日，天津活动现场

6月30日，河北活动现场 ▶

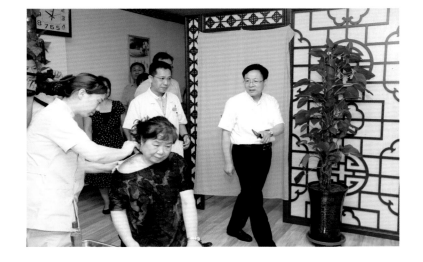

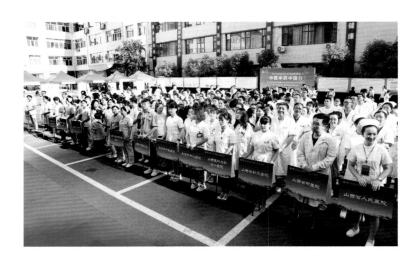

◀ 7月1日，山西活动现场

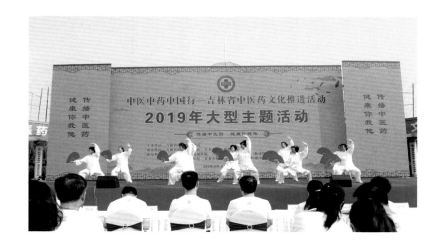

9月3日，吉林活动现场 ▶

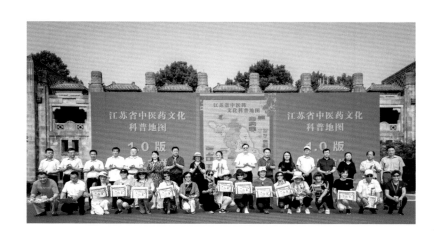

◀ 7月14日，江苏活动现场

6月1日，上海活动现场 ▶

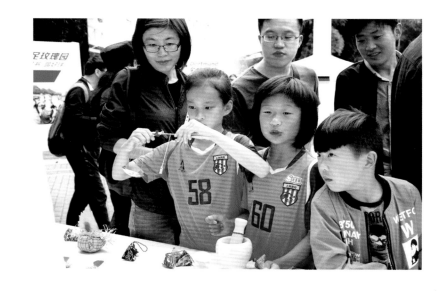

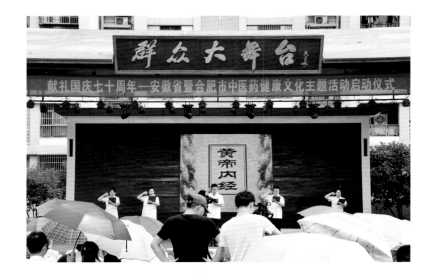

◀ 7月25日，安徽活动现场

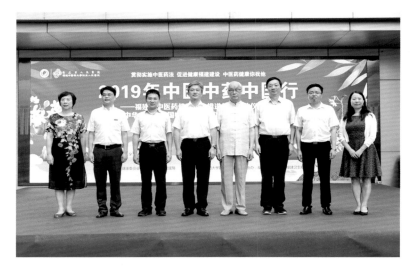

◀ 7月6日，福建活动现场

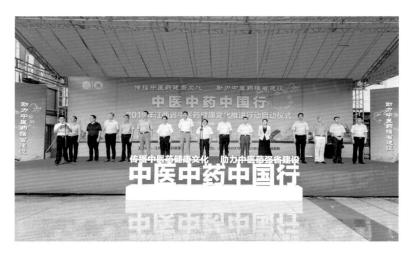

◀ 7月8日，江西活动现场

6 月 30 日，河南活动现场 ▶

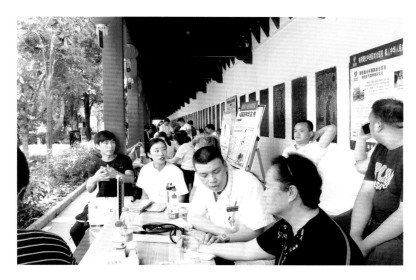

7 月 6 日，广东活动现场 ▶

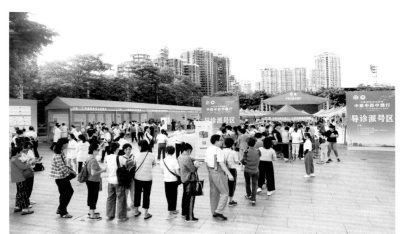

11 月 9 日，广西活动现场 ▶

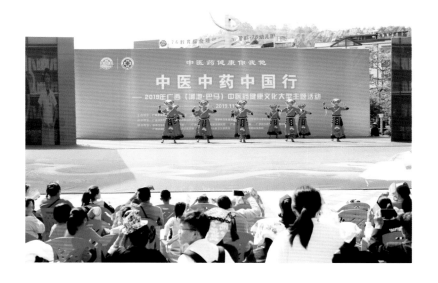

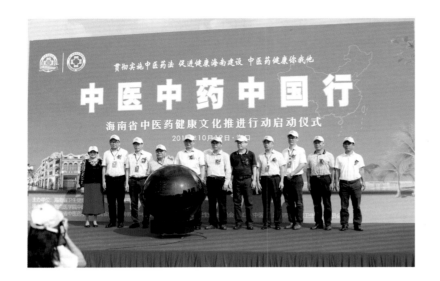

◀ 10月19日，海南活动现场

7月23日，重庆活动现场 ▶

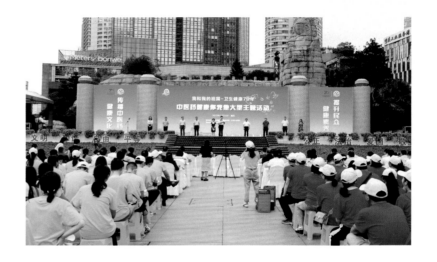

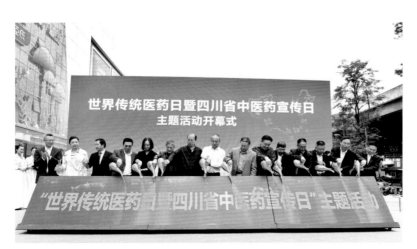

◀ 6月22日，四川活动现场

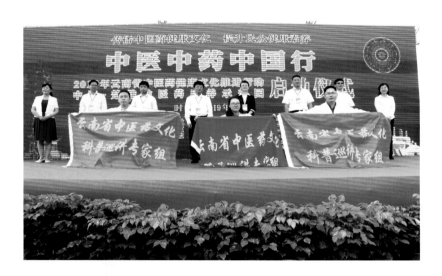

9月20日，贵州活动现场 ▶

7月24日，云南活动现场 ◀

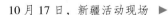

10月17日，新疆活动现场 ▶

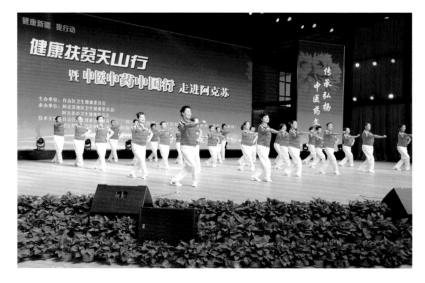

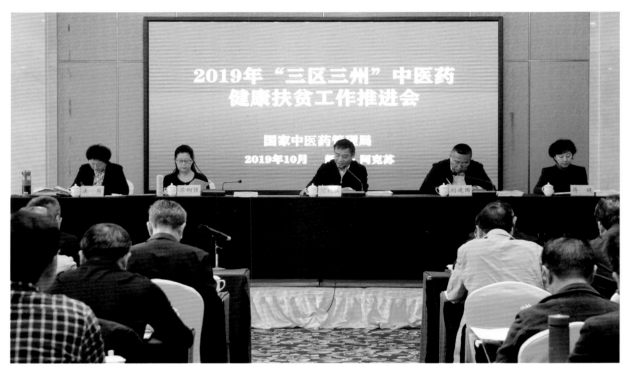

▲ 2019 年 10 月 17 日，2019 年"三区三州"中医药健康扶贫工作推进会在新疆阿克苏举行

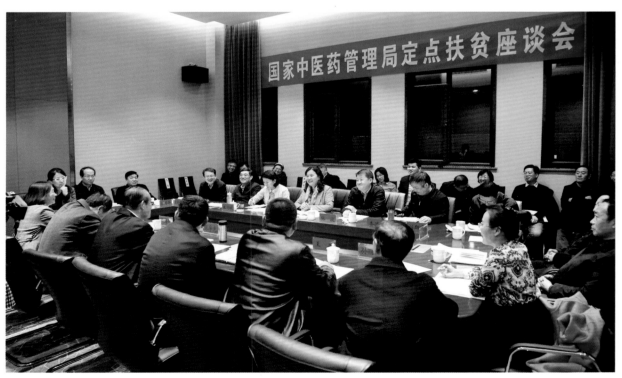

▲ 2019 年 11 月 21 ~ 22 日，国家中医药管理局赴山西五寨调研，召开定点扶贫座谈会

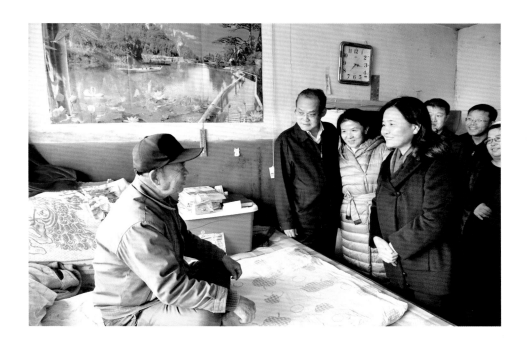

◀ 2019 年 11 月 21 ~ 22 日，国家卫生健康委员会党组成员，国家中医药管理局党组书记、副局长余艳红一行赴山西五寨调研定点扶贫工作。图为入户调研贫困居民

2019 年 9 月 9 ▶ 日，国家中医药管理局党组成员、副局长、直属机关党委书记闫树江赴西藏藏医药大学调研西藏健康扶贫和藏医药服务能力提升工作

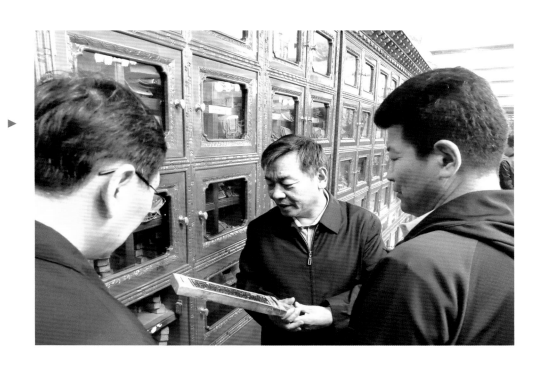

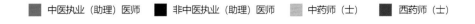

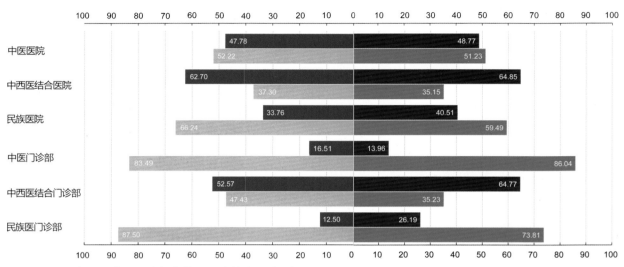

▲ 2019 年全国中医医疗机构执业人员构成比（%）

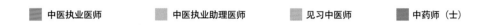

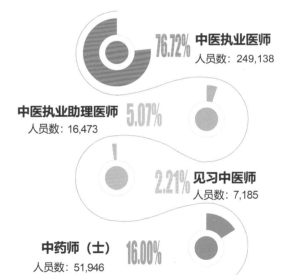

人员分类	人员数	构成（%）
1.中医执业医师	249,138	76.72
2.中医执业助理医师	16,473	5.07
3.见习中医师	7,185	2.21
4.中药师（士）	51,946	16.00
合计	324,742	100.00

▲ 2019 年全国中医机构中医人员、中药师（士）构成（%）

① 注：中医药统计数据专题图片来源于《2019 年全国中医药统计摘编》

单位：人

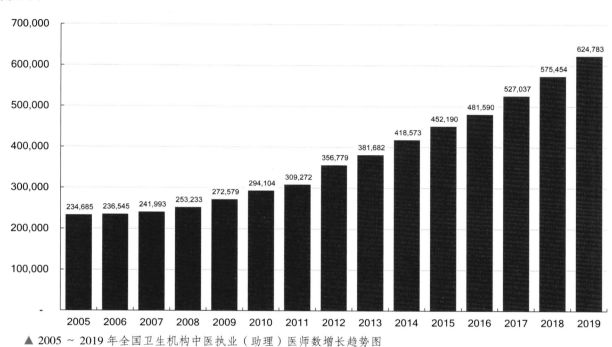

▲ 2005 ～ 2019 年全国卫生机构中医执业（助理）医师数增长趋势图

单位：个

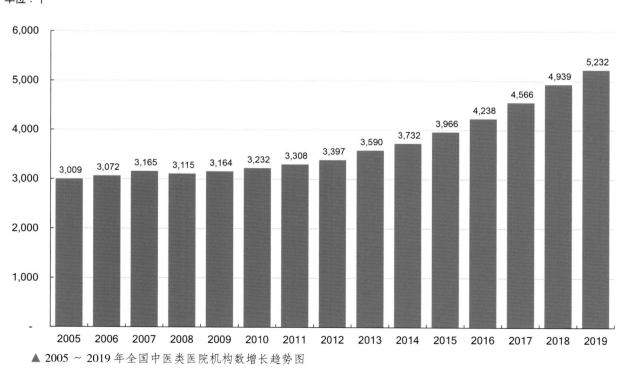

▲ 2005 ～ 2019 年全国中医类医院机构数增长趋势图

单位：张

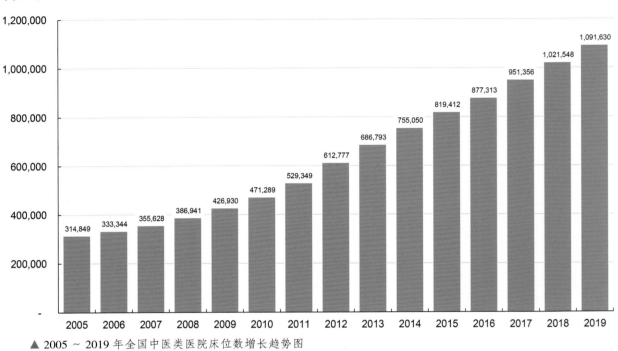

▲ 2005～2019 年全国中医类医院床位数增长趋势图

单位：人

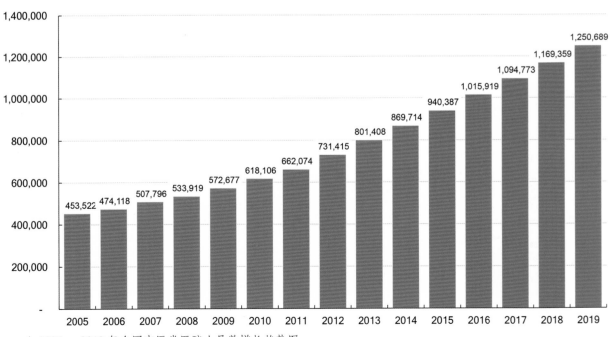

▲ 2005～2019 年全国中医类医院人员数增长趋势图

单位：万人次

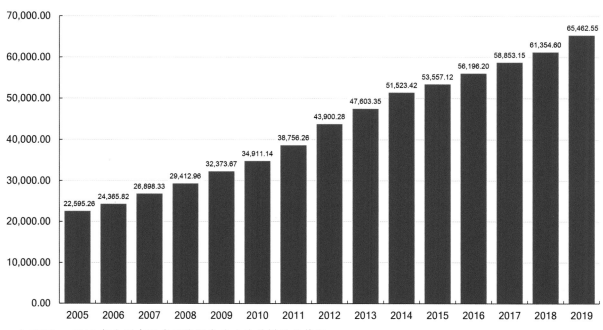

▲ 2005 ~ 2019 年全国中医类医院门急诊人次数增长趋势图

单位：万人

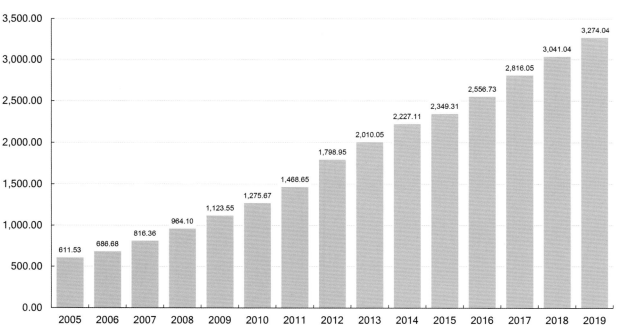

▲ 2005 ~ 2019 年全国中医类医院出院人数增长趋势图

2005～2019年全国高等 ▶
中医药院校招生数、毕业生
数、在校生数增长趋势图

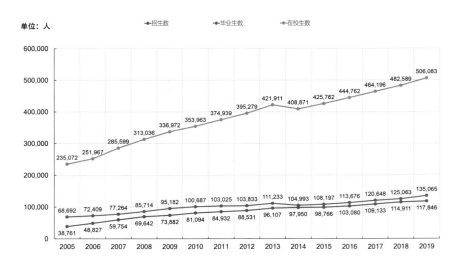

2005～2019年全国高等 ▶
中医药院校中医药类专业招生
数、毕业生数、在校生数增长
趋势图

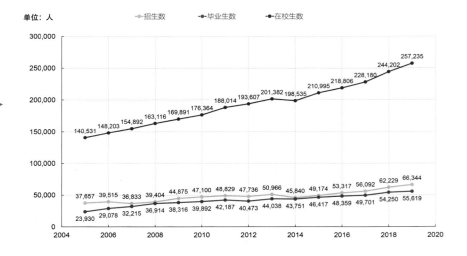

2005～2019年全国高等 ▶
中医药院校专任教师数增长趋
势图

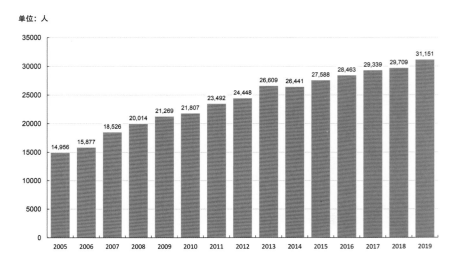

2020 卷《中国中医药年鉴（行政卷）》编委会

主任委员：　余艳红　国家卫生健康委员会党组成员，国家中医药管理局党组书记、副局长

　　　　　　于文明　国家中医药管理局局长

副主任委员：王志勇　国家中医药管理局党组成员、副局长

　　　　　　闫树江　国家中医药管理局党组成员、副局长、直属机关党委书记

　　　　　　孙　达　国家中医药管理局党组成员、副局长（保留副部长级待遇）

主　　编：　王思成　国家中医药管理局办公室主任

　　　　　　宋春生　中国中医药出版社有限公司董事、常务副经理、副总编辑

委　　员：　余艳红　国家卫生健康委员会党组成员，国家中医药管理局党组书记、副局长

　　　　　　于文明　国家中医药管理局局长

　　　　　　王志勇　国家中医药管理局党组成员、副局长

　　　　　　闫树江　国家中医药管理局党组成员、副局长、直属机关党委书记

　　　　　　孙　达　国家中医药管理局党组成员、副局长（保留副部长级待遇）

　　　　　　王思成　国家中医药管理局办公室主任

　　　　　　陈梦生　国家中医药管理局办公室二级巡视员、信访办公室（综合处）主任（处长）

　　　　　　卢国慧　国家中医药管理局人事教育司司长、机关党委副书记

　　　　　　刘群峰　国家中医药管理局规划财务司司长

　　　　　　余海洋　国家中医药管理局政策法规与监督司司长

　　　　　　蒋　健　国家中医药管理局医政司（中西医结合与民族医药司）司长、一级巡视员

　　　　　　李　昱　国家中医药管理局科技司司长

　　　　　　吴振斗　国家中医药管理局国际合作司（港澳台办公室）司长（主任）

　　　　　　陆建伟　国家中医药管理局机关党委常务副书记、人事教育司副司长

　　　　　　朱　桂　国家中医药管理局机关纪委书记（正司长级）

　　　　　　侯卫伟　国家中医药管理局机关服务中心主任

　　　　　　查德忠　中国中医科学院党委书记、副院长

　　　　　　王国辰　中华中医药学会秘书长

　　　　　　武　东　《中国中医药报》社有限公司执行董事、经理

　　　　　　宋春生　中国中医药出版社有限公司董事、常务副经理、副总编辑

　　　　　　杨德昌　中国中医药科技开发交流中心（国家中医药管理局人才交流中心）副主任

　　　　　　厉将斌　国家中医药管理局传统医药国际交流中心常务副主任，国家中医药管理局监测统计中心副主任

　　　　　　杨金生　国家中医药管理局对台港澳中医药交流合作中心主任

　　　　　　金阿宁　国家中医药管理局中医师资格认证中心（国家中医药管理局职业技能鉴定指导中心）主任

　　　　　　刘　阳　中央军委后勤保障部卫生局医疗管理处处长

屠志涛　北京市卫生健康委员会党委委员、北京市中医管理局局长

张富霞　天津市卫生健康委员会党委委员、一级巡视员

段云波　河北省卫生健康委员会党组成员、副主任

冯立忠　山西省卫生健康委员会党组成员、副主任、一级巡视员

伏瑞峰　内蒙古自治区卫生健康委员会党组成员、副主任、一级巡视员

陈艳兰　辽宁省卫生健康委员会副主任

邢　程　吉林省卫生健康委员会党组成员、副主任，吉林省中医药管理局党组书记、局长

张晓峰　黑龙江省卫生健康委员会党组成员，黑龙江省中医药管理局党组书记、局长

胡鸿毅　上海市卫生健康委员会副主任、上海市中医药管理局副局长

朱　岷　江苏省卫生健康委员会副主任、党组成员兼江苏省中医药管理局局长

谢国建　浙江省卫生健康委员会省中医药管理局局长

董明培　安徽省卫生健康委员会副主任、安徽省中医药管理局局长

陈　辉　福建省卫生健康委员会党组成员、副主任

谢光华　江西省卫生健康委员会党组成员，江西省中医药管理局党组书记、局长

孙春玲　山东省中医药管理局局长

张智民　河南省卫生健康委员会党组成员、副主任

张定宇　湖北省卫生健康委员会党组成员、副主任

祝益民　湖南省卫生健康委员会党组成员、副主任

徐庆锋　广东省卫生健康委员会党组成员、副主任，广东省中医药局党组书记、局长

姚　春　广西壮族自治区卫生健康委员会党组成员，广西壮族自治区中医药管理局党组书记、局长

陈少仕　海南省卫生健康委员会副主任

黄明会　重庆市卫生健康委员会党委书记、主任，重庆市中医管理局局长

田兴军　四川省中医药管理局党组书记、局长，四川省卫生健康委员会党组成员，四川省中医药科学院党委书记

安仕海　贵州省卫生健康委员会党组成员、副主任，贵州省中医药管理局党组书记

姜　旭　云南省卫生健康委员会副主任、云南省中医药管理局局长

普　琼　西藏自治区卫生健康委员会党组成员、一级巡视员

刘　峰　陕西省卫生健康委员会党组成员、陕西省中医药管理局局长

刘伯荣　甘肃省卫生健康委员会党组成员、副主任，甘肃省中医药管理局局长

李秀忠　青海省卫生健康委员会党组成员、副主任

马秀珍　宁夏回族自治区政协副主席，宁夏回族自治区卫生健康委员会主任，宁夏回族自治区中医药管理局局长

穆塔里甫·肉孜　新疆维吾尔自治区卫生健康委员会党组副书记、主任

艾麦尔江·吐尼牙孜　新疆生产建设兵团卫生健康委员会党组成员、副主任

2020 卷《中国中医药年鉴（行政卷）》特约编辑

王雪薇　国家中医药管理局办公室信访办公室（综合处）四级主任科员

孙斯恒　国家中医药管理局人事教育司干部处三级主任科员

骆征洋　国家中医药管理局规划财务司综合与审计处一级主任科员

任　艳　国家中医药管理局政策法规与监督司法规与标准处（行政复议办公室）副处长（副主任）、三级调研员

薛静怡　国家中医药管理局医政司（中西医结合与民族医药司）综合处三级调研员

王　庆　国家中医药管理局科技司综合处副处长、三级调研员

马宁慧　国家中医药管理局国际合作司（港澳台办公室）亚美多边处副处长、二级调研员

尹光毅　国家中医药管理局机关党委办公室二级主任科员

庄　严　国家中医药管理局机关党委纪检监察室主任、一级调研员

左　艇　国家中医药管理局机关服务中心七级职员

李爱军　中国中医科学院院长办公室副主任

唐可人　中华中医药学会办公室副主任科员

闫　锐　《中国中医药报》社有限公司办公室副主任（主持工作）

杨正夫　中国中医药出版社有限公司经理办公室副主任（主持工作）

董　华　中国中医药科技开发交流中心（国家中医药管理局人才交流中心）综合协调处七级职员

万楚楚　国家中医药管理局传统医药国际交流中心综合人事处干部

穆利华　国家中医药管理局对台港澳中医药交流合作中心办公室主任

吴　桐　国家中医药管理局中医师资格认证中心（国家中医药管理局职业技能鉴定指导中心）综合处干部

张　凡　中央军委后勤保障部卫生局医疗管理处助理员

高　彬　北京市中医管理局办公室主任

杨　仰　天津市卫生健康委员会中医处三级主任科员

王艳波　河北省中医药管理局综合处干部

赵红娟　山西省卫生健康委员会中医药管理局一级调研员

岳红娟　内蒙古自治区卫生健康委员会蒙中医药综合处干部

杨　祎　辽宁省中医药管理局中医药综合处三级主任科员

孟　姝　吉林省中医药管理局办公室副主任

曲　峰　黑龙江省中医药管理局综合处处长

奚之骏　上海市卫生健康委员会中医药传承发展处二级主任科员

朱　蕾　江苏省卫生健康委员会中医综合处副处长

陈良敏　浙江省中医药管理局二级调研员

王继学　安徽省中医药管理局主任科员

张锦丰　福建省卫生健康委员会中医处四级调研员

郑林华　江西省中医药管理局四级调研员

王　玉　山东省卫生健康委员会四级主任科员

姜方方　河南省卫生健康委员会中医处科员

罗晓琴　湖北省卫生健康委员会中医药医政管理处副处长

罗慧婷　湖南省中医药管理局规划综合处干部

刘占峰　广东省中医药局办公室主任

陈小兵　广西壮族自治区中医药管理局办公室主任、一级调研员

易佳敏　海南省卫生健康委员会三级主任科员

廖惠萍　重庆市卫生健康委员会中医综合处处长

赵忠明　四川省中医药管理局办公室主任

俞学良　贵州省中医药管理局一级主任科员

叶　宏　云南省卫生健康委员会中医发展处一

级主任科员

刘伟伟　西藏自治区卫生健康委员会藏医药管理局一级主任科员

李　刚　陕西省中医药管理局综合处副处长

刘正锁　甘肃省卫生健康委员会中医药一处三级调研员

余　静　青海省中藏医药管理局一级主任科员

张　涛　宁夏回族自治区卫生健康委员会中医药管理处处长

纪　蓓　新疆维吾尔自治区卫生健康委员会中医药管理处副处长

张　欢　新疆生产建设兵团卫生健康委员会医政医管处副处长

张　悦　沈阳市卫生健康委员会中医综合医疗服务处四级调研员

何勇健　长春市中医药管理局二级主任科员

马晓峰　哈尔滨市卫生健康委员会中医药健康产业处副处长

陈　霞　南京市卫生健康委员会中医处副处长

丁闻兰　杭州市卫生健康委员会中医处处长

韩秀香　济南市卫生健康委员会中医药综合处处长

王　璨　武汉市卫生健康委员会中医处副主任科员

蒙嘉平　广州市卫生健康委员会中医药处二级主任科员

赵春晓　成都市卫生健康委员会中医处处长

高　宁　西安市中医药管理局主任科员

贾　琳　大连市卫生健康委员会中医处四级调研员

褚小翠　宁波市中医药管理局三级调研员

巫　斌　厦门市卫生健康委员会中医处处长

范存亮　青岛市卫生健康委员会中医药处四级调研员

刘冬云　深圳市卫生健康委员会中医处处长

编写说明

  《中国中医药年鉴》是由国家中医药管理局主办，综合反映中国中医药工作各方面情况、进展、成就的史料性工具书。《中国中医药年鉴》前身为《中医年鉴》，1989 年更名为《中国中医药年鉴》，自 1983 年起已连续出版 37 卷，2003 卷起《中国中医药年鉴》分为行政和学术两卷出版。本卷《中国中医药年鉴（行政卷）》（以下简称《年鉴》）为 2020 卷（总 38 卷），收编内容截至 2019 年底。

  2020 卷《年鉴》分为 11 个篇目：①重要文选；②大事记；③专题工作；④国家中医药工作；⑤地方中医药工作；⑥军队中医药工作；⑦港澳台地区中医药工作；⑧直属单位及社会组织；⑨机构与人物；⑩统计资料；⑪附录。

  重要文选篇目下设 2 个栏目：①重要法律，中共中央、国务院文件；②部门重要文件与领导讲话。

  专题工作篇目下设 11 个栏目：①贯彻落实全国中医药大会精神；②中华人民共和国成立 70 周年中医药发展；③"不忘初心、牢记使命"主题教育；④《中华人民共和国中医药法》实施；⑤中医药文化建设；⑥中医药健康服务发展；⑦中医药传承与创新"百千万"人才工程（岐黄工程）；⑧国家中医临床研究基地建设；⑨第四次全国中药资源普查；⑩中医药扶贫攻坚工作；⑪中医药"一带一路"发展。

  国家中医药工作篇目下设 3 个栏目：①2019 年中医药工作综述；②中医药业务进展；③会议与活动。其中，会议与活动栏目内容排序以时间为序，会议、活动类条目在前，全国性比赛类条目在后。

  直属单位及社会组织篇目下设 2 个栏目：①直属单位；②社会组织。社会组织收录全国性社会组织、总部设在中国的中医药国际组织、地方性社会组织。

机构与人物篇目下设 4 个栏目：①管理机构；②管理干部；③教育机构；④获奖人物。

统计资料篇目下设 5 个栏目：①中医资源；②中医医疗机构运营与服务；③中医教育；④中医药科研；⑤中医财政拨款。统计资料数据及图片来源于国家中医药管理局发布的《2019 年全国中医药统计摘编》（不包括香港、澳门特别行政区及台湾地区数据）。

附录篇目下设 3 个栏目：①国外中医药发展；②2019 年度发文目录；③省市中医药优秀人物（部分）。

全文统一简称"中华人民共和国中医药法"为"中医药法"（原文件名称、原会议名称本身含有"中华人民共和国中医药法"者除外）。为尊重原文，重要文选部分未对国家部委名称、数字用法做统一修改。

《中国中医药年鉴（行政卷）》编辑部

2020 年 11 月

目　录

重要文选

大事记

专题工作

一、贯彻落实全国中医药大会精神

二、中华人民共和国成立 70 周年中医药发展

三、"不忘初心、牢记使命"主题教育

四、《中华人民共和国中医药法》实施

五、中医药文化建设

六、中医药健康服务发展

国家中医药工作

一、2019 年中医药工作综述

二、中医药业务进展

（一）政策法规与监督

（二）医政工作

地方中医药工作

军队中医药工作

港澳台地区中医药工作

直属单位及社会组织

一、直属单位

二、社会组织

（一）全国性社会组织

机构与人物

一、管理机构

二、管理干部

三、教育机构

四、获奖人物

统计资料

一、中医资源

二、中医医疗机构运营与服务

四、中医药科研

（一）科学研究与技术开发机构

（二）科学技术信息和文献机构

```
┌─────────────────────────────┐
│          附 录               │
└─────────────────────────────┘
```

一、国外中医药发展

二、2019 年度发文目录

（一）2019 年国家中医药管理局联合印发文件

（二）2019 年国家中医药管理局印发文件

三、省市中医药优秀人物（部分）

重要文选

一、重要法律，中共中央、国务院文件

（一）重要法律

中华人民共和国基本医疗卫生与健康促进法

中华人民共和国主席令第三十八号
2019 年 12 月 28 日

第一章　总　则

第一条　为了发展医疗卫生与健康事业，保障公民享有基本医疗卫生服务，提高公民健康水平，推进健康中国建设，根据宪法，制定本法。

第二条　从事医疗卫生、健康促进及其监督管理活动，适用本法。

第三条　医疗卫生与健康事业应当坚持以人民为中心，为人民健康服务。

医疗卫生事业应当坚持公益性原则。

第四条　国家和社会尊重、保护公民的健康权。

国家实施健康中国战略，普及健康生活，优化健康服务，完善健康保障，建设健康环境，发展健康产业，提升公民全生命周期健康水平。

国家建立健康教育制度，保障公民获得健康教育的权利，提高公民的健康素养。

第五条　公民依法享有从国家和社会获得基本医疗卫生服务的权利。

国家建立基本医疗卫生制度，建立健全医疗卫生服务体系，保护和实现公民获得基本医疗卫生服务的权利。

第六条　各级人民政府应当把人民健康放在优先发展的战略地位，将健康理念融入各项政策，坚持预防为主，完善健康促进工作体系，组织实施健康促进的规划和行动，推进全民健身，建立健康影响评估制度，将公民主要健康指标改善情况纳入政府目标责任考核。

全社会应当共同关心和支持医疗卫生与健康事业的发展。

第七条　国务院和地方各级人民政府领导医疗卫生与健康促进工作。

国务院卫生健康主管部门负责统筹协调全国医疗卫生与健康促进工作。国务院其他有关部门在各自职责范围内负责有关的医疗卫生与健康促进工作。

县级以上地方人民政府卫生健康主管部门负责统筹协调本行政区域医疗卫生与健康促进工作。县级以上地方人民政府其他有关部门在各自职责范围内负责有关的医疗卫生与健康促进工作。

第八条　国家加强医学基础科学研究，鼓励医学科学技术创新，支持临床医学发展，促进医学科技成果的转化和应用，推进医疗卫生与信息技术融合发展，推广医疗卫生适宜技术，提高医疗卫生服务质量。

国家发展医学教育，完善适应医疗卫生事业发展需要的医学教育体系，大力培养医疗卫生人才。

第九条　国家大力发展中医药事业，坚持中西医并重、传承与创新相结合，发挥中医药在医疗卫生与健康事业中的独特作用。

第十条　国家合理规划和配置医疗卫生资源，以基层为重点，采取多种措施优先支持县级以下医疗卫生机构发展，提高其医疗卫生服务能力。

第十一条　国家加大对医疗卫生与健康事业的财政投入，通过增加转移支付等方式重点扶持革命老区、民族地区、边疆地区和经济欠发达地区发展医疗卫生与健康事业。

第十二条　国家鼓励和支持公民、法人和其他组织通过依法举办机构和捐赠、资助等方式，参与医疗卫生与健康事业，满足公民多样化、差异化、个性化健康需求。

公民、法人和其他组织捐赠财产用于医疗卫生与健康事业的，依法享受税收优惠。

第十三条　对在医疗卫生与健康事业中作出突出贡献的组织和个人，按照国家规定给予表彰、奖励。

第十四条　国家鼓励和支持医疗卫生与健康促进领域的对外交流合作。

开展医疗卫生与健康促进对外交流合作活动，应当遵守法律、法规，维护国家主权、安全和社会公共利益。

第二章　基本医疗卫生服务

第十五条　基本医疗卫生服务，是指维护人体健康所必需、与经济社会发展水平相适应、公民可公平

注：为尊重原文，重要文选部分不对机构名称、数字用法做统一更改。

获得的，采用适宜药物、适宜技术、适宜设备提供的疾病预防、诊断、治疗、护理和康复等服务。

基本医疗卫生服务包括基本公共卫生服务和基本医疗服务。基本公共卫生服务由国家免费提供。

第十六条　国家采取措施，保障公民享有安全有效的基本公共卫生服务，控制影响健康的危险因素，提高疾病的预防控制水平。

国家基本公共卫生服务项目由国务院卫生健康主管部门会同国务院财政部门、中医药主管部门等共同确定。

省、自治区、直辖市人民政府可以在国家基本公共卫生服务项目基础上，补充确定本行政区域的基本公共卫生服务项目，并报国务院卫生健康主管部门备案。

第十七条　国务院和省、自治区、直辖市人民政府可以将针对重点地区、重点疾病和特定人群的服务内容纳入基本公共卫生服务项目并组织实施。

县级以上地方人民政府针对本行政区域重大疾病和主要健康危险因素，开展专项防控工作。

第十八条　县级以上人民政府通过举办专业公共卫生机构、基层医疗卫生机构和医院，或者从其他医疗卫生机构购买服务的方式提供基本公共卫生服务。

第十九条　国家建立健全突发事件卫生应急体系，制定和完善应急预案，组织开展突发事件的医疗救治、卫生学调查处置和心理援助等卫生应急工作，有效控制和消除危害。

第二十条　国家建立传染病防控制度，制定传染病防治规划并组织实施，加强传染病监测预警，坚持预防为主、防治结合、联防联控、群防群控、源头防控、综合治理，阻断传播途径，保护易感人群，降低传染病的危害。

任何组织和个人应当接受、配合医疗卫生机构为预防、控制、消除传染病危害依法采取的调查、检验、采集样本、隔离治疗、医学观察等措施。

第二十一条　国家实行预防接种制度，加强免疫规划工作。居民有依法接种免疫规划疫苗的权利和义务。政府向居民免费提供免疫规划疫苗。

第二十二条　国家建立慢性非传染性疾病防控与管理制度，对慢性非传染性疾病及其致病危险因素开展监测、调查和综合防控干预，及时发现高危人群，为患者和高危人群提供诊疗、早期干预、随访管理和健康教育等服务。

第二十三条　国家加强职业健康保护。县级以上人民政府应当制订职业病防治规划，建立健全职业健康工作机制，加强职业健康监督管理，提高职业病综合防治能力和水平。

用人单位应当控制职业病危害因素，采取工程技术、个体防护和健康管理等综合治理措施，改善工作环境和劳动条件。

第二十四条　国家发展妇幼保健事业，建立健全妇幼健康服务体系，为妇女、儿童提供保健及常见病防治服务，保障妇女、儿童健康。

国家采取措施，为公民提供婚前保健、孕产期保健等服务，促进生殖健康，预防出生缺陷。

第二十五条　国家发展老年人保健事业。国务院和省、自治区、直辖市人民政府应当将老年人健康管理和常见病预防等纳入基本公共卫生服务项目。

第二十六条　国家发展残疾预防和残疾人康复事业，完善残疾预防和残疾人康复及其保障体系，采取措施为残疾人提供基本康复服务。

县级以上人民政府应当优先开展残疾儿童康复工作，实行康复与教育相结合。

第二十七条　国家建立健全院前急救体系，为急危重症患者提供及时、规范、有效的急救服务。

卫生健康主管部门、红十字会等有关部门、组织应当积极开展急救培训，普及急救知识，鼓励医疗卫生人员、经过急救培训的人员积极参与公共场所急救服务。公共场所应当按照规定配备必要的急救设备、设施。

急救中心（站）不得以未付费为由拒绝或者拖延为急危重症患者提供急救服务。

第二十八条　国家发展精神卫生事业，建设完善精神卫生服务体系，维护和增进公民心理健康，预防、治疗精神障碍。

国家采取措施，加强心理健康服务体系和人才队伍建设，促进心理健康教育、心理评估、心理咨询与心理治疗服务的有效衔接，设立为公众提供公益服务的心理援助热线，加强未成年人、残疾人和老年人等重点人群心理健康服务。

第二十九条　基本医疗服务主要由政府举办的医疗卫生机构提供。鼓励社会力量举办的医疗卫生机构提供基本医疗服务。

第三十条　国家推进基本医疗服务实行分级诊疗制度，引导非急诊患者首先到基层医疗卫生机构就诊，实行首诊负责制和转诊审核责任制，逐步建立基层首诊、双向转诊、急慢分治、上下联动的机制，并与基本医疗保险制度相衔接。

县级以上地方人民政府根据本行政区域医疗卫生需求，整合区域内政府举办的医疗卫生资源，因地制宜建立医疗联合体等协同联动的医疗服务合作机制。鼓励社会力量举办的医疗卫生机构参与医疗服务合作机制。

第三十一条　国家推进基层医疗卫生机构实行家庭医生签约服务，建立家庭医生服务团队，与居民签订协议，根据居民健康状况和医疗需求提供基本医疗卫生服务。

第三十二条　公民接受医疗卫生服务，对病情、诊疗方案、医疗风险、医疗费用等事项依法享有知情同意的权利。

需要实施手术、特殊检查、特殊治疗的，医疗卫生人员应当及时向患者说明医疗风险、替代医疗方案等情况，并取得其同意；不能或者不宜向患者说明的，应当向患者的近亲属说明，并取得其同意。法律另有规定的，依照其规定。

开展药物、医疗器械临床试验

和其他医学研究应当遵守医学伦理规范，依法通过伦理审查，取得知情同意。

第三十三条　公民接受医疗卫生服务，应当受到尊重。医疗卫生机构、医疗卫生人员应当关心爱护、平等对待患者，尊重患者人格尊严，保护患者隐私。

公民接受医疗卫生服务，应当遵守诊疗制度和医疗卫生服务秩序，尊重医疗卫生人员。

第三章　医疗卫生机构

第三十四条　国家建立健全由基层医疗卫生机构、医院、专业公共卫生机构等组成的城乡全覆盖、功能互补、连续协同的医疗卫生服务体系。

国家加强县级医院、乡镇卫生院、村卫生室、社区卫生服务中心（站）和专业公共卫生机构等的建设，建立健全农村医疗卫生服务网络和城市社区卫生服务网络。

第三十五条　基层医疗卫生机构主要提供预防、保健、健康教育、疾病管理，为居民建立健康档案，常见病、多发病的诊疗以及部分疾病的康复、护理，接收医院转诊患者，向医院转诊超出自身服务能力的患者等基本医疗卫生服务。

医院主要提供疾病诊治，特别是急危重症和疑难病症的诊疗，突发事件医疗处置和救援以及健康教育等医疗卫生服务，并开展医学教育、医疗卫生人员培训、医学科学研究和对基层医疗卫生机构的业务指导等工作。

专业公共卫生机构主要提供传染病、慢性非传染性疾病、职业病、地方病等疾病预防控制和健康教育、妇幼保健、精神卫生、院前急救、采供血、食品安全风险监测评估、出生缺陷防治等公共卫生服务。

第三十六条　各级各类医疗卫生机构应当分工合作，为公民提供预防、保健、治疗、护理、康复、安宁疗护等全方位全周期的医疗卫生服务。

各级人民政府采取措施支持医疗卫生机构与养老机构、儿童福利机构、社区组织建立协作机制，为老年人、孤残儿童提供安全、便捷的医疗和健康服务。

第三十七条　县级以上人民政府应当制订并落实医疗卫生服务体系规划，科学配置医疗卫生资源，举办医疗卫生机构，为公民获得基本医疗卫生服务提供保障。

政府举办医疗卫生机构，应当考虑本行政区域人口、经济社会发展状况、医疗卫生资源、健康危险因素、发病率、患病率以及紧急救治需求等情况。

第三十八条　举办医疗机构，应当具备下列条件，按照国家有关规定办理审批或者备案手续：

（一）有符合规定的名称、组织机构和场所；

（二）有与其开展的业务相适应的经费、设施、设备和医疗卫生人员；

（三）有相应的规章制度；

（四）能够独立承担民事责任；

（五）法律、行政法规规定的其他条件。

医疗机构依法取得执业许可证。禁止伪造、变造、买卖、出租、出借医疗机构执业许可证。

各级各类医疗卫生机构的具体条件和配置应当符合国务院卫生健康主管部门制定的医疗卫生机构标准。

第三十九条　国家对医疗卫生机构实行分类管理。

医疗卫生服务体系坚持以非营利性医疗卫生机构为主体、营利性医疗卫生机构为补充。政府举办非营利性医疗卫生机构，在基本医疗卫生事业中发挥主导作用，保障基本医疗卫生服务公平可及。

以政府资金、捐赠资产举办或者参与举办的医疗卫生机构不得设立为营利性医疗卫生机构。

医疗卫生机构不得对外出租、承包医疗科室。非营利性医疗卫生机构不得向出资人、举办者分配或者变相分配收益。

第四十条　政府举办的医疗卫生机构应当坚持公益性质，所有收支均纳入预算管理，按照医疗卫生服务体系规划合理设置并控制规模。

国家鼓励政府举办的医疗卫生机构与社会力量合作举办非营利性医疗卫生机构。

政府举办的医疗卫生机构不得与其他组织投资设立非独立法人资格的医疗卫生机构，不得与社会资本合作举办营利性医疗卫生机构。

第四十一条　国家采取多种措施，鼓励和引导社会力量依法举办医疗卫生机构，支持和规范社会力量举办的医疗卫生机构与政府举办的医疗卫生机构开展多种类型的医疗业务、学科建设、人才培养等合作。

社会力量举办的医疗卫生机构在基本医疗保险定点、重点专科建设、科研教学、等级评审、特定医疗技术准入、医疗卫生人员职称评定等方面享有与政府举办的医疗卫生机构同等的权利。

社会力量可以选择设立非营利性或者营利性医疗卫生机构。社会力量举办的非营利性医疗卫生机构按照规定享受与政府举办的医疗卫生机构同等的税收、财政补助、用地、用水、用电、用气、用热等政策，并依法接受监督管理。

第四十二条　国家以建成的医疗卫生机构为基础，合理规划与设置国家医学中心和国家、省级区域性医疗中心，诊治疑难重症，研究攻克重大医学难题，培养高层次医疗卫生人才。

第四十三条　医疗卫生机构应当遵守法律、法规、规章，建立健全内部质量管理和控制制度，对医疗卫生服务质量负责。

医疗卫生机构应当按照临床诊疗指南、临床技术操作规范和行业标准以及医学伦理规范等有关要求，合理进行检查、用药、诊疗，加强医疗卫生安全风险防范，优化服务流程，持续改进医疗卫生服务质量。

第四十四条　国家对医疗卫生技术的临床应用进行分类管理，对技术难度大、医疗风险高，服务能力、人员专业技术水平要求较高的医疗卫生技术实行严格管理。

医疗卫生机构开展医疗卫生技

术临床应用，应当与其功能任务相适应，遵循科学、安全、规范、有效、经济的原则，并符合伦理。

第四十五条　国家建立权责清晰、管理科学、治理完善、运行高效、监督有力的现代医院管理制度。

医院应当制定章程，建立和完善法人治理结构，提高医疗卫生服务能力和运行效率。

第四十六条　医疗卫生机构执业场所是提供医疗卫生服务的公共场所，任何组织或者个人不得扰乱其秩序。

第四十七条　国家完善医疗风险分担机制，鼓励医疗机构参加医疗责任保险或者建立医疗风险基金，鼓励患者参加医疗意外保险。

第四十八条　国家鼓励医疗卫生机构不断改进预防、保健、诊断、治疗、护理和康复的技术、设备与服务，支持开发适合基层和边远地区应用的医疗卫生技术。

第四十九条　国家推进全民健康信息化，推动健康医疗大数据、人工智能等的应用发展，加快医疗卫生信息基础设施建设，制定健康医疗数据采集、存储、分析和应用的技术标准，运用信息技术促进优质医疗卫生资源的普及与共享。

县级以上人民政府及其有关部门应当采取措施，推进信息技术在医疗卫生领域和医学教育中的应用，支持探索发展医疗卫生服务新模式、新业态。

国家采取措施，推进医疗卫生机构建立健全医疗卫生信息交流和信息安全制度，应用信息技术开展远程医疗服务，构建线上线下一体化医疗服务模式。

第五十条　发生自然灾害、事故灾难、公共卫生事件和社会安全事件等严重威胁人民群众生命健康的突发事件时，医疗卫生机构、医疗卫生人员应当服从政府部门的调遣，参与卫生应急处置和医疗救治。对致病、致残、死亡的参与人员，按照规定给予工伤或者抚恤、烈士褒扬等相关待遇。

第四章　医疗卫生人员

第五十一条　医疗卫生人员应

当弘扬敬佑生命、救死扶伤、甘于奉献、大爱无疆的崇高职业精神，遵守行业规范，恪守医德，努力提高专业水平和服务质量。

医疗卫生行业组织、医疗卫生机构、医学院校应当加强对医疗卫生人员的医德医风教育。

第五十二条　国家制订医疗卫生人员培养规划，建立适应行业特点和社会需求的医疗卫生人员培养机制和供需平衡机制，完善医学院校教育、毕业后教育和继续教育体系，建立健全住院医师、专科医师规范化培训制度，建立规模适宜、结构合理、分布均衡的医疗卫生队伍。

国家加强全科医生的培养和使用。全科医生主要提供常见病、多发病的诊疗和转诊、预防、保健、康复，以及慢性病管理、健康管理等服务。

第五十三条　国家对医师、护士等医疗卫生人员依法实行执业注册制度。医疗卫生人员应当依法取得相应的职业资格。

第五十四条　医疗卫生人员应当遵循医学科学规律，遵守有关临床诊疗技术规范和各项操作规范以及医学伦理规范，使用适宜技术和药物，合理诊疗，因病施治，不得对患者实施过度医疗。

医疗卫生人员不得利用职务之便索要、非法收受财物或者牟取其他不正当利益。

第五十五条　国家建立健全符合医疗卫生行业特点的人事、薪酬、奖励制度，体现医疗卫生人员职业特点和技术劳动价值。

对从事传染病防治、放射医学和精神卫生工作以及其他在特殊岗位工作的医疗卫生人员，应当按照国家规定给予适当的津贴。津贴标准应当定期调整。

第五十六条　国家建立医疗卫生人员定期到基层和艰苦边远地区从事医疗卫生工作制度。

国家采取定向免费培养、对口支援、退休返聘等措施，加强基层和艰苦边远地区医疗卫生队伍建设。

执业医师晋升为副高级技术职

称的，应当有累计一年以上在县级以下或者对口支援的医疗卫生机构提供医疗卫生服务的经历。

对在基层和艰苦边远地区工作的医疗卫生人员，在薪酬津贴、职称评定、职业发展、教育培训和表彰奖励等方面实行优惠待遇。

国家加强乡村医疗卫生队伍建设，建立县乡村上下贯通的职业发展机制，完善对乡村医疗卫生人员的服务收入多渠道补助机制和养老政策。

第五十七条　全社会应当关心、尊重医疗卫生人员，维护良好安全的医疗卫生服务秩序，共同构建和谐医患关系。

医疗卫生人员的人身安全、人格尊严不受侵犯，其合法权益受法律保护。禁止任何组织或者个人威胁、危害医疗卫生人员人身安全，侵犯医疗卫生人员人格尊严。

国家采取措施，保障医疗卫生人员执业环境。

第五章　药品供应保障

第五十八条　国家完善药品供应保障制度，建立工作协调机制，保障药品的安全、有效、可及。

第五十九条　国家实施基本药物制度，遴选适当数量的基本药物品种，满足疾病防治基本用药需求。

国家公布基本药物目录，根据药品临床应用实践、药品标准变化、药品新上市情况等，对基本药物目录进行动态调整。

基本药物按照规定优先纳入基本医疗保险药品目录。

国家提高基本药物的供给能力，强化基本药物质量监管，确保基本药物公平可及、合理使用。

第六十条　国家建立健全以临床需求为导向的药品审评审批制度，支持临床急需药品、儿童用药品和防治罕见病、重大疾病等药品的研制、生产，满足疾病防治需求。

第六十一条　国家建立健全药品研制、生产、流通、使用全过程追溯制度，加强药品管理，保证药品质量。

第六十二条　国家建立健全药

品价格监测体系，开展成本价格调查，加强药品价格监督检查，依法查处价格垄断、价格欺诈、不正当竞争等违法行为，维护药品价格秩序。

国家加强药品分类采购管理和指导。参加药品采购投标的投标人不得以低于成本的报价竞标，不得以欺诈、串通投标、滥用市场支配地位等方式竞标。

第六十三条　国家建立中央与地方两级医药储备，用于保障重大灾情、疫情及其他突发事件等应急需要。

第六十四条　国家建立健全药品供求监测体系，及时收集和汇总分析药品供求信息，定期公布药品生产、流通、使用等情况。

第六十五条　国家加强对医疗器械的管理，完善医疗器械的标准和规范，提高医疗器械的安全有效水平。

国务院卫生健康主管部门和省、自治区、直辖市人民政府卫生健康主管部门应当根据技术的先进性、适宜性和可及性，编制大型医用设备配置规划，促进区域内医用设备合理配置、充分共享。

第六十六条　国家加强中药的保护与发展，充分体现中药的特色和优势，发挥其在预防、保健、医疗、康复中的作用。

第六章　健康促进

第六十七条　各级人民政府应当加强健康教育工作及其专业人才培养，建立健康知识和技能核心信息发布制度，普及健康科学知识，向公众提供科学、准确的健康信息。

医疗卫生、教育、体育、宣传等机构、基层群众性自治组织和社会组织应当开展健康知识的宣传和普及。医疗卫生人员在提供医疗卫生服务时，应当对患者开展健康教育。新闻媒体应当开展健康知识的公益宣传。健康知识的宣传应当科学、准确。

第六十八条　国家将健康教育纳入国民教育体系。学校应当利用多种形式实施健康教育，普及健康

知识、科学健身知识、急救知识和技能，提高学生主动防病的意识，培养学生良好的卫生习惯和健康的行为习惯，减少、改善学生近视、肥胖等不良健康状况。

学校应当按照规定开设体育与健康课程，组织学生开展广播体操、眼保健操、体能锻炼等活动。

学校按照规定配备校医，建立和完善卫生室、保健室等。

县级以上人民政府教育主管部门应当按照规定将学生体质健康水平纳入学校考核体系。

第六十九条　公民是自己健康的第一责任人，树立和践行对自己健康负责的健康管理理念，主动学习健康知识，提高健康素养，加强健康管理。倡导家庭成员相互关爱，形成符合自身和家庭特点的健康生活方式。

公民应当尊重他人的健康权利和利益，不得损害他人健康和社会公共利益。

第七十条　国家组织居民健康状况调查和统计，开展体质监测，对健康绩效进行评估，并根据评估结果制定、完善与健康相关的法律、法规、政策和规划。

第七十一条　国家建立疾病和健康危险因素监测、调查和风险评估制度。县级以上人民政府及其有关部门针对影响健康的主要问题，组织开展健康危险因素研究，制定综合防治措施。

国家加强影响健康的环境问题预防和治理，组织开展环境质量对健康影响的研究，采取措施预防和控制与环境问题有关的疾病。

第七十二条　国家大力开展爱国卫生运动，鼓励和支持开展爱国卫生月等群众性卫生与健康活动，依靠和动员群众控制和消除健康危险因素，改善环境卫生状况，建设健康城市、健康村镇、健康社区。

第七十三条　国家建立科学、严格的食品、饮用水安全监督管理制度，提高安全水平。

第七十四条　国家建立营养状况监测制度，实施经济欠发达地区、重点人群营养干预计划，开展未成

年人和老年人营养改善行动，倡导健康饮食习惯，减少不健康饮食引起的疾病风险。

第七十五条　国家发展全民健身事业，完善覆盖城乡的全民健身公共服务体系，加强公共体育设施建设，组织开展和支持全民健身活动，加强全民健身指导服务，普及科学健身知识和方法。

国家鼓励单位的体育场地设施向公众开放。

第七十六条　国家制订并实施未成年人、妇女、老年人、残疾人等的健康工作计划，加强重点人群健康服务。

国家推动长期护理保障工作，鼓励发展长期护理保险。

第七十七条　国家完善公共场所卫生管理制度。县级以上人民政府卫生健康等主管部门应当加强对公共场所的卫生监督。公共场所卫生监督信息应当依法向社会公开。

公共场所经营单位应当建立健全并严格实施卫生管理制度，保证其经营活动持续符合国家对公共场所的卫生要求。

第七十八条　国家采取措施，减少吸烟对公民健康的危害。

公共场所控制吸烟，强化监督执法。

烟草制品包装应当印制带有说明吸烟危害的警示。

禁止向未成年人出售烟酒。

第七十九条　用人单位应当为职工创造有益于健康的环境和条件，严格执行劳动安全卫生等相关规定，积极组织职工开展健身活动，保护职工健康。

国家鼓励用人单位开展职工健康指导工作。

国家提倡用人单位为职工定期开展健康检查。法律、法规对健康检查有规定的，依照其规定。

第七章　资金保障

第八十条　各级人民政府应当切实履行发展医疗卫生与健康事业的职责，建立与经济社会发展、财政状况和健康指标相适应的医疗卫生与健康事业投入机制，将医疗卫

生与健康促进经费纳入本级政府预算，按照规定主要用于保障基本医疗服务、公共卫生服务、基本医疗保障和政府举办的医疗卫生机构建设和运行发展。

第八十一条 县级以上人民政府通过预算、审计、监督执法、社会监督等方式，加强资金的监督管理。

第八十二条 基本医疗服务费用主要由基本医疗保险基金和个人支付。国家依法多渠道筹集基本医疗保险基金，逐步完善基本医疗保险可持续筹资和保障水平调整机制。

公民有依法参加基本医疗保险的权利和义务。用人单位和职工按照国家规定缴纳职工基本医疗保险费。城乡居民按照规定缴纳城乡居民基本医疗保险费。

第八十三条 国家建立以基本医疗保险为主体，商业健康保险、医疗救助、职工互助医疗和医疗慈善服务等为补充的、多层次的医疗保障体系。

国家鼓励发展商业健康保险，满足人民群众多样化健康保障需求。

国家完善医疗救助制度，保障符合条件的困难群众获得基本医疗服务。

第八十四条 国家建立健全基本医疗保险经办机构与协议定点医疗卫生机构之间的协商谈判机制，科学合理确定基本医疗保险基金支付标准和支付方式，引导医疗卫生机构合理诊疗，促进患者有序流动，提高基本医疗保险基金使用效益。

第八十五条 基本医疗保险基金支付范围由国务院医疗保障主管部门组织制定，并应当听取国务院卫生健康主管部门、中医药主管部门、药品监督管理部门、财政部门等的意见。

省、自治区、直辖市人民政府可以按照国家有关规定，补充确定本行政区域基本医疗保险基金支付的具体项目和标准，并报国务院医疗保障主管部门备案。

国务院医疗保障主管部门应当对纳入支付范围的基本医疗保险药品目录、诊疗项目、医疗服务设施标准等组织开展循证医学和经济性评价，并应当听取国务院卫生健康主管部门、中医药主管部门、药品监督管理部门、财政部门等有关方面的意见。评价结果应当作为调整基本医疗保险基金支付范围的依据。

第八章　监督管理

第八十六条 国家建立健全机构自治、行业自律、政府监管、社会监督相结合的医疗卫生综合监督管理体系。

县级以上人民政府卫生健康主管部门对医疗卫生行业实行属地化、全行业监督管理。

第八十七条 县级以上人民政府医疗保障主管部门应当提高医疗保障监管能力和水平，对纳入基本医疗保险基金支付范围的医疗服务行为和医疗费用加强监督管理，确保基本医疗保险基金合理使用、安全可控。

第八十八条 县级以上人民政府应当组织卫生健康、医疗保障、药品监督管理、发展改革、财政等部门建立沟通协商机制，加强制度衔接和工作配合，提高医疗卫生资源使用效率和保障水平。

第八十九条 县级以上人民政府应当定期向本级人民代表大会或者其常务委员会报告基本医疗卫生与健康促进工作，依法接受监督。

第九十条 县级以上人民政府有关部门未履行医疗卫生与健康促进工作相关职责的，本级人民政府或者上级人民政府有关部门应当对其主要负责人进行约谈。

地方人民政府未履行医疗卫生与健康促进工作相关职责的，上级人民政府应当对其主要负责人进行约谈。

被约谈的部门和地方人民政府应当立即采取措施，进行整改。

约谈情况和整改情况应当纳入有关部门和地方人民政府工作评议、考核记录。

第九十一条 县级以上地方人民政府卫生健康主管部门应当建立医疗卫生机构绩效评估制度，组织对医疗卫生机构的服务质量、医疗技术、药品和医用设备使用等情况进行评估。评估应当吸收行业组织和公众参与。评估结果应当以适当方式向社会公开，作为评价医疗卫生机构和卫生监管的重要依据。

第九十二条 国家保护公民个人健康信息，确保公民个人健康信息安全。任何组织或者个人不得非法收集、使用、加工、传输公民个人健康信息，不得非法买卖、提供或者公开公民个人健康信息。

第九十三条 县级以上人民政府卫生健康主管部门、医疗保障主管部门应当建立医疗卫生机构、人员等信用记录制度，纳入全国信用信息共享平台，按照国家规定实施联合惩戒。

第九十四条 县级以上地方人民政府卫生健康主管部门及其委托的卫生健康监督机构，依法开展本行政区域医疗卫生等行政执法工作。

第九十五条 县级以上人民政府卫生健康主管部门应当积极培育医疗卫生行业组织，发挥其在医疗卫生与健康促进工作中的作用，支持其参与行业管理规范、技术标准制定和医疗卫生评价、评估、评审等工作。

第九十六条 国家建立医疗纠纷预防和处理机制，妥善处理医疗纠纷，维护医疗秩序。

第九十七条 国家鼓励公民、法人和其他组织对医疗卫生与健康促进工作进行社会监督。

任何组织和个人对违反本法规定的行为，有权向县级以上人民政府卫生健康主管部门和其他有关部门投诉、举报。

第九章　法律责任

第九十八条 违反本法规定，地方各级人民政府、县级以上人民政府卫生健康主管部门和其他有关部门，滥用职权、玩忽职守、徇私舞弊的，对直接负责的主管人员和其他直接责任人员依法给予处分。

第九十九条 违反本法规定，未取得医疗机构执业许可证擅自执业的，由县级以上人民政府卫生健康主管部门责令停止执业活动，没收违法所得和药品、医疗器械，并处违法所得 5 倍以上 20 倍以下的罚款，违法所得不足 1 万元的，按 1 万元计算。

违反本法规定，伪造、变造、买卖、出租、出借医疗机构执业许可证的，由县级以上人民政府卫生健康主管部门责令改正，没收违法所得，并处违法所得 5 倍以上 15 倍以下的罚款，违法所得不足 1 万元的，按 1 万元计算；情节严重的，吊销医疗机构执业许可证。

第一百条　违反本法规定，有下列行为之一的，由县级以上人民政府卫生健康主管部门责令改正，没收违法所得，并处违法所得 2 倍以上 10 倍以下的罚款，违法所得不足 1 万元的，按 1 万元计算；对直接负责的主管人员和其他直接责任人员依法给予处分：

（一）政府举办的医疗卫生机构与其他组织投资设立非独立法人资格的医疗卫生机构；

（二）医疗卫生机构对外出租、承包医疗科室；

（三）非营利性医疗卫生机构向出资人、举办者分配或者变相分配收益。

第一百零一条　违反本法规定，医疗卫生机构等的医疗信息安全制度、保障措施不健全，导致医疗信息泄露，或者医疗质量管理和医疗技术管理制度、安全措施不健全的，由县级以上人民政府卫生健康等主管部门责令改正，给予警告，并处 1 万元以上 5 万元以下的罚款；情节严重的，可以责令停止相应执业活动，对直接负责的主管人员和其他直接责任人员依法追究法律责任。

第一百零二条　违反本法规定，医疗卫生人员有下列行为之一的，由县级以上人民政府卫生健康主管部门依照有关执业医师、护士管理和医疗纠纷预防处理等法律、行政法规的规定给予行政处罚：

（一）利用职务之便索要、非法收受财物或者牟取其他不正当利益；

（二）泄露公民个人健康信息；

（三）在开展医学研究或提供医疗卫生服务过程中未按照规定履行告知义务或者违反医学伦理规范。

前款规定的人员属于政府举办的医疗卫生机构中的人员的，依法给予处分。

第一百零三条　违反本法规定，参加药品采购投标的投标人以低于成本的报价竞标，或者以欺诈、串通投标、滥用市场支配地位等方式竞标的，由县级以上人民政府医疗保障主管部门责令改正，没收违法所得；中标的，中标无效，处中标项目金额千分之五以上千分之十以下的罚款，对法定代表人、主要负责人、直接负责的主管人员和其他责任人员处对单位罚款数额百分之五以上百分之十以下的罚款；情节严重的，取消其 2 年至 5 年内参加药品采购投标的资格并予以公告。

第一百零四条　违反本法规定，以欺诈、伪造证明材料或者其他手段骗取基本医疗保险待遇，或者基本医疗保险经办机构以及医疗机构、药品经营单位等以欺诈、伪造证明材料或者其他手段骗取基本医疗保险基金支出的，由县级以上人民政府医疗保障主管部门依照有关社会保险的法律、行政法规规定给予行政处罚。

第一百零五条　违反本法规定，扰乱医疗卫生机构执业场所秩序，威胁、危害医疗卫生人员人身安全，侵犯医疗卫生人员人格尊严，非法收集、使用、加工、传输公民个人健康信息，非法买卖、提供或者公开公民个人健康信息等，构成违反治安管理行为的，依法给予治安管理处罚。

第一百零六条　违反本法规定，构成犯罪的，依法追究刑事责任；造成人身、财产损害的，依法承担民事责任。

第十章　附　则

第一百零七条　本法中下列用语的含义：

（一）主要健康指标，是指人均预期寿命、孕产妇死亡率、婴儿死亡率、五岁以下儿童死亡率等。

（二）医疗卫生机构，是指基层医疗卫生机构、医院和专业公共卫生机构等。

（三）基层医疗卫生机构，是指乡镇卫生院、社区卫生服务中心（站）、村卫生室、医务室、门诊部和诊所等。

（四）专业公共卫生机构，是指疾病预防控制中心、专科疾病防治机构、健康教育机构、急救中心（站）和血站等。

（五）医疗卫生人员，是指执业医师、执业助理医师、注册护士、药师（士）、检验技师（士）、影像技师（士）和乡村医生等卫生专业人员。

（六）基本药物，是指满足疾病防治基本用药需求，适应现阶段基本国情和保障能力，剂型适宜，价格合理，能够保障供应，可公平获得的药品。

第一百零八条　省、自治区、直辖市和设区的市、自治州可以结合实际，制定本地方发展医疗卫生与健康事业的具体办法。

第一百零九条　中国人民解放军和中国人民武装警察部队的医疗卫生与健康促进工作，由国务院和中央军事委员会依照本法制定管理办法。

第一百一十条　本法自 2020 年 6 月 1 日起施行。

（二）中共中央、国务院文件

中共中央　国务院关于促进中医药传承创新发展的意见

2019年10月20日

中医药学是中华民族的伟大创造，是中国古代科学的瑰宝，也是打开中华文明宝库的钥匙，为中华民族繁衍生息作出了巨大贡献，对世界文明进步产生了积极影响。党和政府高度重视中医药工作，特别是党的十八大以来，以习近平同志为核心的党中央把中医药工作摆在更加突出的位置，中医药改革发展取得显著成绩。同时也要看到，中西医并重方针仍需全面落实，遵循中医药规律的治理体系亟待健全，中医药发展基础和人才建设还比较薄弱，中药材质量良莠不齐，中医药传承不足、创新不够、作用发挥不充分，迫切需要深入实施中医药法，采取有效措施解决以上问题，切实把中医药这一祖先留给我们的宝贵财富继承好、发展好、利用好。

传承创新发展中医药是新时代中国特色社会主义事业的重要内容，是中华民族伟大复兴的大事，对于坚持中西医并重、打造中医药和西医药相互补充协调发展的中国特色卫生健康发展模式，发挥中医药原创优势、推动我国生命科学实现创新突破，弘扬中华优秀传统文化、增强民族自信和文化自信，促进文明互鉴和民心相通、推动构建人类命运共同体具有重要意义。为深入贯彻习近平新时代中国特色社会主义思想和党的十九大精神，认真落实习近平总书记关于中医药工作的重要论述，促进中医药传承创新发展，现提出如下意见。

一、健全中医药服务体系

（一）加强中医药服务机构建设。发挥中医药整体医学和健康医学优势，建成以国家中医医学中心、区域中医医疗中心为龙头，各级各类中医医疗机构和其他医疗机构中医科室为骨干，基层医疗卫生机构为基础，融预防保健、疾病治疗和康复于一体的中医药服务体系，提供覆盖全民和全生命周期的中医药服务。遵循中医药发展规律，规范中医医院科室设置，修订中医医院设置和建设标准，健全评价和绩效考核制度，强化以中医药服务为主的办院模式和服务功能，建立健全体现中医药特点的现代医院管理制度。大力发展中医诊所、门诊部和特色专科医院，鼓励连锁经营。提供中医养生保健服务的企业登记经营范围使用"中医养生保健服务（非医疗）"规范表述。到2022年，基本实现县办中医医疗机构全覆盖，力争实现全部社区卫生服务中心和乡镇卫生院设置中医馆、配备中医医师。

（二）筑牢基层中医药服务阵地。扩大农村订单定向免费培养中医专业医学生规模，在全科医生特设岗位计划中积极招收中医医师，鼓励实行中医药人员"县管乡用"，鼓励退休中医医师到基层提供服务，放宽长期服务基层的中医医师职称晋升条件。健全全科医生和乡村医生中医药知识与技能培训机制。支持中医医院牵头组建医疗联合体。各级中医医院要加强对基层中医药服务的指导。

（三）以信息化支撑服务体系建设。实施"互联网＋中医药健康服务"行动，建立以中医电子病历、电子处方等为重点的基础数据库，鼓励依托医疗机构发展互联网中医医院，开发中医智能辅助诊疗系统，推动开展线上线下一体化服务和远程医疗服务。依托现有资源建设国家和省级中医药数据中心。加快建立国家中医药综合统计制度。健全中医药综合监管信息系统，综合运用抽查抽检、定点监测、违法失信惩戒等手段，实现精准高效监管。

二、发挥中医药在维护和促进人民健康中的独特作用

（四）彰显中医药在疾病治疗中的优势。加强中医优势专科建设，做优做强骨伤、肛肠、儿科、皮科、妇科、针灸、推拿以及心脑血管病、肾病、周围血管病等专科专病，及时总结形成诊疗方案，巩固扩大优势，带动特色发展。加快中医药循证医学中心建设，用3年左右时间，筛选50个中医治疗优势病种和100项适宜技术、100个疗效独特的中药品种，及时向社会发布。聚焦癌症、心脑血管病、糖尿病、感染性疾病、老年痴呆和抗生素耐药问题等，开展中西医协同攻关，到2022年形成并推广50个左右中西医结合诊疗方案。建立综合医院、专科医院中西医会诊制度，将中医纳入多学科会诊体系。建立有效机制，更好发挥中医药在流感等新发突发传染病防治和公共卫生事件应急处置中的作用。

（五）强化中医药在疾病预防中的作用。结合实施健康中国行动，促进中医治未病健康工程升级。在国家基本公共卫生服务项目中丰富中医治未病内容，鼓励家庭医生提供中医治未病签约服务，到2022年在重点人群和慢性病患者中推广20个中医治未病干预方案。大力普及中医养生保健知识和太极拳、健身气功（如八段锦）等养生保健方法，推广体现中医治未病理念的健康工作和生活方式。

（六）提升中医药特色康复能力。促进中医药、中华传统体育与现

代康复技术融合，发展中国特色康复医学。实施中医药康复服务能力提升工程。依托现有资源布局一批中医康复中心，加强中医医院康复科建设，在其他医院推广中医康复技术。针对心脑血管病、糖尿病等慢性病和伤残等，制订推广一批中医康复方案，推动研发一批中医康复器具。大力开展培训，推动中医康复技术进社区、进家庭、进机构。

三、大力推动中药质量提升和产业高质量发展

（七）加强中药材质量控制。强化中药材道地产区环境保护，修订中药材生产质量管理规范，推行中药材生态种植、野生抚育和仿生栽培。加强珍稀濒危野生药用动植物保护，支持珍稀濒危中药材替代品的研究和开发利用。严格农药、化肥、植物生长调节剂等使用管理，分区域、分品种完善中药材农药残留、重金属限量标准。制定中药材种子种苗管理办法。规划道地药材基地建设，引导资源要素向道地产区汇集，推进规模化、规范化种植。探索制定实施中药材生产质量管理规范的激励政策。倡导中医药企业自建或以订单形式联建稳定的中药材生产基地，评定一批国家、省级道地药材良种繁育和生态种植基地。健全中药材第三方质量检测体系。加强中药材交易市场监管。深入实施中药材产业扶贫行动。到2022年，基本建立道地药材生产技术标准体系、等级评价制度。

（八）促进中药饮片和中成药质量提升。加快修订《中华人民共和国药典》中药标准（一部），由国务院药品监督管理部门会同中医药主管部门组织专家承担有关工作，建立最严谨标准。健全中药饮片标准体系，制定实施全国中药饮片炮制规范。改善市场竞争环境，促进中药饮片优质优价。加强中成药质量控制，促进现代信息技术在中药生产中的应用，提高智能制造水平。探索建立以临床价值为导向的评估路径，综合运用循证医学等方法，加大中成药上市后评价工作力度，建立与公立医院药品采购、基本药物遴选、医保目录调整等联动机制，促进产业升级和结构调整。

（九）改革完善中药注册管理。建立健全符合中医药特点的中药安全、疗效评价方法和技术标准。及时完善中药注册分类，制定中药审评审批管理规定，实施基于临床价值的优先审评审批制度。加快构建中医药理论、人用经验和临床试验相结合的中药注册审评证据体系，优化基于古代经典名方、名老中医方、医疗机构制剂等具有人用经验的中药新药审评技术要求，加快中药新药审批。鼓励运用新技术新工艺以及体现临床应用优势的新剂型改进已上市中药品种，优化已上市中药变更技术要求。优化和规范医疗机构中药制剂备案管理。国务院中医药主管部门、药品监督管理部门要牵头组织制定古代经典名方目录中收载方剂的关键信息考证意见。

（十）加强中药质量安全监管。以中药饮片监管为抓手，向上下游延伸，落实中药生产企业主体责任，建立多部门协同监管机制，探索建立中药材、中药饮片、中成药生产流通使用全过程追溯体系，用5年左右时间，逐步实现中药重点品种来源可查、去向可追、责任可究。强化中成药质量监管及合理使用，加强上市产品市场抽检，严厉打击中成药非法添加化学品违法行为。加强中药注射剂不良反应监测。推进中药企业诚信体系建设，将其纳入全国信用信息共享平台和国家企业信用信息公示系统，加大失信联合惩戒力度。完善中药质量安全监管法律制度，加大对制假制劣行为的责任追究力度。

四、加强中医药人才队伍建设

（十一）改革人才培养模式。强化中医思维培养，改革中医药院校教育，调整优化学科专业结构，强化中医药专业主体地位，提高中医类专业经典课程比重，开展中医药经典能力等级考试，建立早跟师、早临床学习制度。加大省部局共建中医药院校投入力度。将中医课程列入临床医学类专业必修课，提高临床类别医师中医药知识和技能水平。完善中医医师规范化培训模式。改革完善中西医结合教育，培养高层次中西医结合人才。鼓励西医学习中医，允许临床类别医师通过考核后提供中医服务，参加中西医结合职称评聘。允许中西医结合专业人员参加临床类别全科医生规范化培训。

（十二）优化人才成长途径。通过学科专科建设、重大科研平台建设和重大项目实施等，培养造就一批高水平中医临床人才和多学科交叉的中医药创新型领军人才，支持组建一批高层次创新团队。支持中医药院校与其他高等学校联合培养高层次复合型中医药人才。建立高年资中医医师带徒制度，与职称评审、评优评先等挂钩。制定中医师承教育管理办法。经国务院中医药主管部门认可的师承教育继承人，符合条件者可按同等学力申请中医专业学位。大力培养中药材种植、中药炮制、中医药健康服务等技术技能人才。完善确有专长人员考核办法，加大中医（专长）医师培训力度，支持中医医院设置中医（专长）医师岗位，促进民间特色技术疗法的传承发展。

（十三）健全人才评价激励机制。落实允许医疗卫生机构突破现行事业单位工资调控水平、允许医疗服务收入扣除成本并按规定提取各项基金后主要用于人员奖励的要求，完善公立中医医疗机构薪酬制度。改革完善中医药职称评聘制度，注重业务能力和工作实绩，克服唯学历、唯资历、唯论文等倾向。国家重大人才工程、院士评选等加大对中医药人才的支持力度，研究在中国工程院医药卫生学部单设中医药组。研究建立中医药人才表彰奖励制度，加强国家中医药传承创新表彰，建立中医药行业表彰长效机制，注重发现和推介中青年骨干人才和传承人。各种表彰奖励评选向基层一线和艰苦地区倾斜。

五、促进中医药传承与开放创新发展

（十四）挖掘和传承中医药宝库中的精华精髓。加强典籍研究利用，编撰中华医藏，制定中医药典籍、技术和方药名录，建立国家中医药古籍和传统知识数字图书馆，研究制定中医药传统知识保护条例。加快推进活态传承，完善学术传承制度，加强名老中医学术经验、老药工传统技艺传承，实现数字化、影像化记录。收集筛选民间中医药验方、秘方和技法，建立合作开发和利益分享机制。推进中医药博物馆事业发展，实施中医药文化传播行动，把中医药文化贯穿国民教育始终，中小学进一步丰富中医药文化教育，使中医药成为群众促进健康的文化自觉。

（十五）加快推进中医药科研和创新。围绕国家战略需求及中医药重大科学问题，建立多学科融合的科研平台。在中医药重点领域建设国家重点实验室，建立一批国家临床医学研究中心、国家工程研究中心和技术创新中心。在中央财政科技计划（专项、基金等）框架下，研究设立国家中医药科技研发专项、关键技术装备重大专项和国际大科学计划，深化基础理论、诊疗规律、作用机理研究和诠释，开展防治重大、难治、罕见疾病和新发突发传染病等临床研究，加快中药新药创制研究，研发一批先进的中医器械和中药制药设备。支持鼓励儿童用中成药创新研发。研究实施科技创新工程。支持企业、医疗机构、高等学校、科研机构等协同创新，以产业链、服务链布局创新链，完善中医药产学研一体化创新模式。加强中医药产业知识产权保护和运用。健全赋予中医药科研机构和人员更大自主权的管理制度，建立知识产权和科技成果转化权益保障机制。改革完善中医药科研组织、验收和评价体系，避免简单套用相关科研评价方法。突出中医药特点和发展需求，建立科技主管部门与中医药主管部门协同联动的中医药科研规划和管理机制。

（十六）推动中医药开放发展。将中医药纳入构建人类命运共同体和"一带一路"国际合作重要内容，实施中医药国际合作专项。推动中医中药国际标准制定，积极参与国际传统医学相关规则制定。推动中医药文化海外传播。大力发展中医药服务贸易。鼓励社会力量建设一批高质量中医药海外中心、国际合作基地和服务出口基地。研究推动现有中药交易平台稳步开展国际交易。打造粤港澳大湾区中医药高地。加强与台湾地区中医药交流合作，促进两岸中医药融合发展。

六、改革完善中医药管理体制机制

（十七）完善中医药价格和医保政策。以临床价值为导向，以中医优势服务、特色服务为重点，加大政策支持力度，完善医疗服务价格形成机制。医疗服务价格调整时重点考虑中医等体现医务人员技术劳务价值的医疗服务价格。健全符合中医药特点的医保支付方式。完善与国际疾病分类相衔接的中医病证分类等编码体系。分批遴选中医优势明显、治疗路径清晰、费用明确的病种实施按病种付费，合理确定付费标准。通过对部分慢性病病种等实行按人头付费、完善相关技术规范等方式，鼓励引导基层医疗卫生机构提供适宜的中医药服务。及时将符合条件的中医医疗机构纳入医保定点医疗机构。积极将适宜的中医医疗服务项目和中药按规定纳入医保范围。鼓励商业保险机构开发中医治未病等保险产品。研究取消中药饮片加成相关工作。

（十八）完善投入保障机制。建立持续稳定的中医药发展多元投入机制，在卫生健康投入中统筹安排中医药事业发展经费并加大支持力度。加大对中医药事业发展投资力

度，改善中医医院办院条件，扩大优质服务供给。切实保障公立中医医院投入责任落实。鼓励地方设立政府引导、社会资本参与、市场化运作的中医药发展基金。引导商业保险机构投资中医药服务产业。

（十九）健全中医药管理体制。完善中医药工作跨部门协调机制，强化国务院中医药工作部际联席会议办公室统筹职能，协调做好中药发展规划、标准制定、质量管理等工作，促进中医中药协调发展。各级卫生健康、药品监督管理等各相关部门要坚持中西医并重，制定实施中医药相关政策措施要充分听取并吸纳中医药主管部门意见。完善中医药服务监管机制。依据中医药法有关规定建立健全中医药管理体系，省市县都要明确承担中医药管理职能的机构，合理配置人员力量。

（二十）加强组织实施。地方各级党委和政府要结合实际制定落实举措，将本意见实施情况纳入党委和政府绩效考核。围绕以较低费用取得较大健康收益目标，规划建设一批国家中医药综合改革示范区，鼓励在服务模式、产业发展、质量监管等方面先行先试。推动中央主要新闻单位、重点新闻网站等各类媒体加大对中医药文化宣传力度，加强和规范中医药防病治病知识传播普及，营造珍视、热爱、发展中医药的社会氛围。

进一步加强军队中医药工作，大力开展新时代军事卫勤新型中医诊疗装备研发和新药物、新疗法挖掘创新工作，持续深化基层部队中医药服务能力提升工程，提高军队中医药整体保障水平。

少数民族医药是中医药的重要组成部分，有关地方可根据本意见，制定和完善促进本地区少数民族医药发展的相关政策举措。

中共中央关于坚持和完善中国特色社会主义制度 推进国家治理体系和治理能力现代化若干重大问题的决定 （有关中医药内容节选）

2019 年 10 月 31 日

2019 年 10 月 31 日，中国共产党第十九届中央委员会第四次全体会议通过《中共中央关于坚持和完善中国特色社会主义制度　推进国家治理体系和治理能力现代化若干重大问题的决定》，11 月 5 日，由新华社授权发布。

决定提到，强化提高人民健康水平的制度保障。坚持关注生命全周期、健康全过程，完善国民健康政策，让广大人民群众享有公平可及、系统连续的健康服务。深化医药卫生体制改革，健全基本医疗卫生制度，提高公共卫生服务、医疗服务、医疗保障、药品供应保障水平。加快现代医院管理制度改革。坚持以基层为重点、预防为主、防治结合、中西医并重。加强公共卫生防疫和重大传染病防控，健全重特大疾病医疗保险和救助制度。优化生育政策，提高人口质量。积极应对人口老龄化，加快建设居家社区机构相协调、医养康养相结合的养老服务体系。聚焦增强人民体质，健全促进全民健身制度性举措。

（新华社）

二、部门重要文件与领导讲话

（一）部门重要文件

1. 联合印发文件

关于印发加强三级中医医院对口帮扶贫困县 县级中医医院工作方案的通知

国中医药医政发〔2019〕7 号

各省、自治区、直辖市中医药管理局、扶贫办：

为贯彻落实党中央、国务院关于打赢脱贫攻坚战的决策部署，根据中央扶贫开发工作会议精神和健康扶贫有关要求，2016 年五部门联合印发《关于加强三级医院对口帮扶贫困县县级医院工作方案的通知》，对 334 个贫困县中医医院进行了对口帮扶。在此基础上，国家中医药管理局、国务院扶贫办制订了《加强三级中医医院对口帮扶贫困县县级中医医院工作方案》，将全部贫困县县级中医医院纳入对口帮扶，有效提升贫困地区中医药服务能力，积极助力农村贫困人口脱贫。现将方案印发给你们，请认真组织落实。实施过程中的有关问题、建议和工作情况请及时与相关部门联系。

国家中医药管理局联系人：医政司　程　强

电话：010 - 59957816
传真：010 - 59957693
国务院扶贫办联系人：政策法规司　江如贵
电话：010 - 84419707
传真：010 - 55627512

国家中医药管理局
国务院扶贫办
2019 年 6 月 18 日

附　　加强三级中医医院对口帮扶贫困县县级中医医院工作方案

为贯彻落实党的十九大精神和党中央、国务院关于打赢脱贫攻坚战三年行动的决策部署，深入实施健康扶贫工程，进一步加强贫困县县级中医医院对口帮扶工作，提升贫困地区基层中医药服务能力，制订本方案。

一、总体要求

（一）指导思想。以习近平新时代中国特色社会主义思想为指导，深入贯彻党的十九大精神和党中央、国务院脱贫攻坚决策部署，统筹对口帮扶贫困县县级中医医院的各方力量，实现贫困县县级中医医院对口帮扶工作全覆盖，进一步提升贫困县中医药服务能力和水平，助力健康扶贫，为减少因病致贫、因病返贫贡献中医药力量。

（二）帮扶目标。到2020年，通过精准对口帮扶，每年帮助贫困县县级中医医院"解决一项医疗急需，突破一个薄弱环节，带出一支技术团队，新增一个服务项目"。贫困县县级中医医院中医药服务能力明显提高，常见病、多发病、部分危急重症的诊疗能力显著提升，管理水平进一步改善，贫困县县级中医医院力争达到二级水平，30万人口以上的力争达到二级甲等水平，贫困县群众中医药服务获得感明显增强。

二、工作任务

（一）签订对口帮扶协议。省级中医药主管部门要按照本方案确定的对口帮扶关系（见附件1），协调、指导贫困县县级中医医院与支援医院和贫困县政府针对中医医院发展短板签订对口帮扶协议（模板见附件2），明确对口帮扶总体目标、时间节点、任务内容、量化考核评价指标，将帮扶任务具体到科室、项目、技术等。多家支援医院共同帮扶同一家贫困县县级中医医院的，省级中医药主管部门要组织各方协商确定主责医院，明确各方职责，共同签订对口帮扶协议。

（二）开展驻点帮扶。支援医院要每年派出至少3名医务人员组成的团队进行驻点帮扶，并由派驻人员担任受援医院的副院长及学科带头人。多家医院对口帮扶1家贫困县县级中医医院时，共同协商确定派驻医务人员的专业和数量分配，每批医务人员连续工作时间不得少于6个月。

对于"三区三州"的贫困县县级中医医院，原则上要以中东部地区三级医院为主、本省（区）三级医院为辅联合开展对口帮扶，中东部地区三级医院为主责医院。

对于西藏自治区等高海拔地区贫困县县级中医医院的帮扶，可结合当地实际，在支援医院深入实地调研并与受援医院协商一致基础上，采取驻点帮扶或接受医务人员进修、开展管理人员轮训、推广适宜技术、加强远程医疗等形式进行。支援医院每年要定期赴受援医院开展巡回诊疗、教学查房、适宜技术推广、临床带教等工作。

（三）提升专科服务能力。支援医院要根据受援医院的功能定位、建设发展实际，结合当地群众健康状况、疾病谱和医疗服务需求，帮助提升受援医院中医专科（专病）诊疗能力，加强近三年县外转出率排名前5~10个病种的相关临床和辅助科室建设，提升整体医疗服务能力和管理水平。

（四）培养专业技术人才。支援医院要采取"派下去""请上来"等方式，发挥中医药传承与创新"百千万"人才工程（岐黄工程）培养对象作用，通过教学查房、手术带教、学术讲座、接受进修等形式，每年为受援医院培训至少3名骨干医师或者其他医学专业技术人员，显著提升受援医院医务人员运用中医药技术方法的能力和现代诊疗技术的水平。

（五）提高医院管理水平。支援医院要帮助受援医院完善各项管理规章制度，加强医院和科室内部管理，对管理人员进行轮训，扶志扶智相结合，显著提高受援医院管理

法制化、科学化、规范化水平，有效提升中医内涵。有条件的，双方医院可采取委托经营管理、组建医联体等方式进行深度合作。

（六）开展中医远程医疗服务。支援医院要与受援医院建立中医远程医疗服务关系，充分发挥"互联网＋"作用，2019年底前实现贫困县县级中医医院远程医疗全覆盖。支援医院要通过远程诊断、远程会诊、远程查房、远程监护、远程教学等形式，推动中医医疗服务与中医药教育培训相结合。贫困县县级中医医院要加强宣传引导，发挥主观能动性，有效提高远程医疗系统利用率。有条件的地区尽快铺设远程医疗专网，保证服务效果，推动各项保障政策形成合力。

（七）方便人民群众看病就医。支援医院要结合贫困县群众实际医疗需求，定期派出医疗队，为贫困县群众提供集中医医疗、康复、养生保健于一体的中医药服务。支援医院要与受援医院定期开展医疗下乡，组织巡回义诊，使贫困县群众在"家门口"就能享受到优质便捷的中医药服务。

三、工作要求

（一）加强组织领导。各级中医药主管部门要充分认识贫困县县级中医医院对口帮扶工作的重要性，将贫困县县级中医医院对口帮扶工作纳入健康扶贫总体工作统筹安排，认真落实本方案和《关于再次调整部分三级医院帮扶贫困县县级医院对口关系的通知》有关要求，实现贫困县县级中医医院对口帮扶全覆盖，突破基层中医药服务能力提升薄弱环节。支援医院要将帮扶贫困县县级中医医院作为履行社会责任和体现公益性的重要内容，实行一把手负责制，每年安排院领导前往受援医院开展调研、督导，认真落实帮扶任务。受援医院要将对口帮扶作为助力脱贫攻坚的重点工作，深入研究影响自身发展的困难和问

题，明确发展目标和方向，通过帮扶切实提升中医诊疗能力。

（二）强化督导考核。各地要建立网络报告和现场核查相结合的监督管理模式，严格考核支援医院派驻人员数量、在岗情况、派驻时间以及帮扶工作开展情况，及时纠正派驻人员不到位、帮扶科室不匹配、帮扶工作开展不力等问题。省级中医药主管部门要切实履行职责，按照健康扶贫、《城市三级中医医院对口支援县中医医院考核指标体系》有关要求，对辖区内贫困县县级中医医院对口帮扶双方医院工作情况进行监督和指导。有关省级中医药主管部门以辖区内贫困县中医医院

为主体，收齐签订的对口帮扶责任书，汇总后于2019年7月30日前报国家中医药管理局医政司备案，并于每年11月25日前将本省（区、市）对口帮扶工作整体评估报告报国家中医药管理局医政司。

（三）完善保障激励机制。省级中医药主管部门要将贫困县县级中医医院对口帮扶工作与中央组织部援藏援疆援青工作、政府间对口支援、扶贫开发等有关工作统筹安排，保障贫困县县级中医医院驻点帮扶人员待遇。支援医院要保障派出人员各项福利待遇不变，并给予一定补贴，对工作优秀的人员在职称晋升、岗位聘用、提拔任用、各级人才培养项目和

各项评优评先时予以优先考虑。受援医院要为驻点帮扶人员提供必要的工作、生活和安全保障。

（四）加强宣传引导。各级中医药主管部门要坚持正确舆论导向，做好政策解读，充分发挥新闻宣传和舆论引导作用，利用多种媒体形式，加大宣传报道力度，做好典型挖掘和经验推广，开展贫困县县级中医医院对口帮扶系列宣传活动，营造良好舆论氛围。

附件：1. 贫困县中医医院对口帮扶关系表
　　　2. 对口帮扶贫困县县级中医医院协议（模板）（略）

附件1　　　　　　　　　　　　　　　　　　　贫困县中医医院对口帮扶关系表

序号	省（区、市）名称	贫困县（市、区）名称	贫困县县级中医医院名称	三级医院名称
1	河北	涞水县	涞水县中医医院	保定市第一中心医院
2	河北	望都县	望都县中医医院	保定市中医院
3	河北	曲阳县	曲阳县中医医院	保定市第一中医院
4	河北	顺平县	顺平县中医医院	保定市第一中医院
5	河北	宣化区	宣化区中医院	河北北方学院附属第二医院
6	河北	张北县	张北县中医院	张家口市中医院
7	河北	康保县	康保县中医院	万全区中医院
8	河北	沽源县	沽源县中医院	河北省中医院
9	河北	蔚县	蔚县中医院	河北北方学院附属第一医院
10	河北	阳原县	阳原县中医院	河北省中医院
11	河北	怀安县	怀安县中医院	万全区中医院
12	河北	平泉市	平泉市中医院	承德市中医院
				承德市第三医院
13	河北	围场满族蒙古族自治县	围场满蒙自治县中医院	承德医学院附属医院
				承钢医院
14	河北	行唐县	行唐县中医院	石家庄市中医院
15	河北	赞皇县	赞皇县中医医院	石家庄市中医院
16	河北	临城县	临城县中医医院	邢台医学高等专科学校附属第二医院
17	河北	巨鹿县	巨鹿县中医院	石家庄平安医院
18	河北	新河县	新河县中医医院	河北以岭医院
19	河北	广宗县	广宗县中医院	邯郸明仁医院

（续表）

序号	省（区、市）名称	贫困县（市、区）名称	贫困县县级中医医院名称	三级医院名称
20	河北	平乡县	平乡县中西医结合医院	邯郸明仁医院
21	河北	赤城县	赤城县中医院	张家口市中医院
22	河北	崇礼区	崇礼区中医院	河北医科大学第三医院
23	河北	海兴县	海兴县中医院	沧州市中心医院
24	河北	盐山县	盐山县寿甫中医院	河北省沧州中西医结合医院
25	河北	武邑县	武邑县中医医院	唐山市中医院
26	河北	武强县	武强县中医医院	衡水市中医院
27	河北	饶阳县	饶阳县中医医院	衡水市人民医院
28	河北	阜城县	阜城县中医医院	衡水市中医院
29	内蒙古	科尔沁右翼中旗	科右中旗中医医院	兴安盟蒙医医院
30	吉林	镇赉县	镇赉县中医院	吉林省中医药科学院第一临床医院
31	吉林	大安市	大安市中医院	吉林省中医药科学院第一临床医院
32	黑龙江	龙江县	龙江县中医医院	齐齐哈尔市中医院
33	黑龙江	泰来县	泰来县中医医院	齐齐哈尔市中医院
34	黑龙江	甘南县	甘南县中医医院	齐齐哈尔市中医院
35	黑龙江	克东县	克东县中医医院	黑龙江中医药大学附属第一医院
36	黑龙江	拜泉县	拜泉县中医医院	黑龙江中医药大学附属第二医院
37	黑龙江	望奎县	望奎县中医医院	黑龙江中医药大学附属第二医院
38	黑龙江	延寿县	延寿县中医医院	哈尔滨市中医医院
39	黑龙江	桦南县	桦南县中医医院	佳木斯市中医院
40	黑龙江	抚远县	抚远县中医医院	黑龙江省中医医院
41	安徽	太湖县	太湖县中医院	芜湖市中医医院
42	安徽	宿松县	宿松县中医院	铜陵市中医院
43	安徽	岳西县	岳西县中医院	马鞍山市中医院
44	安徽	临泉县	临泉县中医院	太和县中医院
45	安徽	阜南县	阜南县中医院	芜湖市中医医院
46	安徽	颍上县	颍上县中医院	太和县中医院
47	安徽	利辛县	利辛县中医院	亳州市华佗中医院
48	安徽	砀山县	砀山县中医院	淮北市中医院
49	安徽	灵璧县	灵璧县中医院	滁州市中西医结合医院
50	安徽	泗县	泗县中医院	安徽省中医院
51	安徽	舒城县	舒城县中医院	六安市中医院
52	江西	横峰县	横峰县中医院	江西中医药大学第二附属医院
53	河南	栾川县	栾川县中医院	洛阳市第一中医院
54	河南	鲁山县	鲁山县中医院	平顶山市中医医院
55	河南	卢氏县	卢氏县中医院	三门峡市中心医院

（续表）

序号	省（区、市）名称	贫困县（市、区）名称	贫困县县级中医医院名称	三级医院名称
56	河南	南召县	南召县中医院	南阳医学高等专科学校附属中医院
57	河南	镇平县	镇平县中医院	南阳张仲景医院
58	河南	内乡县	内乡县中医院	河南中医药大学第三附属医院
59	河南	民权县	民权县中医院	焦作市中医院
60	河南	宁陵县	宁陵县中医院	郑州市骨科医院
61	河南	柘城县	柘城县中西医结合医院	商丘市中医院
62	河南	光山县	光山县中医院	河南省洛阳正骨医院
63	河南	新县	新县中医院	河南省中医院
64	河南	商城县	商城县中医院	河南中医药大学第三附属医院
65	河南	固始县	固始县中医院	河南省中医院
66	河南	潢川县	潢川县中医院	河南省中医药研究院附属医院
67	河南	淮滨县	淮滨县中医院	河南省中医药研究院附属医院
68	河南	商水县	商水县中医院	郑州市大肠肛门病医院
69	河南	沈丘县	沈丘县中医院	漯河市中医院
70	河南	郸城县	郸城县中医院	河南中医药大学第一附属医院
71	河南	淮阳县	淮阳县中医院	周口市中医院
72	河南	太康县	太康县中医院	周口市中医院
73	河南	新蔡县	新蔡县中医院	驻马店市中医院
74	河南	滑县	滑县中医院	安阳市中医院
75	河南	封丘县	封丘县中医院	开封市中医院
76	河南	范县	范县中医院	濮阳市中医院
77	河南	社旗县	社旗县中医院	南阳市中医院
78	河南	睢县	睢县中医院	河南中医药大学第一附属医院
79	河南	虞城县	虞城县中医院	郑州市中医院
80	河南	平舆县	平舆县中医院	驻马店市中医院
81	湖北	郧县	郧阳区中医医院	十堰市中西医结合医院
82	湖北	房县	房县中医医院	襄阳市中医医院
83	湖北	丹江口市	丹江口市中医医院	十堰市中医医院
84	湖北	秭归县	秭归县中医医院	宜昌市中医医院
85	湖北	恩施市	恩施市中医医院	恩施州民族医院
86	湖北	巴东县	巴东县中医医院	建始县中医医院
87	湖北	宣恩县	宣恩县民族医院	利川市民族中医院
88	湖北	大悟县	大悟县中医医院	荆州市中医医院
89	湖南	新邵县	新邵县中医医院	正大邵阳骨伤科医院
90	湖南	隆回县	隆回县中医医院	邵阳市中医医院
91	湖南	新宁县	新宁县中医医院	邵阳市中西医结合医院
92	湖南	武冈市	武冈市中医医院	正大邵阳骨伤科医院

（续表）

序号	省（区、市）名称	贫困县（市、区）名称	贫困县县级中医医院名称	三级医院名称
93	湖南	石门县	石门县中医医院	常德市第一中医医院
94	湖南	辰溪县	辰溪县中医医院	岳阳市中医医院
95	湖南	溆浦县	溆浦县中医医院	怀化市中医医院
96	湖南	会同县	会同县中医医院	怀化市中医医院
97	湖南	麻阳苗族自治县	麻阳苗族自治县中医医院	益阳市第一中医医院
98	湖南	安仁县	安仁县中医医院	郴州市中医医院
99	广西	融安县	融安县中医医院	柳州市工人医院
100	广西	融水苗族自治县	融水苗族自治县中医医院	柳州市中医医院
101	广西	德保县	德保县中医医院	贵港市中医医院
102	广西	靖西县	靖西市中医医院	广西国际壮医医院
103	广西	那坡县	那坡县中医医院	玉林市中医医院
104	广西	凌云县	凌云县中医医院	防城港市中医医院
105	广西	田林县	田林县中医医院	百色市人民医院
106	广西	罗城仫佬族自治县	罗城仫佬族自治县中医医院	广西国际壮医医院
107	广西	忻城县	忻城县中医医院	玉林市中西医结合骨科医院
108	广西	宁明县	宁明县中医医院	玉林市中医医院
109	广西	田东县	田东县中医医院	钦州市中医医院
110	重庆	巫山县	巫山县中医院	重庆市北碚区中医院
111	重庆	黔江区	重庆市黔江区中医院	重庆市永川区中医院
112	重庆	丰都县	丰都县中医院	重庆市垫江县中医院
113	重庆	彭水苗族土家族自治县	彭水苗族土家族自治县中医院	重庆市江津区中医院
114	重庆	万州区	重庆市万州区中医院	重庆市永川区中医院
115	重庆	开县	重庆市开州区中医院	重庆市铜梁区中医院
116	四川	通江县	通江县中医医院	安岳县中医医院
117	四川	康定市	康定市民族医院	都江堰市中医医院
118	四川	道孚县	道孚县中藏医医院	郫都区中医医院
119	四川	甘孜县	甘孜县中藏医医院	简阳市中医医院
120	四川	巴塘县	巴塘县中藏医医院	成都市双流区中医医院
121	贵州	正安县	正安县中医医院	上海中医药大学附属曙光医院
122	贵州	务川仡佬族苗族自治县	务川仡佬族苗族自治县中医医院	上海市中医医院
123	贵州	凤冈县	凤冈县中医医院	遵义市中医医院
124	贵州	湄潭县	湄潭县中西医结合医院	遵义市中医医院
125	贵州	碧江区	碧江区中医医院	昆山市中医院
126	贵州	玉屏侗族自治县	玉屏侗族自治县中医医院	常州市中医院
127	贵州	习水县	习水县中医医院	上海中医药大学附属岳阳医院
128	贵州	赤水市	赤水市中医医院	遵义市中医医院
129	贵州	织金县	织金县中医医院	贵州中医药大学第二附属医院

（续表）

序号	省（区、市）名称	贫困县（市、区）名称	贫困县县级中医医院名称	三级医院名称
130	贵州	纳雍县	纳雍县中医医院	贵州中医药大学第二附属医院
131	贵州	威宁彝族回族苗族自治县	威宁县中医医院	福建省中医药大学附属第二人民医院
132	贵州	水城县	六盘水市中医医院	大连市中西医结合医院
133	贵州	普定县	普定县中医医院	毕节市中医院
134	贵州	镇宁布依族苗族自治县	镇宁县布依族苗族自治县中医医院	毕节市中医院
135	贵州	黄平县	黄平县中医医院	黔东南州中医医院
136	贵州	三穗县	三穗县中医医院	贵州中医药大学第二附属医院
137	贵州	天柱县	天柱县中医医院	贵州中医药大学第二附属医院
138	贵州	锦屏县	锦屏县中医医院	贵州中医药大学第二附属医院
139	贵州	剑河县	剑河县民族中医医院	贵州中医药大学第二附属医院
140	贵州	台江县	台江县民族中医医院	贵州中医药大学第二附属医院
141	贵州	从江县	从江县中医医院	贵州中医药大学第二附属医院
142	贵州	瓮安县	瓮安县中医医院	广州市中西医结合医院
143	贵州	龙里县	龙里县中医医院	盐城市中医院
144	云南	禄劝彝族苗族自治县	禄劝彝族苗族自治县中医院	昆明市中医医院
145	云南	寻甸回族彝族自治县	寻甸回族彝族自治县中医院	昆明市中医医院
146	云南	会泽县	会泽县中医医院	昆明医科大学第二附属医院
147	云南	昭阳区	昭阳区中医医院	东莞市茶山医院
148	云南	鲁甸县	鲁甸县中医医院	昭通市中医医院
149	云南	巧家县	巧家县中医医院	云南中医学院第二附属医院
150	云南	盐津县	盐津县中医医院	云南中医学院第二附属医院
151	云南	大关县	大关县中医医院	昭通市中医医院
152	云南	永善县	永善县中医医院	中山市东升医院
153	云南	绥江县	绥江县中医医院	昭通市中医医院
154	云南	威信县	威信县中医医院	昭通市中医医院
155	云南	师宗县	师宗县中医医院	曲靖市中医医院
156	云南	罗平县	罗平县中医医院	曲靖市中医医院
157	云南	泸西县	泸西县中医医院	玉溪市中医医院
158	云南	砚山县	砚山县中医医院	文山州中医医院 广东省中医院珠海医院
159	云南	马关县	马关县中医医院	文山州中医医院
160	云南	广南县	广南县中医医院	文山州中医医院
161	云南	龙陵县	龙陵县中医医院	保山市中医医院

（续表）

序号	省（区、市）名称	贫困县（市、区）名称	贫困县县级中医医院名称	三级医院名称
162	云南	昌宁县	昌宁县中医医院	保山市中医医院
163	云南	永胜县	永胜县中医医院	昆明市中医医院
164	云南	宁蒗彝族自治县	宁蒗县中医医院	昆明市中医医院
165	云南	宁洱哈尼族彝族自治县	宁洱哈尼族彝族自治县中医医院	普洱市中医医院
166	云南	景东彝族自治县	景东彝族自治县中医医院	普洱市中医医院
167	云南	景谷傣族彝族自治县	景谷傣族彝族自治县中医医院	普洱市中医医院
168	云南	临翔区	临沧市临翔区中医医院	云南省中医医院
169	云南	凤庆县	凤庆县中医院	保山市中医医院
170	云南	云县	云县中医医院	云南省中医医院
171	云南	永德县	永德县中医医院	德宏州中医医院
172	云南	镇康县	镇康县中医医院	德宏州中医医院
173	云南	双江拉祜族佤族布朗族傣族自治县	双江拉祜族佤族布朗族傣族自治县中医医院	云南中医学院第二附属医院
174	云南	耿马傣族佤族自治县	耿马傣族佤族自治县中医医院	云南中医学院第二附属医院
175	云南	沧源佤族自治县	沧源佤族自治县中医佤医医院	保山市中医医院
176	云南	牟定县	牟定县中医医院	楚雄州中医医院
177	云南	南华县	南华县中医医院	楚雄州中医医院
178	云南	姚安县	姚安县中医医院	楚雄州中医医院
179	云南	石屏县	石屏县中医医院	玉溪市中医医院
180	云南	元阳县	元阳县中医医院	文山州中医医院
181	云南	红河县	红河县中医医院	宣威市中医医院
182	云南	勐海县	勐海县中医院	玉溪市中医医院
183	云南	勐腊县	勐腊县中医医院	玉溪市中医医院
184	云南	漾濞彝族自治县	漾濞县中医医院	大理州中医医院
185	云南	祥云县	祥云县中医医院	楚雄州中医医院
186	云南	宾川县	宾川县中医医院	大理州中医医院
187	云南	弥渡县	弥渡县中医医院	大理州中医医院
188	云南	南涧彝族自治县	南涧县中医医院	大理州中医医院
189	云南	巍山彝族回族自治县	巍山县中医医院	大理州中医医院
190	云南	永平县	永平县中医医院	曲靖市中医医院
191	云南	云龙县	云龙县中医医院	保山市中医医院
192	云南	洱源县	洱源县中医医院	大理州中医医院
193	云南	剑川县	剑川县中医医院	曲靖市中医医院
194	云南	鹤庆县	鹤庆县中医医院	大理州中医医院

（续表）

序号	省（区、市）名称	贫困县（市、区）名称	贫困县县级中医医院名称	三级医院名称
195	云南	盈江县	盈江县中医医院	德宏州中医医院
196	云南	陇川县	陇川县中医医院	德宏州中医医院
197	云南	兰坪白族普米族自治县	兰坪白族普米族自治县中医医院	广东省中医院珠海医院
198	云南	东川区	东川区中医医院	昆明市中医医院
199	云南	富源县	富源县中医医院	曲靖市中医医院
200	西藏	江达县	江达县藏医医院	天津市武清区中医医院
201	西藏	丁青县	丁青县藏医医院	天津市北辰区中医医院
202	西藏	八宿县	八宿县藏医医院	福州市中医院
203	西藏	芒康县	芒康县藏医医院	重庆市九龙坡区中医院
204	西藏	乃东区	乃东县藏医医院	武汉市中医医院
205	西藏	扎囊县	扎囊县藏医医院	湖南中医药大学第一附属医院
206	西藏	贡嘎县	贡嘎县藏医医院	湖南中医药大学第二附属医院
207	西藏	桑日县	桑日县藏医医院	湖南省中医药研究院附属医院
208	西藏	琼结县	琼结县藏医医院	襄阳市中医医院
209	西藏	曲松县	曲松县藏医医院	黄石市中医医院
210	西藏	洛扎县	洛扎县藏医医院	安徽中医药大学第一附属医院
211	西藏	加查县	加查县藏医医院	宜昌市中医医院
212	西藏	隆子县	隆子县藏医医院	湖南中医药高等专科学校附属第一医院
213	西藏	错那县	错那县藏医医院	芜湖市中医医院
214	西藏	浪卡子县	浪卡子县藏医医院	太和县中医医院
215	西藏	嘉黎县	嘉黎县藏医医院	浙江省中医院 温州市中西医结合医院
216	西藏	比如县	比如县藏医医院	浙江中医药大学附属第二医院 宁波市中医院
217	西藏	聂荣县	聂荣县藏医医院	中国中医科学院望京医院
218	西藏	安多县	安多县藏医医院	沈阳市中医院
219	西藏	申扎县	申扎县藏医医院	北京中医药大学第三附属医院
220	西藏	索县	索县藏医医院	大连市中医医院
221	西藏	班戈县	班戈县藏医医院	北京中医药大学东直门医院
222	西藏	巴青县	巴青县藏医医院	海城市中医院
223	西藏	尼玛县	尼玛县藏医医院	北京中医药大学东方医院
224	西藏	双湖县	双湖县藏医医院	中国中医科学院眼科医院
225	西藏	工布江达县	工布江达县藏医医院	中山市中医院

（续表）

序号	省（区、市）名称	贫困县（市、区）名称	贫困县县级中医医院名称	三级医院名称
226	西藏	米林县	米林县藏医医院	珠海市中西医结合医院
227	西藏	墨脱县	墨脱县藏医医院	佛山市中医院
228	西藏	波密县	波密县藏医医院	广州市中医院
229	西藏	察隅县	察隅县藏医医院	宝安区人民医院
230	西藏	朗县	朗县藏医医院	惠州市中医医院
231	西藏	巴宜区	巴宜区藏医医院	东莞市中医院
232	陕西	扶风县	扶风县中医院	陕西中医药大学附属医院
233	陕西	陇县	陇县中医院	宝鸡市中医医院
234	陕西	千阳县	千阳县中医院	宝鸡市中医医院
235	陕西	麟游县	麟游县中医院	宝鸡市人民医院
236	陕西	永寿县	永寿县中医院	陕西中医药大学第二附属医院
237	陕西	长武县	长武县中医院	陕西中医药大学第二附属医院
238	陕西	淳化县	淳化县中医院	陕西中医药大学第二附属医院
239	陕西	周至县	周至县中医院	西安市中医医院
240	陕西	太白县	太白县中医院	宝鸡市中医医院
241	陕西	城固县	城固县中医院	西安市中医医院
242	陕西	西乡县	西乡县中医院	陕西省中医医院
243	陕西	勉县	勉县中医院	中航3201医院
244	陕西	宁强县	宁强县中医院	中航3201医院
245	陕西	略阳县	略阳县天津中医医院	汉中市中心医院
246	陕西	镇巴县	镇巴县中医院	陕西省中西医结合医院
247	陕西	留坝县	留坝县中医院	西安医学院第二附属医院
248	陕西	汉滨区	汉滨区中医院	安康市中医医院
249	陕西	汉阴县	汉阴县中医院	安康市中医医院
250	陕西	石泉县	石泉县中医院	安康市中医医院
251	陕西	宁陕县	宁陕县中医院	陕西省中医医院
252	陕西	紫阳县	紫阳县中医院	安康市中医医院
253	陕西	岚皋县	岚皋县中医院	西安中医脑病医院
254	陕西	平利县	平利县中医院	安康市中医医院
255	陕西	镇坪县	镇坪县中医院	安康市中心医院
256	陕西	旬阳县	旬阳县中医院	西安中医脑病医院
257	陕西	白河县	白河县中医院	湖北省十堰市人民医院
258	陕西	洛南县	洛南县中医院	商洛市中心医院
259	陕西	丹凤县	丹凤县中医院	商洛市中医医院
260	陕西	商南县	商南县中医院	陕西中医药大学附属医院
261	陕西	镇安县	镇安县中医院	西安市中医医院
262	陕西	柞水县	柞水县中医院	陕西省中医医院

（续表）

序号	省（区、市）名称	贫困县（市、区）名称	贫困县县级中医医院名称	三级医院名称
263	陕西	横山县	横山县中医院	榆林市中医医院
264	陕西	绥德县	绥德县中医院	榆林市中医医院
265	陕西	米脂县	米脂县中医院	榆林市中医医院
266	陕西	佳县	佳县中医院	榆林市第一医院
267	陕西	吴堡县	吴堡县中医院	榆林市第二医院
268	陕西	子洲县	子洲县中医院	陕西中医药大学附属医院
269	陕西	耀州区	耀州区中医院	铜川市中医医院
270	陕西	旬邑县	旬邑县中医院	陕西中医药大学第二附属医院
271	陕西	合阳县	合阳县中医院	西安交通大学第一附属医院
272	陕西	澄城县	澄城县中医院	陕西省中西医结合医院
273	陕西	蒲城县	蒲城县中医院	渭南市中心医院
274	陕西	白水县	白水县中医院	铜川市中医医院
275	陕西	延长县	延长县中医院	陕西中医药大学附属医院
276	陕西	延川县	延川县中医院	陕西中医药大学附属医院
277	陕西	定边县	定边县中医院	榆林市第二医院
278	甘肃	永登县	永登县中医医院	兰州市中医医院
279	甘肃	皋兰县	皋兰县中医医院	甘肃中医药大学附属医院
280	甘肃	榆中县	榆中县中医医院	天津宁河区中医院
281	甘肃	靖远县	靖远县中医医院	甘肃省中医院白银分院
282	甘肃	会宁县	会宁县中医医院	白银市第一人民医院
283	甘肃	景泰县	景泰县中医医院	甘肃省中医院
284	甘肃	麦积区	麦积区中医医院	天水市中西医结合医院
285	甘肃	清水县	清水县中医医院	天津市第一医院
286	甘肃	秦安县	秦安县中医医院	天水市中医医院
287	甘肃	甘谷县	甘谷县中医医院	甘肃省第三人民医院
288	甘肃	武山县	武山县中医医院	天水市中医医院
289	甘肃	张家川回族自治县	张家川县中医医院	金昌市中医医院
290	甘肃	古浪县	古浪县中医医院	武威职业学院附属中医医院
291	甘肃	崆峒区	平凉市中医医院	甘肃省人民医院
292	甘肃	泾川县	泾川县中医医院	天津市武清区中医院
293	甘肃	灵台县	灵台县皇甫谧中医院	天津市津南区中医院
294	甘肃	庄浪县	庄浪县中医医院	甘肃省人民医院
295	甘肃	庆城县	庆城县岐伯中医医院	天津南开区中医医院
296	甘肃	环县	环县中医医院	天津南开区中医医院
297	甘肃	华池县	华池县中医医院	天津市北辰区人民医院

（续表）

序号	省（区、市）名称	贫困县（市、区）名称	贫困县县级中医医院名称	三级医院名称
298	甘肃	合水县	合水县中医医院	天津市红桥区中医医院
299	甘肃	正宁县	正宁县中医医院	嘉峪关市中医医院
300	甘肃	宁县	宁县中医医院	甘肃省第二人民医院
301	甘肃	镇原县	镇原县中医医院	天津市静海区中医医院
302	甘肃	安定区	定西市中医院	北京中医药大学东直门医院
303	甘肃	渭源县	渭源县中医医院	定西市人民医院
304	甘肃	漳县	漳县中医医院	定西市人民医院
305	甘肃	岷县	岷县中医医院	兰州市第二人民医院
306	甘肃	临夏县	临夏县中医医院	厦门市中医院
307	甘肃	康乐县	康乐县中医医院	厦门市同安区中医医院
308	甘肃	永靖县	永靖县中西医结合医院	厦门市第五医院
309	甘肃	广河县	广河县中医医院	厦门大学附属中山医院
310	甘肃	和政县	和政县中医医院	厦门市中医院
311	甘肃	积石山保安族东乡族撒拉族自治县	积石山县中医医院	厦门大学附属第一医院
312	甘肃	武都区	武都区中医医院	青岛市海慈医疗集团
313	甘肃	成县	成县中医医院	酒泉市中医院
314	甘肃	文县	文县中医医院	青岛市即墨区中医医院
315	甘肃	宕昌县	宕昌县中医医院	青岛市市南区人民医院
316	甘肃	西和县	西和县中医医院	武威职业学院附属中医医院
317	甘肃	礼县	礼县中医医院	张掖市中医医院
318	甘肃	徽县	徽县中医医院	陇南市精神病康复医院
319	甘肃	天祝藏族自治县	天祝县藏医医院	天津市蓟州区医院
320	甘肃	临潭县	临潭县中医院	天津市东丽区中医医院
321	甘肃	卓尼县	卓尼县中医医院	天津中医药大学第一附属医院
322	甘肃	舟曲县	舟曲县中藏医院	天津市和平区中医医院
323	甘肃	迭部县	迭部县藏医院	天津市河东区中医医院
324	甘肃	玛曲县	玛曲县藏医院	天津市蓟州区中医医院
325	甘肃	碌曲县	碌曲县藏医院	天津市红桥区中医医院
326	甘肃	夏河县	夏河县藏医院	天津市南开医院
327	青海	祁连县	祁连县藏医院	滨州市中医医院
328	青海	刚察县	刚察县藏医院	聊城市中医医院
329	青海	泽库县	泽库县藏医院	天津中医药大学第二附属医院
330	青海	河南蒙古族自治县	河南县蒙藏医医院	天津市南开区中医医院

（续表）

序号	省（区、市）名称	贫困县（市、区）名称	贫困县县级中医医院名称	三级医院名称
331	青海	达日县	达日县藏医院	上海市奉贤区中医医院
332	青海	杂多县	杂多县藏医院	中国中医科学院广安门医院南区
333	青海	曲麻莱县	曲麻莱县藏医院	北京市昌平区中医医院
334	新疆	阿克陶县	阿克陶县维吾尔医医院	南昌市洪都中医医院
335	新疆	疏勒县	疏勒县维吾尔医医院	东营胜利医院
336	新疆	英吉沙县	英吉沙县维吾尔医医院	济宁市中医院
337	新疆	泽普县	泽普县维吾尔医医院	上海市闵行区中西医结合医院
338	新疆	莎车县	莎车县维吾尔医医院	上海市第七人民医院
339	新疆	叶城县	叶城县维吾尔医医院	上海市宝山区中西医结合医院
340	新疆	岳普湖县	岳普湖县维吾尔医医院	新泰市中医医院
341	新疆	伽师县	伽师县维吾尔医医院	广东省中西医结合医院
342	新疆	巴楚县	巴楚县维吾尔医医院	上海市静安区中医医院
343	新疆	和田市	和田市维吾尔医医院	北京市中西医结合医院
344	新疆	和田县	和田县维吾尔医医院	北京中医药大学房山医院
345	新疆	墨玉县	墨玉县维吾尔医医院	北京市第一中西医结合医院
346	新疆	洛浦县	洛浦县维吾尔医医院	北京中医医院顺义医院
347	新疆	策勒县	策勒县维吾尔医医院	天津市滨海新区汉沽中医医院
348	新疆	于田县	于田县维吾尔医医院	天津市中医药研究院附属医院
349	新疆	民丰县	民丰县维吾尔医医院	天津市滨海新区中医医院
350	新疆	巴里坤哈萨克自治县	巴里坤县哈萨克医医院	河南省中医院
351	新疆	乌什县	乌什县维吾尔医医院	浙江省立同德医院
				衢州市中医院
352	新疆	托里县	托里县哈萨克医医院	本溪市中医院

关于在医疗联合体建设中切实加强中医药工作的通知

国中医药医政发〔2019〕8 号

各省、自治区、直辖市及新疆生产建设兵团卫生健康委、中医药管理局：

为贯彻落实《中华人民共和国中医药法》和《国务院关于印发中医药发展战略规划纲要（2016～2030 年）的通知》（国发〔2016〕15 号）、《国务院办公厅关于推进分级诊疗制度建设的指导意见》（国办发〔2015〕70 号）、《国务院办公厅关于推进医疗联合体建设和发展的指导意见》（国办发〔2017〕32 号）有关要求，在医疗联合体（以下简称医联体）建设中切实加强中医药工作，充分发挥好中医药在治未病、疾病治疗和疾病康复中的重要作用，现提出以下要求。

一、切实提高思想认识和政治站位

党中央、国务院高度重视中医药工作，特别是党的十八大以来，习近平总书记就发展中医药作出一系列重要论述，多次强调要切实把中医药继承好、发展好、利用好，为中医药传承发展指明了方向、提供了遵循。中医医院是中医药传承发展的主阵地，是人民群众看病就医的重要选择，是我国医疗卫生服务体系的主要组成，为保障人民群众健康发挥了重要作用。各级卫生健康行政部门和中医药主管部门要认真学习贯彻习近平总书记关于中医药的重要论述，切实提高政治站位，不断深化对建立完善中医药服务体系重要性的认识，不断提高对在医联体建设中加强中医药工作重要性的认识。要通过医联体建设，切实提升中医药服务能力，提高基层中医药服务可及性和水平，促进中医药和西医药相互补充、协调发展，全方位全周期保障人民健康。要切实履行政府举办公立中医医院主体责任和投入责任，在医联体建设过程中，不得变相地取消、合并中医医院，不得改变其功能定位，不得以各种理由在事实上削弱中医医院建设。

二、推进中医医院牵头组建多种形式的医联体

（一）鼓励县级中医医院牵头组建紧密型医疗卫生共同体

着力推动县级中医医院在县域内牵头组建紧密型医疗卫生共同体（以下简称"医共体"），原则上医共体成员单位组成坚持政府主导，辖区基层医疗卫生机构实行双向选择、纵向联合，推动医共体内服务能力共提、人才梯队共建、健康服务共管、优质资源共享，整体提升县域中医药服务能力。县域医共体成员单位所覆盖的患者可自由选择就医，形成医共体内部分工协作、管理同质、利益共享，医共体间相互配合、优势互补、错位发展、有序竞争的机制。加强医共体内部和医共体之间床位、号源、设备的统筹使用，鼓励不同医共体之间共享医学检验、影像、心电、病理诊断、消毒供应、物流配送等中心，推动资源共享、服务同质、结果互认。

人口较少、县级中医医院能力较弱、确需只组建成一个医共体的县域，要向省级中医药主管部门备案。已经只组建一个医共体的县域，中医医院法人资格保持不变，确保中医医院性质、名称、功能定位不变，人员编制、床位数总量不减，推动中医药特色优势发挥不断提升。

（二）鼓励公立中医医院牵头组建城市医联体

在网格化城市医联体建设中，鼓励组建由三级公立中医医院或代表辖区内中医医疗水平的中医医院牵头，其他若干家医疗机构、社区卫生服务机构、护理院、康复机构等为成员的城市医联体。鼓励社会办医疗机构加入中医医院牵头组建的医联体。

城市三级公立中医医院可利用技术、人才、品牌等优势，优先与区域内县级中医医院通过共建、托管等多种形式组建医联体，通过管理团队和专家团队双下沉，帮扶建设中医优势专科专病和中医经典病房、名老中医药专家传承工作室（站）、治未病科、老年病科等，接收县级医院医务人员进修培训，建立远程医疗网络等多种方式，提升县级中医医院医疗服务能力与水平。

（三）加强中医专科联盟建设

鼓励代表国家、区域和省域中医医疗水平的中医医院和综合医院中医临床科室组建中医专科联盟，中医区域（专科）诊疗中心要跨省级行政区域组建中医专科联盟，国家中医临床重点专科在省域内组建中医专科联盟，以专科协作为纽带，通过专家共享、科研共享、教学共享、标准共享和管理共享，强弱项、补短板，辐射和带动区域内、区域间专科能力提升，推动整体中医医疗服务发展。鼓励有条件的中医医院成立区域中药制剂中心，促进区域医疗机构中药制剂研发申报、委托配制和推广运用等。

（四）加强中医远程医疗能力建设

加强中医医院信息化建设水平，加快建设智慧中医医院和互联网中医医院，鼓励中医医院向基层医疗卫生机构提供远程会诊、远程影像、远程超声、远程心电、远程病理、远程查房、远程监护、远程教学、远程培训等服务，利用信息化手段促进优质中医资源下沉基层。

三、全面提升县级中医医院综合能力

（一）加强县级中医医院能力建设

按照国家中医药管理局关于县级中医医院医疗服务能力基本标准和推荐标准有关要求，进一步加强县级中医医院人才、技术、重点专科等核心竞争力，提升法制化、科学化、规范化、精细化和信息化管理水平，更好地落实县级中医医院功能定位，完善服务功能，提升综合服务能力，有效承担县域居民常见病、多发病中医诊疗和急危重症抢救与疑难病转诊任务。到2020年，500家县中医医院达到县级中医医院医疗服务能力推荐标准要求，90%以上的县级中医医院达到县级中医医院医疗服务能力基本标准要求。国家中医药管理局加大对中医医院牵头组建的县域医共体建设支持力度，提升中医药服务能力和综合服务能力。

（二）发挥县级中医医院龙头作用

发挥中医医院县域中医医疗中心的作用，鼓励由县级中医医院合理统筹县域中医药服务资源，建成全县中医医疗、预防保健、特色康复、人才培养、适宜技术推广和中医药文化基地，发挥好区域中医龙头作用。县级中医医院要参与乡镇卫生院、社区卫生服务中心中医药综合服务区（中医馆、国医堂）建设，加强技术帮扶，为基层群众就近提供中医药服务。鼓励实施县乡

中医药管理一体化。要为家庭医生团队提供中医药服务技术支撑，形成中西医协同、机构与团队联动的服务工作机制。要指导基层医疗卫生机构注重发挥中医治未病优势作用，落实公共卫生职能，共同做好疾病预防、健康管理和健康教育等工作。要根据县级卫生健康部门安排，加强基层医疗卫生机构和中医诊所等社会办中医机构中医药服务的质量控制，指导其合理提供中医药服务。鼓励有条件的地区在县级中医医院建立中药饮片供应中心和共享中药房，统一中药饮片采购、调配、炮制、煎煮和配送服务。

四、加强政策保障

（一）加强运行机制保障

要加强与相关部门沟通协调，推动落实公立中医医院六项投入政策和投入倾斜政策，建立财政补助资金与绩效评价结果挂钩机制，确保中医医院建设投入不减、力度不弱、保障得力。完善中医药人员保障和激励机制，探索实施多种形式

和层次的人员编制池，鼓励对基层中医药人员实施"县管乡用"，建立绩效薪酬考核机制推动落实"两个允许"，力争做到基层中医药人员技术水平和薪酬待遇不差，推动实现高水平中医药人员和患者留在基层的目标。

（二）加强对医联体中医药工作的考核

对中医医院牵头的医联体，在按照国家卫生健康委、国家中医药管理局《关于印发医疗联合体综合绩效考核工作方案（试行）的通知》（国卫医发〔2018〕26号）进行综合绩效考核的基础上，加强对基层中医药服务能力提升、基层中医药服务质量提升的考核，考核结果与财政投入、医院评级、院长晋升等相挂钩。在医联体内部考核时要坚持中西医并重，确保按中医医院特点和实际考核中医医院。对只组建一个医共体的县域，同时加强对县级中医医院龙头作用发挥和基层中医药服务能力提升的考核。

（三）探索符合中医药服务特点的医保支付方式改革

探索医保资金和公共卫生服务经费实行按人头总额付费等多种付费方式，允许"结余留用、合理超支分担"，推动医联体从以医疗为中心向以健康为中心转变，建立能够充分发挥中医治未病作用和中医药简便验廉特色优势的机制。对基层医疗卫生机构和家庭医生团队提供的常见病多发病慢性病中医药诊疗服务探索按人头付费。

国家卫生健康委和国家中医药管理局将联合开展紧密型县域医疗卫生共同体建设试点和城市医疗联合体建设试点工作，并组建专家组加强对试点工作的对口联系和业务指导，组织开展对试点工作情况的动态监测，适时总结评估试点工作进展，及时推广各地经验做法。

国家中医药管理局
国家卫生健康委员会
2019 年 7 月 25 日

关于印发《促进健康产业高质量发展行动纲要（2019～2022 年)》的通知（有关中医药内容节选）

发改社会〔2019〕1427 号

2019 年 8 月 28 日，国家发展改革委、国家卫生健康委、国家中医药管理局等 21 个部门联合印发《促进健康产业高质量发展行动纲要（2019～2022 年)》（以下简称《行动纲要》），提出实施包括中医药健康服务提质工程在内的 10 项重大工程。

中医药健康服务提质工程包含规范推广中医养生保健和治未病服务、提升中医药疾病诊疗和康复能力、支持中医药贸易合作三方面内容。在中医养生保健和治未病服务方面，《行动纲要》提出，制定促进中医养生保健服务规范发展的政策

措施，加强发展指导和行业监督，提高中医养生保健机构规范经营水平，规范服务内容，提高从业人员素质。建立和完善常见中医养生保健服务的规范与标准。鼓励中医医疗机构在技术上支持中医养生保健机构，支持中医师依照规定在养生保健机构提供服务。推广有科学的中医理论指导、有专业人员负责的健康状态辨识与评估、咨询指导、健康干预等服务。支持中医医疗机构发展治未病服务，鼓励基层医疗机构提供治未病服务，在家庭医生签约服务中提供中医治未病服务包，逐步实现每个家庭医生签约服务团

队都有提供中医药服务的医师或乡村医生。

在提升中医药疾病诊疗和康复能力方面，《行动纲要》提出，围绕提升重大疑难疾病、慢性病诊疗能力，组织开展中药方剂挖掘，集中优势力量实施中医药防治技术开发、新药研发、中西医临床协作攻关。支持中医科研机构、中医医疗机构和企业合作转化中医药研究成果，加快中医健康管理产品和中医诊疗设备商用化。建立中医药传统知识数据库、保护名录、保护制度。支持中医特色突出的康复医院、康复科室发展，发展和应用现代化的中

医康复技术。

在支持中医药贸易合作方面，《行动纲要》提出，支持社会力量举办中医药服务贸易机构，巩固中医医疗保健、教育培训等传统服务贸易优势，发展"互联网＋中医药贸易"。鼓励有实力、信誉好的企业通过新设、并购、租赁、联合投资等方式，在"一带一路"沿线国家构建中医药跨国营销网络，建设中医药产品物流配送中心和经济联盟。通过多双边经贸谈判和合作机制，积极推动中医药服务贸易和产品贸易的发展。

其他重大工程中也涉及多项中医药内容。优质医疗健康资源扩容工程提出，支持社会力量举办全科医疗、专科医疗、中医药等机构，与公立医院协同发展；"互联网＋医疗健康"提升工程提出，开发中医智能辅助诊疗系统；健康服务跨界融合工程提出推动中医医师到养老机构提供中医保健咨询和调理等服务，推广太极拳、八段锦等传统运动，丰富和发展中医体医结合服务，推进国家中医药健康旅游示范区（基地）建设等。

（中国中医药报）

关于教育支持社会服务产业发展
提高紧缺人才培养培训质量的意见

教职成厅〔2019〕3号

各省、自治区、直辖市教育厅（教委）、发展改革委、民政厅（局）、商务厅（局、委）、卫生健康委、中医药管理局、妇联，新疆生产建设兵团教育局、发展改革委、民政局、商务局、卫生健康委、妇联：

社会服务产业是涉及亿万群众福祉的民生事业和具有巨大发展潜力的朝阳产业，大力发展社会服务产业对更好满足人民群众日益增长的美好生活需要、高水平全面建成小康社会具有重要意义。为贯彻党中央、国务院关于促进家政服务业提质扩容、推进养老服务发展、促进婴幼儿照护服务发展等的决策部署，落实《国家职业教育改革实施方案》等，加快推进社会服务产业人力资源供给侧结构性改革，教育部、国家发展改革委、民政部、商务部、国家卫生健康委、国家中医药局、全国妇联办公厅就教育支持社会服务产业发展，提高家政、养老、育幼等领域紧缺人才培养培训质量提出如下意见。

一、总体要求

（一）指导思想

以习近平新时代中国特色社会主义思想为指导，全面贯彻党的十九大精神，落实全国教育大会精神，坚持以人民为中心，贯彻党的教育方针，主动适应家政服务业与养老、育幼、物业、快递等融合发展新模式，居家为基础、社区为依托、机构为补充、医养相结合的养老服务体系建设新要求，家政电商、"互联网＋家政""物业＋养老服务""互联网＋养老"等新业态，不断满足城乡社区居民多样化、个性化、中高端新需求，以社区为重点依托，聚焦专业人才供给，拓展社会服务产业发展空间，以职业教育为重点抓手，提高教育对社会服务产业提质扩容的支撑能力，加快建立健全家政、养老、育幼等紧缺领域人才培养培训体系，扩大人才培养规模，全面提高人才培养质量，支撑服务产业发展，增强广大人民群众的获得感、幸福感和安全感。

（二）基本原则

政府主导，协调发展。加强统筹规划，将社会服务产业紧缺领域人才培养培训工作与学科专业调整，招生、培养、就业联动机制建设，教育脱贫攻坚等同步设计，优先部署，促进协调发展。

对接需求，分类施策。针对行业发展不同领域、不同模式、不同业态对人才的差异化需求，以服务家政服务、健康管理、养老照护、母婴照护等一线高素质技术技能人才为重点，兼顾考虑储备社会服务新业态急需人才，分层分类推进培养培训。

育训结合，统筹推进。坚持学历教育与职业培训并举并重，统筹推进专业设置、课程体系建设、师资队伍建设、学生资助、实习实训基地建设等人才培养培训各环节，提高专业人才供给规模和质量。

（三）工作目标

到2022年，教育支持社会服务产业发展的能力有效增强，紧缺领域相关学科专业体系进一步完善，结构进一步优化，布局进一步拓展，培养培训规模显著扩大，内涵进一步提升，教师教材教法改革、产教融合校企合作不断深化，为社会服务产业紧缺领域培养和输送一大批层次结构合理、类型齐全、具有较高职业素养和专业能力的高素质人才。

二、任务措施

1. 完善学科专业布局。健全专业随产业发展的动态调整机制，调整优化学科专业目录，及时增设相关领域本专科专业。以面向社区居民的家政服务、养老服务、中医药健康服务、托育托幼等紧缺领域为重点，对接管理、经营、服务、供应链等岗位需求，合理确定中职、高职、本科、研究生等不同类型、层次学历教育相关专业和职业培训的人才培养目标、规格。在一流本科专业建设"双万计划"、中国特色高水平高职学校和专业建设计划等项目实施过程中，向家政、养老、育幼等相关领域专业倾斜。

2. 重点扩大技术技能人才培养规模。鼓励引导有条件的职业院校积极增设护理（老年护理方向、中医护理方向）、家政服务与管理、老年服务与管理、智能养老服务、健康管理、中医养生保健、中医营养与食疗、助产、幼儿发展与健康管理、幼儿保育、学前教育、康复治疗技术、中医康复技术、康复辅助器具技术、康养休闲旅游服务、健身指导与管理等社会服务产业相关专业点。鼓励院校根据医养结合、安宁疗护、心理慰藉、家庭理财、收纳管理、服饰搭配和衣物管理、室内适老化设计、社区服务网点规划设计等产业发展新岗位、新需求，灵活设置专业方向。每个省份要有若干所职业院校开设家政服务、养老服务类专业，引导围绕社会服务产业链打造特色专业群。扩大中高职贯通培养招生专业和规模。引导应用型本科高校、本科层次职业教育试点院校开设相关专业，加快培养高端家政服务人才，养老机构、家政机构、大型康养综合体经营管理等急需人才。

3. 加快培养适应新业态、新模式需要的复合型创新人才。鼓励引导普通本科高校主动适应社会服务产业发展需要，设置家政学、中医康复学、中医养生学、老年医学、康复治疗学、心理学、护理学和社会工作等相关专业。原则上每个省份至少有1所本科高校开设家政服务、养老服务、托育服务相关专业。鼓励普通本科高校电子信息类、机械类、材料类等专业，高职院校电子信息大类、装备制造大类等专业

增设相关课程，加快培养家庭服务机器人、健康监测、家用智能监控等健康养老、家政服务领域智能设施设备的研发制造人才，促进人工智能技术、虚拟现实（VR）技术、智能硬件、新材料等在社会服务业深度应用。在普通本科高校金融学类、高职院校财经商贸大类专业中增设相关课程，不断满足养老金融创新急需人才。鼓励有条件的普通高校探索辅修专业或双学士学位等培养模式，加快培养社会服务产业相关领域管理和培训人才。

4. 积极培养高层次管理和研发人才。加强社会服务业相关学科基础科研。支持高校通过自设家政学等二级学科，开展相关产业政策研究和人才培养。促进相关交叉学科专业发展，服务以专业设备、专用工具、智能产品研发制造为支持的家政服务产业集群建设。鼓励和支持有条件的高校在相关学科领域招收培养研究生，为企业和职业院校等输送业务骨干和高层次教学科研人员。

5. 支持从业人员学历提升。鼓励符合条件的家政服务、养老服务企业、养老服务机构管理人员报考攻读专业学位硕士研究生。支持社会服务产业从业人员通过多种渠道接受职业教育，提升学历。开放大学要充分发挥办学优势，加快信息化学习资源和平台建设，探索建立面向社会服务产业从业人员的现代远程教育教学及支持服务模式。

6. 鼓励院校广泛开展职业培训。推动职业院校联合相关企业，促进企业职工岗位技术技能水平提升。支持职业院校发挥资源优势，重点为困难企业转岗职工、去产能分流职工和贫困劳动力等就业重点人群从事社会服务产业提供职业培训，承担"雨露计划""巾帼家政服务培训""家政培训提升行动"等培训任务。鼓励职业院校联合行业企业共同开展市场化社会培训。

7. 健全教学标准体系。发挥标准在人才培养培训质量提升中的基

础性作用。按照专业设置与产业需求对接、课程内容与职业标准对接、教学过程与生产过程对接的要求，持续更新并推进社会服务产业领域职业院校专业教学标准、顶岗实习标准、实训教学条件建设标准等的建设和实施。推进有关本科专业类教学质量标准实施。指导院校贯彻落实国家教学标准，按照有关要求科学制订和实施人才培养方案，保障人才培养质量。

8. 建设高质量课程教材资源。注重强化职业道德、职业素养、安全意识、法治教育，有关专业课程重点向老年服务与管理、病患护理、母婴照料等领域倾斜，适度拓展心理学、医学、营养学、沟通技巧等基础知识。在国家规划教材建设中，加大社会服务产业紧缺领域相关专业教材建设支持力度，遴选200种校企双元开发的优质教材，倡导新型活页式、工作手册式教材。鼓励有关院校引入企业真实项目和案例，开发或引入多种形式的数字化教学资源，在职业教育专业教学资源库建设中向相关专业倾斜，做好老年服务与管理、学前教育专业教学资源库的更新和使用工作。

9. 开展1+X证书制度试点。积极招募、推动职业教育培训评价组织联合社会服务产业优质企业、职业院校共同研制家政服务、养老服务、母婴照护等紧缺领域职业技能等级标准和证书，开发教材和学习资源。支持院校学生在获得学历证书的同时，积极取得紧缺领域相关职业技能等级证书，提高就业创业本领，促进高质量就业。在家政服务、养老服务、托育服务等领域率先开展1+X证书制度试点，同步探索建设职业教育国家学分银行。

10. 推动校企深度合作。鼓励社会力量举办家政服务类、养老服务类职业院校，或与职业院校以股份制、混合所有制等形式共建产业学院，合作开设相关专业，规范并加快培养专门人才。将社会服务产业紧缺领域列为校企合作重点领域，

优先支持建设产教融合创新项目、职业教育校企深度合作项目等。全国建设培育100家以上产教融合型家政企业，发挥家政服务业提质扩容"领跑者"行动示范企业和普惠养老重点企业的示范引领作用，推动50家优质企业与200所有关院校组建职业教育集团等，共建产业学院、大师工作室、协同创新平台、实习实训基地，实行现代学徒制、"订单培养"等培养模式，协同创新服务项目或开展技术研发，支持和鼓励企业承接教师实践锻炼和学生见习实习，深度参与紧缺领域人才培养培训。

11. 鼓励学生创新创业。鼓励院校围绕"互联网＋家政""互联网＋养老""互联网＋健康服务"等，建设众创空间，指导学生开展自主创新和创业活动，做好创业项目的跟踪、指导和孵化服务，引导有条件的学生积极投入社会服务产业相关领域创业。支持鼓励相关专业学生参加中国"互联网＋"大学生创新创业大赛。在全国职业院校技能大赛中论证设置相关特色赛项。相关院校要根据毕业生特点，加强职业指导和就业创业服务。组织相关专业学生到养老服务等公益属性较强的社会服务机构和城乡社区、家庭等开展社会实践活动。

12. 打造"双师型"教师队伍。在职业院校实行高层次、高技能人才以直接考察的方式公开招聘，建立健全职业院校自主聘任兼职教师的办法。新增相关专业课教师原则上应从具备家政、养老服务、社区服务等工作经历人员中引入和选聘。优先支持社会服务相关专业领域符合项目式、模块化教学需要的职业教育教师教学创新团队。在职业院校教师素质提高计划中对相关专业予以重点推进。在"双师型"教师

培养培训基地建设中向社会服务相关专业倾斜。依托职业院校、应用型本科高校等，加强职业技能培训师资队伍建设，支持紧缺领域人才培训。

13. 广泛开展国际交流与合作。积极引入国（境）外相关领域职业标准、课程标准和技术标准，组织30所左右院校和企业引进国际先进课程设计和教学管理体系，结合我国国情和实际，开发本土化培养培训标准、方案、专业课程和教材。定期组织选派职业院校专业骨干教师赴国外研修访学。积极开展有关国际交流研讨活动。

三、实施保障

（一）加强部门协同

国务院教育行政部门在社会服务领域人才培养培训工作发挥牵头作用。有关行业主管部门、群团组织推动开展相关领域人才需求预测，指导专业设置和人才培养，引导行业优质企业积极参与产教融合、校企合作。省级教育行政部门要结合实际，高度重视社会服务产业紧缺人才培养培训工作，加强与省级有关部门的工作协同，健全工作机制。

（二）加大政策支持

各地教育行政部门要在政策、资金和项目等方面向积极开展社会服务产业紧缺领域人才培养培训的院校倾斜，会同有关部门落实好国家奖学金向家政、养老等社会急需专业倾斜的政策，吸引学生就读相关专业，保障相关专业家庭经济困难学生按照规定享受各类奖助政策，确保应助尽助。优先支持有关院校积极参与"家政服务业提质扩容'领跑者'行动"等项目，促进社会服务产业高质量发展。支持建设若干集实践教学、社会培训、企业真

实生产和社会技术服务于一体的高水平专业化产教融合实训基地。

（三）加强研究咨询

加强行业职业教育教学指导委员会等专家组织建设，提高行业指导能力，充分发挥专家组织的研究、咨询、指导、服务作用。设立一批社会服务产业紧缺领域教育研究项目，开展专题研究，为加快社会服务业人才培养提供理论支撑与智力支持。

（四）营造良好氛围

加强对社会服务产业新模式新业态、示范企业、特色院校、成长成才典型等的宣传，引导全社会和学生家长认识社会服务产业新定位、新理念、新职业，吸引相关专业毕业生对口就业，增强职业归属感、荣誉感。

（五）做好总结评价

各有关部门结合工作职责，将该意见相关任务落实情况于每年年底前及时总结，并提供教育部职业教育与成人教育司。省级教育行政部门要对本行政区域内有关专业设置、人才培养培训现状做全面摸底，研究设立有关工作项目，引导有关院校落实该意见各项任务，将社会服务产业领域相关专业设置、人才培养培训情况作为对有关院校绩效考核、质量评价的重要指标，支持第三方开展评估。

教育部办公厅
国家发展改革委办公厅
民政部办公厅
商务部办公厅
国家卫生健康委办公厅
国家中医药局办公室
全国妇联办公厅
2019 年 9 月 5 日

关于印发《关于支持建设博鳌乐城国际医疗旅游先行区的实施方案》的通知

发改地区〔2019〕1482 号

海南省人民政府，中央和国家机关有关部门：

经国务院同意，现将《关于支持建设博鳌乐城国际医疗旅游先行区的实施方案》（以下简称《方案》）印发给你们，并就有关事项通知如下。

一、建设博鳌乐城国际医疗旅游先行区要以习近平新时代中国特色社会主义思想为指导，全面贯彻党的十九大和十九届二中、三中全会精神，统筹推进"五位一体"总体布局，协调推进"四个全面"战略布局，坚持改革创新、先行先试，坚持以深化供给侧结构性改革为主线，对标国际最高标准，以高水平开放推动国际医疗旅游和高端医疗服务发展，打造海南国际旅游消费中心建设的重要支撑平台。

二、海南省人民政府要切实履行主体责任，加强组织领导，完善工作机制，落实工作责任，加强有效监管，推进落实本《方案》明确的各项目标任务，重大问题及时按程序向推进海南全面深化改革开放领导小组报告，重大事项按程序报批。

三、中央和国家机关有关部门要加强指导，主动服务，进一步细化相关政策措施并推动贯彻落实。

四、国家发展和改革委员会、国家卫生健康委员会、国家中医药管理局和国家药品监督管理局要会同有关部门加强对《方案》实施情况跟踪了解和督促检查，适时组织开展实施效果评估。

国家发展改革委
国家卫生健康委
国家中医药局
国家药监局
2019 年 9 月 10 日

附　关于支持建设博鳌乐城国际医疗旅游先行区的实施方案

为深入贯彻习近平总书记在庆祝海南建省办经济特区 30 周年大会上的重要讲话精神，落实《中共中央国务院关于支持海南全面深化改革开放的指导意见》（中发〔2018〕12 号）有关部署，加快推进博鳌乐城国际医疗旅游先行区（以下简称"先行区"）高标准高质量发展，经国务院同意，制订本方案。

一、总体要求

以习近平新时代中国特色社会主义思想为指导，全面贯彻党的十九大和十九届二中、三中全会精神，统筹推进"五位一体"总体布局，协调推进"四个全面"战略布局，坚持改革创新、先行先试，坚持以深化供给侧结构性改革为主线，对标国际最高标准，以高水平开放推动国际医疗旅游和高端医疗服务发展，打造海南国际旅游消费中心建设的重要支撑平台。

到 2025 年，先行区在建设特色技术先进临床医学中心、尖端医学技术研发转化基地等方面取得突破性进展，实现医疗技术、装备、药品与国际先进水平"三同步"。到 2030 年，医疗服务及科研达到国内领先、国际先进水平，充分形成产业集聚和品牌效应，建设成为世界一流的国际医疗旅游目的地和医疗科技创新平台。

二、重点任务

（一）集聚发展高水平医疗服务机构及科研机构

支持引进国内知名公立医疗卫生资源。授权卫生健康委、中医药局属（管）的 3～5 家公立医院探索将品牌、商标、技术、管理等以特许经营形式，提供给先行区内医疗机构使用；医疗卫生、远程医疗等服务项目价格实行市场调节价、备案制管理。获得授权的公立医院所获特许经营收益全部用于自身建设发展；派出的专业技术人员待遇、奖励等不包括在特许经营收益中，与被特许方另行商定。

引进和培育国际先进水平医疗机构。精准对接国际知名医疗机构和医疗团队，引进和培育一批技术水平先进、市场号召力强的医疗机构。支持打造若干个高端健康管理机构和医疗旅游保健中心。积极引进、培育具有国际水平的第三方医学检测机构。引导境外医药企业在先行区设立售后服务中心。

建设国家级医学教育科研交流基地。推动先行区与世界知名医学院校联合设立医学院校。鼓励和支持国内外重点科研院所和医学院校、国家重点实验室、知名企业在先行区设立分支机构。依托公共平台，支持省部共建先进技术临床医学研究中心。支持在先行区建设重点实验室，设立院士（国家级重点学科、重点专科带头人）、博士后工作站。开展真实世界临床数据应用研究。将先行区内通过国际相关认证、符合国家要求的医疗机构纳入国家住院医师规范化培训基地。支持国内顶尖医疗机构设立临床试验机构，依法依规开展符合伦理规范的临床试验。入驻先行区的医疗机构、研发机构等作为牵头单位开展的多中心临床试验，可视为省部级课题。引进和培育国际学术交流平台和国际性医疗组织，举办博鳌健康论坛年会。支持先行区举办国际药品及医疗器械展销会。

创建国家医药成果转移转化试点示范基地。探索开展重大新药创制国家科技重大专项成果转移转化试点，鼓励先行区建设产业化生产基地。鼓励和支持先行区企业申报新药创制专项及其他国家科技计划，与国家科技成果转化引导基金合作设立子基金。实施药品、医疗器械上市许可持有人制度。建设医药技术成果转移转化服务平台和交易中心，举办新药创制相关科技、产业、资本等高层次论坛和成果交易会。科研人员获得的职务科技成果转化现金奖励计入当年单位绩效工资总量，但不受总量限制，不纳入总量基数。

（二）大力发展优质医疗旅游服务

加快提升医疗服务水平。加快先行区药品、医疗器械进口审批。对先行区范围内临床急需少量进口药品、医疗器械的符合要求的临床使用数据，可以用于进口药品、医疗器械注册申请。支持开展干细胞等临床前沿医疗技术研究项目，获得符合要求的安全性数据用于进一步开展临床试验或注册申请。干细胞等临床前沿医疗技术研究项目转化应用应按照《医疗技术临床应用管理办法》要求规范进行。对医疗机构中药制剂委托配制、应用传统工艺配制的中药制剂实施备案管理。允许国内医疗机构院内制剂在符合国家规定条件下，在先行区调剂使用。支持设立专业健康和养老保险机构，取消健康险、人身险公司外资股比限制。在先行区设立国家进口药品与医疗器械审评分中心。将临床急需少量进口药品、医疗器械的先行先试政策适用范围扩大到先行区内符合条件的医疗机构。

积极促进医疗与旅游融合发展。充分依托先行区品牌效应、良好的生态环境和周边丰富的旅游资源，大力发展高端体检、健康管理、医疗服务、中医养生保健、特色康养等医疗健康产品服务。积极引进一批医疗旅游龙头机构，加强医疗健康养生产品开发和旅游路线设计。发展第三方专业化医疗中介服务机构，建设专业化的医疗旅游导诊平台，加大高端诊疗宣传推介力度。开发利用周边村镇旅游资源，发展医养结合、休闲养生、健康农业等医疗旅游延伸项目。

（三）优化先行区开放发展环境

方便境内外患者诊疗。研究出台外籍医务人员、患者及陪同人员到先行区诊疗的入境、停留居留便利化政策措施。在患者备案承诺基础上，有条件允许先行区医疗机构患者带合理自用量的进口药品离开先行区使用。按照"少量、自用"原则，抓紧制定进口药品带离先行区使用的管理办法。扩大境外进口保健食品、保健用医疗器材范围，有条件允许先行区进口使用境外上市但境内未上市的特医食品等。鼓励商业保险机构开发适应不同需要的健康保险产品，简化理赔手续。调整优化博鳌地区空域结构，引导增加博鳌机场航班运行数量。适时推动在博鳌机场设立航空口岸。

健全人才发展政策。在先行区符合条件的医院和科研机构设置高端特聘职位，实施聘期管理和协议工资制度。建立与国际规则接轨的高层次人才招聘制度。将卫生系列高级专业技术职称评审权下放先行区，试行社会化评价机制。允许国有企事业单位医疗卫生、旅游专业人才在先行区按规定兼职兼薪。提升服务管理效率。深化"极简审批"改革，实行"一站式"服务，实现最多"跑一次"。海南省卫生健康委、市场监管局等部门在先行区设立分支机构，全面代表有关省直部门履行各自服务和监管职责。按程序设立国家医疗旅游研究院，为先行区提供智力支撑。

（四）完善医疗旅游综合监管体系

完善医疗项目准入和退出机制。建立先行区进驻医疗项目评估评审制度，严把准入关，强化进驻项目医疗技术评估工作。完善伦理审查体系，设立先行区医学伦理委员会，支持提升中医药伦理审查能力，加强临床研究与应用的伦理审查。严格医疗卫生机构执业登记许可验收。强化医疗卫生机构业务合作监管，建立先行区医疗机构对外合作备案管理制度。中外合资合作医疗机构设置严格按国家有关规定办理。严格落实《先行区项目退出管理办法》，对不履行项目入园框架协议、投资协议和承诺书以及存在违法违规行为的项目实施强制退出机制。

创新综合监管模式。积极探索适合医疗新技术、新产品、新业态、新模式发展的监管方式。建设国内一流的特许药械追溯管理平台，覆盖药品和医疗器械进口、审批、使用、监管等全流程，实现药监、海关及先行区内所有医院联网共享。对先行区引进的单克隆抗体等低风险类特殊物品实施"先入（保税）仓、后检疫"的监管模式。

强化责任落实和监管问责。海南省要加快制定并逐步完善先行区医疗、药品等相关规范标准、操作规程和管理办法。出台事中事后监管办法，强化问责机制，对违规违纪、失职渎职者严肃问责处理。入驻先行区的医疗卫生机构对本机构及对外合作机构依法执业、规范服务、服务质量和安全等承担主体责任。强化医疗卫生机构从业人员执业行为监管，严肃查处违法违规和违反医德医风的执业行为，对构成犯罪的依法追究刑事责任。建立健全医疗卫生机构及从业人员信用记录，鼓励行业协会开展医疗质量、服务能力等评价。

加强风险评估和跟踪预警。建立健全医疗纠纷和预防处理机制。依法公开服务价格等信息。建立健全应急处理机制，增强驻区医疗监管力量，加大日常巡查力度，及时发现并妥善处置风险隐患，确保园区运营安全。强化药品疫苗全程监管，实行最严格疫苗监管制度，对违法者严惩不贷，对失职渎职者严肃查办。加强有关法律法规和政策宣讲，不断提升园区企业依法经营意识。正确引导社会舆论，及时有效回应社会关切。

三、保障措施

（一）加强组织实施

海南省对先行区建设承担主体责任，成立省级层面领导机构，完善工作机制，落实工作责任，推进落实本方案明确的各项目标任务，重大问题及时按程序向推进海南全面深化改革开放领导小组报告，重大事项按程序报批。制定《海南经济特区博鳌乐城国际医疗旅游先行区条例》，授予先行区管理机构行政管理、经济管理等更大自主决策权。先行区管理机构要探索建立市场化的薪酬制度与灵活的人员管理模式。

（二）强化政策支持

海南省省级财政按年度安排资金支持先行区产业发展、创新创业、基金设立和公共设施建设等，中央财政通过现有资金渠道予以支持。引导海南省产业投资基金向先行区投放。支持境内保险资金等按市场化原则投资先行区医疗机构和配套设施建设。结合探索建设中国特色自由贸易港，统筹研究先行区进口药品、医疗器械关税及增值税减免支持政策。在先行区实施农村集体经营性建设用地入市和宅基地制度改革。除因实际需要确需保留农民集体所有的土地外，将先行区其他农民集体所有的土地由政府依法征收后按规定收储，耕地占补平衡按国家有关规定解决。

关于印发健康中国行动——癌症防治实施方案
（2019～2022 年）的通知

国卫疾控发〔2019〕57 号

各省、自治区、直辖市人民政府，国务院各部委、各直属机构：

为贯彻落实党中央、国务院决策部署，按照《国务院关于实施健康中国行动的意见》要求，实施癌症防治行动，切实维护广大人民群众健康，国家卫生健康委等 10 部门联合制订了《健康中国行动——癌症防治实施方案（2019～2022年）》。经国务院同意，现印发给你们，请认真贯彻执行。

国家卫生健康委
国家发展改革委
教育部
科技部
财政部
生态环境部
国家医保局
国家中医药局
国家药监局
国务院扶贫办
2019 年 9 月 20 日

附　　健康中国行动——癌症防治实施方案（2019～2022 年）

癌症防治工作是健康中国行动的重要组成部分。为贯彻党中央、国务院决策部署，落实《国务院关于实施健康中国行动的意见》（国发〔2019〕13 号）要求，深入开展癌症防治工作，特制订本方案。

一、总体要求

（一）指导思想。以习近平新时代中国特色社会主义思想为指导，全面贯彻党的十九大和十九届二中、三中全会精神，坚持以人民为中心的发展思想，牢固树立大卫生、大健康的观念，坚持预防为主、防治结合、综合施策，创新体制机制和工作模式，普及健康知识，动员群众参与癌症防治，部署加强癌症预防筛查、早诊早治和科研攻关，聚焦癌症防治难点，集中优势力量在发病机制、防治技术、资源配置、政策保障等关键环节取得重点突破，有效减少癌症带来的危害，为增进群众健康福祉、共建共享健康中国奠定重要基础。

（二）主要目标。到 2022 年，癌症防治体系进一步完善，危险因素综合防控取得阶段性进展，癌症筛查、早诊早治和规范诊疗水平显著提升，癌症发病率、死亡率上升趋势得到遏制，总体癌症 5 年生存率比 2015 年提高 3 个百分点，患者疾病负担得到有效控制。

二、实施危险因素控制行动，降低癌症患病风险

（三）开展全民健康促进。建设

权威的科普信息传播平台，组织专业机构编制发布癌症防治核心信息和知识要点。深入组织开展全国肿瘤防治宣传周等宣传活动，将癌症防治知识作为学校、医疗卫生机构、社区、养老机构等重要健康教育内容，加强对农村居民癌症防治宣传教育。到2022年，癌症防治核心知识知晓率达到70%以上。推进以"三减三健"为重点的全民健康生活方式行动，科学指导大众开展自我健康管理。加强青少年健康知识和行为方式教育。积极推进无烟环境建设，努力通过强化卷烟包装标识的健康危害警示效果、价格调节、限制烟草广告等手段减少烟草消费。（国家卫生健康委牵头，各有关部门配合）

（四）促进相关疫苗接种。鼓励有条件地区逐步开展成年乙型肝炎病毒感染高风险人群的乙肝疫苗接种工作。加强人乳头瘤病毒疫苗（HPV疫苗）接种的科学宣传，促进适龄人群接种。加快国产HPV疫苗审评审批流程，提高HPV疫苗可及性。通过价格谈判、集中采购等方式，推动HPV疫苗供应企业合理制定价格，探索多种渠道保障贫困地区适龄人群接种。（国家卫生健康委、国家药监局分别负责）

（五）加强环境与健康工作。加强水生态保护，保障饮用水安全。保障农用地和建设用地土壤环境安全。促进清洁燃料使用，严禁室内环境质量验收不合格的工程投入使用。加强与群众健康密切相关的饮用水、大气、土壤等环境健康影响监测与评价，研究建立环境与健康调查和风险评估制度，推进环境健康风险管理。深入开展爱国卫生运动，推进城乡环境卫生综合整治。（生态环境部、国家卫生健康委牵头，各有关部门配合）

（六）推进职业场所防癌抗癌工作。开展健康企业建设，创造健康、安全的工作场所环境。制定工作场所防癌抗癌指南。用人单位负责开展工作场所致癌职业危害因素的定期检测、评价和个体防护管理工作，依法依规安排接触职业病危害因素的劳动者进行职业健康检查，全面保障职业人群健康。（国家卫生健康委牵头，各有关部门配合）

三、实施癌症防治能力提升行动，完善防治服务体系

（七）推动高水平癌症防治机构均衡布局。加强国家癌症中心能力建设，充分发挥技术支撑作用。以国家癌症中心为龙头，构建全国癌症防治网络，依托区域医疗中心，在东北、华北、华中、华东、华南、西北、西南7个片区分别遴选1～2家在癌症预防、治疗、教学、科研等领域处于领先水平的机构，推进癌症区域医疗中心建设。各地依托现有资源，建设好省级癌症防治中心，推动地市级层面成立癌症专病防治机构。通过疑难病症诊治能力提升工程、重点专科建设、城乡医院对口支援等，提高中西部地区及基层能力，加强县级医院肿瘤专科建设。鼓励专业技术强的肿瘤专科医院，在癌症患者流出省份较多的地区开展分支机构或分中心建设，通过输出人才、技术、品牌、管理等，在较短时间内提高资源不足地区整体癌症防治能力。（国家卫生健康委牵头，国家发展改革委配合）

（八）强化癌症防治机构职责。区域癌症防治中心负责区域癌症防治能力建设和技术工作的统筹协调，通过技术支持、人才帮扶等形式，整体带动区域内癌症防治水平的提升。省级癌症防治中心负责建立本省份癌症防治协作网络，探索推广适宜防治技术和服务模式，开展疑难复杂和高技术要求的癌症防治工作。具备条件的二级及以上医院设置肿瘤科，具备开展癌症筛查和常见多发癌种的一般性诊疗能力。各级疾病预防控制机构负责癌症危险因素监测、流行病学调查、人群干预、信息管理等。鼓励建立医联体等多种形式的癌症专科联合体。提高各级各类医疗卫生机构在宣传教育、健康咨询及指导、高危人群筛查、健康管理等方面的能力。（国家卫生健康委负责）

四、实施癌症信息化行动，健全肿瘤登记制度

（九）健全肿瘤登记报告制度。各级肿瘤登记中心负责辖区肿瘤登记工作的组织实施，各级各类医疗卫生机构履行肿瘤登记报告职责。到2022年，实现肿瘤登记工作在所有县区全覆盖，发布国家和省级肿瘤登记年报。（国家卫生健康委、国家中医药局分别负责）

（十）提升肿瘤登记数据质量。建成肿瘤登记报告信息系统、质量控制标准和评价体系，提高报告效率及质量。到2022年，纳入国家肿瘤登记年报的登记处数量不少于850个。（国家卫生健康委牵头，国家发展改革委配合）

（十一）促进信息资源共享利用。加强肿瘤登记信息系统与死因监测、电子病历等数据库的对接交换，逐步实现资源信息部门间共享，推进大数据应用研究，提升生存分析与发病死亡趋势预测能力。规范信息管理，保护患者隐私和信息安全。（国家卫生健康委、国家发展改革委、国家医保局、科技部分别负责）

五、实施早诊早治推广行动，强化筛查长效机制

（十二）制定重点癌症早诊早治指南。对发病率高、筛查手段和技术方案比较成熟的胃癌、食管癌、结直肠癌、宫颈癌、乳腺癌、肺癌等重点癌症，组织制定统一规范的筛查和早诊早治技术指南，在全国推广应用。（国家卫生健康委负责）

（十三）加快推进癌症早期筛查和早诊早治。各地针对本地区高发、早期治疗成本效益好、筛查手段简便易行的癌症，逐步扩大筛查和早诊早治覆盖范围。试点开展癌症早期筛查和早诊早治能力提升建设工程。支持县级医院建设"癌症筛查和早诊早治中心"，在试点地区开展食管癌、胃癌的机会性筛查。加强筛查后续诊疗的连续性，将筛查出的癌症患者及时转介到相关医疗机构，提高筛查和早诊早治效果。到2022年，高发地区重点癌种早诊率达到55%以上，农村适龄妇女"两癌"筛查县区覆盖率达到80%以上。（国家卫生健康委牵头，国家发展改革委、财政部配合）

（十四）健全癌症筛查长效机制。依托分级诊疗制度建设，优化癌症筛查管理模式。基层医疗卫生机构逐步提供癌症风险评估服务，使居民知晓自身患癌风险。引导高危人群定期接受防癌体检，加强疑似病例的随访管理，针对早期癌症或癌前病变进行早期干预。加强防癌体检的规范化管理，建设一批以癌症防治为特色的慢性病健康管理示范机构。（国家卫生健康委负责）

六、实施癌症诊疗规范化行动，提升管理服务水平

（十五）加强诊疗规范化管理。修订肿瘤疾病诊疗规范、指南、临床路径。加强抗肿瘤药物临床应用管理，指导医疗机构做好谈判抗癌药品配备及使用工作，完善用药指南，建立处方点评和结果公示制度。做好患者康复指导、疼痛管理、长期护理和营养、心理支持。推进癌痛规范化治疗示范病房建设和安宁疗护试点工作。努力降低癌症导致过早死亡率，到2022年，总体癌症5年生存率比2015年提高3个百分点。（国家卫生健康委负责）

（十六）完善诊疗质控体系。依托肿瘤专业省级医疗质量控制中心，通过肿瘤诊疗相关质量信息的系统收集、分析及反馈，对肿瘤诊疗质量相关指标进行持续性监测，促进肿瘤诊疗质量持续改进。构建全国抗肿瘤药物临床应用监测网络，开展肿瘤用药监测与评价。（国家卫生健康委负责）

（十七）优化诊疗模式。持续推进"单病种、多学科"诊疗模式，整合相关专业技术力量，积极推动新技术新方法的临床转化应用。积极运用互联网、人工智能等技术，便捷开展远程会诊等服务，提高基层诊疗能力。探索建立规范化诊治辅助系统，利用信息化手段对医生诊治方式进行实时规范。（国家卫生健康委牵头，国家发展改革委配合）

七、实施中西医结合行动，发挥中医药独特作用

（十八）加快构建癌症中医药防治网络。依托现有资源建设国家中医肿瘤中心和区域中医诊疗中心（肿瘤），加强中医医院肿瘤科建设，支持综合医院、肿瘤专科医院提供癌症中医药诊疗服务，将癌症中医药防治纳入基层医疗机构服务范围。（国家中医药局牵头，国家卫生健康委配合）

（十九）提升癌症中医药防治能力。制定完善癌症中医药防治指南、诊疗方案和临床路径，挖掘整理并推广应用癌症中医药防治技术方法，探索创新符合中医理论的癌症诊疗模式，培养癌症中医药防治专业人才。开展癌症中西医临床协作试点，探索中西医结合防治癌症的新思路、新方法和新模式，形成并推广中西医结合诊疗方案。在肿瘤多学科诊疗工作中，规范开展中医药治疗，发挥中医药的独特作用和优势。（国家中医药局牵头，国家卫生健康委配合）

（二十）强化癌症中医药预防及早期干预。发挥中医治未病作用，研究梳理中医药防癌知识并纳入国家基本公共卫生健康教育服务项目内容。综合运用现代诊疗技术和中医体质辨识等中医检测方法，早期发现高危人群，积极开展癌前病变人群的中西医综合干预，逐步提高癌症患者中医药干预率。（国家中医药局牵头，国家卫生健康委配合）

八、实施保障救助救治行动，减轻群众就医负担

（二十一）采取综合医疗保障措施。落实医疗保障制度政策，保障癌症患者医疗保障待遇。鼓励有资质的商业保险机构开发癌症防治相关商业健康保险产品，引导基金会等公益慈善组织积极开展癌症患者医疗扶助。（国家医保局及有关部门负责）

（二十二）提高抗癌药物可及性。建立完善抗癌药物临床综合评价体系。加快境内外抗癌新药注册审批，促进境外新药在境内同步上市，畅通临床急需抗癌药临时进口渠道，推动将临床急需、必需且金额占比大、用药负担重的抗癌药实现仿制药替代。完善医保药品目录动态调整机制，将符合条件的抗癌药物按程序纳入医保药品目录，适时开展药品集中采购，保障临床用药需求，降低患者用药负担。（国家药监局、国家医保局、国家卫生健康委分别负责）

（二十三）加大贫困地区癌症防控和救治力度。推进实施健康扶贫工程，做好建档立卡、特困等农村贫困人口癌症防控和救治工作，加强癌症筛查、大病专项救治和重点癌症集中救治。（国家卫生健康委、国务院扶贫办牵头，各有关部门配合）

九、实施重大科技攻关行动，加快创新成果转化

（二十四）加强癌症相关学科建设。完善人才教育结构，健全多层次的癌症防治人才培养体系。调整优化癌症相关学科设置，重点培养多学科复合型人才和领军型人才，促进物理、化学、材料、信息科学等间接关联领域学科相互交叉融合。完善癌症相关学科专业学位授权点布局，要求高校存量计划倾斜安排癌症攻关等重点领域博士培养，新增计划安排予以优先考虑。依托"双一流"高校布局建设国家癌症攻关产教融合创新平台，适当增加癌症放化疗、影像、病理、护理、康复、安宁疗护以及儿童肿瘤等薄弱领域的专业招生计划和专业人才培养。探索癌症专科医师规范化培训，加强妇女和儿童肿瘤、影像、病理、肿瘤心理等薄弱领域的专业人员培养，强化公共卫生人员癌症防控知识技能的掌握。（教育部、国家发展改革委、国家卫生健康委牵头，各有关部门配合）

（二十五）集中力量加快科研攻关。聚焦高发癌症发病机制、防治技术等关键领域，在国家科技计划中针对薄弱环节加强科技创新。在科技创新2030重大项目中强化基础前沿研究、诊治技术和应用示范的全链条部署。加强中医药防治癌症理论、临床与基础研究，组织开展中医药及中西医结合治疗癌症循证评价研究。支持癌症防治医疗机构中药制剂、中药新药及中医诊疗设备的研发及转化应用。充分发挥国家临床医学研究中心及其协同网络在临床研究、成果转化方面的引领示范带动作用，持续提升我国癌症防治的整体科技水平。（科技部、国家卫生健康委、国家中医药局分别负责）

（二十六）加强癌症防治科研成果的推广应用。打破基础研究、临床医学和公共卫生之间屏障，加快基础前沿研究成果在临床和健康产业发展中的具体应用，力争在癌症疫苗开发、免疫治疗技术、生物治疗技术等具有产业化前景的方面取得突破。着力推动一批研究成果转化和推广平台建设，探索癌症科研成果推广和产业化有效途径，支持以知识产权、技术要素入股等方式与企业合作。（科技部、国家发展改革委、国家卫生健康委分别负责）

（二十七）打造以癌症防治为核心的健康产业集群。以产学研用融合发展为支撑，以区域癌症防治中心建设为载体，推动医疗服务、健康管理、健康保险、药品器械、保健食品、康复护理等癌症预防、诊疗涉及的多个领域的对接与融合，利用癌症防控产业链条长、关联程度高的特点，打造若干具有国际影响力的癌症医疗健康产业集群。（国家发展改革委、国家卫生健康委分别负责）

十、组织实施

（二十八）加强组织领导。各地要建立完善癌症防治工作领导协调机制，形成工作合力，精心组织实施，营造良好氛围，加强综合指导，确保各项措施落到实处。各级政府按规定落实财政投入，积极鼓励社会资本投入癌症防治，推动建立多元化的资金筹措机制，集中各方力量推进癌症防治。（国家发展改革委、财政部、地方人民政府分别负责）

（二十九）加强督促落实。建立癌症防治工作进展情况跟踪、督导机制。各地卫生健康行政部门会同有关部门组织做好本地区防治工作目标任务的督促落实。国家卫生健康委会同有关部门针对防治工作措施落实情况进行评估，综合评价政策措施实施效果。（国家卫生健康委牵头，各有关部门配合）

关于表彰全国中医药杰出贡献奖获得者的决定

人社部发〔2019〕106号

各省、自治区、直辖市及新疆生产建设兵团人力资源社会保障厅（局）、卫生健康委、中医药局，总后卫生部，北京中医药大学，中国中医科学院：

新中国成立70年来，在党中央、国务院的正确领导下，在全国中医药工作者的共同努力和社会各界人士的关心支持下，中医药事业得到长足发展，在健康中国建设和服务社会经济发展中发挥了重要作用，涌现出一批为中医药事业传承发展作出杰出贡献，在全国产生重大影响、示范引领作用突出的模范人物。

为表彰他们的杰出贡献，激励广大中医药工作者投身中医药事业传承创新发展的积极性，人力资源社会保障部、国家卫生健康委、国家中医药管理局决定，授予于载畿等75名同志、追授邓铁涛等5名同志"全国中医药杰出贡献奖"称号。希望被授予称号的同志珍惜荣誉，谦虚谨慎，再接再厉，不断为中医药事业传承创新发展作出新的更大贡献。

全国卫生健康和中医药系统广大干部职工要以受表彰的同志为榜样，认真学习贯彻习近平新时代中国特色社会主义思想，增强"四个意识"，坚定"四个自信"，做到"两个维护"，继续高举中国特色社会主义伟大旗帜，不忘初心，牢记使命，更加紧密地团结在以习近平同志为核心的党中央周围，认真贯彻落实习近平总书记关于中医药的重要论述，坚定信念，扎实工作，保持和发扬中医药特色优势，积极推进中医药传承创新，奋力开创中医药工作的新局面，为推进健康中国建设和实现中华民族伟大复兴的中国梦作出新的更大贡献！

附件："全国中医药杰出贡献奖"表彰名单

人力资源社会保障部
国家卫生健康委
国家中医药管理局
2019年9月29日

附件　　　"全国中医药杰出贡献奖" 表彰名单

（80 名，按姓氏笔画排序）

于载畿（女）　山西省活血化瘀研究所主任医师、教授

王永炎　中国中医科学院教授、主任医师

王自立　甘肃省中医院主任医师

王学诗　山西省永和县中医医院副主任医师

王烈　长春中医药大学附属医院主任医师、教授

王琦　北京中医药大学主任医师、教授

王键　安徽中医药大学教授

韦贵康　广西中医药大学教授

邓铁涛　广州中医药大学第一附属医院教授

石学敏　天津中医药大学第一附属医院主任医师、教授

占堆（藏族）　西藏自治区藏医院主任医师

旦松扎巴（藏族）　西藏自治区索县藏医院主治医师

旦科（藏族）　四川省阿坝州若尔盖藏医药研究所、若尔盖县藏医院主任藏医师

尼玛（藏族）　青海省藏医院主任医师

白长川　辽宁省大连市中医医院主任医师、教授

邢世瑞　宁夏回族自治区药品检验研究院主任药师

吕玉波　广东省中医院研究员

朱兆云（女）　云南白药集团股份有限公司研发总监，正高级工程师

朱南孙（女）　上海中医药大学附属岳阳中西医结合医院主任医师、教授

伍炳彩　江西中医药大学附属医院主任中医师、教授

刘红宁　江西中医药大学教授

刘尚义　贵州中医药大学第一附属医院主任医师

刘柏龄　长春中医药大学附属医院主任医师、教授

刘敏如（女）　成都中医药大学教授

刘嘉湘　上海中医药大学附属龙华医院主任医师、教授

江林　湖南省浏阳市骨伤科医院主任医师

孙申田　黑龙江中医药大学附属第二医院主任医师、教授

孙光荣　北京中医药大学中医药文化研究院院长，教授、主任医师

李佃贵　河北中医学院主任中医师、教授

李辅仁　北京医院主任医师

杨明会　中国人民解放军总医院第一医学中心中医科主任医师、教授

杨春波　福建中医药大学附属第二人民医院主任医师

吴以岭　石家庄以岭药业股份有限公司董事长、河北中西医结合医药研究院院长，教授、主任中医师

吴咸中（满族）　天津医科大学主任医师、教授

沈自尹　复旦大学附属华山医院教授

沈宝藩　新疆维吾尔自治区中医医院主任医师、教授

张士卿　甘肃中医药大学主任医师、教授

张玉柱　浙江省杭州市富阳中医骨伤医院主任中医师

张志远　山东中医药大学教授

张伯礼　天津中医药大学校长，教授、主任医师

张学文　陕西中医药大学主任医师、教授

张琪　黑龙江省中医药科学院主任医师

张静生　辽宁中医药大学附属医院主任中医师、教授

张磊　河南中医药大学第三附属医院主任中医师

张震　云南省中医中药研究院主任医师、研究员

陆长清　青海省中医院主任医师

陈可冀　中国中医科学院研究员

陈民藩　福建中医药大学附属人民医院主任医师、教授

林天东　海南省医学学术交流管理中心主任中医师

杭盖巴特尔（蒙古族）　内蒙古国际蒙医医院科主任，主任医师

尚德俊　山东中医药大学附属医院教授

金世元　北京卫生职业学院主任药师

周仲瑛　南京中医药大学主任中医师、教授

周岱翰　广州中医药大学第一附属医院主任中医师

周铭心　新疆医科大学主任中医师、教授

郑新　重庆市中医院中西医结合主任医师

荆建华　北京道合肛肠医院院长、主治医师

段亚亭　重庆市中医院主任中医师

段金廒　南京中医药大学教授、研究员

姜惠中（女）　湖北省中医院主任医师

姚乾元　山东省中医药研究院研究员

袁今奇　石河子大学医学院第一附属医院主任中医师、教授

夏桂成　江苏省中医院主任中医师、教授

柴嵩岩（女）　首都医科大学附属北京中医医院主任医师

晁恩祥　中日友好医院主任医

师、教授

高月（女）　军事科学院军事医学研究院全军特需中药与天然药物研究重点实验室主任、研究员

高如宏　宁夏回族自治区回族医药研究所主任医师

郭维淮　河南省洛阳正骨医院（河南省骨科医院）主任中医师

唐由之　中国中医科学院研究员、主任医师

唐祖宣　河南省邓州市中医医院院长，主任中医师

黄瑾明（壮族）　广西中医药大学教授

梅国强　湖北中医药大学主任医师、教授

梁繁荣　成都中医药大学教授

葛维朝　安徽省天长市中医院院长，主治医师

葛琳仪（女）　浙江省中医院主任中医师

雷忠义　陕西省中医医院主任医师

路志正　中国中医科学院主任医师

颜正华　北京中医药大学主任医师、教授

潘敏求　湖南省中医药研究院附属医院主任医师

禤国维　广东省中医院教授

关于印发《中共中央　国务院关于促进中医药传承创新发展的意见》重点任务分工方案的通知

国中医药办发〔2019〕15号

各省、自治区、直辖市人民政府，国务院中医药工作部际联席会议各成员单位，人民银行、广电总局、中科院、工程院、证监会、国家文物局、自然科学基金委：

为贯彻落实《中共中央　国务院关于促进中医药传承创新发展的意见》（以下简称《意见》），经国务院同意，现将重点任务分工方案印发给你们，请认真落实。

有关部门和单位要认真贯彻《意见》部署和全国中医药大会精神，按照重点任务分工方案要求，进一步分解细化涉及本部门本单位的工作，抓紧制定具体措施，明确进度安排，逐项推进落实。涉及多个部门的工作，牵头部门要加强协调，相关部门要密切配合。各部门和单位要增强全局观念，加强沟通协作，做到有布置、有督查、有结果。

各省、自治区、直辖市人民政府要加强组织领导，落实责任，结合实际制定落实举措，加快推进各项工作，确保政策落地生效。国务院中医药工作部际联席会议办公室要加强统筹和综合协调，会同相关部门做好跟踪分析、督促检查、定期通报等工作，切实推动各项措施落实。

国务院中医药工作部际联席会议办公室

2019年11月23日

附　《中共中央　国务院关于促进中医药传承创新发展的意见》重点任务分工方案

一、健全中医药服务体系

（一）加强中医药服务机构建设

1. 发挥中医药整体医学和健康医学优势，建成以国家中医医学中心、区域中医医疗中心为龙头，各级各类中医医疗机构和其他医疗机构中医科室为骨干，基层医疗卫生机构为基础，融预防保健、疾病治疗和康复于一体的中医药服务体系，提供覆盖全民和全生命周期的中医药服务。（国家发展改革委、国家卫生健康委、国家中医药局、民政部、中国残联分别负责，分别负责为各

单位按职责分别牵头，下同）

2. 遵循中医药发展规律，规范中医医院科室设置，修订中医医院设置和建设标准，健全评价和绩效考核制度，强化以中医药服务为主的办院模式和服务功能，建立健全体现中医药特点的现代医院管理制度。（国家卫生健康委、住房城乡建设部、国家发展改革委、国家中医药局分别负责，人力资源社会保障部参与）

3. 大力发展中医诊所、门诊部和特色专科医院，鼓励连锁经营。

（国家卫生健康委、国家中医药局、国家发展改革委负责，排在第一位的为牵头单位，下同）

4. 提供中医养生保健服务的企业登记经营范围使用"中医养生保健服务（非医疗）"规范表述。（市场监管总局、国家中医药局负责）

5. 到2022年，基本实现县办中医医疗机构全覆盖，力争实现全部社区卫生服务中心和乡镇卫生院设置中医馆、配备中医医师。（国家中医药局、国家发展改革委、国家卫生健康委负责）

（二）筑牢基层中医药服务阵地

6. 扩大农村订单定向免费培养中医专业医学生规模。（教育部、国家发展改革委、国家卫生健康委、财政部、人力资源社会保障部、国家中医药局负责）

7. 在全科医生特设岗位计划中积极招收中医医师。（国家卫生健康委、国家中医药局负责）

8. 鼓励实行中医药人员"县管乡用"，鼓励退休中医医师到基层提供服务。（国家卫生健康委、国家中医药局、人力资源社会保障部分别负责）

9. 放宽长期服务基层的中医医师职称晋升条件。（国家卫生健康委、国家中医药局、人力资源社会保障部负责）

10. 健全全科医生和乡村医生中医药知识与技能培训机制。（国家中医药局、国家卫生健康委负责）

11. 支持中医医院牵头组建医疗联合体。各级中医医院要加强对基层中医药服务的指导。（国家卫生健康委、国家中医药局分别负责）

（三）以信息化支撑服务体系建设

12. 实施"互联网＋中医药健康服务"行动，建立以中医电子病历、电子处方等为重点的基础数据库，鼓励依托医疗机构发展互联网中医医院，开发中医智能辅助诊疗系统，推动开展线上线下一体化服务和远程医疗服务。（国家中医药局、中央网信办、国家发展改革委、工业和信息化部、国家卫生健康委、国家药监局负责）

13. 依托现有资源建设国家和省级中医药数据中心。（国家中医药局、国家发展改革委、国家卫生健康委负责）

14. 加快建立国家中医药综合统计制度。（国家中医药局、国家统计局、国家卫生健康委负责）

15. 健全中医药综合监管信息系统，综合运用抽查抽检、定点监测、违法失信惩戒等手段，实现精准高效监管。（国家卫生健康委、国家中

医药局、国家药监局、市场监管总局、国家发展改革委、人民银行负责）

二、发挥中医药在维护和促进人民健康中的独特作用

（四）彰显中医药在疾病治疗中的优势

16. 加强中医优势专科建设，做优做强骨伤、肛肠、儿科、皮科、妇科、针灸、推拿以及心脑血管病、肾病、周围血管病等专科专病，及时总结形成诊疗方案，巩固扩大优势，带动特色发展。（国家中医药局、国家卫生健康委负责）

17. 加快中医药循证医学中心建设，用 3 年左右时间，筛选 50 个中医治疗优势病种和 100 项适宜技术、100 个疗效独特的中药品种，及时向社会发布。（国家中医药局、国家卫生健康委、科技部负责）

18. 聚焦癌症、心脑血管病、糖尿病、感染性疾病、老年痴呆和抗生素耐药问题等，开展中西医协同攻关，到 2022 年形成并推广 50 个左右中西医结合诊疗方案。（国家卫生健康委、国家中医药局、中央军委后勤保障部卫生局负责）

19. 建立综合医院、专科医院中西医会诊制度，将中医纳入多学科会诊体系。（国家卫生健康委、国家中医药局负责）

20. 建立有效机制，更好发挥中医药在流感等新发突发传染病防治和公共卫生事件应急处置中的作用。（国家卫生健康委、国家中医药局负责）

（五）强化中医药在疾病预防中的作用

21. 结合实施健康中国行动，促进中医治未病健康工程升级。（国家中医药局、国家卫生健康委、体育总局、教育部等负责）

22. 在国家基本公共卫生服务项目中丰富中医治未病内容，鼓励家庭医生提供中医治未病签约服务。（国家卫生健康委、国家中医药局等负责）

23. 到 2022 年在重点人群和慢

性病患者中推广 20 个中医治未病干预方案。（国家中医药局、国家卫生健康委负责）

24. 大力普及中医养生保健知识和太极拳、健身气功（如八段锦）等养生保健方法，推广体现中医治未病理念的健康工作和生活方式。（国家中医药局、国家卫生健康委、体育总局负责）

（六）提升中医药特色康复能力

25. 促进中医药、中华传统体育与现代康复技术融合，发展中国特色康复医学。（国家中医药局、国家卫生健康委、国家发展改革委、体育总局、国家药监局、中国残联负责）

26. 实施中医药康复服务能力提升工程。（国家中医药局、国家卫生健康委、国家发展改革委、体育总局、国家药监局、中国残联负责）

27. 依托现有资源布局一批中医康复中心，加强中医医院康复科建设，在其他医院推广中医康复技术。（国家发展改革委、国家卫生健康委、国家中医药局、中国残联分别负责）

28. 针对心脑血管病、糖尿病等慢性病和伤残等，制订推广一批中医康复方案。（国家中医药局、国家卫生健康委、中国残联负责）

29. 推动研发一批中医康复器具。（国家中医药局、国家药监局、科技部、国家卫生健康委、中国残联负责）

30. 大力开展培训，推动中医康复技术进社区、进家庭、进机构。（国家中医药局、国家卫生健康委、体育总局、中国残联负责）

三、大力推动中药质量提升和产业高质量发展

（七）加强中药材质量控制

31. 强化中药材道地产区环境保护，修订中药材生产质量管理规范，推行中药材生态种植、野生抚育和仿生栽培。（农业农村部、国家药监局分别负责，国家林草局、生态环境部、工业和信息化部、国家中医药局参与）

32. 加强珍稀濒危野生药用动植物保护，支持珍稀濒危中药材替代品的研究和开发利用。（国家药监局、国家中医药局、科技部、国家卫生健康委、国家林草局负责）

33. 严格农药、化肥、植物生长调节剂等使用管理，分区域、分品种完善中药材农药残留、重金属限量标准。（农业农村部、国家药监局、国家中医药局负责）

34. 制定中药材种子种苗管理办法。（农业农村部、国家中医药局负责）

35. 规划道地药材基地建设，引导资源要素向道地产区汇集，推进规模化、规范化种植。（农业农村部、国家药监局、国家中医药局负责）

36. 探索制定实施中药材生产质量管理规范的激励政策。（国家药监局、农业农村部、工业和信息化部负责）

37. 倡导中医药企业自建或以订单形式联建稳定的中药材生产基地，评定一批国家、省级道地药材良种繁育和生态种植基地。（工业和信息化部、农业农村部、国家中医药局、国家药监局负责）

38. 健全中药材第三方质量检测体系。（市场监管总局、农业农村部、国家中医药局负责）

39. 加强中药材交易市场监管。（国家药监局、农业农村部负责）

40. 深入实施中药材产业扶贫行动。（国家中医药局、国务院扶贫办、工业和信息化部、农业农村部负责）

41. 到2022年，基本建立道地药材生产技术标准体系、等级评价制度。（国家中医药局、农业农村部、工业和信息化部、国家药监局、国家发展改革委、市场监管总局负责）

（八）促进中药饮片和中成药质量提升

42. 加快修订《中华人民共和国药典》中药标准（一部），由国务院药品监督管理部门会同中医药主管部门组织专家承担有关工作，建立最严谨标准。（国家药监局、国家中医药局负责）

43. 健全中药饮片标准体系，制定实施全国中药饮片炮制规范。（国家药监局负责）

44. 改善市场竞争环境，促进中药饮片优质优价。（国家中医药局、市场监管总局、国家医保局、国家药监局、国家卫生健康委等负责）

45. 加强中成药质量控制，促进现代信息技术在中药生产中的应用，提高智能制造水平。（工业和信息化部、国家药监局、国家发展改革委、科技部、国家中医药局负责）

46. 探索建立以临床价值为导向的评估路径，综合运用循证医学等方法，加大中成药上市后评价工作力度，建立与公立医院药品采购、基本药物遴选、医保目录调整等联动机制，促进产业升级和结构调整。（国家药监局、国家医保局、国家卫生健康委、国家中医药局分别负责）

（九）改革完善中药注册管理

47. 建立健全符合中医药特点的中药安全、疗效评价方法和技术标准。（国家药监局、国家中医药局、科技部负责）

48. 及时完善中药注册分类，制定中药审评审批管理规定，实施基于临床价值的优先审评审批制度。（国家药监局负责）

49. 加快构建中医药理论、人用经验和临床试验相结合的中药注册审评证据体系，优化基于古代经典名方、名老中医方、医疗机构制剂等具有人用经验的中药新药审评技术要求，加快中药新药审批。（国家药监局负责）

50. 鼓励运用新技术新工艺以及体现临床应用优势的新剂型改进已上市中药品种，优化已上市中药变更技术要求。（国家药监局负责）

51. 优化和规范医疗机构中药制剂备案管理。（国家药监局负责）

52. 国务院中医药主管部门、药品监督管理部门要牵头组织制定古代经典名方目录中收载方剂的关键信息考证意见。（国家中医药局、国家药监局共同负责）

（十）加强中药质量安全监管

53. 以中药饮片监管为抓手，向上下游延伸，落实中药生产企业主体责任，建立多部门协同监管机制。（国家药监局、农业农村部、工业和信息化部、国家卫生健康委、国家中医药局等负责）

54. 探索建立中药材、中药饮片、中成药生产流通使用全过程追溯体系，用5年左右时间，逐步实现中药重点品种来源可查、去向可追、责任可究。（国家中医药局、农业农村部、工业和信息化部、国家发展改革委、国家药监局、商务部、国家医保局、国家卫生健康委等分别负责）

55. 强化中成药质量监管及合理使用，加强上市产品市场抽检，严厉打击中成药非法添加化学品违法行为。（国家药监局、国家卫生健康委、国家中医药局分别负责）

56. 加强中药注射剂不良反应监测。（国家药监局、国家卫生健康委、国家中医药局负责）

57. 推进中药企业诚信体系建设，将其纳入全国信用信息共享平台和国家企业信用信息公示系统，加大失信联合惩戒力度。（国家药监局、国家中医药局、市场监管总局、国家发展改革委、工业和信息化部、国家卫生健康委、人民银行、国家医保局等分别负责）

58. 完善中药质量安全监管法律制度，加大对制假制劣行为的责任追究力度。（国家药监局、司法部负责）

四、加强中医药人才队伍建设

（十一）改革人才培养模式

59. 强化中医思维培养，改革中医药院校教育，调整优化学科专业结构，强化中医药专业主体地位，提高中医类专业经典课程比重。（教育部、国家中医药局、国家卫生健康委负责）

60. 开展中医药经典能力等级考

试。（国家中医药局、教育部、国家卫生健康委负责）

61. 建立早跟师、早临床学习制度。（教育部、国家中医药局、国家卫生健康委负责）

62. 加大省部局共建中医药院校投入力度。（教育部、国家中医药局等负责）

63. 将中医课程列入临床医学类专业必修课，提高临床类别医师中医药知识和技能水平。（教育部、国家卫生健康委、国家中医药局分别负责）

64. 完善中医医师规范化培训模式。（国家中医药局、国家卫生健康委、教育部负责）

65. 改革完善中西医结合教育，培养高层次中西医结合人才。（教育部、国家中医药局、国家卫生健康委负责）

66. 鼓励西医学习中医，允许临床类别医师通过考核后提供中医服务，参加中西医结合职称评聘。（国家卫生健康委、国家中医药局、教育部负责）

67. 允许中西医结合专业人员参加临床类别全科医生规范化培训。（国家卫生健康委、国家中医药局负责）

（十二）优化人才成长途径

68. 通过学科专科建设、重大科研平台建设和重大项目实施等，培养造就一批高水平中医临床人才和多学科交叉的中医药创新型领军人才，支持组建一批高层次创新团队。（国家中医药局、教育部、科技部、国家卫生健康委、国家发展改革委分别负责）

69. 支持中医药院校与其他高等学校联合培养高层次复合型中医药人才。（教育部、国家中医药局、国家卫生健康委分别负责）

70. 建立高年资中医医师带徒制度，与职称评审、评优评先等挂钩。（国家中医药局、人力资源社会保障部、国家卫生健康委负责）

71. 制定中医师承教育管理办法。（国家中医药局、人力资源社会保障部、教育部、国家卫生健康委负责）

72. 经国务院中医药主管部门认可的师承教育继承人，符合条件者可按同等学力申请中医专业学位。（教育部、国家中医药局、人力资源社会保障部、国家卫生健康委负责）

73. 大力培养中药材种植、中药炮制、中医药健康服务等技术技能人才。（教育部、人力资源社会保障部、国家中医药局负责）

74. 完善确有专长人员考核办法，加大中医（专长）医师培训力度，支持中医医院设置中医（专长）医师岗位，促进民间特色技术疗法的传承发展。（国家中医药局、国家卫生健康委、人力资源社会保障部负责）

（十三）健全人才评价激励机制

75. 落实允许医疗卫生机构突破现行事业单位工资调控水平、允许医疗服务收入扣除成本并按规定提取各项基金后主要用于人员奖励的要求，完善公立中医医疗机构薪酬制度。（人力资源社会保障部、财政部、国家卫生健康委、国家中医药局负责）

76. 改革完善中医药职称评聘制度，注重业务能力和工作实绩，克服唯学历、唯资历、唯论文等倾向。（国家卫生健康委、国家中医药局、人力资源社会保障部负责）

77. 国家重大人才工程、院士评选等加大对中医药人才的支持力度。（中央组织部、科技部、人力资源社会保障部、国家卫生健康委、中科院、工程院、国家中医药局分别负责）

78. 研究在中国工程院医药卫生学部单设中医组。（工程院、国家中医药局负责）

79. 研究建立中医药人才表彰奖励制度，加强国家中医药传承创新表彰，建立中医药行业表彰长效机制，注重发现和推介中青年骨干人才和传承人。各种表彰奖励评选向基层一线和艰苦地区倾斜。（国家中医药局、国家卫生健康委、人力资源社会保障部负责）

五、促进中医药传承与开放创新发展

（十四）挖掘和传承中医药宝库中的精华精髓

80. 加强典籍研究利用，编撰中华医藏，制定中医药典籍、技术和方药名录，建立国家中医药古籍和传统知识数字图书馆。（国家中医药局、文化和旅游部、科技部、国家文物局、国家知识产权局负责）

81. 研究制定中医药传统知识保护条例。（国家中医药局、国家知识产权局、司法部负责）

82. 加快推进活态传承，完善学术传承制度，加强名老中医学术经验、老药工传统技艺传承，实现数字化、影像化记录。（国家中医药局、科技部、国家卫生健康委、文化和旅游部负责）

83. 收集筛选民间中医药验方、秘方和技法，建立合作开发和利益分享机制。（国家中医药局、国家知识产权局负责）

84. 推进中医药博物馆事业发展。（国家中医药局、中央编办、国家发展改革委、国家文物局负责）

85. 实施中医药文化传播行动，把中医药文化贯穿国民教育始终，中小学进一步丰富中医药文化教育，使中医药成为群众促进健康的文化自觉。（国家中医药局、中央宣传部、教育部、国家卫生健康委、广电总局负责）

（十五）加快推进中医药科研和创新

86. 围绕国家战略需求及中医药重大科学问题，建立多学科融合的科研平台。（科技部、国家发展改革委、教育部、国家卫生健康委、国家中医药局负责）

87. 在中医药重点领域建设国家重点实验室，建立一批国家临床医学研究中心、国家工程研究中心和技术创新中心。（科技部、国家发展改革委、国家卫生健康委、国家中医药局负责）

88. 在中央财政科技计划（专项、基金等）框架下，研究设立国家中医药科技研发专项、关键技术装备重大专项和国际大科学计划，深化基础理论、诊疗规律、作用机理研究和诠释，开展防治重大、难治、罕见疾病和新发突发传染病等临床研究，加快中药新药创制研究，研发一批先进的中医器械和中药制药设备。（科技部、国家发展改革委、财政部、国家卫生健康委、国家中医药局、国家药监局、自然科学基金委负责）

89. 支持鼓励儿童用中成药创新研发。（科技部、国家药监局、国家中医药局、国家卫生健康委负责）

90. 研究实施科技创新工程。（国家中医药局负责，国家发展改革委、科技部等参与）

91. 支持企业、医疗机构、高等学校、科研机构等协同创新，以产业链、服务链布局创新链，完善中医药产学研一体化创新模式。（科技部、工业和信息化部、教育部、国家卫生健康委、国家中医药局负责）

92. 加强中医药产业知识产权保护和运用。（国家知识产权局、国家中医药局、国家药监局负责）

93. 健全赋予中医药科研机构和人员更大自主权的管理制度，建立知识产权和科技成果转化权益保障机制。（科技部、国家知识产权局、国家中医药局、国家卫生健康委负责）

94. 改革完善中医药科研组织、验收和评价体系，避免简单套用相关科研评价方法。（科技部、国家中医药局、国家卫生健康委、教育部等负责）

95. 突出中医药特点和发展需求，建立科技主管部门与中医药主管部门协同联动的中医药科研规划和管理机制。（科技部、国家中医药局、国家卫生健康委负责）

（十六）推动中医药开放发展

96. 将中医药纳入构建人类命运共同体和"一带一路"国际合作重要内容，实施中医药国际合作专项。（国家中医药局、外交部、国家发展改革委、国际发展合作署、国家卫生健康委负责）

97. 推动中医中药国际标准制定，积极参与国际传统医学相关规则制定。（国家卫生健康委、国家中医药局、国家药监局、市场监管总局、外交部负责）

98. 推动中医药文化海外传播。（国家中医药局、中央宣传部、中央统战部、外交部、教育部、文化和旅游部、国际发展合作署负责）

99. 大力发展中医药服务贸易。（商务部、国家中医药局、国家卫生健康委负责）

100. 鼓励社会力量建设一批高质量中医药海外中心、国际合作基地和服务出口基地。（国家中医药局、国家卫生健康委、外交部、商务部、国际发展合作署负责）

101. 研究推动现有中药交易平台稳步开展国际交易。（商务部、国家中医药局、证监会、国家药监局分别负责）

102. 打造粤港澳大湾区中医药高地。（国家中医药局、科技部、国务院港澳办、国家卫生健康委、国家发展改革委负责）

103. 加强与台湾地区中医药交流合作，促进两岸中医药融合发展。（国家中医药局、中央台办、国家卫生健康委、国家药监局负责）

六、改革完善中医药管理体制机制

（十七）完善中医药价格和医保政策

104. 以临床价值为导向，以中医优势服务、特色服务为重点，加大政策支持力度，完善医疗服务价格形成机制。医疗服务价格调整时重点考虑中医等体现医务人员技术劳务价值的医疗服务价格。（国家医保局负责）

105. 健全符合中医药特点的医保支付方式。（国家医保局、国家中医药局、国家卫生健康委负责）

106. 完善与国际疾病分类相衔接的中医病证分类等编码体系。（国家中医药局、国家卫生健康委负责）

107. 分批遴选中医优势明显、治疗路径清晰、费用明确的病种实施按病种付费，合理确定付费标准。（国家医保局负责）

108. 通过对部分慢性病病种等实行按人头付费、完善相关技术规范等方式，鼓励引导基层医疗卫生机构提供适宜的中医药服务。（国家医保局、国家卫生健康委、国家中医药局负责）

109. 及时将符合条件的中医医疗机构纳入医保定点医疗机构。积极将适宜的中医医疗服务项目和中药按规定纳入医保范围。（国家医保局负责）

110. 鼓励商业保险机构开发中医治未病等保险产品。（银保监会、国家中医药局、国家卫生健康委负责）

111. 研究取消中药饮片加成相关工作。（国家中医药局、国家卫生健康委、国家医保局、财政部负责）

（十八）完善投入保障机制

112. 建立持续稳定的中医药发展多元投入机制，在卫生健康投入中统筹安排中医药事业发展经费并加大支持力度。（财政部、国家发展改革委、国家卫生健康委、国家中医药局、各省级人民政府分别负责）

113. 加大对中医药事业发展投资力度，改善中医医院办院条件，扩大优质服务供给。（各省级人民政府、国家发展改革委、财政部、国家卫生健康委、国家中医药局负责）

114. 切实保障公立中医医院投入责任落实。（国家发展改革委、财政部、国家卫生健康委、国家中医药局、各省级人民政府分别负责）

115. 鼓励地方设立政府引导、社会资本参与、市场化运作的中医药发展基金。（财政部、各省级人民政府分别负责，国家卫生健康委、国家中医药局参与）

116. 引导商业保险机构投资中医药服务产业。（银保监会、国家中医药局、国家卫生健康委、国家发展改革委负责）

（十九）健全中医药管理体制

117. 完善中医药工作跨部门协调机制，强化国务院中医药工作部际联席会议办公室统筹职能，协调做好中药发展规划、标准制定、质量管理等工作，促进中医中药协调发展。（国家中医药局、国家卫生健康委、国家药监局、农业农村部、商务部、工业和信息化部、国家发展改革委、市场监管总局等负责）

118. 各级卫生健康、药品监督管理等各相关部门要坚持中西医并重，制定实施中医药相关政策措施要充分听取并吸纳中医药主管部门意见。（国家卫生健康委、国家药监局、国家医保局、国家中医药局等各相关部门分别负责）

119. 完善中医药服务监管机制。（国家卫生健康委、国家中医药局、国家药监局等负责）

120. 依据中医药法有关规定建立健全中医药管理体系，省市县都要明确承担中医药管理职能的机构，合理配置人员力量。（中央编办、国家中医药局、国家卫生健康委、各省级人民政府分别负责）

（二十）加强组织实施

121. 推动地方各级党委和政府结合实际制定落实举措，将《意见》实施情况纳入党委和政府绩效考核。（国家卫生健康委、国家中医药局、中央组织部负责）

122. 围绕以较低费用取得较大健康收益目标，规划建设一批国家中医药综合改革示范区，鼓励在服务模式、产业发展、质量监管等方面先行先试。（国家中医药局、国家发展改革委、国家卫生健康委、工业和信息化部、国家药监局等负责）

123. 推动中央主要新闻单位、重点新闻网站等各类媒体加大对中医药文化宣传力度，加强和规范中医药防病治病知识传播普及，营造珍视、热爱、发展中医药的社会氛围。（中央宣传部、中央网信办、广电总局、文化和旅游部、国家中医药局、国家卫生健康委分别负责）

124. 进一步加强军队中医药工作，大力开展新时代军事卫勤新型中医诊疗装备研发和新药物、新疗法挖掘创新工作，持续深化基层部队中医药服务能力提升工程，提高军队中医药整体保障水平。（中央军委后勤保障部卫生局、国家发展改革委、科技部、国家药监局、国家卫生健康委、国家中医药局负责）

125. 少数民族医药是中医药的重要组成部分，有关地方可根据《意见》，制定和完善促进本地区少数民族医药发展的相关政策举措。（各有关地方人民政府、国家中医药局、国家民委分别负责）

2. 国家中医药管理局印发文件

国家中医药管理局关于命名河北省石家庄市桥西区等239个地区为全国基层中医药工作先进单位的决定

国中医药医政发〔2019〕1 号

各有关省、自治区、直辖市卫生健康委（卫生计生委）、中医药管理局：

为切实推动基层中医药事业发展，充分发挥典型示范带动作用，营造全社会共同参与和支持基层中医药事业发展的良好氛围，经国家表彰奖励办公室批准，我局开展了全国基层中医药工作先进单位（以下简称"先进单位"）建设工作。根据 2016~2018 创建周期总体工作安排，经创建单位自评、省级中医药主管部门初评推荐和我局组织专家现场检查、社会公示等程序，我局决定将河北省石家庄市桥西区等 217 个地区命名为县级全国基层中医药工作先进单位，将河北省石家庄市等 22 个地区命名为市级全国基层中医药工作先进单位（名单见附件）。

希望获得先进单位称号的地区深入贯彻习近平总书记关于发展中医药的重要论述，认真落实《中华人民共和国中医药法》和《国务院关于印发中医药发展战略规划纲要（2016~2030 年）的通知》（国发〔2016〕15 号）等文件精神，进一步总结经验，巩固创建成果，不断探索中医药在基层卫生健康工作中充分发挥作用的新思路、新方法、新机制，传承发展中医药事业，为保障人民群众身体健康作出新贡献。

各有关省级中医药主管部门要继续加强对先进单位的指导、监督和管理，注重推广先进单位经验，发挥典型示范作用，进一步推动基层中医药事业发展。

附件：2016~2018 创建周期全国基层中医药工作先进单位名单

国家中医药管理局
2019 年 2 月 2 日

附件　2016～2018创建周期全国基层中医药工作先进单位名单

一、县级全国基层中医药工作先进单位

河北省：石家庄市桥西区、石家庄市裕华区、石家庄市栾城区、石家庄市鹿泉区、石家庄市井陉矿区、元氏县、高邑县、无极县、平山县、赵县、承德市双滦区、承德县、兴隆县、围场满族蒙古族自治县、大名县、邱县、魏县、成安县、临漳县、磁县

山西省：夏县、长治市潞城区

内蒙古自治区：扎兰屯市、西乌珠穆沁旗、多伦县、乌审旗、鄂托克旗、科尔沁右翼中旗

辽宁省：宽甸满族自治县

吉林省：磐石市、汪清县、珲春市、梨树县、辉南县、集安市

江苏省：南京市栖霞区、南京市江宁区、南京市溧水区、南京市高淳区、徐州市泉山区、徐州市鼓楼区、徐州市贾汪区、苏州市姑苏区、苏州市吴中区、灌云县、淮安市清江浦区、淮安市淮阴、盐城市亭湖区、扬州市江都区、句容市

浙江省：安吉县、嘉善县、嘉兴市南湖区、嘉兴市秀洲区、永康市、宁波市江北区、宁海县、宁波市鄞州区、余姚市、温州市龙湾区、温州市鹿城区、温州市瓯海区、泰顺县、永嘉县、义乌市

安徽省：合肥市瑶海区、涡阳县、蒙城县、利辛县、阜阳市颍州区、界首市、天长市、金寨县、马鞍山市雨山区、芜湖市镜湖区、明光市、宣城市宣州区

福建省：厦门市翔安区、厦门市集美区、福州市晋安区、漳平市、德化县、泉州市丰泽区、惠安县、泉州市洛江区、南安市、泉州市泉港区、石狮市、永春县、龙海市、漳州市芗城区

江西省：南昌市青云谱区、宜春市袁州区、丰城市、奉新县、上犹县、瑞昌市

山东省：济阳县、商河县、淄博市周村区、淄博市博山区、淄博市淄川区、沂源县、桓台县、高青县、淄博市高新区、烟台市福山区、栖霞市、汶上县、金乡县、五莲县、莒南县、沂南县、聊城市东昌府区、莘县、茌平县、无棣县、成武县

河南省：新野县、镇平县、淅川县、唐河县、南召县、社旗县、西峡县、息县、信阳市浉河区、项城市、泌阳县

湖北省：房县、竹山县

湖南省：长沙市开福区、长沙市天心区、长沙市芙蓉区、长沙市雨花区、临湘市、岳阳市云溪区、南县、益阳市资阳区、常宁市、花垣县

广东省：高州市、广州市天河区、五华县、平远县

广西壮族自治区：柳州市城中区、柳州市柳南区、金秀瑶族自治县、象州县

海南省：昌江县、澄迈县

重庆市：涪陵区、潼南区、巴南区、渝北区

四川省：富顺县、内江市东兴区、内江市市中区、威远县、资中县、隆昌市、大英县、德昌县、泸州市纳溪区、泸县、泸州市龙马潭区、叙永县、古蔺县、江安县、德阳市旌阳区、邛崃市、通江县、巴中市巴州区、蓬安县

贵州省：清镇市、息烽县、玉屏县、德江县、三穗县、荔波县、务川仡佬族苗族自治县

云南省：昆明市东川区、龙陵县、保山市隆阳区、施甸县、昌宁县、祥云县、鹤庆县、永平县、马龙县、曲靖市麒麟区、罗平县、玉溪市红塔区、牟定县、南华县、姚安县、永仁县

陕西省：渭南市临渭区、澄城县、富平县、铜川市王益区、铜川市印台区、铜川市耀州区、宜君县、宁强县、略阳县、安康市汉滨区、岚皋县、平利县、汉阴县、柞水县、山阳县、商南县

甘肃省：平凉市崆峒区、渭源县

宁夏回族自治区：盐池县

新疆维吾尔自治区：博乐市

二、市级全国基层中医药工作先进单位

河北省石家庄市、邯郸市

吉林省吉林市、通化市

江苏省扬州市、徐州市

浙江省嘉兴市

安徽省亳州市

福建省泉州市

江西省宜春市

山东省烟台市、淄博市

河南省焦作市、南阳市

湖南省长沙市

广东省广州市

四川省内江市

贵州省遵义市

云南省保山市

陕西省铜川市

甘肃省武威市、定西市

国家中医药管理局关于印发《2019年中医药工作要点》的通知

国中医药办发〔2019〕3号

各省、自治区、直辖市卫生健康委（卫生计生委）、中医药管理局，新疆生产建设兵团卫生计生委，局机关各部门、直属各单位：

现将《2019年中医药工作要点》印发给你们，请结合本地区、本单位实际，认真贯彻落实，并及时将工作进展情况报告我局。

国家中医药管理局
2019年3月8日

附

2019年中医药工作的总体要求是：以习近平新时代中国特色社会主义思想为指导，全面贯彻党的十九大和十九届二中、三中全会及中央经济工作会议精神，深入学习贯彻习近平总书记关于发展中医药的重要论述，紧紧围绕统筹推进"五位一体"总体布局和协调推进"四个全面"战略布局，坚持稳中求进工作总基调，坚持新发展理念，加快完善新时代传承发展中医药事业的顶层设计、政策体系、战略举措，大力提升中医药服务能力，充分发挥中医药在深化医改和健康中国建设中的独特优势，全力推动中医药事业高质量发展，以优异成绩庆祝中华人民共和国成立70周年。

一、坚持和加强党对中医药工作的全面领导

1. 持之以恒学习贯彻习近平新时代中国特色社会主义思想和党的十九大精神。按照中央统一部署，结合中医药行业特点，开展好"不忘初心、牢记使命"主题教育，凝聚发展动力。继续开展"大学习、深调研、细落实"工作，深化习近平总书记关于发展中医药的重要论述的研究阐释，不断推动学习贯彻习近平新时代中国特色社会主义思想和党的十九大精神往深里走、往实里走、往心里走。

2. 加强党的政治建设。在中医

2019年中医药工作要点

药系统推广"第一议题"制度，把强化"四个意识"、坚定"四个自信"、做到"两个维护"充分体现到确定各项工作的思路、目标、任务上，在思想上政治上行动上始终同以习近平同志为核心的党中央保持高度一致。加强基层党组织建设，推动落实公立中医医院党委领导下的院长负责制。持续推进"模范机关"创建。

3. 推动全面从严治党向纵深发展。切实履行全面从严治党主体责任，抓住重点工作和关键环节，推进全面从严治党各项任务落实，建设具有中医药特色的正气充盈的党内政治文化。发挥巡视"利剑"作用，落实好巡视整改。严格落实中央八项规定精神，持续改进工作作风，坚决反对形式主义、官僚主义，防止"四风"问题反弹回潮。开展中医药领域脱贫攻坚专项督查。

4. 加强干部队伍建设。落实好干部教育培训规划，分级分类开展中医药管理干部治理能力培训，强化政治理论武装，提升专业素养，增强能力本领。加强干部培养选拔，着力建设忠诚干净担当的干部队伍。从严管理监督干部，形成严管厚爱相结合的长效机制。

二、推动完善新时代传承发展中医药事业的顶层设计

5. 推动作出总体部署。会同有

关部门，全力推动中央出台新时代传承发展中医药事业的意见，认真筹备好全国中医药大会，扎实做好中央意见、大会精神等的学习宣传贯彻落实工作，启动实施加快推进中医药事业传承发展行动计划（2019～2022年），全面开启新时代传承发展中医药事业的新征程。

6. 坚持依法发展中医药。开展中医药法重要制度落实情况专项调研，制定中医药法执法检查指标体系。研究制定《古代经典名方目录（第二批）》，推进中医药传统知识保护条例立法进程，加快制修订中医药地方性法规。

7. 推进中医药发展战略规划纲要实施。强化部门联动协作，抓紧实施好标志性、关键性、引领性的政策举措和重大项目工程。完善工作机制，做好中医药发展战略规划纲要实施年度监测。启动中医药发展"十四五"规划前期研究。深化国家中医药综合改革试验区建设。实施京津冀中医药协同发展行动，研究制订雄安新区中医药服务体系专项规划及国家中医医疗中心建设方案。

三、纵深推进深化医改中医药工作

8. 探索建立符合中医药特点的医保支付体系。推动开展符合中医药特点的医保支付方式改革，发布实施与国际 ICD-11 编码接轨的中医病证编码体系，筛选推荐一批适宜纳入按病种收付费的中医病种，加快建立体现中医药技术劳务价值的中医价格形成机制。

9. 促进分级诊疗制度建设。在医联体建设中加强中医药工作，发挥好中医医院龙头作用。推进区域中医（专科）诊疗中心建设，促进中医肿瘤等专科医联体建设。深入实施基层中医药服务能力提升工程"十三五"行动计划，加强基层全科医生和家庭医生中医药知识与技能培训，引导优质中医资源下沉、患者有序就医，在解决群众看病难、看病贵中发挥中医药的独特作用。

10. 推动中医医院加快建立现代医院管理制度。深化中医医院建立现代医院管理制度试点，50% 以上的中医医院制定章程。推进公立中医医院薪酬改革试点，推动落实"两个允许"，提高医护人员待遇。完善公立中医医院绩效评价考核体系，全面开展三级公立中医医院绩效评价考核。制订加强中医药系统行风建设的实施方案，持续加强中医医疗机构行风建设。

四、完善优化中医药服务供给

11. 完善中医药服务体系。深入实施中医药传承创新工程。加强基层医疗卫生机构中医馆建设。持续提升 500 家县级中医医院医疗服务能力，开展县级中医医院医疗服务能力评估，指导县级中医医院按照县级中医医院医疗服务能力基本标准和推荐标准加强建设。实施"互联网 + 中医药"行动，推进国家、省级中医药数据中心及基层中医馆健康信息平台建设。

12. 加强中医药服务能力建设。实施"健康中国人"行动中医药计划。打造中医治未病健康工程升级版，实施中医药特色康复服务能力提升工程，推进中医临床优势培育工程。深化重大疑难疾病中西医临床协作试点，促进中西医结合。落实《关于加强新时代少数民族医药工作的若干意见》，促进少数民族医

药发展。加强中医应急队伍建设，提升中医药应急能力，积极参与新发、突发重大传染病防控和灾害事故等卫生应急工作。

13. 发展中医药健康服务。引导中医养生保健服务规范发展。支持社会力量举办中医药健康养老服务机构，建设中医药特色医养结合示范基地。总结推广社会办中医试点经验。

五、全力抓好各项扶贫工作

14. 扎实开展健康扶贫。深化对口帮扶，组织三级中医医院与 341 个贫困县中医医院补充签订帮扶协议，与其他 373 个贫困县中医医院建立完善对口帮扶关系，实现所有贫困县中医医院帮扶全覆盖。制订"三区三州"中医药健康扶贫工作方案。实施贫困县中医医院服务能力建设项目，开展远程医疗平台建设。加强中医药健康扶贫工作培训。

15. 推进中药材产业扶贫。落实《中药材产业扶贫行动分工实施方案》，推进定制药园建设，制订中药材产业扶贫示范基地建设方案，确定一批示范基地。加强对贫困地区的中药材生产适宜技术培训。开展中药材产业扶贫相关技术研究和推广。

16. 巩固定点扶贫成果。落实定点帮扶山西省五寨县脱贫攻坚任务，动员全行业加大帮扶力度，巩固精准脱贫成果，推动五寨县脱贫攻坚与乡村振兴战略相衔接，打造中医药助力脱贫攻坚的"样板"。

六、加快推进中医药科技进步

17. 推进创新平台建设。实施中医药科技创新体系建设行动，做好国家重点实验室培育工作，组建国家中医药循证医学中心，优化国家中医药管理局重点研究室体系，深化国家临床医学研究中心建设，提升中医药传承创新工程重点中医医院科研能力。加强中医药科研评价体系政策研究。强化中医药科研伦理审查平台体系建设，推进中医药科研伦理认证认可工作。加强中医药成果转化体系建设，开展成果转

化能力建设试点，推进产学研一体化发展。加强中医药文献检索中心建设，提高服务能力。

18. 抓好重点项目实施。加强"中医药关键技术装备"战略研究，推动设立重大专项。实施好"中医药现代化研究"重点研发计划、科技重大专项等科技计划项目，形成一批防治重大疾病和治未病的重大产品和技术成果。加强《关于加强中医药健康服务科技创新的指导意见》《关于加强中医医疗器械科技创新的指导意见》等中医药科技规划和指导意见有关任务的部署落实。完成好 2019 年《中华医藏》提要编写任务，推进名老中医经验传承创新研究，开展中医药学术传承制度试点，做好少数民族医药经典名方研究，推进中医药传统知识保护体系建设。

19. 促进中药资源保护与利用。持续实施中药标准化项目，加快构建中药质量追溯体系。推进第四次全国中药资源普查。落实《全国道地药材生产基地建设规划（2018～2025 年）》。发布《全国道地药材目录（第一批）》。加大中药炮制技术传承力度，鼓励部分中药饮片企业开展中药炮制技术传承基地建设。

七、加强高素质中医药人才队伍建设

20. 深化中医药教育综合改革。省部局共建一批中医药院校，完善共建推进机制，发挥共建院校示范引领作用。实施卓越医生教育培养计划 2.0，支持中医药院校"双一流"学科建设，启动新一轮中医药重点学科建设。完善中医住院医师规范化培训模式和标准，突出中医特色，持续推进中医住院医师、全科医生、助理全科医生培养。继续抓好农村订单定向免费医学生培养。

21. 加强高层次中医药人才培养。开展中医药高素质人才队伍建设行动。深入实施中医药传承与创新"百千万"人才工程（岐黄工程），做好岐黄学者领军人才支持计划，抓好西学中培训，新增遴选一

批中医临床、中药、中医护理及少数民族医药骨干人才，新增建设一批全国名老中医药专家及基层名老中医药专家传承工作室。加强第六批全国老中医药专家学术经验继承等在建项目的过程管理和绩效评估。

22. 推动完善中医药人才评价机制和待遇政策。坚持以创新能力、工作质量、实际贡献为重点的人才评价导向，深入开展中医药人才分类评价研究。推动建立中医药表彰奖励长效机制。配合出台国家职业资格目录中中医药职业技能标准，推进中医药职业技能鉴定。推动基层中医药人才待遇政策机制不断完善。

八、大力推动中医药走出去

23. 推动中医药"一带一路"发展。抓好中医药"一带一路"发展规划实施，参与第二届"一带一路"国际合作高峰论坛，实施中医药国际合作专项，提升中医药海外中心建设能力和示范作用。深化与世界卫生组织、国际标准化组织、中东欧和金砖国家等多边合作，加强与大国、周边发展中国家，特别是"一带一路"重点国家双边合作。举办博鳌亚洲论坛合作健康论坛、中国－中东欧、中阿、中韩、粤港澳大湾区等中医药品牌论坛，推动中医药惠侨引智工程。召开全国中医药对外交流与合作会议。

24. 深化中医药国际标准化工作。推动世界卫生大会通过包含传统医学章节的国际疾病分类代码ICD－11，积极协调世界卫生组织开展ICD－11多语言版本的翻译、代码的转化兼容等实施和应用工作。支持国际标准化组织中医药技术委员会秘书处建设，优化中方工作专家团队，参加ISO/TC 249第十次全体大会，提升中医药标准国际化水平。

25. 推进中医药服务贸易发展。开展中医药服务出口基地创建工作，积极参与中外自贸协定谈判、国内自贸试验区建设和中外服务贸易合作机制相关工作，推进中医药服务贸易统计体系建设。

26. 密切对港澳台地区合作。以支持港澳建设中医医院、中药监测中心、粤澳合作中医药科技产业园为抓手，推动粤港澳大湾区中医药协同创新发展。在中央对台精神指导下推动两岸中医药合作。

九、统筹做好其他重点工作

27. 强化监督管理。坚持底线思维，强化风险意识，深入排查中医药领域的风险隐患，着力防范化解影响群众健康安全的系统风险。落实"放管服"要求，加强备案中医诊所和中医（专长）医师执业事中事后监管。发布《中医药监督工作指南》和《中医药监督工作规范》，建成中医药监督执法信息平台，完善报刊和互联网虚假违法中医医疗广告监测机制。督办中医药监督重大案件，整治中医养生保健服务乱象。配合有关部门，严厉打击中医药领域欺诈骗取医保基金行为。

28. 深化中医药标准化改革。加强中医药标准化体系建设，加快推进急需和重点标准制修订，推动出台中医药病证分类与代码等4项国家标准，建设中医药标准化支撑体系，加快中医药标准化人才培养，完善中医药标准信息平台。

29. 加强中医药文化建设和宣传工作。实施中医药文化传播行动，加强中医药文化内涵释义，推动内容供应向产品供应转化，以组织开展中医中药中国行各项活动为依托，不断拓宽传播载体和渠道，做好中医药文化宣传教育基地、国家中医药博物馆等传播阵地的建设工作。继续开展中医药健康文化素养调查，推进中医药健康文化素养提升工程。坚持正确舆论导向，精心策划选题，重点做好纪念新中国成立70周年以及中医药重大会议、活动宣传，强化中医药舆情监测与应对，继续开展新闻媒体中医药素养培训、中医药新闻调研等工作，推进传播平台建设。

30. 提高财政资金使用绩效。加强预算编制管理，统筹安排财政经费，促进重点任务、重大工程的实施。加快预算执行进度，提高资金使用效益。全面开展预算绩效管理，加强绩效评价结果运用。加强对经济活动的廉政风险防控，防范和化解国有资产经营管理风险，确保国有资产保值增值。

国家中医药管理局办公室关于印发
《中医中药中国行——中医药健康文化推进行动
2019 年实施方案》的通知

国中医药办新函〔2019〕140 号

各省、自治区、直辖市卫生健康委、中医药管理局，新疆生产建设兵团卫生健康委，局机关各部门、直属各单位：

按照《中医中药中国行——中医药健康文化推进行动实施方案（2016～2020 年）》有关部署，为做好 2019 年中医药文化建设工作，推动中医药健康文化传播，进一步提升民众健康素养，引导人民群众养成具有中国特色的健康生活习惯，现将《中医中药中国行——中医药健康文化推进行动2019年活动方案》印发给你们，请各地各相关单位按照方案部署结合实际做好落实，并请各地于12月15日前将活动开展情况报中医中药中国行组委会办公室。中医中药中国行组委会办公室

将对各地活动开展情况进行评估检查。

国家中医药管理局联系人：赵瑶琴

电话：010－59957624

地址：北京市东城区工体西路1号国家中医药管理局

中医中药中国行组委会办公室

联系人：向佳

电话：010－84249009－6202

18600057989

地址：北京市朝阳区北沙滩甲4号中国中医药报社

中医中药中国行组委会办公室

（国家中医药管理局办公室代章）

2019年5月29日

附　　中医中药中国行——中医药健康文化推进行动2019年实施方案

一、主要目的

推动中医药健康文化传播，提升民众中医药健康文化素养，发挥中医药五种资源优势，服务健康中国建设和全面建成小康社会目标，增进社会对中医药的认知和认同，促进中医药健康养生文化的创造性转化、创新性发展。

二、活动主题

传播中医药健康文化、提升民众健康素养。

三、组织机构

（一）主办单位

中医中药中国行组委会（成员单位名单见附件）。

（二）承办单位

国家中医药管理局有关直属单位、地方中医药主管部门等。

四、主要内容

（一）举办中医药健康文化大型主题活动

2019年7月1日前后，以庆祝新中国成立70周年为契机，在全国举办"中医药健康你我他"大型主题活动。活动包含展览展示、健康咨询（义诊）、互动体验、健康讲座、科普资料发放等板块。各地可结合实际情况，对活动内容进行设计。

中医中药中国行组委会联合北京市人民政府在2019年中国北京世界园艺博览会举办期间，举办大型主题活动，中医中药中国行组委会办公室负责统筹，《中国中医药报》

社具体承担并为各地提供活动参考方案、展览展示模板、科普宣传品等，指导各地活动开展。各省级中医药管理部门牵头在当地举办大型主题活动，并积极参与在2019年中国北京世界园艺博览会上举办的"中医中药中国行"主题巡展活动。

（二）开展中医药文化科普巡讲活动

2019年全年，组织中医药文化科普专家深入基层社区、机关单位等地，开展"2019年中医药健康讲堂"活动。鼓励运用电视、网络、微信等多种手段创新性地开展中医药文化科普巡讲。

中医中药中国行组委会办公室负责统筹，《中国中医药报》社负责组织国家中医药文化科普巡讲团成员专家开展4场"2019年中医药健康讲堂"活动，并通过网络直播、新媒体等方式扩大传播。各省（区、市）中医药管理部门负责组织中医药文化科普巡讲走进基层社区、机关单位活动，并积极推动中医药健康讲堂视频内容的广泛传播。

（三）举办中医药文创产品设计大赛

2019年全年，联合国家有关部门，以"传承中医文化，锻造文创精品"为主题，面向全国开展中医药文创产品设计大赛，将流行元素、创意产品与中医药哲学思想、文化内涵、养生理念相结合，丰富中医药文化传播载体，让中医药文创产

品融入当今生活。

中医中药中国行组委会办公室统筹指导，《中国中医药报》社负责制订活动方案，并承担活动具体组织、评选及成果宣传推广工作。各省（区、市）中医药管理部门和学会、中医药院校积极组织本地区参与活动，并配合做好设计产品的投票、宣传、推广等工作。

（四）开展校园内中医药文化活动，面向青少年建设中医药文化角

2019年全年，联合教育部、中国科协，以"普及中医中药知识，传承中华优秀文化"为主题，以中小学生喜闻乐见的形式组织开展校园内中医药文化活动，推出中医药文化进校园活动的模板，涵盖中医讲堂、参观考察、实践体验等多种形式。同时，以中医药文化长廊、药材种植角、文化墙、视听阅览区等立体方式，在中小学、科技馆等地建设中医药文化角，打造一批融健康养生知识、保健体验、休闲娱乐于一体的中医药文化科普传播平台。

中医中药中国行组委会办公室负责统筹，《中国中医药报》社负责组织校园内中医药文化活动示范活动，并提供活动方案模板、科普宣传资料和中医药文化角建设样板等。各省（区、市）中医药管理部门联合当地教育部门，根据方案模板因地制宜确定活动内容并在本地区组织开展相关活动。

（五）组织第六届全国悦读中医活动

2019 年全年，以"悦读中医，健康中国"为主题，面向全国各教育机构、医疗机构、科研院所、管理机构、学（协）会、医药企业、新闻出版传媒机构、公共图书馆、书店等，向中医药从业者、爱好者、学生等开展中医药图书、报纸、期刊全民阅读活动，创作一批阅读作品，传播中医药文化知识。

中医中药中国行组委会办公室负责统筹，中国中医药出版社负责制订活动方案并承担具体组织遴选及成果宣传工作。各省（区、市）中医药管理部门和学会、中医药院校依据活动方案在本地区组织开展悦读中医推荐活动。

（六）开展中医药健康文化精品遴选

2019 年全年，以"发现中医之美，引领健康生活"为主题，在全国开展中医药健康文化精品遴选，在全国征集推广一批优秀的中医药书画作品、中医药文化标识、影像纪录片、文艺节目等，让中医药健康养生文化内涵深入人民心。

中医中药中国行组委会办公室负责统筹，中华中医药学会负责制订活动方案，并承担活动具体组织遴选及成果宣传工作。各省（区、市）中医药管理部门和学会依据活动方案在本地区组织开展征集活动。

附件：中医中药中国行组委会成员单位名单

附件

中医中药中国行组委会成员单位名单

国家中医药管理局	国家民委	中国民用航空局
中宣部传媒监管局	财政部	国家药品监督管理局
全国人大教科文卫委员会	生态环境部	中央军委后勤保障部卫生局
全国政协教科卫体委员会	交通运输部	中华全国总工会
国家发展改革委	农业农村部	共青团中央
教育部	文化和旅游部	中国科学技术协会
科学技术部	国家卫生健康委	中央广播电视总台
工业和信息化部	国家林业和草原局	中华慈善总会

国家中医药管理局办公室关于印发《全国中医药文化宣传教育基地管理暂行办法》及《全国中医药文化宣传教育基地基本标准（2019 版）》的通知

国中医药办新函〔2019〕145 号

各省、自治区、直辖市卫生健康委、中医药管理局：

为切实加强全国中医药文化宣传教育基地的管理工作，提升基地建设的规范化水平，更好发挥基地在传播中医药文化中的积极作用，我办研究制定了《全国中医药文化宣传教育基地管理暂行办法》《全国中医药文化宣传教育基地管理基本标准（2019 版）》。现印发给你们，请遵照执行。

联系人：米齐悦　赵瑶琴
电话：010 – 59957798/59957624
传真：010 – 59957627
电子邮箱：xinwenbangongshi @ 126. com
联系地址：北京市东城区工体西路 1 号国家中医药管理局

邮编：100027

附件：1. 全国中医药文化宣传教育基地申请表（略）
2. 全国中医药文化宣传教育基地工作开展情况统计表（略）

国家中医药管理局办公室
2019 年 6 月 4 日

附　　　　　　　　　**全国中医药文化宣传教育基地管理暂行办法**

第一条　为进一步规范全国中医药文化宣传教育基地（以下简称"全国中医药文化基地"）管理工作，制定本办法。

第二条　本办法适用于经国家中医药管理局遴选确认的全国中医药文化基地。

第三条　全国中医药文化基地一般应为历史上对中医药学术与文化发展有较大影响的历史遗迹、文物古迹，或者是有规模、有特色的中医药文化展示场所。

第四条　全国中医药文化基地包括但不限于以下类型：

（一）场馆类，是指规模较大、中医药文化主题突出的各类场馆，主要包括中医药博物馆、展览馆、中医名人名家纪念馆等。

（二）遗址遗迹类，是指在传承中医药文化方面具有重要价值的历史遗址遗迹，以及与遗址遗迹相关的、有一定中医药文化资源的旅游、休憩等公共场所，主要包括中医药历史遗迹、文物古迹和中医药文化主题公园、特色风景区等。

（三）教育科研机构类，是指依托教育科研机构、面向社会和公众开放、具有中医药文化宣传教育功能的场馆、设施或场所，主要包括教育科研机构内的标本馆、陈列馆、实验室、药植园、实习实训基地等。

（四）医疗机构类，是指在医德医风、中医学术流派传承等方面具有示范作用和典型意义、有专门的中医药文化展示体验场所的中医医院和提供中医药特色服务的基层医疗卫生机构，主要包括医疗机构内的中医文化景观、展览馆、标本室、特色科室病房、实习实训基地等。

（五）企业类，是指中医药"老字号"企业，主要包括企业内的中医药文化展示或体验展厅等。

第五条　申报全国中医药文化基地应当具备下列条件：

（一）已确认为省级中医药文化宣传教育基地（以下简称省级中医药文化基地）满1年。

（二）具备特色鲜明、内涵丰富的中医药文化展示内容和相应的中医药文化服务或产品。

（三）具备专门的中医药文化展示或互动体验场地，以及开展中医药文化宣传教育所需的配套设施，并根据工作需要适时完善、更新。

（四）面向社会公众开放，具备相应的接待能力。

（五）设有专门的文化宣传教育工作机构，定期开展中医药文化宣传教育活动。

（六）建有从事文化宣传教育工作的人员队伍，包括专兼职人员、志愿者等，相关人员应具备中医药及相关专业专科以上学历或接受过专门的中医药文化知识培训，具备一定的讲解、演示等能力。

（七）建有专门的网络平台（如网站、微博、微信公众号等），或在主办单位的网络平台上设有中医药文化栏目等，并且内容更新间隔应小于1个月。

（八）设有文化宣传教育专项经费，列入本单位年度预算，并实行专款专用。

（九）符合所属类型基地的基本标准。

第六条　符合上述条件的机构申报全国中医药文化基地，应当向所在地省级中医药主管部门提出申请，并提交以下申报材料：

（一）申请文件，重点说明申报理由、对完成全国中医药文化基地的任务作出承诺等。

（二）《全国中医药文化宣传教育基地申报表》。

（三）申报条件说明，对照申报条件详细说明有关情况并提供相关证明材料。

（四）其他有助于说明申报条件的必要材料。

第七条　省级中医药主管部门按照本办法要求对申请进行审核，于每年8月30日前择优向国家中医药管理局推荐，并转报相关申报材料。

第八条　全国中医药文化基地的遴选，由国家中医药管理局办公室具体负责组织，每年开展一次。

第九条　全国中医药文化基地按照下列程序遴选：

（一）从全国中医药文化基地建设专家库中抽取专家组成专家组，对申报全国中医药文化基地的进行材料审核和实地审核形成审核报告。

全国中医药文化基地建设专家库建设方案另行制定。

（二）依据专家组审核报告形成全国中医药文化基地建议名单，提交国家中医药管理局局长会议审议。

（三）国家中医药管理局局长会议审议通过的全国中医药文化基地名单在局政府网站上公示，公示期不少于7天。

（四）公示无异议的，由国家中医药管理局确认为全国中医药文化基地。

第十条　全国中医药文化基地可依照国家中医药管理局规定的式样制作相应标牌。

第十一条　全国中医药文化基地应当于每年年底前，将本年度工作总结（包括工作开展情况统计表）、下一年度工作计划报国家中医药管理局和所在地的省级中医药主管部门。

第十二条　国家中医药管理局定期对全国中医药文化基地进行评估，原则上每三年评估一次。

全国中医药文化基地定期评估采取基地自评与专家实地评估相结合方式进行。

全国中医药文化基地定期评估

由国家中医药管理局办公室具体负责组织。

第十三条 全国中医药文化基地定期评估按照以下程序进行：

（一）全国中医药文化基地根据国家中医药管理局通知要求完成自评，自评报告经所在地省级中医药主管部门审核并报国家中医药管理局。

（二）从全国中医药文化基地建设专家库中抽取专家组成专家组进行实地评估，提交评估报告和评估结果建议。

（三）依据基地自评报告和专家组评估报告、评估结果建议，确定评估结果。

评估结果分为优秀、合格和不合格。评估结果为"优秀"的，由国家中医药管理局予以通报表扬。评估结果为"不合格"的，经整改后于次年进行复评，复评仍"不合格"的撤销全国中医药文化基地命名。

第十四条 全国中医药文化基地出现下列情况之一的，取消全国中医药文化基地命名：

（一）自愿提出放弃基地名称的。

（二）因不可抗力无法继续履行基地职能的。

（三）因机构调整或撤并不适宜继续作为基地的。

（四）无正当理由不参加评估和复评的。

（五）其他不适合继续作为全国中医药文化基地的情况。

省级中医药主管部门发现本地区全国中医药文化基地存在上述情况的，应及时报国家中医药管理局。国家中医药管理局核实情况后在局政府网站上进行取消全国中医药文化基地命名的公告。自公告之日起，相关全国中医药文化基地不得再使用全国中医药文化基地名称，三年内不得申报全国中医药文化基地。

第十五条 全国中医药文化基地出现下列情况之一的，撤销其全国中医药文化基地命名：

（一）被确认为全国中医药文化基地后，发现申报材料存在虚假或申报过程中存在欺骗隐瞒情况的。

（二）有关言论和行为在社会上造成不良影响的。

（三）无特殊理由超过一年未履行全国中医药文化基地职能的。

（四）出现违法、违规行为的。

（五）定期评估"不合格"、复评仍"不合格"的。

省级中医药主管部门发现本地区的全国中医药文化基地存在上述情况的，应及时报国家中医药管理局。国家中医药管理局核实情况后在局政府网站上作出撤销全国中医药文化基地命名的公告。自公告之日起，相关全国中医药文化基地不得再使用全国中医药文化基地的名称，不得再申报全国中医药文化基地。

第十六条 本办法自发布之日起施行。

附　全国中医药文化宣传教育基地基本标准（2019版）

一、场馆类基地

（一）内涵建设

1. 以展示中医药为主题，内容丰富、形式新颖，充分体现当地中医药文化特色，相关展品、图片、标志、标牌等所涉及的中医药文化知识以及中医历史人物及事件内容，表述规范、准确。

2. 具有与本基地相关、制作精良的中医药文化产品，如科普读物、画册、音像制品、导游材料及中医药创意产品等。

3. 建有介绍本基地的中医药文化网站、微博或微信公众号等，内容科学准确、专人维护，内容更新间隔应小于1个月。

（二）场地设施

1. 有专用参观场所。大型综合性展馆用于中医药文化宣传教育活动的室内展厅总面积原则上不小于5000平方米；在中医药院校内的中医药博物馆室内面积原则上不小于2000平方米；传统老字号、中医药名人纪念馆用于中医药文化展教活动的室内展厅总面积原则上不小于1500平方米；在中医研究机构和中医医院内设立的博物馆室内展厅面积原则上不小于1000平方米。

2. 除常规展品外，可供观众演示、互动、体验的展品数量不少于总展品的10%。定期更新、补充展品，展品总完好率保持在90%以上。

（三）开放接待

1. 年开放天数不少于240天，并向社会公布开放时间。

2. 年接待参观人数不少于10000人。

3. 在全国性大型中医药文化宣传教育活动期间能对公众开放。

（四）经费投入

1. 设有专项经费，列入该单位年度财务预算并实行专款专用。

2. 除一次性基础设施投入外，每年专项经费投入占单位年度总经费固定比例，确保中医药文化宣传教育工作正常开展。

（五）工作队伍

1. 有专门的组织领导机构，其正职由该单位中层以上干部担任。

2. 配备不少于5名的专职人员，并建立长期稳定的志愿者队伍，志愿人数15人以上。

3. 有继续教育制度，基地工作人员每年业务培训时间不少于40学时。

（六）宣传教育活动

1. 积极参加全国性大型中医药

文化宣传教育活动和当地重大宣传教育活动，每年开展2次以上大型宣传教育活动。

2. 针对社会热点和公众需求，结合本单位特色，每年开展4次以上有新意、特色明显、讲究实效、形式多样的专题宣传教育活动。

3. 积极利用新媒体开展线上中医药文化宣传教育活动。

4. 与所在地的社区、乡镇、学校、部队及其他企事业单位等建立固定联系和工作制度，经常开展中医药文化进社区、进乡村、进学校等社会化宣传教育活动。

5. 拓宽创新宣传渠道，充分利用电视、广播、报刊、网络等新闻媒体，每年在省级以上媒体公开报道中医药文化宣传教育工作信息3次以上。

二、遗址遗迹类基地

（一）内涵建设

1. 具有与本基地相关并有一定社会影响力的典故、传说、事迹等，相关介绍、展品、图片、标志、标牌等所涉及的中医药文化知识以及中医历史人物及事件内容，表述规范、准确。

2. 具有与本基地相关、制作精良的中医药文化产品，如科普读物、画册、音像制品、导游材料及中医药创意产品等。

3. 建有介绍本基地的中医药文化网站、微博或微信公众号等，内容科学准确、专人维护，内容更新间隔应小于1个月。

（二）场地设施

1. 具有一定规模、固定用于中医药文化宣传教育展示及活动的室内外场所。展示面积原则上不少于1万平方米，并配有开展宣传教育活动所需的演示设施设备等。

2. 有互动体验类设施和项目，可供游客演示、互动、体验。定期更新、补充项目，设施总完好率保持在90%以上。

3. 有较为完善的基地说明牌、解说牌、导览牌等。

（三）开放接待

1. 年开放天数不少于240天，

受气候等外在因素影响的基地可酌量减少。

2. 年接待参观人数不少于10万人次。

3. 在全国性大型中医药文化宣传教育活动期间能对公众开放。

（四）经费投入

1. 设有专项经费，列入该单位年度财务预算并实行专款专用。

2. 除一次性基础设施投入外，每年专项经费投入占单位年度总经费固定比例，确保中医药文化宣传教育工作正常开展。

（五）工作队伍

1. 有专门的组织领导机构，其正职由该单位中层以上干部担任。

2. 配备不少于5名的专职人员，并建立长期稳定的志愿者队伍，志愿者人数30人以上。

3. 有继续教育制度，基地工作人员每年业务培训时间不少于40学时。

（六）宣传教育活动

1. 积极参加全国性大型中医药文化宣传教育活动和当地重大宣传教育活动，每年开展2次以上大型宣传教育活动。

2. 针对社会热点和公众需求，结合本单位特色，每年开展4次以上有新意、特色明显、讲究实效、形式多样的专题宣传教育活动。

3. 积极利用新媒体开展线上中医药文化宣传教育活动。

4. 积极促进中医药文化与旅游结合，扩大中医药文化影响面，并与所在地的社区、乡镇、学校、部队及其他企事业单位等建立固定联系和工作制度，经常开展中医药文化活动进社区、进乡村、进学校等社会化宣传教育活动。

5. 拓宽创新宣传渠道，充分利用电视、广播、报刊、网络等新闻媒体，每年在省级以上媒体公开报道中医药文化宣传教育工作信息3次以上。

三、教育科研机构类基地

（一）内涵建设

1. 中医药特色明显、展示内容丰富、形式新颖，相关展品、图片、标志、标牌等所涉及的中医药文化

知识以及中医历史人物及事件内容，表述规范、准确。

2. 具有与本基地相关、制作精良的中医药文化产品，如科普读物、画册、音像制品及中医药创意产品等。

3. 建有介绍本基地的中医药文化网站、微博或微信公众号等，内容科学准确、专人维护，内容更新间隔应小于1个月。

（二）场地设施

1. 教育科研机构内的标本馆、陈列馆、报告厅、种植园、实习实训基地等展教场所面积原则上不少于5000平方米；对外开放的实验室、工艺中心、技术中心等研究实验基地展教场所面积原则上不少于600平方米。

2. 有互动体验类展品。除常规展品外，可供观众演示、互动、体验的展品数量不少于总展品的30%，定期更新、补充展品，展品总完好率保持在90%以上。

（三）开放接待

1. 教育科研机构内的标本馆、陈列馆、报告厅、种植园、实习实训基地等年开放天数不少于110天；对外开放的实验室、工艺中心、技术中心等年开放天数不少于40天。

2. 年接待参观人数不少于5000人次。

（四）经费投入

有稳定持续的经费，确保中医药文化宣传教育工作正常开展。

（五）工作队伍

配备不少于2名的专职人员，并建立长期稳定的志愿者队伍，志愿者人数15人以上。

（六）宣传教育活动

1. 积极参加全国性大型中医药文化宣传教育活动和当地重大宣传教育活动，每年开展2次以上大型宣传教育活动。

2. 针对社会热点和公众需求，结合本单位特色，每年开展4次以上有新意、特色明显、讲究实效、形式多样的专题宣传教育活动。

3. 积极利用新媒体开展线上中

医药文化宣传教育活动。

4. 与所在地的社区、乡镇、学校、部队及其他企事业单位等建立固定联系和工作制度，经常开展中医药文化进社区、进乡村、进学校等社会化宣传教育活动。

5. 拓宽创新宣传渠道，充分利用电视、广播、报刊、网络等新闻媒体，每年在省级以上媒体公开报道中医药文化宣传教育工作信息 1 次以上。

四、医疗机构类基地

（一）内涵建设

1. 中医药特色优势突出，在医德医风、名医名家学术经验传承、中医学术流派传承等方面有典型意义。展示内容丰富、形式新颖，相关展品、图片、标志、标牌等所涉及的中医药文化知识以及中医历史人物及事件内容，表述规范、准确。

2. 具有与本基地相关、制作精良的中医药文化产品，如科普读物、画册、音像制品及中医药创意产品等。

3. 建有介绍本基地的中医药文化网站、微博或微信公众号等，内容科学准确、专人维护，内容更新间隔应小于 1 个月。

（二）场地设施

1. 医疗机构内的中医药文化景观、标本馆、陈列馆、报告厅、特色科室病房、实习实训基地等展教场所面积不少于 2000 平方米。

2. 有互动体验类展品或服务。应有一定数量可供观众演示、互动、体验的展品或中医药服务，定期更新、补充展品，展品总完好率保持在 90% 以上。

（三）开放接待

1. 医疗机构内的标本馆、陈列馆、报告厅等年开放天数不少于 200 天。

2. 年接待参观人数不少于 5 万人次。

（四）经费投入

有稳定持续的经费，确保中医

药文化宣传教育工作正常开展。

（五）工作队伍

配备不少于 2 名的专职人员，并建立长期稳定的志愿者队伍，志愿人数 15 人以上。

（六）宣传教育活动

1. 积极参加全国性大型中医药文化宣传教育活动和当地重大宣传教育活动，每年开展 2 次以上大型宣传教育活动。

2. 针对社会热点和公众需求，结合本单位特色，每年开展 4 次以上有新意、特色明显、讲究实效、形式多样的专题宣传教育活动。

3. 积极利用新媒体开展线上中医药文化宣传教育活动。

4. 与所在地的社区、乡镇、学校、部队及其他企事业单位等建立固定联系和工作制度，经常开展中医药文化进社区、进乡村、进学校等社会化宣传教育活动。

5. 拓宽创新宣传渠道，充分利用电视、广播、报刊、网络等新闻媒体，每年在省级以上媒体公开报道中医药文化宣传教育工作信息 1 次以上。

五、企业类基地

（一）内涵建设

1. 中医药特色优势突出，在传承发展传统技艺、医德医风等方面有典型意义。展示内容丰富、形式新颖，相关展品、图片、标志、标牌等所涉及的中医药文化知识以及中医历史人物及事件内容，表述规范、准确。

2. 具有与本基地相关、制作精良的中医药文化产品，如科普读物、画册、音像制品及中医药创意产品等。

3. 建有介绍本基地的中医药文化网站、微博或微信公众号等，内容科学准确、专人维护，内容更新间隔应小于 1 个月。

（二）场地设施

1. 有可供公众参观学习展示厅等参观活动场所。宣传教育展厅原

则上不少于 500 平方米，能供公众参观学习相关中医药文化知识、展示企业文化。

2. 有互动体验类展品或服务。应有一定数量可供观众演示、互动、体验的展品或中医药服务，定期更新、补充展品，展品总完好率保持在 90% 以上。

（三）开放接待

1. 企业的室内展厅年开放天数不少于 200 天。

2. 年接待参观人数不少于 3000 人。

（四）经费投入

1. 设有专项经费，列入该单位年度财务预算并实行专款专用。

2. 除一次性基础设施投入外，每年专项经费投入占单位年度总经费固定比例，确保中医药文化宣传教育工作正常开展。

（五）工作队伍

配备不少于 2 名的专职人员，并建立长期稳定的志愿者队伍，志愿人数 5 人以上。

（六）宣传教育活动

1. 积极参加全国性大型中医药文化宣传教育活动和当地重大宣传教育活动。每年开展 2 次以上大型宣传教育活动。

2. 针对社会热点和公众需求，结合本单位特色，每年开展 2 次以上有新意、特色明显、讲究实效、形式多样的专题宣传教育活动。

3. 积极利用新媒体开展线上中医药文化宣传教育活动。

4. 与所在地的社区、乡镇、学校、部队及其他企事业单位等建立固定联系和工作制度，经常开展中医药文化进社区、进乡村、进学校等社会化宣传教育活动。

5. 拓宽创新宣传渠道，充分利用电视、广播、报刊、网络等新闻媒体，每年在省级以上媒体公开报道中医药文化宣传教育工作信息 1 次以上。

国家中医药管理局关于公布西医学习中医优秀人才研修项目培养对象名单的通知

国中医药人教发〔2019〕13号

各省、自治区、直辖市卫生健康委、中医药管理局，中国中医科学院，北京中医药大学：

根据《国家中医药管理局办公室关于启动第四批全国中医（西学中）优秀人才研修项目的通知》（国中医药办人教函〔2019〕64号）要求，经各省级中医药主管部门及中国中医科学院遴选审核、我局组织中医基础理论全国统考等程序，择优录取确定100名西医学习中医优秀人才研修项目培养对象（以下简称培养对象），现予公布（附件1），并将有关事项通知如下：

一、各省级中医药主管部门和中国中医科学院、北京中医药大学要做好研修项目的管理和组织实施工作，组织培养对象认真学习项目实施方案，确保研修项目的顺利实施。

二、培养对象所在单位要创造条件支持培养对象开展1年的集中脱产学习，以及个性化实践学习、中西医协同发展等研修学习活动，保证培养对象研修期间的工资及福利待遇。

三、培养对象要根据实施方案要求，结合自身的专业特长，制订详细的学习计划，明确研修目标和任务，合理安排研修学习时间，填写《西医学习中医优秀人才研修项目任务书》（附件2，以下简称《任务书》），保证按期完成各项培训任务。

四、其他事项

（一）省级中医药主管部门及有关单位应于2019年10月31日前，将审核后的《任务书》报我局人事教育司。

（二）本项目自2019年10月启动，研修周期3年。集中脱产学习相关安排将另文通知。

（三）联系人及联系电话

联系人：彭　宏　曾兴水

联系电话：010－59957699/59957647

通信地址：北京市东城区工体西路1号

邮政编码：100027

附件：1. 西医学习中医优秀人才研修项目培养对象名单

2. 西医学习中医优秀人才研修项目任务书（略）

国家中医药管理局
2019年10月10日

附件1　　西医学习中医优秀人才研修项目培养对象名单

北京市2人：张雪芹、励　国

天津市2人：张富赓、袁宏伟

河北省3人：师小萌、张振宇、张建树

山西省5人：郭　智、张有福、张志斌、赵淑英、于　斌

内蒙古自治区2人：刘　泽、姚星宇

辽宁省6人：席　瑞、王春雨、张晓枝、李志明、姜　凯、汲　泓

吉林省2人：仕　丽、曲振廷

黑龙江省4人：袁宝成、王晓滨、邢立军、李碧凯

上海市3人：谈　珍、刘永明、孔令雯

江苏省5人：郑仁东、郑　艳、潘　涛、盛　蕾、王晓勇

浙江省8人：吴小安、叶关毅、程森华、段志芳、邵淑玲、王兴民、陈明媛、田　伟

安徽省2人：张　莉、何　宽

福建省2人：郭健苗、吴圣华

江西省3人：曾林飞、何　勇、饶科峰

山东省7人：程　初、刘志杰、杨国梁、彭建东、李右军、魏永刚、成珍芝

河南省2人：史素琴、徐广立

湖北省3人：李万斌、严　明、熊　涛

湖南省6人：彭顺清、颜学桔、刘　勇、黄江波、铁小菊、邹玉玺

广东省2人：方倩瑜、梁　静

广西壮族自治区2人：李素芬、黎燕玲

海南省2人：李梅娇、温昌育

重庆市3人：万　东、谭明红、张高亮

四川省4人：李曰恒、王　骏、郑晓梅、向　红

贵州省2人：韦海涛、薛　红

云南省2人：马双全、陈雄志

陕西省2人：雷　琰、王　远

甘肃省3人：张　炜、虎　军、王学习

青海省2人：王生科、张双元

宁夏回族自治区2人：李东泽、乔菊芹

新疆维吾尔自治区2人：何朝霞、陈新炳

中国中医科学院3人：丛伟红、

朱馥丽、马英明　　　　　　北京中医药大学 2 人：于国泳、　刘丽杰

关于印发《国家中医药管理局中医药国际合作专项管理办法》的通知

国中医药国际发〔2019〕14 号

各省、自治区、直辖市中医药主管部门，中医药国际合作专项建设单位：

《国家中医药管理局中医药国际合作专项管理办法》已经国家中医药管理局局长会议审议通过。现印发给你们，请遵照执行。

国家中医药管理局
2019 年 12 月 10 日

附　　国家中医药管理局中医药国际合作专项管理办法

第一章　总　则

第一条　为规范和加强国家中医药管理局中医药国际合作专项管理，提高中医药国际合作专项管理效率和实施质量，推动中医药海外发展，根据国家相关管理规定，制定本办法。

第二条　国家中医药管理局中医药国际合作专项是指依据中医药事业发展规划，由国家中医药管理局组织实施，相关单位承担，在一定时间周期内进行的中医药对外交流与合作项目。

第三条　国家中医药管理局中医药国际合作专项建设的总体目标是：通过政府引导性经费投入，创新完善中医药"走出去"运行模式及机制，提升中医药对外交流合作能力，扩大中医药国际交流与合作工作的社会效应及国际影响力，促进中医药事业发展，推动中医药的海外传播。

第四条　国家中医药管理局遵循依法管理、明确职责、科学规范、公开、公平、公正的原则对项目实施管理。

第五条　本办法适用于国家中医药管理局立项并组织实施的中医药国际合作专项项目（以下简称"项目"）。

第二章　任务分工

第六条　国家中医药管理局负责总体管理项目任务布局、重点项目设置等重大事项，国际合作司承担日常具体管理工作；设立中医药国际合作专项专家委员会，负责总体技术咨询与指导；设立国家中医药管理局中医药国际合作专项办公室（以下简称"专项办"），挂靠中国中医科学院中医临床基础医学研究所，负责具体组织实施工作。

第七条　国家中医药管理局国际合作司承担以下职责任务：

（一）负责总体规划和顶层设计，制定战略发展方向；

（二）制定和发布项目《申报指南》，确定项目及其承担单位；

（三）会同国家中医药管理局规划财务司，与项目承担单位签订《国家中医药管理局委托办事经费任务书》（以下简称《任务书》，见附件1），审核项目经费预算，并划拨《任务书》确定的经费；

（四）会同国家中医药管理局规划财务司，审定项目的调整和撤销；

（五）协调解决项目实施中的其他重大问题。

第八条　中医药国际合作专项专家委员会承担以下职责任务：

（一）对中医药国际合作专项总体规划、项目布局、顶层设计提供政策建议和业务咨询；

（二）对项目《申报指南》的制定提出战略性和技术性建议；

（三）对项目申报、评估、验收、业务建设等工作提供技术指导和咨询；

（四）配合国家中医药管理局，对项目承担单位进行督导、评估和调研，指导各单位完善和落实建设方案，提出相关意见和建议。

（五）召集成立中医药国际合作专项专家工作组，具体开展申报项目的形式审查、评审、论证及立项等工作；

第九条　中医药国际合作专项办承担以下职责任务：

（一）负责项目申报评审、评估督查、结题验收、监督经费使用等日常工作的管理及组织实施；

（二）负责组建专家工作组，参与项目实施中的技术工作；

（三）负责组织省级中医药主管部门开展项目遴选申报、结题验收等工作；负责审核汇总项目承担单位的项目经费年度财务决算报告，并报送国家中医药管理局；

（四）负责组织开展项目相关人

员培训、经验交流、技术指导等活动；

（五）负责信息收集、数据统计、工作简编编发以及各类相关文件流转；

（六）负责国家中医药管理局委托的其他相关工作。

第十条 省级中医药主管部门承担以下职责任务：

（一）负责本地区项目的申报推荐及任务执行管理；

（二）按项目经费管理相关规定，监督经费的使用；

（三）协调和处理项目实施中出现的问题，随时向国家中医药管理局报告相关重大事项，提出项目调整、撤销的建议；

（四）协助国家中医药管理局进行项目的评估、督导和验收等相关工作。

第十一条 项目承担单位承担以下职责任务：

（一）项目承担单位为项目实施和管理的主体责任单位；

（二）负责组织编制《任务书》，并按照《任务书》内容完成项目实施相关工作任务，努力达成项目预期目标；

（三）负责项目实施过程中的日常管理，建立项目有效的项目管理机制，提供项目实施所需的软硬件设施、人力资源，并负责项目所需匹配经费的落实；

（四）负责管理项目经费的使用，并对项目经费进行单独列支；负责按照规定编制项目经费年度财务决算报告；建立项目档案，检查并定期报告项目实施和预算执行情况；

（五）负责收集、整理并报告项目开展所涉合作对象国家和地区的中医药及传统医学相关动态信息，提出相关政策建议；

（六）建立知识产权管理制度，对国际合作成果采取知识产权保护措施，并予以有效管理和充分使用。

第十二条 项目负责人承担以下职责任务：

（一）项目负责人是项目实施和管理的第一责任人；

（二）严格执行项目《任务书》，完成约定的目标任务；

（三）合理合规使用项目经费，并定期报告项目执行进展情况；

（四）及时报告项目执行中出现的重大事项和知识产权管理情况；

（五）在项目验收时提供真实、准确、完整的结题报告和数据资料。

第三章 立 项

第十三条 立项一般包括以下基本程序：

（一）根据国家中医药管理局于每个项目管理年度初期发布的项目《申报指南》，各地中医药机构通过省级中医药主管部门向专项办进行项目推荐和申报，在京中央单位向专项办进行申报；

（二）专项办对项目申报书组织形式审查；

（三）专项办组织专家工作组对候选项目进行定性定量评审；

（四）国家中医药管理局国际合作司依据中医药对外交流与合作总体工作部署，并结合专家工作组结论，对候选项目进行综合评议；

（五）由专项办组织、并由专家委员会开展候选项目的现场答辩评审；

（六）国家中医药管理局对拟立项项目进行最终审议，并进行公示；

（七）国家中医药管理局国际合作司与项目承担单位签署《任务书》；

（八）国家中医药管理局向被立项资助的项目进行拨款。

第十四条 专项项目原则上分为四类："一带一路"中医药海外中心类（简称"中心类"）、"一带一路"中医药国际合作基地类（简称"基地类"）、中医药国际标准体系构建类（简称"标准类"）和中医药国际文化传播类（简称"文化类"）。

第十五条 立项项目一般通过公开申报，公平竞争，根据项目成熟程度、重要程度和专家意见，经

国家中医药管理局审定，择优确定立项项目。根据专项经费资助情况分为立项资助项目和立项不资助项目。针对特定领域的任务内容，项目主管部门应根据实际工作需要，定向委托有关单位申报并承担项目。

第十六条 项目承担单位应按照国家中医药管理局统一要求制作标牌，开展建设工作，发挥带动作用。

第十七条 项目申报单位应当符合以下基本条件：

（一）符合项目对申报单位的主体资格（包括法人性质、经济性质）等方面的要求；

（二）具有完成项目所必备的人才、技术、设备等基本条件以及健全的项目管理、财务管理制度；

（三）具有完成项目所需的组织管理和协调能力；

（四）具有与项目相关的工作经历和工作基础。

第十八条 申报项目应当符合下列要求：

（一）符合国家中医药管理局发布的项目《申报指南》所确定的支持方向和要求；

（二）立项依据充分，有明确的项目目标，合理的实施方案；

（三）具有坚实的前期工作基础，在规定的时间周期内可取得突出成效；

（四）项目经费预算合理合规；

（五）相关知识产权归属明确。

第十九条 项目申报单位应填写《国家中医药管理局中医药国际合作专项项目申报书》（以下简称《申报书》，见附件2）。《申报书》由项目申请单位经所在地省级中医药主管部门审核并同意推荐后，报送至专项办。

第二十条 项目申报单位应由项目负责人组织制定《申报书》，明确建设目标、考核指标、组织管理和保障机制，项目获得审批后与国家中医药管理局签订《任务书》。

第二十一条 立项资助项目的申请单位原则上应为具有独立法人

资格的事业单位；立项不资助项目应由独立法人企业单位承担。其中，立项不资助项目应自筹项目经费用于项目的实施，专项经费不予支持，其他工作要求同立项资助项目。

第四章　实　施

第二十二条　专项实行档案管理制度。项目承担单位对项目实施中所形成的档案材料进行整理、立卷、归档，确保档案真实、准确、完整。

第二十三条　项目承担单位应根据任务书明确的目标任务，履行责任义务完成相关工作。项目实施过程中，凡重大变更，如实施计划变更、项目负责人变更、经费预算科目增减等，应由承担单位提出书面意见，经省级中医药主管部门审核，报国家中医药管理局批准后执行。

第二十四条　项目负责人应保持稳定，如有变更，按下列规定报批或备案：

（一）项目负责人工作调动，经调出、调入单位协商同意的，可以继续担任项目负责人，由项目负责人提出申请，经省级中医药主管部门同意，报国家中医药管理局备案；

（二）项目负责人遇有特殊情况（如病休、出国等）离开相关岗位半年以上的，所在单位应及时更换合适的项目负责人，由项目承担单位报省级中医药主管部门或专项办审核，并报国家中医药管理局审批。

第二十五条　有下列情况之一的，国家中医药管理局有权决定终止或撤销项目：

（一）项目实施方案已不可行；

（二）不能按期完成项目任务；

（三）匹配经费、自筹经费或其他保障条件不能落实，或违反规定使用项目财政预算经费，影响项目正常实施；

（四）由于组织管理不力或其他原因，致使项目的日常管理不能正常进行。

第二十六条　决定终止或撤销的项目，由国家中医药管理局发文确认。项目承担单位应就终止或撤销项目对已做工作、经费使用、阶段性成果、知识产权等情况作出书面总结，由省级中医药主管部门核查后，报国家中医药管理局备案。

第二十七条　实施过程中因政策调整、不可抗力等合理原因无法按时完成的项目，可在验收15天前向委托部门提出书面申请，最长延期时间不得超过半年。

第二十八条　立项不资助项目参照实施。

第五章　督　导

第二十九条　在项目执行期间，由国家中医药管理局组织相关单位及专家，按照规定的程序、办法和标准（另行制定），对正在执行的项目进行监督、检查和指导。

第三十条　项目督导活动可以采取日常督导和专题督导两种方式。日常督导是在项目的执行中期对项目的执行进度、执行质量及主要问题进行监督、检查和指导；专题督导是对项目执行过程中的某个环节或某类情况进行专题重点的监督、检查和指导。

第三十一条　项目督导活动的督查组，可由国家中医药管理局相关人员组成，也可以由国家中医药管理局委托的有关单位及中医药、外交、经济、管理等方面的专家组成。

第三十二条　项目承担单位应如实填写由国家中医药管理局制定的督导材料，并按时上报国家中医药管理局。由国家中医药管理局委托的相关单位或专家形成督查组，对项目承担单位上报的材料进行审核，根据项目执行的具体情况和主要问题，遴选需要实地督导的单位进行监督、检查和指导。实地督导可以包括以下内容：赴专项承担单位及项目实际实施地点调研；听取项目执行单位的汇报；核验与项目有关的文件、合同、材料等；检查与项目有关的设施、设备等；参加与项目相关的讨论、会议、仪式等。督导组应于督导活动结束后两周内完成督导情况报告，并视情以通讯形式进行信息披露。

第六章　验　收

第三十三条　项目承担单位应在《任务书》规定期限内完成项目任务，各地项目承担单位通过省级中医药主管部门、央属单位通过专项办，向国家中医药管理局提出验收申请。项目申请验收时应当提供以下资料：

（一）《中医药国际合作专项项目验收申请表》；

（二）《中医药国际合作专项项目结题报告》，包括其附件《中医药国际合作专项项目验收信息自评表》《中央部门预算项目支出绩效报告》和《项目支出绩效自评表》；

（三）《项目审计报告》。

第三十四条　央属单位项目验收由国家中医药管理局委托专项办组织开展，各地方项目委托省级中医药主管部门或有关单位组织。

第三十五条　省级中医药主管部门或专项办应按照国家中医药管理局统一部署组织验收工作，形成《国家中医药国际合作专项项目验收结论书》《国家中医药国际合作专项项目任务验收报告》和《国家中医药国际合作专项项目财务验收报告》，并将验收情况报送国家中医药管理局。

第三十六条　项目验收应成立验收专家组，专家组由7至11位专家组成，其中应包括至少1名财务管理方面的专家。验收专家组应当在书面验收意见中明确做出"通过验收""需要复审"或"不通过验收"的结论。

第三十七条　目标和任务已按要求完成，经费使用合理合规，为通过验收。

第三十八条　验收项目有下列情况之一，需要复审：

（一）目标和任务完成不足90%的；

（二）提供的资料不详难以判断的；

（三）经费使用不符合有关规定的；

（四）财政预算经费净结余不为零的。

第三十九条 需要复审的项目应由承担单位针对存在的问题进行整改，在60天内再次提出验收申请，由省级中医药主管部门或专项办按照验收流程，重新组织验收。

第四十条 验收项目有下列情况之一者，不通过验收：

（一）完成任务不到85%的；

（二）提供的资料、数据不真实的；

（三）擅自修改《任务书》考核目标、内容的；

（四）存在知识产权纠纷的；

（五）超过《任务书》约定的执行年限半年以上未完成任务，事先未得到审批的；

（六）经费使用违反《国家中医药管理局中医药国际合作专项经费管理办法》的；

（七）执行过程中存在重大违规违纪现象的；

（八）复审仍未通过的项目。

第四十一条 验收未通过的项目，除合理使用并经审计通过的财政经费，剩余部分财政经费由原渠道退回，由国家中医药管理局对项目承担单位和项目负责人给予通报批评。项目负责人及承担单位从下一年度开始，3年内不得申请国家中医药管理局设立的任何项目。存在重大违规违纪现象的，依规循纪予以处理。

第四十二条 因不可抗力造成项目工作无法继续开展的，项目承担单位经所在地省级中医药主管部门审核，经专家组讨论通过报国家中医药管理局批准后结题。其中未使用的财政经费按原渠道退回国家中医药管理局。

第四十三条 项目所产生的成果及其形成的知识产权，按照国家有关法律法规规定管理。涉及国家安全、国家重大利益和重大社会公共利益的，国家中医药管理局有权组织保护、开发和应用。如知识产权发生共享、转移、出让等情况，需以书面形式报国家中医药管理局同意并备案后实施。

第四十四条 项目在发表论文、出版专著、申报奖励时，均应当标明"国家中医药管理局中医药国际合作专项"和项目编号。

第四十五条 立项不资助项目的任务验收等同立项资助项目，不进行财务验收。

第四十六条 验收通过的项目，可在原有工作基础上增加新的建设目标，在下一年度继续申报。验收未通过的项目，应退回剩余财政经费，摘除所挂标牌。

第四十七条 中心类和基地类项目承担单位可悬挂带有项目所属年度字样的标牌。标牌详细规格和设计方案由国家中医药管理局另行发文确定。有以下情况之一的中心类项目，须摘除当前年度的和以往年度的、与本专项有关的标牌：

（一）经国家中医药管理局决定终止或撤销的项目；

（二）以往年度在海外所设中医药中心当前已不再运营的；

（三）项目实施年度内未派出拥有本单位正式编制的技术人员和管理人员赴海外中心工作，或该中心出现无项目承担单位人员现象超过3个月的；

（四）拒绝接受国家中医药管理局或专项办组织的实地督导工作的；

（五）中心运营过程中出现对中医药工作具有重大危害或引起恶劣影响事件的；

（六）项目实施年度内，项目负责人因本专项相关工作而出现违规违纪乃至触犯刑法的。

第七章 信息收集与公开制度

第四十八条 国家中医药管理局负责中医药国际合作专项工作信息的管理工作，包括中医药国际合作专项工作信息的审核及国家中医药管理局网站专栏信息的发布。

第四十九条 专项办负责中医药国际合作专项工作信息的收集、整理与工作简报的上报工作。

第五十条 项目承担单位应每季度向专项办报送至少1次本单位专项建设有关工作信息，填写《中医药国际合作专项承担单位工作进展专报》（见附件3），同时抄送本单位所属省级中医药主管部门。报送内容主要为与专项建设相关的新政策、新文件以及有关领导的重要讲话；专项建设工作中开展的重大活动、取得的重要进展以及有益的做法、探索性的举措、财政预算执行进度情况等；专项建设工作中出现的重大问题及对策建议等。

第五十一条 专项办对项目承担单位报送的信息材料每半年进行一次小结，年终进行总结，并通报信息报送情况。对认真负责及时准确报送信息、积极沟通专项建设情况的单位和个人给予表扬。连续半年不报送信息的单位，按本办法第二十五条第四款处理。

第五十二条 专项办针对中期检查、经验交流、工作督导等活动，不定期形成工作信息通讯或简报，并在国家中医药管理局网站进行公布。

第五十三条 工作信息报送汇编及通讯或简报报送印发范围为国家中医药管理局领导、局机关各部门、各有关省级中医药主管部门，及各项目承担单位。

第五十四条 各项目承担单位报送的信息均不得出现涉密信息，报送信息要经本单位相关负责人认真审核并加盖单位公章，涉及工作敏感信息，需特别标明"内部资料，注意保管"，同时相关信息禁止发布于互联网。

第五十五条 国家中医药管理局负责编制专项实施情况年度报告，并不定期发布专项实施情况白皮书，省级中医药主管部门、专项办及各项目承担单位应协助报告和白皮书的起草制定工作。

第五十六条 国家中医药管理

局网站设立中医药国际合作专项专栏，主动加强信息公开，及时发布项目申报、立项、管理等有关文件及信息，不定期发布项目工作进展专报、工作信息总结及简报、专项实施情况年度报告、白皮书等。

第八章　经　费

第五十七条　项目经费由国家中医药管理局国际合作专项经费拨款、地方和承担单位配套等多渠道构成，鼓励引导社会资金投入。

第五十八条　项目经费的管理与使用应当严格遵守国家专款经费使用与管理的有关规定。

第五十九条　国家中医药管理局根据项目《任务书》拨付专项经费。

第六十条　项目经费由项目承担单位财务部门统一管理，严格按照《任务书》的经费预算使用，单独核算，专款专用，不得挪用、截留或挤占。项目结题期间、验收之前，应完成第三方审计，并形成报告。

第六十一条　对违反经费使用规定的，国家中医药管理局有权停止拨款、撤销项目直至追回已拨经费。

第六十二条　撤销项目的承担单位应及时清理账目，上报经费决算情况和审计报告，同时退回剩余经费。

第六十三条　经费使用未尽条款，依照《国家中医药管理局中医药国际合作专项经费管理办法》执行。

第九章　附　则

第六十四条　本办法中"验收"部分涉及的《项目验收申请表》《项目完成情况报告表》《项目审计报告》等表格及报告的格式另行制定。

第六十五条　本办法由国家中医药管理局负责解释。

第六十六条　本办法自发布之日起施行，并废止《国家中医药管理局中医药国际合作专项管理办法（试行）》（国中医药国际发〔2015〕24号）。

附件：1.《国家中医药管理局中医药国际合作专项项目任务书》（略）

2.《国家中医药管理局中医药国际合作专项项目申报书》（略）

3.《中医药国际合作专项执行单位工作进展专报》（略）

关于印发《国家中医药管理局中医药国际合作专项经费管理办法》的通知

国中医药国际发〔2019〕16号

各省、自治区、直辖市中医药主管部门、中医药国际合作专项建设单位：

《国家中医药管理局中医药国际合作专项经费管理办法》已经国家中医药管理局局长会议审议通过。现印发给你们，请遵照执行。

国家中医药管理局
2019年12月15日

附　　国家中医药管理局中医药国际合作专项经费管理办法

第一章　总　则

第一条　为规范和加强中医药国际合作专项经费（以下简称"专项经费"）的管理，提高资金使用的安全性和有效性，根据有关法律法规和财政部专项资金管理规定，制定本办法。

第二条　专项经费来源于中央财政拨款，用于组织实施中医药对外交流与合作，重点开展专项攻关，本经费属于中医药事业类项目经费。

第三条　专项经费由国家中医药管理局归口管理，并充分发挥中医药国际合作专项专家委员会在决策管理过程中的指导、评议和咨询作用。

第二章　管理原则

第四条　专项经费管理遵循以下原则：

（一）合理规划，科学论证。按照《国家中医药管理局中医药国际合作专项管理办法》及相关要求，合理确定专项经费使用方向，对合理性、可行性等进行科学论证。

（二）统筹分配，保障重点。统筹考虑中医药国际交流合作工作需要，合理安排专项经费预算，结合财政部预算评审中心的评审结果统筹使用专项经费。

（三）单独核算，专款专用。明确相关主体的权利责任，纳入项目承担单位预算统一管理，单独核算，确保专款专用。预算一般不作调整，确有必要调整时，按预算调整规定程序报批。

（四）绩效评价，量效挂钩。强化对资金使用情况的绩效管理，建立绩效评价情况与资金安排挂钩机制，建立面向结果的追踪问责机制，提高资金使用效益。

第三章 预算与经费管理

第五条 预算申报审核程序：

（一）国家中医药管理局按照中医药国际合作工作的总体要求，制定各类项目的具体目标内容和申报要求。

（二）项目承担单位按照《中医药国际合作专项申报指南》，向国家中医药管理局申报。

（三）国家中医药管理局组织专家或委托专项办公室对项目预算进行评审。

第六条 根据政府收支分类科目及国家财经法规制度，结合中医药国际合作的性质，专项经费的开支范围一般包括：办公费、印刷费、咨询费、差旅费、租赁费、培训费、专用材料费、劳务费、委托业务费、其他商品和服务等，不得列支"三公"经费及会议费，各子项目不再列支委托业务费。

（一）办公费：项目执行过程中产生的按财务会计制度规定不符合固定资产确认标准的日常办公用品、书报杂志等支出。

（二）印刷费：项目执行过程中产生的印刷费用支出。

（三）咨询费：项目执行过程中支付给临时聘请的咨询专家的费用。专家咨询费不得支付给参与项目参与人员、项目管理相关的工作人员。咨询费的开支标准参照《中央财政科研项目专家咨询费管理办法》（财科教〔2017〕128号）执行。

（四）差旅费：项目执行过程中参加有关会议、业务调研、学术交流等所发生的外埠差旅费、市内交通费用等。差旅费的开支标准参照财政部《中央和国家机关差旅费管理办法》（财行〔2013〕531号）及其后系列相关文件执行。

（五）租赁费：项目执行过程中在我国境内租赁办公用房、宿舍、专用通讯网以及其他设备等方面的费用。

（六）培训费：项目执行过程中开展相关培训直接发生的各项费用。包括住宿费、伙食费、培训场地费、讲课费、培训资料费、交通费、其他费用。项目承担单位应当按照国家有关规定，严格控制培训规模以及各项费用支出。培训费实行综合定额标准，分项核定、总额控制。培训费的开支标准参照《中央和国家机关培训费管理办法》（财行〔2016〕540号）执行。

（七）专用材料费：项目执行过程中产生的专用设备购置、运输等方面的支出。

（八）劳务费：项目执行过程中支付给项目组成员中没有工资性收入的相关人员（如在校研究生）和项目组临时聘用人员等的劳务性费用。没有工资性收入的相关人员和临时聘用人员劳务费应低于专家咨询费标准。

（九）委托业务费：项目执行过程中委托第三方单位开展的业务费用。

（十）其他商品和服务：项目相关成果所涉及的出版费，及项目第三方审计费等。

第七条 项目在执行过程中发生的除上述费用之外的其他必要支出，应当在申请预算时单独列示，单独核定。

第八条 项目承担单位参照上述经费支出范围制订详细的经费使用计划，并严格执行。专项经费不得用于或变相用于人员经费或公用经费。经费支付按照国库集中支付制度有关规定执行。经费使用过程中，涉及政策采购的，应当按照政府采购有关法律法规及制度执行。使用项目经费购置的设施设备等资产，应严格按照国有资产有关规定管理，避免国有资产流失。

第九条 经费结算一般以银行电汇、转账支票、公务卡方式支付。确因特殊原因（如偏僻地区）无法通过以上方式结算的合理支出可以以现金结算，但应严格控制比例并作说明。

第十条 项目承担单位收到经费后，要按预算和国库管理有关规定，建立健全内部管理机制，制定经费管理办法，加快预算执行。

第十一条 专项经费管理的各方职责与权限：

（一）国家中医药管理局

1. 负责编制年度经费总预算；

2. 负责对各地、各单位申报的候选项目所制定的预算方案进行评审；

3. 负责审核预算绩效目标；

4. 负责管理专项经费；

5. 检查、监督专项经费的管理和使用情况，督促预算经费执行进度；

6. 有效开展项目绩效考评。

（二）省级中医药主管部门

1. 按项目经费管理相关规定，协助国家中医药管理局和专项办公室，对经费使用进行监督；

2. 协调、处理项目经费使用中出现的问题，随时向国家中医药管理局报告相关重大事项，提出经费调整的建议。

（三）项目承担单位

1. 组织编制项目经费预算及《项目支出绩效目标申报表》（见附件1）；

2. 负责项目经费的财务管理和会计核算；

3. 编制项目经费决算；

4. 监督项目执行人在其审批权限内的各项支出；

5. 接受上级有关部门的监督、检查；

6. 组织项目负责人进行项目的自评、审计和绩效考核。

（四）项目负责人

1. 配合项目承担单位编制项目经费预算及预算绩效目标；

2. 负责执行审批权限内的各项项目经费的支出；

3. 协助项目承担单位编制项目经费决算；

4. 接受上级有关部门和承担单位的监督、检查;

5. 按国家中医药管理局要求,配合项目承担单位进行项目的自评、审计和绩效考核。

第四章　绩效评价

第十二条　国家中医药管理局根据中医药国际合作专项工作实际情况制定具体的考核(验收)管理办法,明确具体的评价指标和标准,并具体组织实施绩效评价工作。绩效评价工作可根据需要委托专家、社会中介机构等第三方实施。

第十三条　绩效评价采取定量与定性相结合、评分与评级相结合的形式,具体分值和等级可根据不同普查任务设定。

第十四条　国家中医药管理局根据《财政支出绩效评价管理暂行办法》等相关文件制订绩效评价方案,组织、指导项目承担单位的绩效评价工作。

第十五条　项目承担单位根据绩效评价方案,对经费投入和使用情况、为实现绩效目标制定的制度、采取的措施、绩效目标的实现程度

及效果等方面进行自评价。

第十六条　国家中医药管理局及时整理、归纳、分析、反馈绩效评价结果,并将其作为改进专项经费预算管理和安排年度预算的依据。对绩效评价结果较好的,予以表扬。对达不到绩效目标或评价结果较差的,予以通报批评,并责令限期整改。不进行整改或整改不到位的,相应调减或取消经费。

第十七条　绩效评价原则上每年一次,也可根据普查实际工作需要,开展中期绩效评价。

第五章　监督检查

第十八条　经费要专款专用,项目承担单位要按照专项有关规定安排使用经费,不得擅自扩大支出范围,改变支出用途,不得以任何形式挤占、挪用、截留和滞留。年度未支出的经费,按财政部对结转结余资金管理的有关规定进行管理。

第十九条　项目承担单位及其工作人员在经费分配、审核工作中,存在违反规定分配经费、向不符合条件的单位(或项目)分配经费,或者擅自超出规定的范围或者标准

分配或使用专项经费,以及其他滥用职权、玩忽职守、徇私舞弊等违法违纪行为的,按照《中华人民共和国预算法》《中华人民共和国公务员法》《中华人民共和国行政监察法》《财政违法行为处罚条例》等国家有关规定追究相应责任;涉嫌犯罪的,移送司法机关处理。

第二十条　各级中医药主管部门要加强对专项经费使用情况的监督管理,认真开展专项经费管理和使用情况监督检查,及时发现和纠正有关问题。

第六章　附　则

第二十一条　本办法由国家中医药管理局负责解释。

第二十二条　本办法自发布之日起施行,并废止《国家中医药管理局中医药国际合作专项经费管理办法(试行)》(国中医药国际发〔2015〕25 号)。

附件:1. 项目支出绩效目标申报表(略)

2. 项目支出绩效自评表(略)

关于印发《国家中医药管理局中医药国际合作专项项目评估评审准则与督查办法》的通知

国中医药国际发〔2019〕17 号

各省、自治区、直辖市中医药主管部门、中医药国际合作专项建设单位:

《国家中医药管理局中医药国际合作专项项目评估评审准则与督查办法》已经国家中医药管理局局长会议审议通过。现印发给你们,请遵照执行。

国家中医药管理局
2019 年 12 月 15 日

附　国家中医药管理局中医药国际合作专项项目评估评审准则与督查办法

第一章　总　则

第一条　为加强对中医药国际合作专项项目(以下简称"项目")

的评估评审与督导检查,规范项目评估评审过程中有关单位和个人的行为,保证项目评估评审工作廉洁高效依法进行,制定本办法。

第二条　项目评估,是指国家中医药管理局按照公开、公平和竞争的原则,择优遴选具有评估能力的评估机构或个人,按照规定的程

序、办法和标准，对项目进行的专业化咨询和评判活动。

项目评审，是指国家中医药管理局组织或者委托有关单位组织中医药、外交、经济、管理等方面的专家，按照规定的程序、办法和标准，对项目进行的咨询和评判活动。

第三条　本办法适用于在项目立项、项目检查、项目验收等过程中组织或参与评估、评审活动的单位和个人，包括项目评估评审活动的组织者、承担者，项目评估人员和评审专家以及项目推荐者和项目申报者。

第四条　国家中医药管理局负责项目评估评审活动的督导检查工作。

第二章　项目评估评审准则

第五条　项目评估或评审活动要按照国家有关法律、法规、规章和政策的要求，坚持独立、客观、公正的原则，并自觉接受有关方面的监督。

评估机构的项目评估报告或者评审专家的项目评审意见是国家中医药管理局项目管理决策的重要参考依据。

第六条　项目评估评审组织者，即国家中医药管理局及其相关人员、受委托组织项目评估评审活动的直属事业单位和有关单位及其相关人员，应当严格执行项目立项、检查、验收中评估评审的各项规则、程序和办法，正确履行对项目评估评审的管理、指导和监督职能，忠于职守、依法行政、廉洁自律。

项目评估评审组织者在组织评估评审活动中应当遵守下列规定：

（一）不得直接从事、参与或干预项目评估评审活动，不得向评估机构、评估人员或者评审专家施加倾向性影响；

（二）不得利用组织项目评估评审活动之便谋取不正当利益；

（三）不得委托不具备规定条件的评估机构或者聘请不具备规定条件的评审专家承担项目评估评审

活动；

（四）不得聘请按规定应当回避或者在以往评估评审工作中有不良记录的评估机构或者评审专家；

（五）不得违反保密规定，擅自泄露评估评审资料、评估人员或者评审专家名单、项目评估报告、评审专家意见或者其他应当保密的评估评审情况；

（六）不得隐瞒、歪曲或者不如实反映评估机构或者评审专家提出的明确意见；

（七）严格按照规定的程序、办法处理与评估评审工作相关的质询、异议和举报；

（八）不得串通某一项目申请者以排斥其他项目申请者；

（九）不得领取评估评审费、劳务费，不得索取或者接受评估评审对象以及相关人员的礼品、礼金、有价证券、支付凭证、可能影响公正性的宴请或其他好处。

第七条　项目评估评审活动承担者，即受委托承担评估评审活动的评估机构、评审组织及相关人员，应当严格遵守项目评估评审有关规则、程序和办法，在受委托的范围内开展项目评估评审活动。

项目评估评审活动承担者应当遵守下列规定：

（一）不得利用承担项目评估评审活动之便谋取不正当利益；

（二）不得违反项目评估评审工作方案和预算的规定；

（三）不得在规定程序以外向评审专家施加倾向性影响，损害国家利益或者其他项目申请者合法权益；

（四）不得为评估评审对象编写立项可行性报告，或者检查、验收工作中要求提供的材料；

（五）不得违反保密规定，擅自泄露评估评审资料、评估人员或者评审专家名单、项目评估报告、评审专家意见或者其他应当保密的评估评审情况；

（六）不得索取或者接受评估评审对象以及相关人员的礼品、礼金、有价证券、支付凭证、可能影响公

正性的宴请或其他好处。

第八条　项目评估人员和评审专家应当以科学的态度和方法，严格依照项目评估评审工作的有关规定、程序和办法，实事求是，独立、客观、公正地对项目作出评价或者提出意见。

项目评估人员或评审专家在项目评估评审活动中应当遵守下列规定：

（一）发现与项目或项目申请者存在利益关系或其他可能影响公正性的关系的，应当主动向项目评估评审组织者申明并回避；

（二）不得利用评估人员或评审专家的特殊身份和影响力，或者与评估评审对象及相关人员串通，为有利益关系者获得项目立项或者通过检查、验收提供便利；

（三）不得压制不同学术观点和其他专家意见；

（四）不得为得出主观期望的结论，投机取巧、断章取义、片面作出与客观事实不符的评价；

（五）不得擅自披露、使用或许可使用被评估评审对象的商业秘密；

（六）严格遵守保密规定。未经允许，不得单独与评估评审对象及相关人员接触、不得复制保留或者向他人扩散评估评审资料，泄露保密信息；

（七）不得索取或者接受评估评审对象以及相关人员的礼品、礼金、有价证券、支付凭证、可能影响公正性的宴请或其他好处。

第九条　项目推荐者，即各级中医药行政管理部门、有关单位及相关人员，应当对推荐申请立项或者检查、验收的项目进行必要的考察、论证，如实反映所推荐项目和项目申请者情况，以及与项目申请者的关系、对项目申请者的了解程度。

项目推荐者应当遵守下列规定：

（一）不得歧视潜在项目申请者，故意不推荐符合申请条件的项目；

（二）不得与项目申请者串通，

在项目立项申请材料或者检查、验收申请材料中弄虚作假；

（三）不得为项目申请者拉关系，干扰项目评估评审工作；

（四）不得索取或者接受项目申请者以及相关人员的礼品、礼金、有价证券、支付凭证、可能影响公正性的宴请或其他好处。

第十条　项目申请者在项目的立项、检查、验收过程中，有义务接受并配合评估机构的评估或者管理部门组织的评审，按要求提供与项目有关的全部资料和信息，确保所提供资料和信息真实、有效。

项目申请者应当遵守下列规定：

（一）不得弄虚作假，故意在项目评估评审活动中提供虚假资料、信息；

（二）对同一项目（包括内容相同或者相近的项目）不得重复申请立项；

（三）不得相互串通或者与国际合作项目管理人员、评估人员、评审专家串通，以不正当手段获取有关项目的评估评审信息；

（四）不得向项目评估评审组织者、项目评估评审活动承担者、项目推荐者、项目评估人员和评审专家馈赠或者许诺馈赠钱物或给予其他好处；

（五）不得进行其他妨碍项目评估评审活动独立、客观、公正开展的行为。

第三章　项目督查办法

第十一条　评估评审活动的督查工作可以采取经常性督查和专项性督查的形式。经常性督查是指对项目评估评审活动进行全过程的监督检查；专项性督查是指对项目评估评审某个环节或某类项目进行监督检查。对于重大项目的评估评审活动应当采取专项性督查方式进行重点督查。

第十二条　评估评审活动的督查工作，可以采取下列方式：

（一）现场考察；

（二）听取评估评审活动的各方当事人的汇报；

（三）查阅与评估评审有关的文件、合同、材料等；

（四）参加与评估评审事项有关的会议；

（五）向有关单位和个人调查核实；

（六）其他适当方式。

第十三条　主管部门及其相关人员有下列行为之一的，可视问题严重程度，对主要负责人或直接责任人给予纪律处分；构成犯罪的，依法移送司法机关追究刑事责任。

（一）对评估评审的重大情况隐匿不报，严重失职的；

（二）与评估评审活动的承担者、申请者、推荐者或评估人员、评审专家串通、编造虚假报告的；

（三）干预正常的评估评审活动，造成不良后果的；

（四）索取或收受贿赂的；

（五）其他玩忽职守，徇私舞弊以及妨碍项目评估评审活动正常进行的；

（六）违反本办法第六条规定之一的。

第十四条　受委托组织项目评估评审活动者或者评估评审活动承担者有下列情况之一的，国家中医药管理局可以分别视情况责令改正，给予警告、通报批评或者终止评估或评审委托；非法收受财物的，按国家有关规定没收所收受的财物；构成违纪的，建议有关部门给予纪律处分；构成犯罪的，依法移送司法机关追究刑事责任。

（一）弄虚作假，与项目执行单位串通编造虚假报告，或者对重大问题隐匿不报的；

（二）徇私舞弊、滥用职权或者玩忽职守的；

（三）违反本办法第六条、第七条规定之一的。

第十五条　项目评估人员和评审专家有下列情况之一的，国家中医药管理局可以分别视情况责令改正，记录不良信用、给予警告、通报批评、宣布评估评审意见无效直

至取消其参加评估评审活动的资格；构成违纪的，建议有关部门给予纪律处分；构成犯罪的，依法移送司法机关追究刑事责任。

（一）弄虚作假，致使相关项目通过评估评审的；

（二）徇私舞弊，违背科学道德、有失公允的；

（三）违反本办法第八条规定之一的。

第十六条　项目推荐者和项目申请者有下列情况之一的，国家中医药管理局可以分别视情况责令改正，给予警告、通报批评、取消项目立项资格、终止项目合同，追回已拨经费直至一定时限内取消相关人员或者单位推荐项目或者承担国家中医药管理局项目的资格；构成违纪的，建议有关部门给予纪律处分；构成犯罪的，依法移送司法机关追究刑事责任。

（一）弄虚作假，骗取项目立项的；

（二）玩忽职守，徇私舞弊以及妨碍项目评估评审活动正常进行的；

（三）违反本办法第九条、第十条规定之一的。

第十七条　任何单位和个人发现中医药国际合作专项评估评审活动存在问题的，可以向国家中医药管理局进行举报和投诉。

（一）对署名举报的，应当对举报人及举报内容保密。在对反映的问题调查核实、做出处理后，将核实、处理结果告知举报人并听取意见。对捏造事实，进行诬告陷害的，要依据有关规定严肃处理。

（二）对匿名举报的材料，有具体事实的，应当进行初步核实，并确定处理办法。对重要问题的处理结果，要在适当范围内通报；没有具体事实的，可登记留存。

（三）对投诉人的投诉，应当严格按照信访工作的有关规定及时办理。

第四章　附　则

第十八条　本办法由国家中医

药管理局负责解释。

第十九条　本办法自发布之日起施行，并废止《国家中医药管理局中医药国际合作专项项目评估评审准则与督查办法（试行）》（国中医药国际发〔2015〕23 号）。

（二）领导讲话

国家卫生健康委党组成员，国家中医药管理局党组书记、副局长余艳红在国家中医药管理局直属机关"不忘初心、牢记使命"主题教育动员部署会上的讲话

2019 年 6 月 13 日

今年 5 月 13 日，根据党的十九大部署，中共中央政治局决定从今年 6 月开始，在全党自上而下分两批开展"不忘初心、牢记使命"主题教育。5 月 21 日，习近平总书记在江西考察期间再次强调要抓好主题教育的落实，要抓出成效。5 月 31 日，"不忘初心、牢记使命"主题教育工作会议在北京召开，习近平总书记出席会议并发表重要讲话。近日，中共中央下发了《关于在全党开展"不忘初心、牢记使命"主题教育的意见》，对主题教育进行了安排部署。前一段时间，局党组召开会议，传达学习了习近平总书记的重要讲话和大会精神，组织了理论学习中心组学习（扩大）会，启动了我局的主题教育。

今天我们召开动员部署会，就是要深入学习贯彻习近平总书记在"不忘初心、牢记使命"主题教育工作会议上的重要讲话精神，按照党中央要求，对我局主题教育进行安排部署，确保局直属机关主题教育高标准开展、高质量推进。

根据安排，由中央第十七指导组对我局主题教育进行指导督促，指导组全体领导出席今天的会议，他们是中央第十七指导组组长、原中央党史研究室主任欧阳淞同志，中央第十七指导组副组长、原驻巴西大使、外交部原副部长李金章同志，中央纪委国家监委驻生态环境部纪检监察组副局级纪检监察员贾秀美同志，中央组织部干部三局四处调研员、副处长薛峰同志，中央和国家机关工委基层组织建设指导部一处调研员陈正志同志，中央组织部干部队伍建设规划办公室一处主任科员金子琦同志。中央纪委国家监委驻国家卫生健康委纪检监察组的有关负责同志也出席今天的会议。

国家中医药管理局参加会议的有，全体局领导，局机关全体党员，局直属各单位领导班子成员，中国中医科学院二级院所主要负责同志，局直属机关"不忘初心、牢记使命"主题教育领导小组办公室全体同志，并邀请局机关非中共党员处级以上干部参加。

闫树江同志传达了习近平总书记的重要讲话精神。习近平总书记在主题教育工作会议上的重要讲话，深刻阐述了开展主题教育的重大意义，深刻阐明了主题教育的目标要求和重点措施，对开展主题教育提出了明确要求，通篇贯穿着马克思主义立场观点方法，具有很强的政治性、思想性、针对性、指导性，是开展本次主题教育的根本指针，是新时代加强党的建设的纲领性文件。局直属机关各级党组织和广大党员干部务必要把思想和行动统一到习近平总书记的重要讲话精神和党中央部署要求上来，以强烈的政治担当和责任使命，切实开展好主题教育。

下面，我代表局党组，就开展好我局主题教育讲 3 点意见。

一、提高政治站位，充分认识主题教育的重大意义

以县处级以上领导干部为重点，在全党开展"不忘初心、牢记使命"主题教育，是党的十九大作出的重大决定，是以习近平同志为核心的党中央统揽伟大斗争、伟大工程、伟大事业、伟大梦想作出的重大部署。今年是中华人民共和国成立 70 周年，也是我们党在全国执政第 70 个年头，在这个时刻开展这次主题教育，正当其时。我们要深刻认识到开展主题教育是用新时代中国特色社会主义思想武装全党的迫切需要，是推动新时代党的建设的迫切需要，是保持党同人民群众血肉联系的迫切需要，是实现党的十九大确定的目标任务的迫切需要。具体到我们中医药局，大家要充分认识到：

开展这次主题教育，是确保中医药事业沿着习近平总书记指引的方向前行的重大举措。党的十八大以来，按照党中央统一部署，我们开展了群众路线教育实践活动、"三严三实"主题教育、"两学一做"学

习教育并将学习教育常态化、制度化，同时结合实际开展了"大学习、深调研、细落实""模范机关"创建等，大家的思想认识不断提高，党性觉悟明显增强。但与党中央的要求相比，一些党员干部在理论学习上还没有完全做到往深里走、往心里走、往实里走，对贯穿于习近平新时代中国特色社会主义思想中的战略思维、辩证思维、创新思维以及马克思主义方法论的精髓要义领悟得还不够全、不够深、不够透，把习近平总书记关于中医药的重要论述转化为行动的路径方法还不够明确，在学深悟透、融会贯通上还有较大差距。开展这次主题教育，就是要坚持学思用贯通、知信行统一，全面系统学、深入思考学、联系实际学，加深对习近平新时代中国特色社会主义思想的理解和把握，树牢"四个意识"、坚定"四个自信"、做到"两个维护"，提高运用习近平总书记关于中医药的重要论述指导实践、推动工作的能力，增强贯彻落实的自觉性和坚定性。

开展这次主题教育，是全面提升局直属机关党的建设工作质量的重要保障。党的十八大以来，我们坚持党要管党、全面从严治党，坚持以政治建设为统领，认真落实党中央关于全面加强党的建设的各项决策部署，以整治"四风"为突破口，刹住了一些过去被认为不容易刹住的不良风气，克服了一些司空见惯的顽瘴痼疾，党风政风得到了很大改善。但面对新形势新要求，局直属机关党的建设还存在不少问题，全面从严要求的压力传导还不够实，党建工作与业务工作相互融合还不够紧，党风带行风作风还不够有力，有些基层党组织"三会一课"质量不够高，支部战斗堡垒作用发挥还不充分，力戒形式主义、官僚主义举措上落实还不够到位。开展这次主题教育，就是要认真贯彻新时代党的建设总要求，奔着问题去，以坚忍不拔的韧劲坚决予以整治，同一切影响党的先进性、弱化党的纯洁性的问题作坚决斗争，推动局直属机关党的建设高质量发展，不断加强党对中医药工作的全面领导，更好凝聚行业内外的力量，同题共答新时代传承发展中医药事业的世纪大考。

开展这次主题教育，是践行以人民为中心发展思想的客观需要。中医药事业是重要的民生事业，人民对美好生活的向往是我们中医药一切工作的出发点和落脚点。我们要牢固树立以人民为中心的发展思想，把人民健康摆在优先发展的战略地位，着眼于全方位、全周期保障人民健康，充分发挥中医药的独特优势。但在实际工作中，带着深厚的为民情怀面对面、心贴心、实打实服务群众做得还不扎实，问计问需于群众这个法宝用得还不够好，针对人民群众看中医吃中药的痛点、堵点解决的实招硬招还不够多，与人民群众的期待还存在差距。开展这次主题教育，就是要进一步教育引导广大党员干部自觉践行党的根本宗旨，把群众观点、群众路线深深植根于思想中、具体落实到行动上，着力解决群众最关心最现实的能看上好中医吃上好中药问题，不断增强人民群众对中医药事业发展的获得感。

开展这次主题教育，是奋力开创新时代中医药事业传承创新发展的必然要求。党的十八大以来，以习近平同志为核心的党中央把中医药摆在国家发展战略高度，采取一系列重大举措推动中医药发展，中医药事业迎来了天时、地利、人和的大好时机，广大群众对中医药服务的需求越来越旺盛，群众信任中医药、喜欢中医药、使用中医药的氛围越来越浓。这都对我们加快推进中医药高质量发展提出了更高要求，需要我们付出更大努力。目前，一些党员干部干事创业担当精神还不够足、攻坚克难的劲头还不够猛，工作作风不够扎实，工作能力不足、方法不当，在破解发展难题时缺少真本领。开展这次主题教育，就是要教育引导广大党员干部发扬革命传统，保持优良作风，练就过硬本领，更好地担负起中医药传承创新发展的历史使命。

二、把握要求目标，抓实主题教育的重点举措

党中央明确，这次主题教育的总要求是"守初心、担使命，找差距、抓落实"。根本任务是深入学习贯彻习近平新时代中国特色社会主义思想，锤炼忠诚干净担当的政治品格，团结带领全国各族人民为实现伟大梦想共同奋斗。具体目标是理论学习有收获、思想政治受洗礼、干事创业敢担当、为民服务解难题、清正廉洁作表率。重点举措是学习教育、调查研究、检视问题、整改落实。第一批主题教育从今年6月开始，8月底基本结束，不划分阶段、不分环节，边学边调研边检视边整改贯彻始终，这表明要求更高了、标准更严了。我们要把准党中央精神，对准目标要求，抓实主题教育的重点举措，紧密结合自身实际，既要重视思想理论武装又要坚持问题导向和目标导向，突出主题教育的实践性，切实把开展主题教育的过程转化为凝聚共识、汇聚全社会力量的过程，转化为破解中医药发展难题的过程，转化为推动中医药高质量发展的过程，转化为传承创新发展中医药事业的坚强思想保障和强大动力。

一要开展学习教育，强化理论武装。坚持把理论学习作为重中之重，推动学习贯彻习近平新时代中国特色社会主义思想往深里走、往心里走、往实里走。坚持原原本本学习习近平新时代中国特色社会主义思想和党的十九大精神，重点学习《习近平关于"不忘初心、牢记使命"重要论述选编》《习近平新时代中国特色社会主义思想学习纲要》和党章党规，及时跟进学习习近平总书记最新重要讲话文章，全面深入学习习近平总书记关于中医药的重要论述、党中央关于中医药工作的决策部署。坚持集体学习和自学相结合，局党组要示范带头，重点做好党组理论学习中心组学习，主题教育期间每月开展一次集中学习；各部门各单位领导班子要集中安排一周时间，通过专题培训、举办读书班等形式，开展学习交流研讨；党支部要依托"三会一课"、主题党日等组织常态化学习教育；要用好用活红色资源，创新形式，增强学习教育实效性、感染力。通过学习教育，进一步加深对习近平新时代中国特色社会主义思想、习近平总书记关于中医药的重要论述的理解和把握，学深悟透、融会贯通、真信笃行，做好理论武装、思想武装，做到理论学习有收获、思想政治受洗礼，坚定对马克思主义的信仰、对中国特色社会主义的信念，传承红色基因，增强"四个意识"，坚定"四个自信"，做到"两个维护"，自觉在思想上政治上行动上同以习近平同志为核心的党中央保持高度一致，始终忠诚于党、忠诚于人民、忠诚于马克思主义，坚定不移从党和国家工作全局出发谋划推进中医药工作，推动中医药事业传承创新发展。

二要深入调查研究，拿出实招硬招。要立足服务健康中国战略，牢记习近平总书记"切实把中医药这一祖先留给我们的宝贵财富继承好、发展好、利用好"的殷殷嘱托，围绕贯彻落实总书记关于发展中医药的重要论述和党中央关于中医药工作的重大决策部署，围绕制约中医药发展的"卡脖子"问题，围绕人民群众看中医吃中药的烦心事、操心事、揪心事，围绕中医药服务服从打好三大攻坚战，围绕加强和改进局直属机关党的建设，聚焦基层中医药服务能力提升、中医医院建设发展（包括"西化"问题）、公立中医医院党的建设、中医药临床核心竞争力、中医药人才队伍建设、局直属机关基层党组织和干部队伍建设等，把调查研究与局党组部署开展的"深调研"紧密结合起来，与传承发展中医药事业有关中央文

件的研究起草、贯彻落实紧密结合起来，与全国中医药大会的组织筹备紧密结合起来，坚持问题导向、坚持实事求是，眼睛向下、脚步向下，到问题突出、群众反映强烈和有好经验、好做法的地方和单位去，把情况摸清、问题找准，研究提出破解难题、改进工作的实招、硬招。每位党组成员要结合任务分工，确定调研主题，带头开展调研，至少牵头形成 1 篇有分量的调研报告，局直属机关各部门各单位领导班子也要梳理调研情况和成果，至少形成 1 份调研报告，并通过党组理论学习中心组学习、专题党课等，加强交流研讨，促进调研成果转化，使调研真正成为加深对党的创新理论领悟的过程，成为密切同人民群众血肉联系的过程，成为推动中医药事业发展的过程。

三要认真检视问题，寻找差距短板。对照习近平新时代中国特色社会主义思想和党中央决策部署，对照习近平总书记关于中医药工作的重要指示批示精神，对照党章党规，对照人民群众对更好中医药服务的新期待，对照先进典型、身边榜样，紧扣党的政治建设、思想建设、作风建设等方面存在的突出问题，紧扣人民群众感受最直接、反映最强烈的中医药问题，以刀刃向内的革命精神，坚持高标准、严要求，既要广泛充分听取意见，又要开诚布公提出意见，既要反思思想问题，又要查找工作问题，既要检视党员领导干部的问题，又要剖析领导班子的问题。每名领导干部都要主动把自己摆进去、把思想摆进去、把工作摆进去、把作风摆进去，深挖细查、较真碰硬，必要时还要用用放大镜、显微镜，使差距和问题看得更清楚、更透彻。主题教育期间，局机关在一楼设置了意见箱，直属各单位也要分别设立意见箱，广泛征求意见建议，征求到的意见建议要与局党组巡视、干部考察、工作考核等问题统筹考虑，把问题一个一个摆出来，不搞官样文章、

不硬性规定字数，真正把问题找实找具体，为对症下药找准真实病灶，为修身正己奠定坚实基础。

四要从严整改落实，逐项整改到位。做好整改，首先要列好清单，对调研发现的问题、群众反映强烈的问题、巡视反馈的问题和检视反思的问题，各部门各单位领导班子、处级以上党员领导干部个人要分别列出问题清单和整改清单。把"改"字贯穿始终，坚持立查立改、即知即改，能够当下改的，明确时限和要求，按期整改到位；一时解决不了的，要盯住不放，明确阶段目标，持续整改到位，做到问题不解决不松劲、解决不彻底不放手、群众不认可不罢休。要重点抓好中央部署的专项整治工作，并结合中医药工作实际和各部门各单位实际，聚焦局直属机关各级党员领导干部在干事创业敢担当方面，违反中央八项规定精神方面，形式主义、官僚主义作风方面，有针对性地列出需要整治的突出问题，进行集中治理。对贯彻习近平总书记关于中医药工作的重要讲话和指示批示精神，要单独建账，狠抓落实；对贯彻中央重大决策部署，要及时盘点，精准落实。主题教育期间，我们要集中力量在群众方便看中医、百姓放心用中药、社会各界正确看中医药等方面推出 2～3 项成效明显的举措（如向群众介绍权威的寻医问药信息，开展医疗机构中药饮片质量专项检查，推进中医药健康养生文化知识进社区进家庭进校园），着力提升人民群众对中医药服务的获得感和满意度，在为民服务解难题上见成效，交出一份让群众满意的成绩单。

三、加强组织领导，确保主题教育取得实效

这次主题教育时间紧、任务重、要求高。我们要严格按照党中央统一部署，根据中央第十七指导组要求，结合自身实际，坚持两手抓两促进，干在实处，走在前列，力戒一切形式主义、官僚主义，全力推

动中医药改革发展和党的建设各项工作跃上新台阶。

一要夯实责任主体。局党组成立"不忘初心、牢记使命"主题教育领导小组，党组书记、党组成员亲自抓，以高度的政治责任感，履行好主体责任，带头落实主题教育各项工作，自觉接受中央第十七指导组和国家卫生健康委党组指导，主动及时报告活动进展情况，通过率先垂范，形成示范带动、整体联动的良好效应，真正把学习教育、调查研究、检视问题、整改落实有关要求落到实处。局直属机关各级党组织和党员领导干部要层层落实责任，及时发现和解决问题，推动主题教育有序开展。领导干部首先要抓好自身教育，走在前、当模范，先学一步、学深一点，先改起来、改实一点，为广大党员干部作出表率。

二要坚持统筹推进。坚持围绕中心、服务大局，把开展主题教育同中央巡视整改和局党组开展"大学习、深调研、细落实""模范机关"创建、作风建设以及局中心工作等有机结合，同频共振，防止"两张皮"，用实打实的工作成果，作为检验开展主题教育成效的"标尺"。要抓好成果转化，把党员干部焕发出来的热情转化为攻坚克难、干事创业的强大动力，以更加优异的成绩迎接新中国成立70周年。

三要加强宣传引导。充分发挥局官网、新媒体平台和中国中医药报等行业媒体作用，创新丰富宣传形式，深入宣传习近平新时代中国特色社会主义思想和党中央精神，及时反映主题教育进展成效，注重宣传一批可复制可普及的好经验，营造良好氛围。加强正面引导，加大对全国优秀共产党员屠呦呦和国医大师、全国名中医以及中医药行业白求恩奖章获得者、时代楷模等先进典型的宣传，发挥典型引领作用，大力弘扬大医精诚优良传统，形成学先进、赶先进的良好风尚。

四要加强作风建设。坚决防止形式主义，将其贯穿学习教育、调查研究、检视问题、整改落实各方面；狠抓作风建设，深入开展形式主义问题大排查，贯彻落实好局党组制定的解决形式主义突出问题为基层减负的24条具体措施，通过松绑减负的有力举措和求真务实的扎实作风，确保主题教育各项任务落细落实、取得实效。

国家卫生健康委党组成员，国家中医药管理局党组书记、副局长余艳红在国家中医药管理局直属机关"不忘初心、牢记使命"主题教育总结大会上的讲话

2019 年 9 月 3 日

自我局主题教育启动以来，在中央第十七指导组的大力指导帮助下，我们认真贯彻落实习近平总书记重要讲话、指示批示精神和党中央关于开展"不忘初心、牢记使命"主题教育的各项部署要求，把开展主题教育作为一项重大政治任务，牢牢把握"守初心、担使命，找差距、抓落实"的总要求，紧扣学习贯彻习近平新时代中国特色社会主义思想这一主线，坚持目标导向和问题导向相统一，把学习教育、调查研究、检视问题、整改落实贯穿全过程，把初心使命变成锐意进取、开拓创新的精气神和埋头苦干、真抓实干的自觉行动，达到了理论学习有收获、思想政治受洗礼、干事创业敢担当、为民服务解难题、清正廉洁作表率的目标要求。

今天我们召开总结大会，就是要对我局主题教育开展情况进行总结，归纳经验、找出不足，明确下一步努力方向和具体举措，持续推进、深化主题教育成果，确保主题教育在我们局直属机关、中医药系统落地生根、开花结果。

出席今天会议的指导组领导有，中央第十七指导组副组长、原驻巴西大使、外交部原副部长李金章同志，中央纪委国家监委驻生态环境部纪检监察组副局级纪检监察员贾秀美同志，中央组织部干部三局四处调研员、副处长薛峰同志。

国家中医药管理局参加会议的有，全体局领导，局机关全体党员，局直属各单位领导班子成员，中国中医科学院二级院所主要负责同志，局直属机关"不忘初心、牢记使命"主题教育领导小组办公室全体人员，并邀请局机关非中共党员处级以上干部参加。

这次局党组专题民主生活会，既是一次政治体检，也是一次实践检验。欧阳淞组长强调，当前中医药迎来了千载难逢的大好时机，"天时"进一步具备，"地利"一直都有，更要把"人和"跟上去，发扬善始善终、善作善成的精神，持续用力、一抓到底，圆满完成主题教育的各项要求，扎实推进即将出台的中央关于中医药传承创新发展意见的各项任务，向党中央和广大人民群众交上一份满意的答卷。这既是对我们的鼓励更是对我们工作的指导。我们要把此次专题民主生活会作为新起点，进一步提振精气神，转变工作作风，切实在守初心中增

强定力，在担使命中剖解难题，在找差距中明确方向，在抓落实中务求实效，认真做好"后半篇"文章。

抓好整改落实，是开展主题教育的基本要求，也是提高主题教育质量的具体举措。整改落实工作我们取得了一些阶段性成效，但这只是第一步，接下来还要不断发力、持续用力。对已经开始整改的，要继续抓好落实，确保预期效果；对正在做、需要建立长效机制、制定完善制度的，要抓紧制度的制定报批；对需要一段时间内才能完成的比较大的整改任务，要按照拟订的整改计划、路线图、时间表，盯住不放、逐项落实，按期整改到位，坚决杜绝漏洞、不留死角，做到问题不解决不松劲、不彻底不放手、群众不认可不罢休。

现在，我代表局党组，就我局主题教育开展情况及下一步工作讲3方面意见。

一、主题教育总体开展情况

局党组高度重视、精心组织，成立了以党组书记为组长、党组成员为副组长的主题教育领导小组，并下设领导小组办公室、综合协调组、整改落实组和6个指导组，抽调精干力量推动工作开展。第一时间研究制订实施方案，及时召开动员大会，对全局主题教育工作统筹部署安排，推动局直属机关各部门各单位主题教育扎实有序进行。各部门各单位结合总体要求和工作实际，细化制定各自的具体实施措施，明确学习计划，深入调查研究，列出问题清单，扎实整改落实，确保主题教育实施效果。局党组8月28日召开专题民主生活会，各部门各单位近日也都相继召开了较高质量的专题民主生活会，目前我局主题教育顺利完成了各项规定任务，做到了规定动作不走样、自选动作有特色。

二、主题教育取得的主要成效

（一）坚持自我加压，理论学习更加系统深入。局领导到分管部门单位领学导学10余次，深入学习习近平新时代中国特色社会主义思想，第一时间学习领会党中央最新部署要求，做到学习跟进、认识跟进、行动跟进。坚持读原著、学原文、悟原理，开展4次集体学习、7次专题学习研讨，实现各部门各单位党组织主要负责同志交流发言全覆盖，带动党员干部精读细读、学深学细。组建青年理论学习小组，开展青年读书座谈会，注重抓好年轻干部理论武装。以组织观看教学视频、警示教育片，赴北大红楼、李大钊故居探访"初心"，微信群推送学习资料，召开读书学习会等形式，增强学习的吸引力、感染力。通过深入系统学习，广大党员干部整体理论水平得到加强，政治站位、政治立场、政治能力得到提升，进一步树牢"四个意识"、坚定"四个自信"，夯实坚决做到"两个维护"的思想根基。特别是在研究起草《关于促进中医药传承创新发展的意见》过程中，以新发展理念为指引，进一步落细落实习近平总书记关于中医药的重要论述，提出了新时代做好中医药工作的基本思路、目标任务、政策举措，把学习教育成果体现到加强顶层设计和宏观引领发展的能力上。

（二）坚持问题导向，调查研究更加深入细致。局领导着眼解决实际问题，分别聚焦"加强传承发展中医药事业顶层设计""提升中医药服务能力，方便群众看中医""提升中药质量，让百姓放心吃中药""加强公立医院和直属机关党的建设"等课题进行调研。坚持求真务实，与有关部委积极沟通，到基层倾听群众声音，与行业内外人员进行座谈研讨，提炼总结基层典型做法先进经验，直面问题拿到第一手数据。对于发现的部分公立中医医院学习习近平总书记重要指示精神不深入不到位的问题，督促有关方面立行立改；对于发现的部分县域医共体建设中出现的问题，明确提出了在医疗联合体建设中切实加强中医药工作的意见。局机关各部门、直属各单位分别结合职能和工作中遇到的困难问题，开展了不同专题的调研工作。在认真调研的基础上，局党组书记带头、党组成员分别讲专题党课，局领导班子召开主题教育调研成果交流会，各部门各单位纷纷开展了调研成果交流活动，为整改落实打下坚实基础。

（三）坚持刀刃向内，检视问题更加全面具体。按照习近平总书记关于"四个对照""四个找一找"的要求，以正视问题的思想自觉和行动自觉，深刻剖析存在问题。通过书面征询、召开座谈会、开展谈心谈话、设置意见箱等方式征求意见，并依托"中国中医"官方微信公众号，对新媒体端后台的949条留言建议进行梳理，原汁原味反映网友意见建议，一并作为主题教育检视问题的参考。局主题教育领导小组多次召开会议，瞄准人民群众关心关切的热点难点问题，在主观上、思想上进行深刻检视，汇总形成思想和工作两个层面16条问题清单，纳入专项整治工作方案。8月21日，召开对照党章党规找差距专题会议，党组成员逐一进行检视剖析，开展提醒帮助。各部门各单位深入查摆思想层面、工作层面存在的关键问题，检视问题共201条。

（四）聚焦突出问题，整改落实更加注重实效。始终坚持把"改"字贯穿始终，真刀真枪开展专项整治。一方面，集中力量在方便群众看中医，放心用中药上采取系列举措，建立了覆盖31个省份392个国家临床重点专科、1818个老中医药专家及2352个重点专科优势病种信息的便民就医导航专栏，要求各级中医医院深入开展改善医疗服务行动，组织各地中医药主管部门集中力量针对10种常用大宗且假冒伪劣多发的中药饮片开展专项检查以把好"进门关"，切实在人民群众看病就医的操心事、烦心事、揪心事上出实招、见实效。另一方面，结合正在做的事，同步开展整改落实。把贯彻落实习近平总书记重要指示批示精神和党中央决策部署作为整改落实的首要任务，先后两次向党中央就贯彻落实情况作专题报告。与2016年中央巡视问题整改工作一体推进，截至目前中央巡视反馈问题已全面整改，深层次的体制机制改革不断深化，直属事业单位机构改革方案已经中央编办同意，正在推进落实中。认真执行公务员职务与职级并行制度，局机关公务员职级晋升和局直属单位干部选拔工作已全面展开并取得阶段性进展。中国中医科学院中药科技园一期工程青蒿素研究中心日前奠基，积极推动设立国家中医药博物馆、雄安国家中医医学中心。深入开展向屠呦呦研究员等先进典型的学习宣传，凝练形成了"胸怀祖国、敢于担当、团结协作、传承创新、情系苍生、淡泊名利、增强自信、勇攀高峰"32字青蒿素精神，并作出了大力弘扬和践行青蒿素精神的决定（近日，屠呦呦研究员又入选"共和国勋章"候选人，我们正在抓紧研究宣传工作方案，进一步加强思想引领，发挥榜样效应）。截至目前，专项整治提出的34项整改举措，其中22项已取得阶段性成果。各部门各单位共制定整改落实举措261条，其中，已完成整改149条，需中长期解决112条。

总的来看，我局主题教育开展情况是好的，能够把握主线、聚焦主题，特别是我们把主题教育与实际工作有机结合，按照"切口小、发力准、效果好"的要求，突出解决人民群众关心关切的热点难点问题，贯彻了以人民为中心的发展思想，凸显了主题教育的实践性，达到了预期的成效。

通过这次主题教育，我们有以下几点深刻体会：

一是必须坚持以习近平新时代中国特色社会主义思想武装头脑。聚焦学习贯彻习近平新时代中国特色社会主义思想这一主线，我们始终坚持以理论滋养初心，以理论引领使命。通过深入学习教育，深学细照习近平新时代中国特色社会主义思想，不断提高运用党的创新理论解决实际问题的能力。实践证明，学得越好、理解越透，初心就回归得越好，使命定位就越准确，执行就越坚决，工作就越有成效。

二是必须坚持以人民为中心、密切联系群众。让人民群众满意是我们党做好一切工作的价值取向和根本标准。主题教育期间，我们紧紧抓住群众反映的难点、痛点、堵点问题，坚持从群众中来、到群众中去，密切联系群众，倾听群众意见，瞄准让群众方便看中医、放心用中药，整合资源、上下联动、集中发力、切实改进。实践证明，我们离群众越近，听到的声音越真，越能够在制定政策过程中站稳群众观点，解决群众痛点，提升政策执行力和生命力。

三是必须坚持领导带头、以上率下。正人必先正己，正己才能正人。局领导班子怎么做，各级领导干部怎么做，党员和群众都在看。局党组在担负好领导指导责任，抓好主题教育的同时，坚持把自己摆进去，带头学习、带头调查研究、带头检视问题、带头整改落实，切实发挥了示范作用。特别是专题民主生活会上，党组成员相互批评直面问题、开诚布公，没有"穿靴戴帽"、没有"化妆粉饰"，认真打扫了思想上和政治上的灰尘，做到了检身改过、日进日新，得到了指导组的充分认可。各部门各单位负责同志亲自抓、作表率，先学一步、学深一点，先改起来、改实一点，切实发挥了带动作用。实践证明，领导同志特别是主要负责同志重视程度高、工作力度大，主题教育就抓得紧抓得实、抓得有特色有成效。

四是必须坚持严字当头、从严从实。局党组认真贯彻落实党中央统一部署，紧密结合局直属机关和中医药工作实际，始终坚持思想不疲、劲头不松、措施不软，持续拧紧"螺丝扣"，切实做到学习教育贯彻始终，调查研究求真务实，检视问题系统全面，整改落实不走过场，明确严的标准、采取严的举措，坚持一把尺子量到底，坚决防止搞形式、放空炮、走过场。局指导组敢于"唱黑脸"，紧紧围绕关键环节、重点工作严督实导、持续用劲。实践证明，只要严要求、动真格，真实抓、抓真实，就能真正达到预期目标。

这些深刻体会，既有以往集中教育经验的继承发展，也有新形势新要求下新做法的总结提炼，是我们这次主题教育获得的宝贵财富，希望大家认真学习领会，加以转化运用。

在肯定成绩的同时，也要清醒地看到，我局的主题教育也存在一些薄弱环节和不足之处。比如，在习近平新时代中国特色社会主义思想学思用贯通方面还有差距，对于蕴含其中的辩证唯物主义世界观和方法论的理解和运用还不到位，在学思用贯通、知信行统一上还需持续用力；在贯彻落实党中央对中医药的决策部署方面还有差距，从服务经济社会发展大局和推进健康中国建设上提高站位思考、统筹谋划中医药工作的能力有待加强，引领中医药事业跨越式发展的水平需要快速提升；在践行群众路线方面还存在一定差距，对于如何在调研中听到真声音、看到真情况还缺乏有效设计，对于群众看中医的烦心事、操心事系统性研究不深入，解决问题的针对性措施不够等。这些差距和不足，需要我们在今后的工作中进一步聚焦着力、研判分析、改进落实。

三、要把"不忘初心、牢记使命"主题教育精髓要义融入今后各项工作中，不断巩固深化主题教育工作成果

第一批主题教育集中性教育进入了收官阶段，第二批主题教育即将全面启动，这是一个关键节点。总结经验，启示后来；再接再厉，深入推进；密切联动，整体推进。这些问题都需要有一个思考谋划，有一个前瞻考虑。近日，中央专门印发《关于巩固深化第一批"不忘初心、牢记使命"主题教育成果的通知》，目的就是要从全局和整体上确保主题教育取得实效。

对于参加第一批主题教育的党员干部来说，不能有歇脚思想，不能有交卷心态。从主题教育的阶段性安排看，第一批主题教育集中性教育确实暂时告一段落，但并不意味着就可以不再深入学习了，就可以放手不管了。无论是"持续推动"，还是"继续深入""跟进学习"，或者是"整改落实""回头看"。《通知》都语重心长地提出了警示，明确了要求。不能因为即将启动第二批主题教育，就有了放松学习劲头、长舒一口气的想法。主题教育是一个长期持续的过程，不仅要推动理论学习往深里走、往心里走、往实里走，而且更要继续带头学习、带头践行，注重抓好巩固和深化主题教育成果，确保整个主题教育取得好成效。接下来，我们要在以下 4 个方面，狠下功夫，抓好落实。

（一）在学懂弄通做实习近平新时代中国特色社会主义思想上狠下功夫。一是持续贯彻落实局党组会议"第一议题"制度，持续深入学习习近平新时代中国特色社会主义思想，特别是学好习近平总书记关于中医药的重要论述和指示批示精神，局党组以及各级领导班子要带头学习、带头践行，切实用新思想武装头脑、指导实践、推动工作；按照局党组贯彻落实中共中央《关于加强党的政治建设的意见》实施方案和《关于加强和改进中央和国家机关党的建设的意见》实施举措，推动党的政治建设各项部署落实落地，确保做到"两个维护"、当好"三个表率"。二是着力提高学习教育的实效性、针对性，增强党内政治生活的吸引力、感染力，充分利用红色资源，大力加强党史国史教育、忠诚教育；抓好年轻干部理论武装，用好红色教育基地、红色家书等鲜活教材，教育引导年轻干部夯实理论根基。三是把"两个维护"

体现到推动习近平总书记重要指示批示精神落地落实上，对贯彻落实习近平总书记重要指示批示精神的情况进行一次"回头看"，并推动"回头看"工作常态化，每年向党中央专报。

（二）坚持刀刃向内的自我革命精神，推动中医药改革创新发展。一是全力抓好《关于促进中医药传承创新发展的意见》的贯彻落实，编撰印发文件读本，召开专门工作会议和学习研讨班，制定出台配套文件，研究部署重大项目，凝聚各方智慧，形成贯彻落实中央意见的强大动力。二是学习好、贯彻好、落实好孙春兰副总理专题党课时对卫生健康和中医药工作提出的要求，充分发挥中医药在健康中国建设中的独特优势，在普及健康生活、优化健康服务、完善健康保障、建设健康环境、发展健康产业方面更加积极主动作为，释放中医药"五种资源"活力潜力。三是在打赢脱贫攻坚战中发挥中医药的优势，继续推进中药材产业扶贫，实施中药材质量保障项目；与有关部委合力推进"三区三州"中医药健康扶贫，做好对口帮扶贫困县县级中医医院等工作；广泛动员相关单位捐赠捐助，组织驻点医疗队开展医疗帮扶，稳步推进企业引进和投资，巩固定点帮扶山西五寨县的成果。四是在"一带一路"建设中发挥中医药独特作用，大力推进中医药国际合作专项项目，促进中医药在国际上的推广和应用，传播中国优秀传统文化。

（三）加强"模范机关"建设，巩固和拓展主题教育成果。一是持续推进机关党的建设，深入学习贯彻习近平总书记在中央和国家机关党的建设工作会议上的重要讲话精神，把握中央和国家机关的政治属性，把创建"模范机关"同拓展主题教育成果紧密结合，以党的政治建设为统领，切实加强思想建设、组织建设、作风建设，着力提升"最先一公里"建设水平和"最后一公里"的落实能力。二是完善基层

党支部制度建设，建立局领导支部建设联系点制度，加强基层党组织建设的靠前指挥；认真执行"三会一课"、领导干部双重组织生活、民主评议党员等制度，切实提升基层党组织凝聚力、战斗力、创造力；加强公立中医医院党建，配齐配强党务和纪检干部队伍，进一步强化党组对党的建设工作的领导和指导。三是大力弘扬和践行青蒿素精神，持续开展系列宣讲和学习活动，选树一批先进典型，发挥榜样示范引领作用。四是持续整治形式主义、官僚主义，落实《中共国家中医药管理局党组关于解决形式主义突出问题为基层减负若干措施的通知》确定的各项措施，从思想层面、工作层面铲除形式主义、官僚主义滋生土壤，营造风清气正、忠诚向上的机关作风。

（四）强化制度建设，推动建章立制形成长效机制。一是长期抓好党员干部初心使命教育，通过主题党日、主题党课、重温入党志愿书和入党誓词、学习先进典型、开展警示教育等，引导党员干部坚定理想信念，增强宗旨意识，牢记初心使命，提升政治素养。二是常态化开展调查研究和问题剖析研判，及时了解掌握群众对中医药健康服务新需求新期盼，找准群众看上好中医、吃上放心药的痛点、难点、堵点，坚持问政于民、问需于民、问计于民，扑下身子研究分析，拿出服务群众健康的好政策好措施。三是持续做好群众就医服务工作，继续建好并用好"便民就医导航"平台，增加中医医院普通门诊的专家资源投放，拓展就诊预约途径，加强中药饮片质量控制，持续改善群众就医环境，提升服务质量。四是建立健全激发干部干事创业长效机制，进一步完善干部选拔任用工作机制，坚持新时期好干部标准，重视选拔在艰苦边远地区、急难险重岗位上埋头苦干、敢于碰硬、表现突出的干部。落实好我局《公务员职级晋升办法（试行）》，完善工作

机制，统筹考虑职务与职级安排，发挥好职级的激励和保障作用。认真落实全国组织工作会议精神和新时代年轻干部素质要求，注重培养选拔对党忠诚、堪当重任、作风优良的优秀年轻干部，激发干部队伍活力。

为中国人民谋幸福、为中华民族谋复兴是我们中国共产党人的初心和使命，也是激励我们不断前进的根本动力。习近平总书记强调，"要把'不忘初心、牢记使命'作为加强党的建设的永恒课题，作为全体党员干部的终身课题。"主题教育形式上有期限，但"不忘初心、牢记使命"的课题永远在路上。我们要紧密团结在以习近平同志为核心的党中央周围，把主题教育的精髓要义融入各项工作中，一以贯之落实好"守初心、担使命，找差距、抓落实"的总要求，永葆自我革命精神，以实际行动践行好初心使命，奋力推进中医药事业的传承创新发展，为助力健康中国建设、实现中华民族伟大复兴中国梦作出应有贡献，以优异成绩迎接中华人民共和国成立70周年！

国家卫生健康委党组成员，国家中医药管理局党组书记、副局长余艳红在国家中医药管理局直属机关学习贯彻落实党的十九届四中全会和全国中医药大会精神动员会上的讲话

2019 年 11 月 8 日

在党的十九届四中全会和全国中医药大会胜利召开一周后，局党组决定召开今天这个动员会，共同学习和全力推进两个大会精神的落实，意义重大。

党的十九届四中全会专题研究坚持和完善中国特色社会主义制度、推进国家治理体系和治理能力现代化，这为破除制约中医药发展的制度机制瓶颈，推动"四个建立健全"，促进中医药治理体系和治理能力现代化提供了坚强保障。我们要坚定信心，乘势而上，全力推进中医药传承创新发展。

刚才，我传达了党的十九届四中全会精神，文明同志围绕贯彻落实全国中医药大会谈了学习体会，并对重点任务进行了部署，树江同志带领大家重温了习近平总书记的重要指示、李克强总理的重要批示并传达了全国中医药大会精神。3个部门和单位的负责同志也作了很好的发言，我都赞同。大家要把学习贯彻党的十九届四中全会和全国中医药大会精神作为首要政治任务，切实把思想和行动统一到中央的决策部署上来，把准方向、扛稳责任、乘势而上、埋头苦干，奋力谱写新时代传承创新发展中医药的新篇章，

在建设健康中国、实现中华民族伟大复兴的中国梦的进程中展现新担当新作为。

连日来，局机关各部门各单位深入学习贯彻党的十九届四中全会和全国中医药大会精神，结合实际工作有进展，部署有举措。对大家的工作，局党组是充分肯定的。目前，学习贯彻党的十九届四中全会精神和全国中医药大会精神已进入新阶段，要深化认识、加强谋划、狠抓落实，确保中央的决策部署在中医药系统落地生根、开花结果。

下面，我讲4个方面的意见。

一、增强"四个意识"、坚定"四个自信"、做到"两个维护"，切实把思想和行动统一到全会和大会精神上来

第一，充分认识党的十九届四中全会的重大意义。党的十九届四中全会是面对当今世界百年未有之大变局，在庆祝中华人民共和国成立70周年之际、实现"两个一百年"奋斗目标历史交汇点召开的一次极其重要的会议。用一次全会专门研究国家制度和国家治理问题，这在党的历史上还是第一次，充分反映了新时代党和国家事业发展的新要求和人民群众的新期待，对于

坚定"四个自信"，战胜各种风险挑战，确保党和国家兴旺发达、长治久安，具有重大现实意义和深远历史意义。

习近平总书记在全会上的重要讲话高屋建瓴、思想深邃、内涵丰富，深刻回答了"坚持和巩固什么、完善和发展什么"一系列重大政治问题，坚定了制度自信，指明了前进方向，标志着我们党对国家制度和国家治理体系的认识升华到一个新高度、新视野、新水平。

党的十九届三中全会以来，以习近平同志为核心的党中央带领全党全国人民坚定信心、攻坚克难、砥砺前行，推动党和国家各项事业取得新的重大成绩。这些成绩来之不易，最根本的是有以习近平同志为核心的党中央的坚强领导，有习近平新时代中国特色社会主义思想的科学指引，充分展现了中国特色社会主义制度的显著优势和强大生命力。习近平总书记在讲话中对中医药工作取得的成绩给予充分肯定，指出召开全国中医药大会，促进中医药传承创新发展。

全会作出的决定，明确提出了"三步走"的总体目标，系统总结了中国特色社会主义制度具有的13个

方面的显著优势，重点阐述坚持和完善支撑中国特色社会主义制度的根本制度、基本制度、重要制度，对坚持和完善 13 个方面的制度体系作出部署，为我们推动高质量发展、实现中华民族伟大复兴的中国梦提供了根本制度保障。

第二，充分认识全国中医药大会的重大意义。在新中国成立 70 周年之际，决胜全面建成小康社会的关键之年，国务院召开全国中医药大会，习近平总书记专门作出重要指示，李克强总理作出重要批示，孙春兰副总理出席会议并讲话，大会表彰了 80 名全国中医药杰出贡献奖获得者，充分体现了以习近平同志为核心的党中央对中医药事业的高度重视和亲切关怀。

大会对新时期传承创新发展中医药作出重大部署和安排，对于从思想层面解决中医药的认识问题、从制度层面解决中医药的发展问题至为重要，对于建设健康中国、实现中华民族伟大复兴的中国梦具有深远影响，在我国中医药发展历程中具有历史性、划时代的里程碑意义。

这个里程碑意义主要体现在：以中共中央、国务院名义印发促进中医药传承创新发展的重要政策性文件，是第一次；大会由国务院决定召开，是第一次；大会最大的亮点，是以习近平总书记关于中医药工作的重要论述为指引，深刻阐述了中医药的重大价值、重大作用和重大意义，系统回答了中医药发展中的若干关键问题，强调传承精华、守正创新、改革机制、开放合作，走出一条符合中医药特点的发展道路，从党中央、国务院的高度澄清了模糊认识，解决了争论问题，坚定了发展自信，达到了"一锤定音"的预期目的。

大会按照《中共中央　国务院关于促进中医药传承创新发展的意见》（以下简称《意见》）部署，坚持鲜明的问题导向，树立强烈的改革意识，聚焦长期以来影响和制约

中医药事业发展的"卡脖子"问题，提出了新时代中医药发展总体思路，部署了完善中医药服务体系、加强中医药人才培养、严格中药质量监管、推进中医药科学研究和技术创新、加强中医药系统队伍建设 5 个方面的重点工作。

我们要把学习贯彻党的十九届四中全会精神和全国中医药大会精神紧密结合起来，坚定不移执行中国特色社会主义根本制度、基本制度、重要制度，遵循中医药规律，突出固根基、扬优势、补短板、强弱项，把《意见》和全国中医药大会作出的一系列制度设计和安排，全面落实到编制发展规划、推进法治建设、制定政策措施中，促进中医药治理体系和治理能力现代化，走出一条具有中国特色的卫生健康发展道路。

二、学深悟透习近平总书记关于中医药工作的重要论述，进一步深刻认识新时代发展中医药的重大意义

党的十八大以来，习近平总书记从建设健康中国、实现中华民族伟大复兴的中国梦的战略高度出发，把中医药工作摆在突出位置，作出了一系列重要论述，深刻阐明了中医药的地位作用、目标原则、实践要求和制度保障，系统回答了"为什么要发展中医药、发展什么样的中医药、如何发展中医药"等一系列重大问题，为我们做好中医药工作提供了根本遵循和科学指南。我们要在多次组织学习总书记关于中医药工作的重要论述的基础上，进一步学深悟透、学以致用。

习近平总书记指出，中医药学是中国古代科学的瑰宝，也是打开中华文明宝库的钥匙，凝聚着中国人民和中华民族的博大智慧；传统医药是优秀传统文化的重要载体，在促进文明互鉴、维护人民健康等方面发挥着重要作用。习近平总书记强调，遵循中医药规律，传承精华，守正创新，传承发展中医药事业；充分发挥中医药的独特优势，

推进中医药现代化、产业化，推动中医药走向世界，切实把中医药这一祖先留给我们的宝贵财富继承好、发展好、利用好；习近平总书记强调，坚持中西医并重，推动中医药和西医药相互补充、协调发展；发挥中医药在治未病、重大疾病治疗、疾病康复中的重要作用；习近平总书记强调，完善中医药事业发展的政策和机制，建立健全中医药法规，建立健全中医药发展的政策举措，建立健全中医药管理体系，建立健全适合中医药发展的评价体系、标准体系。

习近平总书记的这些重要论述，内涵丰富、思想深刻，把我们党对中医药工作的规律性认识提升到一个新的高度。我们要着力增强贯彻落实的政治自觉、思想自觉、行动自觉，坚定不移地用以武装头脑、指导实践、推动工作，顺应卫生健康工作理念的转变，切实把中医服务强起来，把中药质量提上来，把中医药核心竞争力立起来，不断满足人民群众对美好生活向往的中医药需求。

我们在座的是局直属机关的"关键少数"，是引领和牵引中医药事业发展的"火车头"，是驱动中医药事业发展脉搏的"心脏"。我们既要在学深悟透习近平总书记重要论述方面作示范，还要把准中医药在中华民族伟大复兴中的坐标定位，进一步深化对新时代发展中医药事业重大意义的认识。只有认识到位，才能态度端正；只有态度端正，行动才有力量。

中医药作为中华民族的瑰宝，蕴含着健康、文化、经济、人文等多元价值功能。深度挖掘和创新发展中医药，不仅有助于提高我国医疗卫生事业的整体水平，对新时期促进经济社会发展、推动对外开放、提升中国文化软实力都具有十分重要的意义。

第一，中医药蕴含着深邃的哲学智慧，是传承中华文化的重要载体。中医药是自成体系、保存完整、

独树一帜的中国特色的医学科学，融汇了道、气、阴阳、五行等哲学思想。同时，中医在实践中积累的"辨证论治""固本培元""大医精诚"等医学理念，倡导的"春捂秋冻""寒头暖足""寓医于食"以及太极拳、八段锦、五禽戏等促进人与自然和谐的养生理念和方法，丰富了中华传统文化。从这个意义上说，推广和发展中医药，就是弘扬中华优秀传统文化。近代以来，社会上不时出现对中医药质疑的杂音，有的甚至完全否定，很大程度上就是对中华传统文化的不自信。在当前西方文化和价值观加大渗透传播的背景下，发挥中医药独特的文化价值，向全社会普及中医药，将中医理念外化于行、传统文化内化于心，对于增强全民族文化自信、维护我国文化和意识形态安全，具有深远的战略意义。

第二，中医药与西医药优势互补，是维护人民群众健康的有效途径。医道中西，各有所长。中医药之所以存在发展了几千年，根本是因为在疾病治疗、预防保健、养生康复等方面具有独特作用。新中国成立之初，我们在经济极端困难的条件下，依靠"一根针、一把草"和基层乡村医师队伍，保障了广大群众的基本卫生健康服务。随着经济社会的发展和生活水平的提高，人民群众对健康有着更高的期盼，疾病谱的变化也使得生物医学向生物－心理－社会－环境综合模式转变。中医药强调整体观、系统论和辨证论治思维，具有治未病、简单易行、经济方便、便于推广的鲜明特点，在转变卫生健康工作理念、解决看病难看病贵问题方面的作用更加凸显。要坚持中西医并重，推动中医药与西医药相互补充、协调发展，发挥两种医学在增进维护健康中的叠加效应，全方位全周期保障人民健康。

第三，中医药具有"全产业链"特点，是推动高质量发展的现实需要。中医药贯通一二三产业，从以中药材种植为重点的农业、以中药产业为重点的工业到以医疗养生保健为重点的服务业，任何一个环节都可以产生新型业态，激活经济、推动发展方式转变，同时也可以吸纳就业、助力脱贫、改善生态。2018年，我国中药工业总产值达7866亿元，中药材种植面积5000余万亩，在一些地方已成为脱贫致富的重要抓手。还要看到，我国拥有2.5亿庞大的老年人群体，为中医药健康养老和康复的发展提供了广阔空间。在中药生产方面，传统的名优产品畅销海内外，但部分发达国家中药产业对我国也形成了倒逼，中药产业既有前景也有压力。因此，中医药高质量发展能够创造新的经济增长集群，促进经济结构优化和发展方式转变，为稳增长、促发展提供有力支撑。

第四，中医药日益受到世界各国的关注，是扩大对外开放合作的桥梁纽带。中医药是民族的，也是世界的。早在秦汉时期，中医药就传播到周边国家，预防天花的种痘技术在明清时代就传遍世界。中华人民共和国成立后，党和政府派出有中医参加的医疗组、医疗队到国外交流，形成了至今仍方兴未艾的"中医药热"。党的十八大以来，习近平总书记高位推动中医药"走出去"，与多个国家元首倡议加强中医药合作，推动举办金砖国家传统医药高级别会议。中医针灸、藏医药浴法列入联合国教科文组织人类非物质文化遗产代表作名录，《黄帝内经》《本草纲目》入选世界记忆名录。目前，中医药已成为中外人文交流、文明互鉴的靓丽名片。推动中医药与其他医学交流合作，讲好中医药故事、展示中医药魅力，对于促进民心相通、提升我国的国际影响力具有重要意义。

三、扛起历史使命和责任担当，激励干部主动作为，以实干实绩奋力谱写中医药传承创新发展的新篇章

蓝图已绘就，奋进正当时。我们梦寐以求的政策春风已经吹来，只要我们践行新发展理念，以最高的行动标准、最严的工作要求、最大的责任担当、最优的路径方法，以"功成不必有我"的思想境界和"功成必定有我"的使命担当，汇聚磅礴力量，回答时代大考，就一定能够收获累累硕果、看到花开满园。

第一，要在扛起使命担当上下硬功夫。推动中医药传承创新发展，是我们这一届领导班子和在座全体干部必须扛起的历史使命和责任担当。现在，党中央把传承创新发展中医药的接力棒交到我们手中，我们要对标最高最好最优，强化推动中医药事业和产业高质量发展的使命担当，在查摆差距中增动力，在体制机制上求突破，在抓落实中出成效，努力跑好第一棒，让中医药政策优势转化为发展动力。

第二，要在狠抓落实上下硬功夫。一分部署，九分落实。局党组决定将明年确定为政策落实年。当前，中医药面临的双重任务就是"补课"和"赶超"，形势逼人、形势不等人，机不可失、时不再来，我们一定要拿出最好的精神面貌、最好的工作状态，一件一件抓落实，一步一步抓推进。对于《意见》和全国中医药大会部署的各项任务，都必须明确责任领导和责任单位，责任压实到处室、压实到个人，明确完成时限，加强督促检查，对不作为、慢作为的行为严肃问责。有关部门要对标对表这些任务，主动把自己摆进来，主动认领任务，把该担的责任担起来，把该挑的重担挑起来，干工作谋实招、出实招，每一项任务都要列出时间表、画出路线图。

第三，要在激励担当上下硬功夫。我们要落实激励广大干部新时代新担当新作为的一系列部署，健全考核评价机制，开辟"绿色通道"，以实绩和成效论英雄，允许失败但不允许不作为不改革，对政治强、能力强、作风硬的干部大胆使用、破格使用，对心浮气躁、碌碌无为的干部该调整的就调整、该下的就下，激发广大干部主动作为、竞相奋斗，真正做到能者上、好者上、庸者下，努力实现干部有多大担当就有多大舞台。

第四，要在力戒形式主义上下硬功夫。我们不缺有想法的干部，缺的是把想法付诸行动的干部。要在全局营造一种"勤思勤为不懈怠、脚踏实地不漂浮、立说立行争朝夕、敢于斗争破难题"的良好风气，坚决反对和抵制形式主义、官僚主义，不能看似动作不少，实则原地空转，不能调门震天响、手下轻飘飘，不求实效，必须坚持一张蓝图绘到底，以"钉钉子"的精神，持续用力、久久为功，从大处着眼、用实干考量、以实绩说话，下真功夫、实功夫、细功夫、苦功夫。要坚决杜绝两种倾向，一是对党中央定下的事情，积极推诿不作为的；二是对《意见》和大会作出的部署，说三道四，议论纷纷，这是违反政治纪律和政治规矩。要以实际行动强化"四个意识"、坚定"四个自信"、做到"两个维护"。

四、乘势而上，抢抓前所未有之大好机遇，抓紧制定政策举措，务求在精准落地、见到实效上下功夫

正如孙春兰副总理在大会上强调的，党中央、国务院对中医药工作的重视前所未有，中医药振兴发展迎来天时、地利、人和的大好时机。2019年10月31日，孙春兰副总理在我局呈报的《关于传达学习全国中医药大会精神有关情况的报告》上批示："工作抓得很紧。一定扎扎实实把党中央、国务院的部署落实。乘势而为，抓住机遇。"我们一定要坚定信心、抢住机遇，切实增强责任感、使命感、紧迫感，对标对表中央的部署，找准工作着力点，一项一项分解、一件一件落实，让好的政策转化成最大的绩效，趁热打铁把最难做的事情做好，确保党中央、国务院关于中医药工作的决策部署不折不扣落实到位。

第一，坚持党对中医药工作的全面领导，确保中医药工作始终沿着正确方向前进。党的领导是党和国家事业发展的"定海神针"。我们要把党的领导落实到中医药各领域各方面各环节，坚持和完善党领导中医药工作的制度体系，确保中医药各项事业始终沿着正确方向行稳致远。要充分发挥局党组把方向、管大局、保落实的领导作用，推进"模范机关"创建工作，深化理论武装，在学懂弄通做实习近平新时代中国特色社会主义思想，特别是总书记关于中医药工作的重要论述上作表率，锻造坚强有力的机关基层党组织，使每个基层党组织都成为引领发展、团结干部、凝聚群众的战斗堡垒，加强局属医院党的建设，推进全面从严治党向纵深发展，大力弘扬大医精诚的优良传统，建设风清气正的政治机关，永葆中医药局作为政治机关的鲜明本色。

第二，坚持鲜明的问题导向，着力提升解决问题、化解矛盾的水平。我们看病强调抓主诉，也就是要抓准主要矛盾，围绕主要矛盾抽丝剥茧、条分缕析、辨证论治。这次大会深刻剖析了当前中医药发展还面临的5个方面的突出问题。这5个方面的问题，既有老问题，也有新问题，老问题有新表现，新问题有老症结，新老问题相互交织，是制约我们中医药事业发展的主要矛盾。对待这些问题的正确态度，应该是直面问题，不回避、不议论、不推诿，加强调查研究，系统梳理每一个问题的"前世今生"、症状表现，弄清楚关键因素，搞明白核心症结，把握准突出短板，集中兵力攻关，让短板变长板，中医药的特色优势就立起来了，中医药加快振兴发展的新局面也就形成了。

第三，准确把握中医药发展的总体思路，着力提升运用新发展理念推动中医药发展的水平。大会深刻阐述了中医药发展的总体思路，遵循自身规律，推动中医药特色发展；提高创新能力，推动中医药内涵发展；改革管理体系，推动中医药转型发展；坚持开放包容，推动中医药融合发展。这60个字的总体思路不是从天上掉下来的，也不是主观臆想出来的，而是新中国成立以来特别是党的十八大以来我们党推进中医药工作理论创新和实践创新的成果，体现了对新发展理念的坚持，也是本次大会一个突出的理论成果。我们要紧密联系中医药工作实际，紧密联系我国卫生健康工作理念的转变，创新工作思路，转变工作状态，自觉运用总体思路指导中医药工作实践，编制规划、制定政策、推进改革都要坚持总体思路，使各方面工作更符合中医药规律、体现中医药工作特点，把总体思路转化为推动中医药传承创新发展的生动实践。

第四，全面完成新时代中医药工作的重点任务，着力促进中医药事业和产业高质量发展。完善中医药服务体系、加强中医药人才培养、严格中药质量监管、推进中医药科学研究和技术创新、加强中医药系统队伍建设5个方面的重点工作，是做大做强中医药特色优势、提升核心竞争力的现实需要，是促进中医药事业和产业高质量发展的题中之义。这次大会对这些工作的部署突出了"准、实、新"3个字，准是问题抓得准、方向把的准，实是措施定的实、责任压的实，新是政策谋的新、机制改的新。我们一定要乘势而上、顺势而为、借势而进，按照《意见》和大会作出的部署，全面完成各项工作任务，力争在三到五年内中医药事业和产业实现跨越式发展、高质量发展。这5项重点工作，我们要组建5个专班，每个专班由1名局领导牵头负责，集中资源、集中精力、集中人力，精锐出战，一站到底，不达目的誓不罢休。

这里，我对中国中医科学院如何做大做强，强调几项工作。

中国中医科学院作为中医药行业的"国家队"，党组是寄予殷切厚望和充分期待的。这次会议选择到中国中医科学院召开，体现了局党组以实际行动支持科学院改革发展的坚定决心。我们要推动中医药高质量发展，科学院必须先高质量发展。对科学院来言，一般的"干"不行，要"跳起来"干，只有跳起来才能摘到更大更好更多的桃子。也就是说要"跳起来摘桃子"，才能实现超常规发展、跨越式发展，才能够名实相符。

一要在引领中医医院始终姓"中"上作出表率。科学院拥有4所综合实力强、特色鲜明的中医医院，是行业翘楚和排头兵。4家医院要始终坚守中医医院姓中的定位，临床设置、服务提供、技术运用、队伍建设、制度建设、资源配置都要向姓"中"这条主线来聚焦和发力，不断强化以中医药服务为主的办院模式和服务功能，做大做强优势专科，深化医院内涵建设，多出经验、多出成果，打造中医医院姓"中"的标杆。

二要在引领中医药循证医学发展上作出表率。要办好中国中医药循证医学中心，汇聚全球资源，完善运行机制，加快构建国际认可、我国主导的中医药循证医学方法体系。要重点围绕筛选50个中医治疗优势病种和100项适宜技术、100个疗效独特的中药品种，形成50个左右中西医结合诊疗方案，揭示作用机理、客观评价疗效、优化诊疗方案、提供临床证据，提升中医药的核心竞争力，推动中医药在健康中国建设中特色更特、优势更优。

三要在高端人才培养上作出表率。科学院要实施院士培养计划，锁定重点人才，持续追踪支持，支持他们向院士冲刺。这次，我们广安门医院的全小林教授在中国科学院院士遴选中成绩突出，结束了20多年来中医药系统没有新增科学院院士的历史。工程院院士方面也喜讯连连，王

琦、刘良成为新一届院士。要高水平、高质量办好西学中班，再现20世纪50年代的辉煌，涌现出更多的如屠呦呦、陈可冀、吴咸中的大家名家，为中医药系统源源不断地输送高端人才。要办好中医医院院长研修班等各类管理培训班，培养更多类似吕玉波等行业管理人才。

四要在深化教育改革上作出表率。科学院的研究生教育有着优良的传统和深厚的积淀，要在研究生教育、住院医师规范化培训改革中作文章，优化课程设置，强化实践能力，培养具有精湛医术、崇高医德和良好医风的优秀中医药人才，打造中医药教育的标杆。

五要在创新体制机制上作出表率。做大做强科学院，最根本的动力还是靠改革。要深入贯彻落实党中央、国务院关于科技创新的战略部署，对标对表制度建设的新要求，深入开展废改立，来一个制度上的大建设，释放制度活力，激励担当作为，提升吸引人才、汇聚人才的能力，不断增强科学院的发展后劲。

最近，中央编办也原则同意了我局直属事业单位的改革方案，财政部也给予了最大的倾斜支持，我们将加快推进直属事业单位改革步伐。总之，各个直属单位都要围绕局党组的中心工作，样样干出榜样、事事作出表率。

第五，全面推进中医药深化改革，着力促进中医药治理体系和治理能力现代化。事业发展出题目，深化改革作文章。党的十九届四中全会和全国中医药大会对完善中医药治理体系、提升中医药治理能力带来了许多新任务、提出了许多新要求，也为我们贯彻落实《意见》、加快推进中医药振兴发展提供了大好机遇。我们要把深入学习贯彻党的十九届四中全会精神与全面贯彻落实全国中医药大会精神紧密结合起来，以习近平总书记关于中医药

工作的重要论述为指导，进一步明确我们要坚持什么、巩固什么、完善什么、发展什么，坚持依法发展中医药，尽快把《意见》和中医药法作出的一系列制度设计和安排转化为中医药的制度优势和治理效能，紧紧依靠制度为中医药振兴发展保驾护航。

在制度建设中，我们要牢固树立"一盘棋"思想，聚焦加快建立健全适应中医药发展的法律法规、政策举措、管理体系、评价和标准体系，该我们建的制度要抓紧建起来，该相关部门建的制度我们要积极争取最大支持，提出我们的政策考虑和建议，推动他们抓紧建起来，着力形成横向协作、上下联动、同频共振的合力。我们要充分发挥国务院中医药工作部际联席会议的职能作用，突出协作配合，主动设置议题，就中医药发展的重大政策和重大问题及时提请联席会议研究，今年年底要力争推出几个有突破性的政策举措。要深化内部治理改革，把局机关职能、制度、流程还有信息化更好地推进。

全局各级党组织要采取结合实际，采取切实可行的方式，组织广大党员干部深入学习贯彻全会和大会精神，做到深入人心、入心入脑，切实增强制度意识，带头维护制度权威，作制度执行的表率，提高运用制度干事创业的能力，善于在制度的轨道上推进各项工作。

只有敢于走别人没有走过的路，才能收获别样的风景。我们都是新时代传承创新发展中医药的奋斗者、见证者，都能在这个出彩的大舞台找到自己的身影。让我们更加紧密地团结在以习近平同志为核心的党中央周围，坚定信心，团结一致，乘势而上，奋发有为，加快推动中医药振兴发展，为建设健康中国、实现中华民族伟大复兴的中国梦贡献力量！

国家卫生健康委党组成员，国家中医药管理局党组书记、副局长余艳红在全国中医药局长专题学习研讨班上的讲话

2019 年 11 月 18 日

党的十九届四中全会和全国中医药大会胜利闭幕不久，全国各地中医药局长和分管中医药工作的卫生健康委负责同志齐聚一堂，共同推动学习贯彻工作往深里走、往实里走、往心里走，非常必要，至关重要。

之所以办这次培训班，主要有 3 个方面考虑：一是举办这次专题学习培训班，是全系统深入学习贯彻党的十九届四中全会精神和全国中医药大会精神的一项十分重要的举措。二是各地中医药局长、分管中医药工作的卫生健康委副主任是各地中医药发展的"一线总指挥"，是本地区贯彻落实中央《意见》和大会精神的组织者、推动者和实践者，只有准确理解和深刻把握大会精神，才能为贯彻落实工作把好舵、领好路。三是现在处于谋划明年工作、编制"十四五"规划的关键节点，中央《意见》和大会部署的许多重点工作、重大工程需要立即动手、马上启动，把大家组织到一起，目的就是统一思想、统一步调，确保上下同频共振、同向发力，集中力量抓好学习贯彻。

连日来，各地结合实际，采取多种形式，第一时间行动，迅速掀起了学习贯彻全国中医药大会精神的高潮，不仅最大范围、最大程度扩大大会影响，而且有力地推动了各级党委、政府对中医药工作的高度重视。对各地采取的一系列部署，局党组是充分肯定的。大家要按照各地党委、政府的部署和局党组的要求，继续抓好大会精神的贯彻落实。

下面，我讲几个方面的意见。

一、以更高的政治站位来认识新时代传承创新发展中医药的重大意义，坚定不移用习近平总书记关于中医药的重要论述武装头脑、指导实践、推动工作

中医药是中华民族的伟大创造。切实把中医药这一祖先留给我们的宝贵财富继承好、发展好、利用好是我们全体中医药人特别是在座的各位必须扛起的政治责任和历史使命。我们一定要深入学习贯彻习近平总书记关于中医药的重要论述，提高政治站位，扛起历史使命，切实增强加快推进中医药传承创新发展的政治自觉、思想自觉、行动自觉，牢固树立和践行新发展理念，加快把党中央、国务院的决策部署转化为推动事业和产业高质量发展的实际行动。

党的十八大以来，习近平总书记围绕"为什么发展中医药、发展什么样的中医药、怎样发展中医药"等重大理论和实践问题，发表了一系列重要论述，把我们党对中医药工作的规律性认识提升到一个新的高度，为新时代中医药传承创新发展提供了根本遵循和行动指南。特别是在全国中医药大会召开前夕，习近平总书记专门对中医药工作作出重要指示，深刻阐述了做好中医药工作必须始终坚持的"遵循中医药规律，传承精华，守正创新"的基本原则，必须牢牢把握"推动中医药和西医药相互补充、协调发展，推动中医药事业和产业高质量发展，推动中医药走向世界"的方法路径。总书记的重要论述，是习近平新时代中国特色社会主义思想的重要组成部分，是中医药传承创新发展的

"定盘星""指南针"。我们必须深入学习领会、全面准确把握，做到融会贯通、知行合一、学以致用，以实际行动强化"四个意识"、坚定"四个自信"、做到"两个维护"。

我们既要在学深悟透总书记重要论述方面作出示范，还要把准中医药在中华民族伟大复兴中的坐标定位，进一步深化对新时代发展中医药事业重大意义的认识，坚定中医药自信，充分挖掘中医药的健康、文化、经济、人文等多元价值和功能，发展壮大中医药事业和产业，为建设健康中国、促进经济社会发展、推动对外开放、提升我国文化软实力作出更大贡献。只有认识到位，才能态度端正；只有态度端正，行动才有力量。

第一，中医药蕴含着深邃的哲学智慧，是传承中华文化的重要载体。中医药是自成体系、保存完整、独树一帜的中国特色的医学科学，融汇了道、气、阴阳、五行等哲学思想。同时，中医在实践中积累的"辨证论治""固本培元""大医精诚"等医学理念，倡导的"春捂秋冻、寓医于食"以及太极拳、八段锦、五禽戏等养生理念和方法，丰富了中华传统文化。从这个意义上说，推广和发展中医药，就是弘扬中华优秀传统文化。近年来，社会上不时出现对中医药质疑的杂音，有的甚至完全否定，很大程度上就是对中华传统文化的不自信。在当前西方文化和价值观加大渗透传播的背景下，发挥中医药独特的文化价值，向全社会普及中医药，将中医理念外化于行、传统文化内化于心，对于增强全民族文化自信、维

护我国文化和意识形态安全，具有深远的战略意义。

第二，中医药与西医药优势互补，是维护人民群众健康的有效途径。医道中西，各有所长。中医药之所以存在发展了几千年，根本是因为其在疾病治疗、预防保健、养生康复等方面的独特作用。随着经济社会的发展和生活水平的提高，人民群众对健康有着更高的期盼，疾病谱的变化也使得医学模式向生物－心理－社会－环境综合模式转变。中医药强调整体观、系统论和辨证论治思维，具有治未病、简单易行、经济方便、便于推广的鲜明特点，在解决看病难看病贵方面能够发挥更大作用。要坚持中西医并重，推动中医药与西医药相互补充、协调发展，发挥两种医学在维护健康中的叠加效应，全方位全周期保障人民健康。

第三，中医药具有"全产业链"特点，是推动高质量发展的现实需要。中医药贯通一二三产业，从以中药材种植为重点的农业、以中药产业为重点的工业到以医疗养生保健为重点的服务业，任何一个环节都可以产生新型业态，激活经济、推动发展方式转变，同时也可以吸纳就业、助力脱贫、改善生态。2018 年，我国中药工业总产值达7866 亿元，中药材种植面积 5000 余万亩，在一些地方已成为脱贫致富的重要抓手。还要看到，我国拥有2.5 亿庞大的老年人群体，为中医药健康养老和康复的发展提供了广阔空间。在中药生产方面，传统的名优产品畅销海内外，但部分发达国家中药产业对我国也形成了倒逼，中药产业既有前景也有压力。因此，中医药发展能够创造新的经济增长集群，促进经济结构优化和发展方式转变，为稳增长、促发展提供有力支撑。

第四，中医药日益受到世界各国的关注，是扩大对外开放合作的桥梁纽带。中医药是民族的，也是世界的。早在秦汉时期，中医药就传播到周边国家，预防天花的种痘技术在明清时代就传遍世界。中华人民共和国成立后，党和政府派出有中医参加的医疗组、医疗队到国外交流，形成了至今仍方兴未艾的"中医药热"。党的十八大以来，习近平总书记高位推动中医药"走出去"，与多个国家元首倡议加强中医药合作，推动举办金砖国家传统医药高级别会议。中医针灸、藏医药浴法列入联合国教科文组织人类非物质文化遗产代表作名录，《黄帝内经》《本草纲目》入选世界记忆名录。目前，中医药已成为中外人文交流、文明互鉴的靓丽名片。推动中医药与其他医学交流合作，讲好中医药故事、展示中医药魅力，对于促进民心相通、提升我国的国际影响力具有重要意义。

中国外文局对外传播研究中心发布的《中国国家形象全球调查报告》显示，中医药在中国文化代表元素中位居第二。47% 海外受访者认为"中医药"是中国文化的代表元素，第一为中餐（52%），第三是武术（44%）。

中医药振兴发展迎来了天时、地利、人和的大好时机。传承创新发展中医药的历史使命和政治责任自然而然落到我们在座各位身上。未来 3 年是贯彻落实中央《意见》和大会精神、推动中医药高质量发展的关键期、转型期、赶超期，我们必须要勇于担当，尽锐出击，重点突破，练好内功，推动中医服务强起来、中药质量提上来、中医药核心竞争力立起来，不断赢得中医药传承创新发展的新局面。

二、坚持以新发展理念为引领，准确把握新时代中医药发展的总体思路，推动中央《意见》和大会精神落地生根、开花结果

这次全国中医药大会最突出的一个理论成果，就是深刻把握习近平总书记关于中医药工作的重要论述的深刻内涵，坚持历史唯物主义和辩证唯物主义的立场、观点，纵观历史与现实，联系理论与实践，系统凝练和深刻阐述了中医药发展的总体思路，即遵循自身规律，推动中医药特色发展；提高创新能力，推动中医药内涵发展；改革管理体系，推动中医药转型发展；坚持开放包容，推动中医药融合发展。

这个总体思路是"创新、协调、绿色、开放、共享"新发展理念在中医药领域的具体体现，准确把握了中医药所处的历史方位、阶段性特征和发展规律，指明了破解发展难题的新思路，必将加快推进中医药现代化、产业化，引领中医药事业和产业高质量发展。

中医药发展的总体思路只有 60个字，记住这 60 个字并不难，难在我们如何把总体思路落地生根、变成普遍行动。这是我们必须亟待回答好的一个时代课题。我结合个人的学习和体会，谈谈把中央意见、大会精神和总体思路落到实处的认识。

第一，转变发展理念，不断增强运用总体思路引领工作实践的自觉和自信。"知之愈明，则行之愈笃"。我们要把总体思路放到历史大逻辑、时代大背景、实践大主题中来审视和把握，既要从辛亥百余年中医药遭受灭顶之灾中汲取深刻的历史教训，还要从中西医的发展比较，特别是从西医快速拥抱现代科技实现跨越发展中找到差距和不足，更要从党的十八大以来以习近平同志为核心的党中央关心重视中医药发展中汲取砥砺前行的力量，更加深刻地认识到新发展理念、总体思路对中医药各项工作的指导意义，真正把中医药特色发展、内涵发展、转型发展、融合发展的新局面打开。

我们在座的各位是中医药系统的"关键少数"，是驱动中医药发展脉搏的"心脏"，是引领事业发展的"领头羊"。我常讲一个例子，过去，"火车跑得快，全靠车头带"，每小时能跑 100～120 公里。现在，动车跑得快，靠的是每节车厢都贡献动力，所有车轮一同运转，团结起来，动作一致，所以动车能跑出每小时350 公里的速度。

知行合一，贵在行动。转变发展理念，需要一个过程，但更关键是要靠我们在座的"关键少数"先行动起来，示范引领起来。思想的大门打不开，发展的大门永远打不开。思想有多远，发展就有多远。我们必须牢固树立和践行新发展理

念，创新思维方式、行为方式、工作方式，想问题、作决策、抓落实，都要自觉与习近平总书记的重要论述、中医药发展的总体思路对标对表，努力提高统筹运用总体思路引领中医药发展的实践和能力，不断开辟中医药发展的新境界。我们要坚持典型引路，善于发现实践中的亮点，及时总结经验、推广复制，更好地彰显总体思路的理论力量和实践力量。比如，近一年多来，我们和地方党委政府和有关部门一起共同研究中医药发展的关键问题，上下互动，左右协调，带来了许多新的变化。大家都普遍感觉到，我们把中医药的"五种资源"优势摆到经济社会全局中谋划，大局把得更准了，问题看得更清了，工作重点更突出了，差异化发展和协调发展的路径更清晰了，中医药的发展活力进一步释放了，发展的动能更加强劲，发展的速度明显加快。

第二，坚持问题导向，善于运用改革的办法和思维来落实总体思路。新的总体思路的确立，总是同惯性思维的破除相伴随的，新理念和老办法在脑袋里是要打架的，正所谓不破不立。这次党的十九届四中全会专题研究坚持和完善中国特色社会主义，推进国家治理体系和治理能力现代化，就是根据制度建设和国家治理的需要，做好"坚持和巩固什么、完善和发展什么"这篇大文章，把我国的制度优势转化为治理效能，不断彰显中国特色社会主义制度优势的生命力和优越性。

做好新时代的中医药工作，我们要瞄准"中西医并重方针仍需全面落实，遵循中医药规律的治理体系亟待健全，中医药发展基础和人才建设还比较薄弱，中药材质量良莠不齐，中医药传承不足、创新不够、作用发挥不充分"等问题，坚持问题导向，运用改革的思维和方法、科学的方法和路径，把习近平总书记的重要论述和大会明确的总体思路具体体现到政策制定、工作安排、任务落实上，在破解难题中提升本领、促进改革，加快推进中医药振兴发展。正如国务院研究室调研报告中所写的，传承发展好中医药事业，关键要遵循中医药的发展规律、尊重中医药的独特"气质"，对现有的政策体系进行变革重构、动"大手术"，而不是修修补补。只有这样，才能实现中医药发展的凤凰涅槃、浴火重生。

第三，增强战略定力，在贯彻落实中央《意见》和大会精神中有定力、不打折扣。中央《意见》和大会对当前和今后一个时期的中医药工作作出全面部署，从思想层面解决了对中医药的认识问题，从制度层面解决了中医药的发展问题，达到了"一锤定音"的预期目的。我们要在贯彻落实中，时刻保持坚如磐石的战略定力，咬定青山不放松，把落实中央《意见》和大会精神作为做到"两个维护"的具体体现，确保习近平总书记对中医药工作的重要指示批示件件落实，党中央、国务院对中医药的决策部署项项落地。

我们要在贯彻落实中发扬斗争精神，注意区分哪些是政治原则问题、哪些是思想认识问题、哪些是学术观点问题，是什么问题就解决什么问题，不断提升政治定力、战略定力。对政治原则问题，比如这次中央《意见》部署的"研究取消中药饮片加成相关工作"，这是党中央作出的决定。我们要深刻认识到这项工作对中医药行业转变发展模式影响大，我们要组建工作专班，与中医药三医联动一起统筹谋划，深入研究积极稳妥推进，行稳致远地进行整体政策和制度设计，不折不扣落实好。对思想认识问题，我们既要从战略上蔑视它，不要把小事说大，把一般的思想认识问题政治化；也要从战术上重视它，不要把大事说小，要坚持底线思维，及时澄清模糊认识，统一思想统一步调。对学术观点问题，我们原则上鼓励学术争鸣，但必须牢牢把握理论研究无禁区、理论宣传有纪律的要求，要落实好意识形态责任制，管好我们的阵地。我们还要充分听取专家学者的意见，引导他们真正发挥好学术引领行业高质量发展的良好作用。各级中医药局要主动和高校、科研院所和医院的大专家接触，了解他们的需求，把他们的好想法纳入管理中。

总之，我们要把总体思路贯穿到中医药工作全过程，坚持"两点论"和"重点论"的统一，善于厘清主要矛盾和次要矛盾、矛盾的主要方面和次要方面，区分轻重缓急，在兼顾一般的同时紧紧抓住主要矛盾和矛盾的主要方面，以重点突破带动整体推进，在整体推进中实现重点突破，更好地运用总体思路推动中央《意见》和全国中医药大会精神的贯彻落实。

三、深入学习贯彻党的十九届四中全会精神，加快推进"四个建立健全"，促进中医药治理体系和治理能力现代化

这次党的十九届四中全会，专题研究国家制度和国家治理问题，在我们党的历史上是第一次。这次全会，是我们党面对百年未有之大变局，站在"两个一百年"奋斗目标的历史交汇点，召开的一次具有开创性和里程碑意义的重要会议。

坚持和完善社会主义制度，推进国家治理体系和治理能力现代化，是党的十九届四中全会作出的重大部署。党的十九届四中全会和全国中医药大会先后召开，这都为中医药领域推进治理体系和治理能力现代化开启了新的窗口期，我们一定要深刻理解中央精神，抢抓机遇，乘势而上，积极作为，按照习近平总书记在全国卫生与健康大会上提出的"四个建立健全"的要求，推进中医药治理体系和治理能力现代化，为中医药事业和产业高质量发展提供坚强保障。尤其我们要牢牢把握这个"势"，把握好了就能进入快车道，事业发展更顺利。

新中国成立以来，特别是党的十八大以来，中医药取得显著成就，但也存在不少问题。一些地方和部门对中医药重视不够，中医药服务体系不够完善，中医药人才队伍结构不优，中药材质量良莠不齐，中医药评价体系不健全等。这些问题，原因有很多，究其根本，在于我们的管理理念落后、管理方式落后、管理能力落后。我们必须毫不动摇地坚持党对中医药工作的全面领导，推动各类资源向充分发挥"三个作用"配置，推动各项制度建设向"四个建立健全"聚焦，推动各项工作向激发和释放"五种资源"优势发力。

第一，坚持党对中医药工作的领导，确保中医药工作始终沿着正确方向前进。办好中国的事情，关键在党；发展好中医药，关键也在党。党的十八大以来，中医药之所以能取得历史性成就、发生历史性变革，最根本的是有以习近平同志为核心的党中央的坚强领导，是有习近平总书记关于中医药工作的重要论述的科学引领。

我们要把加强党的领导贯穿中医药工作各领域各方面各环节，通过完善制度设计，细化工作机制，推动各级党委和政府把中医药传承创新发展纳入重要议程，充分发挥各级党组织在把方向、管大局、抓落实的领导核心作用，切实加强公立中医医院党的建设，促进党委领导下的院长负责制落细落实，把最优秀的干部配备到党务部门、选任为医院的党委书记，着力把各级基层党组织建设成为凝聚人心、团结干部、联系群众的坚强战斗堡垒。

第二，强化法治意识，提升依法发展中医药的能力和水平。法治是推动经济社会发展的有效治理方式，也是我们党治国理政的基本方式。中医药法是中医药领域的根本大法，在中医药事业发展中具有基础性和全局性作用，是我们开展一切工作的基本依据。《中医药法》实施两年多来，我们会同有关部门推出了一批制度，收到了很好效果。

我们要在加快推进中医药法配套制度建设上持续用劲和发力，加大对中医药法实施情况的追踪和调研，不断完善各项配套制度和相关政策，推进中医药法治建设，把法律法规作出的一系列制度设计转化为中医药的治理效能，激活中医药的发展动力，紧紧依靠法治为中医药振兴发展保驾护航。各地也要借这次中央《意见》和大会召开的东风，加快推进本地区中医药条例的制修订进程，为本地区中医药发展提供法律支撑。

第三，完善制度供给，建立健全中医药发展的政策举措。中央《意见》和大会重点围绕完善中医药服务体系、加强中医药人才队伍建设、加强中药质量监管、推进中医药科技创新等，作出了一系列制度安排。

一是坚持和完善符合中医药特点的"三医联动"制度。坚持中医医院姓"中"定位，加紧修订中医医院设置标准、评价指标、考核体系。要调整中医医疗技术服务项目，会同医保部门完善中医医疗服务价格形成机制和动态调整机制，探索多种形式的医保支付方式，采取一系列措施鼓励中医药服务提供和使用，不断彰显中医药防病治病的特色优势。

二是坚持和完善中医药人才脱颖而出的制度。会同教育部门制定促进中医药教育教学改革的意见，出台一批含金量高的举措，巩固院校教育主阵地地位。会同人社部门积极稳妥推进中医药人才职称评聘制度改革，完善公立中医医院薪酬分配制度。完善中西医结合教育制度和西医学习中医制度，培养更多中医药高级人才。

三是坚持和完善深化中医药科技创新的制度。制定完善中医药科技创新体系建设的意见，建立中医药管理部门与科技主管部门科研战略规划和科研管理协作机制。要建立中医药传统知识调查制度和民间秘方、验方、技术筛选推广和利益分享机制。要改革中医药科技评价机制，加快建立符合中医药特点的评价标准和方法学体系。

四是坚持和完善促进中药高质量发展的制度。要推动药监部门落实院内制剂备案、中药新药审批改革等制度，促进中药新药研发。要建立多部门协作的中药材种植指导和联合监督机制，制定省级道地药材种植示范基地标准。要加快建设中药材追溯体系，逐步实现重点品种来源可查、去向可追、责任可究。

各地各部门要主动作为，积极参与，确保"四个建立健全"的制度顺利推出、很好落地。各地也可以结合本地实际，把制度完善得更好，也可以出台各省相关制度。同时，把制度优势更好转化为治理效能，需要强化制度执行力。实践充分证明，没有强大的执行能力，再好的制度也难以发挥作用。提升制度执行力，首先应不断增强制度意识，严格按照制度履行职责、行使权力、开展工作，在制度的轨道上推进各项事业。这也是党的十九届四中全会明确提出的要求，各级领导要加强制度意识，尤其是想问题、作决策、抓落实都要用制度去推进。我们争取一个好的制度不容易，尤其中央《意见》出台是新中国成立70年来的第一次，所以我们要好好珍惜，把政策红利充分地释放，成为发展事业的强大动力。我们各级中医药局长要示范引领全系统自觉维护制度权威，带动社会各界支持中医药发展，充分发挥制度保障推动中医药传承创新发展的作用。

四、以最高的行动标准、最严的工作要求、最大的责任担当、最优的路径方法，力戒形式主义、官僚主义，全力推进全国中医药大会部署的各项任务落地见效

10月25日，全国中医药大会胜利召开当天晚上，我们就召开学习贯彻落实的党组会，部署学习贯彻落实工作。党的十九届四中全会期间，我们又召开了局长会议，研究贯彻落实措施。

11月8日，我在局直属机关学习贯彻党的十九届四中全会和全国中医药大会精神动员会上说，我们梦寐以求的政策春风已经吹来，只要我们践行新发展理念，以最高的行动标准、最严的工作要求、最大的责任担当、最优的路径方法，以"功成不必在我"的思想境界和"功成必定有我"的使命担当，汇聚磅礴力量，同题共答新时代中医药发展时代大考，就一定能够收获累累硕果、看到花开满园。这"四个最"是全系统落实中央《意见》和全国中医药大会精神的总要求。最高的行动标准，就是要对标对表党中央全面的部署，不打折扣、不搞变通，把中央部署的各项工作任务落到实处。最严的工作要求，就是要培养较真碰硬、精益求精的工作作风，不回避矛盾，不遮掩矛盾，敢于亮剑，在不断破解中医药事业难题中推动事业的发展。最大的责任担当，就是要有重于泰山的责任感和使命感，坚持党的事业利益、人民利益第一，对工作任劳任怨、尽心竭力，善始善终、善作善成。最优的路径方法，就是要时刻保持逆水行舟、不进则退的忧患意识，在经济社会发展大局中去发展中医药，在卫生健康事业发展中去谋划中医药，传承精华、守正创新，以最优的方法和路径实现中医药跨越式发展。

中央《意见》和全国中医药大会对工作都作出了十分详细的部署，大家要认认真真抓好落实。这里，我就做好贯彻落实工作，强调几点。

第一，要坚持从各地实际出发，加紧制定本地区贯彻落实的实施意见。中央《意见》和大会绘制了新时代中医药传承创新发展的宏伟蓝图，要把这一蓝图变为现实，关键在于实施。各地要把贯彻落实中央《意见》和大会精神作为当前中医药工作的头等大事，抓住这个前所未有的大好机遇，对标对表党中央、国务院的决策部署，跳出中医药看中医药，结合本地实际，找准中医药服务经济社会的切入点和着力点，既要紧紧围绕健康中国、"一带一路"建设、粤港澳大湾区、长江三角洲一体化、京津冀协同发展等国家重大战略，又要主动服务本省党委政府的重大战略部署，因势而谋、应势而动、顺势而为，尽快出台本地区贯彻落实的实施意见，创造性地把中央《意见》和大会精神落到实处。

第二，要狠抓"十三五"规划的收官重点工作，科学编制"十四五"规划。明年是"十三五"规划的收官之年，也是"十四五"规划的编制之年。做好两个规划的衔接，直接关系和影响中央《意见》和大会精神的落实，至关重要。我们正在制订中医药发展"十四五"规划，

希望大家积极参与，多提意见，贡献智慧。

这里，我结合中医药发展"十三五"规划实施，和大家讲一讲指标设计的问题。2018年卫生健康统计数据显示，中医药发展"十三五"规划提出的11个主要发展指标，3个已完成，2个达到序时进度要求，6个未达到序时进度要求。比如，中医总诊疗人次数，我们计划到2020年达到13.49亿人次，2018年底是10.71亿人次，意味着明年我们要再增加2.78亿人次的总诊疗量。而从2015年到2018年的实际情况来看，每年的增长幅度基本保持在6000万人次，即使我们再怎么使劲、再怎么跳起来，顺利实现这个目标还有相当大的难度。我认为，之所以出现这样的问题，有几个方面的原因，一个是我们没有专门的中医药数据监测和统计体系，统计的数据可能不准确；一个是我们在推进工作中，责任层层压得不紧不实，指标分年度、分地区推进实施不够理想；再一个就是我们中医药系统的队伍不大不强。

举这个例子给大家讲，主要是想告诉大家，一方面我们要增强责任感紧迫感，全力冲刺"十三五"规划各项任务的落实，另一方面我们要在设计指标时要做到量力而行、尽力而为，不能定过高指标，提过高要求，指标一定要精准、精确，经过科学测算和论证。总之，我们在确定"十四五"规划的指标时，要统筹考虑各方面的需要和可能，既确定鼓舞人心的发展目标，尽最大可能满足群众合理期望；又实事求是，选择好可行路径和务实措施。

第三，要汇聚各方力量，推动全社会关心和支持中医药事业。传承创新发展中医药是全社会共同的事业，全社会的事业需要全社会的共同关心和支持。各地要主动争取党委、政府支持，各地中医药局长要经常汇报成绩、讲明困难，主动设置中医药议题及时提请党委、政府研究，推动党委、政府以更大的决心、更多的财力、更多的精力支持中医药发展。

"能用众力，则无敌于天下矣；能用众智，则无畏于圣人矣。"我们各级中医药主管部门要善于运用中医药工作协调机制，主动上门沟通，加强工作对话，调动相关部门发展中医药的积极性主动性，争取最大力度支持，共题共答新时代中医药传承创新发展的时代大考。

我们各级中医药管理部门还要增强同媒体打交道的能力，借力媒体，运用媒体发声，先入为主引领舆论，主动宣传中医药防病治病知识、主动宣传中医药工作的典型经验、主动宣传中医药系统的典型事迹，积极营造全社会珍视、热爱、发展中医药的良好氛围。

第四，要以最实的作风，扑下身子狠抓落实。形式主义、官僚主义，是抓落实的大敌。党中央、国务院关于中医药工作的决策部署，如果抓得不紧不实，容易出现层层递减现象。我们要在抓落实中出硬招、出实招，把各项工作的路线图、时间表摆出来，挂图作战、序时推进。开会要开出高效，发文要有"含金量"，不能以会议贯彻会议、以文件落实文件，轰轰烈烈走过场。就像一副对联讽刺的那样，上联"今天会，明天会，天天会"，下联"你也讲，我也讲，大家讲"，横批"无人落实"。我们中医药系统从来都不缺理念、不缺想法，缺的是扑下身子抓落实的行动，缺的是抓铁有痕、较真碰硬的作风。这次我们专题学习研讨班，安排了4个专题研讨、3个专题报告，就行动计划和中医治未病、中医康复能力提升、中医药教育改革、中医药创新体系建设、中药质量提升等配套文件提请大家研讨，请大家和我们一起谋划好落实中央《意见》和大会精神的施工图，共同为传承创新发展中医药支招。

特色发展时不我待，内涵发展只争朝夕，转型发展正当其时，融合发展前景灿烂。让我们更加紧密地团结在以习近平同志为核心的党中央周围，传承精华，守正创新，抢抓机遇，上下同心，奋力谱写新时代中医药传承创新发展的新篇章！

坚持守正创新　坚定不移推进全面从严治党
不断推动局直属机关党建高质量发展

——国家卫生健康委党组成员，国家中医药管理局党组书记、副局长余艳红在国家中医药管理局直属机关第四次党代会上的讲话

2019 年 12 月 20 日

在新中国成立 70 周年之际，在全党全国深入学习贯彻党的十九届四中全会精神的重要时期，我们在这里隆重召开国家中医药管理局直属机关第四次党代会，这是国家中医药管理局党建工作中的一件大事，也是广大党员干部政治生活中的一件大事，对于进一步加强和改进新时代局直属机关党的建设工作，加快推动中医药传承创新发展具有十分重要的意义。

在全体代表共同努力下，大会圆满完成了各项议程，选举产生了新一届直属机关党委、纪委，以及国家中医药管理局出席国家卫生健康委直属机关第一次党代会代表人员。希望新一届党委、纪委和各位委员倍加珍惜荣誉、牢记责任、率先垂范、勇挑重担，为把直属机关党委、纪委建设成为务实高效的坚强集体而不懈努力；希望当选委第一次党代会代表的各位同志履行好代表职责，充分展现出我局党员干部的良好风貌。

刚才，杨建立书记的讲话，对我局直属机关党建工作取得的成绩给予了充分肯定，并提出了殷切希望和具体要求，希望新一届党委、纪委认真学习领会，抓好落实。

下面，我代表局党组讲几点意见。

一、深刻领会加强和改进机关党的建设的重要意义，切实增强使命感和责任感

以习近平同志为核心的党中央高度重视中央和国家机关党的建设，作出一系列决策部署。今年 7 月，党中央召开中央和国家机关党的建设工作会议，习近平总书记出席并发表重要讲话，这在党的历史上是第一次。总书记的重要讲话，科学回答了新形势下中央和国家机关党的建设"为什么抓、抓什么、怎么抓、谁来抓"等一系列重大问题，是习近平新时代中国特色社会主义思想的"机关党建篇"，对于全面加强机关党的建设具有重大的政治意义、理论意义和实践意义。我们要深入学习领会习近平总书记重要讲话精神，深刻认识当前机关党建工作面临的新形势新要求，进一步增强责任感和使命感，坚定做好局直属机关党建工作的信心和决心。

（一）加强机关党的建设，是推动新时代党的建设的需要。中央和国家机关离党中央最近，服务党中央最直接，对其他领域党建具有重要风向标作用，深化全面从严治党、进行自我革命，必须从中央和国家机关严起来、从机关党建抓起来。中医药局作为中央和国家机关的一分子，必须把机关党建工作摆在重要位置，坚持以习近平新时代中国特色社会主义思想为指导，坚持和加强党的全面领导，坚持围绕中心、建设队伍、服务群众，深入思考研究贯彻落实全面从严治党的具体措施，创造性开展工作，努力做出无愧于新时代的新业绩，以机关党建促进机关建设，以机关党建引领带动系统党建发展。

（二）加强机关党的建设，是促进中医药传承创新发展的需要。今年以来，以习近平同志为核心的党中央把中医药摆在更加突出的位置，中央深改委会议审议通过了《中共中央 国务院关于促进中医药传承创新发展的意见》，国务院召开了全国中医药大会，习近平总书记专门作出重要指示，李克强总理作出重要批示，孙春兰副总理出席会议并讲话，开启了新时代中医药振兴发展的新征程。中医药局是中医药系统贯彻落实党中央决策部署的"第一方阵"，如果贯彻落实在我们这里失之毫厘，到了基层就可能谬以千里；如果第一棒就掉了链子，中医药高质量发展在"最先一公里"就可能落空。这就要求我们务必要充分发挥机关党建的凝聚力、向心力作用，不断把广大党员干部的思想和行动统一到党中央的决策部署上来，切实为推动中医药传承创新发展汇聚智慧力量、注入源源不断的动力。

（三）加强机关党的建设，是深入推进"模范机关"创建的需要。党支部是机关的最基层组织，好比前线指挥部，具有指挥作战、巩固阵地的作用，担负着上情下达的重要职责，党员靠支部去聚合，群众靠支部去引领，任务靠支部去实现。只有建强党支部，才能使支部的战斗堡垒作用得以充分发挥，才能进一步引导广大党员在深入学习贯彻习近平新时代中国特色社会主义思想、在始终同党中央保持高度一致、在坚决贯彻落实党中央各项决策部署上作表率，创建让党中央放心、让人民群众满意的"模范机关"。

（四）加强机关党的建设，是促进党员干部成长成才的需要。作为

民生保障重要部门，中医药工作直接与群众打交道，干部队伍能力素养的高低事关党的形象、事关群众冷暖、事关民心向背。抓好机关党建，更好教育引导广大党员干部树牢以人民为中心的思想，牢记初心使命，更好激发干事创业的主动性、积极性，不断提升自身能力素养，为完成好新时代赋予中医药的责任使命，主动作为、锐意进取。

二、坚持问题导向、目标导向和结果导向相统一，不断推动局直属机关党建高质量发展

近年来，局直属机关各级党组织认真贯彻落实全面从严治党要求，坚持从政治上认识和推进机关党的建设，推动管党治党从"宽松软"向"严紧硬"转变，不重视、不真抓的问题得到有效解决，机关党的建设质量不断提高。但同时，也要清醒看到，工作标准不高、要求不严的问题仍比较突出，不会抓、不善抓的问题日益凸显。习近平总书记多次强调"要全面提高中央和国家机关党的建设质量""推动机关党建高质量发展"，这是对机关党建提出的更高要求，为做好新时代机关党建工作指明了方向。要重点做好以下几方面工作。

第一，要把政治建设的高质量发展体现在"两个维护"的行动和效果上。做到"两个维护"是具体的，要体现在坚决贯彻党中央决策部署的行动上，体现在履职尽责、做好本职工作的实效上。当前，我们最大的中心就是坚持党对中医药工作的全面领导，促进中医药传承创新发展。但通过局党组巡视，我们发现，有的单位在贯彻落实习近平总书记重要指示批示精神和党中央决策部署方面仍存在学习上有温差、贯彻上有落差的情况，政治机关、政治工作的意识还不强，当表率、作示范的自觉性还不够。大家想想，如果党中央发出的号令不能坚决地贯彻执行，那还谈什么"两个维护"！我们必须树立强烈的责任意识，自觉把思想和行动统一到党中央对中医药工作的决策部署上来，统一到促进中医药传承创新发展的

事业上来，做到党中央提倡的坚决响应、党中央决定的坚决照办、党中央禁止的坚决杜绝，坚决做到"两个维护"。

提高党的政治建设质量，还包括严守党的纪律和规矩，特别是党的政治纪律和政治规矩，自觉遵从党规党纪，自觉规范"八小时以外"和网上政治言行，做到心有所畏、言有所戒、行有所止。要坚持底线思维、增强忧患意识、发扬斗争精神，及时发现和纠正各种"低级红""高级黑"现象，高度警惕形形色色的"伪忠诚"，善于预见形势发展走势和隐藏其中的风险挑战，在防范化解风险上勇于担责、善于履责、全力尽责，以正确的认识和行动践行"两个维护"。

第二，要把思想建设的高质量发展体现在学懂弄通做实党的创新理论上。通过主题教育的开展，局直属机关广大党员干部在理论武装上取得了新进步，推动习近平新时代中国特色社会主义思想学习贯彻工作往深里走、往实里走、往心里走，有了更好的基础。同时，一些部门和单位还是不同程度存在学习时紧时松、上热中温下冷、学用脱节等问题。

习近平总书记强调，中央和国家机关必须走在理论学习的前列、在学懂弄通做实上有更高要求，不能随大流、一般化。这个"更高要求"就是高质量的高要求。具体到我们中医药局，就是要进一步深入学习习近平新时代中国特色社会主义思想，坚持"第一议题"制度，以理论学习中心组学习、领导班子集体学习为龙头，以党支部学习为基础，引导广大党员做到自觉主动学、及时跟进学。要注重转化运用，在学懂中深化、弄通中消化、做实中转化，特别是要学好用好习近平总书记关于中医药工作的重要论述和重要指示批示精神，把学习与工作紧密结合，用学习成果指导实际工作，用工作业绩检验学习成效。要突出抓好领导干部和年轻干部两个重点，领导干部要着力弥补专业知识空白，在学习中不断完善知识

框架，提升能力素养，发挥好领学促学作用。

年轻干部要积极参与青年理论学习小组活动，夯实理论根基，筑牢理想信念，做到信念坚、政治强、本领高、作风硬。

第三，要把组织建设的高质量发展体现在基层党组织组织力提升上。习近平总书记指出，"基层是党的执政之基、力量之源，只有基层党组织坚强有力，党员发挥应有作用，党的根基才能牢固，党才能有战斗力。"局直属机关228个基层党组织，涵盖机关、事业单位、企业、社会组织等不同类型，数量大、种类多、层级多，给组织管理带来了一定难度，同时也形成了一些风险点和空白点。如有的基层党组织建设薄弱，换届不及时，党组织的凝聚力、吸引力不强；有的党组织党建制度不健全，在党员发展、党费管理、组织关系管理等方面存在不规范甚至缺失情况；有的党组织组织生活不严不实，重形式轻质量等等，基层党组织弱化、虚化、边缘化问题依然存在。

针对这些问题，我们要把提高基层党组织建设质量作为固本之举、长远之计，按照"政治功能要强、支部班子要强、党员队伍要强、作用发挥要强"的要求，抓两头带中间，推动后进赶先进、中间争先进、先进更前进，真正把各级党组织建设成为坚强有力的战斗堡垒。要抓好支部书记这个带头人，选优配强支部书记，加强教育培训，不断提高履职能力。要以严格党的组织生活制度为抓手，把每名党员纳入党组织规范管理之中，做实做细思想政治工作，选树宣传表彰先进典型，不断激发党员奋发有为的内生动力。

第四，要把作风建设、纪律建设的高质量发展体现在政治生态的良好上。一直以来，我们始终坚持不懈加强作风建设，纠"四风"、改作风，严明纪律规矩，严肃查处违法违纪案件，直属机关风气和面貌有了较大变化。但是，"灯下黑"问题并没有彻底解决，以文件落实文件、办公用房整改不到位、因私因

公出国管理不规范、违规发放福利等情况还时有发生，正风肃纪仍然任重道远，丝毫不能松懈。

下一步，我们要坚持高标准、严要求，打好基础、立好规矩，持之以恒正风肃纪，积极营造良好政治生态。要从日常工作抓起，从点滴小事严起，加强纪律教育、政德教育、家风教育，在抓常、抓细、抓长上下功夫、求实效。要进一步排查困扰基层的形式主义、官僚主义问题，持续深入开展作风建设专项整治，不解决问题决不罢手。领导干部要带头反"四风"，严格落实中央八项规定及其实施细则精神，切实抓好班子、带好队伍。要坚持标本兼治，健全廉政风险防控机制，加强对权力、资金、资源集中的重点部门和关键岗位的监督，扎实推进利用特殊资源谋取私利问题专项整治。要深化运用监督执纪"四种形态"，严肃监督执纪问责，一体推进不敢腐、不能腐、不想腐，彻底清除"灯下黑"问题滋生的土壤。

第五，要把制度建设的高质量发展体现在落地见效上。制度建设是机关党建高质量发展的重要保障。习近平总书记强调，制度制定很重要，制度执行更重要，并作出"我们总体上已进入有规可依的阶段，目前的主要问题是有规不依、落实不力"的重要论断。加强制度建设是我们始终关注的重点，特别是党的十九大以来，为贯彻落实好日臻完备的党内法规和有关文件要求，结合实际，我局聚焦政治建设、思想建设、组织建设、作风纪律建设等内容，以制定印发责任清单、实施方案、具体举措等形式，多措并举从源头上抓紧抓实。但制度的生命力在于执行。建制度、立规矩不仅要解决"有没有"的问题，更要解决"能不能落地"的问题。接下来，还要在强化制度建设，不断把制度优势转化为治理效能上持续用力。

一方面，要坚持以用为本，强化需求导向、效果导向，对标对表党中央要求，结合我局实际，抓紧制定空白缺位的制度，尽快修订不

够完善的制度，为推动中医药治理体系和治理能力现代化提供坚实的制度保障。另一方面要加强已有制度的贯彻落实，重点要抓好中共中央关于加强党的政治建设、关于加强和改进中央和国家机关党的建设和党支部工作条例、党员教育管理工作条例等文件和局党组实施举措的贯彻落实，切实让权力运行在制度的笼子里，坚决防止"破窗效应"，杜绝"稻草人"现象，真正把制度执行到人、到事、到底，着力提高执行力。

这里还要强调一下，党建工作与业务工作的关系。习近平总书记指出，中央和国家机关既有鲜明的政治属性，又有很强的专业性、业务性，机关党建和业务工作往往容易出现"两张皮"问题，成为制约机关党建质量提升的一大顽症。应当说，党建和业务犹如硬币的两面，二者统一于机关党的全部工作中。解决"两张皮"问题，关键是找准结合点、切入点，以新发展理念推动党建工作和业务工作相互促进、融合发展。主题教育期间，我局开展了"方便看中医、放心用中药"专项行动，以党建促业务取得了很好的成效，得到了人民群众的认可、得到了中央第十七指导组的认可。以此为经验，我们要坚持按照习近平总书记关于"推动党建和业务深度融合"的要求，进一步找准党建工作与业务工作、党建要求与党员需求、理论学习与实践运用的结合点，健全党建工作和业务工作同谋划同部署同落实同考核的具体制度，使各项举措在部署上相互配合、在实施中相互促进。特别是对担当党支部书记的行政主要负责人，要坚持好考察考核时，不仅要看业务工作情况，也要看党建工作情况，真正做到两手抓、两促进，坚决杜绝"一岗双责"说起来重要、做起来不重要的现象。

三、加强领导、凝聚合力、强化监督，为中医药传承创新发展提供坚强保障

（一）加强领导，切实落实党建工作责任制。局党组要着力顶层设计，进一步加强对机关党的建设的领导，扛起全面从严治党主体责任。

机关党委要聚焦主责主业，自觉把机关党建放到工作大局中去谋划，保证党建工作与业务工作有机融合。机关纪委要履行好党内监督专责机构职能，切实把党风廉政建设责任压实到基层、传导到末端。新任两委委员要发挥好示范引领作用，在党的建设、管党治党上有新作为、新成就。各级党组织要把抓好党建作为最大政绩，不断增强落实全面从严治党主体责任的自觉性主动性，切实做到认识到位、措施到位、保障到位。要坚持好书记是抓党建的第一责任人，分管领导是直接责任人，根据分工抓好职责范围内党建工作的制度，形成一级抓一级、层层抓落实的工作格局。

（二）凝聚合力，健全上下联动的组织体系。机关党建工作是一个系统工程，需要各级党组织树立"一盘棋"思想，各负其责，密切配合，形成合力。要优化组织设置，扩大组织覆盖，建立健全组织体系，从党委、党总支、党支部到党小组都要各司其职，上下联动，让组织体系的经脉气血畅通起来。特别是局直属（管）公立中医院，医院党委要发挥好把方向、管大局、保落实的作用，基层党组织要强化"支部建在科室"意识，通过严格执行"三会一课"、组织生活会等，扎实推进基层党组织标准化、规范化建设。局业务主管社会组织党委党组织要进一步理顺党组织隶属关系，健全党建工作机构，完善党组织书记和社会组织负责人"一肩挑"，实现有形覆盖和有效覆盖相统一，积极研究解决党建难题，着力消除潜在的风险隐患。

（三）强化监督，确保党建工作取得实效。习近平总书记强调，"一分部署，九分落实。"如果不沉下心来抓落实，再好的目标、再好的蓝图，也是镜中花、水中月。这也是党的十九大把增强狠抓落实本领作为一项重要执政本领的重大意义所在。各级党组织要紧紧围绕确定的目标任务，拿出实实在在的举措，坚持不懈地苦干实干，事情定了就办，办就要办好，绝不能拖拖拉拉、

半途而废。党员干部要在狠抓落实、务求实效上发挥先锋模范作用，真正把抓落实的过程作为锻炼和检验党性的重要过程。领导干部述职述廉、党建述职评议、民主生活会、组织生活会，要把抓落实情况作为考核和对照检查的重要内容，认真开展批评和自我批评，切实把抓落实的成效体现到推动中医药事业和产业高质量发展的成果上。

2020 是全面建成小康社会、实现第一个百年奋斗目标的决胜之年，是全面贯彻落实党的十九届四中全会精神的开局之年，是"十三五"规划收官和"十四五"规划谋划编制之年，也是我们贯彻《中共中央 国务院关于促进中医药传承创新发展的意见》和全国中医药大会精神的落实之年。让我们更加紧密团结在以习近平同志为核心的党中央周围，高举中国特色社会主义伟大旗帜，深入贯彻党的十九大和十九届二中、三中、四中全会精神，全面落实党中央、国务院的决策部署，坚定信心、抓住机遇，改革创新、扎实工作，全面加强和改进局直属机关党的建设，为推动中医药传承创新发展提供坚强保障，为建设健康中国、实现中华民族伟大复兴的中国梦作出新的更大贡献！

国家中医药管理局局长于文明
在国家中医药管理局直属机关学习贯彻落实
党的十九届四中全会和全国中医药大会精神动员会上的讲话

2019 年 11 月 8 日

在全国上下喜庆全国中医药大会和十九届四中全会胜利召开之际，在局党组、党组中心组学习传达之后，今天又组织局机关全体同志及直属单位同志们，一起深入学习贯彻落实两个会议精神，对学习贯彻落实中央四中全会和全国中医药大会精神进行动员部署，这充分体现了局党组对学习贯彻落实中央四中全会和全国中医药大会精神的重视。刚才，艳红书记传达了十九届四中全会精神，树江局长传达了习近平总书记重要指示、李克强总理重要批示、《中共中央 国务院关于促进中医药传承创新发展的意见》和全国中医药大会精神。医政司、科技司和中国中医科学院谈了学习体会，汇报了贯彻落实全国中医药大会精神的具体举措，讲得都很好，非常有针对性，我都赞同。我结合全局中心工作讲几点意见。

一、深刻学习领会中央四中全会和全国中医药大会精神，把思想行动统一到党中央的决策部署上来

党的十八大以来，以习近平同志为核心的党中央把发展中医药摆在突出位置，习近平总书记对中医药工作作出一系列重要论述，把党对中医药的规律性认识提升到新的高度，为做好中医药工作提供了根本遵循和行动指南。李克强总理多次作出重要批示，亲自安排部署中医药工作。孙春兰副总理专门到中医药局和中医药机构调研，亲临我局指导中医药工作。

7 月 24 日，习近平总书记亲自主持召开中央全面深化改革委员会第九次会议，审议通过《关于促进中医药传承创新发展的意见》，这是新中国成立以来首次以中共中央、国务院名义出台的中医药文件，是指导当前和今后一个时期中医药工作的纲领性文件。10 月 25 日，国务院召开全国中医药大会，这是新中国成立以来国务院召开的第一次全国中医药大会，习近平总书记还专门作出重要指示，李克强总理作出重要批示，孙春兰副总理出席会议并作重要讲话，充分体现了以习近平同志为核心的党中央对中医药事业的高度重视和亲切关怀。这次中央出台意见，国务院召开全国中医药大会，孙春兰副总理作重要讲话部署中医药工作，把中医药摆在党和国家工作重要位置，摆在事关健康中国战略和中华民族伟大复兴中国梦的高度，这在中医药发展史上还是前所未有的，具有十分重要而深远的里程碑意义。

孙春兰副总理在会上带领我们深入学习领悟了习近平总书记多次重要批示指示精神，她用 7 个强调深入解读总书记发展中医药的重要论述，一是强调中医药是中国古代科学的瑰宝，也是打开中华文明宝库的钥匙；二是强调坚持中西医并重，推动中医药和西医药相互补充、协调发展；三是强调要增强民族自信，用开放包容的心态促进传统医学和现代医学更好融合；四是强调既要从精神领域层面去解决对中医药的认识问题，也要从制度层面去解决中医药传承发展的问题；五是强调要发挥中医药在治未病、重大疾病治疗、疾病康复中的重要作用，切实维护人民群众的健康；六是强调推进中医药现代化，推动中医药走向世界，切实把中医药这一祖先留给我们的宝贵财富继承好、发展好、利用好；这次批示又强调，要遵循中医药发展规律，传承精华，守正创新，加快推进中医药现代化、产业化。孙春兰副总理在全国中医药大会上的重要讲话内容丰富、内涵深刻，对深刻认识发展中医药的重大意义，准确把握中医药发展的总体思路，认真落实中医药传承创新发展的目标任务，切实加强中医药工作的组织领导等进行了充分的阐述，提出了明确要求。认真学习贯彻落实习近平总书记重要批示指示，李克强总理重要批示，孙春兰副总理重要讲话，是学习贯彻落实全国中医药大会精神的重要内容。

全面学习贯彻落实全国中医药大会精神，就是要认真学习贯彻落实习近平总书记重要指示，李克强总理重要批示，孙春兰副总理重要讲话和《中共中央　国务院关于促进中医药传承创新发展的意见》（以下简称《意见》）精神，这是当前和今后一个时期全局工作的重点。我们要把学习贯彻落实十九届四中全会精神和全国中医药大会精神结合起来，推动"四个建立健全"政策举措落实到位，提升中医药的治理能力和中医药服务能力，推动中医药在传承创新中高质量发展，切实把中医药这一祖先留给我们的宝贵财富继承好、发展好、利用好。

二、振奋精神、坚定信心，把传承创新发展中医药的总体要求、目标任务、政策举措落到实处

要把学习贯彻落实《意见》和全国中医药大会精神与实施《中医药法》、中医药发展战略规划纲要、完成中医药发展"十三五"规划、编制"十四五"规划紧密结合起来，细化工作任务，完善工作机制，推动中医药在传承创新中高质量发展。我们要对标中医药传承创新发展的总体要求和目标任务，做好中医药各方面工作。

一是健全中医药服务体系，做实做强中医药特色优势。如何加强中医药服务体系建设，做实做强中医药特色优势，有哪些政策举措？有什么样的工作思路？要抓紧启动国家中医医学中心和区域中医医疗中心建设，建成一批龙头，加快实现县办中医医疗机构全覆盖，力争社区卫生服务中心和乡镇卫生院全部设置中医馆。构建融预防保健、疾病治疗和康复于一体的中医药服务体系。支持中医医院牵头组建医联体，落实中医诊所备案管理制度和规划选址、税收优惠等政策，支持中医诊所、门诊部和特色专科医院发展。

如何发挥好中医药维护和增进人民健康的独特优势和价值作用？要持续实施基层中医药服务能力提升工程，推动中医治未病健康工程升级，实施中医药康复服务能力提升工程。抓紧修订中医医院设置和建设标准、绩效考核指标，深化中医医院内涵建设，强化以中医药服务为主的办院模式和服务功能。要建立完善中医药防治流感等传染病的有效机制。建立中医西医会诊制度，聚焦重点问题，深化中西医临床协作试点，放大两种医学叠加效应。

如何在深化医改中充分发挥中医药的作用？要系统推进中医药领域三医联动改革，积极与国家医保局协调，推动实施符合中医药特点的医保支付方式改革，加快开展中医药服务价格调整。实施"互联网＋中医药健康服务"行动，创新中医诊疗模式，方便群众看中医。

二是健全质量管理机制，促进中药质量提升和产业高质量发展。如何健全质量管理机制，促进中药质量提升和产业高质量发展？要加强源头管理，会同农业农村部、药监局等部门，制定相应的政策举措。

如何加强中药质量安全监管？要会同国家发展改革委、国家药监局深入实施中药标准化项目，建立标准体系。要推动建立发展改革、工业和信息化、农业农村、商务、卫生健康、医保、中医药、药监等多部门协同监管机制，加快建立全过程质量追溯体系，逐步实现中药重点品种来源可查、去向可追、责任可究。

如何改革完善中药注册管理？要推动审评审批制度改革，配合国家药监局，推进中药分类注册改革、古代经典名方简化注册、中药品种保护制度优化完善，简化确有疗效、安全可控的传统制剂上市程序，加快来源于古代经典名方、名老中医经验方、院内制剂的中药新药审批。

三是加强传承创新体系建设，推进中医药现代化。如何加强中医药传承创新体系，推进中医药现代化？尽快出台学术传承管理办法，做好文献传承和活态传承，推进

《中华医藏》编纂，制定中医药典籍、技术和方药目录，建设国家中医药古籍和传统知识数字图书馆，推动国家中医药博物馆建设。

如何加快中医药创新？要建好中国中医药循证医学中心，力争用3年时间筛选推广一批中医治疗优势病种、适宜技术和疗效独特的中药品种。支持以中国中医科学院为主，实施中医药科技创新工程，积极对接国家科技资源布局，建设一批国家科技创新基地大平台，深化国家中医临床研究基地建设，建好青蒿素研究中心，推动在基础理论、诊疗规律、作用机理研究和阐释上取得新进展，在重大、难治、罕见疾病和新发突发传染病防治上有新成效，在中药新药创制、关键技术装备攻关上有新突破。

如何完善推动中医药创新的体制机制？要加快中医药科研体制机制改革，协调推动科技部建立与国家中医药局协同联动的中医药科研规划和管理机制，要进一步改革完善中医药科研组织、验收和评价体系，研究制定加强中医药科技创新体系建设的意见。

四是改革培养和评价机制，加强中医药人才队伍建设。如何改革培养和评价机制，加强中医药人才队伍建设？要进一步推动院校教育改革，与教育部协同推动中医药课程、教材、教法改革，突出中医药主干专业建设，提高中医类专业经典课程比重，开展中医经典能力等级考试。会同人力资源社会保障部等部门制定中医师承教育管理办法，加快建立与职称评审、评优评先等挂钩的高年资中医医师带徒制度。

如何优化人才成长途径？推动中医药人才"十四五"发展规划制订实施，加大培养高水平的中医临床人才和多学科交叉创新人才的力度，加快培养中医药健康服务技术技能人才，要研究制定建立稳定的基层中医药人才队伍的政策措施。

如何改革完善人才评价激励机制？要建立健全中医药人才表彰奖励制度，定期开展国医大师、全国名中医等评选表彰。改革人才评价

机制，推动在重大人才项目、院士评选等加大对中医药人才的支持力度。

五是要积极拓展对外交流合作，加快推动中医药走向世界。如何参与全球传统医学治理，加快推动中医药走向世界？要通过双边多边对话机制，加强传统医药领域合作，提供中国发展传统医药的智慧和方案。办好上合组织传统医学论坛。

如何实现更高水平的"走出去"？要实施好中医药"一带一路"发展规划和中医药国际合作专项，要会同科技部等部门加快编制中医药国际大科学计划。要着力打造中医药粤港澳大湾区创新高地，强化与台湾地区中医药合作。

六是不断深化中医药宣传推广，进一步普及中医药健康文化。如何加强中医药文化科普宣传，进一步普及中医药健康文化？要立足健康中国行动，推动中央主要新闻单位、重点新闻网站等各类媒体加大对中医药文化宣传力度，构建全方位、立体化、多形式宣传渠道，推进中医药全媒体平台建设。加强和规范中医药防病治病知识传播普及，努力让中医优势病种、名医名家、名优中药、适宜技术家喻户晓、深入人心。要实施中医药健康文化素养提升工程，深入开展中医中药中国行活动，推进中医药文化进校园、进社区、进家庭，发布《中医药健康养生文化素养》，创制一批通俗易懂的中医药科普作品，建设一批集健康养生、文化展示、体验传播于一体的中医药文化宣传教育基地，引导民众养成具有中国特色的健康生活方式。

七是用好协调机制，共同推进《意见》和大会精神落地见效。如何用好协调机制，推进《意见》和大会精神落地见效？要充分发挥国务院中医药工作部际联席会议机制作用，加强与相关部门的沟通协调，出台重点任务分工方案，抓紧研究一批落地落实政策举措。聚焦需要多部门协同推进的相关工作，加强研究，力争分步骤研究推出一批突破性政策，推动中医药事业和产业高质量发展。

如何推动任务落实？要推动各地尽快召开本地区中医药大会，抓紧研究制订本地区促进中医药传承创新发展的实施方案。制订年度工作计划，加强督促督办，促进重点任务落地。编制促进中医药传承创新发展各行动计划，把党中央、国务院关于中医药工作的部署转化为实际行动，让中医药为健康中国建设和中华民族伟大复兴的中国梦作出新的贡献。

如何推进改革试点？要会同有关部门，在一些条件成熟的地区，规划建设一批国家中医药综合改革示范区，指导各地坚持问题导向，以制度创新为核心，以改革创新成果可复制、可推广为目标，鼓励先行先试、大胆探索，打造中医药高质量发展高地，为中医药传承创新发展提供生动实践、积累经验。推进国家中医药局直属事业单位改革，聚焦主责主业，更好提供专业支撑。

以上这些"如何"，是推动中医药发展的关键环节，是我们必须认真思考的问题，也是我们要认真研究解决的问题，更是我们工作的重点。

三、抓住机遇、乘势而上，发挥机关各单位各自应尽责任使命

局机关作为党中央国务院负责中医药综合管理的部门，是具体抓中医药工作的责任部门，如何把党中央决策部署学习贯彻落实到位，我们是抓落实的第一环节，在指导全行业全系统学习贯彻落实上有重要责任，如果我们学习不到位、认识不到位、行动不到位、协调不到位、措施不到位、落实不到位，就会影响党中央决策部署的贯彻落实，就会影响中医药事业发展。所以中医药局上下每一个同志都是学习贯彻落实党中央决策部署非常重要的一环，都应尽职尽责，都要以饱满的"精气神"投入工作，不辜负党和人民赋予我们的重要职责使命。

局直属单位是国家中医药管理局工作职责的延伸，对中医药局工作具有重要的支撑作用，也是中医药事业发展的重要力量，无论是作为"国家队"的中国中医科学院，还是各学会协会、各中心事业单位，还是已经转企的报社、出版社，都是国家局的重要支撑，都应当尽职尽责，做好学习和贯彻落实。

在国家局和直属单位工作的每位同志，都担负着推动中医药传承创新发展的责任使命，都是推动中医药事业发展的重要力量，我们要坚定中医药理论自信，坚定中医临床实践疗效自信，坚定中医药发展自信，传承精华，守正创新，为建设健康中国、实现中华民族伟大复兴的中国梦贡献力量。

党中央国务院已将传承创新发展中医药事业的美好蓝图绘就，中医药事业发展的号角也已经吹响，我们中医药人应坚定信心、练好内功、提升本领，发挥独特优势和价值作用，向党和人民交上一份好的答卷。我们要以习近平新时代中国特色社会主义思想为指引，深入学习贯彻落实习近平总书记关于中医药的重要论述，深入贯彻落实《意见》和大会精神，增强"四个意识"、坚定"四个自信"、坚决做到"两个维护"，担当作为、开拓进取，努力开创新时代中医药传承创新发展的新局面！

国家中医药管理局局长于文明
在全国中医药局长专题学习研讨班上的讲话

2019 年 11 月 20 日

这次专题学习研讨班是在全国上下深入学习贯彻落实十九届四中全会精神和全国中医药大会精神背景下举办的，是继国家中医药局党组会、党组理论中心组集体学习、局直属机关学习贯彻落实动员部署后，又一次动员全国中医药系统进一步深入学习贯彻习近平总书记重要指示、李克强总理重要批示、孙春兰副总理重要讲话、中央《意见》及全国中医药大会精神的重要举措。

艳红书记就学习贯彻十九届四中全会和全国中医药大会精神进行了领学动员；来自中共中央党校（国家行政学院）、北京大学、华西医院等单位的专家作了 3 场专题报告；医政司、人教司、科技司和中国中医科学院的主要负责同志，就贯彻落实大会精神重点工作，制定政策举措、行动计划、重大工程，分别作了"完善服务体系""健全人才队伍建设""加强传承创新"等 7 个报告和政策举措建议；会议还印发了中医药发展"十三五"规划实施情况有关材料及提请大家讨论的部分文件。

下面，我结合中医药全局工作，讲 3 点意见。

一、深入学习、提高认识，把思想和行动统一到党中央国务院决策部署上来

党的十八大以来，以习近平同志为核心的党中央把发展中医药摆在突出位置，习近平总书记对发展中医药作出一系列重要论述，把党对发展中医药的规律性认识提升到新的高度，为做好中医药工作提供了根本遵循和行动指南。李克强总理多次作出批示，亲自安排部署中医药工作。孙春兰副总理专门到国家中医药局和中医药机构调研，指导中医药工作。

7 月 24 日，习近平总书记亲自主持召开中央全面深化改革委员会第九次会议审议通过《关于促进中医药传承创新发展的意见》，这是新中国成立以来首次以中共中央、国务院名义出台的中医药文件，是指导当前和今后一个时期中医药工作的纲领性文件。

10 月 25 日，国务院召开全国中医药大会，此次大会也是新中国成立以来国务院召开的第一次全国中医药大会，习近平总书记专门作出重要指示，李克强总理作出重要批示，孙春兰副总理出席会议并作重要讲话，充分体现了以习近平同志为核心的党中央对中医药事业的高度重视和亲切关怀。这次中央出台《意见》，国务院召开全国中医药大会，孙春兰副总理作重要讲话部署中医药工作，这在中医药发展史上还是前所未有的，具有十分重要而深远的里程碑意义。

在全国中医药大会上，孙春兰副总理带领我们深入学习领悟了习近平总书记多次重要批示指示精神，她用 7 个强调深入解读总书记关于中医药工作的重要论述，一是强调中医药是中国古代科学的瑰宝，也是打开中华文明宝库的钥匙；二是强调坚持中西医并重，推动中医药和西医药相互补充、协调发展；三是强调要增强民族自信，用开放包容的心态促进传统医学和现代医学更好融合；四是强调既要从精神领域层面去解决对中医药的认识问题，也要从制度层面去解决中医药传承发展的问题；五是强调要发挥中医药在治未病、重大疾病治疗、疾病康复中的重要作用，服务于人民群众；六是强调推进中医药现代化，

推动中医药走向世界，切实把中医药这一祖先留给我们的宝贵财富继承好、发展好、利用好；这次全国中医药大会作出批示又强调，要遵循中医药发展规律，传承精华，守正创新，加快推进中医药现代化、产业化发展。她在讲话中又强调，李克强总理多次主持国务院常务会议研究中医药工作，每年政府工作报告都对中医药工作作出部署。孙春兰副总理重要讲话内容丰富、内涵深刻，对深刻认识发展中医药的重大意义，准确把握中医药发展的总体思路，认真落实中医药传承创新发展的目标任务，切实加强中医药工作的组织领导等进行了充分的阐述，提出了明确要求。

全面贯彻落实全国中医药大会精神，就是要认真学习贯彻落实习近平总书记重要指示，李克强总理重要批示，孙春兰副总理重要讲话和《意见》精神，这是当前和今后一个时期全国中医中药系统一项极其重要的工作。我们要把贯彻落实十九届四中全会精神和全国中医药大会精神有机结合起来，推动"四个建立健全"政策举措落实到位，提升中医药的治理能力和中医药服务能力，推动中医药在传承创新中高质量发展，为建设健康中国、实现中华民族伟大复兴的中国梦贡献力量。

二、坚定信心，准确把握促进中医药事业和产业高质量发展的总要求和目标任务

全面贯彻落实全国中医药大会精神，为实现中央意见和大会确定的目标任务而勤奋工作，是我们中医药系统的重大任务。我们要把贯彻落实中央《意见》和全国中医药大会精神与实施《中医药法》、中医

药发展战略规划纲要、完成好中医药发展"十三五"规划、编制好中医药发展"十四五"规划紧密结合起来，细化工作任务，完善工作机制，推动中医药在传承创新中高质量发展。这里，我结合贯彻落实要求，谈点学习体会和思考，概括起来是7个方面、18个如何，和大家一起来思考和讨论，这也是围绕意见部署的重点任务。

第一，健全中医药服务体系，做实做强中医药特色优势。

如何健全中医药服务体系？要抓紧启动国家中医医学中心和区域中医医疗中心建设，建成一批龙头，加快实现县办中医医疗机构全覆盖，力争社区卫生服务中心和乡镇卫生院全部设置中医馆。构建融预防保健、疾病治疗和康复于一体的中医药服务体系。支持中医医院牵头组建医联体，落实中医诊所备案管理制度和规划选址、税收优惠等政策，支持中医诊所、门诊部和特色专科医院发展。有些是国家事权，有些是地方事权，各地应该如何落地落实？

如何发挥好中医药维护和增进人民健康的独特作用？要持续实施基层中医药服务能力提升工程，推动中医治未病健康工程升级，实施中医药康复服务能力提升工程行动计划。抓紧制修订中医医院设置和建设标准、绩效考核指标，深化中医医院内涵建设，强化以中医药服务为主的办院模式和服务功能。要建立完善中医药防治传染病的有效机制。推动建立综合医院、专科医院中西医会诊制度，聚焦重点问题深化中西医临床协作试点，放大两种医学叠加效应。中医院走内涵建设发展之路，中医院姓"中"，政策机制如何形成？内部管理考核如何设置？

如何在深化医改中充分发挥中医药的作用？要系统推进中医药领域三医联动改革，积极与医保部门协调，推动实施符合中医药特点的医保支付方式改革，加快开展中医药服务价格调整。各地已经在推动先行先试，还要总结推出一批好的

经验和典型，让大家学习。实施"互联网＋中医药健康服务"行动，创新中医诊疗模式，让群众方便看中医、放心吃中药。这些政策机制如何实现？

第二，健全质量管理机制，促进中药质量提升和产业高质量发展。

如何健全中药质量管理机制？要加强源头管理，会同农业农村部、药监局等部门，制定相应的政策举措。

如何加强中药质量安全监管？会同国家发展改革委、国家药监局深入实施中药标准化项目，建立标准体系。要推动建立发展改革、工业和信息化、农业农村、商务、卫生健康、医保、中医药、药监等多部门协同监管机制，加快建立全过程质量追溯体系，逐步实现中药重点品种来源可查、去向可追、责任可究。

如何推动改革完善中药研发注册管理？要推动审评审批制度改革，配合国家药监局，推进中药分类注册改革、古代经典名方简化注册、中药品种保护制度优化完善，简化确有疗效、安全可控的传统制剂上市程序，加快来源于古代经典名方、名老中医经验方、院内制剂的中药新药审批。

第三，加强传承创新体系建设，推进中医药现代化。

如何解决传承不足，创新不够的问题，怎样实现尊重中医药规律和"传承精华，守正创新"，是今后传承创新重点工作。传承精华，师古不泥古，创新不离宗，是我们中医药发展的必然要求。古为今用，西为中用，守正创新就是要按照中医药自身学术规律发展，不是邯郸学步，不是失去中医药自己发展自信。传承是根和魂，创新是与时俱进，吸收同时代科学技术，在当代有活力、有生命力。中医药的发展历史就是吸收同时代科学技术，与时俱进，不断传承创新发展的历程，就是不断推进现代化的一个过程。

如何加强中医药传承发展体系建设？要尽快出台学术传承管理办法，做好文献传承和活态传承，推进《中华医藏》编纂，制定中医药典籍、技

术和方药目录，建设国家中医药博物馆和传统知识数字图书馆。

如何与时俱进，加快中医药创新发展？要建好中国中医药循证医学中心，力争用3年时间筛选推广一批中医治疗优势病种、适宜技术和疗效独特的中药品种。支持以中国中医科学院为主，实施中医药科技创新工程，积极对接国家科技资源布局，建设一批国家科技创新基地大平台，深化国家中医临床研究基地建设，建好青蒿素研究中心，推动在基础理论、诊疗规律、作用机理研究和阐释上取得新进展，在重大、难治、罕见疾病和新发突发传染病防治上有新成效，在中药新药创制、关键技术装备攻关上有新突破。

如何完善推动中医药体制机制改革，解决中医药传承和创新不足问题？加快中医药科研体制机制改革，协调推动科技部建立与国家中医药局协同联动的中医药科研规划和管理机制，要进一步改革完善中医药科研组织、验收和评价体系，研究制定加强中医药传承创新体系建设的意见。

第四，改革培养和评价机制，加强中医药人才队伍建设。

如何改革培养和评价机制，加强中医药人才队伍建设？要进一步推动院校教育改革，与教育部协同推动中医药课程、教材、教法改革，突出中医药主干专业建设，提高中医类专业经典课程比重，开展中医经典能力等级考试。会同人力资源社会保障部等部门制定中医师承教育管理办法，加快建立与职称评审、评优评先等挂钩的高年资中医医师带徒制度。

如何优化人才成长途径？要推动中医药人才"十四五"发展规划制订实施，加大培养高水平的中医临床人才和多学科交叉创新人才的力度，加快培养中医药健康服务技术技能人才，要研究制定建立稳定的基层中医药人才队伍的政策措施。

如何改革完善人才评价激励机制？要建立中医药人才表彰奖励制度，定期开展国医大师、全国名中

医等评选表彰。改革人才评价机制，推动在重大人才项目、院士评选等加大对中医药人才的支持力度。

第五，积极拓展对外交流合作，加快推动中医药走向世界。

如何积极拓展对外交流合作？要积极参与全球传统医学治理，通过双边多边对话机制，加强传统医药领域合作，提供中国发展传统医药的智慧和方案。办好上合组织传统医学论坛。

如何实现更高水平的"走出去"？要实施好中医药"一带一路"发展规划和中医药国际合作专项，要会同科技部等部门加快编制中医药国际大科学计划。要着力打造中医药粤港澳大湾区创新高地，强化与港澳台地区中医药合作。

第六，不断深化中医药宣传推广，进一步普及中医药健康文化。

如何深化中医药宣传推广，进一步普及中医药健康文化？要立足"健康中国行动"，推动中央主要新闻单位、重点新闻网站等各类媒体加大对中医药文化宣传力度，构建全方位、立体化、多形式宣传渠道，推进中医药全媒体平台建设。加强和规范中医药防病治病知识传播普及努力让中医优势病种、名医名家、名优中药、适宜技术家喻户晓、深入人心。要实施中医药健康文化素养提升工程，深入开展中医中药中国行活动，推进中医药文化进校园、进社区、进家庭，发布《中医药健康养生文化素养》，创制一批通俗易懂的中医药科普作品，建设一批集健康养生、文化展示、体验传播于一体的中医药文化宣传教育基地，引导民众养成具有中国特色的健康生活方式。

第七，用好协调机制，共同推进中央《意见》和大会精神落地见效。

如何用好协调机制，共同推进中央《意见》和大会精神落地见效？要充分发挥国务院中医药工作部际联席会议机制作用，加强与相关部门的沟通协调，出台重点任务分工方案，抓紧研究一批落实落地的政策举措。聚焦需要多部门协同推进

的相关工作，加强研究，力争分步骤研究推出一批突破性政策，推动中医药事业和产业高质量发展。各地也要充分发挥中医药工作领导协调机制的作用，及时向领导协调小组成员单位进行通报，争取他们的配合支持，共同把大会精神贯彻落实到当地中医药传承创新发展中去，推动把中央《意见》和大会部署的重点任务纳入本地区的重点规划、工作部署、政策制定之中，加强规划、政策、项目实施的对接，将中央的决策部署层层落实到位。

如何进一步推进改革试点？国家中医药局将会同有关部门，在一些条件成熟的地区，规划建设一批国家中医药综合改革示范区，指导各地坚持问题导向，以制度创新为核心，以改革创新成果可复制、可推广为目标，鼓励先行先试、大胆探索，打造中医药高质量发展高地，为中医药传承创新发展提供生动实践、积累经验。各地也要紧跟国家局的工作节奏，上下联动，共同开展好国家中医药综合改革示范区建设。

以上这些"如何"，是希望大家准确把握的重点内容，是推动中医药发展的关键环节，是我们必须认真思考的问题，也是我们需要认真研究解决的问题，更是我们工作的重点。

三、乘势而上，扎扎实实推动政策举措和各项工作落细落实

促进中医药事业和产业高质量发展，是中央深改会议精神，也是中央《意见》和全国中医药大会强调推动落实的。如何补短板、强弱项、激活力、抓落实，以及如何推动中医药传承创新发展，需要各级党委及政府加强组织领导，需要相关部门协调配合，需要全国中医中药系统及全社会广泛参与。但归根结底，需要我们全国中医药系统广大同仁下大功夫、练好内功、狠抓落实。大家一定要增强责任感和使命感，切实担负起历史赋予我们的重大使命，全力推动党中央、国务院决策部署落实落地，把传承创新发展中医药事业的美好"蓝图"转化为生动实践。

第一，推动党委、政府切实加强对中医药工作的组织领导。中医药事业发展事关健康中国建设国家战略及中华民族伟大复兴中国梦。各级党委和政府的组织领导是中医药事业发展的坚强保障。各地中医药局要推动党委、政府把中医药工作摆在更加突出位置，政策上优先考虑，资金上优先保障，项目上优先安排。要及时向党委、政府报告中医药工作，讲好工作亮点和成绩，讲明发展困难和问题，及时主动设置中医药议题，提请党委、政府研究，从更高层面促进改革、推动发展。这次全国中医药大会后，不少省委常委会、省人民政府常务会议研究中医药工作，大家要按照省委、省人民政府的安排部署，切实抓好落实。要推动党委、政府把中央意见实施纳入绩效考核，层层压实责任，确保目标任务如期实现。当前，要推动党委和政府尽快召开本地区中医药大会，抓紧研究制订本地区促进中医药传承创新发展的实施方案，推出一批更有力的改革举措和发展行动。

第二，推动卫生健康委把中医药工作融入卫生健康工作全局。卫生健康委是做好中医药工作最贴近的组织领导保障。坚持中西医并重，统筹推动中医药和西医药相互补充、协调发展，是我国卫生与健康事业的显著优势。各地要建立和完善委局工作规则，多向卫生健康委请示和汇报中医药工作特别是重大问题、重大工作，推动卫生健康委在深化医改和健康中国建设中把中医药工作一体谋划、一体推进、一体落实、一体考核，充分发挥中医药在健康中国的独特优势。要推动各地卫生健康委认真落实马晓伟主任在全国中医药大会上的总结讲话要求，在深化医改中，充分考虑中医药特点、优势和基础条件，将中医药全面融入五项基本医疗卫生制度，完善有利于激发和释放中医药发展活力的政策体系；在实施健康中国行动中，将中医药和西医药一并纳入各种政策体系，特别是在防病、治病、康复，也包括传染病防控等方面。马晓伟主任在全国中医药大会的总结讲话中，对各地卫生健康委提的要

求非常具体、非常明确。各级中医药局要和委领导多沟通、多汇报，特别是要统筹协调中医药工作全局，要协调成为一盘棋。

第三，各地中医药局要切实履好职、担好责。各地中医药局是抓好中央《意见》和大会精神在本地区贯彻落实的"第一环节"。要及时组织专题学习研讨，及时传达到相关单位，把习近平总书记关于中医药的重要论述和全国中医药大会精神学习贯彻好。要深入细致地开展调查研究，结合各地实际情况，细化实化政策措施。要充分发挥中医药工作领导协调机制的作用，争取成员单位的协助与配合，推动把大会精神纳入本地区的重点贯彻落实。

第四，促进中医药事业和产业高质量发展离不开"医、教、研、产"的强力支撑。中医医院、中医药高校、科研机构和中药企业是中医药传承创新发展的重要力量，是促进中医药事业和产业高质量发展的具体实践者，大家要聚焦目标任务，找准发展定位，发挥应有作用。

中医医院是提供中医医疗健康服务的主体，要强化以中医药服务为主的办院模式和服务功能，充分发挥中医药在疾病治疗、预防和特色康复等方面的作用，为人民群众提供优质满意的中医药服务。中医药高校是本地区中医药事业和产业发展的重要支撑，是中医药人才培养、科学研究、文化传承和社会服务的"龙头"，要创新人才培养模式，加大教育教学改革，创新"产学研用"机制，多培养优秀中医药人才，多产出中医药科技成果，传承中医药精华。中医药科研机构是中医药科技创新的重要阵地，要坚持中医药原创思维，传承精华，守正创新，力争在重大理论创新、重大技术攻关等方面实现突破，贡献一批高水平的科研成果，丰富中医药理论与临床实践。中药企业是中药产业发展的重要支撑和保障，要打造质量过硬、信誉过硬、疗效过硬的中药产品，创造优质优良品牌，不断发展壮大，提高质量，提高疗效，提高竞争力，迈向高质量发展的轨道。

按照国务院要求，年底前各地要将贯彻落实全国中医药大会特别是孙春兰副总理部署的5项重点任务情况报送国家卫生健康委、国家中医药管理局。请各地于12月20日前以卫生健康委名义报送国家卫生健康委和国家中医药管理局，我们将于月底前汇总报到国务院。

这次学习研讨班，是一个集思广益的班，也是聚集中医药事业和产业高质量发展的新动能的班，我们要把这次研讨班的成果和好的意见建议，转化为好的政策举措和促进中医药传承创新发展的动力，将学习研讨成果运用到实际工作当中去，坚定信心，乘势而上。我们要以习近平新时代中国特色社会主义思想为指引，深入学习习近平总书记重要指示、李克强总理重要批示、孙春兰副总理讲话、中央《意见》和大会精神，增强"四个意识"、坚定"四个自信"、做到"两个维护"，振奋精神、担当作为、开拓进取，努力开创新时代中医药事业和产业高质量发展的新局面！

国家中医药管理局副局长王志勇在国家中医心血管病临床医学研究中心启动会上的讲话

国家中医药管理局副局长　王志勇
（2019年7月13日）

很高兴参加西苑医院国家中医心血管病临床医学研究中心启动会，这既是西苑医院和中医科学院的大事，也是全国中医药行业和推进中医药科技创新的大事。首先，我代表国家中医药管理局表示热烈的祝贺，向大力支持中心建设的科技部和国家卫生健康委以及相关单位表示衷心的感谢，向长期以来奋战在心血管病临床科研一线付出辛勤努力并取得丰硕成果的各位专家致以崇高的敬意！

党的十八大以来，以习近平同志为核心的党中央把发展中医药事业摆在经济社会发展更加突出的重要位置，出台了一系列促进中医药发展的政策措施，推动中医药传承创新发展取得了新的成就、出现了新的面貌。中医药事业振兴发展迎来天时、地利、人和的大好时机。建设国家中医临床医学研究中心，在新时代中医药事业发展进程中具有标志性的意义。今天隆重召开启动会，就是要以建设国家中医临床医学研究中心为契机，进一步凝聚各方面的共识、智慧和力量，进一

步动员中医药行业更加自觉地肩负起传承创新发展中医药的历史责任，为努力实现创造性转化和创新性发展而不懈努力奋斗，继续谱写新时代中医药事业发展的新篇章。下面，我谈3点意见与大家共勉。

第一、要深入学习贯彻习近平总书记关于发展中医药的重要论述，切实增强传承发展中医药事业的责任感、使命感、紧迫感和自信心。

我们党始终高度重视中医药事业发展。毛泽东同志指出，"中国医药学是一个伟大的宝库，应当努

力发掘，加以提高"。毛主席还批示："中药应当很好地保护与发展。我国的中药有几千年历史，是祖国极宝贵的财产，如果任其衰落下去，将是我们的罪过；中医书籍应进行整理……如不整理，就会绝版。"又指示："即时成立中医研究院。"历史和实践证明，成立包括西苑医院在内的中国中医研究院即中国中医科学院，是发掘伟大宝库的重要举措，也是传承发展中医药的英明决策。

习近平总书记深刻指出："中医药学凝聚着深邃的哲学智慧和中华民族几千年的健康养生理念及其实践经验，是中国古代科学的瑰宝，也是打开中华文明宝库的钥匙。深入研究和科学总结中医药学对丰富世界医学事业、推进生命科学研究具有积极意义。"党的十八大以来，我们党从战略和全局高度对中医药发展进行全面谋划和系统部署。中医药发展上升为国家战略，中医药事业进入新的历史发展时期。具有里程碑意义的《中医药法》颁布施行。习近平总书记就中医药工作多次发表重要讲话、作出重要批示指示，全面系统论述中医药工作，明确了新形势下发展中医药事业的指导思想和目标任务。习近平总书记关于发展中医药的重要论述，深刻回答了为什么发展中医药、发展什么样的中医药、怎样发展中医药等一系列方向性、全局性、战略性的重大理论和实践问题，是新时代中国特色社会主义思想的重要组成部分，是我们党一以贯之高度重视发展中医药事业的智慧结晶和时代成果，为推动中医药振兴发展指明了方向、提供了遵循，我们必须要牢牢坚持这一中医药事业发展的指导思想。

习近平总书记关于发展中医药的重要论述，为传承发展中医药事业标定了历史方位、作出了战略谋划、指明了方向路径、描绘了美好蓝图。蕴含着为人民谋幸福、为民族谋复兴的初心使命和为世界谋大同的美好愿景。中医药系统"守初心、担使命"，就是要"深入发掘中医药宝库中的精华，充分发挥中医药的独特优势，推进中医药现代化，推动中医药走向世界，切实把中医药这一祖先留给我们的宝贵财富继承好、发展好、利用好，在建设健康中国、实现中国梦的伟大征程中谱写新的篇章。"我们要在"不忘初心、牢记使命"主题教育中，持续深入学习习近平总书记关于发展中医药的重要论述，不断增强责任感、使命感、紧迫感和自信心。

第二、要深入贯彻落实新发展理念，把国家临床医学研究中心摆在中医药科技创新的重要位置，肩负起引领中医药传承创新发展的历史使命。

发展是解决我国一切问题的基础和关键。习近平总书记指出："发展必须是科学发展，必须坚定不移贯彻创新、协调、绿色、开放、共享的发展理念"。坚持新发展理念，是关系我国发展全局的一场深刻变革。创新是引领发展的第一动力，科技创新是我国建设现代化经济体系的战略支撑，也是中医药振兴发展的重大战略方向。

当前，世界科技创新呈现新趋势，科技创新在国家发展全局中的核心位置更加凸显。党中央、国务院高度重视科技创新，党的十八大做出了深入实施创新驱动发展战略、加快国家科技创新体系建设的重大决策部署，党的十九大吹响了建设科技强国的号角。科技创新必须摆在中医药事业发展的核心位置，已经成为全体中医药人的共识。

中医药科技创新体系建设是推进中医药科技创新的必然要求，也是国家科技创新体系建设的重要内容。围绕中医药传承创新战略需求和重大科学问题，系统布局、建设一批高水平中医药科技创新基地，是中医药开展高层次科学研究，实现重大创新突破，培养一流科研人才团队，提高中医药科技创新能力的重要支撑条件。

国家临床医学研究中心作为临床医学和转化研究的"高地"，针对我国疾病防治的重大战略需求和临床研究薄弱环节，旨在以新的组织模式和运行机制推进疾病防治研究，对于加强我国医学科技创新体系建设，强化医学创新能力，加快卫生与健康科技成果转化，支撑建设科技强国和健康中国战略目标实现，都具有十分重要的意义。

国家中医药管理局和国家发改委从2008年开始，分两批布局建设了包括西苑医院在内的40个国家中医临床研究基地，针对一些重点病种开展临床研究，取得了一批研究成果，探索了临床研究的新模式，也为按照国家临床医学研究中心的建设目标与任务要求，努力建设体现中医药特点与规律的、高水平的国家级中医临床研究平台，以及打造高效、开放的协同创新网络奠定了坚实的基础。

近年来，我局与科技部、国家卫生健康委等有关部门多次进行沟通协调、共同研究，在各方的大力支持下，逐步形成共识，开始试点建设中医类国家临床医学研究中心，并在第4批国家临床医学研究中心项目中，首次启动了心血管和针灸方向的两个中医中心的建设工作，西苑医院凭借多年在心血管方面科研和临床的奋斗积累以及各界的认同名列其中，这很不容易。面对人民群众的健康需求和中医药事业发展的需要，我们希望能在"十三五"期间，争取启动更多的中医中心建设。同时，也衷心希望西苑医院切实肩负起引领中医药传承创新发展的使命，为中医类国家临床医学研究中心建设积累经验、作出示范。

第三、要深入整合优势资源，不断完善运行机制，高质量高效率推进国家中医临床医学研究中心建设。

西苑医院心血管病中心发展60年来，以陈可冀院士领衔的学术团队励精图治、不断进取，血瘀证与活血化瘀防治心血管疾病研究获得中医药行业首个国家科技进步一等奖，相关成果获得3项国家科技进步二等奖，形成一批中医药行业标准，制定了一批中医药治疗心血管病的临床指南，显著提高了疗效，引领了中医药防治心血管疾病的学术发展。

今天，在科技部、国家卫生健康委、军委后勤保障部和国家药监局等有关部门的大力支持下，西苑医院正式启动中心建设工作，这既凝聚了西苑医院60余年厚重的学术积淀，更承载着行业内外对中医药特色优势的认可，以及对科技创新驱动中医药临床疗效和服务能力提升的殷切期望。可以说，国家中医临床医学研究中心应运而生，使命光荣，前景广阔。希望中医科学院和西苑医院，一定要以此为契机，举全院之力，认真抓好中心建设，推动中医药临床研究水平更上一层楼。

刚才，科技部、国家卫健委领导对中心建设提出了明确的要求，希望大家抓好落实。同时，还要做到以下4点：

一要坚持重大需求导向。中心建设必须坚持遵循中医药的特点与自身规律，坚持发挥中医药的独特优势，坚持中西医协同、优势互补，以重大临床需求为导向，以提高中医药防治心血管疾病的研究能力和疗效水平为目标，组织开展临床循证研究、转化应用研究、应用推广研究及防控战略研究等四类高水平的临床研究，争取产出一批有循证医学证据、能被国际认可和推广使用的临床研究成果。

二要注重提升创新能力。要整合优势资源，搭建全国中医药防治心血管研究的协同创新网络，实现高效的临床科研合作、学术交流、人才培养与成果转化推广，强化医疗健康大数据平台、临床评价平台、中医特色生物样本库等创新平台建设，推进开放共享，推动科技合作与学术交流。

三要着力加快成果转化。履行好促进医学研究成果转化与推广应用的责任，坚持开放融合、服务基层，促进医研企协同创新，推动前沿基础研究与临床研究成果更快地转化为中医临床应用，推动成熟、安全、有效的中医药诊疗技术、产品与规范向基层，尤其是向贫困地区推广普及，带动基层中医医疗服务能力提升。

四要切实履行主体责任。中国中医科学院和西苑医院要认真落实国家临床医学研究中心建设的各项职责与任务要求，履行主体责任，发挥专家作用，做好规划部署，真抓实干、攻坚克难，在产出一批疗效确切的高质量临床研究成果的同时，不断完善组织机构与管理制度，探索建立适合中医药发展规律与特点的临床研究组织模式与运行管理机制。

国家中医药管理局将充分发挥中医药主管部门作用，积极加强与科技部、国家卫生健康委等相关部门的工作协调，按照国家临床医学研究中心发展规划与管理办法有关要求，对中心建设工作全力支持、加强指导、做好服务。

让我们共同努力，切实把研究中心建设好，为健康中国建设与中医药传承创新发展做出新的贡献！

围绕中心　建设队伍　服务群众
全面推进局直属机关党的建设高质量发展

——国家中医药管理局党组成员、副局长、直属机关党委书记闫树江在中国共产党国家中医药管理局直属机关第四次代表大会上的报告

2019年12月20日

中国共产党国家中医药管理局直属机关第三届委员会自成立以来，在中央和国家机关工委、局党组和国家卫生健康委直属机关党委的领导下，坚决贯彻执行党的基本理论、基本路线、基本方略，坚持以习近平新时代中国特色社会主义思想为指导，牢固树立"四个意识"，坚定"四个自信"，做到"两个维护"，按照"围绕中心、建设队伍、服务群众"的要求，全面推进局直属机关党的建设工作，教育引导广大党员不断提高党性修养和能力素养，推动基层党组织不断增强凝聚力和战斗力，不断把全面从严治党引向深入，为中心任务顺利完成提供了坚强有力保障。

一、主要工作回顾

（一）坚持把政治建设摆在首位，不断增强践行"两个维护"的政治自觉、思想自觉和行动自觉

局直属机关党委和各级党组织始终坚持把党的政治建设摆在首位，树牢"中央和国家机关首先是政治机关"的意识，提高政治站位，坚定政治立场，严明政治态度，严守党的政治纪律和政治规矩。以深入开展"大学习、深调研、细落实"为契机，深入学习贯彻习近平总书记关于推进中央和国家机关党的政治建设重要指示精神，贯彻落实中央和国家机关党的政治建设推进会、中央和国家机关党的建设工作会精

神，认真执行局党组贯彻落实《中共中央关于加强党的政治建设的意见》36条细化措施和《中共中央关于加强和改进中央和国家机关党的建设的意见》28条务实举措，有效推进了机关党的政治建设质量不断提升。

局直属机关各级党组织根据局党组部署安排，以"模范机关"创建为载体，坚持把党建工作与业务工作同谋划、同部署、同落实，既围绕中心工作确定党建工作内容，又围绕党建工作提出中心工作聚焦方向，努力在贯彻落实习近平总书记对中医药工作的重要指示批示、党中央对中医药工作的决策部署上落地落实，确保创建工作思想到位、行动到位、效果到位，推进"模范机关"建设常态化、长效化。时刻紧绷政治纪律和政治规矩这根弦，严格执行请示报告制度，旗帜鲜明与违反党的政治纪律、政治规矩的言论和行为作坚决斗争，坚决防止"七个有之"，切实做到"五个必须"。严肃党内政治生活，认真贯彻落实《关于新形势下党内政治生活的若干准则》，不断提高民主生活会和组织生活会质量。深入学习贯彻习近平总书记关于扶贫工作的重要论述，贯彻落实党中央关于坚决打赢脱贫攻坚战的决策部署，扎实开展党建扶贫，认真落实对山西省五寨县贫困村镇党组织的党建帮扶任务，为五寨县实现脱贫摘帽作出了积极贡献。

（二）坚持把思想建设作为基础性建设，用习近平新时代中国特色社会主义思想武装头脑

局直属机关党委坚持把深入学习贯彻习近平新时代中国特色社会主义思想作为重中之重，以座谈交流、专题研讨、辅导报告、网络学习、现场调研等方式，教育引导党员干部自觉主动学、及时跟进学、联系实际学、笃信笃行学。局直属机关党委始终把处级以上领导干部的学习作为重点来抓，第三次党代会以来，局机关各部门和直属各单位共有司局级领导干部56人次、处级领导干部41人次参加了各级各类

党校（行政学院）的脱产进修培训。根据党中央统一部署，先后开展了党的群众路线教育实践活动、"三严三实"专题教育、"两学一做"学习教育和"不忘初心、牢记使命"主题教育等，在强化理论武装、坚定理想信念上深耕细作。各级党组织也积极通过理论学习中心组学习、"三会一课"、学习会、报告会、专题培训班、演讲会和知识竞赛等多种形式，推动学习贯彻往深里走、往实里走、往心里走。

局直属机关各级党组织围绕中心、服务大局，坚持理论联系实际的马克思主义学风，注重把理论学习同解决影响制约中医药发展的重大问题结合起来，同解决群众最关心最直接最现实的利益问题结合起来，同解决党建工作中遇到的突出问题结合起来，着力把学习成果转化为推动工作发展的实际成效。

（三）坚持以提升组织力为重点，锻造坚强有力的基层党组织

局直属机关党委牢牢牵住党建责任制这个"牛鼻子"，充分发挥以上率下作用，先后召开31次党委全委会，加强对党建工作的整体谋划，把提高基层党组织建设质量作为固本之举、长远之计，系统研究推进相关工作。加强直属机关党委、纪委建设，在局党组的大力支持下，增加2个行政编制充实党建工作力量。通过党建述职评议考核，实施"固本培元"工程，制定责任清单，开展座谈调研、专题研究、督导抽查等方式，层层压实责任，着力增强基层党组织组织力。制定党员发展流程图，核准党费收缴项目、标准，规范党员交纳党费程序和要求，印发《党费证》《基层党组织工作综合记录本》等，努力把工作内容统一化、要求规范化，使党支部工作有方向、有标准、有细节，力求使每个环节的任务抓具体、抓扎实。开展党员到社区报到试点工作，并取得良好效果。成立局业务主管社会组织党委，将14家社会组织全部纳入管理，实现了党组织和党的工作"两个覆盖"。

局直属机关各级党组织以贯彻

落实《中国共产党章程》《关于新形势下党内政治生活的若干准则》《中国共产党支部工作条例（试行）》《中国共产党党员教育管理工作条例》《中国共产党发展党员工作细则》等为抓手，加大抓基层、打基础的力度。通过改选、增补委员，及时健全各级党组织；坚持实行党务公开，保障党员民主权利，每年党费收支情况向全体党员公布，接受党员监督；努力提高民主生活会质量，认真执行双重组织生活制度；深入开展"灯下黑"专项整治，认真开展"三会一课"、主题党日、主题联学等活动。侧重在医疗、科研第一线和优秀青年中做好发展党员工作，5年来共发展新党员294名，为党的队伍注入了新鲜血液。第三次党代会以来，各级党组织和广大党员充分发挥战斗堡垒作用和先锋模范作用，涌现出一大批先进集体和优秀个人。其中，全国优秀共产党员1名；原中央国家机关工委第二届"创建文明机关　争做人民满意公务员"先进集体1个；委直属机关先进基层党组织63个，优秀共产党员176人次，优秀党务工作者65人次；局直属机关先进基层党组织80个，优秀共产党员30人次，优秀党务工作者30人次。

（四）坚持正风肃纪，推动党风廉政建设向纵深发展

局直属机关党委和纪委在上级党纪委和局党组的领导下，带领局直属机关各级纪检组织强化政治监督，严明党的政治纪律和政治规矩，持续开展党规党纪和廉政警示教育。推动落实党风廉政建设责任制，推进"一岗双责"，夯实"两个责任"。协助局党组持续深化政治巡视，扎实做好巡视"后半篇文章"，十八大期间对9家局直属单位实现巡视全覆盖，并对2家单位进行"回头看"，十九大以来已对3家单位进行了巡视，并先后组织对各部门各单位落实中央巡视和局党组巡视整改情况进行两轮全面检查和多次专项督查。持之以恒落实中央八项规定精神，驰而不息纠治"四风"、转变作风，坚决整治形式主义、官僚主

义突出问题，紧盯定点扶贫、健康扶贫和产业扶贫工作开展专项督查，认真进行领导干部利用特殊资源谋取私利问题专项整治。全面加强党的纪律建设，强化监督执纪问责，贯通运用"四种形态"。第三次党代会以来，共处理群众信访举报及上级转办信件527件次，直接办理250件次，谈话函询25件次，批评教育3人次，提醒谈话3人次，诫勉谈话13人次，党纪处分8人次。

局直属机关各级党组织党风廉政建设责任逐步压紧压实，党风廉政建设和反腐败工作不断深入，党章党规党纪教育和廉政警示教育不断深化，逐步建立健全纪检机构、配齐配强专兼职纪检干部。特别是随着中央巡视、局党组巡视的持续深化，各部门各单位按照局党组要求，将巡视整改作为解决问题、推动工作的重要契机，积极落实整改任务，在2016年中央巡视和2015~2017年局党组巡视整改中，9家直属单位共制定巡视整改措施333项，按照局党组再整改再落实要求又提出整改措施139项。通过整改，局直属机关党的领导明显加强，党的建设不断完善，管党治党进一步严实，"两个责任"意识切实增强，进一步营造了风清气正的良好政治生态。

（五）坚持做好精神文明建设和统战群团工作，开展丰富多彩活动凝聚人心

局直属机关党委每年都协助局党组召开人大代表、政协委员、民主人士和侨台代表座谈会，听取对中医药工作的意见建议。各级党组织认真贯彻统战工作方针政策，注意听取民主党派对本部门本单位重大工作的意见建议，支持民主党派开展工作和活动，热情帮助他们解决遇到的实际困难和问题，充分调动各方面积极因素，共同发展事业。大力加强精神文明建设，5年来，局直属机关共有3家单位被评为全国文明单位，4家单位被评为首都文明单位标兵。

局直属机关党委和各级党组织重视发挥工会、共青团和妇工委等群团组织作用，支持群团组织依照

章程、发挥优势开展工作。各级工会认真履行职能，建立健全职工代表大会制度，积极开展"送温暖"慰问活动，加强工会干部队伍建设，通过组织文艺汇演、歌咏比赛、体育运动会、广播操比赛、健步走活动、书画摄影比赛等营造积极进取、健康向上的文化主旋律和团队氛围。局直属机关团委成立青年理论学习小组，强化对年轻干部的教育引导；通过"两优一红"评选表彰、"向上向善好青年"推选，开展青年讲坛、"品读好书"、主题团课、支教扶贫、岗位建功等活动，充分调动年轻干部的学习意识和主人翁意识；连续5年组织160余人次参加"根在基层"调研实践活动，使年轻干部接地气、深入基层、体验民生、服务群众。各级团组织通过举办读书交流、联谊活动、捐助贫困学生以及拓展训练、体育比赛等，提升团员青年素质。局直属机关妇工委以"巾帼建功"为载体，着力培养"自尊、自爱、自重、自强"的时代精神，通过开展"三八"节妇女分享会、"恒爱行动"等，充分展示精神风貌，打造"坚强阵地"和"温暖之家"，有力激发了广大女干部女职工为中医药事业贡献聪明才智的积极性和创造性。

通过过去5年来的实践，我们深刻体会到，做好新时代局直属机关党的建设工作，必须不断提高政治站位，增强"四个意识"，坚定"四个自信"，做到"两个维护"，坚持以习近平新时代中国特色社会主义思想为指导，牢牢把握新时代机关党建工作的根本遵循。必须紧紧围绕贯彻落实党中央决策部署来谋划推进机关党建工作，推动党建和业务深度融合，把坚决维护党中央权威和集中统一领导体现到学习贯彻、谋划部署、抓好落实的各方面、全过程，不断打造为人民利益服务的党员队伍，发挥机关党建的服务保障作用。必须全面落实从严治党"两个责任"，党组织负责人务必以高度的政治责任感、强烈的事业心和良好的精神状态，切实扛起第一责任人职责和"一岗双责"职责，

全力以赴把基层党建工作抓好抓实。必须持之以恒抓基层、打基础，把增强党员意识、发挥主体作用作为党建工作的重要保证，充分调动广大党员的主观能动性，共同努力做好党建工作。必须把守正创新作为党建工作的不竭动力，既要守政治方向之正、守组织基础之牢、守思想阵地之稳，也要创工作理念之新、创方式方法之新、创服务功能之新，不断提高党建工作科学化水平，使党建工作更好适应新形势、开创新局面。必须把建设政治强、业务精、作风好的党务干部队伍作为党建工作的重要任务抓紧抓实，配齐配强各级党务干部，创造条件促进专兼职党务干部不断提高政治素质和工作能力。

在充分肯定成绩的同时，我们也要清醒地看到，当前我局直属机关党建工作与党中央的要求和广大党员的期待相比，还有不少差距，主要是学懂弄通做实习近平新时代中国特色社会主义思想还不到位；全面从严治党主体责任、监督责任落实需进一步加力，"上热下冷""上紧下松"现象仍有存在，层层传导压力还不够；基层党组织的战斗堡垒作用和党员先锋模范作用发挥还不充分；党建工作与业务工作的融合还需进一步深化；党建工作的制度机制还需不断完善；作风建设还不扎实，形式主义、官僚主义仍然不同程度存在；正风肃纪和廉政风险防控还有待加强；打造政治过硬、本领高强的干部队伍措施还不够有力。对于这些不足，我们要高度重视，认真加以研究解决，不断开创局直属机关党建工作的新局面。

二、关于今后工作的建议

全国中医药大会的召开和《中共中央　国务院关于促进中医药传承创新发展的意见》发布，为中医药发展提供了千载难逢的历史性机遇。国家中医药管理局直属机关第四次党代会，是在中医药振兴发展处于天时地利人和的大好时机召开的一次重要会议。在中央和国家机关工委、局党组和国家卫生健康委直属机关党委的领导下，局直属机

关党建工作必须坚定不移高举中国特色社会主义伟大旗帜，以习近平新时代中国特色社会主义思想为指导，牢固树立"四个意识"，坚定"四个自信"，做到"两个维护"，牢牢把握新时代党的建设总要求和新形势下中央和国家机关党的建设的使命任务，以党的政治建设为统领，在深化理论武装、夯实基层基础、推进正风肃纪上持续用力，不断巩固深化"不忘初心、牢记使命"主题教育成果，全面推进机关党建高质量发展，走在前、作表率，努力建设让党中央放心、让人民群众满意的"模范机关"，为中医药传承创新发展提供坚强政治保障和强大动力。

（一）着力推进党的政治建设，带头做到"两个维护"

党的政治建设是党的根本性建设，决定党的建设方向和效果。带头做到"两个维护"，是加强中央和国家机关党的建设的首要任务。我们必须进一步树牢政治机关的意识，以高度的政治认同、情感认同和坚决的维护定力和能力，带头做到"两个维护"，并切实体现在坚决贯彻党中央决策部署的行动上，体现在履职尽责、做好本职工作的实效上，体现在每一个党员干部的日常言行上。

局直属机关各级党组织要切实增强推进党的政治建设的自觉性坚定性，持续深入贯彻落实习近平总书记关于推进中央和国家机关党的政治建设重要指示精神、习近平总书记在中央和国家机关党的建设工作会议上的重要讲话精神，以党的政治建设为统领全面推进党的建设其他各项工作。要扎实推进"模范机关"创建，切实把工作抓细抓实抓出成效，不断在深入学习贯彻习近平新时代中国特色社会主义思想上、在始终同党中央保持高度一致上、在坚决贯彻落实党中央各项决策部署上久久为功。要把学习和遵守党章作为基础性经常性工作抓在手上，深学细照笃行，认真开展党的政治纪律和政治规矩学习教育，引导广大党员干部始终做政治上的明白人、老实人。要严格执行《关于新形势下党内政治生活的若干准则》《中国共产党党内监督条例》等党内法规，用好批评和自我批评这个武器，弘扬忠诚老实、公道正派、实事求是、清正廉洁等价值观，增强党内政治生活的政治性、时代性、原则性、战斗性。要加强民主集中制教育，促进党员特别是党员领导干部准确把握民主集中制的具体规定和要求，做到既充分发扬民主、又善于集中统一。要注重政治能力培训，教育引导党员干部突出党性锻炼和政治历练，增强政治敏锐性和政治鉴别力，弘扬斗争精神，及时有效防范化解重大风险，做到守土有责、守土负责、守土尽责。要推动中医药文化建设与党的政治文化建设相融通，倡导培育既符合党中央要求又具有中医药文化特点的健康向上的行业风气和职业操守，大力营造风清气正的政治生态。继续落实好与山西省五寨县贫困村镇党组织的党建帮扶任务，扎实开展党建扶贫工作。

（二）着力学懂弄通做实，不断提高创新理论学习教育的针对性和实效性

深入学习贯彻习近平新时代中国特色社会主义思想是党的思想建设的头等大事。我们要坚持把习近平新时代中国特色社会主义思想作为"定盘星"和"指南针"，在学懂弄通做实上持续用力。

局直属机关各级党组织要在学习宣传贯彻习近平新时代中国特色社会主义思想中切实承担主体责任，发挥理论学习中心组学习、领导班子集体学习的示范作用，教育引导党员干部在全面学、系统学的基础上开展分领域、分专题、分层次学习。要坚持多措并举，以"大学习、深调研、细落实"为载体，通过讲座、集中宣讲、支部学习、讲党课、写感言等方式，深化对习近平总书记关于机关党建重要论述、关于中医药工作重要论述的学习领会，注意总结好做法、好经验，加强宣传推广。要继续深入开展党史、国史、新中国史、改革开放史学习，深化对党忠诚教育和理想信念教育。要抓好意识形态工作，传承红色基因，加强正面典型引领，不断提高广大党员干部的"精气神"，使党员干部能够正确面对和处理各种复杂矛盾和问题，经受住各种困难和风险的考验，始终认真践行全心全意为人民服务的宗旨，更好地为人民健康的光荣事业发挥作用、作出贡献。

（三）着力夯实基层基础，积极推动基层党组织全面进步、全面过硬

"基础不牢、地动山摇"。我们要从政治和全局高度，准确把握党的十九大对基层党组织的新定位新要求，以提升组织力为重点，不断强化基层党组织的政治功能、组织功能和服务功能。

局直属机关各级党组织要牢牢抓住党支部这个重点和基础，认真贯彻落实《中国共产党支部工作条例（试行）》《中国共产党党员教育管理工作条例》等党内法规，着力建设政治功能强、支部班子强、党员队伍强、作风发挥强的"四强"党支部，推进支部建设标准化、规范化，特别是局直属（管）医院党组织，要进一步"强化支部建在科室"意识，落实好"支部书记一般由科室主要负责人担任"的要求，通过抓好"带头人"，抓强党建工作，着力解决一些基层党组织弱化、虚化、边缘化问题。局业务主管社会组织党委党组织要切实把党建工作抓在手上，认真履行党建责任，进一步解决好"为建而建""重建轻管"的问题。要持续深化"灯下黑"问题专项整治，树立长期作战思想，落实问题整治台账和清单，加强重点督导和情况通报。认真做好党员管理服务工作，提高发展党员质量，优化党员队伍结构。加强统筹谋划，进一步提升党费收缴使用和管理工作的制度化、规范化、科学化水平。认真执行组织生活各项制度，坚持和落实好"三会一课"、党员领导干部过好双重组织生活、谈心谈话、主题党日、民主评议党员、党务公开等制度规定。创新方式方法，探索"互联网＋党建"模式，运用好

"学习强国"学习平台、"支部工作"移动终端等信息化手段。

（四）着力推进正风肃纪，巩固发展反腐败斗争压倒性胜利

习近平总书记强调，要一刻不停歇深入推进反腐败斗争，激浊扬清、固本培元，不断深化标本兼治，夺取反腐败斗争压倒性胜利。我们要结合局直属机关实际，坚决抓好贯彻落实。

局直属机关各级党组织要拿出恒心和韧劲，继续深入开展作风建设专项整治，严格落实中央八项规定精神，坚决防止享乐主义、奢靡之风"反弹回潮"，着力整治形式主义、官僚主义，认真对照中共中央《关于解决形式主义突出问题为基层减负的通知》要求，结合我局24条具体举措，组织党员干部把自己摆进去、把工作摆进去，对存在的作风问题进行全方位、立体式的深查细照，举一反三。要认真落实党员干部直接联系群众制度，深入基层一线调查研究，不断密切党群、干群关系。要认真落实巡视工作各项要求，扎实抓好整改落实。要加强纪律教育、政德教育、家风教育，教育引导党员干部强化纪律规矩意识。要严格监督执纪问责，深化运用"四种形态"，多做红脸出汗、咬耳扯袖的工作，抓早抓小、防患未然。要健全廉政风险防控机制，加强对权力、资金、资源集中的重点部门和关键岗位的监督，一体推进不敢腐、不能腐、不想腐，彻底清除"灯下黑"问题滋生的土壤。

（五）强化政治引领，加强和改进统战、群团等工作

统战工作和群团工作，是党的工作的重要组成部分，是党的事业不断取得胜利的重要法宝，党中央对此高度重视。面对新形势和新任务，我们要提高认识，进一步把统战和群团工作摆上重要位置，切实担负好新时代统战工作新使命，不断增强群团工作的政治性、先进性和群众性，加强领导、统一协调、支持保障，不断开创工作新局面。

局直属机关各级党组织要深入贯彻落实《中国共产党统一战线工作条例（试行）》，做好党外知识分子、留学归国人员、归侨侨眷工作，充分发挥民主党派和无党派人士的积极作用。要加强对群团组织的政治领导、思想领导、组织领导，把群团建设纳入党建工作总体部署，坚持完善党建带群建制度机制，进一步探索群团工作的特点和规律，创新工作方式方法，更好动员和组织党员干部为中医药传承创新发展贡献智慧和力量。要坚持和完善职工代表大会制度，不断巩固和发展干部职工参与民主管理、民主决策的渠道和机制。要广泛开展群众性文体活动，营造健康向上、鼓舞人心、凝聚力量的文化环境和氛围。要着力做好年轻干部的教育、引导和培养，发挥好青年理论学习小组作用，深入开展"根在基层"、志愿服务等实践活动，为年轻干部经受锻炼、成长成才搭建舞台。

（六）围绕中心、服务大局，为中医药传承创新发展提供坚强的政治保障

党建工作和业务工作统一于党的全部工作中。我们要坚持围绕业务抓党建、抓好党建促业务，努力使局直属机关党的建设工作走在全国中医药行业基层党组织建设的前头，为中医药高质量发展提供坚强的政治保障。

局直属机关各级党组织要紧紧围绕习近平总书记关于中医药工作的重要论述，聚焦习近平总书记对中医药工作的重要指示批示和党中央对中医药工作的决策部署，着力把本部门本单位的党建工作与全面贯彻落实《中共中央　国务院关于促进中医药传承创新发展的意见》和全国中医药大会精神结合起来，与在深化医改中努力发挥中医药作用结合起来，与局党组中心任务结合起来，用守正创新精神来推动中医药事业的发展。特别是要突出中医药服务行业和窗口单位特点，持续深入开展"方便看中医、放心用中药"专项行动，在更好提高中医药服务的获得感、幸福感和安全感上持续用力，让人民群众切实感受到主题教育带来的实实在在成效。

（七）提能力上水平，努力建设高素质党务干部队伍

大力加强基层党务干部队伍建设，提高党务干部队伍整体素质，对加强和做好直属机关党建工作十分重要。我们必须充分认识到新时代党建工作要实现开拓创新，就务必要高度重视和努力建设一支高素质的专兼职党务干部队伍。

局直属机关各级党组织要注重和加强对党务干部的选拔和培养，积极为党务干部的锻炼成长创造有利条件，提高做好党建工作的能力和创造力。要树立"一盘棋"思想，把党务岗位作为培养干部的重要岗位，把优秀的业务干部派到党务部门锻炼，促进党务干部和业务干部之间的交流，使党务工作成为既成就事业又成就人才的工作。要进一步加强梯队建设，着力打造政治素质好、年龄结构合理、事业心强、有工作激情、有献身精神的党务干部队伍，保障党的基层组织建设持续稳定发展。要切实关心和帮助解决党务干部在思想、工作、生活中存在的实际困难和问题，使大家感到组织的温暖和支持，更好发挥自己的聪明才智和全部力量。

回顾过去，我们携手奋进共同努力，在推动局直属机关党建工作和中医药事业发展的进程中，取得了可喜的成绩。展望未来，我们肩负着传承创新发展中医药这一中华民族伟大复兴的大事，使命光荣、任重道远。让我们更加紧密地团结在以习近平同志为核心的党中央周围，高举中国特色社会主义伟大旗帜，不忘初心、牢记使命，开拓创新、奋发进取，以推进直属机关党建高质量发展的新成效和促进中医药传承创新发展的新业绩，为建设健康中国、确保全面建成小康社会、实现中华民族伟大复兴的中国梦作出新的更大贡献！

国家中医药管理局副局长孙达
在第二届世界中医药科技大会
暨中医药国际贡献奖颁奖大会开幕式上的致辞

2019 年 12 月 7 日

很高兴和大家一起相聚美丽的福州，出席世界中医药学会联合会、中国中医科学院、世界针灸学会联合会共同主办的第二届世界中医药科技大会暨中医药国际贡献奖颁奖大会。

本次大会以"加快国际科技创新，促进中医药高质量发展"为主题进行广泛深入的研讨，并对中医药科技发展和国际交流合作有贡献的专家进行表彰，这对深入推进"一带一路"倡议，加强中医药国际交流与合作，促进文明互鉴，维护人类健康，推动人类命运共同体建设具有十分重要的意义。

中国政府高度重视中医药传承创新发展，以习近平同志为核心的党中央把发展中医药提升到国家战略，谋划和实施了一系列重大举措，对中医药的认识高度、实践深度、影响广度前所未有。

今年 10 月，国务院首次召开全国中医药大会，习近平总书记作出重要指示、李克强总理作出重要批示、孙春兰副总理出席会议并发表重要讲话，在中医药行业引起热烈反响，掀起了学习贯彻大会精神的热潮。"传承精华，守正创新"已成为中医药发展的方向和道路。要充分遵循中医药发展规律，推动中医药事业和产业高质量发展；坚持中西医并重、打造中医药和西医药相互补充协调发展的中国特色卫生健康发展模式；发挥中医药原创优势，推动我国生命科学实现创新突破；弘扬中华优秀传统文化、增强民族自信和文化自信；促进文明互鉴和民心相通、推动构建人类命运共同体，切实把中医药这一宝贵财富继承好、发展好、利用好。

近年来，在中医药科技支撑下，中医药原创优势更加凸显，服务能力和创新水平显著提高，核心竞争力进一步增强，国际科技合作与交流不断深化。科技创新处于卫生与健康事业的核心位置，以创新作为引领中医药发展的主动力，利用现代科学技术成果，运用互联网、大数据、人工智能等技术和工具，不断提升行业治理和研发创新能力，持续推进中医药理论、技术和产品创新，推动服务模式和体制机制创新。

各位专家、各位同仁，在全球一体化发展的今天，中医药的传承创新离不开高水平的国际交流与合作。截至今年 5 月，国际标准化组织颁布的中医药国际标准已达 45 项，对促进中医药国际贸易和中医药国际化有着深远的影响。《中共中央　国务院关于促进中医药传承创新发展的意见》明确指出，将中医药纳入构建人类命运共同体和"一带一路"国际合作重要内容，实施中医药国际合作专项；推动中医药国际标准制定和中医药文化海外传播，大力发展中医药服务贸易。我们要以实施中央《意见》为重要契机，加快构建卫生与健康科技创新体系，加快科研成果转化应用，促进健康产业发展。借此机会提几点希望与大家共勉。

一是继续推进传承与创新协同发展。要充分利用现代科学技术手段，中西医并重，多学科融合，在中医药理论和临床实践中有所突破创新；进一步增强民族自信，坚定文化自信，弘扬中华优秀传统文化；加快推进中医药科研平台建设，建立协同联动的科技创新管理机制。

二是继续加强科技评价体系建设，促进科技成果转化。要遵循中医药发展规律，建立健全第三方评估机制，推动专业化的中医药科技评价机构的建立和发展，加强中医药知识产权保护与科技成果转化权益保障机制，促进科技成果转化为现实生产力，完善服务体系，全方位推动中医药事业产业高质量发展。

三是继续强化中医药国际科技合作与交流。中医药是中国的，也是世界的，以中医药学为代表的传统医学越来越受到国际社会关注、认可和接受。在机遇与挑战并存的新形势下，进一步强化中医药国际合作与交流显得尤为重要，要积极参与国际规则、标准的研究与制定，实施中医药海外发展工程，扩大中医药国际贸易，推动中医药技术、药物、标准和服务走出去。要利用中医药海外中心、国际合作基地等推动科技成果转化利用，推动中医药开放发展。

新时代，新征程，新使命！全世界中医药人要进一步振奋精神、坚定信心，乘势而上，共同携手，加强合作，努力在中医药人才培养、科技创新、社会服务、文化传承等方面作出新的成绩，为促进人类健康、改善全球卫生治理作出更大的贡献。

大事记

【2019 年中医药大事记】

1 月 8 日 中共中央、国务院在北京举行 2018 年度国家科学技术奖励大会。2018 年度国家科学技术奖共评选出 278 个项目和 7 名科技专家。5 项中医药成果获国家科学技术奖。

1 月 30 日 国家中医药管理局直属机关纪委组织召开警示教育大会，传达学习习近平总书记在十九届中央纪委三次全会上发表的重要讲话及大会公报精神，传达中央纪委《关于纪检监察系统认真学习贯彻总书记在十九届中央纪委三次全会上重要讲话精神的通知》要求，通报中央纪委关于专职纪检监察干部违纪典型案件。国家中医药管理局直属机关纪委委员、局机关各支部纪检委员、直属各单位纪委书记（纪检委员）及专兼职纪检干部、驻国家卫生健康委纪检监察组首批执纪审查人才库成员 60 余人参加会议。

2 月 1 日 国家中医药管理局扶贫开发工作领导小组召开 2019 年第一次会议，党组书记余艳红出席会议并讲话，局长于文明主持会议，副局长闫树江出席。会议学习传达习近平总书记关于脱贫攻坚的重要指示精神和孙春兰、胡春华等中央领导同志的批示要求，以及中央第五巡视组对国家卫生健康委党组脱贫攻坚专项巡视的反馈意见。会议还听取五寨县脱贫考核工作进展情况，以及定点扶贫监督工作和监督问题整改落实情况的汇报，对国家中医药管理局 2019 年扶贫工作进行研究部署。国家中医药管理局扶贫开发工作领导小组成员单位、局扶贫办成员单位、局机关服务中心负责同志参加会议。

2 月 18 日 国家中医药管理局局长于文明会见来访的粤澳合作中医药科技产业园吕红董事长一行，双方围绕贯彻落实习近平总书记考察产业园作出的重要指示，共同研讨国家中医药管理局进一步支持产业园发展的工作措施。国家中医药管理局港澳台办公室、医政司、科技司相关负责同志陪同参加。

2 月 18～20 日 香港中药材标准（港标）国际专家委员会第十一次会议在香港举行，逾 70 名专家出席。国际专家委员会复核了港标计划 31 种中药材科研工作结果，并就 8 种中药饮片的先导性研究作出总结，商讨港标未来的科研路向。

2 月 22 日 国家中医药管理局直属机关纪委组织局机关各部门、直属各单位专兼职纪检干部、执纪审查人才库成员等 78 人参加驻国家卫生健康委纪检监察组 2019 年工作会议。2019 年，驻国家卫生健康委纪检监察组以实现纪检监察工作高质量发展为目标，以讲政治、促改革、建机制、强队伍为重点，突出抓好 4 个方面的工作。

2 月 25～26 日 国家中医药管理局对台港澳中医药交流合作中心、台湾中华中医药文教经贸促进会在台湾高雄举办海峡中医药产业发展论坛。与会专家就海峡两岸传承中医药人才，发展中医药产业进行探讨。论坛由台湾义守大学承办，200 余人参加。

3 月 12 日 受国家中医药管理局委托、由中国中医科学院筹建的中国中医药循证医学中心在北京揭牌成立。这是全球首个中医药领域的循证医学中心，将借助中国中医科学院的专家优势，联合国内各大科研机构，为中医药的有效性和安全性提供依据。该中心把循证医学跟中医学特点有机结合并付诸临床实践，将极大提高临床诊疗水平，还将为中医药学证明自身医学价值、跻身于世界科学体系提供舞台和机会。

3 月 15 日 国家中医药管理局党组召开党组扩大会，专题传达学习全国"两会"精神，特别是习近平总书记在全国"两会"期间发表的重要讲话精神，研究部署贯彻落实举措。强调要切实做好全国"两会"提案建议的办理工作，要更加深刻认识到办理建议提案是政府依法履职、接受人民监督的重要内容，是开展调查研究、摸清问题症结的重要举措，要把办理建议提案作为谋划发展、解决问题的重要契机，加大沟通协调，提高办复质量，增强办理实效。

3 月 19 日 "仁心·仁术"中国传统医学展在马耳他桑塔露琪亚市的中国式园林静园举办，这是该展览在马耳他的第二轮展出。

3 月 21 日 国家中医药管理局直属机关纪委组织召开关于持续推进形式主义、官僚主义集中整治工作专题会，国家中医药管理局党组成员、副局长、局直属机关党委书记闫树江出席会议并作专题讲话，带领大家学习十八大以来习近平总书记关于加强党的作风建设，力戒形式主义、官僚主义的重要论述和指示精神，指出形式主义、官僚主义危害巨大，形势依然严峻。

3 月 24 日 由中华中医药学会、《人民日报》人民网主办的中医药国际化发展论坛在北京召开。国家中医药管理局局长于文明出席论坛并讲话。天津中医药大学校长张伯礼院士、国医大师陈可冀院士、国医大师张大宁教授和葛均波院士等专家学者，就中医药的发展前景和国际交流与合作展开讨论。

3 月 27 日～4 月 1 日 由国家中医药管理局人教司、中华中医药学会主办的定点扶贫五寨县中医适宜技术培训班在北京举办，培训班旨在将中医适宜技术带给贫困地区，为健康扶贫事业贡献力量。来自山西省五寨县的 18 名基层医生参加培训。

4 月 2 日 国家中医药管理局局长于文明会同香港特别行政区行政长官林郑月娥、中联办副主任何靖共同出席博爱医院 100 周年董事局就职典礼，并就香港特别行政区政府发展中医药，打造大湾区中医药高地交换意见。国家中医药管理局港澳台办公室、广东省中医药局主要负责同志和有关专家一同出席活动。

4 月 10 日 国家中医药管理局会同国家卫生健康委在北京召开定点扶贫工作推进会，国家卫生健康委党组成员、国家中医药管理局党组书记余艳红与山西省、忻州市、五寨县党政主要负责同志就五寨县脱贫攻坚相关工作进行讨论研究，积极推进定点扶贫工作做深做实。

4月11日　澳门金融管理局与河北雄安新区改革发展局在澳门签署合作备忘录。根据备忘录，双方同意以合适的方式开展投资合作，帮助雄安新区引入长期稳定境外资金的创新渠道；充分发挥雄安新区对外开放优势，积极支持澳门特色金融发展，并加强在"一带一路"沿线以及葡语系国家与地区的协同合作。澳门贸易投资促进局、卫生局分别与河北省商务厅、中医药管理局签署协议和备忘录，共同推进两地经贸合作和中医药事业发展。澳门特别行政区行政长官崔世安和河北省人民政府省长许勤出席签约仪式。

4月12日　澳门特别行政区行政长官崔世安在政府总部与吉林省副省长朱天舒一行会面，双方就进一步加强两地的中医药等领域合作交换意见。两地将从中医药的质量标准和检验检测体系建设、协同研发合作制造、跨境电子商务、研究拓展两地中医药康养旅游进行合作。

4月24日　国家卫生健康委党组成员、国家中医药管理局党组书记余艳红会见来华出席第二届"一带一路"国际合作高峰论坛的匈牙利前总理迈杰希·彼得代表团一行。双方就推动中匈医药合作进行深入的探讨与交流。国家中医药管理局国际合作司有关负责同志陪同会见。

4月25日　第二届"一带一路"国际合作高峰论坛民心相通分论坛在北京国家会议中心举行。分论坛以"共促民心相通　共话民生合作　共创美好生活"为主题，总结"一带一路"建设在民心相通领域取得的成果，并规划未来重点发展方向。此次民心相通分论坛是第二届"一带一路"国际合作高峰论坛12场分论坛之一，由中共中央对外联络部主办，中央文明办、国家发展和改革委等17家单位协办。61个国家130多名外宾出席分论坛。

4月29日　国家中医药管理局直属机关团委举办"百年五四追梦人、青春建功心向党"青年讲坛活动。国家中医药管理局党组书记余艳红出席活动并讲话，党组成员、副局长、直属机关党委书记闫树江出席。活动分为诵读篇、读讲篇、唱响篇3个篇章，通过诵读文学作品、读讲一本书、唱红色经典等形式纪念五四运动100周年，献礼中华人民共和国成立70华诞。国家中医药管理局各部门、直属各单位主要负责人参加活动。

5月2日　由中华中医药学会主办，广东省中医药学会、香港注册中医药学会、国际中医药学会（澳门）协办，天大馆（集团）有限公司承办，以"创新、融合、发展、共享"为主题的粤港澳大湾区中医药湾区研讨会在广东珠海举行。粤港澳三地有关政府部门、中医药领域官员、专家学者、企业家等近100人参加研讨会，共同就粤港澳三地携手推动"中医药湾区"建设，促进大湾区融合发展，服务大湾区人民健康需求，助力健康"中国梦"早日实现建言献策。中华中医药学会会长王国强、中国中药协会会长房书亭、广东省中医药局局长徐庆峰等分别在研讨会上作主旨演讲。

5月9日　国家中医药管理局组织《中华医藏》实施工作推进会，通过国家中医药管理局中医药科学技术研究专项，立项支持2018～2019年度相关类目工作，协调行业内外古籍馆藏单位支持《中华医藏》项目提要编纂工作。

5月15日　由澳门特别行政区政府和国家中医药管理局共同主办，粤澳合作中医药科技产业园承办的2019传统医药国际发展论坛（欧非）在葡萄牙里斯本开幕。论坛以"国际青年中医生在中医药发展中的作用与定位"及欧非国家的市场准入政策、国际注册和贸易等方向进行对接为主题，邀请来自中国、欧盟、非洲及"一带一路"沿线国家传统医药行业的政府代表、青年中医生、企业经销商和行业协会代表等约300人展开探讨，进一步促进传统医药产业和人才在国际上向更深层次、更宽领域发展；借助"一带一路"倡议和粤港澳大湾区战略带来的发展契机，为相关国家的传统医药和健康产业相关的政府、企业、机构等提供国际注册与贸易合作的交流平台。

5月17～20日　国家中医药管理局直属机关纪委联合卫生健康委党校在宁夏银川举办中国共产党纪律检查机关监督执纪工作规则暨纪检监察干部能力建设培训班。国家中医药管理局直属机关纪委委员、局机关各支部纪检委员、局直属单位纪委书记（总支、支部纪检委员）、中国中医科学院二级院所纪委书记及专兼职纪检干部共54人参加培训。培训围绕《中国共产党纪律检查机关监督执纪工作规则》、审查谈话的原理和技巧、《中国共产党纪律处分条例》、新时代反腐败斗争的形势任务及深入贯彻落实中央八项规定精神、《监察法》等方面作专题培训。

5月25日　第72届世界卫生大会审议通过《国际疾病分类第十一次修订本（ICD－11）》，首次纳入起源于中医药的传统医学章节，这是中国政府与中医专家历经十余年持续努力所取得的宝贵成果。

5月29日　国家卫生健康委党组成员、国家中医药管理局党组书记余艳红在北京会见到访的乌克兰卫生部第一副部长罗曼·伊雷克，就双方在卫生健康领域合作交换意见。国家卫生健康委体制改革司、国际合作司及国家中医药管理局国际合作司有关负责同志参加会见。

6月3日　国家中医药管理局党组书记余艳红主持召开党组会议，传达学习习近平总书记在"不忘初心、牢记使命"主题教育工作会议上的重要讲话，研究主题教育的有关安排。会议讨论国家中医药管理局党组关于开展"不忘初心、牢记使命"主题教育的实施方案，强调要准确把握目标要求，紧密结合实际，抓紧做好全面启动准备，高质量推进主题教育各项工作。

6月5日　国家中医药管理局召开廉政工作领导小组会议暨党风廉政建设和反腐败工作会议。会议传达国务院第二次廉政工作会议精神，宣读调整后的国家中医药管理局党风廉政建设和反腐败工作领导小组组成人员名单。驻国家卫生健康委纪检监察组副组长侯觉非通报卫生健康及中医药领域部分典型违纪违法案例。国家中医药管理局党组书记余艳红出席并讲话，局长于文明、副局长王志勇出席会议，副局长闫树江主持。

6月6日 中国－毛里求斯中医中心战略协议签约仪式在毛里求斯城市医疗集团举行。中国－毛里求斯中医中心为国家中医药管理局2019年度中医药国际合作专项立项项目"一带一路"海外中医药中心类项目之一。上海中医药大学附属岳阳中西医结合医院与毛里求斯城市医疗集团共建中国－毛里求斯中医中心。

6月10～12日 由博鳌亚洲论坛、山东省人民政府联合主办，博鳌亚洲论坛全球健康论坛大会组委会、青岛市人民政府承办，国家卫生健康委、国家中医药管理局等支持的博鳌亚洲论坛全球健康论坛大会在山东青岛举办。国家主席习近平向大会致贺信。中共中央政治局委员、国务院副总理孙春兰出席会议。大会包括开幕式暨全体大会、28场分论坛、4场创新项目路演、16场重要活动以及全球健康博览会等。来自55个国家和地区的2600余名政府官员、专家学者、企业代表等围绕"健康无处不在，可持续发展的2030时代"主题，就"实现全民健康""创新促进健康""健康融入所有政策"等议题深入交流。

6月13日 国家中医药管理局召开"不忘初心、牢记使命"主题教育动员部署会，深入学习贯彻习近平总书记在"不忘初心、牢记使命"主题教育工作会议上的重要讲话精神，全面安排部署国家中医药管理局主题教育。中央第十七指导组组长欧阳淞出席会议并讲话。国家卫生健康委党组成员，国家中医药管理局党组书记、局主题教育领导小组组长余艳红主持会议并作动员讲话。中央第十七指导组副组长李金章及全体成员、中央纪委国家监委驻国家卫生健康委纪检监察组有关负责同志出席会议。国家中医

药管理局全体局领导、局机关全体党员、局直属各单位领导班子成员、中国中医科学院二级院所主要负责同志、局直属机关"不忘初心、牢记使命"主题教育领导小组办公室全体成员参会。

6月14～18日 由国家中医药管理局、厦门市人民政府主办，国家中医药管理局对台港澳中医药交流合作中心、厦门市卫生健康委承办的海峡论坛——2019海峡两岸中医药发展与合作研讨会在福建厦门召开。国家卫生健康委党组成员、国家中医药管理局党组书记余艳红出席研讨会并致辞。研讨会以"推进中医药传承创新，促进两岸融合发展"为主题。

6月15～16日 由国家中医药管理局、陕西省人民政府指导，世界中医药学会联合会、陕西省卫生健康委、陕西省中医药管理局、西安市人民政府联合主办的世界中医药大会第五届夏季峰会在陕西西安召开。大会以"弘扬丝路精神，传播中医药文化"为主题，强调将中医药全方位融入"一带一路"建设，助力中医药产业化、国际化发展，进一步向世界展现中医药传承创新的魅力与活力。全国政协副主席、农工党中央常务副主席何维，陕西省人民政府省长刘国中，国家中医药管理局局长于文明，世界中医药学会联合会主席马建中等出席大会。近30个国家和地区的约800位专家学者参会。大会同时举办全球中医药发展高峰论坛等14个分论坛，围绕中医药基础理论、临床实践、中药产业等多个方面展开学术交流。

6月17日 国家卫生健康委、国家中医药局召开推进紧密型县域医疗卫生共同体建设视频会议。国家卫生健康委副主任王贺胜出席会议并讲话。会议强调，县域医共体建设是贯彻落实"以人民为中心"理念的具体体现，是改革完善县乡村三级医疗卫生服务网、建立优质高效医疗卫生服务体系的必然要求，是推动分级诊疗制度建设的重要举措，是提高基层服务能力的有力抓手。山西、浙江、安徽、山东省卫

生健康委作交流发言。国家中医药局负责同志、国家卫生健康委相关司局负责同志和有关专家在主会场参会。

6月17～26日 全国中医临床特色技术传承骨干人才培训项目第一期中医学术流派临床特色技术研修班在江苏南京举办，来自全国30个省（市、区）的610名中医临床骨干参加培训。培训由国家中医药管理局主办、中华中医药学会学术流派传承分会承办，邀请国医大师徐经世及全国中医学术流派传承工作室代表性传承人等24位知名中医专家学者担任授课教师。

6月21日 国家中医药管理局召开"不忘初心、牢记使命"主题教育交流研讨会，就一周以来集中学习情况开展交流研讨，进一步明确推进主题教育的重点举措。国家中医药管理局党组书记余艳红出席会议并讲话，局长于文明，局党组成员、副局长王志勇、闫树江出席。国家中医药管理局机关和直属单位8个部门（单位）党组织主要负责同志结合工作实际分享学习体会。国家中医药管理局机关处级以上党员领导干部，直属单位领导班子成员，中国中医科学院二级院所主要负责同志参加会议。

6月22日 川港中医药交流合作会议在四川成都召开。全国政协常委、四川省政协副主席、农工党四川省委主任委员王正荣，四川省中医药管理局党组书记、局长田兴军出席会议。两地嘉宾作主旨演讲，共同探讨川港中医药交流合作之路。与会领导、川港两地嘉宾共同开启川港中医药发展联盟。四川省推进中医药强省建设工作领导小组各成员单位、四川省人大常委会法工委、四川省政协医卫体育委相关领导，贵州、甘肃等省中医药主管部门领导，局属单位及省内有关高校、科研院所约300人参会。

6月28日 国家中医药管理局在云南昆明举办2019年贫困县中医医院对口帮扶全覆盖工作第一期培训班，围绕全国脱贫攻坚、健康扶贫和中医药健康扶贫等工作进行培

训解读，部分省级中医药主管部门、支援医院、受援医院介绍对口帮扶工作经验。国家中医药管理局党组成员、副局长闫树江出席并讲话。国家中医药管理局局属（管）医院、各省级中医药主管部门分管领导及相关处室负责人，四川、云南、西藏贫困县中医医院及对口支援的三级医院院领导约350余人参加培训。

6月29～30日　由国家中医药管理局对台港澳中医药交流合作中心、香港浸会大学、全球传统医学大学联盟主办，以"中医药现代研究与国际化"为主题的第五届中医中药发展（香港）论坛暨第十一届全球传统医学大学联盟年会在香港召开。会议围绕"一带一路"背景下中医药的传承创新发展、中医药国际化的新路径、粤港澳地区中医药标准化建设等议题展开讨论。

6月30日　中医中药中国行组委会联合北京市人民政府于《中医药法》实施两周年之际，在2019中国北京世界园艺博览会期间举办中医中药中国行——2019年中医药健康文化大型主题活动暨2019年中国北京园艺博览会中医药主题日活动，活动吸引近8万人次群众参与。全国31个省（区、市）相继开展中医中药中国行中医药健康文化大型主题活动。

6月30日　国家发展改革委和商务部共同发布《外商投资准入特别管理措施（负面清单）（2019年版）》《自由贸易试验区外商投资准入特别管理措施（负面清单）（2019年版）》，中医药内容被纳入其中，即"禁止投资中药饮片的蒸、炒、炙、煅等炮制技术的应用及中成药保密处方产品的生产。"

7月2日　国家中医药管理局召开"不忘初心、牢记使命"主题教育青年读书座谈会。国家中医药管理局党组书记、局主题教育领导小组组长余艳红出席并讲话，局党组成员、副局长、局主题教育领导小组副组长闫树江，局机关各部门、直属各单位负责人出席会议。青年干部代表结合工作实际，交流学习《习近平关于"不忘初心、牢记使命"重要论述选编》《习近平新时代中国特色社会主义思想学习纲要》和习近平总书记重要讲话的收获和体会。国家中医药管理局机关和直属单位青年100余人参加。

7月3日　国家中医药管理局党组在中国中医科学院召开"不忘初心、牢记使命"主题教育座谈研讨会。国家中医药管理局党组书记、局主题教育领导小组组长余艳红主持会议。局长于文明、副局长闫树江出席会议并发言。国家中医药管理局机关各部门主要负责同志、局主题教育领导小组办公室指导组有关同志，中国中医科学院领导班子成员、各二级单位领导班子成员、部分院直部门及"三会"主要负责人参会。

7月13～14日　由国家中医药管理局对台港澳中医药交流合作中心、台湾中华中药商业同业公会全联会主办的第六届中医中药台湾行暨两岸中医药文化与养生保健交流大会在台湾新竹市和云林县举办。活动以"传承中医中药，弘扬中华文化，造福民众福祉"为主题，通过举办养生科普讲座、赠送《中医养生保健指南》等形式，向台湾民众推广中医药文化，普及中医药养生保健知识。

7月16日　共青团国家中医药管理局直属机关第四次代表大会召开。国家中医药管理局党组成员、副局长、直属机关党委书记闫树江出席并讲话，中央和国家机关团工委组织部部长周娜、国家卫生健康委直属机关团委副书记石宁辉，国家中医药管理局各部门、直属各单位负责人出席会议。会议审议并通过共青团国家中医药管理局直属机关第三届委员会工作报告，选举产生第四届委员会。国家中医药管理局直属机关团员、团干部代表90余名参加会议。

7月17日　国家中医药管理局赴北京新文化运动纪念馆开展革命传统教育，追寻革命先辈的奋斗足迹，接受红色教育。国家中医药管理局党组书记余艳红，局长于文明，局党组成员、副局长王志勇、闫树江及各单位代表参加活动。

7月24日　中共中央总书记、国家主席、中央军委主席习近平主持中央全面深化改革委员会第九次会议，审议通过《关于促进中医药传承创新发展的意见》。这是中华人民共和国成立以来首次以中共中央、国务院名义出台的中医药文件，是指导当前和今后一个时期中医药工作的纲领性文件。

7月29日　国家中医药管理局和国家卫生健康委联合印发《关于在医疗联合体建设中切实加强中医药工作的通知》，要求推进中医医院牵头组建多种形式的医联体，促进中医药优质资源下沉基层。针对部分地区一些不当做法，通知明确提出"三个不得"，即在医联体建设中不得变相地取消、合并中医医院，不得改变其功能定位，不得以各种理由在事实上削弱中医医院建设，以确保在医联体建设中中医医院只强不弱，更好地满足人民群众的中医药服务需求。

8月2～4日　由中国中医药信息学会主办的第六届中国中医药信息大会在湖北武汉召开。国家中医药管理局副局长闫树江出席会议并讲话。大会以"创新驱动，融合共享，安全可控"为主题，设1个主论坛和13个分论坛，与会专家学者围绕中医药信息在全民健康服务中的重要作用、中医药信息融合共享与安全可控、中医药信息标准及信息安全、中医药大数据与人工智能、互联网＋中医药与全民健康、中医药传承与创新发展、中医药健康管理与养生保健等开展主题讲座，分享信息化最新成果。中医药医疗、保健、科研、教育、产业、文化等机构信息化人员和中国中医药信息学会分支机构代表等近2500人参会。中国工程院院士樊代明，中国科学院院士赵玉芬，国医大师唐祖宣、李佃贵等参会。会上还为新成立的7个分支机构授牌。

8月16日　第二届中阿卫生合作论坛在北京国家会议中心举行。作为4个专题之一的传统医药合作专题和中医药展览同日召开，论坛成果文件《中国－阿拉伯国家卫生合作2019北京倡议》把推动中阿传统医药合作列为重要内容。

8月16~28日 《濒危野生动植物种国际贸易公约》第18届缔约方大会在瑞士日内瓦召开。为切实维护国家利益和中药产业利益，国家中医药管理局由科技司、国际合作司和中国中医科学院中药资源中心派员加入中国政府代表团，全程参加此次会议，为捍卫中医药行业利益发声。

8月23日 国家中医药管理局召开"不忘初心、牢记使命"主题教育整改落实工作交流会，就主题教育以来局机关有关部门、直属各单位抓整改落实的做法、经验和成效作交流，并对持续推进整改落实工作等提出进一步要求。国家中医药管理局党组书记、局主题教育领导小组组长余艳红出席会议并讲话，局党组成员、副局长、主题教育领导小组副组长闫树江主持会议。国家中医药管理局机关和直属单位11个部门（单位）党组织负责同志汇报整改落实工作情况。局机关处级以上干部、直属各单位领导班子成员和中医科学院二级院所主要负责同志参加会议。

8月31日 国家中医药管理局政策法规与监督司在浙江杭州举办建立健全中医药法规培训班。培训主要内容包括：行政规范性文件合法性审核有关文件解读，行政复议、行政诉讼有关法律法规及相关案例分析，《中医药法》贯彻落实有关情况介绍以及地方中医药条例制修订、中医医术确有专长人员医师资格考核注册管理暂行办法等配套制度贯彻落实经验交流。国家中医药管理局机关各部门及直属单位、各省及计划单列市中医药主管部门相关工作人员100余人参加培训。

9月 2019年9月中共中央组织部、2019年10月国务院决定，任命孙达为国家中医药管理局党组成员、副局长（保留副部长级待遇）。

9月3日 国家中医药管理局召开"不忘初心、牢记使命"主题教育总结大会，对主题教育开展情况进行总结，明确下一步工作方向和具体举措，持续推进、深化主题教育成果。国家中医药管理局党组书记余艳红主持会议并讲话，局长于文明出席，局党组成员、副局长王志勇、闫树江分别通报局党组"不忘初心、牢记使命"专题民主生活会情况和局直属机关整改落实工作情况。中央第十七指导组副组长李金章及成员贾秀美、薛峰出席会议。国家中医药管理局机关全体党员、直属各单位领导班子成员、中国中医科学院二级院所主要负责同志、局直属机关"不忘初心、牢记使命"主题教育领导小组办公室全体成员等，共130余人参加会议。

9月4日 国家中医药管理局代表团赴葡萄牙出席欧洲（葡萄牙）中医药文化体验中心揭牌仪式。中国驻葡萄牙大使馆工作人员、葡萄牙各界代表及华侨华人等近百人参加揭牌仪式。

9月5日 国家中医药管理局召开局巡视工作动员部署暨警示教育大会。会议宣布2019年国家中医药管理局党组巡视组成员名单和巡视任务安排，驻国家卫生健康委纪检监察组副局级监察员李长先通报卫生健康系统违纪违法典型案例，国家中医药管理局直属机关党委常务副书记张为佳通报党的十八大以来中央和国家机关所属企事业单位党员领导干部违纪违法典型案例，传达孟祥峰在中央和国家机关所属企事业单位警示教育大会上的讲话精神。局党组书记余艳红出席并讲话，局长于文明、副局长王志勇出席会议，副局长闫树江主持会议。

9月8日 第三届中国－蒙古国博览会国际中蒙医药产业发展论坛在内蒙古自治区通辽市开幕。本届论坛由国家中医药管理局、内蒙古自治区人民政府主办，国家中医药管理局局长于文明、内蒙古自治区副主席欧阳晓晖、蒙古国卫生部医疗服务局局长亚·宝音吉日嘎拉等出席论坛开幕式。国际中蒙医药产业发展论坛是第三届中国－蒙古国博览会的重要组成部分，以"推动中蒙医药产业国际交流，助力健康

全人类"为主题，围绕中蒙医药国际化、产业化、标准化和学术发展等议题展开交流，来自中国、蒙古、俄罗斯、日本等国家的专家学者、企业代表参加论坛。

9月8~12日 国家中医药管理局直属机关纪委组织局直属机关专兼职纪检干部和执纪审查人才库成员56人参加驻国家卫生健康委纪检监察组举办的综合监督单位纪检监察业务培训班，贯彻学习习近平新时代中国特色社会主义思想，学习《中国共产党纪律检查机关监督执纪工作规则》《监察机关监督执法工作规定》等重要法规，以及问题线索排查与初核、审查调查公文写作、纪律审查谈话、"四风"问题定性等纪检监察业务课程。

9月13日 第十九次中俄卫生合作分委会在莫斯科俄罗斯医疗专业继续教育学院举行。会议由国家卫生健康委副主任曾益新与俄联邦卫生部第一副部长雅科夫列娃共同主持。会议期间，中俄医科大学联盟中俄双方主席在介绍相关情况时，均先后提到推动中俄传统医学领域的合作，共有7所院校开展相关传统医药学的合作项目，希望未来继续推进相关工作。

9月17日 国家主席习近平签署主席令，授予中国中医科学院终身研究员屠呦呦共和国勋章，国家勋章由全国人大常委会决定、国家主席签发证书并颁授，为国家最高荣誉。

9月17日 健康中国行动传染病及地方病防控行动主题推进活动在广东举行。国家卫生健康委党组成员、国家中医药管理局党组书记余艳红出席活动并讲话，广东省人民政府副省长张光致辞。活动指出，做好传染病及地方病防控工作，要坚持预防为主，做到早发现、早诊断、早报告、早处置；要坚持中西医并重，发挥中医药在传染病防控中的独特优势和作用；坚持联防联控，落实各方责任，形成防控工作合力；要坚持科技创新，强化科学技术在防控工作中的支撑作用；要坚持广泛宣传教育，提高群众健康素养和防病意识；要坚持社会动员，

广泛开展爱国卫生运动。工业和信息化部、农业农村部、海关总署、国家中医药管理局、国铁集团、国家卫生健康委机关相关司局及直属联系单位有关负责同志，部分省（区、市）卫生健康委疾控处和相关学（协）会负责同志参加活动。

9月19日 国家中医药管理局举办"庆祝中国共产党成立98周年暨中华人民共和国成立70周年"文艺展演。展演分为礼赞新中国、倾情心向党、筑梦中医药、奋进新时代4个篇章，围绕"我和我的祖国"主题，局机关和直属各单位干部职工以文艺汇演和书法、摄影比赛获奖作品展示等形式，礼赞中华人民共和国成立70周年。国家中医药管理局党组书记余艳红出席活动并致辞，局长于文明，党组成员、副局长王志勇出席。国家中医药管理局机关各部门、直属各单位干部职工1000余人参加活动。

9月20日 2019年"服务百姓健康行动"全国大型义诊活动周山西启动仪式在忻州市五寨县迎宾广场举行。国家中医药管理局副局长闫树江一行出席启动仪式并对五寨县第一人民医院新址、新寨乡卫生院、新寨乡庄窝村卫生室等进行调研。

9月24日 为庆祝中华人民共和国成立70周年，由中国常驻联合国日内瓦代表团、国家中医药管理局和联合国日内瓦办事处共同主办，世界针灸学会联合会、中国－瑞士（日内瓦）中医药中心承办，国内多家中医药大学和瑞士相关医学机构协办的中医药文化走进联合国万国宫活动在万国宫开幕。中国常驻联合国日内瓦代表陈旭大使、国家中医药管理局副局长闫树江、联合国文化委员会主席皮萨诺、中国常驻世界贸易组织代表张向晨大使、裁军事务大使李松、世界卫生组织等国际组织官员、各国驻日内瓦使节、当地华侨华人、各界友好人士约500人参加。本次活动融合展览、讲解、体验3种方式，并运用智能中医体质检测报告、智能调配中医芳疗复方等科技手段，展现传统中医药文

化的与时俱进。

9月25日 "最美奋斗者"表彰大会在北京举行。中共中央政治局常委、中央书记处书记王沪宁会见受表彰人员和亲属代表，3位中医人入选。

10月10~12日 中共中央政治局委员、国务院副总理孙春兰在广东调研时强调，要深化中医药领域合作，打造全国医疗卫生事业创新发展新高地。

10月12~14日 国家中医药管理局科技司组织《中华医藏》编纂出版技术培训，对承担《中华医藏》提要编纂工作2018年度工作任务的负责人及其团队骨干进行技术培训，扎实推进项目实施。

10月13日 国家主席习近平在尼泊尔加德满都同尼泊尔总理奥利会谈。会谈后，两国领导人共同出席双边合作文本交换仪式，涉及互联互通、经贸投资、边界管理等多个领域，其中包括《中华人民共和国国家中医药管理局与尼泊尔卫生与人口部关于传统医学合作的谅解备忘录》。双方共同发表的《中华人民共和国和尼泊尔联合声明》中也指出："双方同意加强教育、文化、旅游、传统医药、媒体、智库、青年等领域不同层级的交流与合作。"

10月17日 中国与毛里求斯签署《中华人民共和国政府和毛里求斯共和国政府自由贸易协定》，中医药被纳入其中，中国和毛里求斯承诺加强中医药服务以及中医药贸易合作，促进中医药和中医药相关产业共同增长和发展，支持民间机构开展中医药医疗、教学和研究等领域的合作，为毛里求斯民众提供更多高质量中医药服务。

10月20日 《中共中央 国务院关于促进中医药传承创新发展的意见》印发。意见共分为健全中医药服务体系、发挥中医药在维护和促进人民健康中的独特作用、大力推动中药质量提升和产业高质量发展、加强中医药人才队伍建设、促进中医药传承与开放创新发展、改革完善中医药管理体制机制6个部分。

10月21日 第六届中医药现代化国际科技大会在四川成都开幕。大会围绕"中医药科技创新与传承发展"主题举办中医药理论传承创新、中药资源创新与可持续发展、中医药关键技术装备研发等研讨和科技成果发布对接活动。国家有关部委、省级有关部门负责人，国内外知名专家学者等参加开幕式。

10月22日 国家中医药管理局局长于文明在北京同马来西亚卫生部长拿督·斯里·祖基菲利·艾哈迈德共同主持第三次中马传统医学双边工作会谈。双方一致认为，中马在传统医学领域的合作卓有成效，取得丰硕成果，同意继续落实《中华人民共和国政府和马来西亚政府关于传统医学领域合作的谅解备忘录》，为下一阶段合作制订具体行动计划，积极推动将传统医学合作纳入中马政府间合作框架。国家中医药管理局国际合作司、人事教育司、医政司、科技司有关负责同志陪同参加会谈。

10月25日 国务院召开首次全国中医药大会，习近平总书记作出重要指示，李克强总理作出重要批示，为做好新时代中医药工作进一步指明方向。孙春兰副总理出席会议并讲话，明确提出传承创新发展中医药的总体思路和要求，对重点工作作出部署。会议对80名全国中医药杰出贡献奖获得者进行表彰。上海市、广东省、甘肃省、教育部、科技部、国家药监局负责同志在会上作交流发言。有关部门负责同志，各省区市和计划单列市、新疆生产建设兵团有关负责同志，全国中医药杰出贡献奖获奖者等参加会议。

10月25日 国家中医药管理局召开党组扩大会议，专题传达学习习近平总书记对中医药工作的重要指示精神、李克强总理重要批示和全国中医药大会精神，研究部署有关工作。

10月29日 国家中医药管理局召开局长会议，深入学习贯彻习近平总书记对中医药工作的重要指示精神、李克强总理重要批示和全国中医药大会精神，研究部署贯彻落

实的具体工作。

11月1日 国家中医药管理局党组召开会议，专题传达学习党的十九届四中全会精神，研究部署贯彻落实举措。

11月2~9日 国家中医药管理局副局长王志勇率国家中医药管理局代表团赴白俄罗斯访问。在白俄罗斯首都明斯克，王志勇与白俄罗斯明斯克卫生局局长巴娅斯卡娅·娜塔莉娅共同为中国-白俄罗斯中医药中心揭牌。代表团访问白俄罗斯"巨石"中白工业园区、白俄罗斯国立大学共和国汉学孔子学院，专程拜访中国驻白俄罗斯大使馆，就推动中医药走出去深入交换意见。

11月5日 在马达加斯加进行访问的国务院副总理孙春兰在塔那那利佛会见马达加斯加总统拉乔利纳，并同马达加斯加总理恩蔡举行会谈。访问期间，孙春兰专程赴阿努西亚拉医院看望和慰问中国援马医疗队，同马方共同为中医中心揭牌，参观塔那那利佛大学孔子学院办学成果展。

11月6~9日 国家中医药管理局副局长王志勇率团赴保加利亚索菲亚进行访问，出席第四届中国-中东欧卫生部长论坛。在部长论坛卫生创新和发展专题中，王志勇作"传承创新发展中医药，共建人类命运共同体"的报告，指出中国政府在发展中医药的顶层设计、组织领导、服务体系、传承保护、培养机制和对外交流6个方面都取得较好成效，希望未来这些举措和经验能为中东欧国家发展传统医药提供借鉴和启迪。

11月7~9日 2019广西大健康产业峰会在广西南宁召开。此次峰会由农工党中央、国家中医药管理局、广西壮族自治区人民政府联合主办，全国人大常委会副委员长艾力更·依明巴海出席并讲话，全国人大常委会副委员长、农工党中央主席陈竺发表视频致辞，广西壮族自治区党委书记、自治区人大常委会主任鹿心社，国家中医药管理局副局长孙达等致辞。孙达充分肯定广西中医药工作取得的成绩，指出要学习贯彻全国中医药大会精神，进一步发挥广西中医药的资源优势、区位优势和防病治病的独特优势，提高在健康中国建设中的贡献度。

11月8日 国家中医药管理局召开直属机关学习贯彻党的十九届四中全会和全国中医药大会精神动员会，传达学习党的十九届四中全会精神，深入学习习近平总书记对中医药工作的重要指示、李克强总理重要批示、《中共中央 国务院关于促进中医药传承创新发展的意见》和全国中医药大会精神，并对学习贯彻党的十九届四中全会精神和全国中医药大会精神进行全面动员部署。国家中医药管理局党组书记余艳红出席会议并作全面动员，局长于文明对学习贯彻落实全国中医药大会精神作工作部署，党组成员、副局长闫树江主持会议。国家中医药管理局医政司、科技司和中国中医科学院主要负责同志作交流发言。国家中医药管理局机关全体公务员、局直属各单位领导班子成员、中国中医科学院本部处级以上干部及二级单位领导班子成员、部分全国政协委员及一线医务工作者代表参加会议。

11月8~9日 由世界中医药学会联合会主办的第十六届世界中医药大会暨"一带一路"中医药学术交流活动在匈牙利首都布达佩斯开幕，来自30多个国家和地区的近800名中医药行业代表与会，就中医药传承与创新、中医人才培养等问题展开交流。本届会议主题为"防病强身民心所向 健康和谐命运相连"。

11月14日 2019国际针灸学术研讨会在土耳其安塔利亚召开。会议由世界针灸学会联合会与中国中医科学院联合主办，土耳其针灸学会承办。会议以"针灸与补充医学国际共识"为主题，围绕世界卫生组织传统医学战略，就针灸及其他传统医学的基础理论、科学研究、临床经验及其各专科的应用展开讨论，共吸引来自39个国家和地区的700多名专家学者参会。

11月18~20日 国家中医药管理局在北京举办全国中医药局长专题学习研讨班。国家中医药管理局党组书记余艳红，局长于文明，副局长王志勇、孙达出席。各省、自治区、直辖市以及计划单列市、副省级城市的中医药局长或分管中医药工作的卫生健康委副主任，新疆生产建设兵团卫生健康委副主任，国家中医药管理局机关各部门负责同志和直属各单位主要负责同志，部分中医药院校、中医医院、科研院所和中药企业负责人等参加专题学习研讨班。

11月23~24日 农工党中央和国家中医药管理局主办的第六届中医科学大会在山东济南召开。全国人大常委会副委员长、农工党中央主席陈竺出席大会并讲话，中共山东省委书记刘家义、国家中医药管理局党组书记余艳红出席开幕式并致辞，国家中医药管理局局长、农工党中央副主席于文明主持开幕式，全国政协副秘书长、农工党中央副主席兼秘书长曲凤宏出席。山东省人民政府和国家中医药管理局签署省局共建山东中医药大学协议。大会以"传承创新发展中医药，服务全面小康新时代"为主题，多位诺贝尔奖获得者、院士和国医大师、全国名中医，以及来自海内外生命科学领域、中医药领域的专家学者参加大会，与会者从国家重大战略需求与中西医融合应对策略、中医药国际化、中西医融合血液病学等方面展开深入探讨。

11月26日 国家中医药管理局副局长孙达会见来访的澳门中医药代表团并进行座谈交流。此次访问是澳门中医药界庆祝回归20周年的重要活动，代表团成员由澳门卫生主管机构、高校、科研院所及相关社会团体代表组成。国家中医药管理局港澳台办公室、医政司、科技司等负责同志陪同会见。

11月27日 在中国电视艺术家协会主办的第25届中国纪录片学术盛典上，由国家卫生健康委宣传司支持，国家中医药管理局办公室专业指导，中国人口文化促进会监制，国务院新闻办公室对外推广局作为海外宣推支持，上海笃影文化传媒有限公司出品，爱奇艺联合出品的大型中医药文化系列纪录片《本草中国》第二季，荣获"第25届中国电视纪录片"系列片好作品。

12月3~4日　2019年国家中医药管理局直属机关基层党组织书记培训班在北京举办。培训班重点学习领会习近平总书记关于全面从严治党的重要论述精神，突出对基层党组织建设实践的学习思考，讲授机关党建工作必备的基础知识，强化党组织书记抓好党建工作的责任担当，推动直属机关党的建设高质量发展。国家中医药管理局党组书记余艳红作动员讲话，国家中医药管理局党组成员、副局长、直属机关党委书记闫树江出席并主持开班式，局直属机关党委常务副书记张为佳作总结讲话。国家中医药管理局和直属单位各级党组织书记、局各业务主管社会组织党组织书记近200人参加培训。

12月4日　国家中医药管理局直属机关纪委组织局直属机关召开"以案为鉴　警钟长鸣"专题警示教育大会。国家中医药管理局机关全体公务员、直属单位领导班子成员、中国中医科学院西苑医院、广安门医院、望京医院、眼科医院党政主要负责同志近110人参加会议。驻国家卫生健康委纪检监察组副组长王志文通报吴军严重违纪违法案件情况。国家中医药管理局局长于文明，副局长王志勇、孙达出席会议，副局长闫树江主持会议。

12月5~6日　第二届粤港澳大湾区中医药传承创新发展大会在广东珠海横琴召开。大会围绕贯彻落实习近平总书记视察广东重要指示批示精神，加强交流与合作，深入发掘中医药宝库中的精华，推进产学研一体化，推进中医药产业化、现代化，推动中医药走向世界。大会由国家中医药管理局、广东省卫生健康委、广东省人民政府港澳事务办公室、广东省推进粤港澳大湾区建设领导小组办公室指导，广东省中医药局、香港特别行政区政府食物及卫生局、澳门特别行政区政府卫生局、珠海市人民政府主办，珠海市横琴新区管理委员会、珠海市卫生健康局、人之初杂志社、广东卫生在线承办。国家卫生健康委党组成员、国家中医药管理局党组书记余艳红出席会议并讲话，广东省人民政府领导，香港特别行政区食物及卫生局局长陈肇始，澳门特别行政区卫生局局长李展润，珠海市委书记、市人大常委会主任郭永航出席会议并致辞。来自粤港澳大湾区各地政府和中医药教育、医疗与产业界代表约300人参加大会。

12月5~8日　由中国中西医结合学会、山东中医药大学主办，山东中西医结合学会、山东中医药大学附属医院承办的第七次世界中西医结合大会在山东济南召开。本次会议主题是"中西医结合传承发展，保障人类健康"。国家中医药管理局党组成员、副局长孙达，山东省副省长孙继业，中国工程院院士、中国中西医结合学会会长陈香美，中国科学院院士、国医大师陈可冀等出席开幕式并致辞，山东省政协副主席赵家军等出席开幕式。会议邀请美国、意大利和国内多位院士、专家学者作主旨和专场报告，开设12个分会场进行学术交流。12位两院院士，2位国医大师，来自各国科研究所、医疗机构的海内外专家学者以及山东省中西医结合学会、山东中医药大学及其3所附院的师生共计4000余人参加开幕式。

12月7~8日　由世界中医药学会联合会、中国中医科学院、世界针灸学会联合会主办的第二届世界中医药科技大会暨中医药国际贡献奖（科技进步奖）颁奖大会在福建福州召开。国家中医药管理局党组成员、副局长孙达，福建省政协副主席阮诗玮，世界中医药学会联合会主席马建中等出席开幕式。大会以"加快国际科技创新，促进中医药高质量发展"为主题，向获得2019年中医药国际贡献奖（科技进步奖）的获奖者颁发奖杯和证书，并邀请国内外中医药专家学者围绕中医药的最新科技进展、传承研究方法、国际科技合作等内容，开展深入研讨。来自中国、美国、英国、日本等14个国家和地区的专家学者参加会议。

12月9日　国家中医药管理局2019年度中医药系统普法培训班在山东济南举办。国家中医药管理局政策法规与监督司副司长、二级巡视员杨荣臣，山东省中医药管理局局长孙春玲出席培训班开幕式并讲话。培训班由国家中医药管理局政策法规与监督司主办，山东省中医药管理局、山东中医药大学承办。全国各地中医药管理部门、中医药法制化建设研究项目课题组、山东省中医药管理局、山东中医药大学共计120余人参加培训班。

12月10日　国家中医药管理局副局长孙达在局机关会见来访的澳大利亚塔斯马尼亚州农业厅厅长盖伊·巴尼特一行。双方代表在会上进行充分的交流，澳方代表来自澳大利亚塔斯马尼亚州农业厅、澳大利亚教育管理集团、澳大利亚驻华使馆等机构。国家中医药管理局国际合作司、科技司等相关负责同志陪同会见。

12月13日　国家中医药服务出口基地建设动员部署工作会在北京召开。国家中医药管理局局长于文明和商务部副部长王炳南出席会议，并对今后工作作出部署要求。

12月13~15日　国家中医药管理局人事教育司联合中国高级公务员培训中心举办中医药管理干部治理能力提升专题培训班。培训班学习传达习近平总书记关于中医药工作的重要指示精神、党的十九届四中全会精神、《中共中央　国务院关于促进中医药传承创新发展的意见》和全国中医药大会精神。中央党校专家、国家卫生健康委、国家中医药管理局有关部门负责同志以及中国中医科学院相关负责同志作专题报告。全国部分地市级卫生健康委、中医药管理局负责同志和省级中医医院负责同志，共165人参加培训。

12月18日　希腊首个中医药中心——雅典中医药中心开业仪式在

希腊首都雅典举行。雅典中医药中心由安徽中医药大学与希腊国际健康旅游中心合作建立，有两名中医医师常驻。

12月20日 中国共产党国家中医药管理局直属机关召开第四次代表大会。会议系统总结第三届党代会以来的机关党建工作，对今后一个时期的工作进行全面部署。国家卫生健康委党组成员、国家中医药管理局党组书记、副局长余艳红，国家中医药管理局局长于文明，国家中医药管理局党组成员、副局长王志勇、闫树江、孙达出席会议。国家卫生健康委直属机关党委常务副书记杨建立与会指导。国家中医药管理局直属机关党委书记闫树江代表直属机关第三届党委向大会作工作报告，直属机关纪委作书面报告。150名与会代表以无记名投票方式差额选举产生中国共产党国家中医药管理局直属机关第四届委员会委员13名、纪律检查委员会委员11名、国家中医药管理局出席国家卫生健康委直属机关第一次党代会代表32名。

12月20日 国家中医药管理局召开直属机关第四届纪律检查委员会第一次会议，会议通过纪委全体会议选举办法、监票人建议名单，选举产生第四届纪委书记。

12月23日 国家中医药管理局党组书记余艳红、局长于文明会见来访的香港食物及卫生局局长陈肇始代表团一行，双方就进一步加强内地与香港中医药交流合作进行深入交流。国家中医药管理局港澳台办公室、人事教育司、医政司相关负责同志陪同出席活动。

12月26日 由科学技术部、国家中医药管理局、广东省人民政府主办，广东省科学技术厅、广东省中医药局、广东省中医药科学院、广东省中医院承办的国家中医药发展会议（珠江会议）第三十届学术研讨会在广东广州召开，会议的主题是"传承精华，推进中医理论守正创新"。会议回顾"973"计划中医理论专题布局情况，梳理近十年取得的进展，并分析中医理论研究存在的问题，提出相应的对策和建议。

12月26～27日 国家中医药管理局直属机关学习宣传贯彻党的十九届四中全会精神培训班在北京举办。国家中医药管理局党组成员、副局长、直属机关党委书记闫树江进行开班动员并作总结讲话。培训期间，大家在自学基础上，聆听"国家治理体系和治理能力现代化的历史与发展""党的十九届四中全会有关经济体制机制改革的内涵""党的制度建设的根本性与系统性"等专题辅导报告。4名国家中医药管理局和直属单位党组织主要负责同志代表作交流发言。国家中医药管理局处级以上党员领导干部，中国中医科学院及二级院所领导班子成员，其他直属单位处级以上党员领导干部，国家中医药管理局各业务主管社会组织主要负责同志170余人参加培训。

12月28日 《中华人民共和国基本医疗卫生与健康促进法》发布，将于2020年6月1日起施行。作为我国医疗卫生与健康领域的"基本法"，强调"坚持中西医并重"。其中第九条明确：国家大力发展中医药事业，坚持中西医并重、传承与创新相结合，发挥中医药在医疗卫生与健康事业中的独特作用。

专题工作

一、贯彻落实全国中医药大会精神

【国家中医药管理局召开党组扩大会议，专题传达学习习近平总书记对中医药工作的重要指示精神、李克强总理重要批示和全国中医药大会精神】 2019年10月25日，国家中医药管理局召开党组扩大会议，专题传达学习习近平总书记对中医药工作的重要指示精神、李克强总理重要批示和全国中医药大会精神，研究部署有关工作。

会议指出，习近平总书记对中医药工作专门作出重要指示，从党和国家事业发展全局的战略高度，充分肯定中医药事业取得的历史性成就，深刻阐述新时代促进中医药传承创新发展的重要意义，对做好新时代中医药工作指明方向，为我们加快促进中医药传承创新发展提供根本遵循和行动指南。李克强总理作出重要批示，强调要大力推动中医药人才培养、科技创新和药品研发，充分发挥中医药在疾病预防、治疗、康复中的独特优势，推动中医药在传承创新中高质量发展，对做好中医药工作提出明确要求。这次大会是中华人民共和国成立以来第一次以国务院名义召开的全国中医药大会，孙春兰副总理出席会议并发表讲话。大会贯彻落实《中共中央 国务院关于促进中医药传承创新发展的意见》，深刻阐述中医药发展的总体思路，系统回答中医药传承创新发展的若干关键问题，部署完善中医服务体系、加强中医药人才培养、加强中药质量监管、推进中医药科学研究和技术创新、加强中医药系统队伍建设以及加强中医药工作的组织领导等重点任务。中医药系统要深入学习贯彻习近平总书记重要指示、李克强总理重要批示和孙春兰副总理讲话精神，切实把思想和行动统一到党中央、国务院对中医药工作的决策部署上来。

会议强调，要切实提高政治站位，牢固树立"四个意识"、坚定"四个自信"、坚决做到"两个维护"，充分认识新时代促进中医药传承创新发展的重大意义，准确把握全国中医药大会的战略部署，切实增强学习贯彻习近平总书记重要指示、李克强总理重要批示和全国中医药大会精神的政治责任感、历史使命感，振奋精神，乘势而上，奋勇担当，加快推进中医药传承创新发展，为决胜全面建成小康社会、实现中华民族伟大复兴的中国梦作出新的贡献。要深入学习贯彻习近平总书记关于中医药的重要论述，充分发挥中医药在防病治病中的独特优势和作用，为实现中华民族伟大复兴的中国梦注入源源不断的健康动力、文化动力。要传承精华、守正创新，把创新鲜明地写在中医药发展的旗帜上，不断推进发展思路创新、政策机制创新、科技创新、文化创新，让创新贯穿中医药的一切工作。要以"钉钉子"的精神狠抓落实，迅速掀起学习贯彻高潮，主动对标对表大会部署的各项任务，制订重点任务分工方案，列出时间表、画好路线图，一件一件狠抓落实，推动中医药和西医药相互补充、协调发展，加快推进中医药现代化、产业化，推动中医药事业和产业高质量发展，推动中医药走向世界，为建设健康中国、实现中华民族伟大复兴的中国梦贡献力量。

（肖国栋）

【国家中医药管理局召开局长会议，深入学习贯彻习近平总书记对中医药工作的重要指示精神、李克强总理重要批示和全国中医药大会精神，研究部署贯彻落实的具体工作】 2019年10月29日，国家中医药管理局召开局长会议，深入学习贯彻习近平总书记对中医药工作的重要指示精神、李克强总理重要批示和全国中医药大会精神，研究部署贯彻落实的具体工作。

会议指出，深入学习贯彻习近平总书记重要指示、李克强总理重要批示和全国中医药大会精神，是当前和今后一段时期的首要任务，全局上下要深入学习，认真领会，要进一步提高认识，振奋精神，坚定信心，切实把思想和行动统一到党中央、国务院对中医药工作的决策部署上来。传承创新发展中医药，事关健康中国建设，事关中华民族伟大复兴的中国梦，中医药管理局和中医药系统全体干部职工，要以时不我待的紧迫感、责任感，全身心投入推动中医药传承创新发展的工作中去，为建设健康中国、实现中华民族伟大复兴的中国梦贡献力量。

会议强调，在抓紧传达学习、全面领会精神、准确把握核心要义的基础上，认真研究务实举措，把当前工作的重点落到贯彻落实的实际行动上，聚焦目标任务落实、制定重要配套文件、实施重大工程项目，明确时间表和任务书，以抓铁有痕、踏石留印的韧劲，把工作一项项抓细抓实落实到位。要充分发挥国务院中医药工作部际联席会议机制作用，协调党中央、国务院各部门出台政策举措，推动各地贯彻落实，促进各地中医药快速发展。

会议还对国家中医药管理局机关直属单位学习宣传贯彻落实具体工作和全国中医药系统学习宣传贯彻落实具体工作进行研究部署。

（邢 超）

【国家中医药管理局召开直属机关学习贯彻党的十九届四中全会和全国中医药大会精神动员会】 2019年11月8日，国家中医药管理局召开直属机关学习贯彻党的十九届四中全会和全国中医药大会精神动员会，传达学习党的十九届四中全会精神，深入学习习近平总书记对中医药工作的重要指示、李克强总理重要批示、《中共中央 国务院关于促进中医药传承创新发展的意见》和全国中医药大会精神，并对学习贯彻党的十九届四中全会精神和全国中医药大会精神进行全面动员部署。国家中医药管理局党组书记余艳红出席会议并作全面动员，局长于文明对学习贯彻落实全国中医药大会精神作工作部署，党组成员、副局长闫树江主持会议。

余艳红强调，要把学习贯彻党的十九届四中全会和全国中医药大会精神作为首要政治任务，深化认识、加强谋划、狠抓落实，确保中央的决策部署在中医药系统落地生根、开花结果。要增强"四个意识"、坚定"四个自信"、做到"两个维护"，切实把思想和行动统一到党的十九届四中全会和全国中医药大会精神上来，坚定不移执行中国特色社会主义根本制度、基本制度、重要制度，遵循中医药规律，突出固根基、扬优势、补短板、强弱项，促进中医药治理体系和治理能力现代化，走出一条具有中国特色的卫生健康发展道路。

余艳红指出，要学深悟透习近平总书记关于中医药工作的重要论述，进一步深刻认识新时代发展中医药的重要意义，增强贯彻落实的政治自觉、思想自觉、行动自觉，抢抓前所未有的大好机遇，以最高的行动标准、最严的工作要求、最大的责任担当、最优的方法路径，主动作为、竞相奋斗，着力提升解决问题、化解矛盾的水平和运用新发展理念推动中医药发展的水平，全面推进中医药深化改革，着力促进中医药事业产业高质量发展，切实把中医药服务强起来，把中药质量提上来，把中医药核心竞争力立起来，不断满足人民群众对美好生活向往的中医药需求。

于文明要求，要深刻学习领会党的十九届四中全会和全国中医药大会精神，把思想行动统一到党中央的决策部署上来。认真贯彻落实习近平总书记重要指示，李克强总理重要批示，孙春兰副总理重要讲话和《中共中央 国务院关于促进中医药传承创新发展的意见》精神，推动"四个建立健全"政策举措落实到位，提升中医药治理能力和服务能力，推动中医药事业和产业高质量发展。

于文明强调，要振奋精神、坚定信心，把传承创新发展中医药的总体要求、目标任务、政策举措落到实处。对标中医药传承创新发展总体部署，健全中医药服务体系，促进中药质量提升和产业高质量发展，加强传承创新体系建设，推进中医药现代化，改革培养和评价机制，加强中医药人才队伍建设，推动中医药走向世界。国家中医药管理局机关和各单位要抓住机遇、乘势而上，发挥各自应尽责任使命，坚定中医药理论自信、临床实践疗效自信、发展自信，传承精华，守正创新，为建设健康中国、实现中华民族伟大复兴的中国梦贡献力量。

国家中医药管理局医政司、科技司和中国中医科学院主要负责同志作交流发言。国家中医药管理局机关全体公务员、局直属各单位领导班子成员、中国中医科学院本部处级以上干部及二级单位领导班子成员、部分全国政协委员及一线医务工作者代表参加会议。（孟　娟）

【2019年全国中医药局长专题学习研讨班】 2019年11月18～20日，全国中医药局长专题学习研讨班在北京举办。国家中医药管理局党组书记余艳红，局长于文明，副局长王志勇、孙达出席。

余艳红在开班仪式上作动员讲话，强调学习贯彻党的十九届四中全会精神和全国中医药大会精神，是中医药系统当前和今后一个时期的首要政治任务，要以更高的政治站位来认识新时代传承创新发展中医药的重大意义，坚定不移用习近平总书记关于中医药工作的重要论述武装头脑、指导实践、推动工作。

余艳红指出，要牢固树立和践行新发展理念，把握大会明确的中医药发展总体思路，想问题、作决策、抓落实，都要自觉与习近平总书记关于中医药工作的重要论述对标对表，体现到政策制定、工作安排、任务落实上，以实际行动践行"两个维护"，不断开辟中医药发展的新境界。

余艳红强调，党的十九届四中全会和全国中医药大会的召开，为中医药领域推进治理体系和治理能力现代化开启新的窗口期。要加强党对中医药工作的全面领导，提升依法发展中医药的能力和水平，完善中医药制度供给，加快推进"四个建立健全"，统筹推进符合中医药特点的"三医联动"、促进中医药人才脱颖而出、深化中医药科技创新、促进中药高质量发展等方面的制度建设。

余艳红指出，未来3年是落实《中共中央 国务院关于促进中医药传承创新发展的意见》和全国中医药大会精神、推动中医药高质量发展的关键期、转型期、赶超期，要以最高的行动标准、最严的工作要求、最大的责任担当、最优的路径方法，坚持从各地实际出发，加紧制定本地区贯彻落实的实施意见，全力冲刺中医药发展"十三五"规划收官的重点工作，科学编制"十四五"规划，汇聚各方力量，推动全社会关心和支持中医药事业，力戒形式主义、官僚主义，尽锐出击、重点突破、练好内功，确保全国中医药大会部署的各项任务落地见效，推动中医服务强起来、中药质量提上来、中医药核心竞争力立起来，不断赢得中医药传承创新发展的新局面。

于文明在充分肯定专题学习研讨班的成效后指出，要深入学习、提高认识，把思想和行动统一到党中央、国务院决策部署上来。认真贯彻落实习近平总书记重要指示、李克强总理重要批示、孙春兰副总理讲话精神和《中共中央 国务院关于促进中医药传承创新发展的意见》，是当前和今后一个时期全国中医药系统一项极其重要的工作。

于文明强调，要坚定信心，准确把握促进中医药事业和产业高质量发展的总要求和目标任务。一要健全中医药服务体系，做实做强中医药特色优势。二要健全质量管理机制，促进中药质量提升和产业高质量发展。三要加强传承创新体系建设，推进中医药现代化。四要改革培养和评价机制，加强中医药人才队伍建设。五要积极拓展对外交流合作，加快推动中医药走向世界。六要不断深化中医药宣传推广，进一步普及中医药健康文化。七要用好协调机制，共同推进《中共中央 国务院关于促进中医药传承创新发展的意见》和大会精神落地见效。

于文明强调，要乘势而上，扎扎实实推动政策举措和各项工作落细落实。要推动党委、政府切实加强对中医药工作的组织领导，推动卫生健康委把中医药融入卫生健康工作全局，促进中医药工作在深化医改、健康中国建设中一体谋划、一体推进、一体落实、一体考核。各地中医药管理局要切实履好职、担好责，结合各地实际，把中央确定的原则、目标和任务，转化为本地区本单位行之有效的政策措施和办法。中医医院、中医药高校、科研机构和中药企业是中医药传承创新发展的主体，要聚焦目标任务，找准发展定位，发挥应有作用。

各省、自治区、直辖市以及计划单列市、副省级城市的中医药局长或分管中医药工作的卫生健康委副主任，新疆生产建设兵团卫生健康委副主任，国家中医药管理局机关各部门负责同志和直属各单位主要负责同志，部分中医药院校、中医医院、科研院所和中药企业负责人等参加专题学习研讨班。

（邢　超）

【各地贯彻落实全国中医药大会精神情况】

◆ 北京市

北京市组织专题研讨会、专题学习会、专题培训会认真领会全国中医药大会精神、习近平总书记重要指示和李克强总理重要批示，带动全员、全行业、全社会掀起学习贯彻热潮；2019 年 12 月 12 日，组织召开北京市全行业宣传贯彻会，各区主管区长、区卫生健康委主任和主管副主任、各相关医疗机构负责同志参会，邀请国家中医药管理局政策法规与监督司司长围绕《中共中央　国务院关于促进中医药传承创新发展的意见》，从制定背景、意义、特点、根本要求、总体思路和重要任务 6 个方面，进行深入解读；在全行业开展为北京中医药发展献计献策活动，组织行业内为北京中医药传承创新发展征集意见；

全力贯彻《中共中央　国务院关于促进中医药传承创新发展的意见》，结合实际制订北京特色实施方案；立足北京"文化中心"等城市功能定位，通过加快燕京医学传承和人才培养、推进中医药文化贯穿国民教育始终等提升中医药文化自觉，通过建立多学科融合科研平台、实施科技创新重大专项等推进中医药科技成果转化，通过拓展中医药健康服务业态、实施国际合作重大专项等推动中医药开放合作，通过整顿行风、扭转中医院"西"化等推进中医药健康特色发展。

（诸远征、岳松涛）

◆ 天津市

2019 年 10 月 30 日，天津市卫生健康委党委向天津市委、市人民政府汇报全国中医药大会精神；10 月 31 日，召开天津市卫生健康委党委会，传达学习全国中医药大会精神以及《中共中央　国务院关于促进中医药传承创新发展的意见》，研究下一步贯彻落实具体要求；印发《天津市卫生健康委关于学习宣传贯彻全国中医药大会精神的通知》（津卫党办〔2019〕133 号），要求全系统认真学习习近平总书记重要指示精神、李克强总理重要批示和孙春兰副总理重要讲话和要求，充分认识全国中医药大会的重要意义。加强学习宣传，落实大会精神；加强组织领导，落实责任担当。11 月 5 日，天津市卫生健康委召开学习宣传贯彻全国中医药大会精神会议，向各区卫生健康委、各级医疗机构、有关直属单位传达大会精神，部署落实相关要求。

（杨　仰）

◆ 河北省

认真研究部署。河北省领导多次对中医药工作作出重要批示指示，2019 年 10 月 26 日，省委书记王东峰以及省委副书记、省长许勤对贯彻《中共中央　国务院关于促进中医药传承创新发展的意见》作出批示，要求结合实际提出河北省贯彻落实措施。11 月 19 日，王东峰在保定调研时指出要抓紧筹备召开全省中医药产业发展大会。11 月 30 日，

王东峰在石家庄市调研时指出，要大力宣传和发挥中医保健作用。

强化协调协作。2019 年 12 月 26 日，副省长徐建培主持召开全省中医药事业发展领导小组会议，学习贯彻全国中医药大会精神。河北省卫生健康委副主任段云波作工作汇报。徐建培强调，推动中医药传承发展需要各级各部门通力合作，重点落实加快制定河北省贯彻落实意见、筹备全省中医药大会、王东峰部署重点工作、河北中医学院更名大学、大力推动中药产业高质量发展、加快促进中医药继承创新 6 项任务。

推动政策落地。《中共中央　国务院关于促进中医药传承创新发展的意见》发布后，河北省中医药管理局按照省领导批示指示要求，立即组织专班进行研究，并多次征求有关部门和单位的意见，起草完成河北省《关于促进中医药传承创新发展的实施意见》。该实施意见通过河北省人民政府、省委深化改革委审议，待进一步修改完善后，以省委、省人民政府名义印发实施。

及时学习贯彻。全国中医药大会闭幕当日，徐建培立即召集河北参会人员，学习研究贯彻落实大会精神。河北省卫生健康委、中医药管理局分别召开党组会议、局务会议，专门传达学习习近平总书记对中医药工作的重要指示、李克强总理重要批示和全国中医药大会精神，并对下一步工作进行研究部署，及时向省人民政府呈报《关于落实中发〔2019〕43 号文件和全国中医药大会精神有关情况的报告》，同时抓紧筹备全省中医药大会各项工作。

加强学习宣传。河北省卫生健康委、中医药管理局印发《关于深入学习宣传贯彻习近平总书记、李克强总理重要指示批示和全国中医药大会精神的通知》，推进全省卫生健康、中医药系统深入学习宣传贯彻大会精神，各地各单位借助报刊、电台、电视台和网站、微信公众号等媒体平台，多渠道多角度广泛开展宣传和政策解读，努力营造良好舆论氛围。

（王艳波）

◆ 内蒙古自治区

内蒙古自治区卫生健康委认真学习贯彻习近平总书记关于中医药工作的重要指示、李克强总理批示及全国中医药大会精神，推动党中央、国务院促进中医药传承创新发展的重大决策落地落实。内蒙古自治区人民政府副主席欧阳晓晖在《习近平总书记、李克强总理关于中医药工作的指示批示和孙春兰副总理在全国中医药大会上的讲话》《中共中央 国务院关于促进中医药传承创新发展的意见》作出重要批示，要求内蒙古自治区卫生健康委牵头制定振兴蒙医药中医药发展的相关措施，并组织实施。内蒙古自治区卫生健康委周密部署，第一时间向自治区党委政府汇报全国中医药大会情况，在全体处级以上干部大会和全区蒙医中医医院核心能力提升培训班上传达学习全国中医药大会精神，安排蒙中医药综合处专人负责研究制定蒙医药中医药传承创新发展实施意见，提请自治区人民政府在2020年召开全区蒙医药中医药工作会议。

（岳红娟）

◆ 吉林省

2019年10月25日，全国中医药大会在北京召开。吉林省人民政府副省长安立佳、省卫生健康委主任张义、省中医药管理局局长邢程及相关人员作为吉林省代表参加会议。会议结束后，吉林省积极贯彻落实大会精神。

贯彻落实情况。吉林省中医药管理局于2019年10月27日、28日分别召开局党组扩大会、局机关全体干部大会，邢程传达习近平总书记对中医药工作的重要指示精神、李克强总理重要批示、全国中医药大会精神及《中共中央 国务院关于促进中医药传承创新发展的意见》，并研究部署相关工作。10月27日，吉林省中医药管理局办公室印发通知，要求全省各中医医疗机构和相关单位充分利用电子屏展示庆祝全国中医药大会召开的电子屏海报，要求各单位收看中央电视台《焦点访谈》栏目播出的"方便看中医，放心用中药"专题节目。10月28日，吉林省卫生健康委召开党组会，学习传达习近平总书记对中医药工作的重要指示精神、李克强总理批示和全国中医药大会精神。充分发挥网络载体作用，10月28日，吉林省中医药管理局网站全文转载《中共中央 国务院关于促进中医药传承创新发展的意见》。

省领导指示批示。2019年11月8日，吉林省人民政府省长景俊海对吉林省中医药管理局《关于全国中医药大会有关情况报告》作出批示："请立佳同志督促促全省抓好总书记对发展中医药的重要指示的贯彻落实，抓好医药工业走廊的建设。"同日，景俊海对《中共中央 国务院关于促进中医药传承创新发展的意见》作出批示："请立佳同志切实指导抓好。"11月11日，吉林省人民政府副省长安立佳对《中共中央 国务院关于促进中医药传承创新发展的意见》作出批示："省卫生健康委、中医药管理局要认真研读《意见》，有效发挥吉林省中医、中药的相对优势，结合贯彻落实全国中医药大会精神，按照《意见》要求，积极协调国家及省内各机关部门，规划建成一些中医药综合改革示范点，择期再听取具体贯彻落实情况。"11月14日，吉林省委书记巴音朝鲁到长春中医药大学调研。巴音朝鲁强调，要深入学习宣传贯彻习近平总书记重要讲话和党的十九届四中全会精神，贯彻落实习近平总书记对中医药工作的重要指示，推动中医药事业和产业高质量发展。

起草制定《关于促进中医药传承创新高质量发展的实施意见》。2019年11月14日，吉林省中医药管理局收到吉林省人民政府办公厅转来的《中共中央 国务院关于促进中医药传承创新发展的意见》后，立即着手代省委、省人民政府起草《关于促进中医药传承创新高质量发展的实施意见》。起草过程中，征求相关部门意见，召开中医药工作联席会议进行研究讨论。安立佳专门组织召开会议，协调有关部门研究解决重点难点问题。按照规范性文件制发要求，履行公众参与、专家论证、风险评估、合法性审查、集体讨论等程序。经吉林省人民政府常务会议、省委深化改革委员会会议审议通过，《关于促进中医药传承创新高质量发展的实施意见》于12月31日由中共吉林省委、省人民政府正式印发实施。

（孟姝）

◆ 上海市

在卫生健康和中医药系统开展传达学习。2019年10月27日，上海市卫生健康委、上海市中医药管理局领导班子集中对全国中医药大会精神学习讨论，上海市卫生健康委主任、上海市中医药管理局局长邬惊雷传达习近平总书记对中医药工作作出的最新指示与10月25日全国中医药大会的精神及《中共中央 国务院关于促进中医药传承创新发展的意见》，班子成员对下阶段学习贯彻落实全国中医药大会精神进行初步研究。10月28日，召开上海中医药系统传达学习全国中医药大会精神座谈会。上海市卫生健康委、中医药管理局相关处室负责人，上海中医药大学及附属医院负责人，教师、临床医生代表，区卫生健康委及二级中医院负责人，社区卫生服务中心家庭医生、市社会医疗机构代表等出席。与会人员认为，大会体现以习近平同志为核心的党中央对中医药发展的高度重视和亲切关怀，明确中医药发展的总体思路和目标任务，吹响新时期中医药发展的冲锋号，具有划时代的里程碑式意义，必将产生深远的历史影响。12月12日，上海市组织召开上海市中医药系统学习贯彻全国中医药大会及中央文件精神解读大会。上海市名中医代表、二三级中医医疗机构负责人、区卫生健康委分管中医药负责人、社区卫生服务中心家庭医生、社会医疗机构代表、上海中医药大学职能部门负责人以及教师代表、科研人员等参加会议。张怀琼传达中央领导的重要指示、批示和讲话精神，解读《中共中央 国务院关于促进中医药传承创新发展的意见》。

上海市人民政府常务会议专题研究中医药相关工作。上海市人民政府市长应勇主持召开市政府常务会议，研究中医药相关工作，并正式通过上海市中医医院嘉定新院建设项目。上海市中医医院嘉定新院将对接嘉定区精准医疗与健康服务集聚区，成为上海西北区域中医医疗核心，有效构建区域中医医疗联合体，形成辐射效应。在上海市形成"东曙光医院、南龙华医院、西市中医院、北岳阳医院"市级中医医疗机构的均衡布局。

召开上海市中医药事业发展领导小组会议进行传达学习并研究落实举措。上海市人民政府副市长宗明主持召开上海市中医药事业发展领导小组会议。一是向上海市中医药事业发展领导小组各成员单位传达全国中医药大会精神；二是研究上海市贯彻落实举措，对上海市委、市人民政府关于《上海市贯彻〈中共中央 国务院关于促进中医药传承创新发展的意见〉实施意见》的起草准备工作进行讨论。

加强宣传解读，营造关心、参与和支持中医药传承创新发展的良好氛围。上海市各主流媒体共报道发布关于中医药振兴发展的新闻报道50余篇。上海中医药报连续刊载上海市中医药系统40余位专家、学者、领导、企业家代表的大会精神学习体会。《解放日报》《文汇报》《新民晚报》《劳动报》《上海日报》《浦东时报》《上海中医药报》，以及新媒体澎湃新闻、上观新闻、界面、看看新闻等广泛关注和深入报道，宣传党中央、国务院关于中医药工作的新部署、新要求，宣传大会精神，宣传中医药新成果新经验，解读传承创新发展中医药事业的政策举措，营造关心、参与和支持中医药传承创新发展的良好氛围。

起草制定上海市落实中央意见的实施意见。根据《中共中央 国务院关于促进中医药传承创新发展的意见》中"地方各级党委和政府要结合实际制定落实举措"的要求，对照中央意见，结合上海市实际，深化工作举措，制定上海市《关于贯彻〈中共中央 国务院关于促进中医药传承创新发展的意见〉的实施意见》，拟以上海市委、市人民政府名义印发，推动上海市中医药高质量发展。

筹备召开上海市中医药大会。根据国家卫生健康委主任马晓伟在全国中医药大会总结讲话中的要求，筹备召开上海市中医药大会。一是学习全国中医药大会和中央文件精神，准确把握新时代中医药发展的总体思路；二是部署下一阶段工作，明确上海市促进中医药传承创新发展的目标任务；三是表彰中医药工作杰出贡献代表、交流中医药工作先进经验，发挥先进典型示范引领作用，促进上海市中医药工作全面发展。

（奚之骏）

◆ 江苏省

全国中医药大会召开后，江苏省委、省人民政府高度重视。2019年11月初，主要领导和分管省长先后作出批示，要求结合江苏实际，制定贯彻落实意见。11月19日，江苏省委书记娄勤俭对副省长陈星莺《关于全国中医药大会有关情况的报告》作出批示："江苏是中医药具有影响力的省份，应大力推进传承创新发展，特别是人才培养、集成高效的科研平台、评价体系和机制、产业发展、管理体系要系统研究，促进持续健康发展。"12月17日，省长吴政隆主持召开省人民政府常务会议，认真学习领会习近平总书记对中医药工作的重要指示和全国中医药大会精神，研究贯彻落实工作。吴政隆指出，要认真学习领会，进一步把思想和行动统一到习近平总书记重要指示精神和党中央、国务院决策部署上来，坚定文化自信，遵循中医药发展规律，充分发挥中医药独特优势和江苏特点，坚持中西医并重，在传承精华、守正创新中推动江苏省中医药高质量发展，为推动高质量发展走在前列、加快建设"强富美高"新江苏作出新贡献。要坚持以人民为中心的发展思想，围绕群众所需所急所盼，在完善中医药服务体系、加强中医药人才培养、严格中药材质量监管、推进中医药科学研究和技术创新、加强中医药系统队伍建设等方面下更大功夫，发挥好中医药在健康江苏建设中的重要作用。要强化组织领导，狠抓落实、压实责任，加强宣传、形成合力，确保习近平总书记重要指示和党中央、国务院决策部署落地见效，不断满足群众对美好生活的向往。

江苏省卫生健康委、中医药管理局迅速组织大会精神的学习宣传和贯彻落实工作。一是及时组织学习，迅速开展宣传。会议召开当天，要求全局同志通过网络及广播电视等各类媒体，认真学习大会精神。2019年10月28日，江苏省中医药管理局领导召开局全体人员会议，传达大会精神，研究部署学习宣传贯彻工作。11月4日，江苏省卫生健康委召开委党组会，学习大会精神，讨论研究全省卫生健康系统学习宣传贯彻落实大会精神工作举措，并于11月13日，以江苏省卫生健康委、中医药管理局名义，联合印发《关于在全省卫生健康系统深入学习贯彻全国中医药大会精神的通知》，对全省卫生健康系统的学习宣传贯彻工作作出部署，要求全省各地各单位在第一时间采取切实有效的措施，抓紧开展形式多样的学习宣传活动，实现对全省卫生健康系统机构、人员的全覆盖。12月中旬，举办全省中医药文化建设和信息宣传工作培训班、全省中医院院长培训班，邀请国家中医药管理局有关领导、国医大师进行专题培训，深刻领会大会精神实质。二是组建《江苏省中医药传承创新发展实施意见》起草小组，开展相关调研，为召开全省中医药大会做准备。

（朱 蕾）

◆ 浙江省

浙江省委、省人民政府领导重视。全国中医药大会结束后，浙江省卫生健康委于2019年11月1日向省委办公厅、省人民政府办公厅报送全国中医药大会有关情况及建议，并向省领导作专题汇报。省委书记车俊批示："请省卫生健康委认真贯彻落实，促进浙江省中医药传承创新发展，服务于全省人民卫生事业。"袁家军省长批示："认真学习习总书记重要指示和全国中医药大会精神，高质量发展我省中医药事业和产业。"副省长成岳冲批示："请省卫生健康委落实好车书记、袁省长批示精神，抓紧会同有关部门开展专题调研，按照问题导向和效果导向，提出浙江省贯彻意见，推动浙江省中医药事业传承创新发展。"

认真学习大会精神。浙江省卫生健康委印发《关于认真学习贯彻全国中医药大会精神的通知》，掀起学习领会习近平总书记关于中医药的重要论述和全国中医药大会精神的高潮。浙江省卫生健康委党委、中医药管理局分别召开会议，领会大会精神实质，理清建设思路，召开全省中医药管理人员学习会，来自各市卫生健康委中医处负责人、各县（市、区）卫生健康局中医药负责人参加。利用报刊、微信公众号、专栏等方法抓好会议精神的学习宣传。

抓好重点工作落实。一是起草创建国家中医药综合改革示范省实施方案。浙江省卫生健康委副主任曹启峰带队向国家中医药管理局汇报浙江创建国家中医药综合改革示范省相关举措。二是开展中医药工作大调研。组成6个调研组，对省级相关单位、11个地市及所辖1个县（市、区）开展中医药事业发展情况调研，为推动《浙江省中医药条例》制定、出台浙江省中医药传承创新发展实施意见等提供决策依据。三是开展中医药医保支付方式改革专题研究。设立中医药医保支付方式改革课题组，由浙江省中医药管理局局长担任组长，探索建立符合中医药特点的复合型医保支付方式。四是加强中医药人才培养。将具有特殊专长的中医药人才纳入2019年浙江省"万人计划"；启动省级名中医传承人项目，以"师带徒"形式培养继承人60名；开展浙江省优秀中西医结合人才培养项目，对选拔的50名临床医师进行为期3年

培训。五是加强中医药"一带一路"交流和合作。白俄罗斯、罗马尼亚中医药中心成立。　　　（陈良敏）

◆　福建省

福建省委、省人民政府传达认真贯彻落实全国中医药大会精神，各地掀起学习贯彻习近平总书记重要指示、李克强总理重要批示、孙春兰副总理讲话精神和《中共中央　国务院关于促进中医药传承创新发展的意见》精神的高潮。2019年10月30日，福建省卫生健康委党组召开会议，传达学习会议精神，研究部署福建省卫生健康委向省委、省人民政府汇报大会有关情况及初步贯彻意见。10月31日，福建省人民政府办公厅将《中共中央　国务院关于促进中医药传承创新发展的意见》转发省卫生健康委。11月25日，省卫生健康委向省委常委会汇报传达学习习近平总书记重要指示、李克强总理批示、孙春兰副总理讲话精神和《中共中央　国务院关于促进中医药传承创新发展的意见》精神。12月17日，福建省人民政府召开专题会议，省中医药工作厅际联席会议成员单位参会，听取全省中医药大会筹备情况和《福建省关于促进中医药传承创新发展的实施意见（送审稿）》起草情况。

完善中医药服务体系。福建省组织开展三级公立中医医院绩效考核，部署开展2019年中医医院评价工作，制定《2019年福建省三级中医医院评价标准》，省级财政追加1000万元经费支持，拟投入建设2020年遴选的109家基层中医馆及19家精品中医馆项目。

加强中医药人才培养。福建省建设名中医传承平台，确定22个省级中医学术流派传承工作室；通过"跟名师、读经典、做临床"，培养全国、省级优秀中医临床人才101人，确定9批171人次国家和省级师承工作指导老师、298名继承人，选派60人的国内访问学者向各省名中医、国医大师跟师学习；开展中医住院医师规范化培训及考试；确定270名基层老中医药专家，采用师带

徒形式培养581名基层中医临床骨干。

严格中药质量管理。福建省加强中药资源保护和利用，开展65个县（市、区）的第四次全国中药资源普查，建立普查信息管理数据库、资源动态监测体系，为国家中心平台和福建省当地政府、企业、种植加工户等提供技术服务与指导达2300余人次；依托福建中医药大学时珍园（核心保存圃）和莆田市中青生物科技有限公司（分保存圃），建立300亩以上的中药药用植物重点物种保存圃，保存并建档优质药材种质资源300种。

推进中医药科学研究和技术创新。福建省建设中医药科技创新平台，加快建设省级中医临床研究基地、中医重点研究室等公共研究平台，有国家中医药管理局重点研究室5个；在建设3个省级中医临床研究基地的基础上，有1个基地列入第二批国家中医临床研究基地；按计划推进福建省中医药科研课题计划立项的80个课题开展中医药科研工作。

加强中医药系统队伍建设。福建省传承学术思想和技艺，经多年培育与传承，全省高层次中医药人才结出硕果；认真落实中医医术确有专长人员医师资格考核制度，出台《福建省中医医术确有专长人员医师资格考务管理办法》，细化各环节考务管理规定，并于2019年11月启动2019年度考核报名工作。

　　　（张锦丰）

◆　江西省

江西省委、省人民政府高度重视，迅速传达学习贯彻全国中医药大会精神。江西省委、省人民政府高度重视中医药发展，2019年10月24日，江西省委、省人民政府主要领导及分管领导分别在《中共中央　国务院关于促进中医药传承创新发展的意见》上作出批示。11月1日，江西省委书记刘奇主持召开常委会，学习习近平总书记关于中医药的重要指示、李克强总理重要批示和全国中医药大会精神。11月26日，江西省人民政府省长易炼红主持召开省

人民政府常务会，再次传达学习《中共中央 国务院关于促进中医药传承创新发展的意见》和全国中医药大会精神，研究部署江西省贯彻落实意见。江西省委、省人民政府明确要求，要切实把思想和行动统一到党中央、国务院对中医药工作的决策部署上来，增强危机感和紧迫感，进一步找准突破口、选定发力点，正视差距，抢抓机遇，做到政策引领再优化、发展质量再提升、改革创新再攻坚，推动全省中医药事业和产业高质量跨越式发展，擦亮江西中医药"名片"。

江西省抓紧制定法规和政策，营造中医药传承创新发展良好氛围。全国中医药大会召开后，江西省中医药管理局党组传达学习习近平总书记关于中医药的重要指示，李克强总理重要批示和全国中医药大会精神，并第一时间向江西省委、省人民政府汇报全国中医药大会有关精神，江西省围绕贯彻落实《中共中央 国务院关于促进中医药传承创新发展的意见》和全国中医药大会精神，研究江西省卫生健康和中医药系统贯彻落实配套文件和具体方案，推动出台有利于江西省中医药事业产业高质量发展的法规政策。一是推动《江西省中医药条例》修订。2019年11月27日，《江西省中医药条例》经省人大常委会审议通过，江西省成为《中共中央 国务院关于促进中医药传承创新发展的意见》后第一个出台省中医药条例的省份。《江西省中医药条例》主要围绕贯彻落实《中医药法》《中共中央 国务院关于促进中医药传承创新发展的意见》和全国中医药大会精神，从中医药发展亟待解决的问题、急需突破的政策措施与江西省中医药发展特色、优势作出制度设计。通过制度设计、机制创新、保障措施等进一步夯实中医药强省建设制度基础。二是拟订中医药强省五年行动纲要。为贯彻落实中央和省委部署要求，进一步改革完善中医药发展体制机制，不断激发中医药事业产业主体的潜力活力，经过广泛调研，江西省中医药管理局拟订《江西省中医药强省建设五年行动纲要》，并报江西省人民政府审议。三是抓紧拟订《江西省关于促进中医药传承创新发展的实施意见》。江西省中医药管理局将《中共中央 国务院关于促进中医药传承创新发展的意见》和全国中医药大会精神转化为江西省中医药发展思路、工作举措、实际成效，拟订《江西省关于促进中医药传承创新发展的实施意见》。

（郑林华）

◆ 河南省

全国中医药大会召开后，河南省紧跟部署，省卫生健康委迅速召开委务会传达学习习近平总书记对中医药工作的重要指示、李克强总理重要批示、全国中医药大会和《中共中央 国务院关于促进中医药传承创新发展的意见》精神，并向省委、省人民政府及时进行汇报，提交贯彻落实建议。同时，将大会盛况及会议精神通过官方网站、微信公众号及报纸等媒体进行广泛传达。2019年11月8日，河南省委常委会召开会议，传达学习习近平总书记重要讲话和中央会议精神，听取有关部门工作落实情况汇报，研究河南省贯彻意见。省委书记王国生主持会议，省政协主席刘伟列席。会议要求，要深入学习习近平总书记对中医药工作的重要指示精神，坚持守正创新，发挥资源优势，深化认识、健全机制、多措并举，大力实施中医药传承创新工程，促进中医药和西医药相互补充、协调发展，推动中医药事业和产业高质量发展。副省长戴柏华、省政协副主席高体健分别就中医药传承创新发展工作赴南阳、焦作等地进行深入调研。按照全国中医药大会要求，河南省根据省委《关于〈中共中央 国务院关于促进中医药传承创新发展的意见〉》（中发〔2019〕43号）的研究意见》，由省卫生健康委牵头，会同23个部门起草河南省实施意见，调整充实河南省中医药工作领导小组，完善工作机制。

（姜方方）

◆ 广西壮族自治区

广西壮族自治区全面贯彻落实《中共中央 国务院关于促进中医药传承创新发展的意见》，抓好全国中医药大会精神的落实，奋力推进中医药壮瑶医药传承创新发展。

自治区党委、政府高度重视中医药壮瑶医药工作，广西壮族自治区党委书记鹿心社深入广西国际壮医医院及柳州、桂林、玉林等市调研指导中医药工作，指出广西医药资源非常丰富，壮、苗、瑶医药都有自己的独特之处，希望加强科研创新与应用，加快中医药壮瑶创新研发，在解决疑难杂症上作出壮、苗、瑶医药的应有贡献。广西壮族自治区人民政府主席陈武深入中医药高等院校、医疗机构、科研院所及中医药企业开展专题调研，在桂林三金药业股份有限公司考察时，勉励企业把握中医药传承创新发展机遇，加大研发投入和自主创新力度，扩大品牌影响力，助力广西中医药产业加快发展。自治区常务副主席秦如培和自治区分管副主席黄俊华多次深入基层开展中医药专题调研，指导工作。

广西壮族自治区卫生健康委、自治区中医药管理局及时把习近平总书记和李克强总理重要指示批示以及全国中医药大会精神报告自治区党委、自治区人民政府。2019年12月20日，陈武对《关于"以发展民族医药产业为龙头促进广西壮族自治区民族特色产业发展"的调研报告》作出批示："注意吸收到将召开的广西壮族自治区中医药大会相关文件中。"11月5日，副主席黄俊华对《自治区卫生健康委、自治区中医药管理局关于贯彻落实全国中医药大会精神的报告》作出批示："做好广西壮族自治区会议筹备，适时召开，以贯彻落实全国大会精神，促进广西壮族自治区中医药发展。"自治区党委、自治区人民政府结合广西实际，草拟《关于促进中医药壮瑶医药传承创新发展的实施意见》，开展《广西壮族自治区中医药条例》修订工作，调整加强自治区中医药民族医药发展领导小组，为推进中医药壮瑶医药传承创新发展提供法治和政策、制度保障。

（陈小兵）

◆ 重庆市

市委、市人民政府高位推动。重庆市委、市人民政府主要领导分别就《中共中央　国务院关于促进中医药传承创新发展的意见》作出批示。市委书记陈敏尔批示："全市要认真贯彻总书记关于中医药工作的重要指示精神和《意见》要求，把全市中医药传承创新发展提高到新的水平。"11月19日，陈敏尔调研中医药企业时强调，发展中医药产业大有可为，要加强产品研发、延伸产业链，推进中医药产业化、现代化。重庆市人民政府市长唐良智要求抓紧研究贯彻落实举措。重庆市人民政府分管副市长屈谦召开2次专题会议，召集19个市级部门研究部署全国中医药大会精神贯彻落实工作和实施意见制定工作。

迅速贯彻落实。重庆市卫生健康委、市中医管理局于全国中医药大会后首个工作日向市委、市人民政府汇报全国中医药大会精神，提出贯彻落实建议。重庆市卫生健康委、市中医管理局主要负责人主持召开3次专题工作会，贯彻落实全国中医药大会和市委、市人民政府主要领导批示精神，召开全市中药企业家座谈会，研究制定《关于促进中医药传承创新发展的实施意见（征求意见稿）》，并向19个市级部门、卫生健康系统和社会公开征求意见。重庆市印发《关于认真学习宣传贯彻落实全国中医药大会精神的通知》，要求全市卫生系统把学习宣传贯彻落实习近平总书记、李克强总理重要指示批示精神，贯彻落实大会精神作为当前和今后一个时期的重要任务切实抓紧抓好。"中国中医"微信和《中国中医药报》就重庆市贯彻落实工作有4篇报道。

（廖惠萍）

◆ 四川省

启动四川省实施意见的起草工作。2019年11月1日，四川省人民政府副省长王一宏向省委常委会汇报全国中医药大会精神和四川省贯彻落实情况，提出"制定《关于促进中医药传承创新发展的实施意见》（以下简称《实施意见》），适时召开全省中医药大会"等建议。省委常委会原则同意省人民政府提出的工作安排。为高标准做好四川省《实施意见》起草工作，四川省中医药管理局将以中医药强省战略为指引，坚持传承精华、守正创新，将中医药事业、产业、文化"三位一体"融合发展的思路融入《实施意见》制定之中。在健全中医药服务体系、推动中医药产业发展、加强人才队伍建设、推进中医药科技创新、弘扬中医药文化传承和加强对外交流合作等工作领域发力。截至2019年底，四川省中医药管理局与省级有关部门深入调研、紧密协调，抓紧推进《实施意见》起草工作。

贯彻落实彭清华书记、尹力省长重要批示精神。近年来，四川省委书记彭清华、省长尹力多次出席中医药重要会议和活动，就中医药传承创新作出重要批示。2019年11月3日，彭清华在《网情摘报》"川产道地药材'重产量轻质量'突出金字招牌需保护"上作出批示："要重视川产道地药材的质量品牌建设，不能搞短期行为。要加强全过程技术质量监管检测。"四川省中医药管理局与农业农村厅、药品监督管理局高度重视，认真落实省领导重要批示精神，多次集中研究落实举措。四川省中医药管理局以省委、省人民政府主要领导批示精神为指导，在《实施意见》中充分发挥中医药强省建设工作领导小组办公室的统筹协调作用，在中药材种植基地、产品研发、质量监管等方面发力，注重提升产业发展质量效益，推进川产道地药材高质量发展，擦亮"川药"金字招牌，加快四川省由中药材资源大省向强省转变。

结合重点工作落实全国中医药大会精神。一是召开专题会议学习贯彻。《中共中央　国务院关于促进中医药传承创新发展的意见》（以下简称《意见》）印发后，四川省中医

药管理局两次召开专题会议，深入学习贯彻习近平总书记对中医药工作的重要指示、李克强总理批示和全国中医药大会精神，研究部署有关工作。四川省中医药管理局党组要求全省中医药系统要以习近平总书记对中医药工作系列重要论述为指导，进一步学深悟透《意见》精神，高起点谋篇布局，抢抓机遇，勇于担当，推动四川省中医药高质量发展。二是将《意见》融入《四川省中医药条例》修订草案。四川省中医药管理局积极向省人大汇报，主动对接省级相关部门将《意见》与四川实际相结合，形成四川省特色地方法规条款，融入《四川省中医药条例》修订草案。条例于2019年12月1日正式颁布实施。三是深化中医药交流合作。四川省中医药管理局持续推进四川与云南、贵州、广西、重庆、海南等省（市）在中医药医疗、科研、教育、产业、文化等领域的协作，实现兄弟省（市）中医药资源优势集成和互补；突出扩大南向开放，充分发挥川、黔、滇、桂等省中医药资源优势，激发中医药"五种资源"活力，开展中药材种植、中药研发、中药工业和中医药健康服务业等一体的中医药全产业链交流合作；深化几省中医药高校、科研院所、企业、医疗机构等产学研一体化平台建设和民族医药传承发展，努力将四川打造成我国中西部中医药发展高地。

（赵忠明）

◆ 贵州省

2019年10月，全国中医药大会召开后，贵州省中医药管理局党组先后两次召开专题会议研究，组织全局人员学习大会精神，结合贵州中医药发展安排部署工作。一是做好专题培训。全国中医药大会结束后，贵州省中医药管理局组织专题培训，党组成员结合分管任务逐条逐句给大家讲解培训，同时邀请中医药的专家学者对全局人员对照《中共中央　国务院关于促进中医药传承创新发展的意见》（以下简称《意见》）的相关内容结合当前贵州中医药发展形势进行学习

探讨。二是搞好宣传解读。印发通知要求各单位做好学习贯彻会议精神，把《意见》和大会的主要精神做成小册子，发放给局干部职工学习。在贵州省中医药管理局公众号上进行宣传，让大家了解中央《意见》和大会精神的深刻内涵、具体任务、重点举措，做到会议精神宣传全员覆盖。三是做好安排部署。筹备召开全省中医药大会，拟订贵州省贯彻中央《意见》的实施意见。对标对表"十三五"规划目标，抓好各项任务落实，确保全面收官。做好"十四五"规划前期调研与谋划，力争出台一批有力度、有深度的任务、政策及措施。

（俞学良）

◆　西藏自治区

西藏自治区党委书记吴英杰高度重视《中共中央　国务院关于促进中医药传承创新发展的意见》的贯彻落实并作出批示："据此研究我区藏医药创新发展意见。"2019年11月6日，党委常委会传达习近平总书记指示、李克强总理批示、全国中医药大会精神，并指出要深入学习领会习近平总书记重要指示和李克强总理的批示精神，增强"四个意识"、坚定"四个自信"、做到"两个维护"，按照全国中医药大会部署，坚持"传承精华，守正创新"，立足西藏自治区实际，大力发展藏医药事业，造福各族人民。

2019年11月9日，西藏自治区党委副书记、自治区人民政府主席、党组书记齐扎拉主持召开专题会议，传达学习习近平总书记对中医药工作重要指示和李克强总理批示精神，研究西藏藏医药事业发展事宜，针对藏医药薄弱环节，提出建设"三个一流"，即一流科研平台，一流藏医药大学，一流藏医药企业。11月29日，西藏自治区人民政府副主席、党组成员罗梅主持召开藏医药传承创新发展专题会议，就打造"三个一流"进行安排部署。

西藏自治区卫生健康委第一时间召开党组扩大会，传达学习全国中医药大会精神和习近平总书记重要指示，李克强总理重要批示。西藏自治区卫生健康委形成《关于全国中医药大会精神的报告》报送西藏自治区党委、政府，形成《全国中医药大会传达提纲》印发西藏各地市卫生健康委、藏医医院，要求西藏藏医药界认真学习贯彻大会精神。2019年11月1日，西藏自治区卫生健康委党组副书记、主任格桑玉珍主持召开藏医药管理局局务会。会议要求，一是由西藏自治区卫生健康委牵头成立工作专班，着手起草《西藏自治区关于促进藏医药传承创新发展的实施意见》；二是进一步贯彻落实中医药大会会议精神，适时召开西藏藏医药大会，全面总结西藏藏医药发展成就，提出新时代西藏藏医药传承创新发展思路和举措，推动西藏藏医药事业和产业的高质量发展。

（刘伟伟）

◆　陕西省

中共陕西省委、省人民政府认真贯彻落实习近平总书记关于中医药重要指示和李克强总理重要批示精神。全面推进全国中医药大会精神落地生根。

起草完成《陕西省关于促进中医药传承创新发展的实施意见》。陕西省中医药管理局对《中共中央　国务院关于促进中医药传承创新发展的意见》进行认真学习，逐条细化文件条文，组织部分市级中医药管理部门、中医医疗机构、陕西中医药大学相关人员进行集中编写，形成编写提纲，分别征求陕西省科技厅、财政厅、医保局等厅局意见；结合国家中医药管理局举办的局长培训班授课内容和即将制定的相关文件，充分融入国家的最新政策、举措和要求，形成《陕西省关于促进中医药传承创新发展的实施意见》初稿，按程序征求省人民政府有关部门、各地市意见建议，提交陕西省中医药联席会议讨论修订后，报省人民政府审批。

落实《共同推进陕西省中医药事业发展合作框架协议》。为认真贯彻落实《中共中央　国务院关于促进中医药传承创新发展的意见》，进一步推动陕西省中医药发展，按照国家中医药管理局意见建议，陕西省中医药管理局对《共同推进陕西省中医药传承创新发展合作框架协议》进行修改完善。2019年12月13日，陕西省人民政府副秘书长姚建红带领陕西省中医药管理局主要负责人赴国家中医药管理局就框架协议进行专题汇报。框架协议待国家中医药管理局审核通过。

筹备召开陕西省中医药大会。按照陕西省人民政府安排，2020年上半年适时召开全省中医药大会，会议为期1天，主要任务是学习传达全国中医药大会精神，总结部署中医药工作。参加人员包括陕西省人民政府分管领导、省中医药工作联席会议制度成员单位负责同志，各设区市以及全省各县、市、区人民政府分管同志和卫生健康或中医药部门主要负责同志，省市县各级中医院院长、陕西中医药大学校长、省内部分中医药专家学者、中医药企业负责人，荣获陕西省中医药突出贡献奖获得者。全省中医药大会工作方案已提交陕西省中医药联席会议讨论。

开展陕西省中医药事业突出贡献奖表彰工作。为确保表彰人员质量和公信力，在征求各方意见的基础上，按照各地市和相关单位中医药医、教、研、产发展现状，确定各地市和相关单位推荐表彰名额。通过对全省符合条件的人员进行摸底，截至2019年底，全省符合表彰标准的人员共有34人。陕西省中医药管理局会同省人社厅、卫生健康委，启动将"陕西省中医药突出贡献奖"纳入省级表彰项目库工作，每5年评选1次，每次表彰30人左右。

（陈朋辉）

◆　青海省

2019年10月28日，青海省卫生健康委召开党组会议，传达学习全国中医药大会精神，并及时向省人民政府汇报大会情况，提出会议精神的贯彻建议；10月30日，召开青海省中藏医药系统座谈会，传达学习大会精神并讨论。11月5日，青海省委常委、省人民政府常务副省长李杰翔赴青海省中医院和省藏医院调研，召开座谈会，并为全国中医药杰出贡献奖获得者陆长清和尼玛颁发奖章。11月7日，青海省委副书记、省长刘宁主持召开省人民政府常务会议，传达学习全国中医药大会精神，研究青海省贯彻落实意见。12月10日，青海省人民政府召开全省中藏医药工作座谈会，学习贯彻中央领导同志关于中医药工作的重要指示批示和全国中医药大会精神，青海省人民政府副省长匡涌出席会议并讲话。青海省卫生健康委印发关于认真学习贯彻全国中医药大会精神的通知，要求全省卫生健康系统传达学习全国中医药大会精神和《中共中央　国务院关于促进中医药传承创新发展的意见》；明确发展目标，深入贯彻落实《中医药法》和意见精神，推进中藏医药在传承创新中高质量发展；实化工作举措，推动中藏医药和西医药相互补充、协调发展，完善中藏医药服务体系，提升中藏医药服务水平。

　　　　　　　　　　（余　静）

◆　**宁夏回族自治区**

2019年10月28日，自治区政协副主席、卫生健康委主任马秀珍组织召开卫生健康委委务会议，传达学习全国中医药大会精神和习近平总书记对中医药工作的重要指示、李克强总理批示、孙春兰副总理讲话精神，研究部署贯彻落实措施。11月1日，自治区卫生健康委向自治区党委书记陈润儿，自治区政府主席咸辉专题汇报大会精神。自治区党委书记陈润儿批示："①请自治区卫生健康委牵头，教育厅、财政厅、人社厅等部门（单位）配合，研究提出宁夏回族自治区落实举措，报自治区党委和政府审批；②请党委督查室、政府督查室将《意见》实施情况纳入自治区党委和政府绩效考核内容。"自治区政府主席咸辉批示："这次大会非常重要。请自治区卫生健康委提出学习贯彻意见，提交政府常务会议研究。我们要认真学习领会习近平总书记重要指示和李克强总理批示及孙春兰副总理

讲话精神，推动宁夏回族自治区中医药事业健康发展。"

自治区积极筹备召开全区中医药大会，加强宣传解读，迅速掀起全区各地卫生健康行政部门、各级各类中医药机构学习贯彻会议精神的高潮。2019年12月17日，咸辉主持召开自治区政府第48次常务会议，会议传达学习全国中医药大会精神，研究贯彻落实意见。会议要求一要完善扶持政策措施，结合"互联网＋医疗健康"建设，研究制定促进中医药传承创新发展的具体实施意见，完善政策体系，加快标准制定，落实保障机制，促进中医药特色发展、内涵发展、转型发展、融合发展。二要加强服务体系建设，遵循中医药发展规律，合理配置中医资源，发展中医诊所、门诊部和特色专科医院，加快推进中医药服务机构建设，配齐配强中医医师，更好地提供覆盖全民和全生命周期的中医药服务。三要加快推动产业发展，依托宁夏枸杞、甘草等品牌优势和六盘山冷凉气候特点，加快中药材种植基地建设；抓好中草药加工、中医药研究开发、中医药流通体系建设等工作，全面提升全区中医药产业发展水平。四要优化人才队伍建设，进一步改革人才培养模式，优化人才成长途径，健全人才评价激励机制，打造中医药专业技术人才队伍，为全区中医药传承创新发展提供人才和智力支撑。

　　　　　　　　　　（张　涛）

◆　**新疆生产建设兵团**

全国中医药大会召开后，兵团卫生健康委第一时间组织召开学习全国中医药大会精神专题会议，就加快推进兵团中医药在传承创新中高质量发展进一步明确发展目标、重点任务、方法路径和具体举措；围绕落实中央领导同志重要批示和全国中医药大会精神，代拟《新疆生产建设兵团关于促进中医药传承创新发展的实施意见》，明确相关部门重点任务分工；以传承创新发展为主线，立足兵团实际，坚持目标导向，将中医药发展融入兵团卫生

健康事业发展"十四五"规划中，起草拟订兵团中医药"十四五"发展规划。

　　　　　　　　　　（张　欢）

◆　**广州市**

2019年12月4日，广州市委常委会召开会议，传达学习习近平总书记对中医药工作作出的重要指示、李克强总理批示、全国中医药大会精神、《中共中央　国务院关于促进中医药传承创新发展的意见》、省委常委会会议精神，研究广州市贯彻落实意见。市委书记张硕辅主持会议。会议指出，近年来广州市中医药发展迅猛，在中医药医疗服务尤其是基层服务、中医药制造和销售等方面形成较强优势。要深入学习贯彻习近平总书记对中医药工作作出的重要指示精神，进一步增强责任感、使命感，认真贯彻落实中央决策及省委部署，抢抓机遇、发挥优势，传承精华、守正创新，推动中医药事业和产业高质量发展，加快建设中医药强市。大力实施中医药传承创新工程，把中医药工作纳入"十四五"规划编制中，积极争取国家中医临床医学中心、国家中医区域诊疗中心等落户。大力提升中医药服务水平，抓好治未病规划实施，推动重大疑难疾病中西医协同治疗创新发展，充分发挥中医药在健康广州建设中的作用。大力推动中医药现代化产业化建设，推进产学研一体化，打造粤港澳大湾区中医药高地，推动岭南中医药走向世界。各级党委政府要发挥主导作用，树立"大中医"理念，完善中医药事业发展协调机制，形成推动中医药事业和产业发展的强大合力。

2019年12月13日，广州市卫生健康委组织各区卫生健康局和市属各医疗机构专题传达学习贯彻习近平总书记对中医药工作作出的重要指示、李克强总理批示、全国中医药大会精神、《中共中央　国务院关于促进中医药传承创新发展的意见》、市委常委会会议精神，研究广州市贯彻落实《中共中央　国务院关于促进中医药传承创新发展的意见》具体措施，将中医药事业发展

纳入健康广州行动（2019～2030年）、广州市卫生健康"十四五"规划等。结合《中共中央　国务院关于促进中医药传承创新发展的意见》，广州市启动中医重点专科（2020～2022年）建设、中医治未病服务"1＋4"行动计划、重大疑难疾病中西医临床协同治疗示范试点等项目，将建设63个中医重点（特色）专科、4个治未病指导中心、25个治未病示范单位，推广50个左右中西医临床协同治疗诊疗方案。

（蒙嘉平）

◆　青岛市

青岛市贯彻落实习近平总书记、李克强总理对中医药工作的重要指示批示，全国中医药大会精神和《中共中央　国务院关于促进中医药传承创新发展的意见》，在全市卫生健康系统层层组织学习传达，切实学深、学透、学好；召开全市中医药工作新闻发布会，面向社会介绍大会精神和意见要求；调研国际国内中医药发展高地情况，撰写调研报告，提出青岛市中医药事业传承创新发展建议，为起草《青岛市中医药传承创新发展实施方案》奠定基础。

（范存亮）

◆　深圳市

深圳市及时组织召开学习贯彻全国中医药大会精神专题会议，传达学习大会有关精神，研究部署推进中医药传承创新发展措施。深圳市卫生健康委主任罗乐宣分别在深圳市人民政府常务会议、市人大常委会主任骆文智调研深圳市中医院中医药工作座谈会、吴以环副市长主持召开的中医药工作座谈会等会议上，传达全国中医药大会主要精神及《中共中央　国务院关于促进中医药传承创新发展的意见》内容。2019年12月16日，在深圳市人民政府六届一百九十六次常务会议上，罗乐宣传达全国中医药大会精神及有关情况，常务副市长刘庆生要求各区、各有关部门提高政治站位，加强中医药工作组织领导，大力宣传中医药健康文化，找准着力点，拿出实招硬招，狠抓工作落实。

深圳市卫生健康委多次组织召开专题会议，征求全市卫生健康系统相关单位、市直有关部门及市中医药专家咨询委员会专家意见，起草《深圳市促进中医药传承创新发展实施方案》，并会同市医保局调研论证中医药医保支付方式改革、打包收费等工作，推动出台中医药医保先行先试政策措施。各区卫生健康局、市区医疗卫生单位及时组织学习贯彻全国中医药大会精神。

（刘冬云）

二、中华人民共和国成立70周年中医药发展

【70年中医药发展成就回顾】

一、医疗

中华人民共和国成立以来，党中央、国务院高度重视和大力支持中医药发展。中医药与西医药优势互补，相互促进，共同维护和增进民众健康，已经成为中国特色医药卫生与健康事业的重要特征和显著优势，在治未病、防治重大疾病和康复中的重要作用日益彰显，百姓的中医药服务获得感不断提升。

中医医疗服务体系逐渐建立健全，中医医疗机构发展迅速。截至2018年底，中医医疗机构增加60738个，中医医疗机构床位数增加到123.4万张，从业人员总数增加到71.5万人，医师人数增加到57.5万人，年诊疗人次增至10.7亿，年出院人次增至3584.7万；中医医疗机构管理制度持续建设完善，国家中医药管理局高度重视中医医院服务能力建设和中医药特色优势发挥，引导中医医院坚持以中医为主的办院方向，加强医院制度建设，不断提升医院管理水平，充分发挥中医药特色优势，提升中医临床疗效。中医药服务能力不断提升，到"十二五"末，中医重点专科数达到1495个，覆盖全国31个省。遴选出

219个国家区域中医（专科）诊疗中心，建立分层次的专科专病体系，组织制订406个中医优势病种的诊疗方案和临床路径。中医医院服务能力和水平持续提升，全国三级甲等中医医院由2012年194家增加到2018年底的442家。中医药在SARS、流感、埃博拉出血热等新发突发传染病的防控和地震、泥石流等突发公共事件应急中的作用得到充分发挥。

基层中医药服务能力持续提升。国家中医药管理局牵头组织实施"十二五"基层中医药服务能力提升工程，各项工作取得显著成效，基层中医药得以固本培元、强筋健骨。截至2018年底，全国有98.5%的社区卫生服务中心、97.0%的乡镇卫生院、87.2%的社区卫生服务站、69.0%的村卫生室能够提供中医药服务。其中79.4%的社区卫生服务中心、70.6%的乡镇卫生院能够提供6类以上中医药技术方法。通过全国基层中医药工作先进单位创建项目，地方政府及相关部门将中医药政策措施逐步转化成人民群众切切实实的感受。中医诊所备案制顺利推行，截至2019年3月31日，全国备案中医诊所9990个。三级医院对口帮扶深入推进，组织187家三级中医医院参与对口帮扶，334家贫困县中医医院接受援助。

医改中医药工作扎实推进。截至2017年底，三级中医医院全部参与医联体建设，63.0%的公立中医医院开展纵向、紧密型医联体建设。国家中医药管理局推动所有的公立中医医院开展综合改革。在管理体制、运行机制、服务价格调整等体制机制改革中，充分考虑中医医院和中医药服务特点，实行差别化的中医药改革政策措施。国家中医药管理局与国家医保局保持密切沟通，共同推动符合中医药特点的医保政策落实落地，逐步扩大纳入医保支付中中医非药物诊疗技术范围。新版药品目录包括中成药1321个，占比近半。截至2017年底，21个省（区、市）的所有地市将中药制剂纳入医保支付范围，25个省（区、市）

所有地市将中医非药物诊疗技术纳入医保支付范围。国家中医药管理局还不断加强中药饮片合理应用管理。启动建立以中药饮片处方专项点评制度为核心、制定加强各级各类医疗机构中药饮片处方质量管理的具体政策和措施，开展中药饮片管理专项检查。

二、保健

中华人民共和国成立70年来，经过不断摸索与实践，国家中医药管理局在治未病理念传播、服务提供、服务规范和治未病服务体系构建等方面做了大量工作，取得显著成绩。中医养生保健服务网络逐步建立健全，服务标准不断规范，服务能力大幅提升，群众中医药健康文化素养不断增强，对治未病服务需求日渐增多，产生良好的社会效益和经济效益。

中医养生保健服务发展顶层设计不断完善。2007年，时任国务院副总理吴仪提出开展中医治未病工作的要求。同年，国家中医药管理局启动中医治未病健康工程，印发《关于积极发展中医预防保健服务的实施意见》等一系列文件。2015年4月，国务院办公厅发布《中医药健康服务发展规划（2015～2020年）》，将大力发展中医养生保健服务列为7项重点任务之首。2016年印发的《中医药发展战略规划纲要（2016～2030年）》首次提出要发挥中医药在治未病中的主导作用。《中医药法》中也明确规定，国家发展中医养生保健服务，支持社会力量举办规范的中医养生保健机构。

在中医养生保健服务网络建设方面，国家中医药管理局从医疗机构起步，先后确定173个治未病预防保健服务试点单位，涵盖中医医院、中西医结合医院及社会独立中医养生保健机构等。确定65个治未病预防保健服务试点地区，探索区域中医预防保健服务工作的机制和模式。自2012年起，在中医医院评审标准中明确要求二级以上中医医院均要成立治未病科，并提供相关服务。"十二五"期间确定33个国家中医药管理局治未病重点专科。通过对各类机构治未病服务工作的不断规范与探索，中医养生保健服务能力大幅提升。

为了进一步促进中医养生保健文化传播，国家中医药管理局组建230余人的国家级中医药文化科普巡讲专家队伍，2000余人的省级专家队伍，深入社区、农村、部队等，开展中医药文化科普巡讲等健康教育活动，并制定印发《中医中药中国行——中医药健康文化推进行动实施方案（2016～2020年）》，在全国范围内举办中医药健康文化大型主题活动，进一步扩大传播范围。

多措并举之下，中医养生保健工作成效尽显。社会对治未病的认知度、认同度和欢迎程度不断提高，中国公民中医药健康文化素养逐年提升，2018年达到15.3%。通过在各类机构开展试点探索、加强医疗机构治未病科建设等措施，服务覆盖面不断扩大，全国84.8%的县级以上公立中医类医院建立治未病科室，引导中医医院逐步由"重治疗"向"防治并重"转变。

越来越多的城乡居民享受到免费的中医养生保健服务，2017年，全国46.3%的65岁以上老年人接受中医体质辨识及健康干预服务，58.1%的0～36个月儿童接受1年2次的中医调养服务。不仅如此，随着群众对中医养生保健服务需求的扩大，各类服务提供机构治未病服务量明显增多，服务方式和内容不断丰富，服务技术和流程逐步规范，社会创办的中医养生保健机构蓬勃发展，在拉动消费、吸纳就业、创新经济增长点、助推健康扶贫等方面发挥积极作用，中医药对国民经济和社会发展的贡献度日益彰显。

三、科研

中华人民共和国成立70年来，中医药科技创新实现飞跃发展。

坚持自主创新，中医药原创优势更加凸显。2005年以来，国家中医药管理局协调科技部设立"973"计划中医理论专题，共有34个项目203个课题获得立项资助。制定中医药传统知识保护调查技术规范，初步构建中医药传统知识保护数据库。

党的十八大以来，持续加大名老中医学术经验传承、古籍保护传承、中医理论基础研究等领域支持力度。实施中医药古籍保护与利用工程，整理出版《中国古医籍整理丛书》400余种。

坚持科技支撑，中医药服务能力不断提升。编制战略规划，制订发布《"十三五"中医药科技创新专项规划》等战略规划。组织实施重大科技项目，积极组织实施"重大新药创制"科技重大专项、国家重点研发计划、"863"计划、国家科技支撑计划等重大科技项目。国家重点研发计划"中医药现代化"重点专项立项支持83个项目，累计投入超过10亿元。防治重大疑难疾病，建立中医药防治传染病临床科研体系，以41家国家中医药管理局重点研究室为主体，继续开展重大传染病防治专项研究。加强中医预防保健康复研究，建立国家中医药管理局康复研究中心，在全国建设31家省级中医康复示范中心。

坚持重点跨越，中医药创新水平不断提高。组织开展第四次全国中药资源普查工作，在全国31个省（区、市）1332个县开展中药资源普查，结合长效机制，建成由1个中心平台、28个省级中心、65个监测站组成的国家基本药物中药原料资源动态监测和信息服务体系，布局建设2个种质资源库。建立40个国家中医临床研究基地、145个国家中医药管理局重点研究室、4个国家工程技术研究中心等中医药研究平台和基地。2000年以来，中医药行业共获得国家科技奖励117项。党的十八大以来，中医药行业共获得国家科技奖励50项，其中屠呦呦获2016年国家最高科技奖。

坚持原创思维，中药现代化成绩斐然。中药研究设备、条件、人才和平台发生根本转变，建成一批高水平中药研究平台。科技创新平台不断完善，建立5个国家中药工程技术研究中心、2个教育部重点实验室、3个中药安全性评价中心和4个规范化中药临床试验中心。中药农业不断走向机械化，中药材产地初加工向集约化、产业化发展，中药农业服务体系逐步建立完善。中药工业成为我国医药产业的重要支柱，中国制药工业百强榜上中药企业约占1/3，多个中药企业年营业额超过100亿元。

坚持引领未来，中医药核心竞争力不断增强。制定《中医药科研伦理管理规范》，主导建立世界中医药学会联合会中医药研究伦理审查体系认证，正式批准成为国家认证项目（CAP认证）。建立真实世界中医临床研究范式，推动临床科研一体化。《国际疾病分类第十一次修订本（ICD-11）》首次纳入起源于中医药的传统医学章节，150条疾病和196条证候条目纳入传统医学章节。我国学者每年发表中医药SCI论文3000余篇，占国际中医药论文比例的35%。中药饮片国际化进程也不断加快，取得显著成绩。

四、教育

中医药教育事关人民群众健康福祉，事关中医药事业传承发展。中华人民共和国成立后，党和国家高度重视中医药教育和人才培养，为构建我国独具特色的卫生与健康服务体系提供强有力的人才保障。

中医药高等教育规模不断扩大。形成以中医药为主体、相关学科协调发展的办学格局，实现从高职、本科到硕士、博士的多层次、多学科、多元化全覆盖。中医药高等教育培养出近200万名中医药专门人才，充实到中医医疗、保健、科研、教育、产业、文化及对外交流与合作等各个领域，支撑促进中医药事业的发展，并在积极服务"走出去"和"一带一路"倡议中，成为传播中医药文化和中华文化的重要使者。

为贯彻《中共中央　国务院关于深化医药卫生体制改革的意见》，2014年起，国家中医药管理局启动实施中医住院医师规范化培训工作，深化医教协同，着重中医临床思维培养，加快培养中医临床专业人才。2018年，国家中医药管理局印发《关于深化中医药师承教育的指导意见》，明确提出构建师承教育与院校教育、毕业后教育和继续教育有机结合，贯穿中医药人才发展全过程的中医药师承教育体系，基本建立内涵清晰、模式丰富、机制健全的中医药师承教育制度，发展中医药师承教育的良好氛围逐步形成。

中医药继续教育是医学教育体系的重要组成部分。党的十八大以来，中医药主管部门、中医药机构、社会团体及广大中医药人员以突出中医药特色为核心，推进中医药继续教育发展。2008～2019年，国家共组织实施12113项国家级中医药继续教育项目，年均培训中医药专业技术人员近19万人次，大部分省（区、市）也开展省级中医药继续教育项目。

2009年，经中央批准，人力资源和社会保障部、原卫生部、国家中医药管理局联合开展首届国医大师评选表彰，对奋战在中医药临床、科研、教学一线、心怀大爱、视患如亲、医术精湛、医德高尚的部分老专家进行"抢救性表彰"，共评选国医大师30名。截至2019年底，评选出三届国医大师共90名，首届全国名中医100名，对中医药人才培养和教学队伍建设起到肯定和激励作用。

2016年，国家中医药管理局联合两部委开展"中医药高等学校教学名师"评选，共授予60位中医药高等教育教学一线的优秀教师"中医药高等学校教学名师"称号。这是中华人民共和国成立以来，首次在中医药高等教育领域开展表彰奖励。

为提升中医医院管理者能力素质，提高中医医院管理水平和服务能力，2018年，国家中医药管理局启动"中医药管理人才治理能力提升项目——中医医院科主任管理能力提升部分"，拟用3年左右时间，培养1万名三级甲等中医医院和贫困地区二级中医医院科主任，进一步提升中医医院科主任治理能力，提升中医医院科室管理人员专业化水平和管理内涵。

五、产业

中华人民共和国成立70年来，我国中药产业已基本形成以科技创新为动力、中药农业为基础、中药工业为主体、中药装备工业为支撑、中药商业为枢纽的新型产业体系，发展模式从粗放型向质量效益型转变，产业技术标准化和规范化水平明显提高，涌现出一批具有市场竞争力的企业和产品，中药工业产值不断攀升，逐渐成为国民经济与社会发展中具有独特优势和广阔市场前景的战略性产业。

中药产业作为我国生物医药产业的重要组成部分，是我国最重要的民族产业之一，在经济社会发展的全局中有着重要意义。随着改革开放，特别是中药现代化战略的实施，促进中药制剂对西药制剂技术的运用，优化和丰富了中药传统剂型，中药在技术创新与药品创新等方面都有长足的发展。截至2015年，中成药有2088家GMP制药企业，从传统的丸、散、膏、丹等发展到现代的滴丸、片剂、膜剂、胶囊等100多种剂型，品种达1.4万余个，有6万个药品批准文号。中药工业总产值7866亿元，占医药产业总量的28.6%，成为新的经济增长点；中药出口额达37.2亿美元，海外市场潜力很大。中药材种植成为生态文明建设、农村振兴战略的重要举措。

中药农业规范化、可持续发展能力增强。近年来，各地以基地建设为抓手，以科技创新为动力，积极打造产学研用协同创新主体，全链条、系统化组织推进中药材可持续性、规范化、产业化种植，50余种濒危野生中药材实现种植养殖或替代，500多种中药材实现人工种养，基本满足中医药临床用药、中药产业和健康服务快速发展的需要。

中药饮片工业规范化、现代化程度提升。中药饮片生产由手工操作发展到半机械化、机械化生产，中药饮片的生产、技术、管理水平逐步提高，质量不断提升，基本满足市场及医疗用药。中药饮片工业的增长速度在整个中药产业中发展最快。

中成药工业集团化、品牌化进程加速。围绕"大品种、大企业、大市场"培育，重点扶持一批拥有自主知识产权、具有国际竞争力的大型企业产业，集中度逐步提高，涌现出复方丹参滴丸、血塞通等年产值过20亿的中成药品种20余个，创造显著的社会效益、经济效益。

中药国际贸易乘"一带一路"东风快速前行。中药国际贸易持续增长，"一带一路"为中药国际贸易提供新的机遇，服务贸易成为新的经济增长点。中药大企业在激烈的市场竞争中增强国家竞争力，如同仁堂在国外设立销售网点100多个，天津天士力、成都地奥、兰州佛慈等企业产品国外注册申请成功，中药出口贸易形成多元化、多层次、品牌化经营格局。

中药制造专业化、自动化程度提高。通过加强引进和采用国内外先进工艺及成套装备，我国中药装备水平得到大幅提升，促进传统中成药工业的技术升级，推进节能减排技术改造与创新。

（中国中医药报）

【庆祝中国共产党成立98周年暨中华人民共和国成立70周年文艺展演】 2019年9月19日，国家中医药管理局举办"庆祝中国共产党成立98周年暨中华人民共和国成立70周年"文艺展演。国家中医药管理局党组书记余艳红出席活动并致辞，局长于文明，党组成员、副局长王志勇出席。余艳红强调，在喜迎中华人民共和国成立70周年之际，全体中医药人要坚持以习近平新时代中国特色社会主义思想武装头脑、指导实践、推动工作，深入学习贯彻习近平总书记关于中医药的重要论述，认真贯彻落实党中央对中医药工作的各项决策部署，坚持和加强党对中医药工作的全面领导，不忘初心、牢记使命，为助力健康中国建设、实现中华民族伟大复兴的中国梦贡献中医药智慧、彰显中医药力量。本次展演分为礼赞新中国、倾情心向党、筑梦中医药、奋进新时代4个篇章，围绕"我和我的祖国"主题，局机关和直属各单位干部职工以文艺汇演和书法、摄影比赛获奖作品展示等形式，礼赞中华

人民共和国成立70周年，展示新时代中医药人奋发向上、担当作为的精神面貌，展现"不忘初心、牢记使命"主题教育成果，持续深化国家中医药管理局"模范机关"创建。国家中医药管理局机关各部门、直属各单位干部职工1000余人参加活动。　　　（国家中医药管理局官网）

【中华人民共和国成立70周年各地中医药发展情况】

◆　河北省

中医药发展环境不断改善。河北省委、省人民政府召开振兴中医药事业大会，确立建设中医药强省的战略目标，出台《河北省人民政府关于振兴中医药事业的决定》《中共河北省委　河北省人民政府印发〈关于加快推进中医药产业发展的实施意见〉的通知》等系列文件。修订出台《河北省中医药条例》，为依法发展中医药事业提供有力保障。河北省人民政府成立分管副省长为组长、33个省直有关部门为成员的中医药事业发展领导小组，加大组织协调力度。河北省中医药管理局升格为副厅级局，内设机构增至4个处室，强化管理力量。

中医药服务能力不断提升。河北省中医院和11个市级中医院实现改扩建，119个县级中医院建设项目获中央投资支持。建设国家区域中医（专科）诊疗中心3个、国家重点中医专科57个，打造脾胃病、血液病、肛肠病等一批高水平品牌专科。创建全国基层中医药工作先进单位49个，建成国医堂近1500个。印发实施《河北省中医医术确有专长人员医师资格考核注册管理实施细则》，大力推行中医诊所备案管理。

中医药继承创新水平不断提高。河北中医学院恢复独立设置，并作为省属骨干大学与国家中医药管理局实施共建。获评中国工程院院士1名、国医大师2名、全国名中医3名、省级名中医100名。实施优秀中医临床人才研修、老中医药学术经验继承等项目，培养1万余名中医药技术骨干和基层实用型人才。河

北省中医院被确定为国家中医临床研究基地建设单位，建成国医大师传承工作室2个、国家和省级名老中医传承工作室89个、中医药重点研究室36个、中医药重点学科17个。

中医药文化传播力度不断加大。河北省建成国家和省级中医药文化宣传教育基地15个，成为展示河北中医药文化的重要窗口。每年开展健康大讲堂活动千余场，受益群众近百万。制作发布《国医话健康》、0～36个月儿童中医药健康管理服务规范、婴幼儿五脏保健推拿等系列视频。举办四届冀港澳台中华传统医药文化发展大会。河北省中医药管理局与澳门特别行政区政府签署中医药战略合作协议。华北理工大学与匈牙利佩奇大学、河北中医学院与巴西戈亚斯州联邦大学分别建设中医孔子学院。

中医药产业发展不断加快。河北省组织112个县市开展中药资源普查，建设中药材种子种苗繁育基地3个和河北省中药原料监测与技术服务中心1个、站2个。河北省中医药管理局、民政厅制发中医药健康养老基地建设实施方案和建设标准，建成中医药健康养老基地5家。河北省中医药管理局、旅游委出台促进中医药健康旅游发展意见，发布中医药健康旅游基地评定规范地方标准，建成国家中医药健康旅游示范区1个、示范基地3个，评选出32家省级中医药健康旅游示范基地。

（王艳波）

◆　内蒙古自治区

中华人民共和国成立70年来，内蒙古自治区坚持贯彻蒙中西医并重的方针，颁布实施《内蒙古自治区蒙医药中医药条例》，建立蒙医药中医药管理体系，完善蒙医中医医疗服务体系，构建蒙医药中医药人才培养体系，发展蒙医药中医药传承创新体系，打造蒙医药中医药文化传播体系，促进蒙医药中医药在保障群众身体健康方面作用的发挥，人民群众的蒙医药中医药健康文化素养得到提升。

蒙医药中医药管理体系。内蒙古自治区蒙医药中医药管理工作中华人民共和国成立初由绥远省人民政府卫生局医政科统一管理，逐步在内蒙古自治区卫生厅成立中蒙医处，实现全行业归口管理。2006年，内蒙古自治区人民政府召开全区蒙医中医工作会议，内蒙古自治区人民政府建立蒙医药中医药工作专项协调机制，在原内蒙古自治区卫生厅加挂内蒙古自治区蒙中医药管理局牌子，各盟市相继参照自治区模式成立蒙中医药管理局。新一轮机构改革后，内蒙古自治区卫生健康委加挂自治区中医药管理局牌子，内设蒙中医药综合处、蒙中医药服务管理处、蒙中医药传承发展处3个处，11个盟市和所有旗县卫生健康委都加挂蒙中医药管理局牌子，1个盟市组建蒙中药产业办公室，配备专人管理蒙医药中医药工作。

蒙医中医服务体系。中华人民共和国成立前，内蒙古自治区的蒙医中医大多是赤脚医生、马背医生或者是坐堂医。中华人民共和国成立初逐渐形成蒙医中医联合诊所服务百姓。内蒙古自治区各级党委、政府加大对蒙医中医医院基础设施、设备的投入力度，从根本上改善蒙医中医医院诊疗服务环境。推进蒙医中医医疗机构综合改革，组建蒙医中医医疗联合体和专科联盟，建成内蒙古自治区蒙医药中医药数据中心、蒙医药中医药远程医学中心，实施基层蒙医药中医药服务能力提升工程。建成以自治区级蒙医中医医院为龙头、盟市级蒙医中医医院为骨干，旗县级蒙医中医医院为基础、基层医疗机构蒙医科中医科为网底，其他各类医院蒙医科中医科为补充的蒙医中医医疗服务体系。截至2019年底，全区拥有蒙医中医医院230所，其中公立蒙医中医医院122所，三级甲等11所，三级乙等11所，二级甲等47所，二级乙等17所；拥有蒙医中医床位31572万张，平均每千人口1.24张，蒙中医药专业技术人员2万余人，平均每千人口0.65人；蒙医中医医疗机构年诊疗2149.50万人次，出院74.21万

人次，建成基层医疗机构蒙医馆或中医馆782个，91.31%的苏木乡镇卫生院和96.36%的社区卫生服务中心设有蒙医科、蒙药房或中医科、中药房，64.68%的嘎查村卫生室和82.24%的社区卫生服务站能够提供蒙医药或中医药服务，有35个旗县和2个盟市获"全国基层中医药先进单位"称号。

蒙医药中医药人才培养体系。内蒙古自治区逐步建立起院校教育与师承教育相互补充的人才培养模式，在内蒙古医科大学、内蒙古民族大学蒙医药学院等高等院校培养本、硕、博蒙医药中医药人才的基础上，开展名老蒙医药中医药专家学术经验继承工作和蒙医中医住院医师规范化培训，对基层医疗技术人员培训蒙医药中医药知识与技能。通过"百千万"人才工程、"草原英才"等渠道引进高层次人才。评选自治区名蒙医名中医和基层名蒙医名中医。著名蒙医苏荣扎布、吉格木德、包金山荣获"国医大师"荣誉称号，米子良、阿古拉荣获"全国名中医"称号，金广辉成为"全国名中医"提名人，获得内蒙古自治区的表彰。

蒙医药中医药传承创新体系。内蒙古自治区加强蒙医药中医药学科建设，建设国家级蒙医中医临床重点专科、重点研究室和自治区级蒙医中医领先学科、重点学科和特色优势重点专科；实施蒙医药中医药标准化项目，制定并推广14部蒙医药标准、16个病种的蒙医临床诊疗指南和20项蒙医药适宜技术，挖掘整理蒙医药古籍文献100多部。内蒙古自治区在第四次全国中药资源普查中，整理标本8000余份、药材1000余份、种子400余份；成立黄芪药用植物资源保护与开发利用院士工作站、道地药材种植标准化与质量评价工程实验室、中药鉴定学重点实验室和国家中药材产业技术体系——阿拉善综合试验站；启动内蒙古地区特色道地药材炮制技术传承基地及中药药用植物重点物种保存圃建设，建成药材科研、繁育、种植基地10000余亩。

蒙医药中医药文化传播体系。内蒙古自治区加大对蒙医药中医药特色技术的非物质文化遗产的传承保护，将蒙医药特色技术列入国家级或自治区级非物质文化遗产名录。内蒙古自然历史博物馆、科技馆开设蒙医药展。建设国家级和自治区级文化宣教基地，内蒙古自治区国际蒙医医院及两所大学分别创建蒙医药博物馆。各大主流媒体开辟蒙医药中医药健康养生知识专栏。开展"中医中药中国行·蒙医蒙药内蒙古行"大型健康文化推进活动。蒙医药活动纳入"草原文化节"和"中国·蒙古国博览会"。各级蒙医中医医院秉承开放包容、交融互鉴的思想，与沿线国家签订合作协议近30项，建成2个院士工作站，建立远程医疗协作关系，蒙医药专家团队走出国门，走上联合国的讲坛。

（岳红娟）

◆ 吉林省

行政管理体系建设。中华人民共和国成立后，吉林省中医药事业迅速发展。1987年3月14日，吉林省人民政府批复同意成立吉林省中医管理局。2004年6月，吉林省人民政府批准设置副厅级建制的吉林省中医药管理局，内设4个处（室）。2009年，吉林省中医药管理局设立党组。吉林省是全国第一个着手建设并形成最健全的省市县中医药行政管理体系的省份，全省9个市（州）卫生健康委、60个县（市、区）卫生健康局全部加挂中医管理局牌子，实现省市县中医药行政管理机构全覆盖。全省落实中医药工作联席会议机制，健全省级卫生工作与中医药工作同研究、同部署、同落实工作机制。

中医药服务能力。中华人民共和国成立以来，全省中医医疗资源不断增加，基层中医药服务环境大幅度改善，服务能力有效提升。截至2019年底，全省共有县以上公立中医医院68家，其中省级中医医院3家、地市级14家、县区级51家，三级中医医院达到10家。建成中医馆955个，占社区卫生服务中心和乡镇卫生院总数的97.40%。每万人口

中医类床位数、中医执业（助理）医师分别达到7.32张和4.47人。5个城市创建全国地市级中医药工作先进单位，43个县（市、区）创建全国基层中医药工作先进单位，占全省县区总数的71.67%。全省形成以各级公立中医医院为龙头，以乡镇卫生院、社区卫生服务中心为枢纽，村卫生室为网底，社会办中医诊所、中医保健机构为补充的城乡中医医疗服务体系。

中医药人才队伍。吉林省中医药人才培养遵循人才成长特点和规律，经过多年努力，实现国家、省、市、县、乡中医药师承教育全覆盖。3人获评国医大师，3人获评全国名中医，2人获评全国中医药高等教育教学名师，2人获评岐黄学者，2人获评全国中医药杰出贡献奖。评选表彰吉林省名中医115名、省基层优秀中医100名。张伯礼、石学敏院士在吉林省建立工作站，国医大师张大宁在吉林省建立工作室。建设全国中医学术流派传承工作室2个、国医大师工作室2个、全国名中医工作室3个、全省名老中医药专家传承工作室78个。建设国家级中医住院医师规范化培训基地4个。长春、吉林、四平被确定为国家级中医类别医师资格实践技能考试基地，为中医药发展提供坚实的人才基础。

中医药科学研究。吉林省中医药科学研究遵循中医药发展规律，围绕中医药事业发展重点任务，科学调整研究方向，加强中医药政策与发展研究、吉林省名老中医学术经验整理研究、吉林省中药材质量标准和炮制标准研究，促进开发疗效确切的院内制剂和中医诊疗技术，发挥中医药科技原创资源优势，形成一批基础研究、应用研究成果，拥有30个国家级、183个省级科研平台。两家中医医疗机构入选国家临床研究基地，长春中医药大学附属医院中风病、冠心病研究处于全国先进水平。吉林省完成52个县市区中药资源普查，掌握全省1564种药用植物产量及分布情况。

（孟姝）

◆ 江苏省

中医药发展政策机制不断完善。江苏省人民政府于1985年设立江苏省中医管理局，保持中医经费预算单列；先后5次召开全省中医工作会议，制定并出台一系列促进江苏中医药事业发展的政策和法规，如《关于振兴中医的决定》《中医药改革发展的意见》《关于进一步加快中医药事业发展的意见》等；1999年，江苏省人大颁布《江苏省发展中医条例》，是全国较早颁布中医药地方性法规的省份；2007年，江苏省人民政府成立由分管副省长任组长、18个职能部门为成员单位的省中医药工作领导小组；2012年，江苏省人民政府与国家中医药管理局就促进江苏省中医药事业发展签署合作协议；2017年，以江苏省人民政府办公厅名义印发《江苏省中医药发展战略规划（2016～2030年）》《江苏省"十三五"中医药健康服务发展规划》，明确今后一个时期全省中医药事业发展的目标和任务；2019年10月25日，全国中医药大会在北京召开后，江苏省主要领导和分管领导对深入贯彻全国中医药大会精神作出重要批示，省长吴政隆主持召开江苏省人民政府常务会议，研究贯彻落实工作。上述政策和法规的出台，均为江苏中医药事业发展营造良好的政策环境，为振兴江苏中医药事业提供有力的政策保障。

中医药服务体系建设取得较大进展。截至2018年底，江苏省共有138所中医医院，37所中西医结合医院，其中三级医院40所（中西医结合医院6所），三级甲等中医医院18所，数量位居全国之首。全省拥有中医类医疗机构1987个，中医实有床位62369张，每千人口中医床位数达0.77张。基本建成以省、市级中医院为龙头，县级中医医院为骨干，综合医院中医科为重要力量，基层中医诊疗服务网点为基础，覆盖城乡的中医药服务体系。

中医药服务能力建设跨上新台阶。截至2018年底，江苏省中医类医院提供5203.91万诊疗人次，中医类医院入院人数180.98万人次，出院人数181.19万人次。建有国家中医药管理局重点专科27个，建设单位30个，国家临床重点专科（中医专业）建设项目21个，国家中医药管理局区域中医（专科）诊疗中心建设项目6个，形成一批层次分明、特色明显、功能互补的中医重点专科群。建成全国基层中医药工作先进单位74个（县级68个、市级6个）。

中医药人才队伍建设成效显著。截至2018年底，江苏省中医药人员数达36489人，其中中医类别执业（助理）医师29070人，中药师6658人。全省每千人口中医类别执业（助理）医师0.36人。1978年，江苏省开展名老中医评选工作，并开展5批江苏省名老中医评选工作。截至2019年底，江苏省拥有434名省名中医，其中有6名先后被评为国医大师，有4名被评为全国名中医。

中医药传承创新扎实推进。江苏省依靠科技进步发展中医药，取得显著成绩，拥有全国老中医药专家学术经验继承工作指导老师116名，建有国医大师传承工作室6个、全国名中医传承工作室4个、名老中医药专家传承工作室60个、流派传承工作室5个；拥有国家中医临床研究基地2个、国家中医药管理局三级实验室13个、重点学科35个、重点研究室13个。

中医药文化传播与国际交流合作进一步深化。江苏省建成2家全国中医药文化宣传教育基地、10家省级基地；举办"中医中药中国行"江苏省活动，广泛开展中医药方针政策和科普知识的宣传，举办百场讲座，直接参与群众100多万人；连续9年开展"中医药就在你身边"中医药文化科普巡讲活动等，正确引导老百姓利用中医药防治疾病，提升中医药健康素养；积极参与"一带一路"建设，推动中医药文化海外传播，促进中医药医疗、保健、教育、科研、文化和产业的对外合作与交流。建立不同层次的海外中医药中心10个，与10多个国家和地区开展不同层面的医疗、教育、培训、科研合作和交流。南京市、南京中医药大学完成国家中医药服务贸易先行先试重点区域和骨干机构建设项目，江苏省中医院、南京中医药大学入围国家中医药服务出口基地。

（朱　蕾）

◆　**福建省**

中医药服务体系不断健全。中华人民共和国成立后，福建省卫生主管部门鼓励个体中医参加中医联合诊所、中西医联合诊所和中医卫生所，组织中医参加除害防病卫生运动和支援前线的医疗卫生工作。1954年起，一部分县卫生院开始吸收中医，设立中医门诊，同年，福建省人民医院作为福建省首家由政府创办的公立中医院建成。2019年末，福建省中医类医院共计92所，其中中医医院81所、中西医结合医院10所、民族医医院1所。在71所二级以上中医院中，三级医院17所、二级医院54所。覆盖城乡的中医医疗服务体系基本建立建成，中医药服务能力不断提升，推动建设融预防保健疾病治疗和康复于一体的中医药服务体系，提供覆盖全民和全生命周期的中医药服务，中医药以其"简便验廉"受到群众广泛欢迎。

中医药人才队伍更加壮大。中华人民共和国成立后，福建省的中医药人才培养体系不断完善，师承教育得到加强，师带徒得以坚持，院校教育从无到有，进修教育持续开展，中医药人才队伍日益壮大。1953年9月正式成立福建省中医进修学校，推动中医药课程、教材、教法改革，提升中华优秀传统文化素养，强化中医思维的培养。几经发展，2010年3月18日经教育部批准更名为福建中医药大学。厦门医学院中医系、泉州医学高等专科学校和漳州医学高等专科学校等，培养一批中药材种植、中药炮制、中医药健康服务的专业人员，为社会贡献大量中医药人才。

中医药文化传承得以弘扬。中华人民共和国成立后，福建省重视中医药文化传承创新，拓展文化科普渠道，弘扬中医药文化。1957年3月，福建省中医研究所成立，1992年更名为福建省中医药研究院，多年来，着力加强中医药古籍整理和研究，发动组织献方活动，搜集民间偏、验方，组织中药资源调查，开展中医、中西医结合科研。研究院自建院以来，科研成果斐然，取得科研成果奖167项，取得全国科学大会奖、省部级奖近400项，2019年改名福建省中医药科学院。福建省加强中医药健康知识的宣传普及，建设中医药文化宣传教育基地，群众利用中医药进行自我保健的意识和能力不断增强，全省中医药健康文化知识普及率和中医药健康文化素养水平超过全国平均水平。

（张锦丰）

◆　**河南省**

河南省认真全面推进发展理念创新、政策举措创新、体制机制创新和学术理论创新，抓重点、补短板、强弱项、求突破，打造仲景文化品牌，促进中医药事业高质量发展，着力建立覆盖生命全周期、健康全过程的中医药服务体系。河南省有中医医院627家，其中三级中医院24家、二级中医院178家。基本实现中央投资县级中医院建设项目全覆盖，综合医院和基层卫生机构普遍开设中医科室。截至2019年底，全省中医医院门急诊达4839万人次，出院患者达到262万人次，1717家乡镇卫生院建成中医馆。全省98.1%的乡镇卫生院、97.8%的社区卫生服务中心、87%的社区卫生服务站和62.2%的村卫生室能够提供中医药服务。

近年来，河南省贯彻落实《中医药法》和中医药发展战略规划纲要，初步建立省、市、县中医管理体制和管理队伍，中医药发展目标、思路进一步清晰；研究出台关于基础设施、等级评审、人才培养、科技创新、专科建设、文化建设等一系列指导性文件，科学布局各项工作；积极参与公立医院改革，整合细化国家各项政策要求，协调医保、财政、价格等部门出台具体措施，为中医药服务争取发展空间和利好政策，受到基层欢迎，并得到国家中医药管理局的充分肯定，经验在全国推广。

（姜方方）

◆　**重庆市**

中华人民共和国成立以来，重庆市高度重视中医药工作，推动中医药发展取得历史性跨越。郑新、段亚亭荣获全国中医药杰出贡献奖。

重庆市委、市人民政府一直高度重视中医药工作，中华人民共和国成立以来，涌现出冉雪峰、任应秋、胡光慈、王文鼎、吴棹仙等在全国享有盛誉的著名中医大家。重庆市中医院第一任老院长吴棹仙曾向毛泽东主席敬献子午流注环周图。1985年，重庆市委、市人民政府作出《振兴重庆中医事业的决定》，提出振兴中医药的7条措施；1998年，出台《重庆市中医条例》；2002年，重庆市人民政府出台《关于进一步发展中医事业的决定》；2010年，重庆市人民政府出台《关于加快中医药事业发展的意见》；"十三五"期间，重庆市人民政府出台《关于贯彻落实国家中医药健康服务发展规划（2015～2020年）的实施意见》《关于贯彻落实国家中医药发展战略规划纲要（2016～2030年）的实施意见》等系列文件，为重庆中医药振兴发展提供强有力的政策保障。

重庆市中医研究所是全国第一批集中医医疗研究为一体的中医研究机构。重庆中医药学校是国家举办的第一批中等专业学校，曾被时任卫生部副部长兼国家中医药管理局局长胡熙明誉为"中医黄埔"，全国著名中医教育家鲁之俊、任应秋曾在该校任教。万州中医学校作为全国第一批重点中专学校在三峡库区中医药人才培养、中医事业发展中发挥了巨大作用。重庆市中药研究院创建于1930年，前身为原国民政府中央工业试验所，是国内成立时间较早、规模较大、学科配套齐全、标本收藏最多的省级中药专业科研机构。重庆市药物种植研究所前身为建于1937年的金佛山垦殖社，是国内唯一成建制专业从事中药材种植研究的公益一类科研事业单位。

改革开放初期，重庆市仅有县级以上中医院19所，其中政府办中医院4所，多数为当时的镇街联合诊所翻盘而来。在重庆市委、市人民政府亲切关怀下，1986年重庆市中医管理局成立，前10年重点开展中医院转制工作，将中医院由民营、集体所有制转为国家医院，实现全市21个区县至少有1所政府办的中医院，同时加大政府投入建设中医院的力度。1997年重庆成为直辖市以来，特别是"十三五"期间，重庆市中医药服务能力得到显著提升。2010年12月6日，时任中共中央政治局常委、中央书记处书记、国家副主席习近平视察重庆市中医院，该院在"2019中国医院竞争力中医医院100强"排行第13位，西部12省市排名第一。全市38个区县至少有1所政府办中医院，所有社区和乡镇医疗卫生机构能够开展中医药服务，人民群众中医药服务获得感明显增强。

20世纪80年代，著名中医大师黄星垣作为全国中医急诊研究的领头人，开展中药剂型改革，研制参麦针、清气解毒针、养阴针等中医急救药品，在全国中医界独树一帜。国家中医药管理局在重庆市中医研究所建立全国中医急诊培训中心，由此拉开面向全国的中医急症培训工作，近20年举办培训班40余期，为全国培养中医急诊人才2000余人。重庆市中医研究所实施西部中医药服务贸易项目，派出4人赴马耳他开展中医针灸服务，先后派出4批中医针灸医师到10余个国家开展中医药对外合作交流。

重庆市中医药事业与中华人民共和国70年建设发展同步推进，获科技部重大中医药新药创制项目14项、国家自然科学基金等省部级以上科研项目近400项、省部级中医药科技奖励40余项，授权专利300余件。

重庆市有规模以上中药企业48家，中药工业产值212.8亿元，占全市规模以上医药企业工业产值的33.4%。有年销售过亿元的中药单品48个，中药材种植面积216万亩，龙头企业187家，合作社710个，种植户37万，综合产值481亿元。重庆实现较为完善的中医药服务体系，潜力更大的中医药队伍和培养平台，不断增强的科技创新能力，生机勃勃的中药产业发展，博大精深的中医药文化。

（廖惠萍）

◆ 四川省

一、中华人民共和国成立后初步发展阶段

1949年中华人民共和国建立至1978年，全国卫生事业处于初步建立阶段，客观上存在中医和西医两支力量，党和政府把"团结中西医"作为一项卫生工作方针，号召"西医学习中医"。在中医行政管理方面，1953年3月，四川较早在四川省卫生厅内设置中医科；1954年和1956年先后召开两次全省中医代表会议，贯彻落实党的中医政策。在中医医疗机构方面，成都、重庆设立中医医院，各地、市、县人民医院陆续设置中医门诊部和中医科。到1965年，在大、中城市和部分条件较好的县城共建立中医医院约20所；从50年代起，建立部分骨科、针灸等中医专科医院。在中医药人员方面，1955年四川省卫生厅向原卫生部呈报的四川省著名中医达47人，特别是建国初期，蒲辅周、冉雪峰、王文鼎、王伯岳等近20名四川名医先后奉调进京，分别在原卫生部、中医研究院、北京中医学院等单位主管或担任中医医疗、教学、科研工作。在中医药教育科研方面，1956年9月，经国务院批准，成都中医学院正式成立，成为全国首批4所中医高等学府之一，同年四川省卫生厅公布《四川省中医带徒暂行办法》；1958～1959年，四川省开展声势浩大的群众性采风运动，共采集单、验、秘方666000多个；医学院校、医疗科研机构开展对中医古典著作、中医医案、临床各科治疗经验的整理，在古籍整理、医学史、内科、妇科、儿科、骨伤科、针灸科、痔漏科等方面均有专著问世。

20世纪60年代中期，给包括四川在内的中医药事业造成重创。1976年，全省县以上中医医院只有27所，病床1627张，中医人员2102人，高等中医药院校本科在校生697人。

二、改革开放后振兴发展阶段

党的十一届三中全会后，四川中医药事业进入恢复时期。全省认真学习贯彻中共中央转发原卫生部党组《关于认真贯彻党的中医政策，解决中医队伍后继乏人问题的报告》（中发〔1978〕56号），开展对老中医、老药工、老草药医、民族医及其带徒情况的调查和建卡工作。1980年8月，全省召开中医和中西医结合工作会议，提出抓紧继承和总结名老中医学术经验、大力培养中医药人才、积极发展医教研基地3项工作要求。1984年2月，四川省委、省人民政府召开全省振兴中医工作会议。中共四川省委书记杨汝岱出席会议并讲话，印发《关于振兴四川中医事业的决定》。1985年6月，原卫生部授予四川省"振兴中医事业的先声"奖旗。

（一）中医管理体系基本建立

1987年2月，四川省中医管理局正式挂牌成立，是全国建立的第一个有独立管理职能的省级中医管理机构。在1996年和2000年国家两次机构改革中，省委、省人民政府考虑到中医工作的特殊性，都把四川省中医管理局予以保留。2006年，中共四川省委、省人民政府召开全省中医药发展大会，出台《关于加快中医药发展的决定》（川委发〔2006〕22号），确定建设中医药强省的总体目标。

（二）中医医疗服务体系逐步完善

1986年以来，四川省人民政府设立中医专项资金，扶持全省中医事业，逐步建立和完善县、乡、村农村三级服务网络。截至2005年底，全省有省级中医机构9个，市县级中医机构195个，建成国家级中医专科（专病）医疗中心2个、省级重点中医专科（专病）49个。2007年11月，四川省人民政府召开全省民族医药工作会议，印发《关于加快民族医药事业发展的意见》。2009年，四川省委、省人民政府出台

《关于深化医药卫生体制改革的实施意见》，大力实施名医、名科、名院战略。

（三）中医药教育和科研不断加强

在中医药教育方面，1986年，四川省创办7所中医学校，12个卫校设立中医专业，办学规模逐年扩大，中医药人才培养体系不断完善，通过函授、自学考试等形式，培养各类中医药人才16000余人。成都中医药大学先后增加博士、硕士授予点，博士后流动站；西南交通大学等院校开设中医类专业。2006年，四川省人民政府在全国首次开展十大名中医评选表彰。在中医药科研方面。从1986年起，四川着力建立和健全省级中医药科研机构，大力推进中医急症、血症、热症等重大疾病研究。深入开展中药材资源与种植、中药新药开发等研究和科技成果推广运用。截至2005年，四川省拥有中医药科研机构20余个，国家中药GCP中心、GLP中心等国家、省级重点实验室12个，民办、企业办中医药科研机构70余家，先后承担一大批国家攻关项目、"973"项目、"863"项目等科研课题。

（四）中医药法制建设突破

1997年2月，《四川省中医条例》颁布，这是全国最早出台的地方性中医药法规之一，并于2001年3月和2004年9月进行两次修订。2004年2月，四川省颁布《四川省中医药管理办法》，是全国第一部省级政府规章。2009年11月，四川省人大对《四川省中医条例》进行第三次修订，更名为《四川省中医药条例》。

（五）中医药对外合作和产业工作有序发展

在产业发展方面。1999年6月，科技部、国家中医药管理局等5部门和四川省人民政府在成都共建"中药现代化科技产业（四川）基地"，是全国第一个由部省共建的国家中药现代化科技产业基地。2001年2月发布的《四川省国民经济和社会发展第十个五年计划纲要》中，医药化工业成为四川的五大支柱产业之一。在对外交流方面。四川中医药事业在改革开放之初就走出国门，在国际合作中不断发展。1994年，四川省中医管理局印发《四川省中医涉外管理工作暂行办法》，先后与白俄罗斯、斯洛文尼亚、法国等20多个国家和地区开展医学科研等合作，四川省中医药国际影响力不断提升。

三、党的十八大以来快速发展阶段

党的十八大以来，习近平总书记多次对中医药工作作出重要指示，四川省委、省人民政府坚持"中西医并重，传承发展中医药事业"的方针政策，中医药发展迎来天时地利人和的大好时机。全省中医药系统坚持事业、产业、文化"三位一体"融合发展，中医药工作高质量发展格局基本形成。国家中医药管理局多次肯定四川省中医药工作，认为四川省在中医药高位统筹、顶层引领、锐意创新等方面做了大量工作，在产业发展、能力提升、中西并重等方面形成好的典型和经验，为中医药传承发展提供四川智慧。

（一）切实加强组织领导、中医药发展环境持续向好

政策体系逐步完善。2012年，四川省人民政府出台《关于扶持和促进中医药事业发展的实施意见》。在"十三五"规划中明确中医药融入经济社会发展的重点任务。四川省印发《四川省贯彻中医药发展战略规划纲要（2016～2030年）实施方案》等系列文件，形成较为完善的政策体系。管理体制逐步完善。四川省人民政府成立推进中医药强省建设工作领导小组，统筹协调全省中医药工作。四川省中医药管理局新增政策法规处等3个处室，行政编制数增加20个。成立四川省中医药发展服务中心等4个直属单位。2018年机构改革中，达州市中医药管理局成为市直单位，巴中市、泸州市、芦山县等地因地制宜，建立中医药发展机构，其余市（州）均设立中医药管理局，与卫生健康委合署办公，县（市、区）卫生健康局均有专人从事中医药管理工作。法制体系更加完善。积极推动《四川省中医药条例》第四次修订，于2019年12月1日正式颁布实施。实行中医诊所备案制度，开展中医医术确有专长人员医师资格考核，备案诊所1041个，数量全国第一。

（二）发挥中医药独特优势，持续提升中医药服务能力

中医药服务体系逐步完善。四川省实施中医药服务能力提升"十百千"工程，推进大型中医医院"特色发挥和高精尖优"发展、县级中医医院"补缺补短和扶优扶强"建设、基层医疗机构中医药服务能力提升。截至2018年底，四川省共有中医医疗机构6000余家，其中三级中医医院39所，开放床位8.6万张，所有市（州）和97%的县（市、区）设立公立中医医院。全省100%的乡镇卫生院和95%的村卫生室能提供中医药服务，基层中医药服务量达45%，居全国第一。建成全国基层中医药工作先进单位92个，获准建设17个国家区域中医专科诊疗中心，数量居全国第二。建立覆盖全省、辐射西部和影响全国的中医药骨伤应急系统。中医药服务能力和特色优势不断发挥。四川省建成治未病中心20个，累计建成艾滋病、糖尿病等省级重大疾病中医药防治中心12个，艾滋病中医药治疗病例扩大到每年1380例。建成国家中医临床（糖尿病）研究基地。中西医结合治疗急性胰腺炎年诊疗量超过2000例，死亡率降至20%以下，诊疗水平全国领先。中医药人才队伍不断壮大。2014年、2018年，四川省人民政府持续开展省十大名中医评选表彰。开展省名中医、四川省中医药管理局学术技术带头人选拔。截至2019年底，全省中医药从业人员近30万，有国医大师、全国名中医、省十大名中医30余名。开设有中医药类专业的院校27所。行业主管省级中医药一级学术团体9个，二级以上专业学术团体120余个。遴选四川中医药特色流派工作室16个。中医药应急救治能力不断加强。2008年"5·12"汶川特大地震、2013年"4·20"芦山地震、2017年"8·8"九寨沟地震和2019

年."6·17"长宁地震发生后,全省中医系统立即响应,积极开展地震伤员急救、康复治疗,发布防病防疫中药处方,提供及时有效的服务。2003 年 SARS、2009 年甲型 H1N1 流感疫情暴发后,四川省中医药管理局紧急启动中医药防控预案,取得明显成效,显示出中医药在防治重大传染病、处置重大疫情中的特殊作用。

(三)中医药产业快速发展,积极融入全省经济社会发展大局

重视支持更加有力。四川省委、省人民政府将中药材产业作为 7 个千亿级产业之一优先发展,把中医药健康服务业纳入全省"5+1"万亿级现代产业体系,两次召开全省中医药产业发展推进会议,印发《开展"三个一批"建设推动中医药产业高质量发展的意见》。产业体系更加完善。全省拥有中药材品种 7290 种,常用中药材重点品种 312 种,占全国的 85%,川芎、川附子、川黄连等 86 种道地药材享誉全球。2018 年,全省规模以上中药饮片企业、中成药企业共 208 户,主营业务收入 510.8 亿元。建成 24 个药材规范化种植科技示范区,川芎等 16 个品种、24 个基地通过国家 GAP 认证,均居全国第一。印发《四川省中药材产业发展规划(2018~2025年)》。科技创新能力不断增强。四川省先后建成国家中药 GCP 中心、GLP 中心、国家中医临床研究基地等 20 余个,承担国家重大科技计划项目、省部级课题 600 余项,荣获国家级、省级科技进步奖共 60 余项。成立省级中医药标准化技术委员会,制定并发布附子、麦冬等 10 项川产道地药材省级地方标准。成立中医药循证医学中心。中医药健康旅游蓬勃发展。推动中医药与保健、康养、旅游等新业态融合发展,都江堰市入选首批国家中医药健康旅游示范区创建单位。开展首批 5 个中医药健康旅游示范基地建设。四川省中医药管理局会同文化和旅游厅出台《关于加快四川省中医药健康旅游发展的实施意见》,打造四川中医药健康旅游品牌。产业平台不断拓展。推动成立以大型国企为核心的省中医药大健康产业投资有限责任公司,注册资金 30 亿元。四川中医药先后亮相西博会、老博会,组织本土药企赴重庆、山东、吉林、海南等地开展"本草四川、康养天府"主题推介,川药川企蜚声省外。

(四)弘扬中华优秀传统文化,中医药文化传承发展根基更加牢固

实施中医药文化传承发展工程。四川省委将中医药文化纳入 17 个优秀传统文化传承发展工程之一,四川省中医药管理局会同省委宣传部、教育厅印发《关于实施中医药文化传承发展工程的意见》,不断完善中医药文化传承发展体系。全面加强挖掘保护。成立中国出土医学文献与文物研究院,加大对"天回医简"等出土医学文献和文物的研究。梳理近代川派名医学术思想,编撰《川派中医药名家系列丛书》,出版 36 本。建立科普宣传工作长效机制。十八大以来,全省共开展"中医中药中国行"活动 6000 余场次,受益群众 300 余万人。成都市探索"抓启蒙、抓互动、抓阵地、抓拓展"的中医药文化进校园模式。传承创新川派中医药文化。编撰出版《川派中医药源流与发展》,编撰完成《四川中医药——传承发展 70 年》。四川省中医药博物馆建成开馆,建成全国中医药文化宣传教育基地 3 个。组织首个省级中医药古籍文化展。不断拓展中医药对外交流。四川中医药管理局先后与德国、英国等 30 余个国家和地区建立合作关系,建成 5 个中医药海外中心,累计服务 5 万余人次。建立川港中医药发展联盟。举办"驻蓉领事官员走进四川中医药"等系列活动,中医药成为四川对外交流合作的一张靓丽"名片"。

(五)中医药扶贫工作成效显著

四川省中医药管理局扎实开展对口帮扶,安排 38 家三级以上中医医院派出 262 名医疗骨干,对口支援 86 家贫困和薄弱地区中医医院;牵头省级六部门印发《四川省中药材产业扶贫行动方案(2017~2020年)》,编制 88 个贫困县中药材种植推荐目录;会同财政厅印发《促进四川中医药产业发展三年行动方案(2018~2020 年)》;开展中药材种植"扶贫示范基地"建设,22 家医疗机构分别与中药企业、合作社签订协议,开展"定制药园"建设,带动种植中药材面积 26 万亩,实现产值 12 亿元。

(赵忠明)

◆ 贵州省

中华人民共和国成立以后,党中央、国务院高度重视中医药工作,1951 年全国卫生行政会议决议指出卫生防疫工作的三大原则为"面向工农兵,预防为主,团结中西医",贵州中医药工作按照党中央卫生防疫决策部署开展。1954 年,贵州省人民政府召开中医座谈会,讨论组织和发挥中医力量、整理中医学术著作及中医人员进修问题。1956 年,根据原卫生部印发的《关于开展中医带徒工作的指示》,贵州省发动民间老中医接收学徒,"中医带徒弟"工作为贵州省培养一大批基层中医药人才。

60~70 年代,在毛泽东号召下,贵州主要走依靠群众、以预防为主、中西医结合的农村合作医疗体系,许多"一根银针治百病,一颗红心暖千家"的"赤脚医生",活跃在田间地头,开发中草药效能,发挥贵州中医药、民族医药特长,开创贵州中医药事业的新局面。

为大力培养中医药人才队伍,1965 年,由原贵阳医学院祖国医学系、贵州省中医研究所、贵州省卫生干部进修学校、贵阳市中医医院合并组建贵阳中医学院,主要任务是继承整理老中医药专家的学术经验和技术专长,培养高层次中医临床人才和中药技术人才,服务国家和贵州经济社会发展。

1978 年,国家出台《关于认真贯彻党的中医政策,解决中医队伍后继乏人问题的报告》;1982 年,衡阳会议通过《关于加强中医医院整顿和建设的意见》《全国中医医院工作条例(试行)》《努力提高教育质量,切实办好中医医院》3 个文件。根据这些文件精神,贵州积极发展

民族药业，为中医与民族医药发展创造良好的条件。

2003 年 SARS 疫情突袭，中医药显示独到优势，与西医协力战胜非典效果明显。借此形势，全省中医药发展进入快车道，一批中医药和民族医药文献得到挖掘和整理，一批中医药重点学科和专科初步形成，中医药科研能力进一步增强。2005 年 9 月 23 日，制定《贵州省发展中医药条例》，贵州省中医药法制建设迈出重大步伐，中医药标准化建设进入依法依规轨道。

党的十八大以后，贵州省委、省人民政府始终高度关注中医药事业的传承与发展，依据国家印发的《医药卫生中长期人才发展规划（2011～2020 年）》，贵州省出台《关于进一步加快中医药事业发展的意见》文件，明确中医药发展目标任务和政策措施。2013 年 9 月，贵州省与江苏省签订《加强中医药战略合作框架协议》，全力支持贵州中医药发展。2016 年 11 月，贵州省人民政府与国家中医药管理局签署《共建贵阳中医学院协议》，支持贵阳中医学院建设事项，大力加强中医人才队伍培养。贵州省在全省开展县级中医临床技术骨干培训项目、农村在职在岗中医药人员中医专业大专学历教育，以及民族医药知识与技能培训，有力地促进了乡村中医药人才的培养。2016 年 12 月 25 日，《中医药法》颁布，贵州省紧抓发展机遇，鼓励中医西医相互学习、相互补充，发挥各自优势，促进中西医结合。

2018 年 11 月 22 日，贵州省组建成立新的贵州省中医药管理局（副厅级），贵州中医药发展迎来新机遇。截至 2019 年，全省中医类医疗卫生机构总数达 1141 个，全省有国家级重点专科 20 个、省级重点专科（专病）254 个、省级中医医疗质量控制中心 14 个，有国医大师 1 名、全国名中医 4 名、国家级中医教学名师 2 名、贵州省名中医 70 名、优秀中医人才 15 名、全国中医护理骨干人才 54 名、全国中药特色技术传承人才 25 名。全省中药材（不含石

斛、刺梨）总面积为 618.55 万亩，产量 58.96 万吨，产值 67.52 亿元。中药材"定制药园"突破 10 万亩。

（俞学良）

◆ **西藏自治区**

西藏自治区党委、政府高度重视藏医药发展，先后 3 次召开藏医药发展大会，出台《西藏自治区人民政府关于进一步扶持和促进藏医药事业发展的意见》《健康西藏 2030 规划纲要》《西藏自治区〈中医药发展战略规划纲要（2016～2030 年）〉实施意见》《西藏自治区藏医药事业发展"十三五"规划》等一系列政策措施和专项规划，每年安排 4000 万元专项资金用于藏医药服务能力提升。截至 2019 年 12 月 31 日，西藏共有独立的公立藏医医疗机构 43 所，其中自治区级 1 所、地市级 6 所、县级 35 所、高校附属医院 1 所；有民营藏医院 13 所，乡镇卫生院和村卫生室藏医药使用覆盖率分别达到 89% 和 38%。西藏藏医年诊疗 329 万人次，在编藏医药技术人员总数 3763 人，床位 2412 张；有三级甲等藏医医院 4 家、三级乙等藏医医院 1 家、二级甲等藏医医院 4 家，有国家临床重点专科 5 个和国家重点专科 7 个，国家重点专科培育项目 10 个、自治区级重点专科 11 个。

西藏实施名老藏医药专家师带徒继承项目，有 5 批共 72 名徒弟出师，通过师承培养博士后 1 名、博士研究生 4 名、硕士研究生 13 名。990 余名师承人员取得师承出师证书，65 名藏医药工作者取得藏医一技之长证。建立国医大师工作室 2 个、名老藏医传承工作室 14 个、基层专家传承工作室 9 个和自治区级名老专家传承工作室 20 个；有国医大师 2 名、岐黄学者 1 名、全国名中医 3 名、全国中医药高等学校教学名师 1 名、自治区名藏医 36 名和全国首位藏医博士后 1 名。

西藏共有研究机构 2 个，自治区藏医药研究院和国家民族医临床研究基地；建有国家中医药管理局重点研究室 1 个、重点学科 5 个；整理出版藏医药古籍文献 300 多部，收

集珍贵古籍文本 600 多卷，收集整理名老藏医处方约 10 万份，完成 21 部藏医药和天文历算相关文献的整理（国家中医药管理局民族医药文献整理项目），出版相应著作；完成科研项目和课题研究近 200 项，其中省部级 58 项，获得国家科技进步二等奖 5 项、自治区科技进步奖 25 项。

藏医药文化得到彰显，2018 年 11 月 28 日，索瓦日巴"藏医药浴法——中国藏族有关生命健康和疾病防治的知识与实践"被列入世界非物质文化遗产代表作名录。《四部医典》金汁手写版和 16～18 世纪木刻板入选第四批《中国档案文献遗产目录》。2018 年 6 月，藏医药巨著《四部医典》入选世界记忆亚太地区名录。

（刘伟伟）

◆ **陕西省**

（一）中医医疗机构

1949 年，陕西省公办的中医诊疗机构和中医病床数均为 0。建国初期，中医药人员大都沿袭私人开业行医之路。1954 年，陕西省卫生厅成立中医处、中医巡回医疗队。同年，著名中医学家黄竹斋受聘为西安医学院附属医院中医科主任，开陕西省中医人员进入西医医院之始。1954 年 11 月，召开陕西省第一届中医代表会议，批判了轻视中医的偏差。会后，西安、延安、咸阳、渭南人民医院，铜川、吴堡等县卫生院调整聘用中医药人员。此后，有更多中医人员陆续进入医院。

1955 年，西安市成立建国路、南院门、北大街 3 所中医门诊部，人员总计 113 人，其中专业技术人员 77 人。1956 年，西安市成立陕西省第一所中医医院，揭开陕西中医史上新的一页，初设床位 50 张，工作人员 98 人，其中卫生技术人员 55 人。1975 年，中医院发展到 5 所（西安、宝鸡、延安、大荔、汉中），另有清涧县中医门诊部，中医床位 586 张，卫生工作人员 875 人，其中卫生技术人员 605 人。1980 年，中医医院达到 32 所，床位 1475 张，卫生工作人员 2281 人，其中卫生技术人员 1785 人。1981～1985 年，中医

机构达到 76 所,其中中医医院 60 所,中医学院、华山医专教学中医院 2 所,中医门诊部 14 所,中医床位达到 3441 张,卫生工作人员达到 6229 人,其中卫生技术人员 5042 人。截至 2019 年底,陕西省有中医医院 184 所,中医门诊部 63 所,中医医院拥有床位数 35199 张,中医(中西医结合)门诊部拥有床位数 10 张。

(二)中医药队伍

1949 年,陕西省共有中医 1300 余人,多是个体应诊或在中药铺坐堂行医,全省除专业中医药人员外,在农村有不脱产的半农半医中医药人员 4600 人。中华人民共和国成立后,对中医药人员的培养,一方面依靠家传、师承、带徒等传统方法,另一方面采取进修班、夜校讲座等形式,更重要的是举办正规的中医院、中医学校,有计划地培养中高级人才。从 1980 年起,中医药人员有了明确职称。截至 1989 年,陕西省有中医师 8602 人,占总执业人数的 37.3%;中西医结合医师 278 人,占总执业人数的 1.2%;中药师 1397 人,占总执业人数的 6.1%;中医士 6566 人,占总执业人数的 28.5%;中药剂士 2823 人,占总执业人数的 12.3%;其他中医 2266 人,占总执业人数的 9.8%;中药剂员 1101 人,占总执业人数的 4.8%。全省 10277 名中医师、中药师和中西医结合高级医师中,至 1989 年共评定主任级 112 名,副主任级 397 名,主治、主管级 2974 名。截至 2019 年底,陕西省中医医院、中医门诊部在岗职工 43498 人,卫生技术人员 37280 人,其中执业(助理)医师 10311 人、注册护士 16582 人。中医医院总诊疗人次 1519.9 万人次,出院总病人 109.1 万人次。 (陈朋辉)

◆ 青海省

中华人民共和国成立以后,青海省从民间、寺院陆续召集一些中藏医药人员,建立中藏医医院和中藏医药研究机构等,并整理出版部分藏医药古籍,抢救搜集藏医药古籍文献 2000 余种,整理出版 1700 余

种。"藏医放血疗法"等近 20 个中藏医项目入选国家级、省级非物质文化遗产名录。青海省藏医院尼玛成为青海省历史上首位国医大师,陆长清、桑杰、王常绮 3 位中藏医专家荣获全国名中医称号。青海省委、省人民政府历来重视发展中藏医药事业,采取各种措施扶持和促进中藏医药发展。截至 2019 年底,全省各类中藏医疗机构总数达 450 多个,西宁市和 6 个民族自治州全部设有市州级公立中藏(蒙)医医院,76.7% 的县(区)设立县级公立中藏医医院,全省县级以上公立中藏(蒙)医医院共有 42 所,民营中藏医医院 25 所,民营中藏医诊所近 400 个,中藏医医疗机构遍布全省城镇乡村。改革开放特别是 20 世纪 90 年代以来,青海省中藏医药事业得到全面发展,中藏医特别是藏医在医疗、科研、教育、产业、文化等领域迅速发展,在全国藏医药界乃至民族医药界影响与日俱增。 (余 静)

◆ 宁夏回族自治区

(一)全区中医药服务体系的初步建立(1978~1999 年)

改革开放初期,全区中医药事业面临着人才匮乏、基础设施落后的困境,也面临着兴废继绝的艰巨任务。1978 年,全区只有 1 所中医医院即银川市中医医院,医院只有 132 张病床、192 名中医药技术人员,按照当年全区 356 万人计算,每千人拥有中医病床 0.04 张,拥有中医药技术人员 0.06 人,中医药资源十分有限。同年,中共中央转发原卫生部党组《关于认真贯彻党的中医政策,解决中医队伍后继乏人问题的报告》,按照文件要求宁夏着手解决中医队伍后继乏人的问题,逐步发展壮大中医药技术人员队伍。1982 年 4 月,原卫生部在衡阳市召开中华人民共和国成立后首次全国中医医院和高等中医药院校建设工作会议,史称"衡阳会议",会议召开后,宁夏着手解决中医机构不健全的问题,初步建立中医医疗服务体系。1984 年自治区卫生厅设立中

医处,1988 年自治区卫生厅组织召开全区中医工作会议,会后印发《宁夏回族自治区 1990~2000 年中医事业发展规划》,按照"三个一点"要求,即国家投入一点、自治区配套一点、县级自筹一点,加大中医医院建设力度,实现县县有中医医院的建设目标,至 1990 年全区建成中医机构 18 所(含中医门诊部)。

(二)中医药事业的全面快速发展时期(2000 年及以后)

中医药法规政策日益完备。2002 年,自治区人大审议通过《宁夏回族自治区发展中医条例》,并于 9 月 1 日起施行,比《中华人民共和国中医药条例》的颁布还早一年。2009 年 10 月,自治区人民政府召开全区发展中医药回医药大会,会议颁布《自治区人民政府关于进一步扶持和促进中医药事业发展的意见》《宁夏回族自治区中医药事业发展规划(2009~2015 年)》和《宁夏回族自治区促进回族医药事业发展实施方案》。近年来,自治区政府先后出台《关于扶持和促进中医药事业发展的意见》《关于扶持和促进回医药事业发展的意见》《宁夏中医药健康服务规划(2016~2020 年)》,自治区卫生健康委先后印发《宁夏中医药事业发展"十三五"规划》《自治区中医医术确有专长人员医师资格备案考核注册管理实施细则》《宁夏医疗机构应用传统工艺配制中药制剂备案管理实施细则》。《宁夏回族自治区发展中医条例》修订工作启动。

中医药服务体系日趋完善。2019 年底,全区共有中医类医院 33 家、中西医结合医院 4 家、中医类门诊部 7 家,全区中医类医院实有床位 5688 张。有中医药高等教育院校 1 所,中医科研机构 1 所。中医类医院在岗职工 6342 人,卫生技术人员 5386 人,其中执业(助理)医师 1871 人(执业医师 1747 人)、注册护士 2363 人。全区各级各类医疗机构中中医类别执业(助理)医师 2932 人,每千人口中医类执业(助理)医师 0.42 人。全区中医类医院总诊

疗人次 372.03 万人次（预约诊疗占 16.35%）、出院人数 16.63 万人次，其中中医医院总诊疗人次 356.39 万人次、出院人数 15.97 万人次。

中医药扶持力度逐步加大。从 2005 年起，国家逐年加大对中医药事业投入力度。"十一五"至"十三五"期间，中央投入全区中医专项资金（不含基建）共 3.67 亿元。2010 年，自治区财政设立中医药事业专项经费，增加至每年 600 万元。在"十一五""十二五"期间，全区公立中医医院实施新、改、扩建、翻建等基础设施建设项目 17 个，建筑面积 12.37 万平方米，总投资 3.28 亿元；2019 年投入建设经费 4.60 亿元推进自治区中医医院、银川市中医医院中医药传承创新工程，有力促进中医药事业发展。

（张　涛）

◆　**新疆生产建设兵团**

截至 2019 年底，兵团有中医专科医院 4 所［兵团中医医院、七师奎屯中医医院、石河子市中医医院（民营）、图木舒克市民族医院］，二级及以上综合医院均设有中医科，15 家一级医院设有中医病房，163 家一级医院设有中医门诊，中医编制床位 1059 张；从事中医工作的中医执业医师 483 人、护理 362 人，其中正高级职称 15 人、副高级职称 79 人、中级职称 140 人、初级职称 249 人；有中医馆 31 家，中医馆工作的中医执业医师 128 人、护理 87 人；有中药生产企业 3 家（新疆阿拉尔新农甘草产业有限责任公司、图木舒克市昆神植物提取有限责任公司、新疆华世井有限公司）。兵团一师、二师、三师、五师、六师、九师等部分师市道地中药材大面积种植已成规模。

（张　欢）

◆　**济南市**

健全体系，中医药服务能力"大提升"。70 年来，济南市秉承"把中医药这一祖先留给我们的宝贵财富继承好、发展好、利用好"的指导思想，深入发掘中医药精华，充分发挥中医药独特优势，强力推进中医药现代化，在建设健康中国、实现中国梦的伟大征程中谱写新的篇章。党的十八大以来，坚持以健康促进为中心，坚持中西医并重，深化中医药标准化、规范化、现代化建设，着力筑牢基层中医药服务网络。济南市 100% 的二级以上中医医院设立老年病科、治未病科，建成中医药适宜技术培训基地；100% 的社区卫生服务中心、乡镇卫生院建成国医堂（中医馆）；90% 的社区卫生服务站、村卫生室建成中医角。坚持将中医药事业发展纳入经济社会发展规划，持续支持中医药发展，不断突出医改中的中医药优势发挥，将符合条件的中医医疗机构纳入基本医疗保险定点医疗机构范围；将符合条件的中医诊疗技术、中药饮片、中成药和医疗机构中药制剂纳入基本医疗保险基金支付范围；保留中药饮片加成，增加中医辨证论治费、中药饮片调配费，提高中医专家门诊诊查费，让百姓在家门口就能享受优质的中医药服务。2015 年，济南市被评为全国基层中医药工作先进单位，2017 年实现全国基层中医药工作先进单位（区县）全覆盖。

与时俱进，中医医改呈现"新面貌"。中医药是中国古代科学的瑰宝，也是打开中华文明宝库的钥匙。多年来，济南市始终高度重视中医药工作，认真贯彻国家和山东省关于扶持和促进中医药事业发展的有关要求，落实政府责任，加大扶持力度，强化部门协同，中医药特色优势不断发挥。落实优惠政策，放大医改惠民效果，推进中医服务价格改革。研究确定 50 个病种，150 个单病种付费项目。注重加强医联体建设，成立"济南市中医药联盟"和"济南市疮疡病中医药诊疗联盟"，首创"四级推广模式"，挖掘中医特色技术，引导优质医疗资源有效下沉。落实鼓励社会办医政策，释放社会办中医活力，自《中医药法》实施以来，济南市备案中医诊所 352 家，位居全省第一，全国前列。大力发展特色优势学科，遴选 27 个市级中医专科专病诊疗中心，发挥学科带动作用，提高常见病、多发病中医诊疗能力。

强化传承，中医药人才培养"多元化"。党的十八大以来，国家对中医药的利好政策相继出台，把中医药事业列为社会经济发展的重要内容。济南市实施"薪火传承 231"工程，遴选指导老师 56 名、传承人 100 名；与高等院校、省部级医疗机构及知名专家学者合作，共建中医药适宜技术培训基地并开展多种形式的学术交流；与山东中医药大学组建全国首个区域脐疗联盟，共同承办世界中医药学会联合会外治方法技术专业委员会和中国针灸学会学术会议；举办"互联网 + 中医药传承"高峰论坛，汇聚国内中医世家、老字号中药店、互联网新媒体等共同研讨互联网与中医药融合发展新思路。截至 2019 年底，济南市拥有全国中医药文化宣传教育基地 1 个、中药类国家中医药优势特色教育培训基地 1 个、全国综合医院和妇幼保健机构中医药工作示范单位 4 个、全国中医住院医师规范化培训基地 3 个，拥有全国名老中医药专家 6 名、全省名中医药专家 24 名、全市名中医药专家 180 名以及国家和省级名老中医药专家传承工作室 13 个，充分利用中医药名家名室加强人才培养。积极挖掘民间中医药资源，成立济南市民间中医药传承工作委员会，吸纳 422 名民间名中医，建立微信传承交流群，宣传推广中医药工作，助力民间中医药事业发展。2018 年以来，开展民间微课堂 76 期，受益群众 4 万余人次。济南市中医类别执业医师达到 9243 人，中药人员 3125 人。

双轮驱动，擦亮扁鹊故里"金名片"。济南市大力打造"扁鹊故里、齐鲁中医"品牌，本着"传承、创新"理念，给传统中医插上腾飞翅膀，实施县（区）域"互联网 + 智慧中医"医共体建设。截至 2019 年底，槐荫区、历城区、平阴县 3 个试点单位实现中医远程医疗、在线审方、中药代煮、个性化传统膏方定制、药品配送和药事咨询服务为一体的综合服务体系。探索中医药特色健康发展新模式，逐步建成扁鹊小镇、中医药文化产业园、玫瑰小镇、阿胶小镇、中医药文化街等 25 所各具特色的中医药康养小镇。持续与电视台联合制作《寻访扁鹊传人》栏目，宣传扁鹊文化，普及中医药知识。大力开展"扁鹊文化泉城行"中医药文化宣讲活动，进社区、进家庭、进企业、进机关、进校园等。截至 2019 年底，宣讲团共组织 450 余次宣讲，受益群众 30 余万人，在全社会形成信中医、爱中医、用中医的浓厚氛围，全面提升群众中医文化素养。　（韩秀香）

◆ 宁波市

中医药管理机构变化。宁波市卫生局 1986 年 8 月设立中医科，1987 年 4 月改为中医处，2002 年 1 月设立中医与基层卫生妇幼保健处，2005 年设医政与中医处，2015 年设立中医药管理处。2016 年 1 月，宁波市编制委员会办公室正式批复同意宁波市卫生计生委中医药管理处更名为中医药管理局，成立浙江省内首个地市级中医药管理局，以进一步加强中医药工作的全面指导和规范管理。

中医医疗资源发展。1952 年，宁波市卫生局着手改变中医个体开业、坐堂看病、摆摊串巷的传统方式，组织老市区个体中西医成立 6 个联合诊所。1954 年，一批名中医进入全民所有制医院工作。1977 年，宁波市中医院成立，床位数 50 张。1978 年后，陆续成立余姚市中医医院、象山县中医医院等 6 家公立中医类医院。截至 2019 年 12 月 31 日，宁波市有中医类医疗机构 335 家，二级以上综合医院、妇幼保健院都设立中医科和中药房，100% 的社区卫生服务中心和乡镇卫生院能提供中医药服务。1949 年 12 月，全市中医人员合计 360 名；1978 年，全市中医药人员合计 225 名；截至 2019 年 12 月 31 日，全市中医类执业（含助理）医师 4458 人。

中医药传承创新。1949 年，宁波市主要中医专科有宋氏女科、陆氏伤科、范氏内科、严氏外科、郑氏痔科、包氏喉科等；1958 年始，宁波卫生学校开办中医班，共培养毕业生 212 人；1982 年，钟一棠等 5 名名老中医开始师带徒；2008 年，宁波市开展名院名科名医建设。截至 2019 年底，宁波市有 3 家中医医院成为第一批浙江省名院建设单位，有市级以上重点学科、专科 74 个，有全国老中医药专家学术经验继承工作指导老师 9 名、浙江省国医名师 1 名、浙江省名中医 20 名、浙江省基层名中医 15 名、宁波市名中医药师 33 名、宁波市基层名中医药师 25 名、宁波市中青年名中医药师 28 名，有国家级名中医工作室 10 个、省级名中医工作室 8 个。　（褚小翠）

◆ 青岛市

中医药服务能力明显提升。1955 年，青岛市中医院成立，设置床位 300 张，为省内第一所公立地市级中医医院。1956 年，青岛市卫生局设立中医科，加强中医工作领导。1958 年，平度县中医院成立，设置床位 50 张。1975 年，青岛市第五人民医院（原青岛市台西医院）被山东省卫生厅定为山东省中西医结合基地。1984 年，胶南县中医院成立，设置床位 100 张。1985 年，胶县中医院、四方区中医院、莱西县中医院、黄岛区中医院相继成立，分别设置床位 115 张、35 张、60 张、10 张。1988 年，青岛市中医管理局成立。1994 年，胶州市中医医院、胶南市中医医院被确定为二级甲等中医医院。1995 年，青岛市中医医院、山东青岛中西医结合医院被确定为三级甲等中医（中西医结合）医院；同年，黄岛区中医医院、平度市中医医院被确定为二级甲等中医医院。1996 年，市北区中医医院被确定为二级甲等中医医院。1997 年，即墨市中医医院、莱西市中医医院被确定为二级甲等中医医院。2010 年起，青岛在全国试点将老年人中医体质辨识调养指导纳入基本公共卫生服务项目，研制具有自主知识产权的中医体质量化辨识与调养指导公共卫生服务计算机操作系统，为国家将该项目纳入全国基本公共卫生服

务项目奠定基础。2012 年，黄岛区中医医院晋升为三级甲等中医医院。2013 年，青岛城阳古镇正骨医院被确定为全省第一所民营二级甲等中医专科医院。2014 年，青岛市中医药管理局成立。2016 年 1 月，青岛市被国家中医药管理局确定为国家中医药综合改革试验区，重点围绕"建立中医药健康服务发展协调机制"这一试验主题先行先试。2018 年 9 月，国家中医药综合改革试验区第三方评估专家组对试验区建设工作进行中期评估，对试验区建设取得的成果予以充分肯定。2018 年 12 月，即墨区中医医院晋升为三级甲等中医医院。

中医药学术水平不断发展。1950 年，青岛市中医学会正式成立，代表 500 人。1951 年，青岛中医进修学校创立，后转为青岛中医专科学校。1954 年，青岛中医药学术研究会成立。1962 年，青岛医学院附属医院中医张汉臣总结临床小儿推拿经验，出版《小儿推拿概要》。1968 年，青岛市中成药新品种研究小组成立，研制出新药利胆片。1978 年，青岛市市北区医院孙明仙拟订 8 个中医协定处方，创立"眼科八法"，逐渐形成"孙氏中医眼科"流派。80 年代初，崂山县人民医院贾立惠医师参考中国传统武术的点穴手法，创立崂山点穴疗法治疗临床疾病。1983 年，北京科学教育电影制片厂制作拍成《点穴治难疾》电视、电影片发行国内外。1986 年起，青岛市中医医院儿科在传承老中医李德修（清朝三字经流派推拿继承人）推拿疗法的基础上，加以中草药、中成药、中药灌肠治疗小儿各种感染和免疫疾病。1992 年，青岛市中医学会更名为青岛市中医药学会。1993 年，赵鉴秋总结小儿常见病的推拿治疗方法，出版《幼科推拿三字经派求真》；同年，王蕴华出版《李德修小儿推拿》。2000 年起，青岛市中医医院葛湄菲继承传统的三字经推拿流派，大力推广三字经流派推拿手法。2003 年春，非典型肺炎疫情在全国蔓延发展，青岛推出《青岛市非典型肺炎

中医药防治技术方案》，向广大市民推荐预防非典型肺炎的中药处方养肺汤。2007年，中华中医药学会血栓病分会在青岛成立，青岛市中医医院院长吉中强教授担任主任委员。2013年三字经流派推拿入选山东省非物质文化遗产。

中医药国际交流合作日益深化。1991年，青岛－希波克拉底医疗中心在莫斯科成立，陈铭福、路俊臣、陈文光等7位中医专家赴莫斯科应诊。1995年，苏启梅等2人赴莫斯科从事中医医疗工作。1997年起，青岛市中医医院和荷兰青白中医学院进行国际中医药教学合作，至2019年累计接待480余名学员临床实践培训。2018年，黄岛区中医医院与山东科技大学联合成立山东省首家院校合作的国际学生中医药文化体验基地，确定中医适宜技术、中医传统疗法等6个体验项目，累计接待上海合作组织国家留学生5批次，有力推动中医药文化的国际化传播。2019年起，博鳌亚洲论坛全球健康论坛大会落户青岛，为深化中医药领域对外开放，青岛市在博鳌亚洲论坛全球健康论坛大会上设立中医药体验区，全力构建中医药国际交流合作新平台。2019年6月，中国－上海合作组织地方经贸合作示范区管委会与俄罗斯经济特区莫斯科科技城建立友好关系，签署《中俄共建医疗产业园区合作谅解备忘录》，在中医药合作办医、中医医养结合、中医药人才培养、中医药临床教育、中医药旅游等方面开展合作，并计划在俄罗斯莫斯科科技城内设立中医药诊疗中心，为莫斯科居民提供中医药服务。

（范存亮）

◆ **深圳市**

深圳市前身为宝安县，原为一座边陲农业县。1975年，深圳市中医院成立，坐落于深圳市福田区中心区，设住院部和两个门诊部。1980年8月，全国人大常委会批准在深圳市设置经济特区，作为改革开放的窗口、试验田。改革开放以来，深圳中医药事业发展取得长足

进步。2010年4月2日，为保障和促进中医药事业的发展，规范中医药行业管理，保护和增进身体健康，深圳市第四届人民代表大会常务委员会第三十六次会议通过《深圳经济特区中医药条例》，自2010年7月1日起施行。

2013年起，深圳市全面取消社会办中医医疗机构选址、距离、数量的限制，制定中医馆、中医坐堂医诊所、名中医诊疗中心、纯中医治疗医院等中医药服务新模式、新业态准入标准，培育和发展中医药服务新模式、新业态。深圳市有中医馆95家、中医坐堂医诊所37家、名中医诊疗中心7家、纯中医治疗医院1家。

2014年以来，深圳引进北京中医药大学、广州中医药大学、上海中医药大学等名院名校来深办医办学，共建北京中医药大学深圳医院（龙岗）、广州中医药大学深圳医院（福田），设立北京中医药大学中医体质与治未病研究院（深圳），引进25个高层次中医团队，王琦、仝小林、张大宁、唐祖宣、禤国维等一批国医大师、院士在深圳设立工作室。

2017年，深圳市获批国家中医药综合改革试验区，制订《深圳市国家中医药综合改革试验区建设方案（1＋N）》，启动以"中医药协调创新"为主题的创建工作，构建"政策创新、标准化、中医养生保健服务"3个体系，建设"名中医集聚、人才培养、学科建设"3个高地和搭建"互联网＋中医药、中医药医教研协同创新、中医药产业创新"3个平台，努力推动中医药创新发展，打造中医药创新之都。

2019年，深圳市委将建设一流的中医药传承创新城市作为打造"健康深圳"3个先行示范之一，大力推动中医药传承创新发展，建设全国首家宝安纯中医治疗医院，推动宝安区、龙岗区组建中医医疗集团，创建龙岗区国家中医药服务典型示范区，为深圳创建国家中医药综合改革示范区作出新探索，努力打造粤港澳大湾区中医药医疗高地。

（刘冬云）

三、"不忘初心、牢记使命"主题教育

【概述】

一、总体情况

2019年，国家中医药管理局按照党中央统一部署，在中央第十七指导组具体指导下，认真开展"不忘初心、牢记使命"主题教育，于6月13日召开动员部署会，启动主题教育相关工作。国家中医药管理局党组高度重视、精心组织，第一时间研究制订实施方案，把学习教育、调查研究、检视问题、整改落实贯穿全过程，推动国家中医药管理局直属机关各部门各单位主题教育扎实有序开展，形成上下联动的良好局面。注重把主题教育与实际工作有机结合，聚焦人民群众关心关切的热点难点问题，按照"切口小、发力准、效果好"的要求，在方便群众看中医、放心用中药等方面推出一系列举措，贯彻以人民为中心的发展思想，凸显主题教育的实践性。国家中医药管理局党组8月28日召开专题民主生活会，各部门各单位8月相继召开较高质量的专题民主生活会，完成各项任务，做到规定动作不走样、自选动作有特色。9月3日，召开主题教育总结大会，对主题教育开展情况进行总结，明确下一步工作方向和具体举措，持续推进、深化主题教育成果。11月，按照中央有关部署，对持续推动学习贯彻习近平新时代中国特色社会主义思想往深里走、往心里走、往实里走情况，整改方案落实情况，专项整治进展情况，上下联动整改情况进行"回头看"，认真开展自查，巩固整改成效，完善长效机制建设，持续推进自我革命。

二、做法和成效

学习教育方面。围绕学习习近平总书记在中央主题教育工作会议上的重要讲话、习近平总书记关于"不忘初心、牢记使命"重要论述、习近平总书记关于中医药的重要论述等内容，在两周内开展集体学习4

次，国家中医药管理局领导逐一交流发言，各部门各单位党组织主要负责同志交流发言"全覆盖"；围绕"党的政治建设""学党章党规"等内容，安排专题学习研讨7次，带动党员领导干部结合思想工作实际进一步学深学细；及时跟进学习习近平总书记在中央政治局第十五次集体学习时的重要讲话、在中央和国家机关党的建设工作会议上的重要讲话、在内蒙古考察时的重要讲话、在中央全面深化改革委员会第九次会议上的重要讲话等最新重要讲话精神，保持学习的连贯性、紧迫感。坚持党建带团建，注重抓好年轻干部理论武装，组建青年理论学习小组，组织开展国家中医药管理局直属机关青年读书座谈会。通过组织观看教学视频、赴北大红楼探访"初心"、观看警示教育片等形式，增强学习的吸引力、感染力。在研究起草《关于促进中医药传承创新发展的意见》过程中，以创新、协调、绿色、开放、共享的新发展理念为指引，把习近平总书记关于中医药的重要论述进一步落细落实，提出新时代做好中医药工作的基本思路、目标任务、政策举措，把学习教育成果体现在加强顶层设计能力和宏观引领发展的能力上。

调查研究方面。坚持问题导向，领导班子成员着眼解决实际问题，把调查研究与当前正在做的事结合起来，分别聚焦"加强传承发展中医药事业顶层设计""提升中医药服务能力，方便群众看中医""提升中药质量，让百姓放心吃中药""加强公立医院和直属机关党的建设"等课题进行调研。在调研中求真务实，不仅与有关部委积极沟通，了解有关政策，也到各地基层倾听群众声音，考察不同实际情况；既与国医大师、普通医务人员、大学校长等行业内人员进行座谈，也与地方政府领导、企业家等各方面人员交流；既到有先进做法的地方提炼经验，也到工作相对滞后的单位直面问题，真正走到基层一线，切实拿到第一手数据。在调研中，对于发现部分公立中医医院学习习近平总书记重

要指示精神不深入不到位的问题，督促有关方面立行立改；对于发现县域医共体存在的问题，部署推动中医医院牵头组建各种医联体，推动优质中医资源下沉。在认真调研的基础上，领导班子2019年7月29日开展主题教育调研成果交流会，国家中医药管理局党组成员7月25日、26日分别讲专题党课。

检视问题方面。按照习近平总书记关于"四个对照""四个找一找"的要求，通过书面征询、召开座谈会、开展谈心谈话、设置意见箱等方式广泛向直属机关各部门各单位、各地中医药主管部门、基层医务工作者、普通患者代表等征求意见。依托"中国中医"官方微信公众号，对新媒体端后台的949条留言建议进行梳理，汇总为10个方面的48条内容，作为主题教育检视问题的参考。国家中医药管理局主题教育领导小组多次召开会议，从初步清单开始研究，在工作上找短板，瞄准人民群众关心关切的热点难点问题，在主观上、思想上进行深刻检视，最终从思想和工作层面汇总形成16条问题清单，纳入专项整治工作方案。2019年8月21日，召开对照党章党规找差距专题会议，党组成员逐一进行检视剖析，开展提醒帮助。

整改落实方面。始终坚持把"改"字贯穿始终。一是把落实习近平总书记重要指示批示精神和党中央决策部署作为整改落实的首要任务。系统梳理党的十八大以来习近平总书记关于中医药工作重要指示批示，于2019年6月10日、7月22日分别向中共中央办公厅、国务院办公厅报送贯彻落实情况；落实习近平总书记"摘帽不摘帮扶"的重要指示精神，继续扎实推进定点扶贫工作，动员相关单位开展捐赠活动，举办对口扶贫培训班4期，印发有关工作部署文件4份。二是切实解决人民群众看中医、用中药的盲点、难点、堵点。瞄准寻医就诊查询难、网上有关中医信息鱼龙混杂的问题，建立覆盖31个省392个国家临床重点专科、1815个名老中

医药专家的"便民就医导航"平台；瞄准优质服务资源稀缺问题，通过开设名老中医药专家团队门诊等多种措施，增加国家中医药管理局属（管）医院普通门诊的专家资源投放，6家国家中医药管理局属（管）医院成立161支专家团队，每两周至少拿出半天时间深入基层医疗卫生机构出诊；瞄准"排大队、多跑腿、长等待"等就诊体验问题，大力推广盖章、开票、政策咨询等一站式服务，开通多种预约方式，逐步增加网上预约号源比例，不断提高预约诊疗率；瞄准公立中医医院服务"温度"不足问题，对院内导诊标识指示牌等全面排查整改，对院内厕所开展整洁专项行动，开通医院患者服务中心，配备医务社工，推行志愿者服务；瞄准群众对中药饮片质量的担忧问题，开展中药饮片采购验收专项检查，推动各地普遍成立省级和地市级中药药事管理质控中心，切实把好"进门关""使用关"。三是从严从实改进作风，制定完善有关制度。印发实施《中共国家中医药管理局党组关于解决形式主义突出问题　为基层减负若干措施的通知》，着力整治形式主义、官僚主义突出问题；印发《关于开展领导干部配偶、子女及其配偶违规经商办企业等问题专项整治的通知》，进行自查自纠；细化制度、扎紧笼子，把中央八项规定精神落到实处，修改完善《国家中医药管理局新闻宣传工作制度》，印发实施并严格执行国家中医药管理局机关固定资产管理等8项有关制度。

组织领导方面。一是国家中医药管理局党组书记、成员切实发挥示范带头作用。国家中医药管理局党组书记余艳红切实履行第一责任人职责，在学习研讨中带头发言、在调查研究中带头讲专题党课、在检视问题中带头把自己摆进去、在整改落实中靠前指挥，发挥很好的示范表率作用。国家中医药管理局党组成员分别带头讲党课，并到分管部门开展领学促学10余次，有效督促党员领导干部精读《习近平关于"不忘初心、牢记使命"重要论

述选编》、通读《习近平新时代中国特色社会主义思想学习纲要》。通过扩大集体学习和调研成果交流的参加范围，用实际行动为直属机关各部门各单位作出示范。二是组织保障有力。成立以党组书记余艳红为组长的国家中医药管理局主题教育领导小组，并根据工作需要成立领导小组办公室及其综合协调组、指导组以及整改落实组，以严谨的工作态度、饱满的精神状态对各部门各单位主题教育工作开展全覆盖督促指导，层层传导压力，统筹部署各项措施落地落实。　（尹光毅）

【国家中医药管理局召开党组会议，学习习近平总书记重要讲话，研究开展"不忘初心、牢记使命"主题教育有关安排】　2019 年 6 月 3 日，国家中医药管理局党组书记余艳红主持召开党组会议，传达学习习近平总书记在"不忘初心、牢记使命"主题教育工作会议上的重要讲话，研究主题教育的有关安排。

会议指出，习近平总书记的重要讲话，从践行党的根本宗旨、实现党的历史使命的高度，深刻阐述中国共产党人的初心和使命，深刻阐明开展主题教育的重大意义、目标要求和重点措施，对开展主题教育提出明确要求、作出全面部署，为在全党开展主题教育指明努力方向、提供根本遵循。

会议强调，国家中医药管理局党组和直属机关各级党组织、全体党员领导干部，务必站在讲政治、讲党性、讲大局的高度，充分认识开展主题教育的重大意义，切实把思想和行动统一到习近平总书记重要讲话精神和党中央决策部署上来，不断增强思想自觉、政治自觉、行动自觉，扎扎实实组织好、开展好主题教育。

会议讨论国家中医药管理局党组关于开展"不忘初心、牢记使命"主题教育的实施方案，强调要准确把握目标要求，紧密结合实际，抓紧做好全面启动准备，高质量推进主题教育各项工作。　（尹光毅）

【"不忘初心、牢记使命"主题教育动员部署会】　2019 年 6 月 13 日，国家中医药管理局召开"不忘初心、牢记使命"主题教育动员部署会，深入学习贯彻习近平总书记在"不忘初心、牢记使命"主题教育工作会议上的重要讲话精神，全面安排部署国家中医药管理局主题教育。中央第十七指导组组长欧阳淞出席会议并讲话。国家卫生健康委党组成员、国家中医药管理局党组书记、局主题教育领导小组组长余艳红主持会议并作动员讲话。

余艳红指出，习近平总书记在"不忘初心、牢记使命"主题教育工作会议上的重要讲话，深刻阐述开展主题教育的重大意义，深刻阐明主题教育的目标要求和重点措施，是开展本次主题教育的根本指针，是新时代加强党的建设的纲领性文献。局直属机关各级党组织和广大党员干部要把思想和行动统一到习近平总书记重要讲话精神和党中央部署要求上来，以强烈的政治担当和责任使命，切实开展好主题教育，确保中医药事业沿着习近平总书记指引的方向前行，树牢以人民为中心的发展理念，奋力开创新时代中医药事业传承创新发展新局面。

余艳红强调，要把准中央精神，认真贯彻"守初心、担使命，找差距、抓落实"的总要求，牢牢把握"理论学习有收获、思想政治受洗礼、干事创业敢担当、为民服务解难题、清正廉洁作表率"的具体目标，抓实学习教育、调查研究、检视问题、整改落实等重点举措，把开展主题教育的过程转化为凝聚共识、汇聚全社会力量、推动中医药高质量发展的过程。一要进一步加深对习近平新时代中国特色社会主义思想、习近平总书记关于发展中医药的重要论述的理解把握，从党和国家工作全局出发谋划推进中医药工作。二要围绕制约中医药发展的"卡脖子"问题，把调查研究与局党组部署的"深调研"紧密结合起来，坚持问题导向，研究提出破解难题、改进工作的实招、硬招。三要紧扣人民群众感受最直接、反映最强烈的中医药问题，广泛充分听取意见，反思查找工作问题、思想问题。四要列出问题清单和整改清单，立查立改、即知即改。对贯彻习近平总书记关于中医药工作的重要讲话和指示批示精神，要单独建账，狠抓落实。集中力量在群众方便看中医、百姓放心用中药、社会各界正确看待中医药等方面推出 2～3 项成效明显的举措。

余艳红要求，加强主题教育的组织领导，要层层落实责任，领导干部走在前、当模范；要坚持统筹推进，防止"两张皮"；要加强宣传引导，宣传可复制可普及的好经验，发挥先进典型的示范引领作用；要加强作风建设，坚决防止形式主义，确保主题教育各项任务落细落实、取得实效，全力推动中医药改革发展和党的建设各项工作跃上新台阶。

中央第十七指导组组长欧阳淞在讲话中要求，要聚焦根本任务抓好落实，把深入学习贯彻习近平新时代中国特色社会主义思想这一根本任务作为最突出的主线，落实到主题教育全过程各方面，推动党员干部在学习贯彻上取得新进步、达到新高度。要把握"十二字"总要求抓好落实，紧紧围绕学习贯彻习近平总书记关于中医药工作的重要指示批示要求，围绕履行党中央赋予的职责任务找差距、抓落实。要紧扣"五句话"目标抓好落实，在解决突出问题上求实效，不断增强人民群众的获得感、幸福感、安全感。要坚持"四个贯穿始终"抓好落实，把学和做结合起来、把查和改贯通起来，以思想自觉引领行动自觉，以行动自觉深化思想自觉。要力戒形式主义抓好落实，坚持问题导向，坚持务求实效，改进主题教育推进方式，确保主题教育取得好的效果。

中央第十七指导组副组长李金章及全体成员、中央纪委国家监委驻国家卫生健康委纪检监察组有关负责同志出席会议。国家中医药管理局全体局领导、局机关全体党员、局直属各单位领导班子成员、中国中医科学院二级院所主要负责同志、

局直属机关"不忘初心、牢记使命"主题教育领导小组办公室全体成员参会。　　　　（尹光毅）

【"不忘初心、牢记使命"主题教育指导组第一次会议】　2019年6月14日，国家中医药管理局召开局直属机关"不忘初心、牢记使命"主题教育指导组第一次会议，安排部署指导组工作，扎实深入推进各部门各单位主题教育开展。国家中医药管理局党组成员、副局长，局主题教育领导小组副组长闫树江出席会议并讲话。

会议对各指导组工作职责进行说明。闫树江指出，这次主题教育是以习近平同志为核心的党中央统揽伟大斗争、伟大工程、伟大事业、伟大梦想作出的重大部署，是实现党的十九大确定的目标任务的迫切需要。局党组高度重视，多次召开会议研究实施方案，对督促指导开展好主题教育提出明确要求。各指导组要提高思想认识，把深入学习习近平新时代中国特色社会主义思想作为最突出的主线，提前学深学透习近平总书记在"不忘初心、牢记使命"主题教育工作会议上的重要讲话精神和中央有关部署，认真学习局直属机关主题教育实施方案，深刻把握主题教育的根本任务、总体要求、具体目标和主要措施，增强指导能力。各指导组要按照职责要求，以务实工作作风、良好工作状态，切实担起指导责任，对各部门各单位从严从实进行全方面、全过程督促指导，力戒形式主义，提高指导成效，确保主题教育在推动中医药事业高质量发展、解决老百姓"操心事、烦心事、揪心事"方面见到实效。

国家中医药管理局直属机关"不忘初心、牢记使命"主题教育领导小组办公室指导组全体成员参会。　　　　　　　（尹光毅）

【"不忘初心、牢记使命"主题教育交流研讨会】　2019年6月21日，国家中医药管理局召开"不忘初心、牢记使命"主题教育交流研讨会，就一周以来集中学习情况开展交流研讨，进一步明确推进主题教育的重点举措。国家中医药管理局党组书记余艳红出席会议并讲话，局长于文明，局党组成员、副局长王志勇、闫树江出席。

余艳红指出，学习贯彻习近平新时代中国特色社会主义思想是主题教育开展的根本任务，要带着信仰学，紧扣任务要求，深刻领悟时代背景；原原本本学，深刻把握丰富内涵，尤其是最重要、最核心的"八个明确"；认认真真学，深刻理解理论特色，持续不断把学习贯彻习近平新时代中国特色社会主义思想引向深入。

余艳红强调，要聚焦重点举措，高标准高质量扎实推进主题教育。要继续抓好学习教育，围绕党的政治建设、全面从严治党等内容列出专题开展学习研讨，注重以自学为主，在深层次上提高理论水平。要抓紧开展调查研究，统筹协调好调研主题、主体和时间，调研成果要言之有物，并要在此基础上讲好专题党课。要全面深刻检视问题，广泛听取意见，对标对表把问题找实，形成问题清单。要认真推进整改落实，坚持即知即改、立行立改，结合"大学习、深调研、细落实"等工作，确保问题整改清零，让人民群众在"方便看中医、放心吃中药、正确认识中医药"方面获得更多幸福感和满意度。

国家中医药管理局机关和直属单位8个部门（单位）党组织主要负责同志结合工作实际分享学习体会。国家中医药管理局机关处级以上党员领导干部，直属单位领导班子成员，中国中医科学院二级院所主要负责同志参加会议。（尹光毅）

【"不忘初心、牢记使命"主题教育青年读书座谈会】　2019年7月2日，国家中医药管理局召开"不忘初心、牢记使命"主题教育青年读书座谈会。国家中医药管理局党组书记、主题教育领导小组组长余艳红出席并讲话，局党组成员、副局长、主题教育领导小组副组长闫树江，局机关各部门、直属各单位负责人出席会议。

余艳红充分肯定青年干部学习习近平新时代中国特色社会主义思想的心得体会，勉励广大中医药系统青年干部进一步加强理论学习，真正做到学思用贯通、知信行统一，并要求各级党组织切实加强组织领导，齐抓共促青年干部理论学习各项部署要求落实落细。

余艳红强调，习近平新时代中国特色社会主义思想是博大精深的思想体系，广大青年干部要沉下心来读原著学原文悟原理，用新载体新方法把理论学习同正在开展的"不忘初心、牢记使命"主题教育紧密结合起来，汇聚起推动事业发展、奋进新时代的青春智慧和青春力量，以优异成绩迎接中华人民共和国成立70周年。

青年干部代表结合工作实际，交流学习《习近平关于"不忘初心、牢记使命"重要论述选编》《习近平新时代中国特色社会主义思想学习纲要》和习近平总书记重要讲话的收获和思考。国家中医药管理局机关和直属单位青年100余人参加。

　　　（国家中医药管理局直属机关团委）

【"不忘初心、牢记使命"主题教育座谈研讨会】　2019年7月3日，国家中医药管理局党组在中国中医科学院召开"不忘初心、牢记使命"主题教育座谈研讨会。国家中医药管理局党组书记、局主题教育领导小组组长余艳红主持会议。局长于文明、副局长闫树江出席会议并发言。

余艳红指出，中国中医科学院要切实增强开展"不忘初心、牢记使命"主题教育的自觉性和责任感，通过主题教育的开展，要进一步深入学习领会习近平新时代中国特色社会主义思想，认真落实好习近平总书记致中国中医科学院成立60周年贺信精神，切实把贺信精神转化为一项项具体行动和实实在在成果；要更加坚守初心使命，在新时代传承发展中医药事业中发挥好国家队和火车头的作用；要更加站稳群众立场，不断提升人民群众和干部职工的获得感，开创中医药事业发展新局面；要更加突出典型引路，用身边事教育身边人，不断把主题教育引向深入。

于文明指出，中国中医科学院要提高政治站位，发挥好国家队引领作用；珍惜机遇，做好责任、使命担当；真抓实干，把党中央关于发展中医药的决策部署转化为维护和保障人民群众健康的中医药服务上来。

国家中医药管理局机关各部门主要负责同志，局主题教育领导小组办公室指导组有关同志，中国中医科学院领导班子成员、各二级单位领导班子成员、部分院直部门及"三会"主要负责人参会。（尹光毅）

【"不忘初心、牢记使命"主题教育指导组第二次会议】

2019 年 7 月 8 日，国家中医药管理局召开直属机关"不忘初心、牢记使命"主题教育指导组第二次会议，传达学习习近平总书记在中央政治局第十五次集体学习时的重要讲话精神和《关于抓好第一批主题教育学习教育、调查研究、检视问题、整改落实工作的通知》精神，部署推动下一步工作。国家中医药管理局党组成员、副局长，局主题教育领导小组副组长闫树江出席并讲话。

闫树江对各指导组的工作表示肯定，并指出，要始终坚持把学习教育、调查研究、检视问题、整改落实贯穿国家中医药管理局直属机关主题教育全过程，指导工作要根据新精神新部署新要求同步跟进。强调学习教育是根本，要始终把深入学习贯彻习近平新时代中国特色社会主义思想抓在手上，引向深入。要不折不扣贯彻落实中央主题教育领导小组重要工作部署，确保指导工作有正确的方向、实在的进展，推动各部门各单位把 4 项重点措施落细落实。要杜绝形式主义和"两张皮"，指导各部门各单位把主题教育工作和业务工作相结合，把主题教育成效体现到党员干部增强党性、提高能力、改进作风、推动工作

上来。

各指导组组长汇报交流工作进展，以及所指导部门单位主题教育中的亮点工作和存在的问题。国家中医药管理局主题教育领导小组办公室副主任张为佳主持会议，各指导组组长、副组长和联络员参会。

（尹光毅）

【国家中医药管理局党组会议暨局主题教育领导小组第三次会议】

2019 年 7 月 16 日，国家中医药管理局召开党组会议暨局主题教育领导小组第三次会议，传达学习习近平总书记在中央和国家机关党的建设工作会议上的重要讲话精神，强调要坚持以党的政治建设为统领，带头做到"两个维护"，全面提高机关党的建设质量，努力建设让党中央放心、让人民群众满意的模范机关。

会议指出，习近平总书记发表的重要讲话，精辟论述加强和改进中央和国家机关党的建设的重大意义，深刻阐明新形势下中央和国家机关党的建设的使命任务、重点工作、关键举措，思想深邃、内涵丰富，具有很强的时代性、政治性、思想性、指导性，是指导推进党的建设新的伟大工程的纲领性文献，为在新时代推动中央和国家机关党的建设指明前进方向、提供根本遵循。

会议强调，国家中医药管理局党组和局直属机关各级党组织要深入学习领会习近平总书记的重要讲话精神，坚决以习近平新时代中国特色社会主义思想为指导，坚决把思想和行动统一到习近平总书记重要讲话精神上来，统一到党中央的各项决策部署上来，进一步增强做好局直属机关党的建设工作的责任感、使命感，紧密结合"不忘初心、牢记使命"主题教育，紧密结合"模范机关"创建工作，努力走在前、作表率，全力以赴抓好各项重点工作落实，全面提高局直属机关党的建设质量和水平，为推进新时代中医药高质量发展提供坚强保证，汇聚起传承发展中医药事业的磅礴力量。

会议要求，国家中医药管理局直属机关全体党员、干部特别是党组成员、局领导，必须进一步树牢中央和国家机关首先是政治机关的意识，坚持把党的政治建设摆在首位，把带头做到"两个维护"作为首要任务，做各项工作要首先自觉同党的基本理论、基本路线、基本方略对标对表，同党中央决策部署对标对表，提高政治站位，把准政治方向，坚定政治立场，明确政治态度，严守政治纪律，经常校正偏差，践行新时代好干部标准，做到党中央提倡的坚决响应、党中央决定的坚决照办、党中央禁止的坚决杜绝。

会议强调，国家中医药管理局党组和局直属机关各级党组织要按照中央主题教育领导小组通知要求，自觉对标习近平总书记重要指示精神，找差距、查问题、补短板，以刀刃向内、自我革命的勇气，深入对照、深化检视、深刻剖析，针对政治建设、思想建设、组织建设、作风建设、纪律建设和干部队伍建设等方面存在的突出问题，以"钉钉子"的精神抓好整改落实。

会议强调，要牵住责任制这个"牛鼻子"，把加强局直属机关党的建设作为重大政治责任，强化抓机关党建是本职、不抓机关党建是失职、抓不好机关党建是渎职的理念，准确把握中央和国家机关党的建设特点和规律，坚持局党组带头、以上率下，坚持书记抓、抓书记，领导班子成员和各级领导干部严格履行"一岗双责"，做到明责、履责、尽责，力戒形式主义、官僚主义，推动责任层层传递、压力层层传导、任务层层落实。

（尹光毅）

【国家中医药管理局赴北京新文化运动纪念馆开展革命传统教育】

2019 年 7 月 17 日，国家中医药管理局赴北京新文化运动纪念馆开展革命传统教育，追寻革命先辈的奋斗足迹，接受红色教育。国家中医药管理局党组书记余艳红，局长于文明，局党组成员、副局长王志勇、闫树江参加活动。

在北京新文化运动纪念馆红楼前的党旗下，余艳红带领大家宣读入党誓词。全体党员干部参观"不忘初心——马克思主义在中国早期传播陈列"展、红楼复原展，观看《红楼往事》专题片，重温马克思主义在中国早期传播的历史，交流学习感悟。国家中医药管理局机关司级领导干部、直属各单位主要负责同志30余人集体参观学习。　　　　　（尹光毅）

【"不忘初心、牢记使命"主题教育指导组第三次会议】　2019年7月29日，国家中医药管理局召开直属机关"不忘初心、牢记使命"主题教育指导组第三次会议，传达学习中央主题教育领导小组有关文件精神，部署安排国家中医药管理局各部门各单位整改落实有关工作。

会议要求，要抓思想认识到位，持续抓好学习教育，结合实际加强理论学习。要抓检视问题到位，指导各部门各单位以刀刃向内的自我革命精神，把问题找到找准，把根源挖深挖透，明确努力方向和改进措施。要抓整改落实到位，认真学习贯彻习近平总书记重要讲话和重要指示批示精神，按照中央主题教育领导小组有关文件要求，把"改"字贯穿始终，发现问题立行立改，并巩固整改成效。要高质量完成专项整治情况评价、对照党章党规找差距、开好专题民主生活会等后续各项任务。

会议强调，要高度重视专项整治工作，各指导组要指导所联系部门和单位逐条对照中央主题教育领导小组有关文件要求，制订专项整治工作方案，整改措施要力求切口小、发力准、效果好，做到"开门搞整治"。会议还宣读成立国家中医药管理局主题教育领导小组办公室整改落实组的通知。　　（尹光毅）

【"不忘初心、牢记使命"主题教育整改落实工作交流会】　2019年8月23日，国家中医药管理局召开"不忘初心、牢记使命"主题教育整改落实工作交流会，就主题教育以来局机关有关部门、直属各单位抓整改落实的做法、经验和成效作交流，并对持续推进整改落实工作等提出进一步要求。国家中医药管理局党组书记、主题教育领导小组组长余艳红出席会议并讲话，局党组成员、副局长、主题教育领导小组副组长闫树江主持会议。

余艳红强调，要进一步提高政治站位，以"钉钉子"的精神持续抓好整改，以更高标准、更大动力把问题解决好，改出质量、改出效果。要坚持刀刃向内、自我革命，强化领导指导责任，用从严从实的执行力和科学的工作方法保障整改落实质量，推动整改落实扎实有序开展。

余艳红要求，各部门各单位要紧扣学习贯彻习近平新时代中国特色社会主义思想这一主线，聚焦"不忘初心、牢记使命"这一主题，突出力戒形式主义、官僚主义这一重要内容，按照习近平总书记关于"四个对照""四个找一找"的要求开出高质量的专题民主生活会。国家中医药管理局主题教育各指导组要全程参与所指导部门、单位的专题民主生活会，做好督促指导。此外，还要认真做好主题教育评估工作，把解决实际问题的成效作为衡量标准，确保评估结果客观真实。

国家中医药管理局机关和直属单位11个部门（单位）党组织负责同志汇报整改落实工作情况。局机关处级以上干部、直属各单位领导班子成员和中国中医科学院二级院所主要负责同志参加会议。　　（尹光毅）

【"不忘初心、牢记使命"主题教育总结大会】　2019年9月3日，国家中医药管理局召开"不忘初心、牢记使命"主题教育总结大会，对主题教育开展情况进行总结，明确下一步工作方向和具体举措，持续推进、深化主题教育成果。国家中医药管理局党组书记余艳红主持会议并讲话，局长于文明出席，局党组成员、副局长王志勇、闫树江分别通报局党组"不忘初心、牢记使命"专题民主生活会情况和局直属机关整改落实工作情况。中央第十七指导组副组长李金章及成员贾秀美、薛峰出席会议。

余艳红指出，主题教育开展以来，国家中医药管理局坚持自我加强、坚持问题导向、坚持刀刃向内、聚焦突出问题，做到理论学习更加系统深入、调查研究更加深入细致、检视问题更加具体全面、整改落实更加注重实效。余艳红强调，主题教育是一个长期持续的过程，不仅要推动理论学习往深里走、往心里走、往实里走，而且更要继续带头学习、带头践行，注重抓好巩固和深化主题教育成果，确保整个主题教育取得好成效。要坚持把主题教育精髓要义融入中医药各项工作中，要在学懂弄通做实上狠下功夫，切实用习近平新时代中国特色社会主义思想武装头脑、指导实践、推动工作。要坚持刀刃向内的自我革命精神，不断推动中医药改革创新发展。要把创建"模范机关"同拓展主题教育成果紧密结合，持续推进机关党的建设。要强化制度建设，推动建章立制形成长效机制。

李金章指出，国家中医药管理局始终聚焦"不忘初心、牢记使命"主题教育的主题、主线、主旨，牢牢把握深入学习贯彻习近平新时代中国特色社会主义思想这一主线，围绕习近平总书记关于中医药的重要论述和重要指示批示精神，学习教育全面深入，调查研究求真务实，检视问题精准深刻，整改落实扎实有效，取得积极成效。在今后工作中，要坚持不懈强化理论武装，持续深入学习贯彻习近平新时代中国特色社会主义思想；善始善终抓好整改落实，特别是专项整治工作，以成效取信于民；坚持把"不忘初心、牢记使命"作为永恒课题、终身课题，以自我革命精神加强党的建设。

国家中医药管理局机关全体党员、直属各单位领导班子成员、中国中医科学院二级院所主要负责同志、局直属机关"不忘初心、牢记使命"主题教育领导小组办公室全体成员等共130余人参加会议。

　　　　　　　　　　（尹光毅）

【开展"方便看中医、放心用中药"专项行动】　坚持以人民为中心的发展思想，紧紧抓住群众反映的中医药领域的难点、痛点、堵点，不等不靠，积极开展"方便看中医、放心用中药"专项行动，能解决的立即解决、不能解决的积极创造条件解决，一批事关群众切身利益的看病就医问题得到较好解决和改善。

一方面积极主动提供优质医疗服务。在国家中医药管理局官网开设专栏，建立覆盖 31 个省份 392 个国家临床重点专科、1815 个名老中医药专家的"便民就医导航"，及时为百姓提供信息查询功能。印发《关于方便群众看中医进一步改善中医医院服务的通知》，大力推广"一站式服务"，持续改善中医医院服务水平。印发《关于方便群众看中医加快完善中医馆健康信息平台的通知》，启动中医馆健康信息平台升级工作，不断提升中医药服务感。加强对 6 家局直属（管）医院的管理，增加普通门诊专家资源供给；已成立 161 支知名专家团队，每两周至少拿出半天时间深入基层医疗卫生机构出诊，让群众在家门口就能享受高水平的中医药服务。印发《2020 年中医药系统行风建设工作方案》，深入清理群众身边的医疗行业乱象；国家中医药管理局与国家卫生健康委联合开展民营医院管理年专项行动，加大联合执法强度，重点检查和整治"保健"、健康体检等社会办医活跃、出现问题较多、群众反映强烈的领域。

另一方面着力提高中药质量。把好"进门关"，集中力量针对 10 种常用大宗且假冒伪劣多发的中药饮片开展专项检查。推动各省建立健全中药药事管理质控体系，加强中药饮片药事质控。把好"标准关"，组织完成 157 项道地药材团体标准，对道地药材的来源、植物形态、历史沿革、道地产区及生境特征、质量特征等都作出详细要求。完成麻黄等 225 种中药材商品规格标准，为建立中药材优质优价机制提供技术支撑。把好"源头关"，继续强化中药材种质资源保护能力建设，配合农业农村部加快推动制定《中药材种子管理办法》，协调工信部通过中药材供应保障公共服务平台，选取主要中药材品种，在 59 个国定贫困县开展中药材全过程追溯建设试点。

（高　敏）

【各地"不忘初心、牢记使命"主题教育情况】

◆　河北省

河北省中医药管理局分党组把组织开展好"不忘初心、牢记使命"主题教育作为首要政治任务，围绕"守初心、担使命，找差距、抓落实"总要求，制订详细实施方案，召开全体党员大会，有序推进各项工作，确保主题教育有声势、有特色。着力在学懂弄通做实上下功夫，紧扣主题主线、结合业务工作、突出融会贯通、强化问题导向、狠抓整改见效。通过组织全体党员个人学、召开河北省中医药管理局全体党员会议集体学、参加集中授课讲座学、观看《李保国》《古田军号》电影体验学等多种方式，认真学习党的十九大和十九届二中、三中、四中全会精神，学习习近平总书记在"不忘初心、牢记使命"主题教育工作会议和在庆祝中华人民共和国成立 70 周年大会等重要讲话精神，树牢"四个意识"，坚定"四个自信"，做到"两个维护"；认真学习《中国共产党党章》《中国共产党纪律处分条例》《中国共产党支部工作条例》等党纪党规和制度文件，筑牢防线，遵规守纪；认真学习《宪法》和习近平总书记关于依法治国的重要论述，树立法治思维，强化依法行政；制发《习近平总书记关于中医药的重要论述摘编》，认真学习总书记关于中医药工作重要批示和全国中医药大会精神，不断增强做好中医药工作的责任感和使命感。通过主题教育，全体党员干部在思想、政治、作风、能力、廉政等方面都有新的提升，达到"理论学习有收获、思想政治受洗礼、干事创业敢担当、为民服务解难题、清正廉洁作表率"的预期目标。

（王艳波）

◆　内蒙古自治区

内蒙古自治区卫生健康委深入开展"不忘初心、牢记使命"主题教育，认真落实新时代党的建设总要求，推动落实公立医院实行"党委领导下的院长负责制"，层层压实党风廉政建设"两个责任"，保持反腐败高压态势。严格执行中央八项规定实施细则和内蒙古自治区实施办法，严肃查处蒙医药中医药领域违规违纪问题。认真贯彻落实党中央的决策部署，通过集体学习、主题党日、体会交流、典型激励、落实检视问题等，全力推进整治形式主义突出问题，为基层减负工作，精文简会，着力解决人民群众反映强烈的突出问题，持续纠正医药购销领域和医疗服务中的不正之风，全系统的政风行风建设取得成效。

（岳红娟）

◆　吉林省

2019 年 6～8 月，根据吉林省委主题教育领导小组统一部署要求，在吉林省委主题教育第十六巡回指导组的具体指导下，吉林省中医药管理局认真按照"守初心、担使命，找差距、抓落实"的总要求，围绕理论学习有收获、思想政治受洗礼、干事创业敢担当、为民服务解难题、清正廉洁作表率的目标，通过理论学习教育、深入调查研究、对照检视问题、抓好整改落实、强化组织领导，抓实抓好主题教育工作落实，取得明显实效；先后组织召开对照党章党规找差距专题会议，制订印发《吉林省中医药管理局关于"整治干事创业精气神不够，患得患失不担当不作为的问题"专项整治落实方案》，出台《吉林省中医药管理局党组规范领导干部经商办企业行为暂行规定》，组织召开主题教育专题民主生活会和支部专题组织生活会，严肃认真开展批评和自我批评，达到红脸出汗，排毒治病的效果。

（王占锋）

◆　福建省

学深悟透，增强文化自信。福建省中医药系统在主题教育中，学习贯彻习近平总书记关于"不忘初心、牢记使命"重要论述精神，按照"守初心、担使命，找差距、抓落实"的总要求，学习党章党规，学习掌握准则关于坚定信念等 12 个方面的要求，了解各类违纪行为处分的具体情形，坚持边学边查边悟，做到知敬畏、存戒惧、守底线。学习贯彻习近平总书记对中医药工作系列重要指示精神，要求中医药系统全行业开展集中学习和主动学习，多渠道、多载体积极开展中医药健康文化传播活动，广泛宣传健康知识和健康理念，在这些活动中，都把习近平总书记对中医药工作系列重要指示当作必学的内容。通过学习，更加坚定传承发展中医药的文化自信，增强推动中医药健康文化传播工作的决心，促进广大群众响应习近平总书记和党中央的号召，认识中医药、相信中医药、使用中医药、受惠中医药，真正形成社会各界支持、关心和推动中医药参与健康服务的良好氛围。

深入剖析，检视查摆问题。在深入学习的基础上，福建省中医药管理局按照问题清单表，逐条对照党章、准则、条例有关规定，把自己摆进去，把职责摆进去，有哪些不符合的表现和情形，一条一条对照，自我检查。从对照情况看，还存在不少差距，存在不少问题。积极开展福建省中医药事业发展的调查研究和中医药条例立法调研，集聚众人智慧，形成《福建省中医药事业发展情况调查报告及对策》，起草《关于振兴中医药发展的十三条建议（征求意见稿）》和《福建省中医药条例（草案送审稿）》。

聚焦职责，重抓整改补短。在主题教育中，福建省重点抓发挥先锋模范作用方面、在做好群众工作方面、在支部制度建设方面和党组织为民服务方面等方面的整改措施，强化补短板见成效，争做学习践行习近平关于发展中医药重要论述精神的引领者，努力使每一位党员每一位代表成为一个岗位、一类行业上的行家里手，成为推动发展中医药的主心骨和排头兵，分析研究群众关心、社会关注的热点难点问题，在提升中医药服务能力、开展面向群众的中医药健康科普、提高群众中医药健康素养方面下功夫，做群众值得信赖的干部和带头人。　　（张锦丰）

◆　河南省

"不忘初心、牢记使命"主题教育开展以来，河南省中医系统按照

"守初心、担使命，找差距、抓落实"的总要求，集中3个月时间，认真开展主题教育，把学习贯彻习近平新时代中国特色社会主义思想作为主线，把学习教育、调查研究、检视问题、整改落实贯穿始终，积极营造学的氛围、严的氛围、干的氛围，初步实现理论学习有收获、思想政治受洗礼、干事创业敢担当、为民服务解难题、清正廉洁作表率的目标。河南省卫生健康委党组把开展"不忘初心、牢记使命"主题教育作为首要政治任务，多次召开党组会议，传达学习领会中央、省委精神，研究制订实施方案，成立领导小组，精心谋划部署，加强督促指导，做到规定动作抓到位、自选动作有创新，确保主题教育高起点开局、高标准推进。分管委领导及中医处主要负责同志先后到省直中医医疗单位和部分地市进行深入调研，并向社会广泛征求意见，对发现的基层中医馆（科）建设力度需进一步加强、基层中医药服务能力有待进一步提升、中医医院的中医服务特色需进一步加强、中医医术确有专长考试报名所需部分材料给推荐人带来不便等问题及时、深入整改，并取得良好成效。　　（姜方方）

◆　广西壮族自治区

广西壮族自治区按照"守初心、担使命，找差距、抓落实"的总要求，紧密结合中医药工作实际，认真组织开展"不忘初心、牢记使命"主题教育，把学习教育、调查研究、检视问题、整改落实贯穿主题教育全过程，用主题教育成效推动广西中医药工作高质量发展。

强化组织领导，精心做好主题教育工作。自治区成立中共广西壮族自治区中医药管理局党组"不忘初心、牢记使命"主题教育领导小组，党组织把主题教育主体责任扛起来，主要领导同志履行第一责任人职责。印发《主题教育的实施方案》《主题教育学习计划》《主题教育工作任务清单》等文件，明确学习内容、学习形式，列出学习计划表，列出具体清单，明确完成时限、责任部门和具体负责人，各处室、各

单位根据实际，把主题教育与业务工作及"两学一做"学习教育常态化制度化结合起来，统筹安排、有序推进，服务并促进业务工作实现。

围绕目标任务，扎实推进主题教育工作。一是强化理论武装，抓好学习教育。自治区将通读《习近平关于"不忘初心、牢记使命"重要论述选编》等原著与习近平在中央和国家机关党的建设工作会议上的重要讲话提纲等最新讲话精神纳入学习安排，通过党组中心组理论学习研讨会、专题学习研讨会、专题读书班、局党组书记专题党课、支部分别学等多种形式开展理论学习；组织开展展馆现场教学、专题讲座、情境教学活动等，以多种创新学习方式相结合，切实提高学习效果。二是以问题为导向，抓好调查研究。结合年度重点工作，广西壮族自治区中医药管理局局长姚春带领各处室负责同志下基层，深入调研分析，了解民意，掌握实情，把情况摸清楚，把症结分析透，研究提出解决问题、改进工作的办法措施，推动中央和自治区决策部署落实落地。三是对标对表反思，深刻检视剖析。自治区通过树立问题导向，查摆自身不足。四是开展专项整治，推进工作落实。自治区加强党对中医药工作的全面领导，以强龙头抓特色、强基层补短板、抓规范治乱象等措施推进中医医疗服务体系提升，加强中医药传承与创新能力，通过开展"三个一批"基地（第一批中药材种植示范基地、中医药特色医养结合示范基地、中医药健康旅游示范基地）建设工作、启动重点发展品种论证、实施中药民族药医院制剂提升工程等扎实开展健康扶贫，不断推进中医药产业发展。

抓好落实，持续推进主题教育取得实效。一是继续强化主体责任。广西壮族自治区中医药管理局要求各支部把主体责任扛起来，主要领导同志担负起第一责任人责任，层层传导压力，压实责任，把主体责任落实到底。二是继续抓重点抓落实。聚焦中央、自治区和全区卫生健康中医药的重点工作任务，聚焦人民群众对中医药工作的新期盼，

主动补短板、强弱项、堵漏洞，继续抓重点、抓落实、抓整改，必须见行动、见实效。三是继续抓结合促融合。把主题教育同深入学习习近平总书记对广西工作的重要指示精神结合起来，同做好稳增长、促改革、调结构、惠民生、防风险、保稳定各项工作结合起来，同党中央部署正在做的事结合起来，把推进"两学一做"常态化、制度化结合起来，同推进中医药的中心工作结合起来，做到两手抓、两促进。四是继续推进自我革命。领导干部坚持以上率下，自觉落实好总书记关于"五个带头"，以此次主题教育为新起点，牢记提高人民健康水平、做好中医药工作的历史使命，勇担使命、解放思想、担当实干，不断增强发现和解决问题的能力，不断提升统筹发展和为民服务的水平。

（陈小兵）

◆ 重庆市

重庆市中医药系统与全市卫生健康系统一起开展"不忘初心、牢记使命"主题教育，同研究、同部署、同落实，把推动学习教育、调查研究、检视问题、整改落实贯穿始终，主题教育取得明显实效。

组织领导有力。重庆市中医管理局成立领导小组、工作专班、10个巡回指导组，抓机关带基层，切实推进主题教育落实落地。

推进过程有力。重庆市中医药系统广泛参与，做到"人人学、人人写、人人讲、人人干"。坚持"4个贯穿始终"，推动学习教育、调查研究、检视问题、整改落实贯穿始终，并建章立制，建立长期常态整改机制。开展集中学习研讨395次，完成调研课题201个，检视问题1478个，整改完成1233个，长期整改245个。

工作成效显著。中医药系统广大干部职工实现理论学习有收获、思想政治受洗礼、干事创业敢担当、为民服务解难题、清正廉洁做表率的预期目标。《人民日报》报道重庆的经验和典型做法，重庆市委主题教育办公室将全市卫生健康（中医）系统做法作为典型案例上报中组部，重庆各大媒体报道主题教育情况近100次。

（廖惠萍）

◆ 四川省

四川省中医药管理局党组把"不忘初心、牢记使命"主题教育作为当前首要政治任务，紧紧围绕"守初心、担使命，找差距、抓落实"总要求，牢牢把握主题教育的根本任务，用党的创新理论武装头脑，推动中医药工作创新发展。

高度重视，精心动员部署。四川省中医药管理局成立主题教育领导小组，形成上下联动机制，统筹推进中医药系统主题教育工作；局党组书记牵头抓总，切实担负起第一责任人责任，与班子成员协同推进主题教育工作；结合四川省中医药发展实际，坚持把学习教育、调查研究、检视问题、整改落实贯穿全过程，抓出特色，取得实际效果。

强化理论学习，坚定理想信念。四川省中医药管理局制订《党员领导干部自学工作方案》并实施，多次组织中医药系统党员领导干部集中理论学习，开展支部书记必讲党课、鼓励普通党员讲党课活动；利用局务会、支部党员大会等时机，以提问式的方式，对党员领导干部理论学习情况进行检查；组织党员干部赴红色教育基地开展理想信念教育；在局官网开设"不忘初心、牢记使命"主题教育专栏，广泛宣传，营造浓厚氛围；组织召开中医药系统庆祝中国共产党成立98周年大会，鼓舞士气、凝心聚力；召开警示教育大会，通过"身边人"以身试纪、以身犯法的惨痛教训，教育广大干部职工挺纪在前、警钟长鸣。

聚焦热点难点，深入调查研究。四川省中医药管理局聚焦中医药发展的瓶颈问题和人民群众关心的热点难点问题，深入基层、深入群众开展调研，把调研中发现的问题纳入班子和个人整改方案，集中力量推出"方便看中医、放心用中药、正确认识中医药"的扎实举措，做到件件有着落、事事见成效。田兴军聚焦中医特色优势病种医保支付方式研究，提出改革中医优势病种医保支付方式的对策建议，得到国家中医药管理局高度重视和肯定。

深入检视反思，立足为民服务。四川省中医药管理局坚持边学边查边改，注重查摆问题的精准度，增强整改措施的实效性；高标准开好专题民主生活会，在深刻查摆问题基础上，认真分析个人情况，做到把问题摆进去，把自己摆进去，既摆事实讲情况，又进行深刻党性分析，做到见人见事见思想；针对检视的问题，拉条挂账，建立台账，实事求是制定整改措施200余条，把握时限、倒排工期、逐条对账、逐个销号；瞄准群众看中医用中药的操心事、烦心事，推出12项举措，即：保证群众方便看中医、保证群众放心用中药、规范中医医疗机构医疗行为、推动群众正确认识中医药、完善中医药综合监管制度、推动中医诊疗医保支付、完善人才评价和人才培养、推动中医药产业发展、推进重大民生项目建设、支持宜宾灾后重建、推进"放管服"工作、加强中医医疗机构依法执业，力求为民谋利、为民尽责，不断提升人民群众中医药获得感。

（张　睿）

◆ 贵州省

按照中央、省委关于深入开展"不忘初心、牢记使命"主题教育的部署安排，贵州省中医药管理局以强烈的政治担当，坚持聚焦主线主题，围绕目标要求抓好主题教育。一是加强组织领导，强化政治担当。成立由贵州省中医药管理局党组书记于浩担任组长的主题教育工作领导小组，全面负责主题教育，其他班子成员担任副组长，成员为各处处长（负责人），抽调精干人员组成主题教育办公室，逐级落实责任，形成工作合力，推进主题教育工作。严格对标对表中央、省委要求，班子成员坚决落实"一岗双责"，加强对分管处室、所在支部活动开展的指导督查，形成与党组步调一致、协同推进的工作格局。局党组班子成员带头参加教育、接受教育，撰写研讨材料、党课提纲，组织座谈、开展调研。全局党员职工积极参加活动，主动加强学习，认真对照检查，查摆问题，追责问责，实行通报，形成上下同步工作格局，推动主题活动逐项落到实处。二是狠抓学习教育，强化思想建设。贵州省中医药管理局党组紧扣"理论学习有收获、思想政治受洗礼"的具体目标，带头抓好理论学习，用理论武装头脑，用理论指导工作。坚持把学习习近平新时代中国特色社会主义思想作为首要政治任务，坚持思想建党、思想强党。多形式组织开展学习，认真制订学习教育计划，明确学习时间和要求，通过个人自学、党组中心组学、召开党课及专题党课、应用学习强国教育平台等多种形式，实现集中学和分散学、多渠道学相结合。班子成员讲党课3次，深化学习教育内涵，推动学习贯彻习近平新时代中国特色社会主义思想有成效。开展革命传统体验教育2次，组织全局干部职工到开阳县高寨乡重走长征路、参观中共贵州省工委旧址纪念馆等，重温入党誓词，感受革命先烈对党的忠诚、对初心的坚守和为国为民的担当。开展警示教育4次，组织党员干部、职工到羊艾监狱接受反面警示教育，集中收看《一抓到底正风纪》。三是深入调查研究，着力攻克难题。2019年6月，贵州省中医药管理局配合贵州省卫生健康委开展扶贫专项治理工作，调研中医药事业发展存在的问题和难点，针对群众对中医药服务的需求和反映强烈的热点，认真分析研判，结合贵州省中医药管理局工作特点，明确制定推进乡镇卫生院（社区卫生服务中心）中医馆建设、加快推进"中医振兴提升"工程、完善中医医术确有专长人员医师资格考试、未建立县级公立中医医院县市区实际情况、省中医药发展条例修订、制订贵州省药材产业扶贫实施方案、制定省中医名医传承指导意见、完善中医民族医科研课题评审办法、省级名老中医评选9个方面作为主题教育过程中重点突破的问题。出台《贵州省方便群众看中医进一步改善中医医院服务工作方案》，以解决群众看病就医的难点、痛点、堵点为目标，从方便群众获取看病就医信息、让患者少跑路、少费时；改善就医环境、增进人文关怀、规范中医诊疗、推动优质中医资源下沉基层等方面着手，在全省各级各类中医医院推

广实施一批优化流程、改善服务的措施，切实提升患者对中医药的获得感和满意度。四是广泛征求意见，深入落实整改。按照"六对照六检查"要求，认真查摆问题。书面征求9个市州卫生健康局和中医行业相关机构共计24家部门单位意见，分别到贵州中医药大学第一、第二附属医院，黔西南州、黔东南州、毕节市、凤冈县卫生健康局等机构开展调研座谈，研讨中医药事业发展。主题教育期间，贵州省中医药管理局查找26个问题，制定63条整改措施，每个问题的整改都由处室负责人牵头整改，分管党组成员督促落实。

（俞学良）

◆ **西藏自治区**

自"不忘初心、牢记使命"主题教育工作开展以来，西藏自治区藏医药管理局紧紧围绕"守初心、担使命，找差距、抓落实"的总要求，努力实现"理论学习有收获、思想政治受洗礼、干事创业敢担当、为民服务解难题、清正廉洁做表率"的具体目标，从理论学习、检视问题、整改落实入手让主题教育落到实处。西藏自治区藏医药管理局围绕《习近平新时代中国特色社会主义思想学习纲要》《习近平关于"不忘初心、牢记使命"重要论述选编》和《党章》，深入学习贯彻习近平新时代中国特色社会主义思想，树立"四个意识"，坚定"四个自信"，坚决做到"两个维护"，通过集体学习、个人自学、开展专题研讨等方式，让党员干部读原著、学原文、谈认识体会、找差距不足、提改进措施，切实把思想和行动统一到党中央决策部署上来，努力达到主题教育目标任务。对检视出的问题，西藏自治区藏医药管理局以刮骨疗伤的勇气，坚韧不拔的韧劲，对存在的问题坚决予以整改，把"改"字贯穿主题教育始终，坚持边学边查边改，确保整改到位。

（刘伟伟）

◆ **陕西省**

陕西省中医药管理局严格按照"高起点筹划、高标准推进、高质量落实"的要求，坚持领导干部带头

做表率。不断丰富学习内容和形式，使学习成果不断转化为工作的压力，发展的动力。

认真动员、精心部署。引导全体党员充分认识主题教育是面向全体党员深化党内教育的重要实践，是以习近平同志为核心的党中央统揽伟大斗争、伟大工程、伟大事业、伟大梦想作出的重大部署，是保持党和人民群众血肉联系的迫切需要。是推动党内教育从"关键少数"向广大党员拓展、从集中性教育向经常性教育延伸的重要举措。通过学习教育，使党员干部牢固树立"四个意识"，增强"四个自信"，做到"两个维护"。结合中医药工作实际，细化主题教育周计划，并严格按照周进度扎实推进，效果明显。

扎实推进、确保实效。坚持周进度检查报告制度，各支部每月至少1次学习，切实做到时间不少、内容不漏、人员不缺，集中学习《习近平新时代中国特色社会主义思想学习纲要》。组织集中学习4次、专题讨论1次，共收集个人研讨发言材料8篇、学习体会文章8篇。按照"三会一课"的要求，2019年6月27日，由彭飞进行"不忘初心方得始终 做合格共产党员"主题教育党课辅导，7月18日，陕西省中医药管理局局长马光辉结合自己学习体会，作题为"领会主题教育目标要求 在弄懂做实上下功夫"专题党课辅导。为增强教育的实效性，6月28日，在大唐西市广场进行"不忘初心，情系百姓健康；牢记使命，共促中医药发展"大型义诊主题党日实践活动。

竖起标尺、明确目标。陕西省中医药管理局突出把主题教育学习成果转化落实在党员示范行动上，紧扣工作性质、任务特点广泛开展学习体会大讨论，让大家在交流互动中明白做什么、怎么做，切实使主题教育实起来、不落空，真正把守成思想、守旧观念、守常作派来一次"格式化"，不断强化把工作当事业来干，把单位当家来建的思想，立足本职、争创一流、勇于担当、干出精彩，真正做到讲政治有信念，讲规矩有纪律，讲道德有品行，讲

奉献有作为。　　　　　（陈朋辉）

◆ 宁夏回族自治区

"不忘初心、牢记使命"主题教育启动以来，在宁夏回族自治区党委第五巡回指导组的有力指导下，自治区卫生健康委按照"不划阶段、不分环节"的要求，牢牢把握"守初心、担使命，找差距、抓落实"总要求和"理论学习有收获、思想政治受洗礼、干事创业敢担当、为民服务解难题、清正廉洁作表率"5个具体目标，以深化理论学习为基础，以抓实调查研究为载体，以深入检视问题为契机，以狠抓整改落实为驱动，实施"紧跟上级精神，坚持步调一致，做到确保标准、务求实效；紧扣主题主线，坚持学深学透，做到融会贯通、学以致用；紧贴工作实际，坚持深入调研，做到求真务实、更接地气；紧抓检视问题，坚持深挖细查，做到刀刃向内、自我革命；紧推整改整治，坚持真抓真改，做到即知即改、立行立改"5项措施，确保主题教育扎实有序开展。中医药管理处党支部在宁夏回族自治区卫生健康委党委党组的正确领导下，以创建星级服务型党支部为载体，以落实"三强九严"工程为抓手，扎实开展党建质量提升年活动，继续推进"两学一做"学习教育常态化制度化，认真落实年度学习安排和支部学习计划，结合业务工作，深入开展"不忘初心、牢记使命"主题教育，支部6名党员参加第一学习组的集中学习活动，并担任第一学习组组长、会议记录员，配合机关党委完成主题教育的会议组织、督学等会务工作。支部及时召开专题组织生活会，按照习近平总书记关于"四个对照""四个找一找"的要求，支部和党员检视问题、分析问题症结、提出整改措施、按时提交整改报告。　（张　涛）

◆ 新疆生产建设兵团

兵团各级卫生健康行政部门及医疗机构以高度的政治责任感，按照"不忘初心、牢记使命"主题教育部署，认真落实"守初心、担使命，找差距、抓落实"的总要求，结合兵团中医工作实际，高质量、高标准推进主题教育各项工作。学习教育方面，兵团坚持把学习贯彻习近平新时代中国特色社会主义思想的重要论述作为重中之重，制订实施方案，创新学习载体，开展集中培训，组织参观军垦博物馆，召开专题讲座，观看警示教育片，重温入党誓词，接受革命传统教育，开展先进典型教育，组织向身边的模范学习活动。调查研究方面，把开展调查研究作为主题教育的主要措施。新疆生产建设兵团卫生健康委领导结合工作实际，分批次到各师市调研，解决实际困难。调研结束后，梳理调研情况，把调查研究与兵团医疗卫生事业的发展、中医药的发展紧密结合。检视问题方面，在广泛征求意见，深入开展谈心谈话的基础上进一步检视问题、对标自查问题。整改落实方面，坚持把现实问题的整改作为主题教育落地见效的重要指标，做到边学边改、边查边改、边议边改、即知即改。通过主题教育扎实开展，实现理论学习有收获、思想政治受洗礼、干事创业敢担当、为民服务解难题、清正廉洁作表率的目标。（张　欢）

◆ 青岛市

青岛市一是把加强中医药系统党的政治建设作为推进基层党建的首要任务和重大政治责任，认真贯彻落实《中共中央关于加强党的政治建设的意见》，进一步提高政治站位，引导党员干部牢固树立"四个意识"，坚定"四个自信"，坚决做到"两个维护"。二是扎实开展"不忘初心、牢记使命"主题教育，紧紧围绕"学习研讨、调查研究、检视问题、整改落实"4个环节，组织全市中医药系统加强习近平新时代中国特色社会主义思想、习近平总书记视察山东视察青岛重要讲话等理论知识学习，务求学懂弄通做实，认真检视工作中存在的问题，逐个制定整改措施，强力推进落实整改，以群众满意为最高标准，积极探索建立长效机制，巩固主题教育成果。三是严格落实党风廉政建设责任制，通过组织学习十九届中央纪委三次全会精神、观看警示教育片等方式，强化廉政意识；深入贯彻落实中央和山东省委、青岛市委关于全面从严治党和加强党风廉政建设的部署要求，强化从严治党主体责任，深入落实"一岗双责"要求。四是学赶深圳、真抓实干、合力攻坚。发起中医药"新高地"建设攻势，着力集聚高端中医药资源，青岛市中医药管理局与山东中医药大学共建青岛中医药科学院，建成山东省十大区域中医诊疗中心之一的肺病诊疗中心；实施流程再造，建立青岛市中医药适宜技术"O2O"免费网络培训推广平台，首批培训近3000人；深入挖掘中医药文化资源，开展"三个十"文化传播活动，弘扬中医药优秀传统文化；在国内组织开展国药坊建设项目，推动中医中药协调发展；推进中医药产业科学发展，出台《青岛市中医药特色服务指南（2019年版）》，引导中药规范化种植6万多亩，指导农牧科技企业利用中药替代抗生素饲养"生态猪"，年度营销300多万元。

（范存亮）

◆ 深圳市

根据中央和广东省委、深圳市委关于开展"不忘初心、牢记使命"部署要求，深圳市卫生健康委组织动员全市中医药系统广大党员干部认真学习贯彻习近平新时代中国特色社会主义思想和习近平总书记关于主题教育的重要讲话和重要批示指示精神，按照主题教育的总要求、目标任务，将学习教育、调查研究、检视问题、整改落实贯通起来，统筹推进。通过3个月的集中性学习，深圳市中医药系统广大党员特别是党员领导干部增强学习习近平新时代中国特色社会主义思想的系统性，加深对新发展理念、"五位一体"总体布局和"四位一体"战略布局、党中央大政方针的理解和把握，提高贯彻落实党中央决策部署的自觉性和坚定性。

深圳市卫生健康委副主任常巨平及中医处有关负责同志坚持问题导向，深入基层一线调研，广泛听取中医药发展意见建议，全面查找问题和不足，形成《深圳市创建一流中医药传承创新城市》的调研报告；根据《中共中央　国务院关于支持深圳建设中国特色社会主义先行示范区的意见》和《中共中央　国务院关于促进中医药传承创新发展的意见》，研究起草并逐步完善形成《深圳市关于促进中医药传承创新发展的实施方案》，并提请深圳市人民政府审定印发，以抢抓粤港澳大湾区和中国特色社会主义先行示范区"双区驱动"重大历史机遇，促进深圳中医药事业和产业高质量发展。

深圳市、区各公立中医医院在强化整改提升中践行服务为民，围绕看病就医中的突出问题，坚持问题导向，提高人民群众对医疗健康服务的获得感。通过新增配置挂号、缴费、检验检查报告查询打印自主终端服务设备，机器人智能导诊，推广应用电子健康码，增加窗口服务人员配置，开展志愿服务等便民措施，优化服务流程，减少患者候诊时间，提高就医体验。通过主题教育，全市中医药系统广大党员干部进一步增强宗旨意识、群众感情，用实际行动回应市民群众对中医药健康服务的关切和期盼。　（刘冬云）

四、《中华人民共和国中医药法》实施

【概述】　2019年，国家中医药管理局组织开展《中医药法》实施二周年集中宣传活动，与中医中药中国行活动相结合，在世博园开展中医中药中国行暨《中医药法》实施二周年集中宣传启动仪式。组织各地集中进行宣传，共有22个省在7月1日前后开展形式多样的《中医药法》宣传活动。　（王　笑）

【《中医药传统知识保护条例》列入立法计划项目推动工作】　2019年，国家中医药管理局继续推动《中医药法》配套制度建设，推动《中医药传统知识保护条例》列入2019年国家卫生健康立法计划项目；推动

中医诊所备案、中医医术确有专长人员医师资格考核、医疗机构传统中药制剂备案等规章制度实施落地；积极参与《基本医疗卫生与健康促进法》《药品管理法》《执业医师法》等立法工作，做好与《中医药法》衔接；开展《中医药法》重要制度实施情况调研指标及方案研究，为推动全国人大开展《中医药法》执法检查打好基础。　（王　笑）

【《中医药法》实施两周年贯彻落实情况摸底工作】　2019年，国家中医药管理局加强对各地《中医药法》贯彻落实工作的指导，对各地《中医药法》实施二周年贯彻落实情况进行摸底，举办建立健全中医药法规培训班和普法培训班。加快推进地方中医药条例制修订工作，湖北、江西、四川等地于2019年颁布新修订的地方中医药条例。　（王　笑）

【建立健全中医药法规培训班】2019年8月31日，国家中医药管理局政策法规与监督司在浙江杭州举办建立健全中医药法规培训班。培训主要内容包括：行政规范性文件合法性审核有关文件解读，行政复议、行政诉讼有关法律法规及相关案例分析，《中医药法》贯彻落实有关情况介绍以及地方中医药条例制修订，中医医术确有专长人员医师资格考核注册管理暂行办法等配套制度贯彻落实经验交流。此次培训对深入推进《中医药法》的贯彻落实，进一步推动配套制度的有效实施，提高行政规范性文件法治化工作能力和水平，防范行政复议及行政诉讼风险具有重要意义。国家中医药管理局机关各部门及直属单位、各省及计划单列市中医药主管部门相关工作人员100余人参加培训。　（王　笑）

【国家中医药管理局2019年度中医药系统普法培训班】　2019年12月9日，国家中医药管理局2019年度中医药系统普法培训班在山东济南举办。国家中医药管理局政策法规与监督司副司长、二级巡视员杨荣臣，山东省中医药管理局局长孙春

玲出席培训班开幕式并讲话，全国人大法制工作委员会行政法室副研究员田林出席开幕式并作专题讲座，国家中医药管理局政策法规与标准处处长主持开幕式。杨荣臣强调，党中央对中医药工作定位很高，中医药工作受到党和国家前所未有的重视。落实《中医药法》是法律赋予每一个中医药人的神圣职责，应该怀着高度的责任感把《中医药法》及其配套的每一个规定不打折扣、不讲条件地落到实处。孙春玲指出，山东省高度重视《中医药法》贯彻落实，正在全力做好《山东省中医药条例》的立法工作。

培训班由国家中医药管理局政策法规与监督司主办，山东省中医药管理局、山东中医药大学承办。全国各地中医药管理部门、中医药法制化建设研究项目课题组、山东省中医药管理局、山东中医药大学共计120余人参加培训班。

（山东省卫生健康委官网）

【各地《中医药法》相关配套法律法规制修订及实施情况】
◆　北京市

大力推动《北京市发展中医条例》修订。为加快推进立法工作，固化中医药发展实践中取得的经验，扶持和规范北京市中医药事业的发展，北京市中医管理局组织北京市人大、市司法局以及相关委办局等方面人员召开涉及科研和知识产权、院内制剂、中医诊所备案、中医药文化传播、中医养生保健等专题调研会，并对《北京市发展中医条例的立项论证报告》进行多轮研讨。

推进中医诊所备案工作实施。根据北京市城市发展规划和疏解非首都功能工作的要求，北京市东西城区仅允许国医大师（含全国名中医）、首都国医名师申请中医诊所备案，其他各区均无限制性要求。截至2019年12月31日，全市中医诊所共备案131所。

2018年9月，根据《中医药法》《关于对医疗机构应用传统工艺配制中药制剂实施备案管理的公告》等有关规定，北京市出台《北京市医疗机构应用传统工艺配制中药制剂

备案管理实施细则（试行）》，明确备案流程、资料要求、管理机制及监管要求等有关内容，并开发建设可全程电子化提交申报资料的备案信息平台，确保备案工作顺利、有序实施，应用传统工艺配制中药制剂品种完成备案共计20个。

2018年12月，为落实《中医医术确有专长人员医师资格考核注册管理暂行办法》，北京市卫生健康委制定颁布《北京市中医医术确有专长人员医师资格考核注册管理实施细则（试行）》（京卫发字〔2018〕6号），明确北京市开展中医医术确有专长人员医师资格考核的具体流程和要求。2018年12月29日至2019年1月10日，组织首次北京市中医医术确有专长人员医师资格考核报名工作，共有595人在北京市中医医术确有专长人员医师资格考核信息网络平台提交考核申请及相关材料，后经过区、市两级组织专家开展初审和终审，确定145人审核合格，可参加考核。　　（诸远征）

◆　河北省

2019年6月30日，河北省卫生健康委、中医药管理局联合在石家庄举办以"共庆祖国华诞，弘扬中医药文化，宣传贯彻'一法一条例'"为主题的宣传月活动，现场设置法制宣传区、中医药适宜技术体验区、名老中医义诊区、中医养生功法汇演区、中药材鉴别与炮制区等，现场解答法律问题，将《中医药法》《河北省中医药条例》有关知识与健康知识送到百姓身边。河北各地以多种形式同期、集中开展宣传，宣传活动累计受众万余人。河北省中医药管理局举办全省中医药监督知识与能力提升培训班，将《中医药法》《河北省中医药条例》作为重要内容，邀请国家中医药管理局法监司有关领导、省内外监督专家等，为170名中医药行政管理人员和监督员深入解读和培训。　　（王艳波）

◆　山西省

地方条例制修订。《山西省中医药条例》修订项目列入山西省十三届人大及其常委会五年立法规划。山西省中医药管理局连续两年提请山西省司法厅将《山西省中医药条例》列入法规立法计划，委托山西省中医院开展《山西省中医药条例》立法筹备工作，组织专家完成条例初稿起草。

中医诊所备案数量和医疗机构应用传统工艺配制中药制剂备案。按照国家要求，在全省范围同步实施中医诊所备案管理工作。截至2019年底，山西省共备案中医诊所648所。2018年12月，山西省药品监督管理局出台《山西省药品监督管理局医疗机构应用传统工艺配制中药制剂备案管理实施细则（试行）》，截至2019年底，医疗机构应用传统工艺配制中药制剂备案制剂77个。

开展中医药监督执法工作。完成国家中医药监督知识与能力培训项目任务。山西省中医药管理局依托山西省卫生监督所、山西中医学院附属医院等有关单位，对全省近200名中医药监督执法人员进行培训，并组织典型案例交流，全省卫生健康综合监督行政执法机构中医药执法监督工作能力和水平进一步提升。

开展中医养生保健服务乱象专项整治。山西省中医药管理局联合山西省市场监管局印发《关于开展中医养生保健服务乱象专项整治工作的通知》（晋卫中医药发〔2019〕1号），开展全省中医养生保健服务乱象专项整治，整治对象覆盖全省所有提供中医养生保健服务的非医疗机构。通过联合检查督导，全面掌握全省存在的中医养生保健机构存在乱象，有针对性地提高监管力度，并建立起长效监管机制，专项整治取得实质成效。

全面加强医疗机构中医医疗技术感染预防与控制。山西省卫生健康委印发《山西省卫生健康委办公室关于加强中医医疗技术感染预防与控制工作的通知》（晋卫办中医药函〔2019〕24号），要求各级卫生健康主管部门进一步强化对医疗机构中医医疗技术感控工作的监督管理，坚决杜绝出现监管盲点、管理缺失、培训缺位等现象，确保国家和山西省中医医疗技术感控管理的相关政策规定得到有效落实。

　　（赵红娟、郭君伟）

◆　内蒙古自治区

内蒙古自治区卫生健康委周密部署，统一思想，2017～2019年连续3年的全区卫生健康工作会议上提出要深入贯彻落实《中医药法》，加快推进治理体系和治理能力现代化；多次举办专题培训班，邀请权威专家进行深入解读，要求全区各级各类蒙医药中医药机构切实增强运用法治思维和法治方式提升改革发展能力，依法保护、扶持和促进蒙医药中医药事业发展；将《中医药法》相关政策宣讲列入"七五普法"和盟市年度目标责任状，年内全区专题宣讲解读20次以上；通过报纸、电台、电视、网络等多种渠道，利用"中国国医节""法制宣传日""中医中药中国行·蒙医蒙药内蒙古行"等契机，通过专题专栏、现场义诊、发放科普资料、专家宣讲等形式面向群众开展宣传普及工作；落实《中医药法》，制订出台《内蒙古自治区振兴蒙医药行动计划（2017～2025年）》《加强新时代蒙医药工作的实施意见》；改革传统蒙医药中医药准入机制，实施传统蒙药中药制剂备案管理、蒙医中医诊所备案管理，启动全区蒙医中医医术确有专长医师考核工作。

　　（岳红娟）

◆　吉林省

推动《吉林省中医药条例》制定工作。吉林省中医药管理局积极推动《吉林省中医药条例》立法进程，完成《吉林省中医药条例（草案）》第二轮征求意见、专家论证及风险评估，待吉林省司法厅审核后，将《吉林省中医药条例》报吉林省人民政府提请省人大常委会审议，纳入2020年省人大常委会立法计划。

开展《中医药法》实施二周年宣传活动。吉林省在全省中医药系统开展《中医药法》实施二周年宣传活动，累计培训2000余人，参与群众11000余人，义诊群众5000余人，发放宣传资料5.7万余份。

推进中医药（民族医药）标准化工作。2019年立项中医药吉林省地方标准13项，累计公布地方标准18项。中华中医药学会发布吉林省2项标准，即长春中医药大学附属医院牵头制定的小儿哮喘、重症肌无力两项标准。吉林省中医药管理局举办3期标准化培训班，培训中医药（民族医药）标准化人员400余人次。

落实中医医术确有专长人员医师资格考核注册制度。吉林省中医药管理局一是在吉林省桦甸市、蛟河市、船营区、昌邑区试点中医医术确有专长人员医师资格考核工作，107人通过省级报名资格审核；二是先后投入130万元，建设中医医术确有专长人员医师资格考核基地，建立标准化考室，开发中医医术确有专长人员医师资格考核考务管理系统。

落实中医诊所备案工作。积极推进中医诊所备案管理，截至2019年12月31日，吉林省中医诊所备案达483家，其中长春市144家、吉林市93家、延边州49家、四平市26家、通化市35家、白城市8家、辽源市19家、松原市23家、白山市40家、公主岭市34家、梅河口市12家。

加强中药制剂备案管理。吉林省药品监督管理局出台《吉林省医疗机构应用传统工艺配制中药制剂备案实施细则》，于2019年9月1日正式实施；开发吉林省医疗机构制剂备案和审批系统，实现全过程网上办理；组织中药制剂备案培训，总计培训全省百余家中医医疗机构近300人。截至2019年12月31日，22个品种通过传统中药制剂备案。

（石绍鑫）

◆ 上海市

地方条例制修订情况。2019年，上海市人大对《中医药法》和《上海市发展中医条例》（以下简称《条例》）上海市贯彻实施情况进行10次执法检查和立法调研，成立由部分上海市中医药事业发展领导小组成员单位组成的《条例》修订工作领导小组，组建由卫生法学、行政立法、中医药领域等相关专业专家组成的修订工作组，研究、落实具体工作。在《条例》修订研究过程中，工作组与上海市人大、市司法局就《条例》修订情况进行会商；对相关专家、机构进行专访，听取意见建议；赴河北调研中医药条例立法情况，与北京、吉林、江苏、浙江等省中医药管理局共同探讨条例修订情况；对《条例》修订的背景依据、关键解决问题、实施条件以及现行《条例》的上海市执行情况等全面研究和梳理，制订上海市条例修订工作方案。通过对《条例》修订开展各项调研，总结和分析上海市中医药发展现状以及调研中发现的问题，梳理《条例》修订核心问题、创制性条款，研究起草《条例》修订研究报告、《条例》修订草案等一系列文件。《条例》修订申报成为上海市人大2020年度正式立法项目。

中医医术确有专长人员医师资格考核注册制度执行情况。2018年11月6日，原上海市卫生计生委印发《上海市中医医术确有专长人员医师资格考核注册管理实施细则（试行）》（以下简称《实施细则》），并于同年12月29日发布《关于2018年度上海市中医医术确有专长人员医师资格考核的公告》，全市16个区均可受理相关人员的现场报名。经过区级初审、市级复审等环节，全市共有67人符合考核报名条件，于2018年10月中旬对符合考核报名条件的人员进行公示。2018年12月至2019年1月，上海市卫生健康委先后组织专家完成第一阶段回顾性医术实践资料评议、第二阶段中医相关技能考核和第三阶段现场问答。上海市于12月31日发布2019年度考核公告。

中医诊所备案工作进展。《中医诊所备案管理暂行办法》自2017年12月1日起施行以来，上海市高度重视，积极推进上海市中医诊所备案管理工作稳步实施，截至2019年11月30日，全市各区共备案中医诊所147家。上海市卫生健康委根据国家和上海市"双减半"等行政审批制度改革要求，进一步简化申请材料，优化备案流程。 （奚之骏）

◆ 江苏省

2018年，江苏省人大常委会将《江苏省发展中医条例》修订列入立法工作计划预备项目，2019年列入立法工作计划正式项目。2018年4月，原江苏省中医药局成立起草小组。修订中，因条例名称、框架、内容有较大调整，经江苏省人民政府法制办同意，将修订改为制定。2018年5月，草拟形成《江苏省中医药条例（草案）》初稿；7月，形成《江苏省中医药条例（草案）》（征求意见稿）。2019年1~5月，广泛征求意见；6月，通过专家论证；7月通过合法性审查和社会稳定性风险评估，形成《江苏省中医药条例（草案）》（审议稿）；8月20日，通过江苏省卫生健康委主任办公会审议并于9月初上报省人民政府；12月17日，通过江苏省人民政府常务会审议并提请省人大常委会审议。

中医医术确有专长人员医师资格考核注册制度执行情况。江苏省于2018年初启动《江苏省中医医术确有专长人员医师资格考核注册管理实施细则》（以下简称《实施细则》）起草工作，并于2018年9月印发，自2018年11月1日起施行。根据《实施细则》，2018年11月8日，发布《2018年江苏省中医医术确有专长人员医师资格考核报名指南》，印发《关于做好2018年江苏省中医医术确有专长人员医师资格考核报名工作的通知》，建立网上报名系统，组织开展全省报名工作。经统计，江苏省共有1504人报名参加首次中医医术确有专长人员医师资格考核。经县、市、省三级审核并公示，共有215名考生参加考核，有19名考生考核合格并完成公示流程。江苏省对公示合格人员发放中医（专长）医师资格证书，并按照属地管理原则，做好执业注册工作。

中医诊所备案数量。2017年12月1日，《中医诊所备案管理暂行办法》实施以后，江苏省中医药管理局认真落实中医诊所备案管理工作，明确制度要求，开展摸底调研，及时组织培训，开展指导调研和监督检查。截至2019年底，江苏省共备案中医诊所971家。　（朱蕾）

◆　**福建省**

大力加强《中医药法》宣传。《中医药法》颁布实施两年来，福建省各级开展不同形式的宣传贯彻活动，突出宣传《中医药法》精神实质、基本内容和创新制度，贯彻落实《中医药法》及配套制度中的好经验、好做法。大力宣传《中医诊所备案管理暂行办法》《中医医术确有专长人员医师资格考核注册管理暂行办法》等配套制度。2019年福建省继续举办《中医药法》中医药实践技能大赛。在宣传活动中，坚持面向社会公众，突出群众参与，大力推进《中医药法》进机关、进单位、进社区、进乡村，引导广大市民正确了解、喜爱中医药，促进《中医药法》实施和深入人心。

完善配套法规制度建设。2019年，福建省中医药管理局继续报送《福建省中医药条例（草案送审稿）》，并列入2020年预备计划；按照福建省《关于做好中医诊所备案管理工作的通知》，做好中医诊所备案管理工作；印发《福建省中医医术确有专长医师资格考务管理办法》，细化各环节考务管理规定。

认真落实《中医药法》。福建省中医医术确有专长人员医师资格考核工作进展顺利，组织2019年度中医医术确有专长人员医师资格考核报名、审核工作。中医诊所备案管理制度在全省范围内执行，2019年备案278家，多数分布在市辖区。医疗机构应用传统工艺配制中药制剂备案管理制度开始执行，备案品种19个。

加大人员培训与监督。福建省各级卫生监督机构成立中医药监督处（科）或指定专人负责中医药服务监督工作，并积极参加国家举办的中医药服务监督培训班，在省内举办中医监督培训班1期；开展全省范围的中医医疗机构传染病防治和感染防控监督执法专项检查，共检查全省二级以上中医类别医院63家、一级中医类别医院（含未定级）17家、其他中医医疗机构（中医诊所、门诊部）823家；将中医监督工作纳入福建省整治医疗机构违法违规医疗行为专项行动中，对全省各类中医医疗机构进行全面清理整顿；对全省19个县（市、区）开展中医养生保健行业乱象监督，摸排各类线索移送相关部门。　（张锦丰）

◆　**河南省**

一是《河南省实施〈中医药法〉办法》列入2020年河南省人民政府立法计划，以及省人大常委会审议的2020年地方法规草案调研项目。二是开展《中医药法》实施两周年宣传活动，2019年6月30日，在河南南阳举办"中医中药中国行——中医药健康你我他"2019年河南省中医药健康文化大型主题活动暨庆祝《中医药法》贯彻实施两周年活动启动仪式，现场设置100余块《中医药法》解读展板，组织省、市各级30余家中医医疗机构的100多名中医药专家开展义诊、举办健康讲座，活动现场还有中医养生功法表演、科普物资发放、诗词大会、古琴演奏及中医药健身功法展示等活动，吸引近5000名群众参与。各市县组织形式多样、内容丰富的宣传活动，努力扩大宣传面，为全民信中医、用中医，全社会共同推进中医药事业发展创造良好氛围，真正将《中医药法》的贯彻执行落到实处。三是认真落实《中医诊所备案管理办法》，召开专家座谈会，及时解答、解决各地备案中出现的问题。截至2019年12月31日，河南省中医诊所备案839家，河南省医疗机构应用传统工艺配制中药制剂备案112种。　（姜方方）

◆　**广西壮族自治区**

《中医药法》宣传活动情况。自《中医药法》实施以来，广西壮族自治区积极贯彻落实《中医药法》相关规定，加大宣传力度，主要表现在：一是通过召开全区中医药民族医药发展领导小组协调会进行《中医药法》的宣传和普及。二是每年利用"壮族三月三"传统节日期间，在全区开展为期1个月的中医药壮瑶医药宣传工作，加强《中医药法》的宣传。三是每年通过"中医中药中国行——中医药健康文化推进行动"系列活动进行《中医药法》宣传，形成全社会"信中医、爱中医、用中医"的浓厚氛围。

《中医药法》配套制度建设情况。2019年，广西壮族自治区人民政府将《广西壮族自治区发展中医药壮医药条例》（修订）列入自治区人民政府2019年立法预备项目。自治区中医药管理局开展相关立法调研，向自治区司法厅报送调研报告，并建议将《广西壮族自治区发展中医药壮医药条例》（修订）纳入2020年自治区人民政府立法工作计划当年完成项目。2019年10月26日，自《中共中央　国务院关于促进中医药传承创新发展的意见》出台后，随即启动广西实施意见稿起草工作。

《中医药法》有关重要制度执行情况。一是中医医术确有专长人员医师资格考核注册制度执行情况。根据《广西壮族自治区中医医术确有专长人员医师资格考核注册管理实施细则》（桂卫规〔2018〕5号），将经考核认定并通过考核合格的156人名单通过自治区卫生健康委官方网站向全区公示。截至2019年12月，尚未向中医医术确有专长人员医师资格考核通过人员印发医师资格证及执业证书。二是中医诊所备案管理制度执行情况。截至2019年12月，全区共备案中医诊所458个，并积极监督中医诊所依法执业。三是医疗机构应用传统工艺配制中药制剂备案管理制度执行情况。为积极鼓励和支持医疗机构中药民族药制剂的发展，自治区药品监督管理局及时制定《广西医疗机构应用传统工艺配制中药民族药制剂备案管理实施细则》。截至2019年12月，共备案品种90个，其中全新的品种8个，有批准文号转备案品种82个。同时对备案品种100%开展事后监

管，抽样检验合格。　（陈小兵）

◆　**重庆市**

一是推进地方中医药立法工作。重庆市调整《重庆市中医药条例》立法工作领导小组，完善工作方案，多次开展市内立法调研、专家论证，修改完善《重庆市中医药条例（草案）》文本。二是开展首次中医医术确有专长人员医师资格考核。成立重庆市中医医术确有专长人员医师资格考核领导小组，探索并制定中医医术确有专长人员医师资格考核考务制度、考核流程，实施首次考核工作，全市 3876 人报名，共 16 人通过考核。三是开展中医诊所备案管理。重庆市新增审批、备案的中医类别诊所 264 家，其中属备案管理的中医诊所 246 家，占比 93%。四是推进传统工艺配制中药制剂备案管理工作。进一步完善网上备案系统，优化备案流程，加强备案工作指导，受理医疗机构应用传统工艺配制中药制剂申请 43 件，完成备案品种 25 个。　（廖惠萍）

◆　**四川省**

扎实推进《四川省中医药条例》修订。2019 年 3 月，四川省召开第十三届人大常委会第十次会议，第二次审议《四川省中医药条例（修订草案）》。2019 年 11 月 28 日，《四川省中医药条例》（以下简称《条例》）由四川省第十三届人民代表大会常务委员会第十四次会议修订通过，自 2019 年 12 月 1 日起正式施行。《条例》共 7 章 61 条，分为总则、中医药服务、中药保护与发展、传承与创新、保障与促进、法律责任、附则。《条例》以《中医药法》和《中共中央　国务院关于促进中医药传承创新发展的意见》为遵循，全面贯彻习近平总书记关于中医药工作的重要指示、李克强总理批示和全国中医药大会精神，把保障和促进中医药传承创新发展，保护人民健康作为立法目的。坚持中西医并重，遵循中医药规律，在立足传承创新发展川派中医药，充分发挥中医药在经济社会发展中的独特作用，推进中医药高质量发展，推动中医药走向世界等方面，作了一系列制度安排和创新设计。

认真组织中医医术确有专长人员医师资格考核。2018 年 10 月，四川省中医药管理局印发《四川省中医医术确有专长人员医师资格考核注册管理实施细则（暂行）》（川中医药发〔2018〕24 号）。2019 年 9 月，完成四川省 2018 年度中医医术确有专长人员医师资格考核。全省网上报名 7534 人，经过审核，最终 3381 人取得考核资格，通过专家评审考核通过的有 236 人。

持续落实中医诊所备案管理制度。根据《中医诊所备案管理暂行办法》（国家卫生计生委令第 14 号）规定，截至 2019 年底，四川省中医备案诊所 1342 所。

积极推动医疗机构应用传统工艺配制中药制剂备案管理工作。2019 年 2 月，四川省药品监督管理局发布《四川省医疗机构应用传统工艺配制中药制剂备案管理实施细则》，并启用在线填报系统，实行网上备案。截至 2019 年底，有 23 家医疗机构申请账号开展中药制剂备案，备案信息系统经生成传统中药制剂备案号 390 个，其中藏药制剂 208 个、中药制剂 182 个。　（苏晓川）

◆　**贵州省**

2017 年 7 月《中医药法》颁布实施后，贵州省中医药管理局安排宣传贯彻专项经费，编制专项工作方案进行宣传和贯彻落实。一是大力宣传《中医药法》。2017 年 8 月，组织召开全省学习《中医药法》贯彻动员及培训会。组织贵州省中医院院长及相关从事中医药的人员进行为期 2 天培训，邀请原贵州省卫生计生委领导及专家对法律进行深入讲解，使大家了解《中医药法》、掌握《中医药法》、使用《中医药法》，促进全省中医药发展水平和服务能力的提升。二是出台相关配套政策，强化《中医药法》的贯彻落实。贵州省委、省人民政府提出建设中医药强省的战略目标，出台《贵州省贯彻落实〈中医药发展战略规划纲要（2016 ~ 2030）年〉实施方案》《贵州省中药材保护和发展规划》等一系列重大政策文件，颁布实施《贵州省名中医评选管理办法（试行）》《贵州省方便群众看中医进一步改善中医医院服务工作方案》等配套文件。三是依法开展工作。依据《中医药法》，对市场上中药行业乱象进行整顿。针对中医药行业中存在的服务不规范、虚假宣传等问题，依法进行处置，规范中医药从业行为，保障医疗安全，提升中药质量。强化对全省中医医疗服务和中药生产经营的监督。2019 年，贵州省中医药管理局在全省范围内组织开展为期 6 个月的中医养生保健服务乱象整治行动，下达监督意见书 10 份，发现违法行为机构 334 家，立案 142 件，罚款 41.28 万元。　（俞学良）

◆　**陕西省**

开展普法宣传。《中医药法》实施以来，陕西省以各级中医药管理部门、各级各类中医医院为主体，广泛开展《中医药法》宣传和政策解读。在陕西省 10 地市和杨凌示范区分期举办《中医药法》专题培训共 1200 余人次，利用陕西中医微信公众号举办《中医药法》知识竞赛。2019 年 7 月 1 日前后，陕西各地纷纷举办 2019 年中医药健康文化推进行动暨《中医药法》实施两周年活动，开展《中医药法》及配套文件宣传、中医义诊和健康体验、中医药知识科普宣传等。

修订地方配套法规。2019 年，陕西省人大常委会将《陕西省中医药条例》列入 2019 年立法计划项目；陕西省中医药管理局将《陕西省中医药条例》修订作为重点工作，广泛吸取各级各部门、医疗机构、制药企业、民间医药等各界代表意见建议，多次召开专家论证会和座谈会，形成《陕西省中医药条例》修订草案初稿。初稿 5 月 15 日经陕西省人民政府常务会议审定通过报省人大审议。经过反复修改，分别于 5 月 30 日通过省人大第一次审议、7 月 30 日通过省人大第二次审议。

组织确有专长人员考核。陕西

省中医药管理局召开 6 次论证会，3 次征求意见，制定《陕西省中医医术确有专长人员医师资格考核注册管理实施细则（暂行）》《陕西省中医医术确有专长人员医师资格考核报名暂行规定》，并通过政府网站及"陕西省中医药管理局微信公众号"进行详细解读，开发"陕西省中医医术确有专长人员医师资格考核报名系统"，举办全省所有县区级以上中医药管理部门参加的政策培训辅导班。2018 年 6 月确有专长人员考核在全国开考，铜川市及西安未央区符合条件的 144 位人员参加考核，103 人通过考核并取得中医医师资格。2019 年全省网上报名人数达 3723 人，经过严格审核，有 1894 人通过省市县（区）三级审核。2019 年 11 月 28 日～12 月 4 日，陕西省考核集中在西安举行，共有 1857 名（27 人缺考）考生参加考试，最终通过 1041 人。考核全过程组织严密、公正公平，无不良反映。

落实中医诊所备案制度。陕西省中医药管理局严格按照《中医药法》规定，印发通知要求各地市严格执行《中医诊所备案管理暂行办法》，不搞变通、不打折扣、不设障碍，鼓励发展社会办医，方便群众看中医、吃中药。截至 2019 年 12 月 31 日，陕西省实行备案的中医诊所数量为 714 所。

中药制剂备案管理。陕西省中医药管理局多次组织专家召开论证会，与省药品监督管理局联合制定印发《陕西省医疗机构应用传统工艺配制中药制剂备案管理实施细则（试行）》，对省内中医医疗机构应用传统工艺配制中药制剂申请备案资料进行前置审核。截至 2019 年底，陕西省药品监督管理局共收到产品备案申请 27 个，其中通过备案 1 个。

（陈朋辉）

◆ 青海省

2019 年，青海省中医药管理局学习贯彻《中医药法》，开展《青海省发展中医藏医蒙医条例》修订工作，多次征求全省中藏医药医疗、教学、科研等相关机构和各市（州）

卫生健康行政部门意见；完成 2019 年中医医术确有专长人员医师资格考核工作，共有 252 人报名，审核后有 95 人符合报名要求，经考核、复核共有 10 人通过（中医 5 人、藏医 4 人、蒙医 1 人）；加强《中医诊所备案管理暂行办法》实施后的监督管理工作，备案开设中藏医诊所 85 所；印发《青海省医疗机构应用传统工艺配制中药民族药制剂备案管理实施细则》，截至 2019 年底，共有 208 种制剂通过备案。　（余　静）

◆ 宁夏回族自治区

大力宣传《中医药法》。2019 年在《中医药法》实施两周年之际，宁夏回族自治区中医药管理局印发活动通知，确定活动重点，各地以庆祝中华人民共和国成立 70 周年为契机，与建党 98 周年、宪法日等宣传活动相结合，面向社会公众开展《中医药法》"进机关·进单位·进集市·进社区·进乡村"法制宣传教育等形式多样的主题活动。利用中医药记者站、举办培训班、开展文化巡讲、举行义诊、电视专栏解读、发布报纸专版、微信公众号推送、印发宣传资料、制作展板、电子屏、宣传横幅等宣传形式，以及通过八段锦表演、五禽戏、易筋经、平衡养生操、舞蹈《中医礼赞》、太极诗舞、中医养生颂等，全面宣传《中医药法》，宣传中医药文化，指导广大群众养成健康的生活习惯，营造浓厚的"信中医、爱中医、用中医"中医药舆论氛围。

认真贯彻《中医药法》。2019 年 3 月，形成《2019 年自治区中医医术确有专长医师资格考核实施方案》，对报名资格、材料要求、报考技术类别和数量等方面进行进一步细化和完善，将 2018 年审核通过人员与 2019 年人员合并进行考核，组建自治区中医医术确有专长人员医师资格考核专家库，12 月 7～8 日组织现场考核，通过 61 人。（张　涛）

◆ 新疆维吾尔自治区

地方条例制修订情况。新疆维吾尔自治区成立自治区中医药发展条例

调研论证起草工作领导小组和专家组，在前期召开专家座谈会，广泛征求各级各单位的意见和建议、实地调研论证工作的基础上，形成《自治区中医药发展条例（草拟稿）》和《自治区中医药立法调研论证报告》，列入自治区人大 5 年（2018 年～2022 年）立法计划调研论证项目，将结合全国中医药大会精神和《中共中央 国务院关于促进中医药传承创新发展的意见》，进一步调研论证并修改完善。

中医医术确有专长人员医师资格考核注册制度执行情况。2018 年 11 月，新疆维吾尔自治区印发《新疆维吾尔自治区中医医术确有专长人员医师资格考核注册管理实施细则（暂行）》，组织开展 2019 年自治区中医医术确有专长人员医师资格考核前期报名和资格审查工作，全区报名考核人员 1200 余人，审核通过 347 人。

中医诊所备案数量。自 2017 年 12 月 1 日《中医诊所备案管理暂行办法》实施以来，自治区卫生健康委深入推进中医诊所备案管理工作。截至 2019 年 12 月 31 日，新疆维吾尔自治区完成中医类诊所备案 166 家（含兵团）。

医疗机构应用传统工艺配制中药制剂备案数量。自治区食品药品监督管理局于 2018 年 7 月印发《新疆维吾尔自治区医疗机构应用传统工艺配制中药制剂备案管理实施细则（试行）》（新食药监注〔2018〕84 号），建设"传统中药制剂备案信息平台"，开展传统中药制剂备案工作。截至 2019 年 12 月 31 日，备案 4 家医疗机构的 50 个应用传统工艺配制的医疗机构制剂品种。

古代经典名方目录申报。开展维吾尔医药古代经典名方目录遴选工作。围绕维吾尔医优势病种，初选 1000 余个维吾尔医经典方剂，通过古籍和现代文献对比研究、临床调研、专家咨询论证等遴选程序，向国家中医药管理局推荐维吾尔医药经典方剂 30 首。

《中医药法》宣传活动开展情况。2019 年，新疆维吾尔自治区举

办中医药监督知识与能力培训班、中医药管理人才治理能力提升培训班，对中医药专业人员进行《中医药法》相关知识的培训宣传，培训人员 260 余人；在巩留县、富蕴县、呼图壁县、阿克苏市、克拉玛依市举行中医中药中国行走进新疆中医药健康文化传播主题系列活动 5 场次，面向社会大众开展"信中医、爱中医、用中医，健康新疆我行动"签名、赠书、发放宣传材料、大型义诊、太极演示、拍打操带教、药茶品鉴、中药辨识等中医药文化科普宣讲活动，当地机关干部、社区群众 1500 余人参加现场活动，为全区贯彻实施《中医药法》营造良好的氛围。 （曹玉景）

◆ 新疆生产建设兵团

兵团坚持依法发展中医药，深入开展《中医药法》宣传教育，推进健康兵团建设。各单位组织工作人员认真学习《中医药法》，准确把握《中医药法》内容，扶持和促进中医药事业发展，深入推进《中医药法》及配套制度的宣传教育，不断增强依法发展中医药的法治意识。以庆祝中华人民共和国成立 70 周年为契机，与中医药健康文化推进行动和建党 98 周年、中医中药中国行活动相结合，各师市面向社会公众开展形式多样的《中医药法》宣传教育活动，开展以"信中医、爱中医、用中医"为主题的宣传活动。兵团各级医疗机构组织中医专家下基层、社区及校园，宣传、讲解中医养生知识并开展义诊服务。 （张 欢）

◆ 哈尔滨市

《中医药法》实施以来，哈尔滨市积极开展形式多样的学习宣传活动，邀请法学专家对《中医药法》进行解读，面向基层卫生部门、各级医疗机构组织政策法规巡讲 110 余场，1.9 万余人次参加学习；面向社会，开展普法宣传 30 余场，编印发放宣传材料 20 余万份。 （马晓峰）

◆ 青岛市

青岛市推动《中医药法》实施，举办《中医药法》大宣讲活动，青岛市中医药管理局专职副局长赵国磊出席启动仪式；开展《中医药法》专题培训，全市卫生健康系统中医药行政管理人员、综合监督执法人员和医疗机构管理人员共 100 余人参加培训；开展《中医药法》学法考法活动，全市有 3000 余名卫生健康系统人员参加普法考试；开展《中医药法》网络在线问政活动，围绕实施《中医药法》等相关工作进行专题解读和宣传；联合大众网开展《中医药法》"局长院长访谈录"活动，赵国磊参加访谈，分别围绕社会各界关注的法律条款、群众关心的热点问题进行重点解读和阐释，回应社会关切，营造重视、关心、参与和支持中医药振兴发展的良好氛围。贯彻落实《中医诊所备案管理暂行办法》《中医诊所和中医（综合）诊所基本标准》，实施中医诊所备案，累计备案中医诊所 141 家；贯彻落实《中医医术确有专长人员医师资格考核注册管理暂行办法》，在崂山区开展山东省中医医术确有专长人员医师资格考核试点工作，13 名确有专长人员通过考核。

（范存亮）

◆ 深圳市

深圳市深入学习贯彻党的十九大精神，以及习近平总书记对广东工作"四个走在全国前列"的重要要求和对中医药工作的重要指示批示，以贯彻实施《中医药法》、创建国家中医药综合改革试验区为契机，着力推动中医药传承创新发展。一是继续加大《中医药法》宣传，加快制修订《深圳经济特区中医药条例》及相关配套政策措施，为中医药发展提供法规制度保障。二是强化中医药工作的智力支撑，调整深圳市中医药发展工作联席会成员单位，建立中医药发展专家咨询委员会。三是加强中医药规范化标准化建设。推进《中药编码及规则》系列标准立项推广，制定《深圳市名优中医管理办法》《深圳市中医重点专科评审和管理办法》《深圳市纯中医治疗医院设置标准》等。四是创新中医药改革发展模式。创建宝安纯中医治疗医院和宝安中医药基金会。出台《深圳市医疗保障局关于先行示范促进中医药传承创新发展工作方案》《深圳市中医药医疗服务打包收费试点实施方案》，推动中医药医保制度综合改革。五是支持本地企业利用基因检测技术重塑中药材溯源体系和中医药疗效评价体系，提高中药材的质量和道地性，加强中医药产品开发和中药作用机理研究，打造"大健康＋大平台＋大数据＋大服务"中医药全产业链发展创新模式。 （刘冬云）

五、中医药文化建设

【概述】 2019 年中医药文化建设工作的顶层设计进一步加强，组织开展形式多样的中医药健康文化传播活动，推动中医药文化宣传教育基地建设，多渠道、多终端传播中医药文化，促进中国公民中医药健康文化素养稳步提升。

做强品牌活动。组织开展中医中药中国行——中医药健康文化推进行动 2019 年各项活动，包括在北京世园会举办中医中药中国行——中医药健康文化大型主题活动、首届中医药文创产品设计大赛、中医药文化科普巡讲、中医药文化进校园、悦读中医、中医药健康文化精品遴选等，扩大中医药知识普及和文化传播覆盖面，提高人民群众对中医药服务的获得感和满意度。

加强合作协作。国家中医药管理局联合文化和旅游部非遗司完成局属国家级非物质文化遗产代表性项目保护单位检查工作，组织开展第五批国家级非物质文化遗产传统医药类项目推荐工作；继续联合团中央推出《团团健康小课堂》，通过漫画形式在青少年群体中传播中医药文化，截至 2019 年底，在团中央微信公众号推出 45 期，每期阅读量均 10 万以上；联合中国传媒大学完成 2019 年度中医药文化科普巡讲专家培训。

加强平台建设。国家中医药管理局制定印发《全国中医药文化宣传教育基地管理暂行办法》《全国中医药文化宣传教育基地基本标准（2019版）》，不断提升中医药文化宣传教育基地建设的规范化水平；对17家申报全国中医药文化宣传教育基地的单位进行实地审核；组织全国中医药文化宣传教育基地开展建设交流，推动基地提升承担中医药文化传播工作的意识和能力。

加强课题研究。国家中医药管理局继续开展2019年中国公民中医药健康文化素养调查，完成2018年全国中医药健康文化知识普及工作及中国公民中医药健康文化素养调查研究报告，2018年中国公民中医药健康文化素养水平提高到15.34%，提前完成中医药文化建设"十三五"规划的有关目标；启动中医药文化建设"十四五"规划研究课题，对中医药文化建设"十三五"规划完成情况进行评估。

（王　鹏、赵瑶琴）

【中医中药中国行——中医药健康文化大型主题活动】　2019年6月30日，中医中药中国行组委会联合北京市人民政府于《中医药法》实施两周年之际，在2019中国北京世界园艺博览会期间举办中医中药中国行——2019年中医药健康文化大型主题活动暨2019年中国北京园艺博览会中医药主题日活动，活动吸引近8万人次群众参与。活动与《中医药法》宣传活动紧密结合，借助北京世园会这一世界级窗口，向海内外公众传播中医药文化，普及中医药健康养生知识，受到社会各界广泛关注和一致好评。全国31个省（区、市）相继开展中医中药中国行中医药健康文化大型主题活动，通过展示普法和文化展板、发放宣传手册等多种形式将《中医药法》宣传与主题活动有机融合，发放各类中医药科普宣传材料超过20万件，全国同频联动有效扩大中医中药中国行活动的辐射面和影响力。

（王　鹏、赵瑶琴）

【中医药文化科普巡讲活动】　2019年中医药文化科普巡讲活动以"传播中医药健康文化、提升民众健康素养"为主题，旨在使广大群众进一步了解中医药健康养生知识理念，正确理解中医药。巡讲活动先后在中关村街道、国家药品监督管理局、中国人民大学、牛栏山酒厂、华北电力大学、北京海淀区甘家口街道、北京汽车集团有限公司越野车分公司等单位举办，邀请中医专家分别就心血管疾病的预防、心脑血管病患者的衣食住行、正确认识糖尿病、中医治未病等主题进行科普宣讲。同步开展巡讲活动线上直播，通过今日头条西瓜视频直播、新浪微博一直播等平台，与网络上万名受众一起分享中医药健康养生知识，扩大活动覆盖面和受益面。国家中医药管理局联合全国妇联中国婚姻家庭研究会，在全国10个城市开展50场省级中医药文化科普巡讲活动。

（王　鹏、赵瑶琴）

【2019年首届全国中医药文创产品设计大赛】　2019年首届全国中医药文创产品设计大赛以"传承中医文化　锻造文创精品"为主题，面向中医药行业和社会各界广泛征集将流行元素、创意产品与中医药哲学思想、文化内涵、养生理念相结合的中医药文创产品，吸引广大群众尤其是年轻人借由中医药文创设计和产品制作，进一步学习中医药知识、熟悉中医药文化、关注中医药发展。本次活动共收到参赛作品近500件（套），经过初评、网络投票、专家评审等环节，共评出年度中医国礼文创特别大奖1名，优秀中医礼物奖10名，最佳设计奖28名，最佳人气奖14名，最佳组织奖20名。　　（王　鹏、赵瑶琴）

【中医药文化进校园和中医药文化角建设】　2019年9月，中医药文化进校园活动（五寨站）暨中医药文化角捐赠活动在山西省忻州市五寨县第一小学、第二小学、第三小学、第四小学、第二中学、第三中学举行。中医中药中国行组委会向五寨县全部中小学捐建中医药文化角，配套捐赠中医药文化科普图书、6台多媒体一体机和6300余份宣传品。

2019年10月，中医药文化进校园（北京站）活动在中国人民大学附属中学举办。中医中药中国行组委会向中国人民大学附属中学及联盟学校捐建中医药文化角，配套捐赠中医药文化科普图书、1台多媒体一体机和5000余份宣传品。现场开展中药标本展示、中药种植AR体验、中医适宜技术体验、中药香囊制作等活动，吸引大批学生参观体验，近距离感受中医药文化。

（王　鹏、赵瑶琴）

【第六届全国悦读中医活动】　第六届全国悦读中医活动以"悦读中医，健康中国"为主题，组织中医药院校师生、行业人员和中医药爱好者，开展中医药图书、报纸、期刊全民阅读活动，普及一批中医药科普读本和挂图，创作一批阅读作品，积极助力中医文化传播，助力全民阅读。活动于2019年7月启动，共有561家单位参与，覆盖中医药学会（协会）、院校、医疗机构、科研机构、新闻出版机构等，收到推荐文章、音频、漫画等作品977个。经过作品推荐征集、网络推选、大众网络投票、专家审核等环节，推选出54篇悦读中医好感悟、40位悦读中医好声音、10篇悦读中医好漫画、9种悦读中医活动网络人气作品、20本最受欢迎的十大中医药好书（学术类、科普类各10本）。　　（王　鹏、赵瑶琴）

【中医药健康文化精品遴选活动】　2019年度中医药健康文化精品遴选活动紧扣"弘扬中医药文化，发现中医之美，引领健康生活"主题，面向行业内外广泛征集艺术类、影像类、音频类、文创类等中医药主题文化作品。活动于2019年7月启动，历时5个多月，吸引27个省（区、市）的219家单位参与活动，征集到作品600余件。经过初审、网络投票、专家评审，共遴选出文化精品36件、优秀作品17件。

（王　鹏、赵瑶琴）

【中国公民中医药健康文化素养调查】　2019年，国家中医药管理局办公室按照《中医药文化建设"十三五"规划》有关要求，联合国家卫生健康委宣传司继续开展中国公民中医药健康文化素养调查工作，全面了解全国中医药健康知识普及情况和公民中医药健康文化素养水平，相关调查数据纳入中医药健康文化素养提升专项绩效考核指标。

中国公民中医药健康文化素养调查由北京中医药大学负责调查方案及问卷设计、数据处理分析等工作；中国健康教育中心负责调查点抽样、指导人员培训及入户调查等工作；省级中医药管理部门、省级健教机构负责本地区培训、入户调查及数据汇总等工作。按照调查工作对数据延续性、可比较性的要求，沿用既定调查方案及问卷，在全国31个省（区、市）随机抽取调查点336个，覆盖16～69岁常住人口80789人，通过现场入户调查的方式，共获取有效问卷78752份。

2019年12月，国家中医药管理局发布《2018年中国公民中医药健康文化素养调查结果》。调查显示，全国中医药健康文化知识普及工作稳步推进，中国公民中医药健康文化素养水平持续提升，达到15.34%，提前两年实现中医药文化建设"十三五"规划目标，全国15～69岁人群中，具备中医药健康文化素养的人数超过1.58亿。

（王　鹏、赵瑶琴）

【全国中医药文化宣传教育基地建设】　2019年6月，国家中医药管理局办公室印发《全国中医药文化宣传教育基地管理暂行办法》《全国中医药文化宣传教育基地基本标准（2019版）》，推动基地工作在制度建设上迈出重要一步，积极促进基地建设规范化水平提升，更好发挥基地在传播中医药文化中的积极作用。

2019年10～12月，国家中医药管理局办公室组织专家组赴天津、福建、湖南、重庆、云南，对相关省份中医药主管部门推荐申报全国中医药文化宣传教育基地的17家单位进行材料审核和实地审核。

2019年12月，国家中医药管理局办公室在广西南宁开展全国中医药文化宣传教育基地建设交流工作，贯彻落实《中共中央　国务院关于促进中医药传承创新发展的意见》和全国中医药大会精神，组织基地单位负责人围绕充分发挥中医药文化传播主阵地作用、打造品牌活动和文化精品、推出群众欢迎的中医药文化服务等进行深入研讨，进一步明确新形势下中医药文化宣传教育基地的建设定位、重要任务和发展目标，推动基地建设整体上提质增效。

截至2019年底，全国中医药文化宣传教育基地共81家，包括中医药相关的博物馆、展览馆、古迹、教育科研机构、医疗机构、企业等，总展览面积近45万平方米，收藏中医药文化展品8万余件，全年开展各类中医药文化宣传活动3000余场次。

（王　鹏、赵瑶琴）

【《本草中国》第二季荣获第25届中国电视纪录片系列片好作品】
2019年11月27日，在第25届中国纪录片学术盛典上，由国家卫生健康委宣传司支持，国家中医药管理局办公室专业指导，中国人口文化促进会监制，国务院新闻办公室对外推广局作为海外宣传推广支持，上海笃影文化传媒有限公司出品，爱奇艺联合出品的大型中医药文化系列纪录片《本草中国》第二季，荣获第25届中国电视纪录片系列片好作品。

中国纪录片学术盛典是由中国电视艺术家协会主办，中国视协电视纪录片学术委员会承办的中国纪录片业界规格最高的专业奖项评选活动，是国内纪录片参评数量最多、规模最大、规格最高的评选活动，代表了年度国内纪录片的发展方向和最高成就。《本草中国》第二季以超过50位杏林名医的人文视角切入，通过近40个贴近生活、关怀人性的真实医案，给观众带来一场中医药深层文化疗愈之旅。

（王　鹏、赵瑶琴）

【各地中医药文化建设情况】
◆　**天津市**
中医中药中国行暨天津市第四届中医药文化惠民月于2019年9月6日在天津中医药大学第一附属医院南院区启动，天津中医药大学第一附属医院、天津市南开区中医医院、天津中医药大学第二附属医院、天津市滨海新区中医医院、天津市武清区中医医院、天津市中医药研究院附属医院、天津市北辰区中医医院和天津市中西医结合医院8家医院随后开展为期1个月的惠民活动。

本次中医中药中国行活动中，8家医院鼎力配合，组织有序，活动形式多样。经统计，各医院共开展义诊咨询20场，举办科普讲座25场，参与专家200余人，发放科普宣传材料4万余份，受益群众4万余人。除此之外，还开展中医阅读周、中药制剂参观、八段锦表演、吴咸中院士展馆开放日、大型科普咨询等各式各样的惠民活动。（杨　仰）

◆　**河北省**
2019年，河北省中医药管理局深入落实中医中药中国行活动，开展"百院千场健康大讲堂"等中医药文化科普活动千余场，人民群众的中医药健康素养水平不断提升；开展中医药文化广场宣传活动，通过现场义诊、中药材辨别、养生功法演示等形式，使老百姓近距离感受中医药；组织专家，对省级中医药文化宣传教育基地建设情况进行验收；成立由吴以岭院士牵头的京津冀燕赵医学研究中心，召集专家对中医药历史资源进行研究挖掘，依托河北中医学院组织编写燕赵医学系列丛书。河北中医学院成立燕赵医学研究院，首批设立扁鹊文化研究院、河间学派研究院、易水学派研究院、东垣书院、窦汉卿学术思想研究院、活血化瘀学术研究院、中西医汇通学派研究院7个研究分院，开展燕赵医学流派和著名医家学术思想研究。河北中医学院启动省中医药博物馆建设。开展年度中医药文化素养调查。大力加强全省中医药宣传工作，继续举办全省中医药科普巡讲专家能力提升班，《中国中医药报》河北记者站获评先进记者站。"河北中医药"官方微信阅

读量在全国中医药系统和省直部门中名列前茅。 （王艳波）

◆ **内蒙古自治区**

2019 年，内蒙古自治区加强蒙医药中医药传统文化的挖掘整理，5 项蒙医特色技术列入国家级非物质文化遗产名录，43 项蒙医中医技术列入自治区级非物质文化遗产名录，3 位名蒙医成为国家级非物质文化遗产项目代表性传承人，42 位成为自治区级代表性传承人。内蒙古自然历史博物馆、科技馆开设蒙医药展，自治区国际蒙医医院及两所大学分别创建蒙医药博物馆，各级蒙医中医医院设置的蒙医药中医药展厅中，有 2 个国家级中医药文化宣传教育基地，8 个自治区级蒙医药中医药文化宣传教育基地。在主流媒体开辟《蒙中医说病》等专栏、举办"中医中药中国行·蒙医蒙药内蒙古行"大型健康文化推进活动和国医节文化宣传周活动，宣传普及蒙医药中医药防病治病知识，提升群众蒙医药中医药健康文化素养和养生防病自我保健能力。 （岳红娟）

◆ **吉林省**

吉林省中医药健康文化推进大型主题活动。2019 年 9 月 3 日，吉林省中医药管理局举办"中医中药中国行——2019 年吉林省中医药健康文化推进"大型主题活动，活动以"传播中医药，健康你我他"为主题。现场活动丰富多彩，太极扇、少林创意拳、九节鞭等节目精彩上演。同时开展"吉林中医药惠民走基层"大型义诊活动，10 位中医药专家进行义诊咨询，接待患者近 300 人次。现场发放科普图书资料近 3000 份，茶包、足浴包、中药驱蚊包等 1600 个，健康体检卡 100 张以及环保手袋等。活动现场设立展示区，展示吉林省中医药事业发展成就、《中医药法》及其配套文件的相关内容、吉林省中药材产业扶贫政策文件摘要、中医养生保健知识等。主题活动进一步推动中医药健康文化传播，提升民众中医药健康文化素养，增进社会对中医药的认知，

促进中医药健康养生文化的创造性转化、创新性发展。

中医药健康文化科普巡讲。为向公众传播科学的中医药健康知识，提高居民中医药健康文化素养水平，结合"2019 年健康吉林大课堂"项目，长春市、四平市、辽源市等 7 个项目试点地区举办 7 场中医防病知识讲座，受益人数 1000 余人。全年开展"吉林中医药惠民走基层"义诊活动 26 场，邀请专家 88 人次，受益百姓 4300 余人次，免费发放科普资料、书籍 6380 册。

中医药文化进校园工作。2019 年 8 月，双辽市印发《关于扎实推进中医药文化进校园的实施意见》《关于开展中医文化进校园·中医主题电影展播的通知》等文件；组织召开中医药文化进校园推进暨第三届师资培训会议，讲解《小学生中医健康素养》创作背景与知识构架，相关专家进行示范说课，双辽市相关小学领导和教师共 130 余人参加培训；举办"观看中医电影，弘扬中医文化"中医药文化进校园·中医主题电影展播。通过多种活动，引导学生深入学习、了解热爱中医药。

悦读中医、中医药文创产品设计大赛、中医药健康文化精品遴选活动。经各市（州）中医药管理部门积极组织，共接收到中医药健康文化精品遴选作品 18 个、悦读中医活动作品 72 部、中医药文创产品设计大赛作品 28 个。由专家评选出中医药健康文化精品遴选作品 8 个、悦读中医活动作品 13 部、中医药文创产品设计大赛作品 13 个。 （于 杨）

◆ **上海市**

为了进一步贯彻落实健康中国战略，上海市先后发布《健康上海 2030 规划纲要》《关于推进健康上海行动的实施意见》等相关文件，在市委、市人民政府的领导下，上海市中医药管理局高度重视中医药健康文化工作，以"传播中医药健康文化、提升市民健康素养"为主题，在全市深入开展中医药健康文化推进行动，为市民群众提供科学、准确、权威的中医药科普知识，将中

医药文化工作贯穿中医药工作中。

上海市中医药管理局与上海广播电视台品牌栏目合作拍摄制作 5 集《中医·世界》专题片，摄制组前往美国、英国、捷克、希腊、马耳他、阿联酋 6 个国家，记录中医药在海外发展的足迹。该片以《妙手》《仁心》《济世》《相生》《流芳》为题，全方位展示中医药国际化的探索与收获，带领观众了解中医药国际化的历史、现状和未来前景，讲述中医药走出国门面临的机遇和挑战。

上海市中医药管理局与已有 12 年历史的医学类品牌栏目《36.7℃》合作推出全国首档中医药传承人电视深度访谈节目《听·传人说》。为了用百姓听得懂、看得懂的方式传播中医药之美，节目设置"一张秘方""一件传家宝"形式新颖、生动活泼的板块，让中医传承、中医创新走进观众视野，说老百姓最关心的养生、治疗等民生问题，彰显中医药深厚的人文关怀。

上海市中医药管理局与东方卫视《名医话养生》栏目合作，推荐中医药专家开展中医药文化科普宣传，推荐中医大家担任学术顾问，为电视观众提供多元的中医药养生建议。

上海市中医药管理局协同上海市文化和旅游局以及黄浦、徐汇、嘉定、浦东新区卫生健康委等相关单位，针对不同人群特点，相继举办中医药文化宣传系列活动。针对游客，在地标旅游点——上海大世界举办为期 2 个月的中医药文化主题展，让游客们在历史长廊区、成果展示区、场景沉浸区、实物展示区、体验互动区了解上海海派中医的历史渊源、特色及中医药小常识。针对青少年，开展"蒙以养正，育国医少年"海派中医校园行主题活动。小学生们、留学生志愿者们通过舞蹈、情景剧、合唱等节目，生动讲述自己与中医的故事。中医家庭小药箱推广计划和中医双语科普微课程的上线，标志着海派中医进校园形式从线下衍生至更为宽泛高效的网络传播。针对社区百姓，开设"岐黄暖阳""中医药保健"等系

列讲座，制作中医药宣传手册，开展五行操、手指操、中医养生操、中医八段锦操等培训。针对中医药工作者，开展中医药经典诵读大赛，全市 16 个区卫生健康委及 4 家市级中医医院代表参加初赛和决赛，大赛充分展示选手们对中医四大经典的识记、理解、诠释和应用能力，对繁荣中医药学术、坚定中医人的文化自信具有积极意义。

根据国家中医药管理局和上海市委、市人民政府的工作部署和要求，以及上海市人民政府印发的《关于推进健康上海行动的实施意见》，上海市中医药管理局以"传播中医药健康文化、提升市民健康素养"为主题，在全市积极开展"中医中药中国行——中医药健康文化推进行动"。

积极参与各项国家活动。在全国首届中医药健康文化精品遴选大赛及文创作品大赛中，上海市共收集各类作品 100 余件，选出 10 件作品参加全国文创作品大赛（其中 8 项进入决赛），15 件作品参加全国中医药健康文化精品遴选大赛（14 件进入决赛）。在全国文创作品大赛中，上海市获得优秀组织奖，1 件作品获得优秀中医礼物奖。在第六届全国悦读中医活动中，上海市各区卫生健康委及医院、学会积极参与，报送作品 104 件，其中 66 件进入复赛。在推进上海市健康素养调查工作中，印发《2019 年"中国公民中医药健康文化素养调查"上海市工作方案》，8 个区参与调查，并上报调查报告。

推进上海市中医药文化建设重点工作。上海市中医药管理局借力知名媒体、整合行业内相关机构微信公众号，宣传贯彻落实《中医药法》；举办中医药健康文化主题活动，从 2019 年 6 月至 11 月，举办"读经典、强素养"中医药经典知识竞赛，各区卫生健康委和中医疗机构积极参与，掀起读经典强素养的学习热潮；8 月，举办中医中药中国行——海派黄浦耀申城活动，通过展览的形式，让市民了解海派中医流派及上海中医药工作的传承与发展，营造中医药事业发展

良好氛围；举办首届上海市中医药健康文化精品遴选活动、中医药文化"三进"活动及建设中医药健康养生文化体验场馆及中医药健康文化知识角等系列活动，加强中医药健康文化宣传与教育，提升市民中医药健康文化素养水平，助力推进健康上海建设。

（奚之骏）

◆　江苏省

2019 年，江苏省中医药管理局印发并组织实施《中医中药中国行——江苏省中医药健康文化推进行动 2019 年活动实施方案》，以《中医药法》实施两周年为契机，全省 13 个设区市举办以"二十四节气养生"为主题的中医药健康文化大型活动，广泛开展《中医药法》和中医药文化科普知识的宣传，在南京举办中医中药中国行——2019 年江苏省暨南京市中医药健康文化大型主题活动启动仪式；设计制作出江苏省第一份中医药文化科普地图，共收录 53 个省级及以上传统医药类别非物质文化遗产项目和技艺；组织开展庆祝中华人民共和国成立 70 周年江苏中医药健康文化系列活动——评选"我与中医药的故事"主题征文、"追梦新时代·传承中医药"江苏省中医药 70 年成就展暨大型义诊活动；开展中医药健康文化进地铁、公交活动；组织开展江苏省首届中医药健康文创产品设计大赛，共征集到中医药文创产品设计作品近 70 件，向中华中医药学会报送中医药健康文创产品设计大赛作品 34 件，15 件通过复审，获得一等奖、二等奖各 1 件，江苏省中医药管理局获优秀组织奖；组织开展以"悦读中医，健康中国"为主题的征文活动，提交作品 77 件，有 38 件作品进入复评；开展中医药健康文化精品遴选，共征集到微视频、图文、文创作品（产品）等中医药文创产品和文化作品 59 件，提交中华中医药学会参评作品共计 17 件，其中有 38 件作品进入复评；开展第九届"中医药就在你身边"中医药健康巡讲活动，重点面向学校、机关单位、城市社区与农村；继续举办全省中医药文化建设

和信息宣传工作培训班，加强中医药文化科普人才队伍建设；制订印发《2019 年江苏省中医药健康文化素养调查工作实施方案》，组织开展江苏省 14 个调查点的调查工作。2019 年新增省级中医药文化宣传教育基地 1 家，全省共有全国中医药文化宣传教育基地 2 家，江苏省中医药文化宣传教育基地 11 家；配合省文化和旅游厅推荐龙砂医学诊疗方法等 6 个项目申报第五批国家级非物质文化遗产项目。全省三级甲等公立中医医院、中医药高等院校、部分中药企业等单位共建设 158 个中医药文化传播新媒体平台，全省三级中医院中有 41 家设立官方微信公众号。

（朱蓄）

◆　浙江省

浙江省中医药管理局举办中医药健康文化大型主题活动，活动内容包含健康咨询义诊、互动体验、展览展示、节目表演、健康讲座、科普资料发放等板块，国医大师葛琳仪、国家名中医王坤根等现场为市民义诊，海燕艺术团、钱塘艺术团等文艺团体演出中医药主题节目，首批"浙产名药"目录的 10 个厂家设摊展示产品，市民们不仅体验推拿、刮痧、拔罐、艾灸、穴位敷贴，还品尝养生茶饮、制作香包等；启动"中国公民中医养生保健素养"百场巡讲活动，以《中国公民中医养生保健素养》42 条为培训内容，在街道、乡镇、社区、农村做巡讲 118 场；举办中药炮制调剂鉴定技能竞赛，来自省级单位、各地市 15 支代表队共 110 名参赛选手参加决赛，竞赛分为理论和实践两个环节，理论考试的知识点涵盖中药学基础知识、运用操作等，实践环节分中药炮制、中药调剂、中药鉴定 3 个部分，获奖者分别由浙江省总工会授予"浙江省医院药师技能标兵""浙江省医院药师技术能手"称号；开展中医药健康文化精品遴选和悦读中医活动，遴选出 37 件作品参加全国文创产品设计大赛；组织居民中医药健康文化素养调查，将 12 个县（市、区）作为中医药健康文化素养

调查监测点，采用随机抽样的方法，共调查 2880 人；开展浙江省中医药文化宣传教育基地建设，杭州市中医院广兴堂国医馆、温州叶同仁中医药博物馆、德清县莫干山陆有仁中草药博物馆、浙江景岳堂药业有限公司 4 家单位成为第二批浙江省中医药文化宣传教育基地；推进《中医药与健康》进校园工作，在海宁举办中医药文化进校园教育现场会；继续开展中医中药进党校、进农村、进礼堂等活动，办好《养生大国医》电视节目。　　（陈良敏）

◆　福建省

开展中医药健康文化传播活动。2019 年，福建省实施健康中国行动，促进卫生健康工作从以治病为中心转向以人民健康为中心；继续举办中医药健康文化大型主题活动，举办以"中医药健康你我他"为主题的活动逾 150 场，免费发放《中医药法》《中医养生保健知识》及各类慢性病防治宣传资料；组织全省中医医疗机构参加中医药健康文化知识网络大赛，开展中医药图书、报纸、期刊全民阅读活动；组织开展中医药文化公开课、中医非药物治疗体验、中药材辨识、中医药保健功法练习等，编写系列教辅资料，推动中医药文化进校园活动；以"中医药在你身边"为主题，组织专家深入社区、农村、部队、机关等开展中医药健康文化科普宣传；在各级中医医疗机构设立中医药健康文化知识角，扩大中医药文化宣传；开展中医药健康文化素养调查，发挥调查的宣传效应。

加强中医药文化宣传教育基地建设。福建省加强 11 个省级中医药文化宣传教育基地建设，支持省中医药文化博物馆、漳州片仔癀博物馆、闽台中医药博物馆、吉祥中医药文化展示馆等创建全国中医药文化宣传教育基地，打造中医药健康养生文化转化传播平台，提供中医药健康服务实地体验。

建设中医药文化科普队伍。福建省举办中医药文化科普师资培训班和中医药文化宣传骨干培训班，

培训人数达 400 人次；建立《中国中医药报》福建新闻采访中心，组织宣传队伍，发挥科普工作者作用，普及中医药文化知识，讲好中医药故事，营造"信中医、爱中医、用中医"的社会氛围。

挖掘中医药文化资源，推动中医药文化创造性转化、创新性发展。福建省开展中央苏区医史研究，弘扬"红医"精神，服务建设健康福建；开展闽南医史和客家医史研究，挖掘本土中医药文化精髓，发挥中医药文化优势，推出中医药膳食、药妆、香包、药枕、熏香、艾绒等产品开发，推进中医药康养、旅游产业；筹集 100 万资金，启动闽派中医影像工程，宣传闽派中医学术精华；建立菲律宾海外中心，中医药服务出口基地，促进闽派中医药走出去。　　（张锦丰）

◆　山东省

山东省一是启动齐鲁医学中医药家理论精华整理传承工程，成立编委会和专家组，确定负责人，举行签约仪式；二是做好山东中医药网信息发布，争创《山东中医药报》，在《中国中医药报》发表文章 125 篇，其中头版头条 9 篇；三是推进全省中医药健康文化素养调查，整理上报 2018 年度材料，启动 2019 年度工作；四是开展中医药文化进基层、进民间活动，举办义诊 80 余场，1000 余名专家参与，诊疗 3 万余人次，发放宣传材料 10 万余份；五是组织开展全省中医药经典临床应用竞赛，有力弘扬中医药文化，在全省掀起"学经典、信经典、用经典"的高潮。　　（王　玉）

◆　河南省

河南省一是实施中医药文化著作出版资助专项和中医药文化与管理研究项目，评选中医药文化与管理研究课题 27 项，著作 17 部；二是印发《河南省中医管理局关于中医中药中国行——河南省中医药健康文化推进行动 2019 年工作任务及分工的通知》（豫中医办〔2019〕8 号），开展"中医中药中国行——中医药

健康你我他 2019 年河南省中医药健康文化大型主题行动暨《中医药法》贯彻实施两周年"活动，组织参加第六届全国悦读中医活动及 2019 年度中医药健康文化精品遴选活动；三是认真打造中医药文化传播平台，发行医药卫生报中医药周刊 47 期，做好官方微信和网站的管理工作，微信公众号年度推文 500 条以上。

各地中医药文化建设异彩纷呈，南阳市连续举办十四届张仲景医药文化节；开封市推出《中医养生》栏目，举办膏方节，开展三伏贴体验活动；安阳市搭建中医药文化展示平台，引导中小学生背诵中医经典，受到广泛欢迎。　　（姜方方）

◆　广西壮族自治区

注重挖掘中医药文化内涵。广西壮族自治区坚持以中医药核心价值观引领典籍研究、学术研究、文化活动及健康文化教育，建有中医整脊疗法、扶阳法学术流派、慢性重型肝炎解毒化瘀、中医药防治传染病 4 个国家中医药管理局重点研究室，为研究中医药文化提供支撑平台；开展中医药健康养生文化转化、传播、创新。

建立完善中医药文化传承体系。广西壮族自治区充分发挥自治区中医药民族医药发展领导小组作用，整合资源力量，研究解决突出问题；实施"互联网＋中医药"行动计划，促进中医药壮瑶医药信息化建设，推动中医药文化数字化保存；通过义诊、中医药养生保健及疾病防治宣讲、课堂教育与课外活动衔接、知识竞赛、保健操等多种形式，开展中医药文化进校园活动近 400 场次，提升青少年中医药健康文化素养，充分调动学生校园教育在家庭中的积极影响；加强医疗机构文化建设，提升中医药工作者的文化底蕴，促进形成行业及社会共识的中医药文化标识。

打造中医药文化传播平台和文化品牌。广西壮族自治区依托中国－东盟传统医药交流合作中心（广西），建设高水平合作平台，对接粤港澳大湾区，打造防城港国际医学开放

试验区，建立健全多渠道、多层次、多形式的中医药文化传播体系；组织参加2019年全国中医药健康文化知识大赛，组织开展2019年广西（玉林）中医药健康文化大型主题活动，2019中国－东盟传统医药健康旅游国际论坛（巴马论坛）以及中医中药中国行——2019年广西（河池·巴马）中医药健康文化大型主题活动等一系列活动。广西中医药大学、梧州市岭南中医药研究所获第五届全国悦读中医优秀成员单位。支持中医药壮瑶医药学术组织、行业协会发展。加强中医药壮瑶医药宣传，讲好中医药壮瑶医药故事。建有中医药健康知识展板、宣传墙、漫画等文化知识角700余个，发挥报刊、广播、电视、网络等传统媒体作用，通过中医药健康文化微信、微博等新媒体，大力开展中医药健康文化宣传教育。

推动中医药健康养生文化转化创新。广西壮族自治区贯彻落实《中医药发展规划纲要（2016～2030）广西实施方案》，开展"三个一批"示范基地建设，发展以康体保健、文化体验、旅游度假等为特色的中医药壮瑶医药健康旅游产业和产品；加强中医药文化宣传教育基地建设，创作中医药文化科普影视作品、动漫作品、图书等500余件，将中医药健康养生文化内涵转化为便于民众理解、掌握和应用的中医养生方法。

建立中医药文化建设机构和队伍。广西壮族自治区开展中医药文化素养调查，建立健全中医药健康文化素养监测机制；探索建立中医药文化传播激励和约束机制，打造一支中医药文化传播人才队伍，建立健全中医药文化传播人才培养机制，造就一批中医药文化传播高层次领军人才，不断提升中医药文化传播水平。　　　　（陈小兵）

◆　重庆市

实施"卫生健康70年·中医药健康你我他"主题活动。重庆市以大型主题宣传活动为抓手，大力推进全市中医药文化建设，举办市级大型主题活动5场、各区县累计开展活动511场，通过义诊咨询、中医药特色技术体验、展览展示、文化表演等形式传播中医药文化，受益群众达100万人次。

文化建设形式多样。2019年，重庆市中医管理局在重庆电视台播出《名中医到社区》160期，坚持3年的品牌节目深得老百姓认可喜爱，收视率名列前列；深入推进中医药文化进校园，印发《重庆市中医药文化进校园工作实施方案》，新增15个中医药文化进校园活动试点项目；开展中医药健康文化素养调查，印发调查方案，开展调查培训，完成覆盖8个区县1920户居民的中医药文化素养调查工作。

积极打造基地和精品。重庆市中医管理局积极创建全国中医药文化宣传教育基地，重庆三峡医药高等专科学校、重庆正刚中医骨科医院、中华仙草园3家单位接受国家中医药文化宣传教育基地评审；组织参加全国中医药文化精品、文创作品大赛和悦读中医活动，推送全国中医药文化精品53件、文创作品4件、悦读中医作品19件。

开展中医药对外文化交流。重庆市卫生健康委、市人民政府外办联合举办外国驻渝领事官员中医药文化体验活动2期，重庆市卫生健康委党委书记、主任，重庆市中医管理局局长黄明会出席活动并致辞。参与体验活动的驻渝外交官来自日本、英国等9个国家共计26人次，外交官不仅可以通过观展和实地参观了解重庆中医药发展成果及中医养生科普知识，还可以亲身体验中医养生功法、推拿拔罐等中医传统技艺，品尝中医养生茶、药膳，亲手制作中药香囊、中草药扎染、拓印等，重庆卫视等5家主流媒体现场采访报道，活动得到重庆市人民政府和驻渝领事馆的高度肯定。　　　　（廖惠萍）

◆　四川省

一、加强中医药文化资源保护传承

四川省中医药管理局编撰完成《四川中医药——传承发展70年》，出版36本《川派中医药名家系列丛书》，整理出版10部少数民族医药文献，开展《彝族医药大典》编纂及羌医药校本教材编撰工作；加强"天回医简"等出土文物与文献研究，挂牌成立中国出土医学文献与文物研究院，召开中国出土医学文献与文物研究国际会议；开展以"默化——古籍里的传统医学文化与当代生活、艺术的潜移"为主题的全省中医药古籍文化展，在四川首次展出《太平圣惠方》《重广补注黄帝内经素问》等22种珍贵古籍文献。

二、加强中医药文化推广普及

四川省中医药管理局深入开展"中医中药中国行"和中医药文化"六进"活动。建立中医药文化建设和科普宣传工作长效机制；建成3个全国中医药文化宣传教育基地，开展省级中医药文化宣传教育基地遴选，组织中医药健康文化知识竞赛，举办中医文化建设高级研修班和基层中医文化培训班，开展形式多样的中医药健康文化传播活动；创办《四川中医药》内部期刊，拍摄制作《四川中医药——传承与发展》主题宣传片。新闻报道在主流媒体多点开花，被《中国中医药报》社评为新闻宣传工作先进单位。

三、推动中医药创新发展

推进传统中医药与现代科技的深度融合。四川省中医药管理局打造6个中医药大健康产品开发创新团队建设。西南医科大学附属中医医院获批国家中医临床研究基地。7个中医医疗机构获批四川省临床医学中心建设单位。四川省新增12个局级中医药科研实验室，成立首个省级中医药标准化技术委员会，组建四川康养藤椒产业技术研发中心，推进"互联网＋中药材"工程，启动四川省中医药服务贸易区建设。

加快康养旅游深度融合。构建"一核四区"中医药健康旅游发展格局，推进文化旅游与中医药产业融合发展，认定10个四川省中医药健康旅游示范基地。

推进文化产业协调发展。四川省中医药管理局积极推动四川中医药申报国家和省级非物质文化遗产；参加第十七届西部国际博览会等中医药展示活动，举办以"本草四川，康养天府"为主题的中医药推介会；推动建立四川省中医药大健康产业投资有限公司；举办中医药文创作品大赛，将中医药文化转化为经济效益。

加强中医药适宜技术推广。四川省中医药管理局组建中医药适宜技术推广省级专家库，举办省、市、县三级基层中医药适宜技术推广培训以及技能大赛。

四、拓展中医药对外交流合作

四川省中医药管理局落实四川省委"四向拓展、全域开放"战略，加强传统医药领域国际交流合作；与鞑靼斯坦共和国建立合作关系，与港澳相关部门和单位达成中医药合作协议；召开"香江情·天府歌"川港中医药交流合作会议，建立川港中医药发展联盟；与荷兰马斯特里赫特生命科学园签署框架协议，共建荷兰中医药中心。黑山中医药中心被确定为2019年度国家中医药国际合作专项。截至2019年底，四川省中医药管理局先后与德国、英国等30余个国家和地区建立合作关系，中医药成为四川对外交流的一张靓丽"名片"。　　（赵忠明）

◆ **贵州省**

结合《中医药法》实施两周年宣传活动，贵州省中医药管理局组织到贵州省册亨县等深度贫困县开展宣讲活动，加强中医药健康文化传播，提升民众健康素养，受益数十万人；建立贵州省中医药管理局公众号，大力宣传中医药文化；在全省政务系统平台上开辟中医药文化专栏，宣传中医药防病治病、养生、健康等知识；利用报刊、电视、网络等载体积极宣传贵州的中医药工作，全年在国家中医药管理局公众号、新华网、贵州频道以及《中国中医药报》《健康报》《贵州日报》等主流媒体报道贵州省中医药管理局消息69篇。2019年10月30日，贵州省中医药管理局网站上线，及时发布全省各地中医药动态信息，

讲好中医药故事，播好中医药声音。　　（俞学良）

◆ **云南省**

2019年7月24日，"云南省中医中药中国行——中医药健康文化推进行动暨中国·楚雄彝医药康养示范园"启动仪式在云南省楚雄州玖龙国际彝医药康养示范园举行，共计1000余人参加启动仪式。活动现场设中彝医药成就展区、中彝医药书画展区、专家咨询义诊区、中彝医药特色诊疗体验区、健康教育及中彝医药预防保健资料发放区、中国彝医药康养示范园、彝医药文化一条街等主题互动区，同时邀请省市级中医专家为市民提供大型义诊服务，积极推动全省中彝医药健康文化传播，在全省中医药健康文化推进行动中发挥带头示范作用。

云南省开展8场2019年云南省中医药健康文化推进行动暨名老中医走基层惠民义诊活动，累计邀请100余名云南省市级名老中医参加义诊，共接诊患者8000余名。活动通过"云南中医"平台直播，累计观看55000余人次。

云南省各级中医医院充分发挥报刊、广播、电视、网络等媒体作用。云南省中医医院、昆明市中医医院、玉溪市中医医院等8家三级中医医院开通微信，运用手机等移动终端新技术，打造中医药文化传播新媒体。云南省中医医院与春城晚报合作《健康周刊》，与昆明日报合作《大健康周刊》，与昆明电视台合作《名医见面会》《小马跑医院》等栏目，与昆明广播电台合作《康康来了》。玉溪市中医医院与玉溪日报合作《中医与健康》栏目。昆明市中医医院合作K2阳光频道，K3健康频道的《昆明大健康》栏目。　　（叶　宏）

◆ **西藏自治区**

西藏自治区始终坚持把藏医药文化建设贯穿、渗透、融合到藏医药发展中，紧紧依托藏医药深厚的文化底蕴，充分发挥藏医药特色优势，利用电视台等媒体开展藏医药卫生健康教育及保健知识科普系列

活动，积极筹备《健康西藏》栏目。各级藏医医疗机构作为藏医药文化继承、创新、展示和传播的重要场所，通过优化藏医医院环境、加强藏医医院形象体系建设以及设立藏医药文化馆等多种形式，推进西藏藏医药文化建设，保护和传承藏医防病治病、藏药炮制、师承教育、传统医德医风等藏医各领域文化。

　　（刘伟伟）

◆ **陕西省**

陕西省中医药管理局制订印发《陕西省2019年中医药健康文化推进行动实施方案》，明确任务和分工，在全省范围内全面开展中医药文化普及活动。

中医中药中国行。2019年7月1日前后，省、市、县三级同步举办《中医药法》实施两周年暨中医药健康文化推进行动主题活动。10月，陕西省中医药管理局在配合陕西省卫生健康委完成"服务百姓健康全国义诊周"活动后，组织省级名中医、科普巡讲专家共30人次分赴淳化县、临渭区、镇安县开展义诊和中医适宜技术培训系列活动，共诊疗1000余人次，培训乡村中医人员400余人次，发放科普宣传资料1500余份。全省各级各类中医医疗机构、科普巡讲专家均广泛开展基层义诊、科普讲座和膏方节等活动。

中医药文化宣传教育基地建设。陕西省有国家级中医药文化宣传教育基地4个、省级基地2个，拟新增（建设）省级基地3个。此外，积极推动中医药非物质文化遗产单位、医疗机构、企业等积极创建中医药文化宣传教育基地。全省各级中医医院均建有微信订阅号，及时发布中医药政策、工作动态、惠民活动、科普知识等内容，部分服务号提供在线医疗服务。陕西省中医药管理局官方微信公众号"陕西中医"截至2019年底有订阅用户35631人，全年共编发信息252期519条，总阅读679153次506652人，列2019年度全国中医药机构微信排行"中医药政务"类第六名。陕西中医药大学蝉联"中医药院校服务号"第一

名，陕西中医药大学第二附属医院列"中医医院订阅号"类第九名。

中医药文化进校园。陕西省各地均根据推进行动方案要求，开展形式多样的进校园活动。各宣传教育基地及非物质文化遗产单位积极开展进校园活动或知识角建设。活动对象涵盖高等院校、中小学、幼儿园等，采取给师生义诊、科普讲座、健康咨询、养生操教学、参观中药种植园等形式推广普及中医药知识。陕西省中医药管理局会同陕西省文化和旅游厅推荐申报第五批国家级非物质文化遗产代表性项目。陕西省中医药管理局获第五届悦读中医优秀组织单位，2019年全国中医药文创产品设计大赛优秀组织奖。

（陈朋辉）

◆ **宁夏回族自治区**

宁夏回族自治区全力促进中医药文化建设，不断加大中医药宣传力度，普及中医药科普知识，为中医药事业发展营造良好的环境和氛围。一是从政策上大力促进中医药文化建设。将中医药健康指标和中医药养生保健行动列入《健康宁夏行动（2019～2030年）》，要求大力宣传普及中医药养生保健知识、开展中医药健康文化素养调查、开展中医药健康文化推进活动、开展校园内中医药文化活动、面向青少年建设中医药文化角、落实基本公共卫生服务中医药服务内容，开展规范、科学、专业的中医药防病治病知识传播和普及。二是从项目上有力推动中医药文化建设。通过实施中医中药中国行——中医药健康文化推进行动、中医药健康文化知识角建设、基层推广中医药适宜技术、培训中医药文化科普巡讲专家、举办中医科普文化讲座、开展义诊、发放宣传资料，普及中医养生保健知识。通过推广太极拳、八段锦等养生保健方法，推动中医药进社区、进家庭、进校园、进课堂。举办中医药科普文化讲座5场次、中医药文化进校园活动5场次，完成2019年中医药健康文化素养监测点调查任务。三是从资金上持续保障中医

药文化建设。自治区财政连续4年，每年投入110万元，打造全区中医药文化宣传普及平台，致力于新媒体与中医医疗机构合作，以媒体公信力集合电视、报纸、网站、微信优势，全方位、多渠道开展关于中医基本理论、中医药文化、中医哲学、中医药政策法规、中医典故及趣闻、中医药养生保健知识、中药材等中医药相关知识普及宣传。主要建设运营3个平台，首先，宁夏回族自治区中医药管理局与宁夏广播电视台经济频道合作开设《养生有道》中医大讲堂栏目，2019年播出52期，每周播出1期，每期20～40分钟，制作节目200余期，电视节目制作质量较高，社会反响较好，节目收视率在全区养生类节目中领先；其次，在《新消息报》开设"国医堂"专栏，2019年每周刊登1期，每期版面不少于2000字，刊登文章100余篇，深受广大群众欢迎和关注；再者，建设运行宁夏中医药"两微一网"，即宁夏中医药微信、微博公众号和官方网站，2019年网站共发布609条数据、微信和微博平台共推送748条推文，微信平台总用户数达3298人。根据《中国中医药报》社舆情监测研究中心关于中医药政务微信监测信息显示，宁夏中医药微信平台全国排名第十，并参与宁夏科学技术协会"典赞·2019科普宁夏"评选，入围2019年度十大科普传播媒体，宣传平台得到全区群众的认可。四是全区首家互联网中医院在银川市中医医院上线运行。12月28日，由银川市中医医院和同仁堂国际合作推广的同仁堂国际5G互联网医院发布会举办，中医专家被搬上互联网云端，实现线上中医复诊和咨询，让信息多跑路、患者少跑路，将银川的中医专家下沉到基层，推进分级诊疗制定的实施，缓解群众看病难、看病累的现象，开启银川中医互联网医疗及医共体分级诊疗新模式。

通过推进多方位、多角度、多层次的中医药文化建设，在弘扬中医药优秀传统文化的同时，增进社会大众对中医药的认知、认同、信

任和热情，增强中医药文化自信，形成"信中医、爱中医、用中医"的良好风气，提升全区人民群众中医药健康文化素养，营造中医药发展良好的文化氛围。

（张涛）

◆ **新疆生产建设兵团**

兵团坚持以人为本，不断增强文化自信，以满足群众中医药健康需求为出发点和落脚点，坚持中医药发展为了群众、中医药成果惠及群众，保证群众享有安全、有效、方便的中医药服务为宗旨，实施中医药健康文化素养提升工程；开展中医药文化进校园，针对不同年龄段学生特点，建立课堂教育，开展中医药文化普及，提升青少年中医药健康文化素养，培养健康生活方式；推进中医药健康文化知识进基层，使百姓掌握基本的中医药知识和简便易行的中医药养生保健方法，提高自我保健和防病调养的能力，养成具有中国特色的健康生活方式，提升民众中医药健康文化素养；以医师节为依托倡导"大医精诚"理念，强化职业道德建设，形成良好行业风尚，把中医药文化建设与临床实践、人才培养等业务工作结合，弘扬大医精诚的职业道德，提升中医药工作者的文化底蕴。

（张欢）

◆ **青岛市**

青岛市一是开展"三个十"中医药文化传播活动。遴选出体现中医药智慧、理念与方法的十个成语、十个故事（传说）、十个谚语，在搜狐网、大众网等媒体上广泛刊发，传播中医药优秀传统文化。二是打造中医药文化宣传平台。2019年8月，举办青岛市2019年中医中药中国行——中医药健康文化推进行动暨崂山区第五届中医药文化节活动，大力宣传、普及中医药健康文化知识，提高广大群众中医药治未病健康保健意识。三是打造中医药文化产业。建成集就医、研学、旅行于一体的皓博堂中医文化产业园，打造11个中医药特色小镇（街区）、5个中医药旅游基地和4条中医旅游路线。其中总投资15亿元的即墨区

玫瑰小镇（灵山"花香药谷"）成为青岛市两个乡村振兴齐鲁样板省级示范区创建单位之一。　（范存亮）

◆　深圳市

2019 年，深圳市实施中医药健康文化推进行动，推进中医药文化进机关、进社区、进校园等。深圳市卫生健康委组织开展中医中药中国行、世界传统医药日、中医药推进月等活动，普及中医药健康知识和传统养生功法。深圳市、区中医院及有关综合医院开展形式多样的"弘扬大医精诚"和"学经典、用经典"主题活动，弘扬中医药文化，提升中医师职业素养。新增遴选建设中医药文化宣传教育基地 8 家，打造深圳中医药健康文化宣传窗口阵地。　（刘冬云）

六、中医药健康服务发展

【中医药健康旅游】　中医药健康旅游是新形势下健康服务与旅游服务融合的新业态，是我国健康服务产业的重要组成部分。为推动中医药健康旅游产业发展，国家中医药管理局会同有关部门将中医药健康旅游有关内容纳入国务院《中医药发展战略规划纲要（2016～2030 年）》《中医药健康服务发展规划（2015～2020 年）》《关于促进旅游业改革发展的若干意见》《关于进一步促进旅游投资和消费的若干意见》《关于支持社会力量提供多层次多样化医疗服务的意见》等文件，并与原国家旅游局签署合作协议，出台指导意见，公布第一批 15 家国家中医药健康旅游示范区创建单位和第一批 72 家国家中医药健康旅游示范基地创建单位。

2019 年，国家中医药管理局与文化和旅游部大力推进中医药健康旅游标准建设，委托专家咨询委员会，推动制定《国家中医药健康旅游示范区认定标准》，力求以标准为抓手，推进中医药和旅游行业融合发展的新模式新业态规范发展。6 月，两部门将

中医药健康旅游纳入 2019 年"中国旅游文化周"全球联动活动，在北京故宫博物院召开启动会，并组织中医药健康旅游专家团队赴新西兰举办推介活动，在新西兰国会、国家博物馆、当地学校和社区举办中医药健康知识讲座、中医药健康旅游专题讲座，宣传中医药健康旅游理念、产品和路线，促进中医药与文化、旅游融合发展。8 月，支持举办 2019 北京国际健康旅游博览会，邀请中医药健康旅游示范区、示范基地及相关机构参展；举办国际健康旅游行业培训会，帮助示范区、基地了解国际健康旅游发展前沿动态，学习国内外健康旅游发展的经典案例，积极引导示范区、基地面向国际旅游机构制定国际路线，吸引海外消费者。10 月，国家中医药管理局与遵义市人民政府共同举办 2019 年中医药健康旅游研讨论坛，13 家示范区创建单位、15 家示范基地创建单位及有关专家共同参加，探讨中国健康旅游产业发展趋势、交流中医药健康旅游示范区及基地创建经验。　（朱海东、魏春宇）

【中医药健康养老服务】　国家中医药管理局与国家卫生健康委等部门共同印发《关于深入推进医养结合发展的若干意见》《关于建立完善老年健康服务体系的指导意见》和《关于印发医养结合机构服务指南（试行）的通知》，在老年健康服务体系中发挥中医药在治未病、慢性病管理、疾病治疗和康复中的独特作用，加快推动包括中医药健康养老服务提供机构在内的医养结合机构建设，鼓励在医养结合机构服务中，充分利用中医药技术方法，为老年人提供常见病、多发病、慢性病的中医诊疗服务、中医养生保健服务和中医特色的康复服务等。有 19 个省（区、市）出台专门的中医药（含民族医药）健康养老规划文件，或出台的健康服务相关文件中涉及中医药健康养老服务。

（严华国）

【中医药健康服务发展推进工作】
国家中医药管理局根据《中医药法》

第四十四条规定，按照《中共中央国务院关于促进中医药传承创新发展的意见》和全国中医药大会新精神、新任务、新要求，对《中医养生保健服务规范》进行修改完善，并组织专家和部分省级中医药主管部门进行研讨，形成二次审议稿；梳理治未病健康工程启动实施以来的工作和成效，针对治未病工作发展的瓶颈问题，委托开展"中医治未病服务纳入医保、打包总额付费试点"和"在国家基本公共卫生服务项目中增加治未病服务内容"两项政策研究。　（孙晓明）

【健康中国行动推进工作】
一、印发《国家中医药管理局贯彻实施健康中国行动工作方案》
2019 年 6 月，国务院印发《关于实施健康中国行动的意见》和《健康中国行动组织实施和考核方案》。国务院副总理、健康中国行动推进委员会主任孙春兰出席健康中国行动启动仪式，强调要"充分发挥中医药治未病优势，为人民群众提供全方位健康服务"。根据 15 项行动中有关中医药工作，结合其他中医药相关规划中的任务，在广泛征求意见、对重点问题深入研究的基础上，国家中医药管理局组织编制《国家中医药管理局贯彻实施健康中国行动工作方案》，于 2019 年 12 月 31 日正式印发。成立国家中医药管理局推进健康中国行动领导小组，统筹推进组织实施工作。

二、推进健康中国行动中医药工作落实
在积极参与心理健康促进行动方面，国家中医药管理局加强中医医院中医精神类临床科室建设，截至 2019 年底，全国设立中医精神类科室的中医类医院共 156 所。在积极参与妇幼健康促进行动方面，国家中医药管理局会同国家卫生健康委推进省级和地市级机构设置中医妇科及中医儿科，鼓励有条件的县级机构设置中医妇科和中医儿科，提高机构中医药防治妇女儿童疾病能力，加强妇女儿童重大疑难疾病中西医临床协作，提高妇科儿科疑难

病、急危重症治疗水平；鼓励各级妇幼保健机构广泛提供中药饮片、中成药、针灸、推拿等中医药服务，发挥中医治未病优势，积极开展中医预防保健、养生康复等服务；截至2019年底，开展中医药服务的妇幼保健机构有556家，门诊量达565.09万人次。在积极参与老年健康促进行动方面，国家中医药管理局与国家卫生健康委、财政部联合印发《关于做好2019年国家基本公共卫生服务项目工作的通知》；委托北京大学医学部公共卫生学院对中医药健康管理服务项目5年实施情况开展评估；开展基本公共卫生中医药服务试点研究，拟推动将较为成熟的耳穴埋豆预防控制高血压、糖尿病中医药健康管理服务项目和产妇中医健康管理服务项目纳入国家基本公共卫生服务项目；加强已遴选确定的16个老年病、康复区域中医（专科）诊疗中心建设；持续推进中医医院老年病科和康复科建设，增加老年服务资源，提供更多的老年健康服务；截至2019年底，全国二级以上公立中医医院设置老年病科的比例为23.77%，全国三级公立中医医院设置康复科的比例为73.14%。在积极参与慢性病防治专项行动方面，国家中医药管理局加强中医医疗机构各类慢性病专科建设，完成国家临床重点专科（中医专业）建设项目验收工作，推进区域中医（专科）诊疗中心建设；加强中医医疗机构各类慢性病、老年病专科建设，完成国家临床重点专科（中医专业）建设项目验收工作，推进区域中医（专科）诊疗中心建设；持续开展包括慢性病在内的中医优势病种临床路径和诊疗方案的制订及应用推广工作；落实高血压、糖尿病分级诊疗服务中医技术方案；开展中医药慢性病防治研究，针对中医药具有优势的慢性病病种，研究提出中医药防治技术方法；推动中医医疗机构落实各项医疗质量核心制度，规范诊疗行为，强化医疗安全管理和风险防范，提升中医药治疗慢性疾病的服务质量；推动中医医院提升治未病服务能力，并深

入基层为百姓提供治未病服务和健康指导，提高百姓防治慢性病意识，加强慢性病的早期干预；贯彻落实《中共中央　国务院关于促进中医药传承创新发展的意见》，研究制订《中医药康复服务能力提升工程实施方案》；争取中央财政专项转移支付资金支持建设不少于799个基层医疗卫生机构中医馆，截至2019年底，已建设基层医疗卫生机构中医馆3.35万个，占乡镇卫生院、社区卫生服务中心总数的76%，委托重庆市开展乡镇卫生院、社区卫生服务中心中医综合服务区（中医馆）提档升级研究；截至2019年底，81.42%的社区卫生服务中心、74.05%的乡镇卫生院能够提供6类以上的中医药技术方法，63.96%的社区卫生服务站、42.49%的村卫生室能够提供4类以上的中医药技术方法。在积极参与传染病及地方病防控行动方面，2019年新增天津、辽宁、山东、山西、江苏、福建、贵州、宁夏、青海9个中医药治疗艾滋病试点项目省，总计达到28个省（区、市）；2019年7月，国家中医药管理局在北京举办9个新增中医药治疗艾滋病试点项目省有关管理和技术工作培训班，共有30名省级管理人员和专家参加；印发国家中医临床研究基地建设方案，指导河南中医药大学第一附属医院、新疆维吾尔自治区中医医院等基地单位优化艾滋病中医治疗方案，深化中医药防治艾滋病临床研究，组织编制《艾滋病中西医协同治疗专家共识》。

（王　瑾、孙晓明、吴　凯）

【基层中医药服务能力提升工程"十三五"行动计划实施工作】　2019年，国家中医药管理局继续实施基层中医药服务能力提升工程"十三五"行动计划，启动第二阶段全面提升县级医院综合能力工作，指导各省级中医药主管部门依据候选医院基本条件组织开展推荐，遴选确定500家县级中医医院开展建设；开展县级中医医院医疗服务能力评估；组织开展帮扶五寨县中医院工作，印发五寨县中医院帮扶工作方案，提高综合服务能

力，发挥县域中医"龙头"作用；联合国家卫生健康委印发《诊所改革试点地区中医诊所和中医（综合）诊所基本标准（2019年修订版）》，坚持深化医疗领域"放管服"改革，促进中医诊所发展。

2019年，国家中医药管理局通过加强组织领导、实施扶持政策、加大投入力度、强化能力建设、鼓励探索创新、加强督促检查，各项工作取得明显进展。一是基层中医药服务网络不断完善。91.49%的社区卫生服务中心和90.06%的乡镇卫生院设有中医科，社区卫生服务站、村卫生室普遍配备一些适宜中医诊疗设备，81.66%的社区卫生服务中心和74.71%的乡镇卫生院设置中医馆，80.38%的县级中医医院进行新建或改扩建，85%的二级以上综合医院设置中医科，多数县级妇幼保健机构能够提供中医药服务，中医类门诊部、诊所6.10万个，以基层医疗卫生机构为主体，县级中医医院为龙头，县级综合医院、妇幼保健机构等非中医类医疗机构中医药科室为骨干，中医门诊部、诊所为补充的基层中医药服务网络不断完善。二是基层中医药队伍不断壮大。截至2019年底，培训中医类别（助理）全科医师近1.40万人，培养县乡村中医临床技术骨干5400余名，农村订单定向免费培养中医学生1.02万人，开展基层西医人员中医药知识和技能培训16万人次，社区卫生服务中心、社区卫生服务站、乡镇卫生院和村卫生室的中医类别医师总数为16.86万人，比2015年增加3.63万人；63.52%的社区卫生服务中心和57.74%的乡镇卫生院中医类别医师占同类机构医师总数的比例达20%以上。三是基层中医药服务能力不断提升。截至2019年底，98.30%的社区卫生服务中心、97.10%的乡镇卫生院、85.90%的社区卫生服务站、71.30%的村卫生室能够提供中医药服务，分别比2015年提高1.40%、4.10%、4.90%、11%。能够提供6类以上中医药技术方法的社区卫生服务中心和乡镇卫生院占同类机构总数的比例分别为

81%、74%；能够提供4类以上中医药技术方法的社区卫生服务站和村卫生室占同类机构总数的比例分别为64%、43%，较2015年均有明显提高。四是基层群众中医药获得感不断增强。基层中医药服务可及性和能力不断提高，基层中医馆广泛设立，方便百姓在家门口看中医、用中药，让群众就近能够享受个性化中医药服务，解决基层群众常见病、多发病和慢性病。各地通过进一步落实扩大报销范围、降低报销起付线、提高报销比例等中医药医保倾斜政策，推广使用"简便验廉"的基层中医适宜技术，减轻群众医药费用负担，在缓解群众看病贵问题方面发挥积极作用。2019年，公立中医医院次均门诊费用比公立医院低11.23%，住院人均费用低24.96%。中医药健康管理服务项目的持续实施，让群众免费享受均等化的中医药基本公共卫生服务，为保障群众不生病、少生病发挥积极作用。2019年，62.17%的65岁以上老年人和68.94%的0～36个月儿童免费享受中医健康管理服务。中医药健康文化推进行动的深入开展，普及中医药健康知识、养生保健理念和方法，人民群众利用中医药进行自我保健的意识和能力不断增强，公民中医药健康文化素养稳步提高，2018年达到15.34%，较2014年提高6.75个百分点。　　　（吴　凯）

【2019年"服务百姓健康行动"全国大型义诊周活动】　2019年，国家中医药管理局与国家卫生健康委、中央军委后勤保障部卫生局联合组织"服务百姓健康行动"全国大型义诊周活动，组建3支国家中医医疗队赴河北、山西、内蒙古等省（区）的深度贫困地区开展义诊活动。义诊周期间，全国中医药系统共义诊服务群众130多万人次，编印发放中医药科普宣传材料300余万份，安排7.14亿元支持714家贫困县中医医院服务能力提升建设，安排中央投资45.74亿元支持127家县级中医医院建设，推进贫困地区中医药服务体系建设。　　（王　瑾）

【"慈善医疗阳光救助工程"中医卫生公益帮扶项目开展情况】　2019年，国家中医药管理局联合中华慈善总会开展第十三期"慈善医疗阳光救助工程"中医卫生公益帮扶项目，对各级中医医院及基层医疗机构提供胸痛、卒中双中心建设造血式公益项目帮扶，影像体检中心建设造血式公益项目帮扶，医疗设备捐助等，提高基层中医医疗机构装备配备和医务人员专业技术水平，解决中医医院和基层医疗机构设备落后等问题，助推健康扶贫工程。

（孙晓明）

【各地中医药健康服务发展情况】
◆　北京市
　　统筹谋划区域中医医疗中心建设。2019年，北京市中医管理局落实《北京城市总体规划（2016～2035年）》，协同北京市卫生健康委编制《北京市医疗服务设施规划》，确定北京市16个区的区域中医医疗中心建设纳入规划。
　　加强院前急救体系的中医院布局。北京市财政投入290万元，用于各区级中医医院院前急救站点建设，有13个区在区中医、中西医结合医院按照标准设置急救站点，纳入北京市院前急救体系统一调度。
　　成立北京地区中医药肿瘤、心血管病、脑血管病、糖尿病防治办公室，实现以治病为中心转向以健康为中心的服务模式，强化北京中医药在预防和治疗肿瘤、心脑血管病、糖尿病中的重要作用。北京市中医管理局依托西苑医院成立北京中医药肿瘤防治办公室，依托北京中医医院成立北京中医药心血管病防治办公室，依托东直门医院和北京中医医院成立北京中医药脑血管病防治办公室，依托广安门医院成立北京中医药糖尿病防治办公室。防治办公室将搭建北京地区中医药防治4种重大疾病的信息平台，利用大数据，收集整理并科学分析北京地区中医药防治相关疾病的相关信息资料，明确中医药防治相关疾病的特点、优势、发展方向、重大技术与措施。建立中医药防治相关

疾病的信息发布机制。发挥中医单病种质控作用，规范诊疗行为，实现中医单病种同质化管理。探索中医医疗学术模式、服务模式、管理模式的转变提升，改革、改善中医医疗服务。推广普及中医药防治知识，组织开展北京地区中医药防治相关疾病的学术交流和培训教育，提高北京地区相关疾病的防治水平。
　　促进中医药健康服务业蓬勃发展。形成以中医养生保健等为重点，培育康复、健身、养生与休闲旅游融合发展新业态，发展中医药养生保健和健康养老服务。一是北京市中医管理局在北京市东城区开展中医养生保健服务规范化试点工作，支持丰台区开展以中医药健康服务创新为主要目标的中医药综合改革试验区建设。二是促进中医药与养老服务结合，实施中医健康养老社区示范工程，试点构建北京中医药健康养老服务体系，组建中医药健康养老联合体，设立中医药健康养老服务专区，打造中医药健康养老服务圈。
　　　　　　　　　　　　（诸远征）

◆　天津市
　　一、中医治未病
　　2019年，天津市卫生健康委完成市中医治未病质控中心改选和治未病重点专科建设。4月，天津市卫生健康委组织中医治未病质控中心竞聘改选，天津中医药大学第一附属医院为新一届中医治未病质控中心的挂靠单位。4月25日，组织对天津市"十三五"中医重点专科的评审工作，天津中医药大学第一附属医院、天津市中医药研究院附属医院、天津中医药大学第二附属医院、天津市南开区中医医院等单位的治未病专科被评为天津市治未病专业重点专科，建设经费55万元，主要用于支持治未病专业的发展。5月，天津市卫生健康委组织第三方会计师事务所对天津市各医院2018年治未病服务能力建设项目绩效情况进行考核，经过会计师的任职审核，各治未病建设项目从资金使用情况、科室建设效率、患者满意度等方面均符合要求。

组织各类培训，提升中医治未病服务能力。2019 年 7 月 9 日，由天津市卫生健康委主办，中医治未病质控中心承办，开展 2019 年三伏贴培训，邀请天津中医药大学第一附属医院呼吸科主任刘桂颖和治未病科主任汤毅进行授课，天津市二级以上中医医院和综合性医院中医从业人员，以及全国各地进修人员约 70 人参加培训，培训后对考核合格的学员制作并发放合格证和上岗证。9 月 24 和 11 月 26 日分别举办 2 次治未病质量控制业务培训会，提高质控中心成员单位的业务和管理水平。

二、中医养生保健服务

根据国家市场监督管理总局等 13 部委联合印发的《关于开展联合整治"保健"市场乱象百日行动的通知》《国家中医药管理局办公室关于开展中医养生保健服务乱象专项整治的通知》，天津市在卫生行业开展打击、清理、整顿保健品乱象专项行动，成立以天津市卫生健康委党委书记、主任为组长的专项行动领导小组，制订《天津市卫生健康委集中打击清理整顿保健品乱象专项整治行动实施方案》，联合市场监管委制订《整治中医养生保健服务乱象百日行动实施方案》，将医疗机构、中医养生保健机构、消毒产品等生产经营单位列入重点检查对象，明确提出医疗机构"五严禁"、中医养生保健服务"八严禁"要求，全面排查，重拳出击。全市卫生健康行政部门共出动执法人员 8072 人次，检查各类机构 10539 家；共排查发现各类违法违规行为 298 件，立案查处 177 件，依法责令整改 121 件；共排查中医养生保健服务等机构 2529 家，立案查处各类非法行医行为 8 件。

三、中医药监督

为进一步提升中医药卫生监督员执法能力和水平，增强医疗机构守法意识，促进其依法执业，助推天津市中医药事业发展，天津市卫生计生综合监督所于 2019 年 8 月 12 ～ 14 日组织召开 2019 年天津市中医药监督知识与能力培训。市区两级中医药行政管理人员、中医药卫生监督员、二级以下（含二级）中医医疗机构及中医备案诊所负责人代表、京冀两地中医药卫生监督员代表，共计 190 人参加会议。会议从中医药政策法规与监督工作、天津市中医药监管现状、中医备案诊所及中医医术确有专长人员管理、中医备案诊所监督模式、中医药监督执法典型案例分析和风险防范、中医医疗机构及中药药事活动管理等方面进行系统授课。

四、中医药防治艾滋病试点项目

2019 年，天津市被纳入国家中医药防治艾滋病试点项目。7 月 29 日，天津市卫生健康委派相关人员参加国家中医药管理局组织的《关于开展新增中医药治疗艾滋病试点项目省有关管理和技术工作培训》。根据会议精神，天津市卫生健康委于 8 月 27 日印发《天津市中医药防治艾滋病项目试点工作方案的通知》（津卫中〔2019〕190 号），确定天津市第二人民医院为项目试点单位，成立由天津市卫生健康委党委书记、主任，天津市中医药管理局局长王建国任组长，天津市卫生健康委副主任张富霞、王浩任副组长，市疾病控制中心主任、相关处室处长任成员的天津市中医药防治艾滋病工作领导小组。领导小组下设办公室，办公室成员由天津市卫生健康委相关处室工作人员和疾控中心工作人员组成。成立天津市中医药防治艾滋病工作专家组，专家组成员由天津市第二人民医院及天津市疾病控制中心相关专家组成。

根据国务院《关于进一步加强艾滋病防治工作的通知》《中医药治疗艾滋病试点项目质量管理暂行规范》等有关文件要求，结合天津市艾滋病防治工作实际，天津市第二人民医院于 2019 年 9 月 11 日组织专家制订《天津市中医药治疗艾滋病试点项目实施方案》。9 月 28 日，中医药治疗艾滋病试点项目相关资金到达天津市第二人民医院。10 月 9 日，天津市第二人民医院与上海百岁药业签订购药合同。12 月 10 日，唐草片正式用于试点项目。

2019 年 11 月 19 日，天津市第二人民医院召开天津市中医院治疗艾滋病试点项目启动会，会议由感染科主任主持，院长致欢迎词，天津市卫生健康委中医处副处长做讲话，会议邀请王健教授、汪宁教授、孙丽君教授、姜枫教授就中医药治疗艾滋病项目的成果、艾滋病的流行病学、艾滋病治疗存在的问题，广西中医治疗艾滋病试点项目的经验进行讲授和分享。

（杨 仰）

◆ **河北省**

基层中医药服务能力提升工程。河北省石家庄市、邯郸市被国家中医药管理局命名为市级全国基层中医药工作先进单位，石家庄市桥西区、石家庄市裕华区、石家庄市栾城区、石家庄市鹿泉区、石家庄市井陉矿区、元氏县、高邑县、无极县、平山县、赵县、承德市双滦区、承德县、兴隆县、围场满族蒙古族自治县、大名县、邱县、魏县、成安县、临漳县、磁县 20 个县（区）被评为县级全国基层中医药工作先进单位。乡镇卫生院、社区卫生服务中心新建国医堂 201 个。

中医药健康旅游。河北省中医药管理局、卫生健康委、文化和旅游厅联合开展首批河北省中医药健康旅游示范区（项目）申报工作，对申报对象、申报条件、申报及评审程序、建设验收等提出要求。

（王艳波）

◆ **山西省**

山西省中医医院服务能力全面提升。2019 年，山西省中医药管理局协调山西省中医院、山西中医学院附属医院与上海中医药大学附属龙华医院、中国中医科学院西苑医院签订开展区域中医医疗中心建设合作协议；启动中医医院级别核定和全面提升县级中医院医疗服务能力工作，全省有 5 家县级中医医院核定为三级中医医院。

中医医院管理力度明显加强。山西省中医药管理局完成对全省 10 所三级中医医院的 2019 年度绩效考核工作，开展中医医院等级评审；依托山西省中医院和山西省中西医结合医院建成省级中药药事和中医病案质控中心，4个省级中医专科联盟同时承担相关专科质控职责；配合省药品监督管理局、公安厅实施覆盖中药饮片生产、流通、使用全链条的中药饮片质量集中整治行动；组织对各级各类中医医疗机构开展全省中药饮片采购验收专项检查；对医疗机构漠视侵害群众利益中药饮片抽检不合格情况进行全省通报；印发《关于进一步加强中医医院科室命名管理的通知》《关于做好互联网医疗服务工作的通知》，规范中医医院及其临床科室命名、互联网中医医院准入程序；印发《关于进一步做好冬病夏治穴位贴敷技术备案管理工作的通知》《关于印发〈山西省医疗技术临床应用管理实施细则〉的通知》，对中医医疗机构医疗技术备案和应用管理提出要求。

中医医院服务意识显著提升。山西省中医药管理局印发《关于开展改善中医医疗服务提升群众就医感受专项行动的通知》，在全省开展改善中医医疗服务提升群众就医感受专项行动。2019年9月8日，国家中医药管理局党组书记余艳红在山西省《关于开展高水平中医医师团队下基层活动的报告》上作出批示："该活动开展得及时、有力，是中医人牢记'一切为了人民健康'初心的具体实践"。

中医医保倾斜政策得到落实。山西省中医药管理局印发《关于开展中医适宜技术门诊治疗纳入省直医保支付范围试点的通知》，在部分中医院开展中医药适宜技术门诊治疗纳入医保支付范围试点工作；印发《关于调整和规范部分中医医疗服务项目价格的通知》，对针刺、灸法、推拿疗法中的19个项目进行价格调整，提高服务价格18项，有14项提价达50%。

县域综合医改中医药工作全面加强。山西省中医药管理局联合发改、财政、人社、医保等部门印发《关于全面加强县域综合医改中医药工作的意见》，以县域综合医改为抓手，出台20条举措。

基本公共卫生中医药健康管理

项目完成。山西省中医药管理局印发《关于开展2019年基本公共卫生服务中医药健康管理服务项目专题调研工作的通知》，对全省项目工作推进情况进行专题调研，65岁以上老年人中医体质辨识和0～36个月儿童中医药健康指导项目覆盖率均达到55%以上。

（赵红娟、郭君伟）

◆ 内蒙古自治区

2019年，内蒙古自治区围绕人民群众"人人基本享有蒙医药中医药服务"目标，拓展蒙医药中医药服务范围：持续实施治未病健康工程，促进蒙医中医养生保健服务的开展和疾病预防控制能力的提升；制定家庭医生蒙医药服务包、蒙医药健康管理服务规范和高血压、糖尿病、慢性心力衰竭的分级诊疗服务技术方案，做实做细蒙医药中医药基本公共卫生服务，65岁以上老年人蒙医中医药健康管理服务覆盖率达到45.32%，0～36个月儿童蒙医药中医药健康管理服务覆盖率达到58.02%；在实施农村牧区"健康小药箱"工程中，加入常用蒙成药、中成药及制剂和蒙医药养生保健、防病治病科普宣传材料；构建蒙医药中医药远程医疗协作网，覆盖100所蒙医中医医院和基层医疗卫生机构；各级公立蒙医中医医院牵头组建医疗集团、专科联盟和医共体，促进蒙医中医优质资源下沉；出台促进蒙医药中医药健康养老和健康旅游服务发展的实施意见，各级蒙医中医医院积极与残疾人康复中心、老年康复中心等合作，推进蒙医中医医养结合和健康旅游。

（岳红娟）

◆ 吉林省

推进中医药特色老年健康中心建设。2019年，吉林省中医药管理局加强8个县级中医院老年病科室、门诊建设，提高县域老年人中医药服务能力。一是优化诊疗环境、增添中医药特色诊疗设备、培养老年病专科人才、完善老年病诊疗方案，县级中医院诊疗服务面积、开放床位数、门诊诊疗及出入院人数、服

务能力均较建设前大幅提高。二是重视健康宣传教育和中医养生保健普及，在治未病中发挥主导作用；使用针灸按摩、熏洗贴敷等多种诊疗手段，在诊疗中体现特色优势；增加中医药特色治疗和康复设备数量，在疾病康复中发挥核心作用。截至2019年12月31日，8个中医药特色老年健康中心接收门诊诊疗患者88852人次、住院诊疗患者11165人次，开展中医药健康教育讲座116次，受益老年人3965人次。三是8家县级中医院与61家养老机构签订协议，采取长期派驻医护人员或定期巡诊的方式，在养老院或护理院的卫生室进行服务。四是医护人员在对院内患者及家属健康宣传教育的同时，走进乡镇、社区及养老机构进行义诊巡讲，通过广播、电视等媒体方式传授中医药养生保健知识，辖区居民中医药健康文化素养不断提升。

加强中医综合服务区（中医馆）建设。吉林省中医药管理局依据贫困地区、未获得既往建设经费单位、有中医人员及稳定房舍单位优先的原则，遴选确定62个中医馆项目建设单位，使用中央补助经费620万元；印发基层医疗卫生机构中医综合服务区（中医馆）建设的项目方案和实施标准，督促各（州）中医药管理局推进项目实施；印发《推进吉林省基层中医药服务能力提升工程"十三五"行动计划任务落实实施意见》，启动县区示范中医馆建设。

推进中医药健康管理服务。一是2019年吉林省0～36个月儿童中医药健康指导率为72.23%，65岁以上老年人中医药健康管理率为56.25%。二是启动2019年基本公共卫生项目中医药健康管理服务工作，吉林省中医药管理局联合省卫生健康委印发指导文件，拨付省级培训指导中心工作经费，全力推动年度任务落实。

（秦宝龙）

◆ 上海市

一、加强基层中医药服务能力

2019年，上海市中医药管理局围

绕新时期卫生健康工作新发展、新要求，进一步完善基层中医药目标任务和工作措施。一是制定出台社区卫生服务中心中医药相关能力标准，完善家庭病床、健康小屋建设中医药相关服务内容。二是深化新一轮75个中医药特色示范社区卫生服务中心、家庭医生中医药服务示范岗建设，完善中医药融入社区健康服务一体化发展工作机制。三是以中医专科专病联盟、中医专家社区师带徒等工作为抓手，大力推进中医优质资源下沉社区。2019年，上海市第二轮中医专家社区师带徒项目共计100个指导老师和100个跟师学员进入项目建设，上海市静安区、普陀区、宝山区、浦东新区以及黄浦区、金山区、崇明区通过全国基层中医药工作先进单位期满复审现场评估。

二、加强治未病服务能力建设

上海市从院级统筹协调和治未病科建设两个层面提升医疗机构治未病服务能力，强化中医治未病区域协作和培训示范作用；研究制定老年人、妇女与儿童等重点人群以及糖尿病、腰腿痛、失眠等社区常见病和多发病高危人群的治未病服务包；开展中医药融入养老服务相关研究，推动治未病行业组织建设。2019年，上海市遴选立项25个医疗机构治未病服务能力提升项目，完成中医药融入养老服务项目验收。

三、中医药健康旅游

上海市继续做好浦东新区、徐汇区国家和上海市中医药健康旅游示范区建设工作，推进上海中医药博物馆、益大本草园2个国家中医药健康旅游示范基地的建设。2019年9月，举办第二届中国（上海）国际健康旅游交易会。　（奚之骏）

◆　江苏省

2019年，江苏省中医药管理局夯实基层中医药服务阵地，实现基层中医药服务内涵跃升。一是深入实施基层中医药服务能力提升工程"十三五"行动计划。江苏省中医药管理局联合省卫生健康委、发展改革委、财政厅、人社厅、食药监局等部门完成基层中医药服务能力提升工程"十三五"行动计划省、市级督查工作，对13个设区市的提升工程实施情况进行量化考核，并印发《基层中医药服务能力提升工程"十三五"行动计划省级督查情况通报》，对下一步工作提出意见和建议。二是加快推进基层医疗卫生机构中医药综合服务区（中医馆）建设。江苏省中医药管理局落实《江苏省乡镇卫生院、社区卫生服务中心中医综合服务区（中医馆）建设标准与评分细则》《江苏省村卫生室、社区卫生服务站中医综合服务区建设指南》，推动中医馆标准化建设；印发《关于确定2019年基层医疗卫生机构中医诊疗区（中医馆）服务能力建设项目单位的通知》，遴选确定223个2019年度基层医疗卫生机构中医药综合服务区（中医馆）建设单位。三是持续推进基层中医药工作先进单位创建工作。江苏省共有17个单位荣获全国基层中医药工作先进单位称号（徐州、扬州市以及15个县市区），完成对获得全国基层中医药工作先进单位期满的常州市以及19个县（市、区）期满复审工作。　　　　（朱　蕾）

◆　福建省

中医药在深化医改中积极发挥作用。加强宏观政策的制定和实施。福建省在制定医改政策时，注意融入中医药元素，充分发挥中医药服务独特优势；在药品零差率改革中保留中药饮片加成政策，探索出台鼓励提供中医药服务的医保、价格政策；积极推动名中医专家门诊诊查费收费政策调整，省属公立医院药品零差率改革中，包括中医诊疗项目在内的收费项目普遍作调增；在福州及平潭地区试点开展医疗机构中药制剂调剂使用工作，共有59个品种纳入调剂范围。

提升基层中医药服务能力。福建省通过积极争取中央对地方公共卫生转移支付资金，持续开展基层医疗机构中医馆建设，2016～2019年累计安排9034万元支持589个社区卫生服务中心和乡镇卫生院开展中医馆建设。全省共建设基层医疗机构中医馆（含在建）742家，另有自筹80家，覆盖全省基层医疗机构总数超过75%。

促进分级诊疗制度建设。福建省强化区域中医药龙头建设，贯彻实施中医"名医名药名科名院"发展战略，培育区域中医药龙头。其中福建省人民医院肛肠科、儿科，福建省第二人民医院脾胃病科、福建省康复医院康复科4个专科列入国家区域中医（专科）诊疗中心建设，同时列入福建省医疗"创双高"中医临床医学中心建设。25个专科列入福建省医疗"创双高"中医临床重点专科建设。福建省人民医院、福建省第二人民医院、南平市人民医院3所医院列入国家中医药传承创新工程重点中医院建设。福建省人民医院列入第二批国家中医临床研究基地建设。

鼓励开展中医医疗联合体建设。福建省支持福建省人民医院、第三人民医院等医院分别牵头构建福建省中西医结合糖尿病战略协作网、福建省中医健康管理（治未病）联盟等11个中医专科联盟。福建省人民医院与安溪县中医院等多家中医医院组建跨区域医疗联合体，帮助提升县级中医医院综合能力。福建中医药大学附属第三人民医院与中国人民解放军联勤保障部队第900医院建立军地医疗联合体，实现中西医结合、优势互补。福州市中医院积极探索与福州市县级中医院组建医疗联合体。福州、厦门等地三级中医医院与市区多家社区卫生服务中心建立托管关系，组建城市医联体。

积极参与健康福建建设。2019年，福建省中医药管理局根据《"健康福建2030"行动规划》要求，着力提升中医药服务能力，推进中医药继承创新的同时，重点发展中医治未病和中医药养生保健康复服务；支持福建省第三人民医院发挥学科优势，牵头构建福建省中医健康管理（治未病）联盟，成员单位达到98个；支持宁德市中医院、建瓯市中西医结合医院等开展医养结合项目建设，其中宁德市中医院拟建设养老床位500张，总建筑面积24345.52平方米，建瓯市中西医结合医院在 37000 平方米病房大楼中预留养老病床 200 张；打造以中医药、膳食和中国武术为主题的养生旅游与体育旅游基地，20 家具有福建特色的茶和温泉两类养生元素的养生休闲基地被评审为第三批省级养生旅游休闲基地示范单位；推选三明市泰宁县打造"中国绿都·最氧三明"森林康养品牌的国家森林康养基地建设。

（张锦丰）

◆　山东省

加强养生保健治未病服务。2019 年，山东省积极推动中医治未病服务，开展中医治未病服务能力调研，面向全省推广全民健康太保庄模式，举办中医药服务百姓健康行动暨膏方推广活动 100 余场，满足群众日益增长的中医药健康需求。

实施基层中医药服务能力提升工程。财政投入 820 万元，完成 80 个基层中医药特色技术挖掘提升项目，支持各市实施 128 个项目，挖掘推广中医特色诊疗技术；投入 580 万元，新建中医馆 64 个，进一步扩大覆盖率。山东省中医药管理局将中医药服务能力纳入乡村振兴村卫生室标准化建设标准，促进村卫生室提供中医药服务；完成 3 个市、26 个县基层中医药工作先进单位复审，开展 2019～2021 年周期创建；指导举办华东地区基层中医药发展大会，推广潍坊市中医药健康小镇建设经验。

中医药健康产业发展情况。山东省深入贯彻党的十九大报告"实施健康中国战略，要坚持中西医并重，传承发展中医药事业"的重要精神，举办 2019 山东（青州）中医药与健康产业发展论坛，论坛以"中医药促进大健康产业发展"为主题，旨在促进中医药的继承、发展与创新，推进中医药现代化，推动中医药走进群众，实现中医药标准化，充分发挥中医药在大健康产业发展中的作用，更好地服务于人民群众健康需要。

（王　玉）

◆　河南省

中医治未病健康工程。2019 年，河南省继续加强中医医院治未病科建设，提升中医治未病服务，将中医治未病科室设置列入中医医院"中医特色"核心指标、"基础管理"核心指标（简称"双核心指标"）管理评价体系，通过考评加强二级以上中医医院治未病科建设，并将治未病科列为医院的一级科室，完善布局、设备和服务功能，开展中医健康宣传教育。在 2019 年度"双核心指标"管理评价中，对省直中医医院治未病科进行评价，均达到建设标准。

基层服务能力建设。2019 年，河南省基层中医药服务能力进一步提升。河南省中医管理局完成 161 个中央资金资助中医馆建设项目遴选建设工作，完成 2017 年 200 个中央资金资助中医馆项目验收；印发《关于全面推进乡镇卫生院中医馆（中医科）建设的通知》，实施乡镇卫生院中医馆骨干培训，召开中医科建设全覆盖推进会，加快中医馆标准化建设和中医科设置；完成 2019 年全省 19 个县（区）和郑州市市级全国基层中医药工作先进单位复审工作，启动 2019～2021 年周期全国基层中医药工作先进单位申报工作，指导各地做好新申报单位自评和市级审查。

（陈　艳、龙　岩）

◆　广西壮族自治区

进一步推进深化中医药医改工作。2019 年，广西壮族自治区全面加强公立中医医院党的建设，持续推进中医医院管理精细化规范化科学化，探索打造一批中医药参与医改的模式和经验，推进分级诊疗制度建设，加强中医医院紧密型医联体建设，有 37 所公立中医医院建立紧密型医联体。广西国际壮医医院与 4 家县级医院结成紧密型医联体，特别是按照广西壮族自治区党委书记鹿心社指示，与金秀县瑶医医院结成紧密型医联体并作为分院管理。广西中医药大学第一附属医院与防城港市中医医院建立紧密型医联体关系，助力防城港国际医学开放试验区建设。梧州市推进中医医疗集团建设取得显著成效。制定三级公立中医院绩效考核指标体系。广西壮族自治区中医药管理局组织 78 家中医医院开展中医医院章程试点，开展建立完善现代医院管理制度试点。柳州市中医医院创新开展疾病诊断相关分类付费改革、中医优势病种按疗效价值付费改革，与三江县中医医院组建紧密型医联体，形成"三江模式"。

强龙头抓特色。广西壮族自治区中医药管理局组织推进 4 个中医药传承创新工程项目和 6 个健康扶贫工程项目建设，遴选一批自治区区域中医（专科）诊疗中心、中医临床质量控制中心、中医特色康复示范基地、中医外治法示范基地、重大疑难疾病中西医临床协作试点单位等，推动和促进中医药服务能力和服务水平提升。

扎实开展健康扶贫。广西壮族自治区中医药管理局组织深化对口帮扶，组织 18 家三级中医医院与 29 家贫困县中医医院签订帮扶协议，实现所有贫困县中医医院帮扶全覆盖，全面提升贫困县中医医院服务能力。

（陈小兵）

◆　重庆市

开展中医药公共卫生服务。重庆市 65 岁以上老年人、0～36 个月儿童中医药健康管理服务率分别达到 55.13% 和 59.82%；家庭医生签约居民接受中医药服务占比 39.08%。开展"精品中医馆"建设项目，建成中医馆 955 家，占比 93.40%。实现每个区县至少有 1 家，基层医疗机构中中医诊疗人次占比 30%。

拓展中医药健康服务。重庆市推进南川、垫江中医药健康旅游和康养示范持续发展，围绕"中医药康养+全域旅游"融合发展的思路，以中医药养生为主，兼具中医药科普宣传教育、中医药康复养老、中药材种植观赏，着力推进"一区三基地多项目"建设，推进重庆市 2 个全国中医药健康旅游示范基地建设。

规范中医养生保健发展。重庆市印发《中医养生保健服务乱象专项整治工作方案》，进一步规范中医养生保健服务，打击假借中医旗号开展非法行医和虚假违法宣传的行为。

（廖惠萍）

◆ 四川省

一、"服务百姓健康行动"大型义诊活动

四川省中医药管理局高度重视，认真组织全省各级各类中医医疗机构积极开展形式多样的"服务百姓健康行动"大型义诊活动。一是及时转发《2019年"服务百姓健康行动"全国大型义诊活动周实施方案》，部署全省中医医疗机构2019年"服务百姓健康行动"大型义诊活动。二是各级各类中医医疗机构均在各级中医药主管部门的统一安排下，明确分管领导和职能科室，积极落实经费，选派专家组成义诊活动医疗队，配备车辆、药品及必要诊疗器械，准备宣传资料、展板、光碟等，保障义诊周活动的实施。三是广泛宣传动员更多百姓参与健康服务，积极运用宣传标语、LED宣传屏、海报等进行广泛宣传，通过基层医疗卫生机构或机关单位、基层管理组织将义诊活动安排提前向社会公告，组织发动群众健康服务行动。四是精心组织开展系列活动。组织二级及以上中医医疗机构积极参加当地大型义诊周活动启动仪式暨义诊活动；安排38个三级中医医院组织医疗队在"传帮带"受援贫困县级中藏医院和辖区乡镇开展义诊活动，培训当地医务人员，方便群众就近接受专家服务；开展贫困地区义诊，全省各级各类中医医疗机构积极按照要求组织相关专家前往辖区各单位帮扶贫困村开展义诊活动；组织二级及以上中医医疗机构的慢性病、肿瘤、儿科、口腔、眼科等疾病诊疗领域专家，深入辖区部分社区卫生服务中心、乡镇卫生院等基层医疗机构和乡镇、村居开展义诊巡诊活动；举办健康大讲堂活动，全省各二级及以上中医医疗机构根据各地的疾病特点和医院的专科特色，组织专家走进学校、工厂、建筑工地、社区、党政机关，讲授、传播健康知识，提高人民群众的健康意识，培养正确的就医和用药理念。

初步统计，"服务百姓健康行动"大型义诊活动期间，四川省共有39家三级、132家二级和114家其他中医医疗机构派出694名高级职称专家、876名主治医师、963名医师、237名药师（士）和1860名护理人员参加义诊活动，参与义诊人次达到132526人次，参加健康大讲堂群众近7万人次，通过义诊筛查、收治入院治疗患者1637人，减免医药费用近36万元，较好地实现本次"服务百姓健康行动"大型义诊活动目标，进一步方便群众看中医，不断扩大活动的覆盖面和影响力。

二、中医药健康旅游

四川省中医药管理局会同四川省文化和旅游厅出台《关于加快四川省中医药健康旅游发展的实施意见》，按照四川省"一干多支、五区协同"的新部署，依据资源分布和发展基础，构建特色鲜明、布局合理、创新发展的"一核四区"中医药健康旅游发展格局，推进文化旅游与中医药产业融合发展，打造四川中医药健康旅游品牌。加强政策扶持，提出对创建成功并经认定的国家级中医药健康旅游示范园区（基地），可按川委发〔2019〕11号文件规定，给予最高1000万元一次性奖补。对中医药健康旅游项目成功创建为国家5A级景区、国家级度假区的，可按川委发〔2019〕11号文件规定，每个给予所在县（市、区）政府500万元一次性奖补。对中医药健康旅游项目成功创建国家生态旅游示范区的，可按川委发〔2019〕11号文件规定，每个给予所在县（市、区）政府300万元一次性奖补。国家级和省级中医药健康旅游示范基地品牌数量列入天府旅游名县考核评分细则，作为命名县考核认定的评分指标。对进入省级中医药健康旅游示范项目名录的给予扶持并向投融资企业优先推荐，同时优先推荐申报国家级中医药健康旅游示范项目。

2019年，认定天府红谷·耕读桃源、中国·苍溪药文化博览园、醋文化博览园、蜀南花海、凯地里拉为四川省中医药健康旅游示范基地，遴选孙思邈康养文化小镇等10家单位为四川省中医药健康旅游示范项目。各市（州）政府推动发展中医药健康旅游积极性较高，通过培育和壮大中医药健康旅游新业态，部分重点项目列入全省文化和旅游发展重点任务、项目清单。

（苏晓川）

◆ 贵州省

贵州省中医药管理局始终把中医药防病治病和服务群众健康需要作为中医药发展的重要内容来抓，平均每个县投入75万元，启动43个贫困县服务能力提升工程；推动国家级区域中医（专科）诊疗中心建设和国家级区域中西医结合诊疗中心创建，推进遵义市、毕节市、黔东南州、黔南州、黔西南州5家三级甲等中医院抓好省级区域中医（专科）诊疗中心建设，全力推动东西部中医药对口帮扶，建成省级重点专科249个，国家级重点专科20个；启动赤水市等29家县级中医院第二阶段综合能力提升工作。遵义市中医院创建三级甲等医院，播州区、碧江区、思南县、金沙县、三穗县和福泉市6家县级中医院创建三级中医院工作有序推进。贵州省中医药管理局启动建设第一批14个省级中医医疗质量控制中心；强化中医药内涵建设，启动实施60个省级中医重点专科专病建设，对榕江等43个贫困县中医院，平均每个县统筹支持15万元用于重点专科建设；净化中医药养生保健服务环境，制定完善相关制度和措施，推广实施一批优化流程、改善服务质量；会同省人力资源和社会保障厅、卫生健康委举办第四届贵州省名中医评选，评出第四届省名中医20人。中医医院诊疗量占总诊疗量比例上升，为解决看病就医问题发挥应有作用。

（俞学良）

◆ 西藏自治区

西藏自治区继续实施藏医药服务体系建设项目，改善藏医药机构基础设施，形成以西藏自治区藏医医院为龙头、各地市藏医院为枢纽、县乡村为网底的三级藏医医疗服务体系；鼓励社会力量举办藏医医疗机构，支持举办只提供传统藏医药服务的门诊部、诊所，鼓励有资质的藏医专业技术人员，特别是名老藏医开办藏医诊所或个体行医，鼓励和扶持一技之长民间藏医在基层行医，基本形成投资主体多元化、投资方式多样化的办医格局，补充基层藏医药服务网络；进一步强化西藏各级藏医机构的内涵建设，提高藏医药常见病、多发病、慢性病和重大疾病防治水平，重点提升藏医优势病种和特色技术的服务能力，加强藏医药特色诊疗技术的推广应用；加强地市级以上藏医医院急诊急救和疾病防治能力建设，提升藏医药对突发公共卫生事件、突发传染病和重大疾病的预防、控制和医疗救治能力；加强基层医疗卫生机构藏医诊疗区（藏医馆）的提档升级；加强各级藏医医疗机构预防保健科的建设，将藏药浴等藏医药优势与健康管理相结合，以慢性病管理为重点，以治未病理念为核心，探索融健康文化、健康管理为一体的藏医健康服务模式，打造藏医药特色养生基地；积极推进"三进"工程，利用新媒体传播藏医药养生保健知识，引导人民群众更全面地认识健康、掌握基本的健康知识，自觉形成健康生活习惯和自我保健意识。　　　　（刘伟伟）

◆　陕西省

陕西省中医药管理局将 0～36 个月儿童中医药健康管理、65 岁以上老年体质辨识、中医药治未病等公共卫生服务纳入签约服务内容，明确家庭医生成员应包括中医类别全科医师，促使养生保健治未病服务发展形式更加多样化。在基层中医药服务能力提升工程方面，陕西省安排中央资金 4780 万元，在 52 个贫困县区开展县级中医院服务能力提升建设；持续推进三级中医院对口帮扶贫困县中医院工作，在原有帮扶基础上，遴选确定 21 家三级医院（其中 11 家三级中医院、10 家综合医院）对口帮扶 52 家贫困县中医

院，实现所有贫困县中医院能力建设及对口帮扶全覆盖；推荐 23 家中医院入选国家全面提升县级医院综合能力第二阶段 500 家县级中医院名单。陕西省加强中医馆建设，在实现社区卫生服务中心、乡镇卫生院中医馆全覆盖的基础上，投入 450 万元建设示范中医馆 30 个，投入 730 万元开展基层中医馆卫生技术人员中医药知识与技能培训工作；完成宝鸡市及莲湖区等 8 个区县的全国基层中医药工作先进单位复审验收工作，开展白河县的省级先进单位验收工作。　　　　　　（陈朋辉）

◆　宁夏回族自治区

宁夏回族自治区一是推进自治区、银川市中医医院中医药传承创新工程，在永宁、平罗县等 6 家中医医院建设国医堂，充分发挥中医药特色优势，提高中医药服务能力。二是实施治未病健康工程升级版，加强 12 家中医医院治未病中心服务能力建设，使治未病健康工程提质扩面，提升治未病服务水平和质量。三是实施贫困县中医医院服务能力提升项目，提高贫困地区中医药服务能力，开展新一轮三级中医医院对口帮扶贫困县县级中医医院工作，签订对口支援补充协议，助力健康扶贫攻坚。四是组织开展三级公立中医医院绩效考核工作，规范使用统一的疾病编码和手术操作编码，上传三级中医医院 2016～2018 年病案首页信息至国家信息平台。加强中医病案管理工作，提升中医病案质量，成立全区中医病案质控中心，举办全区中医病案管理培训班，培训人员 150 余人。五是建立完善中医医疗质量控制体系，依托 8 个专业的中医质控中心，共举办专业培训班 11 个班次，累计培训 1360 余人次；开展学术年会 6 期，参加 735 人次；开展专项督导活动 12 次，提出整改意见 400 余条，印发督查通报 6 期，促进和规范中医医院各项业务的推进。六是开展医疗乱象整治专项督查活动，对 11 家公立中医医院进行专项督查及回头看，对区属私立中医医院进行调查摸底，对涉乱

线索转办有关部门查办；举办全区中医药监督知识与能力培训班，培训各级中医药监督人员 150 余名，提高中医药监督执法能力。（张　涛）

◆　新疆维吾尔自治区

加强基层医疗卫生机构中医药服务能力。新疆维吾尔自治区继续实施基层中医药服务能力提升工程，将 47 家基层医疗卫生机构（其中社区卫生服务站 8 家、乡镇卫生院 39 家）纳入中医诊疗区（中医馆）建设项目；加强中医馆信息化建设，优化升级并扩展中医馆健康信息平台功能，将全区符合实施条件的 327 家基层医疗卫生机构中医馆接入信息平台，逐步提升中医馆信息化服务能力。

加强中医类医院制剂能力建设。新疆维吾尔自治区在和田地区维吾尔医医院、喀什地区维吾尔医医院、克州维吾尔医医院、阿克苏地区中医医院 4 家地市级中医类医院实施制剂能力建设项目，改善制剂室条件、提高制剂配制能力、提升制剂质量，满足医院临床用药需求。

加强中医类医院专科专病防治体系建设，推进中医医院内涵建设。新疆维吾尔自治区卫生健康委实施自治区中医临床重点专科专病建设项目，遴选确定将 4 个地州级中医类医院的 4 个临床专科纳入自治区中医临床重点专科建设，将 4 个县级中医类医院的 4 个专病纳入自治区中医专病建设，不断促进中医药防病治病能力和学术水平的提高。

积极推进深化医改工作。新疆维吾尔自治区卫生健康委继续推动公立中医类医院与基层医疗卫生机构建立多种形式的医疗资源纵向联合体，开展县乡一体化服务，引导中医优质资源下沉和共享，提升基层服务能力；推进医疗机构检验检查结果互认工作，积极参与健全全民医保制度，开展中医医保付费方式改革试点工作；继续推动中医类医院现代医院管理制度建设，选择 12 所公立和 2 所民营二级以上中医类医院开展制定章程试点工作；深入推进中医诊所备案管理工作，截

至2019年12月31日，新疆维吾尔自治区完成中医类诊所备案166家（含兵团）。 （曹玉景）

◆ **新疆生产建设兵团**

新疆生产建设兵团卫生健康委提高中医药防病治病能力，加强兵团二三级中医药能力建设，中医药参与突发公共事件急救和重大传染病防治能力不断提升；持续实施基层中医药服务能力提升工程，提高各级综合医院中医科室和基层医疗卫生机构中医优势病种诊疗能力；鼓励中医医疗机构走进机关、学校、企业、社区、连队和家庭，推广普及中医养生保健知识和易于掌握的理疗、推拿等中医养生保健技术与方法；大力推进基层中医医疗资源进入养老机构、社区和居民家庭；支持养老机构与中医医疗机构合作，建立快速就诊绿色通道，鼓励中医医疗机构面向老年人群开展上门诊视、健康查体、保健咨询等服务。 （张 欢）

◆ **哈尔滨市**

哈尔滨市大力推进治未病健康工程，在三级中医医院开展治未病中心建设，二级中医医院开展治未病科室建设，形成较为完整的治未病服务体系；在治未病服务开展中，充分与体检、家庭医生服务和老年人、儿童等特殊人群健康管理服务相结合，推广使用中医药适宜技术和检测设备，为群众提供健康保健方案，让群众逐步接受并积极应用治未病服务。

哈尔滨市不断加大力度推进基层中医药服务能力提升，采取现场调研、组织座谈、专家论证等方式，帮助基层找问题、想办法，将基层中医药服务能力提升工程纳入各级政府重点工作任务，列入卫生系统年度目标考核体系，全力推进实现年度既定目标。 （马晓峰）

◆ **广州市**

中医药服务体系健全完善。广州市持续推进中医药兴市强市发展战略，将发展中医药政策措施纳入

卫生强市"1+4"文件、广州市国民经济和社会发展第十三个五年规划纲要（2016～2020年）及"健康广州2030"规划。建成以中医类医院为主体、综合医院等其他类别医院中医药科室为骨干、基层医疗卫生机构为基础、中医门诊部和诊所为补充、覆盖城乡的中医医疗服务网络。各区100%建立中医药适宜技术推广基地，社区卫生服务中心、镇卫生院中医科和中药房实现100%全覆盖。全市11个区中有10个区成为全国基层中医药工作先进单位。2018年，广州市创建成为市级全国基层中医药工作先进单位。

中医药服务能力显著提升。2019年末，广州地区拥有中医（中西医结合）医疗机构496个，其中三级甲等中医医院8个、二级甲等中医医院10个，各区均有至少一家二级甲等以上中医医院。广州地区中医医院总诊疗量和中医床位数快速增长，2019年分别达2186.52万人次和14234张。实施中医药强市建设以来，5个区级西医综合医院转型为区中医医院，2016年起，市区两级财政投入36亿元用于公立中医医院基础设施建设，投入1176万元加强基层医疗卫生机构中医综合服务区建设，累计新增中医床位2723张。

中医治未病体系全面铺开。实施广州市中医治未病服务体系发展1个总体规划和中医慢性病防控、神志病、母婴安康、中西医协作4个子方案，依托4个治未病指导中心、25个示范单位、183个中医综合服务区治未病门诊，构建涵盖"未病先防、既病防变、愈后防复"的广州市中医治未病体系，放大中医药惠民的效果。越秀区、荔湾区成为国家中医治未病健康促进工程试点区，荔湾区华林街社区卫生服务中心为国家中医治未病健康促进工程试点单位。

中医药人才队伍不断壮大。截至2019年底，广州市有中医执业医师10141人；开展国家、省、市名老中医专家传承工作室建设工作，共建成省级以上名中医传承工作室11个、广州市名中医传承工作室30

个；加强中青年中医人才培养，累计投入290万元与广州中医药大学合作完成3批共70名中医临床优秀人才培养；推进中医医师全科培训，近3年每年培养中医全科医生超过100人，现有中医全科医生共916人，达0.6名/万常住人口。 （蒙嘉平）

◆ **青岛市**

青岛市创新中医药服务，印发《青岛市中医药特色服务指南（2019年版）》，从全市2293家提供中医药服务的医疗机构中，遴选出中医药特色较突出的170家医疗机构，详细介绍每个机构的基本信息和重点学科、名中医工作室、专病专技门诊、中药院内制剂等特色服务信息，方便市民获得优质中医药服务。

青岛市实施"中医药+"战略，大力促进中医药产业发展。一是实施"中医药+旅游"战略，开发中医药健康旅游项目，打造中医药旅游产品，将中医药健康服务业与旅游业深度融合，打造岛城中医药健康旅游品牌；二是实施"中医药+海洋"战略，引导开展海洋中药养殖、生产、加工，助力海洋功能食品、海洋生物医用材料、海洋化妆品等产品的研发；三是实施"中医药+养老"战略，打造中医医养结合高端品牌。 （范存亮）

◆ **深圳市**

完善中医治未病服务网络，推进医疗机构中医治未病服务平台建设。深圳市依托龙岗区中医院建设国家中医治未病升级版示范点，探索将中医治未病融入辖区居民全生命周期健康服务；探索中医医养结合新模式，支持宝安中医院（集团）开设全市首家中医医养结合社区健康服务中心，试点开展中医安宁疗护工作；推动中医药参与家庭医生服务，发布《家庭医生服务规范》，将老年人中医药健康管理纳入家庭医生重点人群健康管理服务考核中。

推进中医药健康产业发展。深圳市推进深港科技创新合作区、坪山生物医药产业园区、坝光生物谷

中医药产业集群发展，支持光明区打造"国际中医药港"；启动深圳市中医药信息综合监管平台建设。深圳市、区中医院建成智能中医药服务系统、智慧药房，为居民提供方便、快捷、高效中医药服务。

（刘冬云）

七、中医药传承与创新"百千万"人才工程（岐黄工程）

【概述】　全面实施中医药传承与创新"百千万"人才工程（岐黄工程），统筹推进各类人才培养。截至2019年12月31日，岐黄工程共遴选99名岐黄学者；选拔400名中医（临床、基础）、100名少数民族医药、100名西医学习中医优秀人才；培养1946名第六批全国老中医药专家学术经验继承人及3094名中医临床、中药、中医护理、西学中、中医药创新、少数民族医药中医药骨干人才；新增建设316个名老中医药专家传承工作室、600个基层名老中医药专家传承工作室、30个高层次中医药人才培养基地，支持51个中医学术流派传承工作室开展第二轮建设。　（曾兴水、彭　宏）

【国家中医药领军人才支持计划推进工作】　2019年，国家中医药管理局与99名岐黄学者签订任务书，制订符合岐黄学者实际情况的学术发展、能力提升、团队建设与人才培养等发展计划，明确可量化的中期考核、终期评价目标；支持岐黄学者承担国家重大科技项目、重点建设专项，岐黄学者全小林入选中国科学院院士、9人成为两院院士增选有效候选人。　（曾兴水、彭　宏）

【中医优秀人才培养工作】　2019年，国家中医药管理局开展第四批全国中医（少数民族医药）优秀人才研修项目，选拔确定100名培养对象（藏医60人、蒙医40人），举办

4期少数民族医药理论及强素养培训班；启动西医学习中医优秀人才研修项目，选拔确定100名培养对象；持续推进第四批全国中医（临床、基础）优秀人才研修项目，完成第一年度考核，举办第四、五期中医药经典理论培训班及第三、四期强素养培训班。　（曾兴水、彭　宏）

【中医药骨干人才培训工作】　2019年，国家中医药管理局新增遴选培养620名中医临床特色技术传承骨干人才、299名中药特色技术传承人才、137名中医护理骨干人才、535名中医药创新骨干人才、520名西学中骨干人才、181名少数民族医药骨干人才培训项目培养对象；完成第六批全国老中医药专家学术经验继承工作年度考核；开展2014年全国中药特色技术传承人才培训项目结业考核，313人考核合格。

（曾兴水、彭　宏）

【中医药传承与创新人才培养平台建设】　2019年，国家中医药管理局新增建设69个全国名老中医药专家及51个全国基层名老中医药专家传承工作室，确定建设30个中医药高层次人才培养基地，支持51个中医学术流派传承工作室开展第二轮建设。有序推进国家中医药人才培养中心建设项目。　（曾兴水、彭　宏）

【各地中医药传承与创新"百千万"人才工程（岐黄工程）实施情况】
◆　北京市

北京市中医管理局组织北京中医医院刘清泉、北京大学屠鹏飞两位岐黄学者制订学术发展、能力提升、团队建设与人才培养等方面的发展计划，提出可量化的考核指标，签订项目任务书；稳步实施第六批全国师承工作，加强学员跟师学习的动态管理和考核，做好学员集中理论培训，现场举办继承人公共课10次，开放温病、伤寒、经方等线上课程，学员累计培训19683.5学时；组织25名全国中药特色传承人才培养对象、14名全国中医护理骨干人才培养对象、20名全国中医药

创新骨干人才培养对象、20名全国西学中骨干人才培养对象进入培训基地轮转学习；做好全国中医临床特色技术传承骨干人才培训项目培养对象的遴选与推荐，最终北京市有10名培养对象获选，学员均按照实施方案的要求开展集中学习、跟师学习和实践学习，掌握一定的特色技术及学术理论。2019年，新增王莒生、栗德林全国名老中医药专家传承工作室建设项目和王玉英全国基层名老中医药专家传承工作室；滚动建设燕京刘氏伤寒学术流派传承工作室和燕京赵氏皮科学术流派传承工作室；组织完成金世元国医大师传承工作室、2015年全国基层名老中医药专家传承工作室、国家中医药优势特色教育培训基地（中药）项目（北京中医医院）验收，全部通过项目验收，其中于增瑞、王明福全国基层名老中医药专家传承工作室及金世元国医大师传承工作室、国家中医药优势特色教育培训基地（北京中医医院）获得优秀成绩。

（刘骅萱）

◆　天津市

加强中医药传承平台建设。天津市哈氏妇科进入新一轮全国中医学术流派传承工作室建设，填报建设任务书，开始建设工作。完成3个第二届国医大师传承工作室验收工作，4个2015年全国基层名老中医药专家传承工作室验收工作，1个国家中医药优势特色教育培训基地（中药）项目验收工作。4个全国名中医工作室和1个全国名老中医药专家传承工作室以及2015年之后的全国基层名老中医药专家传承工作室都在建设中。

加强中西医结合人员培养。为提升天津市西医人员的中医药知识水平，鼓励西医人员参加中医药知识培训，天津市中医药管理局举办第二期天津市西医学习中医高级培训班，参加人员为高级职称的西医人员，培训时间2年半，共有学员63名。天津市5个西医人员参加全国西学中骨干人才培训项目，2人参加全国西医学习中医优秀人才研修项目。

加强师承工作管理。天津市卫生健康委印发关于进一步做好第六批全国老中医药专家学术经验继承工作的函，组织开展第六批全国老中医药专家学术经验继承工作年度考核，天津市64名学术经验继承人考核全部合格。

天津中医药大学入选国家中医药管理局中医药高层次人才培养基地，完成项目任务书撰写，确定建设任务，开始建设工作。

天津市4人入选岐黄学者，4人入选2019年全国中医护理骨干人才培训项目，20人入选全国中医药创新骨干人才培训项目。

加强中药人员培养。天津市参加2015年全国中药特色技术传承人才项目的10名学员全部通过结业考核。参加2018年全国中药特色技术传承人才项目的10名学员通过年度考核，取得较好成绩。

天津市9人参加第四批全国中医药（临床、基础）优秀人才研修项目，制订研修计划，开展研修学习，参加相关培训。10人参加全国中医临床特色技术传承骨干人才培训项目，按照国家中医药管理局的相关要求，开展相关培训。

（杨　仰）

◆　河北省

河北省连续举办5期中医药专家学术经验讲习班，邀请京津冀中医药专家进行学术讲座；组织实施国家中医药传承与创新"百千万"人才工程，新遴选74名中医、中药、中医护理、西学中及创新骨干人才；依托河北中医学院启动建设中医药高级人才培养基地，在北京中医药大学建立河北省西学中人才培养基地；强化人才培养平台建设，新建2个国家级、11个省级名中医传承工作室；强化各层次人才培养，组织国家和省级老中医药专家学术经验继承人赴省内外开展游学轮转，遴选70名基层中医临床技术骨干到京津沪知名中医院临床进修。

（王艳波）

◆　山西省

山西省中医药管理局组织完成第四批全国优秀中医临床人才（4人）和首批全国中医基础人才（2人）年度培训任务；组织开展第六批全国老中医药专家学术经验继承工作年度考核，共考核46名继承人，均合格；组织完成第六批全国老中医药专家学术经验继承工作年度培训任务；组织完成2015年全国中药特色技术传承人才培训项目结业考核，共考核12人，成绩均为优秀；组织完成2018年全国中药特色技术传承人才培训项目年度考核，共考核9人，成绩均合格，2019年新招录10人并启动培训；启动全国中医护理骨干人才（4名）培训工作、全国中医药创新骨干人才（15人）培训工作、全国西学中骨干人才（20人）培训工作，组织完成全国中医临床特色技术传承人才（19人）年度培训任务；5人入选全国西医学习中医优秀人才研修项目；完成全国中药特色优势教育基地（山西振东制药）项目验收评估工作；承担两期国家级中药人才培训任务，共培训中药人才120名。

山西省继续建设1个国医大师工作室、3个全国名中医传承工作室、4个全国名老中医药专家传承工作室（2018年项目）、11个全国基层名老中医药专家传承工作室（2018年项目）；新增5个全国名老中医药专家传承工作室，2个全国基层名老中医药专家传承工作室；完成吕景山国医大师传承工作室、2015年8个全国基层名老中医药专家传承工作室的验收评估工作。

（赵红娟、田　敏）

◆　内蒙古自治区

内蒙古自治区完成40名第六批全国老中医药专家学术经验继承人年度考核和362名蒙医中医住院医师规范化培训对象的结业考核，开展新一批400名蒙医中医住院医师规范化培训，20名蒙医助理全科规范化培训；启动21名中医特色技术传承人才、1名中药特色技术传承人才、4名蒙医中医护理骨干人才、36名蒙医优秀人才研修项目人才、49名蒙医药骨干人才、20名全国西学中骨干人才、15名中医药创新骨干人

才培养项目；启动自治区第三批老蒙医药中医药专家学术经验继承，293名指导老师培养继承人586名。7名全国中医优秀人才研修工作、17名中医和中药特色技术传承、15名蒙医中医护理骨干、50名蒙医药骨干等人才培养项目进展顺利。

（岳红娟）

◆　吉林省

一是吉林省中医药管理局按照国家中医药管理局要求，在2019年初为吉林省两名岐黄学者共计拨付120万元支持经费，用于团队建设和相关学术研究活动。

二是推进"百千万"人才工程（岐黄工程）中的第四批全国优才学员培养以及全国优才（西学中）项目的实施。吉林省中医药管理局组织吉林省第四批全国优才项目学员按时参加全国集中理论培训，积极开展全国拜师、跟师学习，督促指导优才学员按时完成临床医案、心得、月记等学习任务。

三是按照国家中医药管理局统一部署，吉林省完成第四批全国优才（西学中）项目学员的选拔考试工作。国家中医药管理局公布名单后，为项目学员拨付学习资金40万元，协调学员所在单位为学员参加脱产学习创造条件。通过网络管理平台对第四批全国优才项目学员进行年度考核。

四是为提升第六批全国师承项目培训质量，吉林省中医药管理局委托长春中医药大学附属医院开展第六批师承集中理论培训。2019年，共邀请省内中医基础和临床专家10人，为继承人专题授课22次，共88学时，内容包括中医基础、四大经典、中医临床等课程。同时不定期对继承人跟师出诊、参加学习、项目资金使用进度等日常管理情况进行督导检查，对师承过程和年度考核中表现较突出的学员给予增加师承经费的鼓励，为其他学员树立榜样，确保该项目继承人跟师学习达到预期效果。

五是继续对吉林省国医大师、全国名中医、全国基层名老中医药

专家传承工作室建设项目拨付资金，在资金额度上，吉林省中医药管理局依据会计师事务所出具的上一年度资金绩效报告进行分配，提高项目资金使用率，确保资金使用达到预期效果。

六是组织对 2015 年首批建设的全国基层名老中医药专家传承工作室建设项目进行验收。吉林省中医药管理局以岐黄学者为组长组成专家组，对 6 个基层工作室进行现场评审验收。建设周期内，各基层名老中医药专家传承工作室均完成建设任务，并取得丰硕成果，专家组对各工作室建设过程中存在的不足也给出良好的建议。　（冯东海）

◆　**上海市**

2019 年，上海市承担的 2015 年国医大师工作室和全国基层名老中医药专家传承工作室建设项目通过验收。有序推进在建的全国名老中医药专家传承工作室、全国基层名老中医药专家传承工作室及全国中医学术流派传承工作室项目，保护、传承、发展名老中医、中医学术流派的学术思想和技术方法，促进中医学术的传承发展。

开展 2019 年全国中药特色技术传承人才、全国中医临床特色技术传承骨干人才、全国西学中骨干人才、全国中医药创新骨干人才等国家中医药管理局人才项目培养对象的遴选和推荐。上海市有 3 人纳入全国中医（西学中）优秀人才研修项目培养、10 人纳入全国西学中骨干人才培养、6 人纳入全国中药特色技术传承人才培养、20 人纳入中医药创新骨干人才培养、6 人纳入中医临床特色技术传承骨干人才培养。　（奚之骏）

◆　**江苏省**

2019 年，江苏省加强中医药传承与创新"百千万"人才工程（岐黄工程）组织管理，严格按照实施方案要求，落实各培养对象学习计划：完成第四批全国中医优秀人才研修项目、第六批全国老中医药专家学术经验继承工作、中药特色技

术传承人才年度考核工作，4 名继承人因学习中断被取消资格，33 名中医优秀人才和 10 名中药特色技术传承人才年度考核全部合格；印发《江苏省中医经典巡讲活动实施方案》，组织岐黄工程培养对象集中参加中医经典理论学习；组织新一批岐黄工程相关项目遴选工作，5 人入选第四批全国中医（西学中）优秀人才研修项目，22 人成为全国中医临床特色技术传承人才培训对象，新增全国中医药创新骨干人才培养对象 20 人；印发《江苏省全国西学中骨干人才培训项目实施细则》，启动全国西学中骨干人才培训工作；组织编写基层卫生技术人员中医药知识和技能培训系列教材，制订培训大纲和培训计划，开发网上培训平台，培训基层卫生技术人员 2280 人；招收中医专业农村订单定向免费医学生 209 人，新培养中医（助理）全科医生 188 名；组织修订中医住院医师规范化培训结业考核实践能力考核方案，组建实践能力考核题库，举办中医住院医师规范化培训骨干师资培训班，建立江苏省中医住院医师规范化培训管理委员会和专家委员会，1225 名中医住院医师通过考核，取得合格证书；推进国医大师、全国名中医和老中医药专家传承工作室建设，完成第二批国医大师工作室和首批全国基层老中医药专家传承工作室验收工作，新获得全国名老中医药专家传承工作室 1 个，全国基层名老中医药专家传承工作室 2 个。孟河医派传承工作室、龙砂医学流派传承工作室、吴门医派杂病流派传承工作室和澄江针灸学派传承工作室被国家中医药管理局列入中医学术流派工作室第二轮项目建设。南京中医药大学和江苏省中医院入选国家中医药高级人才培训基地。　（朱蕾）

◆　**福建省**

传承闽医学术流派精髓。2019 年，福建省遴选确定 22 个省级中医学术流派开展传承工作室建设，8 人通过 2014 年全国名老中医药专家传承工作室建设项目验收，2 人被列为

2019 年全国基层名老中医药专家传承工作室建设项目专家。

培养名老中医药专家学术继承人。2019 年，福建省遴选确定 20 人为省名中医访问学者，到各省名中医、国医大师所在单位跟师学习 1 年；完成第三批省级优秀中医临床人才研修项目，经结业考核，倪秀琴等 16 人考核成绩合格；加强过程管理，完成第四批全国中医（临床、基础）优秀人才研修项目培养对象年度考核、第六批全国老中医药专家学术经验继承工作继承人年度考核，培养合格继承人。

健全完善中医药特色技术人才队伍，搭建培养中医药创新型人才平台。2019 年，福建省组织开展第四批全国中医（西学中）优秀人才研修项目选拔考试，10 人被列为全国西学中骨干人才培训项目培养对象；遴选确定 19 人为省级西学中骨干人才培训项目培养对象；组织 2014 年 10 人、2015 年 9 人通过全国中药特色技术传承人才培养对象结业考核，2018 年 10 人通过年度考核，8 人被列为 2019 年全国中药特色技术传承人才培训项目培养对象，4 人被确定为 2019 年全国中医护理骨干人才培训项目培养对象；在建设 3 个省级中医临床研究基地基础上，有 1 个基地列入第二批国家中医临床研究基地；组织专家论证修改国家中医临床研究基地建设方案，组织福建省中医药学会有关专家制订《2019 年福建省流行性感冒中医药防治方案》；以第四次全国中药资源普查工作为平台培养中药资源普查人才。经多年学科建设和人才培养，全省 8 个中医药重点学科被国家中医药管理局验收为优秀等次，2 人获全国中医药杰出贡献奖表彰。

继续开展中医住院医师规范化培训与继续教育项目。福建省共有 7 家国家级基地，7 家协同基地；举办中医住院医师规范化培训师资培训班，共培训师资 261 人；组织招录 2019 年中医住院医师规范化培训学员 322 人（其中中医类别 238 人、全科类别 84 人），中医助理全科 6 人、全科转岗学员 132 人；组织公共科目

理论考核和结业考核，结业考核综合通过率为93.7%。2019年，福建省共有国家级中医药继续教育项目30个（含中医护理骨干人才培训项目和中药特色技术传承人才培训项目），完成30个培训任务，共计培训5141人；完成省级中医药继续教育项目30个，培训5512人；通过集中面授学习、远程视频教学对2万多名乡村医生培训中医药知识和技能。　　　　　　　（张锦丰）

◆ 江西省

加强平台建设，完善中医药人才评价机制。江西省高位引领人才队伍建设。2019年人力资源社会保障部等三部委对为中医药事业传承发展做出杰出贡献的80位模范人物进行表彰，江西省伍炳彩、刘红宁两位教授获得全国中医药杰出贡献奖。景德镇市委人才工作领导小组办公室联合景德镇市卫生健康委制订《首届十大名中医评选工作实施方案》，遴选出11位首届景德镇市名中医。江西省启动两批中青年骨干人才培养计划，遴选100名培养对象，覆盖省市县三级医疗机构、大学、科研院所和中医药企业。

加强多层次人才培养，夯实中医药人才队伍。一是着力高位次人才培养。经全国选拔考试，江西省3人成为国家西医学习中医优秀人才研修项目培养对象，4人成为2019年全国中医护理骨干人才培训项目培养对象；全省遴选确定17名全国西学中骨干人才培训项目培养对象及15名全国中医药创新骨干人才培训项目培养对象，按要求如期开班并明确学习计划后进入理论培训阶段；完成2015年全国中医药特色技术传承人才、第四批全国中医（临床、基础）优秀人才研修项目、第六批全国老中医药专家学术经验继承工作的年度考核。二是着力基地人才培养。完成第二届国医大师、基层名老中医传承工作室的验收工作；组织国家中医药优势特色教育培训基地的年度考核，推进全国名老中医药专家传承工作室及特色基地建设。三是着力应用型人才培育。加强

三级医疗机构科主任管理，2019年江西省中医医院科主任管理能力提升培训班分为专题讲座和参观交流两部分，共计88人接受培训。2019年省级财政投入180万元组织360名西医参加为期两年的西学中培训，全省累计培养1300名西学中人才。

加强急需紧缺人才培养，加大基层人才培养力度。江西省学习借鉴国家做法开展为期3个月的全省中医护理骨干人才培养，充分发挥江西中医药大学附属医院的科研教学优势，为基层培养107名中医护理骨干；开展面向基层医生的中医特色技术、适宜技术（热敏灸）、乡村医生能力培养培训，全省各设区市共开展培训156期，接受培训人数16338人，建立基层人才培养基地7个，各级财政投入共计685.49万元。
　　　　　　　　　　　（郑林华）

◆ 河南省

2019年，河南省认真落实中医药传承创新"百千万"人才工程建设工作，强化高层次人才培养：完成河南中医药大学中医药高层次人才培养基地申报工作；建设全国老中医药专家传承工作室2个、全国基层名老中医药专家传承工作室2个；启动河南省全国中医学术流派传承工作室邵氏针灸、平乐郭氏正骨第二轮建设；组织第四批全国中医（临床、基础）优秀人才研修、第六批全国老中医药专家学术经验继承工作72名继承人年度考核；完成唐祖宣国医大师传承工作室、曹子成等8个全国基层名老中医药专家传承工作室验收工作，高标准遴选各类培养对象全国中药特色技术传承人才15名，全国中医护理骨干人才4名，全国中医（西学中）优秀研修人才2人，中医临床特色技术传承人才29名，西学中骨干人才20名，中医药创新骨干人才20名；整合资源，联合山东、江苏、浙江开展西学中骨干人才理论培训工作。
　　　　　　　　　　　（李海涛）

◆ 广西壮族自治区

2019年，广西壮族自治区依据国

家中医药管理局《中医药传承与创新"百千万"人才工程（岐黄工程）实施方案》，开展相关工作。持续开展名老中医药专家学术经验继承工作，建设国医大师传承工作室1个、全国名中医传承工作室2个、全国基层名老中医传承工作室2个，完成2015年全国基层名老中医传承工作室验收；推进中医药学术流派传承工作，开展中医扶阳流派、广西黄氏壮医针灸流派2个传承工作室第二轮建设，着力培养理论功底深厚、中医临床思维能力强、诊疗技艺精湛、代表流派特色的中医药人才，为广西传承发展中医药提供人才保障；深化中医药人才培养，增强高层次人才培养平台建设，投入建设国家级中医药高层次人才培养基地。

广西壮族自治区组织开展第四批全国中医（临床、基础）优秀人才研修项目年度考核工作；启动第四批全国中医（西学中）优秀人才研修项目，2人入选西医学习中医优秀人才研修项目培养对象；组织全国中药特色技术传承人才和全国中医护理骨干人才开展轮训游学工作；组织开展全国中药特色技术传承人才培训项目年度考核工作，15名培养对象均通过年度考核；遴选全国中医护理骨干人才培养项目培养对象4人、全国中医临床特色技术传承人才培训项目培养对象10人、全国西学中骨干人才培训项目培养对象17人、全国中医药创新骨干人才培训项目培养对象15人。（陈小兵）

◆ 重庆市

2019年，重庆市加强建设2个全国基层名老中医药专家传承工作室，2名学员考入国家西学中优秀人才培训项目进行培训；开展重庆市国家级67名中医药骨干人才培训年度考核等工作；4个全国基层名老中医药专家传承工作室、1个国家中药优势特色教育培训基地通过国家验收；主动协调成都中医药大学为重庆市17名西学中骨干人才培训提供2年的理论学习平台，加强川渝两地中医人才的交流合作。　（廖惠萍）

◆ **四川省**

领军人才队伍建设方面。四川省继续支持 3 名岐黄学者建设各类优秀传承或创新团队，推荐其担任国家级学术组织（机构）带头人、重大项目负责人，支持其研究方向兼顾中医药各个领域的发展需求和重点问题，推进中医药事业全面、协调、持续发展；向国家中医药管理局推荐首席科学家候选人 3 名、青年岐黄学者候选人 10 名、国家中医药创新团队候选团队 7 个。

优秀人才队伍建设方面。四川省第四批全国中医（临床、基础、少数民族医药）优秀人才研修项目 28 名培养对象完成国家中医药管理局组织的年度集中培训及考核工作。

骨干人才队伍建设方面。四川省继续开展第六批全国老中医药专家学术经验继承工作，组织项目学员集中培训，推动完善国家、省、市（州）级师承管理体系；组织全国中药特色技术传承人才项目培养对象 28 人、全国西学中骨干人才项目培养对象 20 人、全国中医特色技术传承人才项目培养对象 36 人、全国中医药创新骨干人才项目培养对象 20 人完成年度培训任务。

传承与创新平台建设方面。四川省继续推进各级各类传承平台建设，继续推动成都中医药大学附属医院国家中医药高层次人才培养基地、3 个全国名中医传承工作室、15 个全国名老中医药专家传承工作室、56 个全国基层名老中医药专家传承工作室项目建设。 （赵忠明）

◆ **贵州省**

按照国家中医药管理局中医药传承与创新"百千万"人才工程（岐黄工程）项目有关要求，贵州省开展对各子项目培养对象的遴选，严格按照各子项目具体实施方案组织实施。截至 2019 年底，贵州省共获批全国名中医传承工作室 4 个、基层名老中医药专家传承工作室 41 个、中医学术流派传承工作室 1 个、高层次人才培养基地 1 个、第六批全国老中医药专家学术经验继承工作指导老师 17 人和继承人 34 人、第

四批全国中医优秀人才（基础、临床、西学中）9 人、全国中药特色技术传承人才 13 人、全国中医护理骨干人才 20 人、全国中医临床特色技术传承骨干人才共 15 人、全国西学中骨干人才 17 人、全国中医药创新骨干人才 15 人、中医住院医师规范化培训 135 人。通过构建骨干人才、优秀人才有机衔接的中医药高层次人才队伍，解决中医药事业发展高层次人才缺乏及继承不足、创新不够等问题，为振兴发展中医药提供坚实的人才保障。 （俞学良）

◆ **云南省**

截至 2019 年底，云南省共获批国医大师工作室 1 个、全国名中医工作室 2 个、全国名老中医药专家传承工作室 4 个、全国基层名老中医药专家传承工作室建设项目 16 个。云南省中医药工作者张震、朱兆云获全国中医药杰出贡献奖，5 人入选云岭名医。云南中医药大学确定为中医学博士授权点，并建设全国中医药高层次人才培训基地。云南省继续实施第六批全国老中医药专家学术经验继承工作和省级第四批中医药师带徒工作，培养第六批全国老中医药专家学术继承人 48 名、第四批省级继承人 46 人；培养中医临床研修人才 4 名、藏医研修人才 2 名、中医药传承与创新"百千万"人才工程中医药骨干人才 82 名。 （叶 宏）

◆ **西藏自治区**

为贯彻落实《中医药人才发展"十三五"规划》《中医药传承与创新"百千万"人才工程（岐黄工程）实施方案》，进一步加强少数民族医药人才队伍建设，西藏自治区藏医药管理局在西藏各级藏医医疗机构遴选 50 名藏医药骨干，开展少数民族医药骨干人才培训项目。经西藏自治区藏医药管理局遴选，国家中医药管理局审核，确定西藏自治区藏医院米玛为全国名老中（藏）医药专家，实施 2019 年全国名老中（藏）医传承工作室建设项目，项目专项资金 30 万元。2019 年，经西藏

各县级藏医医疗机构遴选，报国家中医药管理局审定，确定那曲市尼玛县藏医医院石努为 2019 年基层名老藏医，实施全国基层名老藏医药专家传承工作室建设项目，项目专项资金 15 万元。 （刘伟伟）

◆ **陕西省**

加强中医药传承创新平台建设。陕西省成立长安医学传承发展专家委员会、长安医学研究中心，召开长安医学传承研究工作会议；启动长安医学研究工作，并组织开展年度考核；确定建设 6 个全国（基层）名老中医药专家传承工作室、25 个省级中医学术流派传承工作室、55 个省级名中医传承工作室，搭建中医药传承推广平台；开展第二届国医大师工作室、全国基层名老中医传承工作室和国家级中药传承人才基地验收工作；遴选并确定 74 个省级中医药继续教育项目。

开展高素质中医药人才培养。陕西省中医药管理局推荐陕西中医药大学入选全国中医药高层次人才培训基地；组织开展全国西学中优秀人才研修项目培养对象选拔；81 位中医、中药、护理骨干被确定为全国优势特色技术传承人才培养对象；组织开展 2015 年全国中药特色技术传承人才培训项目结业考核，第四批全国中医优秀人才研修项目、第六批全国老中医药专家学术经验继承工作年度考核，57 名项目学员或继承人通过考核；组织 50 位国家名老中医药专家经验继承人、95 位省级继承人、20 位全国西学中骨干人才、60 位热爱中医药的基层继承人在陕西中医药大学参加中医集中理论学习；举办全省三级甲等中医医院科主任管理能力提升培训班，来自全省 10 家三级中医医院的 80 名科主任参加培训。 （陈朋辉）

◆ **宁夏回族自治区**

2019 年，宁夏回族自治区认真贯彻落实《中医药人才发展"十三五"规划》和中医药人才培养工作各项要求，围绕创新体制机制、优化政策环境、培养引进并重，在用好、吸引、

培养人才上下功夫，积极做好中医药传承与创新“百千万”人才工程（岐黄工程）建设项目，建设各级人才培养平台、开展国家及自治区骨干人才培养项目等工作。以需求为导向遴选培养对象。在开展的各类人才培养项目遴选工作中，统筹全区中医药人才资源情况，紧密结合项目培养对象条件要求和各级各类中医药科研院所、医疗机构等单位的需求，按照用人单位自主推荐、全区统筹协调、组织考试考核、专家择优评审等程序，力求遴选出相对契合培养目标的合格人才。以技术帮扶柔性引才。持续组织开展北京中医药专家宁夏行活动，积极申请区外专家到中医医疗机构挂职，搭建与国内知名中医医疗卫生机构交流平台，引进国内知名中医药专家在区内各级中医医院建立宁夏工作室，培养用得上、留得住的中医药人才。

各类人才培养。宁夏回族自治区完成第四批全国中医优秀人才项目2018年度考核，4名学员按照国家中医药管理局安排继续进行培训学习；完成第六批全国老中医药专家学术经验继承项目30名学术继承人年度考核工作；完成2015年中药特色技术传承人才结业考核，3名传承人才均达到良好标准；组织遴选2019年全国中医护理骨干人才5名、中医药创新骨干人才15名、西学中骨干人才10名、西学中优秀人才2名，按时进点学习培训；完成10名西学中骨干人才6个月集中理论培训；组织10名2018年、2019年中药特色技术传承人才和9名2018年、2019年中医临床特色技术传承人才按计划学习培训。

平台建设。宁夏回族自治区确定自治区中医医院为2019年高层次人才培养基地，组织制定基地建设任务书；组织开展2018年全国名中医传承工作室建设，3名全国名中医带徒34名；2019年新增基层名老中医药专家传承工作室1个，继续组织开展2017、2018年基层名老中医药专家传承工作室8个，培养基层中医药人才200余名；继续开展第三批自治区老中医药专家学术经验继承工作，10名自治区名老中医药专家为20名中医药中级人才传道授业，切实为宁夏回族自治区培养一批中医药优秀人才。（张　涛）

◆ 新疆维吾尔自治区

2019年，新疆维吾尔自治区中医药人才培养项目以需求为导向，全方位覆盖医疗、药剂、护理等各个层面，年度总投入579万元，培训人数103人，建设名老中医药专家传承工作室5个、基层老中医药专家传承工作室2个、高层次中医药人才培养基地1个。

中医药高层次人才培养。新疆维吾尔自治区一是以自治区中医医院、乌鲁木齐市中医医院、和田地区策勒县维吾尔医医院、和田地区民丰县维吾尔医医院为项目依托单位，确定7个名老中医药专家传承工作室。二是确定新疆医科大学及乌鲁木齐市中医医院为新疆维吾尔自治区高层次人才培养基地，投入资金90万元。三是新疆维吾尔自治区周铭心、沈宝藩2人荣获全国中医药杰出贡献奖。

中医药骨干人才培养。新疆维吾尔自治区一是新增中医药创新骨干人才15人、中医临床特色技术人才24人、中医护理骨干人才4人。二是委托新疆医科大学中医学院于2019年8月5～10日举办全区中医药管理人才治理能力提升培训班，培训人数为60人。三是开展第六批全国老中医药专家学术经验继承工作继承人年度考核工作，20人通过年度考核、2人年度考核结果为不合格。四是开展对2015年全国中药特色技术传承人才培养对象结业考核，5名学员以优异的成绩通过结业考核。五是开展2018年度全国中药特色技术传承人才培养对象2019年度考核工作，5名培养对象通过年度考核。六是组织48名中医药骨干人才培训项目培养对象完成3个月的临床进修及15天的集中理论培训。

中西医结合人才。新疆维吾尔自治区一是委托乌鲁木齐市中医医院完成对新疆维吾尔自治区西学中骨干人才培训项目培养对象的集中理论培训，培训时间为2个月，培训人数为17人。二是根据《国家卫生健康委关于印发第一批国家重点监控合理用药药品目录（化药及生物制品）的通知》要求，启动新疆维吾尔自治区西医学习中医培训班，培训周期分为1年制及2年制，学员可根据自己需求自由选择培训周期。三是对2017年启动的西学中培训班结业学员进行综合结业考核，结业考核采用客观结构式临床考核的方式进行，分为临床思维考核和临床操作考核。参加考核85人，合格72人，合格率85%。考核合格人员由自治区卫生健康委颁发自治区西医学习中医人员结业证书。（曹玉景）

◆ 哈尔滨市

2019年，哈尔滨市依托国医大师卢芳建设国医大师工作室，工作室录制科普宣传视频《四季养生》；科研成果“抗动脉粥样散联合透穴刺法治疗缺血性中风后足内翻的临床应用”获哈尔滨市卫生健康委新技术应用奖一等奖，获黑龙江省卫生健康委新技术应用奖二等奖；其他2项科研课题分获哈尔滨市科技局科研成果和2019年黑龙江省中医药科学技术二等奖；发表有关国医大师治疗思想论文7篇，连续两年承担省、市继续教育培训工作。工作室负责人李倜2019年获选成为全国中医药创新骨干人才项目培养人才。

哈尔滨市开展第六批师承教育，共完成跟师笔记120篇、跟师心得24篇、独立临床医案40篇、经典学习笔记24篇、经典学习心得8篇、游学跟师笔记20篇；在研课题1项、获奖2项、撰写著作2部、申请科技成果1项、学术团体任职3个、主讲老师学术经验讲座1次、参加省级集中理论培训3次，对更多指导老师的学术经验继续挖掘整理。

（马晓峰）

◆ 青岛市

2019年，青岛市一是打造中医药人才培养平台。实施振兴国医十大行动计划，召开第三届国医大师论坛；引进高端中医药资源，与山东中医药大学共建青岛中医药科学院，同步打造山东中医药大学抗病毒协同创新中心、经方研究工程中心、脉学研究中心、外治新材料研究中心、海洋中药研究中心和人工智能研究中心，占地209.60亩、总投资近8亿元、总建筑面积11.35万平方米的研究生院项目奠基动工，山东中医药大学青岛中医研究院挂牌成立。二是多渠道引进中医药高端人才。青岛市中医医院引进首届国家中医药"百千万"工程领军人才——岐黄学者、泰山学者1名；全市柔性引进包括10个国医大师在内的88个省内外知名中医药专家，并为每位专家建立传承工作室；引进泰山学者领衔的20人专家团队入驻山东中医药大学青岛中医研究院，启动多个研究项目。三是积极开展各类中医药人才培养工作。推进中医药师承教育项目，培养第四批全国优秀中医临床人才2人、第四批全国中医（西学中）优秀人才研修项目培养对象2人、全国中医药创新骨干人才培养对象1人、全国中医临床特色技术传承人才培训项目培养对象1人、全国西学中骨干人才培训项目培养对象1人、全国中药特色技术传承人才培训项目培养对象2人、第六批全国老中医药专家学术经验继承工作继承人4人、全省五级中医药师承教育项目继承人34人。

（范存亮）

◆ 深圳市

2019年，深圳市贯彻落实《中医药传承与创新"百千万"人才工程（岐黄工程）实施方案》，积极组织参加国家中医药管理局各类人才培训项目，培养一批深圳市中医药高层次人才队伍。2019年新增全国中医临床特色技术传承骨干人才培训项目、全国中医药创新骨干人才培训项目、全国西学中优秀人才研修项目、全国西学中骨干人才培训项目、全国中药特色技术传承人才培训项目，共培养7名中医药人才。

（刘冬云）

八、国家中医临床研究基地建设

【概述】　2008年12月，国家发展改革委和国家中医药管理局共同启动实施国家中医临床研究基地（以下简称基地）建设项目，遴选16家三级甲等中医医院作为基地建设单位（国家中医药管理局直属直管医院和上海中医药大学附属曙光医院共7家单位参与建设）。2017年5月，23家基地建设单位完成建设任务，通过验收，正式被确认为国家中医临床研究基地。

为进一步提升我国中医药临床科研基本条件，加强疑难重大疾病和临床诊疗有明显中医药特色和优势的重点病种研究，国家中医药管理局科技司参照第一批国家中医临床研究基地建设的成熟经验和模式，于2018年正式启动第二批基地建设单位遴选工作，最终确定17家单位为二批基地建设单位。

2018年12月，为明确两批基地长期发展规划和建设方案，进一步加强第一批基地病种研究的延续性，健全长效管理机制，国家中医药管理局科技司分片区对40家基地建设单位的重点病种高水平临床研究、基础平台建设、人才队伍建设和基地运行模式及机制等方面进行论证，2019年初经审核，向40家基地印发基地业务建设方案，启动新一期基地业务建设。

（邱岳、赵帅、张晓萌）

【国家中医临床基地业务建设方案审核工作】　2019年3月22日，国家中医临床研究基地业务建设方案审核工作会在北京召开，国家中医药管理局科技司负责同志和基地业务建设指导专家参加会议。专家经审阅材料和讨论后，对40家基地业务建设方案给出审核意见。3月26日，科技司印发基地业务建设方案，启动新一期基地业务建设。

（邱岳、赵帅、张晓萌）

【国家中医临床研究基地科研能力提升培训】　为落实《国家中医临床研究基地业务建设目标要求（2018年版）》等相关要求，进一步推动基地人员的临床研究能力提升，国家中医药管理局科技司组织2019年度国家中医临床研究基地业务建设培训工作。

2019年5月30~31日，国家中医药管理局科技司在山东济南，围绕中医临床科研成果产品化、中医药临床研究问题、随机对照试验研究设计与实施、临床试验样本量估算实例分析等内容，开展临床研究方法学专题培训。相关省级中医药主管部门相关负责人员及各基地建设单位基地办公室主任及重点病种负责人员、临床研究基地相关科研骨干参加培训。

2019年11月2~3日，国家中医药管理局科技司在广西南宁，围绕循证医学的系统评价方法，中医临床研究设计与实施实例介绍、中医诊断试验设计与实施、注册研究设计和统计分析方法应用等内容，开展循证医学的系统评价方法专题培训。各基地建设单位基地办公室主任及重点病种负责人员、临床研究基地相关科研骨干参加培训。

（邱岳、赵帅、张晓萌）

【国家中医临床研究基地业务建设情况督导】　2019年12月4~5日，国家中医药管理局科技司在北京对基地业务建设情况进行督导与年度总结。国家中医临床研究基地业务建设督导组专家由科技管理、方法学研究和临床研究等领域的专家组成。各基地建设单位依据印发的业务建设方案内容，参照《业务建设目标要求（2018年版）》，总结汇报各自基地业务建设情况，专家通过审阅材料、听取汇报和质询，针对督导过程中发现的问题，提出针对性的意见和建议。

（邱岳、赵帅、张晓萌）

【各地国家中医临床研究基地建设情况】

◆ 北京市

2019年，北京市中医管理局组

织首都医科大学附属北京中医医院进行建设方案专家论证，聘请专家对基地建设方案进行顶层设计，最终确定外感热病、乳腺癌为基地建设两个重点病种，并按专家意见对建设方案进行优化。北京中医医院依托"十三五"传染病国家科技重大专项，建立"中医外感热病专科联盟云平台"，先后依托国家自然科学基金项目、首都医学发展科研基金项目、北京中医药科技发展资金项目等，进行针对外感热病和乳腺癌的多个基础、临床研究。北京市中医管理局组织北京中医医院先后参加两期国家中医临床研究基地业务建设培训，并按照要求开展相关督导工作。

（刘　楠）

◆　天津市

2019年，天津中医药大学第一附属医院在国家中医临床研究基地一期建设基础上，围绕中风病和冠心病两个重点病种，进一步梳理关键科学问题，制订总体研究方案，完善、优化、提升中医药防治中风病和冠心病的系列技术、方法、方药和方案，深化重点病种研究，不断提升临床疗效，加强基地科研平台和团队建设，推进基地常态化运行管理。

重点病种研究不断深入。天津中医药大学第一附属医院在中风病基地基础上，获批国家第四批中医临床医学研究中心，中风病三级网络协同创新平台成员单位达155家；承担中风病相关国家级课题26项、省部级课题32项，获得省部级科技奖励7项，出版论著11部，发表SCI论文34篇，发表国内核心期刊论文334篇。《石学敏针灸学》被翻译成英文、西班牙文、法文等多国语言。冠心病基地制定《基于临床流行病学调查的冠心病心绞痛中医证候诊断建议》《中成药治疗冠心病的临床应用指南》《中成药治疗心力衰竭的临床应用指南》，开发治疗心力衰竭的有效中药制剂1种；2019年新增立项国家自然基金青年基金项目3项；获天津市科技进步一等奖2项，世界中医药学会联合会颁

发的中医药国际贡献奖科技进步二等奖1项；发表论文55篇，其中SCI收录22篇，单篇最高影响因子8.456，累计影响因子93.165。

石学敏和张伯礼院士获得全国中医药杰出贡献奖、第五批国家级非物质文化遗产针灸项目代表性传承人、世界针灸学会联合会学术突出贡献奖首届"天圣铜人奖"；毛静远、高秀梅、马融、刘维4位教授入选岐黄学者。临床试验中心完成药物临床试验机构复核认证、新专业申报及备案工作，完成伦理委员会CAP再认证的申报。临床生物样本库完成科技部备案并获得批复，加入京津冀生物样本资源联盟。天津中医药大学第一附属医院入选国家中医药管理局中医药高层次人才培养综合基地。2019年12月，通过国家中医药管理局组织的2019年度基地督导。

（杨　仰）

◆　河北省

推进中医药研究平台建设。河北省中医院成立临床研究伦理审查体系领导小组，建立医学伦理委员会办公室，编印《伦理审查体系文件汇编》，配置伦理审查体系信息管理系统，该院伦理委员会通过世界中医药学会联合会中医药研究伦理审查认证；启动生物样本库建设，配备具有相应资质证书的专职人员4名，配置生物安全柜、超低温冰箱、液氮罐等设备设施，存储标本近3000份。中医临床科研信息共享系统在河北省公共资源交易中心招标，名老中医传承信息管理系统处于论证及招标阶段；继续完善药物和医疗器械的临床研究评价平台，医院I期药物临床试验研究室共承接仿制药生物等效性试验10项；推进研究型门诊建设，在设立CAG专病门诊的基础上，初步设计结构化门诊电子病历模板，后续将与临床科研信息系统对接实现临床科研数据同步采集。中药制剂研发、临床研究质量管理等相关制度文件也在修改完善。

推进重点病种研究。河北省中医院邀请中国中医科学院、西苑医

院、中国人民大学统计学院等单位专家，优化完善脾胃病等重点病种研究方案。脾胃病研究团队专人负责研究项目实施，分设6个研究小组，每组设有负责人、秘书及主要研究人员，责任明确，积极开展研究工作。研究团队加入京津冀一体化协同病房建设体系，与京津冀多家医院建立科研协作关系；与中国中医科学院望京医院联合开展CAG科研项目；作为牵头单位，与河北医科大学第二医院开展重大疑难疾病中西医协作项目。全年研究团队完成14项发明专利申报工作，发表及定稿论文19篇，出版脾胃病专著3部，培养研究生19名。

推进科研能力提升。河北省中医院开展十余次中医药科研培训班，邀请北京大学、中国中医科学院、北京中医药大学等单位专家，就国家自然基金课题申报、临床科研课题设计与实施等内容进行专题培训；邀请澳门、广东等地的中医药科研专家，专门培训河北省中医院的研究团队，为冀粤澳中医药科研合作打下坚实基础。

（王艳波）

◆　山西省

山西省中医院按照《国家中医临床研究基地业务建设方案》开展建设，在中医理论指导下，开展大肠恶性肿瘤及其并发症的中医药防治研究。

投入情况。国家中医药管理局依托中医临床研究基地建设，投入100万元用于中医药高层次培养基地、400万元用于中医药循证能力建设；医院每年投入年收入的1%用于临床基地建设，2019年设立基地专项经费800万元；山西省科技厅支持中医临床研究基地建设，支持课题经费10万元；山西中医药大学支持成立大肠恶性肿瘤科技创新团队，支持经费30万元；山西省中医药管理局指定立项科研课题5项共10万元。

平台建设。2019年6月，山西省中医院作为第二批国家中医临床研究基地，获批100万元建设资金建设专业基地，与山西中医药大学共

建，基地方向包括中医内科（妇科、肿瘤）、中西医结合。7月，上海龙华医院与山西省中医院签署《上海中医药大学附属龙华医院——山西省中医肿瘤区域医疗中心框架协议》，为临床研究基地建设搭建高层次平台，从诊疗技术、科学研究、行政管理、人才交流及实验室共建等方面开展合作。8月，中国中医科学院依托山西省中医院国家中医临床研究基地，转拨中央财政能力建设经费400万元，并通过加强山西省中医院国家SFDA临床试验中心网络化临床研究数据采集与数据管理系统、临床研究项目管理系统、伦理审查系统及I期临床研究管理系统等建设，以期提升基地中医药循证能力。9月，医院通过ISO 15189医学实验室认可现场评审，标志着其医学实验室质量管理与技术能力达到国际认可标准，为中医临床研究开展提供强有力的检验平台保障。

人才建设。山西省中医院基本形成一支国内一流的大肠恶性肿瘤及并发症中医防治的临床研究队伍，专职科研人员3名。

重点病种高水平临床研究。2019年，山西省中医院举办国家中医临床研究基地（大肠恶性肿瘤）学术论坛，为大肠恶性肿瘤相关并发症中医诊疗方案的研究搭建学术交流平台；继续与上海中医药大学附属龙华医院开展科技部重大新药创制科技重大专项"十三五"实施计划相关课题"示范性中药新药临床评价技术平台建设"（恶性肿瘤等疾病示范性中药新药临床评价技术平台建设），收集大肠恶性肿瘤晚期中医药干预病例等；立项中华中医药学会化疗性静脉炎中医专家共识，召开区域内中医专家共识调研会，参加中华中医药学会团体标准（专家共识）立项会、发布审查会及立项前沟通会，山西省中医药管理局课题恶性肿瘤放化疗后骨髓抑制中医专家共识制定项目立项；开展结直肠癌肝转移中医证候临床研究和晚期大肠癌中医治疗适宜人群特征分析，"补中益气法联合化疗治疗大肠癌肝转移气虚证的临床研究——随机、平行对照、多中心临床研究"获

山西省科技厅资助，拟开展多中心随机双盲临床研究；发表《运用肠瑞灌肠剂辨病论治放射性直肠炎理论研究》等论文6篇。

（赵红娟、侯建树）

◆ **吉林省**

2008年，长春中医药大学附属医院获批第一批国家中医临床研究基地。2018年，吉林省中医药科学院第一临床医院获批第二批国家中医临床研究基地。建设以来，两家基地积极组织协调，理顺工作制度及流程，从项目管理、经费使用、奖惩机制、人才培养等方面，健全和完善管理制度体系；按照基地业务建设方案要求，逐一落实各个方面的具体任务，完成业务建设各项考核指标；根据医院特色及优势，合理确定基地重点病种，建立重点病种负责人制，围绕重点病种开展新理论、新治法、诊疗方案、临床路径、标准及院内制剂研究；积极争取科研立项，在高水平期刊上发表中医临床研究论文；逐项完善伦理审查体系、科研门诊、科研病房、临床研究评价平台、临床科研信息共享系统、古今文献研究平台、名老中医经验传承创新平台的建设，促进中医临床研究成果的产出及转化、应用；加强重点病种成果推广，开展基层人员培训，推广新技术及成果，提高基层中医药服务水平；建立科研方法研究团队，开展学术交流活动；注重人才培养，打造高素质人才队伍，鼓励重点病种研究人员到上级医院进修学习。经过系统建设，基地重点病种年门诊量、住院人数、中医治疗率等均有所提升。

（贺燕）

◆ **上海市**

2019年，上海中医药大学附属龙华医院、上海中医药大学附属曙光医院为国家中医临床研究基地，上海中医药大学附属岳阳中西医结合医院为国家中医临床研究基地建设单位。

上海中医药大学附属龙华医院独立承担恶性肿瘤和骨退行性病变

两个重点研究方向，紧紧抓住发展战略机遇，通过国家和地方的共同投入和强化管理，进一步改善条件，不断深化改革，推进机制创新，全面提高中医药防病治病能力和自主创新能力。2019年，基地建设的重点是开展"扶正治癌"病证结合中医综合治疗非小细胞肺癌方案的优化研究、国医大师刘嘉湘"扶正治癌"学术思想传承研究基地建设、中医药规范化辨证治疗方案对胃癌临床结局影响的多中心临床研究、中医药治疗脊髓型颈椎病的真实世界长期随访研究、骨质疏松症肾阳虚证辨证标准的系统研究等，拓展研究是进行脾主运化治疗非酒精性脂肪肝的理论传承与创新研究。2019年，基地共发表SCI论文18篇（2篇影响因子10分以上），申报并获得发明专利授权4项，培养研究生13人（博士研究生4人、硕士研究生9人），获得省部级奖励2项。"扶正治癌"病证结合防治肺癌技术创新与推广应用研究获得上海市科技进步一等奖，明确"正气亏虚"是贯穿肺癌发病全程的核心病机，构建具有中医特色的肺癌分期防治体系。通过循证研究，不断优化肺癌规范化中医综合治疗方案。"疾病中医证候分类新方法及其应用"获得2019年度教育部科技进步一等奖，构建非酒精性脂肪性肝病脾阳虚证与2型糖尿病及其不同并发症的血清代谢谱，为揭示从非酒精性脂肪性肝病脾阳虚到2型糖尿病的发病机制、识别潜在生物标志物和药物靶点、提高临床早期预警能力带来帮助。

上海中医药大学附属曙光医院根据基地建设方案，积极推进基地建设的全面工作。2019年开展慢性乙型肝炎、肝硬化、非酒精性脂肪性肝病、原发性肝癌、糖尿病的临床方案的RCT研究，完成病例入组工作，形成3个临床指南和1个专家共识；针对重点病种和拓展病种，形成中医特色治疗技术3种；依托肝病、糖尿病等重点病种，进一步深化临床科研平台建设，在已有临床研究质量控制体系、伦理审查体系、临床科研信息共享系统、GCP

平台的基础上,加强建设中医临床生物样本库、区域中心实验室;以国际标准化组织的制高点协同3个国际组织的平台,引领、主导中医药国际标准的制定;以中医医联体、中西医医联体建设为契机,建立成果应用推广辐射平台。医院科教楼于2018年10月正式奠基动工,科教楼的即将完工将大大改善实验室、研究所和各类平台的设施条件,有利于医院和基地建设的良好发展。国家中医药管理局传承创新工程资助1亿元资金,以支持基地进行重点病种建设——肝病为主。医院于2019年12月28日启动肝病楼建设,进一步推进重点病种各项工作的开展,为重点病种的重大成果产出提供基础保障。

上海中医药大学附属岳阳中西医结合医院国家中医临床研究基地建设单位以优化中西医结合防治重大优势病种研究整体布局、推动临床科研一体化、提高重大优势病种中西医结合防治水平和自主创新能力为整体建设目标。2019年,医院高度重视临床研究基地建设工作,设立专项资金用于购买临床研究科研平台设备,筹建基地大楼装修改造工程。2019年,医院围绕腰椎病重点建设病种,建立规范的推拿手法操作和功法习练标准化文本,制定推拿手法和功法治疗常见病种技术的诊疗规范;发表科研项目相关论文22篇、出版专著10部、申报相关专利22项;根据医院整体建设规划,启动院级课题招标,投入407万,立项53个临床课题,主要资助中医临床研究孵育项目,为后续高质量临床研究成果的产生夯实基础。腰椎病相关研究团队获国家中医药领军人才——岐黄学者2人,上海市领军人才1人,国家自然科学基金优青人才1人,上海市拔尖人才、扬帆计划等各级各类人才项目27人次。医院获各级科研资助项目30余项,发表科研论文100余篇,其中SCI论文30余篇。 （奚之骏）

◆ 江苏省

江苏省中医院国家中医临床研究基地建设情况。一是重点病种溃疡性结肠炎研究。医院开展国家重点研发计划溃疡性结肠炎气虚证辨证标准的系统研究,完成国家中医药行业科研专项研究,证实清肠化湿方可使脓血便消失率提高20%,健脾补肾、清肠敛疡方联合中药灌肠治疗方案可使激素减量时间缩短1周,且安全性好,揭示中医药治疗溃疡性结肠炎的机制。"溃疡性结肠炎中医药规范化诊疗体系的创建、应用及机制研究"获江苏省科学技术进步二等奖和中国中西医结合科学技术三等奖;转让新药成果专利1项,牵头制定中华中医药学会《中医治未病溃疡性结肠炎高危人群专家共识》《消化系统常见疾病中医诊疗指南溃疡性结肠炎（基层医生版和患者版）》;立项省部级项目1项,在研国家自然科学基金项目9项;发表SCI论文6篇、中文期刊论文13篇;2人入选全国中医临床特色技术传承骨干人才培养对象,1人入选江苏省六大高峰高层次人才。二是重点病种胃癌研究。医院持续开展胃癌中医药治疗机制研究,证实中医药可延缓胃癌术后复发转移、延长晚期患者生存期;新开展健脾养胃化瘀方降低胃癌术后复发转移风险的随机对照试验,通过伦理审查并启动项目;《胃癌中医康复指南》通过中华中医药学会立项和专家初步论证;立项国家自然科学基金项目1项、省部级项目1项,在研国家自然科学基金项目6项;发表SCI论文2篇,中文科技核心期刊论文8篇;获江苏中医药科学技术一等奖1项、专利1项。三是研究平台建设。制订《江苏省中医临床研究院建设实体化推进计划》,成立江苏省中医临床研究院办公室,全面实体化推进5个临床研究所建设工作,基地重点病种研究工作全面融入研究所;开展调研,完成《江苏省内外研究所"对标"调研报告》,摸底汇总各研究所基础技术开展能力与情况,完成基础应用研究设备需求内部调研,形成《各研究所基础技术开展能力与情况报告》《关于研究所基础研究技术开展的建议》;设立

专职人员管理考勤系统,梳理研究团队人员需求、组成与研究分工;制订《江苏省中医临床研究院临床研究所建设方案（2019~2021）》,围绕体系化、重点化、指标化、成果化4个方面,突出成果的凝练、培育与集成,5个研究所分别确定建设目标、研究方向、研究内容、考核指标、年度计划、预期成果。

江苏省中西医结合医院国家中医临床研究基地建设情况。一是重点病种研究。医院围绕重点病种（肠癌病）研究开展多层次方案论证,确定重点病种的3个主要研究方向,完成临床研究方案,委托药企加工生产临床研究用药;围绕结肠癌病开展设名老中医特需门诊、肠癌多学科诊疗模式门诊、肠癌早筛门诊、遗传咨询门诊、心理咨询门诊等12个亚专科研究型门诊,设立大肠癌研究型门诊、病房;设立基地开放课题和自主课题形式,围绕重点病种开展协作攻关;总结名老中医经验,深入开发重点病种相关院内制剂,依托世界中医药学会联合会肿瘤精准医学专业委员会组织编写奥沙利铂外周神经毒性中西医结合防治专家共识。二是科研平台建设。医院引入临床科研信息一体化平台,建立1个科研信息化平台,3个重点病种专病库;牵头成立中医肿瘤临床研究协作组,建立重点病种协作攻关平台;与内蒙古自治区中医院、新疆伊犁州中医院、武进区中医院牵手成为战略合作伙伴,建立2个徐荷芬名老中医弟子工作站,搭建成果集成应用及推广辐射平台。三是人才队伍建设。医院围绕重点病种进行专业方法学团队的引入和培养,引进人才10名;组织申报各类人才项目,培养重点病种领军人才、学科带头人、后备人才,入选各类人才计划10人;开展高层次的国际交流与合作,共有22批24人次出访16个国家和地区,接待7个国家和地区5批次16人次来访,派遣7人次参与基地人才培养。 （朱 蕾）

◆ 福建省

2018年7月,国家中医药管理

局确定福建中医药大学附属人民医院为第二批国家中医临床研究基地建设单位。2019 年，基地按照国家中医药管理局"打基础、建机制、谋长远、见成效"的总体思路，积极有序推进各项业务建设。

重点病种研究。福建省人民政府将基地与国家中医药传承创新工程重点中医医院建设项目一并推进，统筹利用建设资金，2019 年累计投资 15900 万元。重点病种研究取得阶段性成果，获国家科技进步二等奖 1 项、省部级科技成果奖 4 项，主编教材 3 部，出版专著 2 部，发表 SCI 论文 9 篇、核心期刊 6 篇，获国家级科研基金 10 项。

基础平台建设。福建中医药大学附属人民医院建设完善临床研究质量管理体系、中医药伦理审查体系、临床试验机构研究型门诊及病床、基础研究平台等；依托中国康复产业研究院的建设，搭建康复联合攻关产业创新服务平台；与香港理工大学、中国中医科学院等 15 家知名研究机构及医疗单位建立合作关系；发挥海丝源头的地理优势，与捷克奥洛穆茨州医院签订战略合作协议，推广中风病中医康复共性技术；牵头与 28 家基层医疗机构组建医联体，与 34 家基层医疗机构形成专科联盟，派出中风病种团队专业技术人员前往基层医疗机构培训并推广中风病中医康复的共性技术和诊疗规范；承办海峡康复产业高峰论坛等国家级学术会议 4 场次，推广学术研究成果。

人才队伍建设。基地病种负责人被确定为中医药传承与创新"百千万"人才工程岐黄学者。研究团队成员在国家一级学会担任副会长 1 人、副理事长 1 人、副主任委员 1 人。基地制订并实施后备人才培养计划，选拔出学科带头人后备人才 65 人；以"临床能力和科研能力并举"为目标，培养临床研究人才、临床研究方法学团队；组织临床研究人才外出参加科研能力培训 30 余人次，举办院内科研能力培训 14 场次；遴选专职科研人员 4 名，派出基地建设管理团队 30 余人次到第一

批国家中医临床研究基地单位学习。

建立基地运行模式及机制。基地建立创新的中医临床科研运行模式，建立重点病种负责人负责制、科研协作制度；实行科研创新团队管理，择优遴选研究团队 15 支，实施动态淘汰管理机制；投入自主资金 600 万元，开展国家中医临床研究基地专项课题科学研究；制定《基地建设日常工作制度》等基地运行核心制度，将基地建设任务分解至科室、团队，确保任务落实；建立业务建设督导机制，实行季度、年度检查制度；对相关科室、团队在绩效分配方案上予以倾斜，在资源配置上重点扶持。

（张锦丰）

◆　山东省

2019 年，山东中医药大学附属医院作为国家中医临床研究基地，按照国家中医药管理局统一部署安排，深化基地重点病种和拓展病种研究，推进基地成果共享，在中医临床科研规范、成果转化方面取得成效。

山东中医药大学附属医院开展高血压病中医防治体系研究，依托"早期高血压中西医防治策略的建立及诊疗规范研究"课题，开展经方治疗高血压病的网络药理学研究，5 个子课题通过山东中医药大学附属医院伦理委员会审查，购买临床试验所需药物，逐步纳入病号进行临床观察；开展难治性高血压中医换药策略研究，分别采用一线方案（辨证应用补肾和脉方、天麻钩藤饮等）和二线方案（松龄血脉康胶囊 3 粒，1 天 3 次）替换螺内酯或特拉唑嗪，均在 12 周后血压达标（诊室血压＜140/90 毫米汞柱）；启动难治性高血压中医药干预专家共识工作组建设等标准化工作，初步形成难治性高血压中西医结合诊疗临床路径。

山东中医药大学附属医院搭建基地重点研究病种合作学术平台，成立山东省高血压中西医结合专科联盟，启动山东省高血压达标行动工作组，由省、市、区、县级共 46 家单位成立联盟，旨在与省级高血压联盟共同完善山东省三级高血压

防治网络，落实"基层首诊、分级诊治、双向转诊"的就医模式；推动高血压成果转化，主笔起草的《高血压达标行动基层培训口袋书》在全省疾控系统推广，为全省高血压防控工作作出重要贡献。

山东中医药大学附属医院高血压病、月经病、股肿病 3 个主要病种共发布中医指南 3 个、专家共识 1 个，开展新技术 2 项；新增省级奖励 1 项、各级各类课题 26 项；发表论文 175 篇，其中 SCI 论文 10 篇；获批发明专利 1 项，软件著作权 3 项。心病科荣获艾力彼医院管理研究中心颁发的中国中医医院最佳研究型专科奖。周围血管病科荣获中国医师协会"人文爱心科室"，并作为业务牵头科室引领医院荣获"全国第二批静脉血栓防治中心优秀单位"荣誉称号。

（王　玉）

◆　河南省

2019 年，河南省推动河南中医药大学第一附属医院和河南省中医院 2 个国家中医临床研究基地建设方案通过国家中医药管理局论证，依托 2 家基地单位开展 241 项基地科研专项的招标和实施，组织基地有关人员参加国家中医药管理局组织的两期业务建设培训，推动省中医院建立健全基地组织管理架构和学术支撑架构；依托河南中医药大学第一附属医院成立河南省中医药循证医学中心。2 家基地单位共获得国家重点研发计划和国家科技重大专项支持 8 项（含子课题）。慢性阻塞性肺炎、艾滋病、儿科肾病、扩张型心肌病、食管癌等重点病种临床研究持续推进。

（孙　武）

◆　广西壮族自治区

2018 年 7 月，广西中医药大学第一附属医院获得国家中医药管理局批准，成为第二批国家中医临床研究基地建设单位。2019 年广西壮族自治区人民政府财政下拨 500 万元经费用于基地建设。2019 年，基地搭建临床科研一体化信息系统，规范伦理审查体系，完善实验室、生物样本库基础设施，扩建中医特色制剂研

发平台等；与中国中医科学院何丽云教授团队、华西医院李幼平教授团队建立协作关系，新引进3名实验室博士人才和1名医学统计学专业硕士人才，设置专职科研人员岗位。

广西中医药大学第一附属医院在重点病种慢性肝衰竭研究方面，开展中医药治疗慢性肝衰竭的临床疗效评价研究，参与《慢加急性肝衰竭中医内科临床指南》修订，"肝衰竭发病机制及中医药防治"获批广西科技计划高水平创新团队研发项目，发表肝衰竭相关专业学术论文14篇；在重点病种胃食管反流病研究方面，制订并推广运用《六经辨证仲景经方联合中医外治法治疗难治性GERD诊疗方案》《胃食管反流病的中医诊疗方案》，推进芪石升降归元颗粒治疗胃食管反流病的多中心临床研究工作，发表胃食管反流病相关论文20篇。 （陈小兵）

◆ 四川省

国家中医临床研究（糖尿病）基地。一是围绕病种研究方向，获得科研立项21项，获批科研经费640万，牵头及参与制定指南、规范4项，获相关医院制剂备案4项，发表国内外论文91篇，出版著作、教材3部，申请专利10项。二是牵头制订四川省糖尿病防治专项行动方案并启动实施，牵头承担重大疑难疾病（糖尿病及并发症）中西医临床协作项目并启动建设，成立全国首个省级中医药循证医学中心，拓展病种中风病获四川省中医心脑血管疾病临床医学研究中心建设单位，举办第六届中医药现代化科技大会分会——中医药防治重大疾病与循证医学研究国际学术会议，成立中国-黑山中医药中心教育培训基地。三是获批国家中医药管理局中医药高层次人才培养基地，新增全国名老中医药专家传承工作室1个、第三届四川省十大名中医工作室建设项目2个；重点病种和拓展病种领域新增享受国务院政府特殊津贴专家2人、四川省名中医7人、四川省卫生健康首席专家1人、四川省卫生健康领军人才2人、四川省中医

药管理局学术和技术带头人3人、四川省中医药管理局学术和技术带头人后备人选10人、四川省临床技能名师1人。四是2019年1～10月，重点病种科室平均门诊人次较2018年同期增长20.92%，重点病种科室住院人次较2018年同期增长13.76%；基地拓展病种科室平均门诊人次较2018年同期增长42.89%，拓展病种科室住院人次较2018年同期增长12.57%。

国家中医临床研究（出血性中风病）基地。一是成立基地建设领导小组、建设管理委员会以及基地建设办公室，制定22个管理办法。二是主攻病种出血性中风病，将中风1号方申请为院内制剂，并准备临床试验前相关文件；开展益气化瘀开窍法（中风1号方）毒理作用及对脑出血模型大鼠的脑保护机制研究；建立川南玄府学术流派工作室；发表相关论文20篇，立项及在研课题34项。三是拓展病种原发性肝癌，完成学术专著《孙氏肝病流派——和调说》的提纲撰写；针对原发性肝癌，形成"正邪和调"及"调和枢机"等辨证论治经验，确定该研究方向的理论基础和后续研究路线；获批建设孙氏肝病流派工作室；发表肝癌相关文章5篇，立项9项；成为全国首批中国肝脏肿瘤微创治疗规范及临床项目合作医院。 （徐 涛）

◆ 西藏自治区

国家藏医临床研究基地是国家中医药管理局唯一审定的民族医临床研究基地，国家藏医临床研究基地本着立足传承、勇于创新的发展理念，保护、传承、创新和推广藏医药。国家藏医临床研究基地依托国家重点研发计划项目子课题"藏医治疗肝硬化腹水与中风后遗症的临床研究课题"启动会和青海省藏医院资源，针对肝硬化和脑出血两个高原地区疑难病种，在提高患者生存质量、提高疾病诊治率、改善疾病预后方面进行研究。根据国家中医临床研究基地业务建设方案要求，西藏自治区藏医药管理局组织

召开国家藏医临床研究基地重点病种肝硬化和脑出血临床科研专项项目启动会，相继开展并完成藏药治疗肝硬化腹水临床研究、藏医肝硬化证候研究、研制尼如哈治疗器械以及藏医血瘫病证候研究等临床研究前期准备工作。开展国家藏医临床研究基地第二批临床科研专项课题：①奇正青鹏膏治疗脑出血康复期肩手综合征临床研究，完成120例病例观察，发表论文1篇，投稿1篇，培养硕士研究生2名；②藏药当玛曲珍治疗肝硬化腹水前瞻性临床观察，研制藏药当玛曲珍，完成60例病例观察，补充完善肝硬化腹水诊疗技术内容，制订藏医治疗肝硬化腹水临床诊疗方案，培养藏医大学研究生2名，发表期刊论文2篇、会议论文1篇，发表《藏医经典利水方剂荟萃》；③藏医放血疗法降低脑出血急性期颅内压临床疗效评价研究，完成病例观察106例，发表论文2篇，培养研究生1名；④血瘫病康复期藏药十味色朵丸临床有效性和安全性评价研究，完成病例观察86例，发表论文1篇；⑤藏医水泄结合火灸疗法治疗肝硬化腹水前瞻性临床观察研究，完成病例观察40例，形成藏医水泄结合火灸疗法治疗肝硬化腹水技术标准操作规程，发表论文2篇，获得省级奖项1项。西藏自治区完成《草药本草——医者精宝》出版发行；举办由人力资源社会保障部资助的西藏藏医药临床科研骨干人才高级研修班；根据西藏自治区科技厅《关于做好2019年度西藏自治区科学技术奖推荐工作的通知》要求，国家藏医临床研究基地组织推荐申报"一次性放血刀具医疗器械包"和"手机APP软件"2项医院科研成果。 （刘伟伟）

◆ 陕西省

平台建设。基地积极构建临床科研体系，提升医院临床科研能力，采取"送出去、迎进来"的多种培训方式提升医院临床科研水平，2019年派送包括参加国家中医临床研究基地业务建设培训会在内的高级别培训会46人次，开展科研讲座

19 场次，组织省内临床科研方法学培训 5 场次；通过 ISO 15189 医学实验室认证，为开展高质量的临床研究提供符合国际标准的实验平台；基地承担单位设置专职科研人员 3 名，从而为重点病种高水平临床研究提供方法学支撑；引进临床科研信息一体化系统，为临床科研人员提供一套简单、方便、易于使用的在线数据收集、挖掘、分析平台；不断完善临床研究质量控制体系、伦理审查体系。为推进基地建设工作，国家中医药管理局科技司于 12 月 3～5 日在北京对基地业务建设情况进行督导。医院按照要求从重点病种临床研究、基础平台建设、人才队伍建设及基地运行机制等方面完成年终总结汇报。

重点病种建设。基地始终聚焦颤病中医治疗特色优势，形成符合临床实际的病证结合辨证论治方法体系，切实解决颤病临床诊疗中的关键问题，提高临床疗效；申报陕西省重点研发计划项目"中医颤病防治方案循证优化于评价研究"，完成设计《颤病"四诊"信息表》《中医颤病诊疗专家意见征集问卷》《颤病诊疗手册》《颤病管理手册》各一套；在国医大师张学文教授颤病诊疗思想指导下，形成中西医并重的特色诊疗方案。陕西中医药大学附属医院门诊楼专设颤病门诊，为开展重点病种的高水平临床研究提供保障；开展颤病无创客观诊断技术 2 项（黑质 B 超检查、吞咽功能超声评估）；建立颤病患者慢病管理模式，组建医护康协同配合的序贯康复管理及随访团队，构建颤病患者纵向队列研究的数据库。

（陈朋辉）

◆　新疆维吾尔自治区

2019 年 4 月，国家中医临床研究基地通过国家中医药管理局二期建设方案论证，继续推进各项工作稳步运行。本年度基地 2 个重点病种及 1 个拓展病种（慢性阻塞性肺炎、艾滋病、膝骨性关节炎）按照二期研究方案内容开展各项临床科研工作。新疆维吾尔自治区卫生健康委、新疆医科大学一如既往支持新疆国家中医临床研究基地的各项工作，在加大对基地人力、物力支持的同时，创造条件鼓励基地依托自身资源与周边地区的医疗、科研单位开展合作研究，稳步开展各重点病种及拓展病种的研究工作。

新疆维吾尔自治区中医医院作为国家中医临床研究基地依托单位，进一步扩增新疆呼吸病研究重点实验室、中药药学实验室的实验区域，使用面积达到 1347.12 平方米；购置慢性病管理系统、全自动动物全身暴露染毒系统等，完成临床科研信息共享系统与医院自动化办公系统的升级及网络安全建设；医学伦理审查平台完成年审查量达 300 余项；医学研究设计与数据处理中心参与国家重点研发 1 项，服务各类科研项目咨询 700 余次。

2019 年，新疆维吾尔自治区中医医院获得各类科研立项 220 项，其中国家级项目立项 11 项、省部级项目立项 26 项，实现国家自然科学基金项目"零"的突破；获得发明专利 2 项，实用新型专利 13 项，药物临床试验批件 3 项。新疆维吾尔自治区中医医院与新疆医科大学新疆特高发疾病省部共建实验室达成合作意向，设立联合专项，每年投入 500 万元用于省部共建实验室的联建以及中医药联合专项的设立。在人才培养方面，2019 年，基地各病种研究团队中多人担任国家级学会副主任委员、委员等职，1 人入选自治区天山青年计划优秀青年科技人才，1 人入选青年博士科技人才，2 人入选新疆医科大学"天山英才工程"第三层次人才。

（曹玉景）

九、第四次全国中药资源普查

【概述】　中药资源是中医药产业发展的物质基础，国家高度重视中药资源保护和可持续利用工作。20 世纪 60、70、80 年代，分别开展 3 次全国范围的中药资源普查。随着世界各地对中医药医疗保健服务需求的不断增加及中医药相关产业蓬勃发展，中药资源的需求量也不断增加，中药资源状况发生巨大变化。2011～2019 年，国家中医药管理局组织开展第四次全国中药资源普查，对全国 31 个省 2564 个县开展中药资源调查，获取 200 多万条调查记录，汇总 1.3 万多种中药资源的种类和分布等信息。中国特有种 3500 种，发现新物种 79 种，其中 60% 以上的物种具有潜在的药用价值。累积 5 万余人参与此次中药资源普查。

引入现代技术提高普查效率和质量，基本摸清我国中药资源本底情况。以传统调查方法为基础，运用影像、全球卫星定位系统、遥感、地理信息系统、计算机网络等先进适用的现代技术和方法，提升普查效率。基于分层抽样方法、统计抽样原理、各县级行政区划单元的面积，综合考虑中药资源普查工作时间、费用等因素，通过计算机软件系统，辅助确定每个县的代表区域、样地的位置和具体数量等，提高普查质量。专题调查《中国药典》收载的 563 种中药材，全面掌握其种类、分布、蕴藏量、质量等情况，收集药材样品、腊叶标本、种质资源 100 余万份。

加强基础设施建设，构建中药资源保护长效机制。建设 28 个中药材种子种苗繁育基地和 2 个中药材种质资源库；在 30 个省（区、市）建设重点药用植物保存圃；形成中药资源保护和保存体系。

构建中药资源动态监测体系，提升中药材产业信息化程度。构建由 1 个中心平台、28 个省级中药原料质量监测技术服务中心和 66 个县级监测站组成的中药资源动态监测体系，开展重点中药材品种的价格、流通量和种植面积等信息服务，实时掌握中药材的产量、流通量、价格和质量等信息；通过市场、产地等重点开展 190 种中药材的价格、流通量等 6 大类 98 个指标的信息服务；通过中药资源动态监测系统，实现日常监测管理、任务管理、监测指标的实时定位采集、采集信息离线填报和在线上传、数据导出、轨迹管理等。截至2019年底，已收集11万条药材价格数据、6.9万条流通数据，通过微信公众平台发布图文消息961期，促进中药材产量、流通量、价格等信息的动态跟踪，提升中药材产业发展的信息化程度。

指导地方中药材产业发展，助力精准扶贫和乡村振兴。通过中药资源普查获取的数据，为相关部门制定与中药资源的政策和规划提供依据。如服务《中药材产业扶贫行动计划》《全国道地药材生产基地规划》《广西壮族自治区药用野生植物资源保护办法》等的制定和实施。通过编制《贫困地区生态适宜种植药材推荐目录》《中药材生产适宜技术》系列丛书，开展中药材生产技术培训、咨询指导、规划编制等多种形式，服务贫困地区中药材种植基地选址、品种选择、田间管理等生产实践活动；联合中药材种植基础较好的企业和合作社，推广中药材良种繁育、生态种植等，带动中药材种植生产，为中药材工业生产企业原料稳定供应和农业增效、农民增收起到良好的促进作用。

梳理普查经验和成果，制定标准编纂专著。研发中药资源普查信息管理系统、中药资源动态监测系统、中药资源空间信息网格数据采集平台等，申请获得27项软件著作权。编纂《中国中药资源大典》系列丛书（包括专题卷、分省和县卷），编制出版《中国傣药志》《中国中药区划》《中国药用植物特有种》《新资源的发现及功效研究》《中药材生产加工适宜技术》《中国中药资源大典·海南卷》《澜沧县常见药用植物》《神农架中药资源图志》《内蒙古大兴安岭中药资源图志》《中国中药材种子原色图典》《中国冷背药材清源图鉴》《中国中药资源发展报告》《中国药典动物药材研究》等80多部专著。　　　　（吕　泽）

【各地第四次全国中药资源普查情况】

◆ 北京市

在国家中医药管理局组织和领导下，北京市2019年中药资源普查工作取得阶段性成果。门头沟区、密云区、怀柔区、延庆区、房山区和昌平区6个中药资源普查队基本完成内业整理和成果梳理工作。海淀区和石景山区基本完成外业普查工作。北京市中药资源普查技术办公室依托单位首都医科大学组织专家对资源普查进行实地技术督导工作。北京市中药资源普查完成1529个样方套和6940份腊叶标本制作；一般品种种类统计为484种；发现北京新分布种2种，新入侵植物1种。2019年获得各级各类奖项11项，培养各级各类人才近百人。（江　南）

◆ 天津市

天津市中药资源普查项目于2013年正式启动，先后承接3批次共计9个区县的普查任务。2019年度工作主要包括8个区县普查数据和实物的内业整理、迎接项目资金绩效评价及专家组调研评估、持续建设天津药用植物重点物种保存圃。

在天津市卫生健康委领导下，天津中医药大学组建中药资源普查队伍，在2018年完成天津市静海区、西青区、津南区、北辰区、武清区、宝坻区、滨海新区、宁河区共8个区（县）的中药资源外业调查的基础上，2019年度对普查数据和各标本实物进行核查，相关药材样品及种质资源根据采收期进行陆续补采，以保证数据的及时性、准确性及完整性，初步完成所有普查区内业整理。

2019年10月，国家中医药管理局中药资源调研评估工作专家组对天津市中药资源普查工作进行现场指导、评估。与会专家对普查工作给予高度评价，肯定所取得的普查成果和付出的努力，尤其对天津中医药大校中药植物园给予高度赞誉，并就普查中存在的问题及需要进一步完善的工作进行指导，提出宝贵的建议。

持续建设天津药用植物重点物种保存圃。保存圃建设面积100亩，依托天津中医药大学"如意药岭"山体建设，共有9个出入口，道路呈网状分布，建设有喷灌等水利设施，配备专人养护队伍，主要出入口设置药用植物导览图，先后引种保存种质数197种，布设植物介绍标牌300余块，可通过扫描标牌二维码获得药用植物更多的信息内容。分为引种区、繁育区和定植区等功能区域，具备展示药用植物和开展教学讲解的条件，满足观览人员的科普认知需求，充分彰显保存圃自然生态、中医药文化、实践教学、科普、观赏等多功能相结合的特色。

（杨　仰）

◆ 河北省

开展中药资源普查的外业调查。河北省启动第四批24个项目县市的中药资源普查工作，项目县市累计达112个；实地调查代表区域数量328个，完成样地2018个、样方套10071个，普查野生品种2451种，栽培调查品种140种，记录个体数的种类1950种，记录重量的种类629种，有蕴藏量的608种、病虫害的370种，市场调查主流品种443种，采集腊叶标本43003份、药材标本3585份、种质资源3341份，拍摄照片44万余张，初步建立河北省中药资源数据库。

建设国家稀缺中药材种子种苗基地。河北省抓好3个国家稀缺中药材种子种苗繁育基地建设，安国基地通过国家验收，滦平基地建设完成，内丘基地完成基础设施建设；开展中药材技术研究与标准制定，完成"八大祁药"等13个品种、25项标准制定，9项作为河北省地方标准颁布实施，在安国建成全国第一家种子联合销售部。

完善中药材动态监测体系与网络预警机制。河北省以省中药原料监测与技术服务中心为核心，下设安国、巨鹿2个监测站，3个种子种苗繁育基地，联络300个中药材种植示范园与40个种植县，初步形成1－2－3－40－300网络的河北省中药材动态监测体系与网络预警机制。2019年度，监测中心（站）共上报菊花、枸杞等12种大宗中药材市场和产地价格信息3224条。

记录普查成果。河北省组织专

家编写出版《河北省 30 种大宗道地药材栽培技术》《中药材无公害生产技术》《中药材生产实用技术 500 问》；《35 种中草药主要病虫害原色图谱》获得国家著作出版基金资助出版；进行实地服务 80 余场次，培训指导 10300 人次，指导种植面积 3 万亩。河北省药用植物重点物种保存圃完成基础设施建设、重点品种的引种和驯化，开展种质推广及科普教育，参观人数超过万人。

（王艳波）

◆ 山西省

山西省按计划在全省 11 个地市 44 个项目县（区）开展中药资源普查工作，项目县（区）覆盖率达到全省 117 个县级行政区划的 80.34%。44 个项目县（区）的外业调查基本完成，累计完成 143 个代表区域、1405 个样地、6927 个样方套的调查工作，样地与样方套完成率分别为 86.09% 和 84.89%；累计普查野生品种 7702 余种（含重复品种，下同），记录个体数 5953 种，记录重量 727 种，有蕴藏量的 1077 种、病虫害的 173 种；调查栽培品种 160 种，记录个体数 123 种，记录重量 272 种，有蕴藏量的 54 种、病虫害的 28 种；市场调查主流品种 463 种，传统知识数量 63 条；采集、制作腊叶标本 7695 种、36823 份，药材标本 1305 种、3437 份，种质资源 238 种、327 份；拍摄照片 414007 张，录像 1777 分钟；走访 68 名老中医，搜集 57 条中医药传统知识和民间验方。

在山西省中药材原料质量监测技术服务中心的统一指导下，浑源站、襄汾站、绛县站按时完成国家平台下达的信息填报任务，坚持开展日常中药材产业技术服务工作，积极参与地方政府组织的中药材种植加工技术培训和中药材产业精准扶贫农村职业农民培训，累计培训中药材各类技术人员 1000 余人次。

山西省中药材种子种苗繁育基地年产苦参种子 16000 公斤，黄芩种子 800 公斤，远志种子 625 公斤；进行蒙古黄芪品种的提纯复壮工作，种植优秀单株二代种子繁育田 500

亩；开展一把伞天南星、北柴胡的种子种苗繁育工作；在吕梁市兴县发展荒坡地林地柴胡生态化种植 2.40 万亩，在大同市左云县、天镇县、云州区、新荣区等地推广黄芪规范化种植 5 万余亩，对地方中药材种植产业发展起到较大的支持作用。

山西省完成药用植物重点物种保护圃建设，共保存药用植物 99 科 262 属 408 种，其中道地药材原植物 15 种、大宗地产优质药材原植物 10 种、珍稀濒危植物 6 种、引种栽培药用植物 54 种、野生药用植物 323 种，有效地保存山西省的药用植物种质资源，促进中药资源相关学科建设，提高山西省药用植物保存、繁育、科普和利用能力，成为山西省开展中药学等相关学科教学、科普和学生实习的重要基地。

山西省举办中药资源普查特色活动 15 次，协助编写新闻报道 12 篇，中药资源普查成果于 2019 年 9 月 29 日~10 月 3 日在中国（山西）第六届特色农产业交易博览会上进行展示；出版中药资源普查相关著作 3 部，初步完成《中国中药资源大典·道地药材图志》山西部分的编写工作，启动《晋本草》的编写工作，启动"山西省道地药材品牌培育和生产基地建设规划"项目；争取地方财政支持，开展"阳泉市中药材产业发展规划编制及产业发展技术指导"项目研究；撰写的《关于加快山西省野生中药资源立法保护的建议》被农工党中央、山西省政协、省委统战部采用，山西省副省长吴伟作出批示。

（赵红娟、侯建树）

◆ 江苏省

2019 年，根据国家统一部署，江苏省继续开展中药资源普查工作。一是推进新增地区中药资源普查工作。3 月，在南京召开中药资源普查工作部署及技术培训会，正式启动南京市栖霞区等 30 个普查县普查工作；8 月，完成项目中期督导，各队中药资源调查工作顺利推进；10 月，通过国家中医药管理局组织的督导

检查。截至 12 月，完成全部外业调查工作，正在进行内业整理及数据上报。二是完善中药原料质量监测技术服务体系。省级中心及苏北、苏中、苏南 3 个监测站完成菊花、水蛭等 10 个品种 402 条流通量调查数据、2566 条价格调查数据的审核上报工作。省级中心联合苏北站举办江苏菊花产业发展论坛，赴苏中站举办中药材种植技术培训会，省级中心、苏南站选送的中药材扶贫案例入选国家中医药管理局扶贫典型案例集。三是完成中药材种子种苗基地建设项目相关标准及专著出版。完成黄蜀葵种子、芡种子、桑种苗、银杏种子、荆芥种子、姜种 6 个团体标准申报；参编的《中药材种子原色图典》出版，项目组承担其中芡实、黄花蒿、黑三棱、明党参、银杏、黄蜀葵、美洲凌霄、鹤虱 8 个品种编写。四是完成 2017 年中药资源普查工作和 2016 年药用植物重点物种保存圃项目省级验收。2019 年 8 月、11 月，江苏省分别完成 2017 年中药资源普查工作和 2016 年药用植物重点物种保存圃项目省级验收。金坛市等 16 个县（市、区）的中药资源普查工作完成，建成药用植物种质资源保存圃 190 亩；新建水生、耐盐药用植物保存圃，建成药用植物种子低温、超低温种质资源保存库，引种和保存江苏地区药用植物种质资源 507 种，其中重点品种 80 种；完成 525 种重点药用植物品种二维码信息联网，面向社会开展中药科普活动 10 场、大众科普服务 8351 人次，为一批企事业单位提供中药种子种苗交换、中药栽培指导、中药鉴定等相关社会服务。

（朱蕾）

◆ 浙江省

浙江省高度重视中药材资源普查工作，制订《浙江省中药材保护和发展规划（2015~2020 年）》，整合全省林业、中药、动植物、园林等相关专业专家，为全省普查工作提供技术支撑。2019 年 7 月，专家组成员对 2017、2018 年的 10 个县工作进行现场抽查，了解普查队样方

布局、样地调查等操作技术的掌握情况，查看样地调查、标本采集原始记录，并对中国植物志、浙江植物志和数据库中的植物名进行匹配，方便各县录入。截至 2019 年底，浙江省有 59 个县（市、区）完成中药材普查任务；共完成样地调查 1984 个、样方套 9920 个，完成率为 100%；采集腊叶标本 184450 号，43821 份；收集重点品种药材 1531 份，采集种质资源 1249 份，拍摄照片 217 万张。

浙江省充分发挥中药原料质量监测技术服务中心及监测站的作用，举办培训班、技术讲座、学术报告 50 余场，开展校地、校企合作技术服务 100 余次。数据持续监测浙贝母、厚朴、玄参、西红花、铁皮石斛、延胡索、白芍、白术、山茱萸、麦冬、温郁金、菊花 12 个规定中药材品种的相关信息，上传数据 2000 余条，丽水监测站数据填报工作在全国 65 个监测站中综合排名第 7 位。

2019 年，浙江省在普查期间，指导本科生毕业论文 73 篇、研究生毕业论文 8 篇，推荐国家中医药管理局中药资源管理人才研修班学员 1 人。《浙江常用中草药图集（一）》由人民卫生出版社出版。　（陈良敏）

◆ **福建省**

福建中医药大学作为技术依托单位和牵头组织单位，由高校、科研院所、各级级承担单位共同承担和参与普查工作。首批 15 个县中药资源普查试点工作于 2014 年启动，通过国家验收；2017 年启动 14 个县，完成省级验收；2018 年启动 36 个县，样地及样方调查正在进行中；2019 年启动余下 20 个县的普查任务。

截至 2019 年底，福建省 50 个县通过国家综合调研评估；开展尤溪、武夷山等 65 个县的第四次全国中药资源普查调查中药资源种类、分布、蕴藏量、资源变化趋势等，建立普查信息管理数据库、资源动态监测体系；完成样地 1076 个、样方套 6952 个，记录药用物种 3318 种，发现有蕴藏量的种类 352 种，上交腊叶标本 13220 份、药材样品 1560 份、

种质 530 份。

福建省"1 个中心 + 2 个监测站"通过国家验收，建立中药资源动态监测体系，成立福建省中药材产业化技术专家服务队伍，为国家中心平台和本省各级政府、企业、种植加工户等提供切实有效的技术服务与指导支持达 2300 余人次。

福建省依托福建中医药大学时珍园（核心保存圃）和莆田市中青生物科技有限公司（分保存圃），建立 300 亩以上的福建省中药药用植物重点物种保存圃，中药药用植物重点物种保存圃通过省级验收；收集并规范保存福建省道地、优质、特有药材种质资源 300 种，建立植物档案，配挂统一介绍牌，成为中药学等学科的教学、科普和学生实习基地；走访调查 65 个县地方性、民族性药物应用的知识与经验，搜集 207 条传统知识（含民间验方），建成中药资源标本馆。

福建省出版《尤溪中药资源》《泉港本草（1~5 卷）》《泽泻生产加工适宜技术》《福建中药资源名录》《福建省常用中药资源图鉴》和《话说中医药法》；完成 29 个县《中药资源志要》和《中药资源规划》初稿的编写；整理完成《福建省水生耐盐中药资源特点及规划建议》，国家重点品种目录中福建省分布的共 174 种；《福建省特色药材品种目录》记录福建省地方常用中药品种共 78 种；发表学术论文 58 篇，在《生命世界》杂志发表专刊 1 期；发表新种 3 种，省级新分布种 75 种（已发表 36 种、39 种待发表）。

（张锦丰）

◆ **山东省**

2019 年，山东省加强中药资源保护与利用，继续开展第四次全国中药资源普查，启动第四批 56 个县普查；继续加强全省中药炮制技术传承基地建设，系统整理山东省老药工（药师）或名中药炮制专家的传统炮制技术经验和学术思想，传承和弘扬山东特色传统中药炮制技艺。山东中医药大学、山东省中医药研究院及山东中医药高等专科学

校 3 家基地在炮制技术传承、理论传承等方面各有特色，完成各项建设任务，达到预期目标，通过国家中医药管理局验收。　（王　玉）

◆ **河南省**

截至 2019 年底，河南省第四次全国中药资源普查达到河南可普查县市的全覆盖；实地调查代表区域数量 251 个，完成样地 3207 个、样方套 15586 个；普查野生品种 2155 种，栽培品种 118 种，记录个体数 1301 种，记录重量 283 种，有蕴藏量的 259 种、病虫害的 407 种；市场调查主流品种 778 种，传统知识数量 809 种；采集腊叶标本 49676 份、药材标本 2480 份、种质资源 1129 份；拍摄照片 413710 张，录像 13350 分钟；完成 85% 的腊叶标本、药材标本和种质标本鉴定及整理工作，完成全蝎及土鳖虫的药材生产及产地加工技术规程初稿；出版书籍 7 部，发表论文 105 篇；植物新分布 3 个，新记录种 57 种，新记录亚种 1 个，新记录变种 15 个，新记录变型 4 个，新记录科 2 科，新记录属 16 属；发明实用专利 21 项；建设河南中医药博物馆，建立河南省道地药材质量溯源体系，完善河南省鸡公山药用植物网络图库；协助中央电视台、兰考电视台、医药卫生报等进行中药资源普查相关新闻的拍摄与报道。

（孙　武）

◆ **广西壮族自治区**

2019 年，广西壮族自治区启动新增第六批桂林市秀峰区等 5 城区普查，并完成第三批 12 个县域的外业调查及内业整理工作，以及第四批 33 个县域、第五批 3 个县域、第六批 5 个城区的启动会暨技术培训，基本完成第四批至第六批中 35 个县域的外业调查工作，组织广西稀缺中药材种苗基地建设省级验收。

中药资源调查部分。截至 2019 年底，全区共启动 108 个县域的普查，完成其中 48 个县域的普查，共实地调查代表区域数量 349 个，完成样地 2897 个、样方套 14366 个，普查野生品种 6912 种，栽培品种 56

种，记录个体数 570 种，记录重量 179 种，有蕴藏量的 173 种、病虫害的 92 种；市场调查主流品种 465 种，传统知识数量 381 项；采集腊叶标本 93874 份、药材标本 1098 份、种质资源 714 份，拍摄照片 606854 张；调查药用动物 798 种、海洋药用生物 294 种。

中药资源动态监测信息和技术服务体系建设部分。广西壮族自治区完成省级中心及玉林站、靖西站、环江站、恭城站 4 个监测站的建设，其中省级中心及玉林站、靖西站和环江站通过国家验收；形成 1 个省级中心、4 个监测站、48 个监测点覆盖广西全区的动态监测体系，可定期对广西土特产药材的市场流通情况进行信息收集、上报和统计分析，开展道地药材生产适宜技术推广和培训服务；依托技术支撑单位广西药用植物园的 CMA 标准实验平台，完成各监测站上交中药材样品的质量检验检测；连续编制出版《广西中药资源发展报告》（2016 年版、2017 年版、2018～2019 年版），为广西中药材产业发展的政府决策、行业发展和科学研究提供家底资料。

中药材种子种苗繁育基地、种质资源库和药用植物重点物种保存圃建设部分。广西壮族自治区落实 1 个种子种苗繁育基地建设，建成稀缺中药材种子种苗基地 2822.89 亩，其中植物药材种苗繁育核心苗圃 274.60 亩、植物药材种苗扩繁基地 2548.29 亩；种质保存面积 209.60 亩，保存活体 805 种、离体 201 种、种子 184 种，开展稀缺中药材白及、鸡血藤、山豆根等 10 种种苗繁育技术研究与生产；面向区域提供技术培训、指导和咨询等社会化服务，扩繁中药材种苗 3300 余万株，推广种子种苗繁育和栽培技术成果，开展种子种苗商品开发工作。

传统知识调查部分。广西壮族自治区对启动普查县域进行走访调查，访问 100 余名老中医，搜集 380 余条传统知识。

经验与成效。广西壮族自治区推进普查成果梳理，组织完成《广西中药资源大典》龙胜、资源卷第二次校稿，灌阳、环江、隆安、恭城、罗城 4 卷第一次校稿，启动永福、临桂等桂林其余 8 县卷的编写，其中永福卷完成第一次校稿；出版著作《广西中药资源发展报告》（2018～2019 年版）、《老挝人民民主共和国草药典》（2019 年版，第一卷）；发表论文 11 篇，发表植物新种 6 种。

（陈小兵）

◆　重庆市

2019 年，重庆市中药资源普查着力抓好成果凝练、推广应用等工作，扎实推进中医药传承创新发展。一是组织编写相关专著。完成《中药资源大典——重庆卷》初稿撰写及初审工作，并提交出版社。二是建立信息管理平台。建立重庆市中药资源普查信息管理数据系统，通过对重庆市中药资源普查数据的汇总、清洗等处理，形成重庆市中药资源大数据。三是制定中药材标准。参与起草中华中医药学会道地药材团体标准，起草川黄连、川独活等 11 个道地药材标准，明确 11 个道地药材来源、植物形态、历史沿革、道地产区、生长环境、质量特征。四是加强成果推广应用。普查团队技术服务西藏、青海的 3 个区县的中药资源普查，协助建设重庆、江西、西藏类乌齐县等地中（藏）药标本馆 5 个。

（廖惠萍）

◆　四川省

2011 年 11 月 11 日，四川省启动第四次全国中药资源普查工作，资源普查各项工作进展顺利，分别于 2011 年、2013 年、2014 年、2017 年、2018 年和 2019 年启动 6 批普查工作，实现全省 183 个县（区）中药资源普查全覆盖。截至 2019 年底，前 3 批 46 个县（区）普查工作通过国家验收，后 3 批 137 个县（区）的普查工作仍在进行中。

2019 年度四川省主要完成以下几项重点工作：完成四川省中药资源普查 2019 年实施方案制订，新启动 37 个普（踏）查县的普查工作，8 月召开资源普查启动暨培训会；完成 2017 年启动的 33 个县的外业调查、栽培药材调查、市场调查、中医药传统知识调查等工作，调查一般品种近 4000 种，采集腊叶标本 77000 多份，调查样方 25000 多个，调查重点品种 1000 多种、药材样品 1500 余份，拍摄照片 34 万多张；2018 年启动的 67 个普（踏）查县的外业调查工作基本完成，调查一般品种近 3000 种，采集腊叶标本 7 万余份，调查样方 21000 多个，调查重点品种近千种，采集药材样品 1200 多份，拍摄照片 20 多万张；编写县级中药产业发展规划 18 部，发表论文 30 余篇，出版《羌族传统医药文化》《彝药化学》；落实 2020 年四川省物种增补采集工作计划，组织 10～15 支植物、动物、菌类普查队，开展补采工作。

四川省通过第四次中药资源普查与整理，发现新物种 7 种，发现物种新分布 4 种；完成《四川省中药资源志要（名录）》和《四川道地药材生产区划》修改稿，完成《四川常用中药材原色图谱》（第一册）和《中药资源大典》（峨眉山卷）初稿编写，开展《四川省中医药传统知识》初稿编写。"藏、羌、彝医特色疗法规范及药物疗效评价技术研究与应用"获四川省科技进步三等奖，"藏医火灸材料扎瓦与多基源藏药材普尔芒类藏药材资源研究与应用"获中国民族医药协会科学技术一等奖。

（徐涛）

◆　贵州省

2019 年，贵州省持续推进中药资源普查，摸清资源家底，建成中医药资源动态监测信息和技术服务体系和中药材种子种苗繁育基地；共完成 1825 个样地、8842 个样方、53602 个样方套的调查；有野生资源 5302 种、栽培资源 160 种、病虫害的 191 种，面积约 600 万亩；市场主流品种 869 种，代用品 33 种，传统知识 1785 条；药用植物标本 10 余万份，药材样品 3247 份，种质资源 2143 份，照片 915570 张，录像 235 种，菌物药标本 284 份；调查 262 种药食两用植物资源，其中贵州特色的药食两用植物 151 种；有药材生产技术研究和种子种苗信息服务平台

1200平方米、种子保存库120平方米、种质资源基地150亩、大棚1000平方米、温室2000平方米、贵州特色资源2500份。中药材种子种苗繁育基地、种子资源库和药用植物重点物种保存圃对天麻、半夏、太子参等贵州特色药材进行繁育技术培训研究，形成技术规程30项、技术标准17项，申请地理标志1项；发表文章40篇，其中发表新物种4个、新记录属2个、贵州新分布种5个；获专利授权13项。 （俞学良）

◆ 西藏自治区

为更好完成西藏自治区中（藏）药资源普查工作，西藏自治区在原有的2支普查队基础上新增5支普查队，于2019年4月12~16日在林芝组织西藏自治区第四次全国中药资源普查项目推进会暨技术培训会，开展技术培训，主要内容涵盖普查前准备、样地调查、重点品种调查、市场调查、传统知识调查、标本采集与鉴定、药材与种质资源采集、内业整理与数据上传等内容。通过技术培训，7支普查队掌握中药资源普查的外业调查与内业整理技术规程，为推进中药资源普查各项工作提供技术支撑。截至2019年12月31日，自治区共完成实地调查代表区域数量78个，完成样地733个、样方套3655个，采集凭证标本29210份，拍摄照片70441张，拍摄视频860分钟。20个县共调查野生品种5643种，调查重点品种182种，其中有蕴藏量的调查97种。走访单位10家，调查栽培药材18种。共调查市场信息74条，企业利用现状93条。采集药材327份，种质资源480份。西藏农牧学院、重庆市中药研究院、西藏藏医药大学、西藏自治区藏医院等普查队完成标本鉴定工作，并开展数据上传，西藏大学与西藏奇正藏药股份有限公司普查队的内业整理工作有序进行。

西藏自治区普查队在开展资源普查外业调查的同时，对偏远地区开展送医赠药、药材识别等培训，筹集资金建立西藏自治区中药资源普查成果地理信息系统。中药资源动态监测信息和技术服务体系建设所涉及的林芝站正常运营，上报1924条与冬虫夏草、灵芝、红景天、天麻、手掌参等品种相关的市场价格动态变化情况。通过前期鉴定，发现疑似新物种1种，疑似新变种2种，新分布20个，公开发表学术论文3篇（SCI收录1篇）。 （刘伟伟）

◆ 陕西省

36个试点县中药资源普查。陕西省共开展样地调查6691个（应完成6480个，完成率103%），调查药用植物2384种（第三次普查为2271种，完成率104.9%）、177个科、854个属，采集药用植物腊叶标本40157份，上交国家普查办9371份，拍摄照片148031张、视频近50部；调查陕西有蕴藏量中药材171种，共调查栽培药材48种；采集中药材样品1700份，涉及502种，采集药材种子230份；获得中药资源相关传统知识243项；制订县级中药资源相关发展规划36个，省级中药资源相关发展规划2个，公开发表学术47篇，培养硕士研究生20人，培养本科生50人，获得发明专利4项，开发《陕西省腊叶标本管理系统》；建设陕西中药材、中药标本、中药材种子库；建设陕西省中药质量监测技术服务中心和商州、城固中药资源动态监测站，初步构建全省中药资源动态监测体系。

中药资源调查部分。截至2019年底，陕西省共实地调查代表区域数量249个，完成样地2149个、样方套10745个，普查到野生物种2000余种，栽培物种90余种，记录个体数2000余种，记录重量100余种，有蕴藏量的植物100余种、病虫害的15种；市场调查主流药材品种60余种，传统知识193条；采集腊叶标本75060份、药材标本2127份、种质资源1046份，拍摄照片761388张、录像3340分钟，药用动植物、矿物调查7种；组织专家开展对各县的43000余份腊叶标本鉴定整理。

中药资源动态监测信息和技术服务体系建设。陕西省加强中药原料质量监测技术服务中心及3个县级监测站的建设，提升监测站的技术服务能力。2019年，省级中心共审核通过3个监测站上报中药材价格信息156周次，1000余条。

中药材种子种苗繁育基地、种质资源库和药用植物重点物种保存圃建设。陕西省继续落实5个品种种苗繁育基地建设任务：丹参种子繁育基地500亩，带动丹参种植基地达5万亩；黄精种子繁育基地100亩，黄精种苗基地50亩，种植基地2000亩；连翘种子繁育基地500亩，种苗繁育基地50亩，种质资源圃30亩，种植基地2000亩，可年产连翘种子150公斤，繁育连翘种苗20万株；太白贝母种苗繁育基地100亩，年繁育种子50公斤，种苗50万株；延胡索种子种苗基地选育汉元1号，汉元1号延胡索良种繁育田有226亩，良种繁育田繁育良种123140公斤，在汉中累计推广8350亩。

开展最后一批13个（区）县普查。陕西省13个县普查工作处于准备阶段，完成队长聘任、省级方案制订等工作，后续工作按计划进行。

（陈朋辉）

◆ 宁夏回族自治区

一、"三区一镇"中药资源普查

第四次全国中药资源普查宁夏"三区一镇"中药资源普查工作承担单位为宁夏大学，"三区一镇"包括银川市兴庆区和金凤区、石嘴山市大武口区、宁东镇。普查主要成果，一是植物物种调查共计493种，85科305属，获得标本5480份，其中药用植物468种，分属81科295属，含国家重点调查物种45种，占国家重点调查的8.1%，占宁夏药用植物的4.5%；发现宁夏新记录3种，新记录属1个；提出宁夏"三区一镇"药用植物重点保护物种25种、珍稀濒危物种15种及特色物种23种。二是完成撰写宁夏"三区一镇"药用植物资源名录。三是对59种（同种合并后28种）重点中药材进行蕴藏量计算。四是获批"宁夏特色药用植物资源保护与利用"自治区科技创新团队，编写著作2项，发表文章3篇。五是培养人才近30人，其中硕士研究生 3 人，本科毕业生 10 人。

二、动物药矿物药及湿地普查

第四次全国中药资源普查宁夏动物药矿物药及湿地普查工作承担单位为宁夏医科大学。普查主要成果，一是宁夏地区野生动物驯化繁育共有 29 种，其中药用动物 16 种，占总物种数的 55%。固原市原州区、西吉县、隆德县、泾源县、彭阳县、中卫市海原县利用自身地理条件优势，积极开展野生动物的驯化养殖，促进当地经济的发展，也为精准脱贫提供新思路，更为全区野生药用动物驯化养殖提供借鉴的方法。固原市及中卫市海原县等地野生动物人工繁育的物种主要有梅花鹿、野猪、中华大蟾蜍、中华蜜蜂、林麝、蒙古兔、七彩山鸡、东亚钳蝎、蓝孔雀、银黑狐、蓝狐等。二是《宁夏中药资源》记载宁夏矿物药有 5 个来源 7 种药材，分别为龙齿、龙骨、石膏、玄精石、芒硝、钟乳石、石灰。通过走访长期药材收购商，实地考察同心县庙儿岭、顾家庄子、丁家二沟龙骨产地，收集五花龙骨、白龙骨等中药标本，了解到同心县龙骨年交易量为 500～600 吨；其采挖困难，没有安全保障；企业发展模式多以家庭小作坊为主，没有大型的龙骨、龙齿加工企业，缺乏竞争力。三是宁夏建成湿地类自然保护区 4 处、国家湿地公园 12 处、省级湿地公园 8 处。宁夏湿地面积 20.7 万公顷，湿地类型分为河流湿地、湖泊湿地、沼泽湿地和人工湿地 4 个类型，不同的类型面积大小也相差较大。宁夏湿地植物物种组成丰富，分布范围广泛。调查发现宁夏有湿地植物物种 222 种，分属于 57 科、143 属，其中药用植物 142 种，占总数的 64%。

国家综合调研评估。2019 年 10 月 22 日，国家中药资源普查综合调研评估组组长段金廒教授一行 7 人对 2019 年宁夏中药资源普查开展综合调研评估。自治区普查办负责人、普查技术依托单位负责人和技术负责人、普查专家委员会全体成员、各普查大队大队长及技术负责人共 20 余人参加调研评估，对宁夏中药资源普查、"三区一镇"中药资源普查、动物药矿物药及湿地普查工作进展情况进行汇报。评估组查看普查资料和实物，专家组成员质询、交流经验并提出指导性意见。

自治区验收。根据国家中医药管理局重点工作安排及第四次全国中药资源普查整体部署，2019 年 12 月 24 日，宁夏回族自治区召开宁夏 2019 年中药资源普查工作自治区级验收会，对宁夏"三区一镇"中药资源普查工作和药用植物重点物种保存圃进行验收。宁夏大学普查大队依据《全国中药资源普查技术规范》《宁夏中药资源普查工作方案》，重点对兴庆区、金凤区、大武口区、宁东镇的普查数据收集，腊叶标本、药材样品采集等内容进行总结，形成"三区一镇"中药资源普查工作验收报告；宁夏农林科学院荒漠化治理研究所依据《药用植物重点物种保存圃建设目标和要求》，重点对基础条件建设、引种、繁殖、保存、展示、信息记录、社会化服务等内容进行总结，形成药用植物重点物种保存圃验收报告。通过现场汇报、资料审核、专家提问等环节，宁夏 2019 年中药资源普查工作通过自治区级验收。

（张　涛）

◆ **新疆维吾尔自治区**

第四次全国中药资源普查新疆维吾尔自治区 2019 年普查工作由新疆维吾尔自治区卫生健康委组织，新疆维吾尔自治区中药民族药研究所承担，联合新疆医科大学、新疆大学、新疆药物研究所、中国测绘院、石河子大学、新疆昌吉职业技术学院、中国科学院新疆生态与地理研究所等多家单位共同实施。2019 年，新疆维吾尔自治区开展 43 个县（市、区）普查工作，普查区域涉及喀什、克州、伊犁、吐鲁番、乌鲁木齐（含石河子市、五家渠市）、巴州（含铁门关市）、阿克苏（含阿拉尔市）7 个地州 73 万平方公里。

新疆维吾尔自治区先后组建野外普查队 13 支，组织人员培训 100 余人次，调查样地 1385 个、样方套 6925 个；采集标本 9326 个、37304 份，采集药材 423 份、种质资源 371 份；拍摄各类照片 5 万余张；调查药材市场 28 个，调查栽培地 82 个，走访民间医生 50 位；出版普查工具用书《新疆常见药用植物速认实用图谱》（修订版）；完善新疆中药民族药资源数据库、标本库和种质资源库。

（曹玉景）

◆ **哈尔滨市**

2019 年，哈尔滨市完成中药资源普查样地 85 个，调查 89 个重点品种，收集标本 1279 份，有效促进中药资源的保护开发及合理利用。

（马晓峰）

◆ **青岛市**

2019 年，青岛市按照山东省中医药管理局统一部署，在市南区、市北区、西海岸新区、胶州市、平度市、莱西市组织开展第四次全国中药资源普查工作，在上述区市分别成立区（市）第四次全国中药资源普查工作办公室，配合相关科研机构做好中药资源普查的组织、协调、实施及日常管理工作。

（范存亮）

十、中医药扶贫攻坚工作

【概述】　2019 年，国家中医药管理局深入学习贯彻习近平总书记关于脱贫攻坚重要讲话和指示批示精神，坚决落实党中央脱贫攻坚决策部署，按照《中共中央　国务院关于打赢脱贫攻坚战三年行动的指导意见》的要求，坚持精准扶贫、精准脱贫，把中医药扶贫作为国家中医药管理局党组一项重大政治任务扎实推进；充分发挥中医药"五种资源"独特优势，深入推进中医药扶贫工作；加大定点帮扶力度，山西省五寨县如期实现脱贫摘帽；扎实推进中药材产业扶贫行动，带动贫困地区生态种植、绿色发展、产业结构优化；统筹推动中医药健康扶贫，不断提升贫困地区中医药服务能力。

（骆征洋）

【国家中医药管理局扶贫开发工作领导小组2019年第一次会议】 2019年2月1日，国家中医药管理局扶贫开发工作领导小组召开2019年第一次会议，党组书记余艳红出席会议并讲话，局长于文明主持会议，副局长闫树江出席。

会议学习传达习近平总书记关于脱贫攻坚的重要指示精神和孙春兰、胡春华等中央领导同志的批示要求，以及中央第五巡视组对国家卫生健康委党组脱贫攻坚专项巡视的反馈意见。

余艳红强调，各部门各单位要提高政治站位，自觉将思想和行动统一到党中央、国务院的决策部署上来，切实增强打好脱贫攻坚战的历史使命感和责任感。坚持问题导向，切实把工作摆进来，举一反三，做好中医药扶贫工作。加大帮扶力度，着力解决定点扶贫重点难点问题，助力五寨县巩固扶贫成果。强化责任机制，督促五寨县委、县人民政府落实脱贫攻坚主体责任。坚持扶贫"输血"与"造血"并重，动员中医药行业力量合力攻坚，切实推动中药材产业扶贫行动落地见效。完善政策举措，提升中医药服务能力，高质量完成中医药健康扶贫任务。

于文明要求，各部门各单位要强化责任意识，认真谋划工作，把扶贫工作与中医药工作结合起来，把五寨县打造成一块"试验田"，将中医药扶贫作出亮点、做成样板。

会议还听取五寨县脱贫考核工作进展情况，以及定点扶贫监督工作和监督问题整改落实情况的汇报，对国家中医药管理局2019年扶贫工作进行研究部署。国家中医药管理局扶贫开发工作领导小组成员单位、局扶贫办成员单位、局机关服务中心负责同志参加会议。

（国家中医药管理局官网）

【党建扶贫工作】 2019年，国家中医药管理局直属机关党委压实各部门各单位党建扶贫责任，结合调研情况，制订有针对性的帮扶方案，全年共拨付帮扶资金40万元，为助力山西五寨巩固提升脱贫攻坚成果作出积极贡献。一是进一步落实《国家中医药管理局直属机关党建扶贫工作方案》，建立结对帮扶村动态调整、与定点帮扶县的定期沟通等工作机制，真正以党建促扶贫、以扶贫带党建。各党建帮扶小组结合扶贫点党建扶贫的实际需求，充分发挥各自优势和特点，围绕农民收入增长、民生改善等群众切身利益相关事项，组织开展义诊、健康讲座、中药材种植指导、资助公共服务设施建设、支持农村集体经济等有针对性的帮扶工作。二是加强调查研究，6月组织青年党员干部前往山西五寨开展调研，帮助当地解决实际困难，形成调研报告。国家中医药管理局直属机关党委10月赴山西五寨进行党建扶贫实地调研，与县委组织部和8个党建扶贫定点乡镇、村代表进行座谈，了解需求，增进沟通，并结合调研情况召开推进会，压实各党建帮扶小组责任。三是完善党费专项资金使用管理督导机制。加强资金的划拨管理。指导当地基层党组织做好党费专项资金的使用方案，指导和配合做好党员活动场所条件改善、教育设施和书籍更新等，加强党的方针政策和脱贫攻坚政策的宣传。四是推动多方力量参与扶贫，支持直属机关工会开展消费扶贫，指导国家中医药管理局业务主管社会组织党委广泛动员社会力量参与扶贫。五是把党建扶贫纳入党建工作综合督查和"模范机关"建设，协调推进。

（尹光毅）

【扶贫监督工作】

一、制订年度扶贫监督方案，明确监督任务

按照《国家中医药管理局2019年定点扶贫工作计划》和《国家中医药管理局2019年定点扶贫工作计划及任务分工》，国家中医药管理局直属机关纪委结合自身职责认真完成扶贫工作，制订《2019年扶贫监督工作方案》，针对扶贫工作干部监督、帮扶项目督查、扶贫资金使用和扶贫领域作风建设等方面提出具体要求，明确纪检监督任务。

二、开展定点扶贫全面督查，赴山西五寨进行调研监督

根据《机关纪委2019年扶贫监督工作方案》，2019年国家中医药管理局直属机关纪委先后于5月8～10日、10月23～25日两次深入局机关定点帮扶地区山西忻州五寨督导调研定点扶贫工作。一是重点针对专项资金使用及设备到位情况进行监督检查。国家中医药管理局直属机关纪委梳理对口帮扶责任书，对照国家中医药管理局定点扶贫项目计划，深入五寨县人民医院、五寨县中医院，有针对性地就专项资金使用情况及设备到位情况进行监督检查，对健康暖心扶贫项目资金到位情况进行了解，对发现的问题进行反馈再监督。二是围绕定点帮扶项目开展监督检查。根据定点帮扶的时限、方案、责任分工及扶贫工作进展情况，及时开展项目监督检查。深入五寨县部分乡村医疗一线，查看卫生室建设、日间照料中心建设；聚焦中药材产业扶贫，深入产业园区了解产业园项目进展情况和遇到的困难，旁听中药材技术培训课堂了解培训效果，对定点帮扶政策、项目、经费及运营成效等方面进行监督检查。三是对党建扶贫工作进行督查调研。深入五寨部分乡村党建一线，针对党建扶贫工作进行调研，对发现的问题进行反馈。四是坚持和完善与五寨县纪委监委的沟通机制，了解县纪委对挂职干部的工作评价情况。

三、开展健康扶贫调研抽查

（一）赴新疆开展健康扶贫监督及"不忘初心、牢记使命"主题调研

为落实《国家中医药管理局党组开展"不忘初心、牢记使命"主题教育实施方案》要求，聚焦新时代党的发展和建设总要求及重点任务，坚持问题导向，根据《"三区三州"中医药扶贫工作实施方案》，2019年7月2～5日，国家中医药管理局直属机关纪委会同医政司一行6

人前往新疆和田地区、喀什地区部分健康扶贫点开展监督调研。国家中医药管理局直属机关纪委制订工作方案，成立检查组，实地走访完成本次调研工作。

（二）赴西藏自治区人民医院、自治区藏医院、城关区功德林街道社区卫生服务中心开展健康扶贫调研工作

2019 年 10 月 30 日至 11 月 1 日，国家中医药管理局直属机关纪委组成扶贫监督调研组，前往西藏就中医药扶贫工作与自治区卫生健康委、藏医药管理局等机构负责同志进行座谈，走访西藏自治区人民医院、自治区藏医院、拉萨市城关区公德林街道办事处社区服务中心，通过与工作人员谈话了解、实地查看等方式进行监督调研。

在座谈中西藏自治区卫生健康委、藏医药管理局领导对习近平总书记对中医药工作的指示、李克强总理对中医药工作的批示都感到欣慰鼓舞，对中（藏）医药的发展充满信心，对中（藏）医药的发展提出可供参考的提升措施。同时了解到中医药扶贫工作实施方案执行困难重重，呈现规模小、力量弱、科室少的特点，自治区基层没有中医药的渗透。

四、开展中药材产业扶贫调研

实地查看道地中药材种植示范基地，深入田间地头查看黄芪种苗种植，优质野生中药资源引种驯化试验田，调研中药材产业扶贫情况。

五、加强扶贫温度督促整改，推进工作深化

国家中医药管理局直属机关纪委重点就两次定点扶贫及健康扶贫发现的问题，及时向局领导报告，并将情况向规划财务司、医政司等部门进行反馈。　（庄　严）

【中医药健康扶贫工作】　2019 年，国家中医药管理局中医药健康扶贫工作稳步推进，进一步推进完善贫困地区中医药服务体系，提升服务能力，与国家卫生健康委、国务院扶贫办等联合印发《关于再次调整部分三级医院帮扶贫困县级医院

对口关系的通知》，对 334 个已经开展对口帮扶的贫困县中医医院进行确认；与国务院扶贫办联合印发《加强三级中医医院对口帮扶贫困县县级中医医院工作方案》，新增 352 个贫困县中医医院的对口帮扶关系，实现对所有贫困县中医医院对口帮扶的全覆盖；制订印发《中医药健康扶贫行动计划（2019 ~ 2020 年）》，切实将《解决贫困人口基本医疗有保障突出问题工作方案》的目标任务落到实处；坚持问题导向、目标导向，印发实施《"三区三州"中医药扶贫工作实施方案》，召开现场推进会，着力解决存在的困难和问题；将"三区三州"148 个县级中医医院全部纳入对口帮扶，2835 个乡镇卫生院和社区卫生服务中心有 1625 个建设中医馆；积极协调国家发展改革委、财政部，加大财政支持力度；通过全民健康保障工程项目安排中央投资 244053 万元，支持四川、贵州、云南等 19 个省、53 个贫困县中医院（含民族医院）基础设施建设；安排中央转移支付 7.14 亿元，支持 714 家贫困县中医医院开展中医特色优势专科（专病）建设、加强中医药人才队伍建设、推广中医适宜技术、开展远程医疗服务和对口帮扶；投入 3840 万元支持"三区三州"19 个地市级中医类医院开展制剂能力建设；在贫困地区持续实施基层中医药服务能力提升工程"十三五"行动计划，2019 年支持贫困县建设 625 个基层中医馆，占年度任务总数的 78%；在云南、宁夏、湖北、黑龙江等地组织 4 期对口帮扶工作培训班，对 686 家贫困县中医医院及其支援医院的主要负责同志等 1300 余人进行培训，解读扶贫政策，明确帮扶要求，交流先进经验，推动帮扶任务落实落细。　（骆征洋）

【捐赠帮扶工作】　2019 年，国家中医药管理局认真履行《中央单位定点扶贫责任书》承诺，加大资金投入，动员 6 家局直属（管）医院捐赠 1520 万元，通过中国人口福利基金会"健康暖心扶贫基金"专项支持五寨县采购医疗设备、完善乡镇

医院基础设施、培养基层医疗卫生人员等；拨付项目资金 103.50 万元，开展脱贫攻坚专题培训、党建扶贫、扶贫宣传和乡村振兴政策研究；协调山西省相关部门加大对五寨县支持倾斜力度，安排省级财政资金 1137.78 万元支持五寨县医疗机构能力建设、医护人员能力提升等；积极动员科研单位投入资金支持开展中药材种植适宜技术培训等。

（骆征洋）

【消费扶贫工作】　国家中医药管理局积极组织直属单位后勤（食堂）负责人等与五寨县当地农副产品生产企业、蔬菜种植合作社进行供销对接。全年累计采购五寨县小米、藜麦、醋等农产品合计价值 398 万余元。2019 年 5 月，五寨县的黄芪、毛建茶在京交会上亮相，受到广泛关注。　（骆征洋）

【定点帮扶山西省五寨县工作】　国家中医药管理局制订 2019 年定点扶贫工作任务分工方案、深化落实定点帮扶任务，累计召开定点扶贫相关工作会 18 次，认真履行帮扶责任，推进实施各项定点扶贫工作举措。2019 年，五寨县累计退出 153 个贫困村，脱贫 32163 人，14 项脱贫摘帽任务指标全部完成。4 月 18 日，经山西省人民政府批准，五寨县退出贫困县序列。

五寨县基层干部及技术人员培训。国家中医药管理局在五寨县举办乡村振兴专题培训班，邀请中央党校马克思主义学院教授为五寨县班子成员、乡镇干部、村支部书记、第一书记和后备干部进行集中授课；举办中药材产业扶贫培训班，对基层农业干部进行业务培训，累计培训基层干部 281 名。西苑医院、广安门医院、望京医院、眼科医院、中华中医药学会、山西省中医院及驻点帮扶医疗专家开展中医适宜诊疗技术培训，中国中医科学院中药资源中心开展中药材种植技术培训，培训各类技术人员 1102 人。

五寨县健康扶贫。国家中医药管理局继续组织直属（管）医院组

建驻点帮扶医疗队，提升当地中医药服务能力；从中国中医科学院西苑医院、广安门医院、望京医院、眼科医院抽调5名医疗专家、管理干部长期驻点五寨县中医院，分别担任医院副院长、科室主任，从专科建设、诊疗服务、医疗质控、医院管理等方面对县级医院进行全方面帮扶，每月开展专家巡回诊疗，帮助五寨县人民医院、中医院提高专科业务水平，2019年累计派出医疗专家56人次。五寨县中医院成为忻州西部地区8个县的中医药服务中心。聚焦县中医院"二级甲等"建设目标，研究制订并印发《五寨县中医院帮扶工作方案》，与省、市、县各级负责同志共同研究医院建设。

打造五寨县健康扶贫"实验田"推进工作。国家中医药管理局与国家卫生健康委、山西省人民政府共同签订《定点扶贫县深化医改和健康扶贫"实验田"共建协议（2019～2020年）》，就农村贫困患病人口救治保障政策、县级医院能力、"县乡一体、乡村一体"机制、乡村医疗卫生机构标准化和公共卫生能力，提出5项特殊任务和政策，推进医改政策试点和健康扶贫工作。

五寨县中药材产业发展推动工作。国家中医药管理局立足中医药"五种资源"独特优势，依托行业力量，持续推动五寨中药材产业发展；加强中药材产业顶层设计，科学谋划当地中药材产业发展；延伸壮大产业链，建立以黄芪种植、生产、加工、仓储、销售为一体的完整产业体系。中国中药山西华邈药业饮片产业园开工建设，将于2020年完成一期项目建设。国家中医药管理局协调多家中药厂家与五寨县签订框架协议，在药材生产、收购、药食同源保健品开发、销售等相关领域开展合作；探索产业发展模式，投资900万元建设晋西北中药产业孵化园，支持农民合作社、小微企业等开展中药材农技推广、加工收储、饮片初加工等。

支持五寨县开展中医药文化进校园活动。2019年9月，中医药文化进校园活动（五寨站）在山西省忻州市五寨县第一小学、第二小学、第三小学、第四小学、第二中学、第三中学举行。

持续开展中医药助力脱贫攻坚专题宣传。在国家中医药管理局属媒体开设扶贫工作专栏，刊发报道稿件约500篇，全方位宣传国家中医药管理局定点扶贫和各地推进中医药健康扶贫、产业扶贫的进展动态、典型经验、人物报道等；组织中央主流媒体开展中医药扶贫工作专题新闻调研，向中央主流媒体推送国家中医药管理局定点扶贫和中医药扶贫工作重点报道70余篇次。新华社、《人民日报》、中央广播电视总台、《经济日报》《光明日报》等中央主流媒体全年累计刊发中医药扶贫相关报道2400余篇次。

（骆征洋、王　鹏）

【定点扶贫调研】　2019年，国家中医药管理局18个单位（部门）、133人次赴五寨开展调研督导、医疗培训、党建扶贫、中医药文化宣传等活动，司局级以上领导17人次。其中余艳红书记、闫树江副局长先后带队赴五寨开展定点扶贫调研考察，了解五寨脱贫攻坚工作进展，召开定点扶贫工作座谈会，对照中央和国家机关工委反馈的国家中医药管理局定点扶贫工作意见，逐项研究落实措施，共谋脱贫之策，持续督促五寨县委、县人民政府落实主体责任。

赴山西省五寨县调研中医药扶贫工作。2019年11月21～22日，国家中医药管理局党组书记余艳红一行赴山西省忻州市五寨县对定点扶贫工作开展调研，先后前往中所村、晋西北中药健康产业孵化园、县中医院等地，慰问老党员，了解驻村第一书记工作情况，听取中药材产业发展以及孵化园建设情况的汇报，实地了解中医院发展现状、创建"二级甲等"情况和健康扶贫情况等。余艳红高度肯定山西五寨定点扶贫工作所取得的成果。指出要深入学习贯彻习近平总书记关于扶贫的重要论述和党的十九届四中全会精神，进一步咬定目标、一鼓作气，高质量打赢脱贫攻坚战。要把开展"不忘初心、牢记使命"主题教育同脱贫攻坚工作结合起来，发挥中医药特色优势，推动县域医改和健康扶贫政策试点，积极推进五寨县中医院"二级甲等"创建工作，充分发挥龙头作用。要发展中药材产业，打造五寨特色名片，推进中医药与其他产业融合发展。余艳红先后与山西省副省长吴伟、忻州市委书记李俊明进行工作交流，出席中国中药（五寨）中药饮片产业园奠基仪式，调研五寨县妇女工作情况。2019年1月27～29日，国家中医药管理局副局长闫树江带队赴山西省五寨县调研慰问，进村入户走访慰问贫困群众、挂职干部、基层扶贫干部，实地考察农特产品生产企业、蔬菜种植合作社，深入五寨县中医院、村卫生室调研看望驻点帮扶医疗专家，召开座谈会研究推进定点扶贫工作。

赴山西省五寨县参加2019年全国大型义诊活动周山西启动仪式。2019年9月20日，2019年"服务百姓健康行动"全国大型义诊活动周山西启动仪式在忻州市五寨县迎宾广场举行。国家中医药管理局副局长闫树江一行出席启动仪式。闫树江指出，要按照党中央、国务院决策部署，动员各方面力量，深入推进健康扶贫工作，努力解决"基本医疗有保障"问题。闫树江要求参加义诊的专家和医务工作者，要将义诊活动作为"不忘初心、牢记使命"主题教育的生动实践，带着对贫困地区老百姓的深厚感情，满腔热情地为他们做好服务，将优质的医疗服务送到群众家门口。闫树江一行还对五寨县第一人民医院新址、新寨乡卫生院、新寨乡庄窝村卫生室等进行调研。

赴四川省凉山州调研中医药扶贫工作。2019年12月11～13日，国家中医药管理局党组成员、副局长闫树江带队赴四川省凉山州调研中医药扶贫工作。闫树江一行深入凉山州普格县、布拖县中彝医院和基层医疗卫生机构，调研三级中医医院对口帮扶等健康扶贫工作落实情况；实地考察好医生攀西药业有限公司、普格县道箐乡果洛村，了解中药材产业扶贫等成效；与基层医务人员、驻点帮扶人员进行面对面交流；召开座谈会，研究推进中医药健康扶贫和产业扶贫等工作。

赴宁夏调研深化医改和中医药扶贫工作。2019 年 5 月 20～21 日，国家中医药管理局党组成员、副局长闫树江一行前往宁夏调研深化医改和中医药扶贫工作。调研组先后到自治区中医院、银川市金凤区良乡镇卫生院等医疗卫生机构实地调研，走村入户慰问建档立卡贫困户，召开专题座谈会，听取宁夏深化医改中医药工作和中医药扶贫工作情况的汇报。

实地调研协助编制规划开展。针对部分贫困地区中药材产业发展、生产实践中关于规划方案、品种选择、基地选址、种植技术和销售等方面的实际需求，国家中医药管理局组织中药材专家先后赴陕西、山西、贵州、安徽、四川、云南、新疆、西藏、江西、青海、甘肃、内蒙古 12 个省 20 多个贫困县进行实地调研，并根据当地需要，协助编制中药材产业发展规划，提供技术支持。   （骆征洋）

【定点扶贫挂职干部管理】 国家中医药管理局积极贯彻落实《定点扶贫挂职干部管理办法》《中共国家中医药管理局党组关于进一步鼓励干部新时代新担当新作为的实施意见》，加大对挂职扶贫干部的监督管理和支持力度；关心关爱挂职干部，与挂职干部建立信息沟通渠道，开展经常性谈心谈话、纪律提醒。2019 年，国家中医药管理局医政司董云龙挂职五寨县人民政府副县长，协助分管农业农村、教育、卫生以及扶贫等工作；局法监司黄莹挂职五寨县砚城镇中所村党支部第一书记。   （骆征洋）

【中医药定点扶贫宣传】 国家中医药管理局依托《中国中医药报》社等行业主流媒体赴五寨县开展新闻调研；在行业报纸、杂志、微信公众号宣传推介五寨县，介绍五寨农产品，累计报道新闻宣传 28 篇；通过中医药文化进校园活动等进行中医药文化科普宣传；编印《五寨县百姓中医养生手册》1700 册，免费发放基层医务人员和当地群众，宣传中医药健康养生知识。   （骆征洋）

【委局定点扶贫推进会】 2019 年 4 月 10 日，国家中医药管理局会同国家卫生健康委在北京召开定点扶贫工作推进会，国家卫生健康委党组成员、国家中医药管理局党组书记余艳红与山西省、忻州市、五寨县党政主要负责同志就五寨县脱贫攻坚相关工作进行讨论研究，积极推进定点扶贫工作做深做实。   （骆征洋）

【定点扶贫工作计划及相关文件制定】 国家中医药管理局印发《国家中医药管理局 2019 年定点扶贫工作计划》，编制 2019 年度定点扶贫作战图；制订并实施《五寨县中医院帮扶工作方案》，完善《健康暖心扶贫基金入库项目管理办法》；研究细化《山西省五寨县中药材产业扶贫示范区建设方案》，指导五寨县编制《五寨县中药材产业发展规划》，聚焦任务目标，开展调查研究，着力发展中药产业，推进中医药健康扶贫。   （骆征洋）

【中药材产业扶贫工作计划及相关文件制定】 2019 年，国家中医药管理局印发《国家中医药管理局办公室关于印发中药材产业扶贫行动局内任务分工方案的通知》《2019 年中药材产业扶贫工作计划》等，深入推进中药材产业扶贫行动计划。   （骆征洋）

【中药材产业扶贫推进工作】 2019 年 4 月，国家中医药管理局在广西南宁组织召开中药材产业扶贫推进会，8 月在陕西西安召开中药材产业扶贫联络员会议，9 月在天津举办中药材产业扶贫推进活动，12 月在北京召开中药材产业扶贫工作研讨会，通过举办推进活动和研讨会，推进中药材产业扶贫行动计划的落实。   （骆征洋）

【产业扶贫中贫困户信息统计平台搭建】 2019 年，国家中医药管理局通过实施"中药材质量保障项目"搭建服务平台，先后在贵州贵阳、陕西西安、江西樟树开展省级、县级和企业 3 个层面中药材追溯系统软件技术培训，培训 23 个省的组织管理部门、技术支撑单位，59 个县级组织管理部门和 70 家企业技术骨干 300 余人次；汇总试用系统企业涉及 218 个村的 4729 个贫困人口的信息，为 59 个贫困县开展中药材全过程追溯建设提供应用示范和服务平台。   （骆征洋）

【贫困地区中药材种植面积统计】 国家中医药管理局以山西省五寨县，河南省洛宁县、汝阳县，安徽省砀山县、临泉县、金寨县，内蒙古奈曼旗，陕西省佳县、宁陕县，甘肃省渭源县，江西省石城、井冈山、南丰县，贵州省雷山、锦屏、大方县等为示范研究区域，利用国产高分卫星遥感数据＋地面调查数据＋统计汇总数据，对贫困县中药材种植区域分布进行统计汇总，为中药材生产统计和扶贫等相关工作提供服务。   （骆征洋）

【《中药材产业扶贫画册》编制工作】 国家中医药管理局通过对 21 个省、588 个定点扶贫县政府网站的检索，收集涉及中药材产业扶贫的新闻报道资料 1393 篇；基于对贫困县人民政府网站的数据资料分析，归纳总结各贫困县在实施中药材产业扶贫工作中的扶贫经验和模式，主要为"政府组织＋专家技术支撑＋特色中药资源＋企业带动＋贫困户参与"5 类因素综合作用的扶贫模式；整理中药材产业扶贫工作中技术支撑和中药材产业扶贫典型案例，编制《中药材产业扶贫画册》。   （骆征洋）

【中药材生产适宜技术培训】 根据贫困县中药材种植生产需求，国家中医药管理局组织中药材专家对山西省五寨县、四川省雷波县和马边县、安徽省金寨县、青海省大通和湟中县等开展扶贫调研和生产技术培训,培训致富带头人 100 余人次;通过捐赠中药材种苗、肥料等农资,微型环境监测站等实物,协助当地开展中药材生产活动。 （骆征洋）

【定点扶贫五寨县中医适宜技术培训班】 2019 年 3 月 27 日 ~4 月 1 日,定点扶贫五寨县中医适宜技术培训班在北京举办,培训班旨在将中医适宜技术带给贫困地区,为健康扶贫事业贡献力量。

北京医师协会全科专家委员会委员、京城四大名医施今墨之子施小墨学术传承人李智讲解中医针灸基础理论,中华中医药学会少儿推拿传承发展共同体主席孙德仁进行题为"小儿推拿理论与实践教学"专题报告。接受培训的医生学员们感觉受益匪浅,希望能运用好学到的这些适宜技术为广大贫困地区群众服务。

此次培训班由国家中医药管理局人事教育司、中华中医药学会主办,五寨县卫生健康与体育局支持,北京厚菩堂中医研究院和五寨县前所乡卫生院承办。来自山西省五寨县的 18 名基层医生参加培训。
 （中国中医药报）

【2019 年贫困县中医医院对口帮扶全覆盖工作第一期培训班】 2019 年 6 月 28 日,国家中医药管理局在云南昆明举办 2019 年贫困县中医医院对口帮扶全覆盖工作第一期培训班,围绕全国脱贫攻坚、健康扶贫和中医药健康扶贫等工作进行培训解读,部分省级中医药主管部门、支援医院、受援医院介绍对口帮扶工作经验。国家中医药管理局党组成员、副局长闫树江出席并讲话。

闫树江要求,贫困县中医医院对口帮扶全覆盖要做到"三个坚持"。一是坚持精准确定帮扶目标要求,聚焦关键环节和具体问题,科学确定对口帮扶总体目标、时间节点、任务内容、量化考核评价指标,确保对口帮扶帮出实效。二是坚持扶贫与扶智扶志相结合,着力提升受援医院医务人员中医药技术方法运用能力和现代诊疗技术水平,提

高受援医院行政人员统筹规划能力和管理水平。三是坚持推动优质资源下沉基层,支援医院要有 3 人驻点帮扶,确保驻点帮扶人员数量、质量及驻点帮扶时间;定期派出医疗队,开展医疗下乡,组织巡回义诊;与受援医院建立远程医疗服务关系,2019 年底前要基本实现贫困县县级中医医院远程医疗全覆盖。

国家中医药管理局属（管）医院,各省级中医药主管部门分管领导及相关处室负责人,四川、云南、西藏贫困县中医医院及对口支援的三级医院领导约 350 余人参加培训。
 （国家中医药管理局官网）

【各地扶贫攻坚工作】
◆ 天津市

按照国家中医药管理局、国务院扶贫办《关于印发加强三级中医医院对口帮扶贫困县县级中医医院工作方案的通知》（国中医药医政发〔2019〕7 号）要求,2019 年 7 月 4 日,天津市卫生健康委中医处组织召开 2019 年天津市中医医院对口帮扶贫困县中医医院工作推进会,全市 13 个区卫生健康委分管委主任、中医科长,20 家相关医疗机构院长、医务科科长参加会议。会议传达国家中医药管理局 2019 年中医医院对口帮扶贫困县中医医院工作第一期培训班会议精神,并对国家中医药管理局、国务院扶贫办印发的加强三级中医医院对口帮扶贫困县县级中医医院工作方案进行详细解读,还就帮扶协议签订、帮扶工作量统计、柔性帮扶等内容进行介绍说明。会议强调各帮扶单位要提高政治站位、加强组织领导、坚持精准扶贫精准脱贫基本方略,不断完善保障激励机制。

2019 年 7 月 9 ~10 日,由天津市卫生健康委中医处崔建平副处长带队,携天津市南开医院等 7 家医疗机构前往甘肃省对接对口帮扶工作。各支援医院充分了解贫困县中医医院实际需求,在深入实地调研并与受援医院协商一致的基础上,确认天津市 20 家医疗机构与西藏、新疆、青海和甘肃地区共 24 家贫困

县中医医院对口帮扶关系,开展派驻及柔性帮扶工作。

2019 年 11 月 6 ~9 日,天津市卫生健康委中医处组织专家赴于田和策勒维维医院进行义诊和督导评估。2019 年,天津市支援医院派出支援人员总数 78 人次,其中医师 62 人次、护士 4 人次、管理人员 11 人次;派驻 38 人开展诊疗服务,其中诊疗患者 13988 人次、开展手术 91 台次、会诊 401 人次、巡回诊治患者 812 例次、培训受援单位医务人员 2440 人次;接受受援医疗机构培训人员 461 人次,新建临床专科 5 个。

通过开展驻点帮扶、巡回诊疗、推广中医药适宜技术、教学查房、临床带教、接收进修等多种形式,将"输血"变成"造血",切实帮助贫困县中医医院提升中医药服务能力。
 （杨 仰）

◆ 河北省
河北省对全省中医药系统城市三级医院支援县级中医医院关系进行调整,共安排 37 所三级医院对口帮扶 58 所贫困县县级中医医院,对全省贫困县二级公立中医医院支援全覆盖。在国家中医药管理局组织的全国贫困县中医院对口帮扶全覆盖工作培训班上,滦平县中医院代表受援医院做经验交流。实施医学专家团志愿服务健康扶贫行动,每月从市级三级中医医院中抽调 10 名副主任医师以上职称的中医专家,分赴全省 10 个深度贫困县县级中医医院进行中医药服务能力提升义务帮扶。河北省中医药管理局联合省农业农村厅等部门,开展针对贫困县中药材生产技术骨干的业务培训,提升贫困地区中药材生产技术水平;争取 20920 万元,支持盐山县寿甫中医院、临城县中医院、广平县中医院进行改扩建。
 （王艳波）

◆ 山西省
山西省印发《山西省卫生健康委办公室关于加强三级中医医院对口帮扶贫困县中医医院工作的通知》（晋卫办中医药函〔2019〕28 号）、《山西省卫生健康委办公室关于进一步做

好2019年度中医医院医疗联合体建设和对口帮扶贫困县中医院工作的通知》（晋卫办中医药函〔2019〕4号），加大管理力度，明确要求各三级中医院以医疗、护理等工作为中心，每个贫困县至少派驻3名医师，其中1名兼任贫困县中医院副院长，提高贫困县中医院规范化、精细化管理水平，提升县域中医药服务能力。2019年，全省10所三级中医院累计派遣医师下乡近300余人次，为各贫困县中医院培训中医骨干医师近百人次。

安排实施贫困地区县级中医医院服务能力建设项目。通过项目实施，山西省在34个国家级贫困地区县级中医院建设好一批中医特色优势专科，强化县级中医医院规范使用中医适宜技术，面向辖区内乡村两级医疗卫生机构推广中医适宜技术，开展远程医疗服务，做好对口帮扶有关工作，全面提升贫困县县级中医院服务能力。

配合国家中医药管理局扎实做好五寨定点扶贫工作。山西省印发《山西省卫生健康委办公室关于转发五寨县中医院帮扶工作方案的通知》，多方协作，全力帮扶五寨县中医医院创建二级甲等中医医院。11月21～22日，国家中医药管理局党组书记余艳红一行赴五寨开展专题调研，余艳红对五寨县定点扶贫工作所取得的成果给予高度肯定。

组织开展以"守初心、解难题、助扶贫、庆丰收"为主题的2019年"服务百姓健康行动"全省大型义诊周活动。9月20～26日，全省共有93家中医医疗机构开展义诊活动，2149名医务人员参加义诊，累计服务群众79万余人次，发放宣传资料12.6万份，减免医疗费用48万余元，得到各地群众尤其是贫困地区群众的普遍欢迎和高度认可，并协助国家中医药管理局在忻州市五寨县举行2019年"服务百姓健康行动"全国大型义诊活动周山西启动仪式。　　（赵红娟、郭君伟）

◆　内蒙古自治区

内蒙古自治区卫生健康委成立扶贫攻坚工作领导小组和督导小组，将内蒙古自治区三级蒙医中医医院对口帮扶贫困旗县医疗卫生机构工作列为全面贯彻落实党中央、国务院关于健康扶贫工作精神、有效推动健康扶贫、精准脱贫工作的重要内容；制定印发《三级医院对口帮扶贫困旗县医院工作管理办法（试行）》《北京市－内蒙古自治区三级中医蒙医医院对口帮扶贫困旗县蒙医中医医院工作实施方案》，京蒙两地签署《全面深化京蒙扶贫协作三年框架协议》，全面启动京蒙中医药对口帮扶推进行动、医疗卫生特色帮扶行动、医疗卫生携手奔小康行动——"三大行动"计划，确定北京11所、内蒙古自治区13所三级中医蒙医医院对口帮扶57所贫困旗县的蒙医中医医院。支援医院以"培育一个特色专科、带出一支技术团队、推广一项适宜技术、解决一项技术难题"为目标，开展深入调研，针对贫困地区医院发展短板、弱项进行研讨，与受援医院签订帮扶责任书。内蒙古自治区通过向受援医院派驻业务副院长、专家团队、开展远程医疗和巡回诊疗等进行组团式支援，通过门诊出诊、业务查房、教学手术演示、专题讲座、教学示范等形式，发挥优质资源的辐射带动效应，提升受援医院蒙医中医特色专科服务能力和处理常见病、多发病、部分危急重症的诊疗能力，为贫困旗县居民提供"家门口"的日常诊疗服务。2019年，全区组织开展120余项健康扶贫专项行动，派出专家共计168人次，支援建设科室28个，本地培训医务人员3290人次，受援医院派送到支援医院进修学习医护人员累计达327人次。

（岳红娟）

◆　吉林省

高度重视，积极推进脱贫攻坚工作深入开展。吉林省中医药管理局党组先后7次召开党组会议研究脱贫攻坚工作，局主要负责同志先后2次向吉林省人民政府副省长安立佳汇报中医药工作时将脱贫攻坚工作作为重要内容，制订印发《2019年驻村包保工作计划》《三级中医医院对口帮扶贫困县中医医院工作方案》等相关文件。

中医药在健康扶贫中积极发挥作用。吉林省各中医医疗机构全力融入健康扶贫，中医药专家深入贫困地区医疗巡诊、送医送药；投入资金1500万元用于8个国家级贫困县和7个省级贫困县县级中医院服务能力建设；投入资金600万元，在安图、龙井、镇赉、长岭4个贫困县建设中医药老年特色健康中心，4家三级中医院与6家贫困地区中医院重新签订帮扶协议；抽调10名医疗技术骨干支持新疆阿勒泰地区哈萨克医医院建设；积极参与健康扶贫检查督导，坚持定期暗访督导、走访慰问，对21个乡镇开展健康扶贫检查41次。

推进中药材产业扶贫。吉林省组织专家组验收长岭县中药材产业扶贫试点项目，探索相对完善的中药材产业扶贫模式；确定吉林省首批中药材产业扶贫基地6家。六部门联合调研中药材产业扶贫情况，调研报告被收入《政府决策咨询》。

巩固包保扶贫成效。吉林省中医药管理局党组成员带头落实帮扶责任，为包保贫困村争取资金206万余元，开展扶贫项目7个；组织包保扶贫村开展草编、种植养殖等技术培训，成立农产品加工农民专业合作社，扶持村办酒厂和榨油厂，形成符合当地特色的产业链；推进美丽乡村建设，协调解决安全用水问题；为38人办理慢病手册，实现新型农村社会养老保险全覆盖；包保大安市烧锅镇乡富强村实有建档卡贫困户58户100人，全部脱贫摘帽。

（王占锋）

◆　上海市

为进一步贯彻落实《加强三级医院对口帮扶贫困县县级医院工作方案》等文件要求，2019年，上海市组织协调本市8家二、三级中医医院对口帮扶贵州遵义、新疆、青海3省8家贫困县中医医院，通过加强组织领导、健全保障机制、明确对口需求、加强帮扶力度等举措，帮助受援医院规范管理，完善专科建设，并定期介绍各专科的新技术、新理论、新进展，推广新技术，结合受援医院当地条件开展中医适宜技术的传授，提高受援医院整体诊疗水平和科研能力，提升受援中医医疗结构临床服务水平。（奚之骏）

◆ 江苏省

江苏中医药系统积极落实健康扶贫战略，有效开展对口支援工作。坚持输血与造血、扶智与扶志相结合，积极推动中医药扶贫工作向纵深发展。2019年，江苏省先后选派27所中医医院帮扶陕西、贵州、西藏等地县级医院，另外全省所有省、市级中医医院均派员参加援疆、援藏、援青工作，参加对口帮扶人员百余人次，派员数量及时间均远远超过国家要求。

提高政治站位，扛起帮扶主体责任。一是强化组织领导。江苏省将对口帮扶工作列入中医药整体工作，摆在重要位置予以重点推进。二是压紧压实责任。江苏省加强与相关部门协调，及时研究对口帮扶任务分工，分解任务到具体处室和人员，排定工作进度表并逐一落实，江苏省中医药管理局主要领导定期调度帮扶工作进展。三是加强精准对接。2019年初，江苏省中医药管理局组织支援医院领导赴受援医院实地对接扶贫协作具体事项，精准了解帮扶需求，签订对口帮扶协议，开展驻点帮扶；2019年中，赴受援医院进行"面对面"交接，根据不同基础、现状和需求，提出不同措施，确保做到靶向发力、精准帮扶。

强化系统谋划，创新帮扶思路举措。一是坚持系统谋划，做好顶层设计，明确对口帮扶总体思路和要求。江苏省做好跨省对口帮扶工作，印发《关于做好中医医院跨省对口帮扶工作的通知》，科学确定对口帮扶总体目标、时间节点、任务内容，将帮扶任务具体到科室、项目、技术、人员、管理等各个方面，定期举办沟通交流会议，建立完善对口帮扶联络协调机制；做好省域内对口帮扶工作，印发《关于做好省内经济薄弱地区中

医药对口支援工作的通知》，明确省属3所中医医院以及5所综合实力较强的市中医医院对口支援省重点帮扶的苏北12个县（区）现有二级中医医院，对睢宁、泗阳、沭阳3所三级中医医院，加强与三级甲等中医院的协作交流，以更好地发挥区域内中医龙头单位作用。二是坚持突出帮扶重点，创新帮扶举措，做实帮扶细节。江苏省采取一对一帮扶、点对点帮促的方式，重点帮助提升受援医院服务能力和管理水平，提出每年至少帮助受援医院"解决一项医疗急需，突破一个薄弱环节，带出一支技术团队，新增一个服务项目"的目标要求。

（朱　蕾）

◆ 福建省

加强中医药基础设施建设，保护发展民族医药。2019年，福建省共投入1690万元对130家基层中医馆建设进行补助，其中23个省级重点扶贫县共补助390万，对符合中医馆建设标准的山区、贫困地区基层医疗机构，进行资金优先投入。7月13日，中华一家亲·两岸少数民族医药产业及学术交流会暨福建省畲医畲药协会成立大会在福建福州举行。福建省人大常委会副主任雷春美、福建省政协副主席阮诗玮、中国民族医药协会常务副会长李文亮等领导和嘉宾出席大会。

全面实施精准扶贫。福建省按照《关于开展2019～2020年城乡医院对口支援工作的通知》要求，组织开展福建省省内城乡医院对口支援工作，进一步提升县级及以下医疗机构，尤其是贫困县和扶贫开发重点县、基本财力保障县县级医院的医疗服务能力，助力农村贫困人口脱贫。其中安排16家三级中医医院对口支援36家县级中医医院，要求每年派驻支援人数合计113人，每人每年派驻时间不少于半年。

深入推进三级医院对口帮扶。为贯彻落实《关于再次调整部分三级医院帮扶贫困县县级医院对口关系的通知》《关于印发加强三级中医医院对口帮扶贫困县县级中医医院工作方案的通知》等文件精神，福

建省深入实施健康扶贫工程，组织协调福建中医药大学附属人民医院、第二人民医院、福州市中医院等8家医院对西吉县中医医院、威宁县中医医院及八宿县藏医院等9家受援医院进行对口支援，力争通过对口帮扶，使4个省份的受援中医院中医药服务能力明显提高，常见病、多发病、部分危急重症的诊疗能力显著提升，管理水平进一步改善。福建省加大临床专科扶持力度，通过开展义诊、学术讲座、病例讨论、教学查房、疑难危重病人手术及大型、特大型手术技术指导工作，帮助受援医院开展日常诊疗服务，推动医院门诊、住院、手术等业务工作量，真正满足当地群众日常看病就医需求，进一步提升医疗服务质量。

（张锦丰）

◆ 山东省

山东省深入实施健康扶贫工程，组织医院对口帮扶"三区三州"8家贫困县中医医院，面向新疆生产建设兵团十二师开展中医药短期柔性援疆工作和"山东国医堂中医义诊周"活动，得到国家中医药管理局充分肯定。

（王　玉）

◆ 河南省

切实落实帮扶计划和帮扶任务。2019年，河南省22家支援三级中医院累计投入资金921.65万元，共向37家贫困县中医医院派出管理人员、临床医技人员306名，其中专业技术人员293名。派出人员派驻期间，共开展门、急诊16.21万人次，收治住院病人1.79万人次，住院手术6714台次，教学查房4241次，科内临床教学3729次。

健全提升服务能力机制。河南省以加强县级医院能力建设为核心，支援科室数量163个，支援贫困县新开设科室27个，新建临床专科23个，推动贫困县医院学科建设进一步加强；新增中医医疗技术248个，开展新项目296项，取得科研成果11项，医疗技术水平进一步提高；积极开展远程医疗服务，37家贫困县中医医院中，14家与支援的三级

中医医院开展远程医疗服务，共开展 2876 次；加大财政扶持力度，2019 年中央和省级共补助贫困县财政资金 2.8 亿元，用于支持中医特色优势专科（专病）、中医药人才队伍等方面建设。河南省第四次全国中医药资源普查队通过金银花、柴胡、颠茄等药材助力贫困县进行精准扶贫，普查队长李建军教授的脱贫攻坚事迹被中央电视台"2018 中国电商扶贫行动"栏目宣传报道。

（刘艳涛）

◆　广西壮族自治区

激发卫生资源活力，助力健康扶贫，不断提升贫困地区医疗保障水平。一是领导高度重视，广西壮族自治区先后成立自治区扶贫开发领导小组医疗保障专责小组等协调机构，实现高位推动、部门联动、责任到人的工作格局。二是投入 15.56 亿元，建成广西国际壮医医院，促进少数民族医药资源的整合和开发利用。三是推动将 105 个基层医疗卫生机构基础设施建设纳入健康扶贫建设工程重点内容。四是主动对接国家中医药管理局，获得中央转移支付健康扶贫资金 2900 万元，用于提升 29 个贫困县中医医院的中医药服务能力。五是全区 48 家县级中医医院牵头组建县域医共体，帮助基层提升中医医疗服务能力。

激发经济资源活力，助力产业扶贫。一是大力发展广西道地中药材种植，推动 21 个贫困县把中药材产业作为"5＋2"扶贫产业之一。二是推进中药材种植示范基地建设，广西壮族自治区中医药管理局会同自治区农业农村厅等七部门遴选出 25 家示范基地。三是推动中医药与乡村旅游、生态建设、健康养老等产业融合发展，出台《广西健康医疗产业发展专项行动计划（2019～2021 年）》等政策文件，先后遴选出 16 家中医药健康旅游示范基地及 10 家中医药特色医养结合示范基地。

激发科技资源活力，助力科技扶贫。一是实施"药用植物 4.0 计划"。二是建强科技服务队伍。三是强化示范带动，推进中药材"三品

一标"认证。四是安排配套建设资金 3.9 亿元，推进国家中医药传承创新工程，推动科技创新成果转化。

激发文化资源活力，助力文化扶贫。一是推动中医药健康服务与旅游有机融合，积极推进南宁市作为全国首批中医药健康旅游示范区的建设。二是举办第 3 届中国－东盟传统医药健康旅游国际论坛（巴马论坛）和第 11 届中国（玉林）中医药博览会。三是通过中医中药中国行、悦读中医以及中医药文化宣传进乡村、进社区、进家庭、进校园等活动，积极传播中医药健康文化知识，让广大人民群众领略中医药文化魅力，提升贫困地区中医药文化的影响力。

（陈小兵）

◆　重庆市

加强中医医院对口帮扶。重庆市开展三级中医院对口帮扶贫困县中医院集中签约仪式，实现对口帮扶全覆盖，补助 1400 万元支持 14 个贫困区县中医院提升服务能力。全市 14 个贫困区县中医医院均达到二级中医院标准，13 个 30 万人口以上贫困区县中医医院均达到二级甲等及以上中医医院水平。重庆市中医药健康扶贫工作在全国中医药局长会议上做经验交流，国家基层中医药服务能力提升工程领导小组办公室印发专题简报，在《中国中医药报》专版报道。

深化鲁渝健康扶贫协作。重庆市中医管理局在山东中医药大学举办为期 1 个月的中医临床骨干培训班，培训贫困地区中医临床骨干 100 人；推动山东中医药大学在重庆市建立 2 所非直属医院和 2 所教学医院；开展"站立行动""光明行动"，为 200 多名贫困患者实施髋（膝）关节置换手术、白内障手术；举办鲁渝扶贫协作"中医中药巴渝行"活动，邀请山东专家赴深度贫困县开展帮扶指导。《中国中医药报》对鲁渝健康扶贫协作中医药工作进行专版报道。

实施中药材产业扶贫。重庆市将中药材种植和加工业作为产业扶贫中的支柱产业进行培育，实施中

药材质量提升项目，摸清 14 个贫困区县中药材种植基地现状，优选推荐示范基地 16 个，组织石柱、云阳等贫困区县中药企业参加全国产业扶贫对接会，培训贫困区县中药材种植骨干 100 余名。

（廖惠萍）

◆　四川省

完善贫困地区中医药服务体系。四川省争取中央预算内投资 2.24 亿元支持木里等 9 个贫困县中医医院改善基础设施；争取中央和省级财政资金 1.31 亿元，用于提升贫困地区中医药综合服务能力。

推动优质中医医疗资源下沉。四川省全面实施贫困地区城乡中医药服务对口支援"传帮带"工程，统筹安排 38 家三级以上中医医院派出 262 名医疗骨干对口支援 85 家贫困地区中医医院，安排 42 家中医医院派出 94 名医疗骨干对口支援 45 个深度贫困县中心卫生院。全省 88 个省级贫困县有 72 个县级中医医院达到二级水平，91.3% 的贫困县县级中医医院设置治未病科，40.2% 的贫困县县级中医医院设置老年病科，建成中医药适宜技术推广基地 78 个，90% 以上的乡镇卫生院和 70% 以上的村卫生室具备开展中医药服务的能力。

大力培植贫困地区中医药人才。四川省持续开展中医农村订单定向免费医学生培养，招收贫困地区中医农村订单定向免费医学生 77 人；开展僧尼藏医培训等 4 个中医药（民族医药）人才培养项目，培训人数 500 余人；打造贫困地区全国基层名老中医药专家传承工作室 27 个。

全面推进中药材产业扶贫。四川省开展贫困地区中药资源普查，编制印发《四川省中药材产业发展规划（2019～2025 年）》。支持建设 11 个中药材种植重点基地和 12 个中药材种植重点基地；分区分类开展中药材种植技术培训，累计培训 160 余人；在广元市苍溪县、南充市南部县试点开展中药材溯源系统建设。中药材产业成为贫困地区脱贫增收主导产业，全省 88 个贫困县中药材种植面积达 389.4 万亩，占全省总面

积的 61.1%，产值达 103.5 亿元，占全省中药材总产值的 63.3%。

开展中医药防治艾滋病研究。2019 年，四川省艾滋病中医药治疗病例数 1380 例，5 个艾滋病高发县均设立艾滋病治疗点；举办艾滋病治疗专题培训班，培训医务人员 100 余人；开展中医药防治传染病临床研究 120 例。

（尹　莉）

◆　贵州省

贵州省中医药管理局党组书记、局长于浩任省中医药助推册亨县脱贫攻坚工作组组长，派驻行政和专业型处级干部 1 人，作为工作队副队长，驻册亨县双江镇盯梢村任第一书记开展脱贫攻坚工作。一是重点针对产业扶贫，牵头协调省内制药企业，与册亨建立产销对接机制，确保贫困户增收；协调交通厅帮助解决通村公路经费。二是 2019 年 9 月 20 日，中医中药中国行在册亨县举行启动仪式期间，组织 12 家省内优秀中医药企业代表，在册亨县召开贵州省中医药企业产业扶贫座谈会，为册亨县中药材种植企业（合作社）、农户和中医药生产企业搭建沟通平台，为双方合作牵线搭桥、出谋划策，助力册亨县脱贫攻坚，促成贵州信邦药业与册亨县卫生健康局签署战略合作框架协议。三是落实大健康产业行动。加快人才队伍建设和技术培训，建立中药材质量追溯体系试点，推动中药材产业园转型升级。在贫困县积极推进"定制药园"建设，到 2019 年底贵州省中药材"定制药园"突破 10 万亩。推动册亨县林下经济发展，重点解决中药材销路和定产问题。四是推动册亨县"百院大战"项目（县中医院建设）。县中医院建设为新建项目，计划投资 10500 万元。为加快县中医院建设，贵州省中医药管理局委派贵州中医药大学第一、第二附属医院医改和医院建设专家前往册亨县医院帮助加快中医院建设。

（俞学良）

◆　云南省

按照《中药材产业扶贫行动计划（2017～2020 年）》（国中医药规财发〔2017〕14 号）和《云南省人民政府关于推进中药饮片产业发展的若干意见》（云政发〔2018〕19 号）要求，原云南省卫生计生委、省扶贫办、工业和信息化委、农业厅、云南农业发展银行联合出台《关于印发云南省实施"定制药园"工作方案的通知》（云卫中医发〔2018〕9 号），至 2020 年，要在全省布局设立不少于 100 个"定制药园"。通过鼓励中药饮片、中药和以中药材作为主要原料的生产企业或医疗机构参与"定制药园"建设，充分利用云南省丰富的中药材资源，带动贫困地区农户种植（养殖）大宗、道地中药材，提升中药材质量，打造"云药"品牌，助推大健康产业发展和脱贫攻坚工作。2018 年、2019 年认定的 65 家"定制药园"，种植中药材面积约 10 万亩。2019 年，"定制药园"总产值约 8 亿元，帮扶贫困户 11000 余户，平均每户增收 6000 余元，为助推贫困地区脱贫攻坚工作作出积极贡献。

2019 年 6 月，云南省商务厅印发《云南省中药材追溯管理办法（试行）》，推进云南省中药材追溯体系建设，保障药材质量。截至 2019 年底，云南省建立国家级中药材流通追溯体系 281 家。通过及时准确地记录、保存药品追溯信息，可以实现药品来源可查、去向可追，保障中药材质量和用药安全。

云南省三级中医医院对口帮扶贫困县县级中医医院全覆盖。2019 年 6 月 24 日，国家中医药管理局和国务院扶贫办联合印发《关于加强三级中医医院对口帮扶贫困县县级中医医院工作方案的通知》（国中医药医政发〔2019〕7 号），云南省委、省人民政府高度重视，省委书记陈豪、省人民政府副省长李玛琳分别作出批示，要求认真抓好贯彻落实，按照国家方案要求，精心组织，积极协调，强化督导考核，确保对口帮扶取得实效。7 月，全省 63 家贫困县县级中医医院全部完成对口帮扶协议签订工作，并将协议报国家中医药管理局备案。三级中医医院对口帮扶贫困县县级中医医院共有 17 家支援医院，其中省内医院 14 家、省外医院 3 家，平均每所支援医院帮扶 3～5 所贫困县县级中医医院，共计派出 199 名医技人员到贫困县县级中医医院开展帮扶工作。支持贫困县县级中医医院针灸科、骨伤科等累计 133 个科室建设，建成地市级以上中医重点专科 9 个，通过帮扶新增科室 9 个。派出人员派驻期间门诊人次 47110 人次，收治住院病人 10023 人次，培训当地医务人员 10220 人次。接收住院医师规范化培训人员 20 人，培训医师及其技术人员 1219 人。贫困县县级中医医院新增中医医疗技术累计 107 种。其中云南省中医医院共派出 30 名医务人员，对口支援 11 个基层中医医院。除墨江县中医院、施甸县中医院、镇雄县中医院、临翔区中医院、云县中医院、兰坪县中医院、彝良县中医院 7 家贫困县中医院外，还根据全省中医发展、扶贫攻坚等实际情况，牵头对深度贫困地区的怒江州中医院、迪庆州藏医院、临沧市中医院、德宏州中医院进行对口帮扶，并签订帮扶协议，制订年度工作计划。全省实现贫困县中医医院对口帮扶全覆盖。

（叶　宏）

◆　西藏自治区

为深入贯彻落实党的十九大精神和党中央、国务院关于打赢脱贫攻坚战 3 年行动的决策部署，坚决打赢健康扶贫攻坚战，根据国家中医药管理局、国务院扶贫办《关于印发加强三级中医医院对口帮扶贫困县县级中医医院工作方案的通知》，西藏 35 家县级藏医医院得到北京、广州、湖南、重庆、安徽、浙江等省中医医院和西藏三级藏医医院的帮扶。对口帮扶，培育人才是关键，只有变"输血"帮扶为"造血"共建，才能全面提高受援医院的管理水平、技术水平和服务水平。通过中央转移支付西藏安排 35 家具有独立机构编制的贫困县藏医医院开展县级藏医医院服务能力提升建设，安排资金 3500 万元，用于加强贫困县藏医医院藏医特色优势专科（专病）建设，培养藏医药人才队伍，优化藏医特色优势专科（专病）人才梯队结构，加强县级藏医适宜技术推广能力，加强藏医医院信息化建设，全面提升贫困县县级藏医医院服务能力。西藏自治区藏医药管理局积极协调受援医院与支援医院签订对口帮扶协议，2019年12月31日，西藏35家藏医医院均与支援医院签订帮扶协议。部分支援医院领导克服高原缺氧，带队赴西藏受援医院开展前期帮扶调研相关工作。8月13日，由天津市武清区中医医院院长刁殿军带队一行工作组深入昌都市江达县藏医医院开展调研考察工作；9月6日，沈阳市中医医院院长吴星恺一行4人，赴海拔4700米的那曲市安多县藏医医院开展帮扶调研工作；福建省卫生健康委与福州市卫生健康委领导带领福州市中医医院专家组一行4人前往昌都市八宿县藏医医院签订帮扶协议，并开展帮扶调研工作；广东省东莞市中医医院与林芝市巴宜区藏医医院签订帮扶协议，林芝市巴宜区藏医医院派出2名骨干医师前往东莞市中医医院学习骨伤治疗和理疗技术。

西藏自治区藏医药管理局为加强西藏贫困地区藏医医疗机构基层藏医药服务能力，更好地为最基层的广大农牧民群众服务，通过西藏自治区本级财政安排1464万元，用于240名乡镇（社区）藏医药技术骨干的藏医临床技能培训和1300个村医藏医及藏中西医结合培训，给270个乡卫生院配备藏医传统设备。

（刘伟伟）

◆　陕西省

争取上级资金支持，加大中医药服务水平提升。2019年度，陕西省中医药管理局争取中央预算内投资全民健康保障工程项目健康扶贫工程及省级配套资金2.16亿元，其中中央投资1.98亿元，支持千阳县、汉滨区、汉阴县、旬阳县4所中医医院基本建设，省级给予耀州区、绥德县、勉县、石泉县、丹凤县5

所中医医院全民健康保障工程省级配套资金1800万元，支持中医院基本建设。

发挥中医药特色优势，开展贫困县项目帮扶。陕西省争取4957万元中央医疗服务与保障能力提升补助项目资金，为延长县中医医院等70家单位、7个中医药服务项目进行帮扶；投入643万元省级专项资金，为铜川市北京中医药大学孙思邈医院等22家单位的省级农村中医特色专科建设等6个项目进行能力提升建设；安排专项资金100万元，继续开展10个深度贫困县中医医院的农村中医特色专科建设项目；按照自身需求原则，由单位根据发展实际，通过人员培训、临床诊疗规范制定及优化、学术交流与协作、诊疗设备改善等方式，建设形成一批中医特色明显、诊疗水平较高、设施设备齐全、管理水平较高的农村中医特色专科。

加大中医药人才教育扶贫力度。一是加强贫困县中医药人才培养力度。陕西省为贫困地区培养国家级中医临床、中药、护理骨干人才7人，每人每年资助3万元；投入720万元开展基层中医馆卫生技术人员中医药知识与技能培训项目，为贫困县社区卫生服务中心、乡镇卫生院培养中医药卫生技术人员1500余人。二是着力提升贫困县中医药服务能力。陕西省投入225万元，为宁强、澄城等9个贫困县中医院建立全国基层名老中医药专家传承工作室，要求基层名老中医定期到乡镇卫生院、村卫生室开展诊疗、带教工作。三是发挥中医药平台优势，解决贫困地区人才缺乏问题。陕西省要求全国名中医传承工作室、陕西省名中医工作室等各类中医药传承平台，为贫困县、革命老区培养骨干人才400余人。

下大力气提升基层中医药服务能力水平。2019年6月，根据国家中医药管理局《加强三级中医医院对口帮扶贫困县县级中医医院工作方案》，陕西省为52家贫困县县级中医医院平均补助100万资金，专项开展贫困县县级中医医院服务能力

提升建设，重点提升贫困地区县级中医医院中医特色优势专科（专病）建设，培养中医药人才队伍，优化中医特色优势专科（专病）人才梯度结构，加强中医适宜技术推广能力，加强信息化建设，全面提升贫困县县级中医医院服务能力。

（陈朋辉）

◆　宁夏回族自治区

发挥中医药特色优势，助力健康扶贫攻坚。宁夏回族自治区一是进一步完善政府牵头、部门协作及健康扶贫领导小组联席会商机制，将中医药健康扶贫工作纳入政府目标考核，强化部门和地方政府责任，形成"政府主导，部门联动，社会参与，全面落实"的工作格局。二是中医机构积极参加到健康扶贫"一免一降四提高一兜底"综合保障政策体系中，构建职能有序衔接、路径流程清晰的医疗保障网络，减轻群众就医负担。三是各级中医医院积极优化健康扶贫医疗保障"一站式"结算信息平台，将部分特殊贫困人群及时纳入系统进行报销结算，实现服务人群动态管理。推动建档立卡贫困人口基本信息与中医定点医疗机构、有关部门间的互联互通。四是完善"先诊疗后付费"制度，建档立卡贫困患者在县域内中医医疗机构就诊实行"先诊疗后付费"，并逐步扩大到自治区域内全部中医医疗机构，进一步减轻贫困家庭看病就医的经济压力。五是建立三级中医医院对口支援帮扶机制，提高贫困地区中医医院服务能力。各帮扶单位制订帮扶方案，明确帮扶目标，制订年度帮扶计划，建立人员选派机制，强化帮扶工作的有效落实。由自治区中医医院对口帮扶盐池县、同心县和隆德县中医院，银川市中医医院对口帮扶海原县中医医院，中卫市中医医院对口帮扶彭阳县中医医院，福建中医药大学附属医院对口帮扶西吉县中医医院，对口帮扶工作覆盖全区重点贫困地区所有县级中医医院。

全区贫困县中医医院对口帮扶累计向受援的县级中医医院派驻58

名专业技术人员开展对口帮扶工作，诊治门诊患者12000余人次，进行疑难病例讨论、会诊240余例，开展手术37例，手术示教90余次，组织学术讲座48场，培训人员计2897人次，教学查房515人次，接受贫困县中医医院人员进修50余人次，累计培训医务人员2000余人次，帮扶糖尿病科、妇科、皮肤、骨伤科、中医内科等专科建设，进一步提升帮扶医疗机构的医疗服务水平和诊疗能力。

（张　涛）

◆ **新疆维吾尔自治区**

自治区卫生健康委深入贯彻落实习近平总书记在解决"两不愁三保障"突出问题座谈会上的重要讲话精神，贯彻新时代党的治疆方略，特别是社会稳定和长治久安总目标，按照自治区党委"1＋3＋3＋改革开放"工作部署，着力解决"基本医疗有保障"突出问题，推动落实健康扶贫工作。

一、加强领导，建立健全组织机构

自治区卫生健康委党组高度重视健康扶贫工作，单独设立扶贫办公室，抽调15人专班，全职承担脱贫攻坚各项工作任务，确保健康扶贫各项政策落地生根，取得实效。

二、强化目标责任，层层抓落实

自治区印发《新疆维吾尔自治区解决贫困人口基本医疗有保障突出问题工作实施方案》，制定基本医疗有保障工作标准，确定责任处室，实行月推进、周报告制度，建立挂图作战机制，定期通报工作进展。每位委领导重点联系1～2个拟脱贫摘帽的12个深度贫困县和脱贫退出的3个贫困县，推进健康扶贫工作。

三、对症下药，确保中医药健康扶贫工作取得成效

（一）三级中医医院对口帮扶支援贫困县中医类医院工作

贫困县中医类医疗机构对口帮扶全覆盖。20家内地省市三级中医医院组建19只支援队以"组团式"援疆对新疆维吾尔自治区19家贫困县中医医院进行帮扶；自治区5家三级中医医院组建5支支援队以

"托管式"模式对新疆维吾尔自治区5家贫困县中医医院开展帮扶工作。乌鲁木齐市中医医院帮助塔什库尔干县人民医院建立中医科，开展对口帮扶工作，填补塔县中医药服务"空白点"。

强化部署培训，明确目标任务。自治区协助配合举办"三区三州"中医药健康扶贫工作推进会和2次三级医院对口帮扶贫困县县级医院培训班，开展中医药健康扶贫和基层中医药服务能力提升调研，对口帮扶医院分别签订帮扶协议，明确帮扶目标任务，做到精准帮扶。

多维度帮扶，受援医院服务能力得到提升。自治区帮助建立完善各项规章制度，逐步规范管理；通过查房、会诊、增设相关科室门诊、开设专家诊室、规范诊疗方案、购置中医特色诊疗设备等方式，帮助受援医院提升中医专科（专病）诊疗能力；充分发挥三级中医医院专家团队作用，采取"派出去""请进来"等方式，为受援医院培训骨干医师，帮助提升专业技术人员的能力和水平；定期开展医疗下乡，组织巡回义诊，使贫困县群众在"家门口"就能享受到优质便捷的中医药服务；建设远程医疗服务平台、远程医疗服务信息系统，有8家支援医院与受援医院建立中医远程医疗服务关系，陆续开展远程会诊、远程教学、双向转诊，16家随后将陆续开通，为贫困县医院中医药诊疗服务能力提升提供技术支持。

（二）中药材产业扶贫工作

出台政策措施，助推中药材产业扶贫。自治区卫生健康委组建中药材产业扶贫技术专家组，会同自治区扶贫办、工信厅、农发行新疆分行等10个部门联合制订《自治区中药材产业扶贫行动计划工作方案》和《自治区实施中药材"定制药园"工作方案》，加快推动自治区中药材产业扶贫工作，助力脱贫攻坚。

摸清家底，全面推进中药资源普查工作。自治区组织开展53个县的中药资源普查工作，使"三区三州"所在县全覆盖；对全区范围内中药材种植情况进行摸底调查，特

别是重点对南疆四地州贫困县中药材开展基线调查，初步了解自治区道地和大宗药材品种及种植情况；发挥中药材产业技术专家指导作用，汇总分析调查数据，初步编制自治区适宜种植生产的优势道地、大宗及其他引种药材品种推荐目录。

多措并举，试点推进中药材产业扶贫工作。自治区通过"中药材供应保障系统平台"，在皮山县、墨玉县、乌什县3个贫困县收集中药材产业扶贫数据，为扶贫相关工作提供信息技术支撑；建立"访惠聚驻村工作队＋科研机构＋企业/合作社＋贫困户"利益联动机制，鼓励引导中药企业在和田、喀什等连片贫困地区种植中药材及维吾尔医习用药材，带动当地贫困户增收致富，助力脱贫攻坚。

科技支撑，加强中药材种植农技培训。自治区卫生健康委面向全区14地州各县市举办自治区中药材产业扶贫与质量保障骨干人才培训班，邀请国内中药材种植知名专家授课，培训近120余人；组织专家赴南疆4个中药材种植贫困县实地了解和现场交流，开展特色中药材种植技术现场培训，共培训76人。

（曹玉景）

◆ **哈尔滨市**

2019年，哈尔滨市积极开展中医药产业扶贫，扶助农民开展中药材种植，帮助农民实现脱贫致富。国家级贫困县延寿县大力发展沙棘种植，种植面积发展到1万多亩，带动200多户农民实现增收。黑龙江德顺长中药饮片有限公司在宾县建设3500亩的中药材种植基地，与当地149户贫困户签约，采取土地承包和提供劳务岗位等形式帮助贫困户增收，计划2020年继续扩大种植面积1万亩，惠及更多贫困户。各级中医医疗机构积极响应中药产业扶贫行动，选择用量大、适合北方种植的中药材，与贫困户签约种植，切实保障贫困户增收。哈尔滨市卫生健康委在定点扶贫木兰县新民镇新华村，充分发挥中药产业扶贫优势，组织贫困户种植蒲公英方面取

得显著成绩，使每亩收益从700元提高到4000元，帮助贫困户掌握致富方法。

（马晓峰）

◆　宁波市

2019年，宁波市坚持输血与造血结合，根据对口帮扶地区的现状和需求，开展中医药精准帮扶。宁波明贝中药业有限公司向对口帮扶的贵州省采购米仁、太子参、天麻、茯苓、续断等18种大宗中药材28万公斤，金额达2000万元；与贵州黔西南州农业农村局签订开发中药材变草为宝战略合作备忘录，加强产销对接。9月9日，贵州省委书记孙志刚、省长谌贻琴率领党政代表团考察宁波明贝中药业有限公司。宁波市中医院派驻15名专家赴贵州省黔西南州中医院，开展教学培训和教学查房，免费接收54人次专业人员来院进修学习，支出帮扶专项经费50万元；派遣3名专家到丽水市中医院内分泌科临床一线，开展技术指导和人员培训，指定2名内分泌专业专家作为学术顾问，开展不定期的现场指导和远程会诊。宁波市中医院以传、帮、带等方式，帮助延边州中医医院、延吉市中医医院建立临床特色科室，开展中医特色诊疗服务。

（褚小翠）

◆　青岛市

青岛市在健康扶贫工作方面，一是依托健康扶贫信息系统，实施服务管理。将省定、市定建档立卡贫困人口健康扶贫服务管理情况分别纳入健康扶贫信息管理系统；镇、街道卫生院可以利用健康扶贫信息系统，在线实时上报辖区内患病贫困人口分类救治、"八个一"工程等扶贫措施落实情况。二是落实"八个一"工程，对患病贫困人口实施分类救治。各相关区市为识别确认后的患病贫困人口提供"八个一"服务，提高健康扶贫对象的识别度和政策知晓率；形成救治台账，方便实施和核查；落实大病集中救治一批、慢病签约服务管理一批、重病兜底保障一批的"三个一批"分类救治优惠救助。三是开展"三免

两减半"，实现一站式结算。免收挂号费、中药代煎费、一般诊疗费，减半收取个人自付的住院期间大型医用设备检查费和副主任、主任医师门诊诊察费，让贫困群众真正得到实惠。

青岛市在对口支援方面，依托专业优势，加大对扶贫地区的中医药技术支持。青岛市中医医院专家团队协助对口支援的安顺市中医院开展新技术新业务，填补医院2项技术空白；主持申报贵州省中医药管理局中医药、民族医药科学技术研究专项扶持课题2项，并协助科研科进行12项课题申报。"十三五"以来，青岛为贵州安顺、甘肃陇南等受援单位提供中医药方面的技术支持，累计派出专家106人次，累计服务1691天，诊疗群众10833人次，支援建设10个专科、开展161例手术，为帮扶单位培训专业技术人员1025人次。青岛市财政投入460万元，在平度市和莱西市建成国医馆42个，精品国医馆2个，促进全市中医药服务能力协调发展。

（范存亮）

◆　深圳市

2019年，深圳市中医药系统积极对口帮扶广西贫困地区中医院，帮助提升医院管理、学科建设、开展中医药适宜技术等，其中深圳市中医院对口帮扶百色市中医医院、河池市中医医院、隆林各族自治县人民医院，龙岗区中医院对口帮扶靖西市中医院，广州中医药大学深圳医院对口帮扶河池市罗城仫佬族自治县中医医院，宝安中医院（集团）对口帮扶河池市大化镇卫生院，罗湖区中医院对口帮扶西林县中医院，深圳平乐骨伤科医院对口帮扶百色市田东县中医医院。　（刘冬云）

十一、中医药"一带一路"发展

【概述】　自中央"一带一路"领导小组第四次会议审议通过《中医药

"一带一路"发展规划（2016～2020年）》以来，中医药成为国家"一带一路"倡议的特色内容，为服务国家"一带一路"建设作出积极贡献。2019年，中医药"一带一路"建设取得积极进展。一是参与举办第二届"一带一路"国际合作高峰论坛民心相通分论坛，中医药成为促进"一带一路"民心相通的重要内容和独特载体；中医药纳入10个国家级"一带一路"合作规划，促进与沿线国家的政策沟通；二是加强与"一带一路"重点国家合作。国家中医药管理局局长于文明出席中印高级别人文交流机制第二次会议，并就传统医药合作发言，在两国外长见证下与印度传统医学部代表签署《传统医药领域合作谅解备忘录》。国家中医药管理局副局长王志勇访问白俄罗斯和保加利亚，为中国－白俄罗斯中医药中心揭牌，出席第四届中国－中东欧国家卫生部长论坛，推动中医药内容纳入《第四届中国－中东欧国家卫生部长论坛索非亚宣言》。国家中医药管理局副局长闫树江赴菲律宾、柬埔寨、老挝访问，与三国卫生部进行工作会谈，见证相关单位签署合作协议。国家中医药管理局代表团访问匈牙利、芬兰和瑞典，出席第十六届世界中医药大会。三是不断扩大中医药朋友圈，为海外发展营造良好环境。国家中医药管理局代表团赴俄罗斯莫斯科出席第十九次中俄人文合作委员会卫生合作分委会会议；出席中医在俄罗斯立法研讨会；赴哈萨克斯坦、乌兹别克斯坦进行科技交流；赴吉尔吉斯斯坦出席上海合作组织传统医药论坛；赴意大利出席中国－意大利政府委员会第九次联席会议，将中医药内容列入中国－意大利政府委员会第九次联席会议纪要和共同文件；赴意大利和土耳其参加米兰针灸大会和土耳其世界针灸学会联合会2019国际针灸学术研讨会；出席2019年国际中医药肿瘤联盟研讨会，支持中国中医科学院广安门医院加强中美中医药肿瘤防治合作；落实国家中医药管理局与新加坡卫生部签署的中新中医

药合作计划书，选派人员赴新加坡进行卫生管理培训；赴越南参加第九届澜沧江－湄公河流域传统和民族医学大会；赴马来西亚参加第九届传统和辅助医学国际会议；出席中国－巴新基里维纳岛复方青蒿素快速清除疟疾项目会议；出席中国援圣普抗疟物资交接仪式。四是以国际合作专项为抓手，推进中医药"一带一路"建设项目，支持建设31个"一带一路"中医药海外中心和11个国际合作基地，实施2个中医药国际标准体系构建类项目，开展18个中医药国际文化传播项目。完善专项管理制度，修订专项系列管理文件。研究制定中医药海外中心建设标准和管理办法，启动起草中医药海外中心指导意见。重点针对中医药海外中心等专项工作开展专题研讨，组织召开在北京中医药海外中心建设单位座谈会、2019年度中医药海外中心建设工作座谈会等，不断完善专项工作战略研究及顶层设计。

（朱海东、魏春宇）

【中医药纳入访问尼泊尔成果清单】国家主席习近平2019年10月13日在尼泊尔加德满都同尼泊尔总理奥利会谈。会谈后，两国领导人共同出席双边合作文本交换仪式，涉及互联互通、经贸投资、边界管理等多个领域，其中包括《中华人民共和国国家中医药管理局与尼泊尔卫生与人口部关于传统医学合作的谅解备忘录》。双方共同发表的《中华人民共和国和尼泊尔联合声明》中也指出："双方同意加强教育、文化、旅游、传统医药、媒体、智库、青年等领域不同层级的交流与合作。"

近年来，在国家中医药管理局的积极推动下，中尼在传统医学领域的交流与合作不断加强，为此次与尼泊尔卫生与人口部签署谅解备忘录奠定坚实基础。根据该谅解备忘录，双方将在传统医学领域加强合作，针对传统医学政策的信息分享、传统医学知识的系统教育、传统医学临床的技能培训和学术课程、传统医学技法和配方的科学研究、

传统医学文化的推广传播、支持建设中国－尼泊尔传统医学中心及传统医学相关的其他领域，通过资源共享、人员往来、专题会议、合作项目等具体方式，建立合作机制，协调、推动和落实传统医学双边合作。

（徐　晶）

【第二届中阿卫生合作论坛传统医药相关活动】　2019年8月16日，第二届中阿卫生合作论坛在北京国家会议中心举行。作为4个专题之一的传统医药合作专题和中医药展览同日召开，论坛成果文件《中国－阿拉伯国家卫生合作2019北京倡议》把推动中阿传统医药合作列为重要内容。倡议指出：加强传统医药发展和管理方面的交流，鼓励双方传统医药机构开展医疗、教育、科研和产业合作；鼓励有实力、有意愿的中国中医药机构与阿拉伯国家机构合作，建设中医药海外中心，共同分享开发传统医药的经验，促进传统药物产品的创新性研究、开发和生产；中阿双方欢迎成立中阿联合研究机构的倡议，以加强双方在传统医药方面的技术合作与互补；中阿联合研究机构致力于发展与各类传统医药相关的研究、技术开发、生产、销售等，提升传统医药标准，以符合公认要求，并在各国特别是中国与阿拉伯国家简化市场准入。

（肇　红）

【第三届中蒙博览会国际中蒙医药产业发展论坛】　2019年9月8日，第三届中国－蒙古国博览会国际中蒙医药产业发展论坛在内蒙古自治区通辽市开幕。本届论坛由国家中医药管理局、内蒙古自治区人民政府主办，国家中医药管理局局长于文明、内蒙古自治区副主席欧阳晓晖、蒙古国卫生部医疗服务局局长亚·宝音吉日嘎拉等出席论坛开幕式。

于文明在开幕式致辞中指出，一要加强交流对话。中蒙两国是山水相连的友好邻邦，蒙古是"一带一路"的天然合作伙伴，期待中蒙两国立足发展现状和民众需求，有

针对性地选择传统医药合作领域、模式和项目，共同推动中蒙医药"一带一路"深入合作。二要促进多边合作。促进传统医药与现代医学互学互鉴，开展多领域、跨学科联合攻关，将传统知识精华转化为产品、技术和服务，共同促进全球传统医学发展。三要服务民众健康。充分激发中医药和蒙医药在预防、养生、保健、康复等方面的活力，结合不同国家的常见病、多发病、慢性病以及重大疑难疾病，丰富健康服务和产品供给，加快发展中蒙医药健康产业，共同造福各国民众健康。

国际中蒙医药产业发展论坛是第三届中国－蒙古国博览会的重要组成部分，以"推动中蒙医药产业国际交流，助力健康全人类"为主题，围绕中蒙医药国际化、产业化、标准化和学术发展等议题开展交流，来自中国、蒙古、俄罗斯、日本等国家的专家学者、企业代表参加论坛。论坛开设国际中蒙医药学术高峰论坛、国际中蒙医药产业发展访谈等多个分论坛，举行中国药文化研究会蒙药分会成立大会、占布拉道尔吉《蒙药正典》学术研讨会等活动。

（徐　晶）

【第十九次中俄卫生合作分委会会议】　2019年9月13日，第十九次中俄卫生合作分委会在莫斯科俄罗斯医疗专业继续教育学院举行。会议由国家卫生健康委副主任曾益新与俄联邦卫生部第一副部长雅科夫列娃共同主持。曾益新在会议上强调，传统医药交流是中俄人文交流的重要领域，多年来，两国在传统医学领域开展富有成效的合作，我们期待对传统医学的进一步了解，利于两国卫生保健的发展，利于两国人民。俄罗斯联邦卫生部第一副部长雅科夫列娃指出，俄卫生部成立传统医学协调委员会，对包括中医在内的传统医学开展研究，通过各种不同渠道了解传统医疗的管理方式，掌握在不同地区所实施的法律法规，地方机构所发出的行医许可证，同时也在临床上收集患者接

受传统医学治疗的相关信息，希望对传统疗法提出客观评估，在此基础上将进一步完善对传统医学、传统医生等的法律法规制度。国家中医药管理局国际合作司司长王笑频在分委会上作有关传统医药发展的发言。自十八次分委会会议以来，中俄双方卫生领域合作持续发展，在保持高层交往的基础上，机构间和地方合作蓬勃开展，重点领域合作不断深化，传染病防控合作和突发事件紧急医学救援合作不断得到加强，传统医药领域联系日益紧密，医科大学之间的合作丰富多彩，成效显著。尤其是莫斯科和圣彼得堡两个中医药中心与当地机构多维度开展合作，便两国高水平的交流合作不断深入，未来希望加强双方政府间中医药交流，支持两国高水平中医药科研合作和学术交流，促进传统医学和现代医学的整合发展、优势互补、共享资源。

会议期间，中俄医科大学联盟中俄双方主席在介绍相关情况时，均先后提到推动中俄传统医学领域的合作，共有 7 所院校开展相关传统医药学的合作项目，希望未来继续推进相关工作。 （金阿宁）

【第三次中马传统医学双边工作会谈】 2019 年 10 月 22 日，国家中医药管理局局长于文明在北京同马来西亚卫生部长拿督·斯里·祖基菲利·艾哈迈德共同主持第三次中马传统医学双边工作会谈。于文明对马来西亚卫生部长一行表示热烈欢迎，并回顾双方自 2011 年签订《中华人民共和国政府和马来西亚政府关于传统医学领域合作的谅解备忘录》以来，在传统医学从业人员鉴定认证、临床医疗、科研、教育、产业等方面开展的系列务实合作。特别是由中医药国际合作专项支持创建的中国－马来西亚中医药中心，深受马来西亚当地群众欢迎。双方还在中国－东盟、世界卫生组织等多边平台下加强合作，共同给予支持，促进全球传统医学壮大发展。祖基菲利感谢国家中医药管理局对代表团的热情接待以及长期以来在

推动马来西亚传统医学发展方面给予的支持和帮助，希望未来在医疗人员临床实习、教育培训、科研合作、药典编制等方面继续得到中方支持。

双方一致认为，中马在传统医学领域的合作卓有成效，取得丰硕成果，同意继续落实《中华人民共和国政府和马来西亚政府关于传统医学领域合作的谅解备忘录》，为下一阶段合作制订具体行动计划，积极推动将传统医学合作纳入中马政府间合作框架。国家中医药管理局国际合作司、人事教育司、医政司、科技司有关负责同志陪同参加会谈。

（徐 晶）

【各地中医药"一带一路"发展情况】
◆ 北京市

持续推进中国－西班牙中医药中心建设。中国－西班牙中医药中心作为国家中医药管理局 2016 年度和 2019 年度中医药国际合作专项项目，获得共计 200 万元资金支持。截至 2019 年底，该项目在教育、科研、医疗及产业园建设等方面取得明显进展。2019 年，北京市中医管理局主办中国－西班牙传统医学科技合作研讨会，来自西班牙加泰罗尼亚科研中心等机构的专家与中方学者共同就传统医药的发展和科技合作展开深入研讨。截至 2019 年底，中医学硕士班开办 4 届，第三届学生在北京完成临床实习，第四届学生开始理论课学习。

举办首届中－西医学大会，探索"新时代神农尝百草"项目。2019 年 10 月，北京市中医管理局组织相关单位在希腊雅典举办首届中－西医学大会，来自中国、希腊、匈牙利等国的医疗卫生专家学者，就卫生国际合作、传统医学科技创新、中西文化共荣等主题进行发言和交流，并开展中医药推广活动。活动推动北京市中药研究所与希腊希波克拉底国际基金会就植物药研究及应用进行合作签约，为后续启动以植物药研发及产业化发展为目标的"新时代神农尝百草"项目奠定基础。

提升中医药海外影响力，推进

传统医学人力资源培养。2019 年，北京市中医管理局访问匈牙利塞梅维什大学，并与塞梅维什大学健康学院签署合作谅解备忘录。双方一致认为中医药和适宜技术在匈牙利的应用、卫生人力资源培养和远程医疗等领域有较为广阔的合作空间，下一步工作中将适时安排两国医务人员进行为期 3 个月至 1 年的中医技能培训。

积极开展各级各类国际合作建设项目。北京市中医管理局与蒙古乌兰巴托市卫生局签署《加强传统医学合作与发展的合作谅解备忘录》，确定北京按摩医院作为北京－乌兰巴托中医传统技法培训基地，承担相关培训工作。 （刘 楠）

◆ 河北省

河北省全面加强冀澳中医药合作，积极落实许勤省长访问澳门期间与澳门特别行政区卫生局、澳门科技大学签署的中医药交流合作协议，借助 5·18 经洽会平台举办首届中医药创新合作对接交流会，推动双方中医药机构加强对接；协调安国市代表团赴澳门开展项目对接，组织李佃贵国医大师赴澳门开展学术交流活动，河北中医学院、神威药业集团有限公司分别与澳门科技大学签署科研合作协议，河北中医学院聘请澳门专家担任硕士研究生导师。河北省中医药管理局会同河北省商务厅组织有关中医药机构赴澳门参加投资贸易展会，扩大河北中医药海外影响；与省教育厅共同推动河北中医学院与巴西戈亚斯州联邦大学签署建立巴西首家中医孔子学院协议；组织中医药考察团赴俄罗斯卡尔梅克共和国对接交流。河北省中医院与热姆秋耶夫医院协商签署共建中医中心合作协议。秦皇岛市中医院获批 2019 年度国家中医药国际合作专项，建设中医康养国际合作基地。河北省中医药管理局会同省商务厅、教育厅印发《关于加快推进中医药服务贸易发展的通知》，明确发展中医医疗、中医药教育、产业、文化、人才培养涉外服务 5 方面具体工作任务。秦皇岛

市中医院获批国家首批中医药服务贸易出口示范基地，河北省中医药服务贸易工作受到国家中医药管理局领导的批示肯定。　　　（王艳波）

◆　内蒙古自治区

内蒙古自治区连续举办两届"中国·蒙古国博览会"蒙医药高层论坛和国际蒙医药展。有条件的蒙医中医医院积极开展对外医疗合作，呼伦贝尔市、兴安盟、锡林郭勒盟、阿拉善盟以及满洲里、二连浩特等地充分利用地域优势，与邻国相邻地区开展蒙医药中医药交流合作，签署合作协议，开通境外患者诊疗绿色通道，适当减免诊疗费用，赢得境外患者的好评。内蒙古医科大学、内蒙古民族大学等高等医学院校和蒙医中医医院与蒙古国高等传统医药学院、科学研究院等合作开展4个蒙医药研究项目。内蒙古国际蒙医医院的11名蒙医医师在蒙古国卫生部注册备案，每年多次赴蒙古国开展义诊活动，获蒙古国省人民政府荣誉奖状。　（岳红娟）

◆　吉林省

长春中医药大学中国－俄罗斯中医药中心（莫斯科）建设情况。为促进吉林省中医药事业发展和对外交流合作，发挥吉林省位于东北亚几何中心区域资源优势，2018年1月，吉林省中医药管理局争取国家专项资金100万，依托长春中医药大学建立中国－俄罗斯中医药中心（莫斯科），实现国内一个基地、海外一个中心的战略布局。项目组将"外国友人看中医"系列"请进来"活动与"中医药海外科普讲座"系列"走出去"活动有机结合，实现国内基地和海外中心协同并进、有效联动。该中心在俄方开展中医诊疗服务，宣传中医药文化，推动俄高校培养俄籍中医药人才，组织中药种植，扩大中俄贸易渠道，提升中医药在俄罗斯影响力。2019年，项目建设完成7个预期目标：一是成立中医药中俄合作创新联盟秘书处；二是推动中医药在俄执业合法化进程；三是力争在俄罗斯医科院

校内成立一所中医学院；四是完成一整套俄罗斯种植草药总结报告和至少一个单品的产业化种植；五是出版中俄双语版的中医药文化宣传推广教材；六是通过短期培训培养俄籍中医药国际人才；七是组织召开或者积极参加中医药国际化发展会议。

珲春市中医院中医药对外服务情况。珲春市中医院积极开展对外医疗服务，2019年，接诊俄罗斯患者332人，提供中医药服务2000余人次。4月25日，该院与阿穆尔湾疗养院达成医疗合作意向书。6月3日，俄罗斯海参崴铁路医院一行5人来院交流考察。7月12日，珲春市举办吉林省第三届"一带一路"中医药服务贸易专家座谈会，15位中俄代表就各自资源、中药种植、人才培养、文化交流、产品贸易等方面充分交流，达成初步合作共识。

集安市中医院中医药对外交流与合作情况。2019年，吉林省中医药管理局拨付专项资金15万元，全面推动集安市中医药健康旅游示范基地建设。通过中医药健康旅游项目开展，到集安旅游人次、中医院对外诊疗人数、中医药观赏园游客均有所增长，群众对中医药文化有更深的了解认知。　　　（哈恩忠）

◆　上海市

传统医学正式纳入国际疾病分类。由上海专家为主制定的传统医学章节被2019年世界卫生组织大会正式通过的世界卫生组织（WHO）国际疾病分类标准第11版（ICD－11）首次纳入，中医药正式接入国际主流医学分类体系。中国专家组历经十余年努力，完成中医病、证国标英译8万余字；完成2次术语审评工作，摘取术语条目1400余条，收集整理专家意见4928条，筛选后得到术语近600条，根据国标等参考资料给出中英文定义；完成项目各版本指南、手册的汉译工作10万余字；翻译471条病证条目及其定义近3万字。

国际标准化工作。2019年，ISO/TC 249发布中医药国际标准15项，41项国际标准正在制定过程中。6月

2～6日，ISO/TC 249第十次全体成员大会在泰国曼谷召开，收到来自中国、韩国、德国、沙特以及世界中医药学会联合会等的27项新提案。

持续推进海外中医中心建设。2019年4月18日，曙光医院与捷克支持传统医学及替代疗法基金会在首都布拉格建立中国－捷克中医中心（布拉格），5月28日与捷克波杰布拉迪康复疗养院签署合作备忘录，筹建中国－捷克中医中心（波杰布拉迪），逐步形成立足首都、辐射全国的立体化和多方位的工作局面。

中国－泰国中医药中心。2019年11月27日，国家中医药管理局海外中心2019年度建设项目中国－泰国中医药中心在泰国华侨报德善堂附设华侨中医院举行揭牌，上海中医药大学附属龙华医院负责建设。中国－泰国中医药中心首次启用中医药国际远程会诊系统，由龙华医院肿瘤六科主任、国医大师刘嘉湘工作室负责人刘苓霜进行中医药国际远程会诊，华侨中医院的医生观摩全程。国际远程会诊系统的使用，实现中医药远程医疗协同等功能，进一步提升中国－泰国中医药中心的服务能力和诊疗水平。

中国－毛里求斯中医药中心正式揭牌。2019年8月20日，上海市副市长宗明一行视察中国－毛里求斯中医药中心，宗明副市长与毛里求斯路易港市市长卡德尔·赛义卜共同为中国－毛里求斯中医中心铜牌揭幕。中国－毛里求斯中医药中心是国家中医药管理局国际合作"一带一路"项目，是非洲第一家与中药企业合作的中医中心，由上海中医药大学附属岳阳中西医结合医院负责建设。中毛双方在中医药医疗服务、教育培训、科学研究等领域开展全面战略合作，推动中医药海外发展。岳阳医院和蔡同德药业有限公司分别派遣2名中医专家和1名中药师在中国－毛里求斯中医药中心开展医疗活动。

中国－摩洛哥中医中心积极推进。2019年3月21～25日，国家卫生健康委、国家中医药管理局代表团一行访问摩洛哥，推进摩洛哥中医中

心建设，并慰问援摩医疗队队员。在摩洛哥期间，代表团考察摩方提供的卡萨布兰卡市中心拟建中心用地，并同摩洛哥卫生部代表就中心建设深入商谈并达成一致，双方协商尽快签署两国卫生部关于中心的协议书，以实质性启动中心建设。

中国－阿联酋中医中心（迪拜中医中心）。2019年，中国－阿联酋中医药中心充分发挥"六位一体"的中医药海外服务和文化传播中心作用，进一步夯实中心在当地主流医疗市场的影响力，初步形成服务性商业产品在当地的推广，开展国际人力资源培训工作及海外中医药市场推广活动。2019年，中心为当地民众提供诊疗服务4033次，接收国内派遣的5批医生，开展12次专业培训类课程，不断提升中医药的服务能力。中心完成国家中医药管理局国际合作专项《中医阿联酋海外中医建设（二期）》建设。

（奚之骏）

◆　江苏省

2019年，江苏省积极参与"一带一路"建设，促进中医药文化国际传播，推动中医药服务贸易发展；支持和鼓励江苏省中医药医疗、教育、科研机构与社会团体开展中医药国际交流合作，进一步增强江苏中医药的国际影响力和知名度；组织开展国家中医药管理局2019年中医药国际合作专项申报。江苏省中医院的中国－法国中医药中心（巴黎）、中医惠侨国际合作工程，南京中医药大学的中国－瑞士中医药中心（苏黎世）、中国－英国中医药中心（曼彻斯特）4个项目列入国家中医药管理局2019年度中医药国际合作专项项目。江苏省中医药管理局组织相关单位申报国家中医药服务贸易出口基地，2家中医药机构入选，全国共有17家入选。（朱　蕾）

◆　福建省

指导支持中医药海外国际合作项目建设。福建中医药大学与菲律宾马尼拉市共建的中国－菲律宾中医药中心正式投入使用，加挂中医健康管理海外协作单位牌子；派出3名中医专家、1名博士研究生赴中心工作，开展诊疗咨询、宣传推广、基层调研；完成中医健康管理太空舱及中医药中心诊疗平台系统等安装调试工作并投入使用，启动中医健康管理太空舱系统升级项目（菲律宾英文版状态辨识系统V1.0）及中医药中心药房系统服务项目，制作3门网络课程，举办1场大型义诊活动，为200余人次菲律宾民众提供中医药诊疗咨询以及针灸、推拿等服务；举办中医药专题讲座7场，宣传中医药和中华传统文化，受到菲律宾广大中医药界人士和市民的热烈欢迎，扩大学校在菲律宾的影响；开通中国－菲律宾中医药中心公众号，制作、发放中医药宣传资料800份。2019年6月29日第二届海峡康复产业高峰论坛暨"一带一路"康复医学论坛在福建福州召开，首次在菲律宾马尼拉的中医药中心设立海外分会场，菲方组织约40名专业人员参加。中心开展教师的专业知识和临床技能培训，储备人才，并接受菲方人员2人次来校学习交流；申报中标教育部"一带一路"教育国际合作专项课题1项、国家自然科学基金课题3项。

促进中医药国际教育合作。福建中医药大学、厦门大学医学院等高校，充分发挥中医药特色和区位优势，积极开展对外中医交流与合作，形成涵盖博士、硕士、学士、短期进修等多层次、多规格、多形式的对外教育格局；与"一带一路"沿线国家和地区高等院校、科研医疗机构建立合作关系，特别是推进与马来西亚、菲律宾等东南亚国家在中医药教育、科研、医疗方面的交流与合作。

（张锦丰）

◆　山东省

中国－波兰中医药中心、中国－尼泊尔中医药中心创建为国家中医药国际合作项目，积极发挥中医药在国家"一带一路"倡议的重要作用。山东省支持中医药机构、企业等到境外开展合作项目，推动其在援外医疗工作中发挥中医药的重要作用，推进多层次的中医药国际教育合作；推动中国－波兰中医药中心和中医外治国际合作基地申报2019年度国家中医药国际合作专项。山东中医药大学评为国家中医药服务贸易出口基地。

（王　玉）

◆　河南省

河南作为中医药学的主要发祥地和医圣张仲景故里，长期以来高度重视发挥自身优势促进中医药对外合作交流，积极打造张仲景文化、洛阳正骨、焦作四大怀药等特色品牌；连续举办十四届南阳张仲景医药文化节，充分利用"仲景经方运用国际论坛"等学术交流平台，加强中医药对外交流；河南省洛阳正骨医院对接"一带一路"国家战略，积极探索对外交流合作新机制，先后与俄罗斯、白俄罗斯、德国、法国、瑞士、日本、罗马尼亚、新加坡等国家的医疗机构、科研院所建立合作关系。宛西制药、羚锐制药等中医药企业走出国门在中医药贸易、养生保健服务等领域取得一定成效。

（姜方方）

◆　广西壮族自治区

广西中医药系统按照自治区党委、自治区人民政府的部署，积极推进中医药壮瑶医药对外交流合作，进一步拓宽中医药壮瑶医药的海外影响，有力推动中医药壮瑶医药的健康发展。组织开展商务部与国家中医药管理局组织的中医药国际合作项目申报工作及2019年中医药服务出口基地建设工作，"广西壮医药国际合作交流基地""广西壮族自治区药用植物的中国－东盟药用植物保护与开发合作"两个项目获得2019年中医药国际合作专项。广西国际壮医医院开业10个月以来，与14家欧洲、东盟国家进行交流合作，共接待来访人员200多人。桂林市中医医院依托国家外专局的智力引进项目，建成欧洲EUSOMA（ISO/IEC）标准乳腺中心认证的乳腺中心，与德国开展学术互访、进修累计38人次。广西壮族自治区中医药管理局深入防城港市调研，谋划支持防城港国际医学开放试验区建设；参与筹办中国－东盟传统医药健康旅游国际论坛（巴马论坛），深化与东盟国家在传统医药领域的合作。

（陈小兵）

◆　重庆市

积极开展中医药国际合作。重庆市依托重庆市中医院中国－新加坡中医药国际合作基地（重庆）平台，接受新加坡南洋理工学院第二批护理专业学生实习见习；与新加坡同济医药研究院商定跨国中医远程继续教育合作事项，拟订合作协议；与乌兹别克斯坦、白俄罗斯及全美中医药学会等签订中医药领域合作备忘录。

推动中医药文化国际传播。重庆市卫生健康委、市人民政府外办联合举办外国驻渝领事官员中医药文化体验活动2期，参与体验活动的驻渝外交官来自日本、英国等9个国家共计26人次，外交官不仅可以通过观展和实地参观了解重庆中医药发展成果及中医养生科普知识，还可以亲身体验中医养生功法、推拿拔罐等中医传统技艺，品尝中医养生茶、药膳、亲手制作中药香囊、中草药扎染、拓印等，重庆卫视等5家主流媒体现场采访报道，活动得到重庆市人民政府和外国驻渝领事馆的高度肯定。重庆市卫生健康委举办国际中医药文化论坛，邀请英、法、美、日、澳等国的在渝外国师生20余人以及全市各大医院、中医医疗和科研机构、中药企业等46家兄弟单位参加论坛，围绕中医药文化传播、中医药技术推广等主题进行交流；与美国、俄罗斯、白俄罗斯、乌兹别克斯坦、英国等国家开展交流互访，参与接待白俄罗斯、美国明尼苏达华人华侨社团联合会、乌兹别克斯坦、乍得共和国等4个来渝访问团组，参与座谈并陪同参访市中医院，积极向来渝访问团组宣传推介中医药，扩大中医药文化影响力。

（廖惠萍）

◆　四川省

聚焦四川对外开放，高质量推动中医药"走出去"。2019年，四川省委书记彭清华、省长尹力等省领导多次出席中医药对外交流活动，强力推动中医药对话世界。中国（四川）－荷兰经贸合作交流会，彭清华见证合作共建中国（四川）－荷兰中医药中心框架协议的签署。第六届中医药现代化国际科技大会，尹力宣介四川中医药国际化、现代化发展。四川省副省长王一宏出席中国（四川）－捷克中医药文化周和第三届"一带一路"中医药发展论坛并作主旨演讲，让世界认知四川中医药。省政协副主席王正荣率队赴北马其顿、黑山、葡萄牙访问，出席中葡建交40周年暨中国（四川）葡萄牙中医药文化推介交流会，见证川葡中医药医疗、教育、产业等5项合作协议签署。

创新合作平台，积极传播中医药文化。搭建中医药全领域、多层次、多渠道合作平台。四川省中医药管理局积极配合2019年"一带一路"四川国际友城合作与发展论坛，中医药作为论坛6个重要板块之一开展全方位宣传推介；举办捷克、葡萄牙四川中医药文化周等活动；联合省侨办赴津巴布韦、阿尔巴尼亚、西班牙举办中医海外惠侨关怀计划；连续开展驻蓉领事官员走进中医药活动；建成商务部、国家中医药管理局国家中医药服务出口基地，举办2019年度四川中医药海外交流储备人才培训班，夯实四川中医药"走出去"人才基础。

发挥独特优势，推动纵深合作百花齐放。四川省中医药管理局推动与荷兰、俄罗斯、北马其顿、阿曼苏丹等国家的相关机构共建中医药中心；与哈佛医学院、马来西亚卫生部、乌克兰利沃夫州政府达成合作共识；指导省级中医医疗机构、商会与荷兰马斯特里赫特生命科学园、葡萄牙·世界中医药健康产业基金、里斯本大学等加强中医药人才培养、学术交流、科技创新合作。

（曾　琳）

◆　贵州省

贵州省中医药管理局积极做好对外交流，主动融入国家"一带一路"倡议，与美国、法国、澳大利亚的高等学府、医疗机构、学术机构等签署备忘录，履行好中医药对外合作协议，促进成果形成。贵州中医药大学"东盟国家中医药民族医药文化传播示范研究"获得2019年度中医药国际合作专项立项支持，有力推动贵州省中医药民族医药文化对外传播。

（俞学良）

◆　西藏自治区

为全面贯彻落实党的十九大精神、习近平总书记在"一带一路"国际合作高峰论坛上的重要讲话以及中共中央、国务院印发的《丝绸之路经济带和21世纪海上丝绸之路建设战略规划》，西藏自治区人民政府提出"建设面向南亚开放重要通道"等对外开放战略机遇，坚持"合作共赢，积极有序扩大开放"的基本原则，充分发挥西藏在藏医药工作中的独特作用，加强与尼泊尔等周边国家的藏医药文化及技术交流，构建合作共赢新格局。结合西藏实际，西藏自治区卫生健康委、藏医药管理局多次召开专题会议，就藏医药如何在尼泊尔等南亚国家开展相关医疗、文化、产业等方面合作进行深入研究。根据西藏自治区人民政府意见，严格筛选出20名政治可靠、业务精通的藏医药专家推荐给西藏自治区外侨办，作为西藏藏医药赴尼泊尔义诊专家库人选。自治区选派3名藏医专家赴尼泊尔和尼泊尔拉萨总领馆开展义诊活动，为打造"医疗外交"品牌，发挥积极作用。

（刘伟伟）

◆　陕西省

陕西省中医药管理局大力推进陕西中医药大学、陕西省中医医院、西安中医脑病医院等中医药机构与"一带一路"国家开展中医药对外交流，组织完成陕西中医药大学国际合作项目的年度验收及2019年度中医药国际合作项目申报工作，总结2013～2018年陕西省中医药对外交流情况。9月，陕西省卫生健康委副主任余立平率中医药代表团参加国家中医药管理局与中国驻日内瓦使团联合主办、陕西中医药大学中国－瑞士（日内瓦）中医药中心承办的中医药走进联合国万国宫活动。本次是中医药活动首次在联合国万国宫举办，对于中医药"一带一路"发展具有重要意义，对于中医药中心建设海外文化宣传具有里程碑式意义。由陕西省科技厅牵头，陕西省人民医院、陕西省中医药研究院与捷克共和国中捷中医中心签订合作协议，旨在中医药学术交流与研究、推广中医药技术与知识、实现互访等方面展开合作，促进中医药在捷克共和国及"一带一路"国家乃至欧洲的传播与应用。

2019 年 6 月 15～17 日，围绕"弘扬丝路精神，传播中医药文化"的主题，陕西省中医药管理局承办世界中医药大会第五届夏季峰会，就中医药产业发展政策、中医药标准化与国际化、中医药文化等进行交流研讨，与会人数多、办会规格高、学术交流内容丰富、精彩纷呈，受到国内外嘉宾和与会代表的广泛赞誉，进一步扩大陕西中医药社会影响力。西安中医脑病医院承办世界中医药学会联合会小儿脑瘫专业委员会第三届国际学术论坛暨第五届全国中西医结合儿童康复学术会议，来自哈萨克斯坦等国家和地区的 15 位海内外专家分别作关于儿童康复的报告，300 余名从事儿童康复的中医、中西医结合以及相关专业的医护康教人员参加。

2019 欧亚经济论坛第二届国际中医药交流合作论坛在陕西省西安市中医医院召开，本次论坛是一次以合作共赢为目标、共同绘就传统医学发展新蓝图的盛会。支持陕西省中医医院连续承办三届陕西省丝绸之路青年学者论坛医疗卫生分论坛。积极实施"请进来""走出去"的对外交流战略，接待俄罗斯（莫斯科）中国传统医学实践发展中心代表团、哥伦比亚 GRUPO. CORPAS 集团公司等 20 多个国家的代表团在陕西省中医药机构参观访问和交流，俄罗斯、哈萨克斯坦、印度等多国残障儿童慕名来陕寻医问药，接受治疗。组建陕西省中医药代表团出

访俄罗斯、匈牙利，共同探讨交流合作途径，促进中医药在"一带一路"沿线国家传播与推广。

第五届中国孙思邈中医药文化节邀请俄罗斯、日本、韩国、蒙古等东北亚地区地方政府联合会各会员地方政府代表团、企业代表团、传统医药专家参加，交流互鉴，共建共享，推动全民健康。　（陈朋辉）

◆　宁夏回族自治区

自治区积极落实宁夏回族自治区卫生健康委与北京市中医管理局签订的京宁合作共促"一带一路"医疗卫生发展战略框架协议。8 月 29～30 日，宁夏回族自治区卫生健康委与上海中西医结合学会联合开展"一带一路"健康行公益活动，充分发挥上海优质医疗资源，26 位中医药专家分别在 3 家中医医院进行教学查房、义诊等活动；10 月 25～27 日，举办第七届北京中医药专家宁夏行活动，开展服务百姓健康大型义诊，来自北京、宁夏 100 位专家携手为银川市近 3000 名群众进行义诊，北京专家还分别深入五市各受援医院，开展点对点对口支援、业务指导、学术讲座、专家查房、疑难病例会诊、义诊等系列活动。　（张　涛）

◆　新疆生产建设兵团

兵团积极申报国际合作项目石河子大学医学院第一附属医院"对哈萨克斯坦、俄罗斯中医药文化交流与服务创新国际合作支持项目"，获得国家 25 万元资金支持；分批次组织商务部、中国驻外使馆、中亚国家专家及政府官员赴石河子大学医学院第一附属医院进行中医药文化体验，开展中医药传统疗法及特色诊疗交流，现场体验针灸、推拿、罐疗、刮痧、保健药茶、药膳；举办针对外方人员中医药知识科普、中医药文化宣传专题讲座及座谈会，发放中医药知识、中医适宜技术介绍宣传册，增加外方人员对中医药的了解。外派人员至哈萨克斯坦卡拉干达国立大学进行中医药科普讲座、座谈并组织外方人员进行现场体验。国际合作项目的开展有力促进中医药文化对外传播、交流与合

作，特别是中医药文化在中亚地区的传播，提高中医药文化国际影响力。

（张　欢）

◆　哈尔滨市

2019 年，哈尔滨市充分发挥地缘优势，把握中俄地方合作交流年的有利契机，坚持交流互鉴，互惠共赢的原则，采取培训引领，增进了解，友城共建，深度合作的战略，运用"互联网＋"模式，推进中俄中医药电子商务平台和健康服务平台建设，通过城市间互动交流，推广中医药特色服务。哈尔滨市中医医院建立俄罗斯脑瘫患儿康复治疗中心，深受广大俄罗斯患者信赖。建立哈尔滨国际中医药培训基地，致力于中医药国际培训教育，以及中医药国际交流，促进中医药服务贸易发展。哈尔滨绿色春天中医医院开发并取得俄罗斯注册的中医药保健食品 20 多款，编写《中俄中医名词术语标准》、俄语版的《健康课程》《为什么得病的是我》等中医科普书籍，在俄联邦有较高的知名度。

（马晓峰）

◆　青岛市

2019 年，青岛市积极参与中医药"一带一路"建设任务，全力推进中医药国际合作。一是与俄罗斯经济特区"莫斯科"科技城建立友好关系，签署《中俄共建医疗产业园区合作谅解备忘录》，拟在中医药合作办医、中医医养结合、中医药人才培养、中医药临床教育、中医药旅游等方面开展合作，并计划在俄罗斯"莫斯科"科技城内设立中医药诊疗中心，为莫斯科居民提供中医药服务；二是以中国－上海合作组织地方经贸合作示范区成立和博鳌亚洲论坛全球健康论坛大会召开为契机，深化中医药领域对外开放，在博鳌亚洲论坛全球健康论坛大会上设立中医药体验区，全力构建青岛市中医药国际交流合作新平台，吸引众多与会中外政要、中外嘉宾、中外志愿者前往体验中医特色服务，在世界舞台上充分展示中医药的独特魅力；三是成立山东省

首家院校合作的国际学生中医药文化体验基地，确定中医适宜技术、中医传统疗法等6个体验项目，接待上海合作组织国家留学生5批次，有力推进中医药文化的国际化传播。

（范存亮）

◆ **深圳市**

2019年，深圳市加强中医药国际交流平台建设，依托深圳市中医院、中医药学会等机构、组织，设立传统医药国际交流中心合作基地等；开放"一带一路"国家医疗服务市场，境外服务提供者在深圳市以独资、合资或合作等方式举办医疗机构的，同等享受深圳市社会办医相关扶持政策待遇。萨米医疗中心（市聚龙医院）是深圳与德国汉诺威结为友好城市的重点合作项目之一，医院借鉴德国先进的医院管理理念，依规登记中医诊疗服务。宝安纯中医治疗医院积极引进美国、英国、日本等国家以及港澳台地区中医师，为放宽境外医师到内地执业限制作出积极探索。

加强与"一带一路"国家中医药文化交流。2019年11月14日，哈萨克斯坦代表团一行17人到访深圳市罗湖区中医院，双方分别在学科建设、办院理念、中医特色、人才引进等方面进行深入交流。支持和顺堂、康美药业等深圳本土中医药企业创新发展，积极参与"一带一路"建设，传播和弘扬中医药文化，发展中医药贸易和布局中医药产业。

（刘冬云）

国家中医药工作

一、2019 年中医药工作综述

【2019 年中医药工作综述】

一、中央作出重大决策部署，各地各部门迅速行动，掀起学习贯彻热潮

2019 年 7 月 24 日，习近平总书记主持召开中央全面深化改革委员会会议，审议通过《关于促进中医药传承创新发展的意见》（以下简称中央《意见》），对传承创新发展中医药作出重要指示。10 月 20 日，中共中央、国务院印发《意见》。中央《意见》全面贯彻习近平总书记关于中医药工作的重要论述，确定新时代中医药在党和国家事业中的重要地位，把党对中医药的规律性认识提升到新高度，是新时代中医药传承创新发展的纲领性文件。10 月 25 日，国务院首次召开全国中医药大会，习近平总书记专门作出重要指示，李克强总理作出重要批示，为做好新时代中医药工作进一步指明方向。孙春兰副总理出席会议并讲话，明确提出传承创新发展中医药的总体思路和要求，对重点工作作出部署。

全国上下将学习贯彻中央《意见》和全国中医药大会精神，特别是习近平总书记重要指示，作为十分重要的政治任务，迅速行动，狠抓落实。各地党委和政府主要领导高度重视，推动落实。黑龙江、河南、广东、四川、甘肃等 13 个省（区、市）召开省委常委会议；辽宁、江苏、湖北、湖南、青海等 11 个省（区、市）召开政府常务会议研究贯彻落实举措；内蒙古、上海、浙江、安徽、重庆、西藏等 19 个省（区、市）党委政府主要负责同志对做好贯彻落实工作作出批示；河北、吉林、江西等省（区、市）党委政府主要负责同志专题调研中医药工作；北京、山西、福建、广西、海南、云南、宁夏等 28 个省（区、市）制定落实举措；天津、山东、贵州、陕西、新疆等 24 个省（区、

市）筹备召开中医药大会。有关部门大力支持，压实责任。财政部、教育部、科技部、国家卫生健康委、医保局、药监局等部门在中央《意见》印发和全国中医药大会召开后立即行动，外交部、国家发展改革委、人力资源社会保障部、商务部、工业和信息化部等部门抓紧推进项目实施，银保监会、国家开发银行等单位主动上门和国家中医药管理局对接工作。《人民日报》、新华社、中央广播电视总台等主流媒体通过系列评论、专题报道等形式，加强政策解读、典型引领，营造良好舆论氛围。中医药系统上下联动，积极作为。国家中医药管理局多次召开党组会、局长会，举办各类学习研讨班，深刻领会精神，研究贯彻落实工作。经国务院批准，国家中医药管理局以中医药工作部际联席会议办公室名义印发中央《意见》重点任务分工方案，明确 125 项具体任务责任分工；组织起草中医药传承创新发展行动计划以及促进中医药教育改革、加强中医药科技创新体系建设、提升中药质量、促进中药产业高质量发展等配套文件。

中央《意见》印发以来，党委政府和有关部门高度重视、大力支持，形成促进中医药发展的新合力。中医药系统精神振奋、倍受鼓舞，展现出干事创业新气象。全社会形成关心关注支持中医药传承创新发展的良好氛围。

二、深化医改中医药工作成效显著，优化资源配置、完善服务体系取得积极进展

3 家中医医院纳入国家区域医疗中心建设试点，500 家县级中医医院开展第二阶段综合能力提升工作，74% 的乡镇卫生院和社区卫生服务中心建成标准化中医馆，新增备案中医诊所 6000 多个。国家中医药管理局会同国家卫生健康委联合印发文件，明确提出在医联体建设中切实加强中医药工作的要求，积极促进中医医院牵头组建多种形式的医联体，明确"三个不得"（不得变相取消、合并中医医院，不得改变其功能定位，不得以各种理由在事实

上削弱中医医院建设）要求，扭转部分地区将县级中医医院变相被取消或弱化的倾向。60% 以上的县域医共体是由综合医院和中医医院分别牵头组建。深化综合改革，体现中医药特点的现代医院管理制度进一步完善。推进公立中医医院落实党委领导下的院长负责制，制定公立中医医院章程范本，50% 以上的公立中医医院制定章程，薪酬制度改革试点扩大至所有城市，完成 533 家三级公立中医医院绩效考核，中医药服务为主的办院模式进一步突出。强化三医联动，鼓励中医药服务提供的政策进一步健全。建立与国际疾病分类（ICD－11）衔接的中医病证分类等编码体系。国家中医药管理局与国家医疗保障局共同推进符合中医药特点的医保支付方式改革，一般中医诊疗服务继续按项目付费，中医医院暂不参加疾病诊断相关分组（DRG）付费试点。推广山东、安徽、广东等地支付方式改革经验。绝大部分省上调半数以上中医医疗服务价格，多数调价幅度超过 30%。开展专项行动，中医药监管力度加大。国家中医药管理局会同有关部门开展整治"保健"市场乱象百日行动和医疗乱象专项整治，严肃查处一批违法违规中医医疗机构和提供中医养生保健服务的机构。打击并依法处理一批打着中医旗号的非法广告和医疗保健行为，保障人民群众生命健康安全。落实医疗卫生行业综合监管制度，建立中医药监管协调机制。开展全国中医医疗技术使用统计调查。各地成立省级中药药事管理质控中心，强化合理安全用药。

三、中医药服务能力得到提升，中医治未病工作积极推进

中医药全面融入健康中国行动，启动中西医结合防治癌症等专项行动，内蒙古、浙江、宁夏等 15 省出台中医药专项行动方案。国家基本公共卫生服务中的中医药健康管理目标人群覆盖率达 60% 以上，超额完成 55% 的年度目标任务。国家中医药管理局与国家林草局等部门印发促进森林康养产业发展意见。我

国公民中医药健康文化素养水平提高到15.34%，提前实现"十三五"规划目标。中医药在疾病治疗和康复中的作用不断发挥。深入实施重大疑难疾病中西医临床协作试点项目。新发布95个病种中医临床路径和诊疗方案。完善应急和传染病防控委局联动机制，加强中医应急医疗队伍建设，将中医药方案纳入流行性感冒诊疗方案（2019年版）。新增9个中医药治疗艾滋病试点项目省，28个项目省累计治疗4.07万人。初步建成32个省级中医康复示范中心，68%的三级中医医院设置康复科。投入8.90亿元支持少数民族医医院建设。2019年前三季度，中医医院诊疗量占总诊疗量的15.10%，出院人数占总出院人数的13.80%，为解决看病就医问题发挥应有作用。

四、中医药人才队伍建设取得新突破，人才培养评价机制不断完善

国家中医药管理局会同教育部推动中医药教育改革，实施卓越医生（中医）教育培养计划2.0，省部局共建6所、省局共建1所中医药院校，完善中医医师规范化培训模式，突出中医思维培养和临床技能培训。屠呦呦荣获共和国勋章，新增两院院士3名，首次表彰80名全国杰出贡献奖获得者。人才培养持续发力。全面实施中医药传承与创新"百千万"人才工程，建设30个高层次人才培养基地，设立西医学习中医专项培养高层次中西医结合人才，通过优秀中医临床人才研修等项目，培养5700余名高层次人才。中医医师规范化培训新增2万余人，农村订单定向免费培养医学生（中医）规模扩大。稳步推进中医医术确有专长人员医师资格考核，各地均发布实施细则，10个省完成首次考核工作，7个省完成本省试点考核工作。

五、中医药传承创新进一步加强，传承工作得到强化

国家中医药管理局加大中医药古籍底本调研采集和提要编撰支持力度，加快推进《中华医藏》编纂。

新增120个老中医药专家传承工作室，启动第二轮中医学术流派传承工作室建设。广西、云南、甘肃等地开展中医药学术传承项目与传承人遴选工作试点，推进活态传承。科研平台建设加快推进。启动中医心血管疾病、针灸2个国家临床医学研究中心建设，成立中国中医药循证医学中心，加大力度支持重点省级中医药科研机构和重点中医医院科研能力建设。国家青蒿素研究中心开工建设，依托中医药科研伦理审查平台的临床研究管理得到强化。重大项目取得积极进展。"中医脉络学说构建及其指导微血管病变防治"项目获2019年国家科技进步一等奖，"雪莲、人参等药用植物细胞和不定根培养基产业化关键技术"等5项获二等奖。开展癌症、脑病、骨伤等9大类疾病的中医药循证研究。国家中医药管理局会同科技部、国家卫生健康委启动"中医药关键技术装备"重大专项实施方案编制。中药质量提升的技术支撑得到加强。落实《全国道地药材生产基地建设规划（2018～2025年)》，推动制定《道地药材目录制定遴选原则》。深化道地药材品种、基原、产区研究，发布156种道地药材标准。第四次全国中药资源普查新增531个县。研制59个中成药大品种和101种中药饮片优质标准。国家中医药管理局会同商务部等部门推进中药材追溯体系建设。制定《古代经典名方目录（第二批)》，协调推动中药审评审批制度改革。

六、中医药走向世界步伐坚实，中医药"一带一路"建设力度加大

在习近平主席见证下，我国与尼泊尔、巴西签署传统医药合作备忘录，中医药被纳入中尼两国元首联合声明。中共中央对外联络部主办，中央文明办、国家发展改革委、教育部、国家中医药管理局等17家单位协办第二届"一带一路"高峰论坛民心相通分论坛，中医药被纳入10个国家级"一带一路"合作规划。实施国际合作专项，建设31个中医药海外中心和11个国际合作基

地，促进中医药成为与沿线国家共商共建共享的卫生资源。粤港澳大湾区中医药高地建设扎实推进。中医药被纳入《粤港澳大湾区发展规划纲要》，举办粤港澳大湾区中医药发展论坛，三地签署14个合作项目。国家中医药管理局与香港食物及卫生局签署为香港首家中医医院培养骨干人才的协议，在粤澳合作中医药科技产业园建立中医药服务出口基地。中医药国际标准化工作取得重大突破。世界卫生组织发布的第11版国际疾病分类（ICD-11）将起源于中医药的传统医学纳入，中医药历史性进入国际主流医学体系。我国与世界卫生组织合作开展"中医药名词术语"及"中医药临床指南数据库"等标准化工作，国际标准化组织新颁布15个中医药标准。中医药服务贸易稳步发展。国家中医药管理局与商务部确定第一批17个中医药服务出口基地。中医药被纳入《中国与毛里求斯自由贸易协定》。开展中医药服务贸易统计试点，全国239家中医药机构被纳入直报体系。将中医药健康旅游纳入"中国旅游文化周"全球联动项目，向30多个国家和地区推介中医药健康旅游产品。

七、统筹推进其他重点工作取得新成效，中医药扶贫成效显著

国家中医药管理局实施《中医药健康扶贫行动计划（2019～2020年)》，实现686家贫困县中医医院对口帮扶全覆盖，投入7.14亿元支持714个贫困县县级中医医院提升服务能力。制订专项工作方案，加大对"三区三州"扶贫工作力度。深入推进中药材产业扶贫行动，推动中药企业建设扶贫基地和定制药园，中药材种植面积达到295万亩。定点帮扶山西五寨如期脱贫摘帽。宣传科普取得积极进展。总结宣传70年来中医药改革发展的成就。举办中医中药中国行——中医药健康文化大型主题系列活动，中医药文化进校园活动广泛开展，中医药文创产品更加丰富，《本草中国》第二季入选国家广播电视总局优秀国产纪录

片提名。持续做好舆情监测、研判、有效应对重大突发事件及舆情传播。法制建设深入推进。持续推进《中医药法》贯彻落实，开展多种形式普法宣传。地方中医药法制建设步伐加快，湖北、四川、江西等地出台新修订的地方中医药条例。参与制定《基本医疗卫生与健康促进法》、修订《药品管理法》等法律法规，依法发展中医药。

过去的 1 年，全国中医药系统牢固树立"四个意识"、坚定"四个自信"、做到"两个维护"，扎实开展"不忘初心、牢记使命"主题教育，针对人民群众在中医药方面的操心事、烦心事、揪心事，开展"方便看中医、放心用中药"专项活动，开展中药饮片采购验收专项检查等，把好中药"进门关""使用关"，开设"便民就医导航"专栏，推广"一站式服务"，增加预约诊疗等，让群众"少跑路""少等待"，让中医药服务"有温度"，人民群众对中医药服务的获得感和满意度明显提升。

（李希贤、陈　锐）

二、中医药业务进展

（一）政策法规与监督

【概述】　2019 年，中医药政策法规与监督工作在推动中医药监督体系建设、促进中医医疗机构依法执业和整治中医药领域违法行为等方面取得较好成效，中医药监督执法力量进一步加强。据统计，全国有 17 个省（区、市）设立中医药主管部门，其中设立中医药主管部门且为独立法人的有 11 个；设立中医药主管部门，非独立法人的有 6 个。建立中医监督执法队伍的有 25 个省（区、市），其中四川、贵州为省级中医药主管部门授权执法。省级中医监督执法队伍中，设有独立科室的有 16 个，人员共计 86 人；无独立科室，设有专职人员的有 6 个。

（相　莉）

【中医药法治建设工作】　2019 年，

国家中医药管理局深入推进依法行政，加强规范性文件合法性审核，修订印发《国家中医药管理局行政规范性文件管理办法》；根据国务院办公厅与国家卫生健康委要求，开展证明事项清理工作，形成拟保留中医药证明事项清单，拟保留 5 项证明事项；加强对中医医术确有专长人员相关行政复议问题的研究，依法做好行政复议案件办理。2019 年，国家中医药管理局收到行政复议案件申请 66 件，其中受理 25 件，因材料不全未予受理 37 件，转信访 4 件；受理 25 件中，13 件做出行政复议决定，12 件经调解撤销行政复议申请；推进行政复议信息化建设，探索开展行政复议案件网上办理。

（任　艳）

【中医药监督执法能力提升工作】
2019 年，国家中医药管理局落实医疗卫生行业综合监管制度，继续推进"双随机、一公开"抽查工作，建立中医药监管协调机制，审议通过《中医药服务监督工作指南（送审稿）》。该指南共分为上、下两册，上册全面梳理中医药监督执法相关法律法规及政策文件，制定中医药特色监督检查依据、检查内容、检查方法及检查用表等内容；下册依据相关法律法规制定医疗服务监督、传染病防治监督、放射卫生监督、计划生育监督、职业卫生监督检查用表。国家中医药管理局编制《中医药服务监督工作规范》《中医药服务监督执法培训教材》及《中医监督执法典型案例汇编》，建成并启用中医药监督执法信息平台。2019 年，中医药监督执法培训在黑龙江举办，各省（区、市）中医药主管部门及卫生健康综合监督执法机构负责监督工作的主管领导及负责人共计 110 余人参加培训。

（相　莉）

【《中共中央　国务院关于促进中医药传承创新发展的意见》正式出台】
传承创新发展中医药事业是以习近平同志为核心的党中央立足国情、着眼全局、面向未来作出的重大决策部署。2018 年 2 月，《关于促进中

医药传承创新发展的意见》（以下简称《意见》）列入中央文件和党内法规制订计划。2019 年初，出台《意见》列入《中央全面深化改革委员会 2019 年工作要点》。国家卫生健康委、国家中医药管理局和科技部高度重视，成立领导小组和起草组，制订周密工作方案，认真组织落实。起草工作以习近平新时代中国特色社会主义思想和党的十九大精神为指导，全面贯彻落实习近平总书记关于中医药工作的重要论述，坚持问题导向、目标导向、结果导向，紧扣中医药传承创新发展的战略需求，围绕影响和制约中医药发展的重点难点问题，着力在体制机制层面破解发展难题，完善新时代中医药工作顶层设计。起草中注重深入调查研究，广泛听取地方、行业内外专家、业内团体机构和基层单位的意见。注重沟通协调，多次征求国务院中医药工作部际联席会议成员单位等部门意见，并就重大举措、重大工程、重大项目主动上门协调，反复沟通形成发展共识。2019 年 7 月 24 日，习近平总书记主持中央全面深化改革委员会第九次会议，审议通过《关于促进中医药传承创新发展的意见》，于 2019 年 10 月 20 日由中共中央、国务院印发实施。中央《意见》是中华人民共和国成立以来党中央、国务院发布的第一个关于中医药的文件，确定新时代中医药在党和国家事业中的重要地位，把我们党对中医药的规律性认识提升到新高度，对中医药工作作出全方位、战略性、系统性的设计和谋划，明确中医药的发展目标、重点任务、方法路径和具体举措，是新时代中医药传承创新发展的纲领性文件。

《意见》的发布实施，将更好发挥中医药的作用，推动与西医药相互补充、协调发展，打造中国特色卫生健康发展模式；发挥中医药原创优势，适应科技革命和创新需求，勇攀医学高峰，实现创新突破；发挥中医药作为中华优秀传统文化典型代表的重要作用，进一步增强民族自信、文化自信，激发创造力；

发挥中医药促进文明互鉴、民心相通的重要载体作用，为推动构建人类命运共同体作出积极贡献。

（曾　慧）

【中医养生保健服务乱象集中整治】
2018年12月29日，国家中医药管理局印发《国家中医药管理局办公室关于开展中医养生保健服务乱象专项整治的通知》（国中医药办法监函〔2018〕274号），部署在全国范围开展为期半年的专项整治行动。依法严厉打击打着"中医养生保健"的机构非法开展中医诊疗活动；严厉打击以中医药预防、保健、养生、治未病等为名或假借中医理论和术语欺骗、诱使、强迫消费者接受诊疗和消费，牟取不正当利益的相关违法行为；严肃查处发布虚假违法中医医疗广告和信息的行为。累计开展监督执法不少于63430次，出动监督执法568859人次。检查提供中医养生保健服务的机构57665家，查处3011家，立案1428件，警告520家，罚款804.36万元，行政处罚102人。

2019年1月7日，国家市场监督管理总局、工业和信息化部联合国家中医药管理局在内的13部委联合印发《关于开展联合整治"保健"市场乱象百日行动的通知》（国市监竞争〔2019〕12号），部署在全国范围集中开展为期100天的联合整治"保健"市场乱象百日行动，针对重点行业及领域、重点场所及区域、重点时段及重点行为进行依法严厉打击并对专项整治情况进行"回头看"。

（相　莉）

【虚假违法中医医疗广告监测工作】
2019年，国家中医药管理局重点开展报刊虚假违法中医医疗广告监测工作。全年完成4批报纸、3批杂志虚假违法中医医疗广告监测，共监测报刊6556份，发现虚假违法中医医疗广告15条次，涉及6个省（区、市）的13家机构。监测结果及时通报各相关部门，并在国家中医药管理局官方网站和官方微信公布。2019年，虚假违法中医医疗广告发布条数较2018年同比下降

40%，此项工作在保障中医药声誉和人民群众健康权益免受虚假违法中医医疗广告侵害方面取得阶段性成效。

积极推进互联网虚假违法中医医疗广告监测工作。国家中医药管理局初步形成《互联网虚假违法中医医疗广告监测工作方案》《互联网虚假违法中医医疗广告监测政策文件汇编》《互联网虚假违法中医医疗广告监测项目研究工作报告》，下一步将适时开展大规模的实时监测工作。

（相　莉）

【其他工作】　《中华人民共和国中医药法》实施相关内容见专题工作部分。

（二）医政工作

【概述】　2019年，中医医政工作全面贯彻习近平新时代中国特色社会主义思想、党的十九大和十九届二中、三中、四中全会精神，深入学习贯彻全国中医药大会精神和贯彻落实《中共中央　国务院关于促进中医药传承创新发展的意见》精神，坚定不移地贯彻落实党中央、国务院的决策部署，紧紧把握中医药振兴发展这个主题，大力发展中医药服务，各项工作取得积极进展。

一是国家中医药管理局积极参与《中共中央　国务院关于促进中医药传承创新发展的意见》起草，加强对长期制约中医药特色优势发挥关键问题的政策研究；认真开展"大学习、深调研、细落实"工作，针对影响行业特色发展和中医药服务提供的难点重点问题研究提出解决政策措施建议并同步谋划贯彻落实工作。

二是国家中医药管理局扎实推进中医药健康扶贫，助力"两不愁三保障"目标任务完成；制订实施《中医药健康扶贫行动计划（2019～2020年）》《"三区三州"中医药扶贫工作实施方案》，召开"三区三州"中医药健康扶贫工作推进会，举办对口帮扶工作培训班4期，加强三级中医医院对口帮扶，实现686家贫困县中医医院对口帮扶全覆盖，

投入7.14亿元支持714个贫困县县级中医医院提升服务能力。

三是国家中医药管理局以三医联动为重点，持续完善医改中医药政策措施：开展符合中医药特点的医保支付方式研究，与国家医疗保障局共同推进符合中医药特点的医保支付方式改革；会同国家卫生健康委印发通知推进中医医院牵头组建多种形式的医联体，明确提出"三个不得"；建立体现中医药特点的现代医院管理制度，制定公立中医医院章程范本，多措施促进中医医院姓"中"；发挥绩效考核"指挥棒"作用，单独制定考核指标，与国家卫生健康委同部署、同推进，完成2018年度533家三级公立中医医院绩效考核工作；积极参与以药品集中招采为突破口进一步深化医改等重要医改文件起草，充分体现中医药改革要求。

四是国家中医药管理局加强能力建设，彰显中医药独特优势，与国家卫生健康委共同开展国家区域医疗中心试点工作，3家中医医院被纳入试点范围；研究提出区域中医医疗中心建设思路并研究起草区域中医肿瘤医疗中心设置标准；推进区域中医（专科）诊疗中心建设，完成国家临床重点专科（中医专业）建设项目评估；发挥中医药在传染病防治和突发事件卫生应急中的作用，成立国家中医药管理局流感中医药防控工作领导小组，将中医药防治方案纳入《流行性感冒诊疗方案（2019年版）》；新增9个中医药治疗艾滋病试点省，28个试点省累计治疗4万余人，开展中医应急能力培训；推进重大疑难疾病中西医临床协作攻关，初步形成一批中西医结合诊疗方案和专家共识，新发布95个病种中医临床路径和诊疗方案；发挥中医药在疾病康复中的作用，起草《中医药康复服务能力提升工程实施方案》，推动三级中医医院设置康复科比例达到68.34%。

五是国家中医药管理局全力做好健康中国行动各项任务，促进中医治未病健康工程升级，全面梳理任务措施，提出推动工作各项举措，

形成贯彻落实工作方案，与有关部门共同启动中西医结合癌症防治等专项行动。国家中医药管理局推动各地积极将中医药融入健康中国行动，截至2019年底，有10个省单独制订中医药行动方案；以打造升级版为目标，开展中医治未病政策研究。

六是国家中医药管理局以提升工程为抓手，提升基层中医药服务能力，遴选确定500家县级中医医院启动第二阶段全面提升综合能力工作，为大病不出县提供支撑；持续加大基层中医馆建设投入力度，建成基层中医馆3万多个，占比76%；组织开展基层中医药工作期满先进单位复审和2019～2021年先进单位创建活动；积极参与基层医疗卫生机构绩效考核指导意见和指标体系起草，将7项中医药内容纳入考核指标体系。

七是国家中医药管理局注重防范风险，加强中医药行业行风建设和医疗安全管理等工作，持续推进中医药系统行风建设，印发《国家中医药管理局各司办查处行风问题分工协作暂行规定》和《2019年纠风工作实施方案》并做好实施工作，加强国家中医药管理局属（管）医院行风建设工作督导；以防范风险为导向，加强医疗乱象整顿力度，密切关注舆情，指导省级中医药主管部门妥善处理江西"三伏贴"、河南"封针"和"医生、护士'拉人头'住院"等事件；稳步推进中医医术确有专长人员医师资格考核，各地均发布实施细则，10个省完成首次考核，7个省完成试考；加强医疗质量安全控制，开展全国中医医疗技术使用统计调查，研究规范中医技术使用管理措施；推动各地成立省级中药药事管理质控中心，强化合理安全用药的管理。　（薛静怡）

【中医医院牵头组建医联体】　2019年，国家中医药管理局会同国家卫生健康委印发《关于在医疗联合体建设中切实加强中医药工作的通知》，鼓励中医医院牵头组建各种形式医联体，着力推动县级中医医院在县域牵头组建医共体，对部分地区的不当做法明确提出"三个不得"；开展县级中医医院及县级中医医院牵头的县域医共体建设研究，与国家卫生健康委共同制定《关于推进紧密型县域医疗卫生共同体建设的通知》《关于开展城市医疗联合体建设试点工作的通知》，确定118个地区开展城市医联体建设试点，确定2个省和567个县市开展紧密型县域医共体建设试点；多种途径大力宣传安徽天长、浙江长兴等县域医共体典型经验，发挥示范引领和正向引导作用。　（严华国）

【现代医院管理制度建设工作】
2019年，国家中医药管理局认真落实中共中央办公厅《关于加强公立医院党的建设工作的意见》，推动公立中医医院党建标准化，坚持实施党委领导下的院长负责制，确保基层党组织应建尽建；组织533家三级公立中医医院开展绩效考核工作，引导三级公立中医医院进一步落实功能定位，提高中医医疗服务质量和效率；对全国中医医院薪酬制度改革情况进行调查摸底，提出推进中医医院落实"两个允许"工作方案；继续做好中医医院建立健全现代医院管理制度试点、制定医院章程试点和薪酬制度改革试点，不断推动完善中医医院外部治理机制，促进内部管理精细化、规范化、科学化，引导坚持以中医为主的办院方向；加强中医医院中医药文化建设，坚定中医药文化自信，将中医药文化理念融入医院各项制度建设中。　（严华国）

【医保支付方式改革】　2019年，国家中医药管理局积极推动世界卫生组织发布包括传统医学章节的国际疾病分类（ICD－11），并与此衔接，推动建立中医病证分类等编码体系；与国家医疗保障局多次沟通，共同研究符合中医药特点的医保支付方式，对于一般中医诊疗服务，继续采取按项目付费的方式，中医医疗机构暂不参加国家按疾病诊断相关分组付费试点；委托国家卫生健康委卫生发展研究中心等部门开展中医诊疗服务打包收付费体系、针灸技术价格分级收费、按病种分值付费地区探索按疗效价值付费政策试点等研究；对各地中医药参与医保支付方式改革情况进行初步梳理，形成山东、安徽、浙江等地区中医药参与医保支付方式改革典型经验并进行宣传推广。　（严华国）

【中医医院服务改善工作】　2019年，国家中医药管理局继续推进《进一步改善医疗服务行动计划（2018～2020年）》，与国家卫生健康委联合印发实施《2019年深入落实进一步改善医疗服务行动计划重点工作方案的通知》；指导北京协和医学院共同完成全国改善医疗服务行动中医专题2018年第三方评估报告；开展"不忘初心、牢记使命"主题教育改善医疗服务专题调研，针对人民群众看病就医的烦心事、操心事，制定实施《关于方便群众看中医进一步改善中医医院服务的通知》，集中力量在方便群众看中医、放心用中药等方面推出系列举措；在国家中医药管理局官网和中国中医药报等网站开设"便民就医导航"专栏，涉及所有的中医类医疗机构，覆盖31个省的392个国家临床重点专科、1815个名老中医药专家以及2352个重点专科优势病种的数据信息。国家中医药管理局以省级及以上中医医院为重点，实施一批进一步改善服务的举措，大力推广"一站式服务"，不断提高预约诊疗率，让群众少排队、少跑路、少等待；对院内导诊标识指示牌等全面排查整改，让群众"不迷路"；开展中医医院厕所整洁专项行动，让群众如厕"别别扭"；开通医院患者服务中心，配备医务社工，推行志愿者服务，让中医医院服务"有温度"。　（王　瑾）

【中医药系统行风建设工作】　2019年，国家中医药管理局制订并落实纠风工作局内实施方案，推动年度纠风工作重点任务落实，进一步完善国家中医药管理局、地方中医药主管部门和局直属（管）单位齐抓共管纠风工作的运行机制，落实"管行业必须管行风"的原则要求；举办中医药管理干部治理能力提升培训班，把行风建设和纠风工作作为重要内容对三级公立中医医院院长和所有地市级中医药主管部门负责同志进行培训，对全面加强纠风工作进行部署；两次召开国家中医药管理局属（管）医院行风建设工作专题研讨，要求各局直属（管）医院牢固树立抓好行风建设的意识，切实担负起行风建设主体责任。

（严华国）

【中医应急培训与演练】 2019年，国家中医药管理局举办全国中医应急医疗能力提升培训班，邀请中医应急医疗领域专家就中医应急体系建设及中医应急技术等方面进行授课，13支国家中医应急医疗队分别围绕医疗队组建以来工作进展、在卫生应急中作用发挥情况、存在的困难及对中医应急工作建议等作交流发言。国家（四川）中医应急医疗队模拟地震灾害群体伤员现场急救进行演练，主要包括伤员预检分诊、现场急救处理及转运至移动医院救治等场景，同时还模拟车祸现场批量伤员的救治和转运。培训内容丰富，为下一步做好中医应急工作提供政策支撑、技术支撑和实践经验。

（薛静怡）

【中医药参与艾滋病防治工作】
2019年，中医药治疗艾滋病试点项目继续稳步实施，新增天津、辽宁、山东、山西、江苏、福建、贵州、宁夏、青海9个项目省，累计治疗44195人，正在治疗23799人，在全国除海南、西藏、内蒙古以外的28个省（区、市）实现中医药治疗艾滋病试点项目全覆盖；指导中国中医科学院艾滋病中心开展新增中医药治疗艾滋病试点项目省有关管理和技术人员培训，积极推进艾滋病中医药人才队伍建设。 （薛静怡）

【中医药系统"平安医院"建设】
2019年，国家中医药管理局及时调整全国创建"平安医院"活动工作小组人员名单，根据职能分工，积极配合国家卫生健康委等部门制定"平安医院"创建工作考核评价办法及考核评价标准，进一步推动各地中医医院完善"平安医院"相关制度建设和落实；与有关部门联合开展医疗乱象专项整治行动，制定局内分工方案，协调各省级中医药主管部门依法依规及时妥善处理有关中医医疗机构医疗纠纷等相关案件事件，查处一批违法违规执业行为，进一步规范医疗秩序，净化行业环境，切实维护医患双方合法权益。

（薛静怡）

【中药饮片专项检查】 2019年，国家中医药管理局聚焦中药饮片采购验收环节突出问题，在"不忘初心、牢记使命"主题教育期间，集中力量针对10种常用大宗且假冒伪劣多发的中药饮片开展专项检查，重点检查炮制、掺假和掺伪、染色增重等问题，明确每个品种的检查要点，全国范围内共检查中医医疗机构3万余家，其中三级中医医院482家、二级中医医院1873家、一级中医医院2581家、诊所23948家、门诊部2498家；进一步探索建立多部门协作的中药饮片专项检查长效机制，让群众放心用药。 （王 瑾）

【公立中医医院绩效考核工作】
2019年，国家中医药管理局与国家卫生健康委同部署、同推进，完成533家中医医院2018年度全国三级公立中医医院绩效考核工作；以突出中医内涵、发挥中医药特色优势、促进中医药传承创新发展为指导思想，制定绩效考核指标并印发操作手册，建立标准化、信息化考核支撑体系，建设完成全国三级公立中医医院绩效考核信息系统，形成2018年度全国三级公立中医医院绩效考核国家监测分析报告，经国家卫生健康委报送国务院办公厅；指导各地按照国务院统一部署制订实施方案，对辖区三级公立中医医院开展绩效考核工作，通过绩效考核，推动三级公立中医医院功能定位不断落实，促进医疗服务质量和管理水平持续提升，强化公立中医医院综合改革政策落地见效，提高中医医疗服务质量和效率；启动2019年三级公立中医医院绩效考核工作，结合二级公立中医医院实际，研究制定二级公立中医医院绩效考核指标，进一步加强和完善公立中医医院管理。

（王 瑾）

【中医重点专科专病体系建设】
2019年，国家中医药管理局配合国家发展改革委和国家卫生健康委开展国家医学中心和区域医疗中心建设相关工作，联合印发《区域医疗中心建设试点工作方案》，推进区域中医（专科）诊疗中心建设，完成国家临床重点专科（中医专业）建设项目评估并将结果进行通报，研究区域中医肿瘤医疗中心设置标准；开展区域中医（专科）诊疗中心建设，提升区域中医专科的服务能力，满足区域内人民群众的就医需求。

（王 瑾）

【中医质控体系建设】 2019年，国家中医药管理局建立健全中医病案质控体系，研究制定《中医病案质量控制中心建设与管理指南（试行）》，加强中医病案管理，促进中医病案质量控制中心建设与发展，逐步建立中医病案质控网络，持续提升医疗机构中医病案管理质量；推动各省进一步建立健全中药药事管理质控体系，全国31个省均建立省级中药药事管理质量控制中心，通过发挥省级中药药事管理质控中心的作用，完善质控标准、工作规范及评价体系，推进中药药事管理质控信息化建设，促进中药合理使用，使各省级中医药主管部门和中药药事管理质控中心督促指导医疗机构当好"群众用药守门人"；印发《中医医疗技术使用统计调查制度》，组织开展中医医疗技术使用统计调查工作。 （王 瑾）

【传染病中医药防治工作】 2019年，国家中医药管理局建立有效机制，发挥中医药在流感防治和公共卫生事件应急处置中的作用，联合国家卫生健康委成立 2019~2020 年流行季流感防控工作领导小组，下设中医防治组；组织成立国家中医药管理局流感中医药防控工作领导小组，明确局内各部门工作任务及分工，建立科研与临床结合、预防与治疗结合、防治与宣教结合的流感中医药防控长效机制；与国家卫生健康委联合印发《2019~2020 年流行季流感防控工作方案的通知》等，将中医药防治方案纳入《流行性感冒诊疗方案（2019 年版）》，会同相关部门扎实做好疫情监测、临床救治、中医药科研、中医预防、科普宣传、舆论引导等防控各项工作。

（王　瑾）

【《中医医术确有专长人员医师资格考核注册管理暂行办法》推动实施工作】　《中医医术确有专长人员医师资格考核注册管理暂行办法》（国家卫生计生委令第 15 号）印发后，国家中医药管理局密切关注各省（区、市）贯彻落实情况，通过调研、座谈了解各地中医医术确有专长人员医师资格考核进展，梳理考核工作风险，研究风险防范措施，指导各地开展考核工作。全国各省（区、市）均发布实施细则，截至 2019 年底，共有 20 个省（区、市）完成考核工作，2 个省完成试考工作。国家中医药管理局开展中医（专长）医师管理信息系统建设工作，并组织部分省进行试用；印制并按照规定发放中医医术确有专长人员医师资格证书和执业证书。

（孙晓明）

【中西医结合工作】　2019 年，国家中医药管理局为深入推进重大疑难疾病中西医临床协作试点实施，争取中央财政投入专项资金 1.83 亿元支持项目建设；印发《关于开展重大疑难疾病中西医临床协作试点项目阶段评价工作的通知》，组织各省（区、市）开展重大疑难疾病中西医临床协作试点项目阶段评价工作；分别于 9 月 18 日、10 月 11 日、12 月 13 日在吉林、贵州、南京举办重大疑难疾病中西医临床协作试点项目建设推进片区会；研究制定《中西医结合医院工作指南》。截至 2019 年底，全国中西医结合医院共 699 所，床位达 119672 张，比 2018 年度增长 6.41%；门诊服务年总诊疗人次为 6573.40 万人次，比 2018 年度增长 9.25%；出院人次 376.80 万人次，比 2018 年度增长 9.58%。（数据来自 2019 年全国中医药统计摘编）。

（孙晓明）

【少数民族医药工作】　2019 年，国家中医药管理局认真贯彻落实第四届全国少数民族医药工作会议精神和《关于加强新时代少数民族医药工作的若干意见》，加强少数民族医院基础条件和能力建设；继续积极支持少数民族医医院开展制剂能力建设，投入 2240 万元支持 4 个少数民族地区（市、州）少数民族医疗机构改善制剂室条件、提高制剂配制能力、优化生产流程、提升制剂质量、加强制剂的推广和应用；修改完善三级公立民族医医院绩效考核指标和操作手册，核实参加绩效考核的三级公立中西医结合医院、民族医医院名录；遴选三级公立中医医院绩效考核专家组民族医专家，指导三级公立民族医医院开展绩效考核工作；对二级民族医医院评审工作中的问题进行座谈研讨，研究完善民族医医院评审评价制度的思路措施；对第一批拟发布的少数民族医药养生保健技术进行进一步筛选并修改完善操作规范。截至 2019 年底，全国民族医医院共 312 所，其中蒙医医院 108 所、藏医医院 116 所、维医医院 43 所、傣医医院 1 所、其他民族医医院 44 所；民族医医院床位达 41380 张，门诊服务年总诊疗人次为 1388 万次，出院人次为 96 万人次。（数据来自 2019 年全国中医药统计摘编）。

（孙晓明）

【中医医师管理制度改革工作】
一是 2019 年中医类别医师资格考试完成。2019 年，国家中医药管理局按照国家卫生健康委医考委统一部署，推动 2019 年中医类别医师资格考试工作平稳开展，共有 6.20 万名考生通过考试获得中医类别医师资格，中医类别雷同率总体呈现稳中有降的趋势。截至 2019 年底，全国通过考试和认定取得中医类别医师资格的共 130 余万人，其中中医专业 99 万余人、中西医结合专业 27 万余人、少数民族医专业 3 万余人，共有 88 万余人经注册取得执业资格。

二是继续扎实推进中医类别医师资格准入及管理制度改革。2019 年，国家中医药管理局按照国家卫生健康委医考委医师资格考试改革的整体部署，持续推动中医执业医师资格考试制度改革。乡村全科执业助理医师资格考试试点工作继续在全国 31 个考区共同组织开展，共 8 万余人参加考试，通过人数近 4 万人，为基层解决人才缺失及准入问题提供有效途径。中医类别中医、中西医结合专业的医师资格考试固定合格分数线继续平稳实施。国家中医药管理局在天津、吉林、上海、江苏、福建、湖南、广东、广西、海南、贵州、云南、宁夏 12 个考区扩大开展中医执业医师和执业助理医师"一年两试"试点，具有规定学历的中医执业医师和具有规定学历的中医执业助理医师通过当年实践技能考试，但未通过第一次医学综合笔试且无违纪违规行为的考生可参加第二试，均实行计算机化考试。国家中医药管理局继续开展中医类别国家实践技能考试基地复评工作，完成 12 个考区的 25 个实践技能考试基地复评，促进基地基础设施和硬件建设，有效提高基地考官的执考能力，一定程度上保障国家医师资格实践技能考试的公平公正；继续在全国范围内开展中医类别中西医结合专业计算机化考试试点，共计 3 万余人参加并且完成，降低考试雷同率，进一步探索和完善全面开展机考的制度和流程。分阶段考试第一阶段考试实证研究在全国 30 所高等院校开展，二阶段实证研究试点在北京、辽宁、天津、上海、成都 5 所院校开展。实证研究结果表明，考试设计科学合理、组织实施方案可行、改革风险基本可控，促进教育和考试的协同发展。国家中医药管理局积极开展中医思维及特色课题研究，以岗位胜任力为导向，提出将中医思维及特色在考试中的体现路径，提高试题命制的科学性和准确性。　　　（黄宁宇）

（三）人才培养工作

【概述】　2019年，国家中医药管理局人事教育司认真学习贯彻习近平新时代中国特色社会主义思想，全面贯彻落实习近平总书记对中医药工作的重要指示、《中共中央　国务院关于促进中医药传承创新发展的意见》和全国中医药大会精神，按照中医药工作要点要求，深入开展"不忘初心、牢记使命"主题教育，统筹推进干部人才队伍建设，全面实施中医药传承与创新"百千万"人才工程（岐黄工程），着力为中医药传承创新发展提供坚强人才保障。
（周景玉、陈令轩）

【《关于深化医教协同进一步推动中医药教育改革与高质量发展的实施意见》制定工作】　2019年，国家中医药管理局贯彻落实《中共中央　国务院关于促进中医药传承创新发展的意见》和全国中医药大会精神，研究制定《关于深化医教协同进一步推动中医药教育改革与高质量发展的实施意见（讨论稿）》，提出深化中医药教育改革的若干举措，并分别征求教育部、国家卫生健康委等部门意见。
（周景玉、陈令轩）

【中医药教育"大学习深调研细落实"课题研究推动工作】　2019年，国家中医药管理局围绕深化中医药教育综合改革，立项确定56个中医药高等教育和职业教育"大学习深调研细落实"研究课题，指导推动课题研究单位加快课题研究，确保推出一批课题研究成果；结合"不忘初心、牢记使命"主题教育，组织开展中医全科医生特岗计划实施情况调研，提出加强中医全科医生

特岗计划意见建议。
（周景玉、陈令轩）

【省（部）局共建中医药院校工作】
2019年，国家中医药管理局推动地方人民政府、教育部和国家中医药管理局共建南京中医药大学、成都中医药大学、广州中医药大学、上海中医药大学、天津中医药大学、江西中医药大学，审议通过省部局共建意见，支持共建院校在人才培养模式、课程、教法等方面先行先试，发挥示范带动作用。11月，国家中医药管理局同山东省人民政府签署共建山东中医药大学协议，决定省局共建山东中医药大学，共同推动山东中医药大学改革发展。
（周景玉、陈令轩）

【中医药高层次人才培养基地建设】
2019年，国家中医药管理局研究制订中医药高层次人才培养基地建设方案，遴选确定30家中医药高层次人才培养基地建设单位，指导基地完善建设任务，组织开展中医药高层次人才培训。（周景玉、陈令轩）

【农村订单定向免费医学生（中医）培养工作】　2019年，国家中医药管理局联合教育部、国家卫生健康委下达农村订单定向免费医学生（中医）招生计划1594名，实际招收1587名；会同教育部等部门印发《关于做好农村订单定向免费培养医学生就业安置和履约管理工作的通知》，保障订单定向医学生就业安置和按期履约。　（周景玉、陈令轩）

【中医住院医师规范化培训工作】
2019年，国家中医药管理局下达2019年中医住院医师规范化培训招生计划10904名、中医助理全科医生培养计划1040名，实际分别招收10639名、900名；委托中国医师协会对43家中医住院医师规范化培训基地进行评估；委托中国医师协会举办5期中医住院医师规范化培训管理人员和科室教学主任（秘书）培训班，培训师资和管理人员2600余人；组织开展2次中医住院医师

规范化培训结业考核理论考试结业考核试点，1.8万余名中医住院医师规范化培训人员通过结业考核。
（周景玉、陈令轩）

【中医住院医师规范化培训模式改革工作】　2019年，国家中医药管理局委托中国医师协会组织开展改革完善中医住院医师规范化培训模式问卷调查，面向1.3万名中医住院医师规范化培训学员、带教老师、管理人员等进行问卷调查，研究分析中医住院医师规范化培训存在的困难和问题，形成改革完善中医住院医师规范化培训模式相关方案；组织专家研究论证调查结果，修订中医住院医师规范化培训实施办法和培训标准，加强中医门诊教学和跟师学习，突出中医思维培养和临床实践能力培训。（周景玉、陈令轩）

【中医药继续教育管理工作】　2019年，国家中医药管理局实施2019年度国家级中医药继续教育项目1276项，培训中医药专业技术人员25万余人，并对项目执行情况进行公示；委托中华中医药学会建设国家级中医药继续教育项目管理系统，开展项目的在线申报及评审，推动学分授予、学分审验登记等信息的开放共享。　　　（曾兴水、彭　宏）

【其他工作】　中医药传承与创新"百千万"人才工程（岐黄工程）见专题工作部分。

（四）科技工作

【概述】

　　一、开展中药材产业扶贫工作
　　2019年，国家中医药管理局支持14个集中连片特困地区所在的22个省投入2200万元实施中药材质量保障项目，支持开展中药材产业扶贫工作；组织各省开展中药材种植技术培训，对中药材种植为主的重点县技术骨干开展专门培训5300余人次，提升基层中药材生产流通从业人员业务素质和专业水平；加快

推进各省中药材产业扶贫基地和定制药园建设，组织各省对中药材种植基地信息调查摸底，初步摸清300余家扶贫基地基本情况；依托工业和信息化部中药材供应保障公共服务平台专门开发扶贫模块，组织22个省59个以中药材为主的县开展追溯体系建设试点工作，并组织相关省级主管部门及追溯系统使用企业进行专门培训；组织各省参加中药材基地共建共享交流大会等中药材推介活动，进行扶贫成果推广和道地药材产销推介；通过政府购买服务方式公开征集项目，经专家评审确定甘肃中医药大学、黑龙江省中医药科学院等6家单位为课题承担单位，开展中药材产业扶贫推进活动和项目经验推广。

二、深入开展第四次全国中药资源普查

国家中医药管理局通过2019年中央对地方转移支付资金支持经费15500万元，下达531个县的中药资源普查任务，所有外业调查任务全部部署完成。在全国31个省2000余个县开展中药资源调查，汇总全国1.3万多种野生药用资源的种类、分布信息，总记录数2000万条、基于100多万个样方的调查数据，可以估算《药典》收载563种药材的蕴藏量；收集药材样品、腊叶标本、种质资源36万余份；发现79个新物种，初步分析近六成有潜在药用价值。初步建成由1个中心平台、28个省级中心、65个监测站组成的中药资源动态监测和技术服务体系，在全国建成28个中药材种子种苗繁育基地和2个中药材种质资源库，基本摸清调查区域的中药资源本底情况，形成我国中药资源保护和可持续利用的长效发展机制。研究起草《第四次全国中药资源普查数据管理办法》，并向各省中医药主管部门征求意见，规范数据管理使用，维护信息数据安全。加快推进第四次全国中药资源普查工作，召开专门推进会2次，加强中药材种子种苗繁育基地和中药资源动态监测体系长效机制建设，部署后续普查成果转化工作。开展2019年中药资源普查综合调研评估，分6个专家组对各省普查任务推进情况进行督导，督促进一步加快工作进度。

三、大力推动中药标准化项目

国家中医药管理局于2019年5～8月开展中药标准化项目验收工作，对59个中成药大品种和101味中药饮片重点产品标准项目进行建设任务验收和财务验收。推进中药标准化支撑体系建设，第三方检验机构中药质量检测技术平台（南方）基本完成项目建设，完成CMA、CMAS认证，开展中药质量检测服务。中药化学成分库和种质基因库项目建设成效明显，种质基因库保存能力明显提升，保存设施改造升级、保存技术日趋成熟，建成具有凭证信息的全国药用植物迁地保护资源信息数据库。定性定量信息和特征指纹图谱库项目建立中药对照样品制备、中药质量分析（中药特征指纹图谱和中药定量指纹图谱）、中药特征组份制备等关键技术体系。

四、推进中医药科技创新平台和体系建设

国家中医药管理局持续深化国家中医临床研究基地建设，围绕重点病种开展临床研究及平台建设，组织国家中医临床研究基地临床研究方法学和循证医学的系统评价方法专题培训，组织40家基地业务建设督导与年度总结。指导中医药传承创新工程重点省级中医药科研机构和重点中医医院科研能力建设，组织110家建设单位编制科研业务建设方案。推进中医药科研伦理审查平台体系建设，积极推动"符合中医药特点的科技评价体系建设""符合中医药特点的科技创新体系建设"政策研究。加强中医康复科研体系建设，组织实施公共卫生专项"中医康复服务能力规范化建设"项目，制定《中医康复服务能力规范化建设项目建设单位验收绩效考核指标体系》。

五、深化中医药科技传承创新研究

国家中医药管理局协调文化和旅游部、财政部、科技部等相关部委，争取经费支持，推动重点工作有序开展：协调文化和旅游部，推进《中华医藏》编纂出版工作，2019年安排中央经费支持开展420种古籍底本的调研采集和提要编撰工作，推动中医药科学技术研究专项"《中华医藏》提要编纂工作（2018～2019年度）"立项，落实总体经费4218万元；协调财政部，组织编制"中医药古籍文献和特色技术传承专项"预算项目文本，通过财政部评审中心评审，建议列为单独科目持续支持，2020年启动经费2218万元；协调科技部，通过国家重点研发计划"中医药现代化"重点专项设立肺癌等9个重大疑难疾病研究类项目，并在2019年申报指南布局中医药防治重大疾病、名老中医经验传承、少数民族医药传承创新等任务。国家中医药管理局推动实施中医药循证能力建设项目，安排经费4亿元开展中医药循证研究和循证能力提升工作；组织开展中医药行业科研专项验收，通过2014年度中医药行业专项的实施，形成一批中医诊疗方案和临床路径；制订《中医药古籍保护工程建设方案》《国家中医药古籍和传统知识数字图书馆建设思路与方案》；通过中央转移支付开展中医药传承创新平台建设，安排经费1.7亿元，支持29家单位建设中医药传承创新平台；推动中医药学术传承项目，开展学术传承项目试点工作。

（许伟明、饶鹏鹏、王　庆）

【国家科学技术奖提名工作】 2019年，国家中医药管理局按照国家科学技术奖励工作办公室《关于2020年度国家科学技术奖提名工作的通知》（国科奖字〔2019〕38号）要求，经过项目征集和专家论证，共向国家科技奖励办公室提名12个项目，其中2个项目为国家科技进步一等奖提名项目、9个项目作为国家科技进步二等奖提名项目、1个项目作为国家科技进步奖（科普类）提名项目。这也是近年来，国家中医药管理局首个推荐的科普类奖项。2019年度，中医药行业共获得6项国家科学技术奖。其中，"中医脉络学说构建及其指导微血管病变防治"获国家科技进步一等奖，"雪莲、人参等药用植物细胞和不定根培养及产业化关键技术""针刺治疗缺血性中风的理论创新与临床应用""中药制药现代化——固体制剂产业化关键技术研究及应用""脑卒中后功能障碍中西医结合康复关键技术及临床应用""基于中医原创思维的中药药性理论创新与应用"5个项目获国家科技进步二等奖。

（许伟明、饶鹏鹏、王　庆）

【《中华医藏》编纂出版推进工作】《中华医藏》编纂出版项目是以中医古籍（包括民族医药古籍）原书影印出版为基础，集保存、整理、利用为一体的中医药古籍再生性保护项目和重大基础性学术建设工程。该项目拟对2289余种中医古籍进行系统调研选目、书目提要编纂出版、数字资源库建设和原书影印出版等，由文化和旅游部牵头，国家中医药管理局具体推进实施，全国中医行业古籍保护中心〔中国中医科学院中医药信息研究所、国家古籍保护中心（国家图书馆）〕组织具体实施。2019年5月9日，国家中医药管理局组织《中华医藏》实施工作推进会，通过国家中医药管理局中医药科学技术研究专项，立项支持2018～2019年度相关类目工作，协调行业内外古籍馆藏单位支持《中华医藏》项目提要编纂工作。2019年10月12～14日，国家中医药管理局科技司组织《中华医藏》编纂出版技术培训，对承担《中华医藏》提要编纂工作2018年度工作任务的负责人及其团队骨干进行技术培训，扎实推进项目实施。（贺晓路、傅剑萍）

【中国中医药循证医学中心和中医药循证能力建设】　2019年3月，国家中医药管理局依托中国中医科学院成立中国中医药循证医学中心。这是全球首个中医药领域的循证医学中心。该中心借助中国中医科学院的专家优势，联合国内各大科研机构，为中医药的有效性和安全性提供依据。为支持中国中医药循证医学中心建设，贯彻落实《中共中央　国务院关

于促进中医药传承创新发展的意见》3个"100"（50个中医治疗优势病种、50个中西医结合诊疗方案、100项适宜技术和100个疗效独特的中药品种）的任务要求，设立中医药循证能力建设项目，围绕肿瘤、心血管病、脑病等9大类疾病开展基本循证能力建设与专病专科循证能力建设工作，项目计划支持中央经费4亿元。国家中医药管理局科技司指导中国中医科学院组织制订项目实施方案，明确项目建设单位名单；组织31个省级中医药主管部门召开项目推进会，各类疾病均启动研究。

（邱　岳、贺晓路、赵　帅）

【中医药传承创新工程建设】　2019年3月15日，国家中医药管理局科技司组织召开传承创新工程全国重点中医药科研机构业务建设方案论证会。5月9日，国家中医药管理局科技司印发《传承创新工程中医药科研机构业务建设任务落实要点》，印发修改后的中医药科研机构业务建设方案，推进中医药科研机构业务建设。针对传承创新工程重点中医院建设单位，国家中医药管理局科技司编制《重点中医医院科研业务建设要点（非基地）》，组织非基地重点中医医院建设单位编制科研业务建设方案。开展传承创新工程非基地单位重点中医医院科研业务能力培训，加深建设单位对科研业务建设的理解，细化对建设方案编写的指导。　　（赵　帅、张晓萌）

【2014年中医药行业科研专项中医类项目验收工作】　2019年4月，按照《中医药行业科研专项项目管理暂行办法》等文件要求，国家中医药管理局科技司组织专家对2014年度中医药行业科研专项中医类项目进行验收。2014年中医类设立"提高中医药防治重大疑难疾病临床能力与水平的实用技术研究"和"基于红外热成像技术的正常人体中医特征热图研究"2个项目，国家拨付经费共计9007万元。"提高中医药防治重大疑难疾病临床能力与水平的实用技术研究"项目下设15个分任务，围绕慢性肾脏病、冠心病、

中风、脊髓型颈椎病、再生障碍性贫血、疼痛相关功能障碍、高血压、脾胃病等重大疑难疾病开展临床研究，形成一批中医诊疗方案和临床路径，提高中医药治疗疑难疾病的临床疗效。分任务"脊髓型颈椎病中医药综合防治方案及国家中医临床研究基地绩效考核机制与评价体系研究"形成的"病证结合、分型论治"临床规范化方案被纳入《中华中医药学会中医骨伤科常见病诊疗指南》；"基于RS－fMRI下针刺加语言康复训练综合治疗卒中后运动性失语的疗效评价研究"任务，制订"形神合一"卒中后失语症综合治疗方案，被纳入国家中医药管理局中风病临床诊疗方案、路径；"针对难治性脾胃病的中医药诊疗规范转化应用研究"任务形成《溃疡性结肠炎中医诊疗方案和中医临床路径》，有效促进我国溃疡性结肠炎中医药治疗的规范化，提高临床疗效。

（邱　岳、赵　帅）

【"973"中医基础理论专题2015年项目结题验收】　2019年12月6日，"973"计划中医理论专题2015年项目通过科技部组织的项目结题验收。2015年项目共设置2个项目13个课题，共有5400万国家拨付经费资助，13家单位的60位研究人员历经5年研究完成。

中国中医科学院西苑医院刘建勋研究员主持的"基于病证结合的气血相关理论研究"，通过冠心病、脑梗死恢复期、原发性免疫性血小板减少症气血论证的疗效机理研究，阐释气为血帅，血为气母的科学内涵，开展气、脉、血相关研究，丰富和发展气血理论，建立以临床为导向的中医理论研究新模式。

上海中医药大学吴焕淦教授主持的"基于临床的灸法作用机理研究"，系统揭示灸法效应的内源性调节、修复和保护机制，证实灸温、灸材是影响灸效的关键因素，并系统揭示其生物学机制；围绕艾灸得气开展创新研究，研制相关评价量表，明确艾灸得气是影响灸效的关键因素，并深入揭示其生物学机制，具有较强的创新性和科学价值；利

用现代成像技术，针对一类疏松结缔组织中的传递现象，探索经络研究的新方法，为指导灸法的临床应用提供科学依据。　　　　（邱　岳）

【中医药科研伦理审查平台体系建设】　2019年，中医药研究伦理审查体系（CAP）认证稳步推进。首都医科大学附属北京地坛医院、河南省中医院、河北省中医院、山东中医药大学第二附属医院、江西中医药大学附属医院、福建中医药大学附属第二人民医院6家单位在2019年度通过认证。截至2019年底，全国范围内共有49家医疗卫生机构（科学研究机构）通过CAP认证。

加强中医药科研伦理审查平台体系建设培训。2019年5月，国家中医药管理局科技司在南京举办CAP认证审核员培训，旨在进一步提高伦理认证审核的质量和CAP认证审核员审核能力，规范机构伦理审查平台的建设，打造高质量伦理审查体系认证审核员队伍；6月，在南京举办获证机构伦理委员会委员的审查能力培训和中医药传承创新工程科研伦理专项培训，重点推动中医药研究伦理审查委员会能力建设，提升临床研究伦理审查的质量，推进中医药研究伦理审查体系建设。这些培训从认证审核、伦理审查能力以及体系建设3个方面，为中医药研究伦理审查体系相关人才培养提供有力支撑。　　　　（贺晓路）

【中医药学术传承项目试点工作】为贯彻落实《中共中央　国务院关于促进中医药传承创新发展的意见》，以及《中医药法》第六章"中医药传承与文化传播"关于完善中医药学术传承制度有关要求，推动完善中医药学术传承制度，2019年，国家中医药管理局科技司组织制定《中医药学术传承项目和传承人遴选管理办法（试点试行）》，设立局专款项目，委托广东、广西、云南和甘肃4省在辖区内开展学术传承项目与传承人的遴选、认定、传承、考核等试点工作，制定中医药学术传承相关实施细则，修订完善相关

配套文件。2019年12月12日，国家中医药管理局科技司组织对中医药学术传承项目的推进工作，听取国家中医药管理局委托办事项目及有关地区中医药管理局关于推进中医药学术传承项目和传承人试点工作有关情况的汇报，听取项目有关负责人经验总结，修订完善相关配套文件，加强对试点省份的沟通和督导。　（邱　岳、贺晓路、傅剑萍）

【中医康复服务能力规范化建设】2016年，国家中医药管理局组织公共卫生项目"中医康复服务能力规范化建设"，在全国各地区支持建设31家省级中医康复示范中心，丰富中医康复临床服务技术和方法，大力推进中医康复医疗服务信息化及规范化建设，形成有利于中医药传承、知识和技术创新的中医康复服务创新体系。2019年，在推进项目组织实施的同时，国家中医药管理局科技司组织制定《中医康复服务能力规范化建设项目建设单位验收绩效考核指标体系》，在项目推进会上向各省级中医药主管部门解读相关文件，并介绍验收工作安排；委托各省级中医药主管部门组织项目建设单位认真做好中医康复的规范化诊疗技术方案、技术服务包等项目研究成果的集成转化应用和梳理总结。　　　　（邱　岳、傅剑萍）

【中医药出土医学文献与文物研究工作】　2019年，国家中医药管理局会同国家文物局，共同深化中医药出土医学文物和文献研究，沟通探讨两部门建立战略合作，相互支持协作，形成学科交叉、合作研究的长效机制；11月22日，两部门共同组织2015年度中医药行业科研专项"老官山汉墓出土医简及医药文物整理研究"任务验收，该项工作完成对成都老官山汉墓出土医简（天回医简）的编辑、释读、考证、注释工作，联合编著《天回医简》，包括全部医简图版及25000字释文。

　　　　　　　（贺晓路、傅剑萍）

【道地药材目录制定工作】　2019

年，国家中医药管理局科技司组织召开专题工作会议对道地药材目录制定工作进行研究推进，从科学角度出发，深化道地药材品种、基原、产区等相关研究，制定《道地药材目录制定遴选原则》，并向工业和信息化部、农业农村部、药监局、林业和草原局等相关部委及国家中医药管理局机关各部门征求意见。通过中国中药协会发布156种道地药材团体标准，为道地药材科学化发展提供支撑。　　　　（吕　泽、陈榕虎）

【中药材质量保障工作】　2019年，国家中医药管理局与商务部等部委共同印发《关于协同推进肉菜中药材等重要产品信息化追溯体系建设的意见》，会同多个部委协同中药材推进追溯体系建设；与农业农村部共同起草《中药材种子管理办法》，并在征求意见后进一步进行完善，从源头加强中药质量控制。

　　　　　　　　（吕　泽、陈榕虎）

【古代经典名方简化注册审评】2019年，国家中医药管理局推进《古代经典名方目录（第二批）》制定工作，多次组织召开古代经典名方工作推进会，邀请包括藏、蒙、维少数民族药在内的中医药领域专家、企业代表及相关省局负责人共同研讨，对目录进一步完善；加强与国家药监局沟通，加快推进古代经典名方复方制剂注册审批技术要求制定；与国家药监局共同委托中国中医科学院组建古代经典名方专家委员会，加强对古代经典名方研发审批的技术支持。

　　　　　　　　（吕　泽、陈榕虎）

【中药炮制技术传承基地建设】2019年，国家中医药管理局对全国中药炮制技术传承网上博物馆、文献数据库、电视纪录片、中国炮制史以及网络视频课程等重点工作任务，以及2015年支持的第一批24家中药炮制技术传承基地进行验收，并对建设情况进行总结；选取安徽普仁中药饮片有限公司作为企业类基地，组织专家对建设方案进行论

证，进一步推进中药炮制技术传承发展，促进中药炮制技术的交流和传承基地建设水平的提高。

（吕　泽、陈榕虎）

【**中医药传统知识保护工作**】　2019年，国家中医药管理局进一步发挥中医药传统知识保护研究中心作用，对中医药传统知识保护数据库和保护名录进行完善；加强与国家知识产权局沟通协作，将中医药传统知识保护工作纳入《2019 年深入实施国家知识产权战略　加快建设知识产权强国推进计划》，深化中医药传统知识保护体系研究；通过中央对地方转移支付资金，支持经费 1860万元在各省、自治区、直辖市开展中医药传统知识调查收集工作；配合局法监司推进《中医药传统知识保护条例》制定。

（吕　泽、陈榕虎）

【**其他工作**】　国家中医临床研究基地、第四次全国中药资源普查见专题工作部分。

（五）国际交流与合作

【**概述**】　2019 年，中医药国际交流与合作工作深入贯彻《中共中央国务院关于促进中医药传承创新发展的意见》和全国中医药大会精神，中医药服务主场外交成效凸显，"一带一路"建设力度加大，粤港澳大湾区中医药高地建设扎实推进，中医药国际标准化工作取得重大突破，中医药服务贸易稳步发展，中医药在国家战略中的重要性和国际影响力进一步体现和提升。

一、发挥特色优势，积极配合元首外交和主场外交任务

一是在习近平主席见证下，国家中医药管理局与尼泊尔卫生与人口部签署《关于传统医学合作的谅解备忘录》、与巴西卫生部签署《关于传统、补充和整合医学的合作谅解备忘录》。中医药被纳入中尼元首签署的《中华人民共和国和尼泊尔联合声明》。二是落实习近平主席在

上海合作组织成员国元首理事会第十九次会议上的讲话精神，国家中医药管理局与外交部、江西省人民政府等共同筹备 2020 年上海合作组织传统医学论坛，打造上合合作新亮点。三是支持举办博鳌亚洲论坛全球健康论坛大会，国家主席习近平发来贺电，国务院副总理孙春兰出席大会开幕式并作主旨报告，国家中医药管理局局长于文明出席开幕式并致辞。国家中医药管理局主办传统医学分论坛，并面向中外政要组织中医药健康体验展。

二、打造全球伙伴关系，推动与国际组织合作

一是推动世界卫生组织在第十一版国际疾病分类中首次纳入传统医学章节，这是我国政府与中医专家历经十余年持续努力所取得的宝贵成果，中医药历史性地纳入国际主流医学体系。二是加强中国与世界卫生组织合作。国家中医药管理局参加世界卫生组织执行委员会第144 届会议、第 72 届世界卫生大会，推动中医药相关议题；继续落实《中华人民共和国国家中医药管理局与世界卫生组织关于传统医学合作的谅解备忘录》，完成赴世界卫生组织任职候选人遴选工作，支持世界卫生组织在武汉召开针灸推拿规范工作组会议；与世界卫生组织合作开展"研制中医药名词术语"及"建设中医药临床指南数据库"等工作；参加世界卫生组织国际草药监管合作网（IRCH）第 11 届年会，参与世界卫生组织国际草药典制定工作。三是加强国家中医药管理局与国际标准化组织合作，支持 ISO/TC 249 国内技术对口单位提升我国提案质量，赴泰国参加 ISO/TC 249 第十次全体大会，中方在 ISO/TC 249 继续保持优势地位，中方项目顺利推进，新发布国际标准项目提案人得到表彰。四是国家中医药管理局与中国常驻联合国日内瓦代表团和联合国日内瓦外事处共同主办中医药文化走进联合国万国宫活动，国家中医药管理局副局长闫树江率团出席开幕式及系列活动；在第二届中阿卫生合作论坛上举办传统医药合

作专题和中医药展览，中阿传统医药合作被纳入《中国－阿拉伯国家卫生合作 2019 北京倡议》；参加第九次中国－东盟卫生发展高官会、第九次中日韩－东盟卫生发展高官会。

三、加强与相关部委合作，推动融合发展

国家中医药管理局一是与商务部联合印发《关于开展中医药服务出口基地建设工作的通知》，共同组织开展中医药服务出口基地申报工作，在全国范围遴选产生基地单位17 家，纳入国家外经贸专项资金支持范围，打造"中国服务"国际品牌。二是与国家留学基金委开展合作，签署合作备忘录，联合推动中医药国际化人才培养。继续加强与国家汉办合作，进一步推动中医药通过孔子学院平台进行对外传播和推广。三是会同文化和旅游部共同制定《国家中医药健康旅游示范区认定标准》，将中医药健康旅游纳入"中国旅游文化周"全球联动项目，与中国文化中心共同在故宫召开启动会，在新西兰海外中心举办系列推介活动。四是与国家国际发展合作署探讨拓展中医药援外工作新模式，与国家卫生健康委在援外机制下共建中国－摩洛哥中医药中心。五是与国家林业和草原局、民政部、国家卫生健康委联合印发《关于促进森林康养产业发展的意见》，并开展国家森林康养基地评审工作。六是推动中医药与侨务工作融合发展，与中国侨联商签战略合作协议，继续与统战部合作执行中医关怀计划，赴海外举办中医药健康讲座和大型义诊。

（吴振斗）

【**国家中医药管理局领导会见匈牙利代表团**】　2019 年 4 月 24 日，国家卫生健康委党组成员、国家中医药管理局党组书记余艳红会见来华出席第二届"一带一路"国际合作高峰论坛的匈牙利前总理迈杰希·彼得代表团一行。余艳红首先代表国家中医药管理局对代表团的来访表示欢迎，对迈杰希在推动中国与匈牙利中医药交流合作方面所作的贡

献进行高度评价，赞赏迈杰希推动中医药在匈牙利立法工作中的杰出贡献。余艳红表示，中国政府正在制定促进中医药发展的相关措施，中医药发展已经进入新时代，未来将继续将匈牙利作为中国中医药国际交流与合作的重要伙伴，推动中医药为中匈及世界人民健康服务。迈杰希对中国政府对中医药工作的重视表示高度认同，表达他在中医药未来发展方向的新思考和推动中匈中医药合作方面的相关建议。双方就推动中匈医药合作进行深入的探讨与交流。国家中医药管理局国际合作司有关负责同志陪同会见。

（肇红）

【国家中医药管理局领导会见乌克兰代表团】　2019 年 5 月 29 日，国家卫生健康委党组成员、国家中医药管理局党组书记余艳红在北京会见到访的乌克兰卫生部第一副部长罗曼·伊雷克，就双方在卫生健康领域合作交换意见。余艳红表示，近年来中乌在卫生健康领域合作取得新进展，赞赏中乌政府间合作委员会卫生合作分委会所开展的积极工作，简要介绍我国医药卫生体制改革经验和取得的成就，并表示中方愿通过高层互访、政府间对话等方式在传统医药、医疗机构合作、卫生体制等领域与乌方深化合作。罗曼·伊雷克表示愿强化政府协作与沟通，务实推动双方在传统医药、医疗服务等领域的合作。国家卫生健康委体制改革司、国际合作司及国家中医药管理局国际合作司有关负责同志参加会见。

（中国中医药报）

【国家中医药管理局领导会见澳大利亚塔斯马尼亚州代表团】　2019 年 12 月 10 日，国家中医药管理局副局长孙达在局机关会见来访的澳大利亚塔斯马尼亚州农业厅厅长盖伊·巴尼特一行。孙达对代表团的来访表示热烈欢迎，指出中国政府历来高度重视中医药发展，出台《中共中央　国务院关于促进中医药传承创新发展的意见》，召开全国中医药

大会。国家中医药管理局高度重视中澳中医药合作，连续多年在国际合作专项上给予支持，双方前期合作基础扎实，取得丰硕成果。孙达表示，未来加强中澳中医药合作前景广阔，希望政府间继续加强交流，搭建合作机制，发挥各自优势，造福两国民众，持续关注双方已有的合作项目，在资金和技术方面提供便利支持。希望代表团能实地考察中国相关机构，进一步了解中国中医药发展的相关政策法规、医疗、科研、教育和产业等方面的情况，共同推动中医药高质量发展。

巴尼特对国家中医药管理局的热情接待表示感谢，指出塔州政府举办习近平主席访澳五周年系列庆祝活动，民众对中医药认可度逐步提高。塔州环境优良、土质肥沃、水质清洁，种植天然非基因农作物，拥有农业研究院和科研农场，适宜开展中草药种植和科学研究。塔州政府非常重视双方合作，将会继续支持中澳中医药合作，尤其是中药的临床研究等国际合作项目。巴尼特盛情邀请国家中医药管理局领导在 2020 年适当时间访问塔斯马尼亚州。双方代表进行充分交流，澳方代表来自澳大利亚塔斯马尼亚州农业厅、澳大利亚教育管理集团、澳大利亚驻华使馆等机构。国家中医药管理局国际合作司、科技司等相关负责同志陪同会见。

（肇红）

【国家中医药管理局代表团访问白俄罗斯】　2019 年 11 月 2～9 日，国家中医药管理局副局长王志勇率国家中医药管理局代表团赴白俄罗斯访问。在白俄罗斯首都明斯克，王志勇与白俄罗斯明斯克卫生局局长巴娅斯卡娅·娜塔莉娅共同为中国－白俄罗斯中医药中心揭牌。王志勇在揭牌中致辞，中医药中心的建立是落实两国高层领导人互访成果的重要举措和推进中医药海外发展的具体行动，希望更多优秀专家能来白俄罗斯工作，让白俄罗斯人民享受优质中医药医疗保健服务的同时，进一步了解中医、了解中国、了解中华文明。中国驻白俄罗斯大

使崔启明和巴娅斯卡娅·娜塔莉娅女士在致辞中均表示，希望中医药中心在成立后进一步发挥作用，让中医药更好地服务白俄罗斯人民。

11 月 4 日，代表团访问白俄罗斯"巨石"中白工业园区。王志勇高度赞扬中白工业园在推动"一带一路"区域合作走深走实所取得的成绩，国家中医药管理局将联合国内相关部门与白方一起探索搭建中医药平台，积极推荐国内优质企业入驻中白工业园。中白工业园管委会主任亚历山大·亚罗申科感谢中国国家中医药管理局支持园区建设，热切希望 2020 年在园区内召开以中医药为主题的展览会，吸引更多中医药企业入驻园区，开展合作项目。代表团一行还访问白俄罗斯国立大学共和国汉学孔子学院，拜访中国驻白俄罗斯大使馆，就推动中医药走出去深入交换意见。

（金阿宁）

【传统医学正式被纳入《国际疾病分类第十一次修订本（ICD－11）》】　2019 年 5 月 25 日，第 72 届世界卫生大会审议通过《国际疾病分类第十一次修订本（ICD－11）》，首次纳入起源于中医药的传统医学章节，这是我国政府与中医专家历经十余年持续努力所取得的宝贵成果。世界卫生组织《总干事报告》指出，ICD－11 包括一个题为"传统医学病证——模块 1"的补充章节，将起源于古代中国且当前在中国、日本、韩国和其他国家普遍使用的传统医学病证进行分类。将有关传统医学的补充章节纳入《国际疾病分类》，使我们第一次能够统计传统医学服务和就医情况，测量其形式、频率、有效性、安全性、质量、结果及费用，并可以与主流医学和研究进行对比。

国际疾病分类（ICD）是 WHO 制定颁布的、国际统一的疾病分类标准，是各国政府在医疗、管理、教学和科研及制定政策中关于疾病分类的规范性标准，是全球卫生健康领域具有权威性的基础和通用标准之一。ICD 历经百年，已进行 10 次修订。2007 年 WHO 启动 ICD 第

11次修订工作后，中国国家中医药管理局组织全国中医药系统专家进行研讨论证，形成国内知名专家牵头的起草组织方案，并派出专员担任WHO项目顾问组成员，积极参与确定项目工作方向，搭建总体架构，制订实施计划，并提供资金支持和技术指导。

在WHO的牵头组织和技术指导下，经过长期努力，最终在中国联合相关国家的通力合作下，在ICD-11中建立以中医药为基础，兼顾日韩传统医学内容的病证分类体系，推动传统医学150条疾病和196条证候（不含特指和非特指病证）条目纳入ICD-11传统医学章节。

ICD-11的正式发布有助于我国建立与国际标准相衔接并体现我国中医药卫生服务信息的统计网络，从统计分析的角度彰显我国中医药服务在人类健康服务中的能力和地位，有利于中医药国际交流与合作，促进中医药与世界各国医疗卫生体系融合发展，为世界各国认识中医药、了解中医药、使用中医药奠定基础，具有非常重要的现实意义和极为深远的历史意义。

（陆烨鑫）

【中医药被纳入《外商投资准入特别管理措施（负面清单）（2019年版）》《自由贸易试验区外商投资准入特别管理措施（负面清单）（2019年版）》】　2019年6月30日，国家发展改革委和商务部共同发布《外商投资准入特别管理措施（负面清单）（2019年版）》《自由贸易试验区外商投资准入特别管理措施（负面清单）（2019年版）》，中医药内容被纳入其中，即"禁止投资中药饮片的蒸、炒、炙、煅等炮制技术的应用及中成药保密处方产品的生产。"

（魏春宇）

【中医药被纳入中国－毛里求斯自贸协定】　2019年10月17日，中国与毛里求斯签署《中华人民共和国政府和毛里求斯共和国政府自由贸易协定》，中医药被纳入其中，中国和毛里求斯承诺加强中医药服务以及中医药贸易合作，促进中医药和

中医药相关产业共同增长和发展，支持民间机构开展中医药医疗、教学和研究等领域的合作，为毛里求斯民众提供更多高质量中医药服务。

（魏春宇）

【中医药代表团参加《濒危野生动植物种国际贸易公约》第18届缔约方大会】　2019年8月16～28日，《濒危野生动植物种国际贸易公约》第18届缔约方大会在瑞士日内瓦召开。为切实维护国家利益和中药产业利益，国家中医药管理局由科技司、国际合作司和中国中医科学院中药资源中心派员加入中国政府代表团，全程参加此次会议，为捍卫中医药行业利益发声。

（刘文龙）

【国家中医药管理局与国家留学基金委联合开展中医药国际化人才培养合作项目】　为全面贯彻落实党的十九大精神、《中共中央　国务院关于促进中医药传承创新发展的意见》精神，服务于国家外交大局，培养一批符合时代发展需要的具备国际化视野、熟悉中医药知识、热爱中医药事业的中医药国际化工作核心骨干人才，国家中医药管理局与国家留学基金委于2019年12月签署合作协议，联合开展中医药国际化人才培养合作项目。根据协议，双方每年将选派30名左右人员出国深造。

（刘文龙）

【中医药文化走进联合国万国宫活动】　2019年9月24日，为庆祝中华人民共和国成立70周年，由中国常驻联合国日内瓦代表团、国家中医药管理局和联合国日内瓦办事处共同主办，世界针灸学会联合会、中国－瑞士（日内瓦）中医药中心承办，国内多家中医药大学和瑞士相关医学机构协办的中医药文化走进联合国万国宫活动在万国宫开幕。中国常驻联合国日内瓦代表陈旭大使、国家中医药管理局副局长闫树江、联合国文化委员会主席皮萨诺、中国常驻世界贸易组织代表张向晨大使、裁军事务大使李松、世界卫生组织等国际组织官员、各国驻日

内瓦使节、当地华侨华人、各界友好人士约500人参加。

闫树江表示，中医药是人类文明和医学科学的共同财富，近年来中医药国际化传播得到长足发展，在保障人类健康方面作出更大贡献。希望本次活动能够推动以中医药为代表的国际传统医学发展，助力全球卫生治理，更好地服务全人类的健康。

本次活动融合展览、讲解、体验3种方式，并运用智能中医体质检测报告、智能调配中医芳疗复方等科技手段，展现传统中医药文化的与时俱进。专家讲座、现场义诊、功法拍照墙、经络针刺寻穴等互动环节生动活泼、趣味性强，大量观众踊跃参与，场面十分热烈。展览至10月4日，持续展出中医药历史文化和现代化建设成就。（陆烨鑫）

【上海合作组织传统医学论坛筹备工作】　2019年7月30～31日，国家中医药管理局与上海合作组织睦邻友好委员会秘书处赴江西省深度调研，初步确定论坛主题、方案内容、活动安排等事项；11月11日，组织召开上海合作组织传统医学论坛筹备工作会，与外交部、上海合作组织睦邻友好委员会秘书处、中国中医科学院、江西省有关部门再次研商论坛筹备细节，确定《上海合作组织传统医学论坛总体方案》；11月12日，接待上海合作组织秘书长诺罗夫一行，国家中医药管理局局长于文明与外宾就2020年5月在江西南昌共同办好上海合作组织传统医学论坛事宜进行充分的沟通与交流。

（金阿宁）

【中国埃及两大学签署建立埃及中医医院协议】　2019年4月14日，上海交通大学健康管理与服务创新中心与埃及中国大学在开罗签署协议，双方将共同建立埃及中医医院。双方是在国际中医药与功能医学会议上签署这一协议的。上海交通大学健康管理与服务创新中心主任鲍勇表示，未来双方将为培养埃及中医药人才共同努力，不仅会邀请埃及

医疗人员到中国学习交流，还将在埃及中国大学等学校开设相关课程并派遣中国专家进行授课。埃及中国大学校长、埃及前高等教育部部长阿什拉夫·希哈表示，中国在医学领域已取得巨大成就，中国传统医学蕴含着独特的治疗理念，将中医药优势融入埃及医学体系是一个双赢的举措。此次国际中医药与功能医学会议为期2天，由埃及卫生部、上海交通大学健康管理与服务创新中心和埃及中国大学共同主办，内容包括中医药与功能医学专题报告、传统中医与西医研讨以及参观埃及中国大学中医项目等。

（新华社）

【中国–毛里求斯中医中心战略协议签约】　2019年6月6日，中国–毛里求斯中医中心战略协议签约仪式在毛里求斯城市医疗集团 City Clinic 举行。中国–毛里求斯中医中心为国家中医药管理局2019年度中医药国际合作专项立项项目"一带一路"海外中医药中心类项目之一。上海中医药大学附属岳阳中西医结合医院与毛里求斯城市医疗集团共建中国–毛里求斯中医中心。该中心2019年10月建成投入使用，岳阳中西医结合医院派遣有丰富经验的中医医师赴毛里求斯开展中医临床医疗活动，培训当地医护人员。双方在中医药医疗服务、中医教育培训、临床研究、养生保健、中药材等领域进行全面战略合作，推动中医药海外发展。　（中国中医药报）

【中国–缅甸中医药中心揭牌】2019年8月27日，中国–缅甸中医药中心在缅甸曼德勒揭牌，该中心由云南中医药大学申请，是云南中医药大学承担的首个中医药海外中心建设项目，旨在推动中医药与缅甸传统医药共同发展。云南中医药大学有关负责人当天在揭牌仪式上表示，云南中医药大学期待与缅甸相关机构以中心为依托，加强传统医药人才培养，在传统医药种植、研发、生产、销售以及区域内药用植物资源保护等方面开展合作，实

现传统医药的长期可持续发展。缅甸卫生和体育部传统医药司司长在仪式上表示，缅甸传统医药历史久远，希望与中方在此领域加强合作，双方可以通过中国–缅甸中医药中心在传统医药研究、培训和治疗方面实现合作。　（中国中医药报）

【欧洲（葡萄牙）中医药文化体验中心揭牌】　2019年9月4日，国家中医药管理局代表团赴葡萄牙出席欧洲（葡萄牙）中医药文化体验中心揭牌仪式。中国驻葡萄牙大使蔡润在揭牌仪式上致辞，葡萄牙是较早完成中医立法的欧洲国家之一，民众对中医的接受程度较高，中葡在中医药学科设置、科学研究、校际合作和人才培养等领域已有扎实的合作基础。国家中医药管理局国际合作司司长表示，欧洲（葡萄牙）中医药文化体验中心的设立为葡萄牙民众了解和应用中医药打开一扇新的大门，有助于促进民心相通，助力中医药"一带一路"建设。葡萄牙国会议员、卫生委员会主席罗萨表示，葡中各领域合作达到新高度，推进中医药合作是双方合作很好的切入点。他还建议，可以充分发挥澳门第三方平台作用，推动葡中两国中医药合作。

葡萄牙有3所理工学院设置针灸本科课程，民间有多个规模较大的针灸培训机构。中葡大学间、大学与企业间在中医药领域合作良好，科英布拉大学设有以中医为特色的孔子学院，米尼奥大学设有以科研为核心的中葡药食植物资源研究中心等。2019年，里斯本举办多场大型中医药交流活动。中国驻葡萄牙大使馆工作人员、葡萄牙各界代表及华侨华人等近百人参加揭牌仪式。

（魏春宇）

【马达加斯加中医中心揭牌】　2019年11月5日，在马达加斯加进行访问的国务院副总理孙春兰在塔那那利佛会见马达加斯加总统拉乔利纳，并同马达加斯加总理恩蔡举行会谈。访问期间，孙春兰专程赴阿努西亚拉医院看望和慰问中国援马医疗队，

同马方共同为中医中心揭牌，参观塔那那利佛大学孔子学院办学成果展。孙春兰指出，中马友谊源远流长，双方始终真诚友好、平等相待，相互理解、相互支持。在两国领导人战略引领下，中马关系呈现强劲活力和广阔前景。中方愿同马方一道，巩固传统友谊，增进政治互信，将落实中非合作论坛北京峰会成果、共建"一带一路"与"马达加斯加振兴倡议"有效对接，不断提升两国各领域合作水平和质量，加强多边事务协调，推动中马全面合作伙伴关系迈上新台阶。

（中国中医药报）

【马耳他举办首届中西医交流学术会议】　2019年5月18日，由江苏省卫生健康委和地中海地区中医中心主办的第一届中西医交流学术会议在马耳他国立圣母医院举行，与会者就在马耳他等欧洲国家推进中西医结合以及加强中医教学培训、配套制度建设等方面进行讨论，并提出意见和建议。来自地中海地区中医中心和马耳他国立圣母医院等医院的医生、马耳他大学医学专业的师生、当地医疗从业者等约70人参加研讨。5名医生就循证医学、中西医结合治疗缺血性卒中、针灸治疗头痛等发表演讲，介绍中西医结合的理论研究成果和临床治疗方法。

（新华社）

（六）港澳台地区交流与合作

【概述】　国家中医药管理局一是做好顶层设计，将中医药明确纳入中共中央、国务院《粤港澳大湾区发展规划纲要》《粤港澳大湾区国际科技创新中心建设方案》和《关于促进中医药传承创新发展的意见》。二是主办粤港澳大湾区中医药高地建设工作座谈会，国家中医药管理局副局长孙达主持会议，国家中医药管理党组书记余艳红出席会议并作讲话，邀请国家发展改革委、广东省中医药局、香港食物及

卫生局、澳门卫生局相关负责同志、知名专家、业界代表出席，围绕如何建设粤港澳大湾区中医药高地作深入探讨。三是支持粤港澳立足各自需求做大做强，鼓励广东省打造中医药高质量发展先行区，建设粤港澳大湾区中医药品牌论坛；支持香港建设首家中医医院和中药检测中心，商签先导计划，为香港首家中医医院培养高级临床人才骨干，满足香港民众多元化健康需求；支持澳门建设粤澳合作中医药科技产业园和中药质量研究国家重点实验室，与澳门特别行政区政府共同主办 2019 传统医药国际发展论坛（欧非）论坛、2019 中国澳门－迪拜中医学术交流义诊活动、中国（澳门）传统医药国际合作论坛，提升澳门在传统医药领域的国际影响力，推进澳门经济适度多元发展。

（吴振斗）

【国家中医药管理局领导会见粤澳合作中医药科技产业园区代表团】
2019 年 2 月 18 日，国家中医药管理局局长于文明会见来访的粤澳合作中医药科技产业园（以下简称"产业园"）吕红董事长一行，双方围绕贯彻落实习近平总书记考察产业园作出的重要指示，共同研讨国家中医药管理局进一步支持产业园发展的工作措施。于文明对近年来产业园承担国家中医药管理局"中药产品海外注册公共服务平台"建设任务、推动中医药海外发展所取得的工作成绩给予高度肯定，希望吕红董事长带领产业园将习近平总书记的重要讲话精神落到实处，带领产业园创造新的成绩，为澳门经济适度多元发展、促进"一国两制"行稳致远作出应有的贡献。双方深入探讨产业园申报国家工程研究中心、建设中医药大健康产业项目、打造中医药国际青年培训基地等工作。国家中医药管理局港澳台办公室、医政司、科技司相关负责同志陪同参加。

（魏春宇）

【国家中医药管理局领导会见澳门中医药代表团】　2019 年 11 月 26 日，

国家中医药管理局副局长孙达会见来访的澳门中医药代表团并进行座谈交流。孙达对代表团的来访表示热烈欢迎，对澳门政府发挥自身优势，服务"一带一路"建设，推动中医药走出去取得的成绩给予充分肯定。孙达指出，在中华人民共和国成立 70 周年之际，习近平总书记对中医药工作作出重要指示，李克强总理作出批示，中共中央、国务院出台《中共中央　国务院关于促进中医药传承创新发展的意见》，国务院召开全国中医药大会，充分体现以习近平同志为核心的党中央对中医药事业的高度重视和亲切关怀，在我国中医药发展历程中具有历史性、划时代的里程碑意义。国家中医药管理局将深入贯彻落实习近平总书记重要指示精神，加大支持力度，完善政策举措，进一步推进粤港澳大湾区中医药高地建设。希望澳门充分发挥"一国两制"的制度优势及中医药防病治病的独特优势和作用，传承精华，守正创新，与内地共同携手，推动中医药事业和产业高质量发展，推动中医药走向世界。

澳门中医药代表团名誉团长、澳门卫生局局长李展润，代表团团长、澳门科大医院副院长莫蕙和澳门中联办副部长级助理邵彬等对国家中医药管理局的精心安排表示感谢，指出澳门中医药在科研、人才培养和成果转化方面取得长足进步，在增强澳门居民健康福祉，推动经济适度多元发展方面发挥重要作用，这些成绩的取得离不开中央政府和祖国内地的大力支持。希望国家中医药管理局在中医师培养、执业和中药研发、生产等方面给予更大支持，推动澳门中医药高质量发展，助力粤港澳大湾区建设。

此次访问是澳门中医药界庆祝回归 20 周年的重要活动，代表团成员由澳门卫生主管机构、高校、科研院所及相关社会团体代表组成。国家中医药管理局港澳台办公室、医政司、科技司等负责同志陪同会见。

（魏春宇）

【国家中医药管理局领导会见香港食物及卫生局代表团】　2019 年 12 月 23 日，国家中医药管理局党组书记余艳红、局长于文明会见来访的香港食物及卫生局局长陈肇始代表团一行，双方就进一步加强内地与香港中医药交流合作进行深入交流。余艳红和于文明高度赞赏香港食物及卫生局推动中医药事业发展所做的工作，并指出，近年来香港中医药事业取得长足发展，香港食物及卫生局专门成立中医医院发展计划办事处和中医药处，香港中医药管理体系更加健全；设立 5 亿元中医药发展专项基金，为中医药发展提供强有力的资金保障。余艳红和于文明表示，国家中医药管理局将进一步深化对香港中医药事业发展的支持，配合香港特别行政区政府新时期发展中医药的工作需求，积极分享内地中医药传承创新发展相关经验，发挥内地与香港各自优势，推动中医药事业实现互补、共赢发展。于文明与陈肇始共同签署《国家中医药管理局与香港特别行政区政府食物及卫生局关于中医高级临床人才培训的合作协议》。国家中医药管理局港澳台办公室、人事教育司、医政司相关负责同志陪同出席活动。

（魏春宇）

【国家中医药管理局代表团访问香港】　应香港食物及卫生局邀请，国家中医药管理局局长于文明访问香港，与香港食物及卫生局局长陈肇始进行工作会谈，就支持香港建设首家中医医院、开展香港中医高级临床人才培训先导计划等工作进行务实沟通与协商，并就中医药融入粤港澳大湾区建设深入交换意见。2019 年 4 月 2日，于文明会同香港特别行政区行政长官林郑月娥、中联办副主任何靖共同出席博爱医院 100 周年董事局就职典礼，并就香港特别行政区政府发展中医药，打造大湾区中医药高地交换意见。于文明在致辞中指出，国家中医药管理局将一如既往支持香港与内地加强中医药交流合作，支持博爱医院在原来开展中医药工作基础上，发挥自身优势，联合香港有关大学、中医药界同仁与内地中医药机构合作，积极融入国家大湾区发展战略，成为粤港澳"共享机遇、共赢发展"的示范样板。

在港期间，于文明参访香港中文大学中医学院、东区尤德夫人那打素医院、东华医院及博爱医院等机构，充分了解香港中西医协作先导计划、中医针灸戒烟等中医药工作开展情况；与香港中医中药界社团代表进行座谈，就共同发挥香港内地优势，加强合作进行交流，全国人大代表李应生等参加会议；出席香港2019中医药适宜技术推广应用研讨会。国家中医药管理局港澳台办公室、广东省中医药局主要负责同志和有关专家一同出席活动。

（魏春宇）

【国家发展改革委与澳门特别行政区政府支持澳门重点发展中医药产业】
2019年2月，国家发展改革委与澳门特别行政区政府签署《国家发展和改革委员会与澳门特别行政区政府关于支持澳门全面参与和助力"一带一路"建设的安排》（以下简称《安排》），为澳门在世界旅游休闲中心、中葡商贸合作服务平台、中医药及文化创意等方面发挥积极作用，参与和助力"一带一路"建设做出适当安排。《安排》提出，支持澳门重点发展中医药产业，与内地合作加强中医药科研、人才培养和成果转化，支持粤澳合作中医药科技产业园建设，支持产业园开展中医药相关的贸易与推广工作，促进中医药相关产品和技术进入葡语国家以及"一带一路"相关国家和地区，推动中医药国际化发展。《安排》聚焦金融合作、经贸交流与合作、民心相通、推动粤港澳大湾区建设等，提出支持澳门发挥资源优势，为"一带一路"建设提供投融资服务等具体任务，并设计联席会议制度，作为推动落实《安排》的协调对接平台。

（国家中医药管理局官网）

【澳门与河北签署合作备忘录支持雄安新区建设】　2019年4月11日，澳门金融管理局与河北雄安新区改革发展局在澳门签署合作备忘录。根据备忘录，双方同意以合适的方式开展投资合作，帮助雄安新区引入长期稳定境外资金的创新渠道；充分发挥雄安新区对外开放优势，积极支持澳门特色金融发展，并加强在"一带一路"沿线以及葡语系国家与地区的协同合作。澳门贸易投资促进局、卫生局分别与河北省商务厅、中医药管理局签署协议和备忘录，共同推进两地经贸合作和中医药事业发展。澳门特别行政区行政长官崔世安和河北省人民政府省长许勤出席签约仪式。

崔世安表示，两地签署有关雄安新区建设、经贸及中医药的合作备忘录和协议，对两地合作具有重要意义。澳门定位发展为中国与葡语国家商贸合作服务平台，已打下良好基础，两地可在多个领域持续加强合作。许勤表示，河北与澳门在雄安新区建设、经贸、教育、中医药、旅游及食品等多个领域，都可进一步深化或拓展合作。澳门是联系内地与葡语国家的合作平台，河北希望与澳门加强这方面的合作。

（新华社）

【澳门吉林两地探讨加强中医药产业合作】　2019年4月12日，澳门特别行政区行政长官崔世安在政府总部与吉林省副省长朱天舒一行会面，双方就进一步加强两地的中医药等领域合作交换意见。朱天舒表示，澳门与吉林两地政府经过3年共同努力，已在中医药合作方面取得良好进展，其中吉林省在敦化市规划建设中医药产业合作区，相信可与澳门特别行政区政府展开深度合作。下一阶段两地可从4个方面推进中医药合作：一是中医药的质量标准和检验检测体系建设；二是协同研发合作制造；三是跨境电子商务，借助澳门中葡平台，把中医药产品先行打入葡语系国家进而推进欧盟市场；四是研究拓展两地中医药康养旅游合作。

崔世安感谢朱天舒提出有关中医药合作的建议。崔世安指出，澳门特别行政区政府正积极发展中医药等产业，以推进澳门经济实现适度多元发展。期望双方能够加快进度，进一步落实合作方向，以达到互利共赢的成果。

（中新社）

【香港特别行政区行政长官出席北京同仁堂2019年首都国企开放日】
2019年5月24日，林郑月娥出席北京同仁堂2019年首都国企开放日时表示，作为中西文化交汇地，香港会充分发挥其独特优势，并配合稳健的医疗系统，打造中医药海外发展的"香港模式"，为中医药"走出去"作出贡献。林郑月娥指出，中医药是中国的传统文化，也是养生瑰宝，一向在病患治疗和治未病中担当重要角色，成效获得国际社会肯定。香港回归祖国后，在国家政策支持下，中医药行业也焕然一新，在香港基层医疗体系中发挥着更重要的作用。香港特别行政区政府于1998年通过实施《中医药条例》，为中成药设立注册制度，行之有效，确保在香港销售的中成药符合安全性、品质性及成效性的要求。近年香港特别行政区政府积极推行中成药生产质量管理规范，致力提升香港的中成药质量水平。

林郑月娥指出，过去一年是香港中医药发展的重要里程碑。2018年《施政报告》宣布会以资助特定的中医药服务，将中医药纳入香港医疗系统。香港正积极筹备第一家中医医院，预期在2024年落成启用，也会继续投放资源资助中医门诊服务和中西医协作住院服务。此外，香港特别行政区卫生署正积极筹备兴建永久的政府中药检测中心大楼，包括建立世界级水平的数字化中药标本馆，以期成为中药科研及检测的国际权威。香港特别行政区政府于2018年成立5亿元中医药发展基金，务求提升中医药界整体水平。香港特别行政区政府会加强与国家有关机构的联系。香港特别行政区食物及卫生局与国家中医药管理局及国家药品监督管理局签署合作协议，在香港中医医院建设、中医药国际标准化和中药监管、共同推动

"一带一路"和粤港澳大湾区建设等方面加强交流合作。

（香港特别行政区政府粤港澳大湾区速递微信公众号）

【海峡中医药产业发展论坛】 2019年2月25～26日，国家中医药管理局对台港澳中医药交流合作中心、台湾中华中医药文教经贸促进会在台湾高雄举办海峡中医药产业发展论坛。与会专家就海峡两岸传承中医药人才，发展中医药产业进行探讨。专家一致认为，两岸在中药产业和科研方面存在着很强的互补性和巨大的合作潜力。要通过加强两岸中医药产业交流、合作、发展，进一步促进两岸中医药事业繁荣发展，推动两岸中医药产业界达成共识，把握"一带一路"发展机遇，加速推进中医药走向世界。

台湾中华中医药文教经贸促进会会长朱溥霖表示，本次论坛，将通过经验分享，加强海峡中医药产业交流，延续中医药文化、技术，促进中医药产业在台湾的蓬勃发展。台湾义守大学校长陈振远希望海峡两岸的中医药人保持密切往来及交流合作，互鉴所长，充分发挥两岸中医药的优势与特色，造福华夏子孙。义守大学愿意搭建中医药科研、教育、文化、产业交流合作平台，更好地为两岸中医药界服务。论坛由台湾义守大学承办，200余人参加。 （国家中医药管理局官网）

【粤港澳大湾区中医药湾区研讨会】 2019年5月2日，由中华中医药学会主办，广东省中医药学会、香港注册中医药学会、国际中医药学会（澳门）协办，天大馆（集团）有限公司承办，以"创新、融合、发展、共享"为主题的粤港澳大湾区中医药湾区研讨会在广东珠海举行。粤港澳三地有关政府部门、中医药领域官员、专家学者、企业家等近100人参加研讨会，共同就粤港澳三地携手推动"中医药湾区"建设，促进大湾区融合发展，服务大湾区人民健康需求，助力健康"中国梦"早日实现建言献策。中华中医药学

会会长王国强、中国中药协会会长房书亭、广东省中医药局局长徐庆锋等分别在研讨会上作主旨演讲。

王国强表示，粤港澳医药界应抓住机遇，推动中医药事业和大湾区融合创新发展迈上新的台阶。2019年2月出台的《粤港澳大湾区发展规划纲要》强调粤港澳大湾区要"密切医疗卫生合作，深化中医药领域合作"，这为三地中医药事业发挥既有的领先优势，深入发掘中药宝库中的精华，实现中医药健康养生文化的创造性转化和创新性发展，推动中医药大踏步走向世界提供难得的历史契机，赋予巨大的合作动力。

与会嘉宾普遍认为，中医药是中华民族的瑰宝，是打开华夏文明的宝库钥匙，为中华民族的繁衍昌盛作出巨大贡献。研讨会一致通过粤港澳三地《携手共建"粤港澳大湾区中医药湾区"倡议》。倡议呼吁粤港澳中医药界紧紧围绕"健康中国"战略，以"传承创新，优质服务，走向世界，造福人类"为理念，加大优质中医药产品和服务供给，共同致力于将大湾区建成一个世界级、高水平的中医药健康湾区。香港中联办副主任杨健、澳门中联办副主任姚坚、珠海市人民政府市长姚奕生、广东省中医药局局长徐庆锋等出席研讨会。

（国家中医药管理局官网）

【第六届中医中药台湾行暨两岸中医药文化与养生保健交流大会】 2019年7月13～14日，由国家中医药管理局对台港澳中医药交流合作中心、台湾中华中药商业同业公会全联会主办的第六届中医中药台湾行暨两岸中医药文化与养生保健交流大会在台湾新竹市和云林县举办。活动以"传承中医中药，弘扬中华文化，造福民众福祉"为主题，通过举办养生科普讲座、赠送《中医养生保健指南》等形式，向台湾民众推广中医药文化，普及中医药养生保健知识。

活动现场，中国中医科学院专家团队与台湾的中医药专家围绕痛

风、心脑血管病防治、经络穴位保健等开展讲座，台湾医务人员提供义诊、针灸按摩等服务，深受民众欢迎。国家中医药管理局对台港澳中医药交流合作中心主任表示，台湾在中医药医疗、保健、教育方面一直保持着传统特色，在科研、产业、文化等方面具有创新优势，两岸可优势互补，融合发展。台湾中华中药商业同业公会全联会理事长认为，中医中药台湾行活动是增进两岸同胞民生福祉、促进两岸同胞心灵契合、深化两岸融合发展的迫切需要。台湾中华中医药文教经贸促进会会长表示，台湾85%的中药材来自大陆，两岸中医药交流合作不能停、不能断、不能少。

（国家中医药管理局官网）

【川港中医药交流合作会议】 2019年6月22日，川港中医药交流合作会议在四川成都召开。全国政协常委、四川省政协副主席、农工党四川省委主任委员王正荣，四川省中医药管理局党组书记、局长田兴军出席会议。

王正荣指出，四川中医药对外合作交流硕果累累，服务"一带一路"成绩斐然，川港两地中医药合作为未来两地经济社会发展注入强劲动力。四川省政协将一如既往发挥组织桥梁纽带作用，积极为川港政府、企业、协会交流合作牵线搭桥，搭建更广阔平台，助推川港中医药互惠共赢。

田兴军介绍，四川中医药全面贯彻落实省委十一届三次全会关于加速形成"四向拓展、全域开放"立体全面开放新态势战略部署，统筹推进与香港的中医药医疗、保健、教育、科研、文化和产业交流与合作。两地中医药人将在医养结合、重点学科建设、创新中医运动创伤技术等方面多点开花，助推川港中医药合作不断迈上新台阶。川港两地中医药界应充分发挥各自优势，进一步丰富内涵，开展中医药全领域、多层次合作，推动两地经济社会高质量发展。

香港中联办协调部相关负责人

表示，香港中医药界爱国爱港，老字号众多，有先进的管理经验和精密质量监控标准，是推动中医药现代化的重要力量。香港中联办将发挥更强的桥梁和纽带作用，为加强两地的中医药合作助力。

香港食物及卫生局中医药处相关负责人介绍，2018 年中医药被纳入香港医疗系统，筹备建设第一家中医医院，设立中医药发展基金，希望依托香港中西方文化交汇的优势，结合四川丰富的中医药资源，两地建立更紧密的合作关系，为中医药"走出去"搭建平台，积极参与中医药"一带一路"建设。

两地嘉宾作主旨演讲，共同探讨川港中医药交流合作之路。与会领导、川港两地嘉宾共同开启川港中医药发展联盟。四川省推进中医药强省建设工作领导小组各成员单位、四川省人大常委会法工委、四川省政协医卫体育委相关领导，贵州、甘肃等省中医药主管部门领导，局属单位及省内有关高校、科研院所约 300 人参会。

（国家中医药管理局官网）

（七）新闻宣传与出版管理工作

【新闻宣传工作】 2019 年，国家中医药管理局新闻宣传工作紧紧围绕中医药事业发展主题，把握正确舆论导向，进一步完善新闻宣传工作机制，不断强化能力提升水平，弘扬行业正气，振奋行业精神，全方位展示中医药事业发展的新成就、新形象，为中医药事业发展营造良好的舆论氛围。

紧抓重大专题报道，形成强大正面宣传声势。2019 年，国家中医药管理局聚焦庆祝中华人民共和国成立 70 周年、屠呦呦获颁共和国勋章、《中共中央 国务院关于促进中医药传承创新发展的意见》出台、全国中医药大会召开、全国"两会"、局直属机关"不忘初心、牢记使命"主题教育、中医药助力脱贫攻坚等重大事件，精心策划宣传内容，科学把握宣传节奏，有效整合工作力量和媒体平台，及时推出重量级文字报道和新媒体产品，实现中医药工作正面宣传有声势有深度有实效。全年共完成 13 项专题宣传任务。

加强媒体合作，打造高规格宣传平台，壮大主流声音。2019 年，国家中医药管理局办公室与人民网·人民健康签订战略合作备忘录，在人民健康开设中医药频道，围绕新闻、文化、科普、视频等推出多个专栏；推动与中央广播电视总台洽谈长期合作关系，加大中医药宣传力度，弘扬中医药文化；深化与"学习强国"平台合作，2019 年"学习强国"平台采用国家中医药管理局推荐的中医药类稿件 900 余篇次，丰富了"学习强国"平台上的中医药内容；积极对接媒体报道需求，及时提供报道素材，参加国务院新闻发布会 1 场，举办媒体中医药素养培训班 2 期，组织主流媒体专题新闻调研 4 次。据统计，2019 年媒体关于中医药的报道总量 63.3 万余篇次，较 2018 年增长 10%。

健全工作制度和机制，探索构建中医药大宣传工作格局。2019 年，国家中医药管理局办公室制定印发《国家中医药管理局新闻宣传工作制度》，使新闻宣传各项工作有规可依、有章可从；加大对中医药宣传工作的统筹力度，做好国家中医药管理局和直属单位、属（管）医院各媒体平台以及省级中医药主管部门所属媒体平台的协同工作，在重大会议、活动的宣传工作中统一行动，形成上下一个调、全国一盘棋的工作格局；举办中医药新闻宣传领导能力培训班，提升系统内干部新闻宣传工作素养；运营好国家中医药管理局官方微信公众号"中国中医"，全年关注人数增长近 10 万，总阅读量近 900 万次；积极争取中宣部等有关部委指导支持，优化工作环境，争取工作支持。

强化舆论引导，画好中医药舆论同心圆。2019 年，国家中医药管理局持续做好舆情监测、研判和应对工作；定时、及时制作中医药舆情日报、一周热点舆情、专题舆情报告、信息专报等，提供有价值的舆情信息，2019 年编发各类舆情报告 320 余期；建立舆情例会工作机制，组建中医药舆情研判专家队伍，定期对负面敏感舆情进行研判，妥善进行应对；加强培育网络舆论引导工作力量，研究制订专项工作方案，召开相关工作座谈会，推动工作稳步开展。 （王 鹏、彭 艳）

【出版管理工作】 2019 年，国家中医药管理局继续加强对主管报刊、图书出版单位出版工作的监督指导。一是做好局主管报刊、图书出版单位日常管理工作。审核报送图书出版单位年度出版计划、重大选题备案，做好图书、报纸、期刊日常质量检查及年度审读工作。开展出版物"质量管理 2019"专项工作及 2019 年度报刊集中换证工作。二是组织局主管报刊、图书出版单位开展社会效益考核评价工作。三是做好国家出版基金资助项目、主题出版项目、国家重点出版物出版规划项目、国家古籍整理图书出版资助项目等国家级项目申报及管理工作。四是继续做好《中国中医药报》社有限公司、中国中医药出版社有限公司、中医古籍出版社有限公司公司制改制推进及指导工作。

（王 鹏、邢琳菡）

【2019 年中医药十大新闻】

一、习近平对中医药工作作出重要指示，强调要遵循中医药发展规律，传承精华，守正创新，为实现中华民族伟大复兴的中国梦贡献力量

2019 年 10 月，中共中央总书记、国家主席、中央军委主席习近平对中医药工作作出重要指示指出，中医药学包含着中华民族几千年的健康养生理念及其实践经验，是中华文明的一个瑰宝，凝聚着中国人民和中华民族的博大智慧。新中国成立以来，我国中医药事业取得显著成就，为增进人民健康作出重要贡献。要遵循中医药发展规律，传承精华，守正创新，加快推进中医

药现代化、产业化，坚持中西医并重，推动中医药和西医药相互补充、协调发展，推动中医药事业和产业高质量发展，推动中医药走向世界，充分发挥中医药防病治病的独特优势和作用，为建设健康中国、实现中华民族伟大复兴的中国梦贡献力量。习近平总书记的重要指示，为中医药事业在新时代实现新的奋斗目标指明方向、提供遵循。

二、中共中央、国务院印发《关于促进中医药传承创新发展的意见》，全国中医药大会在北京召开

2019 年 7 月 24 日，中央全面深化改革委员会第九次会议审议通过《关于促进中医药传承创新发展的意见》，这是中央深化改革领导小组首次专门审议关于中医药的文件。10 月 20 日，中共中央、国务院印发《关于促进中医药传承创新发展的意见》，这是第一次以中共中央、国务院名义印发的中医药文件。

为贯彻落实习近平总书记的重要指示和中央意见，全国中医药大会 10 月 25 日在北京召开，这是第一次以国务院名义召开的中医药会议。会议对 80 名全国中医药杰出贡献奖获得者进行表彰。

大会召开后，全国各地党委政府主要负责人通过作出批示、主持召开会议研究部署、调研中医药工作等形式，认真学习贯彻落实习近平总书记重要指示、李克强总理批示、孙春兰副总理讲话和全国中医药大会精神，吹响新时代中医药传承创新发展号角，掀起贯彻落实大会精神的热潮。

三、新中国 70 年中医药成就显著，屠呦呦被授予"共和国勋章"

新中国成立 70 年来，中医药事业作为党和国家事业历史性成就的重要组成部分，在中医医疗、保健、科研、教育、产业、文化、对外交流等方面成绩斐然。20 世纪六七十年代，席卷中华大地的"一根针、一把草"的中草药运动，最大程度上保障亿万农民的生命健康，被世界卫生组织誉为"以最少投入获得最大健康收益"的中国经验。中医医疗机构 6 万余个，中医药行业从

业人员 71 万余人，中医重点专科近 1500 个，中医药高等院校 25 所，中药工业总产值近 8000 亿元，中医药传播到 183 个国家和地区。

2019 年 9 月 17 日，国家主席习近平签署主席令，授予中国中医科学院终身研究员屠呦呦共和国勋章，国家勋章由全国人大常委会决定、国家主席签发证书并颁授，为国家最高荣誉。11 月，中医药科研领域再添 3 名院士。其中，仝小林当选中国科学院院士，王琦、刘良当选中国工程院院士。刘良是澳门特别行政区首位中国工程院院士。

四、《中华人民共和国基本医疗卫生与健康促进法》强调"坚持中西医并重"

2019 年 12 月 28 日，《中华人民共和国基本医疗卫生与健康促进法》发布，将于 2020 年 6 月 1 日起施行。作为我国医疗卫生与健康领域的"基本法"，强调"坚持中西医并重"。其中第九条明确：国家大力发展中医药事业，坚持中西医并重、传承与创新相结合，发挥中医药在医疗卫生与健康事业中的独特作用。

五、传统医学正式纳入国际疾病分类

2019 年 5 月 25 日，第 72 届世界卫生大会审议通过《国际疾病分类第十一次修订本（ICD-11）》，首次纳入起源于中医药的传统医学章节，这是中国政府与中医专家历经十余年持续努力所取得的宝贵成果。此举对确立中医药在世界医学体系中的地位和作用有重要意义，有利于中医药国际交流与合作，促进中医药与世界各国医疗卫生体系融合发展，为世界各国认识中医药、了解中医药、使用中医药奠定基础。

六、国家中医药管理局坚持以人民为中心，开展"方便看中医，放心吃中药"主题教育专项行动取得实效

在"不忘初心、牢记使命"主题教育中，针对制约中医药发展的重点难点问题、群众反映的热点关切问题，国家中医药管理局开展"方便看中医，放心吃中药"主题教育专项行动。2019 年 8 月，《关于方

便群众看中医进一步改善中医医院服务的通知》印发，推出便民就医导航平台，汇总全国所有中医类医疗机构，覆盖 31 个省 392 个国家临床重点专科和 1815 名中医药专家数据信息。方便群众随时随地获取到真实权威的就诊信息，人民群众的中医药获得感不断提升。

《中国中医药报》创刊 30 周年之际，工业和信息化部首个区块链技术中医药应用实验基地在《中国中医药报》社有限公司挂牌，并以此为依托，以党建扶贫 + 区块链技术中医药应用，协助阜平县中医院互联网医院建设启动。

七、医联体建设坚持中西医并重，国家卫生健康委、国家中医药管理局发文强调"三个不得"

2019 年 7 月 29 日，国家中医药管理局和国家卫生健康委联合印发《关于在医疗联合体建设中切实加强中医药工作的通知》，要求推进中医医院牵头组建多种形式的医联体，促进中医药优质资源下沉基层。针对部分地区一些不当做法，通知明确提出"三个不得"，即在医联体建设中不得变相地取消、合并中医医院，不得改变其功能定位，不得以各种理由在事实上削弱中医医院建设，以确保在医联体建设中中医医院只强不弱，更好地满足人民群众的中医药服务需求。

八、全球首个中医药循证医学中心成立

2019 年 3 月 12 日，受国家中医药管理局委托、由中国中医科学院筹建的中国中医药循证医学中心在北京揭牌成立。这是全球首个中医药领域的循证医学中心，将借助中国中医科学院的专家优势，联合国内各大科研机构，为中医药的有效性和安全性提供依据。该中心把循证医学跟中医学特点有机结合并付诸临床实践，将极大提高临床诊疗水平，还将为中医药学证明自身医学价值、跻身于世界科学体系提供舞台和机会。

九、中医药扶贫深入开展，助力打赢脱贫攻坚战

2019 年，国家中医药管理局继续

把中医药扶贫工作摆在突出位置，全面动员，深入推进，实施《中医药健康扶贫行动计划（2019～2020年)》，实现686家贫困县中医医院对口帮扶全覆盖，投入7.14亿元支持714个贫困县县级中医医院提升服务能力；实施专项工作方案，加大对"三区三州"扶贫工作力度；扎实推进中药材产业扶贫行动计划，带动贫困地区生态种植、绿色发展、产业结构优化。4月，国家中医药管理局定点扶贫的五寨县正式脱贫摘帽。

十、中国公民中医药健康文化素养水平持续提升

2019年，中医药健康文化传播势头不减，中国公民中医药健康文化素养水平持续提升。12月，国家中医药管理局发布的最新调查结果显示，中国公民中医药健康文化素养水平达到15.34，提前两年实现中医药文化建设"十三五"规划目标。

2019年，电视连续剧《老中医》、纪录片《本草中国》第二季、中医药版《生僻字》等中医药文化作品引起广泛关注和传播。中国北京世界园艺博览会首次设立唯一以中草药文化为主题的园艺展园——百草园，中医中药中国行走进世园会，吸引大批群众参观。

（中国中医药报）

（八）中医药投入与预算管理

【"十四五"规划编制工作启动】2019年，国家中医药管理局根据全国"十四五"规划编制工作会议精神，按照国家发展改革委《关于做好"十四五"规划前期工作的通知》和《关于做好"十四五"国家级专项规划前期工作的通知》有关要求，于2019年4月印发《中医药发展"十四五"规划编制工作方案》，正式启动中医药领域"十四五"相关规划编制工作。一是成立国家中医药管理局"十四五"规划编制工作领导小组，国家中医药管理局党组书记余艳红、局长于文明担任领导小组组长，领导小组下设部门协作

组、专家组及工作组，加强规划编制组织领导，建立部门协调机制。二是科学安排规划编制，将规划编制分为前期准备、《规划基本思路》编制、《规划草案》编制、《规划》印发实施4个阶段，按照国家发展改革委有关要求和工作安排有序推进。三是启动开展《"十四五"中医药发展面临主要形势和前进方向研究》《中医药高质量发展目标指标研究》《中医药重大工程项目设计研究》等14项规划前期研究，为"十四五"规划编制打下夯实基础。四是在前期研究基础上编报中医药领域希望纳入国家"十四五"规划《基本思路》重点内容的考虑，提出中医药领域希望纳入国家"十四五"规划《基本思路》的重要指标、重点任务、重大工程项目及重大政策措施，并及时报送国家发展改革委。五是结合中医药领域"十四五"发展思路，研究提出《"十四五"中医药发展规划》《"十四五"中医药服务体系建设与发展规划》《"十四五"中医药文化建设规划》《"十四五"中医药人才发展规划》等7项国家中医药管理局"十四五"时期拟编制的国家级专项规划，并按要求报送国家发展改革委。六是推进雄安新区国家中医医疗中心建设相关工作，落实雄安新区中医药事业高质量发展及有关疏解任务，开展专题研讨及实地调研，组织中国中医科学院初步提出雄安新区国家中医医疗中心建设规划框架。（尚利娟）

【"十四五"中医药领域重大工程项目编制】2019年，国家中医药管理局根据《中共中央　国务院关于促进中医药传承创新发展的意见》精神，按照国家发展改革委"十四五"医疗卫生服务体系建设有关要求，启动"十四五"中医药重大工程项目编制，开展中医药领域工程项目可行性研究、局直属（管）单位重大工程项目可行性研究，联合国家发展改革委、国家卫生健康委组织开展"十四五"医疗卫生服务体系建设西南片区集中调研。编制工作按计划研究形成工程项目可行

性研究报告初稿，整体进展顺利。

（李天伟）

【中医药基础设施建设】2019年，国家中医药管理局积极协调国家发展改革委等部门，通过中央预算内投资支持中医药领域基础设施建设，共支持192个中医药项目，投入资金71.57亿元。一是继续实施中医药传承创新工程，支持64个工程项目建设，共25.51亿元，累计投入45.46亿元支持75个工程项目单位开展建设，占全部110个单位的68.18%。国家中医药管理局加强工程管理，与国家发展改革委、国家卫生健康委联合印发《关于认真做好重大工程项目台账填报工作的通知》，组织各地做好工程台账填报，及时掌握工程进展情况，进行精细化台账式管理。二是实施健康扶贫工程县级中医医院建设，支持128个县级中医院建设，共46.06亿元，其中贫困地区（集中连片特殊困难地区和国家扶贫开发工作重点县、三区三州县）县中医医院67个。国家中医药管理局加快推进中医医院建设标准修订，深化修订研究，重点针对近3年改扩建规模较大的150余个中医医院开展书面调查，赴广东、湖南、四川开展现场调研。

（李天伟）

【国家中医药管理局直属（管）单位基本建设】2019年，国家中医药管理局持续加强和规范局直属（管）单位基本建设，协调下达中央预算内投资11059万元支持局直属（管）单位6个项目建设；协调国家发展改革委批复中国中医科学院中药科技园一期工程青蒿素研究中心项目初步设计和投资概算，8月29日项目正式奠基；积极推进国家中医药博物馆建设，协调北京市人民政府，推进建设选址工作。

（李天伟）

【中医药信息化建设】2019年，国家中医药管理局积极推进中医药信息化高质量发展。一是启动中医药信息化发展"十四五"规划编制，委托开展专题研究，组织各省（区、市）中医药主管部门、中医医院完

成信息化建设现状调查。二是继续推进中医馆健康信息平台建设，完成两批次 21 个省项目现场验收，结合"不忘初心、牢记使命"主题教育，推动平台改造升级并试点部署。截至 2019 年底，平台共接入全国各地中医馆 1.3 万余家，注册医生 3.6 万余人，填写中医电子病历 57 万余份，辨证论治开方 111 万余张。三是加快全民健康保障信息化工程一期中医药项目建设，中央预算内投资下达第二批项目经费，完成中医药业务应用平台硬件设施、网络环境搭建及 9 个应用信息子系统研发，并开展系统试运行。继续推进中央直属（管）中医医院信息集成平台建设，集成平台端建设任务完成，部分医院完成前置机和网络部署、接口改造并上传数据。四是国家中医药管理局联合国家卫生健康委印发《全国基层医疗卫生机构信息化建设标准与规范（试行）》，指导中国中医药信息学会发布第一批 54 项中医药信息团体标准，深入推进《中医医院信息化建设基本规范》《中医医院信息系统基本功能规范》修订。五是加强行业网络安全管理，国家中医药管理局与国家卫生健康委联合印发《关于落实卫生健康行业网络信息与数据安全责任的通知》，明确网络安全和信息化领导小组领导下，卫生健康（中医药）行业各有关方面的网络信息与数据安全责任。

（李天伟）

【内部控制建设】　2019 年，国家中医药管理局根据财政部关于全面推进行政事业单位内部控制建设和开展内部控制报告有关工作要求，为全面推进直属（管）单位从预算管理、收支管理、政府采购管理、资产管理、建设项目管理、合同管理 6 个方面内控建设，加强廉政风险防控，督促指导直属（管）单位贯彻实施政府会计准则制度，结合工作实际，以评促建，开展内部控制建设情况督导评价工作，落实十九大报告对于建立健全现代政府治理体系和治理能力的要求。

（全洪松）

【财务管理制度建设】　2019 年，国家中医药管理局为强化审计整改结果，建立长效机制，制修订 10 个财务管理制度：《国家中医药管理局项目支出预算管理暂行办法》（国中医药规财函〔2019〕4 号）、《国家中医药管理局关于全面实施预算绩效管理的通知》（国中医药规财函〔2019〕32 号）、《国家中医药管理局机关固定资产管理暂行办法》（国中医药规财函〔2019〕73 号）、《国家中医药管理局政府采购管理暂行办法》（国中医药规财函〔2019〕137 号）、《国家中医药管理局办公室关于停止执行会议年度计划执行情况报告制度并继续严格会议费管理的通知》（国中医药办规财函 160 号）、《国家中医药管理局机关经济合同管理暂行办法》（国中医药办规财函〔2019〕188 号）、《国家中医药管理局机关加班餐费管理暂行规定》（国中医药办规财函〔2019〕189 号）、《国家中医药管理局机关外宾接待经费管理暂行办法》（国中医药办规财函〔2019〕190 号）、《国家中医药管理局办公室关于差旅伙食费和市内交通费交纳、报销具体规定的通知》（国中医药办规财函〔2019〕200 号）、《国家中医药管理局办公室关于停止执行培训年度计划备案及执行情况报告制度并继续严格培训费管理的通知》（国中医药办规财函〔2019〕216 号）。

（全洪松）

【编制下达中央部门预算】　2019 年，国家中医药管理局在财政部大力支持下，认真组织开展部门预算编制与下达工作，中医药部门预算持续稳定增长。2019 年部门预算当年财政拨款收入 16.11 亿元，与 2018 年部门预算 13.73 亿元相比增加 2.38 亿元，同比增长 17.33%。

（全洪松）

【编制下达医疗服务与保障能力提升补助资金（中医药事业传承与发展部分）】　2019 年，为了立足中医药特色优势，着力发挥中央财政项目投入的示范带动作用，财政部下达 2019 年医疗服务与保障能力提升补助资金（中医药事业传承与发展部分）20 亿元，与 2018 年 15.15 亿元相比，增加 4.85 亿元，增长 32.01%，资金总量实现重大突破。

（全洪松）

【预决算信息公开工作】　2019 年，国家中医药管理局根据政府信息公开条例和财政部关于部门预决算信息主动公开的各项具体要求，结合国家中医药管理局实际情况，制订 2019 年部门预算信息和 2018 年度部门决算主动公开相关方案，分别于 4 月 2 日和 7 月 19 日在国家中医药管理局政府网站上向全社会公开，总体情况平稳，社会反响较好。

（全洪松）

【《政府会计制度》改革工作】　2019 年，国家中医药管理局全面开展《政府会计制度》改革工作，落实十九大报告对于建立健全现代政府治理体系和治理能力的要求，在直属（管）单位和中医药行业全面开展实施新《政府会计制度》，更新财务报销软件和账套，对工作实施情况进行督导检查。

（全洪松）

【部门预算绩效管理实现绩效评价全覆盖】　2019 年，国家中医药管理局推动"国家中医药管理局全面预算绩效管理系统"上线，提高部门预算管理和绩效评价工作质量，实现绩效评价全覆盖，获财政部绩效管理优秀单位表彰。一是按财政部要求认真组织 10 个重点项目的绩效评价，委托第三方专业机构开展绩效考评，借助第三方机构独立性和专业性优势，真实客观反映项目支出绩效情况，预算总额 1.31 亿元。二是按照审计加强委托办事经费管理和财政部绩效全覆盖要求，委托第三方专业机构对国家中医药管理局 2018 年度专款、专项全面开展绩效评价，出具评价报告。三是认真开展项目支出绩效自评工作。国家中医药管理局组织对 2018 年 19 个一级项目、107 个二级项目（预算总额 7.89 亿元）开展绩效自评，实现项目支出绩效自评全覆盖。

（全洪松）

【企业管理工作】 2019 年，国家中医药管理局按照"放、管、服"的精神，主动服务，做强做大所属企业，在确保国有资本安全前提下，积极督促企业做好国有资本经营和管理，争取申报 2019 年度中央文化产业发展专项和中央文化企业国有资本经营预算，为 3 家文化企业共争取到财政预算资金 1500 万元，有力支持企业的健康发展。 （全洪松）

【国有资产报告工作】 2019 年，国家中医药管理局加强国有资产管理，开展国有资产盘点统计，推动国有资产管理信息化建设，不断摸清家底、夯实管理基础，确保国有资产保值增值。截至 2019 年 12 月 31 日，国家中医药管理局直属（管）行政事业单位国有资产总计 122.25 亿元，与 2018 年底的 112.14 亿元相比，增加 10.11 亿元，增长 9.02%。通过资产盘点统计，摸清行政事业单位国有资产家底，夯实国有资产管理基础，针对在资产清查过程中发现的问题，不断完善资产管理制度。

（全洪松）

【内部审计工作】 2019 年，国家中医药管理局印发《国家中医药管理局 2019 年度内部审计工作计划》，委托第三方机构对局直属（管）单位 2018 年度预算执行情况和其他财务收支情况开展审计工作，对五寨县定点扶贫资金开展专项审计。

（骆征洋）

【离任经济责任审计工作】 2019 年，国家中医药管理局加强对直属单位主要负责同志的管理监督，完成对中国中医科学院张伯礼、《中国中医药报》社王淑军、濮传文的离任经济责任审计。 （骆征洋）

【京津冀中医药协同发展专项实施工作】 2019 年，国家中医药管理局累计投入财政资金 336 万元，支持局直属（管）医院开展京津冀中医医疗服务协同发展专科联盟、京津冀中医国家临床重点专科协同病房、雄安新区县域医共体建设试点、京

津冀中医医院院长论坛 4 类项目。其中组建专科联盟 6 个，涵盖急诊急救、肿瘤、脑病、感染性疾病、心血管、妇科等专科；组织国家中医药管理局直属（管）医院和北京中医医院、天津中医药大学第一附属医院等通过专科联盟形式帮扶提升河北省部分中医医院专科诊疗能力；建设协同病房项目 1 个，组织中国中医科学院西苑医院对口帮扶阜平县中医医院脑病专科协同病房建设；开展雄安新区县域医共体建设试点 1 个，支持安新县中医医院牵头组建县域医共体，提升基层中医药服务能力；支持院长论坛项目 1 个，促进京津冀中医医院院长经验交流和信息共享。 （骆征洋）

【中央对地方转移支付中医药资金绩效考核】 2019 年 4～9 月，国家中医药管理局按照地方自评、第三方机构评审、专家评审和实地调研等程序组织开展绩效评价工作，涉及 31 个省（市、区）、653 个项目、中央对地方转移支付资金 151479 万元，并对 2016、2017 年度绩效评价发现问题的整改情况进行"回头看"。通过开展绩效评价，促进各省总结经验、发现问题，改进工作，提高资金使用效益。 （骆征洋）

【中央对转移支付中医药资金绩效考核专家集中评审】 2019 年 7 月，国家中医药管理局在贵阳、杭州、沈阳分片区对 31 个省（区、市）的绩效工作开展集中评审。按照集中汇报、专家问答、现场督查的评审形式，对各省绩效考核工作按照"优、良、合格、差" 4 个等级进行综合评议。其中考核优秀的省 4 个、良好 5 个、合格 9 个、较差 13 个。

（骆征洋）

【中央对转移支付中医药资金绩效考核现场调研】 2019 年 9 月，国家中医药管理局组织专家对黑龙江、上海、重庆、青海、宁夏、西藏等省（区、市）部分项目进行实地调研。专家组通过看现场、核账务、查资料、座谈访问等形式，深入了解分析

项目执行进展缓慢的原因，指导解决问题，推进项目实施。 （骆征洋）

【组织参加上海第二届中国国际进口博览会】 中国国际进口博览会是习近平总书记亲自谋划、亲自提出、亲自部署推动的一次重大外交活动。根据有关工作安排，按照国家中医药管理局领导重要批示精神，规划财务司高度重视，积极组织直属（管）6 家医院和中国中医科学院于 2019 年 11 月 5～10 日在上海国家会展中心参加上海第二届中国国际进口博览会。 （全洪松）

【国家中医药管理局直属（管）单位财经纪律培训】 2019 年 6 月 12 日，国家中医药管理局在第五会议室举办专门培训，对国家中医药管理局委托办事经费主要经办人员进行培训，要求严格执行《国家中医药管理局办公室关于深入贯彻落实中央八项规定及实施细则精神规范和加强局机关预算管理的通知》（国中医药办规财发〔2018〕12 号）有关规定，进一步加强委托办事经费管理，强化绩效考核。2019 年 6 月 24 日，在国家中医药管理局新闻发布厅举办 2020 年部门预算编制和项目预算管理培训，对直属（管）单位财务部门负责人、预算管理工作人员进行财经纪律和预算管理知识培训，并对预算执行审计整改提出要求。 （全洪松）

【中央对地方转移支付中医药资金绩效评价培训】 2019 年 3 月 10～12 日，国家中医药管理局在河南郑州举办 2018 年度转移支付中医药资金绩效评价培训班，通报 2017 年度转移支付绩效评价情况及整改要求，部署 2018 年度绩效评价工作。河北、河南、陕西、湖南省中医药主管部门作经验交流，国家中医药管理局各部门、各省中医药主管部门相关负责同志约 80 人参加培训。

（骆征洋）

【部门预算绩效管理工作荣获财政部表彰】 2019 年 7 月 16 日，国家中

医药管理局（规划财务司预算财务处）获财政部2018年度预算绩效管理工作考核先进单位通报表扬。为深入贯彻落实党的十九大提出的"全面实施绩效管理"和《中共中央 国务院关于全面实施预算绩效管理的意见》精神，进一步强化预算资金绩效管理，按照财政部《关于贯彻落实〈中共中央 国务院关于全面实施预算绩效管理的意见〉的通知》（财预〔2018〕167号）和《国家中医药管理局关于全面实施预算绩效管理的通知》（国中医药规财函〔2019〕32号）要求，推动国家中医药管理局全面预算绩效管理系统上线，提高部门预算管理和绩效评价工作质量，实现绩效评价全覆盖。 （全洪松）

【资产管理绩效评价工作荣获国家机关事务管理局表彰】 2019年8月7日，国家中医药管理局（规划财务司预算财务处）获国家机关事务管理局2018年度中央行政事业单位资产管理绩效评价工作通报表扬。按照资产管理绩效评价有关要求，国家中医药管理局高质量完成2018年度中央行政事业单位资产管理绩效评价工作，指导局直属（管）事业单位做好资产的经营管理，严格管理、防控风险，确保国有资产保值增值。 （全洪松）

【中央文化企业财务决算工作荣获财政部表扬】 2019年9月19日，国家中医药管理局（规划财务司预算财务处）获财政部2018年度中央文化企业财务决算工作通报表扬。按照财政部代表国务院履行出资人职责的中央文化企业年度财务决算有关要求，国家中医药管理局加强组织协调，落实工作责任，规范会计核算流程，强化审核措施，高质量完成2018年度中央文化企业财务决算工作。 （全洪松）

【国有企业经济效益月度快报工作荣获财政部表扬】 2019年5月17日，国家中医药管理局（规划财务司预算财务处）获财政部2018年度国有企业经济效益月度快报工作通报表扬。按照"放、管、服"精神，国家中医药管理局主动服务，在确保国有资本安全前提下，积极督促企业做好国有资本经营和管理，组织中国中医药出版社有限公司等企业严格按照财政部要求于每月10日前向财政部报送国有企业经济效益月度快报。 （全洪松）

（九）干部人事工作

【概述】 2019年，中医药干部人事工作坚持以习近平新时代中国特色社会主义思想为指导，深入贯彻落实党的十九大，十九届二中、三中、四中全会精神和全国组织工作会议精神，落实"不忘初心、牢记使命"主题教育要求，认真贯彻落实习近平总书记关于发展中医药的重要论述，认真贯彻落实《中共中央 国务院关于促进中医药传承创新发展的意见》和全国中医药大会精神，坚持政治引领、服务大局，坚持统筹协调、精准实施，坚持狠抓落实、提高质量，推动深化机构改革、干部人才队伍建设各项工作取得新进展。 （宋丽娟、杨满丽、孙斯恒）

【干部队伍建设】 2019年，国家中医药管理局党组坚持党管干部原则和新时期好干部标准，突出政治标准，树立实绩导向，聚焦守正创新，激励担当作为，分期分批开展干部选拔任用和职级晋升工作，不断加强机关干部队伍建设和直属单位领导班子配备，推动干部交流轮岗，加大优秀年轻干部培养使用力度；坚持理论武装和实践锻炼，选派干部参加第九批援藏和海南自贸区（港）挂职，安排中管干部2名、司局级干部13名参加中组部"一校五院"调训；完善干部人事管理制度体系，从严管理监督干部，为中医药事业发展提供坚强的组织保障。 （宋丽娟、杨满丽、孙斯恒）

【孙达任国家中医药管理局党组成员、副局长】 2019年9月中共中央组织部、2019年10月国务院决定，任命孙达为国家中医药管理局党组成员、副局长（保留副部长级待遇）。 （国家中医药管理局官网）

（十）党建与群团工作

【2019年思想教育工作概况】 2019年，国家中医药管理局直属机关党委突出党的政治建设统领作用，着眼夯实理想信念根基，引导党员干部深入学习贯彻习近平新时代中国特色社会主义思想。一是提升加强政治建设的思想自觉和行动自觉，协助国家中医药管理局党组制定强化直属机关党的政治建设的36条细化举措和推进机关党的建设的28条务实举措，把全面从严治党引向深入。二是扎实开展"不忘初心、牢记使命"主题教育，协助国家中医药管理局党组推动局直属机关主题教育有序有效开展。三是对"模范机关"创建工作进行阶段性总结，通过自查，总结经验做法、查找存在不足、明确努力方向。四是充分发挥理论学习中心组示范引领作用，把学习贯彻习近平新时代中国特色社会主义思想作为首要政治任务，围绕宪法、习近平总书记关于中医药工作的重要论述、作风建设、党的十九届四中全会等主题，全年共计开展国家中医药管理局党组理论学习中心组学习7次。五是认真抓好党员干部理论学习，通过党校培训、专题辅导、集中培训等方式，组织党员干部认真学习党史、党的创新理论，累计培训500余人次。六是深化爱国主义教育，组织党员干部参观庆祝中华人民共和国成立70周年大型成就展，参加中华人民共和国成立70周年国庆阅兵活动等。七是加强党对宣传工作的领导，制定印发《中共国家中医药管理局党组贯彻实施〈中国共产党宣传工作条例〉具体举措》。八是强化青年理论武装。截至2019年底，国家中医药管理局直属机关共组建青年理论学习小组54个，覆盖国家中医药管理局机关和直属单位40周岁以下青年干部2265人。 （尹光毅）

【2019 年组织工作概况】　截至 2019 年 12 月 31 日，国家中医药管理局直属机关有基层党组织 220 个，其中党委 11 个、党总支 7 个、党支部 202 个；共有党员 4369 人，其中国家中医药管理局机关 203 人、局直属单位和社会组织 4166 人。

2019 年，国家中医药管理局直属机关党委以党支部建设为抓手，不断夯实基层组织基础。一是加强基层党组织建设。全面推进党支部书记由部门、单位主要负责人担任机制，支委会普遍设置书记和组织委员、宣传委员、纪检委员等，夯实基层组织架构。坚持集体领导和个人分工负责相结合，形成支部书记主持工作，其他支委按职责分工开展工作的良好机制。二是压实主体责任。研究制定党建工作责任清单，进一步明确各部门各单位党组织和党组织负责人职责。三是从严从实抓党员教育管理，推动支部标准化规范化建设。细化提出《中共国家中医药管理局党组贯彻落实〈中国共产党党员教育管理工作条例〉实施举措》，统一印发《党费证》《基层党组织工作综合记录本》，抓好发展党员工作，聚焦不按期换届、不规范开展组织生活、不按规定缴纳党费等突出问题，进行提醒督促、责令限期整改。四是发挥"关键少数"作用。规定党员领导干部每年以普通党员身份参加所在支部组织生活，讲党课不少于 1 次，与党员谈心谈话不少于 1 次。五是严肃党内政治生活。认真组织各部门各单位开好民主生活会，抓实抓好整改落实。部署开展组织生活会、民主评议党员工作，严格落实双重组织生活制度。六是表彰先进典型。61 名优秀共产党员、21 名优秀党务工作者、22 个先进基层党组织受到国家卫生健康委直属机关"两优一先"表彰，充分展现新时代中医药工作者的良好风貌。

中国共产党国家中医药管理局直属机关第四次代表大会于 2019 年 12 月 20 日召开。会议系统总结第三届党代会以来的机关党建工作，对今后一个时期的工作进行全面部署。

国家卫生健康委党组成员，国家中医药管理局党组书记、副局长余艳红，国家中医药管理局局长于文明，国家中医药管理局党组成员、副局长王志勇、闫树江、孙达出席会议。国家卫生健康委直属机关党委常务副书记杨建立与会指导。国家中医药管理局直属机关党委书记闫树江代表直属机关第三届党委向大会作工作报告，直属机关纪委作书面报告。150 名与会代表审议通过《关于中国共产党国家中医药管理局直属机关第三届委员会工作报告的决议》《关于中国共产党国家中医药管理局直属机关第三届纪律检查委员会工作报告的决议》《关于中国共产党国家中医药管理局直属机关第三届委员会党费收缴、使用和管理情况报告的决议》，以无记名投票方式差额选举产生中国共产党国家中医药管理局直属机关第四届委员会委员 13 名、纪律检查委员会委员 11 名、国家中医药管理局出席国家卫生健康委直属机关第一次党代会代表 32 名。

（尹光毅）

【2019 年群团工作概况】　2019 年，国家中医药管理局直属机关党委高度重视群团工作，切实引导群团组织在工作中不断增强政治性、先进性和群众性。

工会工作丰富多彩。严格规范工会经费，配合国家中医药管理局直属机关党委开展好局直属机关庆祝中国共产党成立 98 周年暨中华人民共和国成立 70 周年文艺展演。2019 年组织看望慰问全国先进工作者、国医大师以及困难职工合计 225 人次，发放慰问金 124.1 万元。组织开展健步走、书画摄影展、太极拳比赛等活动，有效发挥工会工作凝人心、聚力量、鼓士气的桥梁纽带作用。

团委工作充满活力。一是加强青年思想引领，举办"百年五四追梦人、青春建功心向党"青年讲坛，开展"我与祖国共奋进——国旗下的演讲"特别主题团日活动，各级团组织开展丰富多彩的学习实践活动 50 余次。二是动员青年岗位建功。组织国家中医药管理局机关和局直属单位团员青年赴山西五寨、广东珠海，围绕中医药助力脱贫攻坚、横琴粤港澳中医药科技产业园专题开展调研；持续举办"品读好书""书香迎五四"等读书实践活动，邀请专家开展公文写作能力专项培训，举办"青年岗位大练兵"，助力团员青年练就过硬本领。三是搭建成长发展平台。组织并遴选青年优秀摄影作品参加中央和国家机关"我爱你中国"青年手机摄影大赛，两幅作品分获一等奖、二等奖；组织团员青年参加中央和国家机关运动会、国家卫生健康委运动会，以及篮球赛、足球赛，组织开展青年健步走活动，倡导团员青年强健体魄、振奋精神。

妇工委工作有声有色。"三八"妇女节期间，组织开展"融入家国情　追梦中医药"诵读会，展现女性风采，陶冶文化情操。认真完成全国三八红旗手标兵推选工作，引导女干部女职工爱岗敬业、自我完善、弘扬传统美德。

（尹光毅）

【2019 年精神文明建设工作概况】　2019 年，国家中医药管理局直属机关党委坚持培育和践行社会主义核心价值观，加强干部政德和社会公德、职业道德、家庭美德、个人品德建设，以党建引领新时代医院文化建设，大力宣传和践行行业精神和优秀医德医风。一是围绕中国共产党成立 98 周年、中华人民共和国成立 70 周年开展系列庆祝活动，以"我和我的祖国"为主题，通过文艺汇演和书法、摄影比赛获奖作品展示等形式，礼赞中华人民共和国成立 70 周年，展示新时代中医药人奋发向上、担当作为的精神面貌，国家中医药管理局机关各部门、直属各单位干部职工 1000 余人参加活动。二是协助国家中医药管理局党组制定印发《关于大力弘扬和践行青蒿素精神的决定》，通过专题报告会、学习讨论、座谈交流等形式，集中开展学习宣讲，引导广大党员干部自觉弘扬和践行青蒿素精神；组建青年青蒿素精神宣讲团，分赴国家

中医药管理局直属单位、北京一六六中学、史家小学分校等宣讲中医药科研工作者勇担使命、百折不挠的感人事迹。三是积极发挥身边优秀共产党员的示范带动作用，在国家中医药管理局直属机关开展向"贵州省脱贫攻坚优秀共产党员"侯卫伟学习活动，引导广大党员干部锤炼党性、改进作风、求真务实、敢于担当，为推动中医药事业高质量发展贡献力量。四是发挥行业优势，开展青年志愿服务。国家中医药管理局直属机关团委 5 月启动"情在咫尺、爱在身边"老专家关爱行动，为中国医史文献老专家提供义诊和健康咨询，赠送生活物品，开展一对一帮扶。各级团组织开展老专家关爱行动 10 余次，充分体现青年中医药人尊老、敬老、爱老、传承发展中医药事业的优良传统。中医药青年志愿者 100 余人次赴农村、社区、敬老院等地开展义诊服务；为北京市大型义务植树等重大活动提供医疗保障服务；为中医医院就诊患者提供特色气功讲授、健康保健知识宣传、特色导医等服务。2019 年，眼科医院学雷锋志愿服务示范站被中央和国家机关团工委推荐为中国青年志愿者协会提名会员；望京医院学雷锋志愿服务示范站、广安门志愿者服务队入选全国卫生健康行业青年志愿服务联盟第二批团体会员。
　　　　　　　　　　（尹光毅）

【**国家中医药管理局直属公立中医医院党建工作**】　2019 年，国家中医药管理局直属机关党委通过座谈交流、业务培训、专题调研等方式，做好《关于加强公立医院党的建设工作的意见》的贯彻落实，多措并举推动医院党建工作落地见效。5 月 30 日召开专题会进行工作部署，对 4 家医院章程制定给予指导，实地调研基层党组织建设情况，强化"支部建在科室"意识。推动中国中医科学院成立由党政主要负责人任组长的党建工作领导小组，指导院属医疗机构修订医院党委会、院长办公会会议制度，制定医院章程。西苑医院成立党建工作领导小组，制

定实施办法，试行医院《章程》，进一步明确"三重一大"事项的主要内容、决策程序等议事规则；推进《中国中医科学院西苑医院"十三五"人才培养项目规划》的实施，建设西苑医院党员之家。广安门医院建立党委委员联系党支部制度，建立健全支部书记例会专题研讨制度并形成长效机制；充分发挥党支部的战斗堡垒作用，积极运用现代信息技术手段开展党组织活动，拓展党的活动阵地；充分发挥党员先锋模范作用，推动落实党风廉政建设责任制，坚决抵制"四风"问题，持之以恒落实中央八项规定精神。望京医院坚持应建尽建原则，确保党组织全面覆盖医院各科室和各处室，完成新一届党支部换届选举工作，为下一步党建工作开展提供坚实的组织保障；完成医院章程制定，职代会审议通过后上报中国中医科学院；制定印发"模范机关"创建工作有关意见，对各岗位党员如何发挥先锋模范作用提出明确要求。眼科医院修订医院章程，明确党委的领导核心地位和党委会议的研究范围，明确党支部的职责和党支部书记、支部委员的配置及待遇，明确提出将党建工作经费列入医院年度经费预算；修订完成《中国中医科学院眼科医院党委会议制度（送审稿）》；成立党员活动室，打造党建宣传、活动阵地；2～3 月在全院范围开展党风廉政建设监督检查，完善一批招标采购制度流程，促进医院制度建设。
　　　　　　　　　　（尹光毅）

【**国家中医药管理局党组召开会议专题传达学习党的十九届四中全会精神**】　2019 年 11 月 1 日，国家中医药管理局党组召开会议，专题传达学习党的十九届四中全会精神，研究部署贯彻落实举措。
　　会议指出，在庆祝中华人民共和国成立 70 周年之际，党的十九届四中全会专题研究坚持和完善中国特色社会主义制度、推进国家治理体系和治理能力现代化问题并作出决定，充分体现以习近平同志为核心的党中央高瞻远瞩的战略眼光和

强烈的历史担当，对决胜全面建成小康社会、全面建设社会主义现代化国家，对巩固党的执政地位、确保党和国家长治久安，具有重大而深远的意义。
　　会议指出，全会审议通过的《中共中央关于坚持和完善中国特色社会主义制度、推进国家治理体系和治理能力现代化若干重大问题的决定》，准确把握我国国家制度和国家治理体系的演进方向和规律，深刻回答"坚持和巩固什么、完善和发展什么"这个重大政治问题，既阐明必须牢牢坚持的重大制度和原则，又部署推进制度建设的重大任务和举措，是完善和发展我国国家制度和治理体系的纲领性文件，是一篇马克思主义的政治宣言书。
　　会议指出，学习领会党的十九届四中全会精神，要准确把握党的十九届三中全会以来党和国家事业发展取得的重大成就。这些成绩的取得，是以习近平同志为核心的党中央坚强领导的结果，是习近平总书记以马克思主义政治家的雄才伟略和远见卓识带领全党全国各族人民攻坚克难、砥砺奋进的结果。要坚定不移地拥戴核心维护核心，以习近平新时代中国特色社会主义思想为指导，以极大的战略定力扎扎实实做好自己的事，把中央决策部署贯彻好、落实好。
　　会议强调，学习宣传和贯彻落实好党的十九届四中全会精神是当前和今后一个时期的重大政治任务。全局各级党组织和广大党员干部要准确把握我国国家制度和国家治理体系"十三个坚持"的显著优势，准确把握坚持和完善中国特色社会主义制度、推进国家治理体系和治理能力现代化的总体要求和总体目标，准确把握坚持和完善中国特色社会主义制度、推进国家治理体系和治理能力现代化的重大部署，准确把握中央关于学习贯彻党的十九届四中全会精神的重要要求，自觉把思想和行动统一到中央决策部署上来，切实把智慧和力量凝聚到落实全会提出的重大任务上来。
　　会议强调，要把学习贯彻落实

党的十九届四中全会精神同学习贯彻习近平总书记关于中医药工作的重要论述和全国中医药大会精神以及《中共中央　国务院关于促进中医药传承创新发展的意见》紧密结合起来，推动各项制度建设向建立健全中医药法规、建立健全中医药发展的政策举措、建立健全中医药管理体系、建立健全适合中医药发展的评价体系和标准体系聚焦发力，促进中医药治理体系和治理能力现代化。要加紧推进国家中医药管理局直属事业单位机构改革，切实提高局直属机关运行效能，更好地承担起推进中医药传承创新发展的历史使命和时代责任。要巩固和拓展"不忘初心、牢记使命"主题教育成果，把中医服务强起来、中药质量提上来、中医药核心竞争力立起来，方便群众看中医、放心用中药。

会议强调，国家中医药管理局党组成员和局领导以及全局各级领导干部要增强"四个意识"、坚定"四个自信"、做到"两个维护"，切实强化制度意识，带头维护制度权威，做制度执行的表率，带动全局上下和中医药系统自觉尊崇制度、严格执行制度、坚决维护制度，确保党中央大政方针和决策部署在中医药系统落地生根、开花结果。

（国家中医药管理局官网）

【"百年五四追梦人、青春建功心向党"青年讲坛活动】

2019年4月29日，国家中医药管理局直属机关团委举办"百年五四追梦人、青春建功心向党"青年讲坛活动。国家中医药管理局党组书记余艳红出席活动并讲话，党组成员、副局长、直属机关党委书记闫树江出席。

余艳红向中医药系统广大团员青年致以节日问候，传达习近平总书记在中共中央政治局第十四次集体学习时发表的关于五四运动和五四精神的重要讲话精神。她强调，中医药系统广大青年要深入学习贯彻习近平新时代中国特色社会主义思想，旗帜鲜明讲政治，始终听党话、跟党走。要传承五四精神，始终守初心、有信仰，汇聚事业发展

青春正能量。要珍惜光阴勤学习，始终强本领，提素质，结合国家中医药管理局党组"大学习、深调研、细落实"部署，在实践中求真知，做中医药行业各个领域的"百事通""多面手"。要服务中心大局，始终有担当有作为，勇于解放思想，与时俱进。要锤炼高尚品德，始终重磨砺、勤修为，以好的作风服务基层、服务群众。

本次活动分为诵读篇、读讲篇、唱响篇3个篇章，通过诵读文学作品、读讲一本书、唱红色经典等形式纪念五四运动100周年，献礼中华人民共和国成立70华诞。国家中医药管理局各部门、直属各单位主要负责人参加活动。　（中国中医药报）

【共青团国家中医药管理局直属机关第四次代表大会】

2019年7月16日，共青团国家中医药管理局直属机关第四次代表大会召开。国家中医药管理局党组成员、副局长、直属机关党委书记闫树江出席并讲话，中央和国家机关团工委组织部部长周娜、国家卫生健康委直属机关团委副书记石宁辉，国家中医药管理局各部门、直属各单位负责人出席会议。

闫树江强调，广大团员青年要坚定政治方向，坚定不移听党话、跟党走，加强理论学习，深入学习习近平新时代中国特色社会主义思想。要长知识、炼品格、明大德、守公德、严私德，提升能力素质，丰富知识储备，提升专业技能。要保持奋斗精神，以"想为"的姿态、"敢为"的意志、"会为"的本领，把青春理想融入继承发展中医药的火热实践中，融入实现伟大梦想的奋斗中，为推动中医药事业高质量发展作出应有贡献。闫树江要求，新一届团委会要加强政治引领、强化服务意识、动员青春建功、加强自身建设，扎实做好团的各项工作。国家中医药管理局各部门、直属各单位党组织要通过党建带团建，支持共青团开展工作，为青年成长成才、施展才华创造良好条件。会议审议并通过共青团国家中医药管理

局直属机关第三届委员会工作报告，选举产生第四届委员会。国家中医药管理局直属机关团员、团干部代表90余名参加会议。

（中国中医药报）

【2019年国家中医药管理局直属机关基层党组织书记培训班】

2019年12月3~4日，2019年国家中医药管理局直属机关基层党组织书记培训班在北京举办。培训班重点学习领会习近平总书记关于全面从严治党的重要论述精神，突出对基层党组织建设实践的学习思考，讲授机关党建工作必备的基础知识，强化党组织书记抓好党建工作的责任担当，推动直属机关党的建设高质量发展。国家中医药管理局党组书记余艳红作动员讲话，国家中医药管理局党组成员、副局长、直属机关党委书记闫树江出席并主持开班式，局直属机关党委常务副书记张为佳作总结讲话。

余艳红强调，党的基层组织是党在社会基层组织中的战斗堡垒，是党的全部工作和战斗力的基础。为在新时代实现新担当新作为，基层组织书记要在锤炼党性上作表率，提高政治站位，增强"四个意识"，坚定"四个自信"，坚决做到"两个维护"，将锤炼党性体现在绝对忠诚地维护核心上和绝对负责地服务中心上。要在学习修养上作表率，将学习和部门实际情况、党建工作中遇到的具体问题结合起来，真正让科学理论转化为谋划党建工作的思路、推进党建工作的举措、领导党建工作的本领。要在担当作为上作表率，在"头雁"效应上下功夫，解决好党务工作和业务工作"两张皮"的问题，推动党员教育管理工作严起来、实起来，切实推动基层党组织全面进步、全面过硬。要在从政道德上作表率，以正聚人，以诚待人，以情感人，把党员队伍带领好。要在作风纪律上作表率，带头抓实责任、严守纪律、改进作风、铁腕反腐，肩负起对干部教育、管理监督的职责。

培训班邀请中央党校党建部教

授作习近平总书记关于全面从严治党的重要论述辅导报告，中央和国家机关工委组织部副部长马小兰作机关基层党组织建设的实践与思考辅导报告，参训人员共同观看党风廉政建设警示教育片，并针对学习情况进行分组讨论与汇报。国家中医药管理局和直属单位各级党组织书记、局各业务主管社会组织党组织书记近200人参加培训。

（国家中医药管理局官网）

【中国共产党国家中医药管理局直属机关第四次代表大会】　2019年12月20日，中国共产党国家中医药管理局直属机关第四次代表大会在北京召开。会议系统总结第三届党代会以来的机关党建工作，对今后一个时期的工作进行全面部署。国家卫生健康委党组成员、国家中医药管理局党组书记、副局长余艳红，国家中医药管理局局长于文明，国家中医药管理局党组成员、副局长王志勇、闫树江、孙达出席会议。国家卫生健康委直属机关党委常务副书记杨建立与会指导。

国家中医药管理局直属机关党委书记闫树江代表直属机关第三届党委向大会作工作报告，直属机关纪委作书面报告。150名与会代表审议通过《关于中国共产党国家中医药管理局直属机关第三届委员会工作报告的决议》《关于中国共产党国家中医药管理局直属机关第三届纪律检查委员会工作报告的决议》《关于中国共产党国家中医药管理局直属机关第三届委员会党费收缴、使用和管理情况报告的决议》，以无记名投票方式差额选举产生中国共产党国家中医药管理局直属机关第四届委员会、纪律检查委员会和国家中医药管理局出席国家卫生健康委直属机关第一次党代会代表。

闫树江在报告中指出，第三届党代会以来，在国家中医药管理局党组和国家卫生健康委直属机关党委的领导下，局直属机关党委深入学习贯彻习近平新时代中国特色社会主义思想和党的十八大、十九大精神，按照"围绕中心、建设队伍、

服务群众"的要求，全面推进机关党的建设，为中心任务顺利完成提供坚强有力保障。今后一个时期，局直属机关党建工作必须坚持以习近平新时代中国特色社会主义思想为指导，牢固树立"四个意识"，坚定"四个自信"，做到"两个维护"，以党的政治建设为统领，在深化理论武装、夯实基层基础、推进正风肃纪上持续用力，不断巩固深化"不忘初心、牢记使命"主题教育成果，全面推进机关党建高质量发展，走在前、作表率，努力建设让党中央放心、让人民群众满意的"模范机关"，为中医药传承创新发展提供坚强政治保障和强大动力。

杨建立代表国家卫生健康委直属机关党委向大会召开表示热烈祝贺，对国家中医药管理局直属机关党建工作给予充分肯定。希望新一届党委、纪委，要始终把党的政治建设摆在首位，在坚决做到"两个维护"上作表率；要以提升组织力为重点，在推动基层党组织全面进步、全面过硬上见实效；要强化责任担当，在推进党建高质量发展上出经验。

余艳红强调，各级党组织和广大党员要深入学习贯彻习近平总书记在中央和国家机关党的建设工作会议上的重要讲话精神，特别是推动机关党建高质量发展的要求，深刻认识加强机关党的建设是推动新时代党的建设的需要，是促进中医药传承创新发展的需要，是深入推进"模范机关"创建的需要，是促进党员干部成长成才的需要，进一步增强责任感和使命感，勇于担当、积极作为，坚定做好国家中医药管理局直属机关党建工作的信心和决心。全面推动国家中医药管理局直属机关党建高质量发展，要坚持问题导向、目标导向和结果导向相统一，把政治建设的高质量发展体现在"两个维护"的行动和效果上，把思想建设的高质量发展体现在学懂弄通做实党的创新理论上，把组织建设的高质量发展体现在基层党组织组织力提升上，把作风建设、纪律建设的高质量发展体现在政治

生态的良好上，把制度建设的高质量发展体现在落地见效上，以党建高质量促进中医药发展高质量。

（国家中医药管理局官网）

【国家中医药管理局直属机关学习宣传贯彻党的十九届四中全会精神培训班】　2019年12月26～27日，国家中医药管理局直属机关学习宣传贯彻党的十九届四中全会精神培训班在北京举办。国家中医药管理局党组成员、副局长、直属机关党委书记闫树江进行开班动员并作总结讲话。

培训期间，大家在自学基础上，聆听"国家治理体系和治理能力现代化的历史与发展""党的十九届四中全会有关经济体制机制改革的内涵""党的制度建设的根本性与系统性"等专题辅导报告。4名国家中医药管理局和直属单位党组织主要负责同志代表作交流发言。

闫树江在讲话中强调，学习宣传贯彻好党的十九届四中全会精神，是当前和今后一个时期的重要政治任务。要坚持原原本本学、及时跟进学、系统深入学，努力掌握全会精神的丰富内涵和核心要义，做到学思用贯通、知信行统一。要坚持党对中医药工作的全面领导，把学习贯彻党的十九届四中全会精神与贯彻落实《中共中央　国务院关于促进中医药传承创新发展的意见》和全国中医药大会精神结合起来，建立健全推动中医药高质量发展的制度体系。要加强组织领导，紧密联系实际，切实把学习贯彻工作抓细抓实抓出成效。

国家中医药管理局处级以上党员领导干部，中国中医科学院及二级院所领导班子成员，其他直属单位处级以上党员领导干部，国家中医药管理局各业务主管社会组织主要负责同志170余人参加培训。

（国家中医药管理局官网）

【其他工作】　国家中医药管理局直属机关"不忘初心、牢记使命"主题教育动员部署会上的主持词和讲话、国家中医药管理局直属机关"不忘初心、牢记使命"主题教育总

结大会上的讲话见重要文选；其他"不忘初心、牢记使命"主题教育相关内容见专题工作。

（十一）党风廉政建设与反腐倡廉工作

【概述】 2019年，国家中医药管理局各级纪检组织在局党组、直属机关党委和上级纪委的领导下，以习近平新时代中国特色社会主义思想为指导，深入学习贯彻党的十九大，十九届二中、三中、四中全会和中央纪委三次全会精神，围绕国家中医药管理局党组和中医药中心工作，结合2019年纪检工作要点，切实履行监督执纪问责职能，扎实推进国家中医药管理局直属机关党风廉政建设和反腐败工作向纵深发展。

一、深入学习贯彻习近平新时代中国特色社会主义思想和党的十九大精神，坚决落实全面从严治党战略部署

（一）以政治建设为统领，深入贯彻党的十九大和中央纪委三次全会精神

国家中医药管理局把深入学习贯彻党的十九大和十九届二中、三中、四中全会精神作为首要政治任务，贯彻落实习近平总书记关于推进中央和国家机关党的政治建设的重要指示，印发《关于学习贯彻习近平总书记在十九届中央纪委三次全会上重要讲话精神的实施意见》，及时传达学习习近平总书记在十九届中央纪委三次全会上重要讲话及全会精神，传达贯彻全国巡视工作会议暨十九届中央第三轮巡视动员部署会议、国务院第二次廉政工作会议、中央和国家机关党的工作暨纪检工作会议、驻国家卫生健康委纪检监察组2019年工作会议精神，教育引导广大党员树牢"四个意识"，坚定"四个自信"，做到"两个维护"。

（二）坚决落实党中央决策部署，坚持主题教育和本部门本单位工作融合推进

国家中医药管理局机关及直属单位扎实开展"不忘初心、牢记使命"主题教育，深入学习实践习近平新时代中国特色社会主义思想，联系实际学、持续跟进学、融会贯通学。紧扣"守初心、担使命、找差距、抓落实"的总要求，把学习教育、调查研究、检视问题、整改落实贯穿全过程，并注重将主题教育与推进工作有机结合。国家中医药管理局直属机关纪委协调落实局领导赴江苏、山东两省和中华中医药学会等单位开展公立中医医院党的建设和局直属机关党的建设专题调研工作，前往新疆和田、喀什部分健康扶贫点开展监督调研。在主题教育专项整治中，牵头负责整治形式主义、官僚主义突出问题和违反中央八项规定精神突出问题，推进领导干部利用特殊资源谋取私利问题专项整治，负责规范整治领导干部配偶、子女违规经商办企业等问题，形成3份专项报告上报国家中医药管理局党组、1份上报驻国家卫生健康委纪检监察组。纪委负责同志担任主题教育第六指导组组长，对国家中医药管理局办公室、国际合作司、机关服务中心主题教育工作开展督导；担任主题教育整改落实组组长，对国家中医药管理局直属机关主题教育整改工作进行督导。局办公室建立习近平总书记重要指示批示专门台账，指定专人紧盯办理进展。局法监司积极参与扶贫攻坚，选派人员赴山西五寨县中所村任第一书记，做好党建扶贫工作。

（三）持续开展党规党纪和廉政教育

国家中医药管理局召开直属机关专兼职纪检干部警示教育会、局廉政工作领导小组会议暨党风廉政建设和反腐败工作会、局巡视工作动员部署暨警示教育大会、局直属机关"以案为鉴　警钟长鸣"专题警示教育大会，通报卫生健康和中医药领域违纪违法典型案例、党的十八大以来中央和国家机关所属企事业单位党员领导干部违纪违法典型案例和吴军严重违纪违法案件，组织国家中医药管理局直属机关各基层党支部召开"以案为鉴　警钟长鸣"专题组织生活会并进行督导。印发《关于中国中医科学院眼科医院所属北京优视大成科技开发服务有限公司原总经理王金荣严重违纪违法案的通报》，指导中国中医科学院召开王金案专题警示教育大会。组织国家中医药管理局直属机关党员领导干部近百人参观圆明园和冀中监狱廉政教育基地，印发《违反中央八项规定精神形式主义官僚主义问题典型案例》，教育引导广大党员干部时刻做到知敬畏、存戒惧、守底线。中国中医科学院组织院直机关副处级以上领导干部参观中国古代官德文化展。西苑医院编制院内OA"党风廉政宣传栏"10期。广安门医院编制"廉政建设简报"12期。眼科医院组织干部职工参加法院干部职务犯罪案件庭审现场旁听。东直门医院把党规党纪和习近平总书记系列重要讲话精神作为领导干部培训学习的重要内容，组织《中国共产党问责条例》学习和考试。东方医院利用官网、微博、电子屏等媒介进行警示教育宣传，每月在《东方月报》头版设廉洁警示专栏；创新教育形式，将"告知红线、守住底线"廉洁教育内容与改善医疗服务规范行为2019行动计划相结合，以医互通公告的形式推出《关于"九不准"你该知道的事》动画视频，增强廉洁教育的实效性。

二、巩固拓展作风建设成果，坚定不移纠治"四风"

（一）持之以恒落实中央八项规定精神

国家中医药管理局直属机关纪委按照中央八项规定实施细则要求，把日常监督和集中督查结合起来，紧盯节日节点正风肃纪。及时转发中央和国家机关纪检监察工委、驻国家卫生健康委纪检监察组相关通知及通报，要求各部门各单位关注"四风"新动向、新形式，认真履行监督责任。认真落实《中国共产党问责条例》，把纪律和规矩挺在前面，严格执纪问责。落实中央八项规定精神月报制度，组织国家中医药管理局直属机关梳理党的十八大以来贯彻落实中央八项规定精神相

关制度的制修订情况，督促相关部门和单位及时完善并落实制度。在主题教育中对违反中央八项规定精神突出问题开展专项整治，对国家中医药管理局党组管理干部违规吃喝等9种问题、参加研讨会论坛等情况进行摸底统计。开展违反中央八项规定精神突出问题的查办情况"回头看"，对各部门各单位办公用房、公务用车、公务接待和因公出国（境）问题进行摸底和专项整治。整治领导干部利用特殊资源谋取私利问题，组织三轮排查，排查出可能被用于谋取私利的特殊资源104项，组织各部门各单位有针对性地梳理制度，健全防范举措。整治领导干部配偶、子女及其配偶违规经商办企业问题，对国家中医药管理局机关2名领导干部进行违纪情况调查。

（二）整治形式主义、官僚主义突出问题

国家中医药管理局印发《关于解决形式主义突出问题为基层减负若干措施的通知》并积极组织落实，重点改进文风会风、压减文件和会议数量，严格审批，以务实高效、精简节约为原则控制出访活动，精减出访数量。以问卷调查方式收集国家中医药管理局在文风、会风、调研和考核等方面群众反映比较突出的16项问题，逐项部署抓整改落实，并通过书面检查、谈话了解、实地调研等方式，以检查促整治。组织国家中医药管理局直属单位开展纪检监察信访举报处理工作中形式主义、官僚主义突出问题专项整治。

三、坚持不懈强化监督执纪问责职能，营造风清气正的政治生态

（一）牢牢把握监督第一职责，强化日常监督

国家中医药管理局认真受理信访举报，积极畅通渠道，拓宽线索来源，对信访举报定期梳理，对问题线索集中管理、动态更新、分类处置，按时上报。综合运用听取汇报、个别谈话、检查抽查、列席民主生活会等形式，强化近距离、常态化、全天候的监督。落实规范"走读式"谈话工作规定，2019年陪

同开展"走读式"谈话5次；核审国家中医药管理局机关和直属单位处级以上干部因私出国境59人次，对国家中医药管理局党组管理干部党风廉政情况提出反馈意见115人次；对2019年全国脱贫攻坚奖推荐候选人和候选组织提出意见，对2019年医师资格实践技能考试、2019年国际合作专项答辩、2020年国家科技奖励提名项目论证进行现场督导。落实干部监督重点任务，对97名干部对象2019年个人有关事项报告进行重点核查，对36名干部进行随机抽查。国家中医药管理局机关服务中心加强公务用车管理力度，车队每月进行1次ETC网上查询和备案。西苑医院不定期抽查节日期间公车封存情况，严禁出现公车私用和私车公养问题。东方医院加强重点岗位轮岗制度备案管理，每年1次对轮岗制度落实情况进行监督。

（二）加大扶贫领域督导检查力度

国家中医药管理局坚持以问题为导向，切实加强扶贫工作的监督，两次前往五寨县开展定点扶贫综合督查，了解扶贫挂职干部履职尽责、扶贫资金使用管理、帮扶项目开展情况，对健康扶贫、党建扶贫、中药材产业扶贫情况等进行调研督导；两次前往新疆和田、喀什部分健康扶贫点开展监督调研；前往陕西、西藏拉萨开展健康扶贫工作调研，通过召开座谈会、谈话了解、实地走访、查阅资料等方式深入了解扶贫工作落实情况，形成5份内容充实的调研报告。纪委负责同志参加中医药对口帮扶培训班，围绕开展扶贫领域监督、强化责任担当进行指导授课。广安门医院前往内蒙古巴林右旗蒙医医院和林西县蒙中医院开展健康扶贫督导，了解挂职干部履职情况，开展问卷调查，了解当地群众对帮扶团队工作作风和帮扶成效的评价。

（三）紧盯关键环节、突出问题开展专项督查

国家中医药管理局直属机关纪委围绕国家中医药管理局党组为基

层减负24项措施的落实情况，对《中国中医药报》社进行实地走访、开展专项督查。对中华中医药学会、中国中医药出版社2018年党组巡视整改情况进行专项检查，现场反馈问题并要求整改。对各部门各单位"三重一大"制度制定和落实情况开展督查，总结共性问题、发现个性问题，及时反馈给相关部门。国家中医药管理局人事教育司加强对直属单位干部人事工作的督导，对中国中医科学院选人用人工作进行专项检查。中国中医科学院严格落实驻国家卫生健康委纪检监察组监督建议函，督导3个挂靠学会自查自纠，对发现问题要求立行立改，对各二级单位制度建设和执行情况开展专项督查。望京医院对北京市重点监控药品和高值耗材的使用情况进行监督，对在临床使用量较多的医生及时谈话提醒。眼科医院对招标采购项目进行抽查，加强监管。认证中心对中心题库建设、考试指导用书出版供应商招投标进行过程监督。东直门医院对各级党组织推进党的建设情况开展督查，抽查党院办"两会"期间学习情况、党委委员联系支部讲党课情况、党员转正程序、支部评优、理论中心组学习情况等。东方医院加强对"三重一大"决策执行、"九不准"落实情况的监督，通过医互通平台，对现金、药品、招标、采购等重点环节的审批程序进行动态监督。

（四）深化运用监督执纪"四种形态"，抓早抓小

2019年，国家中医药管理局直属机关纪委共收到群众信访举报及上级转办信件71件（重复23件）；核查问题线索14件，初步核实11件次，了结11件次；对8名党员干部予以提醒谈话、批评教育，给予2人党纪处分；查处违反中央八项规定精神问题7起，处理9人，对5名党员干部进行谈话提醒，对4名领导干部进行问责。中国中医科学院收到信访举报78件（重复39件），上交国家中医药管理局直属机关纪委6件，移交其他职能部门3件，转交二级单位纪委24件，直接核实了

解 14 件，函询 4 人次，给予 1 人诫勉谈话，对 2 名党员干部予以批评教育、提醒谈话，对 1 名违反中央八项规定精神、廉洁纪律、生活纪律问题的已退休院管干部给予开除党籍处分。中华中医药学会严肃查处国家中医药管理局党组巡视反馈问题中违反中央八项规定精神问题，给予 2 人批评教育，给予 1 人行政警告处分。东直门医院收到信访举报 15 件，谈话 70 人次，函询 5 人次。

四、推动落实党风廉政建设责任制，夯实全面从严治党责任

（一）建立健全工作机制，规范流程

国家中医药管理局直属机关纪委与驻国家卫生健康委纪检监察组建立推进全面从严治党的协调配合工作机制，起草印发关于建立健全领导干部插手干预重大事项记录制度的规定、落实全面从严治党主体责任清单、党纪处分讨论决定和执行工作暂行办法，建立职责分明、流程规范、协同高效的全面从严治党工作机制；相关部门依据中央八项规定实施细则和党组实施办法等，印发实施《国家中医药管理局项目实施预算绩效管理的通知》《国家中医药管理局固定资产管理暂行办法》《国家中医药管理局政府采购管理暂行办法》等制度，完善国家中医药管理局机关国内公务接待规定和考核激励机制，修订国家中医药管理局党组工作规则、9 项新闻宣传工作制度、保密工作管理制度、值班制度等，规范工作标准，优化工作流程。

（二）狠抓制度执行，压实党风廉政建设责任

国家中医药管理局直属机关纪委完成国家中医药管理局党风廉政建设和反腐败工作领导小组成员调整，制定并落实《国家中医药管理局 2019 年党风廉政建设和反腐败工作分工意见表》，强化对国家中医药管理局直属机关各级党组织的检查考核。在国家中医药管理局党组巡视中注重突出对贯彻落实习近平总书记重要指示批示、主题教育整改整治、落实中央八项规定及实施细则精神等重大任务中"两个责任"落实情况的检查。召开驻国家卫生健康委纪检监察组与国家中医药管理局党组专题会商会，就通报问题制定印发《关于驻委纪检监察组与局党组专题会商会通报问题整改任务分工意见表》和整改工作方案，组织国家中医药管理局机关各部门、直属各单位制定整改措施，压实责任，落实整改任务。

国家中医药管理局规划财务司从"加强党风廉政教育、强化权力运行监督、严格财务审核报销、突出经费预算管理、推进行业纠风工作"5 个方面制订谋划本部门党风廉政建设工作方案。国家中医药管理局科技司加强在项目评审中对专家的监督管理，坚持回避制度。国家中医药管理局国际合作司狠抓外事工作纪律，确保外事工作管理制度化、规范化。中国中医科学院修订贯彻落实中央八项规定实施细则的实施办法和落实党风廉政建设监督责任的实施办法，建立院管干部廉政档案 25 份，2019 年出具党风廉政建设意见函 43 份，参加院管干部考察 21 人次、任前廉政谈话 23 人次，并组织开展对各二级单位纪检监察工作的监督检查。广安门医院制定内部控制监督评价管理办法和内部审计工作办法，加强内部控制，开展与计算机中心全体人员、药剂科班组长以上干部、医院参建单位等集体廉政谈话。西苑医院定期召开医院职能处室年度全面从严治党主体责任落实情况汇报会，检查各处室党风廉政建设工作落实情况。眼科医院在全院范围内开展党风廉政建设监督检查，对重点部门 19 位负责人开展一对一谈话，提出 12 项整改问题和 6 项需要关注、统筹推进的工作，层层落实整改。国家中医药管理局传统医药国际交流中心建立纪检委员责任制，加强对重点项目、重点领域、关键岗位的监督。东方医院组织召开全面从严治党暨 2019 年岗位廉洁自律责任书签署会，实行党委书记、院长、分管院长分别与部门（科室）负责人签署、部门（科室）负责人与本部门员工签署的机制，逐级落实岗位廉洁自律责任，实现 1700 多名职工全员覆盖。

（三）巩固深化局党组巡视，把巡视工作作为管党治党的有效手段

国家中医药管理局直属机关纪委落实中共中央办公厅《关于中央部委、中央国家机关部门党组（党委）开展巡视工作的指导意见（试行）》，提出落实建议。坚持发现问题与整改落实并重，全面检查 2016 年中央专项巡视整改落实情况，发现相关问题 56 项，要求各部门各单位进行再整改再落实，压实整改责任，提出整改措施 152 项，并持续督导检查。截至 2019 年底，152 项整改措施完成率达 95%。制订印发国家中医药管理局党组 2019 年巡视工作计划和巡视工作方案，遵循"六个围绕一个加强"的总体要求，以"四个落实"为监督重点，集中力量开展对中国中医科学院专项巡视。巡视期间，巡视组分别听取中国中医科学院党建、纪检、人事工作专题汇报，同领导班子成员及其他干部职工个别谈话 204 人，发放调查问卷 595 份，列席中国中医科学院党委常委会、院长办公会以及所属各单位党政会议 14 次，召开座谈会 8 次、专题研讨会 1 次，下达 4 批 42 项立行立改清单，督促开展专项检查 1 次，暗访 5 次，查阅文件资料 5000 余份，收到举报信件 41 封，接听举报电话 79 人次，接待举报人 8 人，并对相关舆情进行监测；形成专题报告 7 份，指出"四个落实"方面问题 21 个，向被巡视党组织提出 4 个方面整改意见，向国家中医药管理局有关部门提出意见建议 15 项。12 月 19 日，巡视组向中国中医科学院党委主要负责同志及领导班子进行巡视情况反馈。

五、加强专兼职纪检干部自身建设，增强履职本领

国家中医药管理局直属机关纪委联合国家卫生健康委党校举办《中国共产党纪律检查机关监督执纪工作规则》暨纪检监察干部能力建设培训班，组织国家中医药管理局直属机关专兼职纪检干部参加驻国家卫生健康委纪检监察组举办的纪检监察业务培训班，将专业理论与

实际案例相结合，有效指导纪检干部开展工作。为专兼职纪检干部购买《监督执纪"四种形态"典型案例剖析》《监督执纪"四种形态"40问》，在国家中医药管理局直属各单位抽调年轻干部参与办案、借调、挂职，积极选派人员参加驻国家卫生健康委纪检监察组"以干代训"，多措并举提升纪检干部的业务素质和专业水平，培养后备力量。中国中医科学院组织开展《纪检监察干部应知应会100条》测试，举办纪检监察业务能力培训，为中国中医科学院纪委委员、直属单位纪委书记、专兼职纪检干部购买专业书籍，组织开展纪检监察论文研讨交流。望京医院成立纪检监察办公室，配齐专职纪检干部。

1 年来，在国家中医药管理局党组、直属机关党委和上级纪委的领导下，在全体党员干部职工的共同努力和支持下，国家中医药管理局直属机关和直属（管）医院全面从严治党成效明显，风清气正的政治生态逐步形成，忠诚干净担当的导向深入人心，纪律建设全面加强，制度的笼子越扎越紧。在肯定成绩的同时，也要清醒看到，国家中医药管理局直属机关党风廉政建设和反腐败斗争形势依然严峻复杂，全面从严治党依然任重道远。违纪违法案件仍有发生，违反中央八项规定精神、顶风违纪行为还在出现，部分单位贯彻落实党中央决策部署不到位，部分基层党组织软弱涣散问题依然存在，对重点领域、关键岗位党员干部的监督制约机制还不健全，国家中医药管理局直属（管）医院党的建设、行风建设工作有待加强，局管社会组织、协会、学会的监督机制还需持续探索，实践"四种形态"特别是用好第一种形态，真正落实抓小抓早还需要做大量工作，纪检干部队伍建设还需进一步加强。

（庄　严）

【警示教育大会】　2019 年 1 月 30日，国家中医药管理局直属机关纪委组织召开警示教育大会，传达学习习近平总书记在十九届中央纪委三次全会上发表的重要讲话及大会公报精神，传达中央纪委《关于纪检监察系统认真学习贯彻总书记在十九届中央纪委三次全会上重要讲话精神的通知》要求，通报中央纪委关于专职纪检监察干部违纪典型案件。国家中医药管理局直属机关纪委委员、局机关各支部纪检委员、直属各单位纪委书记（纪检委员）及专兼职纪检干部、驻国家卫生健康委纪检监察组首批执纪审查人才库成员 60 余人参加会议。驻国家卫生健康委纪检室一室主任李春华传达马奔组长在驻国家卫生健康委纪检监察组警示教育会讲话精神，要求认真学习十九届中央纪委三次全会精神，认真落实通报精神，从案中汲取深刻教训，举一反三，要以严字当头，以通报案件为纪检干部提醒，少犯错、不犯错，做到警钟长鸣。打牢政治根基、思想根基、廉政根基，做到从严遵守政治纪律、从严规范对外交往、从严行使手中权力、从严保守工作秘密、从严涵养道德品行，把铁的纪律转化为日常习惯和自觉遵循。

（庄　严）

【驻国家卫生健康委纪检监察组2019 年工作会议】　2019 年 2 月 22日，国家中医药管理局直属机关纪委组织局机关各部门、直属各单位专兼职纪检干部、执纪审查人才库成员等78 人参加驻国家卫生健康委纪检监察组 2019 年工作会议。会议强调，2019 年，驻国家卫生健康委纪检监察组以实现纪检监察工作高质量发展为目标，以讲政治、促改革、建机制、强队伍为重点，突出抓好 4 个方面的工作：一是以党的政治建设为统领，大力加强政治监督；二是坚持抓在日常管在日常，做实做细监督首责；三是树立责任意识，切实抓好审查调查工作；四是加强作风建设，坚定不移纠"四风"、树新风。会后，参会人员进行分组座谈，大家重点就贯彻落实驻国家卫生健康委纪检监察组 2019年工作会议精神，围绕马奔组长在会上的重要讲话、领导干部利用特殊资源谋取私利问题专项整治工作部署、十九届中央纪委三次全会精神解读等，紧密结合实际工作谈想法、提建议，交流工作。在下一步工作中，一是把深入学习贯彻十九届中央纪委三次全会作为当前和今后一个时期的重要任务，在原有基础上，进一步提高政治站位、做到学思践悟、知行合一。二是结合本单位自身工作实际，按照驻国家卫生健康委纪检监察组、国家中医药管理局党组要求，充分认识、深刻领会，绷紧纪检监督工作的弦，守住底线，高质量做好监督执纪审查工作，持续发力，久久为功。

（庄　严）

【关于持续推进形式主义、官僚主义集中整治工作专题会】　2019 年 3月 21 日，国家中医药管理局直属机关纪委组织召开关于持续推进形式主义、官僚主义集中整治工作专题会，国家中医药管理局党组成员、副局长、局直属机关党委书记闫树江出席会议并作专题讲话，带领大家学习十八大以来习近平总书记关于加强党的作风建设，力戒形式主义、官僚主义的重要论述和指示精神，指出形式主义、官僚主义危害巨大，形势依然严峻。结合国家中医药管理局直属机关工作实际，闫树江提出 3 点要求：一是要以习近平新时代中国特色社会主义思想为指导，深入学习领会、认真贯彻落实习近平总书记关于反对形式主义、官僚主义一系列重要论述和重要指示精神，从政治高度认识整治形式主义、官僚主义的极端重要性，进一步提高政治站位和政治觉悟，把思想和行动统一到党中央关于作风建设的要求上来。二是要真抓实干。各级党组织和领导干部要切实落实主体责任，把整治形式主义、官僚主义作为一项重要任务和长期任务，贯彻到各项工作中去；坚持以上率下，教育引导，督促推动各级党组织和领导干部以刀刃向内的自我革命精神，直面具体问题；坚持广开言路，广纳谏言，聚焦突出问题，把握共性、突出个性，强化"靶向治疗"；各级纪检监察组织要主动积极履职尽责，把监督挺在前面，进一步畅通拓宽监督举报渠道，深挖细查各类案件办理中发现的形式主义和官僚主义问题，严格执纪问责，精准运用监督执纪"四种形态"，精准量纪处理。三是要狠抓整改，确保集中整治工作做细做实。各部门各单位对查摆出的形式主义、官僚主义现象和问题，必须结合实际拿出务实管用的有力措施、立行立改、咬住不放、持续用力，逐项整改并不断巩固整改成效，不达目的绝不收兵，真正做到久久为功。 （庄　严）

【《中国共产党问责条例（修订征求意见稿）》专题讨论会】 　2019年4月16日，国家中医药管理局直属机关纪委收到中共中央办公厅法规局印发的《中国共产党问责条例（修订征求意见稿）》。国家中医药管理局党组高度重视，邀请局党委委员、纪委委员和直属单位党组织负责同志、纪委书记、纪检室负责人代表组织召开专题会，就《中国共产党问责条例（修订征求意见稿）》进行讨论。大家一致认为，新修订的问责条例深入贯彻习近平新时代中国特色社会主义思想和党的十九大精神，深刻总结全面从严治党的实践成果，从原来的13条增加为21条，内容更加落实落地，扭住主体责任，履行监督专责，实施精准问责，防止问责不力或者问责泛化、简单化，为基层党组织依规依纪开展问责提供遵循、指明方向。下一步将坚决贯彻落实。 （庄　严）

【廉政工作领导小组会议暨党风廉政建设和反腐败工作会议】 　2019年6月5日，国家中医药管理局召开廉政工作领导小组会议暨党风廉政建设和反腐败工作会议。会议传达国务院第二次廉政工作会议精神，宣读调整后的国家中医药管理局党风廉政建设和反腐败工作领导小组组成人员名单。驻国家卫生健康委纪检监察组副组长侯觉非通报卫生健康及中医药领域部分典型违纪违法案例。国家中医药管理局党组书记余艳红出席并讲话，局长于文明、副局长王志勇出席会议，副局长闫树江主持。余艳红指出，国务院第二次廉政工作会议对2019年廉政工作作具体部署，要深入学习贯彻国务院第二次廉政工作会议精神，坚

持目标导向、问题导向、效果导向，坚决落实全面从严治党主体责任，压紧压实管党治党政治责任，落实好各项举措，让人民群众拥有更多实实在在的获得感。余艳红强调，要进一步增强做好党风廉政建设和反腐败工作的责任感，以习近平新时代中国特色社会主义思想为指导，深入贯彻落实党的十九大精神和十九届中央纪委三次全会精神，强化政治担当，坚持问题导向，以"钉钉子"的精神扎实推进党风廉政建设和反腐败各项工作向纵深发展。 （庄　严）

【国家中医药管理局巡视工作动员部署暨警示教育大会】 　2019年9月5日，国家中医药管理局召开局巡视工作动员部署暨警示教育大会。会议宣布2019年国家中医药管理局党组巡视组成员名单和巡视任务安排，驻国家卫生健康委纪检监察组副局级监察员李长先通报卫生健康系统违纪违法典型案例，国家中医药管理局直属机关党委常务副书记张为佳通报党的十八大以来中央和国家机关所属企事业单位党员领导干部违纪违法典型案例，传达孟祥峰在中央和国家机关所属企事业单位警示教育大会上的讲话精神。局党组书记余艳红出席并讲话，局长于文明、副局长王志勇出席会议，副局长闫树江主持会议。余艳红指出，召开2019年巡视工作动员部署暨警示教育大会，是全面贯彻落实习近平新时代中国特色社会主义思想和党的十九大精神、坚定不移推进全面从严治党、深化主题教育整改落实的重要举措。要认真学习领会孟祥锋在中央和国家机关所属企事业单位警示教育大会上的讲话精神，以这次警示教育为契机，进一步加强国家中医药管理局直属机关党风廉政建设和反腐败工作，强化责任担当，以严的态度、严的要求、严的举措确保全面从严治党主体责任和监督责任落实到位。 （庄　严）

【"以案为鉴　警钟长鸣"专题警示教育大会】 　2019年12月4日，国

家中医药管理局直属机关纪委组织局直属机关召开"以案为鉴　警钟长鸣"专题警示教育大会。国家中医药管理局机关全体公务员，直属单位领导班子成员，中国中医科学院西苑医院、广安门医院、望京医院、眼科医院党政主要负责同志近110人参加会议。驻国家卫生健康委纪检监察组副组长王志文通报吴军严重违纪违法案件情况，并提出要求。国家中医药管理局党组书记余艳红讲话，从以案为鉴深刻认识国家中医药管理局直属机关党风廉政建设和反腐败斗争形势的严峻性和复杂性、举一反三坚决把权力关进制度的笼子、强基固本坚决推动全面从严治党向纵深发展3个方面对下一步工作提出明确要求。国家中医药管理局局长于文明、副局长王志勇、孙达出席会议，副局长闫树江主持。 （庄　严）

【中国共产党纪律检查机关监督执纪工作规则暨纪检监察干部能力建设培训班】 　2019年5月17～20日，国家中医药管理局直属机关纪委联合国家卫生健康委党校在宁夏银川举办中国共产党纪律检查机关监督执纪工作规则暨纪检监察干部能力建设培训班。国家中医药管理局直属机关纪委委员、局机关各支部纪检委员、局直属单位纪委书记（总支、支部纪检委员）、中国中医科学院二级院所纪委书记及专兼职纪检干部共54人参加培训。培训围绕《中国共产党纪律检查机关监督执纪工作规则》、审查谈话的原理和技巧、《中国共产党纪律处分条例》、新时代反腐败斗争的形势任务及深入贯彻落实中央八项规定精神、《监察法》等方面作专题培训，有效指导纪检干部做好下一步纪检工作。5月20日，国家中医药管理局党组成员、副局长、机关党委书记闫树江参加专题座谈，对纪检干部忠诚履职提出要求，一是要增强忧患意识和底线思维，深刻认识当前国际国内和全面从严治党面临的形势；二是坚决整治群众身边腐败和作风问题，发现问题、解决问题，有效维

护人民群众切身利益，加大督查督办和通报曝光力度；三是深化标本兼治，一体推进不敢腐、不能腐、不想腐，巩固发展反腐败斗争压倒性胜利；四是精准运用监督执纪"四种形态"，紧盯"关键少数"，真正把监督挺在前面，惩前毖后、治病救人；五是从严打造忠诚干净担当的纪检监察铁军。 （庄　严）

【综合监督单位纪检监察业务培训班】 2019 年 9 月 8～12 日，国家中医药管理局直属机关纪委组织局直属机关专兼职纪检干部和执纪审查人才库成员 56 人参加驻国家卫生健康委纪检监察组举办的综合监督单位纪检监察业务培训班，贯彻学习习近平新时代中国特色社会主义思想，学习《中国共产党纪律检查机关监督执纪工作规则》《监察机关监督执法工作规定》等重要法规，以及问题线索排查与初核、审查调查公文写作、纪律审查谈话、"四风"问题定性等纪检监察业务课程。通过课上学习、带领学习、分组座谈、研讨问题的形式丰富学习内容，同时督促各级党组织和纪检监察机构把学习作为一项经常性、基础性工作来抓，确保取得实实在在的成效。 （庄　严）

【国家中医药管理局直属机关第四届纪律检查委员会第一次会议】 2019 年 12 月 20 日，国家中医药管理局直属机关纪委组织召开国家中医药管理局直属机关第四届纪律检查委员会第一次会议，会议通过纪委全体会议选举办法、监票人建议名单，选举产生第四届纪委书记。 （庄　严）

【廉政教育活动】 2019 年 3 月 28 日，国家中医药管理局直属机关纪委组织开展直属机关党员干部廉政教育活动，国家中医药管理局党组成员、副局长、直属机关党委书记闫树江等百余名直属机关党员干部参观澄心堂、师善堂、慎德堂、益思堂 4 个展室，从丰富的图文资料中领略清朝的廉政兴衰史，亲身感受清代皇家廉政文化渊源，感受三山五园的廉政文化内涵，了解清代帝王的勤政廉政事迹。之后参观圆明园盛时全景模型展以及大水法遗址。

2019 年 11 月 6～7 日，国家中医药管理局直属机关纪委组织局机关处级以上公务员及直属单位领导班子成员、专兼职纪检干部近 80 人赴河北保定冀中监狱开展廉政教育活动，参观冀中监狱警示教育展览，观看冀中监狱宣传教育片，听取职务犯罪服刑人员的现身说法。国家中医药管理局党组书记余艳红，党组成员、直属机关党委书记闫树江出席活动。余艳红带领大家重温入党誓词，再塑理想信念。 （庄　严）

【国家中医药管理局党组巡视工作】

一、持续深入学习贯彻习近平新时代中国特色社会主义思想和党的十九大精神，坚持不懈落实全面从严治党战略部署

党的十八大以来，党中央高度重视巡视工作，习近平总书记多次发表重要讲话、作出重要指示，为做好新时代巡视工作提供根本遵循。党的十九大对巡视工作提出新的更高要求，党章专列 1 条对巡视制度作出规定。2019 年国家中医药管理局把深入学习贯彻习近平新时代中国特色社会主义思想、党的十九大精神和十九届中央纪委三次全会精神摆在首位，学习习近平总书记关于巡视工作重要论述、全国巡视工作会议精神和赵乐际讲话精神，特别是中央关于履行巡视工作政治监督责任和坚守政治巡视职能定位的要求，注重在学懂弄通做实上下功夫，切实把思想统一到中央巡视工作精神上来，充分认识巡视监督的重要意义，增强做好巡视工作的责任感和紧迫感，在结合实际贯彻落实上下功夫，按照"六个围绕、一个加强"的总体要求，突出"四个落实"的监督重点，充分发挥巡视政治监督作用。国家中医药管理局党组全年审议党组巡视工作 1 次，召开党组会研究巡视工作情况 5 次，党组书记对巡视工作直接批示 8 次。

2019 年 4 月和 10 月，国家中医药管理局分别派相关人员参加中央巡视办举办的中央单位巡视办主任专题培训班和中央单位贯彻落实指导意见专题培训班进行专题学习，提升巡视干部自身本领。

二、全面落实巡视政治责任，不断推动巡视工作高质量发展

国家中医药管理局党组、局巡视工作领导小组将巡视工作纳入重要议事日程，专题进行研究。党组书记、副局长、巡视工作领导小组组长余艳红坚决落实第一责任人职责，主持召开党组会、领导小组会，及时听取巡视工作汇报，对巡视工作进行谋划、部署，积极推动。分管副局长闫树江直接指挥。驻国家卫生健康委纪检监察组领导加强监督。

国家中医药管理局巡视工作领导小组办公室在《中共国家中医药

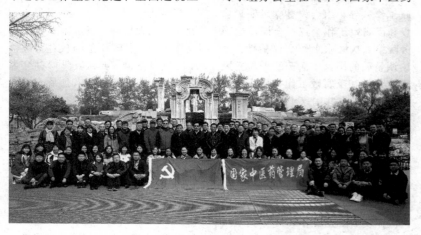

图 4-11-1 2019 年 3 月 28 日，国家中医药管理局直属机关纪委在北京组织廉政教育活动

管理局党组贯彻〈中国共产党巡视工作条例〉的实施办法》和《中共国家中医药管理局党组巡视工作规划（2018～2022年)》的基础上，结合中央巡视工作新精神新要求，制订并印发《中共国家中医药管理局党组2019年巡视工作计划》和《国家中医药管理局2018年巡视工作方案》，确定2019年度国家中医药管理局党组巡视组对中国中医科学院进行专项巡视。2019年9月5日，召开国家中医药管理局2019年巡视工作动员部署会；9月6日、9日、10日组织巡视组成员开展集中培训；9月11日～11月3日，巡视组进驻被巡视单位开展巡视工作；11月25日，党组书记听汇报并作出点评和修改意见；12月2日，局巡视工作领导小组会议听取巡视组关于巡视情况的汇报，提出修改意见。

2019年6月，中央办公厅印发《关于中央部委、中央国家机关部门党组（党委）开展巡视工作的指导意见（试行)》（以下简称《指导意见》)，国家中医药管理局党组高度重视，切实履行主体责任，认真贯彻落实。国家中医药管理局党组书记余艳红批示："认真学习领会通知精神，根据指导意见，研究提出完善国家中医药管理局巡视工作有关办法的意见"。为进一步规范和加强国家中医药管理局党组巡视工作，根据《指导意见》要求，结合国家中医药管理局实际，局巡视工作领导小组办公室提出《关于贯彻落实〈指导意见〉的建议》，就加强巡视机构和队伍建设情况、巡视办单独设置或合署办公的考虑、如何通过优化机构设置和内部调剂解决机构编制、如何强化队伍建设等提出具体意见，推进巡视工作制度化、规范化发展。

三、持续深化政治巡视，坚持发现问题与整改落实并重

按照国家中医药管理局党组要求，2018年9～10月，国家中医药管理局办公室与机关纪委共同组织对局机关各部门、直属各单位落实2016年中央巡视整改情况进行检查核实，发现仍然存在整改不彻底不到位、与整改目标有差距等问题。国家中医药

管理局党组听取检查情况汇报后，要求各部门各单位要从整改不落实问题上查找政治偏差，进一步压实整改责任，既针对突出问题对症下药，又全面对标对表新要求新标准，着力从体制机制上落实整改；同时要求国家中医药管理局直属机关纪委、人事教育司和办公室、规划财务司、机关党委等有关部门要把整改督查督办作为日常监督的重要内容，持续跟踪督办。2019年，国家中医药管理局党组全面部署持续推进中央巡视反馈问题整改工作，按照国家中医药管理局党组要求，局办公室、机关纪委组织各部门各单位对中央巡视反馈问题进行再整改再落实，1月制定并印发《关于对中央巡视反馈问题进行再整改再落实的通知》（以下简称《通知》)，将中央巡视反馈问题再整改再落实工作分为两个步骤。《通知》要求各部门各单位对照2016年局党组针对中央巡视反馈问题研究制定的具体举措台账进行自查自纠。台账中针对26个问题的126项举措基本实施完成，但仍有4项处在落实和推进过程中。《通知》还要求各部门各单位进一步聚焦坚持和加强党的全面领导、新时代党的建设总要求、全面从严治党，结合本部门本单位实际情况，针对中央巡视组提出的两大部分7个方面问题提出新的整改措施和举措，制定新的整改台账并落实整改。此项工作台账于5月收集梳理完毕，各项举措持续推进落实。

（庄　严）

（十二）综合性工作及其他

【国家中医药管理局2019年度政府信息公开工作报告】　2019年，国家中医药管理局以习近平新时代中国特色社会主义思想为指导，全面贯彻落实党的十九大和十九届二中、三中、四中全会精神，深入贯彻党中央、国务院推进政府信息公开的系列决策部署，按照《国务院办公厅政府信息与政务公开办公室关于政府信息公开工作年度报告有关事项的通知》（国办公开办函〔2019〕60号）要求，向社会公布国家中

医药管理局2019年度政府信息公开工作报告。数据统计期限为2019年1月1日至2019年12月31日。

一、总体情况

2019年，国家中医药管理局认真学习贯彻落实新修订的《中华人民共和国政府信息公开条例》（以下简称《条例》）精神，高度重视政府信息公开工作，坚持以公开为常态、不公开为例外的原则，扎实推进政府信息公开工作。

（一）主动公开情况

国家中医药管理局政府网站累计主动公开政府信息624条，其中局机关各部门发布文件114条，主要公开中医药政策法规文件、新闻宣传、医政管理、科研管理、教育管理、国际交流等。

聚焦庆祝中华人民共和国成立70周年、屠呦呦获颁共和国勋章、全国中医药大会召开、《中共中央国务院关于促进中医药传承创新发展的意见》出台、国家中医药管理局直属机关"不忘初心、牢记使命"主题教育、中医药助力脱贫攻坚等重大事件，共完成13项专题宣传，实现中医药工作正面宣传有声势有深度有实效。

（二）依申请公开情况

按照《条例》规定，结合工作实际，更新国家中医药管理局政府信息主动公开目录，进一步规范依申请公开答复文书格式，明示救济渠道。2019年，国家中医药管理局共受理政务信息依申请公开16件，主要为信息查询和业务咨询，全部按时答复。

（三）政府信息管理情况

严格落实保密审查制度，规范信息发布审批程序，印发《国家中医药管理局新闻宣传工作制度》，进一步健全信息公开制度。

（四）平台建设情况

1. 不断优化政府网站。

（1）结合国家中医药管理局开展的"不忘初心、牢记使命"主题教育，不断调整完善在线互动与服务功能建设。国家中医药管理局政府网站增加移动设备适配功能（手机版)，网民使用手机就可以方便查

看、使用局政府网站发布的政务信息和各项服务功能；为方便群众获得看病就医信息，在局政府网站建立覆盖 31 个省、392 个国家临床重点专科、1818 个老中医药专家及 2352 个重点专科优势病种数据信息的"便民就医导航"平台，让群众看病先知道应该去哪里看，提供权威的就诊信息，大幅提升国家中医药管理局政府网站对社会公众的服务能力和水平。

（2）推出热点专题 10 个，分别为：中医药扶贫工作、走近国医大师、2019 年"两会"、各地党委政府推动中医药振兴发展、庆祝中华人民共和国成立 70 周年、2019 年中医中药中国行、祝贺屠呦呦荣获共和国勋章、全国中医药大会召开、关于促进中医药传承创新发展的意见、国医奇术。

（3）发布报纸、杂志、互联网虚假违法中医医疗广告监测情况。

（4）继续推进建议提案答复件公开。根据《国务院办公厅关于做好全国人大代表建议和全国政协委员提案办理结果公开工作的通知》（国办发〔2014〕46 号）要求，对 87 件复文进行公开。

2. 继续运营好国家中医药管理局官方微信公众号"中国中医"。截至 2019 年底，订阅用户 50.32 万人。相比 2019 年初的 40.70 万人，增长 9.62 万人，增长率 23.64%；全年共编辑发送微信 302 期，1183 条；单条最高阅读量 194341 人。微信总阅读次数为 1081 万次，总阅读人数为 756 万人。

（五）监督保障情况

持续将政府信息公开纳入公务员等新入职人员的培训范围，不断强化公开意识，增强政府信息公开质量和水平。

二、主动公开政府信息情况

表 4 - 12 - 1　主动公开政府信息情况表

第二十条第（一）项			
信息内容	2019 年新制作数量（个）	2019 年新公开数量（个）	对外公开总数量（个）
规章	0	0	0
规范性文件	7	7	7

第二十条第（五）项			
信息内容	2018 年项目数量（个）	2019 年增/减（个）	处理决定数量（个）
行政许可	0	0	0
其他对外管理服务事项	0	0	0

第二十条第（六）项			
信息内容	2018 年项目数量（个）	2019 年增/减（个）	处理决定数量（个）
行政处罚	0	0	0
行政强制	0	0	0

第二十条第（八）项		
信息内容	2018 年项目数量（个）	2019 年增/减（个）
行政事业性收费	0	0

第二十条第（九）项		
信息内容	采购项目数量（个）	采购总金额（万元）
政府集中采购	174	19053.78

三、收到和处理政府信息公开申请情况

表 4 - 12 - 2　收到和处理政府信息公开申请情况表

分类（本列数据的勾稽关系为：第一项加第二项之和，等于第三项加第四项之和）	申请人情况						
	自然人	法人或其他组织					总计
		商业企业	科研机构	社会公益组织	法律服务机构	其他	
一、2019 年新收政府信息公开申请数量（个）	16						16

（续表）

分类（本列数据的勾稽关系为：第一项加第二项之和，等于第三项加第四项之和）		申请人情况						
		自然人	法人或其他组织					总计
			商业企业	科研机构	社会公益组织	法律服务机构	其他	
二、2018年结转政府信息公开申请数量（个）		0						0
三、2019年度办理结果	（一）予以公开数量（个）	4						4
	（二）部分公开数量（个）	1						1
	（三）不予公开数量（个） 1. 属于国家秘密							
	2. 其他法律行政法规禁止公开							
	3. 危及"三安全一稳定"							
	4. 保护第三方合法权益							
	5. 属于三类内部事务信息							
	6. 属于四类过程性信息	1						1
	7. 属于行政执法案卷							
	8. 属于行政查询事项							
	（四）无法提供数量（个） 1. 本机关不掌握相关政府信息	0			0			0
	2. 没有现成信息需要另行制作	0			0			0
	3. 补正后申请内容仍不明确							
	（五）不予处理数量（个） 1. 信访举报投诉类申请							
	2. 重复申请							
	3. 要求提供公开出版物							
	4. 无正当理由大量反复申请							
	5. 要求行政机关确认或重新出具已获取信息							
	（六）其他处理数量（个）	10						10
	（七）总计（个）	16						16
四、结转2020年度继续办理数量（个）		0						0

四、政府信息公开行政复议、行政诉讼情况

表4-12-3　政府信息公开行政复议、行政诉讼情况表

行政复议数量（个）					行政诉讼数量（个）									
结果维持	结果纠正	其他结果	尚未审结	总计	未经复议直接起诉					复议后起诉				
					结果维持	结果纠正	其他结果	尚未审结	总计	结果维持	结果纠正	其他结果	尚未审结	总计
0	0	1	0	1	0	0	0	0	0	0	0	0	0	0

五、其他需要报告的事项

2019年，国家中医药管理局主动公开、依申请公开政府信息均未收取任何检索、复制、邮寄等费用。

（邢超、孟娟）

【2019年全国"两会"建议提案答复办理工作】 2019年，国家中医药管理局认真贯彻落实中共中央办公厅、国务院办公厅有关通知精神，按照全国人大常委会办公厅、全国政协办公厅通知要求，明确责任、规范程序、狠抓落实，完成2019年全国"两会"建议提案答复办理工作。

2019年，国家中医药管理局承办的涉及中医药建议提案共210件（其中全国人大建议148件，参阅12件；全国政协提案62件，参阅13件），以及全国人大重点督办建议选题参加办理的推进多层次养老服务体系建设（涉及7932号建议），强化食品、保健品安全监管（涉及3069号建议），加强乡村医生队伍建设（涉及3713号和6810号建议），全国政协重点提案督办调研"关于完善中医药服务体系 提升中医药服务能力的提案"和重要提案摘报"关于开展国家癌症攻坚行动的提案"。建议提案内容涉及面广、热点问题多、社会关注度高，有些甚至是制约中医药事业传承发展的关键问题。

2019年3月15日，国家中医药管理局党组召开党组扩大会议，专题传达学习全国"两会"精神，特别是习近平总书记在全国"两会"期间发表的重要讲话精神，研究部署贯彻落实举措。强调要切实做好全国"两会"建议提案的办理工作，要更加深刻认识到办理建议提案是政府依法履职、接受人民监督的重要内容，是开展调查研究、摸清问题症结的重要举措，要把办理建议提案作为谋划发展、解决问题的重要契机，加大沟通协调，提高办复质量，增强办理实效。

2019年5月16日，国家中医药管理局召开局长专题会议，总结2018年全国"两会"建议提案办理情况，对办理工作先进集体和先进个人给予表彰，研究部署2019年全国"两会"建议提案办理工作，要求深刻认识做好2019年全国"两会"建议提案办理工作的重要性，要严格要求统筹推进建议提案办理工作，切实在提高办理质量上下功夫、见成效。国家中医药管理局印发《国家中医药管理局2019年"两会"建议提案办理工作实施方案的通知》，从提高政治站位强化责任意识、落实责任要求确保办理质量、密切沟通联系充分听取意见、规范公开程序等方面提出明确要求。

认真开展督查督办。国家中医药管理局针对各部委和局机关部门的协调分工，建立办理工作台账，将建议提案答复件件落实到具体承办部门和承办人，所有复文都由部门主要负责同志认真审核并由主管局领导签发，明确责任、规范程序、狠抓落实，有效保证办理质量和进度。国家中医药管理局办公室按照协（会）办件、主办件不同的办复截止时间制定工作表，并利用电话、发催办单、召开专门会议通报办理进展等方式进行督办，确保办理进度和办理质量。

密切与代表委员沟通联络。各承办部门在办复之前，均主动与代表委员进行交流互动，主要采取当面沟通、电话沟通或信函等形式，充分听取代表委员意见，认真研究代表委员提出的问题积极采纳代表委员提出的建议提案，对代表委员提出的问题进行深入细致的分析，做好沟通协调工作，努力提高办理质量。未收到代表委员们对复文不满意的意见反馈。

认真做好建议提案答复的主动公开工作。在国家中医药管理局政府网开设全国"两会"建议提案办理公开栏目，将符合公开条件的人大代表建议复文65件（占79.26%）及政协委员提案复文22件（占66.66%）予以公开。

（王雪薇、陈梦生）

【国家中医药管理局人防工作】 2019年，国家中医药管理局认真贯彻落实《中华人民共和国人民防空法》及习近平总书记关于人防工作的重要讲话精神，根据中央国家机关人防办有关要求，按照"长期准备、重点建设、平战结合"的方针，扎实推进各项人防工作。国家中医药管理局加强目标责任制管理，同各直属（管）单位签订《2019年人防工作目标责任书》；召开专题会议，落实中央国家机关人防办关于地下空间管理的有关规定；会同国家中医药管理局有关部门开展安全隐患排查清理整治工作，保障中华人民共和国成立70周年活动顺利举行，同时做好春节、全国"两会"等重要节日、重大活动的安全检查工作；开展地下空间普查工作，初步摸清地下空间底数；做好国家中医药管理局直属（管）单位普通地下室备案和人防工程使用审批初审工作及2019年地下空间试点工程项目申报后续工作。2019年人防工作各项目标任务完成。

（尚利娟）

三、会议与活动

【全国中医药大会】 2019年10月25日，国务院召开首次全国中医药大会，习近平总书记专门作出重要指示，李克强总理作出重要批示，为做好新时代中医药工作进一步指明方向。孙春兰副总理出席会议并讲话，明确提出传承创新发展中医药的总体思路和要求，对重点工作作出部署。

孙春兰表示，要深入贯彻习近平总书记关于中医药的重要指示，认真落实李克强总理批示要求，遵循中医药发展规律，坚定文化自信，深化改革创新，扎实推动《中共中央 国务院关于促进中医药传承创新发展的意见》落地见效，走符合中医药特点的发展路子。完善服务体系，鼓励社会力量办中医诊所等医疗机构，改革院校和师承教育，提升临床诊疗水平。挖掘民间方药，建设道地药材基地，强化质量监管。深化医保、价格、审批等改革，促进科技创新和开放交流，推动中医药高质量发展。

会议对全国中医药杰出贡献奖获奖者进行表彰。上海市、广东省、甘肃省、教育部、科技部、国家药品监督管理局负责同志在会上作交流发言。有关部门负责同志，各省区市和计划单列市、新疆生产建设兵团有关负责同志，全国中医药杰出贡献奖获奖者等参加会议。

（新华社）

【中国中医药循证医学中心成立暨揭牌仪式】　2019年3月12日，中国中医药循证医学中心成立暨揭牌仪式在中国中医科学院举行，世界卫生组织荣誉总干事陈冯富珍、国家中医药管理局党组书记余艳红、国家中医药管理局副局长王志勇为中心揭牌。余艳红指出，成立中国中医药循证医学中心是贯彻落实习近平总书记关于发展中医药的重要论述的重要举措，也是贯彻落实2019年政府工作报告"支持中医药事业传承创新发展"的具体行动。中国中医药循证医学中心要肩负起促进循证医学与中医药学融合发展的重大使命，切实做到高起点谋划、高水平开放、高质量发展，着眼"国内一流、国际一流"的定位，加强顶层设计，统筹优势资源，早日建成国际认可的具有中医药特色的循证医学研究协作网络，推动中医药更好地造福人类健康。

陈冯富珍介绍世界卫生组织推广中医药在内的传统医学所取得的成果，并对中国中医药循证医学中心的成立表示祝贺。她表示，中医药是中国的国宝，几千年来对中国乃至世界人民的健康作出重要贡献，应当肯定中医药的安全性和有效性，希望中医药在为中国老百姓服务的同时，向世界卫生组织提供更多的有关中医药特色优势的疗效证据，并积极参与推动"一带一路"沿线国家传统医学的发展。

世界卫生组织驻华代表高力，全国政协常委、中国侨联副主席余国春，中国中医科学院院长黄璐琦，以及部分两院院士、国医大师等出席活动，中国中医科学院党委书记王炼主持仪式。

（国家中医药管理局官网）

【中医药国际化发展论坛】　2019年3月24日，由中华中医药学会、《人民日报》人民网主办的中医药国际化发展论坛在北京召开。国家中医药管理局局长于文明出席论坛并讲话。于文明指出，主办单位发挥各自优势，为推动中医药产学研一体化搭建平台，促进中医药走向世界，这是大家以实际行动贯彻落实习近平总书记关于推动中医药走向世界重要批示指示精神和2019年全国"两会"精神。于文明强调，大家要营造良好氛围，让世界医药同仁乃至全社会更好地了解中医药、认识中医药、研究中医药、体验应用中医药；要积极推动中医药传承创新发展，充分发挥中医药在防病治病中的应有价值作用；要让中医药在新时代充满活力，全力促进中医药参与"一带一路"建设，让中医药为世界人民健康服务。天津中医药大学校长张伯礼院士、国医大师陈可冀院士、国医大师张大宁教授和葛均波院士等专家学者，就中医药的发展前景和国际交流与合作展开讨论。　（国家中医药管理局官网）

【2019传统医药国际发展论坛（欧非）】　2019年5月15日，由澳门特别行政区政府和国家中医药管理局共同主办，粤澳合作中医药科技产业园承办的2019传统医药国际发展论坛（欧非）在葡萄牙里斯本开幕。论坛以"国际青年中医生在中医药发展中的作用与定位"及欧非国家的市场准入政策、国际注册和贸易等方向进行对接为主题，邀请来自中国、欧盟、非洲及"一带一路"沿线国家传统医药行业的政府代表、青年中医生、企业经销商和行业协会代表等约300人展开探讨，进一步促进传统医药产业和人才在国际上向更深层次、更宽领域发展；借助"一带一路"倡议和粤港澳大湾区战略带来的发展契机，为相关国家的传统医药和健康产业相关的政府、企业、机构等提供国际注册与贸易合作的交流平台。澳门特别行政区政府以产业园作为载体，进一步提升澳门在欧非的影响力，推动中医药文化及产业走向海外，在传统医药领域助力国家"一带一路"的发展。

开幕式上，产业园与佛得角共和国卫生与社会保障部签署合作备忘录，双方将扩大并深化在传统医药领域的合作，产业园将为佛得角卫生部及下属机构提供技术和政策咨询的指导和建议，以及中医药及质量控制方面的专业培训等；佛得角卫生部亦将协助产业园推进传统药品和食品补充剂的注册、贸易、培训以及产业项目合作等。开幕式还举行国际青年中医生交流基地导师聘任仪式。来自中国、佛得角和莫桑比克的青年中医生即场展示中医技法。同日举行国际青年中医生AMIGO交流活动和商贸对接会。

论坛得到葡萄牙中华总商会、中华人民共和国驻葡萄牙大使馆、澳门驻里斯本经济贸易办事处、莫桑比克共和国卫生部、佛得角共和国卫生与社会保障部、中国－葡语国家经贸合作论坛（澳门）、澳门特别行政区政府卫生局、澳门大学等相关政府职能部门、行业协会、科研院所的大力支持。

（国家中医药管理局官网）

【博鳌亚洲论坛·全球健康论坛大会】　2019年6月10～12日，由博鳌亚洲论坛、山东省人民政府联合主办，博鳌亚洲论坛全球健康论坛大会组委会、青岛市人民政府承办，国家卫生健康委、国家中医药管理局等支持的博鳌亚洲论坛·全球健康论坛大会在山东青岛举办。

国家主席习近平向大会致贺信。习近平强调，人人享有健康是全人类共同愿景，也是共建人类命运共同体的重要组成部分。推进全球卫生事业，是落实2030年可持续发展议程的重要组成部分。博鳌亚洲论坛一直致力于促进亚洲以及世界的共同发展和人民福祉，这次大会的召开是在这方面的又一重要努力。希望大会能够有效凝聚各方力量和共识，交流互鉴，推动全球健康事业和健康产业发展，促进卫生健康领域国际合作，为全人类健康福祉作出贡献。

孙春兰指出，习近平主席的贺信，深刻阐释了人人享有健康在全球卫生事业中的基础性地位，发出了促进卫生健康领域国际合作的倡议，为我们深化交流、增进全人类健康福祉增添了信心和动力。健康是人类的永恒追求，健康促进是国际社会的共同责任。中国将加强与各国的交流合作，携手构建全球公共卫生安全防控体系，共同搭建全球健康治理平台，与各国一道推进落实2030年可持续发展议程、增进各国人民的健康福祉。

于文明强调，中医药既是中国的，也是世界的。中医药也为服务世界民众健康福祉发挥积极作用。截至2019年底，中医药已经传播到世界183个国家和地区，正在为那里的民众提供医疗保健服务。中国与40余个外国政府、地区主管机构和国际组织签订专门的中医药合作协议，支持在"一带一路"沿线国家建设30个高质量中医药海外中心，为满足海外民众多元化健康需求发挥积极作用。世界卫生组织分别于第62届和第67届世界卫生大会通过《传统医学决议》和《世界卫生组织传统医学战略（2014～2023）》之后，2019年5月，第72届世界卫生大会审议通过《国际疾病分类第十一次修订本（ICD－11）》，使各国能够统计传统医学的服务和就医情况，为其安全性和有效性提供数据，为传统医学纳入各国医学体系奠定坚实基础。中医药正日益得到国际医学同仁的认同和认可，为维护人类健康作出重要贡献。

本届大会包括开幕式暨全体大会、28场分论坛、4场创新项目路演会、16场重要活动以及全球健康博览会等。来自55个国家和地区的2600余名政府官员、专家学者、企业代表等围绕"健康无处不在，可持续发展的2030时代"主题，就"实现全民健康""创新促进健康""健康融入所有政策"等议题深入交流。其中，"实现全民健康——传统医学"分论坛于6月12日举行。大会会场还专门设置中医药体验区，吸引众多外国政要、专家学者前来体验。 　（国家中医药管理局官网）

【海峡论坛——2019海峡两岸中医药发展与合作研讨会】 　2019年6月14～18日，由国家中医药管理局、厦门市人民政府主办，国家中医药管理局对台港澳中医药交流合作中心、厦门市卫生健康委承办的海峡论坛——2019海峡两岸中医药发展与合作研讨会在福建厦门召开。国家卫生健康委党组成员、国家中医药管理局党组书记余艳红出席研讨会并致辞。余艳红表示，2019年是《告台湾同胞书》发表40周年，习近平总书记提出要探索海峡两岸融合发展新路，并强调两岸要应通尽通；两岸中医药界应共谋发展大计，把两岸融合发展做实做细，实现优势互补，为人类健康福祉作出应有贡献。

本届研讨会以"推进中医药传承创新，促进两岸融合发展"为主题，呈现三大特点：一是配套活动更加丰富，医护管理与健康服务模式高级研修班、中医药特色适宜技术体验等配套活动同期举行；二是签约项目更加务实，会议期间签署两岸中医药教育、科研、产业合作项目，为两岸中医药开展务实合作搭建平台；三是与会代表范围更广泛，中国国民党中常委黄昭顺等230余名台湾地区医药卫生界代表和中医药社团代表出席研讨会。

（魏春宇）

【世界中医药大会第五届夏季峰会】2019年6月15～16日，由国家中医药管理局、陕西省人民政府指导，世界中医药学会联合会、陕西省卫生健康委、陕西省中医药管理局、西安市人民政府联合主办的世界中医药大会第五届夏季峰会在陕西西安召开。大会以"弘扬丝路精神，传播中医药文化"为主题，强调将中医药全方位融入"一带一路"建设，助力中医药产业化、国际化发展，进一步向世界展现中医药传承创新的魅力与活力。全国政协副主席、农工党中央常务副主席何维，陕西省人民政府省长刘国中，国家中医药管理局局长于文明，世界中医药学会联合会主席马建中等出席大会。

何维在讲话中指出，中医药学体现中华民族对人类生命活动的整体性认知，对疾病的系统性干预。这种认知和实践具有鲜明的中华民族特征，它是民族的，也是世界的。中医药国际化不仅仅是一种方法和策略性选择，也必然是一种战略性选择。中医药创造性转化需要体系开放、技术开放，需要服务形态、产品形式融入现代社会。中医药创新性发展需要传承守正，在新的发展基点上传承精华，在新的发展模式中服务人民健康需要。要在解决人类重大健康问题上有重大贡献，在肿瘤、老年性痴呆、帕金森病、抑郁症等难治性疾病的疗效上有重大提升，在慢性疾病的预防上有更多、更好的治未病方法与手段。

于文明指出，一要坚持学术引领，促进中医药传承创新发展，传承是中医药学术发展的根基，创新是中医药学术的时代生命活力，传承和创新是推动中医药学术和事业发展的双轮驱动力。我们既要从中医药古代经典医籍中寻找新的灵感，又要加强当代名医经验学术研究，吸收现代科学文明成果，推进中医药产业化、现代化，让中医药走向世界。二要坚持疗效兴业，促进中医药国际交流与合作，疗效是中医药事业发展的基础。要坚持疗效立业、疗效兴业，把提升中医药疗效作为交流合作根本。加强中医药在防治重大、疑难疾病以及养生、预防、保健、康复等方面研究与国际交流合作，提升中医药防病治病效果，服务"一带一路"国家人民健康。三要发挥国际学会组织优势，担当中医药国际交流与合作光荣使命，中医药人要做到自信、自重、自立、自强，坚定中医药理法方药自信，坚定中医药临床疗效自信，坚定中医药传承发展光荣责任使命，为构建人类健康命运体和人类健康事业作出应有贡献。

刘国中在致辞中表示，近年来陕西出台一系列发展中医药的政策措施，全省中医药事业发展迈上新台阶，正在全力推进中医药强省建设。本次大会将为中医药事业发展带来新的理念，注入新的动力。陕西愿意为中医药事业发展贡献更多力量。

会议开幕式由陕西省副省长方光华与世界中医药学会联合会副主席兼秘书长桑滨生共同主持。世界卫生组织传统医学处处长张奇，诺贝尔奖获得者、挪威大学爱德华·莫索尔教授，中国工程院院士樊代明、印遇龙，国医大师张大宁、沈宝藩、李佃贵等作主题报告。近30个国家和地区的约800位专家学者参会。大会同时举办全球中医药发展高峰论坛等14个分论坛，围绕中医药基础理论、临床实践、中药产业等多个方面展开学术交流。

（国家中医药管理局官网）

【推进紧密型县域医疗卫生共同体建设视频会议】　2019年6月17日，国家卫生健康委、国家中医药管理局召开推进紧密型县域医疗卫生共同体建设视频会议。国家卫生健康委副主任王贺胜出席会议并讲话。

会议强调，县域医共体建设是贯彻落实"以人民为中心"理念的具体体现，是改革完善县乡村三级医疗卫生服务网、建立优质高效医疗卫生服务体系的必然要求，是推动分级诊疗制度建设的重要举措，是提高基层服务能力的有力抓手。会议要求，各地要紧紧围绕"强基层、惠群众"的目标，重点抓好五个关键环节：一是要坚持政府主导、资源下沉、群众受益，确保医共体建设方向正确；二是推进资源整合，持续完善县域医疗卫生服务体系；三是深化综合改革，保障医共体建设顺利推进；四是强化医防结合，不断提升基层医疗卫生服务能力；五是加强政策联动，形成推进医共体建设的合力。山西、浙江、安徽、山东省卫生健康委作交流发言。国家中医药管理局负责同志、国家卫生健康委相关司局负责同志和有关专家在主会场参会。

（国家卫生健康委官网）

【第五届中医中药发展（香港）论坛暨第十一届全球传统医学大学联盟年会】　2019年6月29～30日，由国家中医药管理局对台港澳中医药交流合作中心、香港浸会大学、全球传统医学大学联盟主办，以"中医药现代研究与国际化"为主题的第五届中医中药发展（香港）论坛暨第十一届全球传统医学大学联盟年会在香港召开。

香港食物及卫生局局长陈肇始表示，中医药已成为香港医疗系统的重要组成部分，香港将充分发挥其独特优势，打造中医药发展的"香港模式"，积极参与"一带一路"建设，助推中医药走向世界。国家中医药管理局对台港澳中医药交流合作中心主任认为，香港可发挥自由贸易港与国际市场接轨的优势，通过参与粤港澳大湾区、"一带一路"建设，推动中医药产品与服务走出去，进一步提升中医药在国际上的影响力。会议围绕"一带一路"背景下中医药的传承创新发展、中医药国际化的新路径、粤港澳地区中医药标准化建设等议题展开讨论。

（国家中医药管理局官网）

【第六届中国中医药信息大会】　2019年8月2～4日，由中国中医药信息学会主办的第六届中国中医药信息大会在湖北武汉召开。国家中医药管理局副局长闫树江出席会议并讲话。

闫树江表示，信息化正成为引领中医药传承创新发展的先导力量。抓好中医药信息工作，重点要做好顶层设计、实施重点工程、推进融合发展、开展数据治理、加快关键技术研究、加强保障体系建设等，希望信息学会通过政治建会、学术强会、科教兴会，打造中医药信息化高水平学术平台。大会以"创新驱动，融合共享，安全可控"为主题，设1个主论坛和13个分论坛，与会专家学者围绕中医药信息在全民健康服务中的重要作用、中医药信息融合共享与安全可控、中医药信息标准及信息安全、中医药大数据与人工智能、互联网+中医药与全民健康、中医药传承与创新发展、中医药健康管理与养生保健等开展主题讲座，分享信息化最新成果。中医药医疗、保健、科研、教育、产业、文化等机构信息化人员和中国中医药信息学会分支机构代表等近2500人参会。中国工程院院士樊代明，中国科学院院士赵玉芬，国医大师唐祖宣、李佃贵等参会。会上还为新成立的7个分支机构授牌。

（国家中医药管理局官网）

【第二届中国（甘肃）中医药产业博览会】　2019年8月22～24日，由国家卫生健康委、国家中医药管理局、甘肃省人民政府主办的第二届中国（甘肃）中医药产业博览会（以下简称"药博会"）在甘肃省定西市陇西县（主会场）、张掖市民乐县（分会场）、陇南市武都区（分会场）举办。本届药博会以"绿色、道地、高质量"为主题，约3700余人参会。药博会分为开幕式暨中医药高质量发展助推脱贫攻坚论坛、"一带一路"上的中医药论坛、甘肃省建设国家中医药产业发展综合试验区论坛、中医药新政策新标准新技术新产品发布论坛、食药康养论坛、招商大会、中药材交易采购大会、中医药产品展览会、实地考察、李氏故里中医药文化旅游节等。主会场共邀请来自"一带一路"沿线国家、国际组织和国家有关部委、兄弟省区市、港澳台地区代表、境内外企业家、专家学者等2200余人参会。全国政协副主席李斌对大会作出重要批示；世界卫生组织荣誉总干事陈冯富珍，主宾国匈牙利副国务秘书史迪兹·齐盖蒂，国家卫生健康委副主任李斌，国家中医药管理局局长于文明，印度尼西亚食品药品管理局局长佩妮·鲁吉托，马达加斯加总统项目部主任安德里亚马纳诺罗·拉齐菲纳里沃·奥古斯丁，中国工程院院士、中国中医科学院院长黄璐琦，中国工程院院士、兰州大学副校长王锐，以及国家发展改革委、国家药品监督管理局等部委代表出席指导。甘肃省委、省人大常委会、省人民政府、省政协主要领导和有关领导出席大会。药博会期间，签署的框架协议、投资合同、采供销协议等合计总金额达 131.77 亿元。通过药博会，初步建立中医药交流合作国际平台、中医药新政策新标准新技术新产品权威发布解读平台、全国中医药产业创新发展成果展示平台、中医药产业助推脱贫攻坚支持平台、中医药文化传承创新平台，扩大药博会知名度和影响力。　　　　（刘正锁）

【健康中国行动传染病及地方病防控行动主题推进活动】　2019 年 9 月 17 日，健康中国行动传染病及地方病防控行动主题推进活动在广东举行。国家卫生健康委党组成员、国家中医药管理局党组书记余艳红出席活动并讲话，广东省人民政府副省长张虎致辞。

余艳红指出，做好传染病及地方病防控工作，要坚持预防为主，做到早发现、早诊断、早报告、早处置；要坚持中西医并重，发挥中医药在传染病防控中的独特优势和作用；坚持联防联控，落实各方责任，形成防控工作合力；要坚持科技创新，强化科学技术在防控工作中的支撑作用；要坚持广泛宣传教育，提高群众健康素养和防病意识；要坚持社会动员，广泛开展爱国卫生运动。徐建国院士宣读《支持预防接种倡议》，号召社会各界积极参与和支持预防接种工作。

工业和信息化部、农业农村部、海关总署、国家中医药管理局、国铁集团、国家卫生健康委机关相关司局及直属联系单位有关负责同志，部分省（区、市）卫生健康委疾控处和相关学（协）会负责同志参加活动。　　　（国家卫生健康委官网）

【第六届中医药现代化国际科技大会】　2019 年 10 月 21 日，第六届中医药现代化国际科技大会在四川成都开幕。大会围绕"中医药科技创新与传承发展"主题举办中医药理论传承创新、中药资源创新与可持续发展、中医药关键技术装备研发等研讨和科技成果发布对接活动。第十二届全国政协副主席刘晓峰宣布开幕。四川省委副书记、省长尹力，世界卫生组织代表张奇出席开幕式并致辞。国家中医药管理局局长于文明，科技部副部长李萌讲话。

尹力表示，四川高度重视中医药事业和产业发展，正加快由中医药大省向中医药强省转变。新一轮科技革命和产业变革正加速演进，复杂系统科学、大数据、真实世界的临床研究等新理念、新方法不断涌现，现代科技与传统中医药融合的深度和广度不断拓展，中医药传承创新发展迎来难得历史机遇。四川将深入学习贯彻习近平总书记关于中医药发展的重要论述，充分发挥资源优势，进一步推动中医药研究技术创新、中医药相关产业发展、中医药文化传承保护，进一步推动四川中医药传承和开放创新发展，走向世界。

于文明强调，传承是中医药事业发展的根基，创新是中医药发展的时代生命力。没有传承，中医药的发展就没有根和魂；没有创新，中医药的发展就没有时代活力和价值作用。传承和创新是推动中医药事业发展的双轮驱动力，是提升中医药疗效和服务能力的根本举措。"传承不泥古，创新不离宗"，现代化就是要充分利用现代科学技术，让中医药在重大疾病防治、重大新药创制、重大技术攻关等方面取得重大突破，解决当代疾病谱防治问题，满足人类健康保障需要。于文明指出，党中央国务院高度重视中医药事业和产业融合高质量发展，我们要结合各地区资源优势，高站位谋划本地区中医药事业和产业融合高质量发展，出台落实举措，强化制度机制，更好地保障人民群众健康、服务经济社会发展。于文明认为，随着对外开放的进一步扩大和"一带一路"合作的深入，以及中医药现代化、国际交流与合作不

断推进，中医药的疗效会越来越得到世界上医学生命科学同行的认可，中医药必将为构建人类命运共同体和服务世界人民健康作出新的贡献。

李萌表示，科技部将把中医药传承创新摆在国家科技发展全局中更为突出的位置，进一步提升科技支撑中医药防治重大疾病的水平；运用人工智能等最新科技成果，着力解决中医药传承创新的关键科学和技术问题；构建跨学科、网络化的中医协同创新体系，积极培育新型中医药创新主体；尊重科学规律，营造良好创新生态；加强中医药的国际科技合作，进一步推动中医药产品和服务惠及全球。

张奇代表世界卫生组织祝贺大会召开，表示将进一步推动世界卫生组织加强与中国、四川在传统医学国际科研等领域的合作，使中医药更好造福人类。

四川省副省长王一宏主持开幕式。国家民族事务委员会副主任郭卫平和国家有关部委、省级有关部门负责人，国内外知名专家学者等参加开幕式。　　（国家中医药管理局官网）

【第四届中国 - 中东欧卫生部长论坛】　应保加利亚卫生部邀请，2019 年 11 月 6 ~ 9 日，国家中医药管理局副局长王志勇率团赴保加利亚索菲亚进行访问，期间出席第四届中国 - 中东欧卫生部长论坛。

在部长论坛卫生创新和发展专题中，王志勇作"传承创新发展中医药，共建人类命运共同体"的报告，指出中国政府在发展中医药的顶层设计、组织领导、服务体系、传承保护、培养机制和对外交流 6 方面都取得较好成效，希望未来这些举措和经验能为中东欧国家发展传统医药提供借鉴和启迪。王志勇提出 3 点倡议：坚持平等对待，发挥传统医学独特优势；坚持开放包容，促进传统医学融合发展；坚持合作共进，提升传统医药治理能力。论坛通过《索菲亚宣言》，强调在符合各国法律法规框架下，欢迎更多中东欧国家的科研机构、大学及诊所等与中国开展多种形式的传统医

药合作。支持有条件的中国和中东欧国家医疗机构，在符合当地和本国法律法规的前提下开展健康旅游合作。

（肇红）

【2019 广西大健康产业峰会】 2019年 11 月 7 ~ 9 日，2019 广西大健康产业峰会在广西南宁召开。此次峰会由农工党中央、国家中医药管理局、广西壮族自治区人民政府联合主办，全国人大常委会副委员长艾力更·依明巴海出席并讲话，全国人大常委会副委员长、农工党中央主席陈竺发表视频致辞，广西壮族自治区党委书记、自治区人大常委会主任鹿心社，国家中医药管理局副局长孙达，亚布力中国企业家论坛理事长、泰康保险集团董事长兼 CEO 陈东升，中国老年学和老年医学学会会长刘维林分别致辞。

孙达在致辞中指出，习近平总书记对中医药工作作出重要指示，李克强总理作重要批示，中共中央、国务院出台《关于促进中医药传承创新发展的意见》，国务院召开全国中医药大会，充分体现党中央、国务院对中医药工作的高度重视。国家中医药管理局将深入学习贯彻党的十九届四中全会和全国中医药大会精神，采取完善中医药服务体系、健全质量管理机制等具体举措，进一步推动中医药治理体系和治理能力现代化。广西壮族自治区党委和政府充分发挥中医药多重价值和作用，形成中医中药相互促进，事业产业齐头并进的工作格局。特别是在大健康产业方面，立足自身特色资源禀赋，加强政策供给和制度建设，其有益经验值得各地方学习借鉴。希望政府部门和社会各界充分聚焦人民健康需求，整合优质资源，发挥协同作用，在促进经济转型升级中推动大健康产业高质量发展。

2019 年 11 月 8 日，孙达一行赴广西药用植物园和广西国际壮医医院实地调研。广西壮族自治区人民政府副主席黄俊华，广西壮族自治区中医药管理局党组书记、局长姚春陪同调研。孙达充分肯定广西中医药工作取得的成绩，指出要学习

贯彻全国中医药大会精神，进一步发挥广西中医药的资源优势、区位优势和防病治病的独特优势，提高在健康中国建设中的贡献度。

（国家中医药管理局官网）

【第十六届世界中医药大会暨"一带一路"中医药学术交流活动】
2019 年 11 月 8 日，由世界中医药学会联合会主办的第十六届世界中医药大会暨"一带一路"中医药学校流活动在匈牙利首都布达佩斯开幕，来自 30 多个国家和地区的近 800 名中医药行业代表与会，就中医药传承与创新、中医人才培养等问题展开交流。本届会议为期 2 天，主题为"防病强身民心所向　健康和谐命运相连"。世界中医药学会联合会主席马建中在致辞中表示，本次大会一定能够推动各国各地区中医药企业之间、中医药团体之间、中医药与各传统医学之间的交流与合作，推进中医药国际化进程，切实造福人类健康。

（刘文龙）

【粤港澳大湾区中医药高地建设工作座谈会】 2019 年 11 月 14 日，为推动落实粤港澳大湾区建设领导小组会议精神和贯彻落实《中共中央　国务院关于促进中医药传承创新发展的意见》，加快制定配套文件，国家中医药管理局在横琴新区粤澳合作中医药科技产业园举办粤港澳大湾区中医药高地建设工作座谈会，邀请国家发展改革委地区经济司、广东省中医药局、香港食物及卫生局、澳门卫生局等相关机构负责同志、知名专家、业界代表出席，围绕建设粤港澳大湾区中医药高地的顶层设计、业界需求、工作安排等进行深入探讨。

会议由国家中医药管理局副局长孙达主持，国家卫生健康委党组成员、国家中医药管理局党组书记余艳红出席会议并做重要讲话。余艳红强调此次会议是落实习近平总书记视察粤澳合作中医药科技产业园指示精神，并从促进"一国两制"行稳致远、推动中医药传承创新发展的高度，就为什么建设大湾区中医药高地、建设什么样的中医药高

地、怎样建设中医药高地做了详细论述，表示国家中医药管理局将立足三地需求，加快制定《粤港澳大湾区中医药高地建设方案》，加大政策支持，完善政策举措，整合优势资源，强化协同创新，加强对外开放，打造粤港澳中医药高地。在粤期间，余艳红一行还调研粤澳合作中医药科技产业园、陈李济药厂、采芝林中药材博物馆等机构。

（国家中医药管理局官网）

【2019 国际针灸学术研讨会】
2019 年 11 月 14 日，2019 国际针灸学术研讨会在土耳其安榻利亚召开。会议由世界针灸学会联合会与中国中医科学院联合主办，土耳其针灸学会承办。会议以"针灸与补充医学国际共识"为主题，围绕世界卫生组织传统医学战略，就针灸及其他传统医学的基础理论、科学研究、临床经验及其在各专科的应用展开讨论，共吸引来自 39 个国家和地区的 700 多名专家学者参会。中国驻土耳其大使馆文化参赞史瑞琳、土耳其卫生部传统与补充替代医学司司长扎费尔·卡拉奇等出席会议。

（刘文龙）

【第六届中医科学大会】 2019 年 11 月 23 ~ 24 日，农工党中央和国家中医药管理局主办的第六届中医科学大会在山东济南召开。全国人大常委会副委员长、农工党中央主席陈竺出席大会并讲话，中共山东省委书记刘家义、国家中医药管理局党组书记余艳红出席开幕式并致辞，国家中医药管理局局长、农工党中央副主席于文明主持开幕式，全国政协副秘书长、农工党中央副主席兼秘书长曲凤宏出席。

陈竺指出，全国中医药大会刚刚闭幕，习近平总书记作出重要指示，李克强总理作出重要批示，《中共中央　国务院关于促进中医药传承创新发展的意见》正式发布，第六届中医科学大会的召开恰逢其时。陈竺强调，中医药发展既要有传承又要有创新。传承精华是中医药发展的根基，创新是中医药发展的生

命力。要传承好经典文献和经典理论思想，注重医药统筹与培养发展人才；创新是中医药现代化的关键所在，创新发展的中医药才能得到世界认可。创新发展中医药要与现代科学技术有机结合。当今大数据、人工智能、区块链等先进技术为中医药研究突破提供有力支撑；多学科、跨行业、海内外合作为加快中医药现代化带来广阔空间，不断为中医药传承创新发展开辟"新路径"。陈竺指出，让中医药走向世界，为"一带一路"服务，为人类命运共同体建设服务，需要中西医携起手来，推动中西医协调发展，运用中西医结合研究方法发掘中医药学伟大宝库。

刘家义表示，此次中医科学大会在山东举办，为山东中医药发展提供难得的机遇。山东将以这次大会为契机，进一步深入学习贯彻习近平总书记的重要指示精神，加快推动中医药事业和产业高质量发展，实现山东省由中医药大省向中医药强省的跨越。

余艳红指出，未来3年是落实《中共中央　国务院关于促进中医药传承创新发展的意见》和全国中医药大会精神、推动中医药高质量发展的关键期。此次中医科学大会的举办对促进中医药科技创新、加快中医药振兴发展、推进健康中国建设具有十分重要的意义。国家中医药管理局将和农工党中央精心办好中医科学大会，让这一平台在促进中医药传承创新发展、建设健康中国中发挥更加重要的作用。

于文明强调，本届大会将进一步推动深入贯彻落实习近平总书记对中医药工作的重要指示精神，遵循中医药发展规律，传承精华，守正创新，加快推进中医药现代化、产业化。要以"科学认识中医药，促进中医药传承和创新"为宗旨，围绕大会主题，就推动中医药和西医药相互补充、协调发展，进行深入的交流与研讨。要相互学习、共谋发展，充分发挥中医药防病治病的独特优势和作用，为人类健康事业和命运共同体建设作出贡献。

会议期间，山东省人民政府和国家中医药管理局签署省局共建山东中医药大学协议。共建双方将在学校发展规划、一流学科专业建设、教育教学改革、科研创新平台建设、服务体系建设及国际交流合作等方面给予更多指导和支持，着力加强学校内涵建设，提升学校办学实力，推动山东中医药大学更好地服务中医药事业和区域经济社会发展。

大会以"传承创新发展中医药，服务全面小康新时代"为主题，多位诺贝尔奖获得者、院士和国医大师、全国名中医，以及来自海内外生命科学领域、中医药领域的专家学者参加大会，大家从国家重大战略需求与中西医融合应对策略、中医药国际化、中西医融合血液病学等方面展开深入探讨。　（李希贤）

【第二届粤港澳大湾区中医药传承创新发展大会】

2019年12月5～6日，第二届粤港澳大湾区中医药传承创新发展大会在广东珠海横琴召开。大会围绕贯彻落实习近平总书记视察广东重要指示批示精神，加强交流与合作，深入发掘中医药宝库中的精华，推进产学研一体化，推进中医药产业化、现代化，推动中医药走向世界。大会由国家中医药管理局、广东省卫生健康委、广东省人民政府港澳事务办公室、广东省推进粤港澳大湾区建设领导小组办公室指导，广东省中医药局、香港特别行政区政府食物及卫生局、澳门特别行政区政府卫生局、珠海市人民政府主办，珠海市横琴新区管理委员会、珠海市卫生健康局、人之初杂志社、广东卫生在线承办。国家卫生健康委党组成员、国家中医药管理局党组书记余艳红出席会议并讲话，广东省人民政府领导，香港特别行政区食物及卫生局局长陈肇始，澳门特别行政区卫生局局长李展润，珠海市委书记、市人大常委会主任郭永航出席会议并致辞。粤港澳三地政府主管部门共同签署《粤港澳大湾区中医药合作备忘录》，达成六大共识：一要建立粤港澳三地政府主管部门定期协商机制；二

要推动粤港澳大湾区优质中医药资源整合共享；三要加强中医药科研创新合作；四要强化中医药人才培养和诊疗合作；五要推进中医药健康领域拓展合作；六要丰富中医药文化交流，打造粤港澳中医药文化传承传播中心。来自粤港澳大湾区各地政府和中医药教育、医疗与产业界代表约300人参加大会。

（魏春宇）

【第七次世界中西医结合大会】

2019年12月5～8日，由中国中西医结合学会、山东中医药大学主办，山东中西医结合学会、山东中医药大学附属医院承办的第七次世界中西医结合大会在山东济南召开。本次会议主题是"中西医结合传承发展，保障人类健康"。国家中医药管理局党组成员、副局长孙达，山东省副省长孙继业，中国工程院院士、中国中西医结合学会会长陈香美，中国科学院院士、国医大师陈可冀，山东中医药大学党委副书记、校长高树中等出席开幕式并致辞，山东省政协副主席赵家军等出席开幕式。

孙达在讲话中指出，当前中医药发展迎来天时、地利、人和的历史最好机遇，中医药人担负着遵循中医药发展规律，推动中医药和西医药相互补充、协调发展的重要使命。本次中西医结合大会是贯彻习近平总书记对中医药工作的重要指示精神，落实中西医并重方针，推动中医药高质量发展的重要举措，对进一步总结交流世界结合医学和我国中西医结合医学的学术成就具有非常重要的现实意义。孙达指出，要增强自信，尊重中医药规律，坚持中医药原创思维，传承中医药精华，同时吸收现代科技创新成果和现代医学之长协同发展。要充分发挥两种医学在维护人民健康中的各自优势，宜中则中，宜西则西，依托中国中医药循证医学中心建立适合中医药发展的评价体系，进一步建立中西医临床协作长效机制，推动中西医创新发展。要秉持开放包容态度，加强双多边对话，促进世

界卫生组织国际传统医学决议和战略的实施，与各国在中西医结合领域继续深化合作，实现中西医融合发展。

开幕式上，举行2019年度中国中西医结合学会科学技术奖获奖者颁奖仪式。会议邀请美国、意大利和国内多位院士、专家学者作主旨和专场报告，开设12个分会场进行学术交流。12位两院院士，2位国医大师，来自各国科研院所、医疗机构的海内外专家学者以及山东省中西医结合学会、山东中医药大学及其3所附院的师生共计4000余人参加开幕式。

（国家中医药管理局官网）

【第二届世界中医药科技大会暨中医药国际贡献奖（科技进步奖）颁奖大会】　2019年12月7～8日，由世界中医药学会联合会、中国中医科学院、世界针灸学会联合会主办的第二届世界中医药科技大会暨中医药国际贡献奖（科技进步奖）颁奖大会在福建福州召开。国家中医药管理局党组成员、副局长孙达，福建省政协副主席阮诗玮，世界中医药学会联合会主席马建中，福建省卫生健康委副主任张永裕，福建中医药大学党委书记陈立典，中国中医科学院副院长杨龙会，世界针灸学会联合会主席刘保延等出席开幕式。

孙达在致辞中指出，以习近平同志为核心的党中央把发展中医药提升到国家战略，谋划和实施一系列重大举措，对中医药的认识高度、实践深度、影响广度前所未有。"传承精华，守正创新"已成为中医药发展的方向和道路。要以贯彻落实《中共中央　国务院关于促进中医药传承创新发展的意见》为契机，加快构建卫生与健康科技创新体系，加快科研成果转化和应用，促进中医药高质量发展。要继续推进传承与创新协同发展。充分利用现代科学技术手段，中西医并重，多学科融合，在中医药理论和临床实践中有更多突破和创新。要继续加强科技评价体系建设，促进科技成果的转化。推动专业化的中医药科技评价机构的建立和发展，加强中医药知识产权保护与科技成果转化保障机制，促进科技成果转化为现实生产力。要继续强化中医药国际科技合作与交流。积极参与国际规则、标准的研究与制定，实施中医药海外发展工程，扩大中医药国际贸易，推动中医药开放发展。

大会以"加快国际科技创新，促进中医药高质量发展"为主题，向获得2019年中医药国际贡献奖（科技进步奖）的获奖者颁发奖杯和证书，并邀请国内外中医药专家学者围绕中医药的最新科技进展、传承研究方法、国际科技合作等内容，开展深入研讨。来自中国、美国、英国、日本等14个国家和地区的专家学者参加会议。

开幕式后，孙达一行赴福建中医药大学、宁德市中医院、寿宁县中医院和下党乡卫生院就学习宣传、贯彻落实《中共中央　国务院关于促进中医药传承创新发展的意见》和全国中医药大会精神进行实地调研。

（国家中医药管理局官网）

【国家中医药服务出口基地建设动员部署工作会】　2019年12月13日，国家中医药服务出口基地建设动员部署工作会在北京召开。国家中医药管理局局长于文明和商务部副部长王炳南出席会议，并对今后工作作出部署要求。于文明指出，中医药服务贸易尽管在国民经济中所占比重较小，但作为我国具有完全自主知识产权、潜力巨大的中华民族医药和健康产业，在国内外面临广阔发展空间，对促进经济结构调整和经济转型具有深远影响。启动中医药服务出口基地建设，以基地为载体和抓手，扩大中医药服务出口，对实现中医药服务贸易高质量发展，打造"中国服务"品牌意义重大。中医药服务贸易作为非基本健康服务，一定能够与基本健康服务相互配合，为扩大内需、促进就业、转变经济发展方式作出贡献。

首批国家中医药服务出口基地分别是中国中医科学院广安门医院、中国北京同仁堂（集团）有限责任公司、天津中医药大学、天津天士力医疗健康投资有限公司、秦皇岛市中医医院、辽宁中医药大学、大连神谷中医医院有限公司、绥芬河市人民医院、南京中医药大学、江苏省中医院、山东中医药大学、广东省中医院、粤澳中医药科技产业园开发有限公司、三亚市中医院、西南医科大学附属中医医院、云南省中医医院、西安中医脑病医院。

（魏春宇）

【第三十届国家中医药发展会议（珠江会议）】　2019年12月26日，由科学技术部、国家中医药管理局、广东省人民政府主办，广东省科学技术厅、广东省中医药局、广东省中医药科学院、广东省中医院承办的国家中医药发展会议（珠江会议）第三十届学术研讨会在广东广州召开，会议的主题是"传承精华，推进中医理论守正创新"。会议回顾"973"计划中医理论专题布局情况，梳理近十年取得的进展，并分析中医理论研究存在的问题，提出相应的对策和建议。会议认为，中医理论的研究要与应用并举，与科技创新体系建设兼顾。坚持中医理论研究中继承不泥古，发扬不离宗。充分吸纳先进科学技术和方法，多形式、多途径开展中医理论研究。在中医理论科学研究中，注重整体设计，系统布局，有所为有所不为；注重循序渐进，分步实施；注重面向临床需求，植根产业实践，以实际问题为向导，强调实效，重点突破；注重古为今用、洋为中用、合作研究、协同创新。会议提出应加强中医理论研究体系建设、中医大基础学科群建设和人才培养，实施"战略科技特区"，设立中医理论研究重大专项等意见，为提前做好"十四五"中医理论传承创新工作规划部署打下基础。

（贺晓路、彭佩纯）

【全国中医临床特色技术传承骨干人才培训项目第一期中医学术流派临床特色技术研修班】　为贯彻落实

《中医药人才发展"十三五"规划》及《中医药传承与创新"百千万"人才工程（岐黄工程）实施方案》，培养一批中医临床特色技术传承人才，国家中医药管理局于 2018 年 11 月启动以学习、应用、推广全国中医学术流派传承工作室学术理论和特色技术为主要内容的全国中医临床特色技术传承骨干人才培训项目。2019 年 6 月 17～26 日，该项目第一期中医学术流派临床特色技术研修班在江苏南京举办，来自全国 30 个省（区、市）的 610 名中医临床骨干参加培训。

本次培训由国家中医药管理局主办、中华中医药学会学术流派传承分会承办，邀请国医大师徐经世及全国中医学术流派传承工作室代表性传承人等 24 位知名中医专家学者担任授课教师。培训以中医学术流派特色诊疗技术为重点，兼顾中医药经典理论、人文素养等方面，采取集中授课与现场演示、临床观摩与研讨交流相结合的教学方法，深受学员认可和好评。第一期中医学术流派临床特色技术研修班的举办，加深参训学员对中医学术流派的理解和认识，对全国中医临床特色技术传承骨干人才培训项目的实施起到很好的推动作用。

（国家中医药管理局官网）

【2019 年中医药新闻传播领导能力培训班】 2019 年 12 月 3～4 日，2019 年中医药新闻传播领导能力培训班在北京举办，国家中医药管理局党组成员、副局长王志勇出席开班式并讲话。

王志勇指出，深入学习贯彻党的十九届四中全会精神，贯彻落实《中共中央　国务院关于促进中医药传承创新发展的意见》和全国中医药大会精神，是当前和今后一段时期中医药新闻宣传工作的首要任务，要主动适应新时代新形势对中医药新闻宣传工作提出的新要求新任务，进一步统一思想、提高认识，研究特点、把握规律，增强本领、正确导向，与时俱进、服务大局，切实做好新时期中医药新闻宣传工作。

王志勇强调，要提高政治站位，进一步深刻认识加强中医药新闻宣传工作的重大意义，坚持正确导向，把握发展大势，增强忧患意识，切实增强新闻传播的责任感和使命感。要不断开拓创新，进一步适应信息技术快速发展对媒体产生的深刻影响，探索建立中医药媒体融合发展的矩阵平台，推动中医药新闻宣传工作的变革发展。要着力练好内功，进一步加强中医药新闻宣传工作队伍建设，推动素质能力整体提升、工作队伍稳步扩容、工作机制健全完善，为事业发展提供人才保障。

培训期间，围绕习近平总书记关于宣传思想工作的重要论述、新闻发布的策略与技巧、媒体融合发展等内容，邀请中国记者协会原党组书记翟惠生、中央党校（国家行政学院）副教授王彩平、《人民日报》媒体技术股份有限公司数据新闻与可视化实验室主任张建波作专题报告，并组织开展座谈研讨。国家中医药管理局机关各部门、各直属单位、局属（管）医院负责人和新闻联络员，各省、自治区、直辖市中医药主管部门有关人员参加培训。

（国家中医药管理局官网）

【中医药管理干部治理能力提升专题培训班】 2019 年 12 月 13～15 日，国家中医药管理局人事教育司联合中国高级公务员培训中心举办中医药管理干部治理能力提升专题培训班。培训班学习传达习近平总书记关于中医药工作的重要指示精神、党的十九届四中全会精神、《中共中央　国务院关于促进中医药传承创新发展的意见》和全国中医药大会精神，进一步统一思想、凝聚共识，增强中医药管理干部传承创新发展中医药的政治责任感和历史使命感。中央党校专家，国家卫生健康委、国家中医药管理局有关部门负责同志以及中国中医科学院相关负责同志作专题报告。全国部分地市级卫生健康委、中医药管理局负责同志和省级中医医院负责同志，共 165 人参加培训。

（宋丽娟）

【2019 年全国职业院校技能大赛"东阿阿胶杯"中药传统技能赛项】 2019 年 6 月，由教育部、国家中医药管理局等联合主办，山东中医药高等专科学校承办的 2019 年全国职业院校技能大赛"东阿阿胶杯"中药传统技能赛项在山东中医药高等专科学校举办。大赛分为中药性状与真伪鉴别、中药显微鉴定、中药调剂（含审方）、中药炮制 4 个子项目。来自全国 28 个省的 124 名选手参加比赛。通过竞赛，大赛共产生一等奖 12 名、二等奖 25 名、三等奖 37 名。

（周景玉、陈令轩）

【全国中医药职业教育技能大赛——2019'"天堰杯"中医护理技能大赛】 2019 年 10 月，由全国中医药职业教育教学指导委员会主办，安徽中医药高等专科学校承办，国家中医药管理局人事教育司、安徽省中医药管理局指导的全国中医药职业教育技能大赛——2019'"天堰杯"中医护理技能大赛在安徽芜湖举办。大赛分高职组和中职组，设拔火罐、隔姜灸、无菌技术操作、单人徒手心肺复苏术 4 个赛项。共有来自全国的 20 所参赛学校，22 支参赛队，其中高职院校 14 支代表队，中职学校 8 支代表队，共 88 名选手参赛。大赛设团体奖、单项奖和个人全能奖。

（周景玉、陈令轩）

地方中医药工作

【北京市 2019 年中医药工作概况】

2019 年，北京市共有中医类机构 1224 个，占全市医疗机构总数的 10.95%；全市中医类别医师 2.10 万人，占全市医师总人数的 20.23%；医疗机构中医类医院实有床位数共计 25519 张，占全市医院实有床位数的 21.34%；各级各类医疗机构中医门急诊服务总人次达 6119 万人次，占全市医疗机构总诊疗人次的 24.71%；中医类医院出院总人次 50 万人次，占全市医疗机构出院总量的 13.03%；社区中医药服务覆盖率达到 100%，基层中医师占基层医师总数的 20%，基层中医诊疗量占基层总诊疗量的 30%；全市 17 所妇幼保健机构均建立中医临床科室，提供中医药妇幼保健服务。

一、进一步发挥中医药在医药卫生体制改革中的作用

2019 年，北京市中医管理局积极参与医耗联动综合改革，开展北京中医药"改善服务、提升质量、控制费用"三联动行动。7 ~ 11 月，北京市 39 所公立中医医院门急诊次均费用比 2018 年同期增长 0.97%，增幅与北京市平均水平基本持平；出院例均费用比北京市平均水平低 15%，且降幅（降低 4.01%）比北京市（增长 3.01%）快 7 个百分点；中医类医院门急诊次均卫生材料费比北京市医院平均水平低 38%，且降幅（下降 6.54%）快于北京市（下降 3.73%）2.80 个百分点；中医类医院出院例均卫生材料费比北京市医院平均水平低近 50%，且降幅（下降 2.63%）比北京市（增长 0.97%）快 3.60 个百分点；月均出院的手术患者围手术期应用中医药治疗人次数（209.11 人次）比 2018 年同期增长 31.35%，总出院的手术患者围手术期应用中医药治疗人次数占比为 77.55%，比 2018 年同期增长 5.43 个百分点。

北京市承担服务业扩大开放试点项目，突破中医治未病服务项目收费空白，经论证确定中医体质辨识、中医健康调养咨询、辨证施膳指导三大项九小项的项目内涵和计价单位、试行价格等，于 2020 年起试点实施。

二、进一步发挥中医药在强基层惠民生任务中的优势

推进优质中医药资源向社区、乡村延伸。2019 年，北京市中医管理局继续开展北京中医健康乡村（社区）建设项目，组建由 2000 余人组成的 84 个中医专家团队，以派驻出诊、师承、医联体建设等方式，服务近 200 个试点乡村、社区的近 200 万居民，平均每 2 天就有一支团队、每 3 天就有 1 位中医领军人才、每天有 5 ~ 6 位三级甲等医院技术人才下到基层开展中医药服务；继续实施中医健康养老示范工程，组建中医健康养老联合体 152 个，诊疗、调理、咨询 293.77 万人次，减免医事服务费 500.77 万元，遴选 14 个中医药养老适宜技术，培训基层中医骨干 1310 人；开展中医健康养老护理员及师资培训，培训考核合格并取得人力资源社会保障部颁证的中医健康养老护理员 5787 人及教师 1198 人；继续推进名中医身边工程，组建 374 支名中医团队每周到北京市 333 个社区卫生服务中心（乡镇卫生院）坐诊，2851 位专家累计出诊 1.70 万人次，接诊患者 17 万人，开具处方 15 万余张，开具治未病处方 3.50 万张；继续实施首都中医药治未病健康促进工程，3228 名中医医师组成 302 个治未病团队，通过微信平台对患者和市民开展持续健康管理、个体数据分析、科普知识推送，管理慢性病患者 22 万名，惠及市民 43 万人；在 8 个远郊区设立流动中医医院，解决山区、半山区群众就医难问题，2019 年累计巡诊 506 次，派出医务人员 2698 人次，总诊疗 1.80 万余人次，义诊和健康指导 2 万余人次，覆盖医疗空白村 27 个；率先实施"北京中医药高层次人才扎根基层五联动示范工程"，遴选基层中医药高层次人才在传承、学术、科技、服务和发展潜力 5 个方面开展联动培养，共遴选两批 66 名，并进行 3 期综合能力培训。

推进京津冀中医药协同发展。2019 年，北京市中医管理局重点推进"京廊中医药协同发展 8·10 工程"和"京衡中医药协同发展名片工程"，引导北京中医药优质资源在廊坊、衡水落地，服务当地群众。望京医院与固安市中医医院以科室资产托管的合作模式创新性启动首个专科协同病房建设，促进第一个国家级中医药重点专科落户固安市。郭维琴、武维屏等 16 个名老中医药专家学术经验传承推广基地均在廊坊、衡水落地。京廊 7 组、京衡 9 组中医医联体挂牌或签约，建立双向转诊、学术交流、技术指导、远程医疗等常态合作。以西苑医院李思铭为代表的赴衡水挂职干部，用强大的责任感和无私奉献的精神对当地医院进行帮扶，带动中医药服务能力迅速提升。北京中医医院与雄安新区容城县卫生健康委签订协议，对口帮扶容城县中医院。

推进中医药精准扶贫。北京 16 家三级中医医院对口支援内蒙古 16 家、宁夏 13 家、西藏 5 家、甘肃 1 家、青海 2 家、新疆 4 家共 41 家中医民族医医院。支援医院与受援医院建立帮扶机制，派驻专家"送教上门"，开展临床带教、疑难病例讨论、中医适宜技术培训等，同时帮助受援医院完善管理制度、优化服务流程、实施医院文化建设。支援医院专家下到当地基层乡村、建档立卡贫困户开展中医药健康教育和义诊，并对受援地区乡镇卫生院的医师、村医进行中医药培训指导。

三、进一步提升中医药在建设健康北京中的服务能力

一是中医药特色服务能力显著增强。北京市有国家中医区域诊疗中心 10 个，国家中医重点专科 133 个，市级重点专科 287 个，市级专科网络 1 + X + N 联合体 16 个。特别是 2019 年，在房山氯气泄漏、鼠疫患者救治中，中医药都在第一时间参与，为有效救治患者发挥重要作用。二是深入开展中医传承工作，建设国家级传承工作室 79 个，市级传承工作室、站 349 个，区级 288 个，工作室数量居全国之首。率先启动中医药传统技能传承工作室遴选，立项 14 个。试点建立 18 个颜正华名老中医工作室临床中药学服务基地。

传承室站建设成果斐然，可追溯的传承时间记载最长达 100 余年，总结老中医手抄方 47 万余份，整理总结老中医完整医案 6 万余份，培养传承人 5811 人，筛选出治疗优势病种 711 个，总结出名老中医特色诊疗项目 614 个。三是中医药教育和人才队伍建设有新亮点。启动第六批市级师承工作，创新性与名中医评选相结合，遴选 50 名首都国医名师和评选 100 名第一届首都名中医、50 名首都群众喜爱的中青年名中医作为市级指导老师，选配 400 名骨干为继承人。启动"北京双领学者西学中高级研修项目"，组建包含中国工程院院士、各医院院长、学科带头人在内的 20 名双领学者团队，通过研修项目实践，将中西医专家资源转化成科学创新和临床创新成果。推进中医药继续教育改革，实施中医药人才培养导航工程，构建妇科、全科、男科、儿科、中药师、护理等 9 个专业的经典分级、学术分类的导航学习方案，打造精准培养、因材施教、按需供给的人才培养模式。

四、进一步凸显中医药在提升行业治理能力中的特点

一是大力推动《北京中医药条例》制定，经多轮研讨论证，经北京市司法局呈报市人大常委会并获得立项，2020 年底正式颁布实施，条例将在地方立法中解决文化主体责任不明确、文化创新支持力度不足、中医药传承不规范、医保和价格制度如何保障发展等实际问题。二是全力贯彻《中共中央　国务院关于促进中医药传承创新发展的意见》，结合实际制订北京特色实施方案，提升中医药文化自觉、推进中医药科技成果转化、推动中医药开放合作、推进中医药健康特色发展。三是初步形成全行业回归中医思维的新机制，在全国示范开展北京中医药回归行动，改革学术模式、服务模式、管理模式。部分医院落实"回归行动"取得初步成效，如北京中医医院开展专病门诊服务模式，病种覆盖内外妇儿多个学科，总服务人次逾 20 万；北京市大兴区中西

医结合医院，针对缺血性脑卒中、吞咽障碍等组建多学科一体化团队，以患者为中心开展诊疗康复护理联动服务，综合治疗效果好。四是加强行业监督管理。北京市中医管理局配合国家市场监管总局等部委开展"百日行动"，要求各区中医药主管部门在辖区内开展中医养生保健服务乱象专项整治工作，严厉查处非法开展中医诊疗活动、严格禁止中医医疗机构销售保健品或保健用品的活动；配合北京市卫生健康委综合监督百日行动，明确北京市中医系统政治安全、生产安全、医疗安全分工方案，尤其在医疗安全方面，重点要求深化开展中医药行业"净网行动"，提高非法中医诊疗活动精准打击力度，重点清理街面上使用"中医"等名义开展宣传的行为。为落实北京市卫生健康委集中整治 14 类行业乱象，要求各区、各中医医疗机构严查非法开展中医诊疗行为等 8 个重点违法行为。2019 年，北京市有中医医疗机构行政处罚 82 件，涉及 10 个区 71 家单位，共计罚款 189000 元，没收违法所得 3122 元，警告 38 户次，责令停止活动 3 户次，责令改正 52 户次。

五、进一步拓展中医药在文化资源创造性转化中的外延

一是在全国率先实施中医药文化进校园工作，在 120 所中小学建设示范基地，北京市中医管理局联合市教委编写青少年中医药文化知识普及读本等。二是形成北京中医药文化品牌，打造运河中医药文化节、

地坛中医药健康文化节、西山中医药文化季三大精品。三是 2019 年北京世园会百草园、本草印象馆形成巨大影响，举办大型主题活动近 100 场次、日常体验活动 1000 余场，接待游客超 300 万人次。四是在全国率先启动中医药文化资源调查工作，成立 48 支专题调查队，理清历史、调查现状、凝练特色，抢救性保护濒危资源。五是中医药文化旅游展现国际影响力，率先推出 4 批 52 家北京中医药文化旅游基地、13 条中医药养生旅游路线、40 个国际医疗旅游服务包，在丹麦和新西兰等国进行主题推荐，推出《北京中医药健康旅游主题宣传片》，4 件中医药商品入围"2019 我最心仪的北京礼物"。

六、进一步树立中医药在对外交流合作中的品牌

推进中医药服务贸易发展，中国中医科学院广安门医院及中国北京同仁堂（集团）入选全国中医药服务出口基地。试点开展北京市中医药服务贸易统计，2019 年 5 ~ 12 月，16 家试点单位境内服务 3679 人次，收入 306.02 万元人民币，境外服务 513372 人次，收入 2424.42 万美元。连续 6 年举办中国国际贸易服务交易会中医药服务板块，举办海外华人华侨中医药大会，接待近 110 个国家和地区的来宾逾 30 万人次，签约额近 30 亿元人民币。服务冬奥会，北京市中医管理局与石景山区人民政府联合发起成立冬奥中医药国际保障中心，冬奥中医药保

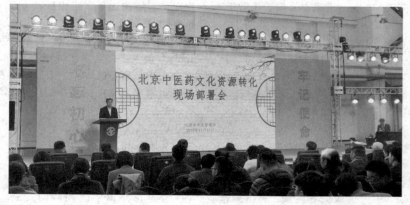

图 5—1　2019 年 11 月 13 日，由北京市中医管理局主办的北京中医药文化资源转化现场部署会在北京召开

障人员培训 100 余人。开展妨碍中医国际远程医疗限制性政策和措施的研究，助力破除中医数字贸易壁垒，实施西班牙"欧洲中医药发展和促进中心"建设项目，启动中国与俄罗斯在传统医学科研创新、文化旅游中的合作。

七、中医药参与医改有新贡献度

北京市中医管理局配合北京市卫生健康委改善医疗服务百日行动，出台《关于进一步加强属地管理责任推动中医医疗机构改善服务的通知》，要求北京市公立中医医疗机构改善服务和管理水平达到 5 个 100% 的指标，归口单位基本实现 100% 的专家门诊（含特需）上下午出门诊比达到 1∶1，100% 的专家门诊复诊患者实现诊间预约，100% 的自助缴费机运行良好，100% 的患者通过叫号系统引导至诊室门口候诊，100% 窗口排队不超过 15 人。

扭转中医院"西化"有新思路。开展北京中医药回归行动，实施"学术模式、服务模式、管理模式"改革，结合现代科学技术和现代管理制度，推进"五运六气、经方、经络学说""学贯针药、术精内外""不治已病治未病"等中医学术思维回归，推进"针药结合""医药圆融""扎根身边"的具有中医药特色主动服务模式的回归，促使中医药管理从粗放低效转向精细高效，以中医思维回归推动中医药特色服务比重的上升。

八、科研工作

验收北京市中医药科技发展资金项目。北京市中医管理局积极组织北京市中医药科技发展资金项目、首都卫生发展科研专项中医药类及北京市科委绿色通道项目的遴选和推荐，并做好项目的管理和监督工作。2019 年，北京对到期的 119 个北京市中医药科技发展资金项目进行结题验收，并从合格项目中遴选示范项目 11 项。

遴选新一批北京基层中医药学科团队基地。为加强北京地区基层中医药学科建设，提升基层中医药科研能力和水平，北京市中医管理局于 2013 年启动北京市基层中医药学科团队基地建设工作，已有两批共 20 家基层中医药学科团队基地通过验收，取得较为理想的建设成果；2019 年，组织开展第三批基层中医药学科团队基地建设申报工作，经单位申报、部门审核、专家评审、公示等程序，最终立项 20 个基地并给予经费支持。

九、教育工作

京豫宛三地合作创办"仲景书院"第二期仲景国医研修班，举办 2019 年仲景国医论坛，100 名学员在京宛两地进行集中理论培训 4 次，每次 10 ~ 14 天，邀请知名中医专家授课，建立学员资料库、教学专家库和教学资料库；采取专业培训兼师承方式，培养北京市第二批中药骨干人才 50 名；采用模块式和导师制培养方式，开展北京市第二批中医护理骨干人才培养工作，完成 50 名学员理论培训和考核，分批进入临床实践基地轮转学习；有序实施北京中医药传承"双百工程"，组织完成"双百工程"结业考核，193 位继承人结业出师；启动第六批北京市级师承工作，制订《第六批北京市级中医药专家学术经验继承工作实施方案》，师承工作首次与首都名中医和首都群众喜爱的中青年名中医的评选工作相结合，组织完成指导老师暨名中医申报与评审评价工作。

2019 年，北京新增北京中医药薪火传承"3 + 3"工程高健生、庄曾渊、李定忠 3 个名老中医工作室和王书臣、汪卫东、刘鲁明 3 个名医传承工作站共 6 个两室一站，截至 2019 年底，共建立"3 + 3"工程两室一站 163 个。新增室站分站 19 个，其中在京外新增分站 6 个，在津冀地区新增分站 1 个，截至 2019 年底，共建立室站分站 94 个。立项建设李彩真、陈虹樑、康硬尔 3 个中医药传统技能传承工作室。2016 年立项的 10 个两室一站全部通过验收，其中杜怀棠、李曰庆、李乃卿、房定亚 4 个室站成绩突出，获得优秀评定。

配合国家中医药管理局做好岐黄学者的管理工作。2019 年，北京市中医管理局组织北京中医医院刘清泉、北京大学屠鹏飞两位岐黄学者制订学术发展、能力提升、团队建设与人才培养等方面的发展计划，提出可量化的考核指标，签订项目任务书；稳步实施第六批全国师承工作，加强学员跟师学习的动态管理和考核，做好学员集中理论培训，现场举办继承人公共课 10 次，开放温病、伤寒、经方等线上课程，学员累计培训 19683.50 学时；组织 25 名 2018 年、2019 年全国中药特色传承人才培养对象及 14 名 2018 年、2019 年全国中医护理骨干人才培养对象进入培训基地轮转学习；做好全国中医临床特色技术传承骨干人才培训项目培养对象的遴选与推荐，最终北京市有 10 名培养对象获选，学员均按照实施方案的要求开展集中学习、跟师学习和实践学习，掌握一定的特色技术及学术理论。

2019 年，新增王莒生、栗德林全国名老中医药专家传承工作室建设项目和王玉英全国基层老中医药专家传承工作室；滚动建设燕京刘氏伤寒学术流派传承工作室和燕京赵氏皮科学术流派传承工作室；组织完成金世元国医大师传承工作室、2015 年全国基层名老中医药专家传承工作室、国家中医药优势特色教育培训基地（中药）项目（北京中医医院）验收，项目全部通过验收，其中于增瑞、王明福全国基层名老中医药专家传承工作室及金世元国医大师传承工作室、国家中医药优势特色教育培训基地（北京中医医院）获得优秀成绩。

北京市中医管理局组织北京第三届西学中高级研究班结业考核，举办北京市三届西学中高级研修班工作总结暨学员座谈会，梳理 102 名学员中医药学术论文 500 余篇，随诊记录 10 万余条，医案分析 4000 余篇，心得体会 2000 余篇。截至 2019 年 6 月，27 位学员获得中国中医科学院中医临床博士专业学位。推动"北京双领学者西学中高级研修项目"创新成果转化，组织中医院士大讲堂，借助中国工程院院士、各医院院长、学科带头人在内的 20 名双领学者团队力量，分专题组织消化、生殖、精神专业中西医学术交流，创新中西医结合平台、机制、模式研究，加快推进北京中西医专家资源科学创新和临床创新成果转化。

十、文化建设

举办丰富多彩的中医药文化宣传活动。2019年5月10日，由北京市中医管理局、东城区人民政府共同主办的第十二届北京中医药文化宣传周暨第十一届地坛中医药健康文化节开幕式在地坛公园举行。本届活动以"弘扬传统文化　促进健康服务"为主题。国家中医药管理局办公室主任查德忠、北京市中医管理局局长屠志涛、东城区区长金晖以及北京市各相关单位的领导、专家等共计100余人出席开幕式。本届活动以"文化自信科普惠民 责任担当"为主旨，按照"医脉千秋""道济当代""天地其所""五行人生"四大主题绕地坛方泽坛四周设立国际交流展区、国家中医药改革试验区展区、中药现代化科技展示区等，并在活动周期间配合举办医德摄影作品征集及中医药国际交流等丰富多彩的活动。

2019年10月19日，由北京市中医管理局和石景山区人民政府联合主办的第四届北京西山中医药文化季在八大处公园开幕，活动以"弘扬国粹·添彩冬奥"为主题，以"世界中医药日"为契机，采取主题展示日、为民服务周、全民文化季的活动形式，展示北京市中医药创新发展"冬奥""亮眼""文旅""医养""保险""提素"6个品牌项目的石景山区先行推进成效。

持续推进中医药文化旅游。北京市中医管理局与北京市文化和旅游局联合发布北京第四批中医药文化旅游示范基地名单，西苑医院等17家单位荣获这一称号。北京喇叭沟门喜鹊登科种植专业合作社等5家单位被确定为第四批北京中医药文化旅游建设基地。北京中医药健康旅游入选文化和旅游部2019年"中国旅游文化周"全球联动活动，北京中医药健康旅游首次走出国门，

在哥本哈根和新西兰中国文化中心落地举办主题推介活动。加大对中医药旅游产品的宣传，北京市中医管理局与北京市文化和旅游局联合举办北京中医药健康旅游资源对接大会，大会发布《北京中医药健康旅游宣传片》，相关专家、资源单位和旅游组织代表围绕"中医药健康旅游国际发展"进行对话和探讨。10家北京优质中医药资源单位进行专场推介。

开展北京市中医药文化资源普查。为全面掌握北京市中医药文化资源的基本情况及其发展态势，北京市中医管理局正式启动中医药文化资源调查，于2019年6月18日印发《关于申报2019年北京中医药文化资源调查专题项目的通知》。调查专题项目征集启动后，北京市中医药人踊跃申报，经专家评议，择优资助48个项目。此次调查工作认真贯彻"与文化建设相结合、与科普宣传相结合、与学术传承相结合、与中医研究相结合、与资源转化相结合、与文化跨界相结合"的工作方针，全面、系统、深入地整理北京中医药文化资源的丰富内容和传承发展状况，理清北京中医药文化的历史，凝练北京中医药文化特色，调查资源分布情况，对濒危文化资源进行抢救性保护，为北京中医药的未来发展提供文化动力，提升全行业中医人文化自信，为实现中医药文化创造性转化和创新性发展打下坚实的基础。

探索中医药文化与产业、生态的融合发展。2019年4月29日，中国（北京）世界园艺博览会在北京延庆开园，由北京市中医管理局承建的百草园及本草印象馆同步启动运营。截至10月7日闭园，百草园及本草印象馆共计接待入园游客超过300万人次，并实现零安全责任事故、零游客投诉。紧密结合传统节气养生与公众假期，打造小神农走进百草园、百毒不侵过端午、神奇快闪秀、中秋灯会等活动百余场，各类主流媒体、公众号、行业资讯等渠道对主题活动进行报道。6月30日，"一园一馆"与中医中药中国行

组委会合作，承办2019中医中药中国行系列活动开幕式，并举办3天的文化科普活动，其中第四次中药资源普查展览系首次向非专业游客进行相关方面的介绍与展览。在10月8日的"世园会"闭幕式颁奖典礼上，百草园荣获"北京世园会最佳创意奖"。

十一、党风廉政建设

2019年，在北京市委、市卫生健康委党委的正确领导下，北京市中医管理局党支部坚持以习近平新时代中国特色社会主义思想为指引，全面贯彻党的十九大和十九届二中、三中、四中全会精神，深入开展"不忘初心、牢记使命"主题教育；以党的建设带动机关建设，以机关建设促进行风建设；加强中医药领域意识形态工作，多渠道进行正面宣传；全面加强纪律建设，持之以恒落实中央八项规定精神；紧紧围绕全面从严治党这条主线，不断提高党建工作质量，构建风清气正的良好政治生态，保障首都中医药各项工作的开展。　（诸远征、岳松涛）

【天津市2019年中医药工作概况】
2019年，在全国中医药大会落幕后，天津市印发《天津市卫生健康委关于学习宣传贯彻全国中医药大会精神的通知》（津卫党办〔2019〕133号），要求全行业认真学习宣传落实大会精神。天津市卫生健康委会同天津市食品药品监督管理局研究起草《天津市关于促进中医药传承创新发展实施方案（2020～2022年）》。12月4日，天津市副市长曹小红主持召开天津市中医药工作联席会议，传达学习大会精神并审议实施方案。按照《国家中医药管理局办公室关于方便群众看中医进一步改善中医医院服务的通知》（国中医药办医政函〔2019〕183号）要求，天津市卫生健康委制订天津市方便群众看中医进一步改善中医医院服务实施方案，在官方网站开设便民就医导航专栏，各医院规范建设患者门诊服务中心、患者住院服务中心、投诉管理中心，并加强质量控制中心管理，各区卫生健康委

完善中药药事质控组管理。贯彻落实《全面提升县级医院综合能力工作方案（2018～2020年）》（国卫医发〔2018〕37号）有关要求，开展县级医院综合能力提升工作。天津市宝坻区、静海区、蓟州区中医医院入选国家全面提升县级医院综合能力第二阶段县级中医医院名单。加强中药饮片质量管理。每季度开展天津市中药处方点评工作，开展中药饮片采购验收专项检查，2019年共检查天津市提供中医饮片服务的中医类别医疗机构279家，其中三级中医医院6家、二级中医医院14家、一级及未定级中医医院35家、中医诊所120家、中医门诊部104家。完成2019年度市级中医中西医结合课题申报工作，共确定122项课题。确定30个专科护理单元为天津市中医医院新入职护士培训专科基地。开展天津市"十三五"中医重点专科建设项目遴选工作，确定中医药研究院附属医院肿瘤科等20个重点项目；完成新一届中医7个质量控制中心成员调整；启动2019年中医药防治艾滋病试点项目，并开展专业骨干培训；落实天津市综合防治儿童青少年近视工作方案，二级以上中医医院开展中医眼科医疗服务，发挥中医药在近视眼防治中的作用；开展中医儿科适宜技术培训。

一、政策法规

推进《天津市中医药条例》立法进程。天津市卫生健康委中医处为进一步推进《天津市中医药条例》立法进程，梳理相关法律法规资料115份，组织召开中医药行业及企业专家座谈会9次、开展专家论证会4次、邀请专家学者60人次参与相关工作；赴河北等5省（市）医疗机构、企业及卫生健康委开展立法调研，形成《天津市中医药条例（初稿）》，在全市征集中医立法研究课题20项。

二、医政工作

开展新一轮中医医院等级评审。天津市组织相关专家完成三级中西医结合医院南开医院和蓟州区中医医院等10家二级中医医院的等级评审工作。

启动并推进三级公立中医医院绩效考核工作。落实《国务院办公厅关于加强三级公立医院绩效考核工作的意见》，天津市出台《天津市三级公立中医医院绩效考核指标（试行）》，完成国家和天津市三级公立中医医院绩效考核工作。

举办提升中医病案首页质量培训。为有力做好公立中医医院绩效考核工作，不断提升中医住院病案首页直报质量，天津市卫生健康委举办提升中医病案首页质量及诊断相关分组（DRG）管理培训班，邀请天津市病案质量控制中心主任闫渭清开展培训。

举办中医医疗技术使用统计调查培训。根据《国家中医药管理局关于执行中医医疗技术使用统计调查制度的通知》（国中医药医政函〔2019〕177号）要求，2019年9月19日，天津市卫生健康委组织全市各区卫生健康委和各二级及二级以上中医、中西医结合医院相关工作人员进行培训，介绍国家中医医疗技术使用统计调查制度，详细解读中医医疗技术使用统计调查工作系统操作说明。各医院按照要求，按时保质保量完成调查统计工作。

举办中医药防控流感培训。为做好2019～2020年中医药防控流感工作，切实提高中医临床医务人员流感辨证施治能力，更好地保障人民身体健康，2019年10月29日，天津市卫生健康委举办中医药防控流感培训，来自全市各公立中医医院、综合医院和部分社区卫生服务中心的临床医师和相关医务人员150余人参加。培训会邀请天津中医药大学第一附属医院主任李新民和天津中医药大学第二附属医院主任封继宏分别从儿童流感的中医药防治和流行感冒的中西医结合诊疗等方面为大家进行讲解、培训。

三、科研工作

完成2019年度中医中西医结合课题申报工作，共确定122项课题。天津市报送2017～2018年度中药资源普查工作报告并配合国家中医药管理局完成督导调研；天津中医药大学第一附属医院获批为国家中医临床研究中心；加强中医药科技平台建设，协同做好国家中医临床研究中心建设，指导中医临床研究基地、重点研究室开展高水平科学研究和协同创新，完成中医馆健康信息平台建设项目验收。

推进中医药传承创新工程建设进度。天津市加强中央转移支付中医药项目管理，开展2018年度项目绩效评价，加强对评价结果的应用；推进传承创新工程建设项目；制订《2018年度转移支付中医药资金绩效评价工作方案》《现场核查方案》，并对区级主管部门和市级承担单位进行培训；指导基层单位完成绩效自评和第三方评估，形成天津市绩效评价工作报告；通报绩效评价结

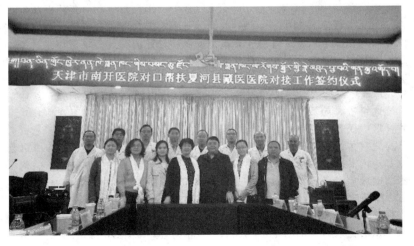

图5－2　2019年7月10日，天津市南开医院与甘肃省夏河县藏医医院签订对口帮扶协议

果，并组织 19 家项目承担单位完成整改。

四、教育工作

深化中医药教育综合改革。天津市落实领导批示要求，推进省部局共建天津中医药大学；加强中医药重点学科建设，完成年度建设任务；加强中医住院医师规范化培训基地管理，完成国家基地评估，组织开展住院医师规范化培训的年度考核、结业考核，完成学员的招录工作；开展基层中医药人员培训。

完成 2019 年天津市中医住院（全科）医师规范化培训师资培训。天津市实施中医药传承与创新"百千万"人才工程（岐黄工程）；开展第六批全国老中医药专家学术经验继承项目过程管理和绩效评估；开展天津市第二批中医药专家学术经验继承工作，遴选 15 位指导老师，带教 30 名学术经验继承人；完成全国中医药杰出贡献奖评选表彰推荐工作，天津市吴咸中、石学敏、张伯礼 3 位院士被授予全国中医药杰出贡献奖。

五、文化建设

天津市落实《中医药文化建设"十三五"规划》和《天津市中医中药中国行——中医药健康文化推进行动实施方案（2016～2020 年）》，开展中医药文化和科普知识巡讲，开展 2019 年度中医药文化素养调查；举办第四届"中医药健康文化惠民月"活动，开展义诊咨询 20 场，举办科普讲座 25 场，参与专家 200 余人，发放科普宣传材料 4 万余份，受益群众 4 万余人次；开展中医药进校园活动，继续开展中医药文化和科普知识校园讲座，面向中小学校发放《中医药读本》；探索中医药传统体育进校园活动；指导医疗机构开展中医药文化建设；深化中医药文化宣传教育基地建设，不断提高基地内涵，鼓励基地率先探索中医药健康旅游和服务贸易工作；做好中医药健康文化知识角建设工作；加强媒体宣传，利用"天津健康教育"微信公众号，不断丰富和完善中医药专栏内容。

六、推动中医药走出去

天津市推进 2 家中医药健康旅游示范基地建设，配合做好服务贸易统计试点工作；开展中医服务出口基地申报，天津市卫生健康委会同天津市商务局印发中医服务出口基地申报通知并进行遴选，最终推荐天士力、天津中医药大学申报服务出口基地；会同天津市商务局赴天津中医药大学、天津中医药大学第一附属医院调研服务贸易工作；启动服务贸易统计试点工作，并逐步扩大试点范围。

七、中医药扶贫

为落实津冀两地卫生健康委和雄安新区管委会《关于支持雄安新区医疗卫生事业发展合作框架协议》，天津市卫生健康委积极支持雄安新区中医药事业发展，主动对接"健康雄安"建设，2019 年 2 月 25 日，由天津市卫生健康委中医处领导带队，组织天津市中医药研究院附属医院、天津中医药大学第一附属医院、天津中医药大学第二附属医院和天津市武清区中医医院 4 所三级甲等中医医院的 6 位第一批专家到安新县中医医院开展帮扶工作。截至 2019 年底，共有 13 名中医药专家支援雄安新区安新县中医医院提升中医药服务能力。天津中医药大学第一附属医院骨科专家开展"腰椎间盘突出症"专题培训，天津中医药大学第二附属医院肾病风湿科专家帮助安新县中医医院开展血液透析工作，天津市中医药事质量控制中心 2 名专家在安新县中医医院面向辖区内基层药事工作人员举办中药药事培训。

按照国家中医药管理局、国务院扶贫办《关于印发加强三级中医医院对口帮扶贫困县县级中医医院工作方案的通知》（国中医药医政发〔2019〕7 号）要求，确认天津市 20 家医疗机构与西藏、新疆、青海和甘肃地区共 24 家贫困县中医医院对口帮扶关系，开展派驻及柔性帮扶工作，天津市卫生健康委申请专项市财政经费 172.8 万元，用于扶贫工作。截至 2019 年底，天津市支援医院派出支援人员总数 78 人次，派驻

38 人开展诊疗服务，其中诊疗患者 13988 人次，开展手术 91 台次，会诊 401 人次，巡回诊治患者 812 例次，培训受援单位医务人员 2440 人次；接受受援医疗机构培训人员 461 人次，帮助受援地新建临床专科 5 个。

（杨 仰）

【河北省 2019 年中医药工作概况】

一、政策法规

中共河北省委办公厅、省人民政府办公厅印发《关于加快推进中医药产业发展的实施意见》，提出到 2020 年中医药产业总规模超过 880 亿元、2025 年超过 1700 亿元的发展目标，实施中药材种植提质增效、中药工业现代化、安国中药都综合实力提升、中医药健康服务、中医药健康养老、中医药创新发展 6 大工程 27 项具体工作，强化医药医保支持、财政金融扶持、服务市场准入、创新激励、人才引进培养、中药临床应用、用地保障 6 项扶持政策，加强组织领导、强化督导考核、广泛宣传引导 3 项保障措施，全方位、全产业链推动中医药发展。河北省卫生健康委、中医药管理局印发《"名医入冀计划"实施方案》，聘请省外院士、国医大师、全国名中医等领军人物，参与指导河北重大中医药科技创新、重大疑难疾病攻关，切实提高中医药创新能力、临床疗效和行业影响。河北省中医药管理局、卫生健康委、教育厅、文化和旅游厅 4 部门联合印发《河北省中医药文化传承发展"扁鹊计划"》，构建以扁鹊文化为核心，融合燕赵医家流派文化元素，集中医药文化传承保护、研究开发、创新利用于一体的河北中医药文化体系，弘扬河北中医药文化，打造河北中医药时代品牌。

二、医政工作

中央投资 2.1 亿元，实施河北省中医院传承创新能力建设和晋州市中医院、盐山县寿甫中医院、临城县中医院、涉县中医院、广平县中医院 5 所县级中医院改扩建。河北省完成 12 所三级中医院评审；举办全省二级中医医院评审专家师资培

训班，就二级中医医院评审标准及评审细则进行培训解读；组建 6 个省级中医医疗管理与控制中心；支持 38 家县级中医院开展综合服务能力提升工作，分别遴选 8 所、15 所中医院开展标准化中医院、标准化中医康复科建设；增补中医类别和非中医类别医疗机构省级中医重点专科建设单位 293 个、培育单位 11 个；组织对各地中医医疗机构感染防控工作进行抽查，共发现问题点 25 个，均责令其限期整改；依托河北省中药质控中心开展中药饮片采购验收工作专项检查；规范中医院医疗技术开展，8 所三级中医院新增备案 11 项限制性医疗技术，加强冬病夏治三伏贴等中医技术规范使用；中医备案诊所总数达 1057 家，数量居全国前列；抓好中医医术确有专长人员医师资格考核工作，组建考核专家库，建设标准化考场，完成 9690 人报名工作；深入实施健康扶贫工作，对全省贫困县二级公立中医院的支援实现全覆盖，安排中医专家分赴 10 个深度贫困县县级中医院进行中医药服务能力提升义务帮扶；同步推进公立中医院综合改革，积极推进公立中医院绩效考核、现代医院管理制度试点，探索符合中医药特点的医保支付方式改革。张家口市中医院被确定为 2022 年北京冬奥会医疗保障定点医院。

三、科研工作

河北省中医药管理局联合河北省发展改革委、财政厅、科技厅等部门，组织召开河北省中医院中医临床研究基地项目推进会；开展 2020 年度中医药类科研项目评审，遴选推荐 18 项优秀中医药类课题项目申报省科学进步奖和技术发明奖；联合河北省农业农村厅印发《2019 年河北省中药材产业发展指导意见》，确定以优势道地和药食同源中药材为重点，打造一批有信誉、有影响的"冀药"品牌；组织开展中药资源普查，制订 2019 年普查方案，召开普查工作推进会和年度普查任务启动会；实施中药材质量保障项目，启动滦平县、隆化县中药材溯源试点调查；联合省农业厅，谋划

开展针对贫困县中药材生产技术骨干培训，提升贫困地区中药材生产技术水平和服务能力；组织神威、以岭、楚风、圣山等承担中药标准化项目企业开展项目验收。

四、教育工作

吴以岭院士、李佃贵国医大师被人力资源社会保障部、国家卫生健康委、国家中医药管理局授予全国中医药杰出贡献奖。河北省落实"名医入冀计划"，引进王世民、张大宁、石学敏等院士，在河北建立工作站，传承培养人才。河北省连续举办 5 期中医药专家学术经验讲习班，邀请京津冀中医药专家进行学术讲座；组织实施国家中医药传承与创新"百千万"工程，新遴选 74 名中医、中药、中医护理、西学中及创新骨干人才；全力协助河北中医学院升格大学；在北京中医药大学建立"河北省西学中人才培养基地"；强化人才培养平台建设，新建 2 个国家级、11 个省级名中医传承工作室；规范毕业后教育管理，组织召开中医住院医师规范化培训工作推进会和省级师资培训，完成 2019 年度中医住院医师规范化培训理论考核、临床实践技能考核和中医助理全科结业考核，完成 2019 年中医住院医师规范化培训招录工作；通过评审新增 11 家中医临床教学基地；强化各层次人才培养，组织国家和省

级老中医药专家学术经验继承人赴省内外开展游学轮转，遴选 70 名基层中医临床技术骨干到京津沪知名中医院临床进修。

五、文化建设

河北省深入落实中医中药中国行活动，开展"百院千场健康大讲堂"等中医药文化科普活动千余场，人民群众的中医药健康素养水平不断提升；开展中医药文化广场宣传活动，通过现场义诊、中药材辨别、养生功法演示等形式，使老百姓近距离感受中医药；成立由吴以岭院士牵头的"京津冀燕赵医学研究中心"，召集专家对中医药历史资源进行研究挖掘，依托河北中医学院组织编写燕赵医学系列丛书；依托河北中医学院，启动河北省中医药博物馆建设；大力加强全省中医药宣传工作，继续举办全省中医药科普巡讲专家能力提升班，《中国中医药报》河北记者站获评"先进记者站"，"河北中医药"官方微信阅读量在全国中医药系统和省直部门中名列前茅。

六、党风廉政建设

按照"不忘初心、牢记使命"主题教育总体部署，河北省中医药管理局党支部制订详细的实施方案，召开全体党员大会，有序推进各项工作；通过组织全体党员个人学、召开河北省中医药管理局全体党员会议集体学、

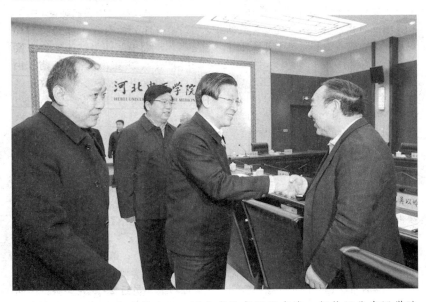

图 5-3　2019 年 1 月 2 日，河北省委书记王东峰一行赴河北中医学院调研

参加委机关集中授课讲座学、观看《李保国》《古田军号》电影体验学等多种方式，认真学习党的十九大和十九届二中、三中、四中全会精神，认真学习《中国共产党党章》《中国共产党纪律处分条例》《中国共产党支部工作条例》等党纪党规和制度文件，认真学习习近平总书记关于依法治国的重要论述、在"不忘初心、牢记使命"主题教育工作会议和在庆祝中华人民共和国成立70周年大会等重要讲话精神，认真学习《中共中央 国务院关于促进中医药传承创新发展的意见》和全国中医药大会精神，不断增强做好中医药工作的责任感和使命感，党员干部在思想、政治、作风、能力、廉政等方面都有新的提升。河北省中医药管理局党支部以微党课、微讲座、微阅读、微生活"四微"活动为载体，组织全体党员人人参与党建活动，人人争当党建主人；除组织党员干部按时参加集中辅导、组织会议学习外，采取支委领学、个人读讲、专题研讨、小组交流、涞源扶贫实地感悟等形式，借助学习强国、河北干部网络学院等平台，不断深化认识，凝聚思想共识；严格按照"三会一课"制度要求，定期召开支部党员大会、支委会、党小组会，积极开展"支部书记讲党课"活动，2019年共组织党员大会与主题党日活动11次、支部书记讲党课8次、召开支委会13次、党小组会议41次，切实增强河北省中医药管理局党支部的凝聚力、战斗力和党员干部队伍整体素质。

七、其他工作

河北省人民政府建立由徐建培副省长任组长、33个省直部门负责同志为成员的中医药事业发展领导小组。河北省中医馆健康信息平台项目，首批通过国家中医药管理局验收。启动河北省中医药网络信息平台建设，平台建设方案、概算书分别通过河北省委网信办、发展改革委审核，河北省发展改革委下达投资计划495万元。河北省中医药管理局、民政厅制订河北省中医药健康养老基地建设实施方案和基本标准，首批确定5家中医药健康养老基地。河北省中医药管理局、文化和旅游厅启动首批河北省中

医药健康旅游示范区（项目）申报工作。河北省中医药管理局与澳门特别行政区卫生局、澳门科技大学签署中医药交流合作战略协议，举办首届中医药创新合作对接交流会，组织有关中医药机构赴澳门参加投资贸易展会。河北省中医药管理局组织中医药考察团赴俄罗斯卡尔梅克共和国对接交流，会同省教育厅推动河北中医学院与巴西戈亚斯州联邦大学签署建立巴西首家中医孔子学院协议。秦皇岛市中医院获批国家首批中医药服务贸易出口示范基地、国家中医药国际合作专项。深化京津冀中医药合作，河北省重点推进京廊中医药合作"8·10工程"、京衡中医药协同发展"名片"工程，建立跨区域中医联合体、中医专科联盟、名医工作室。河北省中医药管理局积极参与制订雄安新区中医医疗服务体系规划，在河北省对口支援雄县中医院的同时，积极协调京津落实对容城、安新两地中医院实施重点帮扶。河北省中医药管理局举办全省中医药监督知识与能力提升培训班，为170名中医药行政管理人员和监督员深入解读和培训；开展中医养生保健服务乱象专项整治行动，切实维护群众健康权益。

（王艳波）

【山西省2019年中医药工作概况】

一、推动建设中医药强省

2019年，山西省中医药管理局起草《建设中医药强省的实施方案（送审稿）》，并报山西省委、省人民政府，建议以省委、省人民政府名义印发；筹备召开建设中医药强省大会；联合发改、财政、人社、医保等部门印发《关于全面加强县域综合医改中医药工作的意见》，以县域综合医改为抓手，出台20条举措，全面加强县域中医药工作。

二、深化医改中医药工作

2019年，山西省中医药管理局落实中医诊所备案制，全省备案中医诊所504所；落实原卫生部52号令，传统医学师承和确有专长人员参加考核人员近2000人；协调山西省医保局出台将中医非药物疗法纳入门诊报销试点等倾斜政策；联合

山西省药监局、山西省公安厅开展全省中药饮片质量专项整治；深化对口帮扶，组织三级中医院与贫困县中医医院补充签订帮扶协议，完善对口帮扶关系，巩固五寨县扶贫成果；完成2016～2017年中央财政资金预算执行整改及2018年资金绩效考核工作，编报2020年山西中医振兴计划资金预算。

三、完善中医药服务体系建设

推进中医药传承创新工程等重大项目建设。山西中医学院附属医院住院综合楼、山西省中西医结合医院晋中院区建设项目开工建设。山西省中医药管理局协调上海中医药大学附属龙华医院、中国中医科学院西苑医院支持山西省中医院、山西中医学院附属医院开展区域中医医疗中心建设。山西省中医药管理局协助国家中医药管理局开展中医医院基础建设调查；平顺县中医院等6个县级中医院基础设施获国家投资建设。

四、加强中医药服务能力建设

全面开展三级公立中医医院绩效考核和中医医院等级评审。山西省中医药管理局启动中医医院级别核定和全面提升县级中医院医疗服务能力工作，成立中医肿瘤、肛肠、肺病、康复4个专科联盟，新增三级中医院5家、二级甲等中医院12家；成立省级中医病案和中药药事质控中心；深入推进基层中医药服务能力提升工程"十三五"行动计划；完成太原市尖草坪区等9个国家级、阳泉市城区等15个省级基层中医药工作先进单位评复审工作；完成16个县级中医医院远程会诊、7个中医医院康复能力建设项目，启动34个贫困县中医医院服务能力建设项目；新增60个基层中医馆，开展中医药特色基层医疗卫生机构创建，完成40期中医药适宜技术远程培训；完成国家中医重点专科监测工作，开展省级中医重点专科年度考核，基本公共卫生中医药健康管理达到55%以上，推进"互联网+中医医疗"，推进省级中医药数据中心建设，启动中医医院电子病历应用评级评价工作。

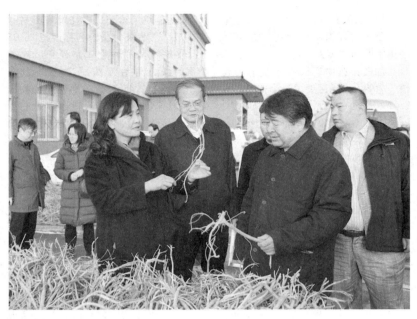

图5-4　2019年11月21～22日，国家卫生健康委员会党组成员，国家中医药管理局党组书记、副局长余艳红一行赴山西五寨调研定点扶贫工作

五、加强中医药人才队伍建设

于载畿、王学诗获全国中医药杰出贡献奖。吕梁市中医药研究院名誉院长、山西仁爱医院院长李廷俊获第七届全国道德模范荣誉称号。山西省中医药管理局完成2019年度中医住院医师规范化培训招录、结业考核和师资培训等工作；山西省支持山西中医药大学、山西省中医院联合申报国家中医药高层次人才培养基地；第四批全国优秀中医临床人才（西学中）培养对象入选5人，名老中医药专家传承工作室获批7个，国家级中医药继续教育项目获批20个；完成第六批师承年度考核，启动2019年中医临床特色技术传承人才、中药特色技术传承人才、西学中骨干人才、创新骨干人才、中医护理骨干人才培训工作；公布首批、第二批省级中医领军人才结业考核合格人员名单；山西省中医药管理局配合山西省卫生健康委人事处协调山西省人力资源社会保障厅申请"山西省名中医"评选表彰立项；完成新一轮县级名中医评选工作，共评选县级名中医283人；培训中医药监督人员195名。

六、推进中医药继承创新

推进国家中医临床研究基地、重点中医药科研机构的科研能力建设。山西省中医药管理局下达2019年度中医药科研课题143项；启动新一轮省级重点研究室申报工作，启动中医循证能力建设项目，编制2019年度中药资源普查实施方案；完成44个中药资源普查项目县的外业调查，推进中药资源动态监测和中药材种子种苗繁育基地建设；配合国家中医药管理局开展中药标准化项目验收评估；启动中药材质量保障项目；支持运城市举办第二届特色医药博览会，组织参加第六届中国（山西）农产品交易博览会（中药品展区）、中药材产业联盟博览会（天津）。

七、推进中医药文化传播

深入推进"中医中药中国行"系列活动。山西省中医药管理局在山西中医学院附属医院举行启动仪式；实施山西名中医新疆行义诊、巡诊，选派10名省级名中医赴新疆阜康、五家渠等地，共义诊患者1200余人次；在10个县（市、区）开展中医药健康文化素养调查；支持山西中医学院附属医院荷兰运动康复中心项目建设；实施援非项目，启动建立"喀麦隆中医中心"。

八、改善中医医疗服务提升群众就医感受专项行动

2019年8月，山西省印发《关于开展改善中医医疗服务提升群众就医感受专项行动的通知》，针对群众看病就医的难点、痛点、堵点，集中力量在改善中医医疗服务、提升群众就医感受等方面推出15条具体举措，群众就医"舒适感、温馨感、方便感、信任感、安全感"明显提升，取得良好社会效应。9月8日，国家中医药管理局党组书记余艳红在山西省《关于开展高水平中医医师团队下基层活动的报告》上批示，"该活动开展得及时、有力，是中医人牢记'一切为了人民健康'初心的具体实践"。《中国中医药报》社连续跟踪报道，社会反响良好。

（赵红娟、侯建树）

【内蒙古自治区2019年蒙医药中医药工作概况】

一、管理体系

内蒙古自治区卫生健康委加挂内蒙古自治区中医药管理局牌子，地市级除通辽市外的11个盟市和所有旗县卫生健康委都加挂蒙中医药管理局牌子，通辽市组建蒙中药产业办公室。

二、政策法规

为贯彻第四次全国少数民族医药工作会议精神，落实国家中医药管理局等13部委《关于加强新时代少数民族医药工作的意见》的部署，2019年，内蒙古自治区卫生健康委等12个部门联合出台《关于加强新时代蒙医药工作的实施意见》，明确新时代加快传承发展蒙医药事业，加强诊疗服务、人才队伍建设、科技创新、产业发展和文化传承，强化法治保障、加大投入力度、落实医保支持政策、加强知识产权保护；实施《振兴蒙医药行动计划》，施行振兴蒙医药中医药行动年度推进方案，将振兴发展蒙医药中医药目标列入党政领导班子考核内容；开展"深调研"活动、"战略规划纲要"监测、项目执行绩效评价、养生保健服务专项整治、确有专长人员医师资格认定等工作，举办蒙医中医医院文化建设、核心竞争力提升、监督人员蒙医药中医药知识与能力等专题培训，推动蒙医药中医药政

策落地实施取得实效。

内蒙古自治区中医药管理局强化蒙医中医医疗服务监督管理工作，开展蒙医中医养生保健服务乱象专项整治行动，对 1776 家机构进行检查，发现存在违法行为的机构 153 家，立案 31 家，罚款 16 家；开展蒙医中医医疗机构医疗技术临床应用管理工作摸底调查，对全区各级各类蒙医中医医疗机构开展蒙药中药饮片采购验收专项检查，实地检查蒙医中医医疗机构（含诊所、门诊部）1185 家，发现存在问题并限期整改的蒙医中医医院 16 家，蒙医中医类诊所 56 家。

三、医政工作

加大投入力度，加快对各级公立蒙医中医医院的基础设施和服务能力建设。内蒙古自治区中医医院住院综合楼投入使用，加快 55 个旗县蒙医中医医院建设，2019 年有 39 所投入使用、14 所完成主体工程，支持 10 所蒙医中医医院提升制剂能力。内蒙古自治区中医药管理局开展蒙医中医医院等级评审工作，全区二级甲等以上蒙医中医医院达到 80%。

内蒙古自治区中医药管理局推进基层医疗卫生机构蒙医馆中医馆建设，支持每所旗县级以上蒙医中医医院帮扶 2 所基层医疗卫生机构建设蒙医馆中医馆，累计建成蒙医馆中医馆 668 个；开展三级蒙医中医医院对口帮扶国家贫困旗县蒙医中医医院，实现国家贫困旗县蒙医中医医院对口帮扶全覆盖，完成 15 个基层蒙中医药先进单位评审、复审，有 6 个旗县获"基层中医药工作先进单位"称号。内蒙古自治区蒙医药中医药数据中心建设通过区内验收，有 100 家蒙医中医医院被纳入远程医疗平台服务网络。

内蒙古自治区加快国家级中医药传承创新工程建设，注重培育临床优势，引领全区蒙医药中医药特色优势的充分发挥。内蒙古民族大学附属医院完成主体工程，内蒙古国际蒙医医院完成设计批复。内蒙古自治区启动"三名工程"，评选并表彰 31 所内蒙古自治区蒙医中医"名院"、39 个蒙医中医临床重点专

科、100 名内蒙古自治区名蒙医名中医。蒙医主任医师杭盖巴特尔获得全国中医药杰出人才贡献奖。

加强蒙医中医医院康复能力建设，内蒙古自治区要求每个盟市建成 1~2 个蒙医中医特色康复示范中心，开展蒙医中医康复技术推广工作；加强重大疑难疾病防治研究，对自治区重大疑难疾病蒙西医临床协作试点"脑梗死"项目进行阶段评价。

四、医改工作

推进建立现代医院管理制度，提升蒙医中医医院管理能力和水平。内蒙古自治区组织完成 1 所国家章程试点和 27 所全国现代医院管理制度试点公立蒙医中医医院章程制定工作；确定自治区蒙医、中医病案质控中心；构建蒙医中医分级诊疗，建成蒙医中医医院牵头的县域医共体共计 81 个、组建专科联盟 10 个。

内蒙古自治区中医药管理局完善体现蒙医药中医药特色的公立蒙医中医医院绩效考核标准，赴鄂尔多斯、巴彦淖尔开展健康扶贫和深化医改综合调研，召开公立蒙医中医医院综合改革现场培训会，完成 22 所三级公立蒙医中医医院绩效考核；组织开展进一步改善蒙医中医医院服务，放大医改惠民效果行动，提出 5 项主要任务，21 项具体措施，优化服务流程，创新服务模式，细化时间节点，持续提升患者看蒙医中医的获得感和满意度；推广使用

"蒙医医院门诊病历、住院病历书写规范""治未病蒙医名称规范"、95 个中医优势病种临床路径和诊疗方案，预防与治疗流感蒙医药方案（成人版），45 个蒙医优势病种临床路径进入临床观察阶段；完成心力衰竭蒙医分级诊疗制度建设方案，启动冠心病、脑卒中等慢性病的蒙医中医分级诊疗方案制订工作。

五、人才培养

内蒙古自治区中医药管理局逐步建立"5+3"为主体，"3+2"为补充的标准化、规范化人才蒙医药中医药培养模式；开展蒙医中医住院医师规范化培训和师资培训，内蒙古医科大学和内蒙古民族大学开办蒙医、中医、蒙药、中药、蒙护等多种专业本、硕、博教育，其他高等中等职业院校也开办蒙医中医专业，培养中专、大专实用型人才培养，全区基本形成较为完整的蒙医药中医药基础教育体系；开展蒙医药中医药名老专家传承工作室、住院医师规范化培训、全国及自治区级学术经验继承以及继续医学教育，启动岐黄工程高层次人才培养工作；启动 10 个国家级蒙医药中医药继续教育项目；开展三期乡村医生蒙医药中医药知识理论与技能培训，培训乡村医生 1700 余人，加大基层人才队伍建设力度。

六、科研工作

内蒙古自治区中医药管理局推

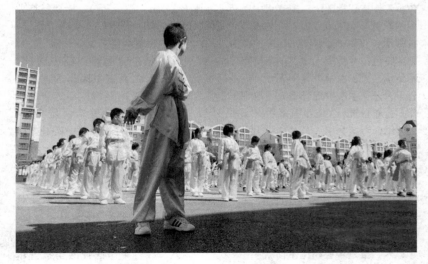

图 5-5　2019 年 6 月 6 日，内蒙古自治区呼伦贝尔市蒙中医药文化与健康呼伦贝尔科普宣讲团走进海拉区文化街小学

进72个自治区蒙医中医领先重点学科及实验室建设、1个重点研究室建设及10个国家级传承工作室建设项目；完成自治区首批132个蒙医中医特色优势重点专科的验收，启动第二批106个蒙医中医特色优势重点专科建设项目；申报国家和自治区自然科学基金、科技攻关、重大专项、关键技术攻关项目等54项，申报中国民族医药学会科研计划项目36项，蒙医药中医药科研项目获自治区医学会科技进步二、三等奖各1项；召开蒙医药标准化项目工作推进会，研究制定《内蒙古自治区蒙医药标准管理办法》，建立蒙医药标准化项目专家库，对2013~2018年蒙医药标准项目进展情况摸底调查，支持开展24个蒙医药标准化研究项目，指导"内蒙古自治区蒙医标准化专业技术委员会"和"内蒙古自治区蒙药材中药材种植标准技术委员会"开展工作；组织编撰《中华医藏》蒙医药部分、蒙医药《古代经典名方（蒙医药）》内容、《蒙医药大典》；制订蒙医药《古代经典名方》遴选实施方案，完成蒙医药《古代经典名方》研究和遴选工作，完成20本蒙医药文献挖掘整理系列图书编撰工作。

七、药材资源普查

内蒙古自治区中医药管理局制订蒙药材中药材资源普查年度实施方案，召开普查工作启动及培训会，开展51个旗区县普查工作，对2018年第一批3个旗区县普查工作进行验收，开展3个动态监测站建设与运营，建设1个中药炮制技术传承基地、1个中药药用植物重点物种保存圃、8个种子种苗基地，建立并完善蒙药中药资源普查数据库，接受国家中医药管理局开展的中药资源普查综合调研评估；2017年开展的15个普查旗县通过国家中医药管理局验收；共完成样地调查1339个，样方套5148套，普查野生品种约1000种，栽培品种约67种，市场调查主流品种220种，搜集具有地方特色传统知识和民间验方611条；采集腊叶标本34295份、药材标本876份、种质资源569份，拍摄照片71811张；采集上交3个旗县的腊叶标本882份、药材标本125份、种质资源125份（37个旗县区的成果未上交统计）；申请野外调查工具等专利1种，组织地方编写地方药用植物图谱等专著。5项蒙药材中药材种植及种子种苗分级地方标准、3项道地药材团体标准及蒙药材中药材商品规格等级团体标准通过评审。启动蒙药材中药材产业扶贫，内蒙古自治区中医药管理局举办2期内蒙古自治区蒙药材中药材生产技术骨干培训班，确定武川县和奈曼旗2个中药材产业扶贫定制药园。

八、文化建设

内蒙古自治区卫生健康委发布《国医节活动倡议书》《蒙医药养生保健素养38条》，组织开展"国医节""中医中药中国行·蒙医蒙药内蒙古行""《中医药法》实施两周年""世界传统医药日"蒙医药中医药健康文化促进活动，组织全区首届卫生健康系统八段锦比赛，在自治区级中医药文化宣教基地召开蒙医中医医院改革发展与文化建设现场会议，提升蒙医中医医院文化建设水平和居民蒙医中医药文化知识素养水平。2019年，内蒙古自治区共开展蒙医药中医药集中宣传150次、义诊活动276场、健康讲座149次、蒙医中医医院联系基层360次，发放蒙医药中医药健康宣传手册190518册，开出蒙医药中医药健康处方91962张，参与活动的蒙医中医专家人数5103人，受益群众超过30万人次。

九、对外交流

内蒙古自治区卫生健康委承办第三届"中国·蒙古国博览会"国际蒙医药成就展。组织有条件的蒙医中医医院积极开展对外医疗合作。自治区国际蒙医医院流动医疗车首次开进蒙古国，在乌兰巴托启动"健康丝路"大型义诊活动，为当地500余名患者免费检查诊疗，受到布小林主席的接见。

（岳红娟）

【辽宁省2019年中医药工作概况】

2019年，辽宁省有中医医院211所，其中公立中医院71所；建有基层中医馆1058个，达到国医堂标准145个；有国家中医药管理局区域中医（专科）诊疗中心11个，国家临床重点专科（中医）14个，国家中医药管理局重点专科56个，辽宁省重点专科和特色专科91个；有国医大师、全国名中医、全国中医药高等学校教学名师7人，"973"首席科学家1人，岐黄学者2人，辽宁中医大师和辽宁省名中医147人；入选全国优秀中医人才研修项目92人；有国省两级老中医药专家传承工作室93个。

一、政策法规

认真贯彻落实全国中医药大会精神。大会召开后，辽宁省委书记陈求发、省长唐一军对贯彻落实工作作出批示，辽宁省委、省人民政府分别召开常委会议和常务会议对大会精神进行传达学习。辽宁省卫生健康委组织召开专题调研、研讨会3次，征求相关厅局意见3轮，拟订辽宁省促进中医药传承创新发展实施方案，待辽宁省人民政府常务会议、省委常委会通过后正式发布。

切实加强"一法一纲要"落实工作。辽宁省中医药管理局以《中医药法》实施两周年为契机，积极配合辽宁省人大赴辽宁本溪、丹东、阜新、铁岭等地进行执法检查；通过组织开展中医中药中国行、公民中医药素养调查、《中医药法》宣传周等活动大力宣传《中医药法》、中医特色诊疗和中医药健康养生保健知识；按照国家中医药管理局要求，统计报送《中医药发展战略规划纲要》年度数据；与辽宁省人大等相关部门加强沟通协调，深化基层调研和专家论证工作，积极推动、谋划《辽宁省中医药条例》出台。

二、医政工作

加强医院管理，提高医疗服务能力。辽宁省中医药管理局按照既定工作部署，完成17家三级中医医院，2家二级中医医院的医院评审工作，并制定全省中医肛肠、骨伤、民族医医院评审手册；组织制定全省三级公立中医医院绩效考核指标，通过精心组织，对25所三级公立中医医院开展绩效考核工作；制定印发《辽宁省中医医疗、中药、中医护理质控考核标准及评分细则（2019版）》《辽宁省中医医疗机构中药饮片采购验收专项检查工作实施方案》等文件，规范全省中医医疗机构在质量控制、中药饮片管理工作。

基层中医医疗服务能力显著提升。为深化实施全省"大病不出县"两年行动计划，辽宁省中医药管理局加强县域综合医改和分级诊疗工作，共建设各类中医医联体、医共体、专科联盟、远程协作网等62个，基本覆盖全部县中医医院和764个社区卫生服务中心、乡镇卫生院；投入1950万元，支持31个县中医医院中医特色专科建设。辽宁省社区卫生服务中心和乡镇卫生院中医馆建设率分别为87%和71%，能提供6类以上中医药服务的社区卫生服务中心和乡镇卫生院的比例分别为100%和98%，能够提供4类以上中医药服务的社区卫生服务站和村卫生室的比例分别为97%和70%。辽宁省中医药适宜技术推广网络覆盖省市县三级，累计培训基层卫生技术人员27000余人；举办基层卫生技术人员西学中培训班，培训学员2963人，切实保障基层中医药人才培养落到实处。

三、科研工作

积极推进中医药科技创新平台建设。辽宁省中医药管理局积极整合全省中医药科技平台资源，推动建立多学科融合的科技平台，成立辽宁省中医药产业技术创新研究院、中医循证医学中心、道地药材研究中心和蒙满医药研究中心。辽宁中医药大学承建的辽宁省中医药产业技术创新研究院于2019年12月18日正式挂牌成立，全省中医药科技创新进入高速发展阶段。

扎实推进重点专科建设。辽宁省中医药管理局完成17家省级"十三五"重点专科和特色专科评审工作，对2016～2017年建设的县中医医院特色专科进行验收，开展14个学（专）科能力建设项目工作。辽宁省有7个国家区域中医（专科）诊疗中心承担国家基本中医药循证能力建设项目，3个国家区域中医

（专科）诊疗中心承担国家专科专病循证能力建设项目，2个国家重大疑难疾病中西医临床协作试点项目完成阶段性评价，获得国家中医药治疗艾滋病试点项目。

中药资源普查工作取得新进展。辽宁省首批中药资源普查工作通过国家工作组综合评估，第二批中药资源普查通过省级验收，第三批中药资源普查和传统知识调查工作已着手组织开展。辽宁省新建辽宁省经济作物研究所、喀左县蒙医医院2个中药药用植物重点物种保存圃，发布《辽宁省既是中药材又是食品物质信息目录》。

四、教育工作

加强基层中医药人才培养。辽宁省中医药管理局利用省级财政经费，开展西学中培训项目，共培训265人，沈阳等7地自筹资金举办西学中培训班，辽宁省西学中参训人员达到3557人。第一批西学中班200人中有185人通过考核。辽宁省组织开展中医药适宜技术推广师资培训，共培训师资146人，并对7个县350名基层医务人员开展中医药适宜技术培训；完成两批次中医住院医师规范化培训结业考核和2019年中医住院医师规范化培训招生工作；对辽宁省5个国家中医住院医师规范化培训基地及9家协同基地进行

评估；组织开展对中医医疗、护理、药学、肛肠、眼科等300位骨干人才组织培训，中药特色技术传承人才和炮制人才培训800余人。

加强高层次中医药人才培养。辽宁省创建全国名中医传承工作室3个、全国名老中医药专家传承工作室5个、全国基层名老中医药专家传承工作室建设工作3个；加强2个中医学术流派传承工作室建设；完成第六批全国老中医药专家学术经验继承工作的年度考核工作；遴选国家西学中骨干人才20人，国家西学中优秀人才6人；对辽宁省200名三级中医医院科主任进行管理能力提升培训。

五、文化建设

大力开展中医药文化宣传。辽宁省认真贯彻《中医药文化"十三五"建设规划》，大力传承与弘扬中医药文化，开展"中医中药中国行——中医药文化推进行动"1423次，发放资料166.8万份，受益人数61万余人，累计投入资金216万元；建有国家级中医药文化宣传教育基地3个，共有中医药文化科普国家级巡讲专家5人，省级专家100人。各级中医药主管部门、中医药院校、中医医疗机构围绕《中医药法》《中医药发展战略规划纲要（2016～2030年）》及中医药文化知识，开展形式多样、内容丰富的宣传活动。通过开展中医药健康

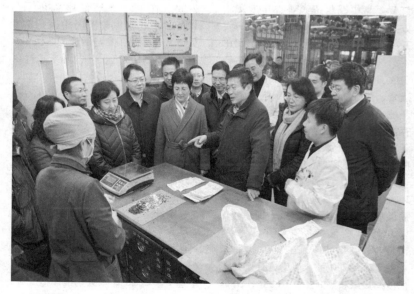

图5-6　2019年12月5日，国家中医药管理局局长于文明一行赴辽宁省开展专题调研

文化科普巡讲、全民悦读中医、中医免费义诊义检、专家现场讲解常见中药饮片、展示展板、发放各类中医药知识宣传资料等宣传活动，将中医药文化宣传以群众易于理解、乐于接受的方式，向广大群众进行宣传。

开展中医药文化进校园活动。辽宁省深入推进多元化、多形式的中医传承教育，依托国家级、省级中医药文化宣传教育基地，针对中小学生心理特点，研究设计适宜孩子们学习的中医药文化宣传内容，通过走进校园开展知识讲座等方式对中小学生进行中医药健康养生文化的普及，以举办讲座、现场演示、资料发放的形式开展中医药文化进校园活动896次，受益人数超10万人，建设中医药文化知识角714个，提升青少年中医药健康文化素养。

加强中医药文化研究。辽宁省依托辽宁中医药大学及其4所附属医院，积极挖掘中医药文化内涵，组织专家与民间老中医及其传承人探讨交流，研究、归纳、整理中医药传统知识、民间处方，对辽宁地区的中医药文化资源进行梳理挖掘。

开展中医药文化交流。辽宁省中医药管理局通过建立多渠道、多层次、多形式的中医药文化国际传播体系，提高中医药文化国际影响力，培育一批集中医药康复理疗、养生保健、文化体验于一体的中医药健康旅游单位，在对外传播交流中医药文化发挥重要作用。

六、党风廉政建设

辽宁省中医药管理局深入学习贯彻习近平总书记系列重要讲话和对中医药工作重要指示精神，认真学习贯彻党的十九大和全国中医药大会精神，运用主题党日活动、"学习强国"等党建平台组织支部全体党员干部坚持学习习近平新时代中国特色社会主义思想和党的十九大，十九届二中、三中、四中全会精神，以及习近平总书记在辽宁考察时和在推进东北振兴座谈会等系列重要讲话精神。学习《习近平新时代中国特色社会主义思想三十讲》《习近平新时代中国特色社会主义思想学习纲要》等著作，全体党员、干部

对照党章党规找差距，对照党章党规的"十八个是否"方面查找自身不足，提出整改措施，努力提升党员自身素质。加强党规党纪学习，深入开展廉洁警示教育。

认真组织开展"不忘初心、牢记使命"主题教育，认真积极履行全面从严治党要求，全面加强党对全省中医药工作的领导。全体党员干部深入学习实践新时代中国特色社会主义思想，提高知信行合一能力。广大党员带着责任、带着问题读原著、学原文，集中交流研讨、深学细悟、研机析理，加深理解和领会，强化理想信念和使命担当。通过开展"不忘初心、牢记使命"主题教育，全体干部思想政治受到洗礼和锤炼，增强守初心、担使命的思想自觉和行动自觉；干事创业、担当作为的精气神得到提振，强化宗旨意识和为民情怀；进一步搞清楚我是谁、为了谁、依靠谁的问题，增强忠诚干净担当的主动性和自觉性；发挥先进典型示范激励作用，着力抓好整改落实突出问题专项整治；对问题整改实行台账式管理、项目化推进，明确责任主体、进度时限和工作措施，列出清单、挂牌销号，逐条逐项推进落实，做到问题不解决不松劲、解决不彻底不放手。

七、其他工作

中医药治理能力建设方面，构建省市县三级中医药服务监督执法网络。2019年，辽宁省共培训中医监督执法人员1297人次；开展专项整治，检查机构10518户，查处案件274件，罚款86户次，罚款金额84.7万元，没收违法所得13万元。辽宁省中医药管理局受国家中医药管理局委托，承担《中医药服务监督执法工作指南研究及编制》等6个国家课题。对口支援工作方面，辽宁省中医药管理局组织14家三级中医医院对口帮扶青海、贵州、新疆和西藏4省（区）17家省内14家贫困县县级中医院。中医药产业方面，辽宁省共有药用植物1600多种，可大面积种植的道地药材40多种，全省中药材种植面积155万亩，中药生产企业54户，主营业务收入50.1亿元。　　　　（杨祎）

【吉林省2019年中医药工作概况】

2019年是吉林省中医药事业传承创新发展、攻坚克难、奋发有为的一年，是决战全面建成小康社会的关键之年。全国中医药大会之后，国家中医药管理局局长于文明来吉林调研，充分肯定吉林中医药工作。吉林省委、省人民政府高度重视中医药工作。吉林省委书记巴音朝鲁到长春中医药大学调研，强调中医药工作要主动融入经济社会发展大局，为新时代吉林振兴发展作出更大贡献。省委书记巴音朝鲁、省长景俊海对吉林省全面贯彻落实全国中医药大会精神、《中共中央　国务院关于促进中医药传承创新发展的意见》作出批示：研究制定吉林省促进中医药传承创新发展的具体实施意见，推动中医药高质量发展。省长景俊海、副省长李悦对吉林省中医药管理局撰写的中药材产业扶贫调研报告作出批示。副省长安立佳多次听取中医药工作汇报，主持召开会议，研究部署工作。吉林省卫生健康委党组将中医药工作纳入卫生健康全局统筹规划，卫生健康与中医药工作同部署、同推动、同考核，在中医药人才培养、科技创新、综合监管、医改政策等方面给予帮助支持。

一、聚焦国家决策部署落实，强化政策护航中医药高质量发展

为贯彻落实全国中医药大会精神和《中共中央　国务院关于促进中医药传承创新发展的意见》，吉林省中医药管理局代吉林省委、省人民政府起草《关于促进中医药传承创新高质量发展的实施意见》（以下简称《实施意见》）。《实施意见》主要以国家意见为纲领，把握国家工作重点，立足吉林省情，注重突出吉林特色，既明确吉林省中医药发展的战略思想，又提出具体举措，从健全中医药服务体系、发挥中医药在维护和促进人民健康中独特作用、大力推动中药质量提升和产业高质量发展、加强中医药人才队伍建设、促进中医药传承与开放发展5个方面，明确16项具体任务，提出4个方面保障措施，涉及23个部门

具体分工，做到有目标、有数据、有措施、可操作。《实施意见》是新时期吉林省中医药发展的纲领性文件，对吉林省中医药工作作出全方位、战略性、系统性的设计和谋划，明确全省中医药发展目标、重点任务、方法路径和具体举措，对做好全省中医药工作具有很强的指导性、规范性。《实施意见》起草过程中始终在安立佳的领导下有序推进，坚持问题导向、目标导向、需求导向，广泛听取意见、主动协调沟通，得到吉林省直相关部门的大力支持，汇聚相关系统、行业专家、基层单位的智慧，经省人民政府第18次常务会、省委深化改革委员会第7次会议审议通过，于2019年12月31日由省委、省人民政府正式印发实施。

二、聚焦医改中医药工作关键，完善优化中医药服务供给

一是纵深推进医改中医药工作。吉林省积极推进中医医联体建设，强调在医联体建设中，不得变相取消、合并中医院，不得改变其功能定位，不得以各种理由在事实上削弱中医院建设；支持中药制剂在医联体内流通，引导合理定价；16个县（市、区）试点县域紧密型医共体建设；推进公立中医医院落实党委领导下的院长负责制，54家二级以上公立中医医院全部制定章程；长春市中医院试点建立健全现代医院管理制度，长春中医药大学附属医院、长春市中医院试点薪酬制度改革；完成16家地市级以上中医院评价考核、9家三级医院绩效考核培训。二是大力提升中医药服务能力。持续推进基层中医药服务能力提升工程"十三五"行动计划；建成中医馆955个，占乡镇卫生院和社区卫生服务中心总数的97.4%；二级公立中医医院全部推广使用电子居民健康卡；完成全省中医医疗机构院感质控巡查、安全隐患排查、中药饮片采购验收等专项检查。三是推进中西医结合和民族医发展。拨付经费300万元，推动长春中医药大学附属医院、吉林大学中日联谊医院开展重大疑难疾病中西医协同

攻关；采取多种措施，着力提升朝医、满医、蒙医等民族医药特色医疗服务能力；完成中医（朝医）类别医师资格考试命题审题工作。四是严格中医类别医师准入。审核确认4002人中医类别执业医师考试报名资格；完成实践技能考试考官及考务管理三级培训，加强实践技能考试巡查监督，提升考试质量；在吉林市两县两区试点中医医术确有专长人员医师资格考核，107人通过省级报名资格审核。五是加快发展中医药健康服务。吉林、四平试点市级中医药特色健康养老建设；8家县级中医医院完成中医药特色老年健康中心建设，配备医护人员227人，门诊诊疗患者88852人次，住院诊疗患者11165人次；开展中医药健康教育讲座116次，受益老年人3965人次；与区域内61家养老机构建立协作关系，签订转诊绿色通道。该项目连续4年被纳入吉林省人民政府民生实事，建成中医药特色老年健康中心26家，有效提高中医药健康服务能力，拓展服务领域。吉林省0～36个月儿童中医药健康指导率达到72.2%，65岁以上老年人中医药健康管理率达到56.3%，均高于国家50%的标准要求。

三、聚焦项目平台建设，实现中医药科技驱动发展

一是加强中医药项目管理和科技平台建设。2019年，吉林省获国家重点研发计划项目1个，立项省级中医药课题232项，结题验收352项。基本中医药循证能力建设、专科专病循证能力提升、中医康复服务能力规范化（眩晕康复中心）建设等有序实施。吉林省中医药科学院国家中医临床研究基地建设稳步推进，重点病种——眩晕病种研究深入开展。二是深入实施中药质量提升工程。建成12家县级中医院标准化煎药室；组织开展中药质量提升宣传周活动；培训煎药管理及专业技术人员600人；确定省级中医医疗机构中药煎药培训基地4家；7项国家中药标准化项目通过验收。三是推进科技培训和成果转化。完成全省中医药科研知识培训、中医药

科技成果转化培训；启动《中华医藏（朝医卷）》《中药资源大典·吉林卷》编撰工作。

四、聚焦能力素质提升，加大中医药人才培养力度

一是深入实施中医药传承与创新"百千万"人才工程（岐黄工程）。刘柏龄、王烈两位国医大师荣获全国中医药杰出贡献奖，2位岐黄学者组建传承创新团队。二是推进中医药传承。吉林省建设国医大师工作室1个、全国名中医传承工作室3个、全国中医学术流派工作室2个、基层名老中医药专家传承工作室18个；开展第六批全国师承集中理论培训，集中授课22次，涵盖10项内容，推进跟师学习。三是加强人才队伍培训。2019年，吉林省新招录中医住院医师规范化培训学员150人，458人通过中医住院医师规范化培训结业考核；组织开展第二批省级青年优才、全科医师转岗、西学中人员培训。长春市中医院中医住院医师规范化培训基地通过考核评估。四是提升院校教育水平。吉林省中医药管理局配合吉林省教育厅共同推进省人民政府、国家中医药管理局共建长春中医药大学。吉林省6个重点学科获评国家中医药管理局优秀等次。

五、聚焦执法监督，进一步加强中医药法治建设

一是优化行政审批服务。2019年，吉林省中医药管理局落实"放管服"改革和"最多跑一次"改革，确定权责清单事项47项、行政审批中介服务事项5项，为推进省级审批服务事项综合受理打好基础。二是加强监督管理。坚持把防范化解重大风险作为重要工作抓实抓牢，吉林省中医药系统安全形势持续向好；通过国家医疗卫生综合监管督导检查；开展"双随机、一公开"检查，专项整治医疗乱象，落实扫黑除恶行动，净化医疗行业市场；整治中医养生保健服务乱象，检查各类场所3356个，立案21项，罚没5.7万余元，有效改善中医养生保健服务现状；完成建议提案办理7项。三是推进中医药标准化建设。确定

立项中（民族）医药标准化项目 18 项、政策与发展课题 8 项、地方性标准 13 项。

六、聚焦重点任务，推进中医药文化建设、信息化建设和对外交流合作

2019 年，吉林省组织实施中医药健康文化推进行动，开展中医药文化科普巡讲、中医药文化产品设计大赛等系列主题活动，评选各类文化活动作品 34 个，完成 10 个县（市、区）中医药健康素养调查；组织珲春市、集安市中医医院开展中医药对外交流合作，完成第十二届东北亚博览会招展参展和陪同接待任务；加快全省中医药数据中心建设，319 家中医馆信息化平台实现与国家数据互通，整体建设与运行指标均通过国家验收；完成 2018 年中央转移支付中医药资金 4609 万元、155 个项目单位的绩效评价工作。吉林省中医药管理局获评《中国中医药报》年度新闻宣传先进单位，吉林省中医药管理局、长春市中医药管理局获评《中国中医药年鉴》年度优秀编纂单位。

七、聚焦发挥资源优势，推动脱贫攻坚取得实效

一是中医药在健康扶贫中发挥积极作用。吉林省各中医医疗机构全力融入健康扶贫，中医药专家深入贫困地区开展医疗巡诊、送医送药。4 家三级中医院与 6 家贫困地区中医院重新签订帮扶协议。抽调 10 名医疗技术骨干支持新疆阿勒泰地区哈萨克医医院建设。积极参与健康扶贫检查督导，坚持定期暗访督导、走访慰问。二是推进中药材产业扶贫。吉林省组织专家组验收长岭县中药材产业扶贫试点项目，探索相对完善的中药材产业扶贫模式，确定吉林省首批中药材产业扶贫基地 6 家建设单位。六部门联合调研中药材产业扶贫情况，调研报告被收入《政府决策咨询》。三是巩固包保扶贫成效。吉林省中医药管理局党组成员带头落实帮扶责任；组织包保扶贫村开展草编、种植养殖等技术培训，成立农产品加工农民专业合作社，扶持村办酒厂和榨油厂，

形成符合当地特色的产业链；推进美丽乡村建设，协调解决安全用水问题；为 38 人办理慢病手册，实现新型农村社会养老保险全覆盖。

八、聚焦政治生态净化，全面加强机关党的建设

把学习贯彻习近平新时代中国特色社会主义思想和党的十九大精神作为首要任务，自觉增强"四个意识"，坚定"四个自信"，做到"两个维护"，全面提升机关整体党建水平和能力。吉林省中医药管理局认真组织开展"不忘初心、牢记使命"主题教育，着力解决中医药工作热点难点问题，推动主题教育走深走实；持续推进"两学一做"学习教育常态化、制度化，着力抓好学习强国、新时代 e 支部、公务员网络培训等学习，提高党员干部党性修养和素质能力；制定机关党建工作考核办法，召开机关党建工作会推进，高位推动党建工作落实；积极配合做好省委巡视工作，完成巡视整改任务；加强吉林省中医药管理局机关政治生态建设，营造风清气正的良好环境。 （孟　姝）

【黑龙江省 2019 年中医药工作概况】

截至 2019 年底，黑龙江省有 99 所县级以上中医医院，其中省直中医医院 6 所，地市级中医医院 13 所，县区级中医医院 80 所；黑龙江省县级以上中医医疗机构业务总收入 691434.16 万元，同比增长 10%；药品收入 286638.07 万元，其中西药收入 141126.19 万元，中药收入 145511.88 万元；年门诊量 9128053 人次，同比增长 0.63%；年出院 634395 人次，同比增长 9.71%；编制床位数 23332 张，实际开放床位数 26049 张。2019 年，12 家三级公立中医医院按要求完成三级中医医院绩效考核工作，37 家中医医疗机构通过等级医院省级复核及委托评审，5 个县级和 1 个市级先进单位通过全国基层中医药工作先进单位复审。

一、政策法规

2019 年，黑龙江省出台《黑龙江省中医药产业发展规划》，对中医药健康服务、中药材种植和中药生

产加工工作顶层设计；出台《关于促进中医药大发展快发展若干政策措施》，落实一系列向中医倾斜的医保政策；印发《黑龙江省中药材生产基地建设规划（2019～2025 年）》将中药材产业作为黑龙江省 6 个百亿级特色产业纳入《黑龙江省农业强省建设规划（2020～2025 年）》。

二、医政工作

加强基层中医药服务能力，深入实施《黑龙江省中医药基层服务能力提升工程"十三五"行动计划》。黑龙江省级财政 2019 年度共筹集拨付中医药事业传承与发展补助资金 7837 万元，重点支持 71 个市县级中医院，特别是 20 个贫困县中医院医疗服务能力提升，对 18 个县（区）进行基层中医药服务提升工程"十三五"行动计划督查；新装备 80 个基层卫生机构中医综合服务区，在 3 个地市设置省级中医药适宜技术推广基地，举办中医适宜技术推广培训班，培训专业技术人员 249 名；相继开展对贫困县中医药服务能力对口支援、"中医护佑基层贫困人群"公益活动、专科联盟名中医下基层、高水平中医医师团队下基层活动 4 个活动，进一步促进优质服务资源下沉。

凸显中医药疾病诊疗优势。大力推进妇科、血液病科、眼科区域中医（专科）诊疗中心项目建设，黑龙江中医药大学附属第一医院国家中医药传承创新大楼建设完成并投入使用，黑龙江中医药大学附属第二医院国家中医药传承创新工程建设项目正式奠基，黑龙江中医药大学附属第三、第四医院划转工作完结，正式挂牌，基本实现黑龙江省中医院整体实力和医疗服务能力的跨越式发展；评审 110 个新申报的省级中医重点专科建设项目，对 88 个省级中医重点专科（专病）项目阶段性评估、验收，对黑龙江省 2 家中西医重大疑难疾病试点单位给予经费支持 450 万，建立和完善重大疑难疾病中西医协作工作机制与模式，提升中西医结合服务能力。

强化中医药疾病预防作用。为进一步扩大中医药预防保健服务覆

盖面，黑龙江省组织医疗机构继续加强中医药治未病服务体系建设，提升治未病服务能力，截至2019年12月，三级甲等中医医院均设立中医治未病科（中心）。

强化中医药服务监管。黑龙江省开展"看病不求人"专项行动、"红包""回扣"专项整治行动、整治保健市场乱象"百日行动"、整治违法医药广告"蓝盾行动"、扫黑除恶专项行动、中药饮片采购验收专项检查和中医馆的规范管理专项监督检查7个专项行动，极大净化中医药发展环境，保障中医药服务安全；开展全省卫生监督员中医药知识培训工作，培训215名卫生监督员，提高中医药监督工作执法能力和水平。

三、科研工作

加强国际开放发展。2019年，黑龙江省申报第五批国家中医药管理局国际合作专项，中国－中东欧中医药中心（匈牙利）项目；匈牙利驻华大使白思谛访问黑龙江省，出席匈牙利著名医生塞梅维什雕像落成仪式并为雕像揭幕；国家中医药管理局龙江医学流派传承工作室建立瑞典工作站和匈牙利工作站并举行揭牌仪式；成立哈尔滨国际中医药培训基地，打造以面向俄罗斯为主、辐射带动周边各国的中医药培训、交流新平台，助推龙江中医药产业发展和国家中医药"一带一路"全方位合作新格局建设；举办中医药国际化"振兴龙江"研讨会暨"天士力杯"首届全球大学生中医药国际化征文启动会；承办国家中医药管理局对中东欧中医药合作协作组第二次会议；举办2019年汉语言及中医药文化体验与研修班；接待奥地利拉茨聂兹赫神经骨科康复医院代表团、马来西亚高等教育访问交流团等国外来访代表团14个，共计107人次。

促进科研创新工作。2019年，黑龙江省安排资金2130万元，支持5个方面13个项目。黑龙江省开展"寒地浆果健康食品加工关键技术研究及产业化示范""桦褐孔菌（桦树茸）全产业链大健康产品研发"项

目研究；"经典名方有效性评价及产业化发展工程研究中心"建设项目获得国家立项；"抗肿瘤天然药物教育部工程研究中心"通过验收；成立"汉麻研究中心"；支持企业、研发机构、医疗机构开展12项中医药研发项目，支持资金1675万元；重点打造黑龙江中医药大学的"药物安全性评价及功能保健食品科技创新研究平台"建设，支持资金455万元；加强中医药技术创新平台建设，重点支持黑龙江中医药大学中医药研制和黑龙江省中医药科学院食品保健品开发科技创新平台；在黑龙江中医药大学建立黑龙江省中药材GAP研究中心。

四、教育工作

优化人才培养模式。2019年，黑龙江省组织开展"一流专业建设及教育教学改革重点攻关项目"研究立项；黑龙江中医药大学中医学、中药学、针灸推拿学、中西医临床医学、药学、康复治疗学和医学实验技术7个专业被评为省级一流本科专业；遴选12门一流专业主干课程进行在线开放课程建设；完成国家中医药管理局中医师资格认证中心组织的复评检查工作；强化临床实习实训管理，组织附属医院定期开展"教学查房""小讲课"等临床教学活动；全面实行客观结构化考核（OSCE）；制订《黑龙江省关于国家中医药管理局"全国西学中骨干人才培训项目"实施方案》，并组织20名培养对象在黑龙江中医药大学进行西学中集中理论培训。黑龙江中医药大学被确定为教育部经典名方有效性评价及产业化开发工程研究中心和黑龙江省教育厅经典名方产业化协同创新中心。

强化人才激励。黑龙江中医药大学推出6门创新创业相关选修课程，18个团队入驻创业基地孵化经营，注册企业11个；组织申报各级各类创新创业项目895项，累计参与学生3500余人次，在黑龙江省大学生创新创业训练计划项目中，84个项目获得黑龙江省教育厅立项资助，共获得资助经费67.5万元。黑龙江省中医药管理局评选各级各类奖励

67项，其中2019年度何梁何利基金科学与技术进步奖（医学药学奖）1项，黑龙江省科学技术奖22项。2019年，青年中医药科技创新项目立项94项，黑龙江中医药大学3位教授入选首批中医药传承与创新"百千万"人才工程岐黄学者。

提升中医药人才质量。黑龙江省完成2019年度黑龙江省中医住院医师规范化培训全省招生；完成第六批全国老中医药专家40名指导老师和80名继承人的学术经验继承工作；完成第一批名老中医药专家75名指导老师和150名继承人的学术经验继承工作；完成第一批省级中医临床优秀人才41名学员的培养考核工作；推进第四批全国中医（西学中）优秀人才研修项目、全国西学中骨干人才培训项目、全国中医药创新骨干人才培训项目、黑龙江省中医医院科主任管理能力提升等项目的实施；建设首批省级名中医传承工作室47个、中医护理专家传承工作室1个、名中医团队工作站4个，评选第六批黑龙江省名中医73人。

五、文化建设

开展"中医中药中国行——中医药健康文化推进行动"。2019年，黑龙江省共组织义诊180余次，累计义诊人数约21116人次，完成科普讲座108次，发放科普宣传资料118909份，中医文化进校园活动10余次，参加黑龙江省健康科普作品征集大赛征集作品约20件，获奖7项。活动推动中医药健康文化传播，强化黑龙江省人民中医药卫生保健意识，倡导健康的生活方式，提升民众中医药健康文化素养。

强化中医药宣传推介。黑龙江省中医药管理局与黑龙江省网信办联合开展"打卡龙药，我来晒宝"系列宣传活动，在黑龙江省党报《黑龙江日报》设立"龙江中医药发展巡礼"专栏，在黑龙江省电台设立"养生早点说"日播中医药科普栏目，宣传全国中医药大会精神的同时传播中医药文化知识。

六、规划产业工作

规范中药材种植养殖。2019年，

省级财政统筹相关涉农资金 5 亿元，用于支持开展中药材基地建设示范工作；全省中药材种植面积达到 180 万亩，同比增加 44.5%；突出"一县一业、一乡一品、一村一药"，实施黑龙江省高标准农田项目中药材面积 16.7 万亩，建设一批种植规模化、设施配套化、生产标准化的示范基地。

规范中药注册管理。黑龙江省中医药管理局印发《黑龙江省中医药品牌培育创建整体工作方案》，培植和推介龙江道地药材和特色品牌，初步叫响宁古塔芪、卜奎芪、红星平贝、小蒿子防风、牡丹江赤芍等地域品牌，着重加强黑龙江省中药材的地理标志认证；国家批复黑龙江省地域特色农产品地理标志认证中药材类 10 个；将规模以上中药材种植基地纳入黑龙江省农产品安全质量追溯公共服务平台，建立全省中药云；完善中药材质量检测体系，建立中药材检测机构，健全以药效为核心的质量控制模式，提升中药材种植质量控制水平。

促进中药流通体系建设。2019年，黑龙江省为促进优质中药材和保健品的营销能力建设，建立黑龙江道地药材天猫官方旗舰店；支持尚志苇河、鸡西梨树、伊春铁力等中药材交易市场建设，促进黑龙江省中药材流通体系建设；举办首届中医药产业博览会，吸引 11 个地市、中外 381 家单位参展，共接待来宾 3.5 万人次，53 个项目签约，签约额达 50.2 亿元。

提升饮片和中成药质量。黑龙江省出台《关于申报黑龙江省中药配方颗粒临床研究使用专项有关要求的通知》，鼓励中药企业研制中药配方颗粒标准，对符合条件的生产企业及产品进行备案管理，已支持哈珍宝制药、黑龙江双兰星制药、伊春五加参药业 3 家企业在省内开展临床研究使用；通过研究起草、专家论证、广泛征求意见，制定新的院内调剂使用管理办法（试行），建立医疗机构中药制剂调剂使用品种目录，并实行动态管理，扩大调剂使用的时间、品种目录和调剂主体。

开展中药材产业扶贫。2019 年，黑龙江省签约定制药园 45343.2 亩，惠及贫困户 1694 户，安排中央专项资金 100 万元，用于进行相关技术服务；组织黑龙江省中药材生产技术骨干培训班，来自全省各贫困县的 101 位在中药材产业扶贫一线工作的技术骨干接受培训。

七、野生药材资源保护工作

继续开展中药资源普查。中药资源普查覆盖全省 132 个县区，40 个县区完成普查并通过验收，16 个区县完成普查待验收，36 个区县完成外业工作，40 个县区计划于 2020 年开展普查，中药资源普查工作有序推进。

保护野生药材资源，促进中药材资源可持续开发利用。黑龙江省出台《黑龙江省刺五加、五味子、防风野生药材限采实施方案》；完成对大兴安岭地区草苁蓉、黄芪、原麝，饶河县林蛙，庆安县刺五加、五味子野生药材资源保护区的复查工作。

八、健康服务工作

黑龙江省加大力度推进"南病北治北药南用"康养示范基地即黑龙江省健康旅居养老示范基地建设工作，评出医养结合试点单位 30 家；引导并鼓励有条件的养老机构置入中医药支撑养老服务的健康养老理念，到 2019 年底，黑龙江省县级以上中医医院与 100 余家养老机构建立合作关系，使中西医融合发展的成果在健康养老服务中发挥独特的作用；印发《关于开展中医药健康旅游基地创建工作的通知》，依托人才培养、健康旅游基地建设、健康旅游线路规划 3 个方面工作，助推中医药健康旅游发展；印发《黑龙江省中医药特色小镇创建实施方案》，完成全省范围遴选工作，不断提升服务质量，促进要素集聚。

九、综合管理类

完善中医药监管体制。黑龙江省召开全省发展中医药大会，建立中医药工作联席会议制度，黑龙江省委、省人民政府成立中医药发展领导小组，由黑龙江省委常委和分管副省长分别任组长和副组长，成员包括宣传部、发展改革委等 33 个单位和 13 个地市党政负责人，统筹协调中医药产业发展工作，建立周简报、月汇报、季例会的工作制度，中医药工作环境得以全面优化。

中医药政策逐步完善。黑龙江省按照《关于支持中医药大发展快发展的若干政策意见》要求，出台将中药及中医诊疗技术项目纳入门诊统筹支付范围等 7 条具有针对性的具体举措；印发《关于切实做好 2019 年异地就医直接结算工作的通知》，力争将各县（市）符合条件的定点中医院纳入异地就医定点范围；完成国家药品目录专家咨询和专家遴选工作，将中医诊疗项目中 123 项中的 109 项纳入医保支付；结合以按病种付费为主的多元复合式医保支付方式改革，指导各统筹地区因地制宜，探索符合中医药服务特点的支付方式，将黑龙江中医药大学附属第二医院纳入 DRG 付费改革试点。

加大资金投入力度。黑龙江省支持重点中医医院和省级中医药科研机构中医药传承创新工程基础设施建设。2019 年，省级财政共下达预算内投资 8500 万元用于支持新建黑龙江省中医药科学院、黑龙江中医药大学附属第一医院和黑龙江中医药大学附属第二医院中医药传承创新工程建设。省级财政积极配合黑龙江省工业和信息化厅扎实做好流贷贴息政策兑现工作，按不高于新增贷款的 5%，给予单户企业最高不超过 800 万元的贴息支持，切实帮助黑龙江省中医药企业降低融资成本。

建立信息化支撑服务体系。2019 年，黑龙江省级中医药数据中心和中医馆信息平台建设高分通过国家中医药管理局验收，开展 5G 中医药服务试点。 （曲 峰）

【上海市 2019 年中医药工作概况】

截至 2019 年底，上海市共有中医类医院 30 家，其中三级甲等中医、中西医结合医院 8 家，二级甲等中医、中西医结合医院 15 家，社会办中医、中西医结合医院 7 家，中医门诊部、诊所 562 间；中医类医院编制床位 10088 张，比 2018 年增长 1.97%；全市共有中医类执业（助理）医师 9525 人，比 2018 年增长 5.52%，其中国医大师 6 位（健在 2 位）、全国名中医 3 位（健在 2 位）、上海市名中医 137 位（健在 94 位）；全市中医类医疗机构门急诊总诊疗人次 2554 万人次，比 2018 年增长 2.61%；全市社区中医类别医师 2145 人，比 2018 年增长 3.82%，占社区医师总数的 17.97%，占全市中医类别医师的 22.82%；社区中医类别全科医生 1679 人，比 2018 年增加 7.97%，占社区全科医生总数的 29.65%。全市 65 岁以上老年人和 0～36 个月儿童中医药健康服务目标人群覆盖率分别达到 55.97% 和 74.60%。

2019 年，按照国家中医药管理局和上海市委、市人民政府工作部署和要求，以贯彻落实《中共中央 国务院关于促进中医药传承创新发展的意见》和《中医药法》为主线，把中医药全面融入医改工作，全面推进中医药工作，各项任务得到有效落实，中医药工作取得明显成效。

一、政策法规

2019 年，上海市修订《上海市中医药条例》工作稳步开展，条例被列为 2020 年正式立法项目；制定出台《上海市中医药师承教育管理办法》。

二、医政工作

2019 年，上海中医药大学附属曙光医院科技楼、肝病楼，上海中医药大学附属岳阳中西医结合医院门急诊综合楼，上海中医药大学附属龙华医院浦东分院等项目启动，上海市中医医院嘉定新院区建设取得实质性进展，闵行区吴泾医院转型为中西医结合医院。

上海市持续推进中医肝病、肿瘤等国家区域中医诊疗中心、市临床重点专科建设，制定出台"十三五"临床重点专科（中医专业）建设方案和评估指标框架；支持崇明、金山、闵行等中医医疗机构和综合医院中医专科能力建设，组织实施中医优势病种、特色诊疗技术等建

设项目；探索中医医师开展康复医疗服务分类管理；遴选一批中医适宜技术并在安宁疗护服务中推广。

上海市培育挖掘中西医协同的优势领域及优势病种，遴选新一批上海市重大疑难疾病中西医临床协作试点项目支持建设；开展综合医院中西医结合专项建设；推进重大危重医疗事件中西医协同响应与中医药干预平台建设。

全面加强基层中医药工作。上海市制定社区卫生服务中心中医药能力标准，完善家庭病床、健康小屋建设中医药服务内容；深化新一轮中医药特色示范社区卫生服务中心建设；开展中医专科专病联盟建设、中医社区师带徒等工作，推进中医优质资源下沉社区。

加强治未病服务能力建设。上海市从院级统筹协调和治未病科建设两个层面提升医疗机构治未病服务能力，研究制定老年人、妇女与儿童等重点人群，以及糖尿病、腰腿痛、失眠等社区常见病等治未病服务包；推动治未病行业组织建设。

全面推进新一轮中医医院等级评审工作。上海市完成三级中医医院评审细则及附加标准制修订并实施评审；推进三级公立中医医院绩效考核工作，上海市三级公立中医医院绩效考核成绩位居全国前列。

上海市中医药管理局建立中医临床类项目管理平台，制定中医临床类项目管理考核办法及管理手册，对全市所有中医临床类项目 9 大类 226 个项目进行全过程动态管理。

上海市完成中药代煎企业管理规范及相关考核办法修订，开展中药代煎管理相关培训；在全市范围开展中药饮片采购验收专项检查；制订中药饮片服务质量提升工程方案。

上海市支持社会办中医医疗机构参与中医专科专病联盟试点等中医医联体建设，成立上海市医院协会社会办中医分会，进一步强化对上海市社会办中医机构建设发展的支持指导及行业自律。

三、科研工作

2019 年，上海市中医药科研成果荣获 2018 年度上海市科学技术奖

（科技进步奖）一等奖 1 项、二等奖 5 项；荣获 2019 年度高等学校科学研究优秀成果奖（科学技术）科技进步一等奖 2 项。

上海中医药大学附属龙华医院、曙光医院 2 家国家中医临床研究基地根据新一轮建设方案，以国家重点研发计划及上海市中医药 3 年行动计划等重大项目为契机，进一步夯实基地重点病种与拓展病种内涵建设；上海中医药大学附属岳阳中西医结合医院作为第二期国家中医临床研究基地建设单位，不断完善建设方案，通过临床科研平台、协作公关平台、成果集成应用及推广辐射平台三大基础平台建设，为重点病种临床研究提供必要的硬件及软件支撑。

上海市中医药管理局启动中医药循证医学研究中心项目建设，形成中医药循证医学研究关键技术支撑平台和公共服务平台，建立包括 7 家市级中医和 6 家综合性医院在内的 13 家医疗机构一体的临床研究中心；结合国家要求指导上海中医药大学附属龙华医院、曙光医院、岳阳中西医结合医院和光华医院循证能力建设工作。

上海市中医药管理局支持上海交通大学医学院与上海中医药大学开展战略合作，依托两校雄厚背景和学科优势，在中西医交叉汇聚、优势互补的基础上，探索现代生命科学与传统医学的交叉融合，为解决当代医学问题贡献中国智慧。上海中医药大学成立中西医结合研究院，发挥中西医结合学科人才与资源集聚效应，打造中西医结合学科建设创新示范基地。

上海市实施中医药传承和科技创新项目建设，重点支持经典名方共性问题研究、中药饮片全过程质量管理的追溯系统建设以及中医特色的诊疗设备和健身产品开发，推动中医药现代化发展。

上海市承担的 44 项（中医药大学系统 38 项，其他系统 6 项）国家中医药管理局"十一五""十二五"中医药重点学科建设项目全部通过验收，16 项验收为优秀等次。

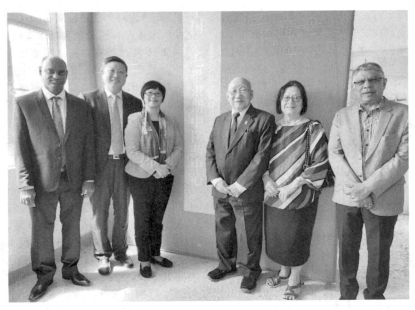

图5-7　2019年8月20日，上海市人民政府副市长宗明一行视察中国-毛里求斯中医药中心

四、教育工作

上海市中医药管理局规范中医药师承教育管理，印发《上海市中医药师承教育管理办法》，规范国家级和市级中医、中药师承类人才培养和以师承方式学习中医的管理。

上海市加强中医药人才培养基地建设，完成国家中医药高层次人才"强素养"共计400人培训任务；中药特色技术、护理基地的人才培训有序开展；新增一批全国中医药人才项目培养对象，包括中医优秀人才（西学中）3名、中药特色技术传承人才6名、中医临床特色技术传承骨干人才10名、西学中骨干人才10名、中医药创新骨干人才20名；新一轮上海市中医药领军人才计划、上海市高级中西医结合人才计划和杏林新星计划项目启动，入选人员97人。

推进中医住院医师规范化培训工作，上海市中医药管理局举办中医和中医全科规范化培训师资培训各1期。上海市浦东新区中西医结合医院通过国家基地督导。上海中医药大学附属曙光医院、岳阳中西医结合医院规范化培训基地在全国中医住院医师规范化培训教学查房比赛中分获一、二等奖。

五、文化建设

全国首档中医药传承人深度访谈节目《36.7℃听·传人说》和全国首部揭示中医走向世界的大型专题片《中医·世界》在上海都市频道、新闻综合频道播出。针对中医药工作者、市民游客、中小学生不同群体，上海市分别开展"读经典、强素养"中医药经典知识竞赛、中医药文化主题展、海派中医校园行主题活动。上海市中医药管理局与市文化和旅游局联合开展第二届中医药健康旅游论坛暨交易会，发布浦东、崇明2条旅游线路和健康旅游礼包；配合中央媒体记者采访调研上海中医药工作，上海中医药创新改革发展成果在《人民日报》《人民政协报》《中国中医药报》《健康报》《中国网》等10余家中央媒体连续报道。

六、党风廉政建设

上海市贯彻落实党对新时代卫生健康工作的全面领导，中医药事业发展全面融入上海卫生健康事业发展总体框架，统一部署、统筹实施。各级卫生行政部门和公立中医医院切实加强领导班子、干部队伍和人才队伍建设，强化对党员的教育、管理、监督，将思想政治工作和医德医风建设有效结合，发挥基层党组织战斗堡垒作用和党员先锋模范作用，为推动健康上海建设总体部署、深化医药卫生体制改革等改革发展工作提供坚强保障。

七、其他

全面贯彻落实《中医药法》。上海市中医药管理局配合上海市人大开展贯彻实施《中医药法》和《上海市发展中医条例》情况执法检查，开展条例修订研究工作，条例被列为上海市人大2020年正式立法项目；全面开展中医诊所备案管理，备案中医诊所140家，制定中医诊所备案事中事后管理措施；研究制定中医医术确有专长人员医师资格考核各项制度和考核方案，组建工作机构、专家委员会、考核专家库等，开展考核。

深入推进中医医改各项任务。上海市中医药管理局深入推进中医专科专病联盟、区域中医医联体等多种形式的中医医联体建设；积极推进各专科专病联盟试点信息平台搭建及资源服务整合利用，制定出台中医专科专病联盟建设管理文件及具体考核管理办法，研究谋划上海市不同区域中医医联体建设整体方案，并将中医医联体建设与社区中医药工作统筹设计、系统推进；推进中医医院服务产出评价、中医支付方式改革、中医服务价格调整等中医医改相关专项研究，配合医保部门组织开展疾病诊断相关分组和大数据病组分值付费试点相关工作研究；积极推进健全现代医院管理制度市级试点工作，组织协调上海市8家二、三级中医医院对口帮扶贵州遵义、新疆、青海3省8家贫困县中医医院；完成2019年度中医类别执业医师资格考试。

进一步推进中医药国际化。中医药国际标准化工作取得成效，第72届世界卫生组织大会正式通过国际疾病分类标准第11版（ICD-11），该标准首次被纳入由上海专家为主制定的传统医学章节。2019年，ISO/TC 249共发布中医药国际标准15项。上海市举办第二届世界传统医学上海论坛；推进海外中医中心建设，中国-捷克中医中心迁至布拉格，中国-毛里求斯中医中心正式揭牌，中国-泰国中医中心、中国-阿联酋中医中心、中国希腊太极健康中心建设发展顺利,中国-摩洛哥中医中心积极推进。

推进长三角中医药高质量发展工作。为贯彻落实长三角一体化发展规划纲要,强化长三角一体化意识,加强中医药领域互动合作,扎实推进长三角一体化发展,2019年7月,江苏、浙江、安徽、上海市中医药管理局在南京召开专题会议,形成关于依托长三角一体化国家战略打造国家中医药发展高地的建议报告,国家中医药管理局正式立项。上海市中医药管理局联合三省一市的中医药管理局和中医药大学共同开展国家中医药管理局长三角中医药一体化发展规划研究工作,启动长三角中医药质控一体化建设,在沪苏浙皖四地中医药行政部门共商共议形成共识基础上,形成初步工作方案;成立中医肝病、糖尿病、脉管病和护理等长三角专科专病联盟,长三角60家医疗机构加盟,探索诊疗、质控同质化管理和临床疗效评价研究、疑难危重病种远程会诊、专科人才交流培训等方面的进一步合作。上海中医药大学、中医药学会、中西医结合学会分别签署长三角一体化合作协议,在中医药教育资源、医疗技术、医院管理、学科建设、产学研创新体系、学术交流、流派传承、人才培养、中医药文化等方面建立共享机制。

(奚之骏)

【江苏省2019年中医药工作概况】

一、政策法规

持续开展《中医药法》贯彻实施工作。江苏省中医药管理局将《中医药法》的学习宣传贯彻工作列入2019年度工作要点,印发《关于进一步加强全省医疗机构依法执业管理的通知》《关于开展2019年全省中医医疗机构依法执业专项检查的通知》,举办江苏省三级中医医院医疗质量暨依法执业管理培训班,开展全省中医医疗机构依法执业专项检查,强化中医药执法监督和行业监管,依法提升中医药治理能力。

组织开展《中医药法》实施两周年宣传活动。江苏省中医药管理局以庆祝中华人民共和国成立70周年、"不忘初心、牢记使命"主题教育和建党98周年为契机,结合实施《中医中药中国行——江苏省中医药健康文化推进行动2019年活动实施方案》,在江苏南京活动现场,组织党员中医专家开展义诊,设置《中医药法》知识展览区,以展墙形式集中展示《中医药法》有关内容,江苏省其余12个设区市活动现场均以展板形式宣传《中医药法》有关内容。

推进《江苏省中医药条例(草案)》制修订工作。江苏省人大常委会将《江苏省发展中医条例》修订列入2019年立法工作计划正式项目。2019年1~5月,江苏省中医药管理局在卫生健康系统内、省人民政府相关部门及其他社会组织等范围对《江苏省中医药条例(草案)》(征求意见稿)广泛征求意见,同时通过网络向社会公开征求意见,并就征求意见过程中争议较大的问题与江苏省有关部门进行座谈和协商;征求意见稿6月通过专家论证;7月通过合法性审查和社会稳定性风险评估,形成《江苏省中医药条例(草案)》(审议稿);审议稿8月通过江苏省卫生健康委主任办公会审议并于9月上报江苏省人民政府;10~11月,根据江苏省司法厅反馈意见建议及《中共中央 国务院关于促进中医药传承创新发展的意见》,对该条例进行修改完善;12月17日,经江苏省人民政府第45次常务会议讨论通过,《江苏省中医药条例(草案)》提交省人大常委会审议。为推进《江苏省中医药条例(草案)》制定进程,江苏省中医药管理局全力配合省人大教科文卫委员会开展《中医药法》《江苏省发展中医条例》贯彻落实情况执法检查、中医立法调研工作。

二、医政工作

突出中医药服务体系建设,增强专科服务能力。2019年,江苏省21个国家临床重点专科(中医专业)建设项目全部通过国家验收;印发《江苏省中医重点专科建设与评价标准》,对7个建设期满的江苏省中医重点专科建设项目组织验收;开展2019年江苏省中医临床诊疗中心申报评审工作,新建江苏省中医(专病)临床诊疗中心2个;组织实施中医经典病房建设项目,召开江苏省推进中医经典病房建设工作现场座谈会;印发江苏省第一批省级中医专科专病联盟名单。

夯实基层中医药服务阵地,提升基层中医药服务内涵。江苏省中医药管理局落实基层中医药服务能力提升工程"十三五"行动计划,对江苏省13个设区市的提升工程实施情况进行量化考核;推动中医馆标准化建设,遴选确定223个基层医疗卫生机构中医药综合服务区(中医馆)建设单位,截至2019年底,江苏省基层医疗卫生机构中医药综合服务区(中医馆)建设项目共1156个。2019年,徐州市睢宁县中医院转为三级中医医院,徐州市新沂市中医院等10所县中医院入选国家全面提升县级中医医院综合能力第二阶段名单。江苏省有17个单位荣获全国基层中医药工作先进单位称号,整体数量居全国前列。

聚焦中医医政管理,持续优化管理效能。一是抓医疗质量管理。江苏省中医药管理局召开省级中医质控中心建设情况汇报会,启动三级中医医院中医质控信息报送工作,强化三级中医医院质控工作;组织开展江苏省中医医疗机构进行中药饮片采购验收检查、江苏省三级中医医院药事管理专项检查及对江苏省中医院进行大型医院巡查。二是强化医师准入管理。江苏省中医药管理局开展全省中医医术确有专长人员医师资格考核工作,经省、市、县三级审核,共215人参加考核,19人考核合格;完成2019年传统医学师承人员出师考核工作;会同江苏省卫生健康委医政处完成2019年度中医类别国家医师资格考试。三是强化机构准入管理。江苏省中医药管理局对全省中医诊所备案情况开展调查,指导基层做好中医诊所备案工作,截至2019年12月31日,全省共备案971家中医诊所;完成江苏省中医院和江苏省第二中医院互联网医院审批工作;印发《江苏省中医医院评审管理办法》,组建江苏省中医医院评审委员会,制定《县级中医医院医疗服务能力基本标准和推荐标准评估细则》《省三级中医医院评审细则附加条款》。四是强化医疗技术管理。江苏省中医药管理局组织开展对全省二级以上公立中医类医院中医医疗技术调查。

强化中医药行业监管,依法提升中医药治理能力。一是持续改进监管手段。江苏省中医药管理局推进江苏省医疗服务综合监管平台建设,完成40家三级中医医院与江苏省综合监管系统对接项目验收工作及数据质量整改工作;积极推进《中医药监督工作指南》试点。二是突出依法执业监管。江苏省开展为期1个月的违法违规行为排查整治行动。三是开展中医保健服务乱象整治工作。江苏省中医药管理局会同市场监管局等多部门开展中医养生保健服务乱象专项整治工作。

深化医改中医药工作,切实推进医改任务落实。一是开展医联体建设。江苏省中医药管理局推进试点市中医医院牵头组建城市医疗集团、试点县中医医院牵头组建县域医共体建设,促进分级诊疗制度落实和中医优势专科建设。二是开展公立中医医院绩效考核。启动三级中医院绩效考核工作,组织数据上报及数据质控工作,制定绩效考核评分权重体系和质控体系,完成对全省38家中医医院绩效考核工作。三是推进中医医院章程试点。2019年新增试点中医医院58家,参加试点医院比例达90.48%。

三、科研工作

扎实推进中医药科技创新工作。一是加快推进中医药科研工作。江苏省中医药管理局围绕当前中医药发展重点问题和江苏省中医药优势领域,研究制定《2019年省中医药科技发展计划项目申报指南》,立项112项科研课题,深化中医药基础理论和临床研究。2019年,江苏省中医药行业获得省部级以上科研课题数量实现新突破,省属3家中医医

疗机构获得国家自然科学基金项目55项。二是加强重点创新平台建设。江苏省中医药管理局组织国家中医药传承创新工程6家单位编制业务建设方案,强化内涵建设,提升创新发展能力;创新科技组织形式,围绕重点病种和建设目标,设立国家中医临床研究基地开放课题48项,推动基地开放融合发展;35个国家中医药管理局重点学科通过验收,新增省级中医药重点学科建设单位10个。三是认真组织重大项目实施。江苏省新遴选确定30个中药资源普查地区,实现中药资源普查全覆盖;10个国家中药标准化项目通过验收;召开2019年度《中华医藏》提要编撰项目启动会,部署166种本草类目提要编撰任务,加强中医古籍保护利用;江苏省中医院等3个单位、脑病等6个病种被列入国家中医药循证医学建设单位和重点病种。

四、教育工作

中医药人才队伍建设得到全面加强。一是强化基层中医药人才队伍建设。江苏省中医药管理局组织编写基层卫生技术人员中医药知识和技能培训系列教材,制订培训大纲和培训计划,开发网上培训平台,面向基层医疗卫生技术人员,组织实施轮训工作,2019年培训2280人;对68个全国和省名老中医药专家传承工作室基层工作站建设情况

进行督导,建立通报和退出机制;新建基层名中医工作站20个,突出对基层单位优势病种、诊疗方案的总结提升和人才培养;协同做好农村订单定向免费医学生招生工作,加强中医类别全科医生培养;2019年招收中医专业农村订单定向免费医学生209人,新培养中医(助理)全科医生188名。二是突出高层次中医药人才培养。江苏省中医药管理局做好"岐黄学者"、第四批全国中医优秀人才研修项目、第二批省中医药领军人才培养计划等高层次人才培养项目,加强日常管理,发挥示范带动作用;印发《江苏省全国西学中骨干人才培训项目实施细则》,启动全国西学中骨干人才培训工作;联合江苏省人力资源社会保障厅印发江苏省名中医评选方案,启动新一批省名中医评选工作;5人入选第四批全国中医(西学中)优秀人才研修项目,22人成为全国中医临床特色技术传承人才培训对象,新增全国中医药创新骨干人才培养对象20人。三是继续做好中医药毕业后教育和继续教育工作。江苏省中医药管理局组织修订中医住院医师规范化培训结业考核实践能力考核方案,组建实践能力考核题库,完善考核制度;举办中医住院医师规范化培训骨干师资培训班,提升带教质量;在南京市召开中医住院

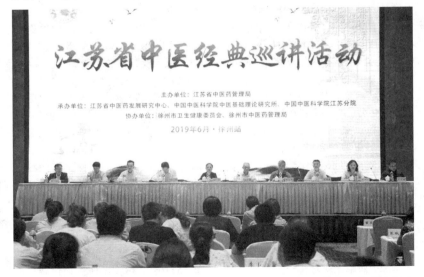

图5-8 2019年6月26日,由江苏省中医药管理局主办的江苏省中医经典巡讲活动在江苏徐州举行

医师规范化培训管理人员座谈会，建立江苏省中医住院医师规范化培训管理委员会和专家委员会；组织中医住院医师规范化培训管理人员赴中山市中医院学习。2019年，江苏省共有1492人参加首次结业考核理论考核，通过率92.09%，1465人参加实践能力考核，通过率91.13%。2019年江苏省获批国家级中医药继续教育项目69项，评审确定省级中医药继续教育项目153项。南京中医药大学和江苏省中医院申报国家中医药高级人才培训基地。

大力加强中医药传承工作。一是开展中医经典巡讲活动。江苏省中医药管理局印发《江苏省中医经典巡讲活动实施方案》，组织高水平师资，以中医经典理论和国医大师学术思想与诊疗经验为主要内容，以中级以上中医医师为培训主体，面向江苏省13个设区市开展巡讲，共计培训学员3000余人，《健康报》《中国中医药报》《中国中医药网》《南京日报》等多家媒体报道，激起中医经典学习热潮。二是做好名老中医药专家传承工作。江苏省中医药管理局继续推动国医大师、全国名中医、全国和省名老中医药专家传承工作室建设，新获得全国名老中医药专家传承工作室1个，全国基层名老中医药专家传承工作室2个；完成第二批江苏省名老中医药专家传承工作室验收工作，新建省级名老中医药专家传承工作室30个；完成第六批全国老中医药专家学术经验继承工作年度考核工作；新遴选确定省级名老中医药专家学术经验继承工作指导老师50名、继承人100名。三是推进中医学术流派传承工作。孟河医派传承工作室、龙砂医学流派传承工作室、吴门医派杂病流派传承工作室和澄江针灸学派传承工作室被国家中医药管理局列入中医学术流派工作室第二轮项目建设。江苏省中医药管理局指导南京、无锡、淮安、镇江、泰州市推进金陵、龙砂、山阳、京江、稻河等中医学术流派传承工作。

五、中医药文化建设

2019年，江苏省中医药管理局

制订印发中医中药中国行——江苏省中医药健康文化推进行动2019年活动实施方案、实施第九届"中医药就在你身边"中医药健康巡讲活动，举办中医中药中国行——2019年江苏省暨南京市中医药健康文化大型主题活动启动仪式；分别遴选推荐17件、77件作品参加全国中医药健康文化精品遴选活动和悦读中医活动，其中8件精品、38件作品通过复审；组织开展庆祝中华人民共和国成立70周年江苏中医药健康文化系列活动——评选"我与中医药的故事"主题征文、"追梦新时代 传承中医药"江苏省中医药70年成就展暨大型义诊活动；开展中医药健康文化进地铁、公交活动；向中华中医药学会报送中医药健康文创产品设计大赛作品34件，15件通过复审，获得一等奖、二等奖各1件，并获优秀组织奖；公布江苏省中医药文化建设专家库第二批入选人员名单，并发放聘书；完成江苏省中医药文化建设"十三五"规划评估，实施2019年中医药健康文化素养调查工作，配合江苏省文化和旅游厅组织申报第五批国家非物质文化遗产项目。

（朱蕾）

【浙江省2019年中医药工作概况】

一、中医改革

浙江省以医疗卫生服务领域"最多跑一次"改革持续撬动中医药服务流程改造，建立公立中医医院"一窗受理、一站式服务、一章管理"服务模式，推广"刷脸"认证、"医后付"，支付宝、微信、银联等付费方式，95%的三级甲等中医院开展日间手术，全省100%的中医院能够提供中药饮片代煎配送到家服务。探索中医药支付方式改革，在浙江省二级及以下医保定点医疗机构开展基层中医门诊常见病按病种支付，70%以上的县域推广应用"八病九方"按病种支付。县级中医院积极参与医共体建设，368家乡镇卫生院（社区卫生服务中心）建立55个医共体，实施机构设置、岗位管理、人事薪酬等改革。围绕健康浙江、"互联网＋医疗健康"等中

心工作谋发展建机制，开展中医健康体检和健康干预，普及中医养生保健知识，加强以中医电子病历为基础的中医医院信息化建设，开展中医远程医疗、远程会诊、体质辨识、中医"四诊"、经络诊断、远程教育等服务，推动中医药服务在预防、疾病治疗和康复等方面走深走实。

二、质量管理

浙江省制定《浙江省三级公立中医医院绩效考核指标》，全省35家三级公立中医医院被纳入全国绩效考核平台，考核医院数量居全国第三位；推进中医医院治理体系和治理能力现代化，嘉兴市中医院被纳入全国现代医院管理制度试点单位，全省90%的三级中医院完成章程制定工作。将DRGs纳入健康浙江评价指标并对中医医院进行考核，完成2018年度中医医疗机构DRGs综合评价报告和上半年数据分析。强化中药饮片使用监管，开展中药饮片采购验收专项检查，三级中医院检查覆盖率为83.78%，二级中医类别检查覆盖率为89.09%，中医类诊所和中医类门诊部分别检查492家和214家，规范中医医疗机构中药饮片的采购、验收行为，保障中药饮片质量，确保群众用药安全。

三、基层中医药

浙江省依据国家评审标准和浙江中医医院发展实际，制定中医医院等级评审标准，完成对杭州市中医院、长兴县中医院等级评审试评审工作。开展基层医疗卫生机构中医馆建设，新建标准化中医馆139家，全省建成1277家。推广中医药适宜技术540余项，培训1.91万人次，技术应用128.20万例次，全省92.68%的社区卫生服务中心、95.52%的乡镇卫生院能提供6类以上中医药技术服务，88.41%的社区卫生服务站、82.83%的村卫生室能提供4类以上中医药技术服务，乡镇卫生院（社区卫生服务中心）中医诊疗人次占总诊疗人次比例达30%以上。强化中医药基本公共卫生服务，浙江省65岁以上老人和0～36个月儿童的中医药健康管理服务

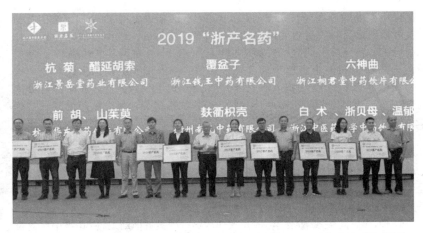

图 5-9　2020 年 9 月 23 日，浙江省在杭州市为 2019 "浙产名药" 授牌

覆盖率分别达到 56.61% 和 61.86%，分别超出国家考核要求 11.61 和 16.86 个百分点。浙江省中医药工作先进单位建设持续推进，湖州市、绍兴市、11 个县（市、区）通过全国基层中医药工作先进单位国家级复审。

四、科技人才

浙江省推进国家中医临床研究基地（血液病基地、风湿病基地）建设，加强基地重点病种研究，建设研究型门诊和病房；国家中医药传承创新工程重点和重点中医药科研机构建设稳步实施，浙江省中医院下沙院区、浙江省中医药研究院青山湖园区获中央补助资金 2.3 亿元；加强浙江省中医药重点学科、重点实验室和重大疾病中医药防治中心建设，新增浙江省重大疾病中医药防治中心筹建项目 4 个、浙江省中医药重点实验室 1 家。3 个国家中医药重大疑难疾病中西医临床协作和 2 个区域中医诊疗中心建设取得明显成效；开展省中医药重点专科建设，确定 "十三五" 浙江省中医药重点专科 174 个。实施省级名中医传承人、省优秀中西医结合人才培养等项目，颁发全国第一本民间中医医术确有专长人员医师资格证书，新增国家中医药高层次人才培养基地建设单位 1 个、全国名老中医药专家传承工作室 7 个、全国中医临床特色技术传承人才培训项目培养对象 19 名、全国中医药创新骨干人才培养对象 20 名、全国中药特色技术传承人才培训项目培养对象

15 名，葛琳仪、张玉柱荣获全国中医药杰出贡献奖。

五、健康服务

浙江省推进中医药融合发展，出台《关于加快推进森林康养产业发展的意见》，新认定 2019 年度浙江省中医药文化养生旅游示范基地 12 家，总数达到 78 家；开展第四次全国中药资源普查，对第二批 20 个县中药资源普查技术资料进行整理、上报，对第三批 39 个县进行中药资源摸底调查，采集制作植物标本 3 万余份，新发现中药资源 331 种；制订《中医中药中国行——中医药健康文化推进行动 2019 年浙江省实施方案》，举办 "中医药你我他" 大型主题活动，宣传《中医药法》，开展悦读中医、中医药健康文化知识巡讲和中医药健康文化精品遴选工作；加强中医药文化宣传教育基地建设，新增浙江省中医药文化宣传教育基地 4 家；推进《中医药与健康》进校园工作，举办中医药文化进校园教育现场会；组织中医药健康文化素养调查，在 12 个县（市、区）96 个居委会（村）共调查 2880 人次。着力推动中医药走出去，以色列、罗马尼亚、白俄罗斯中医药中心列入 2019 年度国家中医药管理局中医药国际合作专项建设项目；在南非西开普大学联合举办中医孔子学院，浙江省人民政府省长袁家军出席揭牌仪式；在匈牙利举办中医健康养生展，进一步提升 "浙派中医" 的国际影响力。

六、党风行风

浙江省开展 "不忘实心、牢记使命" 主题教育，全面把握 "守初心、担使命，找差距、抓落实" 总要求，将学习教育、调查研究、检视问题、整改落实贯穿主题教育全过程，达到理论学习有新进步、思想政治有新加强、干事创业有新担当、为民服务有新提升、清正廉洁有新形象、推动发展有新成效的目标。加强公立中医院党的建设，指导各级中医院贯彻落实党委领导下的院长负责制，在医院治理各环节中，充分体现党建工作要求，开展意识形态工作专项督查，加强网络意识形态管理，召开省级医院清廉医院建设工作座谈会，组织 "九不准" 专项整治，扎实推进清廉医院建设，形成风清气正的职业氛围。

（陈良敏）

【安徽省 2019 年中医药工作概况】

一、全国中医药大会精神落实

《中共中央　国务院关于促进中医药传承创新发展的意见》印发后，安徽省委书记李锦斌第一时间作出批示，要求结合实际制定落实意见精神各项措施，充分发挥中医药防病治病的独特优势和作用。安徽省委常委、常务副省长邓向阳批示要求抓紧制订中医药发展规划、产业规划和园区规划。按照安徽省领导批示要求，在 2019 年组织的 5 个中医药传承发展专项课题研究成果基础上，安徽省卫生健康委牵头起草《中共安徽省委安徽省人民政府贯彻〈中共中央　国务院关于促进中医药传承创新发展的意见〉实施方案（代拟稿）》，完成各市和安徽省中医药工作联席会议成员单位征求意见，上报安徽省委、省人民政府。大力开展学习宣传贯彻活动，大会次日即在安徽省中医药学会学术年会上向各级中医药部门、中医药机构和近千名代表传达学习习近平总书记重要指示、李克强总理批示及全国中医药大会精神，并在委党组会和局务会上安排多次专题学习，将全行业思想和行动统一到中央关于中医药传承创新发展的决策

部署上来。

二、《中医药法》创新制度落地

加快《安徽省中医药条例》立法进程。安徽省中医药管理局协调安徽省人大、司法厅等提前介入开展8次联合调研,广泛征求省直有关部门单位、中医药机构、企业及法学专家意见,安徽省人大常委会进行一审。推动《中医药法》重大创新制度落地,启动2019年度考核报名工作,633人通过首批安徽省中医医术确有专长人员医师资格考核。落实"放管服"改革,安徽省备案中医诊所279个。在中华人民共和国成立70周年之际,结合《中医药法》实施两周年,安徽省在16个省辖市、2个省直管县同时开展中医中药中国行——2019年安徽省中医药健康文化推进行动主题活动。

三、中医药改革

在县级中医院医共体实现县域全覆盖的基础上,安徽省在35个试点县域同步推动紧密型中医院医共体建设。通过实施"两包三单六贯通"的改革举措,安徽省建立健全中西医并重、防治结合、纵向协同、横向竞争的县域医疗卫生服务新模式。县域病人外转趋势得到有效控制,中医治疗经济学比较优势明显,医疗机构积极性有效调动,在基本没有增加医保资金压力的同时较大幅度减轻患者负担。2019年4月,

国家中医药管理局局长于文明赴安徽省调研时,对安徽省县域医共体建设工作给予充分肯定。安徽省以治未病和慢病健康管理为切入点,指导中医院牵头组建城市医联体;支持六安市以中医城市医联体为特色申报国家级城市医联体试点;开展三级公立中医院绩效考核,完善国家绩效考核平台数据填报质控制度,建立省级绩效考核平台,结合安徽省实际细化考核指标,对16家三级中医院开展考核。安徽省中医药管理局会同安徽省医保局开展"同病同保障"调研,研究医保支付倾斜政策;深化中医药优势病种适宜技术支付方式改革,在加强分析测算的基础上,扩大试点覆盖范围、试点病种和适宜技术种类,进一步发挥中医药简便验廉的特色优势。

四、中医药"四名"工程

安徽省制订中医药传承创新工程项目《重点中医医院科研业务建设方案》,加快项目单位工程进度;加强5所示范中医医院、6个区域中药制剂中心和6个中药炮制技术传承基地建设,发挥示范带动作用;加强3个国家区域诊疗中心建设,强化区域辐射带动能力。安徽省中医院脑病科、肺病科作为中国中医药循证研究中心协作单位分别承担中风和流感的中医药循证评价研究并获得安徽省科技重大专项重点支

持。安徽省支持33个国家级中医药传承工作室、25个省级名中医工作室建设,在贫困县区选拔17名基层中医临床骨干,由国家级名老中医定点传承带教,将人才培养与健康扶贫相结合,为中医药健康扶贫提供人才支撑;为27名中医药领军人才及培养对象量身打造个性化培养计划,发挥领军人才在学科发展和团队建设中的引领作用。

五、基层中医药服务能力提升工程

安徽省推动15所县级中医院和18所贫困县中医院能力建设;对56家县级中医院开展等级中医院评审,增加党建指标体系,引导中医院强化功能定位、突出公益性,实现以评审促进工作的目标;新建中医馆123个,86.40%的乡镇卫生院和80.90%的社区卫生服务中心设置中医馆,完成336个重点中医馆健康信息平台建设,完善中医药数据中心网络,开展基层中医药智慧医疗设备试点示范应用;开展家庭医生中医药知识技能培训,提高基层中医药服务的可及性。安徽省家庭医生签约服务中医签约数462万人,占签约服务总数的25.06%。大力开展基层示范创建,完成潜山、庐江、祁门县基层中医药先进单位复审工作;组织25个县区的创建评审。截至2019年12月底,安徽省能够提供中医药服务的社区卫生服务中心、乡镇卫生院、社区卫生服务站和村卫生室占比分别为93.47%、97.19%、77.13%、63.21%,其中61个县(区)4项主体指标全部达标,占58.10%。

六、中医药传承创新

安徽省推进国家中医临床研究基地建设,深化中医重点病种研究;指导糖尿病、高血压等中医药健康管理联盟建设;加强安徽省中药提取技术创新中心建设,强化中药大品种培育;2个中成药大品种和13个中药饮片品种通过中药标准化项目国家验收。安徽省中医药管理局会同省直有关部门加强现代中药产业集聚发展基地、"十大皖药"产业示范基地建设,提升安徽省中药产

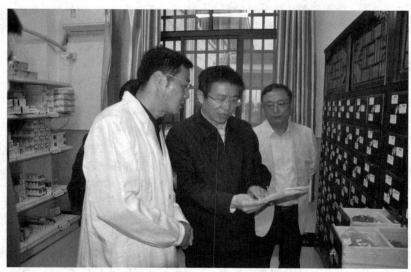

图5-10　2019年4月25日,国家中医药管理局局长于文明调研安徽省天长市县域医共体建设

业的集聚度和外向度。安徽省生产的中药配方颗粒通过欧盟标准检测认证并在德国市场销售。疏风解毒胶囊入选中英政府"中药联合抗生素治疗慢阻肺急性加重期的临床评价和耐药性研究"项目，并作为复方中药完成在英国的注册申请。

七、中医药健康服务

安徽省中医药管理局支持亳州"世界中医药之都"建设，鼓励亳州创建国家中医药综合改革试验区，协助举办2019年国际中医药博览会暨第35届全国中药材交易会。中医药医养结合、中医药健康旅游等新业态被纳入安徽省人民政府重点工作加以推进。安徽省中医药管理局指导1个国家中医药健康旅游示范区、4个国家中医药健康旅游示范基地、33个省级中医药健康旅游基地加强内涵建设；实施中药材产业扶贫行动，促进中药企业与贫困县加强合作，推动中药材质量提升和中药材产业扶贫行动落地；建设中药材种子种苗繁育基地9个、中药材种质资源圃300亩，推广示范种植面积23万亩，帮助贫困户年均增收1500～3000元。

八、中医药文化宣传

安徽省优化宣传题材，利用主流媒体和新兴媒体平台，围绕疗效和服务对中医名院、优势专科和名中医等中医药特色优势加强宣传推介；开展"我与中医药的故事"征文活动，讲好中医疗效故事；加强对安徽省中医药优势病种和适宜技术支付方式改革、中医药专科联盟建设等典型经验做法和成效宣传，指导亳州、六安等中医药综合改革示范区建设工作的宣传；开展科普巡讲，以"中医药在你身边"为主题，依托各级各类中医医疗机构，组织专家深入乡村、社区、校园、机关等，开展中医药文化科普巡讲500余场，进一步营造中医药健康文化的良好氛围。扩大海外传播，安徽中医药大学与希腊国际健康旅游中心合作建设中医药海外中心；香港中医药学术交流考察团来皖调研，促进其与霍山石斛种植基地的合作对接。

（王继学）

【福建省2019年中医药工作概况】

截至2019年底，福建省中医类医院共计94所，其中中医医院82所、中西医结合医院11所、民族医医院1所；二级以上中医类医院共77所，其中三级17所、二级医院60所；中医类门诊部150所、中医类诊所1585所，综合医院（专科医院、妇幼保健机构）中医科237个。福建省中医类医院实有床位数22696张，门急诊19358837人次、出院707601人次，全省中医执业（含助理）医师17647人，占比17.92%。全省99.08%的社区卫生服务中心、99.09%的乡镇卫生院、83.62%的社区卫生服务站、72.71%的村卫生室能够提供中医药服务。

一、政策法规

福建省贯彻落实习近平总书记在党的十九大报告作出的"坚持中西医并重，传承发展中医药事业"重要部署，组织召开专题学习贯彻《中医药法》的视频会、省级座谈会4场，各级、各地开展相关学习宣传活动接近1500场，全省现场受众人数超过300万人次，举办全省学习《中医药法》暨中医药实践技能大赛。

福建省开展调研并起草《福建省中医药条例（草案）》，申报福建省人民政府法制办立法，完成草案送审稿报送，列入立法预备项目；加快推进《福建省中医药条例》审议进程，研究和制定相关配套政策，制定印发《福建省中医医术确有专长人员医师资格考务管理办法的通知》《关于进一步加强中医类医疗机构中药饮片采购验收管理的通知》，促进中医药事业再上新台阶。

二、医政工作

推动中医药服务能力提升。福建省认真贯彻实施《福建省中医固本工程三年行动计划（2018～2020年）》和《福建省基层中医药服务能力提升工程"十三五"行动计划》；继续开展基层医疗机构中医馆建设，2019年共建设130家基层医疗机构中医馆，截至2019年底，福建省累计建设830家，占全省基层医疗机构总数的74.91%；协调医保部门，推动医保、价格政策调整，鼓励中医

医疗技术的应用。福建省中医药管理局会同药监部门印发《关于印发福建省医疗机构中药制剂调剂使用试点工作方案的通知》，在福州及平潭地区中医医院间试点开展院内中药制剂调剂使用，推动院内优良制剂优势互通。经过申报遴选，将3所医院的中药制剂室列入第七批省级中医重点专科建设项目，推动区域院内中药制剂平台建设。

继续深化医疗"创双高"建设。福建省加强4个国家区域中医（专科）诊疗中心（或培育）项目建设，将其列入福建省医疗"创双高"中医临床医学中心建设，各得到687.50万元支持，各项工作按照项目建设方案持续推进；积极推进国家区域医疗中心创建工作，福建省2家医院与上海中医药大学附属龙华医院、中国中医科学院西苑医院签订合作共建协议，不断努力提升中医医疗、科研与管理水平；推进列入国家中医药传承创新工程重点中医院建设项目的3所中医医院项目建设，基建工程进展顺利；10个国家中医临床重点专科建设项目通过国家评估验收，遴选确定40个省级中医重点专科、40个省级农村医疗机构中医特色专科建设项目。

开展医院评审评价工作。福建省完成3所三级、11所二级中医医院等级评审工作，其中1所由三级乙等晋升为三级甲等，1所由二级乙等晋升为二级甲等；配合国家中医药管理局对15所三级公立中医医院开展绩效考核工作，参照三级公立中医医院绩效考核指标，制定2019年福建省三级中医医院评价标准；开展中药饮片管理专项检查，规范中药饮片采购、验收等各个环节；成立福建省中药药事管理质量控制中心，逐步完善中药药事管理质控体系。

推广中医药信息化服务。福建省充分发挥中医药"简便验廉"的特色优势，将"中医药元素"同步融入深化医改大局；探索推广"互联网＋中医药服务"，建立完善福建省基层医疗卫生机构中医诊疗区（中医馆）健康信息平台，200余家基层中医馆接入中医馆平台应用；支持各级中医医

院提供"共享中药房"服务；在全国中医药大会召开前夕，焦点访谈栏目10月20~21日在安溪县拍摄福建省"中医联盟"和"共享中药房"的典型经验和做法。

加强中医药监督管理。福建省中医药管理局对省属中医院各临床科室、行政科室开展驻点监督检查，及时反馈并督促整改；为进一步规范福建省中医养生保健市场，配合福建省市场监管局开展联合整治"保健"市场乱象百日行动，按时通报各地市保健乱象的案件查处情况；加强与福建省休闲养生保健行业协会沟通，在公众微信开通中医养生保健举报平台，收集汇总举报问题并移送相关部门，推动成立由65名中医专家组成的养生保健行业专家委员会，为养生保健行业提供专家技术支持。

三、科研教育

推进中医药科学研究和技术创新。福建省建设中医药科技创新平台，加快建设省级中医临床研究基地、中医重点研究室等公共研究平台，已有5个国家中医药管理局重点研究室。在建设3个省级中医临床研究基地的基础上，有1个基地被列入第二批国家中医临床研究基地。福建省论证修改国家中医临床研究基地建设方案，组织福建省中医药学会有关专家制订《2019年福建省流行性感冒中医药防治方案》。

深化中医药课题研究。福建省按计划推进福建省中医药科研课题计划立项的80个课题开展中医药科研工作；推动中医药标准化建设，太子参、泽泻、重楼3个中药品种标准化研究课题获国家发展改革委立项，通过国家阶段评估。

组织开展中医专业考试及培训。福建省开展2019年度中医医术确有专长人员医师资格考核报名工作，举办中医药管理培训班、中医药健康文化素养调查人员培训班、中医药文化传播专门人才和管理人员培训班、中医药健康文化科普宣传巡讲专家培训班、中医药监督知识能力培训班、三级甲等中医医院科主任培训班、中医药"四大经典"培训班、中医药师承带徒理论提高班（2期），举办中医药实践技能竞赛。

四、人才队伍

搭建名中医传承培养平台。福建省搭建传承创新平台，加强建设42个全国名中医传承工作室、22个基层名老中医药专家传承工作室、2个全国中医学术流派传承工作室、22个省级中医学术流派传承工作室，深入挖掘与传承中医药学术经验；组织开展全国中医（临床、基础）优秀人才研修项目、全国中药特色技术传承人才、名中医访问学者、乡村医生培训等高层次和基层中医药人才培养项目；5个中医药重点学科被国家中医药管理局验收为优秀等次，2人获全国中医药杰出贡献奖表彰；加快1个国家中医临床研究基地、5个国家中医重点研究室、3个省级中医临床研究基地等公共研究平台建设。

加强中医住院医师规范化培训。福建省中医药管理局组织全省中医住院医师规范化培训工作，组织招录2019年中医住院医师规范化培训学员322人（其中中医类别238人、全科类别84人），中医助理全科6人、全科转岗学员132人；组织公共科目理论考核和结业考核，结业考核综合通过率为93.70%；规范管理中医药继续教育，培训乡村医生，

完成30个国家级中医药继续教育项目，共计培训5141人；完成省级中医药继续教育项目30个，培训5512人；开展乡村医生中医药知识和技能培训。

五、文化交流

实施中医药健康文化素养提升工程。福建省深入开展"中医中药中国行——中医药健康文化推进行动"，推动中医药健康文化进校园、进社区、进家庭；加强中医药文化宣传教育基地建设，督促11家省级建设单位建设工作，指导4家省级基地申报国家级基地；组建中医药宣传通讯队伍，推进中医药学术流派影像工程。

落实中医药"一带一路"发展规划。福建省指导支持中国－菲律宾中医药中心、对台中医药培训基地（福建）、名优中成药国际产业协作基地等中医药国际合作项目建设，推动福建中医药走向海外；举办海峡两岸中医药发展与合作研讨会，加强与"一带一路"沿线国家及港澳台地区中医药学术交流。

加强中医药法律法规宣传。福建省制订学习宣传贯彻《中医药法》实施方案，召开宣传动员视频会议，开展各种类型的普法宣传系列活动，通过在线访谈解读、开展健康咨询、发放宣传手册、印发《福建省中医

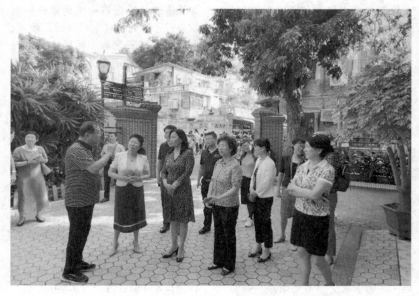

图5-11　2019年6月15日，国家卫生健康委员会党组成员、国家中医药管理局党组书记、副局长余艳红一行赴福建厦门调研中医药工作

药知识竞赛读本》、举办学习班和专题讲座等多种方式，扩大《中医药法》的影响力和知晓率。

六、健康产业

中医药健康产业在交流和推动中得到发展。福建省中医药管理局落实福建省人民政府中医药健康服务发展规划，培育中医药文化，发展健康旅游产业，将中医药与风景名胜、森林康养、当地特色结合起来。平潭综合实验区被列入全国首批13家健康旅游示范基地，20家具有福建特色的茶和温泉两类养生元素的养生休闲基地被评审为第三批省级养生旅游休闲基地示范单位。福建省中医药管理局推选三明市泰宁县打造"中国绿都·最氧三明"森林康养品牌国家森林康养基地建设；福建省中医药管理局与福建省林业局、福建省民政厅共同研究拟订《关于加快推进森林康养产业发展的意见》，推进森林康养产业。

继续开展中药资源普查。福建省开展中药药用植物重点物种保存圃建设，提高基层药用植物资源保存、繁育、科普和合理利用的能力；开展中药炮制技术传承基地建设，挖掘整理中药特色炮制经验、技术与理论；举办海峡两岸中医药发展与合作研讨会，加强中医药国际合作项目建设指导工作，推动中医药服务贸易发展。

(张锦丰)

【江西省2019年中医药工作概况】

一、加强创新支撑，推进中医药创新平台建设

江西省将中国（南昌）中医药科创城作为推动经济社会发展的重点，以推进中药国家大科学装置为核心，着力打造创新引领、要素集聚、功能完善的中医药科创城。一是加快创建中药大科学装置。围绕国家战略需求及中医药重大科学问题，江西省与中国科学院联合创建中药国家大科学装置，旨在中药重大科学问题和产业技术前沿问题方面实现突破。项目总投资19.22亿元，落实经费5亿元，重点支持中医药评价体系、中药作用机理、中药有效性和安全性等关键共性问题

研究。二是加快建设中医药重大创新平台。江西省与中国科学院、中国中医科学院等一流科研院所合作，中药国家大科学装置预研中心、中国中医科学院第一家实体性分院、全国道地药材质量评价研究中心、中药固体制剂制造技术国家工程中心、创新药物与高效节能降耗制药设备国家重点实验室等"国字号"平台和人才集聚中国（南昌）中医药科创城。

二、注重补齐短板，着力健全中医药服务体系

一是持续实施基层中医药服务能力提升工程。江西省支持112个乡镇卫生院、社区卫生服务中心中医馆建设，同步推进省级中医药数据中心和基层中医馆健康信息平台建设，完成37个县全国基层中医药工作先进单位复审或创建初审。二是着力建立现代医院管理制度。确定江西中医药大学附属医院、南昌市洪都中医院和吉安市泰和县中医院作为现代医院管理制度试点单位，29家公立中医院及民营医院开展制定医院章程的工作，16家三级公立中医医院启动绩效考核工作，25家三级中医院完成复审、评审，江西省备案中医诊所300余家。三是切实加强重点专科平台建设。江西省安排省级中医专项经费390万元资助12个省级临床重点专科和27个基层特色专科项目建设单位，重点支持

18个贫困县县级中医医院开展专科建设，推进江西省国家区域中医（心血管、针灸）诊疗中心建设。

三、立足省情实际，着力推动产业高质量发展

一是开展中药资源普查。中医药资源普查工作在江西省范围内全面启动，近半数县域结束野外普查工作，其中34个县完成省级验收。二是推进中药材质量保障项目。江西省开展中药材种植技术培训，在鄱阳县、安远县、兴国县、吉安县、永新县5个县开展中药材产业扶贫示范基地、定制药园认定相关工作，在鄱阳县、安远县、兴国县3个县开展中药材全过程追溯体系平台建设试点工作。三是开展中医药标准化工作。江西省完成南昌市、宜春市、赣州市、新余市等16个国家中药材标准化项目验收；组建成立江西省中医药标准化技术委员会，围绕热敏灸和樟树帮、建昌帮炮制技术，开展中医药地方标准研究。四是推动热敏灸产业发展。江西省推动出台江西省人民政府办公厅《关于促进热敏灸产业发展的实施意见》，这是江西省首次以政府名义对单项中医药技术产业化出台文件；在医疗机构内大力推进热敏灸康复联盟建设，全力打造热敏灸区域诊疗中心；在乡镇社区层面，积极推进热敏灸小镇建设和乡镇卫生院热

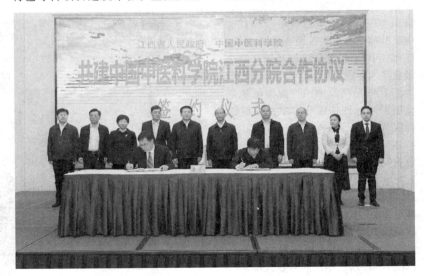

图5-12　2019年11月15日，江西省人民政府与中国中医科学院在江西南昌签署共建中国中医科学院江西分院合作协议

敏灸推广技术培训；推进热敏灸艾条种植和相关产品准入工作，探索热敏灸艾条作为院内制剂的医疗联合体内流通使用的机制。五是着力打造赣药品牌。江西省开展"赣十味""赣食十味"遴选，研究制定江西道地药材和中药大品种发展的支持政策。

四、坚持人才为先，着力健全人才培养新模式

一是着力加强中医药人才队伍培训和考核。2019年9~10月，江西省中医药管理局分别在九江市都昌县、上饶市玉山县举办热敏灸技术骨干医师培训班，培训人员400余人；开展各类人才培训8批次570人，组织各类人才培训考核3批次79人；完成2826名中医医术确有专长人员医师资格考核。二是着力建设科教研平台。大力推进省局共建江西中医药大学，建设国家一流专业。2019年新设立的5家省级临床医学研究中心　全部为中医专业方向；推进国家中医药高层次人才培养专业基地、学术流派传承工作室建设；启动国家级基本中医药循证基地、专科专病循证基地项目建设。三是着力改进科研课题申报工作。2019年，江西省中医药科研课题与中医药产业对接，推出培育重大课题的思路，经申报课题量达1100项，较2018年增加240项，增长30%。四是着力抓好住院医师规范化培训。组织中医住院医师结业考核和首次中医助理全科医生规范化结业考核。江西省10家规范化培训基地开展热敏灸技术师资培训180人。江西省中医药管理局完成中医住院医师规范化培训基地评估工作，举办住院医师规范化培训基地首届江西省"杏林杯"方剂知识竞赛，27万人线上收看网络视频直播。　　（郑林华）

【山东省2019年中医药工作概况】
截至2019年底，山东省有中医药科研机构2所、教育机构3所、中医医院（含中西医结合医院和中医专科医院）357所、中医药从业人员9万余人、中医床位数7万余张；拥有"国医大师"3名、全国名中医3名、

泰山学者22名、全国优秀中医临床人才88名、名老中医药专家学术经验继承工作指导老师174人，选聘中医药政策咨询专家库专家60名；建设国家中医临床研究基地、中药新药临床药理研究基地、中药重大新药创新平台、中医药抗病毒协同创新平台各1个；创建国家级重点学科38个、临床重点专科23个、学术流派传承工作室2个、名老中医药专家传承工作室64个、基层名老中医药专家传承工作室25个，承接国家级中医药传承创新工程建设项目4项，创建省级名老中医传承工作室61个。

深入学习贯彻全国中医药大会精神。山东省卫生健康委员会、山东省中医药管理局召开专题会议，传达学习全国中医药大会精神和《中共中央　国务院关于促进中医药传承创新发展的意见》，研究贯彻落实举措；出台《山东省中医药强省建设行动计划（2019~2022年）》，研究贯彻落实《中共中央　国务院关于促进中医药传承创新发展的意见》方案；召开山东省卫生健康系统全国中医药大会精神和《中共中央　国务院关于促进中医药传承创新发展的意见》解读培训视频会议，邀请国家中医药管理局法监司司长作专题报告，在山东省掀起学习贯彻全国中医药大会精神的高潮。

中医药法治化建设迈上新台阶。山东省加强《中医药法》学习宣传，对《中医药法》贯彻落实情况进行调研，做好《山东省中医药条例》立法工作，推动《山东省中医药条例》列入2019年地方二类、2020年地方一类立法工作计划；邀请中医药界人大代表、政协委员、专家学者和产业界代表召开座谈会，开展调研，推动制定工作。

深入推进深化医改中医药任务。山东省优势病种收付费改革稳步推进，筛选出21个住院、7个门诊优势病种，2019年1~12月，共纳入病例28337余例，节约自付及医保支出近1.3亿元；县域中医医共体建设成效显著，山东省中医医院牵头组建县域医共体81个，纳入基层医疗机构407个，建设远程医疗服务网络45个；协调医保支付中医药优惠政策，山东省中医药管理局会同山东省医保局研究中医药政策，在总额倾斜、单病种支付方式改革等方面达成一致意见；推动中药制剂调剂使用，山东省中医药管理局联合山东省药监局遴选出100种全省调剂使用；支持社会办中医。截至12月底，山东省备案中医诊所1321家。

开展中医药人才队伍建设。山东省围绕中医药服务能力提升，继续实施中医药"三经传承"战略，加强中医药领军人才选拔培养；加

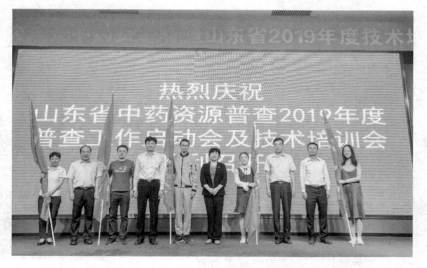

图5-13　2019年9月22日，由山东省中医药管理局主办的山东省中药资源普查2019年度普查工作启动会及技术培训会在山东济南召开

强中医药继续教育项目管理，新立项国家级项目40项，批准省级项目360项，累计培训2万余人；加强中医住院医师规范化培训基地管理，淄博、聊城、菏泽市通过国家中医药管理局督导考核，完成2019年度结业考核和招生工作；强化基层中医药人才培养，新增2019年中医专业公费医学生311名，30人通过助理全科医师培训结业考核；推动山东中医药大学成为山东省人民政府和国家中医药管理局共建高校，山东省中医药管理局会同省教育厅评定重庆市4家中医医院为山东中医药大学教学医院。

加强中医药科研创新能力。山东省中医药管理局协同济南市人民政府做好第六届中医科学大会承办工作，指导山东中医药大学附属医院承办好第七次世界中西医结合大会。山东省深入开展山东省中医药发展现状和战略研究项目，为中医药强省建设提供支撑；获得国家科技进步二等奖1项，开展2019～2020年度中医药科技发展计划项目，共立项1075项课题。

加快中药和健康产业发展。山东省加强中医药资源保护工作，开展中医中药资源普查活动，发展中医炮制技术传承项目，整合省内旅游资源与中医药资源，推动中医药与健康旅游、养老等产业发展深层次融合。

深化中医药对外交流与合作。山东省加强两个海外中医药中心建设，巩固外合作交流成果。支持中医药机构、企业等到境外开展合作项目，推动在援外医疗工作中发挥中医药的重要作用，推进多层次的中医药国际教育合作。　　（王　玉）

【河南省2019年中医药工作概况】

一、党风廉政建设

2019年，河南省积极开展"不忘初心、牢记使命"主题教育，深入学习贯彻习近平新时代中国特色社会主义思想，坚定理想信念，锤炼忠诚干净担当的政治品格；严格执行党的纪律，开展逐字逐句学习党章、《中国共产党纪律处分条例》

活动，牢固树立"四个意识"，坚定"四个自信"，做到"两个维护"，自觉坚定地维护习近平总书记在党中央和全党的核心地位，严守党的政治纪律和政治规矩；落实党风廉政建设工作责任目标，以反腐倡廉建设和作风建设为抓手，加强学习教育，确保党员干部做到廉洁自律，不断改进工作作风。

二、政策法规

2019年，河南省认真贯彻《中医药法》，完善相关法律法规。《河南省实施〈中医药法〉办法》完成草案代拟稿起草工作并提交省人民政府，列入河南省人民政府2020年立法计划和河南省人大常委会审议的2020年地方法规草案调研项目。河南省中医管理局组织各地开展《中医药法》贯彻实施两周年活动，采取多种形式扩大宣传面，营造全社会遵法学法懂法守法的良好氛围；全面宣传贯彻全国中医药大会精神，牵头起草河南省《关于促进中医药传承创新发展的实施意见》，推动习近平总书记重要指示和全国中医药大会精神尽快落地见效。

三、医政工作

2019年，河南省持续推进区域医疗中心建设，12个国家区域中医（专科）诊疗中心建设项目全面启动；河南省人民政府创建国家区域儿童、中医骨伤中心稳步推进，医疗提升、引智、平台建设全年任务基本完成；完成第一批13个河南省区域中医专科诊疗中心建设方案可行性评估，启动第二批省级区域中医专科诊疗中心建设项目申报遴选工作。

努力提升基层中医药服务能力。河南省完成2019年161个中央资金资助中医馆建设项目遴选建设工作，完成2017年200个中央资金资助中医馆项目验收；印发《关于全面推进乡镇卫生院中医馆（中医科）建设的通知》，实施乡镇卫生院中医馆骨干培训，召开中医科建设全覆盖推进会，加快基层医疗卫生机构中医馆标准化建设和中医科设置；完成2019年河南省19个县（区）和郑州市市级全国基层中医药工作先

进单位复审工作，启动2019～2021周期全国基层中医药工作先进单位申报工作，指导做新申报单位自评和市级审查。

切实增强管理能力。河南省持续推进中医医院"中医特色"核心指标、"基础管理"核心指标（简称"双核心指标"）管理，实施2019年度"双核心指标"考核评价，修订完善"双核心指标"考评细则，制订《二级以上中医医院"双核心指标"考核评价工作方案（2019年)》；加强医院感染管理日常监管，部署三级中医医疗机构感染防控排查整顿工作；组织开展医疗质量安全管理培训，指导各质控中心开展工作，成立中医医院病案、药事和护理质量控制中心，完善相关质控标准；印发《关于做好中医医疗机构医疗技术临床应用管理的通知》，加强医疗技术临床应用管理，规范"限制类技术"备案工作；积极推进"一网通办"，落实便民要求，提高服务效率。落实国家卫生健康委员会办公厅、国家中医药管理局办公室《关于启动2019年全国三级公立医院绩效考核有关工作的通知》要求，启动2019年三级公立中医医院绩效考核，完成三级公立中医医院绩效考核数据采集；举办河南省三级中医医院临床科室主任管理能力培训班，对河南省25家三级中医医院和部分二级中医医院临床科室主任进行培训，进一步提升临床科室主任管理能力。

严格人员准入。河南省组织完成2019年度医师资格考试（中医类别）报名审核工作，完成全省师承和确有专长人员医师资格考试考核工作；落实国家中医医术确有专长人员医师资格考核工作部署，制定相关配套文件，积极推进收费标准制定、省级审核等工作。

积极推进中医药健康扶贫。河南省新增22家三级医院对口支援28家国家级贫困县县级中医院，实现国贫县中医院帮扶全覆盖；落实国家中医药管理局要求，完成河南省中医院与新疆巴里坤县哈萨克医医院的对接并签订对口支援帮扶协议。

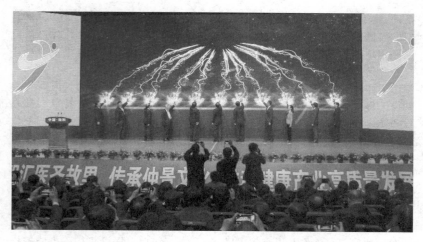

图5-14　2019年10月28日，由农工党中央、中共河南省委、河南省人民政府等部门主办的第十四届张仲景医药文化节在河南南阳启动

四、科研工作

河南中医药大学第一附属医院和河南省中医院国家中医临床研究基地建设方案通过国家中医药管理局论证。2家基地单位获国家重点研发计划和国家科技重大专项支持8项（含子课题）。河南省推动河南省中医院建立健全基地组织管理架构和学术支撑架构；依托河南中医药大学第一附属医院成立河南省中医药循证医学中心；持续推进河南省洛阳正骨医院河南省骨伤临床医学研究中心建设；举办2019年度河南省中医药科研能力提升培训班；组织完成河南省中医药科研专项课题验收162项，确定立项课题261项，其中重大专项9项；获得国家自然基金立项支持27项。河南中医药大学承担2010年"中医药古籍保护与利用能力建设"项目通过国家中医药管理局验收，获得《中华医藏》伤寒金匮类目编纂出版项目立项支持。

五、教育工作

推进中医药人才培养。河南省中医管理局完成河南省中医药高层次人才培养基地申报工作，完成全国中药特色技术传承人才、全国中医护理骨干人才等遴选培养，实施省"拔尖、青苗"人才培育计划；做好中医药传承工作，建设全国老中医药专家传承工作室和全国基层名老中医药专家传承工作室，启动全国中医学术流派传承工作室第二轮建设，组织第六批全国老中医药专家学术经验继承工作年度考核；开展中医住院医师规范化培训，完成2011、2014级农村订单定向免费医学生就业安置及住院医师规范化培训衔接工作，举办2019年河南省中医住院医师规范化培训管理和师资培训班，开展省级中医住院医师规范化培训基地评估，河南中医药大学第三附属医院、洛阳市第一中医院完成国家中医住院医师规范化培训基地评估，组织河南省中医住院医师规范化培训学员进行读经典、背方剂竞赛；深化医教协同，协调完成河南中医药大学针灸推拿专科专业单独招生，儿科本科专业进入第二年招生。河南省中医管理局联合河南省工会开展中医药岗位技能竞赛，特等奖2名荣获河南省五一劳动奖章。

六、文化建设

河南省持续实施中医药文化著作出版资助专项和中医药文化与管理研究项目，评选中医药文化与管理研究课题27项，著作17部；继续开展中医中药中国行——中医药健康文化推进行动，举办两期中医药健康文化主题活动，举办2019年中医药科普人才培训班，培训科普人才150余名，指导郑州市做好中医药文化进校园试点工作；努力打造中医药文化传播平台，发行医药卫生报中医药周刊，做好官方微信和网站的管理工作；认真组织中国公民中医药健康文化素养调查，完成河南省调查点各项调查任务。

七、基础设施建设

2019年，河南省积极争取财政资金，争取中央转移支付医疗服务与保障能力提升补助资金（中医药事业传承与发展部分）8310万元，争取省级财政资金30366万元；继续实施县级中医院建设项目，争取中央预算内投资县级中医院建设项目13个，总建筑面积24.36万平方米，总投资10.76亿元，其中中央预算内投资5.04亿元；不断推动中医药传承创新工程建设项目进度，争取河南省洛阳正骨医院、河南省中医院、洛阳市第一中医院中医药传承创新工程建设项目落地实施，配合做好2020年中医建设项目申报中央预算内投资计划相关工作；努力推进中医药信息化，按照《河南省中医药数据中心建设方案》，完成河南省中医药数据中心建设，完成基层医疗卫生机构中医馆健康信息云平台项目硬件安装、平台软件部署、卫生专网联通及人员培训等工作，有760家基层中医馆上线运行，完成项目省级验收，并于2019年12月28日接受国家验收。　　　（姜方方）

【湖北省2019年中医药工作概况】

2019年，湖北省有公立中医医院（含中西医结合医院、民族医医院）94所，总资产258.47亿元，开放床位46112张，总诊疗人次2430.09万，总出院人次156.72万，病床使用率93.09%，平均住院日9.67天，中药饮片收入16.78亿元。湖北省有民营中医医院60家，开放床位3265张，总诊疗人次76.2万，出院人次4.2万，个体中医诊所2300余个。

一、中医药发展政策

湖北省委将"推进建设中医药强省"作为2019年湖北省副省长杨云彦领衔推进的重大改革项目，由湖北省卫生健康委牵头组织实施。4月18日，湖北省人民政府召开全省中医药工作厅际联席会议，杨云彦出席会议并讲话，湖北省卫生健康委通报贯彻落实中医药振兴发展大会精神的情况，湖北省经信厅等6个部门负责人述职，其他27个厅局进行书面述职。会议审议通过《湖北省道地药材"一县一品"建设实施方案》。

2019年7月26日，湖北省十三届人大常委会第十次会议全票通过《湖北省中医药条例》，11月1日起正式施行。条例的颁布实施，全面系统规范湖北省中医药服务、中药保护与发展、中医药传承与创新和中医药产业促进等，并在加强中医药文化宣传、完善中医药服务体系、荆楚道地中药材保护发展、中医药科技创新、中医药产业发展、中医药发展保障和中医药服务市场等方面有创新举措，对于促进中医药传承创新发展，建设中医药强省具有重要意义。

2019年10月25日，全国中医药大会在北京召开，杨云彦参加会议。11月4日，湖北省委副书记、省长王晓东主持召开省人民政府常务会议，传达学习习近平总书记关于中医药的重要指示精神，落实全国中医药大会部署，会议指出，要充分认清中医药在健康湖北建设中的重要作用，发挥湖北省中医药底蕴深厚、资源丰富的比较优势，着力破解制约中医药事业和产业发展的体制性障碍、结构性矛盾、政策性问题，从人才、科技、产业、机制等为着力点，加快中医药强省建设，实现中医药事业和产业高质量发展；会议决定，研究制订《湖北省中医药强省建设三年行动计划（2020～2022年）》，筹备召开中医药强省建设工作推进会。

二、中医药服务体系建设

实施国家中医药传承创新项目，湖北省宜昌市中医医院工程建设进展顺利，襄阳市中医医院、武汉市中西医结合医院、黄冈市中医医院通过初设审批。国家项目资金2.22亿元重点支持5所县级中医医院基础设施建设，争取国家投入3100万元支持27个贫困县中医医院和8所县级中医医院加强服务能力和信息化建设。湖北省继续推进卫生院和社区卫生服务中心国医堂建设，重点建设50个国医堂（中医馆），每个补助15万元，提升中医药康复服务能力，大力推广中医药适宜技术。

三、中医药医政工作

湖北省开展"十三五"中医重点专科评审工作，确定省级中医药重点专科165个；加强区域中医诊疗中心建设，推进重大疑难疾病中西医临床协作攻关，培育中医药诊疗优势病种。

结合对口支援开展中医医联体建设，湖北省在新一轮中医医院对口帮扶工作中，全省27个贫困县中医医院对口帮扶实现全覆盖。中医馆健康信息平台建设项目进展顺利，覆盖湖北省433家社区卫生服务中心（乡镇卫生院），有效支撑分级诊疗制度在中医药领域的落地。促进落实中医药医保报销倾斜政策，湖北省中医药管理局配合医保部门研究将中药配方颗粒纳入医保支付工作。开展三级公立中医医院绩效考核工作，逐步建立较为完善的三级公立医院绩效考核体系，完成2019年度三级公立中医医院绩效考核所有信息上报工作。

湖北省中药饮片质控中心对全省中医医疗机构的中药饮片采购验收工作进行专项检查，共检查各级中医医院、中医门诊部和中医诊所83家医疗机构。湖北省护理质控中心制定《全省中医医院护理管理工作手册》《全省中西医护理技术操作规范及评价指南》，开展中医护理技术创新大赛。

四、中医药人才培养

2019年，湖北省遴选建设全国名老中医药专家传承工作室3个、基层名老中医药专家传承工作室8个、全国第二批中医学术流派传承工作室2个、高层次人才培养基地1个。湖北省中医药管理局配合国家中医药管理局组织开展全国中医临床特色技术传承人才培训22人、全国中医护理骨干人才培训4人、全国中药特色技术传承人才培训28人、全国西学中骨干人才培训20人、全国中医药创新骨干人才培训15人；举办三级中医医院科主任管理能力培训班，培训200人。

五、中医药科研工作

湖北省启动全省最后一批33个县市区普查工作，实现第四次中药资源普查全覆盖；完成中药品种354科4245种、样方4772套，共采集中药标本79789份；发现新属1个、新种12个、新记录科1个、新记录属4个、新记录种20余个；整理出版土家族医学专著5部和特色技术8项；收集传统知识15条、民间验方99个，整理古籍57本。《中国中药资源大典（神农架卷）》正式出版，《中国中医药资源大典（湖北卷）》正在编撰。

六、中医药产业发展

湖北省中医药工作厅际联席会议统筹协调全省中医药事业和产业发展，杨云彦多次组织召开专题会议，部署研究中药产业重点工作。2019年全省中医药厅际联席会议专题研究湖北省道地药材"一县一品"建设工作，遴选确定蕲春蕲艾、利川黄连等11个县市14个品种为首批湖北道地药材"一县一品"建设试点。湖北省印发《湖北省道地药材"一县一品"建设实施方案》，明确健全标准规范体系、种养基地建设、中药材精深加工、品牌培育、流通体系、质量监管、科技创新等重点任务和保障措施；建立中医药厅际联席会议成员单位对口联系试点县工作制度。

湖北省中医药管理局强化中药材生产技术培训，制订《2019年中药材质量保障项目湖北省中药材生产技术骨干培训方案》，组织编写《湖北省主要中药材栽培技术手册》，举办2019年湖北省中药材生产技术骨干培训班和中药材质量保障溯源系统使用培训班；选取利川市等4个县开展中药材溯源试点工作；将国家中药材产业扶贫项目与道地药材"一县一品"建设工作相结合，推进中药品牌建设。2019年8月，杨云彦带队组团参加第二届中国（甘肃）中医药产业博览会，湖北省在博览会展区搭建"荆楚本草"湖北展馆，组织全省道地药材"一县一品"建设试点县开展招商活动。湖北省人民政府与甘肃省人民政府签订中医药产业发展战略合作框架协议，两省建立互访机制和沟通联系机制。中药材基地共建共享联盟湖北联络站、湖北省地理标志产品联合会、湖北广播电视台垄上频道在英山县举办湖北省荆楚药材品牌战略发展交流会，研讨湖北省道地药材品牌建设策略。2019年9月，湖北省中医药管理局组织湖北省5个贫困县参加国家中医药管理局在天津举办的中药材扶贫展，展示湖北省道地药材"一县一品"品种和中药材扶贫成果。2019年11月，湖北省中医药管理局联合黄冈市委、市人民政府举办2019李时珍中医药发展大会暨黄冈大健康产业招商推介会，对黄冈市"李时珍医药文化研究基地"授牌，遴选10个大健康产业优质项目签约，研讨中医药大健康产业发展路线，唱响李时珍品牌，推进黄冈市大健康产业"药、养、游、医、健"五位一体融合发展。

(罗晓琴)

【湖南省2019年中医药工作概况】

一、贯彻落实全国中医药大会精神及《中共中央 国务院关于促进中医药传承创新发展的意见》

2019年10月28日、11月14日，湖南省卫生健康委两次召开党组会议，传达学习习近平、李克强重要指示批示和孙春兰讲话精神、《中共中央 国务院关于促进中医药传承创新发展的意见》文件精神。湖南省中医药管理局召开专题会议，提出贯彻落实的具体措施。10月29日、31日，国家中医药管理局官网和《中国中医药报》头版头条刊发湖南省中医药管理局学习贯彻全国中医药大会情况。自11月6日收到《中共中央 国务院关于促进中医药传承创新发展的意见》文件后，湖南省卫生健康委党组高度重视，对《关于认真抓好中央改革落实的函》进行回复，并就起草具体实施意见进行汇报。11月27日，湖南省省长许达哲主持召开湖南省人民政府常务会议，明确以湖南省人民政府名义召开全省中医药大会，并要求尽快出台《关于促进中医药传承创新发展的意见》在湖南省的具体实施意见。

二、医政工作

稳妥开展中医医术确有专长考核工作。2019年，湖南省中医药管理局组织专人对2018年申报中医医术确有专长3108名考生进行现场考核与专家复核，合格人员151人；在全国中医药系统建立健全中医药法规培训班上就专长考核工作作经验交流。

推进医联体建设。截至2019年12月，湖南省所有市州中医医院均与本地区县级中医医院构建医联体，浏阳、醴陵、湘乡等地中医医院与当地乡镇卫生院构建县域医共体，各县级中医医院牵头组建县域医共体60余家。

推进中医院综合服务能力建设。湖南省建设"十三五"省级中医重点专科236个。探索开展现代医院管理制度改革，湖南中医药大学第一附属医院作为湖南省唯一中医医院入选全国试点单位。32家县级中医医院入选全国第二批500强县级医院服务能力提升建设项目单位。

增强重大疑难疾病诊治和专科诊疗服务能力。湖南省深入推动湖南省中医药研究院附属医院牵头的原发性肝癌等3个国家重大疑难疾病中西医临床协作试点工作；建设湖南中医药大学第一附属医院心血管科、儿科等6个省级区域中医专科诊疗中心；安排1600万元支持湖南省46个贫困县中医医院开展中医药特色肿瘤专科建设；安排项目资金4000万元，按照100万/个的标准支持全省40家贫困县中医医院提升综合服务能力。

三、科研教育工作

通过"十二五"重点学科建设验收。湖南省"十二五"期间建设的重点学科经国家验收均达到建设要求，其中湖南中医药大学附属第二医院的中医肛肠病学、湖南省研究院附属医院的中医老年病学和湖南中医药大学附属第一医院的中医男科学评为优秀学科。

推进中医药教育工作。湖南省全面实施中医住院医师规范化培训，为各基地培训师资365人，新招录2019级规范化培训生411名，新招录中医类别助理全科培训医生90名；2019年新建全国名老中医药专家传承工作室5个、全国基层名老中医药专家传承工作室2个、全国中医学术流派传承工作室3个。

强化中医药人才培养。湖南省举办3期国家级师承教育项目，培训243人；举办省级师承教育项目，培训继承人223人。湖南省中医药管理局积极协调教育部门和培养高校，共招录中医专业免费医学生90名，开展2019~2020年度中医类别全科医生转岗培训招生150名。

推动中医药科技创新。2019年度湖南省共批准142项科研计划，其中重点课题30项、一般课题90项、立项不资助课题22项；组织承担国家中药标准化建设项目的5家单位参加国家项目验收工作并通过验收。

推广中医药专长绝技。湖南省开展社港江氏正骨术等4项湖南省中医药专长绝技推广培训，培训580余人次。

四、中医药文化宣传工作

湖南省启动第二批7个省级中医药文化宣传教育基地建设；在长沙、益阳、邵阳开展中医中药中国行活动；举办2019年全省中医药系统宣传骨干培训班；拍摄"昂首奋进铸国医、湖南中医药成就巡礼"，以及国医大师宣传片于10月26日在湖南金鹰卫视首播。

湖南省中医药研究院附属医院潘敏求、长沙浏阳市骨伤科医院江林，另外湖南省还有国医大师孙光荣作为北京代表，获得全国中医药杰出贡献奖。

五、对外交流与合作

对外合作融入"一带一路"走向世界取得进展。湖南省中医药管理局与巴基斯坦卡拉奇大学合作开展新药创制和注册，与阿联酋合作开办湖南中医药大学附一集团医院迪拜医院，向第一届中国－非洲经贸博览会代表团推广湖湘中医文化。

六、加强党的建设

湖南省扎实开展"不忘初心、牢记使命"主题教育，坚持以习近平新时代中国特色社会主义思想为指导，牢记"悬壶济世、造福苍生"的永恒初心，坚守"复兴中医、振兴中华"的使命担当，接受爱国主义教育并同步参加湖南省卫生健康委各项主题教育活动。

七、其他有关工作

中药材产业扶贫工作。湖南省中医药管理局中医药管理局联合湖南省农业农村厅向国家中医药管理局遴选申报16家中药材产业扶贫示范基地，联合湖南省农广校对20个国家级贫困县100余名扶贫一线骨干技术人员进行集中培训。

"名药"培育和中医药千亿产业

链发展工作。在第五届"湘九味"中药材论坛上，湖南省中医药管理局发布"湘九味"中药材遴选品种，分别为百合、玉竹、黄精、山银花、枳壳（实）、博落回、茯苓、杜仲、湘莲；起草中医药千亿产业链调研报告，启动筹划邵东廉桥中医药特色小镇建设，组织参加粤港澳大湾区湘南湘西产业承接转移专场推介会和2019中国（湖南）中医药与健康产业博览会。

推进中药资源普查工作。湖南省中医药管理局分别在株洲、邵阳、长沙举办3期2018年和2019年项目启动县（共55个）技术培训会，实现第四次全国中药资源普查在湖南省122个县（区、市）全覆盖。

推进湖南省实施《中医药法》办法立法工作。湖南省中医药管理局配合湖南省人大教科文卫委在调查研究基础上召开研讨会，进一步聚焦重点问题、社会和行业期待，对有关核心内容进行讨论和修改。

（张昌盛）

【广东省2019年中医药工作概况】
截至2019年末，广东省有中医医疗机构2.2万个，其中中医医院（含中西医结合医院）184家（三级甲等38家、二级甲等72家），全省中医医疗床位达7.3万张。2019年，广东省中医诊疗服务人次达2.2亿，中医出院人次230万人次。广东省9家中医院进入全国中医院100强，其中两家进入前10强。19个项目被纳入国家区域中医（专科）诊疗中心建设，数量居全国首位。组建全国首家纯中医治疗医院。中医药健康管理被纳入2019年广东省基本公共卫生绩效评价项目。粤东、粤西、粤北地区59家县级公立中医院升级改造稳步推进。国家与广东省财政支持建设1715个基层中医馆。10000家村卫生站开展中医药规范化建设。广东省100%的乡镇卫生院和社区卫生服务中心、97.9%的社区卫生服务站、88.6%的村卫生站能够提供中医药服务，基层中医诊疗量占比30.5%。广东省65岁以上老年人和0~36个月儿童中医药健康管理率分别为51.2%和64.9%，均高于国家要求。

一、广东省委常委会传达学习习近平总书记对中医药工作作出的重要指示精神

2019年11月22日，广东省委常委会召开会议，传达学习习近平总书记对中医药工作作出的重要指示、《中共中央　国务院关于促进中医药传承创新发展的意见》和全国中医药大会精神，研究贯彻落实意见，省委书记李希主持会议。会议强调，要认真学习贯彻习近平总书记重要指示精神，深刻认识推动中医药发展的重大意义，按照中央《意见》部署要求和中医药大会精神，推动广东省中医药事业和产业高质量发展。一要进一步增强推动中医药发展的责任感使命感，全方位激发中医药作为独特的卫生健康资源、具有原创优势的科技资源、潜力巨大的经济资源、优秀的文化资源、重要的生态资源等各方面潜能，为增进人民健康福祉作出新贡献。二要传承精华、守正创新，加快建设中医药强省。抓好中医药传承，大力推进创新发展，加快中医药产业优化升级，着力打造粤港澳大湾区中医药高地，推动岭南中医药走向世界。三要加强组织领导，为中医药高质量发展提供有力保障。全省各级党委政府要把推动中医药发展摆在重要位置，加大支持保障力度，深入推进中医药领域综合改革，坚持中西医并重，健全融预防保健、疾病治疗和康复于一体的中医药服务体系。

二、中医药医改工作

广东省把推进中医药强省建设作为深化医改重点任务之一，全面落实"两个允许"和中药饮片"三个除外"倾斜政策。2019年，广东省投入46.5亿元，实施高水平中医院建设和县级中医院升级建设等重点项目。全省市级以上中医院基本达到三级甲等，县中医院全部按二级甲等标准进行升级。实施"强基层工程"，基层中医馆实现除深圳市以外的省域全覆盖。实施治未病三年行动计划，建设治未病服务指导中心和规范化服务平台共106个。

广东省三级甲等公立中医院全部参与医联体建设，组织17家三级甲等中医院"组团式"帮扶21家牵头建设医共体的县级中医医院；创造基层中医药医改新经验，梅州市推进中医药综合改革，首创综合医院内国医馆建设模式，并提前实现市、县（区）两级中医医院全覆盖、县（区）中医医院二级甲等及以上全覆盖、中医馆城乡全覆盖，打造山区中医药传承发展新模式，获评2019年广东医改十大创新典型；中医药信息化建设成绩优异，基层医疗卫生机构中医诊疗区（中医馆）健康信息平台建设项目以优秀等次通过国家验收。广东省中医药局协调广东省医保局积极推进按病种分值付费改革，明确对于同效的中医治疗病例给予相同支付标准，提高中药在医保药品目录中的比例。截至2019年12月，广东省使用的医保药品目录中，中成药占比为48%。

三、中医药政策法规

《广东省中医药条例》制定工作正式列为2020年广东省人大常委会地方性法规立法项目，法治建设助力中医药发展行稳致远。广东省积极落实中医诊所备案管理暂行办法，全省备案中医诊所1225家。鼓励社会办中医机构连锁集团化发展，广东省审核批准的3家机构在境内外开设连锁国医药馆100余家，其中香港40余家，中医药服务广受欢迎。

四、中医药规划财务工作

广东省印发《广东省医疗卫生健康事业发展专项资金（传承发展中医药事业）管理办法》（粤财社〔2019〕249号）、《广东省医疗卫生健康事业发展专项资金（传承发展中医药事业）项目库管理办法（试行）》（粤中医办函〔2019〕90号），通过制度规范，强化专项资金管理，明确项目入库、绩效信息、资金安排等要求，进一步提升项目管理水平和资金分配科学性。2019年，中央财政安排8760万元、省财政安排66713万元支持县级中医院升级建设、岭南中药材保护、中医药服务体系与能力建设、人才培养、科研创新、文化宣传、对外交流与合作等领域建设项目。广东省中医院、广州中医药大学第一附属医院、广东省第二中医院、南方医科大学中西医结合医院4家省属中医医院国

家中医药传承创新工程项目持续推进，项目完成整体工程立项批复、可行性研究报告批复。

五、中医药医政管理工作

59家县级公立中医院升级改造稳步推进，截至2019年末，37家基建项目中，29家完成年度任务，6家处于结构阶段，1家处于地下室阶段，1家处于三通一平阶段。22家单纯配置设备项目已完成。中央及广东省财政投入建设1715个基层中医馆，基层中医诊疗量占比达30.5%。完成19个单位（其中15个广东省财政支持）创建全国基层中医药工作先进单位的省级评审工作和广州市、深圳市10个全国基层中医药工作先进单位的复审工作，评审结果全部合格。广东省有全国基层中医药工作先进单位31家（其中市级先进单位3家），全国综合医院、妇幼保健院中医药工作示范单位51家。2019年3月18～20日，广东省开展中医医术确有专长人员医师资格考核评议工作，140人参加考核，1人弃考，考核合格92人。5月18～19日，广东省各地市组织开展传统医学确有专长人员医师资格考核临床实际本领考核工作，380人通过考核取得《传统医学医术确有专长证书》。自2016年起，广东省取得《传统医学医术确有专长证书》人员中，共有892人通过参加国家医师资格考试考取国家中医类别执业助理医师资格。

广东省建成6个省级中医治未病指导中心和一批区域指导中心，依托指导中心开展治未病骨干培训和基层指导任务；加强中医临床重点专科建设，遴选确定261个"十三五"中医重点、特色专科建设项目（重点专科208个、特色专科53个），全省24个中医专科通过国家临床重点专科验收；加强基层中医药人才队伍和视频网络平台建设，2019年3个省级基地组织实施视频网络直播教学活动36次，涵盖中医内科、中医外科、中医妇科、中医儿科、中医骨伤、针灸、康复等专业领域，共培训约18837人；举办9期以中医药适宜技术推广为主题的现场教学培训班，培训各县级基地中医药适宜技术推广师资骨干887人。122个县级基地对乡镇卫生院、社区卫生服务中心、村卫生室、社区卫生服务站等基层医疗机构开展1498次培训讲课，共培训70720人。按照《广东省加强三级公立医院绩效考核工作的实施方案》要求，广东省启动三级公立医院绩效考核工作，并完成2018年三级公立中医医院绩效考核工作。广东省中医药局印发《广东省中医药局关于明确"证照分离"改革试点地区中医类别诊所设置审批工作的函》（粤中医函〔2020〕55号），明确"证照分离"改革试点地区中医类别诊所设置审批工作。

六、中医药科技与教育工作

广州中医药大学"针刺治疗缺血性中风的理论创新与临床应用"获2019年度国家科技进步二等奖；7项中医药领域科技成果获得2019年度省科学技术奖，其中一等奖2项。新增44个国家和省名老中医药专家传承工作室，41个国家中医药管理局局级中医药重点学科通过验收，中医药得到活态传承，"铁杆中医"队伍持续壮大。新招收1000名中医住院医师规范化培训人员，1081名中医住院医师通过结业考核。

七、中医药文化宣传与对外交流合作

中医药文化建设不断加强。广东省中医药局举办2019年"中医中药中国行"活动，全省21个地市全面响应，省市县镇四级统一开展，100余家中医院、综合医院、社区医院、乡镇卫生院广泛参与，组织上千名由全国名中医、省名中医领衔中医药专家，面向群众开展义诊、中医药特色疗法服务、健康科普宣讲和文化展示等，各地近10万群众参与活动。政务微信"广东中医药"保持领先，荣获2019年度全国中医药政务微信榜第二名。广东中医药博物馆被省人民政府确定为粤港澳大湾区中医药文化宣传平台。推出纪录片《悬壶岭南》《秘境神草》《大医精诚》和中医药动漫《本草药灵》等文化精品。"岭南中医药文化欧洲行"活动走进欧洲大陆，中医药故事在海外深受欢迎，推动中西医文化交流互鉴，拓展中医药走向世界的新路径。

中医药对外交流合作成果丰硕。第二届"粤港澳大湾区中医药传承创新发展大会"在珠海召开，粤港澳三地共商大湾区中医药融合发展大计，签署14项合作协议，中医药健康湾区效应逐渐放大。粤澳合作中医药科技产业园"中医药产品海外注册公共服务平台"优势凸显，截至2019年12月，园内累计注册中医药、保健品、生物医药等领域企业169家，协助6款中药产品在葡语系国家注册上市，中医药海外发展市场活力倍增。

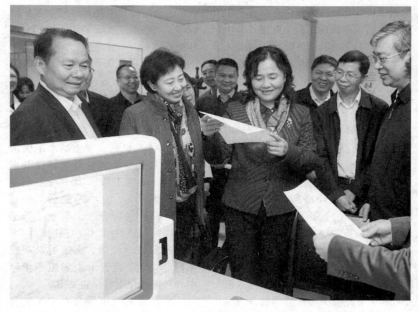

图5－15　2019年2月22日，国家卫生健康委委员党组成员，国家中医药管理局党组书记、副局长余艳红一行赴广东省佛山市中医院调研

八、广东省在全国中医药大会作经验交流发言

全国中医药大会于2019年10月25日在北京召开，这是第一次以国务院名义召开的中医药会议。会议对80名全国中医药杰出贡献奖获得者进行表彰。广东省共有4位中医药工作者获此殊荣，分别为广州中医药大学第一附属医院教授邓铁涛、广东省中医院研究员吕玉波、广东省中医院教授禤国维、广州中医药大学第一附属医院主任中医师周岱翰。广东省作为全国3个省市之一作经验交流。广东省副省长陈良贤作题为《加大体制机制改革和工作支持力度推进中医药强省建设》的经验交流发言，交流广东省将中医药强省建设摆在经济社会发展重要位置，努力构建中医药全面振兴发展格局的做法，重点介绍加大中医药传承创新财政支持力度、大力推进中医医疗服务改革创新、强化中医思维培育高质量"铁杆中医"、做好中医药传承和开放发展4方面工作。

九、广东省委、省人民政府及国家中医药管理局等哀悼国医大师邓铁涛去世

中国共产党党员、首届国医大师、著名中医学家、教育家、中华中医药学会终身理事、广州中医药大学终身教授、博士研究生导师、原广州中医学院副院长、广州中医药大学邓铁涛研究所所长邓铁涛教授因病于2019年1月10日逝世，享年104岁。

广东省委、省人民政府给邓铁涛治丧委员会和家属发来唁电："惊悉国医大师邓铁涛教授逝世，谨致哀悼。邓铁涛教授献身中医药事业80余载，仁心仁术，融古贯今，继承、创新中医理论学说，为中医药事业的传承和发展作出杰出贡献。邓铁涛教授的离世，是广东省乃至我国中医药界的重大损失。他对中医药学孜孜不倦、毕生以求的探索精神，严谨、求真的治学态度，医者父母心的悯世情怀，将永远激励年轻后学，望节哀珍重。"2019年1月11日，国家中医药管理局向广州中医药大学发出唁电，就国医大师邓铁涛教授不幸逝世，致以沉痛哀悼。

2019年1月16日10时30分，国医大师邓铁涛的遗体告别仪式在广州殡仪馆白云厅举行。党和国家领导人、有关部委及广东省负责同志、两院院士、国医大师等纷纷向邓铁涛家人表示诚挚慰问，对邓铁涛逝世表示深切哀悼，并敬献花圈。广东省副省长代表省委、省人民政府，国家中医药管理局医政司司长代表国家中医药管理局出席仪式。

十、中共广东省中医药局直属机关第三次代表大会在广州召开

中国共产党广东省中医药局直属机关第三次代表大会于2019年11月28日在广东广州召开。广东省卫生健康委党组书记、主任段宇飞出席会议并讲话。广东省卫生健康委党组成员、副主任，省中医药局党组书记、局长，第二届局直属机关党委书记徐庆锋代表第二届直属机关党委作工作报告。大会选举产生中共广东省中医药局直属机关第三届委员会和中共广东省中医药局直属机关第三届纪律检查委员会。

（郑凯军）

【广西壮族自治区2019年中医药壮瑶医药工作概况】

一、党风廉政建设

2019年，广西壮族自治区中医药管理局党组紧紧围绕加强党的领导和维护以习近平同志为核心的党中央权威，贯彻落实新时代党的建设总要求和中央、自治区党委的决策部署，认真履行党风廉政建设主体责任；扎实开展"不忘初心、牢记使命"主题教育，把意识形态教育纳入所联系党支部"三会一课"理论学习重要内容，通过系列学习和专题研讨，提升党员干部思想认识，不断提高政治定力、锤炼政治修养；健全工作机制，组织制（修）订党组工作规则等10余项制度规范，党组书记带头签订党风廉政建设责任书，切实履行主体责任，层层传导压力，形成上下贯通、层层负责的工作格局；多次开展调研和督导，抓好中央第二巡视脱贫攻坚专项巡视反馈意见整改落实，及时发现并解决广西壮族自治区中医药

事业和产业发展中存在的突出问题；认真执行中央八项规定精神，扎实推进中医药系统党风廉政建设和反腐败工作，为推动中医药事业改革发展提供坚强的政治保证。

二、政策法规工作

自治区党委、政府高度重视中医药壮瑶医药工作，广西壮族自治区党委书记鹿心社、广西壮族自治区人民政府主席陈武多次指示批示要充分发挥广西特色优势，做大做强中医药。广西壮族自治区中医药管理局按照自治区党委政府的决策部署，全面贯彻落实《中共中央国务院关于促进中医药传承创新发展的意见》和全国中医药大会精神，做好全区中医药大会筹备工作；充分发挥中医药民族医药发展领导小组的协调作用，加强组织领导，建立推进中医药事业和产业发展工作机制；推动全区开展中医养生保健服务乱象专项整治行动，完成对部分地区抽查，完成国家督导组广西抽查等工作；出台《广西壮族自治区中医药管理局行政规范性文件管理办法》；开展法治建设责任、学法用法考试、规范性文件合法性审核机制建设等方面的自查；配合开展权责清单和"互联网+监管"系统项目梳理；配合国家中医药管理局法监司开展《中医药领域违法违规事件司法制度研究》开题研讨工作，开展中医诊所事中事后监管开题研讨工作，开展地方典型案例执法研讨开题研讨工作；配合自治区人大教科文卫委开展全区中医药事业发展调研，撰写调研报告；组织全局领导干部和国家工作人员参加学法用法网络培训、考试。

三、医疗体系和服务能力建设

截至2019年底，全区建设公办县级以上中医医疗机构104所，其中三级甲等中医医院16所，二级甲等中医医院58所，县级以上中医医疗机构实际床位数3.40万张，2019年中医医院门诊量2104.07万人次，出院人数126.38万人，年床位使用率88.33%，新建基层医疗卫生机构中医诊疗区（中医馆）138个，累计建设946个，91.93%以上的基层医疗

卫生机构能够提供中医药服务。17家全国基层中医药工作先进单位（其中县区级16家，地市级1家）复审合格。中医馆健康信息平台建设项目获评全国优秀。全区遴选自治区区域中医（专科）诊疗中心16个、中医临床质量控制中心（第一批）15个、中医特色康复服务示范医院11个、中医外治法示范基地11个，进行中医医院限制性临床应用技术备案（第一批共13种技术、453人）。广西壮族自治区中医药管理局创新中医医疗服务体系建设，推进中西医临床协同，在重大疑难疾病、重大传染病和康复等领域，遴选18个自治区重大疑难疾病中西医结合临床协作试点；在自治区人民医院等4家医院开展综合医院中医名科建设，逐步提升综合医院中医药服务能力和水平。

四、医改工作

广西壮族自治区按照"促医改、夯基础、提服务、保健康、谋未来"的发展思路，扎实推进中医药事业发展，推动中医医院管理精细化规范化科学化；加强中医医院紧密型医联体、县域医共体建设，推进分级诊疗制度，37所公立中医医院建立紧密型医联体，48所县级中医医院牵头建立县域医共体；深入研究探讨符合中医药特点的医保支付方式，推动适宜的中医医疗服务项目按规定纳入医保范围，将广西医药企业生产的44个中药独家品种纳入基本医疗保险支付范围；建立健全现代医院管理制度，逐步推进中医医疗机构章程制定工作；在全国率先开展现代医院管理制度工作评价，鹿寨县中医医院作为现代医院管理制度国家试点医院，在工作评价报告中得分最高，总分102.2分；组织开展三级公立中医院医院绩效考核工作；全区三级中医医院与29个贫困县中医医院签订对口帮扶责任书，重点加强中医特色优势专科（专病）建设、人才队伍建设、中医适宜技术推广，实现贫困县中医医院对口帮扶全覆盖，鼓励开展远程医疗服务。

五、人才队伍建设

持续开展工作室建设。广西壮族自治区中医药管理局推进全国中医药高层次人才培养基地、名老中医药专家传承工作室建设，建立学术经验传承推广平台。2019年，推进15个广西名老中医工作室、2个全国中医学术流派传承工作室建设，开展第六批全国老中医药专家学术经验继承工作并进行年度考核。

深化中医药人才培养。广西壮族自治区中医药管理局推进广西中医药大学承担的国家级中医药高层次人才培养基地建设工作；考试选拔2名全国中医（西学中）优秀人才，组织第四批全国中医（临床、基础）优秀人才研修项目学员完成第四期中医药经典理论培训；培养全国中医药创新骨干人才15人、西学中骨干人才17人、中医临床特色技术传承人才培训项目学员24人、中医护理骨干人才4人、中药特色技术传承人才22人；继续培养桂派杏林医学生156人。

强化业务培训。广西壮族自治区遴选10家中医助理全科医生培训基地，指导各培训基地完成2019年中医住院医师规范化培训及中医类农村订单定向、中医助理全科医生培训招录，共招收中医住院医师规范化培训（含专硕）1059人，中医助理全科医生79人；举办2期中医住院医师规范化、助理全科医生培训师资及管理人员培训班，培训150人；举办2期三级甲等中医医院科主任能力提升培训班，培训300人次；在市县举办17个中医药壮瑶医药优势病种推广培训班20多期，培训基层传统医药工作人员约4000人次。

六、传承与创新能力提升

广西壮族自治区中医药管理局积极推动广西中医药大学第一附属医院国家中医临床研究基地和3个国家中医（专科）诊疗中心建设，推动国家基本中医药循证能力基地和专科专病循证能力病种、中医药重点实验室、中西医协同创新等科研平台建设；引进刘昌孝院士、陈可冀院士两个院士工作团队，开展中药民族药质量标准和中医临床科学研究。广西药用植物园实施"药用植物4.0计划"，建设药用植物资源库。第四次中药资源普查，广西查清中药资源7410种。广西壮族自治区中医药管理局组织22个"十一五""十二五"国家中医药重点学科开展学科建设并通过验收，6个重点学科验收获得优秀评定；启动中医药自筹经费科研课题申报工作，评审遴选283项优秀项目开展研究；开展自治区中医药重点学科建设，共受理164个重点学科申报，为中医药重点学科建设打下基础；积极开展2019年度广西科学技术奖网络提名工作，共提名16个候选项目参加2019年度广西科学技术奖评审；自

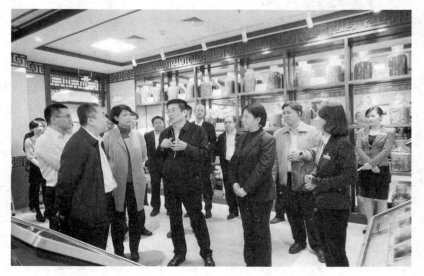

图5-16 2019年3月28日，国家中医药管理局局长于文明一行赴广西壮族自治区柳州市中医医院治未病中心调研

治区科技厅围绕中医药壮瑶医药领域的科技创新，支持建设省部共建药用资源化学与药物分子工程国家重点实验室、广西壮瑶药重点实验室等7家重点实验室，加强中药壮瑶药新药创制、广西常用壮瑶药药材质量标准及药效物质等项目研究。

七、"中医药＋健康产业"发展

开展"三个一批"示范基地建设工作。广西壮族自治区中医药管理局联合农业农村厅等7部门遴选建设25家中药材种植示范基地，联合自治区文化和旅游厅等5部门遴选建设16家中医药健康旅游示范基地，联合自治区民政厅等6部门遴选建设10家中医药特色医养结合示范基地，联合农业农村厅等7部门开展"定制药园"遴选工作。截至2019年12月，中药材种植示范基地建设覆盖资源县、德保县、那坡县等11个贫困县。

建立中医药产业专家库，遴选确定87位专家为自治区中医药产业专家库成员。

开展产业调研。广西壮族自治区中医药管理局赴四川、江西、浙江、宁夏等省及全区各地市调研，全面了解各地中医药产业发展情况。2019年9月，广西壮族自治区中医药管理局联合自治区农业农村厅在南宁开展中药材生产技术骨干培训班，共培训82名学员，33个国家贫困县农技站或技术推广机构技术人员、贫困县基层中药材生产企业或合作社技术人员参会；12月，在南宁开展中药材质量保障暨定制药园建设推进会，自治区属中医医院负责人、中医医院代表、中药材企业负责人及第一批中药材示范基地负责人共120余人参会。

启动中药民族药医院制剂提升工程。广西壮族自治区中医药管理局促进政策扶持加大力度，推动中药民族药制剂发展、鼓励名优中药民族药"二次开发"以及新药创制及产业化；积极推进传统中药民族药制剂备案管理，推动开展中药配方颗粒试点临床使用工作，促进广西壮族自治区中药产业持续健康发展。加强医院制剂质量标准提升，

创优质品牌。2019年，广西壮族自治区共有规模以上医药生产企业150多家，其中中药生产企业110家，主营业务收入约200亿元。加强广西壮族自治区与香港、澳门大学及研究机构合作，推动广西道地药材目录遴选和中药质量标准研究。

推进中医药信息平台验收工作。广西壮族自治区中医药管理局积极推进国家基层医疗卫生机构中医诊疗区（中医馆）健康信息平台建设，2019年验收获得优秀评定。

八、中医药文化建设和对外交流合作

推进中医药壮瑶医药走出海外，广西壮医药国际合作交流基地和广西药用植物的中国东盟药用植物保护与开发合作两个项目获得国家2019年中医药国际合作专项。参加"2019广西对接粤港澳大湾区——走进港澳"系列活动，广西壮族自治区中医药管理局与香港特别行政区卫生署、澳门特别行政区政府卫生局达成中医药交流合作意向。加强区域合作，广西壮族自治区与广东、四川、江西省签署中医药发展战略合作框架协议。积极谋划支持防城港国际医学开放试验区建设。广西壮族自治区中医药管理局会同自治区文化和旅游厅举办2019中国－东盟传统医药健康旅游国际论坛（巴马论坛），参与组织2019年广西大健康产业峰会和第11届中国（玉林）中医药博览会，推动中医药文化融入产业发展；分别在玉林市、河池市巴马瑶族自治县组织开展中医中药中国行－广西中医药健康文化大型主题活动；实施中医药健康文化素养提升工程，推动中医药进乡村、进社区、进家庭、进校园；组织开展中医药健康素养调查；组织举办广西推进中医药壮瑶医药传承创新情况新闻发布会。　（陈小兵）

【海南省2019年中医药工作概况】

一、以《中共中央　国务院关于促进中医药传承创新发展的意见》为引领，推动中医药事业发展

海南省委书记刘赐贵主持召开省委常委会会议，学习《中共中央　国

务院关于促进中医药传承创新发展的意见》，传达全国中医药大会精神。会议指出，促进中医药传承创新发展是海南建设健康岛、长寿岛、旅游岛的重要内容，全省各有关部门和中医药工作者要认真学习习近平总书记对中医药工作的重要指示和全国中医药大会精神，结合海南实际抓好贯彻落实，将中医药作为海南发展的重要优势，提升中医药人才素质，改善软硬件发展水平，加强中药科学种植、品质管理和研发创新，更好满足全省百姓和中外游客的中医药康养需求。海南省人民政府副省长王路、海南省卫生健康委主任韩英伟等在北京参加全国中医药大会。

海南省人民政府省长沈晓明率海南省人民政府班子成员赴三亚市中医院开展调研，对该院积极发展对外中医疗养游取得的成绩给予肯定，勉励三亚市中医院继续努力开拓海外市场，做大做强对外中医疗养游，要求海南省中医药系统再接再厉，打造海南中医药健康旅游特色品牌，推动中医药健康旅游产业发展。此次调研得到国家中医药管理局党组书记余艳红和局长于文明的重要批示，要将三亚市中医院探索中医药健康旅游和服务贸易工作的相关经验复制推广，共同促进中医药健康产业蓬勃发展。《中国中医药报》以《打造海南中医药健康旅游品牌》为题对海南省中医药服务贸易工作作专题报道。

海南省人大常委会专题调研组赴海南三亚、万宁、屯昌、琼中、五指山等市县，对海南省中医药事业发展情况进行专题调研，组织学习习近平总书记关于中医药工作的系列重要论述，组织传达全国中医药大会的精神，宣传督促各地落实《中医药法》。海南省第六届人大常委会第十五次会议听取和审议《海南省人民政府关于促进我省中医药事业发展情况的报告》，会议认为近年来海南省中医药事业发展取得显著成效，为保障人民群众健康、促进经济社会发展发挥重要作用。会议强调各级政府要进一步加大学习

宣传力度，切实贯彻落实《中医药法》，强化中医药人才培养，建立持续稳定的财政投入机制，加快市县中医院基础设施建设，在地级市和有条件的市县成立中医药局、县级卫生健康委设立中医岗，完善中医药价格和医保政策，重视科研攻关，把南药资源优势转化为中医药产业优势。

二、深化自贸区中医药改革创新工作试点

2019年，海南省中医药管理局紧紧围绕自贸区建设和中医药发展，积极将中医药融入自贸区建设，贯彻落实《国务院关于支持自由贸易试验区深化改革创新若干措施》，积极开展中医治未病改革创新探索。海南省卫生健康委会同海南省委人才发展局和海南省医疗保障局制订《海南自由贸易试验区深化中医治未病改革创新综合改革试点工作方案》，在全国率先将中医治未病服务项目细化为五大类共计236项，并实行分级分类管理，对部分中医治未病医疗服务价格实行备案制，吸纳非卫生技术人员在医疗机构提供中医治未病服务，改革中医治未病专职医师职称晋升制度，争取国内院内制剂在博鳌乐城国际医疗旅游先行区调剂使用等具有中医药优势的政策获批在海南自贸区探索实施。

三、积极推动《中医药法》贯彻实施

做好中医医术确有专长人员医师资格考核工作。为贯彻落实《中医药法》及其配套文件《中医医术确有专长人员医师资格考核注册管理暂行办法》（以下简称《暂行办法》），海南省积极启动推进中医医术确有专长人员医师资格考核工作，成立海南省中医医术确有专长人员医师资格考核领导小组；组织专家论证、赴省外调研、多次征求意见、合法性审查、会议研究审定，海南省法制办备案，最终形成《海南省中医医术确有专长人员医师资格考核注册管理实施细则（暂行）》（琼卫中医〔2018〕12号）；启动海南省现场报名工作，研究制订《2019年中医医术确有专长人员医师资格

考核方案》。2019年8月17~19日，海南省在全国率先完成545名首届中医医术确有专长人员医师资格考核工作。

继续加强中医诊所的备案工作。根据《中医诊所备案管理暂行办法》要求，海南省中医药管理局认真组织实施，要求各市县卫生健康委认真学习相关政策及规定，严格按时限及条件受理中医诊所备案相关资料，及时发放《中医诊所备案证》，切实加强中医诊所备案工作的事中事后监管，并按季度将本地区中医诊所备案情况报送海南省中医药管理局。自2017年12月1日《中医诊所备案管理暂行办法》实施以来，海南省各地共办理中医诊所备案90家。

四、不断提升中医医疗服务能力

持续加强中医医疗质量管理。一是加强中医医疗质量督查。海南省中医药管理局对全省中医医院的医院感染、中药药事、病历管理、护理4个专业开展医疗质量管理督导工作，对2018年督查发现问题进行"回头看"，督促和指导整改落实，建立与完善医疗质量管理体系，提高医院管理水平，促进医院全面、协调、可持续发展。二是开展中药饮片采购、验收的专项清查工作。为进一步规范中医医疗机构中药饮片的采购、验收行为，海南省中医药管理局2019年8月在全省范围内开展中药饮片采购、验收专项清查工作。三是开展中医医院等级评审工作。海南省中医药管理局组织对文昌市中医院、昌江黎族自治县中西结合医院、东方市中医院、乐东黎族自治县中医院、临高县中医院、儋州市中医院6家二级甲等中医医院进行等级复审。

基层中医药服务能力有新提高。一是海南省中医药管理局开展基层中医药服务能力提升工程"十三五"行动计划，加强基层医疗卫生机构中医药综合服务区（国医馆）建设，安排中央专项资金600万元用于支持乡镇卫生院、社区卫生服务中心共30家开展"国医馆"建设项目；加强对全省各市县中医馆建设情况的

专项调查，根据各市县报送基层国医馆建设情况统计，海南省近年来在基层医疗机构（主要是乡镇卫生院和社区卫生服务中心）建设中医馆（中医药综合服务区）250个，其中在乡镇卫生院建设中医馆236个，占全省乡镇卫生院总数（297家）的79%。二是加强对贫困县中医院对口支援工作，海南省中医药管理局组织海南省中医院、海口市中医医院、三亚市中医院3家三级甲等中医医院分别赴贫困县琼中、临高、五指山中医医院调研并签订对口帮扶责任书、落实帮扶项目。三是海南省中医药管理局完成对三亚市全国基层中医药工作先进单位复审。

中医重点专科建设取得新进展。海南省中医药管理局组织评审及公布2019~2021年省级中医重点专科建设项目单位，新增25个省级中医药重点专科建设项目。截至2019年底，海南省国家级中医药重点专科由"十一五"期间的4个增加到现在的13个。省级中医药重点专科从无到有，已建成23个，正在建设25个。

五、多举措加强中医药人才队伍建设

加强高层次人才培养。海南省中医药管理局组织开展2019年中医药人才培养项目重点指导工作；完成第四批全国中医（西学中）优秀人才研修项目选拔考试、2015年全国中药特色技术传承人才培训项目结业考核工作、第四批全国优秀中医临床人才研修项目年度考核工作和第六批全国老中医药专家学术经验继承项目年度考核工作。2019年，海南省共选拔出岐黄工程培养对象37人，其中第四批全国中医（西学中）优秀人才研修项目培养对象2人、全国西学中骨干培训项目8人、全国中医临床特色技术传承人才培养7人、全国中药特色技术传承人才培训项目1人、全国中医护理骨干人才培训项目4人、中医药创新骨干人才15人。林天东主任医师获得全国中医药杰出贡献奖。

加大基层中医药人才培养力度。海南省中医药管理局继续在全省开

展基层中医药适宜技术推广培训项目和2018年海南省基层老中医药专家学术经验继承项目，培训基层卫生技术人员2500人次；依托海南省中医院继续开展海南省中医急救重点学科建设及急救人才培养、海南省中医药护理骨干人才培养和海南省中药特色技术传承推广培养等项目工作。

继续加强传承工作室项目管理。海南省中医药管理局继续深入开展全国名中医工作室、全国基层名老中医药专家传承工作室和省名中医工作室等11个建设项目工作。截至2019年12月，张永杰和林天东全国名中医工作室建设项目取得阶段性成果，累计发表期刊论文10篇，会议论文或学术报告2篇，厅级以上课题5个，出版论著3部，发明专利9个，培养培训各级中医药卫生人员500余人。

六、促进中医药健康服务发展

提升海南中医药服务贸易工作在全国的影响力，海南省中医药管理局组织全省中医药服务贸易基地参加国际服务贸易交易会，以"抓中医药服务贸易，促海南自由贸易试验区建设"为主题在交易会海南馆展出，受到海南省主要领导关注；海南省继续加强中医药健康旅游和服务贸易示范基地建设，将中医药与海南独特气候和旅游资源结合，策划中医药健康旅游和服务贸易示

范基地能力提升项目，推动海南中医药的全面开放和转型升级，加快海南经济社会发展。海口市中医医院共接待超过10批包括"海口－莫斯科航线"专题游的300余名前来体验中医药康养服务的俄罗斯等国客人。三亚市中医院2019年共计接待外宾15762人次，其中参观人数4165人次，医疗人数11597次，医疗总收入为490.34万元，外宾诊疗收入同比2018年增长7.8%，外宾接待人数同比增长25.7%，客源主要以俄罗斯客人为主，占比90%。三亚市中医院2019年获批商务部和国家中医药管理局全国中医药服务出口基地。

七、推进中医药文化传播

海南省中医药管理局启动以"传播中医药健康文化、提升民众健康素养"为主题的海南省中医药健康文化推进行动；通过创新海南省各市县中医药健康文化传播形式，打造中医药健康文化传播活动新模板，并以模块化形式供各市县借鉴、推广；以普及健康生活方式，实现中医药健康养生文化的创造性转化、创新性发展，引导人民群众养成具有中国特色的健康生活习惯；举办第五期中医药文化科普巡讲专家培训班和3场中医药文化宣传及义诊活动，共计培训人员90人。

充分利用新媒体，加大中医药宣传力度。海南省中医药管理局联合海

南广播电视总台开设《奇妙的中医》电视栏目和《新时代中医药》广播栏目。截至2019年12月，《奇妙的中医》共播出40期。海南省中医药管理局联合海口广播电视台开设《中医国粹》广播栏目，共制作播出广播电视中医药健康文化主题节目时长约1820分钟。利用"海南中医药"微信公众号、海南省健康传播网等新媒体账号、平台推送中医药政策法规解读、中医药科普、中医药工作动态等信息300篇（条）。

八、推进中医药继承创新

继续实施第四次全国中医药资源普查。海南省中医药管理局组织三沙市陆地药用资源和海洋药物普查，2019年2～3月对西沙18个岛、礁、屿、洲等进行样方调查，共开展16个样地75个样方套的调查，采集腊叶标本466号729份，植物药材样品21份，海洋药材样品38份，种子23种56份，移栽活体植株14种249株。2019年海南省中药资源普查工作取得阶段性成果，《中国中药资源大典（海南卷）》1～4册已出版。

（易佳敏）

【重庆市2019年中医药工作概况】
截至2019年底，重庆市有中医、中西医结合医院163所，其中三级甲等医院9所、二级中医医院34所；公立中医院43所，每个区县至少有1所公立中医医院；开展中医药专科以上教育的院校4所；有2.1万中医药人员，占全市卫生技术人员的9.5%；有国医大师2名，全国名中医3名，全国中医药高等教育名师1名，市级名中医113人，中医执业（助理）医师1.8万人。中医医院开放床位4.4万张，占全市的18.9%。重庆市80%的综合医院和专科医院设置有中医科室，有全国综合医院中医药工作示范单位20个。北京、广州、成都、湖南、山东、南京6所中医药大学在重庆建非直管附属中医院。门急诊人次2073.3万，住院人数130.5万人次。80.9%的综合医院设置有中医科，所有社区卫生服务机构、乡镇卫生院能提供中医药服务。

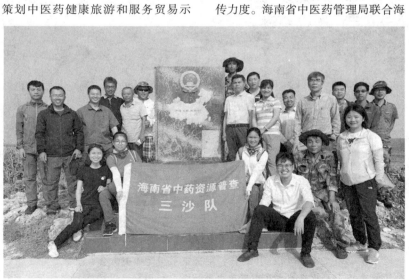

图5-17　2019年，海南省中药资源普查三沙队合影

一、政策法规

贯彻落实中央意见。重庆市委、市人民政府主要领导分别就《中共中央　国务院关于促进中医药传承创新发展的意见》作出批示，重庆市人民政府召开2次专题会议，贯彻落实全国中医药大会精神和研究部署重庆市实施意见制定工作。重庆市中医管理局牵头制定重庆市《关于促进中医药传承创新发展的实施意见》，加快推进《重庆市中医药条例》立法进程，开展立法调研，修改完善草案文本，推动将条例纳入市人大立法计划。

加大政策保障力度。重庆市率先制定全市中医药专业技术人员二级岗标准并开展中医药二级岗认定；平稳推进中医诊所实施备案制管理，推进中医医术确有专长人员医师资格考核。2019年重庆市新增民营中医医疗机构581个。

二、医政工作

深化公立医院综合改革。重庆市全面落实党委领导下的院长负责制，公立中医院章程试点全覆盖，三级公立中医院绩效考核全面实施，二级公立中医院培训实现全覆盖，21家公立中医院被纳入薪酬制度改革，9家公立中医院开展按疾病诊断相关分组付费试点；建立中医医共体42个、中医专科联盟21个、贫困地区远程医疗协作网16个。

改善中医药机构基础设施。重庆市中医院和北碚区中医院新增业务用房9.5万平方米。重庆市中药研究院国家中医药传承创新工作开工建设，总投资1.5亿新建中药资源研究中心等4栋业务大楼。重庆市新投入4亿元改扩建巫山、铜梁等4家区县中医院，持续推进永川、荣昌等17家区县中医医院改扩建项目。

加强重点专科建设。重庆市加强3个国家区域中医（专科）诊疗中心建设，持续推进28个国家中医重点专科、39个国家中医特色专科、131个市级中医重点专科、24个市级中医特色专科、100个基层医疗机构中医特色专科建设，深入推进国家重大疑难疾病中西医临床协作试点肝纤维化项目。

强化医院质量监管。重庆市建立中医医疗质控中心6个，开展"医疗乱象专项整治"等5项专项检查，督查各级各类中医医疗机构5017家，梳理排查医疗风险隐患172个，制定整改措施249条，查处违法违规行为17起。

三、科研工作

推进中医药科技创新。重庆市加强3个国家中医药传承创新平台建设，新增2个市级中医临床研究基地建设项目，启动国家中医循证能力建设项目——脑病优势病种评价研究。建成国家中药资源分中心1个，省部级重点实验（研究）室10个。川黄连等4种中药饮片、太极藿香正气液标准化建设项目通过国家验收。重庆市中医管理局联合重庆市科技局确定科卫联合中医药科研项目65个，其中重点项目5个，完成95个市级科研项目结题验收。

提升中药材质量。重庆市摸清14个贫困区县中药材种植基地现状，优选推荐示范基地16个，组织石柱、云阳等贫困区县中药企业参加全国产业扶贫对接会，培训贫困区县中药材种植骨干100余名。

四、教育工作

实施"巴渝岐黄工程"。重庆市引进北京金世元等3位国医大师在渝建工作室，推进"中国中医科学院重庆名医传承计划"，遴选20名三级甲等中医院临床骨干，师从中医科学院10名专家学经典、跟临床；新增全国名中医工作室3个，培养国家级高层次人才67名；新增国家中医药高级人才培养基地1个；启动第三批市级师带徒工作，确定120名导师和240名继承人签订师徒协议，按时上岗带教学习。

加强学科队伍建设。重庆市新增市级中医药重点学科10个，进一步加强全市8个国家中医药重点学科、25个市级中医药重点学科建设；对全市9家三级甲等中医院学科建设及人才现状进行评估分析，完成《重庆市中医学科人才报告》。中西医结合诊治皮肤病实验室被纳入全市重点实验室建设，建成市级中医康复示范中心1个。重庆市开展住院医师规范化培训考核，合格人员269人，合格率90.6%。

五、文化建设

促进中医药文化传播。重庆市举办市级"卫生健康70年·中医药健康你我他"大型主题活动5场，区县级活动511场，受益群众达100万人次。重庆电视台播出《名中医到社区》160期。重庆市中医管理局印发《重庆市中医药文化进校园工作实施方案》，新增15个中医药文化进校园活动试点项目，完成覆盖8

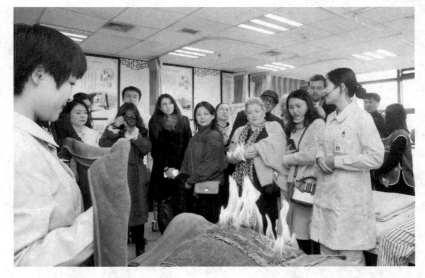

图5-18　2019年12月10日，重庆市卫生健康委员会、重庆市中医管理局、重庆市人民政府外办在重庆市中医院举办外国驻渝领团感知中医药文化行活动。图为外宾现场体验中医药特色技术

个区县1920户居民的中医药健康文化素养调查工作，新建6个市级文化宣传教育基地，完成3个国家基地的评估验收。

推进海外文化交流。重庆市中医管理局与重庆市卫生健康委、市人民政府外办联合举办外国驻渝领事官员中医药文化体验活动2期，来自日本、英国等9个国家驻渝外交官感知中医药文化。重庆市卫生健康委与乌兹别克斯坦、白俄罗斯等5国签订中医药战略合作协议，获得国家中医药国际合作专项1个。太极集团、重庆市中医院被纳入国家首批服务贸易统计试点。

六、中医药健康扶贫

加强中医院对口帮扶。重庆市实现三级中医院对口帮扶贫困县中医院全覆盖，补助1400万元支持14个贫困区县中医院提升服务能力，13个30万人口以上贫困区县中医医院至少二级甲等水平。

深化鲁渝健康扶贫协作。重庆市中医管理局在山东中医药大学举办为期1个月的中医临床骨干培训班，培训贫困地区中医临床骨干100人；推动山东中医药大学在重庆市建2所非直属医院和2所教学医院；开展"站立行动""光明行动"，为200多名贫困患者实施髋（膝）关节置换手术、白内障手术；举办鲁渝扶贫协作"中医中药巴渝行"活动，邀请山东专家赴深度贫困县开展帮扶指导。《中国中医药报》登载2篇专版报道。

七、党风廉政建设

2019年4月15～17日，习近平总书记在重庆考察，主持召开解决"两不愁三保障"问题座谈会，并发表重要讲话。重庆市中医管理局号召全市中医药系统深入学习习近平新时代中国特色社会主义思想，认真贯彻落实习近平总书记对重庆提出"两点"定位、"两地""两高"目标、发挥"三个作用"和营造良好政治生态的重要指示要求，始终在思想上政治上行动上同以习近平同志为核心的党中央保持高度一致。

重庆市中医管理局主要负责人主持中心组学习10余次，局机关2个支部深入开展"不忘初心、牢记使命"主题教育，抓好支部学习教育常态化；抓好支部"三会一课"、主题党日等活动见实效；做好党风廉政责任落实，制定党风廉政建设责任清单，在委机关开展述职述廉，将党风廉政建设情况纳入季度督查和年度考核，严格落实中央八项规定及其实施细则精神，梳理廉政风险点，坚持重要节点廉政提醒制度，带头发挥共产党员的先锋模范作用；支部专题学习研讨15次，开展活动42次，召开民主生活会2次，撰写学习心得15篇，在中心组学习交流发言7次，获局机关党委"金点子"征集活动三等奖，1人获优秀党员称号。

（廖惠萍）

【四川省2019年中医药工作概况】

一、党建工作不断夯实

不断加强党的领导。四川省全系统严格落实党要管党、从严治党要求，牢固树立"四个意识"、坚定"四个自信"、做到"两个维护"；扎实开展"不忘初心、牢记使命"主题教育，紧紧围绕"守初心、担使命，找差距、抓落实"总要求，坚持把学习教育、调查研究、检视问题、整改落实贯穿全过程，筑牢党员干部理想信念，推出提高人民群众中医药获得感、幸福感的扎实举措；认真贯彻落实四川省委办公厅印发的《四川省加强公立医院党的建设工作实施办法》精神，持续加强公立中医医院党建工作；启动党员积分制管理和"党员示范岗"争创活动，组织召开民主党派座谈会，加强党对统战和群团工作的领导。

持之以恒正风肃纪。四川省认真学习中央八项规定，四川省委、省人民政府十项规定精神与实施细则，落实四川省委、省人民政府关于作风建设的各项要求，结合"不忘初心、牢记使命"主题教育，组织召开"以案促改"警示教育大会，坚持把党纪党规作为党员干部自身的道德准则和行为规范；重点开展扶贫领域突出问题专项督查，行业不正之风专项整治，党员干部利用地方特产谋取私利集中整治；集中开展形式主义、官僚主义问题专项整治，党员干部"赌博敛财"，重大事项专项巡查以及自查自纠、主动向组织说清问题等专项部署，进一步推进全省中医药系统风清气正，切实增强群众满意度和获得感。

加强党风廉政风险防控。四川省突出抓重要环节、关键人员、具体问题、执纪监督、通报曝光等，积极参与"三重一大事项"的过程及结果监督，严查身边不正之风和微腐败，建立台账，实行办结销号；系统学习《中国共产党问责条例》，让党纪法规在全体党员心中"落地生根"；相继开展述责述廉、内审内控等廉政风险防控工作，层层签订党风廉政建设责任书，梳理风险点，确保防控不留死角，规范权力运行；围绕重大事项决策、重要人事任免、重大项目安排、大额度资金使用和岗位职责、法定权限及业务流程，分析排查岗位廉政风险点，切实从源头上控制廉政风险，防止小问题演变成大问题。

不断强化队伍党性修养。四川省中医药管理局组织开展巡回演讲，制作廉政文化宣传纪录片，建党98周年文艺汇演，凝聚正能量；组织干部职工接受警示教育，筑牢思想防线，锤炼党性修养；举办领导干部读书班、干部培训班等，全面提升领导素质和业务能力。

二、中医药服务阵地不断筑牢

逐步完善中医药服务体系。四川省安排建设资金共计6.91亿元，加快推进国家中医药传承创新工程、省级医疗卫生重点项目和"十百千"工程；遴选15所县级中医医院牵头开展县域医共体试点建设。成都中医药大学附属第二医院，阆中、芦山等一批中医医院积极建设，营山县中医医院建成并投入使用。四川省中医医院、西南医科大学附属中医医院、四川省第二中医医院3家省级中医医院和攀枝花市中西结合医院1家市级中医类医院首批通过"互联网医院"审批。

全面提升中医药服务能力。四川省中医药管理局制订《四川省三级公立中医医院绩效考核实施方案》，将中医药特色健康服务推进情况纳入三级公立中医医院绩效考核；新备案三级中医医院40所，38家中医医院入选"全面提升县级医院综合能力第二阶段全国500家中医院"名单，数量居全国第二。四川省97.6%的乡镇卫生院和85.7%村卫生室能提供中医药服务；建成全国基层中医药工作先进单位92个，3个市级和18个县级通过复审。中药智慧药房建设有序推进，"三难"（候药难、煎药难、煎药品质保障难）问题得到有效解决。

充分发挥中医药的独特作用。四川省中医药管理局出台《中医治未病健康促进行动方案（2020～2030年）》，大力实施中医治未病健康行动；持续推进艾滋病、糖尿病等13个省级重大疾病中医药防治中心建设，艾滋病中医药治疗病例增加到年1380例。长宁抗震救灾，中医应急医疗队取得高效救治和有效康复的重大胜利。

全面加强中医药人才队伍建设。四川省开展国家和省级中医药继续教育项目504项，累计培训6万余人次；按省级培训师资、市级培训骨干、县级培训基层人员模式，开展中医适宜技术培训，全年培训市县师资402人、基层中医药人员2万余人；建设高层次人才培养基地1个，推进16个四川中医药流派、10个四川省十大名中医工作室建设，完成第五批全省老中医药专家学术经验

继承工作，共574名继承人出师。

三、中医药产业发展不断壮大

全面推进中医药产业布局。四川省中医药管理局编制《四川省中医药产业发展综合试验区建设方案（草案）》，积极创建国家中医药综合改革试验区；按照四川省委、省人民政府加快建设现代农业"10＋3"产业体系总体战略部署，牵头推动"川药"发展；印发《四川省中药材产业发展规划（2018～2025年）》，拉动中医药全产业链发展；推进中药材溯源体系试点，选取苍溪县、南部县开展中药材溯源工作；会同四川省文化和旅游厅出台《关于加快四川省中医药健康旅游发展的实施意见》，构建"一核四区"中医药健康旅游发展格局，遴选2019年四川省中医药健康旅游示范基地5个、示范项目10个。

全面推进"三个一批"重点项目。四川省中医药管理局落实四川省人民政府办公厅印发的《开展"三个一批"建设推动中医药产业高质量发展的意见》，首批确定立项重点企业8个、重点中成药品种6个、重点中药饮片品种7个、重点中药材种植基地24个，形成龙头企业带动、特色产品支撑、优质药材保障的"川药"现代产业体系，引领推动四川省中医药产业高质量发展。

全面推进中医药产业标准化。四川省中医药管理局召开四川省中医药标准化技术委员会会议，成立

中医药装备分技术委员会，全面加强中医药装备领域标准化工作。17个中医药地方标准制（修）订项目获省市场监管局立项。四川省承担的4个中成药大品种、13个中药饮片国家中药标准化项目通过国家验收。

全面推进科研创新与转化。四川省骨科医院等4个单位被批准进入第二批省级临床医学研究中心建设；持续抓好219个省中医药局科研课题研究，获得四川省科学技术进步奖7项；着力打造花椒第一省，开展花椒药用价值挖掘及大健康产品研发，4个叶花椒（藤椒）中药材及饮片标准由四川省药品监督管理局发布，填补省级地方标准和中药饮片标准空白，明确花椒药效物质在降血脂、改善脂肪肝及防治老年痴呆等方面的积极作用。

全面打造"川药"品牌。四川省大力开展中医药大健康产业博览会，全方位、多角度展示四川中医药；举办乐山中医药博览会，搭建中医药全产业链高质量交流对接平台；积极参与第六届中医药现代化国际科技大会，组织中医药和生物医药产业推进分会，宣传推介四川特色中医药产品，提升品牌效应。

四、中医药文化交流不断丰富

不断加强中医药文化传承。四川省中医药管理局会同四川省委宣传部、教育厅出台《关于实施中医药文化传承发展工程的意见》，着力凝聚川药、川方、川医、川人的"川派"中医药传承力量，打造全国中医药文化高地；会同四川省委宣传部、文物局支持成都中医药大学建成（中国）出土医学文献与文物研究院，为中医文化的传承与创新提供新动力；联合四川省文化和旅游厅、图书馆开展首个省级中医药古籍文化展，弘扬中华优秀传统文化。

持续深化对外交流合作。推动海外中医药中心建设，在中国－黑山中医药中心基础上成立四川省中医院教育培训中心，积极筹建荷兰、喀山中医药中心，海外中医药中心年诊疗量近2万人次。西南医科大

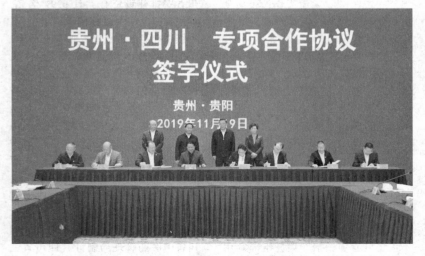

图5-19　2019年11月19日，贵州、四川两省签署中医药发展战略框架协议

学附属中医医院获批国家中医药服务出口基地。四川省中医药管理局举办第二届驻蓉领事官员走进四川中医药活动，赴捷克、葡萄牙开展中医药文化推介交流活动，召开川港交流合作会议，组建川港中医药发展联盟，协办葡语系国家传统医学研修班暨"走进四川"澳门青年中医生专业培训营、海外惠侨中医关怀计划。2019"一带一路"四川国际友城合作与发展论坛期间，中医药作为宣传四川省的六大板块之一进行全方位展览展示，向世界各国充分展示中医药文化独特魅力，大力提升四川中医药国际影响力。

不断扩大区域开放。四川省中医药管理局按照四川省委、省人民政府畅通南向通道、深化南向开放合作战略部署，主动推动与广西、云南、贵州中医药管理局签署《中医药发展战略合作框架协议》，深化交流合作，促进优势互补，不断推进中医药产业融合发展，提升区域内中医药产业整体竞争力。

五、中医药扶贫工作成效显著

加大落实健康扶贫。四川省中医药管理局继续加大中医药系统扶贫工作力度，助力乡村振兴和脱贫攻坚；充分利用中央健康扶贫资金 5.7 亿元，加强县级中医医院基础设施建设。利用中央资金 7000 万元，支持 70 个贫困县中医医院服务能力提升，安排省级资金 5100 万元，支持 25 个贫困县县级中医医院提升办院水平。

深入开展对口帮扶。四川省中医药管理局继续实施"传、帮、带"，安排 48 家三级中医医院、41 家二级甲等医院派出 359 名医疗骨干对口支援 161 家贫困薄弱地区中医医院和乡镇卫生院，着力打造一支"下得去、留得住、用得上"的中医医疗队伍；实施"深度贫困县人才振兴工程"，通过中医师承教育、藏医骨干进修等项目培养中医药人员 620 余人次。

大力实施产业扶贫。四川多数贫困地区土壤贫瘠、水源缺乏，自然条件恶劣，不适宜粮食作物生长，一些高海拔地区，种植中药材已成为当地农民主要经济来源之一，对促进农民增收作用突出。四川省中医药管理局

积极安排专项资金，开展贫困地区中药材种植技术培训工作，建设"示范基地"和"定制药园"。

六、中医药保障力度不断加强

财政投入不断加大。四川省中医药专项资金财政投入保持高增长，2019 年财政投入 7.2 亿元，较 2018 年增长 143%；持续实施中医药服务能力提升"十百千"工程，支持 7 个中医医疗区域中心建设和 50 个县级重点中医医院建设。

法制保障不断加强。四川省中医药管理局紧抓全国中医药大会召开和《中共中央　国务院关于促进中医药传承创新发展的意见》颁布的契机，积极对接四川省人大法工委、法制委，将多项创新举措融入新版《四川省中医药条例》，四川省人大常委会第十四次会议全票赞成通过，并于 2019 年 12 月 1 日起正式实施，为四川更好地发展中医药提供坚强法制保障。

"放管服"改革不断深入。四川省中医药管理局加强一体化政务服务平台建设，完善涉及 19 个事项 38 个具体项目的中医药行政审批事项清理与调整，优化行政审批事项办理流程，全面推动行政权力事项和公共服务事项依法规范公开运行；严格落实《中医药法》关于中医药广告相关规定，协调四川省委编办将"医疗广告审查"行使层级由市级调整为省市两级，从权力清单层面厘清中医医疗广告的审查权限。

医疗综合监管不断加强。四川省中医药管理局全面完善分类监管指标体系和责任追究办法，推动 5 家局注册医疗机构接入省级医疗"三监管"平台。非药物门诊中医诊疗比例、中医医疗技术项目数、中医处方门诊占比等中医药特色监管指标正式启用。四川省重点开展的中医养生保健服务乱象活动治理中，共监督执法次数 4080 次，监督执法人数 9604 人，检查机构数 1224 个。

（赵忠明）

【贵州省 2019 年中医药工作概况】

一、医政工作

中医药服务体系更加完善。2019

年，贵州省中医药服务能力占比18%，中医类医疗卫生机构 1141 个，中医类医疗卫生机构床位 25431 张，新建基层中医馆 93 个。贵州省 9 个市州及贵安新区有 9 家三级公立中医类医院。贵州省中医医院（省苗医医院）建设前期工作启动。贵州省 88 个县中，有 57 个县建成中医医院，全省基层医疗卫生机构建成中医馆1333 个。168 个社区卫生服务中心、1165 个乡镇卫生院、285 个社区卫生服务站、3613 个村卫生室能提供中医药服务，在同类机构中的占比分别为80.38%、91.52%、57% 和 18%。贵州省备案制中医诊所共计 230 家。贵州省基层医疗卫生机构中医诊疗区（中医馆）健康信息平台上线运行，接入基层中医馆 364 家。下达贵州省中医院传承创新工程（省级中医院项目 2 个）和健康扶贫工程（县级中医院项目 4 个），总投资 220239 万元，中央资金 40000 万元。

中医药服务能力进一步提升。贵州省推动区域中医能力整体提升，平均每个县投入 75 万元；启动 43 个贫困县服务能力提升工程，推动国家级区域中医（专科）诊疗中心建设和国家级区域中西医结合诊疗中心创建，推进遵义市、毕节市、黔东南州、黔南州、黔西南州 5 家三级甲等中医院抓好省级区域中医（专科）医疗中心建设，全力推动东西部中医药对口帮扶。截至 2019 年12 月，贵州省建成省级重点专科 249 个、国家级重点专科 20 个。贵州省启动赤水市等 29 家县级中医院第二阶段综合能力提升工作，遵义市中医院创建三级甲等医院，播州区、碧江区、思南县、金沙县、三穗县和福泉市 6 家县级中医院创建三级中医院工作有序推进；启动建设第一批 14 个省级中医医疗质量控制中心，强化中医药内涵建设；启动实施 60 个省级中医临床重点专科专病建设，对榕江等 43 个贫困县中医院，平均每个县支持 15 万元用于重点专科建设；净化中医药养生保健服务环境，2019 年贵州省中医药管理局组织在全省范围内开展为期 6 个月的中医养生保健服务乱象整治行动，

摸底调查中医养生保健服务机构3286家，下达监督意见书10份，发现违法行为机构334家，立案142件，罚款41.28万元；出台方便群众看中医政策，制订《贵州省方便群众看中医进一步改善中医医院服务工作方案》，推广实施一批优化流程、改善服务的措施；传承和弘扬大医精诚精神，贵州省中医药管理局会同贵州省人力资源和社会保障厅、卫生健康委举办第四届"贵州省名中医"评选，共评出第四届省名中医共20人；推进中医医术确有专长人员医师资格考核工作，2019年有近3000名考生进入省级资格审核程序，共515名考生符合考核条件。遵义市获评全国基层中医药工作先进单位。

二、科研工作

推进国家中药标准化项目建设。贵州省完成国家中药标准化项目《国药集团同济堂（贵州）制药有限公司"仙灵骨葆胶囊"标准化建设项目》为期3年的建设任务，并通过国家初步验收。

协调支持重点新药立项。贵州省中医药管理局协调国家中医药管理局对贵州省制药企业给予科研支持帮助，推荐百灵制药集团的医院院内制剂糖宁通络胶囊申报国家中医药管理局课题。

科研立项再创佳绩。2019年，贵州中医药、民族药科研课题立项107项，资助金额共计55万元。

全力推进中医资源普查工作。第四次全国中医资源普查完成兴仁等13个县的中药资源调查及与中药资源相关的传统知识调查的外延调查工作；完成清镇等49个县（市、区）第四次全国中药资源普查工作3663万元经费的招标工作。

三、人才培养工作

推进各级名中医工作室建设。贵州省共建成国医大师工作室1个、全国名中医工作室4个、全国流派传承工作室1个、全国名老中医药专家传承工作室22个、全国基层名老中医药专家传承工作室52个。

培育名医传承人才。贵州省中医药管理局与贵州省人力资源社会保障厅、卫生健康委联合启动180名中医名医传承人培养工作。

加强基层人才培养。2019年，贵州省中医药管理局举办贵州省中医院院长高级管理班培训243人，组织496名基层卫生技术人员参加执业（助理）医师资格考试考前培训，培养全科专业订单定向免费医学生255名，招录中医住院医师规范化培训学员592名、中医类别助理全科医生119人。截至2019年12月，贵州省共培养全科专业订单定向免费医学生1265名，招录中医住院医师规范化培训学员2214名、中医类别助理全科医生253人。

持续实施中医药人才提升工程。贵州省遵循中医药发展规律及中医药人才成长规律，2019年累计开设培训班13个，累计培训3374人次。

四、文化宣传与交流

营造浓厚中医药文化氛围。贵州省推进中医药健康素养提升、中医中药中国行、《中医药法》实施两周年宣传活动，加强中医药健康文化传播，提升民众健康素养，受益数十万人。2019年，国家中医药管理局公众号、《中国中医药报》《健康报》《贵州日报》《新华网》等主流媒体报道贵州省中医药管理局消息69篇。贵州省中医药管理局网站于10月30日上线，及时发布省级和地州中医药动态信息。

对外合作取得历史性突破。贵州省中医药管理局牵头组织15家优质医药企业赴澳门参加二十四届国际贸易投资展览会（MIF）健康产业展，落实扶贫合作框架协议，深化两地合作，将境外优质资源引入贵州省；与美国、法国、澳大利亚的高等学府、医疗机构、学术机构等签署备忘录，广泛开展合作，加速认可，促进成果形成。贵州中医药大学"东盟国家中医药民族医药文化传播示范研究"获得2019年度中医药国际合作专项立项支持。

与四川省开展战略合作。贵州、四川两省签署中医药发展战略框架协议，在省际开创中医药优势互补创新模式，实现中医药资源优化配置，推动中医药发展。

五、政策法规

全力推动《贵州省发展中医药条例》修订。贵州省组建由国医大师、全国名老中医、全国政协委员、中医药高等院校、三级甲等中医医院、民族医药学会、律师、中医药企业专家组成的专家咨询小组，按照传承、创新、发展总基调，结合立法调研存在的问题，围绕中医药管理体系建设、服务体系建设、人才培养体系建设、少数民族医药发展、中医药文化传承与创新等内容进行研究、论证。

逐步理顺中医药管理体系。贵州省建立由分管省长任召集人的联

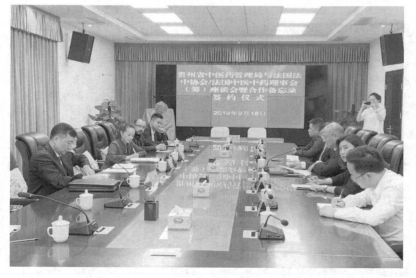

图5-20　2019年9月18日，贵州省中医药管理局与法国法中协会/法国中医中药理事会（筹）召开座谈会并签署合作备忘录

席会议制度，全省9个市州均独立设置中医科（处），34个县（市、区、特区）设置中医股；出台18个规则和制度，规范工作和行为，着力推动完善中医药制度体系并提高中医药系统的治理能力。

制定整理完善法规制度。贵州省中医药管理局编制中医药法律法规汇编4辑，共计200份文件120余万字；整理形成《习近平总书记关于发展中医药重要论述摘编》；组织实施开展《贵州省中医药执法监督对策研究》《贵州省执法监督行为规范》课题调研工作，努力推动执法监督规范化、科学化、制度化。

（俞学良）

【云南省2019年中医药工作概况】

2019年，云南省中医药系统在云南省委、省人民政府的坚强领导和各级各部门的协同协作下，认真贯彻落实《中医药法》《中共中央　国务院关于促进中医药传承创新发展的意见》、全国中医药大会精神和国家中医药工作要求以及云南省委、省人民政府决策部署，紧紧围绕省委、省人民政府《关于进一步加快卫生与健康事业改革发展的决定》《关于贯彻落实中医药发展战略规划纲要（2016～2030年）的实施意见》《云南省加快中医药发展行动计划（2014～2020年）》明确的中心工作，围绕制约云南中医药事业发展的难点、关键点和瓶颈问题，开拓创新，主动作为，云南中医药工作取得新的进展和成效。云南省争取到中央资金6.53亿元和省级中医药专项资金3596万元，扶持10所县级中医医院基础设施建设、云南省中医医院和西双版纳州傣医医院国家中医药传承创新项目，中医药服务能力提升项目。截至2019年底，云南省16个州市卫生行政主管部门中，12个州市设立独立的中医药主管部门，其中昭通设立副处级的中医药管理局。云南省共有中医药管理人员204人，县级以上公立中医医院108所，其中省级3所、州市级14所、县级91所，实际开放床位31059张，中医药从业人员1.97万

人，年总诊疗人次1816.93万人次，出院人次106.39万人次。深入推进基层中医药服务能力整体提升，中医药服务覆盖面继续扩大，云南省99.52%社区卫生服务中心、98.59%的乡镇卫生院和91.04%的社区卫生服务站、85.18%的村卫生室能够提供中医药服务，基层医疗机构中医药服务量占比达26.46%。民办中医医疗机构1400多所，备案中医诊所259所。云南省建有国家中医药重点学科17个、国家临床（中医）重点专科6个、国家中医药管理局重点专科21个、区域性中医（专科）诊疗中心5个、省级中医药重点学科10个、重点专科77个。92%的综合医院设立中医科、中药房，15所综合医院获得全国综合医院中医药工作示范单位称号，31个县区获得全国基层中医药工作先进单位称号，保山市通过全国地市级中医药工作先进单位现场考核评审。

一、政策法规

全国中医药大会召开后，云南省中医药管理局按照云南省副省长李玛琳对贯彻落实好大会精神的部署要求，组织制订《贯彻落实全国中医药大会精神建议方案》，待云南省人民政府审定后，联合有关部门推进实施；召开中医药界学习贯彻全国中医药大会精神座谈会，听取业界专家、医疗机构、学会、企业代表对贯彻落实大会精神的意见建议；印发《关于认真学习宣传贯彻全国中医药大会精神的意见》，在全系统学习宣传贯彻落实好中央领导同志的重要指示、批示和大会精神，切实把思想和行动统一到党中央、国务院和云南省委、省人民政府对中医药工作的决策部署上来；通过专家访谈、专题报道等多种方式、多渠道，向云南省卫生健康系统和全社会传递党中央、国务院促进中医药传承创新发展的重要意义、政策导向和重大举措；总结宣传云南省中医药工作成效、亮点，营造良好的工作氛围；加快推进《云南省发展中医药条例》的修订论证工作，完成条例修订初稿系统内征求意见并进行梳理修改，《云南省迪庆

藏族自治州发展藏医药条例》正式颁布施行，傣医药条例被纳入地方立法规划；组织实施首批中医医术确有专长人员医师资格考核认定工作，确有专长人员考核认定平稳有序推进，2019年考核通过202人，考核出一批民间中医医术确有专长的医师，充实中医医师队伍；组织开展卫生监督干部近100人学习培训《中医药法》、中医药监督知识，有效提升卫生健康、主管部门贯彻落实《中医药法》及相关配套政策的能力和水平。

二、医政工作

中医药医改工作。云南省中医药管理局推进现代医院管理制度，全面摸排云南省内公立中医医院建立现代医院管理制度和医院章程试点工作情况，建水县中医院被纳入全国现代医院管理制度试点，保山市、彝良县推荐为国家医改典型经验；制定云南省三级公立中医医院绩效考核指标，全省三级公立中医医院绩效考核工作全面启动；加强中医医联体建设，转发《国家卫生健康委　国家中医药管理局关于在医疗联合体建设中切实加强中医药工作的通知》，提出云南省6项贯彻落实意见，确保在医联体建设中中医院"三不变""三独立""两不减"（中医医院性质、名称、功能定位不变，机构、编制、财务独立，人员编制、床位数总量不减）。云南省中医医疗集团成员单位达到120个，构建肛肠、针灸等9个专科联盟，县级中医医共体75个。云南省65岁以上老年人、0～36个月儿童中医药管理率分别达58%、71%。中医药累计治疗艾滋病病人、病毒感染者15316例，实际在治6582例，完成国家下达任务的109.70%。在2019年云南省德宏、版纳等地登革热疫情严峻、首次报告基孔肯雅热疫情的情况下，云南省中医积极主动作为，通过中西医协同协作，在减轻患者症状、提高患者生存质量、降低死亡风险等方面显示出独特优势。云南省中医药管理局制订印发《云南省方便群众看中医进一步改善中医医院服务工作方案》，针对群众看病就

医的难点、痛点、堵点，在全省二级以上中医医院推广实施一批优化流程、改善服务的措施，不断提升患者看中医的获得感和满意度。

中医药服务体系建设。云南省中医药管理局争取2019年全民健康保障工程健康扶贫工程中央投资资金4.82亿元用于10所县级中医院建设，国家中医药传承创新工程项目中央投资资金7300万元用于云南省中医医院、西双版纳州傣医医院建设。乡镇卫生院、社区卫生服务中心中医馆设置率分别达到97.48%和85.99%；组织完成对云南省91家县级公立中医医院摸底调查，针对全省县级中医医院存在的诊疗科目不健全、医技科室检验检查能力不足、医技人员不足、医疗技术能力不足等突出问题，制订《云南省县级公立中医医院综合服务能力提升工作方案》和《云南省县级中医医院医疗服务能力标准（试行）》；完成2019年度全国基层中医药工作先进单位复审。

中医药综合服务能力建设。云南省国家中医临床研究基地、全国重大疾病中西医协同协作试点（风湿性关节炎）、5个国家中医区域诊疗中心建设有序推进。在中医重点专科建设基础上，结合中医药传统优势诊疗病种，在云南省遴选布局中医肛肠科、中医骨伤科、中医妇科、中医老年病科4个省级区域诊疗中心。强化中医医疗质量管理，云南省新增5个中医药质控中心，完成对全省16个州市省级中医重点专科（专病）的复核评审工作。深入推进中医医院监督管理。云南省中医药管理局完成对2018年度复审的37家县级公立中医医院等级评审公示并报国家备案，2019年34家中医医院等级评审复审工作；按照统一安排部署，指导做好中医医疗机构第二批行风整治、扫黑除恶线索摸排上报、规范诊疗及打击医疗乱象工作；开展全省中医医疗机构感染防控排查整顿工作，指导做好中医医疗机构医院感控工作，共向云南省卫生健康委扫黑除恶办公室报送中医类线索2起；组织开展中药饮片专项检查，共检查全省各级各类中医医院、中医类诊所、中医类门诊部1793家。

三、科研工作

深入推进中药资源普查工作，云南省中医药管理局制订34个县中药资源普查方案，实现129个县的普查工作全覆盖，初步查清云南本底药物资源，鉴定上传植物种类7284种，搭建云南省中药资源标本馆；配合国家中医药管理局完成中药标准化项目验收工作；指导做好国家临床研究基地建设和10个省级重点学科建设工作，继续加强中药炮制技术传承基地和2个省级中医康复示范中心建设工作。

四、教育工作

云南省中医药管理局开展1个国医大师、2个全国名中医、4个全国名老中医药专家和16个基层名中医传承工作室建设；继续实施全国第六批和省级第四批中医药师带徒工作，共培养继承人94名；培养中医临床研修人才4名、藏医研修人才2名、中医药传承与创新"百千万"人才工程中医药骨干人才82名。云南省中医药工作者张震、朱兆云获全国中医药杰出贡献奖，5人入选"云岭名医"，云南中医药大学确定为中医学博士授权点。云南省结合"一年两考"的试点政策，认真抓好中医执业医师资格考试，执业医师通过率提高3.60%，助理医师通过率提高8.90%。继续做好中医住院医师规范化培训基地建设工作，中医住院医师规范化在培学员1701人、中医助理全科医生在培学员388人。

五、民族医药工作

加大民族药经典名方挖掘整理力度，云南省中医药管理局参与编纂《中华医藏》，组织开展傣药古代经典名方目录遴选，确定将18个傣医方剂纳入傣药古代经典名方目录，并上报国家中医药管理局审定。"云南民族医药传承模式创新及应用示范"项目在云南省科学技术奖励大会获2018年度云南省科技进步一等奖。云南省启动傣医考试大纲修订工作，系统整理发掘傣医药、彝医药古籍精华，研究学术理论、流派及学说。

六、文化建设与对外交流

云南省中医药管理局组织开展中医中药中国行——中医药健康文化推进行动、悦读中医活动、中医药科普文化巡讲和中医药服务百姓健康义诊活动。云南中医药学会举办兰茂论坛、首届滇南医学流派发展论坛，进一步加强省内外学术交流学习。"云南中医"微信公众平台影响力不断扩大，关注用户达42万余人，累计受众阅读达6600万人次。云南省中医药代表团赴越南河内参加第九届大湄公河次区域传统医药交流会。云南省完成2018年国

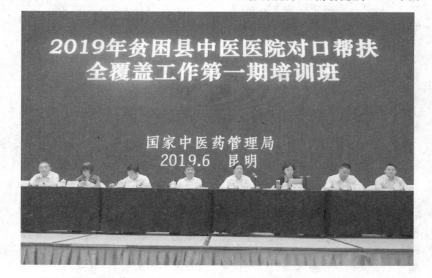

图5-21　2019年6月28日，由国家中医药管理局主办的2019年贫困县中医医院对口帮扶全覆盖工作第一期培训班在云南昆明举办

家中医药管理局国际合作项目省级验收工作，继续推进中－缅中医药中心、中医药健康服务国际合作基地建设，组织遴选申报国家 2019 年国际合作专项，启动中医药服务贸易试点工作。云南省中医医院被认定为国家中医药服务贸易出口基地。

七、推进中医药健康扶贫和健康服务业发展

深入推进中医药健康扶贫。一是云南省立足中医药实际，全面摸排云南省贫困县中医医院综合服务能力情况，积极争取中央专项资金支持，对 62 个贫困县给予 100 万元/县的服务能力提升工作经费支持。二是坚持两手抓，云南省中医药管理局协调国家中医药管理局和外省综合实力强的中医医院对云南省贫困县中医医院进行对口帮扶，安排省内三级公立中医医院对贫困县进行对口帮扶，实现帮扶全覆盖。三是积极作为，全国贫困县中医医院对口帮扶全覆盖工作会议在昆明召开，云南省在对口帮扶工作会议上作交流。四是做好贫困地区中医对口帮扶方案并督促实施，开展对口支援工作、"三区三州"重点地区中医药组团式帮扶工作。五是继续开展"定制药园"建设工作，云南省中医药管理局印发《云南省实施"定制药园"工作方案》，实施中药材产业扶贫，助推云南省脱贫攻坚工作。通过专家评审、现场核查认定 18 个品种 32 家"定制药园"。"定制药园"企业种植中药材面积约 4.40 万亩，带动贫困户 5400 余户，每户增收约 6000 元，助推脱贫攻坚工作。

推进中医药健康服务业发展。云南省中医药管理局开展中药材种植技术培训，组织相关企业到天津、江西樟树等地参加中药材推介活动，扩大云南道地药材的影响力，打造"云药"品牌。开展国家中药标准化项目建设，云南白药集团股份有限公司的三七、重楼 2 种中药饮片标准化建设，昆药集团股份有限公司的血塞通注射剂（冻干、注射液）标准化建设，昆明龙津药业股份有限公司注射用灯盏花素标准化建设，云南生物谷药业股份有限公司的灯盏生脉胶囊标准化建设 5 项入选国家中成药、中药饮片重点产品行业标准制定项目。中医药与养老、养生、旅游等业态进一步融合发展。

八、党风廉政建设

云南省进一步加强党的建设和党风廉政建设，作为二级中医医院评审重要内容，督促指导医院建立党风廉政建设责任目标管理制度和反腐倡廉长效机制，医院惩防体系建设组织机构更加健全；认真贯彻落实中央八项规定精神和卫生健康行业作风"九不准"，充分发挥党组织战斗堡垒作用和党员先锋模范作用，患者满意度有效提升。

（叶　宏）

【**西藏自治区 2019 年中藏医药工作概况**】　截至 2019 年底，西藏自治区共有公立藏医疗机构 43 所，其中自治区级 1 所、地市级 6 所、县级 35 所、高校附属医院 1 所；西藏自治区有民营藏医医院 13 所，三级甲等藏医医院 4 家、三级乙等藏医医院 1 家、二级甲等藏医医院 4 家。西藏自治区在编藏医药技术人员 3763 人，床位 2412 张，89% 的乡镇卫生院、100% 的社区卫生服务中心、39% 的村卫生室能够提供藏医药服务，藏医年诊疗 329 万人次。

一、政策法规

继续贯彻落实《中医药法》及配套制度。截至 2019 年 12 月 31 日，西藏自治区依据国家发布的《中医诊所备案管理暂行办法》《中医医术确有专长人员医师资格考核注册管理暂行办法》，出台《西藏自治区藏医医术确有专长人员医师资格考核注册管理实施细则（试行）》，开展藏（中）医诊所备案 138 家。10 月 29 ~ 30 日，西藏自治区 2019 年度藏医医术确有专长人员医师资格考核开考。全国中医药大会召开后，西藏自治区各级领导积极贯彻落实党中央、国务院决策部署，切实把思想和行动统一到党中央决策部署上来。西藏自治区党委书记吴英杰高度重视《中共中央　国务院关于促进中医药传承创新发展的意见》的贯彻落实，并作出重要批示："据此研究我区藏医药创新发展意见。" 11 月，西藏自治区党委副书记、区人民政府主席、党组书记齐扎拉主持召开专题会议，传达学习习近平总书记对中医药工作重要指示和李克强总理批示精神，研究西藏藏医药事业发展事宜；西藏自治区副主席、党组成员罗梅带队赴青海调研藏医药发展情况；西藏自治区卫生健康委第一时间召开党组扩大会，传达学习全国中医药大会精神和习近平总书记重要指示，李克强总理重要批示；西藏自治区卫生健康委党组副书记、主任格桑玉珍主持召开藏医药管理局局务会，安排部署下一步贯彻落实工作。

二、医政工作

为进一步提升贫困县县级医院医疗服务能力，根据国家中医药管理局、国务院扶贫办印发的《关于加强三级中医医院对口帮扶贫困县县级中医医院工作方案的通知》（国中医药医政发〔2019〕7 号）要求，西藏自治区藏医药管理局积极落实帮扶要求，组织协调全国 34 家中医医院和西藏 4 家三级甲等藏医医院与西藏 35 家贫困县县级藏医医院签订对口帮扶协议书，确保帮扶工作有序实施；为推动优质医疗资源向贫困县下沉，有针对性地开展对口帮扶工作，并确保帮扶工作落到实处，对西藏贫困县县级藏医医院帮扶需求进行摸底调查，汇总后上报国家中医药管理局；为深入贯彻党的十九大精神和党中央、国务院脱贫攻坚决策部署，夯实基础、补齐短板、深化内涵、提升质量，助力打赢"三区三州"健康扶贫攻坚战，安排专项资金 4400 万元重点实施西藏 6 个地市藏医医院和 35 个县级藏医医院服务能力提升项目；根据《国家中医药管理局办公室关于切实做好制定中医医院章程试点工作的通知》要求，扎实组织开展制定藏医医院章程试点工作，结合西藏各藏医医疗机构实际，确定西藏自治区藏医院和林芝市藏医院为西藏制定藏医医院章程试点医院；完成昌都市藏医医院创建三级甲等藏医医院评审工作，以及昌都市丁青县、江达县藏医医院二级甲等预评

审工作；根据《国务院办公厅关于加强三级公立医院绩效考核工作的意见》（国办发〔2019〕4号）和《国家中医药管理局关于印发三级中医医院绩效考核指标的通知》（国中医药医政函〔2019〕56号）要求，联合西藏自治区卫生健康委医政医管处制订《西藏自治区三级公立医院绩效考核实施方案》，由西藏自治区深化医药卫生体制改革领导小组印发；组织实施西藏5家公立藏医医院开展绩效考核和质控工作；为保证绩效考核的公平、公正，组织专家制定三级公立藏医医院绩效考核评分标准（试行），委托第三方利用"互联网＋考核"的方式，向国家报送三级公立藏医医院相关采集数据、考核评分，对西藏三级公立藏医医院绩效考核进行排名；按照"保基本、强基层、建机制"基本原则，加大基层藏医药服务能力，西藏自治区继续实施基层藏医药服务能力提升工程"十三五"行动计划，以基层藏医药服务能力提升工程为抓手，增投入、抓建设，西藏自治区藏医药管理局安排西藏自治区专项资金1754万元重点开展县、乡、村三级1830名藏医人才培养和藏医传统设备的配置；狠抓30个藏医馆建设和9个县级藏医医院"卡擦"室建设项目；指导基层医疗机构做好藏医馆建设项目的提档升级，对已建藏医馆项目进行检查督导；根据《中医药法》开展中（藏）医诊所备案工作，截至2019年12月31日，西藏共有138家藏医诊所备案；配合西藏自治区卫生健康委综合监督处、医政医管处开展医疗乱象整治、扫黑除恶等活动，开展中医养生保健服务乱象专项整治，为进一步规范西藏藏医医院文化建设内涵，印发《关于藏医药文化建设进一步规范化和科学化工作实施方案》。

三、藏医考核、考试工作

为加强对藏医医术确有专长人员医师资格考核工作的领导，西藏自治区藏医药管理局成立西藏自治区藏医医术确有专长人员医师资格考核领导小组、专家委员会和复核专家委员会，制定并颁布《西藏自治区藏医医术确有专长人员医师资格考核注册管理实施细则（试行）》，按照细则组织2019年度考核工作。严格审核把关，确保申报质量，西藏自治区在县级卫生行政部门初审、市级复审、省级终审后，对符合条件的18名申报人员进行公示。2019年10月29～30日，考核工作在西藏自治区藏医医院实施，考核采取现场医术专长陈述、医术专长问答和医术专长操作三部分。西藏自治区卫生健康委副巡视员益西央宗、藏医药管理局局长德吉等到考核现场进行巡视并提出考核要求。

西藏自治区藏医药管理局完成2018年度西藏自治区藏医师承考核工作，76名藏医师承人员出师并取得《师承出师证书》；联合西藏自治区卫生健康委考试中心制定西藏自治区藏医类别医师资格考试报名资格规定，进一步规范西藏藏医类别医师资格考试报名资格审查条件相关工作；完成西藏自治区藏医药专业技术职务任职资格考试题库组建和2019年度全区免试外语专业技术资格卫生系列职称业务考试（藏医药专业）命、审、组题工作。

四、科研和标准化工作

加强藏医药科技创新，西藏自治区藏医药管理局持续实施藏医药局级课题项目，一是制定2019年度藏医药管理局局级课题申报指南，经组织征集、专家评审，12项课题得到立项，补助资金349.5万元。二是对2018年度27项局级课题开展中期检查督导。为深入推动西藏自治区藏药资源普查工作，按照国家中医药管理局审核通过的西藏自治区2018年度20个县藏药材资源普查项目实施方案，举办由7支普查队技术人员参加的项目推进会和资源普查技术培训班；受国家中医药管理局科技司委托，制订藏医药古代经典名方目录研究工作实施方案，并委托山南市藏医医院组织实施，共遴选34首经典名方报国家中医药管理局；启动国家《中华医藏》2019年度54部藏医药古籍文献研究整理项目；召开西藏自治区藏医药标准化技术委员会工作会议，研究确定2018～2019年标准化研究项目，征集40项标准化研究项目，对2016年度7项标准化研究成果进行终审；联合青海、四川、甘肃、云南省制定藏医药基本术语标准项目，完成《藏医药基本术语标准（藏文版）》的编写，共有15000个词条。

五、教育工作

2019年，西藏自治区完成68名藏医（中医）住院医师规范化培训

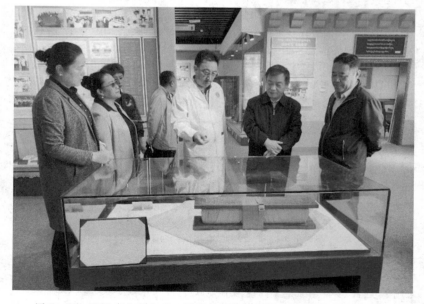

图5-22　2019年9月9日，国家中医药管理局党组成员、副局长、直属机关党委书记闫树江一行赴西藏自治区藏医医院调研西藏健康扶贫、藏医药服务能力提升以及医改藏医药工作。图为调研人员一行参观西藏自治区藏医医院院史馆

学员的招录，组织 2 次共计 85 名藏医（中医）住院医师规范化培训毕业生结业考试；制订第四批全国少数民族（藏医）优秀人才研修项目实施方案，西藏、青海、四川、甘肃、云南省（区）共 58 名学员分别于 7 月、12 月在西藏藏医药大学培训；经西藏自治区藏医药管理局遴选、推荐，西藏自治区藏医医院占堆、那曲市索县藏医医院旦松扎巴被国家人力资源和社会保障部、国家卫生健康委、国家中医药管理局授予全国中医药杰出贡献奖；完成岐黄学者申报推荐工作，西藏藏医药大学尼玛次仁校长获得国家中医药领军人才支持计划——"岐黄学者"荣誉称号；组织实施 28 名继承人第六批全国老中医药专家学术经验继承工作年度考核；遴选 50 名全国少数民族藏医药技术骨干人才，经国家中医药管理局审核批准，进入培训阶段；为整理、推广名老藏医学术思想和临床经验，探索名老藏医诊疗疾病经验和学术思想传承的有效方法和创新模式，安排专项资金 255 万元建设 2019 年度国家和自治区 10 个名老藏医药专家传承工作室；安排专项资金开展中医药传承与创新"百千万"人才培养专项，构建自治区、地市、县级联动的基层人才培养机制，重点抓好地市、县、乡临床骨干培训和各级藏医医院财务骨干、管理骨干人才培训。

六、文化建设

大力弘扬藏医药文化。西藏自治区一是开展藏医药卫生健康教育及保健知识科普系列活动，协调西藏自治区藏医医院专家和西藏电视台，联合西藏卫生健康委宣传处开展《健康西藏》栏目筹备工作。二是经西藏自治区人民政府批准，2019 年 7 月 24～26 日在索县召开全国藏医脉泄疗法学术会，500 余人参加；8 月 2～3 日在拉萨召开全国"索瓦日巴"藏医药浴法学术会议，来自全国各藏医医疗机构领导和专家学者 130 余人参会。三是积极筹备《四部医典》申报世界记忆名录工作。四是助推国家"一带一路"建设。根据西藏自治区人民政府意见，

严格筛选出 20 名政治可靠、业务精通的藏医药专家推荐给西藏自治区外侨办，作为西藏藏医药赴尼泊尔义诊专家库人选；协助西藏自治区外侨办分别选派 3 名藏医专家赴尼泊尔和尼泊尔拉萨总领馆开展义诊活动。

七、党建工作

一是全面加强党的建设，西藏自治区藏医药管理局切实加强对党建工作的指导，强调全行业人员认真学习习近平总书记对中医药工作作出的重要指示和李克强总理的重要批示，以及全国中医药大会精神、《中共中央　国务院关于促进中医药传承创新发展的意见》，进一步统一思想、明确目标，增强高质量发展藏医药的信心和决心。二是认真学习领会习近平总书记关于健康中国建设系列重要论断，用习近平新时代中国特色社会主义思想武装头脑、指导实践、推动工作，准确把握基本观点、精神实质、核心要义。坚持加强党对藏医药工作的领导，建立健全党委统一领导、党政齐抓共管的工作格局，确保事业始终沿着正确的方向前进。三是要求西藏自治区各级藏医医疗机构必须充分认识加强公立藏医医院党建工作的重要意义，切实增强思想自觉和行动自觉，把党的领导融入医院治理各环节，把党的建设贯穿医院改革发展全过程。

八、其他工作

西藏自治区藏医药管理局积极参与健康扶贫工作，对羊八井风湿病防治研究工作进行督导，继续安排 150 万元课题资金用于风湿病防治项目研究；按照国家中医药管理局扶贫办的统一部署，确定昌都卡若区和林芝墨脱县作为西藏藏药材种植扶贫试点县，安排专项资金 95 万元用于藏药材种植工作；2019 年 11 月在拉萨召开藏药材种植推广能力培训班，全区共有 32 名技术骨干参加培训。

（刘伟伟）

【陕西省 2019 年中医药工作概况】

截至 2019 年底，陕西省有中医医院 184 所，中医门诊部 63 所；中医医院拥有床位数 35199 张，中医（中

西医结合）门诊部 10 张。陕西省中医医院、中医门诊部在岗职工为 43498 人，卫生技术人员 37280 人，其中执业（助理）医师 10311 人、注册护士 16582 人。中医医院总诊疗人次 1519.88 万人，出院总病人 109.06 万人。

一、政策法规

陕西省中医药管理局深入学习贯彻落实《中医药法》，通过省市县同步举办的《中医药法》实施两周年暨中医药健康文化推进行动主题活动，全省各级中医药主管部门举办《中医药法》培训、知识竞赛，各级中医医院在普遍开展的义诊活动中宣传《中医药法》及配套政策，扩大《中医药法》社会知晓率。

陕西省卫生健康委、陕西省中医药管理局将《陕西省中医药发展条例》修订作为重点工作，广泛吸取各级各部门、医疗机构、制药企业、民间医药等各界代表意见建议，多次召开专家论证会和座谈会，形成《陕西省中医药条例（修订草案）》初稿。2019 年 5 月 15 日，初稿经陕西省人民政府常务会议审定通过报省人大常委会。2019 年 5 月，条例草案提交陕西省人大常委会初次审议。陕西省人大常委会法工委组织调研论证，开展立法调研，征求全体省人大代表和有关方面意见，召开专家论证会，在征求各方面意见建议基础上对条例草案进行修改完善，提交陕西省十三届人大常委会审议。

2019 年 11 月 18 日，陕西省人民政府省长刘国中主持召开 2019 年第 25 次常务会议，听取陕西省卫生健康委关于全国中医药大会精神的汇报。会议深入学习习近平总书记、李克强总理重要指示批示精神和《中共中央　国务院关于促进中医药传承创新发展的意见》以及孙春兰副总理讲话，审议通过《陕西省贯彻落实全国中医药大会精神的意见》。

陕西省中医药管理局组织省内中医药专家学者，结合陕西中医药事业发展现状，起草完成《陕西省关于促进中医药传承创新发展的实施意见（征求意见稿）》，征求各方意见。

二、医政工作

强化医疗质量管理。一是质控组织体系化。陕西省新建中医病案、中药饮片质量控制中心，临床检验质控小组；开展专业内系统培训 8 次、受训人员 1720 余人次；组织专业质控检查 4 次、涉及全省所有中医医院，实现相关专业的同质化管理。二是队伍培训全面化。陕西省持续召集三级中医医院 12 位院领导参加国家医疗质量管理培训班；首次举办全省中医医院医疗质量与安全管理培训班，邀请省内外专家讲授《医疗质量管理办法》《医疗技术临床应用管理办法》等，培训各市中医药主管部门及二级以上中医院相关人员 600 余人。质量管理类继续教育项目从无到有、逐年递增。三是监管机制常态化。陕西省建立全省护理等 4 个专业年度联合督查机制，组织中药饮片专项清理，开展医疗安全管理和风险防范专项检查，持续推进"双随机一公开"监督制度，遴选 24 个单位参加全国抗菌药物和细菌耐药监测工作，进行中医医院检验科室间质量评价，公布结果、揭丑亮短、促进整改。陕西省各中医院注重质量管理的氛围初步形成，积极参与"双随机、一公开"部门联合抽查机制建设，按照卫生健康委统一部署，对陕西省中医医院进行飞行检查，按照省市场监督管理局安排对榆林地区开展保健市场乱象督导。陕西省中医药管理局联合陕西省卫生监督中心开展中医养生保健检查，会同陕西省卫生监督中心对全省各级执法监督人员开展中医药监督知识能力培训。

提升中医医疗内涵质量。一是三级公立中医医院绩效考核全面开展。陕西省根据国务院办公厅《关于加强三级公立医院绩效考核工作的意见》，对照考核指标，组织 11 家三级中医院开展病案首页报送、室间质量评价、电子病历应用功能水平评价、满意度调查工作，组织专家完成两次绩效考核数据报送质控任务，召开陕西省公立中医医院绩效考核数据报送工作总结会，制订《陕西省三级公立医院绩效考核工作实施方案》，启动省级绩效考核程序。二是区域诊疗中心建设规模化。陕西省立项国家中医区域诊疗中心 14 个、数量位居全国第四、西北第一；争取陕西省财政支持 360 万元，持续开展 12 个省级区域诊疗中心建设。三是中医药"协同作用"初显成效。陕西省组织专家对脑梗死、慢性肾衰、不孕不育 3 个重大疑难疾病中西医临床协作试点项目进行省级评价，所有项目阶段评估均合格，该试点工作得到国家认可，得到中央财政支持 750 万元。

持续推进中医类别医师考试。一是做好 2019 年传统医学出师考核和确有专长考核工作。陕西省分设 10 个考点，组织 1687 名确有专长及师承人员参加全省 2019 年传统医学师承和确有专长人员医师资格考试，考试合格人数 559 名，合格率 33.1%；中医医术确有专长人员医师资格考核严密推进，2019 年度共有 1857 名考生参加确有专长考核，通过人数 1041 人。二是主动承担中医类别执业医师考试任务。陕西省中医药管理局组织陕西省中医医院、陕西中医药大学附属医院考点持续创建全国中医类别实践技能考试基地；组织全省中医类别考试基地 42 名考官参加全国 2019 年中医类别医师资格实践技能考试培训会议；配合国家中医药管理局中医师资格认证中心在陕西中医药大学开展 2019 年医师资格考试中医执业医师分阶段考试实证。

中医诊所备案管理平稳推进。陕西省中医药管理局收集整理各地市中医备案诊所管理中的问题五大类，按要求向国家中医药管理局报送陕西省该项工作进展情况。2019 年，陕西省共有 489 个中医诊所实行备案登记，极大简化社会办中医审批程序，改革成效明显。

三、科研工作

加强重点科研平台建设和督导。陕西省中医药管理局对全国中医药临床研究基地进行省级督导并组织参加国家年度考核；对国家重点中医药科研机构建设进行省级督导；制订陕西省中医药重点研究室实施方案，拨付年度建设经费并对 25 个重点研究室进行年度考核；对 3 所重点市级中医院传承创新项目实施方案进行论证，并进行年度考核。

加强中医药重点项目建设。陕西省中医药管理局开展全省中国医药科研课题招标工作，确定资助科研项目 163 项，资助经费 400 万元；制订循证医学研究项目实施方案，并拨付项目建设经费 1200 万元；推荐 9 项中医药科研成果申报省科学技术奖。

加强科研人才培养。陕西省中医药管理局成立全省中医药科研专家委员，开展全省中医药科研培训交流；加强中青年科研骨干培养，新设"中青年中医药科研骨干人才项目"，筛选 45 岁以下的中青年骨干，给予项目支持，并进入陕西省中青年科研骨干库，后期进行系统性重点培养。

开展标准化项目督导验收。陕西省中医药管理局组织专家对承担国家中药标准建设项目的 4 家单位进行督导，完成国家中医药管理局专家组督导验收工作。

四、教育工作

加强中医药传承创新平台建设。陕西省中医药管理局成立长安医学传承发展专家委员会、长安医学研究中心，召开长安医学传承研究工作会议；启动长安医学研究工作，并组织开展年度考核；确定建设 6 个全国（基层）名老中医药专家传承工作室、25 个省级中医学术流派传承工作室、55 个省级名中医传承工作室，搭建中医药传承推广平台；开展第二届国医大师工作室、全国基层名老中医传承工作室和国家级中药传承人才基地验收工作；遴选并确定 74 个省级中医药继续教育项目。

开展高素质中医药人才培养。陕西省中医药管理局推荐陕西中医药大学入选全国中医药高层次人才培训基地；组织开展全国西学中优秀人才研修项目培养对象选拔，81 位中医、中药、护理骨干被确定为全国优势特色技术传承人才培养对象；组织开展 2015 年全国中药特色技术传承人才培训项目结业考核，第四批全国中医优秀人才研修项目、第六批全国老中医药专家学术经验继承工作年度考核；57 名项目学员或继承人通过考核；组织 50 位国家名老中医药专家经验继承人、95 位省级继承人和 20 位全国西学中骨干人才、60 位热爱中医药的基层继承人在陕西中医药大学参加中医集中理论学习；举办全省三级甲等中医医院科主任管理能力提升培训班，来自全省 10 家三级中医医院的 80 名科主任参加培训。

持续做好中医药大学生毕业后教育。陕西省中医药管理局开展 2019 年中医住院医师规范化培训、中医助理全科医生培训和农村订单定向生招录工作，共招录 337 人；组织 535 位中医住院医师规范化培训学员、中医助理全科医生培训学员参加结业考核；开展中医住院医师规范化培训基地交叉检查工作和省级督导工作；配合中国医师协会完成对宝鸡市中医医院督导评估；组织全省 9 家中医住院医师规范化培训基地、协同基地约 40 名管理人员、优秀带教主任等赴广东省中山市中医医院观摩学习。

五、文化建设

陕西省中医药管理局印发《陕西省 2019 年中医药健康文化推进行动实施方案》，在全省范围内全面开展推进行动各项工作；2019 年 7 月 1 日前后，组织省市县三级同步举办《中医药法》实施两周年暨中医药健康文化推进行动主题活动；组织开展悦读中医、精品遴选、文创设计活动；会同陕西省文化和旅游厅推荐申报第五批国家级非物质文化遗产代表性项目；组织全省各级中医药机构广泛开展中医药进社区进校园进家庭和义诊科普宣传活动；10 月，配合陕西省卫生健康委完成"服务百姓健康全国义诊周"活动后，组织省级名中医、科普巡讲专家共 30 人次分赴淳化县、临渭区、镇安县开展义诊和中医适宜技术培训系列活动，共诊疗 1000 余人次，培训乡村中医人员 400 余人次，发放科普宣传资料 1500 余份。

陕西省中医药管理局积极向国家中医药管理局、陕西省卫生健康委报送政务信息，充分利用局官网、微信公众号和各级各类主流媒体宣传中医药政策和工作动态；多次组织中医药新闻宣传人员参加新闻宣传培训；获得第五届悦读中医优秀组织单位，2018 年度先进记者站、优秀记者站长、优秀驻地记者通讯员等表彰，2019 年全国中医药文创产品设计大赛优秀组织奖。

做好中医药数据中心和中医馆健康信息平台建设。2019 年 4 月 1 日，中国工程院院士张伯礼率国家中医药管理局专家组对陕西省中医馆健康信息平台建设项目进行验收，对建设成效给予充分肯定。中央电视台《焦点访谈》栏目以《让远程医疗走近患者》为题对安康市远程医疗发展及运用情况进行报道，打造中医远程医疗的安康模式。陕西省自建中医医术确有专长人员医师资格考核报名系统，在全国率先利用信息化手段开展确有专长人员考核报名工作，大大提高工作效率和规范性。

六、党风廉政建设

陕西省中医药管理局严格按照《陕西省卫生健康委 2019 年纪检监察工作要点》，扎实抓好党风廉政建设"一岗双责"责任制，不断巩固落实中央八项规定精神成果，持之以恒纠"四风"，全体党员干部坚守初心，牢记使命，切实把纪律挺在前面，驰而不息纠正"四风"，党员干部的廉政意识进一步增强，党风廉政建设的发展形势良好。

加强教育引导，切实筑牢廉政思想防线。陕西省中医药管理局着重围绕"一部党章""两部准则"（廉洁自律准则、党内政治生活若干准则）、"三部条例"（纪律处分条例、问责条例、党内监督条例），以再学、再思、再悟，促真记、真知、真守。使党纪党规学习教育成为提升党员干部政治素养的必修课。按照"不忘初心、牢记使命"主题教育安排部署，陕西省中医药管理局局长马光辉给全局党员干部进行"坚持全面从严治党向纵深推进"专题党课辅导，让全体党员干部充分认识到近年来我党全面从严治党取得的重大成就，全面把握十九大对新时代全面从严治党作出的新部署、新时代党的纪律建设的新要求。督促和引导党员把党的纪律"刻"在心中，把党的规矩"印"在心头，做党章党规党纪的维护者，党风廉政建设和反腐败斗争的推进者。

健全制度，分解责任，夯实管党治党政治责任。陕西省中医药管理局结合每名干部工作实际和岗位特点，认真进行岗位廉政风险研判及廉政风险点排查评估，并根据排查研判的情况，结合各岗位特点和处室职能制定相应的防范措施，各支部绘制党风廉政建设风险防控机制网络图；修订完善《党支部落实党风廉政建设主体责任和监督责任清单》，制订《党支部党风廉政建设工作计划》，确保党风廉政建设和反腐败工作落到实处；修订完善《陕西省中医药管理局财务管理办法》《陕西省中医药管理局"三重一大"事项集体决策制度》《陕西省中医药管理局重点岗位定期轮岗制度》《陕西省基层中医药工作先进单位评审专家手册》等各项管理制度。

持续改进工作作风。陕西省中医药管理局以"不忘初心、牢记使命"主题教育为契机，紧扣主题教育问题检视和整改这个环节，把群众关心的事、揪心的事作为重点，开展漠视群众利益、损害群众利益和行业不正之风的"潜规则"专项整治，始终把职业道德作为党风廉政建设的主要内容；以"不忘初心、牢记使命"主题教育和第二个纪律教育学习宣传月活动为契机，引导党员干部严守政治纪律和政治规矩，牢固树立"四个意识"，落实"两个责任"，坚决纠正和严肃处理违规违纪的人和事，坚决杜绝"不作为""不担当"的倾向，建设廉洁高效的服务型机关。

七、其他工作

中医药助力扶贫攻坚。2019 年，陕西省中医药管理局争取中央预算内投资全民健康保障工程项目健康扶贫工程及省级配套资金 2.2 亿元，支持宝鸡市千阳县、汉中市汉滨区、安康市汉阴县、旬阳县 4 所中医医院基本建设；为铜川市耀州区、榆林市绥德县、汉中市勉县、安康市石泉县、商洛市丹凤县 5 所中医医院全民健康保障工程省级配套 1800 万元，支持中医院基本建设；争取 4957 万元中央医疗服务与保障能力提升补助项目资金，为延长县中医院等 70 家单位、7 个中医药服务项目进行帮扶；投入 643 万元省级专项资金，为铜川市北京中医药大学孙思邈医院等 22 家单位的省级农村中医特色专科建设等 6 个项目进行能力提升建设；安排专项资金 100 万元，继续开展 10 个深度贫困县中医医院的农村中医特色专科建设项目。2019 年 6 月，根据国家中医药管理局《加强三级中医医院对口帮扶贫困县县级中医医院工作方案》，陕西省中医药管理局为 52 家贫困县县级中医医院平均每个医院补助 100 万资金，开展贫困县级中医医院服务能力提升建设。陕西省重点提升贫困地区县级中医医院中医特色优势专科（专病）建设，培养中医药人才队伍，优化中医特色优势专科（专病）人才梯度结构，加强中医适宜技术推广能力，加强信息化建设，全面提升贫困县县级中医医院服务能力。

开展第四次全国中药资源普查。根据国家中医药管理局工作安排，截至 2019 年底，陕西省完成 36 个县普查试点工作，开展第四次全国中药资源普查陕西省第一批 24 个县及第二批 34 个县的外业及内业工作，准备开展最后一批 13 个（区）县的普查工作；共开展样地调查 6691 个（应完成 6480 个，完成率 103%），调查药用植物物 2384 种（第三次普查为 2271 种，完成率 104.9%），177 个科、854 个属，采集药用植物腊叶标本 40157 份，上交国家普查办 9371 份，拍摄照片 148031 张，视频近 50 部；调查陕西有蕴藏量中药材 171 种，共调查栽培药材 48 种；采集中药材样品 1700 份，涉及 502 种，采集药材种子 230 份；获得中药资源相关传统知识 243 项，制订县级中药资源相关发展规划 36 个，省级中药资源相关发展规划 2 个，公开发表学术论文 47 篇，培养硕士研究生 20 人、本科生 50 人，其论文与所普查县具有相关性，获得发明专利 4 项，开发《陕西省腊叶标本管理系统》，

建设陕西中药材、中药标本、中药材种子库，建设陕西省中药质量监测技术服务中心和商州、城固中药资源动态监测站，初步构建全省中药资源动态监测体系。　　（陈朋辉）

【甘肃省 2019 年中医药工作概况】
一、提升中医药服务能力

2019 年，甘肃省一是支持甘肃中医药大学附属医院、兰州大学第一医院开展心脑血管病中西医协作攻关，支持临夏州中医医院实施中医药服务能力提升项目，并入选国家卫生健康委、国家中医药管理局重大疑难疾病中西协作攻关项目和服务能力提升项目。二是开展贫困县中医医院服务能力提升工程。对 58 个国家级贫困县中的 54 家中医院重点加强中医特色优势专科建设、中医药人才培养、中医适宜技术推广和医院信息化建设。三级医院对口帮扶贫困县县级中医医院工作做到全覆盖，来自天津、厦门、青岛的 28 家三级中医医院和甘肃省的 26 家三级中医医院一对一帮扶贫困县中医医院，解决医疗急需、突破薄弱环节、带教技术团队、提升服务能力。三是按照"以评促建、以评促改、重在建设、持续改进"的原则，组织开展全省二、三级中医院等级评审和省级重点中医药专科建设工作，通过评审，6 家达到三级甲等、4 家达到三级乙等、64 家达到二级甲等、7 家达到二级乙等中医医院标准。确定 11 个省级中医药重点专科进行建设。四是支持 7 家县级中医医院实施中西医结合重症监护室建设项目，充分发挥中西医结合优势，提高急危重症患者救治水平。五是启动甘肃省三级公立中医院绩效考核工作。在国家《公立三级中医医院绩效考核指标》基础上，补充完善甘肃省附加指标，对各三级中医院规范使用和及时上传病案首页、参与国家室间质量评价、电子病历应用功能水平、满意度调查等进行上报测评。六是持续实施基层中医药服务能力提升工程，支持 80 个乡镇卫生院和社区卫生服务中心建成中医馆，配备中医诊疗设备，加大中医药适宜技术推广和应用力度，广泛宣传

中医药养生保健知识。
二、强化中医药人才培养

2019 年，甘肃省认真按照医疗卫生人才"引进一批、树立一批、培养一批"行动计划，着力加强中医药人才培养。一是支持甘肃中医药大学和甘肃省中医院联合争取到国家"中医药高层次人才培养基地建设项目"，重点强化中药、针灸推拿、中医骨伤 3 个专业领域的人才培养。二是建设岐黄学者传承工作室 2 个、全国名老中医药专家传承工作室 4 个、基层名老中医药专家传承工作室 2 个，同时加强陇中正骨和郑氏针法两个学术流派传承工作室建设和学术思想传承。三是鼓励支持各级中医医疗机构引进国医大师、全国名中医等全国有重要影响力的中医药专家来甘肃省建立工作室。临夏州中医医院建立国医大师唐祖宣工作站、兰州市中医院和灵台县皇甫谧中医院建立国医大师石学敏传承工作室、定西市中医院建立国医大师李佃贵传承工作室、泾川县中医院建立全国名中医陈宝贵传承工作室等，各传承工作室积极通过带教师承，加强中医药人才培养。各中医药专业委员会通过举办多层次学术会议，吸引 200 多名全国知名专家来甘肃省举办学术会议和讲座。四是借助国家中医药人才培养项目，围绕临床、中药、护理、藏医等共选拔培养中医药优秀人才（含藏医）9 名，中医药骨干人才（含中医护理）49 名。举办省级 3 个月西学中培训班 1 期、5 个月中医学经典培训班 1 期，培养中医药实用人才 85 名。甘肃省中医药管理局依托甘肃省人民医院、省中医院对县级中医医院的 50 名中西医结合重症监护骨干、麻醉骨干及医学影像骨干进行为期半年或 1 年的培训。五是甘肃省中医院王自立主任、甘肃中医药大学张士卿教授获得全国中医药杰出贡献奖，并在全国中医药大会上接受表彰奖励。六是选派 42 名科主任赴广东省中医院进修培训，提升三级甲等中医医院科主任管理水平。
三、加强中医药科技创新

2019 年，甘肃省一是加强中医

药循证能力建设，努力构建具有中医药循证临床研究能力的技术平台及人才梯队；依托甘肃省中医院带领甘南州藏医院、临夏州中医医院开展基本中医药循证能力建设，依托甘肃中医药大学附属医院带领广河县中医院开展专科专病（心血管病）循证能力提升。二是对糖尿病、慢性心衰、肺癌等中医药防治重大疑难疾病的科研项目进行阶段性评估，督促进一步完善项目实施方案、细化项目管理、加快项目进度。三是遴选100个中医药课题立项研究，评选出皇甫谧中医药科技奖32项，推荐4项参加省科技厅奖项评选。

四、强化中医药管理

2019年，甘肃省一是加强国家中医药传承创新工程项目管理。甘肃省中医院建设项目22个前期手续全部完成，初设、招标同步推进，完成地坑建设。甘肃中医药大学附属医院建设项目取得项目备案，土地预审和可行性研究报告批复完成。天水市中医医院项目市财政配套资金5000万元，划拨3块建设用地，项目完成可研批复、项目选址意见书、建设用地许可证、稳评。酒泉市中医医院门诊住院部综合大楼正式开工建设。二是联合第三方，对甘肃省实施的23个国家中医药项目进行绩效评价。根据项目评价结果，

及时在甘肃中医药大学、甘肃省中医院等项目资金较大的单位召开项目推进会，约谈相关单位主要负责人加快项目实施进度。三是开展全省中医类别医院中药饮片采购、验收专项清查工作，进一步规范中药饮片管理，建立健全中药药事管理体系和管理制度，保证中药饮片质量安全。四是甘肃省中医药管理局委托综合监督局，对全省中医药管理人员和监督人员进行系统的中医药知识和能力培训，培训人数200人。五是开展第三批全省五级中医药师承教育年度考核工作，对73位考核不合格人员取消师承资格，扣除当年师承补助经费。

2019年12月31日，由甘肃省中药原料质量监测技术服务中心主办的甘肃省道地药材标准审定会在甘肃兰州举行

五、统筹推进其他中医药工作

2019年，一是武威市、定西市创建为全国地市级基层中医药工作先进单位，崆峒区、通渭县创建为全国县区级基层中医药工作先进单位，永靖县、卓尼县建设全省中医药工作先进县。二是甘肃省中医药管理局在经过广泛征求意见、法制办备案等程序后，制定印发《甘肃省中医医术确有专长人员医师资格考核注册管理办法实施细则（暂行）

的通知》，并通过报名条件审核、中医理论考试、中医专长考核等环节，对甘肃省2612名确有专长人员进行考核，最终312人通过考核。三是甘肃省中医药管理局配合国家中医药管理局对天水市中医医院住院医师规范化培训基地进行验收，组织2016年中医类别住院医师规范化培训结业考核和2019年住院医师规范化培训的招录考试工作。四是甘肃省中医药管理局配合甘肃省人大，对《中医药法》和《甘肃省中医发展条例》的执法情况进行检查，并对《甘肃省发展中医条例》的修订情况进行调研。五是持续提升县级中医医院服务能力，对纳入国家全面提升县级医院综合能力第二阶段建设名单的24家县级中医医院进行重点投入，支持县级中医医院牵头组建中医医疗共同体。

六、中医中药产业稳步发展

甘肃省建设国家中医药产业发展综合试验区推进领导小组印发《2019年全省中医药产业发展工作要点》。据省农业农村厅统计，2019年全省中药材种植面积465万亩左右，标准化种植面积180万亩以上，产量约130万吨。其中大宗道地品种党参70万亩、黄芪65万亩、当归55万亩、甘草25万亩、板蓝根22万亩、枸杞40万亩、柴胡15万亩，种植面积总体保持稳定。据甘肃省统计局统计，2019年全省规模以上医药行业生产企业90户，实现工业总产值122.9亿元，同比增长6.5%；实现工业增加值46.1亿元，同比增长1.7%。中医药生产企业68户，实现工业总产值75.6亿元，同比增长12.9%；实现工业增加值16.5亿元，同比增长10.8%。其中，中药饮片加工企业48户，实现工业总产值36.8亿元，同比增长1.5%，实现工业增加值6.8亿元，同比下降4.0%；中成药生产企业20户，实现工业总产值38.8亿元，同比增长26.5%，实现工业增加值9.7亿元，同比增长23.8%。2019年，全省中药材批发零售业销售企业100户，与上年同期持平，其中，批发业51户，比上年同期增加3户，销售额为21.9亿元，同比下降1.2%；零售业

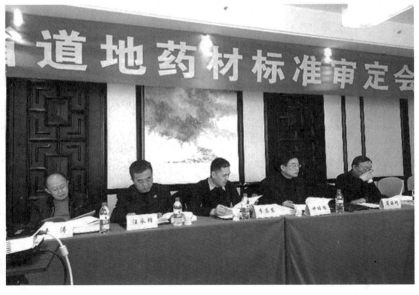

图5-23　2019年12月31日，由甘肃省中药原料质量监测技术服务中心主办的甘肃省道地药材标准审定会在甘肃兰州召开

49 户，比上年同期减少 3 户，销售额为 4.4 亿元，同比增长 13.2%。中医药产业园区建设稳步推进，兰州新区生物医药产业园、兰州高新技术开发区中医药产业创新研发孵化园、陇西中医药循环经济产业园、渭源中药材精致饮片加工园等 6 个产业园区初具规模，入驻加工制造企业 170 户，76 户通过 GMP 认证，实现产值 60 多亿元。

七、中药资源普查工作扎实推进

甘肃省卫生健康委、中医药管理局委托甘肃中医药大学牵头，联合西北师范大学、甘肃农业大学、河西学院、陇东学院、甘肃医学院、陇南师范高等专科学校、甘肃省农业科学院、定西市经济作物技术指导站等高校科研机构，扎实推进第四次全国中药资源普查，2019 年将植被面积小于 5% 的县与相邻县合并，开展兰州市（皋兰县、城关区、七里河区、安宁区、西固区、红古区）、白银市（平川区、白银区）、会宁县、东乡县（东乡县、临夏市、广河县）、通渭县、安定区、秦安县、庆阳市（镇原县、西峰区）、庆城县、金川区、凉州区、甘州区、酒泉市（肃州区、嘉峪关市）、阿克塞哈萨克族自治县、静宁县 15 个县（市、区）中药资源普查和当归等甘肃道地大宗中药材资源调查，完成景泰县、泾川县、玉门市、瓜州县、永昌县、高台县、永靖县、崇信县、崆峒区、环县、秦州区、清水县 12 个县（市、区）中药资源普查的省级、国家级验收。　　（刘正锁）

【青海省 2019 年中藏医药工作概况】
截至 2019 年，青海省共有公立中藏医医院 42 所，其中达到三级甲等中藏医医院 2 所、三级乙等藏医医院 2 所、二级甲等中藏医医院 34 所；累计建设基层医疗卫生机构中藏医馆 437 个，建成并投入使用 425 个。青海省 100% 的社区卫生服务中心和 97.1% 的乡镇卫生院能够提供中藏医药服务，16 个中藏医药重点专科通过省级验收。尼玛、陆长清荣获全国中医药杰出贡献奖。

一、政策法规

青海省出台《青海省扶持和促进中藏医药发展若干措施》，青海省人民政府召开全省中藏医药发展大会、全省中藏医药工作座谈会，研究部署中藏医药创新发展，全力推动全省中藏医药事业健康发展；开展《青海省发展中医藏医蒙医条例》修订工作，形成《青海省中藏蒙医药条例（征求意见稿）》。

二、医改工作

青海省增补 100 种藏成药纳入基本药物目录，调整 33 项中医、民族医医疗服务项目价格，平均增幅为 57%。探索中藏医医院牵头组建县域紧密型医共体，截至 2019 年 12 月，青海省中藏医医院牵头组建的县域紧密型医共体共 13 个。积极争取将藏药纳入国家医保药品目录，青海省藏药企业生产的 28 种民族药被纳入国家医保目录，55 种被纳入省医保药品目录。青海省药监局、青海省卫生健康委联合制定出台《关于支持中藏医药发展调整完善医疗机构制剂调剂使用事宜的通知》，打破医疗机构院内制剂只能在院内使用的制度，扩大至医联体或医共体内制剂调剂范围，调剂使用时限延长至 3 年。简化审批手续，青海省将市州辖区内院内调剂审批权限调整至市州市场监管局。截至 2019 年 12 月，共有 485 个中藏药制剂品种调剂到省内 69 家医疗机构使用。

三、医政工作

青海省中藏医药管理局开展中藏医医院等级评审工作，完成青海省中医院三级医院和部分二级医院等级评审；制订印发《青海省三级公立医院绩效考核实施方案》《青海省三级公立中藏医医院绩效考核实施细则（试行）》，开展三级公立中藏医医院绩效考核工作，初步建立符合青海省实际的绩效考核支撑体系；成立青海省中医、藏医医疗质量控制中心，在全省范围开展中藏医医院医疗质量检查工作，对提升中藏医医疗质量起到积极的促进作用；举办 2 期全省基层中医药适宜技术培训班，培训人次 225 人；依托 8 个市州级中藏医药适宜技术推广基地，举办中藏医药适宜技术培训班 16 期，培训人次 763 人；为 6 所州级藏蒙医医院制剂建设投入资金 1325 万，用于提高院内制剂能力和质量管理水平；依托青海省中医院、青海省藏医院分别成立青海省中医、藏医护理骨干人才培训基地，提升中藏医护理服务能力。

四、科研工作

青海省开展中藏医药科学技术研究，大力推进藏药新药开发重点实验室建设，围绕中藏医药治疗有优势或特色的病种开展临床研究，实施青海省重大科技专项"中藏药安全性评价技术体系建设与重点中藏药评价"，解决中藏药安全性和药效学评价、药材种植繁育与中藏药二次开发等难题；实施青海省科技厅重点研发与转化计划中藏药项目 5 项、青海省卫生健康委中藏医药科

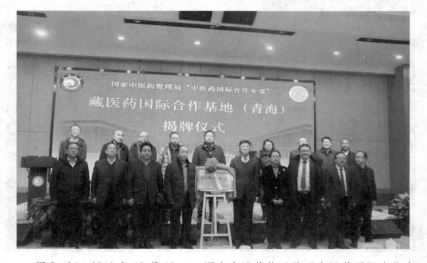

图 5-24　2019 年 12 月 18 日，国家中医药管理局"中医药国际合作专项"藏医药国际合作基地（青海）揭牌仪式在青海西宁举行

研项目13项，围绕中藏医药治疗有优势或特色的病种开展临床研究；组织专家对2016年度全省中藏医药科研项目进行结题验收，通过验收课题15项；实施藏医药文献数字化工程，建成13个藏医药专业数据库和青海省藏医药信息网络平台。

五、教育工作

2019年，青海省中藏医药管理局确定第四批全国中医民族医优秀人才研修项目19人、骨干人才培养项目95人；确定省级民族医优秀人才研修项目14人，选择全国名老民族医专家开展为期1~2年的跟师学习。青海省22名中医临床技术骨干在广州中医药大学附属第一医院开展为期半年的进修学习。青海省中藏医药管理局依托青海大学医学院和藏医学院，建设全国高层次中医药人才培养基地；加强中藏医药院校教育，2019年青海大学医学院和藏医学院招收中藏医类别硕士及以上研究生57人、本科生393人，招收中医农村订单定向免费医学生40人；推进中藏医住院医师规范化培训，招收学员73名，完成2019年中藏医住院医师规范化培训结业考核工作，共有85人通过考核合格；举办全省首届中藏医住院医师规范化培训临床技能竞赛，不断提高中藏医住院医师规范化培训医师的临床思维和技能水平。

六、传承创新

青海省推动国家中医药传承创新工程青海中医院、藏医院项目建设，加强中藏医药传承保护，建设国家级名老中医工作室2个、省级名老中藏医工作室5个，并组织举办尼玛国医大师学术思想研讨会和全国名中医经典传承论坛，对名老中藏医药专家的学术思想、临床经验、特色医技医术进行挖掘与传承。国家中医药管理局公布"十一五""十二五"中医药重点学科验收结果，青海省藏医院民族药学（藏药制剂学）、藏药炮制学和青海大学藏医文化学被评为优秀等次，其余5个学科为合格等次。青海省中藏医药管理局推进藏医药标准化建设，制定并实施《藏医病历书写规范》

和《藏医护理规范》，3项藏医药相关规范标准通过专家论证。

七、对外交流

青海省举办全国性中藏医药学术研讨会和论坛2期，邀请国医大师及知名学者等参加学术交流，不断加快中藏医药走出去步伐。青海省藏医院在内蒙古鄂尔多斯市设立的分院运行良好，久美藏医院在尼泊尔加德满都市建立久美藏医分院。青海省中藏医药管理局依托青海大学藏医学院实施"藏医药国际合作基地（青海）"项目，搭建面向藏医药国际医疗、教育、科研、文化、旅游等的交流合作平台，开展俄罗斯留学生培养项目，举办"一带一路"尼泊尔藏医药短期留学生班，来自尼泊尔的21名留学生已结业；积极参与2019年青海国际生态产业博览会，通过承办藏医药产业合作和发展论坛及"大医精诚"藏医药展示，推动藏医药对外交流与合作。

八、中药资源

青海省中藏药材种植面积24.9万亩，年产量10.2万吨，枸杞种植面积74.5万亩，共建成中藏药种子种苗基地762亩、药材规范化栽培基地8869亩；推进全国第四次中药资源普查工作，6个普查县（区）工作已完成省级和国家级验收，22个普查县完成野外普查、中药材调查和中药传统知识调查等工作任务，组织召开青海省第四次中药资源普查项目推进暨技术培训会、《中国中药资源大典·青海卷》启动及技术培训会；实施中藏药材质量保障项目，提升中藏药材种植生产技术水平和服务能力，举办中药材生产技术骨干培训，来自全省中药材种植企业、合作社、技术推广机构的55名技术骨干参加培训；编辑完成《青海省医疗机构制剂藏药材及其炮制方法指南（2019版）》，统一规范制剂备案处方原药材的藏汉名称、执行标准和炮制方法等；完成22种藏药材标准制修订工作，编印出版《青海省藏药标准（第一册）》。

九、健康产业

青海省各级中藏医医院充分发挥中藏医药在预防、保健、养生、

康复方面的优势作用，开展具有中藏医药特色的预防保健服务。45所综合医院和18所妇幼保健机构开展中藏医药服务，基层医疗卫生服务机构在慢性病和重点人群健康管理中开展中藏医体质辨识和健康服务，全省老年人和儿童中藏医健康管理率分别达到77.5%和79.5%，初步形成中藏医特色明显、技术适宜、形式多样、服务规范的中藏医治未病健康服务体系。青海省中藏医药管理局探索中藏医医疗机构与养老机构合作模式，民和县中医院运营管理的民和县医养中心是青海省首个公立集养老、医疗和康复为一体的养老机构，床位入住率100%。西宁市依托西宁市中医院打造西宁市中西医康养中心。青海省文化和旅游厅、卫生健康委联合制定印发《关于促进青海省中藏医药康养旅游的指导意见》，推进青海省中藏医药与旅游融合发展。湟中县建设青海药水滩温泉度假小镇，结合藏医药养生和温泉养生美颜的功效，打造国家级康养度假区。　　　（余　静）

【宁夏回族自治区2019年中医药工作概况】　　2019年，宁夏回族自治区投入建设经费4.6亿元推进自治区中医医院、银川市中医医院中医药传承创新工程，投入2800万元建设泾源县人民医院中医综合楼，投入500万元实施10个京宁中医药合作重点专科建设项目，有力地促进了中医药事业发展。全区中医类医院总诊疗人次372.03万人次（预约诊疗占16.35%）、出院人数16.63万人，其中中医医院总诊疗人次356.39万人、出院人数15.97万人。全区中医药健康文化知识普及率达99.13%。

一、政策法规

着力宣传完善中医药法规政策。一是大力宣传贯彻《中医药法》。宁夏回族自治区各市、县（区）以庆祝中华人民共和国成立70周年为契机，与建党98周年、宪法日等宣传活动相结合，面向社会公众开展形式多样的《中医药法》实施两周年宣传教育活动，各地通过利用中医药记者站、举办培训班、开展文化

巡讲、举行义诊、电视专栏解读、报纸专版、微信公众号推送、印发宣传资料、制作展板等宣传形式，广泛开展学习宣传，增强传播力，提高《中医药法》知晓率，为法律的贯彻实施营造良好的社会环境。二是积极宣传新意见新精神。宁夏回族自治区认真学习贯彻宣传全国中医药大会精神，习近平总书记重要指示、李克强总理重要批示、孙春兰副总理讲话精神，《中共中央国务院关于促进中医药传承创新发展的意见》的同时，及时向自治区党委、政府领导请示，积极联合各相关部门和处室着手制定宁夏促进中医药传承创新发展实施意见，积极筹备召开全区中医药大会，紧密跟进相关宣传解读工作，形成学习宣传的热潮。三是启动《宁夏发展中医条例》修订，宁夏回族自治区中医药管理局组织开展相关部门参加的前期调研、修订论证工作，提出修订草案框架和送审稿，向自治区司法厅、人大法工委提出修订申请，条例被列入2020年修订计划。

二、医政工作

着力深化医改增强中医药发展活力。一是宁夏回族自治区支持公立中医医院在县域医改中牵头成立紧密型医共体，在县域公立医院综合改革试点中，明确要加强各级中医医院建设，坚持法人资格、单位性质、工作职责、经费渠道等7个不变。银川市西夏区由自治区中医医院牵头成立医疗健康集团，充分发挥公立中医医院在县域医改中牵头推动中医药发展的主体作用。二是在5家公立中医医院推进医院章程制定试点工作，探索形成科学合理的中医运行和治理机制，提高中医医院规范化、精细化、科学化水平，为现代医院管理制度提供助力，进一步增强医院活力。三是推进中宁县中医医院现代医院管理制度试点，持续推进医疗服务价格、以按病种付费为重点的支付方式、开展薪酬制度改革等试点，进一步增强中医医院活力。四是开展中医医疗机构分级诊疗工作，宁夏回族自治区推动医改向纵深发展，运用医疗、医保、医药手段引导患者形成合理就医格局，切

实缓解老百姓"看病难、看病贵"的问题。五是宁夏回族自治区中医药管理局完成9家中医医院、中西医结合医院的评审工作，完成3个市、6个县（区）全国基层中医药工作先进单位创建的复审工作，建设国医堂6家，开展新一轮三级中医医院对口帮扶贫困县县级中医医院工作，组织开展三级公立中医医院绩效考核工作，12家中医医院实施治未病健康工程升级版。六是建立完善中医医疗质量控制体系，宁夏回族自治区中医药管理局依托8个专业中医质控中心，举办专业培训、学术年会17个班次，开展专项督导12次，促进和规范各项业务工作。

三、科研工作

着力打造科研体系化建设。一是加强政策引导，宁夏回族自治区中医药管理局鼓励全区中医医院积极申报国家级、自治区、市级各类科研项目。自治区中医医院暨中医研究院肺病科张常喜主任主持获批2019年国家自然科学基金项目1项，实现全区零突破；医院研制的强力五虎合剂获自治区科学技术三等奖。二是加大中医药科研项目的支撑引领作用，2019年设立"宁夏特色制剂和地方药材研发"项目，完成银菊喷雾的初步制剂工艺探索，并尝试研发治疗骨性关节炎、过敏性鼻炎药膏等芳香类外用制剂。三是加大内引外联，加强学科建设，宁夏

回族自治区引进李佃贵、金世元、夏桂成国医大师，陈彤云全国名中医，郁仁存首都国医名师等专家团队，在宁夏开设传承工作室支持、帮助、指导工作。

四、教育工作

着力深化人才队伍建设。宁夏回族自治区中医药管理局推进中医药传承创新，建设高素质人才队伍。一是实施国家"百千万"人才工程项目。培养全国优秀中医临床、中药特色技术传承、中医药创新骨干、西学中骨干、中医护理骨干人才51名，加强老中医药专家师带徒传承工作，对30名传承人进行年度考核。二是开展中医药传承与创新人才培养平台建设。继续加强3个全国名中医传承工作室建设，新建基层名老中医药专家传承工作室1个，建设高层次中医药人才培养基地1个。三是实施中医药人才培养项目。建设区内外中医药名师宁夏传承工作室9个。继续实施京宁人才合作项目，选派20名中医优才到北京跟师学习。实施第三批自治区中医药师承项目，培养20名自治区中医师承人才。四是开展中医确有专长人员医师资格考核工作，宁夏回族自治区中医药管理局制订印发《自治区2019年中医确有专长人员医师资格考核实施方案》，有61名确有专长人员通过初步考核。五是完成中医住院医师规范化培训管理人员及带

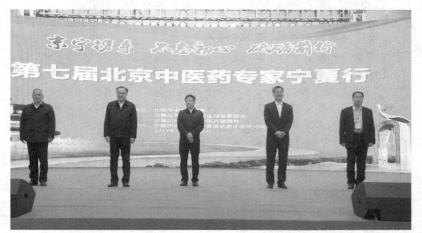

图5-25　2019年10月25日，由北京市中医管理局、宁夏回族自治区卫生健康委员会、宁夏回族自治区中医药管理局主办的第七届北京中医药专家宁夏行活动在宁夏银川举办

教师资队伍建设，培训各级各类人员100余人次。宁夏回族自治区中医药管理局举办基层专业技术人员中医适宜技术培训班，培训乡村两级卫生技术人员60名；举办全区中医病案管理培训班，培训人员150余人；举办全区中医药监督知识与能力培训班，培训各级中医药监督人员150余名，提高中医药监督执法能力；举办宁夏第五期中医医院财务骨干培训班，培训全区公立中医医院财务骨干人员及中医规划财务管理人员32人，提高全区中医药行业的财务管理水平。

五、文化建设

着力推进中医药文化建设。宁夏回族自治区中医药管理局一是从政策上大力促进中医药文化建设。将中医药健康指标和中医药养生保健行动列入《健康宁夏行动》（2019～2030年），要求大力宣传普及中医药养生保健知识、开展中医药健康文化素养调查、开展中医药健康文化推进活动、开展校园内中医药文化活动、面向青少年建设中医药文化角、落实基本公共卫生服务中医药服务内容。二是从项目上有力推动中医药文化建设。通过实施中医中药中国行——中医药健康文化推进行动、中医药健康文化知识角建设、基层推广中医药适宜技术等项目，培训中医药文化科普巡讲专家、举办中医科普文化讲座、开展义诊、发放宣传资料，普及中医养生保健知识，推广太极拳、八段锦等养生保健方法，推动中医药进社区、进家庭、进校园、进课堂，完成2019年中医药健康文化素养监测点调查任务。三是从扩大对外交流领域上不断丰富中医药文化建设。10月25～27日，宁夏回族自治区中医药管理局举办第七届北京中医药专家宁夏行活动，开展服务百姓健康大型义诊，来自北京、宁夏100位专家携手为银川市近3000名群众进行义诊，北京专家还分别深入各受援医院，开展点对点对口支援、业务指导、学术讲座、专家查房、疑难病例会诊、义诊等系列活动。8月29～30日，开展"一带一路"健康行公益活动，

充分发挥上海优质医疗资源，26位中医药专家分别在3家中医医院进行教学查房、义诊等活动。四是从资金上持续保障中医药文化建设。自治区财政连续4年，每年投入110万元，打造全区中医药文化宣传普及平台，致力于新媒体与中医医疗机构合作，以媒体公信力集合电视、报纸、网站、微信优势，全方位、多渠道开展关于中医基本理论、中医药文化、中医哲学、中医药政策法规、中医典故及趣闻、中医药养生保健知识、中药材等中医药相关知识普及宣传。通过不断加强中医药文化建设，大力推进多方位、多角度、多层次的中医药文化宣传，在弘扬中医药优秀传统文化的同时，增进社会大众对中医药的认知、认同、信任和热情，增强中医药文化自信，形成"信中医、爱中医、用中医"的良好风气，提升全区人民群众中医药健康文化素养，营造中医药发展良好的文化氛围。

六、党风廉政建设

着力提升党建工作水平。宁夏回族自治区中医药管理局把加强党的建设作为推动各项工作的政治保障，坚持以习近平新时代中国特色社会主义思想为指导，以创建星级服务型基层党支部为载体，以落实"三强九严"工程为抓手，深入开展"不忘初心、牢记使命"主题教育，开展党建质量提升年活动；积极开展党建各类学习活动，推进"两学一做"学习教育常态化制度化，使党员干部理论修养和水平有新提升；认真落实党建工作各项制度，严格落实"三会一课"制度，共召开两次组织生活会，谈心谈话32人次，使支部凝聚力和战斗力有新提高；扎实开展党风廉政建设，认真落实民主集中制、领导干部个人重大事项报告制度，认真对待信访工作，认真开展反腐倡廉，认真开展排查，明确党建工作存在的4个主要问题和整改措施，使党员干部廉洁意识和法制观念有新高度；充分发挥党建引领作用，使中医药工作有新成效。

七、其他工作

着力推进中药材产业保护利用和

发展扶贫。宁夏回族自治区中医药管理局开展"三区一镇"中药资源普查工作，启动《中国中药资源大典·宁夏卷》编撰工作；《落实中药材产业扶贫方案》，实施中药材质量保障项目，在隆德、同心开展中药材质量溯源系统试点，举办宁夏中药材生产技术骨干培训，完成宁夏贫困地区中药材种植调查统计工作；在隆德县、同心县开展中药材质量溯源系统试点，在固原市举办宁夏中药材生产技术骨干培训，为贫困地区培训110名中药材生产技术服务骨干；组织中药种植、加工企业参加全国博览会，组织中药材产业发展考察并完成报告；会同科技、农业农村、林草等部门启动制订《宁夏中药材产业发展规划》，科学谋划全区中医药产业布局，进一步推进中医药产业持续健康发展。

（张 涛）

【新疆维吾尔自治区2019年中医民族医药工作概况】

一、扎实推进中医药传承创新发展

推进维吾尔医、哈萨克医医药学名词术语标准化建设。2019年，新疆维吾尔自治区完成对3823个维吾尔医和2190个哈萨克医医药学名词术语审读和修订工作，出台标准规范；开展5部具有代表性的民族医药古籍经典的审读校勘工作；研发双语智能电子病历，推进民族医医疗机构电子信息化建设进程。

开展维吾尔医药古代经典名方目录遴选工作。新疆维吾尔自治区围绕维吾尔医优势病种初选1000余个维吾尔医经典方剂，向国家中医药管理局推荐维吾尔医药经典方剂30首。

推进中医药科学研究工作。新疆维吾尔自治区继续组织实施地产中药新药研发项目；开展中医药防治慢阻肺、艾滋病、骨关节病3个重点病种和维吾尔医药防治白癜风研究，形成一批中医药在防治重大疑难疾病和传染病方面的技术诊疗标准和规范；开展中医药循证能力建设研究工作。

加强中医药协同创新体系建设。新疆维吾尔自治区着力推进中医药传承创新工程建设项目实施。

二、不断提升中医药医疗服务能力

新疆维吾尔自治区支持47家基层医疗卫生机构实施中医诊疗区（中医馆）建设项目，提升基层医疗卫生机构中医药服务能力；在4家地市级中医类医院开展制剂能力建设，改善制剂室条件，提高制剂配制能力，提升制剂质量，满足医院临床用药需求；实施自治区中医临床重点专科专病建设项目，促进中医药防病治病能力和学术水平的提高。

三、积极推进深化医改工作

新疆维吾尔自治区继续推动公立中医类医院与基层医疗卫生机构建立多种形式的医疗资源纵向联合体，开展县乡一体化服务，引导中医优质资源下沉和共享；推进医疗机构检验检查结果互认工作，开展中医医保付费方式改革试点工作，推动中医类医院现代医院管理制度建设，开展三级公立中医医院绩效考核；深入推进中医诊所备案管理工作，截至2019年12月31日，新疆维吾尔自治区完成中医类诊所备案166家（含兵团）。

四、加强中医药人才队伍建设

开展中医住院医师（全科医生）规范化培训工作。2019年，新疆维吾尔自治区招收中医类别住院医师规范化培训学员、助理全科学员共计172人；400名住院医师规范化培训、助理全科学员完成培训计划，综合结业考核合格率72%；培训中医类别住院医师规范化培训师资180名。

组织实施2019年度岐黄工程中医药人才培训项目。新疆维吾尔自治区培训中医药骨干人才48名，培训西学中学员27人；前期85名西学中学员参加综合结业考核，合格率为85%。新疆维吾尔自治区沈宝藩、周铭心2位专家荣获首次全国中医药杰出贡献奖。

五、中医药健康扶贫精准发力

三级医院对口帮扶落地生效。20家内地省市三级中医医院以"组团式"模式，援疆对新疆维吾尔自治区19家贫困县中医医院进行帮扶；自治区5家三级中医医院以"托管式"模式，对新疆维吾尔自治区5家贫困县中医医院进行帮扶，实现全区24家贫困县中医类医疗机构对口帮扶全覆盖。乌鲁木齐市中医医院对口帮扶塔什库尔干县人民医院建立中医科，填补塔县中医药服务空白点。

中药材产业发展稳步推进。一是建立健全政策机制。新疆维吾尔自治区卫生健康委会同自治区扶贫办、工业和信息化厅等10个部门，印发《自治区中药材产业扶贫行动计划工作方案》和《自治区实施中药材"定制药园"工作方案》，为中药材产业扶贫工作提供政策支撑。二是开展中药材产业扶贫试点工作，建立中药材种植产业扶贫示范基地，带动当地贫困户增收致富。三是开展中药材质量保障试点工作，建设中药材溯源系统，为扶贫相关工作提供信息技术支撑。四是注重中药材种植技术人才队伍建设，培养一批骨干。

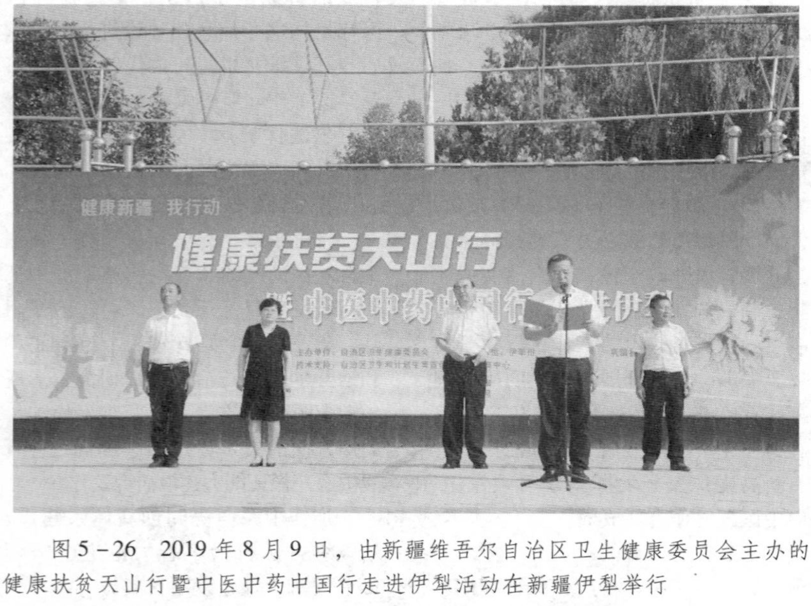

六、着力提升中药资源保护和利用

加强中药资源保护利用。新疆维吾尔自治区继续组织开展53个县第四次全国中药资源普查工作，深化中药资源保护利用人才培养，累计培训中药材资源技术人才400余人。

七、切实加强中医药法治和文化建设

新疆维吾尔自治区贯彻落实《中医药法》，完成中医类别维吾尔医、哈萨克医医师资格考试命题、组卷及考务人员培训等工作；组织开展2019年自治区传统医学师承人员出师考核，38名中医专业、39名维吾尔医专业考生参加考核；举办2019年自治区中医药监督知识与能力培训班，提高中医药监督执法能力；大力宣传《中医药法》和中医药健康文化，结合《中医药法》颁布实施两周年、中华人民共和国成立70周年、中国医师节等主题，举办中医中药中国行——新疆中医药健康文化推进行动系列主题活动，增强群众对中医药核心价值理念的认知和认同；组织完成2019年中国公民中医药健康文化素养8个点的调查任务，努力提升公民的中医药健康文化素养水平。

八、统筹开展中央转移支付中医药项目资金绩效评价工作

新疆维吾尔自治区组织开展2018年度中央补助自治区中医药公共卫生服务资金绩效评价自评工作，并对2016、2017年度绩效评价发现问题整改情况进行回头看；将绩效评价结果进行通报，并责成各地州卫生健康委狠抓整改落实，督促指导项目单位做好项目组织实施，确

图5-26 2019年8月9日，由新疆维吾尔自治区卫生健康委员会主办的健康扶贫天山行暨中医中药中国行走进伊犁活动在新疆伊犁举行

保项目资金发挥效益，实现项目预期目标。　　　　　　　（曹玉景）

【新疆生产建设兵团2019年中医药工作概况】

一、全面推进兵团中医药传承创新发展

2019年，新疆生产建设兵团卫生健康委组织召开学习《中共中央 国务院关于促进中医药传承创新发展的意见》和全国中医药大会精神专题会议，加快推进兵团中医药在传承创新中高质量发展，代拟《新疆生产建设兵团关于促进中医药传承创新发展的实施意见》，进一步明确发展目标、重点任务、方法路径和具体举措；立足兵团实际，坚持目标导向，将中医药发展融入兵团卫生健康事业发展"十四五"规划中，起草兵团中医药"十四五"发展规划；将兵团的中医药工作与新时代党中央治国安邦、强化边疆治理的战略安排和对兵团的定位要求，特别是社会稳定和长治久安总目标及兵团向南发展的战略部署紧密结合，向国家中医药管理局上报《关于支持解决兵团中医药传承创新发展项目及资金的请示》。

二、政策法规方面

坚持依法发展中医药，开展《中医药法》宣传活动。新疆生产建设兵团卫生健康委组织兵团各医疗机构学习《中医药法》，准确把握《中医药法》内容，不断增强依法发展中医药的法治意识。以庆祝建党98周年和中华人民共和国成立70周年为契机，与中医药健康文化推进行动和中医中药中国行活动相结合，兵团各医疗机构面向社会公众开展形式多样的宣传《中医药法》活动及"信中医、爱中医、用中医"为主题的宣传活动，共发放宣传品5660份、各类宣传资料42120份。

落实发展规划纲要。新疆生产建设兵团卫生健康委按照《"健康兵团2030"规划纲要》《新疆生产建设兵团中医药发展规划纲要（2016～2030年）》，以综合医院中医药科室为主体、中医类医院及其他类别医院中医药科室为骨干、基层医疗卫生机构为基础、中医门诊部和诊所为补充，不断完善覆盖城乡的中医医疗服务网络；持续实施《关于印发基层中医药服务能力提升工程"十三五"行动计划》，开展中医药公共卫生项目专项考核、基层医疗卫生机构中医药诊疗区（中医馆）服务能力建设、中医药特色人才培养、中医药适宜技术推广培训等工作；按照《中成药临床应用指导原则》及医疗机构药品使用管理有关规定，规范医师处方行为，确保中成药类基本药物的合理使用；放宽中医药服务准入，落实国家对中医医疗执业人员资格准入、执业范围和执业管理制度的改革政策，对开办中医诊所的，依法实施备案制管理；促进中医药与养老融合发展，推动中医医疗资源进入养老机构、社区和居民家庭；支持养老机构与中医医疗机构合作；落实中医药师承培养政策，开展名老中医药专家传承工作室建设，吸引、鼓励名老中医药专家和长期服务基层的中医药专家通过师承模式培养多层次的中医药骨干人才；着力推进中医药创新，加大支持兵团医疗机构中医药相关科技创新工作，促进中医药科技成果转化；开展兵团中药材调研，促进中药材种植养殖业绿色发展；大力弘扬中医药文化，实施中医药健康文化素养提升工程；加大中医药政策扶持力度，不断完善中医药发展统筹协调机制和工作机制。

新疆生产建设兵团各医疗机构开展不同形式的中医义诊活动，宣传《中医药法》及《中医饮食与养生》《中医养生保健》等中医药保健知识，送中医进社区，到团场，下地方乡（村），为职工群众免费脉诊、开展体质辨识、健康咨询、康复指导、保健指导，传授常见病、多发病的中医治疗方法，让群众真正感受到中医药健康服务"简便、低廉、易学"的特色和优势，提升群众中医药养生保健素养，共开展不同规模的中医义诊活动共200余场次，接受群众咨询、义诊50544人次。

三、医政工作

持续推进《兵团基层中医药服务能力提升工程"十三五"行动计划》。新疆生产建设兵团卫生健康委结合兵团中医药工作实际，明确项目单位、内容、资金及要求，加大团场医院中医馆建设力度，提高基层医疗卫生机构中医药诊疗区（中医馆）覆盖率，进一步改善医疗服务条件。2019年，兵团基层医疗卫生机构中医药诊疗区（中医馆）服务能力建设项目共建设中医馆7家，中央财政补助每家中医馆建设资金20万元，共计140万元。各中医馆按照《乡镇卫生院、社区卫生服务中心中医综合服务区（中医馆）建设指南》加强中医馆建设，并配备中医诊疗设备。7家中医馆完成建设，总建设面积1650平方米，年门诊17065人次，住院772人次。师级综合医院按照《综合医院中医临床科室基本标准》《医院中药房基本标准》加强中医临床科室和中药房建设。

开展中药饮片采购验收专项检查工作。新疆生产建设兵团卫生健康委按照《国家中医药管理局办公室关于开展中药饮片采购验收专项检查工作的通知》，规范兵团各级各类中医类别医疗机构中药饮片的采购、验收行为，确保群众用药安全；组织开展兵团中医类别医疗机构中药饮片采购验收专项检查工作，检查提供中药饮片服务的各级各类中医类别医疗机构共计114家，其中中医类诊所104家、中医类门诊部3家。通过检查发现，基层医疗机构中药饮片用量不大，中药饮片数量较少，中医中药从业人员不足，中药饮片实际验收知识技能有限，对中药饮片开展常规检验资质不足，中药饮片的养护有待加强，针对存在的问题，新疆生产建设兵团卫生健康委均下达责令改正通知书，要求限期改正。

开展兵团中医药服务能力普查工作。截至2019年，新疆生产建设兵团共有中医医院8所，其中七师奎屯中医院为二级甲等公立医院，其余均为民营医院（图木舒克维吾尔医综合医院、六师五家渠市神农中医院、六师芳草湖农场新芳中医

院、石河子市中医医院、益康肛肠中医医院、德仁中医医院、辛氏中医皮肤医院）；二、三级综合医院均设有中医科，15家一级医院设有中医病房，163家一级医院设有中医门诊，编制床位共1059张；从事中医工作的中医执业医师483人、护理362人，其中正高级职称15人、副高级职称79人、中级职称140人、初级职称249人；有中医馆33家，中医馆工作的中医执业医师128人、护理87人。

开展中医药医疗服务能力提升项目专项绩效考核。新疆生产建设兵团卫生健康委于2019年11月对7个师和兵团医院、石河子大学医学院第一附属医院进行项目专项考核，主要考核中医馆建设、中医药特色人才培训、中医药骨干人才培养等工作。2015～2019年，中央财政投入建设31家中医馆，各基层医疗卫生机构中医药诊疗区（中医馆）均能开展不少于6类10项中医适宜技术服务，各中医馆至少配备1名中医类执业医师或助理医师，能够提供基本中医诊疗服务，基层职工群众对中医药服务需求的可及性和可得性不断提升。

四、教育工作

开展中医药特色人才培训。新疆生产建设兵团卫生健康委持续落实《兵团基层中医药服务能力提升工程"十三五"行动计划》，进一步扩大师、团、社区（连队）医疗卫生机构中医药适宜技术推广应用，以南疆师、团、社区（连队）为重点，分别在一师、三师、七师、八师开展4期中医药适宜技术推广应用培训班，邀请国内知名专家学者、援疆专家、兵团知名中医前来授课，对600余人进行中医药适宜技术培训，基层医疗卫生机构中医药适宜技术覆盖面和普及率得到进一步提升。

开展中医药骨干人才传承教育培养。新疆生产建设兵团卫生健康委按照《第六批全国老中医药专家学术经验继承工作实施方案》，遴选出石河子大学医学院第一附属医院和兵团医院中医科4位有丰富独到

学术经验和技术专长的老中医，专项资金支持中医药专家通过师承模式培养基层中医药骨干人才，对选拔的8名中医药骨干人才进行经验传承工作。新疆生产建设兵团卫生健康委加强继承人平时学习、跟师学习和独立临床（实践）情况的日常管理，保证带教跟师时间，确保第六批继承工作的实施；对现有基层中医药人员通过岗位培训、外出进修、跟师学习等方式，提高岗位技能。

五、开展专项督导工作

新疆生产建设兵团卫生健康委加大全国名老中医药专家和基层名老中医药专家传承工作室建设，对2014～2018年全国名老中医药专家传承工作室、全国基层名老中医药专家传承工作室、全国名中医药专家传承工作室及第六批全国老中医药专家学术经验继承工作等专项项目开展考核督导。

六、文化建设

新疆生产建设兵团卫生健康委进一步提升职工群众健康素养，增进社会对中医药服务的认知和认同，促进中医药健康养生文化的创新性发展，按照《中医中药中国行——中医药健康文化推进行动2019年实施方案》要求，组织各师市结合实际积极开展"中医药健康你我他"大型主题活动、中医药文化科普巡讲活动、校园内中医药文化活动、"发现中医之美，引领健康生活"文化精品遴选等中医药健康文化推进活动；向群众发放《中医药法》及中医养生保健科普资料，免费发放中医防暑茶饮，由护理人员组成的队伍表演八段锦，做到意动形随，神形兼备；为学生开展《流感的防治》《中药的起源》《如何正确洗手》等知识讲座，介绍建安三神医华佗、董奉、张仲景；邀请中医博士为社区居民开展《高血压病健康管理与中医保健》的科普讲座，邀请医务人员详细介绍针灸的适应证，乳腺疾病的中医药保健知识等，受到广大居民的称赞；通过《中医药法》实施两周年宣传活动，加大群众对《中医药法》条文的了解，以

及对中医药文化的认同。宣传活动以生动的形式，向广大人民群众诠释中医药文化的博大精深，使中医药文化真正的走入寻常百姓家。

七、党风廉政建设

新疆生产建设兵团卫生健康委制订《兵团卫生计生行业作风整治专项行动工作方案》，开展为期3个月的卫生健康行业作风整治专项行动，组织专家现场检查48家医院；开展专项整治行动，印发《关于开展医疗乱象专项整治行动方案的通知》，在为期半年的自查和集中整治中对50所各类医疗机构开展实地检查评估；以问题为导向，对依法执业、医疗技术管理等相关知识开展专题培训；传播医者正能量，唱响行业主旋律，开展"暖医·1949～2019"视频征集，积极举办"中国医师节"、5·12护士节活动，营造尊医重卫氛围。

八、其他工作

新疆生产建设兵团卫生健康委组织兵团辖区推荐全国中医药杰出贡献奖参评人选，袁今奇获得全国中医药杰出贡献奖。石河子大学医学院第一附属医院申报"对哈萨克斯坦、俄罗斯中医药文化交流与服务创新国际合作支持项目"。新疆生产建设兵团卫生健康委组织2019年全国基层名老中医药专家传承工作室建设项目遴选申报、2019～2021年创建周期全国基层中医药工作先进单位申报、2019年中医药健康文化精品申报等工作，筹备成立兵团中医药学会。

（张　欢）

【沈阳市2019年中医药工作概况】

一、落实全国中医药大会精神

沈阳市委、市人民政府高度重视贯彻落实国家领导人批示指示及全国中医药大会精神，沈阳市委、市人民政府主要领导阅示并向各区县市人民政府转发《陈求发书记11月15日在〈习近平总书记、李克强总理关于中医药工作的指示批示和孙春兰副总理在全国中医药大会上的讲话〉上的批示》，沈阳市卫生健康委组织召开沈阳市卫生健康委贯彻落实全国中医药大会精神工作会议，传达学习习近平总书记和李克

强总理关于中医药工作的指示批示、孙春兰副总理在全国中医药大会上的讲话精神，各区、县（市）卫生健康局分管副主任、各级中医（中西医结合）医院院长、委属综合（专科）医院主管院长及相关工作人员共百余人参加会议。

二、基层中医药服务能力提升工程

认真贯彻落实《基层中医药服务能力提升工程"十三五"行动计划》，全面完成年度工作目标。2019年7月，沈阳市迎接国家中医药管理局专家组对沈阳市铁西区、大东区、于洪区、沈北新区进行的全国基层中医药工作先进单位复评工作；按照《乡镇卫生院、社区卫生服务中心中医综合服务区（中医馆）建设指南》，组织专家对2018年度15个中医馆建设单位进行现场验收。2019年，沈阳市人民政府投入中医药专项经费200万元，用于开展基层医疗机构中医药综合服务区（中医馆）建设工作，并印发沈阳市《基层医疗卫生机构中医馆建设项目实施方案》，截至2019年12月，经费拨付至20个社区卫生服务中心和乡镇卫生院，按照实施方案开展项目建设工作。

三、中医药人才队伍建设

落实国家、辽宁省和沈阳市中医药人才培养政策，组织做好各级各类中医药人才培养工作。沈阳市中医管理局组织做好国家中医药管理局"六批师承"和"四批优才"培养项目；继续开展西学中培训，配合辽宁省卫生健康委做好辽宁省西学中培训班报名工作，并依据《辽宁省西学中人才培养项目实施方案》要求，组织开展沈阳市第二期西学中培训，年度共招生178人；面向基层医疗卫生服务机构组织开展中医药适宜技术培训8期，邀请省、市知名中医药专家担任讲师并进行现场指导，推广中医药适宜技术项目13项，年度完成培训900余人次。

四、中医药机构内涵建设

强化中医药临床专科服务能力，沈阳市组织全市各医疗机构开展辽宁省"十三五"中医重点专科、特色专科建设工作。沈阳市第二中医医院肺病科获评省"十三五"中医重点专科。开展中医等级医院评审，沈阳市卫生健康委组织沈阳市中医医院、沈阳市第二中医医院完成三级中医医院评审工作，组织开展皇姑区中医院二级中医医院评审工作。继续开展全市中医医疗质量控制检查工作，沈阳市卫生健康委组织沈阳市中医医疗、中药和中医护理质量控制专家组对相关单位进行实地检查，将检查结果作为各单位年度工作目标绩效考核重要依据。继续开展二级以上中医医疗机构重点药品监控工作。

五、中医药文化宣传

沈阳市坚持面向群众开展中医药文化宣传及大型义诊活动。2019年6月，铁西区在沈阳市国际纺织服装城北广场举办以"传播中医药健康文化、提升民众健康素养"为主题的中医中药中国行大型义诊活动暨《中医药法》宣传活动；10月，在南湖公园西广场举办以"喜迎盛世华诞，传承国医精神"为主题的大型中医药文化宣传和义诊咨询及中小学生中草药种植大赛评比活动，累计组织市内20余家中医医疗机构，派出160余名医护人员，义诊232余场次，受益群众近4.5万人，发放宣传资料2万余份；开展《中医药法》专项宣传48次，受益群众6000余人。

六、中医药养生保健服务体系建设

发挥中医药在治未病中的主导作用，加强中医医疗机构治未病科室和基层中医医疗机构治未病服务能力建设。沈阳市卫生健康委组织部分中医医疗机构主管治未病工作的院长和科主任赴首都医科大学附属北京中医院开展学习和调研，召开全市范围的中医治未病培训和交流会议，规范开展中医体质辨识、药膳食疗、中医导引健身等干预服务；加强中医养生保健机构规范管理，提升服务质量和水平，严厉打击假借中医旗号开展非法行医和虚假违法宣传的"中医养生保健"服务行为。

七、积极发展中医药新兴服务业态

推进沈阳市中医医疗机构老年病科室建设步伐，加强老年病、慢性病预防救治服务能力。沈阳市卫生健康委发挥中西医结合大东区中医院等中医药健康养老示范单位作用，开展中医药健康养老示范单位自查自评和"回头看"，对辽北中医院和中环中医院医养结合工作进行调研督导，推动中医药健康养老服

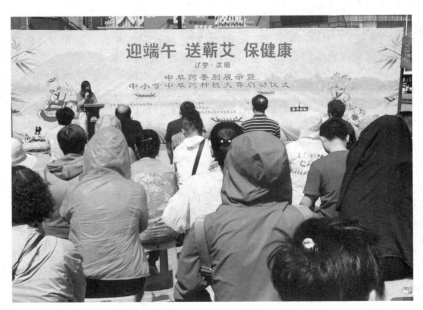

图5-27　2019年6月5日，由沈阳市卫生健康委员会主办的中草药鉴别展示暨中小学中草药种植大赛启动仪式在辽宁沈阳举行

务提质扩面；扩大中医医院与养老机构签约服务范围，发挥中医药特色优势作用，提高中医药服务比例。

（张　悦）

【长春市2019年中医药工作概况】

2019年，长春市有中医医疗机构740所，其中省级中医院2家、市级中医院1家、县（市）区级中医院（含民族医院）10家、民营中医院（含中西医结合）23家，其中三级甲等中医院3家、二级甲等中医院10家（其中民营中医院3家）、中医（含中西医结合）门诊部和中医（含中西医结合）诊所704家；所有综合医院和市妇幼保健机构都设立中医、中西医结合科，有6家综合医院荣获全国综合医院中医药工作示范单位；有中医病床4231张，中医类别执业医师（含助理）3154人，10个县（市）区均获得全国基层中医药工作先进单位称号。长春市被授予全国基层中医药工作先进单位（地市级）。

一、政策法规

长春市中医药管理局印发《长春市中医药工作要点》《长春市中医药工作重点目标考核责任制》，召开2019年全市中医药工作会议。长春市加强医疗机构准入管理，2019年现场审核办理6家医疗机构变更登记、1家医疗机构检验和3家医疗机构执业登记的现场审核工作。长春市加快建立现代医院管理制度，探索深化中医医院建立现代医院管理制度试点，100%的公立中医医院制定章程；推进长春市中医院薪酬制度改革试点，推动落实"两个允许"，提高医护人员待遇；严格按照国家公立中医院绩效考评要求，开展三级公立中医医院绩效考评考核。长春市中医院被吉林省中医药管理局确定为吉林省三级公立医院中医病案质控中心，长春市中医药管理局依托该院成立长春市康复和妇科两个质控中心，加强中医药临床技术指导和质量控制。

长春市加强监督管理工作。长春市中医药管理局联合长春市卫生健康委员会、长春市卫生监督所开展院内感染督导检查、公立医院药房托管问题排查和整治中医养生保健服务乱象百日行动。长春市中医药管理局、长春市卫生健康委员会组织开展医疗机构中药饮片专项检查，联合印发《关于印发2019年长春市中药饮片质量检查工作方案的通知》（长中医药联发〔2019〕1号），制订《2019年长春市中药饮片质量检查工作方案》《2019年长春市中药饮片质量检查细则》；长春市中医药管理局组织各县（市）区、开发区、提供中药饮片服务的市直属各医疗机构、民营医疗机构对照检查细则进行认真自查自纠，并组织相关人员依据检查细则，对辖区内部分医疗机构中药饮片质量进行抽查；长春市中医药管理局制订印发《中医医疗机构依法执业专项督导检查工作方案》，联合卫生监督部门对各级各类中医医疗机构全面开展依法执业督导检查，依法严肃查处违法违规行为。

二、医政工作

长春市中医药特色老年健康中心实现全覆盖。长春市双阳区中医院、农安县中医院申请150万元省中医药管理局2019年中医药特色老年健康中心建设项目，实现长春市5个县（市）区全覆盖，在长春市朝阳区、南关区、榆树市、双阳区的社区卫生服务机构新建设4家中医馆。截至2019年底，长春市共建设中医馆203家。长春市中医药管理局开展示范中医馆推荐评选活动，共确定市级示范中医馆18家。

长春市开展省级煎药室项目。榆树市中医院申请20万元，建设省级中医煎药室。截至2019年底，长春市3家医院建设省级标准化煎药室。长春市中医院作为省级煎药培训基地，对各县（市）区开展培训与指导。

长春市中医药管理局制订《长春市中医医院等级评审工作方案》，组织专家完成对长春生修堂中医院、长春市南关区中医院、长春市绿园区中医院二级中医医院等级评审工作，开展二级中医医院巡查和中医医疗质量评价。

长春市完成中医执业医师考试任务。2171名审核合格考生中共1322人通过技能考试，通过率60.89%，410名考生参加第二次考试。长春市中医药管理局组织开展2018年度全市基本公共卫生中医药健康管理服务项目绩效考核；组织市级培训指导中心完成2018年度全市基本公共卫生中医药健康管理服务项目督导和2019年度专业指导、培训工作；组织召开2019年全市基本公共卫生中医药健康管理服务项目工作会议，总结2018年工作，并部署2019年重点任务。

三、科研工作

长春市中医药管理局组织开展科研项目评审工作。长春市22个2017年中医药科研项目完成结题评估，对29个2018年科研课题进行中期评估。2019年，共有10个科研项目通过答辩在吉林省中医药管理局予以立项。

长春市中医药管理局举办中医药科研成果转化和适宜技术培训。培训分别在长春市区及5个县（市）区举行，由长春中医药大学附属医院、吉林省中医药科学院第一临床医院、长春市中医院的多名专家讲授妙笔生花聊经方（合方）、"醒脑开窍"针刺法治疗中风、中药熏蒸治疗干眼症、中药煎煮概述等中医适宜技术内容。

四、教育工作

长春市举办第三批赵继福名老中医专家学术经验传承培训班，经过遴选考试，54人中确定20名学员参加学习。前两期培训的33名学员成为各医院的骨干力量。

长春市继续做好传统医学师承申报。2019年长春市共办理传统医学师承登记备案136人，从2011年至今共备案867人，出徒100余人。长春市中医药管理局组织参加西学中优秀人才研修、特色技术传承、村卫生室订单定向、中医儿科转岗培训等人才培养工作。长春市中医院选派人员对通榆县中医院、新疆阿勒泰地区哈萨克医医院进行帮扶和带教。长春市举办煎药人员培训班。11月13日，长春市中医院中药煎药基地举办煎药人员培训班，培训《中药煎药室基本标准》《中药煎药操作规范煎药室操作流程、维护》等内容，各县（市）、区中医院、基层医疗卫生机构、民营中医院煎药人员90人参加培训。

五、文化建设

2019年9月3日，吉林省、长春市中医药管理局联合在长春公园举行中医中药中国行——2019年吉林省中医药健康文化推进大型主题活动。开展"吉林中医药惠民走基层"大型义诊活动，邀请10位来自长春中医药大学附属医院、吉林省中医药科学院第一临床医院、长春市中医院、长春市南关区中医院、长春市绿园区中医院、长春恒康中医医院、长春生修堂中医院的专家进行义诊咨询。

长春市中医药管理局组织开展中医药健康文化知识宣讲，倡导中医药医学精神，弘扬优秀传统文化。活动共培训二级以下中医医疗机构、基层卫生服务机构卫生技术人员2000余人。

六、其他工作

国家中医药管理局局长于文明、副巡视员孟庆彬对长春市中医药工作进行调研。于文明局长视察南关区明珠社区卫生服务中心中医馆；孟庆彬副巡视员视察长春市中医院治未病中心、住院医师规范化培训基地、长春市南关区鸿城社区卫生服务中心中医馆，对长春市中医药工作给予高度评价。长春市中医院、农安县卫生健康局在国家中医药管理局召开的东三省中医医改工作会议上进行经验交流。

长春市中医药管理局完成2019长春国际马拉松赛中医保障任务。从长春市中医院、长春民健康复医院及部分城区中医院抽调30名中医志愿者参加长春市国际马拉松医疗保健工作，为运动员进行中医按摩和赛后收容。　　　　（何勇健）

【哈尔滨市2019年中医药工作概况】

2019年，是哈尔滨市中医药发展的一个里程碑，哈尔滨市委、市人民政府大力度扶持中医药发展，在哈尔滨市卫生健康委核定的15个处室中分别设置中医综合医疗处和中医药健康产业处，编制人数从2人提升至5人。哈尔滨市通过全国基层中医药工作先进单位复审，各项工作较创建初期均有较大提升。中医药产业发展被列入政府重点工作，成立哈尔滨市中医药发展领导小组，由哈尔滨市委秘书长赵革任组长，哈尔滨市人民政府副市长陈远飞任副组长，成员单位由市委、市人民政府21个部门和18个区县政府组成，统筹推进全市中医药发展。出台《哈尔滨市推动中医药产业高质量发展实施方案》（哈政办发〔2019〕36号），明确未来5～10年的发展目标，落实重点工作任务和责任分工，为全市中医药发展提供政策保障。

一、中医药事业发展方面

落实扶持政策，推进中医药事业发展。哈尔滨市在推进医药卫生体制改革过程中，积极扶持中医药事业发展，在基本药物制度、药品集中采购等政策中，为中医中药的使用留有较大的空间。市长深入哈尔滨市中医医院实地考察，了解医院发展的瓶颈问题，并将哈尔滨市中医医院改造方案列入政府建设规划。为带动中医药发展，哈尔滨市人民政府计划在市中心黄金地段的中央大街，建设一个集展示、体验、消费、传承为一体中医药综合服务机构，打造一张靓丽的中医药名片，集中展示全市中医药发展成果，推介地方优质中医药产品，提供特色的中医药服务。全面落实社会办医的优惠政策，简化审批程序，1年来，民营中医医院增加19家，门诊部增加64家，推动中医诊所备案制快速落地，截至2019年12月对151家中医诊所进行备案。

加大经费投入，为基层中医药发展提供保障。财政部门认真研究财政投入机制和补偿政策，建立稳定的基本公共卫生服务经费保障机制，实行中医药事业费财政预算单列。哈尔滨市财力积极改善中医医疗机构基础设施，安排中医药专项经费用于中医药基础条件建设、服务能力建设、人才培养、中医药健康管理等工作。哈尔滨市中医药事业费、卫生健康事业费、财政拨款经费逐年递增，各级中医医院逐年加大在科研经费配套、重点专科建设等方面的投入。

完善服务网络，不断提升基层中医药服务能力。哈尔滨市深入推进基层中医药服务能力提升，全市100%的社区卫生服务中心、90%的社区卫生服务站、97.3%的乡镇卫生院、67.5%的村卫生室均可提供中医药服务，基本公共卫生服务中医药服务覆盖率逐步提升；实施治未病健康工程，中医临床优势培育工程，二级以上中医医院均已开展治未病服务；大力发展中医远程医疗、移动医疗、智慧医疗等新型医疗服务模式；组织2家三级中医医院对口帮扶6个国家和省级贫困县的中医医疗机构，长期对基层中医医院进行中医药服务技术指导，开展中医药健康扶贫。

培训中医人才，为基层中医药服务奠定技术基础。哈尔滨市采取传统师承与现代教育结合等多种方式，强化中医药技术人才支撑。全市有国家名老中医传承指导老师2人、传承人14人，全国基层名老中医传承工作室8个，省名中医传承指导老师7人、传承人14人。组织开展师承学习，有师承学员553人。建立哈尔滨国际中医药培训基地和哈尔滨市中医药适宜技术培训基地，通过国际培训基地开辟中医药对外交流的平台，开放中医药国际交流、培训、学历教育、服务输出等渠道。

加强宣传教育，扩大中医药文化的传播。哈尔滨市以实施"一法一纲要"为重点，持续优化中医药事业发展环境；利用广播电视等媒体开设中医药科普栏目，并将栏目进行延伸，在网上设置微博、微信等自媒体平台，组织公益性中医药健康讲座、自我保健按摩培训班、药膳养生培训班等线下活动，将之精心培育成为宣传普及中医药文化知识的主阵地。

二、中医药产业发展方面

大力推进中药材种植业发展。

2019 年，哈尔滨市中药材种植面积达 20 万亩，计划总产量 4 万吨。全市 83% 的区县（市）发展中药材种植，中药材种植企业、合作社发展到 50 个，形成千亩以上中药材生产基地 20 个。4 个县市获得全省中药材产业种植示范县。哈尔滨市积极推进 200 亩以上标准化基地建设，争取省级中药材产业发展扶持资金 4722 万元，共有 13 个区、县市获得补贴资金；召开哈尔滨林草产业项目对接和金融机构合作工作会议，推介中药种植产业与现代金融模式开展合作。

扶持中药材加工生产企业做大做强。哈尔滨市对规模以上中药制造企业进行跟踪服务，推进中药四厂异地建设、葵花药业厂区扩建及改造等项目建设。2019 年规模以上企业运行平稳，规模以上中药饮片及中成药制造企业累计产值同比增长 5%。哈尔滨市扶持华润集团与黑龙江北草堂中药材有限责任公司合作项目，将开展中药材种植、中药配方颗粒生产、精致中药饮片加工、中药材检测平台建设等中医药产业项目，中药配方颗粒项目投产后，将成为华润集团在东北地区最大的中药配方颗粒生产基地，可实现产值 10 亿元，利税 1.7 亿元，能够有效带动产业上游中药材原材料种植业发展。

培育中医药健康旅游服务业务。哈尔滨市将黑龙江中医药大学中医博物馆、国际教育学院和绿色春天中医医院等中医药元素与温泉、森林、度假村等具备康养条件的景区景点结合，打造中医健康旅游线路，面向俄罗斯市场重点推广中医保健旅游；开展哈尔滨市中医药健康旅游示范基地和示范项目的创建工作，计划利用 3 年时间打造 10 个中医药健康旅游示范基地，选出 30 个中医药健康旅游示范项目；筛选 5 个中医药特色小镇和 7 个中医药健康旅游示范基地作为建设候选。

促进中医康养服务不断发展。哈尔滨市印发《哈尔滨市卫生健康委关于做好中医医养结合工作的通知》，指导基层大力发展中医康养工作；在香坊区深入开展中医医养结合试点，积极探索中医医养结合新模式，香坊区中医医院与关东人家养老院创新合作模式，采取房屋使用权置换的方式，既改善医院的就医环境，又为养老院的老年人提供就近中医医疗服务，取得双赢的效果，为基层中医医院的生存和发展提供经典范例。

大力发展中医药贸易。哈尔滨市作为全国服务贸易创新发展试点地区，将中医药服务作为服务贸易创新发展的重点任务，确定以产品研发、中医药服务发展和国际小儿脑瘫治疗中心建设为主的工作目标；推广中医药互联网医疗新模式，本着"内贸服务民生，对外突出对俄"原则，运用"互联网＋"模式，开发中俄中医药电子商务平台和健康服务平台。哈尔滨市中医医院在俄罗斯建设俄文域名网站，吸引大批俄罗斯患儿。哈尔滨市人民政府组团参加黑龙江首届中医药产业博览会，展示中医药发展成果，学习借鉴成功经验。哈尔滨市以"蓬勃发展的中医药产业"为主题进行展览，展示包括中药材种植、生产加工、重大项目、市场销售、科技研发、医疗服务、国际合作等内容，精选 25 家企业的 60 多个品种的特色商品进行展示，有 9 家企业在展会上签订供销合同，签约额近 11 亿元。

（马晓峰）

【南京市 2019 年中医药工作概况】

一、落实新医改方案，提升中医药服务水平

加强医联体建设，增强中医院综合实力。2019 年 7 月，江苏省中医院江北院区在六合区中医医院揭牌，江苏省中医院与六合区政府签署战略合作协议。按照"六合、六同、六好"的管理理念，江苏省中医院对六合区中医医院进行同质化管理，全方位提升六合中医医院医、教、研整体水平，填补江北地区高水平中医药医疗机构空白，更好服务当地以及苏中苏北等周边地区居民。南京市中医院与高淳中医院、浦口区中医医院签署紧密型医联体协议，11 月浦口区中医院加挂南京市中医院浦口分院。溧水区、江宁区中医院继续深化与江苏省中西医结合医院的合作，以转设三级中医医院为抓手，借助省中西医结合医院优秀的管理团队和医疗团队，全面强管理、抓内涵，提升医院的综合实力。秦淮、玄武、建邺、栖霞等区通过院府合作、校府联运等形式，借力在宁医学院校及三级中医医疗机构引入专家走进社区，开展中医药服务项目，同时加速基层中医药人员培养，提升中医药服务水平。

建立现代中医院医院管理制度，提升医疗质量。南京市中医院和市中西医结合医院已完成医院章程的制定，并通过职代会审议，已报南京市卫生健康委审核。按江苏省卫生健康委统一部署，中医医疗机构依法执业在自查自纠基础上，南京市组织完成对全市中医医疗机构依法执业检查，建邺区、浦口区接受省级抽查，南京市中医院通过江苏省卫生健康委组织的现场督察。对全市二级以上中医医疗机构开展医疗质量控制专项督查，通过质控活动加强对二级以上中医医疗机构的病案、抗菌药物等管理，完成二级以上中医院康复科、急诊及应急能力情况调研。南京市卫生健康委中医处组织对南京地区中医医疗机构中药饮片专项检查，实地检查中医医疗机构 12 家，二级以上中医医疗机构实现检查全覆盖；全面落实《医疗技术临床应用管理办法》，对各家中医院递交的限制性医疗技术严格进行备案管理。二级以上中医医疗机构继续做好 24 个市级多学科一体化诊疗服务平台、中医经典病房建设，并结合各医院实际情况，扩大试点范围。南京市卫生健康委中医处督促完成三级公立中医院绩效考核病案首页信息上传工作，布置 2018 年度中医数据监测网上填报工作；完成地市级医改中医药工作指标监测表填报；组织完成 2018 年中央和省中医药资金项目的绩效评价工作及 2016～2017 有关项目的整改工作。

进一步完善中医药服务体系，提升基层中医药服务能力，推进基层中医药事业高质量发展。南京市卫生健康委中医处依据《医疗机构基本标准（试行）》《国家中医药管理局办公室关于印发县级中医医院医疗服务能力基本标准和推荐标准的通知》《三级中医医院评审标准实施细则（2017年版）》指导江宁、溧水、浦口三家中医医院做好转设三级中医医院工作，组织专家完成对溧水、浦口区中医医院的市级评估；组织各区卫生健康委对照《全国基层中医药工作先进单位建设标准（2017年版）》要求，认真筹备申报复审各项准备工作，秦淮区通过国家中医药管理局复审；制定出台《南京市社区卫生服务站（村卫生室）示范中医综合服务区（中医阁）评分细则》，通过单位申报、专家实地评审，全市评出32个示范中医阁；按照《江苏省乡镇卫生院社区卫生服务中心中医综合服务区（中医馆）建设标准与评价细则（2017版）》（苏中医医政〔2017〕2号），委托有关区卫生健康委对2018年基层卫生机构中医诊疗区（中医馆）服务能力建设项目（19个）和2018年度省乡镇卫生院、中医药特色社区卫生服务中心建设项目（5个）建设情况进行验收；完成2020年江苏省基层卫生机构中医诊疗区（中医馆）服务能力建设项目申报工作，全市共45家单位申报。

二、加强人才队伍，提升中医学科建设水平

以名医促名科发展。经组织申报评审，南京市卫生健康委支持5个国家级名中医工作室建设；新评选出3名老师和6名继承人作为第三批江苏省老中医药专家学术经验继承工作的指导老师和继承人；完成省名中医评选推荐工作，共推荐12名专家；修订《南京市名中医评审办法》，开展第六批南京市名中医评选，新评选出18名南京市名中医；经申报评审，新增12个"南京市名中医工作室"。

加强中医住院医师规范化培训及师承教育等管理。南京市卫生健康委支持国家中医住院医师规范化培训基地南京市中医院建设1200平方米的临床实践技能中心；对全市中医规范化培训学员进行人文素质规范化培训，2019年，共有5人通过省中医药局组织的传统医学师承出师考核，截至10月底，2019年共计新增社会中医师承人员59人；完成中医医术确有专长人员医师资格考核报名市级审核（通过审核26人）、公示及材料上报工作；受江苏省中医药管理局委托组织专家完成江苏省第二批师承结业考核工作（3名老师、5名学生）及第六批全国老中医药专家学术经验继承工作的年度考核（4名老师、8名学生）。

加强基层中医药人才培训。南京市卫生健康委开展南京市基层医疗卫生技术人员中医药知识和技能培训及中医适宜技术培训，总计培训人数200余人。2019年11月，开始举办为期一年的南京市基层中医药知识和技能培训和中医适宜技术培训班，共144名基层医师参加，确保每个社区卫生服务中心、乡镇卫生院能够按照中医药技术操作规范开展6类15项以上中医药适宜技术，每个社区卫生服务站、村卫生室能够按照中医药技术操作规范开展4类5项以上中医药适宜技术，更好地满足城乡居民对中医药服务的需求。

三、传承经典，推进中医药文化建设

南京市卫生健康委制订印发《中医中药中国行——南京市中医药健康文化推进行动2019年活动实施方案》；7月14日，举办江苏省暨南京市中医药健康文化大型主题活动；10月19日，承办江苏省中医药70年成就展；组织开展第九届"中医药就在你身边"健康巡讲活动，南京市近200名具有中级及以上职称的中医师参加省中医经典巡讲活动启动会暨巡讲活动；开展岐黄校园行活动，面向青少年建设中医药文化角；组织第六届悦读中医活动；积极组织各中医疗机构参加中医药文创产品设计大赛及中医药健康文化精品遴选活动。   （陈　霞）

【杭州市2019年中医药工作概况】

一、中医药参与医改

中医县域医共体、医联体建设。杭州市卫生健康委在县域医共体建设中大力发展中医药，全市7个县市中医院均为县域医共体建设牵头单位。家庭医生签约团均有中医药人员，部分县市推出中医药签约服务包，县级中医院指导培训达4000余人次。杭州市卫生健康委另对杭州市中医院、杭州市红会医院等市内所有14家二级以上中医医院以及部分社区卫生服务中心开展城市中医医联体双下沉督导和调研工作，推动城市医联体建设。

推进中医医疗机构"最多跑一次"改革。通过城市大脑卫生健康系统建设，搭建"舒心就医""智慧中医"等平台，杭州市包括中医院在内的公立医疗机构全面推行"先看病后付费"信用就医。杭州市卫生健康委对市级中医医院医疗服务"最多跑一次"改革进行现场督查，全面推动全市中医医疗卫生服务领域深化"最多跑一次"改革工作进程。

二、中医医政工作

杭州市卫生健康委组织开展公立中医医院绩效考核工作，组织全市6家三级公立中医医院开展绩效考核数据填报，把好数据质量控制关；组织市级中医医院完成等级医院评审，杭州市中医院、杭州市红十字会医院作为全省第四周期等级评审的首家中医院、中西医结合医院均完成评审；推动中医诊所备案管理，不断深入开展全市中医诊所备案管理工作，全年新增备案中医诊所37家；推进社会办中医，完成国家社会办中医试点城市总结评估，参加国家中医药管理局组织的诊所改革试点地区中医（综合）诊所、中西医结合诊所基本标准修改调研。

三、基层中医药服务能力建设

一是开展"大比武"。杭州市卫生健康委联合市总工会组织区、县（市）、市属医院共25支队伍开展中医药适宜技术推广应用比武。最终桐庐县代表队、杭州市红十字会医院代表队分别获得各组别的团体第一名。各项目组获前三名的授予"杭州市经济技术创新能手"称号。二是搭建"大联盟"。杭州市组织成立由2家市级治未病龙头医院（杭州市中医院、杭州市红会医院）、1家高校（杭州师范大学）、1家社区中心（拱墅区米市巷社区卫生服务中心）为联盟核心的杭州市中医治未病联盟。打造中医治未病健康工程升级版，加快中医药融入社区，为居民提供更加高效的中医药服务。三是推进基层中医药工作"先进单位"复审。杭州市卫生健康委组织下城区、西湖区、萧山区、滨江区、建德市做好国家基层中医药工作先进单位复审迎检工作，最终各区、县（市）均通过专家组评审。四是推进中医药参与基本公共卫生服务建设。杭州市开展基本公共卫生服务中医药健康管理工作年度考核。

四、中医药服务质量管理

杭州市卫生健康委规范中药饮片管理，印发《关于切实加强医疗机构中药饮片管理的意见》，规范全市医疗机构中药饮片管理，对全市126家提供中药饮片服务的中医医疗机构开展中药饮片采购验收专项检查；规范中医养生保健行为，开展全市卫生健康"保健"市场专项整治行动，出动检查人员663人次，检查机构654家，立案查处11件，严厉打击无医疗机构执业许可证、无

医师资格证开展以中医"保健"为名的诊疗活动；组织举办中药技能大比武，联合杭州市总工会举办杭州市卫生健康系统中药炮制调剂鉴定技能竞赛，最终杭州市中医院获得团体第一，个人成绩位列前三的个人被授予"杭州市职工经济技术创新能手"荣誉称号，杭州市组队参加由浙江省卫生健康委、总工会组织的技能竞赛，最终获得全省三等奖；专项整治医疗乱象，联合杭州市医保局、市市场监管局对中医医院在内的医疗机构开展医疗乱象专项整治检查；加强中医药质控管理，举办中医医疗机构医疗质量管理、医疗纠纷预防处理、中医临床药学专题培训、中医药质控工作会议，开展中医药质控联合检查；开展中医医院安全工作检查，组织对杭州市中医院、杭州市红会医院开展平安护航中华人民共和国成立70周年卫生健康领域安全工作督查及行风督查。

五、中医药健康服务业发展

杭州市卫生健康委组织广兴堂国医馆参加2019年全国第二届药膳大赛，获得团体赛全国大奖。广兴堂国医馆通过浙江省文化和旅游厅、卫生健康委、农业农村厅、中医药管理局等部门组织的中医药文化养生旅游示范基地的复评，杭州方回春堂中医药研学基地列入2019年杭

州市中小学生研学旅行基地名单。杭州市卫生健康委会同杭州市发展改革委组织召开促进中医药消费升级座谈会，探讨中医药消费相关工作；参加第十届中国国际服务外包交易博览会；组织开展国家中医药服务出口基地建设申报、参与省"一带一路"建设推进大会有关中医药建设成果上报。

六、中医药服务内涵建设

杭州市组织开展首批基层医疗机构中医特色专科专病建设项目评选，共产生33个中医特色专科（专病）；组织申报杭州市中医院省不孕不育中医药防治中心、杭州市红十字会医院省儿童呼吸病中医药防治中心、杭州市中医院省中西医结合睡眠医学联盟、杭州市第三人民医院中西医结合盆底疾病重点实验室，最终均获批；通过推动中医药专科、联盟、中心及实验室建设，提升全市医疗机构的中医医疗服务能力，扩大特色中医专科在全省的引领和辐射。

七、中医药人才培养

一是各类中医药人才评选、考核等工作。杭州市卫生健康委推荐第四批全国中医（西学中）优秀人才研修项目培养对象、全国中医药创新骨干人才；开展杭州市第六批全国老中医药专家学术经验继承、第四批全国中医（临床、基础）优秀人才研修项目第一年度考核、中医护理优秀人才培训结业考核；对杭州市第七批省级名中医予以"省级名中医工作室"授牌。二是组织开展中医类别国家医师资格考试。杭州市卫生健康委组织传统医学师承和确有专长人员考核工作，共22人通过考核；组织中医医术确有专长人员医师资格考核。三是推动西医学习中医，组织开展第十五期西学中班培训。四是开展中医住院医师规范化培训考核及管理工作。杭州市共194名考生参加中医住院医师规范化培训结业考核理论考核（机考），174名中医规范化培训学员参加结业考核第二模块考试考核，376名中医规范化培训学员参加2019年年度考核，拨付规范化培训补助经

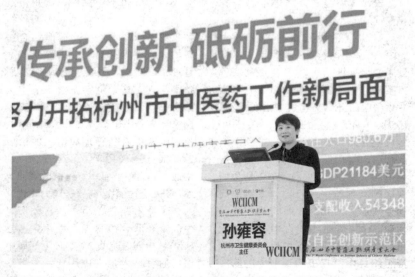

图5-28 2019年10月26日，由世界中医药学会联合会、杭州市卫生健康委员会主办的首届世界中医药互联网产业大会在浙江杭州举行

费 56.6 万元，完成国家中医住院医师规范化培训协同基地的申报工作。杭州市中医院（主基地）、杭州市红十字会医院（浙江省中医院协同体）等 4 个基地共计招录 213 名，同比增加 29.9%。杭州市中医院中医住院医师规范化培训基地获评全国优秀住院医师规范化培训基地。

八、中医药文化建设

一是组织开展中医文化节开幕式。为庆祝中华人民共和国成立 70 周年，更好地促进杭州市中医事业的发展，杭州市卫生健康委举办杭州市首届中医文化节开幕式，副市长陈卫强宣布中医文化节开幕，杭州市卫生健康委党委书记、主任孙雍容作讲话。二是组织开展中医养生保健操展示活动。为不断提高民众的健康素养，更好地展现医务工作人员良好的职业形象，杭州市卫生健康委组织各区、县（市）、市属医院共计 26 支队伍开展全市中医养生保健操集中展示活动，最终拱墅区、桐庐县代表队获得比赛一等奖。三是组织中医文化成就巡回展活动。巡回展以展板展览与中医药特色活动相结合，共计 68 块涵盖杭州市卫生健康委、各区县卫生健康局、各市属医院、老字号、中医药团体等相关中医药成就的展板在各区、县（市）、各市属医院巡回展览，集中展示杭州市中医药文化发展及所取得的成果。四是组织首届世界中医药互联网产业大会。为搭建互联网时代的海内外中医药交流与合作的重要平台，杭州市卫生健康委联合世界中医药学会联合会举办首届世界中医药互联网产业大会。中华中医药学会会长、世界中医药学会联合会主席等领导参加会议。会议分开幕式、主题报告、专题报告、展览等活动，来自意大利、加拿大、美国等国家的中医药专家参与本次大会的 15 个论坛，3000 多名中医人相聚一堂，共议互联网与中医药的融合发展。五是组织各区县全科医生、护士、中医健康服务管理对象开展杭州市中医药健康文化知识竞赛，最终富阳区卫生健康局代表队荣获第一。六是组织开展"中医中

药中国行——中医药健康文化推进行动"各项活动。杭州市深化中医药文化宣传和健康服务工作，开展 5·12 国际护士节中医养生保健宣教活动。

九、中医药科技教育工作

杭州市卫生健康委组织申报 2020 年度浙江省中医药科技计划，完成 2020 年浙江省中医药科技项目的审核及上报工作，同意上报共 534 项，其中中医药现代化专项 5 项、重点项目 6 项、青年人才基金项目 146 项、青年人才基金项目 377 项；做好国家级、省级中医继续教育项目日常管理（国家级 19 项、省级 32 项、市级 66 项）。　　（丁闻兰）

【济南市 2019 年中医药工作概况】

一、继续深入落实《中医药法》，学习贯彻全国中医药大会精神

济南市中医药管理局以《中医药法》为基本遵循，依法依规促进中医药事业发展，在社会办中医及全省中医医术确有专长人员医师资格考核试点工作中得到上级部门肯定。全国中医药大会召开后，济南市第一时间召开专题会议并印发通知，要求全市中医药系统深入学习习近平总书记重要指示和全国中医药大会精神，学习贯彻《中共中央　国务院关于促进中医药传承创新发展的意见》，切实把思想和行动统一到党中央、国务院对中医药工作的决策部署上来，进一步增强传承创新发展中医药的责任感、使命感和紧迫感，加快中医药强市建设步伐，为健康中国建设贡献力量。

二、开展"不忘初心、牢记使命"主题教育

济南市扎实推进"两学一做""大学习、大调研、大改进""坚持以人民为中心的发展思想"等专题教育，开展灯塔在线、学习强国学习竞赛、重温入党誓词等活动；创建"中医党建"微信企业号平台，2016 年开通以来推送学习资料和党建工作动态信息 700 余条；启动"不忘初心、牢记使命"主题教育，组织集体学习研讨、调查研究，针对群众反馈的操心事、烦心事，出台"五个一批"措施（信访"积

案"化解一批、12345 热线"积怨"销号一批、医疗乱象"积弊"打击一批、不良作风"积习"整改一批、惠民实事"积累"扩大一批），直击民生痛点难点。

三、中医药工作列为市委市人民政府的重要议程，发展环境显著优化

全国基层中医药工作先进单位复审通过。2019 年，济南市委、市人民政府把"振兴中医"列为"国际医疗康养名城"建设六大工程之一并多次调度。济南市领导高度关注全国基层中医药工作先进单位复审，济南市人民政府出台《济南市迎接全国基层中医药工作先进单位复审工作实施方案》并召开全市迎接全国基层中医药工作先进单位复审动员大会，对工作目标、工作步骤、时间节点等作全面细致的安排，动员多部门协同，提高认识，通过复审。

举办第六届中医科学大会。2019 年 11 月 23~24 日，由农工党中央与国家中医药管理局主办，中共济南市委、市人民政府承办，农工党山东省委会、济南市卫生健康委员会（济南市中医药管理局）等 20 家单位协办的第六届中医科学大会在济南举办。大会是 10 月 25 日全国中医药大会后，全国中医药界的首次盛会，全国人大常委会副委员长、农工党中央主席、中国科学院院士陈竺，3 位部级领导、3 位诺贝尔奖获得者、4 位外国专家、13 位两院院士、4 位国医大师、3 位全国名中医及 15 位业内知名专家教授，农工党中央、国家中医药管理局等单位 10 位司局级领导，各省农工党省委代表，各省卫生健康委、中医药管理局负责同志，全国知名中医药大学、学会、科研机构代表等超过 2000 人出席大会。大会围绕国家重大战略需求与中西医融合应对策略、中医药国际化等 10 个方面进行探讨，全面展示中医药传承发展研究的最新成果。同期举办首届济南扁鹊论坛、中医药科学博览会，为大会注入济南元素；开展专家进校园活动，邀请专家学者走进医学院校举办学术报告；在山东中医药大学、山东大学齐鲁医学院、山东第一医科大学

分别开设视频分会场，8 万多名师生同时分享大会盛况。

领导密集批示。2019 年，济南市委书记、市长密集批示文件达 14 件，内容涉及如何贯彻落实全国中医药大会精神和《中共中央 国务院关于促进中医药传承创新发展的意见》、举办第六届中医科学大会、打造"扁鹊故里，齐鲁中医"产业名片等方面。济南市中医药管理局迅速行动，组织专家深入调研，全面摸清情况，梳理存在的问题，研究制定举措，并向山东省中医药管理局领导作专项汇报，得到领导的认可和悉心指导。

中医药发展政策支撑进一步增强。济南市人民政府出台《关于印发济南市促进医药和大健康产业发展若干政策的通知》，其中包括部分支持中医药事业产业发展的政策，如支持中医药传承创新，对引进高层次中医药人才的医疗机构和经认定的"品牌国医堂（中医馆）"给予补贴；对新获评各级中医药优势特色教育培训基地的医疗机构给予奖励；支持中医科研成果转化，对新获得国家或省级中医科研课题资助的以及中医药领域新获得国家发明专利的给予奖补；依托济南市丰富的中药材资源，积极发展壮大中药材特色产业，对新发展的种苗繁育基地或道地药材种植基地给予奖励；支持产品研发创新，对新获得国家一类新药生产批准文号（包括中药与天然药物）的企业给予奖励等。

2019 年除常规经费外，济南市财政给予专项财政支持约 700 万元。

四、突出医改中医药优势作用发挥

建强中医药服务体系。一是持续推进中医医院建设。济南市中医医院东院区建设进程加快，列入国家"中医药传承创新工程项目"储备库，进入招标施工阶段。5 家二级甲等中医医院通过复审，新增 2 家二级公立中医医院，公立中医医院辐射引领作用显著增强。二是持续推进基层中医药服务能力提升工程。100% 的社区卫生服务中心和镇卫生院建成国医堂（中医馆），95% 以上的社区卫生服务站和村卫生室建成"中医角"。三是支持社会办医，备案中医诊所 399 家。四是以槐荫区推广"热敏灸"和"脐灸"技术为示范，在济南市大力推广艾灸、脐疗等适宜在基层开展的中医类诊疗项目。截至 2019 年 12 月，济南市 97% 的社区卫生服务中心、站，镇卫生院能够提供艾灸服务。五是做大特色医联体。新成立济南市高血压专科联盟，包括 15 家联盟单位，在全市范围内构建起中西医结合高血压疾病规范诊疗新格局。济南市脐疗联盟理事单位发展到 120 家，脐疗技术得到广泛推广。

提高中医药服务质量。一是开展"智慧中医药服务"试点工作。济南市立足让群众"方便看中医、放心用中药、医保可支付、文化得

传承"，印发《济南市"智慧中医药服务"试点工作方案》，在槐荫区、历城区、平阴县开展工作，成熟后将在全市推广。二是完善中医药质量管理与控制体系。济南市新成立中医脑病、中医康复、中药制剂等 11 个市级质控中心并在各自领域积极开展工作。三是开展全市医疗机构中药饮片采购验收专项清查工作。为确保群众用药安全，济南市中医药管理局抽调中药药事专家对 688 家医疗机构进行清查。四是济南市组织 59 家单位迎接 2018 年中央对地方转移支付中医药资金绩效评价，综合评价得分全省第一，中医馆建设、中医中药中国行等 4 个项目得到单独表扬。

壮大中医药人才队伍。一是在全省首创中医类别全科医生转岗培训。推选出 19 个理论和临床实践培训基地，通过 1 个月集中理论培训、10 个月临床培训和 1 个月基层实践，培训学员 178 人。二是举办两期中医健康养老护理员（医疗辅助护理员）师资培训班。来自全国 120 余名护理员参加，有效充实和壮大中医护理员队伍。三是全力做好中医医术确有专长人员医师资格考核工作。济南市作为试点城市，通过区县初审、市级复审向省局上报 437 人，最终 41 人通过考核。四是做好国家医师资格考试中医类别 2579 名考生和原莱芜考点乡村全科执业助理医师 176 名考生实践技能考试执考工作。五是举办 3 期全国中药特色技术传承人才培训班，培训学员 400 余人；组织中医适宜技术培训，培训 10000 余人次。六是开展济南市中医药经典临床应用竞赛，共有 15 个代表队、75 名选手参加，遴选队员参加山东省中医药经典临床应用竞赛并获得团体三等奖。济南市中医药管理局推选济南市代表队参加第二届山东省青年医师中医急救技能竞赛并获得团体三等奖。

深入传播中医药文化。一是开展扁鹊文化泉城行活动。以省、市级名中医为主体，适当吸纳民间中医，成立扁鹊文化巡讲团，组织巡讲专家宣传中医药法律法规及方针

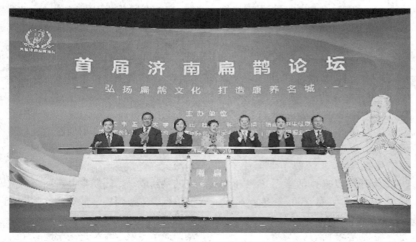

图 5-29　2019 年 11 月 23 日，由山东中医药大学、济南市卫生健康委员会等主办的首届济南扁鹊论坛在山东济南举行

政策，传播权威可靠、简便易学的中医药养生保健方法；共开展巡讲31期，举办健康大讲座、适宜技术授课、义诊咨询、中医功法表演等各类活动140余场，受益人群达14万人。二是举办济南市第二届"互联网＋中医药"高峰论坛、济南市第六届膏方文化节暨第四届宏济堂制药阿胶节。主办阿胶节，旨在打造一个具有历史文化内涵和较大社会影响力的知名节日品牌，借此推进济南市中医药事业产业高质量发展。活动期间，品阿胶、吃驴肉、赏民俗、喝美酒，共吸引16000余人到场参加。三是成立25家儿童青少年小儿推拿近视防控基地，更好地满足社会对儿童青少年视力康复及预防保健的服务需求，通过义诊、讲座、发放图册等形式，推广中医特色疗法，共开展讲座60场次，受众9000余人。四是组织开展各类义诊活动371次，共义诊4.5万人次，发放宣传材料11.4万份。（韩秀香）

【武汉市2019年中医药工作概况】

一、高度重视，切实加强组织领导

武汉市将中医药工作纳入《武汉市国民经济和社会发展第十三个五年规划纲要》《"健康武汉"2035规划》和《2019年度武汉市委、市人民政府全面建成小康社会专项目标》；制定印发《武汉市人民政府关于促进中医药振兴发展的实施意见》《武汉市人民政府关于全面推进中医药发展的实施意见》《关于印发武汉市基层中医药服务能力提升工程"十三五"行动计划实施意见的通知》及《武汉市中医药事业发展"十三五"规划》，全力保障武汉市中医药事业发展。

二、提升能力，推进重点任务落实

武汉市积极提升基层中医药服务能力，确保完成市人民政府绩效目标；加快中医药"三堂一室"标准化建设步伐，2019年武汉市5家社区卫生服务中心、乡镇卫生院被授予国医堂称号，截至2019年12月中医综合服务区（中医馆、国医堂）共194家，覆盖率达96.04%，中医药服务量占基层医疗机构总服务量的34.73%。

做好全国基层中医药工作先进单位复审迎检工作。武汉市按照国家复审工作相关要求，提请武汉市人民政府制定印发《武汉市人民政府办公厅关于印发武汉市全国基层中医药工作先进单位复审迎检工作方案》，召开启动会，邀请国家级专家进行复审工作专题培训，开展三轮调研工作，将复审工作纳入绩效考核。8月25～30日，武汉市接受国家中医药管理局实地检查，实地检查重点指标全部合格。

全力推进市区中医医院项目建设。推进武汉市中西医结合医院盘龙城医院、盘龙院区中医药传承中心建设，充分发挥武汉市中医医院汉阳院区和新洲区中医医院扩建住院楼作用，推进蔡甸区国家中医医院建设项目和江夏、黄陂区中医医院建设项目。

深化社会办中医试点。武汉市采取切实措施，加快推进步伐，全面落实《社会办中医试点任务清单》，支持社会办中医医疗机构发展，实施传统中医诊所备案管理。截至2019年12月，武汉市共有社会办中医医疗机构859家、备案诊所84家。

三、重点突破，推动防治体系建设

全力推动国家区域中医诊疗中心建设。武汉市中西医结合医院皮肤科、脾胃病为国家区域中医诊疗中心建设单位。为支持其发展，武汉市给予每个专科每年200万元支持，连续补助4年，共1600万元。

大力推动中医医院信息化发展。根据武汉市卫生健康委信息化建设要求，武汉市卫生健康委多次组织市区级中医医院专题研究信息化建设工作，委托武汉市中医医院牵头推进中医医疗机构信息化工作，拟建设1个数据池、2个标准、3个中医药业务流转、4个中医药平台、5个统一、6个主要的应用，与北资公司初步达成建设方案，召开专家论证会。不断加强基层中医馆信息化建设，武汉市113个基层医疗卫生机构中医诊疗区（中医馆）全部完成省级中医馆健康信息平台上线工作，真正使（中医馆）与健康信息平台实现信息平台数据互联互通。

开展2019年全市综合医院、专科医院、妇幼保健院中医药工作示范单位创建。武汉市卫生健康委共收到16家医疗机构申报，委托武汉市中西医结合医疗质量控制中心初审、答辩、实地检查，确定7家医疗机构为中医药工作示范单位，并给予每家30万元资金资助，推动综合医院、专科医院、妇幼保健院中医药工作的发展。

加强中医重点专科（专病）防治体系建设。武汉市卫生健康委制定印发《武汉市卫生健康委关于开展2019年"十三五"中医重点专科（专病）项目申报评审工作的通知》，组织市级中医重点专科申报评审工作，共收到35个专科（专病）申报。经现场答辩、实地考核，确定15个中医重点专科（专病）。

四、立足人才，强化创新发展活力

开展2019年度中医药科研项目申报评审。经各单位审核推荐，武汉市共申报中医（中西结合）类项目118项，经评审，共选出84项（2018年81项），其中重大项目2项、重点项目16项、青年项目18项、一般项目48项，共计资助200万元。

开展"武汉大师名师等"评选。武汉市卫生健康委开展第二届武汉中医大师名师等评选，全市共计有46家医疗卫生单位108人申报2019年度武汉中医大师、名师、中青年名医、基层名医。通过专家评审，共选出中医大师8名、中医名师22名、中青年中医名医17名、基层中医名医23名，共资助534万元用于中医药传承工作室建设、人才培养、临床诊疗技术研究、学术交流、适宜技术推广、专著论文出版发行等。收集大师经验材料在《长江日报》刊登宣传，并与武汉出版社达成协议，出版《走进2019年武汉中医大师名师》，通过大师名师的个人经历、从医经验，激励后学，继承、发展、弘扬中医药文化。

组织各类中医药专业技术人才培训。武汉市卫生健康委邀请中国社区卫生协会健康科普部主任丁小燕授课，开展全国基层中医药工作先进单位复审迎检专题培训班；委托武汉市中医医院开展第三、四期中医药适宜技术骨干人员培训班，共计300余人参加。

五、加强监管，改善医疗服务质量

加强中医药服务质量管理。武汉市卫生健康委充分发挥武汉市中医医疗质量控制中心、中药饮片质量控制中心和中西医结合医疗质量控制中心作用，强化中医机构医疗质量管理，制定医疗机构中药饮片采购验收评价工作、中医医疗质量专项调研评估工作的通知，开展实地评价，并形成通报。

认真开展"双评议"工作。武汉市卫生健康委按照双评议工作要求，督促各医院认真处理不满意事项、治庸问责办转办督办事项，对工作中存在的问题严肃追责问责；组织开展"双评议"专项督导，多次召开专题会议、暗访相关中医医疗机构，对二维码张挂、管理员定位、满意度情况进行指导提醒，坚持问题导向，做到全员参与、全院培训，以评促改、以评促优。

（王　璨）

【广州市 2019 年中医药工作概况】

截至 2019 年底，广州市共有中医医疗卫生机构 496 家，其中中医、中西医结合医院 35 家；广州地区有省部属中医医院（含中西医结合医院）5 间、市属中医医院 1 间、区属中医医院（中西医结合医院）14 间，其中三级甲等中医医院（中西医结合医院）8 间（5 间省部属中医医院、1 间市属中医医院和 2 间区属中医

院）、三级中医医院 1 间（区属中医医院）。全市中医类别执业医师总数 10141 人，占全市执业医师 17.3%；全市中医类医院总床位数 14234 张，占全市医院总床位数 15.7%，全市中医类医院总诊疗量达 2186.5 万人次，占全市总诊疗人次的 13.4%。

一、中医医政工作

加强广州市中医医院管理。2019 年，广州市中医医院按照《三级中医医院评审标准》《广东省医疗机构中医治未病服务分级管理评价指标》要求，进一步提升医院的医疗服务质量和水平，完成三级中医医院复审和治未病服务分级管理评估。经广东省中医药局现场评审，广州市中医医院确定为三级甲等中医医院（医院编号：ZYSJ319004）和治未病服务评级为 4A。

推进中医重点专科建设。一是完成建设期满的中医重点专科验收。2019 年 5 月 14 日，广州市卫生健康委印发《广州市卫生健康委关于确定广州市中医名科广州市中医重点专科的通知》，广州市中医重点专科（2016～2018 年）23 个建设项目全部通过验收。其中广州市中医医院针灸科等 5 个项目为广州市中医名科、广州市中医医院脑病科等 18 个项目为广州市中医重点专科。二是启动新一轮中医重点专科建设项目。广州市卫生健康委制订《广州市中医重点专科建设实施方案》，经申报

和专家评审，2019 年 11 月印发《广州市卫生健康委关于确定广州市中医重点专科（2020～2022 年）建设项目的通知》，确定广州市中医医院针灸科等 5 个中医高水平重点专科、广州医科大学附属第一医院肺病科等 10 个项目中医特色专科建设项目以及广州医科大学第二附属医院老年病科（眩晕）等 48 个项目中医特色专科培育项目。

开展针灸医院调研考察。2019 年 9 月 3～6 日，由广州市卫生健康委一级调研员胡文魁带队，广州市卫生健康委中医药处、广州市中医医院、广州市惠爱医院负责同志参加，赴安徽、天津考察学习针灸医院建设先进经验和做法，实地考察安徽中医药大学第二附属医院（安徽省针灸医院）、天津中医药大学第一附属医院，并分别与安徽省中医药管理局、安徽中医药大学、天津市卫生健康委及安徽省针灸医院、天津中医药大学第一附属医院有关负责同志进行座谈。

强化中药饮片采购验收管理。2019 年 8 月，广州市卫生健康委印发《2019 年广州市中医类别医疗机构中药饮片采购验收专项检查工作实施方案》，联合 11 个区卫生健康局对全市 400 多间各类中医类别医疗机构中药饮片采购验收专项工作进行全覆盖检查，并督促各医疗单位根据检查情况落实整改措施。

二、基层中医药工作

全国基层中医药工作先进单位复审。按照国家中医药管理局工作安排，2019 年 9 月 9～17 日，广东省中医药局组织专家组对广州市越秀区、白云区、黄埔区、从化区进行全国基层中医药工作先进单位复审。

实施广州市治未病"1＋4"规划。2019 年 12 月，广州市卫生健康委印发《关于推进广州市中医治未病服务行动计划及 4 个配套实施方案的通知》以及《广州市中医治未病服务体系建设项目实施方案的通知》，建立中医慢病、母婴安康、神志病、中西医协 4 个指导中心以及 25 个示范单位，完善以市、区中医医院（综合医院）治未病中心为龙头，社区卫生服务中心、镇卫生院

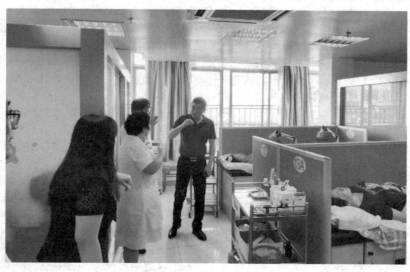

图 5－30　2019 年 10 月 18 日，广州市卫生健康委员会领导和中医药工作人员调研广州市中医医院针灸科等专科建设和院感防控工作

中医综合服务区治未病门诊为基础，中医养生保健医疗机构作为补充的中医治未病服务网络。

三、中医药科教工作

广州市卫生健康委完成2019年广州市中医药和中西医结合科技项目立项62项，共资助60万元推进中医药临床创新研究；新增2个全国名老中医药专家传承工作室、30个广州市（基层）名中医传承工作室，61名中医师参加中医类别全科医生转岗培训。截至2019年12月，广州市共有中医类别全科医生916人，平均每万常住人口有0.6名中医类别全科医生。

四、中医文化建设

举办广州亚洲美食节美食与健康养生论坛。2019年5月17日，广州市卫生健康委牵头、广药集团承办的广州亚洲美食节美食与健康养生论坛在广州花园酒店举行。广州市人民政府副市长黎明出席论坛开幕式并致辞，中国工程院院士钟南山、中国科学院院士侯凡凡、日本蒲谷汉方研究所所长长谷川红梅等7名国内外知名专家围绕美食与健康养生进行主题演讲。来自亚洲地区中医药、饮食、养生等专家学者200多人参加本次论坛。美食节期间，广州市同步举行"中医养生走进寻常百姓家"20场讲座活动，吸引近6000名市民参与，媒体报道本次美食与健康论坛及系列讲座活动等近200篇。

加大中医药文化宣传。2019年，广州市卫生健康委开展3期大型中医药文化宣传活动。7月6日，组织广州市中医医院、广州市惠爱医院、广州市红会医院、广州市健康教育所、广州市中医药学会、广州市疾病预防控制中心（12320卫生热线）、华林街社区卫生服务中心等单位，在广州文化公园中心舞台广场举办以"中医药健康你我他"为主题的"2019年广州中医中药中国行"现场大型宣传活动，开展中医药知识展览展示、省市名中医参与的专家义诊与健康咨询及中医推拿、艾灸等适宜技术体验。8月23日，结合登革热防控工作，分地区开展15场治未病义诊暨中医药预防登革热宣传活动，提供义诊服务2544人次、治

未病服务体验1557人次，派发宣传资料3687份、中药驱蚊香囊、外洗方1940份，微信公众号等媒体报道20多篇。11月15日，举行广州市中医治未病服务建设项目启动仪式，同步在神农草堂中医药博物馆及广州市第二工人文化宫举行中医治未病健康文化宣传活动，扩大治未病服务社会影响力。

（蒙嘉平）

【成都市2019年中医药工作概况】

2019年，成都市中医类医疗机构2114个，其中医院66个、门诊部65个、诊所1980个、研究机构3个。中医类医疗机构比2018年增加323个，占全市医疗卫生机构的17.44%，比2018年增加0.79个百分点。新增三级甲等中医医院7家，全市社会办中医医疗机构2075个，其中744家中医诊所实行备案管理。成都市95.12%的乡镇卫生院和100%的社区卫生服务中心建有中医馆，87.56的村卫生室和100%的社区卫生服务站可提供中医药服务。65岁以上老年人中医药健康管理率65.60%，0~36个月儿童中医药健康管理率78.70%，基层中医药服务量达53.50%。

一、中医药服务能力显著提升

健全"市县乡村"四级中医药服务体系，强化中医医院服务能力和内涵建设。2019年，成都市新增新都区中医医院、双流区中医医院、

郫都区中医医院、简阳市中医医院、都江堰市中医医院、彭州市中医医院、成都肛肠专科医院7家三级甲等中医医院，得到市委主要领导肯定性批示；深化中医区域指导中心建设和国家中医区域医疗中心建设，促进优质中医医疗资源纵向流动和横向联系，推动中医药人员"下沉、上挂"；加强名医馆、中医馆、中医角等"两馆一角"建设，推动中医药融入"15分钟健康服务圈"；完成40个示范中医馆和500个规范化中医角建设；开展四川省中医重点专科（专病）建设项目市级遴选，推荐省级中医重点专科（专病）申报项目29个；制定并印发《成都市重点中医专科（专病）建设与验收标准（试行）》。截至2019年12月，成都市共有省级中医重点专科（专病）46个，市级中医重点专科（专病）75个。建立健全市级中医质量控制中心体系，提高医疗服务质量，成立中医针灸、中医治未病、中医护理、中药药事管理、中医急诊、中医病案、中医肛肠、中医骨伤8个专业市级中医医疗质量控制中心，启动各中医质控中心现状调查。新都区人民医院等6家单位被纳入"成都市综合医院/妇幼保健院中医药工作示范单位"创建单位，定期督导金堂县、青白江区健康扶贫工程项目。持续推动中医药传承发展，

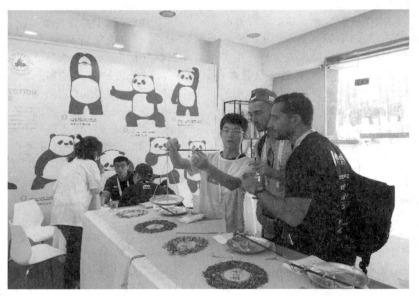

图5-31　2019年8月12日，中医药服务首次亮相参与第十八届世界警察和消防员运动会——中医药文化体验区

5 个传统医药项目评为"成都市第六批市级非物质文化遗产代表性项目",3 家单位获得四川省中医药流派工作室称号。

二、中医药改革力度进一步加大

成都市落实国家、四川省中医药管理局关于三级公立中医医院绩效考核工作要求和考核指标,做好全市 7 家三级公立中医医院绩效考核工作;深化中医医院建立现代医院管理制度,推进中医医院章程制定;加强备案中医诊所管理,截至 12 月底,成都市共有 744 家备案中医诊所;推动新都区"国家中医药综合改革试验区"建设,继续健全完善有关中医药医保政策;推进签订成都市与川南片区 4 市卫生健康事业协同发展的协议,并开展中医药文化宣传、人才培育、技术提升等方面的工作合作和交流;推出"成都中医寻诊地图"2.0 版本,增加名中医和医疗机构,覆盖 22 个区(市)县,市民可通过天府市民云APP 和健康成都官微选择"成都中医寻诊地图",即可享受中医查询服务,满足市民寻医问诊,了解身边名中医信息,就近享受优质的中医药服务。

三、中医药人才队伍建设持续加强

成都市中医管理局举办成都市中医药管理干部培训班,并组织培训人员赴浙江、广东省学习;扎实抓好中医药师承教育和继续教育,完成省第五批中医师承学员结业考核和成都市第四批中医师承年度考核工作;联合成都市总工会开展 2019 年成都百万职工技能大赛——成都市基层中医药适宜技术技能大赛,夯实基层人才队伍;遴选组队参加四川省中医经典省级竞赛活动,获得全省第一名;举办成都市基层中药药事管理暨实践操作培训班和成都市中药临床药学服务能力提高班;开展 2019 年成都市中医全科医生转岗 2 期培训,共 300 人参训;组织选拔第四批全国中医(西学中)优秀人才研修人员;组织实施 2018

年四川省中医医术确有专长人员医师资格考核及传统医学师承考核工作,工作经验在全省进行交流。

四、中医药健康服务业稳步发展

推进"旅游 + 康养"融合发展行动,探索中医医养结合新模式。成都市温江区、郫都区中医药健康养老、中医特色康复项目顺利推进。农工党成都市委帮扶都江堰探索创新开展以中医药康养产业发展为抓手的医疗模式"林盘诊所"得到成都市委、市人民政府相关领导的肯定。金牛区枣子巷中医药文化特色街区开街,新都区中医文化广场及中医药特色街区建设进展顺利。进一步深化都江堰市国家中医药健康旅游示范区创建工作,打造中医药文化特色康养旅游线路。推进彭州市四川省中医药产业发展示范县创建单位、首批四川省中医药健康旅游示范区建设。邛崃市"天府红谷耕读桃源"被认定为四川省中医药健康旅游示范基地;新津县"心道天堂中医药健康旅游"等 5 家单位被认定为四川省中医药健康旅游示范项目。完成四川省中医药管理局在成都开展的第二届"驻蓉外交官走进中医药"活动。鼓励彭州市、金堂县利用特色中药材资源,建成中药产业标准化示范基地,发展中药材优势产业。

五、中医药文化广泛传播

成都市中医管理局深入推进"中医中药中国行——中医药健康文化推进行动",扎实推进中医药文化"十进"活动,策划组织"成都名中医流动车"下基层义诊活动 12 次。青羊区、青白江区创新开展"中医文化进校园"活动取得阶段性成果。成都市利用节气组织开展 2 次"中医药文化进机关"主题活动,设置机关中医角,扩大中医药服务受众;推动中医药服务首次亮相参与第十八届世警会、2019 成都马拉松赛事医疗保障等,助力成都"赛事之都"建设,工作做法得到国家中医药管理局经验转发;举办全市中医药经典诵读比赛,极大地提升了中医药人的文化自信;积极参加四川省中

医药管理局组织的"世界传统医药日暨四川省中医药宣传日"主题活动并获得文艺汇演一等奖。深化对外交流合作,成都市中医管理局推动秉正堂中医医疗机构在以色列开展中医药服务项目及临床教育合作。2019 年,成都市共组织开展中医养生文化"十进"活动 1000 余场次,运用新媒体平台开展中医药文化宣传及中医药保健科普宣传,发布中医健康养生信息 350 余条。

(赵春晓)

【西安市 2019 年中医药工作概况】

截至 2019 年底,西安市共有医疗机构 7011 个,中医类医疗机构 721 个,其中中医(中西医结合)医院 61 家(三级 4 个、二级 20 个)、中医门诊部 36 个、中医诊所 624 个。全市有中医床位 7298 张,有中医药人员 6660 人,其中中医类类别执业(助理)医师 5306 人、中药师 1312 人,中医门诊量 918.72 万人次,出院人数 44.32 万人次。全市 217 家镇卫生院、社区卫生服务中心全部建成中医馆,能够运用针刺、灸类、推拿、刮痧等 6 类以上中医诊疗方法提供服务,80% 的社区卫生服务站、村卫生室能够规范开展中医药服务。

一、推进中医药文化传播

为进一步弘扬中医药文化,传播中医药知识,2019 年,西安市卫生健康委、西安市文明办在全市开展"中医药健康文化推进行动"暨"中医药文化进机关、进企业、进家庭"活动。5 月 14 日,活动启动仪式在西安市地下铁道有限责任公司举行,西安市中医药管理局局长孟祥东、西安市文明办副主任程锐、西安市轨道交通集团公司副总经理杨军、西安市中医医院党委书记罗少波出席。西安市中医医院医务人员、市地下铁道有限责任公司员工参加启动仪式。此次活动由西安市中医医院具体承办,西安市中医医院心血管病专家、针灸科专家分别以"顺乎自然,防治高血压""颈椎病的预防保健"主题进行宣讲,西安市地铁公司员工在现场进行中医

药诊疗技术体验。

各区县、开发区宣传活动相继展开中医药文化进学校、进社区活动，西安市共举办宣传活动976场，发放宣传资料144613册。举办以中医学术流派传承为主题的第4期博士沙龙活动，51万多名网民在线观看活动直播，宣传西安市中医学术流派的文化特色、学术思想及诊疗优势。普及推广中医养生保健理念和方法，扩大中医药健康文化在西安市各机关、企业和家庭中的影响，增进广大市民对中医药文化的了解，掌握正确的养生保健知识，养成良好的健康生活习惯，提高人民群众的身体素质。

二、促进中医药国际合作与交流

为进一步加大中医药文化传播交流，加快中医药国际合作，9月9～12日，西安市卫生健康委、西安市外办联合举办第二届国际中医药交流合作论坛。论坛作为2019年欧亚经济论坛的配套活动之一，以"弘扬中医药文化，造福人类健康"为主题，依托西安市中医药资源优势，与友好城市及丝绸之路沿线国家围绕包括中医药在内的传统医学之间的合作展开交流。

2019年9月10日，西安市在承办单位西安市中医医院召开第二届国际中医药交流合作论坛交流研讨会。论坛由西安市中医药管理局局长孟祥东主持，来自菲律宾、法国、匈牙利、吉尔吉斯斯坦、韩国、泰国6个国家的嘉宾代表团及国内专家学者等50余人参会。嘉宾代表团参观医院门诊大厅、针灸推拿康复科、骨伤科脊柱病区中医综合治疗室、颗粒药房、中药临方炮制室和

中草药房，感受浓厚的中医药文化氛围，观摩并体验针灸、推拿、耳穴埋豆、按摩等传统特色疗法。孟祥东表示此次会议主要目的是深入探讨中医药学、传统医学以及西医学在"一带一路"沿线国家城市发展的现状，增进相互了解，推动双方建立相互交流合作机制，深化合作内容、创新合作模式，共同提升医疗卫生服务水平。西安市中医院院长、西安市第五医院院长、西安市红会医院院长、鄂邑区中医医院院长分别就医院整体情况、中医药特色优势、重点科室等情况进行交流，并提出包括中医药医、教、研合作设想。菲律宾、匈牙利、泰国等6个国家的代表就合作内容、合作意向进行全方位、多领域、深层次的友好交流和探讨，并与西安市中医医院共同签署合作意向书。

2019年9月11日，西安市卫生健康委员会、西安市人民政府外事办公室在西安市中医医院举办第二届国际中医药交流合作论坛。西安市政协副主席张宁、菲律宾文珍俞巴市卫生官员胡安乔·布尼出席开幕式并分别致辞，陕西省中医药管理局局长马光辉在开幕式上讲话，西安市卫生健康委员会主任刘顺智主持开幕式。论坛以"弘扬中医药文化，造福人类健康"为主题，汇聚菲律宾、法国、匈牙利等国内外8个国家12个城市的嘉宾和专家学者、国家著名中医专家、省内外相关领导及西安市卫健系统相关领导及医务人员近500人。西安市与7个国家的参会代表签署友好交流合作备忘录。西安市政协副主席张宁指出，中医药是中华传统文化的瑰宝，

也是中国献给世界人民的礼物，传承、创新中医药事业，对于保障人民健康和坚定文化自信，都具有十分重要的意义。西安市人民政府将秉承"和平合作、开放包容、互学互鉴、互利共赢"的丝路精神，支持开展广泛的中医药领域对外交流与合作，让全世界更多国家和地区人民享受到中医药服务。菲律宾文珍俞巴市卫生官员胡安乔·布尼表示，中菲两国一直保持密切沟通，西安与文珍俞巴市在中医药领域的合作与交流，是文珍俞巴市中医药发展史上的重要里程碑。希望双方在互信合作的基础上，进一步拓展医疗、教育、科研等方面的交流合作，共同推动包括中医药在内的传统医学的传承与发展。陕西省中医药管理局局长马光辉指出，中国中医药国际化不仅仅是方法和策略上的选择，也必然是战略性的选择。

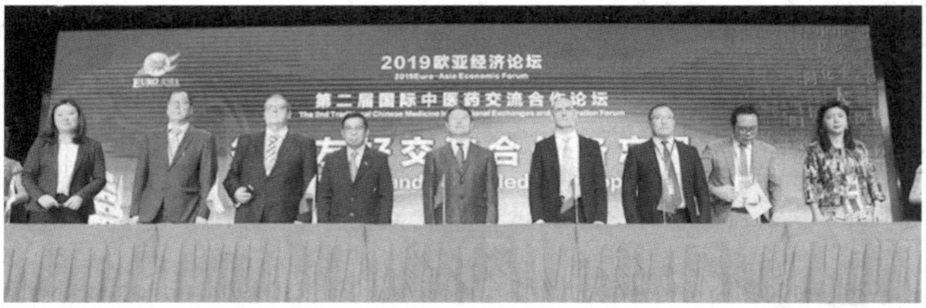

三、开展中药饮片采购验收专项检查

为了确保群众用药安全，根据《陕西省中医药管理局关于印发全省2019年中药饮片采购验收专项检查工作方案的通知》（陕中医药函〔2019〕241号）要求，西安市卫生健康委印发《西安市2019年中药饮片采购验收专项检查工作方案》，召开专题会议，制定检查细则，要求全市各级中医医疗机构针对中药饮片采购验收等各个环节认真进行自查梳理，发现问题及时整改。2019年8月13～21日组织3个督导检查组，对全市27家二级以上中医医院开展中药饮片采购和验收专项检查。本次检查通过查阅资料、现场查看、重点抽样等形式，主要针对医疗机构留存的生产企业和供货企业的资质、购进记录和质量验收管理情况及10种重点中药饮片品种进行检查。做到集中时间、集中力量、突出重点、行动迅速。

四、持续提升基层服务能力

做好全国基层中医药工作先进单位复审工作。西安市卫生健康委组织全市170多名中医药管理人员进行业务培训，邀请评审专家解读2019版评审（复审）细则；指导莲

图5-32　2019年9月10日，由西安市卫生健康委员会、西安市人民政府外事办公室主办的2019欧亚经济论坛第二届国际中医药交流合作论坛在陕西西安举行

湖区做好先进单位复审工作。2019年6月18日，西安市中医药管理局局长孟祥东、副局长翟静娴、倪安带领专家组一行8人督导检查莲湖区全国基层中医药工作先进单位复审工作完成情况。专家组对照《全国基层中医药先进单位评审细则》（2019版）通过查资料、看现场、拦截随访、问卷调查等方式，对莲湖区中医药组织管理、服务网络、人才队伍建设、中医医疗服务、中医预防保健服务等方面进行深入细致检查、走访，最终通过国家中医药管理局评估验收。

加强基层业务培训。西安市卫生健康委发挥西安市中医医院学科和人才优势，组织编写系列培训教材，依托全市基层中医药培训等3个基地，分6批对604名基层中医馆专业技术人员进行知识和技能培训，实现中医馆业务培训全覆盖。

启动示范中医馆建设。西安市卫生健康委组织远郊7个区县遴选推荐7个基层中医馆，按照标准分别创建省市级示范中医馆，改善诊疗环境，提升服务能力，发挥示范引领作用。

落实中医药基本公卫服务项目。西安市卫生健康委做好65岁以上老年人和0～36个月儿童中医健康管理，为高血压和2型糖尿病患者提供病情评估、养生保健行为干预和健康指导，发挥中医药在孕产妇保健、儿童保健、慢病防控、养老服务等方面作用。央视《焦点访谈》栏目报道西安市有关做法，省、市媒体持续进行跟踪报道。

五、加强人才队伍建设

加大中医药人才培养力度。西安市卫生健康委通过座谈交流、督导检查等形式，加快国家、省市级名中医工作室和省市中医学术流派传承工作室建设，培养中医药人才300余人。全年选派15人参加国家级省级优秀研修人才、骨干人才培养，西学中基层师承集中理论等培训。

组织中医确有专长人员考试工作。2019年4月27～28日，西安市中医医术确有专长人员考核工作在

西安市卫生学校完成，全市有437位中医医术确有专长人员参加考核。陕西省中医药管理局医政医管与教育处长、西安市中医药管理局局长孟祥东到考场进行巡查和指导。考试分为理论笔试和实践技能两部分，成绩合格人员将取得《传统医学医术确有专长证书》。最终共有137人通过考试取得合格证书。

组织中医医术确有专长人员医师资格审核工作。西安市有1014名中医医术确有专长人员报名参加，经过区县、市级复审，602人被推荐至省级中医药主管部门参加考核。

六、提升中医药科研能力

组织开展市级中医课题评审。西安市卫生健康委率先在全省开展市级中医药课题评审工作，共评出市级中医药科研项目30项，同时申报并被确定为省级课题的15项。

发挥西安市中医药研究院、西安市中西医结合研究所作用，开展中医药科学研究。中医药研究院自主开展科研项目9项，依托院士专家工作站平台开展科研项目2项。中西医结合研发中心、实验研究中心在原有PCR实验室等基础上，筹备建立生物样本库。西安市研究室各级各类科研项目立项7项。

七、牵头做好中药产业发展相关工作

召开全市中医药产业发展座谈会，拟订全市中药产业发展思路。西安市卫生健康委开展中药产业发展调查，完成第四次全国中药普查任务；联合市场监督局等7部门，在全市开展"秦药"品种遴选上报工作，共申报一类秦药2种、三类秦药7种；组织周至县4个中药材种植基地申报定制药园。

开展治未病科研项目。西安市投入财政资金30万元，依托国家级名中医杨震工作室，研发减脂养生系列产品，举办10期"健康训练营"体验活动，共110人参与体验；西安市卫生健康委与周至楼观办对接洽谈，推进中医养生旅游项目。

八、做好医养结合及信息化工作

西安市卫生健康委与西安市民政局等部门积极协调对接，安排西

安市中医医院在西安曲江老年服务中心设立门诊部，为入住老年人提供中医药诊疗服务，于2019年12月开始试运行；西安市加快中医药信息化建设步伐，开发建设全市中医健康信息云管理平台，提升全市中医药工作规范化、精细化水平，完成硬件安装和软件调试工作。

九、领导调研

2019年9月12日，国家中医药管理局党组书记余艳红一行赴西安市雁塔区二〇五所社区卫生服务站就中医馆建设情况开展调研。余艳红一行听取二〇五所社区卫生服务站中医馆工作开展情况及下一步建设规划汇报，参观宣传栏、中医诊室、中药房、康复室及家风家训馆，详细了解中医药人员的从医时间及薪资待遇、中医药在基层的推广应用、中医药适宜技术使用、中医治疗费用及群众用药习惯等。余艳红强调，一是要充分运用习近平总书记关于发展中医药的重要论述来统领中医药工作，坚持中西医并重，传承发展中医药；二是要大力拓展中医药健康服务与大数据、互联网融合的广度和深度，加快建设和完善以中医电子病历、电子处方等为核心的基础数据库，完善中医药信息统计制度，进一步做好基于信息化技术的疾病追踪；三是要注重中医药人才队伍建设，推进中医药人才体制机制改革，引导人才向基层流动，群众在家门口就可以享受到优质的中医药服务；四是要抓好基层中医药服务，各级政府要全力支持，力争将其打造为中西医联合服务的典范，并以此为引领推进基层中医馆标准化、规范化、信息化建设，让中医药更好地服务于基层群众。

2019年6月15日，国家中医药管理局局长于文明一行调研西安市中医药工作。调研组到西安市中医医院、雁塔区二〇五所社区卫生服务站中医馆、雁塔益群中医门诊部查看西安市中医药作用发挥和服务体系建设情况，慰问全国名中医，详细听取社区中医馆工作开展情况和改扩建项目介绍，与群众交流看

病就医体验，了解医保报销政策落实情况。于文明对西安市中医药工作予以肯定并强调，一是要充分发挥中医药三大功能作用，拓展治未病、疾病诊治、康复等业务，发挥市（县）中医医院的带动辐射作用，将中医药服务三大功能作用向下传导，往深扩展，降低患者医药费用支出，提升群众健康素养；二是各级政府要继续支持社会力量举办中医医疗机构，以弥补政府办医不足，为群众提供多样化中医药服务；三是要继续做好名老中医学术思想和临床经验传承创新工作，为中医药事业发展培养更多优秀中医药人才，确保中医药工作可持续发展。　　　　　（高　宁）

【大连市2019年中医药工作概况】

截至2019年12月31日，大连市共有中医医院37家、中西医结合医院3家、中医门诊部29家、中西医结合门诊部5家、中西医结合诊所66家、审批制中医诊所351家、备案制中医诊所267家；有社区服务中心76家、乡镇卫生院88家、社区卫生服务站14家、村卫生室839家，其中能提供6类中医药技术的社区卫生服务中心76家、乡镇卫生院为88家，均达到100%；能够提供4类中医药技术的社区卫生服务站14家、村卫生室620家，分别达到100%和73.9%。

一、政策法规

全国中医药大会胜利召开后，大连市卫生健康委第一时间形成《关于国务院召开全国中医药大会精神的报告》向大连市委、市人民政府汇报。大连市委、市人民政府主要领导在作出重要批示的同时，为全面推动大会精神贯彻落实，分别主持召开大连市委常委会和大连市人民政府常务会，传达学习习近平总书记关于中医药工作的重要指示精神，研究全市贯彻落实工作。在大连市深化医改专题会议上，大连市领导专题要求全行业要深入学习贯彻习近平总书记、李克强总理对中医药工作的重要指示、批示精神，牢牢把握传承创新发展的着力点，努力开创全市中医药事业改革发展新局面。为认真贯彻市领导的工作部署，大连市卫生健康委组织各区市县、委直单位认真做好中央领导指示、批示的传达和全国中医药大会精神、《中共中央　国务院关于促进中医药传承创新发展的意见》的学习，开展中医药事业建设发展成就、典型事例和先进人物事迹宣传，并结合实际系统分析存在的全局性问题，求实提出促进中医药事业创新发展的意见建议。大连市从现状出发，逐条分析研究，积极寻找差距和解决路径，从强化中医药服务机构建设、夯实基层中医药服务基础、优化人才成长途径、健全人才评价激励机制、加强中医药精华精髓挖掘和传承、加快推进中医药科学研究、完善中医药价格和医保政策、健全中医药管理体制等多个方面进行认真调研和思考，对辽宁省中医药管理局《关于征求〈辽宁省促进中医药传承创新发展的实施方案（征求意见稿）〉意见的函》提出10条修改建议。

二、医政工作

大连市卫生健康委完成大连市和旅顺口区、普兰店区、瓦房店市全国中医药先进城市和先进县复评验收工作；组织大连市金州区中医医院、瓦房店六二六中医医院有限公司完成三级医院评估，启动大连地区二级中医医院评估筹备工作；推进综合医院（专科医院）中医药示范单位创建和重点专科建设。大连第六人民医院通过省级中医药工作示范单位评估，大连医科大学附属第一医院中西结合肝病科、大连市金州区中医医院骨伤科和旅顺口区中医医院骨伤科、庄河市中医医院脑病科被认定为辽宁省"十三五"重点专科和特色专科。大连市卫生健康委加强中医药综合监督，转发辽宁省中医药管理局关于做好2019年全省中医质量控制工作检查的通知，下达2019版中医、中药、中医护理质控考核标准，对全面规范中医医疗行为，持续改进医疗质量，保障医疗安全，不断提高人民群众就医感受提出明确要求，并组织各地区、各相关医疗机构对标自查整改。2019年，大连市对168所能够提供中药饮片服务的二级及以下医疗卫生机构开展中药饮片采购验收专项清查；对83家中医养生保健机构开展中医保健服务乱象专项整治监督，发现非法行医4起，共处罚金1.32万元；对9个区市县27家中医医疗机构开展依法执业随机巡查，通报发现问题129个，并要求限时整改。

三、科研工作

2019年，大连市卫生健康委共受理委级中医药科研计划课题73项，经专家组评审推荐，34项课题列入2019年研发计划。中青年立项倾斜鼓励政策得到有效落实，35岁和45岁以下项目负责人占比分别达到50%和82.3%。完成29个结题验收

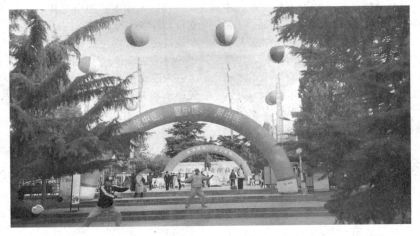

图5-33　2019年10月26日，大连市中医中药中国行——中医药健康文化推进行动"中医药健康你我他"大型广场主题活动举行

项目和 7 个计划调整项目的评估工作，28 个项目通过结题验收，7 个项目通过计划调整申请。为进一步加强中医药医学科研项目管理，大连市卫生健康委与大连市财政局联合印发《关于进一步做好中医药医学开科学研究项目管理工作的通知》（大卫发〔2019〕112 号），对鼓励开展公共卫生领域中医药特色项目研发、加强中医药青年英才培养、建立符合中医药特色的支撑政策及切实加强计划项目管理进行明确。《涉及人的生物医学伦理审查管理办法》有效落实，大连市 6 所开展中医临床研究的中医院均完成伦理委员会组建和备案工作。

四、教育工作

推动各级各类医疗机构政策范围内人员积极参加培训，大连市卫生健康委组织大连市中医医院国家住院医师规范化培训基地完成 2019 年度招生工作，28 名学员开始接受为期 3 年的规范化培训。2019 年 2 批 45 名学员参加全国统一结业考核，通过率 95.6%。大连市卫生健康委印发《关于明确住院医师规范化培训补助标准的通知》（大卫办发〔2019〕95 号），保证学员待遇，对中医全科医学专业学员建立与西医全科专业学员同等市财政倾斜性补助政策；巩固继续医学教育成果，组织申办国家级中医药继续教育项目 2 个、省级继续教育项目 20 个、市级继续教育项目 42 个，满足中医药专业技术人员知识更新需求。中医药学科带头人培养扎实推进，7 名专业骨干入选"2019 国家中医药事业传承与发展人才培养计划"，市级第三周期中医学术经验继承人才培养项目稳步推进，24 名继承人进入第二年学习。基层中医药人才培养扎实开展，21 名基层人员参加中医眼科、中医肛肠和中医护理专业培训，26 名乡镇社区基层西医临床人员参加辽宁省西学中人才培养项目。在辽宁省中医药管理局政策支持下，依托大连金州区中医医院，单独开设西学中培训班，加快解决基层中医药人才不足的问题，持续提高大连市基层中医药人才的增量。

五、文化建设

大连市卫生健康委采取省市县三级联动，组织 47 所医疗卫生机构开展 2 期中医中药中国行——中医药健康文化推进行动"中医药健康你我他"大型广场活动和中医中药"海岛行"活动，并结合全国中医药大会胜利召开，将"传承精华，守正创新，促进中医药高质量发展"的重要思想大力宣传，增进社会对中医文化与理论的认知和认同。省市名中医、中医新秀在内的 130 余位中医医师参加活动，涵盖中医脾胃、骨伤、肾病、脑病、呼吸、推拿、妇科、儿科等常见的临床科系，还有群众需求量较大的药学、检验、护理等方面的专家。活动现场为 4802 人次免费提供中医健康咨询，2402 人次提供体质辨识服务，发放中医科普资料 11853 份，减免诊疗费用 68570 元。发挥大连举办的世界经济论坛第十三届新领军者年会（夏季达沃斯论坛）平台作用，建立中医体验展示区，让参会的百余名国外嘉宾体验中医疗法、品尝中医食，近距离了解中医文化，感受中医魅力。

六、其他工作

大连市卫生健康委落实基层中医馆建设项目，完善项目验收制度，组织中医、财务专家规范完成 15 个 2018 年中医馆建设项目验收；争取专项支持，瓦房店、庄河等 7 个区市县 14 个中医馆建设项目列入 2019 年建设计划。2019 年项目完成后，大连地区基层医疗卫生机构中医馆建设总量将达到 109 个。稳步推进辽宁省基层国医堂建设，2019 年全市创建国医堂 6 个，全市累计 17 个。

大连市卫生健康委开展中医药健康旅游和健康养老服务示范单位"回头看"工作，组织各示范单位对照标准，认真开展整改提升。辽宁电视台"健康辽宁"节目分别对大连中山区桂林社区卫生服务中心和神谷中医医院发展中医药有限公司健康养老和健康旅游经验进行宣传推介。大连市启动市级中医药健康养老示范基地和试点单位建设工作，在细化量化中医药健康养老示范基地和试点单位考核指标体系的基础

上，大连市卫生健康委会同市民政局认定 23 家医养结合机构为大连市中医药健康养老服务示范基地试点单位。神谷中医医院成为国家首批中医药服务贸易出口基地。

大连市卫生健康委本着"应当地所需，尽大连所能"和突出实效的原则，组织大连市中医医院、中西医结合医院认真落实东西部医疗帮扶任务，依托人才培养、技术援助和远程诊疗计划，对西藏、新疆、甘肃、贵州、湖北等地开展中医药技术支援和智力帮扶，完成年度任务；落实辽宁省中医药适宜技术健康扶贫工作部署，组织普兰店、瓦房店、庄河市卫生健康局以辖区低收入村适龄适症的贫困老年人为服务对象，开展免费"三伏贴"活动。

（范秀英）

【宁波市 2019 年中医药工作概况】

一、概述

2019 年宁波市中医药工作以中医药传承创新发展为重点，坚持"传承精华，守正创新"，扎实推进"十大提升行动"：中医药服务体系优化提升行动、中医临床优势培育提升行动、中医药传承创新建设提升行动、基层中医药服务能力提升行动、中医药创建提升行动、中医药质量管控提升行动、中医药职业人才内涵提升行动、中医药治未病提升行动、中医药健康文化素养提升行动、清廉医院建设提升行动，振兴中医药发展。

推进中医类医疗服务体系建设。截至 2019 年 12 月 31 日，全市中医类医疗机构达 335 家，其中中医医院 20 家、中西医结合医院 2 家、中医门诊部 75 家、中医类诊所 238 家；社会办中医医疗机构 323 家，近 5 年年均增长率达 17.90%。

增大中医医疗资源供给。截至 2019 年 12 月 31 日，宁波市中医医院总床位数达 4216 张。余姚市中医医院搬迁到按现代化三级乙等中医医院标准建设的新院区。江北区中医院挂牌成立。宁波市所有区县（市）都建立公立中医医院。宁波市中医院二期项目竣工。奉化区、象

山县、鄞州区、海曙区中医医院4家中医医院进行新建或改扩建。镇海区中医医院扩建工程立项。

壮大中医药人才队伍。截至2019年12月31日，宁波市注册的中医类执业（助理）医师4458人，同比增长370人，年增长率9.05%。中医类执业（助理）医师占执业医师总数达13%。

提升基层医疗卫生机构中医药服务能力。宁波市100%社区卫生服务中心和乡镇卫生院能提供中医药服务，100%社区卫生服务站和87.55%村卫生室能提供中医药服务。基层医疗卫生机构中医药服务收入占医疗总收入达14.40%，中医非药物治疗费占全部中医收入达22.82%。

推进传承创新五大项目建设。宁波市推进中医药传统特色学科建设项目，首批遴选出宋氏妇科、劳氏伤科、钟氏内科、董氏儿科4个中医流派和寿全斋中药炮制技艺纳入传统特色学科项目建设，开展厘清历史脉络和传承世籍、挖掘整理创新学术理论和经验、加强传承人才团队和传承工作室建设等工作；推动中医药特色街区（基地）项目建设，鼓励各地建设中医药文化遗存传承有序，产业特色鲜明，产业效益丰厚，功能互动叠加的中医药特色街区（基地）；推动宁波市中医院国家中医药传承创新工程重点中医医院项目建设，项目即将竣工投入使用；开展组建宁波市中医药研究院项目的前期工作；推动中医药人才传承教育培养项目，制订印发《宁波市中医药人才传承教育培养项目建设实施方案》。

推进"最多跑一次"促"看中医减少跑"。宁波市紧紧扭住群众"看病难""看病烦"的关键小事，持续深化"看病少排队、付费更便捷、检查少跑腿"等项目，全面推进"基层看病更放心、费用结算医后付、医事服务一站式"等新举措。宁波市中医院应用新技术、新服务模式，实现"医后付"和自费病人全流程"刷脸就诊"，门诊智慧结算率达到90%以上，长三角医保异地实时结算。宁波市能提供中药代煎

配送服务的基层医疗机构数达133家，占比达94.32%。

推进长三角区域一体化。宁波市利用沪杭知名中医医院的优势学科和优质人才，通过技术输入和帮扶，提升医教研整体水平和高层次人才的梯队建设。镇海区中医医院挂牌上海中医药大学附属龙华医院宁波分院，以浙江省三级甲等中医医院标准为目标，与上海中医药大学附属龙华医院开展10年期合作。宁海县中医医院增挂上海市中医医院浙东分院，与上海市中医医院合力打造中医肿瘤诊疗中心、儿科诊疗中心和失眠专病诊疗中心，与上海市中医药发展办公室合作打造严苍山国医馆。宁波明贝中药业有限公司和上海中医药大学合作共建中医药传承教育中心及中药炮制技术传承实训基地。宁波市中医院董幼祺在上海设立国家级非物质文化遗产董氏儿科董幼祺传承工作室。

二、医政工作

推进县域医共体建设。宁波市6家区县市级中医医院牵头（镇海区中医医院与龙赛医院整合成医联体牵头）和33家医院、乡镇卫生院（社区卫生服务中心）整合为6家医共体，推进医疗服务价格、医保支付方式、基层补偿机制、医共体人事薪酬制度、医共体考核评价等方面综合改革。宁波市医共体共建立

中医诊疗中心8个。

推动星级中医药门诊（馆）建设。宁波市继续开展社区卫生服务中心（乡镇卫生院）星级中医药门诊（馆）创建活动，将基层中医药服务能力提升工程的近期中期长期目标融入三星、四星、五星级评审标准中，开展星级中医门诊（馆）评比活动，基层中医药服务能力在创星过程中渐进提升。从2015年始，5批共评出151家星级中医药门诊（馆），占社区卫生服务中心（乡镇卫生院）总数100%。其中五星级中医药门诊（馆）44家、四星级46家、三星级61家。

成立宁波市民营中医医疗机构行业协会。2019年5月17日，宁波市成立民营中医医疗机构行业协会，推进民营中医医疗机构的行业自律和学术交流等工作。宁波市三分之一的民营中医医疗机构加入该协会。

实施中医医疗质量持续改进活动。中医临床、中药药事、适宜技术、中医护理4个质量控制管理中心定期开展医疗机构中医药质量检查。宁波市中医药管理局举办宁波市中医护理竞赛和中医适宜技术竞赛，以赛促教、以赛促学、以赛促练，培养行家里手，培育工匠精神。宁波市中医药管理局联合宁波市总工会举办2019浙江省中药炮制调剂鉴定技能竞赛选拔赛，遴选选手参

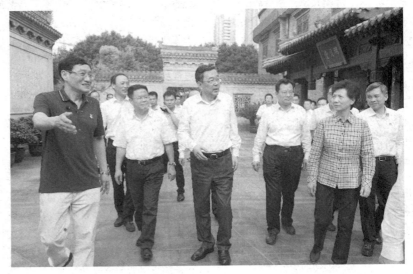

图5-34　2019年9月9日，贵州省委书记孙志刚、省长谌贻琴率领党政代表团考察宁波明贝中药业有限公司

加全省竞赛。宁波市代表队获全省团队第二名，宁波市代表队的徐作钧被浙江省总工会授予浙江省医院药师技术能手称号。

三、科研工作

各级各类医院积极开展重点学科建设和中医药科研工作。2019年，宁波市获浙江省中医药科技计划项目38项，14个项目入选2019年浙江省"十三五"中医药重点专科建设项目。鄞州区引进国医大师、中国工程院院士石学敏，成立石学敏院士针灸研究院。

四、教育工作

开展第三批市基层名中医药师和第二批市中青年名中医药师评定工作。董幼祺获宁波市杰出人才二等奖，王邦才获2019年度宁波市有突出贡献专家称号。西学中研修班报名火爆，宁波市中医药学会开办西学中研修班，招录107人。慈溪市开办长三角一体化基层中医药知识和技能培训示范项目西学中培训班，招录并培训学员295人。宁波市中医药管理局组织全市中医药专业技术人员开展中医药"六个一"活动，即读一本经典，写一篇文章，钻研一项技术，参加一次论坛，讲好一堂课，参加一次义诊活动，每人每两年为一周期完成"六个一"任务。

五、文化建设

推进中医药健康文化"六进"活动。宁波市中医药管理局组建宁波市中医药讲师团，集中开展中医药科普巡讲，发放中医药宣传品，推进中医药健康文化进机关、企业、学校、社区、农村和家庭活动，传播中医药理念、知识和方法，实现中医药文化入脑、入心、入生活。宁波市新建中医药健康文化知识角10个，集中巡讲80多场，发放中医药健康养生宣传品10000份。

推进中医药文化创意活动。宁波市中医药管理局鼓励各级各类中医药机构开展中医药文化创意活动，遴选作品参加全国中医药文创产品设计大赛，获得5项大奖。宁波国医堂"《十二时辰国医生活》文创盒"在全国500件作品中脱颖而出，获年度中医国礼文创特别大奖。宁波市中医

药管理局和董氏儿科获优秀组织奖。

推广中医药健康养生文化。2019年12月6～8日，2019中国（宁波）健康养生产业博览会在宁波国际会展中心举办。博览会以中医药健康养生产业内容为主，设有中医医疗机构、中医药传统特色学科、中药药企、药膳、中医药博物馆等版块，为中医药事业产业搭建交流平台，共有59家单位展示他们的中医药事业产业发展成果。博览会现场举办膏方传承创新论坛、全国中医药文创产品设计大赛颁奖仪式、中医药适宜技术和中药知识科普讲座、中医药健康文体表演、义诊等专项活动，开展学术交流，普及中医药健康养生文化。

传播宁波中医药文化。新华社、人民网、中国网，以及《经济参考报》《中国工商时报》《健康报》《中国中医药报》《中国医药报》等媒体刊出宁波中医药文化、社会办中医、传承创新等内容的报道共26篇。《宁波日报》连载推介名中医，专版报道传统特色学科、甬医70年中医篇名医名科名院。

六、党风廉政建设

建立健全党风廉政制度。宁波市中医药管理局扎实开展"不忘初心、牢记使命"主题教育，加强公立中医医院党建工作配套制度建设，将党的建设写入医院章程；落实全面从严治党主体责任，做到党风廉政建设工作与业务工作同部署、同检查、同落实；公立中医医院关键岗位主要负责人和业务分管领导实行定期轮岗。

强化反腐纠风防控。宁波市中医药管理局扎实推进"清廉医院"建设，以廉政制度、信息技术、院务公开为主要抓手，加强廉政风险防控，进一步规范重点药品和耗材的使用管理，落实处方点评制度和中药饮片控费制度，加强外配处方监管和防统方管理；加强医疗质量全程管理，查处收受红包回扣、以商业为目的的统方、过度检查治疗、乱收费、参与虚假医疗广告宣传、骗取医保资金、参与医药器械促销或违规推销保健品等行为，将行风建设融入各种评优评先及名中医评定管理中。　（褚小翠）

【厦门市2019年中医药工作概况】

一、中医医改

着力推动社会力量办中医医疗机构。厦门市在区域卫生规划中确定健全和完善由公立三级中医医院、二级中医医院及镇卫生院、社区医疗卫生服务机构为主，以社会力量办中医医疗机构为辅组成的中医医疗服务体系。截至2019年底，厦门市有民营中医门诊部67家、中医诊所258家，二级民营中医医院2家（锦园中医院、梧村中医院），一级民营中医医院1家（南普陀中医院），规划在建的三级民营独资中医医院1家（厦门齐安中医院，床位500张）。全市中医医院核定床位总数1680张，中医类别（含中西医结合）执业及执业助理医师3409人（每万人口7.9名中医师）。

积极争取有利于中医药特色优势发挥的投入补偿机制。2014年7月，厦门市将符合基本需求的322种中药饮片纳入厦门市国家基本药物社会统筹医疗基金支付范围。2015年7月，在基层医疗卫生机构增设每中医药诊疗人次2元中医辨证论治费。为扶持中医事业发展，鼓励使用中药饮片，在中医辨证论治费不减少的前提下，2016年厦门市恢复公立医疗机构中药饮片（不含颗粒剂）加成率13%。开展住院结算改革，调整为按病种分值结算，确定二级乙等医疗机构等级系数为1，二级甲等医疗机构等级为1.10，三级乙等医疗机构等级系数为1.20，三级甲等医疗机构等级系数为1.49，一级甲等医疗机构等级系数为0.85，一级乙等医疗机构等级系数为0.80。中医医院的系数在同等级医疗机构系数基础上增加0.02。通过上述调整，达到"老百姓得实惠，愿意选择中医药服务，医疗机构不亏损，积极提供中医药服务"的目标。

二、医院建设

2019年厦门市中医院全年门诊病人164.77万人次，其中急诊51.15万人次，出院4.48万人次，业务收入10.94亿元，平均住院10.55天。同安区中医院全年门诊34.59万人次，其中急诊1.85万人

次，出院 0.70 万人次，业务收入 1.19 亿元，平均住院 8.5 天。

厦门市中医院是福建省 3 家名优中医院建设单位之一，也是福建省唯一一家被列为建立健全现代医院管理制度试点单位的中医院。厦门市中医院在 2018 年艾力比"中国医院竞争力·中医医院 100 强"中排名第 43 名，连续 3 年位列排名前 50 名。医院 8 个专科入选艾力彼医院管理研究中心评选的 2018 中国中医医院·最佳临床专科，最佳临床专科数量居全国中医医院第 2 位。

协助推进市中医院同北京中医药大学的市校共建工作。自 2018 年 6 月起，北京中医药大学每月选派 1~2 人次专家来厦门市出诊，其中北京中医药大学附属东直门医院脑病科、呼吸科选派相对固定的专家来厦门市出诊，选派专家来厦门市举办讲座共 16 场。20 名北京中医药大学学生到厦门市中医院进行短期临床实习。2018 年，北京中医药大学协助厦门市中医院以附属医院名义申报获批国家自然科学基金项目 1 项。

三、基层中医药工作

根据国家和福建省《基层中医药服务能力提升工程"十三五"行动计划》文件，厦门市卫生健康委积极开展基层中医药服务能力提升工作，推广中医适宜技术，举办 2 场市级中医适宜技术培训班，共有 330 余名基层医务参加中医适宜技术培训。截至 2019 年 12 月，厦门市 100% 社区卫生服务中心、镇卫生院能够提供 6 类以上中医药技术方法，97.40% 的社区卫生服务中心和乡镇卫生院建成中医馆。

在医改和分级诊疗工作中，坚持以病人利益和服务需求为导向。中医师是"三师"中的重要成员，在基层发挥着笃同全科医师，甚至大于全科医师的作用。厦门市共建立中医药家庭签约服务团队 211 支，共服务 21.40 万人，占签约人数的 27.70%。通过基层中医师对签约居民进行饮食养生、起居生活、穴位按摩等中医药健康指导，有效提升签约居民个人的获得感、对社区的信任感和对中医的认同感。中医药家庭医生签约服务团队中签约居民的满意度、与家庭医生的互动频率和积极性高于其他组。

四、人才建设

厦门市开展第四批中青年中医后备人才考核验收，继续开展第五批市中医后备人才培养项目、市基层师带徒培养项目，督促各中医人才按照实施方案完成学习任务；组织西学中班，已完成理论课和临床跟师实践，即将组织开展考核工作；组织中医医术确有专长人员医师资格考核报名。

厦门市中医院的厦门康氏肝病学术流派传承工作室被评为福建省中医学术流派传承工作室建设项目单位。厦门市 2 名中医专家被评为全国西学中骨干人才培训项目培养对象，6 名中医专家被评为全国中医临床特色技术传承骨干人才培训项目培养对象，3 名专家被评为 2019 年全国中药特色技术传承人才培训项目培养对象，3 名中医专家被评为第三批省级优秀中医临床人才。

在 2019 年福建省中医药实践技能大赛中，厦门市中医院荣获团体一等奖，厦门市卫生健康委荣获团体优秀奖，厦门市中医院陈丽凤荣获个人一等奖和笔试第一名，厦门市中医院的 2 名医师获个人二等奖。

五、学科建设和科技教育工作

厦门市中医院有中医类国家临床重点专科建设项目 2 个（肝病科、儿科），"十一五"国家中医药管理局重点专科 4 个（肝病科、肛肠科、儿科、脾胃病科），国家中医药管理局重点学科 1 个（中医肝胆病重点学科），国家中医药管理局"十二五"重点专科建设项目 2 个（骨伤科、风湿病科），福建省中医重点专科 7 个（肝病科、中西医结合胆胰专科、糖尿病科、中西医结合骨关节病、中医痔疮专科、中西医结合儿科、脾胃科），厦门市中医领先学科 3 个（肛肠科、中西医结合儿科、肝科），厦门市医学中心 1 个（厦门市肝病医学中心），厦门市医学重点专科 9 个〔针灸康复科、中医妇科、中西医结合胆胰腔镜外科、中西医结合骨关节病科、中西医结合儿科、脾胃病科、肛肠科、中医风湿科（建设单位）、中西医结合心血管病科（建设单位）〕，福建省医疗"创双高"建设省级临床重点专科（中医类）建设项目 5 个（脾胃病科、风湿病科、骨伤科、糖尿病科、针灸康复科），省级第七批中医重点专科建设项目 1 个（中药临床药学），省级中医重点专科培育项目 2 个（中医护理学、中医眼科），厦门市优势亚专科 2 个（中西医结合心脏康复、中医不孕不育专科），厦门市社区全科医学规划专科建设项目 1 个（禾山街道社区卫生服务中心），达到部颁二级标准的重点实验室 1 个，厦门市重点实验室（盆底动力学重点实验室）1 个。

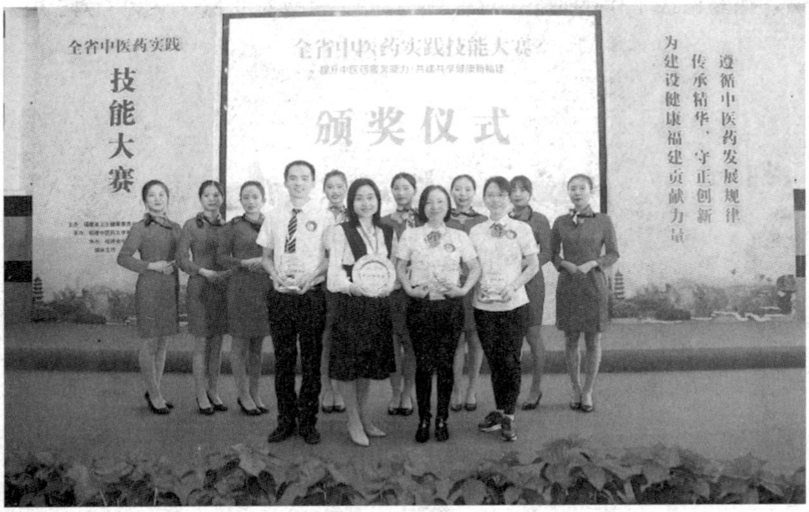

图 5-35　2019 年 11 月 2 日，在 2019 年全省中医药实践技能大赛中，厦门市中医院荣获团体一等奖，厦门市卫生健康委员会荣获团体优秀奖

2019年，中医医院科研、教学工作有新的发展与进步。2019年厦门市中医院发表各级各类学术论文161篇；获准国家级立项1项、省部级立项4项、厅市级立项20项，获得科研经费资助201.3万元；2019年新增药物临床试验专业5个（中西医结合内分泌、中医风湿免疫、普通外科、乳腺外科、耳鼻喉科）。截至2019年12月，厦门市中医院药物临床试验资质认定专业总数17个，专业数居全省中医医疗机构首位。厦门市中医院是国家中医药管理局首批中医住院医师规范化培训基地、首批中医全科规范化培训及临床培训基地。禾山、江头、金山3个街道社区卫生中心是国家中医药管理局中医类别全科医学社区培训基地，2019年招收中医类别规范化培训学员34名、中医全科规范化培训学员15名，中医全科转岗培训学员11名，共38名医师参加省级以上师资培训班。

六、中医药预防保健工作

厦门市中医院继续优化治未病服务平台、做好中医治未病知识宣传、丰富治未病服务内容，开设中医体质调理门诊、儿童体质调理门诊、中医经络治疗门诊、膏方门诊。在体检服务中发挥中医治未病特色，提供中医体质辨识、中医经络检测等中医特色的体检服务，开展中西医健康评估。2019年厦门市中医院共完成治未病服务8428人次，开展中医体质辨识458人次，中医经络检测508人次，提供体检后治未病健康指导约3200人次。

七、加强中医药对台合作交流

厦门市承办2019年海峡两岸中医药发展与合作研讨会，此次研讨会作为第十一届海峡论坛的配套活动，以"推进中医药传承创新，促进两岸融合发展"为主题，共有500余名海峡两岸人员参会。研讨会开幕式上各方签署多项中医药相关合作意向书，两岸中医药合作取得实质性进展。海峡两岸中医药发展与合作研讨会创办于2006年，迄今举办14届，2007年起连续列入国台办对台交流重点项目，2009年起作为重要配套活动连续被纳入海峡论坛，是首个、也是唯一一个由国家中医药管理局与地方部门长期共同举办的交流会议。

八、积极创建中医药文化宣传教育基地建设单位

八宝丹中医药文化馆被福建省卫生健康委员会、福建省文化和旅游厅评为福建省中医药文化宣传教育基地建设单位。厦门海峡两岸中医药文化展示馆申报国家级中医药文化宣传教育基地。　　（陈艳丰）

【青岛市2019年中医药工作概况】
截至2019年底，青岛市共有各级中医医疗机构680家，中医床位6385张，中医类别执业医师5130人，其中三级中医（中西医结合）医院4家、二级中医（中西医结合）医院20家、一级中医（中西医结合）医院23家、中医（中西医结合）门诊部29家、中医（中西医结合）诊所604家。2019年6月，博鳌亚洲论坛全球健康论坛大会在青岛召开，中共中央政治局委员、国务院副总理孙春兰参加大会开幕式，并到李沧区沧口街道社区卫生服务中心和青岛市西海岸新区智慧医疗全科中心进行实地调研，了解普及健康知识、加强健康管理、开展健康促进情况，充分肯定中医药特色服务成效。国家中医药管理局局长于文明参加全球健康论坛大会传统医学分论坛，并到中医药体验区参观体验中医药特色疗法，调研即墨区、西海岸新区中医医（健）共体建设情况，召开中医药医改工作座谈会，对青岛市紧密型中医医共体建设、差异性中医药医保支付模式、中医专家存案制度、中医医疗质量信誉等级评定制度、诊疗模式创新、社会办中医政策创新给予充分肯定。2019年青岛市"提升居民中医药文化素养，推进国家中医药综合改革试验区建设"的案例荣获中华中医药学会政策研究奖。

开展"双招双引"活动，青岛市中医药管理局与山东中医药大学共建青岛中医药科学院，同步打造山东中医药大学抗病毒协同创新中心、经方研究工程中心、脉学研究中心、外治新材料研究中心、海洋中药研究中心和人工智能研究中心，研究生院项目奠基动工，山东中医药大学青岛中医研究院挂牌成立。青岛市实施中医药综合改革，3家二级以上综合（专科）医院开展中医药适宜技术全科化，3家中医医院开展紧密型医（健）共体建设；开展社会办中医试点，全市社会办中医医院达到34家；实施中医诊所备案制管理，累计备案中医诊所141个，同比增长166%；提升中医药服务能力，全国基层中医药工作先进单位达到4个，青岛市中医医院肺病科入选山东省中医专科专病中心；建成155个国医馆、40个精品国医馆，同比分别增长12%、100%，并新建30个国药坊。

一、政策法规

2019年4月，青岛市委办公厅、市人民政府办公厅印发《关于进一

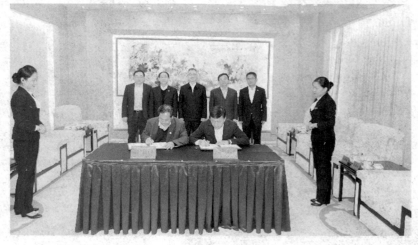

图5-36　2019年12月3日，青岛市人民政府与山东中医药大学签署战略合作协议，共建山东中医药大学附属青岛医院

步深化医药卫生体制改革的实施意见》（青办发〔2019〕9号），明确提出支持中医药特色优势发挥，不断提升中医药服务能力。10月30日，青岛市委副书记、市长孟凡利在《中共中央 国务院关于促进中医药传承创新发展的意见》中批示："上合示范区建设有必要好好研究一下中医中药""这是我们的产品、技术、服务走出去的一个重要领域"。

二、医政工作

青岛市中医药管理局充分发挥中医药"简、便、廉、验"的优势，在3家二级以上综合（专科）医院推广中医药适宜技术全科化；指导3家中医医院开展紧密型医（健）共体建设，缓解群众看病难；开展社会办中医试点，全市社会办中医医院开业34家；实施中医诊所备案制管理，统一全市服务指南，累计备案中医诊所141个，进一步释放民间中医活力；明确对医疗机构配制中药制剂实施备案管理，允许中药制剂在各级医疗机构内调剂使用。青岛市中医医疗质量信誉等级评定模式被国家中医药综合改革试验区第三方评估专家组认定为全国首创。

青岛市中医药管理局加强基层中医药服务能力建设，建成155个国医馆、40个精品国医馆，全国基层中医药工作先进单位达到4个；开展国药坊建设项目，遴选30个中药房、中药库、中药加工室、煎药室、中药文化展示区集中设置，能够提供个性化药事服务，中药文化氛围浓郁的国药坊；以中医药适宜技术推广培训为抓手，实施流程再造，建立青岛市中医药适宜技术"O2O"免费网络培训推广平台，有效解决工学矛盾，提升学习效率和培训效果，近3000人通过该平台自主学习中医药适宜技术；在全市宣传推广《10项家庭中医药适宜技术》，增强基层群众中医药获得感。在博鳌亚洲论坛全球健康论坛大会召开期间，青岛市西海岸新区智慧医疗全科中心中医药团队、李沧区沧口街道社区卫生服务中心中医药特色疗法得到与会嘉宾的充分肯定。

三、科教工作

引进高端中医药资源，打造中医药发展新高地。青岛市中医药管理局与山东中医药大学共建青岛中医药科学院，同步打造山东中医药大学抗病毒协同创新中心、经方研究工程中心、脉学研究中心、外治新材料研究中心、海洋中药研究中心和人工智能研究中心，占地209.60亩、总投资近8亿元、总建筑面积11.35万平方米的研究生院项目奠基动工。山东中医药大学青岛中医研究院挂牌成立，并启动多个研究项目。作为青岛市委、市人民政府城市品质改善提升攻势作战方案2019年度目标任务的重要内容，山东省十大区域中医诊疗中心之一的肺病诊疗中心落户青岛。全市三级甲等中医医院数量达4家，柔性引进包括10名国医大师在内的88位省级以上知名中医药专家，举办第三届国医大师论坛。

四、文化建设

实施"中医药+文化"战略，大力传承弘扬中医药传统文化。青岛市中医药管理局深入挖掘中医药文化资源，开展"三个十"文化传播活动，遴选出体现中医药智慧、理念与方法的十个成语、十个故事（传说）、十个谚语，在搜狐网、大众网等媒体上广泛刊发，传播中医药优秀传统文化；建成集就医、研学、旅行于一体的皓博堂中医文化产业园，打造11个中医药特色小镇（街区）、5个中医药旅游基地和4条中医旅游路线。总投资15亿元的即墨区玫瑰小镇（灵山"花香药谷"）成为青岛市两个乡村振兴齐鲁样板省级示范区创建单位之一。

（范存亮）

【深圳市2019年中医药工作概况】

2019年1月，深圳市委将建设一流的中医药传承创新城市、创建中医药综合改革试验区写入深圳市委六届第十一次、十二次全会报告，持续推进中医药服务体系建设。截至2019年末，深圳市共有中医医疗机构941家，占全市医疗机构（4383家）的21.5%，比2018年（781家）增长20.5%。其中中医、中西医结合医院12家（公立9家，其中三级甲等中医院5家、社会办3家），中医门诊类医疗机构930家。深圳市中医执业医师（含助理）5439人，中医类医院可供应床位数4393张，80%以上非中医类医院建立中医药科室，100%社区健康服务机构提供中医药服务。深圳市率先创建全国首家宝安纯中医治疗医院，成立宝安中医药发展基金会。罗湖区中医院新院区建成启用，深圳市中医院光明院区启动建设，南山、龙华等区新建中医院项目被纳入"十三五"规划。深圳市及南山、福田、宝安、龙岗、光明5区通过国家全国基层中医药先进单位复审。

一、政策法规

深圳市深化医保支付方式改革，出台《深圳市医疗保障局关于先行示

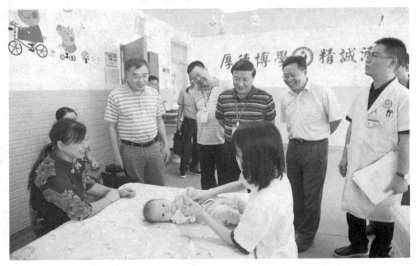

图5-37 2019年9月16~20日，广东省中医药局受国家中医药管理局委托至广东深圳开展市、区级全国基层中医药工作先进单位复审工作

范促进中医药传承创新发展工作方案》《深圳市中医药医疗服务打包收费试点实施方案》；完善中医药管理政策法规，率先全国出台《深圳市纯中医治疗医院设置标准》《深圳市名优中医管理办法》；制定《深圳市中医药健康文化宣教旅游基地建设评定规范》《深圳市中医治未病工作规范》和《深圳市肢体障碍患者社区中医康复规范》等深圳标准；完善深圳中医权责清单，规范中医行政许可事项。

二、医政工作

深圳市加强深圳市中医医疗高地建设，推进深圳市中医院国家中医药传承创新工程项目、国家区域肝病中医诊疗中心、粤港澳大湾区中医临床传承创新中心建设，构建粤港澳高层次中医药交流合作平台；发挥25个引入的高层次中医"三名工程"团队技术引领和传帮带作用，提高中医院医教研能力和水平；积极推进中医重点专科建设，深圳市中医院肝病科、针灸科、肾病科、脾胃病专科、内分泌科，宝安区中医院康复科及深圳平乐骨伤科医院骨伤科7个中医专科入选广东省高水平临床重点学（专）科建设项目；新增32个广东省"十三五"中医重点专科建设项目及1个中医特色专科建设项目；加强80个市级中医重点专科（中医临床重点专科15个，中医特色专科65个）建设，委托深圳市医师协会开展年度督导评估，打造深圳中医药特色专科品牌。

深圳市健全完善中医药服务体系，加快深圳市中医院"一院四区"建设，组建龙岗区中医医疗集团，

宝安沙井医院转型市中西医结合医院，南山区中医院立项并开设门诊部，龙华区中医院立项设计；新建2家社会办中医类医院和2家名中医诊疗中心，深圳市中医院区域中药制剂中心建成使用；组建深圳市中医医疗联盟和8个中医专科联盟，推进全市中医药资源共享、优势互补；加强中医质控工作，成立5个市级中医质量控制中心；在二级、三级综合医院年度绩效评估中纳入中医药人员、床位考核指标；完成中医确有专长临床实际本领考核考试141人、中医执业医师资格考试643人，申报中医医术确有专长人员557人（4人通过考核获得中医专长医师资格证）。

三、科研工作

深圳市获立项的中医药、中西医结合科研课题国家自然基金课题10项、广东省科技厅13项、深圳市科创委20项。深圳市卫生健康委组织遴选推荐2019年广东省中医药局科研项目52项，获立项41项，组织完成2017年度科研课题及2016年度延期验收科研课题40项的结题验收评审。

四、教育工作

深圳市卫生健康委组织完成各级中医药继续教育项目评审工作，获立项国家中医药管理局31个、广东省中医药局级86个、深圳市卫生健康委130个。

深圳市加强中医药人才培养，启动深圳市第五批（60对）市级名中医药专家学术经验传承工作，加强8个国家级、25个省级、40个市级名中医传承工作室建设，发挥在

深圳市名中医药专家的传帮带作用；新建7个市中医专科护理培训基地并举办2期中医专科护理培训班；举办中医重点专科骨干管理培训班、中医药适宜技术高级师资班和临床带教技能提高班等，提高中医重点专科管理和培训带教水平；新招录培养中医转岗全科医生169名、中医住院医师120名。深圳市中医院及协同单位（宝安区中医院、广州中医药大学深圳医院）通过国家中医住院医师规范化培训基地考核评估。

五、文化建设

深圳市扩大中医药健康文化传播阵地至13家，新增8家深圳市中医药健康文化宣教基地；组建深圳市区中医药健康文化科普宣讲团，开展中医药文化进机关、进社区、进校园、进企业等活动；建成289个中医药健康文化知识角，及时向患者科普中医药健康理念和养生保健治未病常识；开展推进中医药健康文化专项活动，举办深圳中医中药中国行、5·12深圳中医特色护理义诊、纪念世界传统医药日暨深圳市中医药推进月等系列活动，宣传普及中医药健康文化和养生保健知识。

六、党风廉政建设

结合开展"不忘初心、牢记使命"主题教育，深圳市中医医疗机构和中医类社会组织，严格按照上级党组织、行政主管部门要求，加强党组织建设和党员教育，切实履行全面从严治党、加强行业作风建设主体责任，加强中医药文化建设，弘扬大医精诚，不断提升中医药行业整体形象，树立中医药行业良好精神风貌。

（刘冬云）

军队中医药工作

【军队 2019 年中医药工作概况】

2019 年，军队中医药工作坚持以提高军队中医药服务能力为主线，以发挥中医药特色优势为重点，遵循中医药发展规律，大力发展中医药技术，加快普及中医药知识，努力繁荣中医药文化，广泛团结中医药队伍，加速推进军队中医药工作创新发展。

一、健全完善军队中医药服务保障体系

军队围绕突破核心技术、集成关键技术、推广适宜技术的思路，积极开展临床实践、技术研发和成果转化，形成一批适宜技术和产品，2 项成果获得中医相关协会奖励；扎实推进中医药预防保健体系建设，通过适宜技术培训、远程中医药教育、中医药健康大讲堂、基层卫生人员中医药知识讲授等多种方式，组织多批专家团队、中医技术能手深入基层，开展中医技术服务和帮带，全面提高中医药普及率和覆盖面。

二、健全完善军队中医药人才培训

军队推进中医药院校教育、岗前教育、继续教育三阶段有序衔接，师承教育贯穿始终，符合中医药特点的人才培养体系；修订完善军队中医药人才培训方案和标准，积极探索军队中医药人才准入、定期考核、激励机制和执业技能鉴定机制；大力开展军队卫生人员中医药知识普及培训、基层卫生人员中医非药物疗法技能培训和官兵中医自救互救保健技术培训；举办军事康复和传统医学国际培训班，并通过中医药人员研修、西学中人员培养、适宜技术培训、远程中医药教育、中医药健康大讲堂等多种方式，全面提高中医药人才技术水平。

三、健全完善军队中医药科学研究体系

军队积极探索跨领域、跨学科、跨专业协同创新机制，建立完善中医与西医、临床与科研融合发展的转化模式，形成完善转化平台、优化转化流程、提高转效益的良性循环；组织各军队医疗机构开展中医药新疗法、新技术、新设备、新方案的研究和推广，为持续提高基层中医药服务保障效益提供科技支撑。

四、健全完善军队中医药军民融合发展

军队积极利用国务院中医药工作部际联席会议工作机制，加强与国家、地方中医药管理部门协调对接，巩固和发展军地协同的中医药学科技术人才建设机制，加速军地医疗机构中医药合作发展；加强中医药学术组织引导和管理，切实发挥桥梁和纽带作用，不断提高中医药学术水平和队伍凝聚力。

（中央军委后勤保障部卫生局）

港澳台地区中医药工作

【香港中药材标准（港标）国际专家委员会第十一次会议】　2019年2月18～20日，香港中药材标准（港标）国际专家委员会第十一次会议在香港举行，逾70名专家出席。国际专家委员会复核了港标计划31种中药材科研工作结果，并就8种中药饮片的先导性研究作出总结，商讨港标未来的科研路向。

随着港标第九册的出版，已有299种中药材标准得以确立，并应用在中药的测试和认证方面，成为获得广泛接受的参考标准。香港卫生署将继续为中药材制定标准，并会引入先进的测试方法以加强中药材质量控制，力求与国际标准接轨。

（香港中医药管理委员会官网）

【香港启动5亿港元中医药发展基金】　2019年6月25日，香港特别行政区政府设立的中医药发展基金正式启动，开始接受中医药业界及相关团体申请。基金规模为5亿港元，设有两项计划，分别为"行业支援计划"及"企业支援计划"。"行业支援计划"为非营利机构、专业团体、商会、学会和研究机构等提供资助，支持开办有利中医药发展的培训项目和课程、进行应用或政策调研及举办各类推广中医药的活动等。"行业支援计划"部分项目6月25日开始接受申请，首批申请截止日期为2019年8月9日。"企业支援计划"为个别中医师和诊所、中医药从业人员及中药厂商等提供配对资助，协助提升其专业能力、生产和管理水平等。基金还设立中医药资源平台，整合中医药相关资料让业界参考，提供多元化的资源分享，以促进行业信息交流及发展。

香港特别行政区政府食物及卫生局局长陈肇始在启动典礼上表示，设立中医药发展基金，有助于香港中医药行业多方面发展，有助于培训中医药人才，鼓励中医药研究，加深市民对中医药的认识，为中医药"走出去"创造优良条件。该基金由食物及卫生局下辖的中医药处负责统筹，香港生产力促进局为基金的执行伙伴，并提供秘书处服务。

（中国中医药报）

【香港卫生署架构重组】　香港卫生署由2019年10月1日起重组架构。卫生署重组后，重新规划规管事务的职能，由规管事务总监负责，统领7项规管服务，督导有关公共卫生的执法工作，以及制订各项规管策略，以助卫生署有效应对卫生医疗服务不断演变带来的新挑战。

香港市民日益注重公众健康，对卫生署的服务需求亦日见殷切。这些服务包括防疫注射计划、健康促进措施、非传染病防控策略行动计划、与公众健康有关的资助计划（如长者医疗券计划）。卫生署的法定及规管职能比以往进一步扩充。卫生署因架构重组而提出的人手编制建议，在5月获立法会财务委员会批准。卫生署基层医疗统筹处并入食物及卫生局基层医疗健康办事处，以集中人才和资源发挥更大成效，让食物及卫生局可更有效推动香港基层医疗系统的持续发展。食物及卫生局基层医疗健康办事处接办推广基层医疗参考概览的工作及更新《基层医疗指南》的工作。

（香港特别行政区政府网）

【香港卫生署中医药事务部改名】　由于香港卫生署重组架构，中医药事务部由2019年10月1日起，改名为中医药规管办公室，办公室地址、电话号码、传真号码及办公时间维持不变。中成药注册查询电话：39049130。中药商牌照查询电话：23195119。中药进出口查询电话：39049230/23195119。

（香港特别行政区政府网）

【澳门产生首位中国工程院院士】　2019年，中国工程院开展了第14次院士增选和第13次外籍院士增选，共选举产生75位院士和29位外籍院士。澳门科技大学校长刘良当选为医药卫生学部院士，是澳门首位中国工程院院士。

刘良现任澳门科技大学校长、中药质量研究国家重点实验室主任；兼任世界卫生组织传统医学项目顾问，国际标准化组织（ISO）中医药技术委员会TC 249第一工作组主席，世界中医药学会联合会中医药免疫专业委员会会长，澳门风湿病研究国际合作联盟主席，澳门特别行政区政府人才发展委员会委员、科技委员会委员等职务。刘良主要从事风湿病研究，曾以第一发明人获国际专利27项，获国家科技进步二等奖2项和教育部自然科学奖一等奖2项，以及其他省部级一等奖3项，并获澳门特别行政区政府2018年度荣誉奖状等荣誉。中国工程院院士是国家设立的工程科学技术方面的最高学术称号，院士增选每两年进行一次。

（中央政府驻澳门联络办公室）

【中药质量研究与国际标准制定研讨会】　2019年7月，澳门大学中药质量研究国家重点实验室（SKL-QRCM）和美国药典会（USP）在澳门大学合办中药质量研究与国际标准制定研讨会，多名中美专家、学者、师生出席探讨，进一步促进澳门中药国际标准制定水平。澳门科技发展基金行政委员会委员郑冠伟、美国药典委员会副总裁兼中华区总经理岑国山、澳门大学中药质量研究国家重点实验室主任王一涛分别致开幕辞。美国药典委员会战略行销和项目运营高级总监、美国药典委员会高级科学联络官、美国药典委员会能力验证服务和认证项目总监、澳门大学中药质量研究国家重点实验室副主任分别以"USP食品、草药、膳食补充剂与辅料项目""USP产品认证""USP中药标准制定"和"澳门大学中药质量研究与标准制定"作主旨报告。

澳门大学中药质量研究国家重点实验室与美国药典会在2012年签署协定，合作建立中药标准研究与开发实验室。其后，实验室建立专门研究团队，针对国际中药质量标准开发、建立过程中的研究难点与重点进行深入钻研。李绍平研究团队提出一套既符合实际又满足国际化质量标准要求的中药质量控制新策略，开发高效、实用的质量标准评价方法，制定的三七系列6个标准先后被《美国药典》（2014年2个标准、2016年4个标准）收载，"中医特色的三七国际标准建立"获2018年澳门科学技术奖科技进步二等奖。

研讨会由澳门大学创新创业中心、澳门中华中医药学会支持，澳门大学创新创业中心入驻企业澳门松草堂生物科技有限公司承办。

（中央政府驻澳门联络办公室）

【澳门大学两项中药研发项目夺日内瓦国际发明金奖】　2019年7月，澳门大学中药质量研究国家重点实验室团队自主研发的"创新中药系列产品"及"基于微流控技术的斑马鱼筛选系统"分别亮相第47届日内瓦国际发明展，并从全球近1000项创新发明脱颖而出，双双获颁发明金奖。其中，澳门大学创新中药系列成为澳门首个获此殊荣的现代中药创新产品。澳门大学"创新中药系列产品"项目以中药多成分、多靶点、多途径作用为设计思想，以"有效组合的整体输送，实现传统功效的最大化"为创新理念，从药材质量追溯、国际品质规范和创新剂型工艺3个关键环节，研发国际化创新中药系列产品。

日内瓦国际发明展是世界上举办历史最长、规模最大的全球创科界盛事，由国际知识产权组织和瑞士联邦政府共同举办。所有参展项目由来自世界各地的80多名国际专家从不同角度进行专业评审，澳门大学两项自主研发项目分别获颁金奖，是世界认可发明价值的有力证明。

（中央政府驻澳门联络办公室）

备注：中国大陆地区与港澳台地区交流部分收载在国家中医药工作——中医药业务进展——港澳台地区交流与合作中。港澳台地区中医药工作篇只收录香港地区、澳门地区、台湾地区本地区中医药工作情况。

直属单位及社会组织

一、直属单位

【国家中医药管理局机关服务中心2019年工作概况】

一、积极开展"不忘初心、牢记使命"主题教育，全面加强党支部的思想政治建设

积极开展"不忘初心、牢记使命"主题教育。2019年，国家中医药管理局机关服务中心（以下简称中心）根据中央和国家中医药管理理局党组"不忘初心、牢记使命"主题教育领导小组的部署和要求，在局主题教育第六指导组的帮助指导下，机关服务中心认真开展"不忘初心、牢记使命"主题教育。党支部高度重视，加强组织领导，认真制订具体实施方案，周密计划安排学习教育、研讨交流、调查研究、广泛听取群众意见建议、交流专项调研成果、对照检查检视梳理问题、研究制定整改措施等工作，狠抓整改工作落实。中心领导积极带头、率先垂范，处以上党员领导干部思想积极、行动自觉，学习教育主线突出、调查研究深入细致、检视问题实事求是、整改落实求真务实，取得明显成效。中心在主题教育中检视梳理存在问题共有4个方面16个问题，整改完成14个问题，对需要进一步深入整改的2个问题制定具体整改措施和整改目标，建立整改台账，明确整改责任人和完成时限。通过开展主题教育，不断加深对习近平新时代中国特色社会主义思想的领悟和理解，提高思想认识和政治站位，增强贯彻落实的自觉性和坚定性。理论学习有新收获，思想政治得到新洗礼，干事创业和担当作为精神有了新激发，群众观念和廉洁自律意识进一步增强，求真务实和积极进取的干劲有了新提高。

全面加强党支部的政治建设。中心领导班子坚持以党的政治建设为统领，积极组织全体干部职工深入学习贯彻习近平新时代中国特色社会主义思想和党的十九大精神、党章党规及上级文件等，党支部组织集体学、党小组分别进行深入学、普通职工群众自觉学。党支部注重把"大学习"贯穿政治建设工作始终，把政治理论学习武装与日常业务工作同部署、同落实、同检查，自觉把政治学习融入组织生活、融入日常工作，积极推动集中性学习向经常性学习延伸，党员领导干部主动以上率下发挥带头作用，形成政治学习新常态。1年来，中心领导班子组织中心全体党员干部集中学习习近平新时代中国特色社会主义思想和十九大精神、《中国共产党党章》《中国共产党廉洁自律准则》《中国共产党纪律处分条例》《关于新形势下党内政治生活的若干准则》等党内法规，并结合自身岗位工作实际情况，积极开展形式多样、内容丰富的学习教育活动。全年中心党支部共组织全体党员干部集体政治学习10次，组织召开支委会17次，组织党建知识答题活动5次，更新支部板报6期。通过学习教育，党支部的政治建设、党员领导干部的政治理论素养、党性修养有了明显增强，领导班子履行职能、发挥核心作用的能力进一步增强，全体党员干部学习运用习近平新时代中国特色社会主义思想指导实践工作能力得到进一步提高。

二、认真落实全面从严治党要求，不断加大党风廉政建设工作力度

认真落实全面从严治党要求。中心领导班子高度重视全面从严治党工作，积极教育引导全体党员要时刻以共产党员的身份严格要求自己，不忘初心、牢记使命，敬畏组织、心存戒惧、坚守底线，始终把对党忠诚、为党分忧、为党尽职作为根本政治担当，把说老实话、办老实事、做老实人作为基本做人准则。明确要求党员领导干部要进一步坚定理想信念，不断加强思想品德建设，提升道德品质修养，发挥模范带头作用，永葆共产党员的政治本色；党员干部要继承和发扬党的优良传统，甘于奉献、乐于奉献，全心全意做好机关后勤服务保障工作。1年来，中心领导班子组织中心处级以上党员领导干部积极参加国家中医药管理局党组、局直属机关党委、局人事教育司组织的各种集中学习培训、党纪党规学习教育，组织中心党员干部开展"不忘初心，重温入党志愿书"专题组织生活会、观看优秀共产党员宣传片、观看改革开放40周年实况直播等学习教育，邀请直属机关党委常务副书记讲党课、参观马克思诞辰200周年、改革开放40年展览、赴五寨县中所村开展党建扶贫等党建活动。通过学习教育，中心领导班子党性修养有了进一步提高，党员领导干部理想信念更加坚定，正

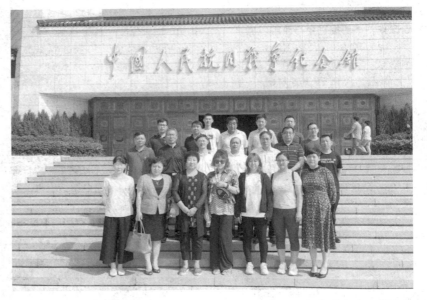

图8-1-1　2019年7月30日，国家中医药管理局机关服务中心党支部组织全体党员赴中国人民抗日战争纪念馆红色教育基地开展"不忘初心、牢记使命"主题党日活动

确的世界观、人生观、价值观进一步牢固，全体党员的"四个意识""四个自信"更加坚定，"两个维护"更加坚决，知敬畏、存戒惧、守底线的意识进一步增强。

认真落实党风廉政建设主体责任。中心领导班子严格按照国家中医药管理局党组关于党风廉政建设和反腐败工作的要求，认真贯彻中央八项规定精神，认真落实党风廉政建设责任制，强化中心党支部"两个责任"意识，认真履行"一岗双责"职责，严格落实党风廉政建设主体责任，形成齐抓共管的良好局面。中心党支部及时组织党风廉政学习教育，不断筑牢思想"防线"，先后组织大家学习《中国共产党党内监督条例》《关于新形势下党内政治生活的若干准则》《中国共产党问责条例》《中国共产党纪律处分条例》等党内法规，及时传达贯彻中纪委二次、三次全会精神及中央纪委国家监委、驻国家卫生健康委纪检组、国家中医药管理局直属机关纪委的指示要求和情况通报，盯紧元旦、春节、五一、端午、十一等重要时间节点，开展专题警示教育，严肃正风肃纪，增强宣传教育的针对性和实效性，切实把党风廉政建设落到实处。

三、积极开展"模范机关"创建工作，不断推进中心改革发展

深入开展"大学习、深调研、细落实"活动。中心领导班子以"大学习、深调研、细落实"为抓手，紧密结合开展"不忘初心、牢记使命"主题教育，针对中心建设发展的新形势和新要求，坚持把"大学习"作为提升干部职工自身综合业务能力和专业技能的有力手段，紧密结合后勤服务保障工作的实际情况，认真组织开展深入细致专题调查研究工作，针对存在问题集思广益地研究制定解决方法和工作举措，紧密结合主题教育专项整改工作，认真抓好"细落实"。有力地推动国家中医药管理局机关工作生活条件改善、急难和重点难点工作推进、干部职工普遍关心的热点敏感问题的研究解决，锻炼提高了干部

骨干队伍认识问题、分析问题、研究解决问题的能力。

积极开展"模范机关"创建活动。中心领导班子按照国家中医药管理局创建"模范机关"要求和总体部署，结合中心"模范机关"创建实施方案，以"一个带头、三个表率"为目标，进一步细化创建目标任务，制定具体创建措施，有组织、有计划、有步骤地开展创建工作。紧密结合中心后勤服务保障工作实际，坚持立足本职岗位、服务机关大局，牢牢把握"服务好机关"这条主线，以不断提高后勤服务保障质量水平为根本，以模范机关创建为目标，紧密结合开展主题教育，不断加强思想作风建设，不断提高大家的大局意识、服务意识，努力培养真抓实干、务求实效的工作作风。通过开展创建工作，进一步增强全体干部职工的大局意识、服务意识、奉献意识，进一步培养干部职工干事创业、担当作为、团结进取、求真务实的良好工作作风。

积极推进中心改革发展。中心领导班子积极适应新时代后勤工作的新形势、新情况和新要求，加强与国家中医药管理局机关各部门和有关直属单位的沟通协调，积极推进中心服务保障模式由以经营创收保障为主向以项目服务保障为主转型。坚持以中心担负的后勤保障项目为基础，以委托服务项目和政府购买服务项目为重点，对中心职能定位、工作分工、岗位职责、人事管理、制度建设、经费保障、委托服务项目和政府购买服务项目等进行全面分析梳理，进一步拓展保障工作外延，细化规范服务工作内涵，创新管理方法，提高服务能力和水平。中心积极与国家中医药管理局机关有关部门沟通协调，以机关委托和政府购买服务的方式，进一步规范信息管理、广告监测、财务报销、资产管理、外事服务、公务用车保障等服务项目，进一步建立健全各项规章制度，提高内控管理制度化、规范化水平，推进中心改革建设和发展。

进一步加强干部骨干队伍建设。积极通过参加中央国家机关和行业协会、培训中心组织的专业技术培

训等方式，加大对中心业务技术骨干的培训力度，促进干部骨干队伍能力素质的提高。在中心财务处长退休、办公室业务骨干辞职离岗的情况下，中心在国家中医药管理局人事教育司的指导下，严格按照干部选拔选调工作程序和规定要求，选拔侯喆任中心财务处处长、选调于忠涛到中心办公室工作，较好地保证了财务处和办公室工作的稳定和业务的顺利开展。

四、不断强化服务意识，全面做好后勤服务保障工作

努力在改善机关办公生活条件上下功夫、见成效。2019年，中心组织完成机关办公楼卫生间改造，机关食堂加装货梯1部，办公楼门前雨搭防水施工及灯具更换，9层大会议室横幅升降系统维修，车队、局办公楼、三里屯办公楼部分房屋粉刷、改造，4层暖气管道抢修，5层机要室改造，办公楼外墙清洗，办公楼门前绿地调整及三角地改造，办公楼中央空调风道及风机盘管清洗，办公楼维修消防报警控制器、火灾探测器清洗，机关食堂油烟净化系统改造，机关卫生保健室和干杨树单身干部职工集体宿舍整修，办公楼司级以上领导干部办公室改造，办公楼更新防火门，加装门禁等工程项目，进一步改善机关办公和生活环境。

认真做好机关公务用车、文件印刷、医疗保健等服务保障工作。中心制定下发《机关服务中心关于后勤购买服务暂行办法》《机关服务中心司勤人员绩效考核管理办法》等制度规定，进一步规范购买后勤服务和司勤人员管理。公务用车安全行驶15万公里。文印室共排版792件，增长79份；印刷文件64582份，增长1393份。车队机要文件交换347次，医务室职工领药572人次，职工门诊报销293人次，组织国家中医药管理局机关干部职工体检160余人。

积极做好五委、节能、食堂等服务保障工作。中心组织完成国家中医药管理局机关义务植树、办公楼门口绿化、交通安全管理、向贫困母亲捐款、义务献血、人口和计

划生育服务等五委工作。认真做好国家中医药管理局机关水、电、气、油等能源的统计监督管理工作，确保实现年度节能目标。加强机关食堂日常管理，强化食堂安全卫生监督检查，努力提高机关食堂的餐饮保障能力和水平，根据局机关广大职工的需求增开晚餐和夜宵服务，全年保障接待和会议等用餐70余次、600余人次。食堂提供工作日早餐2.6万多份，午餐3.2万多份，服务保障和管理能力有了新提高。

全力做好国家中医药管理局机关委托和交办的服务保障工作。中心在国家中医药管理局有关司（办）的指导下，认真做好信息监测、资产管理、报销中心、外事项目、职工住房配售配租等委托工作，积极组织开展局直属机关工会工作，不断丰富职工业余文化生活。中心检测与信息处在国家中医药管理局办公室领导下，积极完善国家中医药管理局办公自动化系统及局政府网站建设，电子政务内网、"AK试点"和"AK工程"等政务信息化工程建设按照上级部署完成年度工作任务。为进一步把广告监测工作做深、做细，增加监测报刊数量、扩大监测范围，订购报纸138种、杂志94种，共计6556份，较2018年同比增长17.43%。共监测报刊4996份，发现虚假违法中医医疗广告15条次，涉及6个省（区、市）的13家机构。2019年虚假违法中医医疗广告发布条数较2018年同比下降40%，取得阶段性成效。中心资产管理处在国家中医药管理局规划财务司指导下，完成局机关国有资产清仓盘点工作，组织对局机关所属事业单位21户、所办企业18户，共计39户的产权登记上报资料进行汇总和审核上报工作。中心外事项目处在国家中医药管理局国际合作司指导下，按照"出访有计划、经费有预算、审批有原则"要求，认真做好国家中医药管理局因公出国团组审批工作。

进一步做好对外有偿服务保障工作。中心进一步规范对外有偿服务保障项目的经营管理工作，健全完善对外经营管理的各项规章制度，

压实分管领导和主管处室的岗位职责，努力提高服务保障和经营管理水平，积极组织开展业务技术和安全培训，强化安全意识，加强安全管理，把安全工作落实到各个生产环节，落实到岗、到人，落实到各项安全措施上，确保东直门医院、望京医院、东方医院、中国中医科学院及二级院所等22家委托供暖单位约40万平方米公共供暖面积，1300户居民约7.3万平方米民用供暖的服务保障工作。进一步加强对三里屯培训基地的物业管理和服务保障工作，加大对租户的监督检查和合同管理力度，严格履行报批手续，完善出租合同内容，对个别不遵守规定的散户进行清理，进一步提高经营管理水平。

（左艇）

【中国中医科学院2019年工作概况】

一、提高政治站位，全面落实新时代党建总要求

2019年，中国中医科学院（以下简称科学院）把持续深入贯彻习近平总书记给科学院的贺信指示精神作为学习践行习近平新时代中国特色社会主义思想和习近平总书记关于中医药的重要论述的有力抓手，召开专题会议，学习宣传贯彻落实习近平总书记重要指示、李克强总理重要批示、《中共中央　国务院关于促进中医药传承创新发展的意见》、全国中医药大会精神；成立科学院"不忘初心、牢记使命"主题教育领导小组和5个督导组，整改专题工作会议10余次；研究制定"不忘初心、牢记使命"主题教育整改清单、专项整治方案，开展5个方面专项整治，细化62项整改举措，整改完成53项；配合做好国家中医药管理局党组巡视科学院党委工作，以国家中医药管理局党组巡视组反馈意见为任务书，制订整改方案、成立整改工作领导小组；组织全院9批次280余人赴沂蒙等党性教育基地开展主题党日活动，传承红色基因，弘扬爱国主义精神；深入贯彻落实党风廉政建设责任制，进一步加强制度建设和自身建设，上报《中国中医科学院党委关于落

实驻委纪检监察组调研反馈问题整改情况报告》《中共中国中医科学院党委关于落实中央巡视反馈问题进行再整改再落实情况报告》；对屠呦呦等老一辈科学家的先进事迹深入挖掘，召开报告会、故事会等20余次，号召全院向共和国勋章获得者屠呦呦学习，大力弘扬青蒿素精神。

二、主动担当作为，扎实做好扶贫援疆援藏工作

科学院召开扶贫工作专题推进会，院领导多次带队赴山西五寨、河北阜平开展定点扶贫工作，选派专家启动"组团式"驻点帮扶；引进的中国中药（五寨）中药饮片产业园奠基，项目总投资1亿元；组织院属4家医院向五寨捐赠扶贫资金1000万元；中药资源中心在安徽金寨、陕西宁强等贫困地区推广示范中药材生态种植面积17.8万亩；组织援疆援藏扶贫干部座谈会，落实国家援疆援藏部署。

三、深化体制改革，完成学院2019年工作任务

（一）创"开放"之机制，推动创新发展

营造良好科研生态。科学院围绕"传承精华、守正创新"核心任务，编制科技创新工程实施方案；谋划设立关键技术孵育与推广专项、"揭榜挂帅"攻关专项、"名医－医院制剂－新药/产品"转化专项、院重点建设任务专项等；开展优秀青年科技人才专项，创新类、传承类两类人才138人获得资助。

成立中药监管科学研究中心。科学院成立以刘昌孝院士担任主任委员、11名院士或国医大师担任顾问的专家委员会；牵头组建以王永炎院士为主任委员的经典名方专家委员会；构建中心成员单位合作网络，建立协同合作机制，获得立项资助课题2项，拟开展或正在立项课题15项。

组建中医药防控流感技术体系。科学院面向全国公开招聘岗位科学家，聘任10位岗位科学家；发布《关于受聘中国中医科学院中医药防治流感技术体系岗位科学家的通知》《中医药防治流感技术体系建设方案

（试行）》《中医药防治流感技术体系岗位职责（暂定）》等文件，完成流感技术体系组建。

与故宫博物院签署中药文物合作战略协议。科学院与故宫博物院发挥各自学术资源优势，结合故宫博物院馆藏的大量中医药文物资源，共同合作，开展清代宫廷中医药文物的科学研究。

全力推动重点科研学术工作。科学院一是启动院长黄璐琦承担的中药领域首个国家自然科学基金重大项目"中药道地性研究"。二是继续为全国31个省市2700余项县域中药资源普查工作提供技术支持，共收集药材样品、腊叶标本、种质资源36万余份，出版《中国中药区划》等著作。三是开展"中医药关键技术装备"战略研究，完成科技部重大专项司和国家中医药管理局科技司委托的"中医药关键技术装备"战略报告。四是加强中医药传统知识保护研究，对5种秦汉时期的典籍、30种出土文献、6种域外翻刻典籍等开展研究，建立防御性数据库；继续开展活态中医药传统知识的收集和数据库建设；完成"海外藏医古籍书目数据库——印度库"中300部印度收藏藏医古籍文献的目录搜集和"老官山汉墓出土医简及医药文物整理研究"验收工作；本草考古取得重要进展，采用本草考古方法，确定迄今发现的我国古代最早的中药炮制品实物。五是推进古籍保护计划"中华医藏"项目，获财政部正式批复经费4204.68万元。六是开展中医理论传承守正的清源工程，完成32万字的《中医学原理通论》初稿。七是启动中国工程院科技知识中心中医分中心建设项目，编制《中医学专业知识服务系统建设总体规划》，面向中国工程院重大战略咨询课题提供数据和定期信息推送服务。

全院在研课题1389项，其中国家级课题538项、部局级课题445项，累计合同总额14.12亿元。其中国家重点研发计划"中医药现代化研究"重点专项获资助9项，国家科技重大专项重大新药创制获资助5项，国家社科基金获资助重点项目1项，国家自然科学基金获资助82项；出版专著122部，申请专利80

项，获得专利73项；获批临床研究批件5项，院内制剂2项。

2019年，科学院35项牵头单位成果获得科技奖励，其中黄璐琦院士为第一完成人的"雪莲、人参等药用植物细胞和不定根培养及产业化关键技术"获国家科学技术进步二等奖；获中华中医药学会科学技术一等奖6项，中国中西医结合学会、世界中医药学会联合会科学技术一等奖各2项，中国民族医药协会、中国民族医药学会、中国中医药研究促进会科技进步一等奖各1项，中华中医药学会学术著作一等奖3部，华夏医学科学技术奖卫生管理奖1项。科学院获得人才奖励14人，其中获得"中国药学发展创新药物突出成就奖"1人；获中华中医药学会中青年创新人才奖2人，优秀管理人才奖2人；得到科技部科技创新领军人才出国（境）培训专项的支持9人。中药资源中心获第二届"中国生态文明奖先进集体"荣誉称号。

促进科研仪器设备开放共享与社会服务。科学院研发实验基地通过北京市科委组织的绩效考核。2019年中医药基地新增开放科学仪器设备42台套，开放设备总值超过4.4亿元；聚集需求11项；牵头与工作站组织供需对接次数3次；服务企业、院所129个。

扩展中医药国际合作交流。科学院参与世界卫生组织（WHO）国际草药典编写工作，推进ICD-11信息库建设，拓展与瑞典卡罗林斯卡学院、查尔姆斯理工大学、德国莱比锡大学、西班牙巴塞罗那生物医学研究所等国际一流机构交流合作。《柳叶刀》正式向科学院提出中医药系列综述邀稿。2019年，科学院牵头制定的3项ISO标准正式颁布，1项获ISO/TC 249中医药国际标准突出贡献奖；获批各级各类国际合作项目29项；完成中医药"一带一路"合作专项2019年立项，共资助项目22项；接收500余名境外学员、留学生来院接受短期培训和临床实习，派出50余人次出国进行短期学习、培训，开展中医药国际人才储备库建设；为外国领导人、使馆人员及家属，以及境外国际患者1.5万人提供中医医疗服

务，创历史新高；主办承办高水平国际会议17次，签署合作协议15项，4家医院参加第六届中国（北京）国际服务贸易交易会。

（二）培"人才"之根基，推动协调发展

谋划成立中国中医科学院大学。大学定位为研究型大学，以研究生院为基础，院内外资源高度融合，以研究生教育为主体，以本科教育为基础，本硕博连读长学制，培养具有中医思维、人文素养和国际视野的高层次传承创新人才。科学院成立筹备工作组，开展重点调研，组织专家会议，进行研讨、论证，完成《大学建设可行性报告》，向国家中医药管理局提出筹建申请和专题汇报。

创新人才激励机制。科学院面向全国发布《"名师＋"博士后人才引进项目指导意见》，并将其纳入目标责任书考核；较好完成职称评审工作，召开职称评审工作研讨会、专题会20余次，完善遴选专家库，实施评聘分开、提升正高参评条件等6项改革措施，在细化学科分组、突出同行评议、同步定性定量的信息化评审手段等方面进行创新；深化干部人事制度改革，修订《中国中医科学院高级专家延迟退休管理办法》，《中国中医科学院职能配置、内设机构和人员编制规定》得到国家中医药管理局批复。2019年，科学院引进和调入25人，其中博士后10人；完成科学院"百千万"人才工程国家级人选、国家"万人计划"青年拔尖人才申报、第十六届中国青年科技奖、第九届国家卫生健康突出贡献中青年专家等项目的候选人推荐申报工作；选拔任用干部22名，4名干部在国家中医药管理局、国家卫生健康委、国家发展改革委等部委挂职锻炼，5名干部人才参加第二十批博士服务团，选派1名干部参加第九批援疆，选派1名干部到海南挂职，选派1名干部到西藏挂职。

做好研究生教学培养工作。2019年，科学院硕博招生指标数、增幅率双创历年之最，按照"补不足，促创新"原则，新增招生指标向"四重"项目倾斜，招收新生431

名；导师遴选破除四唯，注重学科交叉，向弱势学科倾斜；博士研究生导师205名、硕士研究生导师307名；启动"研究生特色教材建设项目"，首批立项教材13本；授予路志正、陈可冀、王永炎、仝小林等9人"优秀教师"荣誉称号；完成第二届岐黄中医药传承发展奖评审及颁奖典礼，王永炎、张伯礼、金世元获成就奖，王阶、郭兰萍、荣培晶等8位获传承人奖。

积极推进继续教育工作。科学院筹建的"国家中医药人才培训中心"完成组织架构和建设方案，报国家中医药管理局审议；推进制订《院继续教育工作"十四五"规划》和国家级专业技术人员继续教育基地建设；完成人力资源社会保障部知识更新工程高级研修项目分子生药学学科发展储备人才能力建设高级研修班和全国名老中医药专家传承团队领军人才队伍建设与能力提升高级研修班。2019年，科学院获批国家级继续教育项目54项，院级立项422项，推荐2020年国家级项目109项；组织开展中医药传承与创新"百千万"人才工程项目，4家基地举办全国中药特色技术传承人才培训项目4期，培训364人次；完成第四批全国中医（西学中）优秀人才研修项目选拔考试、第四批全国中医（临床、基础）优秀人才研修项目年度考核、2019年度全国中药特色技术传承人才考核和第六批全国老中医药专家学术经验继承工作年度考核工作；完成第二届国医大师传承工作室和国家中医药优势特色教育培训基地（中药）验收。

（三）彰"临床"之优势，推动业务发展

2019年3月12日，中国中医药循证医学中心在中国中医科学院揭牌成立，初步确定研究体系、协同创新联盟、关键技术平台3部分为主体的组织架构，启动业务研究室主任的全国招聘工作，制订专家委员会组成方案和专家委员会章程，完成"中医药临床试验注册平台"搭建和注册中心主任的聘任，就中心承担全球传统医药临床试验注册平台的申请建设工作

与WHO官员进行深入沟通和磋商，接管3630套中医药临床试验注册数据；组织编写《循证中医药理论、方法与实践》等教材，在中国循证医学杂志建立专栏，发表述评《立足高远，建设中国中医药循证医学中心》；2019年公共卫生项目"中医药循证能力建设项目"9类疾病全部召开启动会及培训会；开展国家医疗保障局委托项目——基于医保支付的中医优势病种遴选研究，由中心组织统筹全国力量，为100个适宜技术和中药品种筛选等重要任务搭建有效的转化平台和桥梁。

推进国家中医心血管病临床医学研究中心建设。西苑医院获批"国家中医心血管疾病临床医学研究中心"，中心于2019年7月13日召开启动会，就中心平台建设、组织架构、分中心、学术委员会设置及院内资源优化等进了充分讨论，取得依托课题（冠心病）经费300万元。

推进中医药防治青少年近视技术体系建设。科学院与中国网举办近视防控十个一行动方案启动仪式，开展闪亮"双眼活动"和眼健康档案建立工作，入校筛查、科普讲课11次，覆盖学生两千余人次；采用耳穴埋豆、梅花针等方式干预防治青少年近视，出版近视防控科普图书5本，获得近视防控指南立项4项，在河北、深圳完成近视流行病调查近5000例。

提高中医药健康服务能力。科学

院完成院属4家医院章程送审稿，组建院医疗质量委员会，开展"看上好中医、吃上好中药、享受好的医疗服务"工作，确保知名专家出诊率95%以上，累计派出名医下基层团队111支，保障50%以上网上预约号源和30%医联体单位号源，免费开展中药药事服务，切实使群众方便看中医、放心用中药，全面提升群众就医获得感。4家医院先后完成"4+7"药品集中采购、医耗联动、改善医疗服务百日行动、京津冀医疗协同、属地化三医联动等改革任务。医疗区域辐射能力得到增强，西苑医院、广安门医院被国家发展改革委确定为首批国家区域医疗中心单位。西苑医院成功创建国家卒中中心，启动国家胸痛中心申报；望京医院胸痛中心通过国家胸痛中心认证，成为北京地区第一家获批的中医医院。依托医联工程，筹建中国中医科学院重大疾病防治网络，推进专科医联体建设、逐步探索互联网医疗工作。组建团队开展中医导引干预慢性阻塞性肺病康复效果研究，推进中医药助力健康中国行动。2019年医疗业务量增速平稳，全院门急诊总量达726.96万人次，比同期增长1.94%；出院8.64万人次，同比增长5.98%；全院医疗业务总收入达65.08亿元，同比增长3.32%；医疗服务效率稳步提升，平均住院日11.80天，同比降低0.63天；次均费用控制良好；中医特色保持良好，中

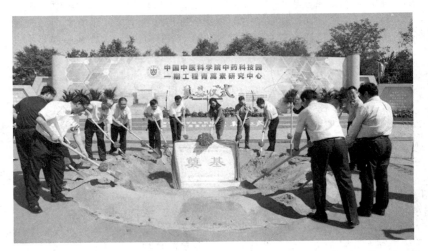

图8-1-2　2019年8月29日，中国中医科学院中药科技园一期工程青蒿素研究中心奠基仪式在北京举行

药饮片处方比例达 33.70%，较同期持平。西苑医院、眼科医院分别在全国中医类绩效考核中获得综合排名第三、专科排名第一。

（四）扩"发展"之基础，推动融合发展

推进中药科技园一期工程和青蒿素研究中心建设。2019 年 8 月 29 日，中药科技园一期工程青蒿素研究中心奠基，项目正式进入现场施工环节。明确青蒿素研究中心定位，按照院属二级单位管理；为中心配备 2 名专职副主任，在科学院内部协调 100 个编制，扶持培育青蒿素 PI 团队 6 个；实验室面积扩增到 1600 平方米，1520 万元购置仪器全部到位，2019 年修购专项批复额 2570 万元到位；王继刚、屠呦呦研究员等在国际权威期刊 The New England Journal of Medicine 发文，提出切实可行的应对"青蒿素抗药性"的合理方案，并在《新英格兰医学杂志》发表通讯，阐述方案的可行性及合理性。

布局谋划中国中医科学院分院建设。江西分院实行理事会制度，院长由中国中医科学院委派，并担任事业单位法定代表人，是中国中医科学院接受的第一个交钥匙工程。江西省给予 2000 万元启动经费，并连续 5 年给予江西分院 2500 万元的运行经费补助，在 5 年内设立 2 亿元的研发基金。2019 年 11 月 15 日，科学院与江西省人民政府合作签约，弥补在大健康方面短板。中药资源中心与赣江新区共同注册成立"江西省道地药材质量评价研究中心"，与德兴市签订中药资源中心（德兴）试验培训基地合作协议。

推进道地药材国家重点实验室培育基地建设。科学院编制出版 12 期《道地药材国家重点实验室建设简报》，组织召开学术会议 10 余次；拓展凝练重点实验室学科发展方向，立项重点实验室开放课题 98 项，总资助经费达 2861 万元；积极筹措 1650 万元增置仪器设备 32 类 84 台（件），仪器设备总值已接近 1 亿元。

（五）汇"智力"之资源，推动共享发展

推进科学院学部筹备工作。科学院成立筹备工作组，明确学部筹建工作思路与方法；向国家中医药管理局提出《关于设立中国中医科学院学部的请示》，召开筹备工作组会议，提出学部筹备委员会人选和筹备工作程序，完成《中国中医科学院学部章程（初稿）》；组织召开筹备委员会第一次会议，研究讨论学部委员遴选条件、遴选程序等，向全国中医药管理部门及相关学科 26 位院士、54 位国医大师寄送征询函。

（六）守"大医"至精诚，推动绿色发展

践行青蒿素精神。深度挖掘建院 60 多年来的宝贵精神财富，全面梳理以屠呦呦为代表的优秀科学家先进事迹，总结凝练青蒿素精神，在全院范围大力弘扬"胸怀祖国、敢于担当，团结协作、传承创新，情系苍生、淡泊名利，增强自信、勇攀高峰"的青蒿素精神；发布《弘扬科学家精神，加强作风和学风建设》倡议书，激励引导全院提高政治站位，引领行业发展，承担新时代使命，弘扬科学家精神，营造风清气正的学术氛围；重点做好屠呦呦研究员获"共和国勋章"事迹宣传工作，号召全院干部职工向屠呦呦研究员学习。

推进中医药科技期刊和中医医院排名工作。科学院与中华中医药学会共同发布首部《中医药科技期刊评价指标体系及释义》，在此基础上，对 118 种自愿报名的中医药类期刊进行材料审核，评出本学科领域 T1 级 11 种、T2 级 27 种；稳步推进基于中医药优势特色和综合服务能力的中医医院排名工作。

科学院科技期刊品牌建设不断提高。《中医杂志》《中国实验方剂学杂志》《中国中医药信息杂志》获中华中医药学会系列期刊"优秀期刊奖"，《中医杂志（英文版）》获"优秀品牌建设期刊奖"，《中医杂志》《中国中药杂志》《中国结合医学杂志》入选中国科技期刊卓越行动计划梯队期刊类项目，连续 5 年每年资助 40 万元。

积极推进针灸国际大科学研究计划。科学院参加科技部牵头组织的国际大科学计划和大科学工程战略规划（2020～2035）的编制工作；申报科技部"战略性国际科技创新合作"重点专项"针灸医学国际大科学研究"；在多个国际国内会议上发起针灸医学国际大科学研究倡议，得到国内外同行积极响应；联合美国内科学会、加拿大麦克马斯特大学共同研制《针灸治疗抑郁症国际临床实践指南》；成立由国内外知名大学学者组成的针灸研究智库。

四、提升管理水平，全力保障各项工作顺利开展

加强财务管理，提高内审职能，促进廉政建设。科学院推动新旧会计制度衔接，印发《中国中医科学院招标代理机构选用办法（试行）》，开展所属二级单位 2018 年度预算执行和财务收支审计；完成 4 位干部离任经济责任审计工作，完成"三会"自查自纠审核工作，开展对产业单位审计整改落实情况督导检查工作，启动科学院中药科技园一期工程青蒿素研究中心全过程跟踪审计工作。

加强中医药文化建设，展示学院改革发展新风貌。2019 年，科学院完成编辑院报 24 期 100 个版面，编辑刊登稿件 300 余篇，约 30 万字，编辑网站稿件 150 篇，微信制作发表稿件 566 篇；对全院"不忘初心、牢记使命"主题教育、屠呦呦研究员获"共和国勋章""做大做强中国中医科学院"等活动和科学院重大事件、重要科研成果、重大科技项目等进行多角度、多层次深入宣传报道；代表国家中医药管理局参加 2019 年全国科普讲解大赛，获得优秀组织奖。由新闻宣传中心、广安门医院、中医基础理论研究所申报的 3 部作品入选科技部、中国科学院评选的全国 100 部优秀科普微视频作品。

加大产业监督管理力度，着力解决产业重点、难点问题。华神公司完成药品生产质量管理规范（GMP）改造工作，通过北京市药品监督管理局 GMP 认证现场检查，取得包括中药提取及颗粒剂、硬胶囊剂、喷雾剂、涂膜剂、合剂 5 个剂型在内的 GMP 证书，获得生产、销售资格。实验药厂品种转移材料按期报送北京市药品监

督管理局，确保两家药厂国有资产没有流失。科学院对产业单位的发展方向、管理模式进行探索研究，力争向新形势下更适合中医药产业发展趋势的业态转型。

科学谋划基本建设，加快推进项目实施。门诊部抗震加固及改造工程和立体车库项目建设通过验收并投入使用，实施综合管网可视化智能管控工程配套建设工程。西苑医院启动病房楼消防安全及节能系统改造项目；广安门医院大兴生物制药基地开工；望京医院国家级中医药康复示范中心项目开工，医疗辅助用房改扩建项目基本完工；眼科医院医疗综合楼屋面防水及外墙保温装饰工程进入审计结算阶段；中药所完成科研楼外立面装饰工程和7～12层实验室装修工程。

推进信息化建设，突出信息化科技支撑作用。科学院编制中国中医科学院信息化发展规划（讨论稿），信息化基础设施建设持续推进，院属医院与院本部实现千兆光纤链路互联；推进网络安全防护工作，东直门大院网络的整体安全防护水平得到进一步提升；启动人事信息系统建设和财务内控系统升级工作。

（李爱军）

【中华中医药学会2019年工作概况】

一、坚持党建强会，确保正确政治方向

（一）加强政治建设，落实党对学会工作的全面领导

建立学会理事会党的领导制度。2019年，中华中医药学会（以下简称学会）落实中国科协《关于进一步加强中国科协所属学会党委建设的指导意见》要求，在学会理事会层面成立党委，完善党委议事决策、会议、联系沟通制度，工作体系逐步健全，为把党中央关于中医药工作的部署落实到学会治理结构和治理方式改革的各个方面奠定重要基础。

加强分支机构、独家主办期刊党建工作，推动发挥学术引领作用。学会制订《中华中医药学会分支机构党建工作方案》。截至2019年底，在外科分会等91个分会建立党的工作小组，成立独家主办期刊党的工作小

组，召开2次会议并组织学习；制定独家主办期刊党建工作、考核、主要负责人廉洁风险防控办法等文件。

（二）加强思想建设，筑牢理想信念宗旨根基

突出提高政治站位，深入开展"不忘初心、牢记使命"主题教育。学会为党员、全体职工购买发放学习资料，组织召开集中学习研讨21次，在微信群转发知识答题卡片75张，邀请专家作专题报告，组织职工赴爱国主义教育基地并重温入党誓词，成立青年理论学习小组；坚持问题导向，聚焦"抓好学会主责主业、繁荣中医药学术"，就"提升学会学术引领力、服务中医药科技工作者、助力行业科技成果转化"的热点难点关键点，协调班子成员、各部门开展调查研究，形成调研报告10份，召开调研成果交流会向全体干部职工通报；召开征求意见座谈会、专题会，设立意见箱，开展无记名问卷调研，针对查摆出来的5个方面9条问题，坚持边学边查边改，以正视问题的自觉和刀刃向内的勇气，切实抓好整改落实工作；围绕国家中医药管理局党组关于"方便基层群众看中医、让百姓放心用中药、正确认识中医药"的部署，征集分支机构常委及以上专家信息1442条，在官微、官网推送，方便基层群众看中医。

十九届四中全会召开后，学会分别在支委会、学会例会、全体会、学

会理事会党委会和理事会上认真传达学习党的十九届四中全会精神，深入学习领会全会精神，深化对坚持和完善中国特色社会主义制度、推进国家治理体系和治理能力现代化若干重大问题的重要意义和核心要义的理解认识；在秘书处、理事会、分支机构、系列期刊和会员等不同层面中掀起学习热潮，以十九届四中全会精神为引领，提升理论水平，指导实践，切实提高政治站位，牢固树立"四个意识"、坚定"四个自信"、坚决做到"两个维护"。

（三）严肃政治生活，推进党支部规范化建设

认真贯彻落实党支部工作条例，严格规范组织生活、健全组织架构、完善制度体系，不断推进学会党支部标准化规范化建设。一是学会按期完成换届，对已有制度梳理后合并、修订，形成党建制度16项；二是扎实推进"两学一做"学习教育常态化制度化，严格执行"三会一课"、谈心谈话、民主评议党员等制度，2019年组织支部大会7次，党课4次，支委会专题学习12次，主题党日活动11次，运用集中学习研讨、专家报告、实地教学、新媒体等多种形式和手段开展学习教育；三是强化党员管理监督，按照发展计划，做好组织培养工作，2019年吸纳2名同志为预备党员、1名同志为考察对象，3名同志加入学会党支

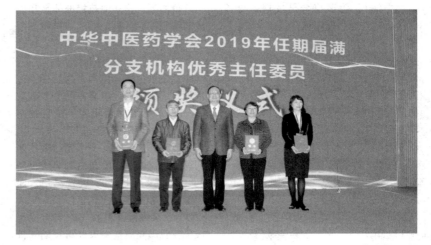

图8-1-3　2019年4月20日，2019年全国中医药学会工作会议在青海西宁召开，会议对中华中医药学会2019年任期届满分支机构优秀主任委员进行表彰

部，组织党员现场、现金交纳党费，进一步规范党费收缴工作。

二、强化组织建设，提高综合服务能力

加强分支机构管理，提升为分支机构工作的服务能力。学会根据分支机构具体情况，探索完善民主协商、民主选举的换届选举模式，凝聚专家力量，增强分支机构委员会的向心力、凝聚力，2019年共有26个分会完成换届选举，选举产生新一届委员会；在换届分会中发展青年委员，部分分会进行青年委员增补，共发展青年委员1556人，为青年人才成长搭建平台；为深入贯彻落实传承发展中医药事业精神，成立膏方分会。

加强信息化建设，完善信息发布机制。学会修订《学会信息发布管理办法》和"智慧杏林"微会议系统使用手册，截至2019年12月底，官微订阅号粉丝数为11万余人；制订《学会网络光纤升级实施方案》，细化信息发布的内容、流程，确保信息发布的及时性、准确性和真实性。

加强会员管理，会员发展取得新增长。学会进一步完善会员微信综合服务平台相关功能，提高会员管理信息化水平，促进会员队伍发展。一是全年新增个人会员7085人，会员发展数量较2018年同期增长35.1%，新增单位会员12家；二是根据民政部、中国科协等部门的有关规定和《中华中医药学会章程》，结合学会工作实际，修订《中华中医药学会会员管理办法》，为适应会员发展速度，优化会员入会办理流程，提高会员办理的工作效率。

加强会员服务，推动会员联动发展。学会一是贯彻落实国家中医药管理局党组"大学习、深调研、细落实"的工作部署，开展会员联动发展与服务调研，形成《会员联动发展与服务调研报告（征求意见稿）》和《推进会员联动发展与服务实施方案（征求意见稿）》；二是开展学会成立40周年纪念活动《我与学会同成长》主题征文活动，共收到129篇来稿，通过学会各微信平台进行集中宣传、展示，激发会员归属感、荣誉感。

三、打造行业学术品牌活动，充分发挥学术引领作用

主办品牌学术会议，深化品牌会议内涵。2019年，学会召开第六届诺贝尔奖获得者医学峰会、第二届雄安国际健康论坛、中医药文化大会、第十五届国际络病学大会、第九届国际经方学术会议等品牌学术会议。为了持续做好世界一流学会建设，推动中医理论创新与实践创新，学会主办第二届长桑君脉法助力生殖医学国际论坛、国际中医微创论坛、国际中医药智库论坛、中医药适宜技术发展国际论坛，推动中医药走向世界。

继续开展品牌奖项评审，不断完善奖励制度机制。2019年学会开展科技成果和优秀人才奖励的评审表彰宣传工作，共评选出科学技术奖125项（人）（含科技成果57项，政策研究成果2项，学术著作46部，中青年创新人才10人，优秀管理人才8人，岐黄国际人才2人）、李时珍医药创新奖3人；向中国科协推荐两院院士候选人4位、光华工程科技奖候选人1位、中国青年科技奖候选人2位、中国青年女科学家奖候选人3位，向科技部推荐中青年科技创新领军人才候选人3位。

以标准研制为突破，服务中医药发展。2019年，学会立项中医药类团体标准41项，发布团体标准386项；中成药临床应用专家共识立项8项、发布18项；构建中医指南编制流程与评价体系，建立中药标准体系和中成药编制方法；制定中成药科技竞争力评估指南；与世界中医药学会联合会共同开展中医指南国际化工作。

以建设世界一流学会为目标，打造世界一流期刊。学会一是贯彻落实《关于深化改革培育世界一流科技期刊的意见》，积极培育世界一流中医药科技期刊，构建首个中医药科技期刊评价指标体系，发布中医药科技期刊分级目录（T1、T2级）名单，面向学会会员和广大科技工作者发出《关于号召中医药科技工作者将优秀成果在我国高质量中医药科技期刊首发的倡议书》；二是学会做精做强中医药期刊领导小组组长黄璐琦院士先

后两次参加中国科技峰会——世界科技期刊论坛、第十五届中国科技期刊发展论坛，代表学会作题为《重构中医药科技期刊评价体系的实践与思考》《开展中医药科技期刊分级目录的探索》等报告，在行业内外引起强烈反响；三是组织开展首届中医药科技期刊中青年编辑技能提升行动、2019年度"蒲公英"优秀中医药中青年编辑人才培育项目，在湖南长沙围绕"建设世界一流中医药期刊，培养世界一流中医药编辑"召开主题沙龙，为中青年编辑的成长成才搭建平台。其中《中华中医药学刊》《中国中药杂志》荣获"百种中国杰出学术期刊"称号，《中医杂志》《中华中医药杂志》《中国中药杂志》和《中医药文化（英文版）》等多本杂志入选"中国科技期刊卓越行动计划项目"，《中国实验方剂学杂志》论文入选中国科协第四届优秀论文遴选计划优秀论文。

四、不断提升学术活动凝聚力，探索学术成果共享模式

不断创新会议组织模式，提升学术活动凝聚力。学会继续探索与高等院校、地方学会或兄弟学会联合办会的模式，鼓励学会分支机构之间联合组织学术活动，有效汇集各方力量，提高会议的吸引力、凝聚力和影响力。如由学会耳鼻喉科分会和山东中医药学会耳鼻喉专业委员会、山东中西医结合学会耳鼻喉科分会共同承办的耳鼻喉科分会第二十五次学术年会，来自全国的800余名代表参加；学会中药资源学分会与中药炮制分会联合组织2019年学术年会，有力推动相关学科的交叉与融合；风湿病分会、皮肤科分会等分会的学术年会参会人数逐年递增，交流内容和交流模式深受与会者欢迎，很好推动相关学科的学术进展与学科进步。

不断创新学术交流形式，注重为青年人才成长搭建平台。除了传统的学术交流模式外，学会还鼓励各分支机构开展青年学术交流活动，组织第四届中医内科特色疑难病例讨论会、男科分会第三届青年学术论坛、2019全国中青年中医糖尿病论坛等形式多样的针对青年人的论

坛、沙龙等活动。

与报社合作，依托各分支机构，开设国庆70周年专栏。为迎接新中国成立70周年，学会与《中国中医药报》社合作开设"壮丽70年·中医药学科巡礼"栏目，总结新中国成立以来中医药理论与临床发展成就，展示中医药各学科（专科、专病）70年来的发展成果，风湿病分会、儿科分会、肝胆病分会、内科分会、整脊分会等提交的学术成就报告被专栏收录并刊登，在行业内外引起良好反响。

五、重视青年力量，助力中医药青年科技人才队伍建设

学术研究贴近行业发展，解决行业实际问题。青年委员会着重研究行业热点，组织召开4期中药创新与产业发展沙龙，累计邀请相关监管部委人员、行业专家及产业界人士100余位，分别围绕中药政策管理与创新发展、中药临床研究定位、药品注册管理办法修订、中药生产合规与工艺变更等热点话题开展研讨。会议形成多项共识，上报国家相关部委。

提高科技成果的转化率，创新企业引导科技。2019年11月，学会征集发布中医药优秀青年学者科技成果汇编，召开青年学者科技成果转化论坛，为青年学者搭建成果转化、项目融资的平台，科技促进市场发展的良好循环。

指导青年工作，助力青年成长。青年委员会积极发现、遴选优秀中医药青年人才，青年委员会成员获国家杰出青年科学基金资助2人，入选科技部中青年科技创新领军人才计划、中组部万人计划科技创新领军人才2人，入选科技部创新人才推进计划1人，获国家自然优秀青年科学家基金资助2人，在国际顶尖期刊发表高质量文章2人。2019年，根据《中华中医药学会中青年创新人才及优秀管理人才奖评选办法》及《关于2019年度中青年创新人才及优秀管理人才候选人推荐工作的通知》，青年委员会推荐5名优秀青年人才申报中青年创新人才及优秀管理人才奖，其中3人入选。

六、加强人才培养，推动中医药传承发展

创新培养模式，培育人才梯队。2019年，学会完成958项国家级继续教育项目管理工作，通过举办国医大师熊继柏教授中医临床现场教学传承培训班、中医经典传承与应用培训班、全国优才传承发展能力提升班等继续教育项目，举办"名方中医杯"中医经典传承大会，近4000人参加"温经典""用经典"活动，2万余人在线收看直播，落实中医经典学术内容的传承。

创新学术交流形式，为青年人才成长搭建平台。学会组织实施2019~2021年度青年人才托举工程项目，举办项目中期评估暨交流会，共收到353项申报材料，立项支持30名被托举人，推荐47位被托举人在学会77个分支机构任职委员或青年委员，推荐9位被托举人至系列期刊担任职务，全方位助力被托举人成长。

组织开展青年学者走进国家药品监督管理局药品审评中心等3个国家部委单位，复旦大学等4所高校科研院所和粤澳合作中医药科技产业园，进一步加强优秀青年学者与相关单位联动，搭建全国中医药青年学者深度沟通的平台。

七、承担政府转移职能，提升行业影响力

学会受国家中医药管理局人事教育司委托，落实2019年国家级中医药继续教育项目的评审、管理与飞行检查工作，研发中医药继续教育服务平台，调研部分省、市继续教育管理与项目执行情况，收集相关意见与建议。

聚焦中医药行业热点和焦点问题，吸纳多方智慧开展课题研究。学会一是受中国科协委托，开展"中医药重大前沿科学问题及工程技术难题遴选"课题，其中中医药临床疗效评价创新方法与技术入选中国科协"2019重大科学问题和工程技术难题"；二是受国家卫生健康委药政司、国家药品监督管理局注册司委托，开展"2018版国家基本药物目录评估"课题、"基于热点问题的中成药上市后评价策略及示范性研究"课题及

"中药注射剂再评价策略"课题，提交基本药物遴选及机制建设相关政策建议，编制《关于开展药品（中药）临床综合评价的建议》，呈报国家中医药管理局；三是向国家药品监督管理局呈报《已上市中药药学变更研究技术指导原则（征求意见稿）》修改建议及《药品注册管理办法（征求意见稿）》修改建议。

八、加强宣传推广，传播中医药文化

加强中医药科普宣传，提高公民中医药文化素养。学会一是举办"科普中国·百城千校万村一名医巡讲活动"，举办全国名老中医经典药方进基层活动3场；二是以"礼赞共和国 追梦新时代"为主题，在山东泰安、菏泽、日照举办首都国医名师进基层——全国科技工作者日主题系列活动3场，活动邀请国医大师张大宁等在内的31位国医名师为当地群众开展科普讲座和义诊活动，现场受益600余人；三是开展2019年中华中医药学会全国科普日活动37场，648位中医药科技工作者参与，现场受益9000余人，免费发放宣传品5500余册；四是开展"全国科技工作者日主题系列活动——科技专家企业行，服务企业谋发展"行动，组织科技专家团队赴神威药业集团、扬子江药业集团实地考察企业现状，并与相关负责人座谈，了解企业需求，为企业提供技术援助和智力支撑，助力企业创新发展。

加强中医药文化宣传，实施中医药文化传播行动。学会一是开展2019年中医药健康文化精品遴选活动，征集全国中医药健康文化作品600余件；二是宣传优秀中医药文化作品，在世界园艺博览会举办的中医中药中国行——2019年中医药健康文化大型主题活动中进行优秀作品展览展示；三是在第四届朝阳区驻华使节中医药健康日暨中医药嘉年华活动中展示征集到的优秀作品。

以学术活动为主线，构筑国际学术交流平台。学会一是组织专家赴匈牙利、克罗地亚参加第十六届世界中医药大会，进一步加强学会与世界中医药组织的交流合作；二

是举办第二十二届中韩中医药学术研讨会，促进学会与韩国的双边交流合作；三是与"一带一路"沿线国家筹建 5 个中医药对外联络站，以实施创新驱动为动力，落实"一带一路"倡议。

召开海峡两岸青年中医药传承创新论坛暨道地药材临床应用论坛、海峡两岸暨港澳中医药青年学者论坛、青年学者论坛等高端学术会议 3 场，2 位院士、1 位国医大师、台港澳青年学者 30 余人，内地青年学者 500 余人参会，进一步推动中医药青年学者交流互动，促进海峡两岸暨港澳地区中医药事业协同发展。海峡两岸青年中医药传承创新论坛暨道地药材临床应用论坛是加强两岸中医传承创新与地道药材学术交流的重要会议，也是两岸中医药同仁充分交流与合作的平台，来自海峡两岸的专家、中医药从业者及致力于两岸中医药文化交流的社会各界人士围绕道地药材解决临床的难题，对青年创业案例及道地药材临床应用的经验交流。

澳门中医药代表团来访学会。代表团与学会分享澳门中医药行业的发展历史与现状，世界卫生组织传统医药合作中心、粤澳合作中医药科技产业园的相关情况，表达了与学会开展继续教育互认等方面的合作意愿。双方就期刊交流、海外会员发展、科技奖励等方面进行深入探讨，一致表示要进一步加强交流联系，共同推进祖国中医药事业的传承创新发展。

九、贯彻落实精准脱贫总目标，服务打赢脱贫攻坚战

发挥学会专业优势，多层次多领域开展精准扶贫。学会深入贯彻落实习近平总书记关于"坚决打赢脱贫攻坚战"的重要指示精神，积极利用自身专家资源优势，开展一系列中医药精准帮扶活动，推动中医药精准扶贫各项工作落实，包括党建扶贫、义诊、培训基层医师、捐赠医疗物资、发放科普资料、开展科普活动、提供专家咨询服务、设立专项扶贫基金等，具体工作成效及经验如下：一是围绕贯彻执行国家中医药管理局扶贫开发工作领导小组对于中医药精准扶贫工作的有关要求，积极推进定点扶贫五寨县的各项工作，在北京举办 3 期国家中医药管理局定点扶贫县山西五寨适宜技术培训班，共培训基层医师 80 名，学会投入自筹帮扶资金 20 余万元；二是帮助贫困地区提高自身造血机能，主动帮助国家中医药管理局定点扶贫县山西五寨对接药材销售企业，召开互联网＋中药材产业扶贫对接会，签署五寨县药材种植基地与药材销售企业的框架合作协议；三是按照中国科协《关于开展 2019 年中国科协科普惠民服务专项服务定点扶贫县项目》有关要求，在中国科协定点扶贫县山西吕梁地区临县和岚县组织开展 4 次中医适宜技术（宫廷五联术）培训活动，共培训 394 名基层医生，实现每人至少掌握 2～3 项适宜技术；四是发挥分支机构专家优势开展精准扶贫，组织专家义诊 200 场，义诊总人数达 2.2 万人次，组织开展基层医师培训近 100 次，培训医师近 2 万人，捐赠医疗物资 130 余万元，发放科普资料近 550 册，开展科普活动近 20 场次，科普人数 2000 余人。

（唐可人）

【《中国中医药报》社有限公司 2019 年工作概况】

一、紧密结合公司改革发展，扎实开展"不忘初心、牢记使命"主题教育

2019 年，《中国中医药报》社有限公司（以下简称公司）根据中央及国家中医药管理局主题教育领导小组要求部署，以习近平新时代中国特色社会主义思想为指导，对照"守初心、担使命、找差距、抓落实"主题教育总要求，紧密结合公司改革发展和业务工作实际，制订实施方案，扎实开展主题教育。

（一）对表对标，确保"不忘初心、牢记使命"主题教育取得成效

主题教育期间，公司党总支、领导班子、各支部、各部门自始至终按照国家中医药管理局直属机关党委统一部署，根据公司实际业务工作情况，以自学和集中学习相结合的方式为主，确保"不忘初心、牢记使命"主题教育取得成效；先后学习《习近平关于"不忘初心、牢记使命"重要论述选编》《习近平新时代中国特色社会主义思想学习纲要》、党的十九大报告及党章、习近平总书记关于发展中医药的重要论述、习近平总书记在中央"不忘初心、牢记使命"主题教育工作会议上的重要讲话、中央政治局第十五次集体学习时的重要讲话、中央和国家机关党的建设工作会议上的重要讲话精神等；研究学习《中共中央宣传部关于印发〈报刊出版单位社会效益评价考核试行办法〉的通知》《习近平出席深化党和国家机构改革总结会议并发表重要讲话》；集中学习习近平总书记致中国文联、中国作协成立 70 周年的贺信，在内蒙古考察调研时发表的讲话，出席中央和国家机关党的建设工作会议

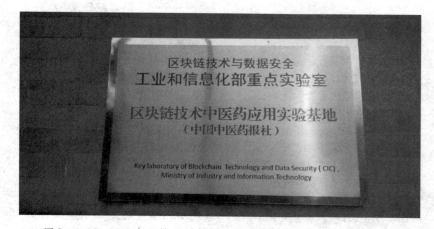

图 8-1-4 2019 年 9 月 26 日，区块链技术与数据安全工业和信息化部重点实验室授予《中国中医药报》社有限公司区块链技术中医药应用实验基地

时发表的重要讲话等文章。

（二）以主题教育成果保障公司改革发展

结合主题教育，为员工购买业务辅助参考书籍。公司与国家中医药管理局中医师资格认证中心、中国中医药出版社有限公司开展联学联建活动，邀请中共中央党史研究室原副主任李忠杰教授从党史的角度讲授专题党课；成立习近平新时代中国特色社会主义思想媒体理论实践学习小组，加强理论与业务联系，巩固主题教育成果；组织全体党员、部分团员代表及中层以上领导干部赴河北阜平县中医院开展联合党日活动并进行扶贫帮扶工作；与国家工业信息安全发展研究中心合作，完成"区块链技术与数据安全、工业和信息化部重点实验室——区块链技术中医药应用实验基地"挂牌，逐步实现公司业务的外延。

二、以公司制改制为契机，加速公司改革发展

（一）公司制改制完成，迈出改革发展第一步

根据中央文化体制改革精神，报社自2018年4月启动公司制改制工作，2018年12月，财政部批复同意报社公司制改制方案，将报社由全民所有制企业改制为国有独资公司，由财政部代表国务院履行出资人职责。2019年5月28日报社正式取得公司营业执照，由全民所有制企业转制为国有独资公司，更名为《中国中医药报》社有限公司"。在改革发展中，公司力求以转企改制为契机，积极转变观念，确定自主经营的发展方向，充分发挥主流媒体平台优势，促进公司发展。

（二）以创刊30周年为新起点，推动"模范机关"创建

公司制订《报社关于开展"模范机关"创建工作实施方案》，把"深调研"贯穿决策和执行全过程；分别前往中国中医药出版社有限公司、中国健康传媒集团进行薪酬体系专项调研，围绕公司制改制后的薪酬结构和人力资源管理深入交流探讨。

2019年是中医药报创刊30周年，同时也是新一届班子改革创新带领公司发展的第一年。结合创刊30周年，公司举办创刊30周年系列座谈会，通过对退休人员、少数民族、青年、妇女的沟通交流，倾听意见建议，凝心聚力再出发；组织新时代、新风采——创刊30周年系列讲座等活动，邀请中国中医科学院宋坪教授、中国中医科学院首席研究员汪卫东、中国传媒大学经济与管理学院任锦鸾教授分别为职工讲授专题讲座，强化广大干部职工的政治素质和业务能力。

（三）加速改革，探索建立现代企业制度

以公司制改制为契机，把社会效益放在首位，实现社会效益、经济效益相统一。为调动职工积极性，建立人才长效激励机制，公司一次性投入近500万元建立企业年金；积极解决新形势下财务工作面临的新问题，聘请会计师事务所专业人员管理财务部门，确保财务优化管理；研究制定过渡时期决策机制，成立公司改制领导小组，由原领导班子成员及党总支成员组成，在过渡时期代替社委会决策公司"三重一大"事项。

（四）改革运行机制，自主经营取得初步成效

2019年公司自主经营以来，一直坚持正确处理社会效益与经济效益之间的关系，努力转变思想，做好服务工作。着眼市场需求，紧紧围绕大局，巩固公司原有活动品牌，聚合社会资源，使经营工作整体平稳有序开展；制定《经营性项目管理办法》《经营性项目奖励办法》，对经营工作进行运行机制改革。2019年经营部门各项目实现毛利约1500万元，高于2018年同期广告独家代理收益，实现自主经营的稳步启动。

（五）开展网络信息化建设，赋能公司转型升级

为进一步提升传统媒体与新兴媒体融合发展的新闻生产能力与效率，使公司在激烈的市场经济竞争中处于有利地位，报社主动寻求运用新一代科技技术赋能公司转型升级，打造属于公司特色的智媒体生态系统；委托国家工业信息安全发展研究中心具体编制，启动《中国中医药报》社有限公司基于新一代信息技术的智媒体系统建设可研项目；以大数据、区块链、人工智能、物联网、云计算、5G等新技术为支撑，形成多元化、可持续的商业模式、盈利模式，实现基础设施智能化改造，促进文化产业发展，提升企业核心竞争力。

（六）继续完成好国家中医药管理局委托项目，打造公司品牌影响力

2019年6月30日，中医中药中国行组委会联合北京市人民政府在北京世界园艺博览会共同举办中医中药中国行——2019年中医药健康文化大型主题活动暨2019年中国中医药主题日活动。公司作为组委会办公室继续负责具体工作的开展。本次中国行主题活动与中医药法实施两周年宣传活动相结合，借助北京世界园艺博览会这一世界级窗口，向海内外公众传播中医药文化，普及中医药养生保健知识，引起行业内外广泛关注。2019年，公司还承接完成中医药文化进校园及中医药知识角捐赠活动、中医药文创产品设计大赛等国家中医药管理局委托项目任务，增进了社会对中医药核心价值理念的认知和认同，吸引更多年轻人关注、了解和传播中医药文化，推动营造全社会关注、信任、喜爱中医药文化的良好氛围。

（七）快速深化改革，成立首个全资子公司

为了将公司构建成为中医药行业新型主流媒体，公司成立《中国中医药报》社项目筹备小组，对全媒体项目及相关服务进行调研。随后在项目筹备小组的基本人员架构基础上，成立北京慈洪文化传播有限公司作为报社有限公司的全资子公司。2019年，慈洪公司承接完成国家中医药管理局日常会议拍摄及图文资料储存、山西五寨扶贫设计及运营需求对接服务等工作；开始筹备样品拍摄的短视频节目《养生局》、振兴中医药行业发展大型文化活动《岐黄瑰宝满中华》等项目，

并开始中医药行业 MCN 矩阵洽谈、签约及入驻。

三、坚持正确政治方向和舆论导向，推动传统和新兴媒体融合发展、新闻与科普媒体协调发展

（一）认真贯彻落实和宣传报道全国中医药大会精神

公司全方位、多角度、全媒体宣传学习贯彻落实全国中医药大会精神和《中共中央　国务院关于促进中医药传承创新发展的意见》；在报纸一版刊发各地党委政府落实大会精神和总书记指示的具体举措、做法，中医药系统各界人士谈感想的系列报道；多版面开设专栏，将贯彻大会精神推向高潮，引向深入。"中国中医"微信 2019 年 10 月总阅读量 150 万，中国中医药报官方微信号最高单篇阅读量超过 17 万，创历史新高。

（二）做好庆祝中华人民共和国成立 70 周年主题宣传

中华人民共和国成立 70 周年宣传报道 1～3 版共计刊发文章 70 篇；为共和国勋章获得者屠呦呦撰写人物通讯《屠呦呦：一株济世草，一颗爱国心》，配发评论《中医人当学屠呦呦》，2019 年 9 月刊发全景式展现中医药 70 年发展成就的长篇通讯《岐黄振兴七十载　与民共圆中国梦》；积极策划开设 4 版《壮丽 70 年·中医药学科巡礼》栏目，8 版文化版《中医药 70 年·老照片的故事》栏目。

（三）《中医健康养生》杂志坚持内容精品战略，打造中医药健康养生科普主流平台

《中医健康养生》杂志始终坚持精品战略和全媒体战略，举办中医中药中国文化科普巡讲活动 7 场；通过国家中医药管理局办公室报送至"学习强国"平台百余篇数万字精品养生稿件，受到中宣部舆情中心和国家中医药管理局领导表扬；承担国家中医药管理局"中医药养生知识国际传播平台建设"项目，中英双版《中国人的时间养生智慧》进入排版印刷阶段；英文网站"中医药养生国际传播网"进入上线测试阶段。

（四）舆情专报分析到位，向智库转变

在舆情监测方面，不断提升舆情监测和分析能力，及时预警行业风险。公司对中医药热点事件、敏感事件及时抓取、深度分析，为国家中医药管理局舆情应对提出诸多有益建议；充分发挥全国中医药新媒体联盟作用，从联盟成员单位获取新闻线索、先进典型，优质内容全平台推广传播，提升中医药单位宣传积极性，扩大中医药行业的社会影响力，逐步向中医药行业发展智库方向转变。

四、准确把握扶贫工作形势，助力打好脱贫攻坚战

公司按照《国家中医药管理局2019 年定点扶贫工作计划》要求，将开展"不忘初心、牢记使命"主题教育同脱贫攻坚工作相结合，积极部署扶贫工作任务，层层压实责任，助力五寨县打赢脱贫攻坚战。

（一）发挥扶贫工作领导小组统筹协调作用

公司扶贫工作领导小组及时传达中央及国家中医药管理局扶贫文件精神，统筹安排、协调推进公司各项扶贫工作，形成各部门积极配合、群策群力、高效有力的工作机制，承担并完成国家中医药管理局扶贫办交办的各项扶贫工作任务。

（二）加强扶贫宣传报道

从中医药健康扶贫、产业扶贫、消费扶贫等方面，挖掘工作典型，展现扶贫成效，调动全行业参与扶贫的积极性、主动性、创造性；对各地政府、各级医疗单位、中药企业的扶贫工作进行宣传，并重点安排记者就五寨定点扶贫工作进行专题报道。

（三）赴山西五寨开展扶贫调研

2019 年 6 月，公司一行 16 人赴山西五寨开展扶贫调研活动，通过组织实地调研、现场采访、座谈交流等，围绕山西五寨巩固脱贫成果新进展，扶贫工作中新做法、新事迹，以五寨特色农产品、中药种植、养生旅游、党建帮扶等为切入点，报道展示五寨扶贫的显著成就，总结可复制可推广的行业典型和成功经验。

五、把政治建设摆在首位，全面加强党的建设

（一）加强党的组织建设

为进一步提高公司党组织设置科学化水平，确保党组织充分发挥政治核心作用，经国家中医药管理局党委批准，进行党支部设置调整，将原 3 个党支部重新划分为 7 个党支部；随着公司制改制的完成，按照党总支工作部署，经国家中医药管理局党委批准，正式启动中国共产党《中国中医药报》社有限公司党总支委员会换届选举；2019 年 12 月 2 日，召开公司第一次党员大会，完成公司党总支新一届委员选举工作。

（二）提高廉洁自律意识，筑牢拒腐防变底线

结合"不忘初心、牢记使命"主题教育，公司组织党员干部学习《党章》《关于新形势下党内政治生活的若干准则》《中国共产党纪律处分条例》等，以及中纪委相关会议精神；通过中央国家机关违纪典型案例通报，以案明纪、以案促教；严格执行公司党风廉政建设各项制度，持续纠正"四风"，把落实中央八项规定精神融入公司各岗位工作职责和日常管理，为推进作风建设常态化提供制度保障。　　（闫　锐）

【中国中医药出版社有限公司 2019 年工作概况】

一、强化学习，夯实基础，全面加强基层党组织建设

加强党的理论学习，积极用好"学习强国"平台。2019 年，中国中医药出版社有限公司（以下简称公司）按照国家中医药管理局党组统一部署，深入学习习近平新时代中国特色社会主义思想和党的十九大及十九届二中、三中、四中全会精神，认真落实《中共中央　国务院关于促进中医药传承创新发展的意见》及习近平总书记关于发展中医药的重要论述，组织总理论中心组（扩大）学习，编印学习材料，充分利用"学习强国"平台，张贴主题党日宣传展板，完成应知应会知识测试，在学习强国

平台增设公司提供的中医药内容，转发中医药内容 100 篇。

认真开展"不忘初心、牢记使命"主题教育。按照主题教育《实施方案》要求，公司扎实组织党员领导干部学习教育活动。班子成员带头学，党员干部系统学，联系实际，加强调研，系统梳理单位和领导班子存在的问题，认真整改，并取得实效。

全面推进"模范机关"创建工作。公司按照"模范机关"创建工作要求，狠抓工作落实，17 个部门梳理出 52 条模范机关创建重点工作并全部完成。

认真做好基层党组织建设工作，充分发挥总支委员和支部委员作用。公司召开领导班子 2018 年度民主生活会，完成党建评议；完成党员信息采集，规范党费收缴，完善党员发展，接收预备党员 5 名，列为发展对象 5 名；调整 2 个支部负责人，启动支部换届工作；开展总支委员和支部委员半年度党建述职，发挥总支委员和支部委员的作用。

围绕思想建设，狠抓观念转变，坚决做到"两个维护"。公司将"四个意识""四个自信""两个维护"印制在办公楼一楼大厅，在总支委员办公室悬挂党旗，设置党员岗位标识，各楼层设置党的宣传阵地；安装国旗、党旗旗杆，开展重要节庆日升旗活动，着力把公司建设成为坚强的基层党组织。

坚持正确的政绩观，落实全面从严治党要求，积极践行社会主义核心价值观。公司全面落实"大学习、深调研、细落实"工作部署，较好完成年初制定的 17 项重点任务；带头执行中央八项规定精神，严格遵守"六大纪律"，严格落实"三重一大"集体决策制度；注重践行社会主义核心价值观，2019 年未发生失密泄密现象。

班子集体以身作则，廉洁自律。公司班子高度重视党风廉政建设和廉洁自律工作，班子主要负责同志认真履行党风廉政建设第一责任人职责，各项工作亲自部署、重要环节亲自把关、重大问题亲自督办，以身作则，

率先垂范；班子其他成员"一岗双责"，各负其责，时刻约束自己的言行举止；班子集体自觉做到"慎独、慎欲、慎微、慎初"，确保党的建设、党风廉政任务落到实处。

助力脱贫攻坚工作。公司组织员工赴河北阜平开展公司成立 30 周年植树活动，向阜平捐赠图书 100 万码洋；捐助阜平县中医院医生培训经费 30 万元，以及价值 20 余万元的"医开讲"电子学习平台使用权限和电脑等多媒体学习设备；支援山西五寨帮扶资金 100 万元；向遵义 13 家中医院捐助图书 100 万元、人民币 30 万元以及价值 30 余万元的"中医数字图书馆"使用权等。截至 2019 年底，共投入扶贫资金 170 万元，图书 300 多万码洋。另外，公司还开展"万名学子教材捐助"活动，捐赠图书卡金额达 56 万元。

关注民生诉求和企业文化建设工作。公司召开女职工座谈会、职工"六·一"座谈会、生日吐槽会；重阳节为职工父母赠送养生保健图书 3 本、慰问信 1 封；实行编辑、发行"弹性工作制"；建立母婴小屋、成长小屋、放松小屋、员工加班宿舍，构建企业文化墙；为职工活动室配备音响设备、健身器材、乒乓球台等设施；为新入职的 30 余名员工发放"致新入职员工一封信"，以实际行动践行"利民之事丝发必兴，厉民之事毫末必去"价值理念。

二、即知即改，全面整改，确保巡视整改任务落到实处

积极配合国家中医药管理局党组巡视工作。公司成立巡视工作领导小组，设立领导小组办公室，配合国家中医药管理局党组巡视组完成巡视工作，推动巡视工作与日常管理工作"两促进、两不误"。

扎实推进巡视整改落实工作。公司将国家中医药管理局党组巡视组反馈意见，按照"一岗双责""谁主管、谁负责"原则，高标准严要求，逐项整改，确保巡视整改各项工作落到实处。

三、深入调研，完善架构，加强公司制度体系建设

认真做好制度建设调研工作。公司实地走访调研优秀出版机构 10 余家，认真梳理，系统归类，确立公司制度建设工作主体思路、基本原则和建设标准。

推进"编－印－发－财－管"制度汇编（第二辑）编撰工作。公司依据《制度汇编（第二辑）》基本架构，协调好公司制度建设修订工作，新增制度 40 余项，累计制定制度 140 项，基本形成公司管理工作制度体系。

四、多措并举，加大力度，不断夯实各类岗位干部队伍

公司健全《干部选拔任用工作实施办法》，坚持用制度管人，提高选人用人工作规范化水平；坚持正

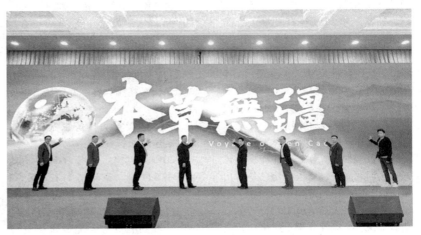

图 8－1－5　2019 年 11 月 16 日，在国家中医药管理局指导下，由中国中医药出版社有限公司、四川新绿色科技发展有限公司等单位联合出品，以弘扬中医药文化为主题的大型国际中医药人文纪录片《本草无疆》发布仪式在四川成都举行

确的用人导向和好干部标准，推进高素质干部队伍建设，2019年提任中层干部5名；加大人才引进和交流力度，从国家中医药管理局机关调入1名人事干部充实公司人力资源队伍，派出4名干部到国家中医药管理局机关挂职借调，多岗位锻炼干部；开展新任职干部谈心谈话，宪法宣誓，规范干部兼职管理，严格落实领导干部因私出国（境）报批制度，持续推进干部能上能下和退休制度，推动干部监督工作常态化。

五、纲举目张，执本末从，扎实推进重点工作稳步进行

明确各部门重点任务。公司出台《2019年度17项重点工作》，明确部门职责，明晰时间节点，除客观条件限制的工作外，2019年17项重点工作基本完成。推进公司制改制工作。中国中医药出版社正式改制为中国中医药出版社有限公司，经营地址变更以及工商、税务转移工作陆续推进。加大财务核算规范化管理力度，确保财务管理审核从严、出入账及时、凭证齐全。做好年报审计和税审工作，防范和化解重大资金风险，及时做好上缴国有资本收益工作。做好业务用房装修、竣工验收和整体搬迁工作。做好公司档案建设工作。公司第二批普通档案数字化处理工作基本完成，全体职工人事档案建设（含非京籍职工）工作深入推进。做好转企前聘用职工社保衔接工作。按照"北京户籍、外埠户籍和已经离职"3个类别，分层、分次推进社保衔接工作。

做好呆死账清理工作。清理呆死账193笔，合计金额330余万元，10年以上呆死账由之前1008户减少到20户，死账清理基本完毕，收回资金88.47万元，并启动3年以上长期挂账清理工作。做好库房整体搬迁及部门聘用员工处理工作。公司库房整体搬迁至河北固安，腾出库房已签订出租协议。原库房内部聘用职工相关事宜妥善处置，天猫店员工实行劳务派遣。加快积压稿件处理。严格执行出版合同，清理1年以上积压稿件73种。稿费积压基本清理完毕，2019年发放稿费1650万元，比2018年提升

126.33%，基本完成积压稿费发放工作。做好印厂清理、纸张招标与盘存工作。清理印厂4家，剩余5家基本核查完毕；按照规程公开招标纸张3500吨，金额2100万元，2019年共节省纸张采购成本140万元，第一次实现新纸张账账相符、账实相符。

做好悦读中医品牌、中医数字图书馆建设工作。悦读中医品牌日益巩固，新媒体粉丝人数超过200万；中医数字图书馆开发工作完成，筹备成立中医药院校校园实体书店联盟，悦读中医书吧落地广州和山东中医药大学。积极展现中医药海外传播魅力。公司在2019年世界中医药大会举办"世界中医学专业核心课程教材"新书国际发布仪式；中医药海外传播四集纪录片《本草无疆》拍摄制作完毕，通过中央电视台纪录片频道初审。完成"十四五"规划教材建设方案，组织《习近平关于发展中医药重要论述读本》《全国中小学中医药文化知识读本》编写工作，实现"十三五"规划教材主干课程上线"医开讲"平台200种以上。启动行业规划教材题库建设。深入研讨"十四五"规划教材建设工作，召开全国中医药高等教育学会教材建设研究会年会暨全国综合及医科大学中医药高等教育联盟理事会年会。投入330万元启动AR/VR/行业规划教材建设，涵盖解剖、骨伤、推拿、针灸、中药鉴定等8种AR/VR/行业规划教材。深化中医药文化建设。开展以"方便看中医、放心吃中药、正确认识中医药"为主题的中医药健康文化建设知识角、短视频大赛，7家单位入围知识角，短视频大赛参赛作品100余部。

六、群策群力，务求实效，基本实现全年目标任务

2019年共出版图书1666种，其中新书544种，重印书1122种；印数633万册，新书发排489种，编辑加工1.05亿字；新签约作者45名，战略合作机构5家，完成出版资源整理4685种；完成发货码洋3.79亿元（同比增长13.81%），公司收入超过2.37亿元，提前1年实现业务

收入翻番的目标。

财务决算工作获得财政部中央文化企业财务决算工作表彰；"悦读中医"荣获"中宣部数字出版精品推荐项目"，并获得20万元奖励，"悦读中医"被选为大众最喜爱的50个公众号；公司图书海外馆藏影响力由2017年全国100强的第65位，上升到2019年的第9位；获得国家出版基金项目2项，财政部2019年度国资预算项目600万元资助。

（杨正夫）

【中国中医药科技开发交流中心（国家中医药管理局人才交流中心）2019年工作概况】

一、扎实开展"不忘初心、牢记使命"主题教育

学习研讨方面。2019年，中国中医药科技开发交流中心（国家中医药管理局人才交流中心）（以下简称中心）坚持自学的同时，组织集体学习17次，处级以上干部交流学习心得体会8次；与国家中医药管理局科技司党支部联学《党章》，参观国家博物馆党性教育基地、北京展览馆建国70周年成就展等。

调查研究方面。中心坚持以问题为导向，分别组织开展中医药人才交流与开发、中医药科技成果推广转化两个专题调研；调研成果在中心全体职工大会上进行交流，领导班子成员结合调研工作分别讲党课。

检视问题方面。中心领导班子成员聚焦党的政治建设、思想建设、作风建设，特别是形式主义、官僚主义方面存在的突出问题进行认真检视反思。

专项整治方面。中心领导班子勇于面对复杂情况，主动担当作为，制订专项整治工作方案，建立整改台账，明确责任主体、进度时限和工作措施，逐条逐项推进整改。

二、紧紧围绕主责主业，着力落实局局重点工作任务

中心落实习近平总书记批示，按照科技部部署和国家中医药管理局科技司委托，完成"中医药现代化关键技术装备"战略研究专项课题的相关

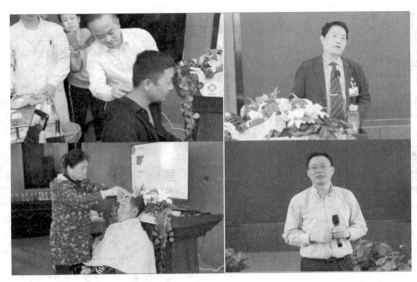

图 8-1-6　2019 年 5 月，由中国中医药科技开发交流中心与黑龙江省中医药管理局主办的中医适宜技术培训班在齐齐哈尔举办

工作；在国家中医药管理局科技司指导下，组织广东省中医院等 34 家中医康复规范化建设单位完成《中医康复标准化工作指南》《中医康复临床实践指南》等 32 项中医康复技术规范；完成 2018 年度国家科技成果网的科技成果登记、备案工作，涉及各级各类科技计划项目成果 144 项、自选项目成果 24 项；按照国家中医药管理局科技司安排，结合传承创新工程各项目建设单位需求，组织相关专家完成组织实施工作方案，在山东济南、河南郑州组织工程实施单位科研能力提升培训，累计培训 400 余人次；实施"一招鲜"中医确有疗效技术方法规范研究组织工作，开展文献研究，拟订技术遴选原则，制订项目实施方案，组织专家对部分技术进行实地调研和考察；"中医药名词术语成果转化与规范推广项目"按任务书要求完成建设和完善的阶段任务，并通过国家中医药管理局科技司验收；按照国家中医药管理局医政司安排，积极推进三级中医医院服务能力调查工作，完成全国 499 家三级中医院的数据填报、汇总、审核，进入数据分析、报告编制环节；根据国家中医药管理局医政司安排，起草《中医医疗技术使用统计调查制度》，调整中医技术使用现状调查系统，完成对全国二级及以上公立中医类医疗机构的网

上调查；完成国家中医药管理局人事教育司委托的"分类推进中医药人才评价体系项目研究"，探索开展人才交流与评价工作；承担国家中医药管理局规划财务司"中药材产业扶贫工作组织管理及培训"任务，积极推进相关工作。

三、紧紧围绕行业需求，助力中医药事业传承创新发展

2019 年，中心为广东省中医院、齐齐哈尔第一医院、内丘县人民政府、台山市中医院等地方中医药发展提供技术培训、组织交流、基层服务模式提升等专业指导与协助；6 月，在四川成都举办中医药科技创新成果转化暨产学研医用一体化研讨会；7 月，在四川中医药健康产业博览会期间，举办中医药科技成果推介会；分别在齐齐哈尔、南京、珠海组织 3 期中医适宜技术培训班，累计培训基层专业技术骨干 520 人次；通过各种方式为基层医疗机构在技术推广、医疗质量和医疗安全管理、临床科研能力方面组织 4 批次人才培训。

四、不断加强内涵建设，提升自身能力，拓展服务领域

中心继续推进中医医院医联体服务模式研究项目，8 月在长春召开医联体服务模式研讨会，组织全国中医医院、综合医院代表研讨交流；探索中医药健康服务认证，承担并

基本完成国家认监委认证认可行业标准计划项目《中医药健康服务认证通用要求》的制定；联合相关"双一流"大学和国家中医临床研究基地，牵头组织申报国家重点研发计划"民间医药特色技术收集评估方法与推广应用机制研究"项目。

（董　华）

【国家中医药管理局传统医药国际交流中心 2019 年工作概况】

一、加强思想学习，深化理论武装

2019 年，国家中医药管理局传统医药国际交流中心（以下简称中心）深入学习贯彻习近平新时代中国特色社会主义思想和党的十九大，十九届三中、四中全会精神，习近平总书记关于发展中医药工作的重要论述，全面领会习近平总书记对中医药工作的重要指示、李克强总理重要批示、《中共中央　国务院关于促进中医药传承创新发展的意见》和全国中医药大会精神，认真学习《习近平新时代中国特色社会主义思想三十讲》《习近平新时代中国特色社会主义思想学习纲要》《党章》，观看警示教育纪录片等内容，集体学习 26 次。"不忘初心、牢记使命"主题教育期间，中心开展学习 33 次，班子成员参加国家中医药管理局组织的学习和活动共 11 次。依托学习强国 APP 认真学习，截至 2019 年 11 月 29 日，共学习 39 周，每人每周平均 190.52 分。

二、深入开展"不忘初心、牢记使命"主题教育和"回头看"

按照国家中医药管理局党组要求，中心认真开展主题教育。2019 年 6 月 13 日，中心成立主题教育工作领导小组，召开动员部署会，制订主题教育实施方案；主题教育期间，共开展 3 次主题党日活动，书记讲专题党课，召开专题民主生活会、组织生活会和评估工作座谈会；谈心谈话 4 次，设立意见建议箱，对机构改革、改进作风等方面听取职工意见建议；中心领导实地调研 6 次，处级领导干部实地调研 9 次；组织 10 余家中药材进出口公司就加快中药材"走出去"进行研讨，共形成针对性强、分析透彻的调研报告 6 篇。

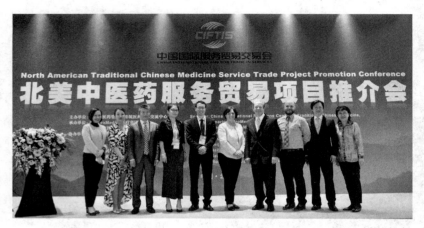

图8-1-7 2019年5月31日，由国家中医药管理局传统医药国际交流中心主办的北美中医药服务贸易项目推介会在北京举行

通过调研进一步明确中心发展方向、目标和任务。深入查找问题和差距，完善领导班子、班子成员问题清单共6次，检视梳理领导班子问题17条，处级领导干部形成问题清单5份。处级以上领导干部根据问题清单，党员根据组织生活会批评与自我批评发现的问题，将个人整改措施落实情况共10份上报党支部。中心针对学习、调研发现的问题，集中开展"干事创业精气神不够，患得患失，不担当不作为问题"和"形式主义、官僚主义"等专项整治活动，狠抓整改落实，解决实际问题，共提出整改落实举措9条，修订完善中心行政和党支部规章制度8项。

强化领导班子服务意识，两次赴山西五寨开展党建扶贫和产业扶贫，促成两家中医药企业与五寨县人民政府和企业签订协议并收购黄芪20万元。2019年11月13日，中心召开整改整治评价座谈会，听取全体职工对整改落实情况的意见。针对中心长期存在的生存和发展难题，全面清理既往债权债务，分别召开债权债务清理专题会议4次，各处室负责同志分别赴浙江、山东、广东、陕西等地开展债权债务清理工作，发出催款函、律师函等文件，逐步化解长期存在的债务问题。

三、积极开展党支部规范化建设为核心的党建工作

中心党支部贯彻落实国家中医药管理局党组和直属机关党委的系列要求，制发《2019年中心党支部党建工作计划》和《2019年中心学习方案》。对"三会一课"进行固定化和流程化，每月初的支部会，月初的现金缴党费，每月的党小组会，每月下旬周三的主题党日活动，会后的会议记录和签字等，在中心支部成为流程化和固定习惯。2019年，中心召开党员大会和支委会22次，党小组会16次，讲党课4次，召开民主生活会和组织生活会各2次，组织主题党日活动10次，使得支部党建活动的规范化建设程度不断提高。深入开展"模范机关"创建工作，务实推进工青妇工作。把提升中心能力建设作为"细落实"关键，突出党员干部的思想提升和能力培养，并选聘1名博士来中心工作，提升人才队伍素质。

四、推动中心转型发展和可持续发展机制建设

（一）初步发挥中心的智库和助手作用

中心分别承担国家中医药管理局国际合作司的"中医药海外信息服务平台"建设专项、国家中医药管理局规划财务司的"中医药健康产业基金设立研究"课题和国家中医药管理局法监司的"国外传统医药立法现状研究""印度传统医药保护研究"等课题；协助国家中医药管理局国际合作司与国际合作署商谈建立中医药海外发展新机制和项目，着手开展"中外友好医院－杏林国际中西医结合医院"的研究；协助国家中医药管理局

国际合作司与中非基金商谈开展中医药"一带一路"投资基金的建立；出访报告首次获得国家中医药管理局领导的批示。

（二）建设国际合作交流新平台和新机制

中心与美国PROMEDICA医疗集团、俄罗斯中医药学会、加拿大天一健康集团等机构合作，在海外开展中医药技术产品协同、中医药企业组团走出去园区建设的商谈和筹备工作；派员出访古巴、墨西哥、哥伦比亚、泰国、韩国和新西兰，与乌拉圭使馆、斯里兰卡使馆等商谈，开拓中医药国际交流合作新渠道；组织俄罗斯传统医药代表团、加拿大传统医药参访团等在北京、浙江、江苏等地开展中医药国际交流活动；继续推进中国－北欧中医药中心等项目。中心下属公司参股的北京燕园投资基金管理公司的股权基本确定。

（三）夯实中医药服务贸易发展新内涵

一是创新办好2019年中国国际服务贸易交易会中医药服务板块，中心首次设立中医药主宾国，与俄罗斯中医药学会举办俄语国家中医药产品与技术推广研讨会，首次被组委会权威媒体在FACEBOOK和TWITTER等英文报道，并初步凝练形成"以会带展"、中心与下属公司协同的承办新机制，中心在继续获得优秀板块的同时，首次获得组委会颁发的优秀组织奖；二是中心与文化和旅游部中外文化交流中心形成中医药与传统文化协同推广机制，协助国家中医药管理局国际合作司首次参与文化和旅游部面向全球的"中国旅游文化周"活动，于2019年6月26～30日在新西兰首都惠灵顿举办中医药系列活动，首次在海外推广中医药健康旅游；三是首次与外交部拉美司合作，成功承办10国16名驻华拉美使团体验中医药活动，这是外交部首次专题推介中医药；四是与相关展会形成协同发展机制，与国药励展的药交会、世界医疗健康旅游产业博览会和韩国韩医药博览会合作，推广中心的中医药国际化服务平台；五是引导筹备成立中医药国际健康旅游联盟和国际药茶联盟，

整合国内国外旅行社、康养机构、康养小镇、中医药旅游产品厂商等资源，促进中医药特色健康旅游内涵提升和中医药服务贸易。　（万楚楚）

【国家中医药管理局对台港澳中医药交流合作中心2019年工作概况】

一、把党建列为首要工作，让学习成为自觉行动，不断增强理论的入脑践行

开展主题教育。2019年，国家中医药管理局对台港澳中医药交流合作中心（以下简称中心）根据国家中医药管理局党组实施方案和指导组工作要求，党支部全面开展主题教育。一是理论武装，学有所获。以习近平新时代中国特色社会主义思想为指导，全面贯彻党的十九大，十九届二中、三中、四中全会精神，贯彻落实习近平总书记重要指示批示精神和党中央决策部署，紧密围绕国家中医药管理局党组工作要求，加强理论学习、强化思想武装。在集中学习期间，中心组织党员干部学习习近平总书记在"不忘初心、牢记使命"主题教育工作会议上的重要讲话精神、《习近平关于"不忘初心、牢记使命"重要论述选编》《习近平新时代中国特色社会主义思想学习纲要》、习近平总书记在中央政治局第十五次集体学习上的重要讲话和在中央和国家机关党的建设工作会议上的重要讲话精神、《党章》《党内重要法规汇编》、党的十九大报告和习近平总书记关于发展中医药的重要论述。通过学习教育，力求学深悟透、笃信笃行，在系统全面、融会贯通上下功夫。2019年，中心共组织党员干部参加学习或集中研讨56次，讲专题党课6次，通报传达案例、警示教育3次，开展实践教育活动3次；组织中心党员和入党积极分子赴河北乐亭参观李大钊纪念馆，与国家中医药管理局国际合作司党支部党日联建参观北京西山无名英雄广场，组织党员干部参观庆祝中华人民共和国成立70周年大型成就展等活动，共同营造出学习贯彻习近平新时代中国特色社会主义思想和党的十九大精神的浓厚氛围，用习近平新时代中国特色社会主义思想和党的十

九大精神武装头脑，推动中心改革和发展。二是调查研究，解决问题。中心确定"以出实招硬招让群众看好中医吃放心药"为重点的调研专题，深入中心所属广安中医门诊部和广安医药联合中心，集中开展调查研究，在中心举办调研专题党课。把深调研成果运用于贯彻落实习近平总书记关于发展中医药的重要论述落实落细上，不折不扣地贯彻落实党中央决策和国家中医药管理局党组部署。三是对照检查，查找差距。在学习党章党规的基础上，召开对照党章党规找差距专题会议，对查摆出来的问题，纳入整改落实任务，并形成整改落实情况报告。四是召开专题民主生活会。会议运用学习调研成果，针对检视反思的问题清单，认真开展批评和自我批评，会后根据查摆出来的问题，细化完善整改措施，巩固提高主题教育成效。

开展"模范机关"创建活动。中心组织支部党员学习习近平总书记在中央和国家机关党的建设工作会议重要讲话精神，落实国家中医药管理局党组关于"模范机关"创建工作部署，制订中心创建"模范机关"工作方案，落实创建工作责任制，从组织机构、任务分工、监督落实等方面加强对创建工作的组织领导，推进"模范机关"建设常态化、长效化；坚持把党的政治建设放在机关建设首位，把旗帜鲜明讲政治要求融入各项工作，自觉把"两个维护"作为根本政治责任；增强对于做好"一个带头""三个表率"的自觉性和使命感，全体干部职工的精神面貌进一步提升，稳步推进中心各项工作。

落实扶贫攻坚任务。中心贯彻落实习近平总书记关于扶贫攻坚重要论述，组织中心支部党员干部群众代表，赴山西五寨孙家坪村开展对口党建扶贫和健康扶贫活动，与村支部党员共同学习习近平总书记关于扶贫攻坚的重要讲话精神，一起交流开展"不忘初心、牢记使命"第一批主题教育经验，研究支部联建党建扶贫工作，慰问村里困难老党员；组织专家举办义诊活动，向乡卫生院捐赠医疗

器具，扶持卫生院中医服务能力提升，完成扶贫消费计划。

落实全面从严治党要求。中心组织党员干部学习《党章》《中国共产党廉洁自律准则》《中国共产党纪律处分条例》《中国共产党党内监督条例》等党章党规；开展经常性警示教育，召开警示教育专题组织生活会，以案为鉴，以案促改，抓关键少数，抓早抓小，防微杜渐；落实中央八项规定精神及其实施细则和国家中医药管理局实施办法，严守党的政治纪律、组织纪律、廉洁纪律、群众纪律、工作纪律、生活纪律。

二、把制度作为必建工作，让规矩成为行为规范，不断增强权力的依法行使

深入查找在制度机制方面存在的漏洞和薄弱环节，2019年，中心制定并修改完善工作制度、党建制度、人事制度、财务制度等60余项。在加强党的领导方面，中心健全和完善中心工作规则，定期召开领导班子会议、主任办公扩大会议和中心全体职工会议，贯彻落实国家中医药管理局党组和局机关党委各项决策部署，确保党的领导贯穿中心工作的方方面面；在加强党的建设方面，修订完善《党支部基本工作制度》《党支部工作细则》等，严肃党内政治生活，增强党组织建设的组织保障和思想保障；在全面从严治党方面，制定并修改完善《"三重一大"事项监督管理办法》，加强督查"三重一大"制度的落实，认真履行事前报批手续和会议程序；在财务管理工作方面，建立健全《财务管理制度》《财务会计内部控制制度》等，加强财务组织管理，规范财务报销程序。中心制度的规范与健全使中心党风廉政建设、作风建设、班子建设等各项工作得到进一步加强和改进。

全面规范权力运行，梳理排查名贵特产类特殊资源和公共资源种类，强调民主公开、监督制约和分管主责，对"人事权、财务权、合作权"有效制约，使遵规守纪成为全体党员干部的日常习惯和自觉遵循，为中心事业发展营造风清气正、团结向上的良好环境。

三、把主业视为核心工作，让主责成为品牌使命，不断增强交流的外延作用

积极推进国台办和国家中医药管理局支持的中心交流品牌项目。2019年6月28日~7月1日，中心举办第五届中医中药发展（香港）论坛暨第十一届全球传统医学大学联盟年会，论坛以"中医药现代研究与国际化"为主题，成为沟通内地与香港中医药交流的重要平台；6月14~18日，承办2019海峡两岸中医药发展与合作研讨会暨中医药传承创新发展论坛，研讨会以"推进中医药传承创新，促进两岸融合发展"为主题，国家中医药管理局党组书记余艳红出席研讨会并致辞，同期举行医护管理与健康服务模式高级研修班等相关配套活动；7月12~17日，完成第六届中医中药台湾行，台湾行活动通过中医药文化传承构筑两岸"加深理解、增进共识、深化友谊、构建和谐、谋求发展"的桥梁，为两岸中医药事业营造良好的社会氛围；7月12~15日，举办2019年（第四届）中国中医药发展国际（澳门）论坛，活动为澳门向内地、香港、台湾以及全世界展示中医药成就搭建交流合作平台；10月17~19日，协助澳门特别行政区政府和澳门贸易投资促进局在澳门举办第二十四届澳门国际贸易投资展览会（MIF）健康产业展，由中心推选内地、香港、台湾等地区17家中医药优秀企业参展，集中展示中医药在科研、医疗、教育、保健、

文化及产业方面的巨大成就。

创新两岸培训交流工作。2019年3月30日~4月3日，中心在香港举办2019中医药适宜技术推广应用研讨会，国家中医药管理局局长于文明参加会议并在开幕式上致辞；8月17~25日，第三期青年中医药人才能力提升计划研修班在北京开班，研修班提升了广大台港澳中医药青年人才的中医药服务能力，拓展中医药事业发展视野；2月24~28日，在台湾举办海峡中医药产业发展论坛；5月26日~6月1日，在台湾举办医疗机构医护管理模式高级研修班；10月27日~11月2日，在台湾举办2019医院职业化管理高级培训班；11月23~24日，在广东深圳举办粤港澳中医药适宜技术对接培训学习班。

深入开展调查研究。为贯彻落实国家中医药管理局党组深入开展"大学习、深调研、细落实"工作部署，中心开展系列调研活动：赴江苏南京和吉林抚松开展港资企业贯彻中医药参与"一带一路"建设政策实施、促进香港与内地中医药健康服务融合专题调研；赴上海、河北了解台湾企业在大陆从事中医药健康产业的现状和经营模式。

四、把两翼升为重要工作，让收益成为中心支柱，不断增强发展的持续后劲

创新发展门诊。中心继续围绕服务专家、服务患者、服务台胞的宗旨，完善门诊业务流程规范化，通过属地西城区卫生健康委开展的专项检查；突出中医药特色，发挥

中医药优势，坚持以人民为中心理念，在守正创新、提质增效上下功夫；调研港资企业投资内地开展大健康运行情况；积极探索创建台港澳留学人员实习、就业基地；分批组织出诊专家赴台资企业奥伦达部落心身健康（医学）博物馆进行座谈交流、康养体验；加强业务监管，做好门诊部的管理及医疗工作，截至2019年底，门诊量达到10万人次，为中心各项工作开展提供保障。

做好药批经营。中心努力解决北京广安医药联合中心的经营亏损问题，同时为减少国有资产损失，结合广安医药联合中心实际经营情况和国家中医药管理局直属单位机构改革需要，切实解决历史遗留问题等因素，履行国有资产管理主体责任，积极推进广安医药改制工作。第三方机构完成对广安医药联合中心的审计，并将改制方案等材料上报国家中医药管理局。

五、把整改摆为推进工作，让教育成为上下动力，不断增强督导的问责评价

坚持担当作为，履职尽责，明确任务，扎实整改。中心通过整改把贯彻落实习近平新时代中国特色社会主义思想和党中央决策部署真正化作思想自觉、行动自觉。面临国家中医药管理局直属单位机构改革，及时召开中心全体员工大会，传达国家中医药管理局领导对直属单位机构改革的指示精神，动员全员积极配合机构改革，积极争取主管部门的政策指导和帮助，通盘考虑，稳步推进。

理顺中心与门诊部关系，推进北京广安医药联合中心处置或改制。中心着眼门诊部和广联中心深化改革，在开展调研基础上，落实调研整改措施：进一步加强门诊部内部管理，提质增效；做好院感防控、消毒隔离工作，保证医疗安全；切实把好药品质量关，确保药品质量，让患者吃上放心药；推进广安医药联合中心改制，加强广联中心内部经营管理，止损降耗开源；挖掘内部潜力，调动内在动力，把国家中医药管理局党组制定的以让群众方便看中医、放心吃中药、正确认识

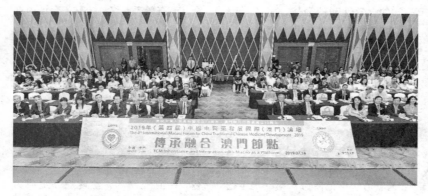

图8-1-8 2019年7月12~15日，由国家中医药管理局对台港澳中医药交流合作中心与澳门中医药学会主办的2019年（第四届）中国中医药发展国际（澳门）论坛在澳门举办

中医药工作任务落实落细。

通过学习教育，努力坚持和发扬党的密切联系群众优良传统，为群众解决实际问题，为群众排忧解难。中心完成职工养老保险参保登记和职业年金计提，住房公积金和商业补充医疗保险缴纳，退休人员医保和基本养老金的社保支付等。以整改成果促进工作开展，以工作实际检验整改成效。　　（穆利华）

【国家中医药管理局中医师资格认证中心（国家中医药管理局职业技能鉴定指导中心）2019 年工作概况】

一、加强党支部建设

2019 年，国家中医药管理局中医师资格认证中心（国家中医药管理局职业技能鉴定指导中心）（以下简称中心）学习贯彻习近平新时代中国特色社会主义思想、习近平对中医药工作重要指示精神、全国中医药大会精神，围绕建党 98 周年、中华人民共和国成立 70 周年，以 "模范机关" 创建、"不忘初心、牢记使命" 主题教育为重点，持之以恒建设学习型支部。中心先后开展主题党日 4 次、党课 11 次，集体学习和交流 60 余次，书记带头讲党课，开展心得体会交流，布置学习宣传专栏，编印学习资料合集、党员干部百问百答；与《中国中医药报》社有限公司、中国中医药出版社有限公司等兄弟单位开展联学联做；邀请全国政协委员作 "两会" 精神专题讲解，中央党史研究室领导主讲党史党课，国家卫生健康委直属机关党委领导讲解党支部工作条例；组织参观李大钊故居、"红色梦" 慈悲庵革命史迹展、首钢工业园区和北京冬奥组委办公区等，党员重温入党誓词，开展第二期团支部 "读好书" 活动，强化党团工会联动；深入主题教育调研检视和整改落实，形成主题教育专题调研报告 10 篇，聚焦考试技术、安全保密流程等，强化监管；强化 "党管保密"，书记带头作考试保密教育专题党课，开展中央保密工作重要文件集体学习。

认真贯彻党支部工作条例。中心梳理修订《党建工作制度汇编》，开展集体学习，严格落实 "三会一课"；按照国家中医药管理局主题教育 "1 + 5 + 2" 具体要求，开展 3 轮问题检视，细化整改台账，严肃召开中心领导班子主题教育民主生活会；召开 "以案为鉴、警钟长鸣" 专题组织生活会，全体党员加强学习、自我剖析、时刻警醒；严格按照组织程序开展国家中医药管理局第四次、国家卫生健康委第一次直属机关党代会代表等人选考察、意见征求和民主选举；接收预备党员 3 名、确定积极分子 2 名；开展争先创优，2019 年中心团支部获评国家卫生健康委 "五四红旗团支部"、1 名同志获评国家卫生健康委直属机关 "优秀共产党员"、1 名同志获国家卫生健康委直属机关 "优秀共青团员" 称号。

贯彻中央八项规定及其实施细则精神，开展中心名贵特产类特殊资源、公共资源梳理和风险排查，完善制度措施；开展中心题库建设、考试用书出版招投标、处级干部选拔等 "三重一大" 过程监督，配合完成移交线索梳理核实、中央及国家中医药管理局党组巡视问题再检查和再整改；制定中心《关于解决形式主义突出问题若干措施》，落实国家中医药管理局党组为基层减负若干措施，持续不懈整治 "四风"。

二、平稳有序安全完成各项考试鉴定业务

（一）开展中医类别医师资格考试

2019 年，中心有序完成命审题和考务工作，确保中华人民共和国成立 70 周年大庆医考工作平稳安全；完成中医思维及特色研究项目结题，研究成果应用于考试设计，注重信息采集、辨证分析与临床思维；进一步细化技能考试病史信息收集评分参考，增加操作医疗安全内容；加强培训讲解、专家共识，保证合格分数线固定条件下试卷难度基本平稳；完成 2020 年中医、中西医结合医师资格考试大纲（送审稿）和指导用书编写；开展 2 批实践技能考试考官考务培训，共培训考官及考务人员约 720 人，保证考试巡考、考试值班和考务督导质量和成效；完成考试统计分析工作，为 31 所医学院校提供 112 份报告；研究提升考务组织管理及考官执考能力，牵头启动全国医师资格考试考区、考点考务工作目标管理评价研究。2019 年，中医类别医师资格考试开考 28 个专业，实考人数 146996 人，第一次综合考试实考 102653 人，通过 62207 人，通过率 42.32%；第二次综合考试实考 9102 人，通过 2380 人，通过率 26.15%。2019 年全国中医类别医师资格考试综合笔试雷同率 1.24%，较 2018 年下降 0.56 个百分点。

（二）继续推进中医类别医师资格考试改革探索

2019 年，中心继续开展国家实践技能考试基地评审验收，完成 12 个考区 25 个基地评审，24 个考试基地

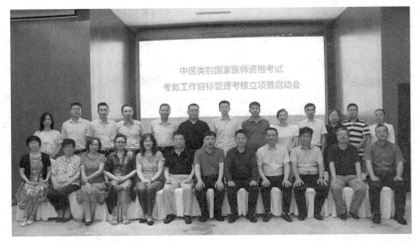

图 8-1-9　2019 年 8 月 14 日，由国家中医药管理局中医师资格认证中心主办的中医类别国家医师资格考试考务工作目标管理考核立项暨启动会在浙江湖州召开

通过评审；稳步推进医师资格考试中医执业医师分阶段考试实证研究，第一阶段实证研究完成临床基本技能考试考务规程培训片拍摄，全国24所中医院校、6所西医及综合类院校参与，共8564名在校学生参加考试；组织5所中医院校参与完成第二阶段实证研究课题，共919名考生、200余名工作人员参加。继续试行计算机化考试，中心分5批开展机考师资培训及督导演练，在天津试点考务信息化管理系统，2019年医师资格考试中西医结合类别、"一年两试"二试机考顺利实施。继续开展全国乡村全科执业助理医师资格考试。

（三）承担中医药人才评价考核有关任务

完成全国卫生专业技术资格4类20个专业考试命审题及巡考。2019年全国卫生专业技术资格考试中医药类专业实考87296人，占卫生专业全部考生的5.04%，考试通过36177人，通过率41.44%。中心组织中医住院医师规范化培训结业理论考核试点，进一步完善大纲，制定实践考核指导标准，推进题库建设，开展考试成绩标准分研究，2019年2批次共17536人参加考核；完成第四批全国中医（西学中）优秀人才选拔考试，参考1077人；继续推进中医技师岗位设置、全国卫生技术考试耳鼻喉专业、中医护理师（初、中级）专业、中医药专业技术人员评价体系建设研究课题等调研。

（四）规范有序推进职业技能鉴定工作

2019年，中心推动完成中医药行业中药炮制工、药物制剂工国家职业技能标准制定并由人力资源社会保障部与国家中医药管理局颁布；完成保健调理师标准（送审稿）并通过人力资源社会保障部会签；完成3个职业国家职业技能鉴定评价教材（考试指导用书）编写；修订完善中医药行业职业技能鉴定站管理办法（试行）、考评员和督导员管理办法（试行）及相关配套工作文件，规范鉴定工作流程；举办考评员培训班2期，质量督导员培训班1期，培养考评员420人（累计763

名），质量督导员104名（累计199名）；探索职业技能鉴定职能向等级评价、专项能力考核转型，启动课题研究，赴多地调研，命制中药炮制工、药物制剂工基础试题，开展中药炮制工技能鉴定试点；完成鉴定信息监管和服务平台框架设计，开展专家库建设，探索论证中医药鉴定评价计算机化考试和考务管理系统建设。

三、加强中心基础建设

2019年，中心规范采购服务项目招投标程序，开展中心考试用书招标580万元，保障中心经费稳定来源；落实国家中医药管理局差旅伙食费、市内交通费报销新规定，加强年度会议、培训经费管理；继续推进专家库、题库、考试管理服务平台"三库一平台"建设，完成专家库系统建设并正式投入使用；完成题库建设方案、系统分级保护方案设计及专家论证，强化考试舆情监测，积极开展考生和院校成绩分析报告制作系统建设；推进解决干部队伍建设问题，从中心干部中选拔正处长1名，副处长2名；推进解决中心员工2018年绩效工资补发问题，为中心员工办理2014年以来企业年金；规范人事档案管理，妥善处理2011年以来中心2名员工人事合同遗留问题。

四、拓展业务项目，推动事业发展

中心举办第二届中医药考试命审题规则与保密知识培训班，培训全国20所中医药院校及医院近260人；继续开展完成2019年度中医（壮医）医师资格考试命审题技术服务；组织基层人员中医临床能力提升培训班，培训基层骨干医生约80人；与中华中医药学会医师规范化培训与考核分会联合举办全国中医住院医师规范化培训统一考核教师培训班，培训教师150余人；开展全国中医护理专业技术资格考试命审题规则继续教育培训班；收集编写第一期全国中医药外向型骨干人才培养论文集，完成中医药外向型优秀骨干人才培养项目评审汇报；修订中医药类专业技术人员资格认定管理办法，完成10人申请办理。在国家中医药管理局与新加坡卫生部中医药合作框架协议下，中心接待新

加坡中医管理委员会代表团来访，达成中医师培训合作意向，完成新加坡中医管理委员会委托2019年注册针灸师考试命题工作并派员赴新加坡提供命题服务技术支持。　　（吴　桐）

二、社会组织

（一）全国性社会组织

【中华中医药学会】

副会长、秘书长：王国辰

副秘书长：刘　平、孙永章

地　　址：北京市朝阳区樱花园东街甲四号

邮　　编：100029

电　　话：010－64205897

网　　址：www.cacm.org.cn

电子信箱：cacmbgs@163.com

常设机构：办公室（人事处、党办、纪检监察办公室）、学术部、师承继教部、科学普及部、国际交流部、科技评审部、标准化办公室（研究与评价办公室）、信息部（期刊管理办公室）、会员服务部、财务部、后勤保卫部

业务范围：学术交流、国际合作、科学普及、业务培训、咨询服务、书刊编辑

期　　刊：主办期刊包括《中医杂志》《中华中医药杂志》《中华中医药学刊》《中药新药与临床药理》《中国实验方剂学杂志》《世界中西医结合杂志》《现代中西医结合杂志》《中医药管理杂志》《西部中医药》《新中医》《中医学报》《中医药学报》《中医研究》《中医药信息》《中医药导报》《中医药临床杂志》《中医药通报》《光明中医》《国医论坛》《实用中医内科杂志》《中医临床研究》《当代医药论丛》《针灸临床杂志》《中

《国中医骨伤科杂志》《中医正骨》《风湿病与关节炎》《中国中医急症》《中医儿科杂志》《中国肛肠病杂志》《中医文献杂志》《中医药文化》《中国中医药现代远程教育》《中华养生保健》《糖尿病天地》《中医杂志（英文版）》《中医学报（英文版）》《世界中西医结合杂志（英文版）》《数字中医药》《中医药文化（英文版）》《中医耳鼻喉科学研究（内刊）》；联盟期刊包括《中国中药杂志》《中国中医药科技》《中西医结合护理》《中医健康养生》《中国中医药图书情报杂志》《中国中医药信息杂志》《国际中医中药杂志》《辽宁中医药大学学报》《辽宁中医杂志》《药学学报》《中国现代中药》《广州中医药大学学报》《吉林中医药》《长春中医药大学学报》《山东中医杂志》《山东中医药大学学报》《云南中医学院学报》《中国民间疗法》《天津中医药》《天津中医药大学学报》《成都中医药大学学报》《湖南中医药大学学报》《中药与临床》《江苏中医药》《中西医结合肝病杂志》《亚太传统医药》《时珍国医国药》《甘肃中医药大学学报》《康复学报》

2019 年学会工作概况

见直属单位部分。

附：2019 年度中华中医药学会科技成果、优秀人才奖励获奖项目（人选）名单

◆ **2019 年度中华中医药学会科学技术奖获奖项目名单**

一等奖 7 项

1. 病证结合治疗活动性类风湿关节炎的临床与基础研究

中国中医科学院广安门医院、香港浸会大学中医药学院、中国中医科学院、中国中医科学院中医临床基础医学研究所

姜　泉、吕爱平、唐晓颇、曹　炜、焦　娟、张　弛、巩　勋、吕　诚、王海隆、周新尧、韩　曼、罗成贵、王　建

2. 冠心病"痰瘀滞虚"理论创新及临床应用

中国中医科学院广安门医院、北京中医药大学东直门医院

王　阶、姚魁武、刘咏梅、陈　光、邢雁伟、李　军、杨保林、熊兴江、董　艳、杨　戈、何浩强、段　练、张振鹏、何庆勇、陈恒文

3. "从脾论治"早中期非创伤性股骨头坏死诊治新方法

中国中医科学院望京医院、中国中医科学院中药研究所、西南医科大学附属中医医院、日照市中医医院、北京市鼓楼中医医院

陈卫衡、林　娜、王荣田、刘道兵、孔祥英、张彦琼、何海军、刘春芳、徐祖健、杨　彬、朱蜀云、李泰贤、钮艳芳、谢　斌、王均玉

4. 中药复方治疗肠易激综合征的创新研究模式建立及其应用

中国中医科学院西苑医院、香港浸会大学中医药学院、重庆华森制药股份有限公司

唐旭东、卞兆祥、王凤云、钟丽丹、卞立群、游洪涛、王　瑛、张北华、陈　婷、吕　林、马祥雪、张佳琪、刘小英、石啸双、尹晓岚

5. 经皮耳穴电针——一种治疗疾病的新方法

中国中医科学院针灸研究所、中国中医科学院广安门医院、首都医科大学附属北京天坛医院、苏州医疗用品厂有限公司、北京中医药大学附属护国寺中医医院

荣培晶、朱　兵、李少源、方继良、张建国、何　伟、景向红、李　亮、王丽平、曹　炀

6. 中药注射剂安全性风险控制技术体系及应用

中国中医科学院中药研究所、军事科学院军事医学研究院、天津天士力之骄药业有限公司、江西青峰药业有限公司

梁爱华、高　月、易　艳、鞠爱春、蒋春红、赵　雍、李春英、王宇光、韩佳寅、张宇实、谢　宁、李德坤、田婧卓、郝斐然、莫红梅

7. 丹红注射液及其组分抗缺血性心脑血管病作用与应用

浙江中医药大学、浙江大学、银川脑心同治互联网医院

万海同、何　昱、杨洁红、周惠芬、虞　立、别晓东、潘远江、付　巍、李　畅、陈　娟、葛立军、韩　进、朱振洪、王　玉、李　敏

二等奖 15 项

1. "瘀毒同治"理论的构建与应用

浙江中医药大学、辽宁中医药大学、浙江省中医院、浙江省肿瘤医院、浙江大学、杭州市西溪医院、浙江中医药大学附属第二医院

张光霁、朱爱松、陈　喆、邵国良、那仁满都拉、舒琦瑾、葛宇清、程汝滨、楼招欢、包剑锋

2. 慢性乙型肝炎肝纤维化中医辨证论治方案的临床应用

上海中医药大学附属曙光医院

孙学华、高月求、张　鑫、周振华、朱晓骏、李　曼、王灵台、陈建杰、张　斌、赵　钢

3. 国医大师王琦中医健康理论与方法体系构建及其转化应用

北京中医药大学、北京博奥晶典生物技术有限公司

王　济、王　琦、郑燕飞、张　智、侯淑涓、孙义民、俞若熙、李英帅、李玲孺、白明华

4. 以津力达颗粒为示范的中西药联合应用的规范化研究

中国中医科学院广安门医院、广州中医药大学深圳医院（福田）、中国人民解放军总医院第三医学中心、河北省人民医院、河北以岭医院

连凤梅、仝小林、朴春丽、徐　春、王　超、高怀林、金　德、田佳星、宋光耀、王宏宇

5. 全国中药资源普查信息管理系统建设——信息化技术研发与应用

中国中医科学院中药资源中心

张小波、郭兰萍、王　慧、景志贤、李　梦、朱寿东、杨　光、金　艳、格小光、李军德

6. 基于衰老相关理论的补肾通络消癥法防治慢性肾脏病研究

北京中医药大学东直门医院、广东医科大学附属医院

刘伟敬、刘玉宁、刘华锋、谢淑华、叶 霖、吴洪銮、潘庆军、陈孝文

7. 糖尿病的中医药特色辨治方案及信息化平台构建

山东中医药大学第二附属医院

徐云生、黄延芹、陈守强、倪琳琳、罗 丹、岳 峰、赵 帅、黄程程

8. 持续性植物状态（神呆）中医药辨治关键技术创建与应用

江苏省中医院（南京中医药大学附属医院）、南京中医药大学连云港附属医院（连云港市中医医院）、南京紫金医院

奚肇庆、丰广魁、王培东、高觉民、周琴妹、葛江屏、郝 莉、段宝奇、王 霞

9. 支撑临床决策的银屑病中西医诊疗体系创建与应用

广东省中医院

卢传坚、何泽慧、喻靖傑、谢秀丽、姚丹霓、夏 萍、郭新峰、温泽淮、邓 浩、闫玉红

10. 基于人工智能的面诊数字化诊断、图谱库构建的关键技术研究与应用

上海中医药大学、复旦大学、上海大学

李福凤、孙祝美、胡鸿毅、张文强、李晓强、林 江、叶 进、张红凯、龚雨萍、钱 鹏

11. 中医药防控近视的研究与应用

中国中医科学院眼科医院、北京星辰万有科技有限公司、陕西省人民医院、广西中医药大学第一附属医院

亢泽峰、苏洪泉、石一宁、吴宁玲、张丽霞、庄曾渊、吴西西、王江辉、苏振宇、田楠楠

12. 肾阳虚证体生物学基础与防治机制

成都中医药大学、陕西中医药大学

李炜弘、丁维俊、汤朝晖、张天娥、谭从娥、何林熹、夏庭伟、朱 可、曾跃琴、雍小嘉

13. 代谢组学创新技术的建立及在中药安全性评价和精准防治中的应用

天津中医药大学、山东省科学院生物研究所、通化华夏药业有限责任公司

李遇伯、张艳军、韩利文、杨 彬、邹敬韬、王玉明、许妍妍、杨珅珅、范思邈

14. 医疗机构中药制剂的研究模式及关键技术

北京中医药大学、山东中医药大学附属医院、中国中医科学院西苑医院、北京市丰台区丰台社区卫生服务中心、中国中医科学院中药研究所

尹兴斌、倪 健、杨培民、伊博文、陈 旭、曲昌海、张硕峰、马传江、董晓旭、闫 磊、

15.《大学生轻松学养生》

北京工业大学、中国中医药出版社、中国中医药报社

胡广芹、张立军、刘 喆、马 骏、张新峰、刘 佳、张 晨、张艺凡

三等奖 35 项

1. 现代分析技术在中药配方颗粒质量控制中的研究与应用

广东一方制药有限公司、广东省第二中医院（广东省中医药工程技术研究院）

孙冬梅、毕晓黎、罗文汇、胥爱丽、江洁怡、魏 梅、李素梅、李养学

2. 基于多重组学技术的肾主生殖藏象理论研究

山东中医药大学附属医院

连 方、孙振高、相 珊、张建伟、孙金龙、郭 颖、韩乐天、宋景艳

3. 罗氏妇科补肾安胎的临床研究与推广

广州中医药大学第一附属医院

罗颂平、郜 洁、李艳芳、刘新玉、黄长盛、巫海旺、张玉珍

4. 基于化浊解毒活血通络法治疗血管性认知障碍的机制研究与应用

河北省中医院、河北省沧州中西医结合医院

田军彪、赵见文、刘学飞、杨丽静、李 希、张颜伟、徐丽娟、臧春柳

5. 国医大师裘沛然学术思想、临证经验、成才规律的继承与创新研究

上海中医药大学

王庆其、邹纯朴、李孝刚、梁尚华、王少墨、余小萍、吴定中、石克华

6. 肺卫理论的效应物质基础及其临床应用

河北省中医院、河北医科大学、河北中医学院

杨 倩、李博林、王亚利、王鑫国、张明泉、杨铸锋、贾 琳、师旭亮

7. 林源新浙八味药材品质提升和精深加工及产业化

浙江医药高等专科学校、浙江红石梁集团天台山乌药有限公司、杭州中泽生物科技有限公司、宁波圣旺生物科技有限公司、浙江康恩贝制药股份有限公司

彭 昕、何国庆、王志安、吉庆勇、高志伟、王如伟、陈良福、张煜炯

8. 基于"筋骨并重"理论正骨外固定适宜技术体系的构建与推广应用

中国中医科学院望京医院、山东省文登整骨医院、日照市中医医院、国家康复辅具研究中心附属康复医院、广东省中医院珠海医院

成永忠、赵 勇、程 灏、姜红江、王金国、温建民、蔡静怡、杨华清

9. 可实现中药多成分同步包载和释放的脂质纳米递药系统的研究

黑龙江中医药大学

李永吉、吕邵娃、杨志欣、李英鹏、管庆霞、王 锐、李伟男、张喜武

10. 中药复方调控糖脂代谢的分子机制及循证医学应用

辽宁中医药大学

杨宇峰、石 岩、姜 楠、张冰冰、马贤德、杨晓阳、孟宪悦、李 慧

11. 益气逐瘀利水方治疗游离型腰椎间盘突出症的 MRI 观察及疗效机制

苏州市中医医院

姜 宏、刘锦涛、俞鹏飞、朱 宇、马智佳、俞振翰、韩 松、沈学强

12. 中药方剂编码规则的创立与经典方剂的编码

深圳市卫生健康委员会、深圳市罗湖区中医院、澳门科技大学、中国中医科学院中医临床基础医学研究所、江西中医药大学

廖利平、曾庆明、徐美渠、吴培凯、徐甘霖、李 静、易炳学、李海燕

13. 基于临床证据大数据及流调的针灸病谱与区域特征病谱的构建与应用

天津中医药大学第一附属医院、陕西中医药大学

杜元灏、李　晶、熊　俊、黎　波、李永峰、石　磊、杨丽红、刘佳琳

14. 丹参酮等中药活性物质的生物合成与代谢调控应用研究

浙江中医药大学、上海师范大学、绍兴市人民医院

开国银、肖建波、周　伟、张纪达、傅惠英、张　林、时　敏、郝小龙

15. 愤怒、郁怒与经前期综合征发病的相关性研究

承德医学院附属医院、天津中医药大学第一附属医院

高　慧、夏　天、刘玉兰、曹秀梅、李俊枚、时菁静、林　静

16. 中医药治疗手足口病临床方案研究

首都医科大学附属北京佑安医院、安徽中医药大学第一附属医院、深圳市第三人民医院、福州市传染病医院、石家庄第五医院

李秀惠、张国梁、聂　广、李　芹、李　丽、郑浩杰、管小江、石庆生

17. 丹参规范化、规模化和产业化生产基地建设及推广应用

上海市药材有限公司、上海上药华宇药业有限公司

杨　弘、吴树华、俞磊明、宋　嬹、朱光明、许振光、王立会、谈景福

18. 潜阳育阴颗粒抑制氧化应激与免疫炎症反应改善高血压肾损伤的机理研究

南京中医药大学附属医院

方祝元、严士海、蒋卫民、刘志辉、张思奇、刘　鸣、邹　冲、严　冬

19. 祛风清热养血活血法对免疫相关性葡萄膜炎临床疗效与作用机制

湖南中医药大学

喻京生、颜家朝、易　妙、龙　辉、高　健、贺　莉、肖　霞、李　维

20. 南药化橘红作用机制研究及开发应用

中山大学

苏薇薇、程国华、吴　灏、姚宏亮、李泮霖、李沛波、刘　宏、王永刚

21. 基于张大宁教授补肾活血理论治疗肾性蛋白尿的临床和基础研究

天津市中医药研究院、天津市公安医院

张勉之、张大宁、谭小月、张敏英、卢爱龙、张艳秋、左春霞、贾胜琴

22. 基于"肾病多虚、阴虚多见"理论治疗肾脏疾病的临床基础及应用

湖北省中医院

巴元明、王林群、关　冰、金劲松、李成银、李伟男、夏　晶、姚　杰

23. 复方浙贝颗粒逆转白血病多药耐药机制研究

北京中医药大学东直门医院

陈信义、石凤芹、李冬云、田劭丹、许亚梅、董　青、郑　智、侯　丽

24. 基于"急性虚证"传承创新理论中医药防治急性脑梗死系列研究及应用

上海中医药大学附属龙华医院

方邦江、周　爽、陈振翼、郭　全、孙丽华、沈俊逸、耿　赟、凌　丽

25. 平乐正骨理论创建及其转化研究

河南省洛阳正骨医院（河南省骨科医院）、湖南中医药大学、河南省正骨研究院

郭艳幸、何清湖、郭珈宜、孙贵香、肖碧跃、李　峰、冯　坤、郭马珑

26. 基于辨证下的中医综合自血疗法治疗肺脾亏虚型慢性咳喘性疾病的临床应用

深圳市中医院

陈　生、谢　纬、贾　丹、余　燕、张小瑾、莫玉霞、李敏芳、祝庆华

27. 慢性乙型病毒性肝炎中医证候系统生物学研究

成都中医药大学、成都市公共卫生临床医疗中心、西南医科大学附属中医医院、成都市中西医结合医院、乐山市中医院

冯全生、李白雪、郭文利、郭尹玲、姜　岑、文　莉、汪　静、唐玉珍

28. 基于肾主骨的绝经后骨质疏松症肾虚证骨代谢紊乱的基础与应用研究

福建中医药大学、福建中医药大学附属第二人民医院

梁文娜、高碧珍、李西海、尹莲花、沈建英、丁珊珊、康　洁、叶蕴芝

29. 免疫性肾炎的中药新药研究

辽宁中医药大学

张　君、吕　静、许　枏、王圣治、杨冠琦、丁晓欢、张少卿、李　爽

30. 寒温并用治疗慢性阻塞性肺疾病的理论与临床实践

上海中医药大学附属曙光医院

张　炜、刘　力、徐贵华、黄吉赓、陈　麒、徐光临、史苗颜、张　兴

31. 基于经穴–脏腑相关的艾灸治疗胃腑病证温补效应规律及其机制研究

湖南中医药大学、浏阳市中医医院

刘　密、彭　亮、张国山、李　丹、王德军、刘　霞、刘迈兰、常小荣

32. 铍针治疗软组织张力性疼痛的作用机制与临床推广应用

首都医科大学附属北京中医医院、中国中医科学院望京医院

雷仲民、徐凡平、张　翔、张　军、孙佩宇、尹辛成、董福慧、黄明华

33. 基于"互联网＋"中医药治疗重大传染病关键技术研发

广西中医药大学

邓　鑫、梁　健、文　彬、赵晓芳、黄龙坚、黄建民、梁杏秋、吕　艳

34.《国医大师邓铁涛康寿之道》

广州中医药大学第一附属医院

陈瑞芳、陈安琳、邓中光、方　宁、黄可儿、常少琼、关丽华、谢裕华

35.《视神经疾病专家答疑解惑》

北京中医药大学东方医院

韦企平、周　剑、孙艳红、夏燕婷、王慧博、梁丽娜、廖　良、吴鲁华

◆ 2019 年度中华中医药学会科学技术奖政策研究奖获奖项目名单

1. 提升居民中医药文化素养，推进国家中医药综合改革试验区建设实践

青岛市疾病预防控制中心、青岛市中医药管理局

高汝钦、綦　斐、汪运富、高志棣、贾晓蓉、郝　静、李善鹏、陈　杰、王彩云、徐震世

2. 以中医特色融合国际患者安全标准培养现代中医人才的创新实践

上海中医药大学附属龙华医院

肖　臻、刘　胜、刘　萍、高　炬、吴晓莉、董　亮、顾晔斌、李　佳、周　洁、沈　亮、陆丽丽

◆ **2019 年度中华中医药学会科学技术奖中青年创新人才及优秀管理人才奖获奖者名单**

中青年创新人才 10 位

1. 暨南大学　何蓉蓉
2. 中国中医科学院广安门医院何庆勇
3. 天津中医药大学　于海洋
4. 中国医学科学院药物研究所林　生
5. 中国中医科学院中药资源中心　郭　娟
6. 浙江大学　王　毅
7. 大连医科大学附属第二医院高　建
8. 黑龙江中医药大学　张爱华
9. 浙江大学医学院附属妇产科医院　曲　凡
10. 上海中医药大学　葛广波

优秀管理人才 8 位

1. 秦皇岛市中医医院　朱立春
2. 北京中医药大学　韩振蕴
3. 吉林省中医药科学院　陈心智
4. 中国中医科学院望京医院朱立国
5. 中国中医科学院　唐旭东
6. 云南中医药大学　熊　磊
7. 国家中医药管理局对台港澳中医药交流合作中心　杨金生
8. 福建中医药大学　许克祥

◆ **2019 年度中华中医药学会科学技术奖学术著作奖获奖著作名单**

一等奖 6 部

1. 《中药现代化二十年（1996～2015）》
张伯礼、陈传宏、张兆丰、程翔林、张俊华
2. 《百年中医史》
朱建平、万　芳、王振瑞、和中浚、郑　洪
3. 《中国药用动物 DNA 条形码研究》
黄璐琦、李军德、刘春生、晁　志、袁　媛
4. 《明医之路，道传薪火》
晁恩祥、王永炎、晁　燕、石国璧、傅士垣

5. 《脊柱骨伤科学》
朱立国、李金学、魏　戌、冯敏山、高春雨
6. 《中国肛肠病诊疗学》.
韩　宝、张燕生

二等奖 10 部

1. 《中药分子鉴定技术与应用》
曹　晖、邵鹏柱、毕培曦
2. 《中国药典中药材及饮片彩色图鉴》
高学敏、张德芹、钟赣生、邓家刚、张建军
3. 《简易名方临证备要》
陈永灿、白　钰、张旻轶、金李君、孙海燕
4. 《海外中医珍善本古籍丛刊》
郑金生、张志斌、王咪咪、万　芳、肖永芝
5. 《中国民族药辞典》
贾敏如、张　艺、林艳芳（傣族）、阿子阿越（彝族）、崔正植（朝鲜族）
6. 《中医浊毒论》
李佃贵
7. 《图解中国灸疗技法》（中英双解）
常小荣、洪　净、岳增辉、刘　密、艾　坤
8. 《实用中医儿科学》
张奇文、朱锦善、高修安、熊　磊、罗光亮
9. 《肿瘤中医外治法》
贾立群、李佩文、娄彦妮、邓　博、郑　磊
10. 《湖湘当代名医医案精华》丛书
何清湖、邵湘宁、李　点、刘朝圣、阳春林

三等奖 30 部

1. 《血病论》
夏小军
2. 《中西医结合糖尿病学》
石　岩、杨宇峰、滕　飞、杨　哲、于　漫
3. 《奇经辨治与方药运用》
谢　鸣、王　蕾、张敬升、刘　玥、何　征
4. 《中医导引养生学》
代金刚、曹洪欣、雷　燕、宋春生、宋　军
5. 《川派中医药源流与发展》
杨殿兴、田兴军、张　毅、和中浚、

吴亚梅

6. 《全国医疗服务价格中医项目技术操作指南》
郁东海、李新明、孙　敏、叶　盛、骆智琴
7. 《中医经典词典》
邢玉瑞、张登本、张喜德、孙理军、乔文彪
8. 《杨甲三针灸取穴图解》
郭长青、刘乃刚、胡　波、刘清国、郭　妍
9. 《从肾治未病理论与方药》
任艳玲、刘立萍、朱　辉、张　林
10. 《中药药理与临床运用》
沈丕安
11. 《药缘文化——中药与文化的交融》
杨柏灿、祝建龙、杨熠文、姚天文、蒋小贝
12. 《全国中药饮片炮制规范辑要》
于江泳、张　村、孟　江、王　停、刘卫红
13. 《汤剂煎服法研究》
仝小林、刘起华、文　谨、孙玉雯、赵林华
14. 《中国苗药头花蓼》
张丽艳
15. 《家用食疗补养大全》
陈国姿、田锦鹰、胡世平、梁鼎天、周玉蒙
16. 《张琪肾病论治精选》
张佩青、李淑菊、王立范、李莲花、刘　娜
17. 《中西医结合内分泌代谢疾病诊治学》
方朝晖、王　安、许成群、赵进东、程森华
18. 《亲献民间验方与特色疗法》
庞国明、孙忠人、姜德友、林天东、朱恪材
19. 《神经科专病中医临床诊治》（第三版）
黄培新、黄　燕、杨志敏、雒晓东、蔡业峰
20. 《南少林骨伤秘方验案》
王和鸣、蔡树河、陈水金、李　楠
21. 《国医大师刘柏龄》
赵文海、冷向阳、赵长伟、闻　辉、李振华

22.《刘绍武三部六病传讲录》
马文辉

23.《中医临床诊疗指南释义儿科疾病分册》
马 融、张喜莲、王雪峰、王有鹏、丁 樱

24.《医林怪杰张炳厚》
张炳厚、常 峥、赵文景、王惠英、赵凯声

25.《刘汶脾胃病临证心悟》
刘 汶

26.《明医馆丛刊》
刘清泉、信 彬、徐春军、张广中、赵 因

27.《中医肛肠三十年》
田振国、韩 宝、陈中杰

28.《御医传人马骥学术经验集》
于福年、李富震、刘春红、陈 飞、姜德友

29.《清化发微——袁士良学术与临证经验集》
龚 伟、花海兵

30.《扶阳理论与临床实践》
彭江云、李兆福、汤小虎、王 寅、张晓琳

◆ **2019 年度中华中医药学会科学技术奖岐黄国际奖获奖者名单**

1. Western Sydney University 西悉尼大学
Alan Bensoussan 艾伦·本树山（澳大利亚）

2. University of Cambridge 剑桥大学
Tai Ping Fan 樊台平（英国）

◆ **2019 年度李时珍医药创新奖获奖者名单**

1. 甘肃省中医院 李盛华
2. 清华大学 李 梢
3. 广东省中医院 张敏州
（唐可人）

【中国中西医结合学会】

会　长：陈香美
副会长：唐旭东、吴以岭、李显筑、
　　　　郭 姣、姚树坤、凌昌全、
　　　　王文健、高思华、黄光英、
　　　　崔乃强
秘书长：吕文良
副秘书长：黄璐琦、施建蓉、马晓昌、
　　　　　孔令青、冯 哲

地　　址：北京市东城区东直门内南小街16号
邮　　编：100700
电　　话：010 – 84035154
网　　址：www. caim. org. cn
电子信箱：caim@ caim. org. cn
常设机构：秘书处
业务范围：学术交流、科学普及、继续教育、书刊编辑、成果推广、咨询服务
期　　刊：《中国中西医结合杂志》《中国结合医学杂志（英文）》《中国中西医结合外科杂志》《中国骨伤》《中国中西医结合急救杂志》《中国中西医结合肾病杂志》《中国中西医结合皮肤性病学杂志》《中国中西医结合耳鼻咽喉科杂志》《中国中西医结合影像学杂志》《中西医结合心脑血管病杂志》

2019 年学会工作概况

2019 年，中国中西医结合学会（以下简称学会）增强"四个意识"，坚定"四个自信"，做到"两个维护"，坚定中西医结合信念，为发展中西医结合事业奋力前行。学会党委根据《中国科协科技社团党委 2019 年学会党建工作要点》的通知要求，进一步完善学会党建"两个全覆盖"专项工作方案，结合学会党委实际情况，认真制订工作计划，推进学会党建工作顺利开展。

加强学会日常管理，完善组织建设。经常务理事通讯审议通过，学会于 2019 年 11 月 7 日成立基层工作委员会，截至 2019 年底，学会分支机构达到 66 个；2 月 28 日、5 月 13 日、6 月 22 日、10 月 24 日、11 月 12 日召开 5 次中国中西医结合学会会长办公会及扩大会议；3 月 21 日，在北京组织召开新任主任委员、候任主任委员及秘书长培训会议；8 月 2 日、11 月 12 日、12 月 5 日召开第七届十一次、十二次、十三次常务理事会；1 月 16 日正式启用"中国科协全国性学会个人会员管理系统"进行会员登记管理，有详细资料且登记在册会员 122600 余人。

加强学术工作，举办多项重大学术交流活动。学会 2019 年共召开学术会议 79 次，注册参会人数 40561 人次，编写论文集 55 册，收录论文 20879 篇；举办国家级继续教育项目 12 项，学会级继续教育项目 29 项，培训 12500 人次。

举办第七次世界中西医结合大会，提升结合医学的国际影响力。2019 年 12 月 5 ~ 8 日，第七次世界中西医结合大会在山东济南召开，大会以"中西医结合传承发展，保障人类健康"为主题，汇聚 12 个国家和地区的专家参会，其中两院院士 12 名，外籍专家 27 名参会交流。大会注册参会人员 4061 人，共收到投稿论文 4879 篇，壁报交流 300 份。大会除主会场外，还设立 12 个分会场，共有 284 个专题报告。

重视中青年培养，积极参与中国科协青年人才托举工程。学会根据中国科协办公厅《关于开展青年人才托举工程第五届项目申报工作的通知》（科协办函学字〔2019〕141 号），截至 2019 年 12 月 16 日共收到 19 位报名者信息。经学术工作委员会评选，推荐 2 名候选人上报生命科学联合体，经相关评审程序后获批 1 人。

鼓励创新，完成 2019 年度评选和报送科技奖励工作。2019 年度学会科技进步奖收到全国各省市学会、专业委员会及相关单位申报科学技术奖项目共计 114 项，经评审办公室形式审查，确定进入初评的项目共计 109 项，最终评出一等奖 6 项，二等奖 15 项，三等奖 20 项，科普奖 3 项。

2019 年度学会向国家奖励办推荐国家科技进步奖 6 项，其中福建中医药大学陈立典教授牵头的"脑卒中后功能障碍中西医结合康复关键技术及临床应用"项目，获得国家科技进步二等奖。

大力开展科学普及、"一带一路"和脱贫攻坚工作，为健康中国作贡献。科普工作方面，学会 2019 年共有 57 个专业委员会开展科普活动，活动共计 986 场，普及受益群众 36.3 万余人，义诊服务 1.6 万余人，

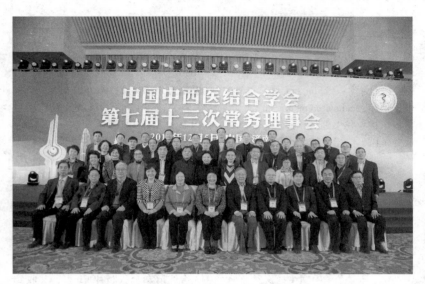

图8-2-1 2019年12月5日，中国中西医结合学会第七届十三次常务理事会在山东济南举行

发放宣传册2407余册。"一带一路"创新驱动助力工程方面，2019年中国中西医结合学会各专业委员会积极开展"一带一路"创新驱动助力工程，学会共收到31个专业委员会上报的活动总结。脱贫攻坚工作方面，49个专业委员会和青年、教育2个工作委员会积极开展工作，其中开展脱贫攻坚活动169场、基层培训7236场，并捐赠大量物资和药品，受益人群达2.7万余人，基层培训覆盖达39万余人。

积极推进编辑出版工作，提高中西医结合学术水平。学会主办杂志共出版102期，3344篇文章。其中《中国骨伤》杂志正式加入OSID（Open Science Identity）开放科学计划；《中国骨伤》杂志和《中国中西医结合杂志》入选庆祝中华人民共和国成立70周年精品期刊展。

附：2019年度中国中西医结合学会科学技术奖获奖项目名单

一等奖（6项）

1. 中药十八反配伍禁忌科学实质及规律性发现与理论创新

南京中医药大学、天津中医药大学、军事科学院军事医学研究院、北京中医药大学、南京中医药大学附属医院、南京大学、中国药科大学

段金廒、范欣生、张艳军、王宇光、钟赣生、唐于平、钱大玮、尚尔鑫、高月、庄朋伟、王崇骏、周学平、刘晓东、徐立、郭建明、景欣悦、华永庆、马宏跃、陶伟伟、宿树兰、马增春

2. 肝豆状核变性中西医结合诊疗策略创新与基础研究

安徽中医药大学第一附属医院

杨文明、鲍远程、韩辉、汪瀚、汪美霞、董婷、张波、陈怀珍、谢道俊、王艳昕、江海林、方向、张娟

3. 中药传统炮制技术与装备研究

江西中医药大学、成都中医药大学、江西樟树天齐堂中药饮片有限公司、江西江中中药饮片有限公司

杨明、龚千锋、钟凌云、谢小梅、于欢、祝婧、张定堃、伍振峰、王芳、黄艺

4. 益气活血中药改善急性冠脉综合征介入后患者预后的系统研究

中国中医科学院西苑医院

史大卓、陈可冀、王承龙、王培利、薛梅、刘剑刚、王少丽、张大武、杜健鹏、马晓娟、张蕾、付长庚、高铸烨、段文慧、张莹、崔源源、郭明

5. 多囊卵巢综合征证治方案研究及应用

中国人民解放军海军军医大学第一附属医院、黑龙江中医药大学附属第一医院、复旦大学附属妇产科医院

俞超芹、侯丽辉、李昕、蔡在龙、俞瑾、程雯、翟东霞、张丹英、刘益群、孙帅、白玲玲、姚睿嫔、周玲、宋琳奕

6. 基于脾虚理论的功能性胃肠病的证治规律及机制研究

中国中医科学院西苑医院、北京中医药大学、北京汉典制药有限公司、扬子江药业集团有限公司

唐旭东、李峰、王凤云、卞立群、吕林、张北华、陈婷、王萍、温艳东、张佳琪、李志刚、孔飞、马祥雪、穆亚妹、石啸双、赵妍、尹晓岚

二等奖（15项）

1. 中药定心方系列防治心血管疾病的研究

南方医科大学、广东心宝药业科技有限公司、广东省中医院

贾钰华、周凤华、孙学刚、郭永周、赵晓山、孙晓敏、张丽华、陈育尧、余林中、丁邦晗、程赛博、杨萍、崔小冰、刁建新、徐煜凌、刘晓瑜、张蕾、潘芸芸、李杰、黄宜生

2. 健脾法治疗胃癌精准化诊疗方案的建立和推广

上海中医药大学附属龙华医院、华东理工大学

赵爱光、刘建文、朱晓虹、徐燕、曹妮达、梁欣、顾缨、韩颖盈、陈伟霞、李鑫、李佳、李朝燕

3. 名中医蔡淦教授治脾以安五脏学术思想在糖尿病防治中的应用

上海中医药大学附属曙光医院

陆灏、蔡淦、陶枫、李俊燕、陈清光、徐隽斐、杨雪蓉、沈远东、姚政、朱蕴华、金昕、章丽琼、陶乐维、顾逸梦

4. 髓系骨病理论构建与治法创新

浙江中医药大学附属第一医院、上海交通大学医学院附属瑞金医院、云南克雷斯制药股份有限公司

童培建、金红婷、邓廉夫、吴承亮、毛强、胡雪琴、曹智刚、单乐天、刘迅、肖鲁伟、阮红峰、王萍儿、周莉、谷满仓、易志恒、徐涛涛

5. 中医药诊治干眼的系列研究及推广应用

湖南中医药大学、湖南中医药

大学第一附属医院、中国中医科学院眼科医院、江苏省中医院

彭清华、谢立科、王育良、姚小磊、彭俊、李点、王方、周亚莎、李凯、郝晓凤、欧阳云、吴权龙、谭涵宇、王芬、李怀凤、覃艮艳、彭晓芳、张又玮、李洁、曾志成、陈梅、祁怡馨、孙学争、李逢春、陈佳文、李海中、张志芳、蒋鹏飞、秦惠钰

6. 重大慢病中西医结合精准诊疗关键技术创新与应用

深圳大学第一附属医院（深圳市第二人民医院）、深圳市老年医学研究所、深圳大学

吴正治、谢妮、汤弋哲、曹美群、罗勇、郑多、张小静、丁峰、姚永超、范大华、孙珂焕、金宇、黄飞娟、段丽红、王林、王亮、张鹏

7. 闽台特色藤本类药材基础研究及转化应用

福建中医药大学、中国人民解放军联勤保障部队第九〇〇医院、厦门中药厂有限公司厦门美商医药有限公司、福州市望心生物科技有限公司（原名：福州集珍园生物科技有限公司）

林羽、徐伟、褚克丹、宋洪涛、范世明、陈红、陈丹、关斌、李煌、黄泽豪、许文、梁一池、李楠、张玉琴、陈立典、姚亮、黄心平

8. 中药大品种片仔癀技术提升系统研究

漳州片仔癀药业股份有限公司、福建中医药大学、北京中医药大学、北京林业大学、中国药科大学、上海中医药大学、首都医科大学附属北京佑安医院

黄进明、洪绯、于娟、彭军、屠鹏飞、黄鸣清、胡德夫、余伯阳、李凤华、段钟平、陈煜、宋月林、陈志亮

9. 肝脾肾同调法辨证治疗2型糖尿病的生物学机制研究

北京中医药大学、唐山市工人医院

高思华、姜广建、张静、张东伟、赵丹丹、莫芳芳、张志勇、穆倩倩、于娜、马越、张毅、左加成、方心、安甜、马如风

10. 活络益脑法（方）及其演变方药治疗慢性脑供血不足的神经保护作用及其机制研究

北京中医药大学东方医院、首都医科大学宣武医院

陈志刚、罗玉敏、李楠楠、王丽晔、赵海苹、陈路、张娜、高燕洁、高芳、任珊、蔡英丽、王乐、李学军、孟繁兴、王雨晴

11. 手足口病结合医学诊防治体系新模式及临床应用

深圳市第三人民医院

刘映霞、聂广、袁静、王艳荣、杨桂林、邹容容、陈凤

12. 中医药调控骨再生的应用基础研究

广州中医药大学第一附属医院、南方医科大学珠江医院

江晓兵、梁德、刘斌、任辉、沈耿杨、余翔、张志达、尚奇、招文华、姚珍松、唐晶晶、崔健超、何嘉辉

13. 调枢通胃治疗常见功能性胃肠病临床与应用基础研究

中国中医科学院望京医院、广州中医药大学第一附属医院、中国中医科学院广安门医院、天津市南开医院（天津市中西医结合医院）、广东省中医院（广州中医药大学第二附属医院、广州中医药大学第二临床医学院、广东省中医药科学院）、武汉市中西医结合医院（武汉市第一医院）、中国中医科学院针灸研究所

魏玮、刘凤斌、杨洋、方继良、唐艳萍、张北平、时昭红、苏晓兰、郭宇、侯政昆、王瑜、王欣、史海霞、杨俭勤、刘涛、孙晓红、刘登科、牛然、孟曼

14. 基于枳实基原探索枳实白术配伍增效的机理研究

中国中医科学院中医基础理论研究所、中国中医科学院医学实验中心

王淳、宋志前、赵红霞、刘振丽、宁张弛、孙明杰、杜智勇、赵宏艳、崔海峰、周艳华、冯淑怡

15. 中药提取物及其合成衍生物诱导干细胞定向分化的作用研究

中国中医科学院医学实验中心

欧阳竞锋、宋军、雷燕、杨静、修成奎

三等奖（20项）

1. 脾虚理论源流证候实质研究与创新性临床应用

首都医科大学附属北京中医医院

危北海、陈誩、周滔、苑惠清、刘薇、范圣凯、戚团结

2. 平心四合法方药干预缺血性心脏病的研究

天津中医药大学第一附属医院

张军平、吕仕超、徐士欣、许颖智、张光银、朱亚萍、李萌

3. 通关藤提取物改善非小细胞肺癌吉非替尼耐药的作用及机理

北京肿瘤医院

李萍萍、韩淑燕、郝会峰、孙红、薛冬、焦延娜、赵灿

4. 健脾益气补肝益肾中药在重症肌无力中的临床应用及其免疫机制研究

石家庄市第一医院

乞国艳、顾珊珊、刘鹏、刘朝英、董会民、杨红霞、薛银萍

5. 依据肺与大肠相表里理论采用中西医结合治疗重症肺炎系列研究

河北省儿童医院

张英谦、郝京霞、李博、闫晓丽、赵清娟、郭鹏

6. 平目汤治疗非活动期Graves眼病的临床及机制研究

上海中医药大学附属龙华医院

李红、徐蓉娟、闵婕、张亚利、黄洋、张霞、杨羽诚、毛晓明

7. 阴茎硬结症的中西医结合治疗及发病机制研究

上海交通大学医学院附属第九人民医院

王忠、李文吉、郑大超、谢敏凯、郭建华、姚海军

8. 安神定志灵干预注意缺陷多动障碍心肝火旺证的创新研究

南京中医药大学、南京中医药大学附属医院

韩新民、雷爽、周荣易、倪新强、孙继超、刘成全、袁海霞、宋宇尘

9. 以中西医结合为导向的肝硬化肝癌演变机制创新和防治新方法的研究

温州医科大学附属第一医院、杭州普望生物技术有限公司

陈永平、许烂漫、陈达之、郑明华、林标扬、李骥、陈璐、潘珍珍、陈怡、陈瑞聪、董培红、王晓东

10. 石杉碱甲高产菌株选育的基础研究

福建中医药大学

吴水生、余宇燕、刘海元、郑雅嫡、张方方、滕海英、张晓琼、邹艳辉、张红艳

11. 温肺化纤法治疗肺间质纤维化的技术与临床运用

江西中医药大学附属医院、广州中医药大学第二附属医院

刘良徛、朱伟、兰智慧、张元兵、付向春、李少峰

12. 高血压病肝阳上亢证证候实质及藤蕨降压方的干预机制研究

山东中医药大学附属医院

李运伦、齐冬梅、蒋海强、焦华琛、姜枫、杨洁、杨雪松、丁书文、杨传华、张世君

13. 基于糖皮质激素受体机制的人参皂苷对系统性红斑狼疮的作用研究

中国人民解放军海军第971医院、上海长海医院

封颖璐、程彬彬、杜娟、张娜、孟宪泽

14. 缺血性脑卒中及其中医证型易感遗传变异的鉴别

广西中医药大学第一附属医院、广西中医药大学

古联、申婷婷、严雁、梁宝云、杨俊威、韦湫桂、谭金晶、谢娟娟、蒋海云

15. 溃疡性结肠炎中医药规范化诊疗体系的创建应用及机制研究

南京中医药大学附属医院、首都医科大学附属北京中医医院、河南中医药大学第一附属医院、辽宁中医药大学附属医院

沈洪、张声生、朱磊、郑凯、赵文霞、王垂杰、叶柏、顾培青、张露、成家飞、邢敬

16. 中西医结合外固定技术治疗开放性骨折的应用研究

天津医院、天津市中西医骨科研究所

万春友、马信龙、徐卫国、马剑雄、邢国胜、张涛、梅晓龙、孙晓雷、姚辉

17. 中药单体在致盲性视网膜疾病中的应用

南京医科大学眼科医院

蒋沁、曹聪、颜标、姚进、曹国凡、李秀苗、李柯然、王成虎、张晓培

18. MEBT/MEBO在烧伤创疡创面修复中的疗效机制研究及其临床应用

右江民族医学院、美宝医药科技集团有限公司、广西中医药大学第一附属医院、中南大学湘雅三医院、河南大学附属南石医院、南通大学附属南通第三医院、延安大学附属医院、湖南中医药大学第二附属医院、广西壮族自治区中医药研究院、南方医科大学皮肤病医院、右江民族学院附属医院

唐乾利、徐荣祥、李杰辉、许增禄、贺全勇、赵俊祥、赵贤忠、薛宏斌、曾娟妮、王丽、何仁亮、符黄德、李利青、唐强、韦积华、姜艳

19. 基于孤束核边缘叶网络的经皮耳电针刺激迷走神经治疗抑郁症脑机制的fMRI研究

中国中医科学院广安门医院、中国中医科学院针灸研究所

方继良、荣培晶、洪洋、刘军、范洋洋、张国雷、李少源、罗萍、王小玲、史珊、张磊、韩铭、曹久冬

20. 胰腺癌多模态影像及载中药单体靶向诊疗一体化研究

南京中医药大学附属医院（江苏省中医院）、江苏大学附属医院

王中秋、王冬青、陈晓、王建华、崔文静、任帅

科普奖（3项）

1. 你爱护自己的耳鼻咽喉吗

复旦大学附属眼耳鼻喉科医院

迟放鲁

2. 影响人体增高的因素及疾病的防治办法

河南省洛阳正骨医院（河南省骨科医院）

谢艳、曹海云、喻长纯、陈可新、李道通、张智、秦晓飞、薛彩霞、尚秋美、郭继娜、李渡江

3. 《中国公民中医养生保健素养》解读

湖南中医药大学

何清湖、陈洪、刘朝圣、孙相如、魏一苇

（吕文良）

【中国针灸学会】

会　　长：刘保延

副 会 长：王华、王舒、王麟鹏、方剑乔、朱兵、刘智斌、许能贵、孙忠人、杨金生、吴焕淦、余曙光、夏有兵、高树中、喻晓春

秘 书 长：喻晓春（兼）

副秘书长：贾晓健、文碧玲、刘炜宏、刘清国

地　　址：北京市东直门内南小街16号

邮　　编：100700

电　　话：010－64030959

网　　址：www.caam.cn

电子信箱：caambgs@126.com

常设机构：办公室、学术部、咨询培训部、信息会员部

业务范围：中国针灸学会围绕本学科组织学术交流和研究，编辑出版针灸期刊，进行针灸科普宣传，对在职专业人员进行培训，向有关部门推荐科技人才及学术成果，组织进行有关标准制定、科技咨询、国际交流与合作等工作

期　　刊：《中国针灸》《针刺研究》《世界针灸杂志》

2019年学会工作概况

一、学会改革与发展

2019年，中国针灸学会学会（以下简称学会）新发展个人会员7170人，总数达36105人，团体会员21个；召开常务理事会议4次，学会全国工作会议1次；制定《中国针灸学会政府采购暂行管理办法》《中国针灸学会财务报销暂行管理办法》等规章制度，成立火针专业委员会、痛症专业委员会、小儿脑病

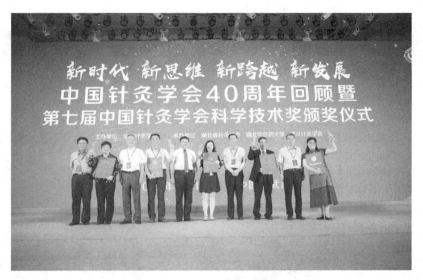

图 8-2-2　2019 年 8 月 17 日，由中国针灸学会主办的中国针灸学会年会 40 周年回顾暨第七届中国针灸学会科学技术奖颁奖仪式在湖北武汉召开

专业委员会、盆底功能障碍专业委员会、针灸与民族疗法分会，完成刺络与拔罐专业委员会等 7 个分支机构的换届工作。

二、党建强会

学会党委开展两次"针爱梨园认捐助残扶贫走进温馨家园"特色党建活动，建立"党建活动基地"和"爱心助残基地"，开展义诊、科普讲座、党性教育和劳保物品捐赠活动。2019 年 6 月，学会赴山东沂蒙红色教育基地开展革命传统教育主题党日活动；7 月，走进内蒙古自治区兵团文化博物馆，开展"不忘初心、牢记使命"主题党日活动；9 月，走进鞍山钢铁集团，在鞍钢集团郭明义爱心工作室开展"不忘初心、牢记使命"，发扬鞍钢精神、雷锋精神主题活动。

三、会员服务与培训

2019 年，学会录入个人会员系统 6943 人，查错整理完善会员信息 3000 人，会员资格到期提醒 3429 人次；举办继续教育项目培训班 6 期，培训学员 444 人次；举办各类培训班 10 期，培训学员 400 人次；承担 2019 年中国科协定点扶贫项目中医针灸适宜技术培训班，在山西省临县、岚县举办 4 期针灸适宜技术培训，培训学员 350 人次。

四、学术服务创新与能力提升

学会及所属分支机构共举办各类年会、研讨会、论坛等学术活动 27 次，如 2019 中国针灸学会年会暨 40 周年回顾，振兴灸法中国行系列活动，2019"一带一路"中医药针灸风采行南美洲站、毛里求斯站、捷克站、波兰站等系列活动，2019 国际针灸学术研讨会。参会总人数达 8000 余人次。2019 年，学会共发布《针灸门诊装备设施配置规范》等 25 项针灸团体标准项目提案立项公告。

五、期刊与科普

《中国针灸》中国知网复合影响因子 1.938，在发布的《中国科技期刊引证报告》中综合评分继续保持在针灸与骨伤学科首位，被评为 2019 中国国际影响力优秀学术期刊。《针刺研究》中国知网复合影响因子 3.170，在发布的《中国学术期刊影响因子年报》中影响因子继续保持在 123 本中医药期刊之首。《世界针灸杂志》中国知网复合影响因子 0.645。

完成中国针灸学会科普教育基地续期考核工作，学会在湖南省针灸学会成立科普教育基地。举办了"'针情无限'全国针灸原创微视频大赛"和"讲针灸故事，做针艾英雄——全国针灸故事大赛"总决赛。2019 年度学会及各二级分支机构、科普教育基地共举办科普宣讲活动 126 次，参与专家 207 人次，举办专题展览 6 次。

六、学科发展研究

2019 年 3 月，针灸传承创新发展研讨会在北京举行，在中医药院士和全国"两会"中医代表支持和呼吁下，研讨针灸一级学科建设关键措施，持续促进针灸一级学科倡议工作。

七、表彰举荐科技人才

学会推荐的刘慧荣研究员获得第十六届中国青年女科学家奖；开展第七届"中国针灸学会科学技术奖"表彰工作；承担中国科协"青年人才托举工程（2019～2021 年度）项目"，扶持青年科技人才 2 人次。

（吴　远）

【中国中医药信息学会】

会　　长：吴　刚
副 会 长：徐皖生、杨友群、朱佳卿、吕玉波、陈涤平、杨龙会、刘群峰、苏荣彪、彭清华、姜彤伟、杜建强、潘华峰、陈运中、王振宇、何新飞、马晋昆
秘 书 长：徐皖生（兼）
执行秘书长：朱佳卿（兼）
副秘书长：苏庆民、彭春龙、魏　伟、王　奕、李　强、胡以明
地　　址：北京市东城区东直门内南小街 16 号中国中医科学院办公楼 830 室
邮　　编：100700
电　　话：010-84083776
网　　址：www.ciatcm.org
电子信箱：xxyjh1996@163.com
常设机构：秘书处
业务范围：开展国内外中医药信息的学术交流和研讨；组织开展中医药信息咨询和技术服务；开发中医药信息资源，提高信息利用和服务能力，推进中医药信息化建设；开展中医药信息领域的继续教育和技术培训，提高包括会员在内的广大中医药信息工作者的业务水平；开展中医药信息理论和技术的研究，推

广新成果和新技术；依照有关规定，编辑出版中医药信息技术、科普等期刊、图书、资料及音像制品；向有关部门反映中医药信息工作者的意见和要求，维护其合法权益；承办政府主管部门及有关部门在转变职能中委托、交办的各项工作和任务；参与中医药信息标准、政策法规的研制，参与国家相关行政法规和技术标准的制定与决策的论证，促进中医药信息相关政策和标准的贯彻落实；普及中医药信息学和有关科学技术知识，传播科学精神、思想和方法，推广先进技术

2019 年学会工作概况

党建强会。学会坚持在党的领导下谋发展、促提升，全面加强中国中医药信息学会（以下简称学会）党的建设。学会党支部认真履职尽责，学习贯彻落实第十九届四中全会精神，积极开展"不忘初心、牢记使命"主题教育，带领学会党员干部加强理论修养，强化责任担当。

召开第四次全国会员代表大会。2019 年，中国中医药信息学会根据民政部、国家中医药管理局关于社团换届管理的有关要求及《中国中医药信息学会章程》，在北京召开第四次全国会员代表大会，选举产生学会第四届理事会和常务理事会。

学术交流活动活跃，质量和成效提高。学会举办第六届中国中医药信息大会，国家中医药管理局副局长闫树江参加会议并发表讲话，参会人数2200 余人。分支机构学术交流活动活跃，2019 年学会各分支机构共举办120 多场学术交流和研讨活动。

加强科研课题研究，推进学会团体标准建设。一是根据国家标准化管理委员会、民政部最新印发《团体标准管理规定》的通知相关要求，修订并印发《中国中医药信息学会团体标准管理办法》。二是推进中医药信息团体标准编制各项工作，促使中医药信息标准体系不断完善。2019 年共发布第一批 58 项中医药信息团体标准（标准编号 T/CIATCM001 – 058），并积极推进第二批 38 项中医药信息团体标准的报批、发布工作。三是积极开展中医药信息标准化科研工作。学会承担国家中医药管理局"中医药信息标准编制通则研究""中医药信息标准体系表修订""中医药信息标准规范编制及推广应用研究"等中医药信息标准化课题研究任务，通过开展中医药信息标准化顶层设计和战略研究，为国家中医药信息标准化发展提供战略支撑。

做好国家级继续教育项目总结申报工作。学会完成 2019 年国家级继续教育项目总结和 2020 年国家级继续教育项目申报工作。对学会各分支机构上报的继续教育项目进行专家评审，通过评审的 34 个项目按要求上报。 （车玉霞）

【中国中医药研究促进会】

会　　长：张大宁
副 会 长：马跃荣、王　琦、王省良、
　　　　　王耀献、刘勤社、张勉之、
　　　　　李　宁、李佩文、杨关林、
　　　　　徐志伟、高　武、高　泉、
　　　　　高思华、黄信阳、韩　莉、
　　　　　瞿　佳
秘 书 长：高　武
副秘书长：陈建强、蔡建淮、王　奕
地　　址：北京市东城区安定门外
　　　　　大街55 号
邮　　编：100011
电　　话：010 – 56218751
网　　址：www. cracm. org
电子信箱：yicuhui@ 163. com
常设机构：办公室、组织宣传处、学
　　　　　术事务处、国际交流处、
　　　　　计划财务处、合作发展处、
　　　　　研究室、科技成果转化服
　　　　　务中心、教育培训中心
业务范围：理论研究、学术交流、业
　　　　　务培训、组织新药推广、
　　　　　国际合作、咨询服务
期　　刊：《中国药物经济学》

2019 年学会工作概况

组织建设进一步加强，发展活力进一步提升。2019 年，中国中医药研究促进会（以下简称学会）新成立分支机构 7 个，截至 12 月底，共有分支机构 106 个，会员 4 万余人，单位会员 700 余家，中央保健会诊大夫 23 名，副主任医师及以上专家会员 2 万余名；内设机构和内部管理制度进一步完善和调整，秘书处人员认真学习国家关于社团管理的相关规定，依法办会，按程序开展工作；进一步完善财务审批制度和报销制度，加强财务监管制度，为每个分支机构设立台账，实行统一核算；学会党支部积极主动领导

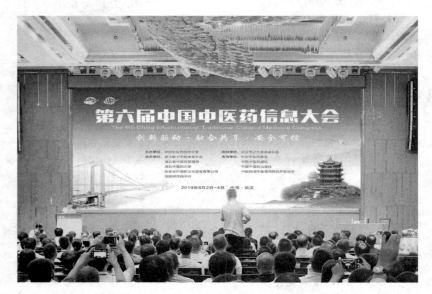

图 8 - 2 - 3　2019 年 8 月 3 日，由中国中医药信息学会主办的第六届中国中医药信息大会在湖北武汉召开

监督会内工作，会内重大事务均先提交党支部讨论决定。

持续加强学术交流，大力推进学科建设。2019年，学会共召开学术活动120场；积极开展各类学术活动，学术活动实现多而兼容并蓄的良好局面，实现学科全覆盖，做到几乎周周有活动，月月有重大学术活动；不仅立足中医，在推动中西医结合、中医信息化，特别是中医大数据化、现代化方向发展。

推动科技成果转化，加强成果转化立项工作。2019年，学会专门制定一系列科技转化流程和成果推广立项制度，实现学科科技转化推广全覆盖。

组织科技评审，推动中医药科技创新。学会完成"2018年度中国中医药研究促进会科学技术进步奖"和"中国中医药研究促进会国际科技合作奖"评审活动，并于2019年4月在河北沧州举办表彰大会。

积极承接政府购买服务。学会受天津市卫生健康委、天津市中医药管理局委托，作为第三方对天津市社区卫生服务中心已建100家国医堂运行状况进行质量评估。

积极参与产业扶贫工作。学会积极参与中药材扶贫工作，取得一定成绩和效果。深入陕西洛南，浙江丽水、台州，江西上饶，贵州遵义等地区，积极开展中药材产业扶

贫帮扶工作。

认真组织调研，推动社会公益。学会积极开展一系列相关科普公益活动和基层义诊活动，与中国红十字会总会事业发展中心联合组织"义诊送健康、情系老龄人"活动，全年组织公益活动230余场。

加强对外宣传，开拓国际影响。学会与光明网共同提升光明网中医频道报道质量和光明中医科普工程活动频率，与《健康报》《中国医药报》《中国中医药报》等多家媒体建立长期战略合作关系，与海外华人商会建立合作，持续做好对外宣传工作，扩大中医药在海外的影响。

附：2018年中国中医药研究促进会科学技术进步奖

表8-2-1 2018年中国中医药研究促进会科学技术进步奖获奖名单

一等奖（6项）

项目名称	分组	完成单位	完成人
解毒通淋丸的研制开发	中药	广西强寿药业集团有限公司、广西壮族自治区中医药研究院、广西中医药大学	李浪辉、黎海珍、秦祖杰、宋宁、梁潇、徐裴、唐专通、黄凯、李茂、饶伟源、覃良
"五步"调心疗法理论构建及应用	临床	中国中医科学院针灸医院	董峰、陈滢如、张学凯
基于气血证候病机干预高血压心脏舒张功能障碍的临床及基础研究	临床	北京中医药大学东方医院	林谦、崔晓云、周鹍、万洁、李岩、吴旸、逯金金、刘静、董巧稚、李冬、贾文浩、曲文白、高群、邹思畅、靳嘉麟
以五味子、川芎为主的补肾活血法组方治疗FSGS的基础和临床研究	基础	天津市中医药研究院	张勉之、张大宁、谭小月、张敏英、卢爱龙、宋宇明、田妮、孔琪
从肾论治骨稳态失衡性疾病的基础研究及临床应用	临床	浙江中医药大学附属第一医院、华润三九医药股份有限公司、浙江生创精准医疗科技有限公司	童培建、金红婷、吴承亮、单乐天、刘迅、徐涛涛、王勇、厉驹、徐震宇、王萍儿、毛强、胡雪琴、何帮剑、阮红峰、肖鲁伟
功能性胃肠病中医诊治体系的建立及疗效、机制研究	临床	中国中医科学院望京医院、中国中医科学院针灸研究所、美国约翰·霍普金斯大学医学院	魏玮、荣培晶、陈建德、苏晓兰、郭宇、杨洋、王瑜、杨俭勤、王欣

二等奖（23项）

项目名称	分组	完成单位	完成人
"皮层－咽部－舌根"序贯针刺法治疗脑卒中后吞咽障碍的疗效与机理探讨	临床	河北省沧州中西医结合医院	李宝栋、刘涛、崔景军、李芹、刘丹、宋伟伟、司卫军、王雅荣、白晶

（续表）

项目名称	分组	完成单位	完成人
基于毒损肾络理论研究解毒通络保肾法防治糖尿病肾病的机制	基础	长春中医药大学附属医院	王秀阁、米　佳、王国强、于　淼、吴　巍、赵芸芸、何　泽、南　征
"三风穴"为主埋线治疗慢性荨麻疹临床研究及对 IgE 水平的影响	临床	兰州大学第一医院东岗院区、甘肃中医药大学针灸推拿学院、民勤县人民医院、武威针灸医院、宕昌县中医医院、河间建军中西医结合医院、北京中针埋线医学研究院	杨才德、包金莲、于灵芝、潘发平、牛俊明、高伟玲、梁建军、张志良、张著伯、杨永兵、张玉忠、李登科、王玉明、严兴科、马重兵
中医药特色技术防治瘿病的集成示范研究	临床	重庆市中医院（重庆市中医研究院）、江苏省中医院、成都医路康医学技术服务有限公司	左国庆、王守富、李延萍、吴　斌、田丰玮、汪　悦、杨　敏、卢卫忠、张太君、李文军、冷　静、王竹行、徐健众、程一帆、张　莹
平乐正骨系列中药治疗原发性骨质疏松症（肝肾阳虚血瘀型、肝肾阴虚血瘀型）的临床应用及机制研究	临床	河南省洛阳正骨医院（河南省骨科医院）	孔西建、刘立云、叶　进、翟远坤、吴　丹、王璘琳、刘玉珂、毛春焕
益气活血、寒热平调法治疗溃疡性结肠炎的文献、基础与临床研究	临床	辽宁中医药大学附属第四医院、辽宁中医药大学附属第二医院、河南中医学院、辽宁中医药大学附属第三医院、中华中医药学会光明中医杂志、辽宁中医药大学	柳越冬、陶弘武、刘佃温、田振国、杨建宇、孟宪生、赵　仑、于永铎、张　威、郝　帅、崔世超、李　楠、迟宇均、张晓明、臧思源
中药有毒成分及其院内制剂质量评价体系的建立与应用	中药	广东省中医院珠海医院	林爱华、刘奕明、陈宝婷、孙毅东、张　慧、李玲玲
阴阳六经辨治 2 型糖尿病诊疗方案	临床	广州中医药大学第一附属医院	朱章志、刘树林、李赛美、刘　敏、万晓刚、蔡文就
脐血干细胞移植结合补益肾气利湿法对肝硬化治疗研究	基础	柳州市中医医院、广西中医药大学第一附属医院	周晓玲、陈　峭、谢　胜、黄晶晶、李　灿、殷小兰、赵正孝、晁　梁、杨得志、郭　庆
基于"玄府理论"创新运用"风药开玄"防治脑病的基础与临床运用	基础	西南医科大学附属中医医院、西南医科大学附属医院、四川省中医药科学院	杨思进、白　雪、王明杰、李作孝、赵军宁、罗　钢、江　玉、董　丽、杨云芳、唐红梅、陈　辉、王　蔚、江　涌、张明伟、刘天助
基于毒损脑络学说从抗炎中药中发现新型抗老年痴呆活性成分	中药	宁夏医科大学	姚　遥、李玮琦、李　娟、罗立宇
中医外治法治疗变应性鼻炎的基础与临床研究	临床	成都中医药大学、成都中医药大学附属医院、河南中医药大学第一附属医院、达州市中心医院、都江堰市人民医院、三门峡市中医院、甘肃省中医院、乐山市中医院	张勤修、李昕蓉、刘　洋、张治成、杨莎莎、谢　艳、刘　颖、刘志庆、何　苗、张蓝之、刘　敏、陈永娜、钟　娟、齐银辉、张富斌

（续表）

项目名称	分组	完成单位	完成人
对明朝医家张三锡补肝思想在治疗腰椎间盘疾患中的创新与推广应用	临床	湘潭市中医医院、湖南省中医药研究院附属医院	张旭桥、仇湘中、谢宏赞、姜升平、王晓晖、蒋盛昶、张信成、唐　皓、蒲云青
二仙汤加味联合心理疏导治疗更年期抑郁症的临床研究	临床	中国中医科学院广安门医院	许凤全、郑　瑀、许琳洁、施　蕾、庞　礴、张　成、李　健、王彩凤、青雪梅、刘　超
骆继杰"平衡观理论"在慢性肾脏病防治中的运用	临床	深圳市中医院	杨曙东、郑义侯、易无庸、李顺民、杨　俊、杨　栋、卢建东、傅　博、邓彦彦、吴　嘉、何日明、徐正富
桡骨远端骨折手法复位质量与功能恢复相关研究	临床	甘肃省中医药研究院	邓　强、张彦军、孔令俊、王闻奇、王亚伟、裴重重、杨丽萍、刘朝辉
中医鼻病序贯疗法（SST）治急性鼻-鼻窦炎的临床疗效及规范的研究	临床	中国中医科学院广安门医院	孙书臣、李美静、刘娇媚、刘昱辛、乔　锦、杨　丽、孙　瑶、张　予、荣　堃、雷剑波、常　远、赵莹莹、左立镇、汪玉娇
刘弼臣实用中医儿科学	临床	北京中医药大学东直门医院	徐荣谦
假性球麻痹针灸治疗方案	临床	秦皇岛市中医医院	张惠利、朱立春、王文刚、薛秀娟、赵　鑫、张学新、王珊珊、相　希、马洪祥、王亚静、张　曦、赵楠楠、张淑芹、兰　涛
"肛腺切除并桥式引流术"治疗复杂性肛瘘的临床研究	临床	深圳市中医肛肠医院（福田）	梁靖华、蔺　扬、张　喆、孙兴伟、张欣颖、郝张艳、孙林梅、冯文哲、姜　华、苏红波
"三季论"因时治疗特发性结肠炎临床研究	临床	河北省中医院	高记华、许建成、高　娜、李伟娜、高　策、任松岭、李君强
分期透刺针法治疗中风后痉挛状态临床研究	临床	三亚市中医院	刘建浩、王天松、谢梦娇、张　卫、曹　红、韩正贵、李长君、寇志雄、张雪晶、王天磊、蔡海娟、黄文灵、莫燕丽、陈书俞、彭亚婷
超声介导中医精准诊疗新模式研究和应用	基础	北京中医药大学第三附属医院、北京中美联医学科学研究院有限公司	王庆甫、翁春晓、陈兆军、马玉峰、吴　忌、张　栋、张晓哲、阮安民、杨黎黎、王　欢、石鑫超、戚晴雪、祁印泽、殷岳杉、时宗庭

三等奖（31 项）

项目名称	分组	完成单位	完成人
基于"个性化 3D 打印技术"提高青壮年股骨颈骨折疗效的临床研究	临床	河南省洛阳正骨医院（河南省骨科医院）	刘又文、张　颖、范亚楠、王会超、贾宇东、朱英杰、马向浩、张蕾蕾、孙瑞波、岳　辰、李培峰、温阳阳

（续表）

项目名称	分组	完成单位	完成人
中西医结合治疗出血性中风（阴虚风动型）临床研究	临床	河南省南阳张仲景医院	常　晓、马　锐、齐献忠、孙晓莽、常丹阳、郭伟霞、王跃蕊、高永强、王　聪、王　琛
醒脑安神通络针法对脑卒中后抑郁患者神经功能康复的临床研究	临床	河北省沧州中西医结合医院	宋书昌、冯娜娜、赵见文、王庆海、扈有芹、刘春龙、戈杰英、王利春
基于 ART 血药浓度的中药减轻 HAART 致消化道不良反应研究	临床	河南中医药大学第一附属医院	郭会军、张晓伟、刘志斌、许前磊、王丹妮、金艳涛、陈秀敏、孟祥乐、刘占国、李政伟、吴　涛、陈莉华、袁　君、马秀霞、李鹏宇
麻杏陷胸颗粒治疗小儿肺炎喘嗽痰热闭肺证多中心临床研究	临床	河南省南阳张仲景医院	张　炜、牛宛柯、库来娟、张　丽、冯晓鹏、张　亚、宋桂华、高　雅、申广生、杜红慧
中药复方养荣润肠舒对慢传输型便秘大鼠的治疗作用机理研究	中药	辽宁中医药大学附属第三医院	张虹玺、王　莉、于永铎、隋　楠、陈　萌、庄　继、刘士君、刘铁龙、田树成
加味天麻钩藤饮对 H 型高血压左室肥厚患者心功能指标及主要心血管事件的影响	临床	秦皇岛市中医医院	王艳辉、吴　含、卢　艳、刘艳军、温亚军、张学新
救肾方对慢性肾功能衰竭患者的临床疗效观察	临床	郑州市中医院	张国胜、朱广领、侯小静、武一婷、岳政燕、李　丹、王瑞鑫、段明亮、徐雪峰、张攀科
益气养阴化瘀止血法治疗月经失调作用机制及证候标准的评价	临床	中国中医科学院、中国中医科学院西苑医院	马　堃、庄申榕、孙立华、范晓迪、李　敏、金楠楠、单　婧、金　炫
利湿化瘀法治疗湿热瘀阻型肝细胞性黄疸的运用	临床	重庆市中医院	陈新瑜、刘华宝、文洪宇、李小清、宋　翊、万敬员、宋　健、杨浦娟、胡文艳
基于人体弓弦力学理论指导针刀结合射频热凝术治疗筋伤病的临床应与推广	临床	陕西中医药大学附属医院、湖北中医药大学黄家湖医院	董　博、姚　洁、刘　芳、刘建民、张天民、康武林、余红超、袁普卫、杨利学、杨　磊、李小群
前痛定方治疗Ⅲ型慢性前列腺炎的关键技术及其应用	临床	深圳市中医院	陈德宁、周文彬、洪志明、古宇能、陈慰填、王　全、黄忠旺、曾杨玲
"肾主骨"理论在原发性骨质疏松症防治中的应用基础研究	临床	陕西中医药大学附属医院	杨　锋、昝　强、史传道、李翠娟、杨晓航
清肝泻火法治疗肝火旺盛型甲状腺功能亢进症的临床研究	临床	郑州市中医院	郑仲华、张进进、吉红玉、李贺赟、张珂炜、郭会霞、余喜红

（续表）

项目名称	分组	完成单位	完成人
丁氏肛肠中医诊疗法在炎症性肠病治疗中的传承及应用研究	临床	南京市中医院	张苏闽、丁　康、丁义江、吴崑岚、杨　旭、谭妍妍、方　健、徐大超、李　猛、黄士财、丁　洋
股骨头坏死方药体系的建立及其临床应用	临床	郑州中医骨伤病医院	曹玉举、郭永昌、孙宝霞、罗　丹、张素梅、张欣凯、王丽萍、张鑫杰、王培辉、陈志令
生血宁片联合促红细胞生成素干预血液透析患者肾性贫血的临床观察	临床	郑州市中医院	胡江平、程　新、于国俊、罗　方、杨　宁、荆婷婷、阎喜英
铺灸疗法治疗糖尿病周围神经病变临床研究	临床	秦皇岛市中医医院	郑新颖、杨荣阔、孟晶晶、曹　亮、佟　杰、张永建、陶李、杜　飞
基于直肠脱垂病因再认识的新直肠脱垂注射法	临床	长春中医药大学附属医院	李国峰、周建华、赵景明、石　冲、闫成秋、李　惠、陈　亮、杨铁峥
灸法配合穴位贴敷治疗中风后排尿障碍的临床观察	临床	秦皇岛市中医医院	华雪君、王　田、李文敬、刘淑萍、刘　更、邢舒恒、张学新
针刺复合麻醉运用于痔手术的临床研究	临床	开封市中医院	靳胜利、杨玉刚、罗瑞娟、张艳红、程　飞、乔小磊、山令顺、孙二霞、刘艳歌、李又耕
热毒湿平汤加减治疗手足口病临床研究	临床	济宁市中医院	吴德广、汪武生、周俊英、王　静
"心脏疾病"与"心理疾病"的相关性与治疗	临床	河南省漯河市第二人民医院	李剑颖、徐亚辉、张晓东、庞冰洋、周严威、杨建宇、于　峥、卢清丽、郭长根、李世学、师丽丽、袁　泉、武晓攀、孟　娇、于帅洋
扁桃体割治法治疗急性化脓性扁桃体炎	临床	天津中医药大学第一附属医院	谯凤英、杨仕蕊、魏国威、朱慧贤、谯振玉、赵　红、杨清华、樊凌杉、张　盈、刘　鼏、葛仪方、张　晰、王文云、王茂林
手术联合中药治疗婴幼儿肛瘘的临床研究	临床	深圳市中医肛肠医院（福田）	梁靖华、蔺　扬、张　喆、孙兴伟、张欣颖、郝张艳、孙林梅、苏红波
强刺激速刺阿呛穴治疗脑卒中后假性延髓麻痹疗效观察	临床	河北省沧州中西医结合医院	马培锋、徐树岭、田雯艳、单永琳、刘国华、王传尊、段洪波、刘　丽、崔友祥、司卫军
穴位埋线对哮喘大鼠气道重塑和炎症介质影响的实验研究	基础	华北理工大学	孙　娜、武淑娟、虞跃跃、高秀娟、刘慧娟、崔建美

（续表）

项目名称	分组	完成单位	完成人
贵州凤冈锌硒茶实验研究	中药	遵义医药高等专科学校	潘年松、张学愈、刘英波
人参肉桂浓浆	中药	北京九鼎锐创生物医药科技社旗有限公司	唐祖宣、杨建宇、魏素丽、刘　刚、杨　磊
人参阿胶浓浆	中药	北京九鼎锐创生物医药科技社旗有限公司	唐祖宣、杨建宇、魏素丽、刘　刚、刘海燕
国家级名老中医范振域学术思想及临证经验研究	临床	秦皇岛市中医医院	朱立春、张学新、李　俊、刘　更、李　权、刘艳军、杨晓丽、李光哲

◆ **2018 年中国中医药研究促进会国际科技合作奖**

一等奖

中医小儿推拿（眼睛）康复保健课题项目

（1＋X）埋线干预中美整合疗法课题项目

中澳健康之路中医药国际发展项目

二等奖

智能中医经络脉诊仪在国际上的联合研发及应用项目

中西医融合睡眠与心理干预课题项目

道医辟谷疗法干预代谢综合征实验项目

贵州凤冈锌硒茶实验研究项目

中医药国际化医联体网服务平台课题项目　　　　（王亚煌）

【**中国医学气功学会**】

会　　长：王　伟
副 会 长：赵百孝、章文春、黄　健、
　　　　　邓国峰、肖远德
秘 书 长：张海波
副秘书长：李　淳、张　勋、马　琦
地　　址：北京市朝阳区北三环东
　　　　　路 11 号
邮　　编：100029
电　　话：010－64286906
网　　址：www.cmqg.cn
电子信箱：cmqg99@163.com
常设机构：办公室
业务范围：理论研究、学术交流、专
　　　　　业培训、书刊编辑、国际
　　　　　合作、咨询服务

2019 年学会工作概况

2019 年中国医学气功学会（以下简称学会）在党中央与国务院的政策指引下，在民政部与国家中医药管理局的直接领导下，注重发挥学会党支部的战斗堡垒与党员的先锋模范作用，认真学习近平新时代中国特色社会主义思想和党的十九大精神，贯彻党中央大政方针，各项工作稳步推进，取得可喜成绩。

举办换届大会。2019 年 8 月 17～18 日，学会第六届会员代表大会暨 2019 年学术年会在河北省医疗气功医院召开。选举产生第六届理事会和常务理事会，北京中医药大学副校长王伟任会长，北京中医药大学针灸推拿学院副院长张海波任秘书长及法人代表，北京中医药大学教授刘天君任名誉会长。会议表决通过修订后的学会章程，增加党的建设和社会主义核心价值观有关内容，明确将加强党建工作作为学会的重点工作。公布第一批 12 名中医气功科普专家，颁发 16 种中医气功推荐功法证书。会议明确下一步的 10 项主要工作。来自全国各地的 97 篇论文汇编成学术论文集，其中 16 篇学术论文、9 套气功功法参与大会报告与功法演示，来自江西、北京等近 20 位青年学子开展青年学术论坛，激发了气功青年学子的学术热情。会议得到各方面的大力支持，第四届中国侨联主席庄炎林、国家中医药管理局机关党委常务副书记张为佳、中国中医药报社总编辑王淑军、中国中医药出版社副社长李秀明以及来自全国各地的会员代表与气功爱好者近 200 人参加会议。

2019 年 8 月 17－18 日，中国医学气功学会第六届会员代表大会暨 2019 年学术年会在河北省医疗气功医院召开，第四届中国侨联主席庄炎林等出席大会。

召开首届中医气功传承创新座谈会。2019 年 12 月 28～29 日，学会在北京中医药大学召开第六届二次常务理事扩大会暨中医气功传承创新座谈会。此次会议恰逢第二批"不忘初心、牢记使命"主题教育开

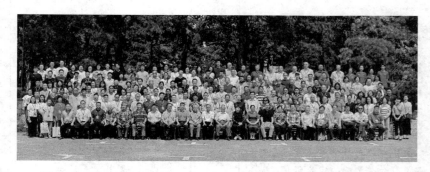

图 8－2－4　2019 年 8 月 17～18 日，中国医学气功学会第六届会员代表大会暨学术年会在河北省医疗气功医院召开

展之际，是学会学习习近平总书记对中医药工作作出的重要指示、贯彻全国中医药大会精神、落实《中共中央　国务院关于促进中医药传承创新发展的意见》、提升中医气功在国家中医药发展战略和健康中国战略中的巨大潜力与重要作用的重要举措。光明日报社原总编辑、北京中医药大学高级访问学者敬天林，原劳动部社保局局长、中国医疗保险研究会常务副会长、中国医疗保险杂志社社长韩凤，中国医学气功学会名誉会长、北京中医药大学教授刘天君，中国中医药报社总编辑王淑军，中国医学气功学会会长、北京中医药大学副校长王伟，国家中医药管理局中医院文化建设首席专家胡春福以及来自各大高校、科研院所、医疗机构、新闻媒体的40余位专家参加会议。会议由张海波秘书长主持，与会专家围绕中医气功的传承精华与守正创新这一主题，就中医气功的行业特点、发展现状、存在问题、应对措施等深入研讨。

会议一致认为，面对服务国家中医药战略、健康中国战略的重大任务要求，面对健身气功、民间气功发展的复杂局面，面对国际气功持续发展的激烈竞争，面对人民群众日益增长的多元化重大健康需求，认真规划中医气功事业发展的新愿景是一项重大命题。当前中医气功发展机遇与挑战并存，要更加团结务实，抢抓机遇，奋力谱写新时代中医气功事业发展新篇章，为实现中华民族伟大复兴中国梦贡献中医气功人的智慧与力量。

2019年，学会还举办了国家级中医药继续教育项目《诸病源候论》导引法治疗慢性病培训班，举办气功针灸颈肩腰腿痛临床治疗技术培训班，在微信公众号发布"气"话连篇系列文章，从历史、概念、内涵等方面对气功做了阐述和介绍，主动引导大家树立对中医气功的正确认识。

（马　琦）

【中国药膳研究会】

会　　长：杨　锐
副 会 长：王北婴、焦明耀、高思华、李　浩、罗增刚、张桂英、荆志伟、单守庆
秘 书 长：王北婴（兼）
副秘书长：李宝华（常务）、高　普、赵国新、祖绍先、魏子孝
地　　址：北京市海淀区西苑操场1号中国中医科学院西苑医院院内
邮　　编：100091
电　　话：010-62876295
网　　址：www.chinayaoshan.com.cn
电子信箱：zgysyjh@sina.com
常设机构：内设工作机构有秘书处、办公室、学术部、技术开发部、外联宣传部、标准化办公室、总务后勤部；内设学术机构有中国药膳研究会基础理论研究工作委员会、中国药膳研究会药膳技术制作专业委员会、中国药膳研究会膳用药材与食材研究专业委员会、中国药膳研究会民族药膳专业委员会、中国药膳研究会糖尿病专业委员会、中国药膳研究会培训工作委员会、中国药膳研究会认证标准专业委员会、中国药膳研究会月子食养研究专业委员会、中国药膳研究会慢病调养专业委员会
业务范围：开展药膳理论与实践研究，制定行业标准，组织学术交流和专业培训，举办行业技能大赛和专题展览，开展文化和科普宣传，组织药膳技术合作、产品开发和推广普及，开展国际交流咨询等

2019年研究会工作概况

2019年，中国药膳研究会（以下简称研究会）在国家中医药管理局和民政部指导下，以"自身建设年"为抓手，认真贯彻落实研究会第三次全国会员代表大会会议精神和工作部署，全面推进"七位一体"和"五进工程"，各项工作取得新的成绩。

切实加强自身建设。2019年，研究会结合学习、贯彻、落实"不忘初心、牢记使命"主题教育，以"自身建设年"为抓手，开展一系列加强自身建设的工作：坚持加强支委会和党支部建设，贯彻执行《国家中医药管理局社会组织管理办法（试行）》；制定实行《财务管理办法（试行）》《印章管理办法（试行）》，对分支机构印章进行统一管理；对各授权培训机构工作进行统一规范；完成更换法定代表人离任审计和报批工作；召开第三届二次全国会员代表大会，完成章程修订和会费调整工作。

积极开展学术交流。研究会参与主办或协办2019全国（亳州）药膳发展研讨交流会、河北内丘第三届中医药文化大会、上海首届远程医学与肿瘤防治高峰论坛、广州第五届国际中医药大健康博览会。研究会专家先后出席北京中医药大学学生药膳社团讲座、2019长白山药膳食疗论坛、上海首届远程医学与肿瘤防治高峰论坛、都江堰国际康养论坛、昆明恒大健康集团讲座、杭州2019药食同源与营养保健发展论坛、北京中医药健康产业博览会论坛、杭州食品营养健康产业发展论坛、2019中医药传承·北京论坛燕京医学传承分论坛、北京第二届全国非药物疗法年会、泰安2019中国中医药文化健康发展论坛等，发表药膳学术报告、演讲。文化建设专业委员会在江苏南京举办药膳文化学术讨论会。

联合主办药膳大赛。研究会分别于5月12日、9月8日、9月19日与当地人民政府联合举办2019全国（安国）第二届"药王邳彤杯"药膳大赛、古井贡酒·年份原浆2019"华佗杯"中国（亳州）药膳大赛和2019中国（磐安）药膳主题宴大赛。3场大赛有来自全国各地和加拿大、日本、古巴、俄罗斯等国家的108支团队参赛，个人选手近500人。北京专业培训中心组织第五届中国药膳研究会药膳评委培训班。

继续加强技术合作。研究会落实3个大赛活动合作项目，8个技术

服务合作项目，2个专业培训合作项目，1个理事单位单项合作项目；提供药膳配方8个，审核配方26个；全年新建合作理事单位6个、产品研发合作基地（中心）4个；会同中国民族卫生协会、中国医药卫生事业发展基金会慢病防治专项基金，向承德市滦平县、隆化县、丰宁县3个国家级贫困县的2000名高血糖贫困人群，提供由研究会专家委员会审定、价值200万元的药膳奶粉，努力探索药膳技术扶贫新路子。

专业培训再续新篇。全年共计422人取得药膳养生专业培训合格证书、357人取得月子药膳调理专业培训合格证书、10人取得国际药膳专业培训合格证书，2019年培训工作与2018年大体持平。

标准化建设继续推进。《妇女产后食养药膳原则和临床应用规范》《恶性肿瘤人群药膳技术指南》等5个标准项目完成征求意见稿。文化建设专业委员会制定《文化建设专业委员会科研课题管理办法》，启动5个立项，资助15个立项自筹资金的研究课题。

民族药膳稳步开展。研究会先后组织民族药膳研究人员赴北京房山药王谷进行鲜药考察和座谈，积极参加承德药膳考察和瑶医药膳座谈会，组织民族药膳专家前往北京宜生源食品有限公司开展调研和派员出席该公司举办的第四届泡菜文化节活动；与青海回医药研究会等单位联合举办《清真养生药膳标准》起草研讨会等活动。　（彭依然）

【世针针灸交流中心】

会　长：邓　孜
副会长：程　凯、张少鹏、孔垂成
秘书长：杨　轶
副秘书长：庞丹丹
地　址：北京市东城区东直门内
　　　　南小街16号
邮　编：100700
电　话：010-87190518
网　址：www.ecam.org.cn
电子信箱：acuherb@126.com
常设机构：综合办公室、外联部、培
　　　　训班、学术部、技术开

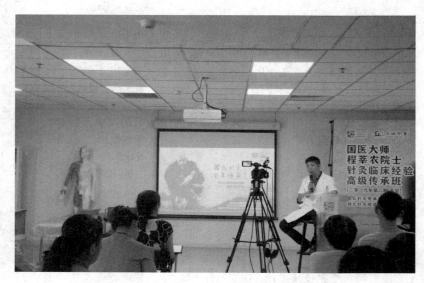

图8-2-5　2019年8月17~22日，由世针针灸交流中心主办的国医大师程莘农院士针灸临床经验高级传承班在北京举办

发部
业务范围：针灸、推拿等优秀诊疗技术的交流、培训、推广；相关学术、文化交流、信息与服务；相关图书、网络、多媒体的编辑与运作等

2019年中心工作概况

2019年，世针针灸交流中心（以下简称中心）坚持并贯彻党和国家的中医药政策，立足自身条件，向先进社会组织学习，明确定位，科学发展，将优秀中医针灸传承及中医针灸临床适宜技术的推广作为主要工作目标。在优秀中医针灸传承工作方面，中心与联合国教科文组织人类非物质文化遗产代表作名录"中医针灸"代表性传承人程莘农院士学术团队合作，于4月5~10日、8月17~22日在北京主办中医保健调理十项全能培训班两期。中心与专家学者、从业人员、培训机构，以及致力于挖掘中医学术宝库的技术方、企业方等深度合作，共同挖掘程莘农院士学术思想和临床经验，把程莘农学术思想研究好、利用好、服务好。在中医药临床适宜技术推广工作方面，一是开展针灸进校园工程，中心继续深化与河北垂成教育团队合作，在全国近50家中医药高职和大专院校，利用业

余时间组织开展中医适宜技术培训班，带领学员开展健康义诊服务活动；二是开展针灸进万家工程，中心与贴针灸团队合作，联合专家团队，优化中医针灸的大众保健产品，在保证疗效前提下，突出安全性、易操作性、时尚化，推出系列中医针灸产品。

　（庞丹丹）

【当代中医药发展研究中心】

名誉理事长：顾秀莲
理　事　长：元哲颖
副理事长：孙光荣、苑　为、姚振华、郭新志
理　　　事：元哲颖、王　琦、王孝涛、卜东升、叶永安、孙光荣、刘志明、何伟诚、许润三、李少勤、李功镒、李经纬、张代钊、陈士奎、陈彤云、苑　为、郑仁瑞、孟宪民、赵　勇、胡佩珍、费开扬、姚振华、郭新志、高思华、吴咸中、唐由之、路志正、彭　岩、袁宏伟、葛　震
监　事　长：和　龑
监　　　事：程培佳、党翔知
地　　　址：北京市西城区广安门外大街305号荣丰2008八区2号楼1604
邮　　　编：100055

电　　话：010 - 63470588
传　　真：010 - 63470588
网　　址：www.ddzyyzx.com
电子信箱：ddzyywk@163.com
常设机构：办公室、培训部、学术部、咨询部、编辑部、北京济众堂专家诊所
业务范围：组织研究攻克疑难杂症、探讨研发中药及保健产品、学术交流、专业培训、国际合作、书刊编辑、展示展览、咨询服务

2019 年中心工作概况

一、服务行业，围绕国家中医药管理局战略部署打造工作品牌

中心在当代中医药发展研究中心创始人张镜源先生带领下，遵照"精心组织，严格要求，打造精品，经得起历史检验"的宗旨，组织 500 多人，历时 3 年半，出版《中华中医昆仑》丛书，为 150 位大师写史立传。

中医药历史文化浮雕景观长廊由中心与岭南国医小镇合作完成。从策划、研讨、设计、修改、审定、画图、雕塑，历时 3 年多的时间，参与专家学者几十人，设计人员 30 余人，施工人员百余人。景观长廊总长度 1028 米，整体幅宽 3 米，厚度 20 厘米，雕刻起伏深度为 10～15 厘米。浮雕以清晰的时间概念，按照从古至今的年代顺序，由中医在人类生产实践中的发现，到每个时期医学的发展规律和实施应用为主要内容，涉及人物 1400 余人，中医典故 340 余例，中医典籍 120 多部。墙体采取自然古朴、健康环保的天然红砂岩石材，用深浮雕工艺沿山建造，用写实与写意相结合的手法、装饰性和艺术性相结合的表现形式，图文并茂，立体生动。2017 年 11 月 26 日申请吉尼斯世界纪录成功，截至 2019 年底，参观人数达 50 万人。

二、服务大局，围绕党和国家大政方针发挥作用

中心开展关爱母婴健康工程，从技术、文化、心灵等方面为母婴产业指引道路、搭建平台，为母婴群体提供真诚有效的服务和帮助；

启动基层医生业务提升暨健康守门人工程，以传播中医药基础知识、推广中医药适宜技术、促进基层医疗卫生人员中医药知识规范化为宗旨，加强基层卫生人员的中医药知识培训力度，使其更好地适应社会发展、满足群众对卫生服务的综合需求，努力提高基层医疗机构卫生技术人员队伍素质；实施全民社区科技健康工程，倡导健康文明的生活方式，树立大卫生、大健康理念，把推动中医药健康养生工作融入社区工作中，并在社区工作中开展多种健康养生方面的公益活动，让更多公众接受健康服务，提升全民健康素养。

三、服务群众，提升社会服务机构工作实效

多年来，中心坚持开展中医药文化宣讲下基层活动，自 2013 年 3 月开始在国家机关工委老干部处开展中医药科普文化巡讲 50 余场，受益人群 2 万余人次，印刷、发放巡讲宣传材料；与国家行政学院联合把专家讲座视频推广到中国公务员培训网，供广大党员干部丰富中医药知识，提升自身健康意识；依托中心专家平台开展义诊走基层活动，受到基层干部群众的欢迎和鼓励。

四、服务自身，健全党组织，增强活动能力，提高社会公信力

党的建设。一是建立组织。中心于 2016 年 11 月 30 日组建党支部，每年组织党员大会 2 次；学习近平新时代中国特色社会主义理论、《国家中医药管理局社会组织管理办法（试行）》等文件；贯彻落实习近平总书记关于中医药工作的指示精神，做到思想自觉、行动自觉，把思想和行动统一到党的十九大决策精神上来；不定期组织民主生活会，有针对性地解决问题。二是重视发挥党员的先锋模范和带头作用。带头强化理论武装，带头专研政策法规，带头创新学习形式，丰富学习内容，时刻与党中央保持高度一致。三是重视入党积极分子培养工作。不断培养入党积极分子，并使其成为共产党员，为党组织增加活力，使党的队伍不断壮大。

制度建设。中心完善议事规则和流程，严格遵守国家的法律法规及有关规定，严格按照董事会章程和业务范围开展活动；认真履行内部民主议事程序，完善理事会制度，落实民主选举、实行民主决策、民主管理，建立健全法人治理结构和运行机制；根据理事会章程，对重大事项，理事会集体研究决定，认真做好会议记录，妥善归档保存。

内部管理。中心制定人事管理制度、财务管理制度、考勤管理制度、印章管理制度、员工守则、员工工资福利制度、员工请假制度及休假制度，使工作有法可依，有章可循，确保中心工作在正确的轨道上进行；认真学习领会《国家中医药管理局社会组织管理办法（试行）》等文件，并贯彻落实。

（元哲颖）

【中和亚健康服务中心】

主　　任：魏育林
副 主 任：李丽慧
地　　址：北京市朝阳区三里屯幸福一村 55 号国家中医药管理局机关服务局办公楼 307 室
邮　　编：100027
电　　话：010 - 64168672/64132645/64130958
传　　真：010 - 64130087
电子信箱：zhsh009@126.com
网　　址：www.zhsh.org
常设机构：综合办公室、学术部、教育培训部、项目部、咨询部、会议会展部、标准部、国际部
业务范围：健康、亚健康的理论研究；经政府有关部门批准，参与亚健康管理服务体系的创建与推广，制定亚健康领域管理服务规范、标准，以及相关工作；健康、亚健康的宣传、科普、咨询、调研；亚健康的预防、检测、干预、评估的专业培训，受政府委托承办或根据市场和行业（学科）发展需要开展技术推广、专

题展览、专项展示、专业会议、专题文化艺术交流活动；服务于健康、亚健康的计算机系统、基础软件的研制与推广应用；经政府有关部门批准或授权，对亚健康专业和养生保健机构及人员进行第三方评估及其他服务；拓展本领域工作相关的其他事宜

2019年中心工作概况

2019年，中和亚健康服务中心（以下简称中心）在中心理事会指导下，积极配合国家中医药管理局实施构建具有中医特色的预防保健服务体系，组织不同主题的大型宣传、推广活动；在普及亚健康知识方面，编撰亚健康系列教材，培养亚健康专业人才，制定亚健康标准，共建国家中医药管理局亚健康干预技术实验室；在推广世界卫生组织课题成果等方面也作了大量工作。

（史亚文）

【中域药物经济学发展应用中心】

理 事 长：高　武
副理事长：高　泉
理　　事：高　武、高　泉、黄　玲、祁　莘、周　波、王升安、王亚煌
监　　事：陈建强、石亚静、崔东双
秘 书 长：高　泉（兼）
地　　址：北京市东城区安定门外大街55号
邮　　编：100011
电　　话：010 – 56218751
电子信箱：yicuhui@163.com
常设机构：办公室、课题处、发展处、国际处、培训处
业务范围：学术交流、科学研究、技术培训、咨询服务

2019年中心工作概况

昌平区中医药文化研讨与中医传统疗法挖掘、传承、推广。为深入贯彻《国务院关于印发中医药发展战略规划纲要（2016～2030年）的通知》和《北京市人民政府关于支持中医药振兴发展的意见》文件精神，增强中医药文化的影响力，中域药物经济学发展应用中心（以下简称中心）与中国中医药研究促进会一同完成昌平区卫生健康委员会"中医药文化研讨与中医传统技术挖掘、传承、推广项目"，有计划、有目的、有类别地深入挖掘发现优秀中医药传统技术，建立相关标准和流程，提升基层中医服务能力与服务水平，更好满足人民群众不断增长的中医药服务需求；建立传统中医药疗法分类标准，设立各类别专家组；按类别系统性挖掘出一批外治、手法等安全性高的中医药疗法，并提交评估；对已开展多年、确有疗效的中医药传统疗法，开展标准化工作，帮助制定相关疗法的操作标准。

中药材合作社种植养殖模式研究报告。2019年，中心完成国家中医药管理局中药材合作社种植养殖模式研究报告（任务编号：GZY – FJS – 2018 – 0225）。近年来许多农村地区群众为适应经济社会发展，组织成立中药材种植合作社，合作社式的中药材种植显现出面积规模化、管理现代化、交易信息化、抗风险能力强、进入市场渠道通畅等特征。通过深入研究中药材合作社种植、养殖模式产生的背景、运作机制、发挥的优势、发展趋势，产生的经济社会意义、需要改进和解决的问题，总结探索出可行性、可推广性经验，梳理优势所在，找出问题不足，解析推广价值，为广大乡村群众开展合作社式中药材种植提供可复制经验，为政府机关制定政策提供参考、提出建议。

（黄　玲）

（二）总部设在中国的中医药国际组织

【世界中医药学会联合会】

主　　席：马建中
副 主 席：桑滨生、张伯礼、吴以岭、林子强（澳大利亚）、董志林（荷兰）、赵英杰（新加坡）、王超群（加拿大）、乔万那尔弟 Carlo（意大利）、卢加宁（俄罗斯）、孙庆涪（南非）、朱勉生（法国）、施道丁格尔（德国）、张　毅（南非）、狄波拉·林肯（美国）、林榕生（美国）、黄宪生（美国）、徐志峰（新西兰）、吴滨江（加拿大）、何嘉琅（意大利）、叶富坤（巴西）
秘 书 长：桑滨生（兼）
副秘书长：徐春波、陈立新
秘书长助理：秦树坤、潘　平
地　　址：北京市朝阳区小营路19号财富嘉园A座5 – 3层
邮　　编：100101
电　　话：010 – 58239006/58650036
网　　址：www.wfcms.org
电子信箱：wfcms@foxmail.com
常设机构：秘书处
业务范围：制定与中医药有关的国际组织标准，开展标准推广及相关认证工作，推动中医药在世界各国健康有序发展；开展各类学术活动，促进世界各国和地区中医药团体之间的交流与合作，提高中医药学术水平；构建中医药国际交流平台，促进中医药、保健品和医疗器械的产品交流；组织开展各类、各级中医药从业人员的资格（水平）考试，提高中医药从业人员的素质；开展各类、各级中医药医疗、技能、保健培训，提高中医药医疗、保健人员的业务能力；提供人才交流服务、保障中医药团体的人才需求，促进中医药团体的发展；建立门户网站，开展信息交流，提供咨询服务、远程培训和网上办公；出版发行学术刊物，宣传中医药特色和优势等
期　　刊：《世界中医药》（中文版）、《世界中医药》（意大利文版）、《世界中医药》（日文版）、《世界中

医药》（澳洲版）、《世界中医药》（马来西亚版）、《世界中医药》（墨西哥版）、《世界中医药》（加拿大版）、《世界睡眠医学杂志》

2019 年学会工作概况

截至 2019 年 12 月，世界中医药学会联合会（以下简称世界中联）拥有全球五大洲 72 个国家和地区的 276 个团体会员，比 2018 年增加 10 家；拥有分支机构 196 家，比 2018 年增加 13 家；拥有专业委员会 172 个，产业分会 24 个。

一、举办大型国际会议，影响力持续提升

第十六届世界中医药大会。2019 年 11 月，第十六届世界中医药大会在匈牙利布达佩斯举行。中国第十三届全国政协副主席、农工党中央常务副主席何维发来视频祝贺，世界中联主席马建中代表世界中医药学会联合会致欢迎辞，中国驻匈牙利大使、匈牙利国会副主席等重要嘉宾出席会议。会议吸引来自匈牙利、意大利、美国、加拿大、中国等 30 余个国家和地区的 800 余名专家学者参加。大会同时举办第十三届中医药产品与服务贸易展览会，有 20 余家境内外企业、机构参展。

第五届夏季峰会。2019 年 6 月，第五届夏季峰会在陕西西安召开，开创自 2015 年首届夏季峰会以来的新高度。全国政协副主席何维、国家中医药管理局局长于文明、陕西省省长刘国中出席会议，69 名全国中医药院校校长及重要嘉宾参会，开拓峰会 1＋1 新模式（铜川），大会以"弘扬丝路精神，传播中医药文化"为主题，吸引全球 30 多个国家和地区的 1350 余名专家学者参会。

第二届世界中医药科技大会暨中医药国际贡献奖（科技进步奖）颁奖大会。2019 年 12 月，第二届世界中医药科技大会暨中医药国际贡献奖（科技进步奖）颁奖大会在福建福州召开，共有来自 14 个国家和地区的 800 多名中医药专家学者参加此次大会。国家中医药管理局副局长孙达出席并讲话，世界中联主席马建中致辞。

首届世界中医药互联网产业大会。2019 年 10 月，首届世界中医药互联网产业大会在浙江杭州国际博览中心召开。大会开幕式出席领导层次高，主题报告内容丰富，发布及仪式成果多样。世界中联与新华网、中搜深度合作，实现新闻当天发稿，开创了新的世界中医药国际品牌会议。

二、国际区域会议进一步拓展，视野更加开阔

亚太地区中医药高峰论坛。2019 年 4 月，亚太地区中医药高峰论坛在日本东京召开，700 余名专家学者参会，中国驻日本大使馆、国家中医药管理局、日中友协等机构和团体领导到会致辞。会议盛况被国内外新闻媒体争相报道，仅日本境内就有 50 多个新闻媒体参与。

第七届中欧中医药国际合作与发展论坛。2019 年 9 月 19 日，第七届中欧中医药国际合作与发展论坛在德国·巴登符腾堡州弗罗伊登市会议中心召开。论坛吸引来自中国及欧洲 12 个国家和地区的专家学者参会。

2019'东南欧中医药国际合作与发展论坛。2019 年 11 月 11 日，2019'东南欧中医药国际合作与发展论坛在克罗地亚首都萨格勒布举办，有包括克罗地亚共和国卫生部国务秘书等在内的约 150 余名嘉宾及代表参加会议。

世界中联第二届非物质文化遗产高峰论坛。2019 年 6 月，世界中联第二届非物质文化遗产高峰论坛在甘肃酒泉敦煌召开，来自 10 余个国家和地区的近 300 名专家学者出席，有力促进了中医药非物质文化遗产工作的开展。

首届中医药产业高端论坛。2019 年 9 月，首届中医药产业高端论坛在安徽亳州召开。来自中国、美国、捷克、乌克兰等国家和地区的 100 余位专家和代表参会。该论坛为全球中医药发展中所面临的挑战与问题提供交流与讨论的平台。

第二届四川（乐山）中医药博览会暨 2019 中医药产业扶贫大会。2019 年 11 月，第二届四川（乐山）中医药博览会暨 2019 中医药产业扶贫大会在四川峨眉山召开。会议吸引上千位专业人士，共谋中医药产业发展大计。作为首个集中医、中药、中医药扶贫为一体的行业盛会，大会为中医药全产业链对接搭建了一个高质量的交流平台。

首届世界中医药前沿论坛。2019 年 6 月，首届世界中医药前沿论坛在广东深圳坪山举办。156 位学术知名专家，有 128 位专家作学术报告，近千人参会。

三、分支机构活动丰富，学术氛围愈加浓厚

分支机构会长级会议。2019 年 2 月，分支机构会长级会议在北京国际会议中心召开，有 350 多位分支机构会长、秘书长参加，对分支机构全年工作起到指导作用，会后进行各业务部门培训，参与培训人员 200 余位，是历届最高。

全年召开分支机构学术大会 109 次、学术研讨会 8 次、专委会培训班 10 次，开展活动 18 次。会议举办地遍布国内 70 多个城市，会议内容丰富，学术氛围浓厚，学术水平和影响力不断提升。

四、其他工作

创新培训考试模式，服务全球健康。依据全球中医药市场及人才需求，世界中联积极推进各类应用性技术培训，组织资格水平考试认定，进一步规范全球中医药服务技术，提高中医药技术服务水平，为全世界人民健康助力。

开展服务贸易，助力产业发展。世界中联推进中医药健康旅游产业发展，主办 2019 中国服务贸易交易会第 3 届国际中医药健康旅游高峰论坛及中医药健康旅游主题日活动。

强化信息宣传，提升服务能力。世界中联着眼于服务会员，充分利用信息网络技术，集合世界中联学术人才优势，创建世界中医药大讲堂和世界中医特色技法网络学堂，播出视频讲座 100 余期。2019 年 10 月 11 日，世界中医药日前后，世界中联与会员团体、分支机构和全球中医药工作者共同努力，举办形式多样、内容丰富的主题活动，覆盖五大洲43个国家和地区，全球73座城市，共计100多场活动。

开展标准与评价，传承创新并重。世界中联2019年发布国际组织标准27部，修订标准1部，内容涉及基础术语、产品、服务、临床技术等；积极开拓市场，完善CAP认证管理和审核流程，伦理认证工作顺利开展，2019年完成6家机构的CAP认证，截至2019年12月底，共有49家机构通过CAP认证；继续做好科技项目管理工作；加强中医药知识产权保护，《世界中医药杂志》中文刊坚守学术质量第一的原则，英文刊位居同类杂志前列，海外版5个版本均出版电子刊。

加强国际组织合作，促进高层次交流。2019年4月，联合国教科文组织《保护非物质文化遗产公约》框架内认证的非政府组织职能研讨会议在巴黎总部举行，世界中联副主席朱勉生参加会议并发表演讲。12月9日，联合国教科文组织非物质文化遗产保护政府间委员会第14届会议世界中医药非物质文化遗产分会场在哥伦比亚首都波哥大开幕，世界中联孙榕榕执委与非物质文化遗产领域国际机构驻中国代表（联合国教科文组织亚太地区非物质文化遗产国际培训中心）就如何发挥非政府组织在卫生保健的合作，并与相关政府部门沟通交流。参加WHO西太区会议，第62届世界卫生大会，第144、145届执委会。向世界卫生组织传统医学处提交传统医学战略实施中期报告，为世界卫生组织在第62届世界卫生大会上发布《世界卫生组织2019年传统医学和补充替代医学全球报告》提供内容参考。4月，应世界卫生组织邀请，世界中联派员出席在美国纽约联合国总部举行的首次全民健康覆盖问题高级别会议的互动式多利益相关方听证会，与各方代表一起，就切实落实全民健康覆盖工作，让全人类无差别、无压力地享有健康进行有益探讨。

附：2019中医药国际贡献奖－科技进步奖获奖名单

一等奖3项

1. 瘅浊（糖脂代谢病）的综合一体化防控

广东药科大学

郭　姣、荣向路、朱　青、兰　天、朴胜华、叶得伟、肖　雪、项　磊、李坤平、胡旭光

2. 基于组方优化、多成分质控和功效评价的中药国际研发关键技术体系的构建及应用

中国中医科学院西苑医院、澳大利亚西悉尼大学国家辅助医学研究院、神威药业集团有限公司、美国俄亥俄州立大学医学研究中心

刘建勋、Alan Bensoussan、Jianjie Ma、任钧国、徐　立、张　颖、姚明江、宋文婷、侯金才、郭宇洁

3. 旋提手法治疗颈椎病的系统研究及国际化推广

中国中医科学院望京医院

朱立国、于　杰、展嘉文、冯敏山、魏　戌、陈　明、王尚全、陈　忻、银　河、高景华

二等奖11项

1. 灸法治疗肠腑病症的技术与临床应用

上海中医药大学附属岳阳中西医结合医院、上海中医药大学、湖南中医药大学、北京中医药大学、成都中医药大学、上海市针灸经络研究所

吴焕淦、刘慧荣、马晓芃、施　茵、赵百孝、余曙光、常小荣、王晓梅、吴璐一、施　征

2. 益母草全产业链关键技术创新与产品开发应用示范

成都中医药大学、成都第一制药有限公司、澳门科技大学、中国中医科学院中医临床基础医学研究所、四川大学、浙江维康药业股份有限公司

彭　成、朱依谆、熊　亮、刘兴会、王　忠、刘昭华、李　敏、李幼平、段　涛、刘忠良

3. 循证目标成就评量中医临床个体化疗效评价理论架构和方法体系

北京中医药大学东直门医院、香港浸会大学、中国中医科学院中医临床基础医学研究所、中国医学科学院附属肿瘤医院、天津中医药大学

商洪才、田贵华、卞兆祥、赵　晨、李　江、胡嘉元、翟静波、陈　静、邱瑞瑾、张晓雨

4. 中药鉴定技术创新与国际化

香港浸会大学

赵中振、陈虎彪、肖培根、梁之桃、郭　平、洪雪榕、刘　靖、许　军、周梦佳、林燕靖

5. 原发性青光眼病证特点及活血利水为主治疗的系列研究和新药研发

湖南中医药大学、中南大学湘雅二医院、湖南中医药大学第一附属医院、中国中医科学院眼科医院、湖南湘雅制药有限公司

彭清华、蒋幼芹、姚小磊、彭　俊、江　冰、张丽霞、李建超、谭涵宇、李文娟、周亚莎

6. 通经调脏手法治疗单纯性肥胖症特色技术与应用

长春中医药大学

王之虹、刘明军、张　欣、卓　越、尚　坤、陈邵涛、于明超、仲崇文、吴兴全、刚晓超

7. 调和营卫法治疗心血管疾病的临床应用和机制研究

山东中医药大学附属医院

李　晓、姜　萍、马度芳、杨金龙、姜月华、王　咏、王永成、韩　越、周国锋

8. 基于人体皮肤组织活检的腧穴实质研究

美国中医药针灸学会（ATCMS）李永明（美）

9. 三七标准化与产业发展关键技术研究及应用

昆明理工大学、中国中医科学院中药资源中心、澳门科技大学、云南七丹药业股份有限公司、云南崔三七药业有限公司、文山白云山和黄三七有限公司

崔秀明、胡旭佳、熊　吟、黄璐琦、郭兰萍、刘　良、周　华、杨　野、曲　媛、高明菊

10. IgA肾病从虚、瘀、风湿辨治体系的创建与应用

杭州市中医院（浙江中医药大

学附属广兴医院)、北京中医药大学东直门医院、杭州市红十字会医院

王永钧、陈洪宇、程晓霞、朱彩凤、张敏鸥、周柳沙、方一卿、高菁、李靖、陶筱娟

11. 基于深度学习的中医药智能诊疗信息化服务云平台

浙江莲芯健康管理有限公司、微医集团(浙江)有限公司、浙江省卫生信息中心

倪荣、田玉、王一鸣、戚剑锋、楼毅

(刘晓明)

【世界针灸学会联合会】

主 席:刘保延

副主席:梁繁荣、江元璋(南非)、曾缙云(印尼)、胡曼(伊朗)、形井秀一(日本)、金容奭(韩国)、廖春华(马来西亚)、郭忠福(新加坡)、阮才秋(越南)、高林(法国)、柯立德(德国)、李国瑞(意大利)、董志林(荷兰)、考斯兰(挪威)、土屋光春(葡萄牙)、伊格尔(俄罗斯)、拉蒙(西班牙)、董洪光(瑞士)、张金达(加拿大)、吴滨江(加拿大)、王超群(加拿大)、劳力行(美国)、梁慎平(美国)、林榕生(美国)、胡军(美国)、惠青(巴西)、李科元(澳大利亚)、安吉·哈丁(新西兰)

秘书长:麻颖

副秘书长:杨宇洋、宋莉、殷海波、赵百孝、喻晓春、景向红、胡卫国(瑞士)

地 址:北京市东城区广渠门内夕照寺街东玖大厦 B 座 7 层

邮 编:100061

电 话:010-64011210

网 址:www.wfas.org.cn

电子信箱:contact@wfas.org.cn

常设机构:秘书处

业务范围:理论研究、学术交流、业务培训、书刊编辑、国际合作

期 刊:《世界针灸杂志》

2019 年学会工作概况

2019 年,世界针灸学会联合会(以下简称世界针联)新增 9 个团体会员,共有 241 个会员团体,分布在 60 多个国家和地区。世界针联在国际活动的内容和形式上不断寻求创新,继续打造世界针联国际针灸学术研讨会、"一带一路"中医药针灸风采行等品牌活动,将中医药针灸打造成世界各国民心相通的靓丽名片。

一、中医药文化走进联合国万国宫活动

为庆祝中华人民共和国成立 70 周年,由驻日内瓦代表团、国家中医药管理局和联合国日内瓦办事处(以下简称联办)共同主办,世界针灸学会联合会、中国-瑞士(日内瓦)中医药中心承办,国内多家中医药大学和瑞士相关医学机构协办的中医药文化走进联合国万国宫活动在万国宫举办。中国常驻联合国日内瓦代表陈旭大使,常驻世界贸易组织代表张向晨大使,裁军事务大使李松,国家中医药管理局副局长闫树江,联办文化委员会主席皮萨诺,世界卫生组织、国际社会保障协会等国际组织官员,德国、西班牙、希腊、巴西、巴基斯坦、埃塞俄比亚、莫桑比克等国驻日内瓦使节和高级外交官,当地华侨华人、各界友好人士约 500 人参加。

本次活动通过展览、讲解、演示、体验等多种方式,并运用智能中医体质检测报告、智能调配中医芳疗复方等科技手段,展现传统中医药文化的与时俱进。专家讲座、现场义诊、功法拍照墙、经络针刺寻穴等互动环节生动活泼,趣味性强。展览进行 10 天,持续展出中医药历史文化和现代化建设成就。

二、世界针联 2019 国际针灸学术研讨会

2019 年 11 月 14 日,由世界针灸学会联合会、中国中医科学院主办,土耳其针灸学会承办的 2019 国际针灸学术研讨会在土耳其安塔利亚开幕。大会以"针灸与补充医学国际共识"为主题,围绕世界卫生组织传统医学战略,就针灸及其他传统医学的基础理论、科学研究、临床经验及其在各专科的应用展开讨论。大会吸引针灸以及传统医学相关的、来自 39 个国家和地区的 700 多名医疗、教育、科研、产业等方面专家学者参会。大会挑选 196 篇优秀论文、86 位学者,进行为期 4 天的 37 场专题研讨和宣传展示。

大会是世界针联继 1995 年之后第二次在土耳其举办国际针灸学术研讨会。近年来,土耳其官方也更加重视传统医学和补充医学的发展,2018 年 4 月,在伊斯坦布尔召开首届国际传统与补充医学大会,大会由世界卫生组织与土耳其卫生部共同主办,世界针联协办,来自 30 个国家和地区的传统医学领域近 4300 名代表参加会议。

三、"一带一路"中医药针灸风采行

(一)古巴站活动

2019 年 4 月 4 日,世界针联"一带一路"中医药针灸风采行古巴站暨 2019 中美洲古巴中医针灸论坛在古巴共和国哈瓦那国家宾馆召开。会议由世界针联和五洲传播中心共同主办,古巴哈瓦那大学承办,来自中北美洲等 8 个国家和地区的近百名医生参加系列交流活动。古巴国家药品和医疗器械监管局局长拉斐尔·佩雷斯·克里斯提阿,古巴卫生部全国卫生科学理事会会长佩德罗·威里斯·马尔蒂涅斯,古巴卫生部传统自然医学司司长胡安·佩德罗·德尔卡多,古巴哈瓦那市副市长梅西阿斯·菲利克斯·路易斯,中国驻古巴共和国特命全权大使陈曦,中国国家中医药管理局国际合作司副司长吴振斗,世界针联主席刘保延,中国医药保健品公司副总裁王宏新等出席会议开幕式并致辞。会议举办人类非物质文化遗产"中医针灸展",受到与会嘉宾和专家学者的广泛关注。特别是"中医针灸展"包含"针灸历史、经络腧穴、针灸技术和国内外发展"等方面内容,让更多当地民众了解针

灸、相信针灸、使用针灸、宣传针灸。活动期间，中国的专家还为古巴当地民众、华人华侨、中资机构代表等提供义诊咨询和保健服务，深受好评。中央电视台驻古巴共和国记者对世界针联主席刘保延进行专访，并全面报道本站风采行系列活动，为中医针灸在古巴乃至中美洲的传播与发展产生十分积极的社会影响。

（二）巴拿马站活动

2019年4月6日，世界针联"一带一路"中医药针灸风采行中美洲第二站巴拿马站暨2019巴拿马中医针灸论坛在拉美议会大厦总部召开。会议由世界针灸学会联合会、海外华人中医论坛和五洲传播中心共同主办，巴拿马大学以及巴拿马孔子学院等联合承办。巴拿马国会议员、巴拿马国家文化教育委员会委员胡安·摩亚，巴拿马国家文化局副局长胡安·弗朗西斯科，拉美议会大厦技术协调员阿尔费多·西门尼斯，巴拿马海事大学医学院院长印地拉·桑托斯，中国国家中医药管理局国际合作司副司长吴振斗，中国驻巴拿马大使馆领侨处主任温

素珍，世界针联主席刘保延参加论坛开幕式并致辞。来自中国、巴拿马、巴西和哥伦比亚等国家的中医针灸领域的代表以及旅巴华人中医针灸医师参加此次活动。学术论坛期间，来自中国、巴西、美国和哥伦比亚等国家的专家和学者围绕中医针灸理论、实践、科研和行业标准等方进行充分交流。专家还通过现场演示以及义诊咨询等系列活动宣传中医针灸文化、展示中医针灸技法，满足民众对中医针灸的治疗需求。

（三）哥斯达黎加站活动

2019年4月8日，世界针联专家代表团应邀参观哥斯达黎加补充替代诊疗中心、艾乌海尼奥中医医院以及哥斯达黎加传统中医学校等机构。双方围绕共同在哥斯达黎加开办第一所传统中医药大学，将传统中医教育和健康系统引入哥斯达黎加展开充分交流和讨论，并就人才培养、学术交流、科研临床等方向达成共识，签订合作意向书。世界针联表示将积极协助哥斯达黎加中医针灸学校等机构，推动在哥成立传统中医药大学。哥斯达黎加国

家电视台采访世界针灸学会联合会主席刘保延，专题报道本次活动情况，为中医药针灸在哥斯达黎加的传播，产生十分积极的社会影响。

（四）吉尔吉斯斯坦站活动

2019年6月10日，由世界针联和五洲传播中心共同主办，中国－吉尔吉斯斯坦中医药中心支持承办的"一带一路"中医针灸风采行吉尔吉斯斯坦站在吉尔吉斯斯坦首都比什凯克举办。同期，世界针联、五洲传播中心比什凯克人文大学孔子学院"一带一路"中医针灸联合教育基地挂牌并开课。世界针联秘书长麻颖、中国国家中医药管理局国际合作司欧大非处处长金阿宁、五洲传播中心主任陈陆军、比什凯克人文大学孔子学院外方院长古丽扎提·依萨玛托娃、中方院长张世才及孔子学院师生和嘉宾等参加教育基地挂牌仪式。麻颖代表中方致辞，金阿宁等见证揭牌。

本次活动是中国国务院新闻办公室主办"感知中国－吉尔吉斯斯坦"活动的一部分。中国－吉尔吉斯斯坦中医药中心的专家团队在刚刚揭牌开馆的比什凯克人文大学中国馆进行义诊咨询活动，宣传介绍中医针灸文化。中共中央宣传部、中国驻吉尔吉斯斯坦使馆、吉尔吉斯斯坦教育部等双方相关部门领导参观中医针灸展示区，参观者兴趣浓厚、纷纷体验。活动将中医针灸与传拓、剪纸、彩塑、药香等多种非物质文化遗产体验活动相结合，共同进行非物质文化遗产互动展示，为吉尔吉斯斯坦民众献上一场丰富多彩的互动盛会，受到参会专家的好评。

（五）俄罗斯站活动

2019年8月8~10日，第3届俄罗斯贝加尔湖国际传统医学科学与实践研讨会在俄罗斯布里亚特共和国首府乌兰乌德市召开。在"传统医学融入现代医学的途径"这一主题的凝聚下，来自10多个国家的传统医学、中医针灸专家学者及中俄、中蒙医药企业机构的200余名代表参加会议。世界针联主席刘保延分别为俄罗斯布里亚特共和国卫生

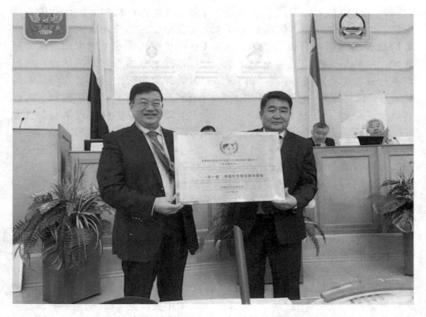

图8-2-6　2019年8月8~10日，由世界针灸学会联合会主办的第3届俄罗斯贝加尔湖国际传统医学科学与实践研讨会在俄罗斯布里亚特共和国乌兰乌德市召开，世界针灸学会联合会主席刘保延为俄罗斯布里亚特共和国卫生部临床医疗康复"东方医疗中心"授牌

部临床医疗康复"东方医疗中心"和俄罗斯卫生部伊尔库茨克国立医学学历后教育科学院"俄罗斯医学院继续教育学院"授牌,启动世界针联"一带一路"国际组织传承教育基地合作培训项目。国家重点研发计划项目"针灸优势病种疗效评价国际合作研究"项目组受邀参会并在针灸优势病种的治疗方案培训班讲授理论知识,指导临床技术。

(六)摩洛哥站活动

2019年9月19日,来自摩洛哥教育界、医学界、皇室成员、相关团体等对中医针灸充满期待的近百名代表在穆罕默德五世大学学术会堂参加世界针联"一带一路"中医针灸风采行系列活动。本站活动围绕"中医科学与实践"的主题,在"世界非物质文化遗产中医针灸展"中拉开帷幕。五世大学副校长谢里夫·扎菲尔·基塔尼、世界针联主席刘保延致辞,孔子学院外方院长叶特利比·卡利玛和中方院长李宁主持活动。

(七)毛里求斯站活动

2019年9月21日,首届中国－毛里求斯中医药针灸高峰论坛在毛里求斯首都路易港召开,世界针联"一带一路"中医针灸风采行系列活动再次走进毛里求斯。活动由世界针联、中国中医科学院和毛里求斯卫生部共同主办,由中国驻毛里求斯使馆、毛里求斯中国文化中心和世界针联团体会员毛里求斯中国传统针灸推拿学会联合承办。来自中毛两国的专家学者就国际中医针灸发展现状及优势、针灸治疗痛症、中风、糖尿病,特别是妇科疾病等多个议题进行充分研讨和学术交流。活动期间举办世界非物质文化遗产中医针灸文化展,图文展示中医针灸的早期历史、诊疗技术、养生保健及现代发展。世界针联主席刘保延为观展民众讲解,使其近距离感受中国传统医药文化底蕴,了解中医针灸的奥妙。

(八)捷克站活动

2019年11月18日,来自捷克医学界、政界、相关团体等对中医针灸充满期待的几十名代表齐聚一堂,在

中国－捷克中医中心参加世界针联"一带一路"中医针灸风采行系列活动。本站活动在世界非物质文化遗产中医针灸展中拉开帷幕。中国驻捷克大使张建敏、捷克总统顾问哈谢克·米哈尔、捷克卫生部副部长罗曼·普利姆拉等官员出席活动并致辞。世界针联与捷克中医与替代医学基金会、捷克针灸学会达成后续合作意向。世界针联专家向捷克民众进行科普讲座和健康咨询。

(九)波兰站活动

2019年11月20日,世界针联"一带一路"中医药针灸风采行专家代表团一行走进克拉科夫。雅盖隆大学第一副校长、医学院院长格罗基斯齐与世界针联主席刘保延率领的代表团举行会见,并就中波中医发展进行探讨。在中波针灸与综合健康研讨会上,世界针联中医针灸专家代表团与波兰医学界同仁就中医治疗理念及方法进行交流。在克拉科夫孔子学院举办的"印象中医"养生大讲堂上,当地120多名孔子学院学生听取《"慧眼"看中医》《脊柱与健康》的专题讲座,师生互动密切,交流深入,取得广泛影响。

(杨宇洋)

【世界医学气功学会】

主　席:王庆国

副主席:吴道霖(意大利)、黄志伟(美国)、许明堂(美国)、马尔克思·本卡特 MARCUS BONGART(瑞典)、万苏建(中国)、伯纳德·沙浓 Bernad·Shannon(美国)、王超群(加拿大)、艾伦·凯尔森 ALAN KELSON(澳大利亚)、林　健(中国)、徐明堂(中国)、杨武财(中国台湾)、赵婉君(中国香港)、带津良一(日本)、罗悠真(日本)、早岛妙听(日本)、青岛大明(日本)、钟　清(阿根廷)、路　军 Sunny Junlu(新西兰)、孙尚传(中国)、张文春(中国)、魏

玉龙(中国)

秘书长:靳振洋

地　址:北京市朝阳区北环三环东路11号

邮　编:100029

电　话:010－64286909/64286908

传　真:010－64211591

网　址:www.wasmq88.com

电子信箱:wasmq89@163.com

常设机构:办公室、秘书处

业务范围:理论研究、学术交流、业务培训、书刊编辑、国际合作、咨询服务

2019年学会工作概况

经国家中医药管理局〔国中医药人教人事便函(2019)86号〕关于同意世界医学气功学会开展换届工作的批复,学会于2019年10月31日至11月2日在北京召开世界医学气功学会第六届会员代表大会。一是大会作了第五届理事会工作总结,肯定成绩,找出差距。二是经过充分讨论,选举产生新一届理事会成员。新理事会在第五届理事会基础上,增加了工作在一线的专家、学者和年轻骨干,充实了理事会的力量。参加会议的有来自十多个国家共192人,其中国外代表近100人。三是会议时逢学会成立30周年,主要总结30年以来的工作,并对30年来在临床、科研等不同岗位作出突出贡献的专家、学者以及气功爱好者和学术团体进行口头表彰。四是会议进行学术交流,收到论文91篇,其中54篇在大会作交流,十多个国家的气功师进行功法演示,扩大了医学气功在世界各国的影响。五是召开第六届理事会第一次会议,对今后的工作进行研讨,认为气功事业的发展,人才的培养非常重要;必须进行规范化管理,使医学气功事业走向科学化、规范化。

(华　源)

【国际标准化组织/中医药技术委员会秘书处(ISO/TC 249)】

主　席:沈远东(中国)

秘书长:桑　珍(中国)

地　址:上海市黄浦区普安路189号曙光大厦7楼C座

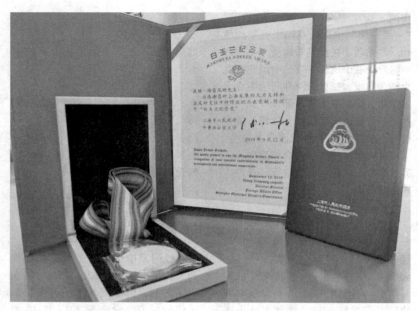

图8－2－7　2019年9月12日，ISO/TC 249前主席戴维·格雷厄姆博士获得上海市"白玉兰纪念奖"

邮　　编：200021

电　　话：021－53821520

网　　址：www. iso. org/committee/598435. html

电子信箱：mscsh2009@gmail. com

常设机构：上海市中医药研究院

业务范围：所有起源于古代中医学并能共享一套标准的传统医学体系标准化领域的工作。涵盖传统与现代继承发展的两大方面。具体负责中药原材料质量与安全、中药制成品质量与安全、医疗设备质量与安全及信息等领域的标准化工作，且包括服务类标准（限于产品的安全使用、设备与药物的交付、不涉及临床实践及产品的临床应用）

期　　刊：《ISO/TC 249 Newsletter》

2019年秘书处工作概况

2019年，ISO/TC 249共发布中医药国际标准15项，ISO中医药国际标准发布总数达47项，有41项国际标准在制定过程中。

为提升国际标准制定质量，增进成员国之间沟通交流，ISO/TC 249秘书处于2019年3月30～31日在上海举行开放周活动。活动邀请ISO/TC 249内7个工作组的负责人，以及日本、美国代表团团长共15位国内外专家参与。活动主题聚焦提升标准质量，增进沟通协调。ISO/TC 249秘书处开放周活动由ISO/TC 249秘书处于2015年倡议发起，已举办5届。该活动借鉴ISO总部的ISO开放周形式，旨在促进各成员国与秘书处之间的沟通交流，增进彼此的互信与理解，从而更高效地推进国际标准化工作。

2019年6月2～6日，ISO/TC 249第十次全体成员大会在泰国曼谷召开。来自中国、日本、韩国、美国、加拿大、德国、西班牙、挪威、澳大利亚、泰国、越南、沙特共12个成员国以及世界中医药学会联合会（WFCMS）、世界针灸学会联合会（WFAS）、国际标准化组织/健康信息技术委员会（ISO/TC 215）3个联络组织共228名代表参加大会。大会共收到来自中国、韩国、德国、沙特以及世界中医药学会联合会共27项新提案。大会期间提案项目负责人对新提案进行汇报、答辩和讨论，专家共识度较高的10项提案项目进入立项投票阶段。

2019年6月，ISO/TC 249专家

廖利平教授荣获"ISO卓越贡献奖"，该奖项是ISO为了表彰在国际标准领域作出杰出贡献的专家及团队而设立。廖利平教授及其团队长期致力于中医药国际标准化工作，先后主导研制并发布6项"中药编码"国际标准，为中医药国际标准化作出杰出贡献。

在ISO/TC 249秘书处的积极努力下，俄罗斯与布隆迪于2019年正式加入ISO/TC 249，截至2019年底，ISO/TC 249有23个积极成员体和18个观察成员体。

2019年9月12日，ISO/TC 249前主席戴维·格雷厄姆博士获得上海市"白玉兰纪念奖"，以表彰他在中医药国际标准化领域所作出的杰出贡献。"白玉兰纪念奖"是上海市对外表彰系列奖项之一，旨在表彰和鼓励投身上海改革开放伟大事业，为上海建设卓越的全球城市和社会主义现代化国际大都市贡献智慧和力量的外籍人士，有1216位外籍人士获此殊荣。

（徐晓婷）

（三）地方性社会组织

1. 北京市

【北京中医药学会】

会　　长：屠志涛（2019年6月任职）、赵　静（2019年6月免职）

副 会 长：邓　娟、冯兴中、吉保民、刘清泉、李秋艳、张学智、陈　勇、林建平、高　颖、高彦彬、窦永起、裴晓华

秘 书 长：邓　娟（兼）

副秘书长：王春生、杨　娜

地　　址：北京市东城区东单三条甲七号

邮　　编：100005

电　　话：010－65223477

网　　址：bjacm. com. cn

电子信箱：bjzyyxh@163. com

（杨　娜）

【北京中西医结合学会】

会　　长：刘清泉

副 会 长：冯兴中、杨明会、陈　勇、程学仁、王成祥、杨晋翔、

亢泽峰、刘金民、阴颖宏、
高彦斌、徐春凤、王笑民、
张贵民、王建辉、宋春生、
谢院生、吴英峰

秘　书　长：刘　刚

副秘书长：韩玉洋、王　鹏、庞　博、
唐　璇

地　　　址：北京市东城区东单三条
甲七号 124 室

邮　　　编：100005

电　　　话：010 - 65250460

网　　　址：bjaim. org. cn

电子信箱：bjzxyjhxh@ 126. com

（李　萌）

【北京针灸学会】

会　　　长：王麟鹏

常务副会长：程海英

副　会　长：王丽平、李　彬、吴中朝、
赵百孝、刘存志、刘志顺、
赵吉平

秘　书　长：黄　毅

副秘书长：于小刚、李冬梅、张万龙、
赵　宏

地　　　址：北京市东城区美术馆后
街小取灯胡同 5 号

邮　　　编：100010

电　　　话：010 - 64037810

网　　　址：www. bjaam. org. cn

电子信箱：bjzjxh9495@ 126. com

（赵　因）

【北京中医协会】

会　　　长：陈　誩

副　会　长：马谊平、朱亚春、陈立新、
杨明会、张明海、徐希胜、
郭桂明、程爱华

秘　书　长：徐希胜（兼）

执行秘书长：朱桂荣

副秘书长：金　玫、郑　毅、杨晓晖

监　事　长：王大千

地　　　址：北京市朝阳区小关北里
218 号北京藏医院内门诊
楼 4 层

邮　　　编：100029

电　　　话：010 - 64007339

网　　　址：www. bjtcm. gov. cn

电子信箱：beijingzyxh@ 163. com

（苗　艳）

【北京中医药养生保健协会】

会　　　长：赖南沙

副　会　长：翟华强、龚燕冰

秘　书　长：韩冰晶

地　　　址：北京市东城区西总布胡
同 46 号 c 座

邮　　　编：100005

电　　　话：010 - 84293032

网　　　址：www. bhatcm. com

电子信箱：bhatcm@ 126. com

（赖南沙）

2. 天津市

【天津市中医药学会】

会　　　长：李庆和

副　会　长：毛静远、郭利平、陈宝贵、
雒明池、张宗礼、李忠廉、
苗富来

秘　书　长：苗富来（兼）

副秘书长：张　宇

地　　　址：天津市和平区南京路 98
号 301 室

邮　　　编：300040

电　　　话：022 - 23032602

网　　　址：www. yyglb. org

电子信箱：tjzyyxh@ 126. com

（苗富来）

【天津市中西医结合学会】

会　　　长：张伯礼

副　会　长：张玉环、张军平、白人骁、
李志军、朱广丽

秘　书　长：马　薇

地　　　址：天津市和平区南京路 98
号 301 室

邮　　　编：300040

电　　　话：022 - 23032635

网　　　址：www. yyglb. org/list -
027238734833. aspx

电子信箱：zxjhxh@ 126. com

（马　薇）

【天津市针灸学会】

会　　　长：王　舒

副　会　长：李　平、张智龙、熊　杰、
张春红、郭家奎、郭　义

秘　书　长：李　萌

副秘书长：马　泰、李　岩

地　　　址：天津市和平区南京路 98
号 301 室

邮　　　编：300040

电　　　话：022 - 23120580

网　　　址：www. yyglb. org/list -
302733863708. aspx

电子信箱：tjzj0580@ 163. com

（李　萌）

3. 河北省

【河北省中医药学会】

会　　　长：孔祥骊

常务副会长：武　智

副　会　长：马玉琛、王文举、王亚利、
田振华、刘玉洁、刘增祥、
孙士江、张书臣、张明柱、
李佃贵、李振江、高社光、
裴　林

秘　书　长：武　智（兼）

常务副秘书长：王彦刚

副秘书长：刘桂香、王　欢

地　　　址：河北省石家庄市槐安东
路 97 号

邮　　　编：050021

电　　　话：0311 - 85804846

电子信箱：hbszyyxh@ 126. com

（王　欢）

【河北省中西医结合学会】

会　　　长：李佃贵

副　会　长：王立新、王艳君、孔祥骊、
石仲仁、吕佩源、杜惠兰、
李　勇、李　琦、李炳茂、
杨淑莲、陈志强、胡万宁、
胡书芬、贾振华、郭登洲

秘　书　长：武　智

常务副秘书长：戴明启

副秘书长：高长玉、赵玉斌、唐晓亮

地　　　址：河北省石家庄市槐安东
路 97 号

邮　　　编：050021

电　　　话：0311 - 85814762

电子信箱：hbszxyjyjhxh@ 126. com

（张晓宁）

【河北省针灸学会】

会　　　长：康锁彬

副　会　长：于　岩、王九一、王国明、
王艳君、白志杰、李桂林、
杨志新、袁　军、贾春生、
崔林华、谢占清、黄　茂

秘　书　长：袁　军（兼）

常务副秘书长：刘桂香
副秘书长：黄 茂（兼）、阎青梅
地 址：河北省石家庄市槐安东
路 97 号
邮 编：050021
电 话：0311 - 85804846
电子信箱：hbszjxh9@126.com
（刘桂香）

4. 山西省

【山西省中医药学会】
理 事 长：周 然
副理事长：文 渊、王晞星、冯前进、
白兆芝、乔连厚、齐炳义、
张文广、李先荣、杨恩建、
徐生旺、柴瑞霭、贾汉章、
魏中海
秘 书 长：文 渊（兼）
副秘书长：任光荣、邹本贵
地 址：山西省太原市东华门
23 号
邮 编：030013
电 话：0351 - 3580330
（刘 浚）

【山西省中西医结合学会】
理 事 长：王裕颐
副理事长：张 才、李文学、李秀莲、
杨 波、赵通理、柴瑞霁、
陶功定、冯五金、宋明锁
秘 书 长：宋明锁（兼）
副秘书长：李静萍、赵建平、郭媛媛
地 址：山西省太原市并州西街
46 号
邮 编：030012
电 话：0351 - 4091118
（宋明锁）

【山西省针灸学会】
理 事 长：冀来喜
副理事长：雷 鸣、燕 平、文 洪、
孙德仁、田岳凤、邢文堂、
李建仲、李明磊、要金元、
温进中、路怀忠
秘 书 长：郝重耀
副秘书长：张天生、杨发明、张 涛、
段永峰、王 杰
地 址：山西省太原市平阳路北
园街 2 号
邮 编：030006

电 话：13466838493
电子信箱：sxzjxhpxb@163.com
（张天生）

5. 内蒙古自治区

【内蒙古自治区中医药学会】
会 长：于连云
副会长：石海燕、苏根元、刘院君、
刘宏泽、布 赫、相林扎
布、毕力格、毛洪海、赵
玉儒、刘成赋、刘 全、
高宝发、冯学斌、布 仁、
陈东亮、张景玲、魏秀英、
杨广源、苏 和、赵宇明、
赛西娅、陈玉华、师建平、
董秋梅、李 林、赵清树、
袁 军
秘 书 长：陈玉华（兼）
副秘书长：赵清树（兼）
地 址：内蒙古自治区呼和浩特
市新华大街 63 号 10 号楼
203 房间
邮 编：010055
电 话：0471 - 6945465
电子信箱：nmgzyyxh@126.com
（吕 晶）

【内蒙古自治区蒙医药学会】
会 长：乌 兰
副会长：其其格、杭盖巴特尔、
巴雅尔、布仁达来、伊
乐泰、王玉杰、陈沙娜、
特木其乐、阿古拉、陈
英松、白长喜、赵树忠、
胡毕斯哈拉图、巴根那、
布仁巴图、巴图德力根、
额尔敦朝鲁、奥乌力吉、
胡达来、斯琴巴特尔、
杨巴嘎纳、黄志刚、那
生桑
常务副会长：巴雅尔（兼）
秘 书 长：杭盖巴特尔（兼）
地 址：内蒙古自治区呼和浩特
市行大街 63 号 10 号楼
201 房间
邮 编：010055
电 话：0471 - 6613622
电子信箱：a812812812@qq.com
（萨其拉）

6. 辽宁省

【辽宁省中医药学会】
会 长：曹建波
副会长：李国信、张 燚、许 斌、
白长川、甄路开、王迎春、
刘 宁、陆 旭、陈全胜、
周 野、赵明拥、逯亚新
秘 书 长：李国信（兼）
副秘书长：杨鹤祥
地 址：辽宁省沈阳市和平区砂
阳路 266 号
邮 编：110005
电 话：024 - 23397508
网 址：www.lnatcm.com
电子信箱：327984198@qq.com
（李敏夫）

【辽宁省中西医结合学会】
会 长：杨关林
副会长：张 君、李铁楠
秘 书 长：赵 刚
副秘书长：沈 海
地 址：辽宁省沈阳市皇姑区北
陵大街 33 号
邮 编：110032
电 话：024 - 31961533
电子信箱：lnszxyjhxh@126.com
（佟 跃）

【辽宁省针灸学会】
会 长：张立德
副会长：马铁明、裴景春、王志义、
汪振宇、刘国庆、任 路、
李 铁、周鸿飞、成泽东
秘 书 长：马铁明（兼）
副秘书长：王淑娟、董宝强、樊 旭
地 址：辽宁省沈阳市皇姑区崇
山东路 79 号
邮 编：110847
电 话：024 - 31207318
网 址：www.lnzhenjiu.cn
电子信箱：lnzjxh2016@163.com
（林 卉）

【辽宁省中药学会】
会 长：康廷国
副会长：谢 明、殷 军、赵 喆、
贾天柱
秘 书 长：高仁杰
副秘书长：王 飞

地　　址：辽宁省沈阳市皇姑区崇
　　　　　山东路 79 号
邮　　编：110032
电　　话：024 - 31207301
电子信箱：lngrj@ 126. com

（高仁杰）

【辽宁省蒙医药学会】
会　　长：陶淑霞
副 会 长：王焕柱、王冬梅、刘国升、
　　　　　王大雷、陈东龙、尚国祥、
　　　　　张绍武
秘 书 长：李晓波
副秘书长：齐慧勇、尹喜坤、陈菊玲、
　　　　　刘玉红、李桂兰、刘根顺
地　　址：辽宁省阜新市阜新蒙古
　　　　　族自治县北环路 123 号
邮　　编：123199
电　　话：0418 - 8834016
电子信箱：smyyxh - 5220@ 163. com

（齐　叶）

【辽宁省养生康复学会】
会　　长：初　杰
副 会 长：樊旭、陈以国、马铁明、
　　　　　鞠宝兆、任　路、张志强
秘 书 长：樊旭（兼）
副秘书长：卞　镝、隋月皎
地　　址：辽宁省沈阳市皇姑区崇
　　　　　山东路 79 号 5 号楼 1 楼
邮　　编：110847
电　　话：024 - 31207071
电子信箱：fanxulw@ 163. com

（樊　旭）

7. 吉林省

【吉林省中医药学会】
会　　长：宋柏林
副 会 长：冷向阳、丛德毓、陈心智、
　　　　　董宇翔、孙良金、张海波、
　　　　　鲁沿坪、高　陆、田洪赋、
　　　　　徐守成、王　鹰、启　明、
　　　　　李世明、李根培、张斗元、
　　　　　王伟杰、周国彬、宋　波、
　　　　　沈　晗、陈大勇、李一奎、
　　　　　郑均则、王　龙、魏志孝、
　　　　　李　平、于　涛、王国君、
　　　　　王炳强、李明宇
秘 书 长：朱桂祯（兼）
地　　址：吉林省长春市净月经济

开发区博硕路 1035 号长
春中医药大学办公楼
412、417 室
邮　　编：130117
电　　话：0431 - 81703249
网　　址：www. jlzyy. com
电子信箱：jlszyyxh2006@ 163. com

（吴　琼）

【吉林省中西医结合学会】
会　　长：宋柏林
副 会 长：王升平、王伟杰、田洪赋、
　　　　　丛德毓、孙良金、杨　弋、
　　　　　沈　晗、张　越、陈心智、
　　　　　陈明强、郑均则、房学东、
　　　　　程海涛、黎明全
秘 书 长：张晓慧
地　　址：吉林省长春市朝阳区和
　　　　　光胡同 556 号
邮　　编：130021
电　　话：0431 - 86177373
网　　址：www. jlzxy. org
电子信箱：jlzxyjh@ 163. com

（张晓慧）

【吉林省针灸学会】
会　　长：王富春
副 会 长：崔立金、董宇翔、窦逾常、
　　　　　高长喜、韩春霞、何南芙、
　　　　　李静苗、李种泰、刘　东、
　　　　　刘明军、刘　洋、王朝晖、
　　　　　王洪峰、王　龙、王喜臣、
　　　　　武玉和、杨启光、张为民、
　　　　　张晓东、赵金祥、赵树军
秘 书 长：李　铁
地　　址：吉林省长春市净月经济
　　　　　开发区博硕路 1035 号
邮　　编：130117
电　　话：0431 - 84523318
网　　址：www. jlszjxh. com
电子信箱：33636038@ qq. com

（李　铁）

【吉林省中药协会】
会　　长：张大方
副 会 长：陈心智、郭春林、高　陆、
　　　　　张　睿、郑俊明
秘 书 长：侯晓琳
地　　址：吉林省长春市净月经济
　　　　　开发区金城街 919 号

邮　　编：130000
电　　话：0431 - 85877381
网　　址：www. jlatcm. org
电子信箱：webmaster@ jlatcm. org

（王书凯）

【吉林省中医药健康产业协会】
会　　长：陈心智
名誉会长：贾云峰
副 会 长：修涞贵、艾长山、柏荣慧、
　　　　　陈大勇、杜占生、冯　卓、
　　　　　弓国华、关凤媛、郭铁生、
　　　　　韩　丹、贺金星、胡　铭、
　　　　　李凤军、李明宇、刘兴东、
　　　　　刘　阳、马洪君、邵永佐、
　　　　　绳长福、王昌辉、王君济、
　　　　　温惠钧、武传静、徐冰娜、
　　　　　徐章富、薛玉娥、杨　哲、
　　　　　项　颗、袁兴震、张德源、
　　　　　张海波、王　鹰、钟继成、
　　　　　冷春生、王振国、郭永刚、
　　　　　于长顺、宗　平
秘 书 长：朱桂祯（兼）
副秘书长：吴　琼、朱玉洁
地　　址：吉林省长春市净月经济开
　　　　　发区博硕路 1035 号（长春
　　　　　中医药大学办公楼 417 室）
邮　　编：130117
电　　话：0431 - 81703249
电子信箱：jkcyxh2015@ 163. com

（李静静）

【吉林省民营中医医疗机构协会】
会　　长：张海波
副 会 长：于占权、王玉山、王守永、
　　　　　王君济、王照伟、宋莲凤、
　　　　　岳士才、高　峰、单晓春、
　　　　　杨振泳、于明华、关凤媛、
　　　　　鲁沿坪、曲洪娟、魏百卉、
　　　　　丛贺东、杨贸翔
秘 书 长：朱桂祯
副秘书长：杨中华
地　　址：吉林省长春市朝阳区建
　　　　　设街 1227 号
邮　　编：130061
电　　话：0431 - 86177879
网　　址：www. jilinzhonyi. org
电子信箱：jlmyzy@ 163. com

（于　野）

8. 黑龙江省

【黑龙江省中医药学会】
会　　长：王学军
秘 书 长：杜广洲
地　　址：黑龙江省哈尔滨市香安
　　　　　街72号黑龙江省中医药
　　　　　科学院
电　　话：0451－55651561
（曲峰）

【黑龙江省中西医结合学会】
会　　长：李显筑
秘 书 长：靳万庆
地　　址：黑龙江省哈药路99号
电　　话：0451－84513382
（曲峰）

【黑龙江省针灸学会】
会　　长：孙忠人
秘 书 长：王 顺
地　　址：黑龙江省哈尔滨市香安
　　　　　街72号黑龙江省中医药
　　　　　科学院
电　　话：13633635455
（曲峰）

【黑龙江省中药材种植产业协会】
会　　长：马长春
秘 书 长：燕新洪
地　　址：黑龙江省绥化农垦管理
　　　　　局中药办
电　　话：0455－8763111
（曲峰）

【黑龙江省中药材流通产业协会】
会　　长：侯凤祥
副 会 长：王伟明、陈笑研、马明丽
秘 书 长：阎雪莹
地　　址：黑龙江省哈尔滨市香坊区
　　　　　赣水路30号地王大厦1006
电　　话：0451－8226335
（曲峰）

【黑龙江省民族医药学会】
会　　长：侯安会
秘 书 长：孟庆刚
地　　址：黑龙江省哈尔滨市地段
　　　　　街151号
电　　话：13904517516
（曲峰）

9. 上海市

【上海市中医药学会】
会　　长：胡鸿毅
副 会 长：郑 锦、肖 臻、周 华、
　　　　　房 敏、徐 建、彭 文、
　　　　　花根才、陆金根、沈远东、
　　　　　杨 弘、周 嘉、陆嘉惠、
　　　　　邓海巨、余卫东
秘 书 长：陆金根（兼）
常务副秘书长：谈美蓉
地　　址：上海市北京西路1623号
邮　　编：200040
电　　话：021－62532271
网　　址：www.shszyyxh.org
电子信箱：shszyyxh205@163.com
（金文玉）

【上海市中西医结合学会】
会　　长：凌昌全
副 会 长：施建蓉、肖 臻、周 华、
　　　　　房 敏、周 嘉、蔡定芳、
　　　　　陈 震、肖涟波、王杰宁、
　　　　　彭 文、李永忠、吴佩颖、
　　　　　朱玉陵、苏俊英
秘 书 长：张友根
副秘书长：李文伟、向延卫
地　　址：上海市静安区北京西路
　　　　　1623号
邮　　编：200040
电　　话：021－62581714
网　　址：www.shcim.org.cn
电子信箱：shcim81@163.com
（于芸）

【上海市针灸学会】
会　　长：吴焕淦
副 会 长：丁光宏、东贵荣、王文清、
　　　　　张海蒙、刘慧荣
秘 书 长：刘慧荣（兼）
地　　址：上海市静安区北京西路
　　　　　1623号
邮　　编：200040
电　　话：021－62676864
电子信箱：shanghaizhenjiu@ystt.org.cn
（郭欣欣）

10. 江苏省

【江苏省中医药学会】
会　　长：陈亦江
副 会 长：朱 岷、吴勉华、黄亚博、

方祝元、孙志广、张 琪、
陆 曙、周 炜
秘 书 长：黄亚博（兼）
副秘书长：费忠东
地　　址：江苏省南京市鼓楼区汉
　　　　　中路282号
邮　　编：210029
电　　话：025－86669019
网　　址：www.jstcm.com
电子信箱：SL@jstcm.cn
（张元清）

【江苏省中西医结合学会】
会　　长：陈亦江
副 会 长：段金廒、黄亚博、曾庆琪、
　　　　　王佩娟、许家仁、陈延年、
　　　　　葛惠男、张培影
秘 书 长：黄亚博（兼）
副秘书长：陈 宁
地　　址：江苏省南京市鼓楼区汉
　　　　　中路282号
邮　　编：210029
电　　话：025－86617284
网　　址：www.jstcm.com
电子信箱：QYY@jstcm.cn
（张元清）

【江苏省针灸学会】
会　　长：陈亦江
副 会 长：夏有兵、黄亚博、倪光夏、
　　　　　施振东、孙建华
秘 书 长：黄亚博（兼）
副秘书长：费忠东
地　　址：江苏省南京市鼓楼区汉
　　　　　中路282号
邮　　编：210029
电　　话：025－86669019
网　　址：www.jstcm.com
电子信箱：SL@jstcm.cn
（张元清）

11. 浙江省

【浙江省中医药学会】
会　　长：肖鲁伟
副 会 长：王晓鸣、吕圭源、李明焱、
　　　　　杨 勇、范永升、姚新苗、
　　　　　柴可群、曹 毅、崔 云、
　　　　　程锦国、蔡宛如、魏 明
秘 书 长：王晓鸣（兼）
地　　址：浙江省杭州市拱墅区莫

干山路 110 号华龙商务大厦 19 楼 1902 室
邮　　编：310005
电　　话：0571 - 85166805
网　　址：www. zjszyyxh. com
电子信箱：zjszyyxh@ 126. com

（方敏娟）

【浙江省中西医结合学会】

会　　长：柴可群
副 会 长：朱杭烈、孙元水、严　敏、
　　　　　郑文球、徐　侃、黄　琦、
　　　　　程向东、温成平、裘云庆、
　　　　　蔡利辉、蔡宛如
秘 书 长：李亚平
副秘书长：张文娟、郑名友
地　　址：浙江省杭州市西湖区天目山路 132 号
邮　　编：310007
电　　话：0571 - 88849116
网　　址：www. zjtcmwm. com
电子信箱：zjszxyjhxh@ 163. com

（张文娟）

【浙江省针灸学会】

会　　长：方剑乔
副 会 长：宣丽华、阮步青、金肖青、
　　　　　姚新苗、陈华德
秘 书 长：陈华德（兼）
副秘书长：林咸明
地　　址：浙江省杭州市上城区庆春路 23 号中医大厦 818 室
邮　　编：310009
电　　话：0571 - 87238252
网　　址：www. zjszjxh. com
电子信箱：zjszjxh@ 163. com

（王芳芳）

12. 安徽省

【安徽省中医药学会】

理 事 长：（暂缺）
副理事长：李泽庚、姚应水、周美启、
　　　　　肖　锋、杨　骏、杨文明、
　　　　　黄学勇、李道昌、彭俊宇、
　　　　　龚建议、朱月信
秘 书 长：肖　锋（兼）
副秘书长：蒋宏杰、王继学、吴德玲
地　　址：安徽省合肥市包河区屯溪路 435 号

邮　　编：230022
电　　话：0551 - 62998560
网　　址：www. ahszyyxh. cn

（王继学）

【安徽省针灸学会】

理 事 长：杨　骏
副理事长：黄学勇、储浩然、周美启、
　　　　　胡　玲、曹　奕、唐　巍、
　　　　　彭长林、袁爱红、王　敏、
　　　　　李思康
秘 书 长：储浩然（兼）
副秘书长：王二争、李　梦
地　　址：安徽省合肥市寿春路 300 号（安徽省针灸医院内）
邮　　编：230061
电　　话：0551 - 62668841/62668861
电子信箱：ahszjxh@ 163. com

（王二争）

13. 福建省

【福建省中医药学会】

会　　长：刘建忠
副 会 长：魏世超、卢明忠、黄俊山、
　　　　　张峻芳、余天泰
秘 书 长：苏彩平
副秘书长：蔡昭莲
地　　址：福建省福州市鼓屏路 61 号
邮　　编：350003
电　　话：0591 - 87818827
电子信箱：fjszyyxh@ 163. com

（林　巧、林　云）

【福建省中西医结合学会】

会　　长：朱　琪
副 会 长：文　丹、李　芹、陈传本、
　　　　　吴成翰、彭　军、徐国兴、
　　　　　姜　杰、刘宪俊
秘 书 长：林淑琴
副秘书长：郭双燕、闵　军
地　　址：福建省福州市鼓屏路 61 号
邮　　编：350001
电　　话：0591 - 87835550
电子信箱：zxyjhxh@ 163. com

（史惠梅）

【福建省针灸学会】

会　　长：吴　强
副 会 长：郑美凤、许金森、陈　捷、
　　　　　吴明霞、周文强、万文蓉、

郭　伟、陈旭军
秘 书 长：陈　素
副秘书长：林　栋、郑淑霞、王　舰
监 事 长：姚志芳
副监事长：苏稼夫、徐珊宁
支部书记：许金森（兼）
地　　址：福建省福州市鼓屏路 61 号
邮　　编：350003
电　　话：0591 - 62091291
电子信箱：fjszjxh@ 163. com

（陈　素）

【福建省中医药研究促进会】

会　　长：彭　军
常务副会长：杨　琳
副 会 长：万文蓉、王荣泉、朱　琪、
　　　　　庄展齐、李　晔、范海青、
　　　　　郑东海、郑美凤
监 事 长：郭为汀
秘 书 长：杨　琳（兼）
地　　址：福建省福州市鼓楼区湖东路 276 号同心楼 11 层
邮　　编：350003
电　　话：0591 - 88016552
电子信箱：f88016552@ 126. com

（孙天翔）

【福建省中医体质调理学会】

会　　长：林丽莉
副 会 长：林　栋、郑国进、杨宗保
秘 书 长：朱贲峰
副秘书长：陈采益
地　　址：福建省福州市鼓楼区软件大道 28 号实达博雅园 4 - 506
邮　　编：350003
电　　话：0591 - 83262802
电子信箱：fjszytztlxh@ 163. com

（邓梦瑶）

14. 山东省

【山东中医药学会】

会　　长：于淑芳
副 会 长：田景振、杨传华、张成博、
　　　　　吉中强、赵渤年、齐元富、
　　　　　毕宏生、司国民、张立祥、
　　　　　耿　杰
秘 书 长：赵渤年（兼）
副秘书长：韩　莉
地　　址：山东省济南市历下区燕

子山西路 7 号山东省中
医药研究院
邮　　编：250014
电　　话：0531 - 67873166
网　　址：www. sdtcm. net
电子信箱：sdtcma@ 126. com

（韩　莉）

【山东中西医结合学会】
会　　长：武继彪
副 会 长：高　毅、冯建华、李　伟、
刘　宏、刘向红、孙保亮、
闫雪生、聂志广、孙树印、
牟作峰、赵　菁
秘 书 长：高　毅（兼）
副秘书长：师　伟、陈守强
地　　址：山东省济南市历下区燕
子山西路 7 号山东省中
医药研究院
邮　　编：250014
电　　话：0531 - 67873166
网　　址：www. sdtcm. net
电子信箱：sdtcma@ 126. com

（师　伟）

【山东针灸学会】
会　　长：高树中
副 会 长：陈少宗、杜广中、马　胜、
李心沁、刘英才、戴淑青
秘 书 长：陈少宗（兼）
副秘书长：郭珊珊、傅心昊、于岩瀑
地　　址：山东省济南市历下区燕
子山西路 7 号山东省中
医药研究院
邮　　编：250014
电　　话：0531 - 67873166
网　　址：www. sdtcm. net
电子信箱：sdaam1986@ 126. com

（傅心昊）

【山东省中药材行业协会】
会　　长：张贵仁
常务副会长：王剑峰
副 会 长：张贵民、王荔强、曾英姿、
杜新磊、朱光明、马俊华、
王洪波、刘孟建、李　明、
张　艳、李奉胜、李兆运、
李圣波、王昌明、张桂成、
邢　阳、崔彦伟、曹玉华、
胡　清、易贤兵、张　涛、

范吉连、徐英明、田增宝、
王　玮
秘 书 长：王荔强（兼）
常务副秘书长：周骥凡
副秘书长：李贵海、马传江、杨纯国、
刘　伟、韩金龙
地　　址：山东省济南市共青团路
28 号
邮　　编：250014
电　　话：0531 - 80660377
网　　址：www. sdzyhy. org. cn
电子信箱：sdszyhy@ 163. com

（江丽丽）

15. 河南省
【河南省中医药学会】
副 会 长：方家选、郑玉玲、孙耀志
秘 书 长：王端权
地　　址：河南省郑州市银通路 18 号
邮　　编：450000
电　　话：0371 - 65052936
网　　址：www. hnacm. org. cn
电子信箱：hnszyyxh@ sina. com

（高　纯）

【河南省中西医结合学会】
副 会 长：李建生、郑玉玲
副秘书长：朱明军
地　　址：河南省郑州市银通路 18 号
邮　　编：450000
电　　话：0371 - 65052936
网　　址：www. hnacm. org. cn
电子信箱：hnszyyxh@ sina. com

（高　纯）

【河南省针灸学会】
副 会 长：路　玫
副秘书长：周友龙
地　　址：河南省郑州市银通路 18 号
邮　　编：450000
电　　话：0371 - 65052936
网　　址：www. hnacm. org. cn
电子信箱：hnszyyxh@ sina. com

（高　纯）

【河南省康复医学会】
会　　长：冯晓东
副 会 长：钱宝延、何予工、郭钢花、
赵立连、尚　清、郭学军、
李彦杰、吴明生

秘 书 长：刘承梅
地　　址：河南省郑州市人民路 19 号
邮　　编：450000
电　　话：0371 - 63310155
网　　址：www. henankangfu. com
电子信箱：hnskfyxh2014@ 163. com

（冯晓东）

16. 湖北省
【湖北省中医药学会】
会　　长：王　华
副 会 长：吕文亮、王汉祥、刘建忠、
苏光祥、胡　绍、苏　文
秘 书 长：胡永年
地　　址：湖北省武汉市武昌区县
华林特一号 2 号楼 307 室
邮　　编：430061
电　　话：027 - 68889152
传　　真：027 - 68889152
网　　址：www. hbzyy. org. cn

（刘俊峰）

【湖北省中西医结合学会】
会　　长：姚　云
副 会 长：阮力艰、陆付耳、张明敏、
沈　霖、丁国华、林　军、
安长青、刘建忠、李天望、
段逸群、夏　平
秘 书 长：李天望（兼）
地　　址：湖北省武汉市武昌区东
湖路 165 号
邮　　编：430070

（刘憬慷）

【湖北省针灸学会】
会　　长：张红星
副 会 长：王　华、张　英、李建武、
陈邦国、周仲瑜、彭　力
秘 书 长：马　骏
地　　址：湖北省武汉市武昌区东
湖路 165 号
邮　　编：430070

（马朝阳）

【湖北省中医管理学会】
会　　长：涂远超
副 会 长：郭承初、李　涛、安长青、
官翠玲、李晓东、赵　旭
秘 书 长：李　涛（兼）
地　　址：湖北省武汉市洪山区珞

喻路 856 号湖北省中医院
光谷院区

邮　　编：430074

电子信箱：hbzygl@126.com

（罗晓琴）

17. 湖南省

【湖南省中医药和中西医结合学会】

会　　长：邵湘宁

秘 书 长：陈　斌

地　　址：湖南省长沙市湘雅路 30 号

邮　　编：410008

电　　话：0731 - 84822174

传　　真：0731 - 84822174

电子信箱：hnzyyxh@126.com

网　　址：www.hacm.org.cn

（陈　斌）

18. 广东省

【广东省中医药学会】

会　　长：吕玉波

副 会 长：王省良、郭　姣、王新华、
陈达灿、冼绍祥、曹礼忠、
李顺民、吕志平、李楚源、
许冬瑾、金世明

秘 书 长：何羿婷

地　　址：广东省广州市越秀区淘
金北路 77 号麓湖阁南塔
404 室

邮　　编：510095

电　　话：020 - 83600105

网　　址：www.gdszyyxh.org

电子信箱：gdzyyxh@163.com

（李畅欢）

【广东省中西医结合学会】

会　　长：郭　姣

副 会 长：王昌俊、吕志平、刘小虹、
李爱民、余细勇、张诗军、
张荣华、金世明、郑学宝、
谢　兵

秘 书 长：洪铭范

副秘书长：杨建新

地　　址：广东省广州市越秀区淘
金北路 77 号麓湖阁南塔
404 室

邮　　编：510095

电　　话：020 - 83600103

网　　址：www.gdszxyjhxh.org

电子信箱：gdszxyjhxh@163.com

（李畅欢）

【广东省针灸学会】

会　　长：符文彬

副 会 长：许能贵、杨卓欣、老锦雄、
江钢辉、王升旭、庄礼兴、
刘　悦、唐纯志、刘健华

秘 书 长：刘健华（兼）

副秘书长：赵蒨琦、王　聪、张继福、
于　涛、段　权

地　　址：广东省广州市越秀区大
德路 111 号广东省中医院
针灸科

邮　　编：510120

电　　话：020 - 81887233 - 34229

网　　址：www.gdszjxh.org.cn

电子信箱：gdacaam@163.com

（刘健华）

19. 广西壮族自治区

【广西中医药学会】

会　　长：唐　农

副 会 长：杨　斌、吴　林、邹崇棋、
易　平、罗伟生、罗世东、
岳　进、钟　鸣、唐友明、
覃裕旺、谢　胜、黎甲文

秘 书 长：黄波夫

副秘书长：唐宏亮、陈　炜

地　　址：广西壮族自治区南宁市
新民路 63 号

邮　　编：530012

电　　话：0771 - 2802519

网　　址：gxzxyjhxh.gxkjgzz.org.cn

电子信箱：gxzyyxh@163.com

（赵吉琼）

【广西中西医结合学会】

会　　长：唐　农

副 会 长：赵劲民、梁　健、谢　胜、
杨　渊、罗伟生、唐乾利、
曾志羽、周元明、杨建荣、
庞声航、杨建青、甘秀天、
官英勇、岳　进、蔡　葵、
杨　斌、谭　跃、黎忠文、
贝光明、谭勇明、唐继华、
徐　奎、赵开亮、韦思尊、
黄波夫、陈永斌、李荣祝、
李　方

秘 书 长：李　方（兼）

副秘书长：黄李平、邓　鑫

地　　址：广西壮族自治区南宁市
新民路 63 号

邮　　编：530012

电　　话：0771 - 2802519

网　　址：gxzxyjhxh.gxkjgzz.org.cn

电子信箱：lifang8888@163.com

（赵吉琼）

【广西针灸学会】

会　　长：范郁山

副 会 长：庞　勇、岳　进、赵彩娇、
吴新贵、陈日兰、何列涛、
朱　英、唐红珍、潘小霞、
黄伟贞、农泽宁、黄锦军、
汤昌华、王希琳、陈　勇、
黄玉建

秘 书 长：赵彩娇（兼）

副秘书长：吴健文、李珍娟

地　　址：广西壮族自治区南宁市
明秀东路 179 号

邮　　编：530001

电　　话：13737088197

网　　址：gxzjxh.gxkjgzz.org.cn/portal/
gxzjxh/main.action

电子信箱：gxzjxh2011@126.com

（李珍娟）

【广西民族医药协会】

会　　长：谭明杰

执行会长：庞宇舟、秦祖杰

副 会 长：黄国东、梁启成、韦英才、
林　江、卢汝梅、吴西西、
陈　锋、蓝毓营、李　彤、
何天富、钟　鸣、谷筱玉、
吕高荣、慕丽群、何春花

秘 书 长：黄国东（兼）

副秘书长：滕红丽、蒋桂江、李美康、
梁明坤、梁　威、张青槐、
闫国跃、余丽莹

地　　址：广西壮族自治区南宁市
五象新区秋月路 8 号

邮　　编：530200

电　　话：0771 - 3376996

网　　址：www.gxgjzy.com/gxmzyyxh/

电子信箱：gxmzyyxh@126.com

（杨盛鑫）

【广西瑶族医药研究院】

会　　长：董明姣

副 会 长：李爱媛
秘 书 长：李发理
副秘书长：罗 云
地 址：广西壮族自治区南宁市北湖北路 2 号大唐天城 7 号楼 21 层 2125 号
邮 编：530000
电 话：15877176057

（罗 云）

【广西中医扶阳研究会】
会 长：卢健棋
副 会 长：何建红
秘 书 长：李启荣
副秘书长：黄 婧
地 址：广西壮族自治区南宁市明秀东路 181 号广西中医药大学第一附属医院仁爱分院
邮 编：530001
电 话：13607717755
电子信箱：632481428@qq.com

（李启荣）

【广西中药材产业协会】
会 长：史玉宝
副 会 长：韦柱杨、王 和、胡安金、胡永志、周 媛、李兆保、刘 民
秘 书 长：黄天述
副秘书长：胡永志（兼）
地 址：广西壮族自治区南宁市兴宁区长堽路 189 号广西药用植物园
邮 编：530023
电 话：0771 - 2443551
网 址：www.sctcm.com
电子信箱：gxzyccyxh2019@163.com

（林仕杰）

20. 海南省
【海南省中医药学会】
会 长：陈少仕
副 会 长：蔡 敏、张永杰、李 丽、谢毅强、冯 钊、胡建东、林炽明、王天松、黎运琪、李 谟、杨少林、程 班、阎 彬、吴坤科
秘 书 长：蔡 敏（兼）
副秘书长：张爱建

地 址：海南省海口市和平北路 47 号海南省中医院
邮 编：570203
电 话：0898 - 66110218
网 址：www.hnszyyxh.org
电子信箱：hnsjjjd@163.com

（闫公南）

【海南省中西医结合学会】
会 长：卓进盛
副 会 长：卢保强、蔡 毅、刘建浩、羊轶驹、邱晓堂、张汉洪、林炽明、黄守林、韩 平
秘 书 长：张汉洪（兼）
副秘书长：王 玲
地 址：海南省海口市和平北路 47 号海南省中医院
邮 编：570203
电 话：0898 - 66110218
电子信箱：hnsjjjd@163.com

（闫公南）

【海南省针灸学会】
会 长：黄东勉
名誉会长：辜孔进
副 会 长：罗和平、李健强、张晓阳、宋曼萍
秘 书 长：罗和平（兼）
副秘书长：张爱建
地 址：海南省海口市和平北路 47 号海南省中医院
邮 编：570203
电 话：0898 - 66110218
电子信箱：hnsjjjd@163.com

（闫公南）

21. 重庆市
【重庆市中医药学会】
会 长：刘克佳
副 会 长：毛得宏、李延萍、吴 斌、杨大坚、杨隆奎
秘 书 长：吴 斌（兼）
副秘书长：曾 毅、刘 璐、易美彤
地 址：重庆市江北区盘溪七支路 6 号
邮 编：400021
电 话：023 - 67063895
网 址：www.cqacm.org
电子信箱：cqszyyxh@163.com

（向明成、董 敏）

【重庆市中西医结合学会】
会 长：曹文富
副 会 长：徐健众、孙贵银、刘明怀、李 华
秘 书 长：张亚冰
副秘书长：唐丽灵
地 址：重庆市渝中区道门口中西医结合医院内
邮 编：400000
电 话：023 - 63815494
网 址：www.cima.vip
电子信箱：108741353@qq.com

（易 菲）

【重庆市针灸学会】
会 长：廖惠萍
常务副会长：郭剑华
副 会 长：王毅刚、王竹行、温木生、刘明怀、唐成林、彭佑群、虞乐华、张康战
秘 书 长：彭佑群（代）
副秘书长：何文先、林贤梅、马善治、杨进廉
地 址：重庆市江北区盘溪七支路 6 号
邮 编：400021
电 话：023 - 67063895
电子信箱：cqzjxh@126.com

（苟春雁）

【重庆市中医药行业协会】
会 长：左国庆
副 会 长：谢文义、龚昌奇、毛得宏、李阳春、杨金兵、陈 犁、余卫东、刘 爽、陈 涛、曹文富、徐晓玉、王勇德、张秋平、游洪涛、周静波、尤 聪、甘奇超、许 凤、邵得兵、唐维礼
秘 书 长：操复川
地 址：重庆市江北区盘溪七支路六号重庆市中医院制剂楼二楼
邮 编：400021
电 话：023 - 63715737
网 址：www.cqszyyhyxh.com
电子信箱：337656139@qq.com

（刘四新）

22. 四川省

【四川省中医药学会】
会　　长：杨殿兴
名誉会长：田兴军
副 会 长：耿福能、龚德泉、呼永河、
　　　　　李　培、刘　勇、陆　华、
　　　　　李小青、彭　成、秦晓明、
　　　　　王　超、谢春光、杨思进、
　　　　　余小平、虞亚明、杨再华、
　　　　　张美林、张　毅、张　勇、
　　　　　赵春晓、钟　森
秘 书 长：田　理
副秘书长：杨向东、肖　英
地　　址：四川省成都市人民南路
　　　　　四段 51 号
邮　　编：610041
电　　话：028 - 85255017
网　　址：www. scszyyxh. com
电子信箱：scszyyxh@ 163. com
（张蔚然）

【四川省中西医结合学会】
会　　长：吴康衡
副 会 长：祝彼得、李廷谦、刘金龙、
　　　　　孙汴生、陈学忠
秘 书 长：李成林
副秘书长：樊均明、包宗昭、吴时达
地　　址：四川省成都市人民南路
　　　　　四段 51 号
邮　　编：610041
电　　话：028 - 85251713
电子信箱：zhongxiyi1016@ 163. com
（贺　艳）

【四川省针灸学会】
会　　长：梁繁荣
常务副会长：曾　芳
副 会 长：张安仁、袁秀丽、李道丕、
　　　　　李　季、李　宁
秘 书 长：冷　静
副秘书长：李　瑛、唐　勇
地　　址：四川省成都市武侯区人
　　　　　民南路四段 51 号四川省
　　　　　中医药科学院科研楼
　　　　　1016 室
邮　　编：610041
电　　话：028 - 85233725
网　　址：www. scacu. org. cn
电子信箱：zhenjiu1016@ 163. com
（杨　梅）

【四川省老年医学学会】
会　　长：邓宜思
副 会 长：马烈光、王　超、邓绍平、
　　　　　任清良、池雷霆、汤一新、
　　　　　李道丕、杨正春、杨思进、
　　　　　张美林、陆　华、陈学忠、
　　　　　陈蜀军、呼永河、罗　建、
　　　　　郑和平、郎锦义、孟　炼、
　　　　　贾天贵、唐　平、董碧蓉、
　　　　　谢晓龙、熊小明
秘 书 长：邢　萍
副秘书长：杨向东、冷　静
地　　址：四川省成都市人民南路
　　　　　四段 27 号商鼎国际 2 -
　　　　　2 - 315
邮　　编：610041
电　　话：028 - 86278655
网　　址：www. scgs. sc. cn
电子信箱：67130870@ qq. com
（杨　洲）

【四川省中医药信息学会】
会　　长：王　笳
副 会 长：陈　刚、陈国庆、陈厚俊、
　　　　　程志鹏、池雷霆、高健鹏、
　　　　　纪珍强、金　鸿、李晓华、
　　　　　廖国龙、刘　江、刘思川、
　　　　　刘亚蜀、栾远东、罗才贵、
　　　　　谭天林、王珊珊、王松柏、
　　　　　谢　海、熊运华、徐　宇、
　　　　　杨茂廷、杨向东、姚太春、
　　　　　余清和、岳　林、张富文、
　　　　　赵纯德、曾　斌、邓文龙、
　　　　　赵　文、沈其霖
秘 书 长：公丕安
副秘书长：廖　明
地　　址：四川省成都市人民南路 4
　　　　　段 51 号
邮　　编：610051
电　　话：028 - 85221037
网　　址：www. sczyy. org
电子信箱：3512400482@ qq. com
（刘玉珊）

【四川省中医药发展促进会】
会　　长：杨　军
副 会 长：陆　华、徐厚平、王礼均、
　　　　　刘　勇
常务副会长：张　鑫（兼）
秘 书 长：张　海

副秘书长：周宗晟
地　　址：四川省成都市锦江区永
　　　　　兴巷 15 号省政府综合办
　　　　　公区 3 号楼 502 室
邮　　编：610012
电　　话：028 - 86203245
电子信箱：scszyyfzcjh@ 163. com
（杨　睿）

【四川省中医药适宜技术研究会】
会　　长：张　虹
副 会 长：彭德忠、鄢路洲、李　敏、
　　　　　杨向东、雷　晴、黄华先、
　　　　　胡幼平、邱　玲、魏绍斌、
　　　　　黄再军、张　艺、肖　旭、
　　　　　王绍彬、张　磊、陶春潮
秘 书 长：彭德忠（兼）
副秘书长：罗　枫、余　阳
地　　址：四川省成都市下汪家拐
　　　　　街 21 号实验综合楼 315
　　　　　室/成都市十二桥路 37 号
　　　　　华神大厦 B 座 404 室
邮　　编：610031
电　　话：028 - 83573517
网　　址：www. zyysyjs. org. cn
电子信箱：zhongyiyaojishu@ 163. com
（罗　枫）

【四川省中医药健康服务学会】
会　　长：张大鸣
副 会 长：苏晓川、张　宇、黄华先、
　　　　　李　霞、余葱葱、徐厚平、
　　　　　何元军、王礼平、毛正林、
　　　　　龚德泉
秘 书 长：张　宇（兼）
副秘书长：黄华先（兼）
地　　址：四川省成都市锦江区永
　　　　　兴巷 15 号省政府综合办
　　　　　公区 3 号
邮　　编：610000
电　　话：028 - 86200437
电子信箱：zyyjkfwxh001@ 163. com
（黄震斌）

【四川省中医药职业教育协会】
会　　长：王　飞
副 会 长：商碧辉、张美林、刘　勇
秘 书 长：赵　玲
副秘书长：唐　宝
地　　址：四川省绵阳市教育园区

教育中路 2 号
邮　　编：621000
电　　话：0816 - 2764087
电子信箱：28166019@ qq. com
（赵　玲）

23. 贵州省

【贵州省中医药学会】
会　　长：杨　柱
副 会 长：凌湘力、周　英、姜　伟、
　　　　　葛正行、李卿明、梁　斌
秘 书 长：肖政华
副秘书长：冯玲媚、刘学义、罗　雄、
　　　　　陈　颜
地　　址：贵州省贵阳市南明区市
　　　　　东路 50 号
邮　　编：550002
电　　话：0851 - 85259315
电子信箱：gzszyyxh@ yeah. net
（肖政华）

【贵州省中西医结合学会】
会　　长：孔德明
副 会 长：杨　柱、石承先、江　超、
　　　　　舒　涛、张　帆、孙　波
秘 书 长：李志伟
副秘书长：黄礼明、郑曙光、李　燕、
　　　　　李忠礼
地　　址：贵州省贵阳市南明区市
　　　　　东路 50 号
邮　　编：550002
电　　话：0851 - 85652096
电子信箱：2330777141@ qq. com
（李志伟）

【贵州省民族医药学会】
会　　长：杜　江
副 会 长：姚厂发、夏　文、郭伟伟、
　　　　　胡建山、张永萍、周　英、
　　　　　王　政、何正义
秘 书 长：胡成刚
副秘书长：刘　莉、云雪林
地　　址：贵州省贵阳市花溪区花
　　　　　溪大学城栋青路 4 号
邮　　编：550025
电　　话：13608517667
电子信箱：myyfh1408@ qq. com
（胡成刚）

【中国民族医药学会苗医药分会】
会　　长：杜　江

副 会 长：文明昌、姚厂发、夏　文、
　　　　　滕建甲、郭伟伟、张永萍、
　　　　　王　政
秘 书 长：胡成刚
副秘书长：刘　莉、潘卫东、云雪林
地　　址：贵州省贵阳市花溪区花
　　　　　溪大学城栋青路 4 号
邮　　编：550025
电　　话：13608517667
电子信箱：myyfh1408@ qq. com
（胡成刚）

【贵州中医药大学社会科学界联合会】
主　　席：朱洪波
副 主 席：陈　瑶、杨近平
秘 书 长：张永萍
副秘书长：刘亚华、黄江华、吴小勇
地　　址：贵州省贵阳市花溪区花
　　　　　溪大学城栋青路 4 号
邮　　编：550025
电　　话：0851 - 88233004
网　　址：www. gzy. edu. cn
电子信箱：gyzxyyb@ 126. com
（夏　铭）

【贵州中医药大学科学技术协会】
主　　席：刘兴德
常务副主席：崔　瑾
副 主 席：朱洪波、田维毅
秘 书 长：蒲　翔
副秘书长：何　康、刘亚华
地　　址：贵州省贵阳市花溪区花
　　　　　溪大学城栋青路 4 号
邮　　编：550025
电　　话：0851 - 88233004
网　　址：www. gzy. edu. cn
电子信箱：gyzxyyb@ 126. com
（夏　铭）

24. 云南省

【云南省中医药学会】
会　　长：郑　进
副 会 长：秦国政、李世辉、赵　勇、
　　　　　朱兆云、许勇刚、彭江云、
　　　　　陈　钢、葛元靖、姜　旭
　　　　　（增补）、温伟波（增补）
秘 书 长：葛元靖（兼）
副秘书长：苏贵强、李兆福
地　　址：云南省昆明市光华街 120 号
邮　　编：650021
电　　话：0871 - 63613387

网　　址：zy. guoyi163. com
电子信箱：ynszyyxh@ qq. com
（崔　瑾）

【云南省中西医结合学会】
会　　长：熊　磊
副 会 长：宁亚功、李树清、倪　昆、
　　　　　谭　晶、韦　嘉、包　可、
　　　　　叶建州、李　雷、周树云
秘 书 长：葛元靖
副秘书长：吕　琳、李帆冰
地　　址：云南省昆明市光华街 120 号
邮　　编：650021
电　　话：0871 - 63613387
网　　址：zy. guoyi163. com
电子信箱：ynszyyxh@ qq. com
（崔　瑾）

【云南省针灸学会】
会　　长：黄禾生（2017 年去世，
　　　　　暂未换届）
副 会 长：管遵惠、李　琦、柴本福、
　　　　　姜云武、韩励宾、林忆平
秘 书 长：葛元靖
副秘书长：李绍荣、施　静
地　　址：云南省昆明市光华街 120 号
邮　　编：650021
电　　话：0871 - 63613387
网　　址：zy. guoyi163. com
电子信箱：ynszyyxh@ qq. com
（崔　瑾）

【云南省民族民间医药学会】
会　　长：张　超
副 会 长：朱兆云、林艳芳、钱子刚、
　　　　　和丽生、刘　毅、王肖飞、
　　　　　姚晓武、王　敏、康云山
秘 书 长：陈　普
副秘书长：吕　允、熊金富、张小贝、
　　　　　周红黎
地　　址：云南省昆明市威远街 166
　　　　　号龙园 A 座 2104 室
邮　　编：650021
电　　话：0871 - 67154878/65933939
网　　址：www. tcm166. com
电子信箱：ynmzyyxh@ 126. com
（陈　普）

25. 西藏自治区

【西藏自治区藏医药学会】
会　　长：占　堆

副 会 长：尼玛次仁、巴　桑、扎西
　　　　　次仁、丹增平措、米　玛
秘 书 长：才　多
地　　址：西藏自治区拉萨市娘热
　　　　　路26号西藏自治区藏医
　　　　　医院
邮　　编：850000
电　　话：0891 - 6908065
传　　真：0891 - 6908065

　　　　　　　　　　　　（刘伟伟）

【西藏自治区藏医药产业发展协会】
名誉会长：占　堆
会　　长：达瓦次仁
副 会 长：雷菊芳、白玛央珍、米
　　　　　玛、尼玛次仁、才旺晋美
秘 书 长：巴桑次仁
副秘书长：边巴次仁、扎西东智
地　　址：西藏自治区拉萨市北京
　　　　　西路25号
邮　　编：850001
电　　话：0891 - 6289582
电子信箱：zyyglj@163.com

　　　　　　　　　　　　（刘伟伟）

26. 陕西省
【陕西省中医药学会】
会　　长：周永学
副 会 长：唐俊琪、张德兴、刘　力、
　　　　　于辉瑶、许建秦、李联社、
　　　　　吉海旺、史恒军、赵　锋、
　　　　　宋虎杰、谢晓林、禹向前
秘 书 长：张德兴（兼）
副秘书长：唐志书、路　波、吴喜利
地　　址：陕西省西安市西华门2号
邮　　编：710003
电　　话：029 - 87250672/87275672
电子信箱：363220037@qq.com/
　　　　　sxszyyxh@126.com

　　　　　　　　　　　　（张玉茜）

【陕西省中西医结合学会】
会　　长：李玉明
副 会 长：李宗芳、贺丰杰、董昌虎、
　　　　　南景一、蒋宏伟、职利琴、
　　　　　李　锋
秘 书 长：闫小宁
副秘书长：张德兴、赵晓平、贾　明、
　　　　　苟立成
地　　址：陕西省西安市西华门2号

邮　　编：710003
电　　话：029 - 87250672/87275672
电子信箱：363220037@qq.com/
　　　　　sxszyyxh@126.com

　　　　　　　　　　　　（张玉茜）

【陕西省针灸学会】
会　　长：刘智斌
副 会 长：毕宇峰、黄琳娜、黄丽萍、
　　　　　杨俊生
秘 书 长：雷正权
副秘书长：张德兴、苏同生、安军明、
　　　　　王　渊
地　　址：陕西省西安市西华门2号
邮　　编：710003
电　　话：029 - 87250672/87275672
电子信箱：363220037@qq.com/
　　　　　sxszyyxh@126.com

　　　　　　　　　　　　（张玉茜）

27. 甘肃省
【甘肃省中医药学会】
会　　长：甘培尚
副 会 长：史正刚、王振华、张晓刚、
　　　　　夏小军、王志刚、舒　劲、
　　　　　张志明、许　筠
秘 书 长：王振华（兼）
副秘书长：王　颖、汪龙德、毛　臻
地　　址：甘肃省兰州市畅家巷34号
邮　　编：730030
电　　话：15002557335
网　　址：www.gstcm.com
电子信箱：36601164@qq.com

　　　　　　　　　　　　（刘福文）

【甘肃省中西医结合学会】
会　　长：刘延祯
常务副会长：李应东
副 会 长：李　强、郭天康、李盛华、
　　　　　郑贵森、蒲朝晖、刘国安、
　　　　　戴恩来、张有成、余　勤、
　　　　　李妍怡、雷鹏举、李维义、
　　　　　邱玉梅、程卫东、夏小军、
　　　　　米登海、于　博、刘保健
秘 书 长：刘保健（兼）
副秘书长：邢喜平
地　　址：甘肃省兰州市城关区嘉
　　　　　峪关西路732号甘肃中医
　　　　　药大学附属医院
邮　　编：730020

电　　话：13893139305
网　　址：www.zyxyfy.com/Category_
　　　　　860/Index.aspx
电子信箱：xxp214@126.com

　　　　　　　　　　　　（邢喜平）

【甘肃省针灸学会】
会　　长：邱连利
副 会 长：方晓丽、魏清琳、姜德民、
　　　　　张洪涛、陈　强、刘君奇、
　　　　　王玉明、杨才德、严兴科、
　　　　　李维义、李昌瑞
秘 书 长：王海东
副秘书长：王凤丽、赵　霞、田永萍、
　　　　　陈国廉
地　　址：甘肃省兰州市七里河区瓜
　　　　　州路418号甘肃省中医院
邮　　编：730050
电　　话：13669352298

　　　　　　　　　　　　（赵　霞）

28. 青海省
【青海省中医药学会】
会　　长：陈卫国
副 会 长：江　华、黄立成、李军茹、
　　　　　李　杰、马　宏、刘香春、
　　　　　顾　群、冯学祯
秘 书 长：李军茹（兼）
副秘书长：余　静、秦卫春、靳晓红
地　　址：青海省西宁市七一路338号
邮　　编：810000
电　　话：0971 - 8298508
电子信箱：qhszyxh@126.com

　　　　　　　　　　　　（秦卫春）

【青海省藏医药学会】
会　　长：艾措千
副 会 长：多　杰、昂青才旦、李
　　　　　先加（青海省藏医院）、
　　　　　李先加（青海大学藏医
　　　　　学院）、端　智、王建新
秘 书 长：昂青才旦（兼）
副秘书长：万玛拉旦、斗本加、卡
　　　　　着杰
地　　址：青海省西宁市南山路东97号
邮　　编：810007
电　　话：0971 - 8204657
网　　址：www.tmst.org.cn
电子信箱：qhszyyxh@qq.com

　　　　　　　　　　　　（万玛愣智）

29. 宁夏回族自治区

【宁夏中医药学会】

会　　长：王忠和

副 会 长：牛　阳、高如宏、张　武、
　　　　　刘本臣、王龙成

秘 书 长：高如宏（兼）

副秘书长：刘　瑛、钱月慧

地　　址：宁夏回族自治区银川市
　　　　　西夏区北京西路 114 号

邮　　编：750021

电　　话：0951 - 2024646

电子信箱：gaoruhongnx@ 163. com

（高如宏）

【宁夏中西医结合学会】

会　　长：（暂缺）

副 会 长：俞大鸿、童安荣、王凤莲、
　　　　　谢振华

秘 书 长：童安荣（兼）

副秘书长：李晓龙、赵　军

地　　址：宁夏回族自治区银川市
　　　　　西夏区北京西路 114 号

邮　　编：750021

电　　话：0951 - 2024733

电子信箱：tar72578@ 163. com

（童安荣）

【宁夏针灸学会】

会　　长：李遇春

副 会 长：牛　阳、张　武、高如宏、
　　　　　胡雨华

秘 书 长：牛　阳（兼）

副秘书长：杨丽美、王宇国、刘　瑛

地　　址：宁夏回族自治区银川市
　　　　　兴庆区胜利街 1160 号宁
　　　　　夏医科大学中医学院

邮　　编：750004

电　　话：0951 - 6880501/6880507

电子信箱：niuyang0227 @ 163. com/
　　　　　yanglm1987@ sohu. com

（杨丽美）

【中国民族医药学会回医药分会】

会　　长：（暂缺）

副 会 长：王　斌、吴敬祝、牛　阳、
　　　　　朱　光、安红梅、张力新、
　　　　　张建青、郑怀林、段云波

秘 书 长：高如宏

副秘书长：王筱宏、陈　堃、谭启龙

地　　址：宁夏回族自治区银川市

西夏区北京西路 114 号

邮　　编：750021

电　　话：0951 - 2024646

网　　址：www. huimri. com

电子信箱：nxhzyyyjs@ 126. com

（高如宏）

30. 新疆维吾尔自治区

【新疆维吾尔自治区中医药学会】

会　　长：周铭心

副 会 长：王　杰、耿　直、卢　勇、
　　　　　张永平、李崇瑞

秘 书 长：王　杰（兼）

副秘书长：冯　东、孟庆才、安冬青、
　　　　　柯　岗

地　　址：新疆维吾尔自治区乌鲁木
　　　　　齐市天山区东风路 2 号

邮　　编：830000

电　　话：0991 - 2355661

电子信箱：915675629@ qq. com

（王冠英）

【新疆维吾尔自治区中西医结合学会】

会　　长：李全智

副 会 长：张泳南、安冬青、孟庆才、
　　　　　李崇瑞、单丽娟

秘 书 长：刘　健

副秘书长：庞　彬、王路林、张洪亮

地　　址：新疆维吾尔自治区乌鲁
　　　　　木齐市沙依巴克区黄河
　　　　　路 116 号

邮　　编：830000

电　　话：0991 - 5810052/18899170153

电子信箱：xjzxyxh@ 163. com

（侯克梅）

【新疆针灸医学学会】

会　　长：宋晓平

副 会 长：任宇丁、哈力甫·阿布拉、
　　　　　李　政、米　勇、周　钰、
　　　　　李　涛

秘 书 长：任宇丁（兼）

副秘书长：马　忠、霍新慧、骆　芳

地　　址：新疆维吾尔自治区乌鲁
　　　　　木齐市天山区和平南路
　　　　　45 号

邮　　编：830000

电　　话：0991 - 8871958/
　　　　　8801737/8858667

电子信箱：yrzjyy@ 163. com

（任宇丁）

31. 长春市

【长春市中医学会】

理 事 长：孙良金

名誉理事长：南　征、赵继福

副理事长：王秀阁、孙艳静、张　雷、
　　　　　陈明强、项　颗

秘 书 长：曹亚丽

地　　址：吉林省长春市西安大路
　　　　　4197 号

邮　　编：130062

电　　话：0431 - 82773567

（何勇健）

【长春市中西医结合学会】

理 事 长：杨启光

名誉理事长：曲　生、相世和

副理事长：王彦会、田桂红、刘良军、
　　　　　孙艳静、张延赤

秘 书 长：李佳明

副秘书长：何勇健

地　　址：吉林省长春市西安大路
　　　　　4197 号

邮　　编：130062

电　　话：0431 - 82773567

（何勇健）

32. 哈尔滨市

【哈尔滨市中医学会】

会　　长：刘　楠

副 会 长：刘世斌、洪　明、张淑清、
　　　　　苏恩亮、王立军

秘 书 长：刘世斌（兼）

副秘书长：朱如冰、陈　刚、胡宁南、
　　　　　马晓峰、庞淑弘、王新本、
　　　　　金昌凤、张连喜、孙　勇、
　　　　　刘　兵

地　　址：黑龙江省哈尔滨市道里
　　　　　区友谊路 346 号

邮　　编：150016

电　　话：0451 - 84664507

电子信箱：hrbzhongyichu@ 126. com

（马晓峰）

【哈尔滨市中西医结合学会】

会　　长：胡宁南

副 会 长：徐　珂、王学伟、杨新生、
　　　　　王新本、王利军、苏恩亮

秘 书 长：赵金坤

地　　址：黑龙江省哈尔滨市道里区建国街副 270 号

邮　　编：150076

电　　话：0451 – 87122698

邮　　箱：zyykjk@126.com

（马晓峰）

【哈尔滨市手法学会】

会　　长：杨金山

副 会 长：胡宁南、太　鑫、叶　田、薛宏伟、吴　迪、孙洪恩、李艳梅

秘 书 长：王　宇

副秘书长：邢晓东、周志伟、宋聪琳

地　　址：黑龙江省哈尔滨市道里区建国街副 270 号

电　　话：0451 – 87122761

邮　　箱：zyjlg2005@126.com

（马晓峰）

33. 南京市

【南京中医药学会】

理 事 长：刘玉成

常务副理事长：陈延年

副 会 长：张　骥、张钟爱、汪　悦、王旭东、王佩娟、刘万里、刘　玉

秘 书 长：赵小寅

副秘书长：黄　洁

地　　址：江苏省南京市大明路 157 号

邮　　编：210022

电　　话：025 – 86369678

网　　址：www.njzyyxh.cn

（黄　洁、赵小寅）

【南京中西医结合学会】

理 事 长：刘万里

副理事长：陈晓虎、陈宇宁、龙明智、彭宇竹、田　侃、王佩娟、王　旭、虞鹤鸣

秘 书 长：王　旭（兼）

副秘书长：童　华、杨　璞

地　　址：江苏省南京市玄武区孝陵卫街 179 号

邮　　编：210014

电　　话：025 – 85370998/85370996

网　　址：www.njzxyxh.com

电子信箱：ypwys2011@163.com

（杨　璞）

【南京针灸学会】

理 事 长：陈延年

常务副理事长：陆　瑾

副理事长：张建斌、仲远明、周华龙、陈朝明、薛　亮

秘 书 长：何青谷

地　　址：江苏省南京市大明路 157 号

邮　　编：210022

电　　话：025 – 86369678

（何青谷）

34. 杭州市

【杭州市中医药协会】

会　　长：张永华

副 会 长：周　侃、邵征洋、傅华洲、朱彩凤、徐　红（兼法人）

秘 书 长：徐　红（兼）

副秘书长：管月帆、高灵俊

地　　址：浙江省杭州市体育场路 453 号

邮　　编：310007

电　　话：0571 – 85827937

网　　址：www.zghzzyy.com

电子信箱：hzszyyxh@aliyun.com

（高灵俊）

【杭州市中西医结合学会】

理 事 长：徐　侃（兼法人）

副理事长：邵征洋、罗燕斐、吴佳丽、张祖勇、林胜友、袁　红

秘 书 长：王　峻

副秘书长：李　珍、杨伟莲、冯　劼

地　　址：浙江省杭州市环城东路 208 号

邮　　编：310003

电　　话：0571 – 56109565

电子信箱：wangjun702.love@163.com

（王　峻）

【杭州市针灸推拿学会】

会　　长：詹　强（兼法人）

副 会 长：金亚蓓、包烨华、罗华送、王　健

秘 书 长：周　翔

副秘书长：曾友华、刘承浩

地　　址：浙江省杭州市下城区新华路双眼井巷 2 号广兴堂国医馆内

邮　　编：310003

电　　话：0571 – 87881607

网　　址：www.hzztxh.net

电子信箱：hzztxh@126.com

（詹　强）

35. 武汉市

【武汉市中医药学会】

会　　长：郑承红

副 会 长：蔡　威、巴元明、王　平、陆付耳、纪青松、薛　莎、范　恒、谢沛霖、鄢素琪、黄金元

秘 书 长：蔡　威（兼）

副秘书长：苏　文、刘建忠、张义生

地　　址：湖北省武汉市江岸区胜利街 155 号

邮　　编：430014

电　　话：027 – 82839990

电子信箱：whtcmyw@163.com

（张　浩）

【武汉市中西医结合学会】

理 事 长：魏　力

副理事长：涂胜豪、范　恒、宋恩峰、张莹雯、何东初、周秀莉、孙勤国、李旭成

秘 书 长：范学朋

副秘书长：余　芳、陈柳青

地　　址：湖北省武汉市江岸区胜利街 155 号

邮　　编：430014

电　　话：027 – 82839990

电子信箱：1280850@qq.com

（张　浩）

【武汉市针灸学会】

会　　长：马朝阳

副 会 长：杜艳军、周仲瑜、李　熳、朱书秀、周　利、马志毅、蔡国伟、雷　红

秘 书 长：沈　丰

副秘书长：唐　雷

地　　址：湖北省武汉市中心医院康复医学科

邮　　编：430014

电　　话：15927347469

电子信箱：376592187@qq.com

（张　浩）

36. 广州市

【广州市中医药学会】

会　　长：祝维峰

副 会 长：冯崇廉、郝建军

秘 书 长：冯崇廉（兼）

副秘书长：王树玲

地　　址：广东省广州市越秀区文德
　　　　　南路厂后街 14 号 202 -
　　　　　204 室

邮　　编：510115

电　　话：020 - 81226220

电子信箱：gzszyyxh@qq.com

（周毅业）

37. 成都市

【成都中医药学会】

会　　长：黄友静

副 会 长：谢春光、张勤修、刘友平、
　　　　　刘　耀、陈小维、谭天林、
　　　　　杨向东、邹开华、高　魏、
　　　　　徐晏玲、庄光彤、刘志辉、
　　　　　乐劲涛、李晓鲁、孟向超、
　　　　　熊茂德

秘 书 长：龚怀宇

副秘书长：赵晓红、熊茂德、陈小朝、
　　　　　杨　川、王忠洪

地　　址：四川省成都市青羊区贝
　　　　　森南路 18 号

邮　　编：610091

电　　话：028 - 81710269

网　　址：www.cdsyxxxs.org.cn/
　　　　　ykxh.do? lmbh =67&
　　　　　lmmc = hb - zo1qjY_
　　　　　NBPMOaFPobDtOxhqV
　　　　　5jN6d

电子信箱：cdzyyxh@163.com

（赵春晓）

38. 西安市

【西安市中医学会】

会　　长：赵　锋

副 会 长：李　锋、梁靖华、崔超望、
　　　　　童嘉龙、孙银娣、刘永惠、
　　　　　梁君昭、王　勇

秘 书 长：梁君昭（兼）

副秘书长：曹建华

地　　址：陕西省西安市未央区凤
　　　　　城八路 69 号

邮　　编：710021

电　　话：029 - 89629105

电子信箱：1551968078@qq.com

（梁君昭）

【西安市中西医学会】

会　　长：张新昀

副 会 长：虎　威、周劲松、郭雅玲、
　　　　　宋虎杰、王晓燕、职利琴、
　　　　　孙万森、任秦有、张　琳

秘 书 长：张巧娟

副秘书长：张　洁

地　　址：陕西省西安市莲湖区西
　　　　　关正街 112 号

邮　　编：710082

电　　话：029 - 84696445

电子信箱：xaszxyjhxh@163.com

（张　洁）

【西安市针灸学会】

会　　长：安军明

副 会 长：张福会、薛　辉、黄丽萍、
　　　　　殷继超、董联合、任媛媛

秘 书 长：赵卫锋

副秘书长：陆　鹤

地　　址：陕西省西安市未央区凤
　　　　　城八路 69 号

邮　　编：710021

电　　话：029 - 89626330/
　　　　　13060393925

电子信箱：15934801618@163.com

（赵卫锋）

39. 大连市

【大连市中医药学会】

会　　长：白长川

副 会 长：石志超、李　铁、张有民、
　　　　　吴　刚、王　虹、李　戈、
　　　　　李吉彦、宋林萱、解建国

秘 书 长：江　红

副秘书长：李吉彦（兼）

地　　址：辽宁省大连市中山区解
　　　　　放路 321 号

邮　　编：116001

电　　话：0411 - 82681738 - 8435

电子信箱：dlgf2018@163.com

（江　红）

40. 宁波市

【宁波市中医药学会】

会　　长：崔　云

副 会 长：水黎明、马伟明、林吉品、

陈建明、钟光辉、徐伟民、
董幼祺、蒋杰峰

秘 书 长：钟光辉（兼）

副秘书长：朱可奇、余　静、张可可

地　　址：浙江省宁波市丽园北路
　　　　　819 号宁波市中医院三楼
　　　　　杏林苑

邮　　编：315012

电　　话：0574 - 87089012

电子信箱：nbszyy@sina.com

（张可可）

【宁波市中西医结合学会】

会　　长：周文华

副 会 长：叶　孟、史尧胜

地　　址：浙江省宁波市海曙区西
　　　　　北街 42 号

邮　　编：315010

电　　话：0574 - 87273530

电子信箱：nb_cim@163.com

（周文华）

【宁波市针灸学会】

会　　长：沈晓敏

副 会 长：曹秀娟、陈　雷、张　奕、
　　　　　张　艺

秘 书 长：陈　雷（兼）

副秘书长：施曼华、秦　军

地　　址：浙江省宁波市海曙区广
　　　　　安路 268 号

邮　　编：315012

电　　话：0574 - 89085046

电子信箱：nbszjxh@163.com

（胡　引）

41. 厦门市

【厦门市中医药学会】

会　　长：耿学斯

副 会 长：王彦晖、朱明国、陈少玫、
　　　　　陈学勤、陈洪涛、饶线明、
　　　　　黄献钟、黄源鹏、墙世发

秘 书 长：章　亭

副秘书长：郑惠新

地　　址：福建省厦门市思明区莲
　　　　　花南路 10 号

邮　　编：361009

电　　话：0592 - 2110733

电子信箱：y2058094@126.com

（刘　婧）

【厦门市中西医结合学会】
会　　长：高树彬
副会长：黄亦琦、于　杰、钱林超、
　　　　牛建军、李卫华、许树根
秘书长：谢剑灵
副秘书长：黄　翔、陈　健、谢永丹
地　　址：福建省厦门市思明区莲
　　　　花南路10号
邮　　编：361009
电　　话：0592 - 2029621
电子信箱：y2058094@126.com
（刘　婧）

【厦门市针灸学会】
会　　长：周然宓
副会长：谢俊杰、赵银龙、万文蓉、
　　　　钱小燕、李　月
秘书长：张　卫
副秘书长：郑君圣、洪文新、林松青
地　　址：福建省厦门市思明区莲
　　　　花南路10号
邮　　编：361009
电　　话：0592 - 2058094
电子信箱：y2058094@126.com
（刘　婧）

42. 青岛市
【青岛市中医药学会】
会　　长：（暂缺）
副会长：吉中强、于俊生、李富玉、
　　　　赵振爱、谢旭善
秘书长：（暂缺）
副秘书长：王　莉、毕元兑
地　　址：山东省青岛市闽江路7号
邮　　编：266071
电　　话：0532 - 85912536
电子信箱：wangli70@126.com
（范存亮）

【青岛市中西医结合学会】
会　　长：吉中强
副会长：王万春、王晓光
秘书长：王　莉
地　　址：山东省青岛市人民路4号
邮　　编：266033
电　　话：0532 - 83777576
电子信箱：wangli70@126.com
（范存亮）

【青岛市针灸学会】
会　　长：刘　宏
副会长：刘立安、裴海涛、刘红石、
　　　　祝明浩
秘书长：刘立安（兼）
副秘书长：戚其华
地　　址：山东省青岛市人民路4号
邮　　编：266033
电　　话：0532 - 83777576
电子信箱：wangli70@126.com
（范存亮）

【青岛市药膳研究会】
会　　长：于俊生
副会长：赵振爱、郭旭先、王国忠、
　　　　王静凤、宋　扬
秘书长：杨　红
副秘书长：魏陵博、刘玉娟
地　　址：山东省青岛市人民路4号
邮　　编：266033
电　　话：0532 - 83777123
电子信箱：yanghong916@163.com
（范存亮）

43. 深圳市
【深圳市中医药学会】
会　　长：李顺民
副会长：朱美玲、吴红彦、张天奉、
　　　　张炜宁、李保林、李惠林、
　　　　周大桥、胡世平、黄剑虹
秘书长：李惠林（兼）
副秘书长：彭立生、皮　敏、刘若缨、
　　　　李忠新
地　　址：广东省深圳市福华路2
　　　　号市中医院内
邮　　编：518033
电　　话：0755 - 88297504
网　　址：www.szzyyxh.cn
电子信箱：sztcmh@163.com
（李忠新）

【深圳市中西医结合学会】
会　　长：蔡志明
副会长：刘立昌
秘书长：刘立昌（兼）
副秘书长：朱　炎
地　　址：广东省深圳市笋岗西路
　　　　3002号深圳市第二人民
　　　　医院内
邮　　编：518000

电　　话：0755 - 83226006 - 6601
电子信箱：17299663@qq.com
（朱　炎）

【深圳市针灸学会】
会　　长：杨卓欣
副会长：于海波、金远林、罗　燕、
　　　　俞剑虹、冯　军、徐　佳、
　　　　罗玳红、秦少福、鲍圣涌
秘书长：皮　敏
副秘书长：刘远声、缑燕华、周　鹏
地　　址：广东省深圳市福田区福
　　　　华路1号
邮　　编：518000
电　　话：0755 - 82771576
网　　址：www.szzjxh.cn
电子信箱：szaamzyy@163.com
（杨　颖）

【深圳市中医药健康服务协会】
会　　长：李顺民
副会长：朱美玲、宋　钢、张天奉、
　　　　李建华、李惠林、胡世平、
　　　　涂志亮、曾庆明、翟明玉、
　　　　潘晓明、潘跃红
秘书长：李忠新
副秘书长：王怡文
地　　址：广东省深圳市福华路1
　　　　号深圳市中医院4栋
　　　　204房
邮　　编：518033
电　　话：0755 - 23943857
电子信箱：sztcmhsa@163.com
（李忠新）

【深圳市老中医协会】
会　　长：宋　钢
副会长：杨有恒、魏金声、朱锦善、
　　　　彭尧书、杨一松、武　涛、
　　　　陈加颖、史鉴欧、丘培明
秘书长：武　涛（兼）
地　　址：广东省深圳市福田区深
　　　　南中路竹子林求是大厦
　　　　裙楼401
（武　涛）

【深圳市按摩师协会】
会　　长：夏俊杰
副会长：陈小砖、张　军、樊宝华、
　　　　邱建文、万力生、尹建平、

俞剑虹、盛鹏杰、尚鸿生、
金辉、程肖芳、张　谦、
焦建凯

秘 书 长：樊宝华（兼）

副秘书长：刘亚坤

地　　址：广东省深圳市罗湖区田
贝一路 21 号 1 栋 316

邮　　编：518020

电　　话：0755 – 84575229

网　　址：www. zhongyijineng. com

电子信箱：3465881268@ qq. com

（许海涛）

【深圳市中医经方协会】

会　　长：姜宗瑞

副 会 长：李一明、温天燕、郑国平、
罗爱华、白宏、颜彪华、
黎德育、曹田梅、谭文光、
陈德宁

秘 书 长：李新朝

副秘书长：曾伟坚

地　　址：广东省深圳市龙岗区南
湾街道平李大道金科路
金积嘉科技园 1 号 6 楼 A
区 – 1A 房

邮　　编：518116

电　　话：0755 – 28377656

电子信箱：szszyjfxh@ 163. com

（王福磊）

【深圳市颐仁中医基金会】

会　　长：孔　飙

副 会 长：夏国新

秘 书 长：周晓宇

副秘书长：关　欣

地　　址：广东省深圳市福田区天
安数码城创新科技广场 A
座 1803

邮　　编：518042

电　　话：13828830335

网　　址：www. yirenzhongyi. com

电子信箱：yirenzhongyi@ 163. com

（关　欣）

【深圳市宝安中医药基金会】

理 事 长：陈广源

副理事长：杨海栋

秘 书 长：（暂缺）

副秘书长：吴雪松

地　　址：广东省深圳市宝安区创
业一路 1 号宝安区政府
办公大楼 566、568

邮　　编：518000

电　　话：0755 – 29996932

网　　址：www. batcmdf. com

电子信箱：bazyyfzjjh@ 163. com

（吴雪松）

机构与人物

一、管理机构

【国家中医药管理局】

2019年，国家中医药管理局机关行政编制100名。其中两委人员编制1名、援派机动编制2名、离退休干部工作人员编制3名。

◆ 办公室

行政编制15名，其中秘书一处4名、秘书二处2名、新闻办公室（文化建设处）3名、信访办公室（综合处）3名。

◆ 人事教育司

行政编制13名，其中干部处4名、人事处2名、综合协调处2名、师承继教处2名。

◆ 规划财务司

行政编制10名，其中综合与审计处2名、规划投资处3名、预算财务处3名。

◆ 政策法规与监督司

行政编制11名，其中政策研究室2名、法规与标准处（行政复议办公室）4名、监督处3名。

◆ 医政司（中西医结合与民族医药司）

行政编制13名，其中综合处2名、医疗管理处4名、基层服务管理处2名、中西医结合与民族医药处2名。

◆ 科技司

行政编制10名，其中综合处2名、中医科技处4名、中药科技处2名。

◆ 国际合作司（港澳台办公室）

行政编制11名，其中亚美多边处3名、欧大非洲处4名、港澳台处2名。

◆ 机关党委

行政编制7名，其中机关党委专职副书记职数1名、机关纪委书记职数1名、机关党委办公室3名、纪检监察室2名。

◆ 离退休干部办公室

由人事教育司代管，行政编制3名。

【国家中医药管理局直属单位】

◆ 国家中医药管理局机关服务中心

地　　址：北京市东城区工体西路1号

邮　　编：100027

电　　话：010-59957788

传　　真：010-59957745

机构概况：内设办公室、财务处、物业处（保卫处）、节能处、资产管理处、外事项目处、监测与信息处。国家中医药管理局机关服务中心经中央机构编制委员会批准（中编办〔1994〕112号），成立于1994年，核定事业编制26名，为国家中医药管理局直属副司局级事业单位，实行差额预算管理，具有事业法人资格。截至2019年12月，中心领导班子职数4名（主任1名、副主任3名），处级机构设置7个，实有在职人员48名，其中正处级3名、副处级7名、科级及以下4名。

◆ 中国中医科学院

地　　址：北京市东城区东直门内南小街16号

邮　　编：100700

电　　话：010-64014356

传　　真：010-64007743

电子信箱：kxyyzb@163.com

网　　址：www.cacms.ac.cn

机构概况：中国中医科学院职能处室包括党委办公室（国家中医药管理局业务主管社会组织党委办公室）、纪检监察处、党委组织部、院长办公室、人事处（博士后管理办公室）、科研管理处、医院管理处（扶贫及对口支援领导小组办公室）、教育管理处、学术管理处、新闻宣传中心、国际合作处、计划财务处（财务结算中心）、审计处、行政保卫处（固定资产办公室）、基本建设处、离退休干部管理处、产业管理处、工会、团委、信息管理中心、后勤服务中心、中医药防治艾滋病研究中心、中医药发展研究中心。二级事业单位有中药研究所、针灸研究所（针灸医院）、中医基础理论研究所、中医药信息研究所、中国医史文献研究所、中医临床医学基础研究所（中医药标准研究中心）、医学实验中心、西苑医院（心血管病研究所、老年医学研究所）、广安门医院（肿瘤研究所）、望京医院（骨伤科研究所）、眼科医院（眼科研究所）、研究生院。另有非法人机构中国中医药循证医学中心（挂靠中医临床医学基础研究所）、中药资源中心（挂靠中药研究所）、青蒿素研究中心（挂靠中药研究所）、中医药数据中心（挂靠中医药信息研究所）。院本部直属产业单位有中医药科技合作中心、中医门诊部（培训中心）、中医杂志社、中医古籍出版社。挂靠单位有中国针灸学会、中国中西医结合学会、世界针灸学会联合会。全院编制数4864名。截至2019年12月，从业人员总数6255名，其中正局级2名、副局级15名、正处级41名、副处级73名、科级及以下427名。

◆ 中华中医药学会

地　　址：北京市朝阳区樱花园东街甲四号

邮　　编：100029

电　　话：010-64205897

传　　真：010-64208316

电子信箱：cacmbgs@163.com

网　　址：www.cacm.org.cn

机构概况：内设办公室（人事处、党办、纪检监察办公室）、学术部、师承继教部、科学普及部、国际交流部、科技评审部、标准化办公室（研究与评价办公室）、信息部（期刊管理办公室）、会员服务部、财务部、后勤保卫部。截至2019年12月，有事业编制25名（编制数27名），其中正局级1名、副局级2名、正处级6名、副处级4名、科级及以下12名。

◆ 《中国中医药报》社有限公司（原中国中医药报社）

地　　址：北京市朝阳区北沙滩甲4号

邮　　编：100192

电　　话：010-84249009（总机）/64854537

传　　真：010-64854537

电子信箱：cntcmbgs@ 163. com

网　　址：www. cntcm. com. cn

机构概况：内设办公室、党总支办公室（纪检监察室）、财务部、通联发行部（文化传播中心）、新闻部、专刊部、新闻研究室、新媒体部、照排中心、《中医健康养生》杂志社、经营中心。截至 2019 年 12 月，有社领导 5 名，其中执行董事、经理 1 名，总编辑、监事 1 名，副经理 2 名，副总编辑 1 名；中层干部 13 名。实有在职人员 82 名，其中正局级 2 名、副局级 3 名、正处级 6 名、副处级 7 名、科级及以下 15 名；正高级职称 3 名、副高级职称 7 名、中级职称 18 名、初级及以下职称 34 名。

◆　中国中医药出版社有限公司（原中国中医药出版社）

地　　址：北京市经济技术开发区（亦庄）科创十三街 31 号院二区壹中心 8 号楼

邮　　编：100176

电　　话：010 - 64405719

传　　真：010 - 64405721

网　　址：www. cptcm. com

机构概况：内设经理办公室、党总支办公室、纪检监察室、人力资源部、财务部、总编办公室、发行部、出版部、市场部、教材中心、学术图书编辑部、考试图书编辑部、文化科普图书编辑部、古典医籍编辑部、期刊编辑部、数字出版中心、上海分中心。有非常设机构国家中医药管理局中医药文化建设与科学普及专家委员会办公室、国家中医药管理局教材办公室、全国高等中医药教材建设专家指导委员会办公室、全国高等中医药教材建设研究会秘书处。截至 2019 年 12 月，有职工 167 名，其中局管干部 4 名、中层干部 21 名；正高级职称 17 名、副高级职称 16 名、中级职称 45 名；中医药专业编辑 74 名，其中博士学历 9 名、硕士学历 61 名、本科学历 18 名、大专学历 1 名。

◆　中国中医药科技开发交流中心（国家中医药管理局人才交流中心）

地　　址：北京市朝阳区幸福一村

55 号

邮　　编：100027

电　　话：010 - 64176179

传　　真：010 - 64176179

电子信箱：office@ tcm. cn

网　　址：www. tcm. cn

机构概况：根据国家中医药管理局《关于成立中国中医药科技开发交流中心的通知》（国中医药人〔1991〕8 号），成立中国中医药科技开发交流中心，副局级。2014 年 9 月，根据《中央编办关于国家中医药局传统医药国际交流中心等单位名称调整的批复》（中央编办复字〔2014〕85 号），加挂国家中医药管理局人才交流中心牌子。设综合办公室、成果推广处、医疗事务处、技术评价处（民族医药处）、健康产业处、技术培训处、创新转化处、网络信息处 8 个内设机构，核定事业编制 15 名。截至 2019 年 12 月，实有在职人员 23 名，其中副局级 1 名、局副司级 2 名、正处级 2 名、副处级 4 名、科级及以下 14 名。

◆　国家中医药管理局传统医药国际交流中心

地　　址：北京市朝阳区幸福一村

55 号

邮　　编：100027

电　　话：010 - 64175335

传　　真：010 - 64175335

电子信箱：xinxi@ ciectcm. cn

网　　址：www. ciectcm. org

机构概况：内设综合人事处、项目合作处、项目联络处、项目推广处、项目管理处。根据原人事部批准，于 1989 年成立国家中医药管理局传统医药国际交流中心，是直属国家中医药管理局的事业单位。单位事业编制 6 名。截至 2019 年 12 月，有副局级人员 1 名、正处级人员 1 名、副处级人员 3 名、七级职员 7 名、八级职员 1 名。

◆　国家中医药管理局对台港澳中医药交流合作中心

地　　址：北京市朝阳区幸福一村

55 号

邮　　编：100027

电　　话：010 - 64160550

传　　真：010 - 64176014

电子信箱：tgazx@ 126. com

网　　址：www. tgatcm. com

机构概况：1991 年 5 月，根据原人事部关于国家中医药管理局对台港澳中医药交流合作中心机构编制的批复，设置国家中医药管理局对台港澳中医药交流合作中心，副局级，由国家中医药管理局管理。中心内设办公室、交流处、合作处、医疗处，下辖北京广安中医门诊部（台胞健康服务北京中心）、北京广安医药联合中心。中心事业编制 15 名。截至 2019 年 12 月，实有在职人员 16 名，其中副局级 1 名、局副司级 1 名、正处级 3 名、副处级 1 名、科级及以下 10 名。

◆　国家中医药管理局中医师资格认证中心（国家中医药管理局职业技能鉴定指导中心）

地　　址：北京市西城区北三环中路 3 号 1 幢 2 层

邮　　编：100029

电　　话：010 - 62062243

传　　真：010 - 62062877

电子信箱：tcmtest@ 163. com

网　　址：www. tcmtest. org. cn

机构概况：内设综合处（下设财务室）、医师资格考试一处、医师资格考试二处、技术资格考试处、职业技能鉴定一处、职业技能鉴定二处、信息统计处。2000 年 12 月，经中央编制委员会办公室批准，成立国家中医药管理局中医师资格认证中心。2007 年 3 月，经中央编制委员会办公室批准，认证中心加挂国家中医药管理局职业技能鉴定指导中心牌子。截至 2019 年 12 月，中心正式员工 26 名，其中四级职员 1 名、五级职员 4 名、六级职员 2 名、七级及以下职员 18 名、技术四级工人 1 名。

【地方中医药管理部门】

◆　北京市中医管理局

地　　址：北京市西城区枣林前街 70 号

邮　　编：100053

网　　址：www. bjtcm. gov. cn

机构概况：北京市中医管理局设办公室、医政处（基层卫生处）、科教处、规划财务处 4 个内设机构，行政编制 30 名，局长由北京市卫生健康委党委委员屠志涛担任。截至 2019 年 12 月，实有在职人员 24 名，其中副厅级 1 名、正处级 5 名（含非领导职务）、副处级 11 名（含非领导职务）、科级及以下 7 名。

◆ 天津市中医药管理局

地　　址：天津市和平区贵州路 94 号
邮　　编：300070
电　　话：022 - 23337688/23337686
传　　真：022 - 23337651
电子信箱：swjwzyc@ tj. gov. cn
网　　址：www. tjwsj. gov. cn
机构概况：内设中医处。天津市中医药管理局由天津市编制委员会办公室批准的正式编制名额为 9 名，局长由天津市卫生健康委员会主任王建国担任，天津市卫生健康委员会主管中医药工作副主任张富霞主持工作。截至 2019 年 12 月，有正处级 1 名、二级调研员 1 名、副处级 1 名、四级调研员 1 名、科级及以下 5 名。

◆ 河北省中医药管理局

地　　址：河北省石家庄市合作路 42 号
邮　　编：050051
电　　话：0311 - 66165525
传　　真：0311 - 66165527
电子信箱：zhongyijuzonghe@ hebwst. gov. cn
网　　址：www. hebwst. gov. cn/index. do? templet = cs_ zyj
机构概况：根据《中共河北省委办公厅　河北省人民政府办公厅关于印发〈河北省中医药管理局职能配置内设机构和人员编制规定〉的通知》（冀办字〔2018〕105 号），设立河北省中医药管理局，副厅级，由河北省卫生健康委员会管理。河北省中医药管理局设综合处、中医处、中药处、法规监督处 4 个内设机构，行政编制 19 名。设局长 1 名、副局长 3 名、正副处长职数 8 名。截至 2019 年 12 月，实有在职人员 18

名，其中正处级 8 名、副处级 5 名、科级及以下 5 名。

◆ 山西省中医药管理局

地　　址：山西省太原市建设北路 99 号
邮　　编：030013
电　　话：0351 - 3580207/3580330
传　　真：0351 - 3580207
网　　址：wjw. shanxi. gov. cn
机构概况：山西省中医药管理局由山西省编制委员会办公室批准的正式编制名额为 7 名。截至 2019 年 12 月，有正处级 2 名、副处级 1 名、科级及以下 7 名。

◆ 内蒙古自治区卫生健康委员会

地　　址：内蒙古自治区呼和浩特市新华大街 63 号 8 号楼
邮　　编：010055
电　　话：0471 - 6946801
传　　真：0471 - 6944929
电子信箱：nmgmzyyglj@ 126. com
网　　址：www. nmgwjw. gov. cn
机构概况：根据中央编制委员会办公室《关于内蒙古自治区卫生健康委员会加挂内蒙古自治区中医药管理局牌子的批复》（中央编办复字〔2019〕155 号）精神，中共内蒙古自治区委员会机构编制委员会办公室印发《关于内蒙古自治区卫生健康委员会加挂内蒙古自治区中医药管理局牌子的通知》（内机编办发〔2019〕193 号），内蒙古自治区卫生健康委员会加挂内蒙古自治区中医药管理局牌子。按照《内蒙古自治区党委办公厅、自治区人民政府办公厅关于印发内蒙古自治区卫生健康委员会职能配置、内设机构和人员编制规定的通知》（厅发〔2019〕30 号），内蒙古自治区卫生健康委员会内设蒙中医药综合处、蒙中医药服务管理处和蒙中医药传承发展处。截至 2019 年 12 月，实有在职人员 8 名，其中副厅级 1 名、正处级 2 名、二级调研员 1 名、副处级 1 名、四级调研员 1 名、科级及以下 2 名。

◆ 辽宁省中医药管理局

地　　址：辽宁省沈阳市和平区太

原北街 2 号
邮　　编：110001
电　　话：024 - 23388200
传　　真：024 - 23388200
电子信箱：lnzyjzhc@ 163. com
机构概况：根据中共辽宁省委办公厅、辽宁省人民政府办公厅关于印发《辽宁省卫生健康委员会职能配置、内设机构和人员编制规定》的通知（厅秘发〔2018〕186 号），设立辽宁省卫生健康委员会，加挂辽宁省中医药管理局牌子。辽宁省卫生健康委员会 1 名副主任兼任辽宁省中医药管理局局长。辽宁省中医药管理局设中医药综合处、中医医疗服务处、中医药健康服务处 3 个内设机构，行政编制 14 名。截至 2019 年 12 月，实有在职人员 11 名（不含局长，另有 1 名援疆），其中处级 3 名、副处级 2 名、科级及以下 2 名、一级调研员 4 名。

◆ 吉林省中医药管理局

地　　址：吉林省长春市人民大街 1551A 号
邮　　编：130051
电　　话：0431 - 88904063
传　　真：0431 - 88904093
电子信箱：JLZYYXC@ 163. com
网　　址：jltcm. jl. gov. cn
机构概况：根据《吉林省人民政府办公厅关于印发吉林省中医药管理局主要职责内设机构和人员编制规定的通知》（吉政办发〔2009〕60 号），设立吉林省中医药管理局，副厅级，由吉林省卫生健康委员会管理。吉林省中医药管理局设办公室（规划财务处）、法规与监督处（行政审批办公室）、医政处（中西医结合和民族医药处）、科技教育处 4 个内设机构及机关党委，行政编制 27 名，设局长 1 名、副局长 2 名、正副处长职数 8 名。截至 2019 年 12 月，实有在职人员 27 名，其中副厅级 1 名、正处级 9 名、副处级 8 名、科级及以下 9 名。

◆ 黑龙江省中医药管理局

地　　址：黑龙江省哈尔滨市中山路 112 号
邮　　编：150036
电　　话：0451 - 87300105

传　　真：0451 - 87300105

电子信箱：824011702@ qq. com

机构概况：根据《中共黑龙江省委办公厅　黑龙江省人民政府办公厅关于印发〈黑龙江省中医药管理局职能配置、内设机构和人员编制规定〉的通知》（厅字〔2019〕95号），黑龙江省中医药管理局由黑龙江省卫生健康委员会管理，副厅级。黑龙江省中医药管理局设综合处（机关党委与综合处合署办公）、医政处、科技教育处、规划产业处、政策法规与监督处5个内设机构，行政编制30名，设局长1名、副局长2名、正副处长职数10名。截至2019年12月，实有在职人员24名，其中副厅级1名、正处级8名、副处级5名、科级及以下10名。

◆　上海市中医药管理局

地　　址：上海市浦东新区世博村路300号4号楼

邮　　编：200125

电　　话：021 - 23111111

传　　真：021 - 83090075

电子信箱：shzyyglc@ 163. com

机构概况：上海市卫生健康委员会加挂上海市中医药管理局牌子，内设中医药服务监督管理处、中医药传承发展处（中医药综合协调处）。局长由上海市卫生健康委员会主任邬惊雷担任，副局长由上海市卫生健康委员会副主任张怀琼担任。截至2019年12月，实有在职人员12名，其中正局级1名、副局级1名、正处级3名、副处级1名、科级及以下6名。

◆　江苏省中医药管理局

地　　址：江苏省南京市玄武区中央路42号

邮　　编：210008

电　　话：025 - 83620532

传　　真：025 - 83620532

电子信箱：zhul_ wjw@ js. gov. cn

网　　址：wjw. jiangsu. gov. cn

机构概况：根据《江苏省委办公厅　省政府办公厅关于印发〈江苏省卫生健康委员会职能配置、内设机构和人员编制规定〉的通知》（苏办〔2019〕59号），江苏省卫生健康委员会是江苏省人民政府组成部门，加挂江苏省中医药管理局牌子。截至2019年12月，中医综合处、中医医政处、中医科教处在职在编17名，其中正处级3名、副处级7名、科级及以下7名。

◆　浙江省中医药管理局

地　　址：浙江省杭州市西湖区省府路8号

邮　　编：310025

电　　话：0571 - 87052426

传　　真：0571 - 87052417

电子信箱：zjzyj87709079@ 163. com

网　　址：www. zjtcm. gov. cn

机构概况：根据《中共浙江省卫生健康委员会关于印发〈浙江省卫生健康委员会内设机构主要职责分工〉的通知》（浙卫党发〔2019〕11号），设立浙江省中医药管理局，正处级，由浙江省卫生健康委员会管理。浙江省中医药管理局无内设机构，行政编制8名，设局长1名、副局长2名。截至2019年12月，实有在职人员8名，其中正处级1名、副处级5名、科级及以下2名。

◆　安徽省中医药管理局

地　　址：安徽省合肥市包河区屯溪路435号

邮　　编：230022

电　　话：0551 - 62998560

传　　真：0551 - 62998563

电子信箱：ahszyyj@ 163. com

网　　址：wjw. ah. gov. cn/zyyglj

机构概况：根据中共安徽省委办公厅、安徽省人民政府办公厅关于印发《安徽省卫生健康委职能配置、内设机构和人员编制规定》的通知（厅〔2018〕99号），安徽省卫生健康委是安徽省人民政府组成部门，为正厅级，保留安徽省中医药管理局牌子。安徽省卫生健康委内设中医药发展处、中医药服务管理处，行政编制10名。截至2019年12月，实有在职人员10名。其中副局级1名、正处级4名、科级及以下5名。

◆　福建省中医药管理局

地　　址：福建省福州市鼓楼区鼓屏路61号

邮　　编：350003

电　　话：0591 - 87274537

传　　真：0591 - 87859750

电子信箱：fjswstzyc@ 126. com

网　　址：www. fjhfpc. gov. cn

机构概况：福建省卫生健康委员会中医药管理处加挂福建省中医药管理局牌子，福建省卫生健康委员会党组成员、福建省卫生健康委员会副主任陈辉分管中医药工作。截至2019年12月，有正处级1名、副处级1名、科级及以下3名。

◆　江西省中医药管理局

地　　址：江西省南昌市东湖区豫章路72号（原老省委大院内）

邮　　编：330006

电　　话：0791 - 86266281

传　　真：0791 - 86266281

电子信箱：jxzgj2012@ 163. com

网　　址：www. jxhfpc. gov. cn

机构概况：根据江西省委办公厅、省人民政府办公厅关于印发《江西省中医药管理局职能配置、内设机构和人员编制规定》的通知（赣厅字〔2018〕102号），设立江西省中医药管理局，副厅级，由江西省卫生健康委员会管理。江西省中医药管理局设综合处、医政处、产业促进处、科技教育处4个内设机构，行政编制23名，设局长1名、副局长2名、正副处长职数8名。截至2019年12月，实有在职人员16名，其中正厅级1名、正处级6名、副处级5名、科级及以下4名。

◆　山东省中医药管理局

地　　址：山东省济南市燕东新路9号

邮　　编：250014

电　　话：0531 - 67876196/67876216

传　　真：0531 - 67876216/67876318

电子信箱：wstzyyzhc@163. com/zyyyw@ 126. com

机构概况：根据《关于印发山东省卫生和计划生育委员会（山东省中医药管理局）主要职责内设机构和人员编制规定的通知》（鲁政办发

〔2017〕18 号），设立山东省卫生和计划生育委员会（山东省中医药管理局），2018 年 10 月 25 日，山东省卫生健康委员会挂牌成立，更名为山东省卫生健康委员会（山东省中医药管理局）。其中，中医药处负责全省中医药工作。截至 2019 年 12 月，山东省中医药管理局设置局长 1 名（副厅级），中医药处 1 个处室，在职公务员共 11 名，其中正处级 1 名、一级调研员 1 名、二级调研员 3 名、三级调研员 3 名、四级调研员 1 名、一级主任科员 2 名、四级主任科员 1 名。

◆ **河南省卫生健康委员会（河南省中医管理局）**

地　　址：河南省郑州市金水东路与博学路交叉口东南角

邮　　编：450046

电　　话：0371 - 85961311

传　　真：0371 - 85961311

电子信箱：zyjzhc@ 126. com

网　　址：www. tcm. gov. cn

机构概况：内设中医处。根据中共河南省委办公厅、河南省人民政府办公厅《关于印发河南省卫生健康委员会职能配置内设机构和人员编制规定的通知》（厅文〔2019〕22 号），河南省卫生健康委员会挂河南省中医管理局牌子。截至 2019 年 12 月，实有在职人员 11 名，其中正处级 1 名、副处级 4 名、科级及以下 6 名。

◆ **湖北省中医药管理局**

地　　址：湖北省武汉市洪山区卓刀泉北路 2 号

邮　　编：430079

电　　话：027 - 87824786

传　　真：027 - 87366423

电子信箱：wstzyc@ 163. com

网　　址：www. hbws. gov. cn

机构概况：内设中医药综合处，中医药医政处。编制 10 名，在职工作人员 8 名，全部公务员编制。

◆ **湖南省中医药管理局**

地　　址：湖南省长沙市湘雅路 30 号

邮　　编：410008

电　　话：0731 - 84828512/84822038

传　　真：0731 - 84828512/84822038

网　　址：www. tcm. hunan. gov. cn

机构概况：湖南省中医药管理局由湖南省卫生健康委员会管理，副厅级，设规划综合处、医政医管处、科技教育处、中药发展处 4 个内设处室，行政编制 23 名，设局长 1 名、副局长 2 名、内设机构正副处级领导职数各 4 名。截至 2019 年 12 月，实有在职人员 17 名，其中正厅级 1 名、正处级 4 名、副处级 4 名、科级及以下 8 名。

◆ **广东省中医药局**

地　　址：广东省广州市越秀区东风中路 483 号粤财大厦 24 层

邮　　编：510045

电　　话：020 - 83848486

传　　真：020 - 83814580

电子信箱：gdszyyj001@ gd. gov. cn

网　　址：www. gdszyyj. gov. cn

机构概况：内设办公室（直属机关党委办）、规财（人事）处、医政处、科教处。1988 年 8 月，广东省人民政府批准成立广东省中医药管理局，1990 年 1 月对外办公，2000 年 3 月更名为广东省中医药局，由广东省卫生健康委员会管理。现任党组书记、局长徐庆锋兼任广东省卫生健康委员会党组成员、副主任。行政编制 28 名（含 2015 年以来广东省编制委员会办公室增加的 3 名军转干部编制），其中局长 1 名、副局长 2 名、一级调研员 2 名、正处级领导职数 5 名（含直属机关党委专职副书记 1 名）、副处级领导职数 4 名、二至四级调研员及以下 14 名。截至 2019 年 12 月，实有在职人员 28 名。

◆ **广西壮族自治区中医药管理局**

地　　址：广西壮族自治区南宁市青秀区桃源路 35 号

邮　　编：530021

电　　话：0771 - 2801309

传　　真：0771 - 2869657

电子信箱：gxwstzyc@ 163. com

网　　址：wsjkw. gxzf. gov. cn

机构概况：根据广西壮族自治区《自治区党委办公厅　自治区人民政府办公室关于印发〈广西壮族自治区中医药管理局职能配置、内设机构和人员编制规定〉的通知》（厅发〔2019〕30 号），设立广西壮族自治区中医药管理局，副厅级，由广西壮族自治区卫生健康委员会管理。广西壮族自治区中医药管理局设办公室、规划产业处、政策法规与监督处、医政处、科技教育处 5 个内设机构，行政编制 23 名，设局长 1 名、副局长 2 名、正副处长职数 10 名。截至 2019 年 12 月，实有在职人员 16 名，其中副厅级 1 名、正处级 5 名、副处级 4 名、科级及以下 6 名。

◆ **海南省卫生健康委员会**

地　　址：海南省海口市美兰区海府路 38 号

邮　　编：510203

电　　话：0898 - 65388337

传　　真：0898 - 65388337

电子信箱：hn65388337@ 163. com

网　　址：wst. hainan. gov. cn/swjw/index. html

机构概况：根据《海南省卫生健康委员会职能配置、内设机构和人员编制规划》（琼办发〔2019〕47 号），设立海南省中医药管理局，正处级，由海南省卫生健康委员会管理。海南省中医药管理局没有内设机构，设局长 1 名、副局长 1 名。截至 2019 年 12 月，实有在职人员 8 名，其中正处级 1 名、副处级 1 名、二级调研员 4 名、科级及以下 2 名。

◆ **重庆市卫生健康委员会（重庆市中医管理局）**

地　　址：重庆市渝北区旗龙路 6 号

邮　　编：401147

电　　话：023 - 67705034

传　　真：023 - 67705034

电子信箱：67706807@ 163. com

网　　址：wsjkw. cq. gov. cn

机构概况：根据《中共重庆市委办公厅　重庆市人民政府办公厅关于印发〈重庆市卫生健康委员会职能

配置、内设机构和人员编制规定〉的通知》（渝委办发〔2019〕30号），重庆市卫生健康委员会挂重庆市中医管理局牌子，正局级。重庆市中医管理局设中医综合处、中医医政处2个内设机构，行政编制11名，局长1名、副局长1名、正副处长职数4名（正副局长不占用行政编制）。截至2019年12月，实有在职人员12名，其中正厅级1名、副厅级1名、正处级2名、副处级2名、一级调研员1名、二级调研员2名、四级调研员2名、科级及以下2名。

◆ **四川省中医药管理局**

地　　址：四川省成都市锦江区永
　　　　　兴巷15号
邮　　编：610012
电　　话：028－86623427
传　　真：028－86625761
电子信箱：sczyyxw@sina.com
网　　址：sctcm.sc.gov.cn
机构概况：根据《四川省人民政府办公厅关于印发四川省中医药管理局主要职责内设机构和人员编制规定的通知》（川办发字〔2010〕43号），设立四川省中医药管理局，副厅级，由四川省卫生健康委员会管理。四川省中医药管理局设办公室、对外合作处、规划财务处、医政处（民族医药与基层中医处）、科技产业处、人事教育处、政策法规处（行政审批处）7个内设机构，设立局机关委员会办公室1个，行政编制57名，设局长1名、副局长2名、机关党委书记1名、正副处长职数15名（含机关党办主任1名）。截至2019年12月，实有在职人员78名，其中正厅级1名、正处级9名、副处级2名、科级及以下40名。

◆ **贵州省中医药管理局**

地　　址：贵州省贵阳市云岩区中
　　　　　华北路242号省政府大院
　　　　　5号楼
邮　　编：550004
电　　话：0851－86832983
传　　真：0851－86832983
电子信箱：gzszyyjzhc@163.com
网　　址：atcm.guizhou.gov.cn

机构概况：根据《中共贵州省委办公厅　贵州省人民政府办公厅关于印发〈贵州省中医药管理局职能配置、内设机构和人员编制规定〉的通知》（黔委厅字〔2018〕104号），设立贵州省中医药管理局，副厅级，由贵州省卫生健康委员会管理。贵州省中医药管理局设综合处、医政处、科教处、规划财务与信息化处、政策法规与监督处5个内设机构，行政编制25名，设局长1名、副局长2名、正副处长职数8名。截至2019年12月，实有在职人员18名，其中副厅级1名、正处级8名、副处级4名、科级及以下5名。

◆ **云南省中医药管理局**

地　　址：云南省昆明市关上国贸
　　　　　路85号政通大厦
邮　　编：650200
电　　话：0871－67195137
传　　真：0871－67195137
电子信箱：ynwstzyc@126.com
网　　址：www.pbh.yn.gov.cn
机构概况：根据《中共云南省卫生健康委党组关于明确委机关内设机构职能配置、人员编制和处领导职数的通知》（云卫党组发〔2019〕85号），云南省卫生健康委员会为正厅级，加挂云南省中医药管理局牌子，设中医医疗管理处、中医发展处2个内设处室。中医医疗管理处设处长1名、副处长2名，行政编制7名；中医发展处设处长1名、副处长1名，行政编制5名。截至2019年12月，实有在职人员11名，其中正处级2名、副处级4名、科级及以下5名。

◆ **西藏自治区藏医药管理局**

地　　址：西藏自治区拉萨市北京
　　　　　西路25号
邮　　编：850000
电　　话：0891－6289582
传　　真：0891－6289582
网　　址：zyyglj@163.com
机构概况：根据中共西藏自治区委员会办公厅、西藏自治区人民政府办公厅关于印发《西藏自治区卫生健康委员会职能配置、内设机构和

人员编制规定的通知》（藏委厅〔2019〕48号），西藏自治区卫生健康委员会内设自治区藏医药管理局，正处级。截至2019年12月，实有在职人员5名，其中正处级1名、一级调研员1名、三级调研员2名、科级1名。

◆ **陕西省中医药管理局**

地　　址：陕西省西安市莲湖路
　　　　　112号
邮　　编：710003
电　　话：029－89620688
传　　真：029－87345442
电子信箱：wjwzyj@shaanxi.gov.cn
网　　址：atcm.shaanxi.gov.cn
机构概况：根据《中共陕西省委办公厅　陕西省人民政府办公厅关于印发〈陕西省中医药管理局职能配置内设机构和人员编制规定〉的通知》（陕办字〔2018〕128号），设立陕西省中医药管理局，副厅级，由陕西省卫生健康委员会管理。设综合处、医政医管与教育处、科技与产业发展处3个内设机构，行政编制18名，设局长1名、副局长2名、处级领导职数6名。截至2019年12月，实有在职人员20名，其中副厅级1名、正处级6名、副处级5名、科级8名。

◆ **甘肃省中医药管理局**

地　　址：甘肃省兰州市白银路
220号
邮　　编：730030
电　　话：0931－4818133
传　　真：0931－4818135
电子信箱：727338654@qq.com
机构概况：由甘肃省编制委员会办公室批准在甘肃省卫生健康委员会加挂甘肃省中医药管理局牌子。在甘肃省卫生健康委员会设置中医药一处、中医药二处2个中医药管理处室。局长由甘肃省卫生健康委员会副主任、党组成员王晓明兼任。2019年，有副厅级人员1人，中医药一处有6人，中医药二处有5人，两处（不包含局长）共有11人，其中正处级4人、副处级3人、科级及以下4人。

◆　**青海省中藏医药管理局**

地　　址：青海省西宁市西大街 12 号

邮　　编：810000

电　　话：0971 - 8244247

传　　真：0971 - 8232347

电子信箱：qhszzyyglj@126.com

网　　址：wsjkw. qinghai. gov. cn/
ywgl/zzyyglj/index. html

机构概况：根据中共青海省委办公厅、青海省人民政府办公厅关于印发《青海省卫生健康委员会职能配置内设机构和人员编制规定》的通知（青办发〔2018〕68 号），设立青海省中藏医药管理局，正县级，由青海省卫生健康委员会管理。青海省中藏医药管理局行政编制 5 名，设局长 1 名。截至 2019 年 12 月，实有在职人员 5 名，其中正处级 1 名、副处级 1 名、科级及以下 3 名。

◆　**宁夏回族自治区中医药管理局**

地　　址：宁夏回族自治区银川市
解放西街 101 号

邮　　编：750001

电　　话：0951 - 5022124

传　　真：0951 - 5022124

电子信箱：zyyglc326@163.com

网　　址：zyyj. wsjkw. nx. gov. cn

机构概况：2018 年 10 月，宁夏回族自治区卫生健康委员会成立，加挂宁夏回族自治区中医药管理局牌子。宁夏卫生健康委员会内设中医药管理处，设处级领导职数 3 名（1 正 2 副）。截至 2019 年 12 月，实有在职人员 6 名，其中正处级 2 名、副处级 4 名。

◆　**新疆维吾尔自治区卫生健康委
员会**

地　　址：新疆维吾尔自治区乌鲁
木齐市龙泉街 191 号

邮　　编：830004

电　　话：0991 - 8500027

传　　真：0991 - 8560415

电子信箱：zzqwjwzyc@163.com

网　　址：www. xjhfpc. gov. cn

机构概况：根据《新疆维吾尔自治区党委办公厅　自治区人民政府办公厅关于印发〈新疆维吾尔自治区卫生健康委员会职能配置、内设机构和人员编制规定〉的通知》（新党

厅字〔2018〕161 号），新疆维吾尔自治区卫生健康委员会内设 22 个处室（中医药管理处为内设处室之一），行政编制 164 名。原新疆维吾尔自治区中医民族医药管理局承担的行政职能划归自治区卫生健康委员会。截至 2019 年 12 月，中医药管理处实有在职人员 10 名，其中正处级 4 名、副处级 3 名、科级及以下 3 名。

◆　**新疆生产建设兵团卫生健康委
员会**

地　　址：新疆维吾尔自治区乌鲁木
齐市天山区光明路 196 号

邮　　编：830002

电　　话：0991 - 2890326

传　　真：0991 - 2899235

电子信箱：xjbtyzc@163.com

网　　址：www. xjbt. gov. cn

机构概况：内设医政医管处（含科教处、药政处、中医药管理处）。编制人数 7 名，实际人数 4 名，其中正处级 1 名、副处级 1 名、科级及以下 2 名。

◆　**沈阳市卫生健康委员会**

地　　址：辽宁省沈阳市和平区北
七马路 13 号

邮　　编：110001

电　　话：024 - 23412357/23830962

传　　真：024 - 82616332/23418319

电子信箱：syzyglj@126.com

机构概况：内设中医综合医疗服务处、中医药健康服务处，核定编制 9 名，其中正处级 2 名、副处级 1 名。截至 2019 年 12 月，实有在职人员 5 名，其中正处级 2 名、科级 3 名。

◆　**长春市中医药管理局**

地　　址：吉林省长春市东南湖大
路 1281 号

邮　　编：130033

电　　话：0431 - 84692077/84692058

传　　真：0431 - 84692077

电子信箱：ccswsjzyc@163.com

机构概况：内设中医处。长春市中医药管理局由长春市编制委员会办公室批准成立，在长春市卫生健康委员会加挂牌子，局长由长春市卫

生健康委员会主任马平兼任。截至 2019 年 12 月，有正厅级 1 名、正处级 2 名、科级及以下 2 名。

◆　**哈尔滨市卫生健康委员会**

地　　址：黑龙江省哈尔滨市松北
区世纪大道 1 号

邮　　编：150021

电　　话：0451 - 84664507

传　　真：0451 - 84664507

电子信箱：hrbzhongyichu@126.com

机构概况：根据《哈尔滨市卫生健康委员会职能配置、内设机构和人员编制规定》（哈厅字〔2019〕54 号），哈尔滨市卫生健康委员会设中医综合医疗处、中医药健康产业处 2 个中医药管理机构，行政编制 5 名。截至 2019 年 12 月，实有在职人员 5 名，其中正处级 2 名、副处级 3 名。

◆　**南京市卫生健康委员会**

地　　址：江苏省南京市建邺区江
东中路 265 号

邮　　编：210019

电　　话：025 - 68787811

传　　真：025 - 68787811

网　　址：www. njh. gov. cn

机构概况：根据宁委办发〔2019〕54 号文件，南京市卫生健康委员会内设中医处，加挂南京市中医药管理局牌子。截至 2019 年 12 月，实有在职人员 5 名，其中正处级 2 名、副处级 2 名、科级 1 名。

◆　**杭州市卫生健康委员会**

地　　址：浙江省杭州市解放东路
18 号市民中心 D 座

邮　　编：310016

电　　话：0571 - 87926751

传　　真：0571 - 87014860

电子信箱：hzwsjzyc@163.com

网　　址：www. hzwsjsw. gov. cn

机构概况：根据杭州市委办公厅、杭州市人民政府办公厅关于印发《杭州市卫生健康委员会职能配置、内设机构和人员编制规定》的通知（厅发〔2019〕42 号），内设中医处。截至 2019 年 12 月，实有在职人员 3 名，其中正处级 1 名、副处级 1 名、科级 1 名。

◆　济南市中医药管理局

地　　址：山东省济南市历下区龙鼎
　　　　　大道1号龙奥大厦12楼
邮　　编：250000
电　　话：0531 – 66601663
传　　真：0531 – 66601663
电子信箱：wjwzyyglc@ jn. shandong. cn
网　　址：jnmhc. jinan. gov. cn
机构概况：内设中医药处。根据中共
济南市委办公厅、济南市人民政府办
公厅《关于印发济南市卫生健康委员
会职能配置、内设机构和人员编制规
定的通知》（济厅字〔2019〕53号），
设立济南市卫生健康委员会，正局
级，加挂济南市中医药管理局牌子。
济南市卫生健康委员会党组书记、主
任马效恩兼任济南市中医药管理局局
长；济南市卫生健康委员会党组成
员、副主任米宽庆为主管中医工作副
主任。截至2019年12月，实有在职
人员7名，其中局级1名、副局级1
名、正处级1名、科级及以下4名。

◆武汉市卫生健康委员会

地　　址：湖北省武汉市江岸区江
　　　　　汉北路20号
邮　　编：430014
电　　话：027 – 85697910
传　　真：027 – 85690941
电子信箱：whswjwzyc@163．com
网　　址：wjw. wh. gov. cn
机构概况：内设办公室、规划发展
与信息化处（行政审批处）、财务
处、体制改革与政策法规处、健康
武汉建设办公室（市爱国卫生运动
委员会办公室、市血吸虫病防治领
导小组办公室）、疾病预防控制与职
业健康处、医政医管处（市人民政
府公民献血领导小组办公室、国家
医疗卫生服务中心建设领导小组办
公室）、基层卫生与老龄健康处、应
急管理处（突发公共卫生事件应急
指挥中心、市国防动员委员会医疗
卫生办公室）、科技教育与对外交流
合作处、综合监督处、中医药管理
处、家庭发展与妇幼健康处、市保
健委员会办公室、组织人事处、机
关党委、驻委纪检监察组。武汉市
卫生健康委员会中医药管理处现有
行政编制4名，其中一级调研员1

名、二级调研员2名、科级1名。

◆　广州市卫生健康委员会

地　　址：广东省广州市越秀区竹
　　　　　丝岗四马路12号
邮　　编：510080
电　　话：020 – 81081186
传　　真：020 – 81085166
电子信箱：wjwzyc81084504@ gz. gov. cn
网　　址：wjw. gz. gov. cn
机构概况：内设办公室、财务处、
规划建设处、信息与统计处、审批
管理处、体制改革处、政策法规处、
卫生应急处、疾病预防控制处、医
政医管处、基层卫生处、妇幼健康
处、职业健康处、综合监督处、药
物政策与基本药物制度处、中医药
管理处、家庭发展与老龄健康处、
考核评价处、宣传处、科技教育处、
组织处、干部人事处、保卫处、干
部保健局（市委保健委员会办公室）
等职能处（室）。广州市卫生健康委
员会中医药管理处编制4名。截至
2019年12月，实有在职人员4名，
其中正处级2名、副处级1名、科级
及以下1名。

◆　成都市卫生健康委员会（成都
市中医管理局）

地　　址：四川省成都市高新区锦城
　　　　　大道366号2 – 10 – 21035
邮　　编：610042
电　　话：028 – 61881941
传　　真：028 – 61881998（白班）/
　　　　　61881923（夜班）
电子信箱：zyc61881941@126. com
网　　址：cdwjw. chengdu. gov. cn
机构概况：内设办公室、人事处（国
际合作处）、规划财务处（审计处）、
科教与信息化处、政策法规与体制改
革处（研究室）、行政审批处、综合
监督处、卫生应急办公室（市突发公
共卫生事件应急指挥中心）、疾病预
防控制处（市重大疾病防治工作委员
会办公室）、爱国卫生工作处（市爱
国卫生运动委员会办公室）、基层卫
生健康处、妇幼健康处、医政医管
处、药物政策与药械临床使用监测评
价处（食品安全标准与监测处）、职
业健康处、人口监测与家庭发展处、

老龄健康处、健康服务业发展处、保
健处、宣传处、中医处、安全管理处
（信访处）共22个职能处（室）。成
都市卫生健康委员会是成都市人民政
府工作部门，正局级，加挂成都市中
医管理局牌子。截至2019年12月，
实有在职人员5名，其中正处级3
名、副处级2名。

◆　西安市中医药管理局

地　　址：陕西省西安市未央区凤
　　　　　城八路109号
邮　　编：710007
电　　话：029 – 86787709
传　　真：029 – 86787709
电子信箱：xawsjzyc@126. com
机构概况：西安市卫生健康委员会
内设西安市中医药管理局，设副局
长2名，其中1名为正处级。截至
2019年12月，实有在职人员4名，
其中正处级1名、副处级2名、科级
1名。

◆　大连市卫生健康委员会

地　　址：辽宁省大连市中山区75号
邮　　编：116001
电　　话：0411 – 39052227
机构概况：根据《关于印发大连市
卫生健康委员会职能配置、内设机
构和人员编制规定的通知》（大委办
〔2019〕45号），大连市卫生健康委
员会内设中医处，设处长1名、副
处长1名。截至2019年12月，实有
在职人员3名，其中正处级1名、副
处级1名、科级及以下1名。

◆　宁波市中医药管理局

地　　址：浙江省宁波市海曙区西
　　　　　北街22号
邮　　编：315010
电　　话：0574 – 89189376
传　　真：0574 – 89189373
电子信箱：nb87288737@163. com
网　　址：www. nbwjw. gov. cn
机构概况：根据宁波市机构编制委员
会办公室通知要求，设立宁波市中
医药管理局，处级，由宁波市卫生健
康委员会管理。宁波市中医药管理局行
政编制3名，局长由徐伟民担任。截
至2019年12月，实有在职人员3名，

其中正处级 1 名、四级调研员 2 名。

◆ **厦门市卫生健康委员会**

地　　址：福建省厦门市同安路 2 号天鹭大厦 B 幢 6 楼 606 室

邮　　编：361003

电　　话：0592 - 2057612

传　　真：0592 - 2051535

电子信箱：xmkjzyc@126.com

网　　址：hfpc.xm.gov.cn

机构概况：内设中医药管理处（加挂科技教育处）。厦门市卫生健康委员会中医药管理处（科技教育处）由厦门市编制委员会办公室批准，正式编制名额 3 名。截至 2019 年 12 月，有正处级 1 名、副处级 1 名、科级及以下 1 名。

◆ **青岛市中医药管理局**

地　　址：山东省青岛市闽江路 7 号

邮　　编：266071

电　　话：0532 - 85912536

传　　真：0532 - 85912356

电子信箱：wjwzhongyiyaochu@qd.shandong.cn

机构概况：根据中共青岛市委办公厅、青岛市人民政府办公厅《关于印发〈青岛市卫生健康委员会职能配置、内设机构和人员编制规定〉的通知》（青厅字〔2019〕34 号），设立青岛市卫生健康委员会，加挂青岛市中医药管理局牌子，设局长 1 名，专职副局长 1 名，处长 1 名，副处长 1 名。截至 2019 年 12 月，实有在职人员 7 名，其中正局级 1 名、副局级 1 名、正处级 2 名、副处级 2 名、科级 1 名。

◆ **深圳市卫生健康委员会**

地　　址：广东省深圳市福田区深南中路 1025 号新城大厦东座

邮　　编：518031

电　　话：0755 - 88113977

传　　真：0755 - 88113796

电子信箱：zyc@wjw.sz.gov.cn

网　　址：wjw.sz.gov.cn

机构概况：内设中医处，为深圳市卫生健康委员会内设处室。深圳市编制委员会办公室批准的正式编制 5 名，深圳市卫生健康委员会副主任

常巨平分管中医药工作。截至 2019 年 12 月，有正处级 2 名、副处级 2 名、科级 1 名。

二、管理干部

【**国家中医药管理局领导**】

国家卫生健康委员会党组成员，国家中医药管理局党组书记、副局长：余艳红

国家中医药管理局局长，中国农工民主党中央副主席：于文明

党组成员、副局长：王志勇

党组成员、副局长、直属机关党委书记：闫树江

党组成员、副局长（保留副部长级待遇）：孙　达（2019 年 9 月任职）

【**国家中医药管理局部门负责人**】

◆ **办公室**

主　　任：查德忠（2019 年 12 月免职）

主　　任：王思成（2019 年 12 月任职）

副主任、二级巡视员：李亚婵（女，2019 年 12 月晋升二级巡视员）

副主任：侯卫伟

二级巡视员兼信访办公室（综合处）主任（处长）：陈梦生（2019 年 8 月晋升二级巡视员）

◆ **人事教育司**

司　　长：卢国慧（女，兼任机关党委副书记）

二级巡视员（保留局正司级待遇）：金二澄

副司长（副局级）：闫　冰（2019 年 11 月任职）

副司长：张欣霞（女）

副司长：王振宇（兼任国家中医药管理局中医师资格认证中心常务副主任；2019 年 12 月免职）

◆ **规划财务司**

司　　长：苏钢强（女，2019 年 11 月免职，退休）

司　　长：刘群峰（2019 年 11 月任职）

◆ **政策法规与监督司**

司　　长：余海洋

副司长、二级巡视员：杨荣臣

（2019 年 8 月晋升二级巡视员）

副巡视员：刘文武（2019 年 5 月免职，退休）

◆ **医政司**（中西医结合与民族医药司）

司长、一级巡视员：蒋　健（女，2019 年 12 月晋升一级巡视员）

副司长、二级巡视员：陆建伟（2019 年 8 月晋升二级巡视员；2019 年 11 月免职）

副司长、二级巡视员：赵文华（2019 年 8 月晋升二级巡视员）

副司长：邝媛媛（女，2019 年 12 月任职）

二级巡视员：孟庆彬（2019 年 8 月晋升二级巡视员）

◆ **科技司**

司　　长：李　昱

副司长：周　杰

副司长：王思成［兼任中国中医药科技开发交流中心（国家中医药管理局人才交流中心）常务副主任；2019 年 12 月免职］

二级巡视员：孙丽英（女，2019 年 8 月晋升二级巡视员；2019 年 11 月免职，退休）

◆ **国际合作司**（港澳台办公室）

司长、一级巡视员：王笑频（女，2019 年 8 月晋升一级巡视员；2019 年 11 月免职）

副司长、二级巡视员：吴振斗（2019 年 8 月晋升二级巡视员）

副司长：朱海东

◆ **机关党委**

常务副书记：张为佳（兼任人事教育司副司长；2019 年 11 月免职，退休）

常务副书记：陆建伟（兼任人事教育司副司长；2019 年 11 月任职）

机关纪委书记（正司长级）：朱　桂（女，2019 年 11 月任职）

【**国家中医药管理局直属单位正、副职领导**】

◆ **国家中医药管理局机关服务中心**

主　　任：刘伯尧

副主任：关树华

副主任：张印生（2019 年 5 月免职，
　退休）
副主任：朱佳卿（2019 年 11 月免
　职，退休）

◆　中国中医科学院
党委书记、副院长：王　炼
党委书记、副院长：查德忠（2019
　年 12 月任职）
党委常委、党委副书记、院长、研
　究生院院长：黄璐琦（2019 年 12
　月任党委副书记）
党委常委、党委书记：王申和
党委常委、副院长：杨龙会
党委常委、副院长：唐旭东
党委常委、纪委书记：于林勇（2019
　年 12 月任职）

◆　中华中医药学会
副会长、秘书长：王国辰
副秘书长：刘　平
副秘书长：孙永章

◆　《中国中医药报》社有限公司
（原中国中医药报社，2019 年 9 月更名）
执行董事、经理：武　东（2019 年
　9 月任职）
总编辑、监事：王淑军（2019 年 9
　月任职）
副经理：陆　静（女，2019 年 9 月
　任职）
副经理：罗会斌（2019 年 9 月任职）
副总编辑：欧阳波（女，2019 年 9
　月任职）

◆　中国中医药出版社有限公司（原
中国中医药出版社，2019 年 9 月更名）
董事长、经理、总编辑：范吉平
　（2019 年 9 月任职）
副经理、董事：李秀明（2019 年 9
　月任职）
副总编辑、监事：李占永（2019 年
　9 月任职）
副社长：闫　冰（援藏；2019 年 11
　月免职）

◆　中国中医药科技开发交流中心
（国家中医药管理局人才交流中心）
常务副主任：王思成（兼任国家中

医药管理局科技司副司长；2019
年 12 月免职）
副主任：杨德昌
副主任：魏　伟

◆　国家中医药管理局传统医药国
际交流中心
常务副主任：厉将斌
副主任：吴振斗（兼任国家中医药
　管理局国际合作司副司长、二级
　巡视员）

◆　国家中医药管理局对台港澳中
医药交流合作中心
主　任：杨金生
副主任：崔朝阳（2019 年 3 月免职）
副主任：李尚青

◆　国家中医药管理局中医师资格
认证中心（国家中医药管理局职业
技能鉴定指导中心）
主　任：陈　伟
常务副主任：王振宇（兼任国家中
　医药管理局人事教育司副司长；
　2019 年 12 月免职）
常务副主任：金阿宁［2019 年 12 月
　挂职，兼任国家中医药管理局国
　际合作司（港澳台办公室）欧大
　非洲处处长、二级巡视员］

【各省、自治区、直辖市、新疆生产
建设兵团、副省级市、计划单列市
主管中医药工作负责人】
◆　北京市
北京市中医管理局局长：屠志涛
北京市中医管理局副局长：罗增刚
北京市中医管理局副局长：禹　震
　（2019 年 7 月免职）

◆　天津市
天津市中医药管理局局长：王建国
天津市卫生健康委员会副主任：张
　富霞（女）

◆　河北省
河北省卫生健康委员会副主任：段
　云波（2019 年 4 月起主持工作）
河北省中医药管理局局长：姜建明
　（2019 年 4 月免职）

河北省中医药管理局副局长：樊继光
河北省中医药管理局副局长：胡永平
河北省中医药管理局副局长：刘彦
　红（女）

◆　山西省
山西省卫生健康委员会党组成员、
　副主任、一级巡视员：冯立忠
山西省中医药管理局局长：冀孝如
山西省中医药管理局副局长：刘　浚

◆　内蒙古自治区
内蒙古自治区卫生健康委员会党组成
　员、副主任、一级巡视员：伏瑞峰

◆　辽宁省
辽宁省卫生健康委员会副主任、辽
　宁省中医药管理局局长：陈金玉
　（女，2019 年 7 月调离）
辽宁省卫生健康委员会副主任：高
　明宇

◆　吉林省
吉林省卫生健康委员会党组成员、
　副主任，吉林省中医药管理局党
　组书记、局长：邢　程
吉林省中医药管理局党组成员、副
　局长：毕明深
吉林省中医药管理局党组成员、副
　局长：宋秀英（女）

◆　黑龙江省
黑龙江省中医药管理局局长：张晓峰
黑龙江省中医药管理局副局长：杨景波

◆　上海市
上海市卫生健康委员会主任、上海
　市中医药管理局局长：邬惊雷
上海市卫生健康委员会副主任、上海
　市中医药管理局副局长：张怀琼

◆　江苏省
江苏省卫生健康委员会副主任、党
　组成员兼江苏省中医药管理局局
　长：朱　岷（女）

◆　浙江省
浙江省卫生健康委员会副主任：曹
　启峰

浙江省中医药管理局局长：谢国建

浙江省中医药管理局副局长：蔡利辉

浙江省中医药管理局副局长：吴建锡

◆ 安徽省

安徽省卫生健康委员会副主任、安徽省中医药管理局局长：董明培

◆ 福建省

福建省卫生健康委员会副主任：陈辉

福建省中医药管理局局长：钱新春

福建省中医药管理局副局长：刘雪松

◆ 江西省

江西省中医药管理局局长（正厅长级）：谢光华

江西省中医药管理局副局长：李志刚

江西省中医药管理局副局长：周秋生

◆ 山东省

山东省中医药管理局局长：孙春玲（女）

◆ 河南省

河南省卫生健康委员会党组成员、副主任：张智民

◆ 湖北省

湖北省卫生健康委员会党组成员、副主任：姚云

湖北省卫生健康委员会一级巡视员：黄运虎

◆ 湖南省

湖南省卫生健康委员会党组副书记、副主任，湖南省中医药管理局局长：黄惠勇

湖南省中医药管理局副局长：倪友新

湖南省中医药管理局副局长：肖文明

◆ 广东省

广东省卫生健康委员会党组成员、副主任，广东省中医药局党组书记、局长：徐庆锋

广东省中医药局副局长：李梓廉

广东省中医药局党组成员、副局长：柯忠

广东省中医药局党组成员、副局长：金文杰

广东省中医药局一级调研员（省管干部）：华建

◆ 广西壮族自治区

广西壮族自治区中医药管理局局长：姚春（女）

广西壮族自治区中医药管理局副局长：张玉军

广西壮族自治区中医药管理局副局长：黎甲文

◆ 海南省

海南省卫生健康委员会副主任：周国明

海南省中医药管理局局长：徐清宁

海南省中医药管理局副局长：张连帅

◆ 重庆市

重庆市中医管理局局长（正厅级）：黄明会

重庆市中医管理局副局长（副厅级）：刘克佳（2019年11月免职）

重庆市中医管理局二级巡视员：何丽芳（女，2019年11月代管）

◆ 四川省

四川省卫生健康委员会党组成员，四川省中医药管理局党组书记、局长，四川省中医药科学院党委书记：田兴军

四川省中医药管理局党组成员、副局长：杨正春

四川省中医药管理局党组成员、机关党委书记：方清（女）

四川省中医药管理局党组成员、副局长：米银军

四川省中医药管理局党组成员、四川省骨科医院党委书记：王剑平

◆ 贵州省

贵州省中医药管理局局长：于浩

贵州省中医药管理局副局长：刘志远

贵州省中医药管理局副局长：汪浩

◆ 云南省

云南省卫生健康委员会副主任、云南省中医药管理局局长：许勇刚

云南省中医药管理局副局长：杨丽娟（女）

◆ 西藏自治区

西藏自治区卫生健康委员会党组成员、一级巡视员：普琼

西藏自治区藏医药管理局局长：德吉（女）

西藏自治区藏医药管理局副局长：尼玛

◆ 陕西省

陕西省卫生健康委员会党组成员、陕西省中医药管理局局长：马光辉

陕西省中医药管理局副局长：孔群（女）

陕西省中医药管理局副局长：孙长田

◆ 甘肃省

甘肃省卫生健康委员会党组成员、副主任，甘肃省中医药管理局局长：王晓明

甘肃省中医药管理局巡视员：甘培尚

◆ 青海省

青海省卫生健康委员会副主任：李秀忠

青海省中藏医药管理局局长：端智

◆ 宁夏回族自治区

宁夏回族自治区政协副主席、宁夏回族自治区卫生健康委员会主任、宁夏回族自治区中医药管理局局长：马秀珍

宁夏回族自治区卫生健康委员会副主任：宋晨阳

◆ 新疆维吾尔自治区

新疆维吾尔自治区卫生健康委员会一级巡视员：张刚强

◆ 新疆生产建设兵团

新疆生产建设兵团卫生健康委员会副主任：艾麦尔江·吐尼牙孜

◆ 沈阳市

沈阳市卫生健康委员会副主任：曾宪东

◆ 长春市

长春市卫生健康委员会主任、长春市中医药管理局局长：马平

◆ 哈尔滨市

哈尔滨市卫生健康委员会副主任：
丁凤姝（女）

◆ 南京市

南京市卫生健康委员会主任：方中友
南京市卫生健康委员会副主任：许
民生

◆ 杭州市

杭州市卫生健康委员会副主任：应旭旻

◆ 济南市

济南市中医药管理局局长：马效恩
济南市卫生健康委员会副主任：米宽庆

◆ 武汉市

武汉市卫生健康委员会副主任：郑 云

◆ 广州市

广州市卫生健康委员会一级调研员：
胡文魁

◆ 成都市

成都市卫生健康委员会（成都市中
医管理局）主任：谢 强
成都市卫生健康委员会（成都市中
医管理局）副主任：黄友静（女）

◆ 西安市

西安市中医药管理局局长：孟祥东
西安市中医药管理局副局长：翟静娴
（女）

◆ 大连市

大连市卫生健康委员会主任：杨

萍（女）

◆ 宁波市

宁波市卫生健康委员会副主任：章
国平
宁波市中医药管理局局长：徐伟民

◆ 厦门市

厦门市卫生健康委员会副主任：王挹
青（女）

◆ 青岛市

青岛市中医药管理局局长：宣世英
（女）
青岛市中医药管理局专职副局长：
赵国磊

◆ 深圳市

深圳市卫生健康委员会副主任：常
巨平

三、教育机构

【北京中医药大学】

党委书记：谷晓红
校　　长：徐安龙
党委副书记：徐安龙、靳 琦、翟双庆
副 校 长：张 丽、翟双庆、王 伟、
陶晓华、王耀献、刘铜华
党委常委：孙传新、张继旺
校长助理：闫振凡、张立平
中医学院院长：李 峰
中药学院院长：雷海民
生命科学学院院长：王志珍（名誉
院长）

针灸推拿学院副院长：刘存志（主
持工作）
管理学院院长：程 薇
护理学院院长：郝玉芳
人文学院院长：陈 锋
马克思主义学院院长：王梅红
国际学院院长：唐民科
台港澳中医学部主任：唐民科
继续教育学院院长：白俊杰
远程教育学院院长：刘振权
国学院院长：张其成
地　　址：北京市房山区良乡高教园
区北京中医药大学（良乡
校区）/北京市朝阳区北
三环东路 11 号（和平街
校区）/北京市朝阳区北
四环东路望京中环南路 6
号（望京校区）
邮　　编：102488（良乡校区）/
100029（和平街校区）/
100102（望京校区）
电　　话：010 - 53911913（良乡校
区）/64286426（和平街
校区）/84738205（望京
校区）
传　　真：010 - 53912478（良乡校
区）/64213817（和平街
校区）
电子信箱：xiaoban@ bucm. edu. cn
网　　址：www. bucm. edu. cn
专业统计

2019 年，学校职工人数 1222
人。专任教师 738 人，其中正高级职
称 206 人，副高级职称 245 人，中级
职称 250 人，初级职称 35 人。

表 9 - 3 - 1　北京中医药大学 2019 年专业统计

专业设置	学制（年）	2019 年毕业生数（人）	2019 年招生数（人）	在校生数（人）
中医学（五年制）	5	193	381	1 127
中医学（卓越）	5 + 3	222	301	2 304
中医学（岐黄）	5 + 4	33	30	166
中医学（台港澳）	5	75	104	455
药学	4	28	60	214
中药学	4	94	204	687
中药学（时珍国药）	4 + 4	24	0	30
中药学（卓越）	4 + 2	29	0	86

（续表）

专业设置	学制（年）	2019 年毕业生数（人）	2019 年招生数（人）	在校生数（人）
中药制药	4	27	86	315
中药制药（生物制药）	4	28	0	30
针灸推拿学	5	106	169	668
康复治疗学	4	0	58	177
公共事业管理（卫生事业）	4	28	0	188
药事管理	4	0	26	82
工商管理（药事管理）	4	24	0	40
信息管理与信息系统	4	21	0	107
健康与医疗卫生管理大类	4	0	93	93
护理学	4	111	347	1 128
英语（医学）	5	39	0	0
英语（医学）	4	16	29	103
英语（传播）	4	18	28	110
法学（医药卫生）	4	37	38	157
护理学（高职专科）	3	2	0	1
公共卫生管理（高职专科）	3	0	0	1
中医学（留学生）	5	73	66	351
合计	/	**1 228**	**2 020**	**8 620**

注：上表统计数据为本专科学生数。

研究生教育

在校硕士研究生 3842 人，2019 年招收硕士研究生 1324 人，毕业 1100 人。其中留学生在校硕士研究生 142 人，2019 年招收留学生硕士研究生 36 人，毕业 37 人。

在校博士研究生 1104 人，2019 年招收博士研究生 385 人，毕业 168 人。其中留学生在校博士研究生 50 人，2019 年招收留学生博士研究生 12 人，毕业 8 人。

硕士学位专业设置：中医基础理论、中医临床基础、中医医史文献、方剂学、中医诊断学、中医内科学、中医外科学、中医骨伤科学、中医妇科学、中医儿科学、中医五官科学、针灸推拿学、民族医学、中医体质学、中医临床药学、中医皮肤性病学、医药卫生法学、中医药外语、中医药管理、中医养生康复学、健康管理学、中西医结合基础、中西医结合临床、中西医结合内科学、中西医结合外科学、中西医结合骨科学、中西医结合妇科学、中西医结合五官科学、中西医结合肿瘤学、中西医结合循证医学、中西医结合药理学、中西医结合护理学、药物分析学、微生物与生化药学、中药资源学、中药炮制学、中药鉴定学、中药化学、中药分析学、中药药理学、中药药剂学、临床中药学、民族药学、社会医学与卫生事业管理、马克思主义理论、护理学。

博士学位专业设置：中医基础理论、中医临床基础、中医医史文献、方剂学、中医诊断学、中医内科学、中医外科学、中医骨伤科学、中医妇科学、中医儿科学、中医五官科学、针灸推拿学、民族医学、中医体质学、中医临床药学、中医皮肤性病学、医药卫生法学、中医药外语、中医药管理、中医养生康复学、中医文化学、中西医结合基础、中西医结合临床、中西医结合内科学、中西医结合外科学、中西医结合骨科学、中西医结合妇科学、中西医结合五官科学、中西医结合肿瘤学、中西医结合循证医学、中西医结合药理学、中西医结合护理学、中药资源学、中药炮制学、中药鉴定学、中药化学、中药分析学、中药药理学、中药药剂学、临床中药学、民族药学、健康管理学。

重点学科及带头人

"双一流"学科

中医学：（暂缺）

中西医结合：（暂缺）

中药学：（暂缺）

一级学科国家重点学科

中医学：（暂缺）

中药学：乔延江

二级学科国家重点学科

中医基础理论：王　琦

中医诊断学：陈家旭

方剂学：谢　鸣

中医内科学：姜良铎

中医临床基础：王庆国

中医医史文献：（暂缺）

针灸推拿学：（暂缺）

中医外科学：（暂缺）

中医妇科学：（暂缺）

中医骨伤科学：（暂缺）

中医儿科学：（暂缺）

中医五官科学：（暂缺）

民族医药：（暂缺）

中西医结合基础：牛建昭

国家中医药管理局重点学科

　　伤寒学：李宇航

　　中医基础理论：高思华

　　中医脑病学（东直门医院）：高　颖

　　中西医结合基础：刘建平

　　中药化学：石任兵

　　中药分析学：乔延江

　　临床中药学：张　冰

　　中医诊断学：陈家旭

　　中药鉴定学：刘春生

　　中药药理学：孙建宁

　　针灸学：赵百孝

　　中西医结合临床（东方医院）：

林　谦

　　中医肝胆病学：叶永安

　　中医妇科学：金　哲

　　中医全科医学：唐启盛

　　中医肺病学：张立山

　　中医内分泌病学：赵进喜

　　中医老年病学：田金洲

　　中医急诊学：刘清泉

　　中医骨伤科学：王庆甫

　　中医血液病学：侯　丽

　　内经学：翟双庆

　　金匮要略：贾春华

　　古汉语与医古文：王育林

　　中医脑病学（东方医院）：刘金民

　　中医痹病学：朱跃兰

　　中医肛肠病学：刘仍海

　　中医乳腺病学：裴晓华

　　中医周围血管病学：庞　鹤

　　中医男科学：李海松

　　中医儿科学：吴力群

　　中医眼科学：周　剑

　　中医耳鼻喉科学：王嘉玺

　　中医护理学：郝玉芳

　　推拿学：于天源

　　中西医结合基础（药理）：王　伟

　　中西医结合临床（东直门医院）：

王　显

　　中医药信息学：乔延江

　　中医文化学：张其成

　　中医神志病学：唐启盛

　　中医循证医学：刘建平

　　中医体质学：王　琦

　　中医药英语：吴　青

中医国际传播学：张立平

中医药管理学：程　薇

医药卫生法学：霍增辉

航天中医药学：马长华

航海中医药学：李　峰

一级学科北京市重点学科

　　中西医结合：（暂缺）

　　护理学：郝玉芳

二级学科北京市重点学科

　　中医临床基础：王庆国

　　中医医史文献：严季澜

　　中医外科学：李曰庆

　　中医药管理学：房耘耘

　　中西医结合临床：李乃卿

　　中医人文学：张其成

　　中西医结合基础：刘建平

　　护理学：郝玉芳

重点实验室及负责人

教育部重点实验室

　　中医内科学实验室：商洪才

　　中医养生学实验室：刘铜华

　　证候与方剂基础研究实验室：

王庆国

教育部工程研究中心

　　中药制药与新药开发关键技术

工程研究中心：乔延江

　　中药材规范化生产工程研究中

心：魏胜利

　　智慧中医装备教育部工程研究

中心：徐安龙

北京市教委重点实验室

　　中药基础与新药研究实验室：

雷海民

　　中医内科学实验室：商洪才

北京市科委重点实验室

　　证候与方剂基础研究实验室：

王庆国

　　中医养生学实验室：刘铜华

　　中药生产过程控制与质量评价

北京市重点实验室：乔延江

　　中药品质评价北京市重点实验

室：林瑞超

北京市教委工程研究中心

　　中药质量控制技术工程研究中

心：石任兵

国家中医药管理局重点研究室

　　心脉病证益气活血研究室：王　显

　　糖尿病肾病微型癥瘕研究室：

赵进喜

　　证候规范化方法研究室：王庆国

中医体质辨识研究室：王　琦

针灸特色疗法评价研究室：

朱　江

　　中药信息工程研究室：乔延江

　　脑病中医证治研究室：高　颖

　　中药经典名方有效物质发现研

究室：石任兵

　　循证中医药临床评价研究室：

刘建平

　　名医名方研究室：徐安龙

附属机构及负责人

　　北京中医药大学第一临床医学院

（东直门医院）：王　显

　　北京中医药大学第二临床医学院

（东方医院）：刘金民

　　北京中医药大学第三临床医学院

（第三附属医院）：王成祥

　　北京中医药大学第四临床医学院

（枣庄医院）：晏　军

　　北京中医药大学第五临床医学院

（深圳医院）：韩振蕴

　　北京中医药大学第六临床医学院

（房山医院）：裴晓华

　　北京中医药大学第七临床医学院

（孙思邈医院）：孙鲁英

　　北京中医药大学第八临床医学院

（厦门医院）：徐　峰　　（齐佳兵）

【天津中医药大学】

党委书记：李庆和

校　　长：张伯礼

党委副书记：刘红军

党委副书记：刘革生

副 校 长：高秀梅

天津市纪委监委驻天津中医药大学纪

　　　　　检监察组组长：石　落

副 校 长：孟昭鹏、郭利平

一附院党委书记：范玉强

中医学院院长：郭　义

中药学院执行院长：邱　峰

针灸推拿学院院长：徐　立

护理学院院长：刘彦慧

管理学院院长：何　强

文化与健康传播学院院长：毛国强

体育健康学院院长：李　超

研究生院院长：王　怡

国际教育学院副院长：李海南

继续教育学院副院长：邵　媛

中西医结合学院院长：边育红

中药制药工程学院院长：李　正

马克思主义学院副院长：李大凯
（主持工作）
健康科学与工程学院院长：王泓午
临床实训教学部主任：邹澍宣
中医药研究院副院长：王　涛（主
持工作）

地　　址：天津市静海区团泊新城
西区鄱阳湖路 10 号
邮　　编：301617
电　　话：022 - 59791988
传　　真：022 - 59596110
电子信箱：tcmoffice@ 163. com

网　　址：www. tjutcm. edu. cn
专业统计
　　2019 年，学校职工人数 1596
人。专任教师 1068 人，其中高级职
称 236 人，副高级职称 379 人，中级
职称 404 人，初级职称 22 人。

表 9 - 3 - 2　天津中医药大学 2019 年专业统计

专业设置	学制（年）	2019 年毕业生数（人）	2019 年招生数（人）	在校生数（人）
健康服务与管理	4	0	0	29
汉语言	4	35	0	118
传播学	4	0	38	67
中国语言文学类专业	4	0	91	91
汉语国际教育	4	36	0	121
医学信息工程	4	0	38	93
社会体育指导与管理	4	30	40	129
制药工程	4	44	157	445
应用心理学	4	52	50	234
护理学专业	4	377	494	1 755
市场营销	4	117	0	330
工商管理类专业	4	0	115	115
中药学	4	98	280	739
中西医临床医学	5	40	47	265
公共事业管理	4	53	0	139
中医学类专业	7	319	0	14
中医学类专业	8	0	149	772
中医学	5	128	475	1 694
中药资源与开发	4	42	0	97
中药制药	4	48	0	173
康复治疗学	4	99	157	526
针灸推拿学	5	62	0	242
劳动与社会保障	4	52	0	161
公共管理类专业	4	0	127	127
药物制剂	4	43	0	153
医学实验技术	4	0	50	122
药学类专业	4	0	197	203
药学类专业	5	49	100	417
食品卫生与营养学	4	30	39	135
药学	4	51	0	201
合计	/	**1 805**	**2 644**	**9 707**

　　注：上表统计数据为本专科学生数。

研究生教育

在校硕士研究生 2972 人，2019 年招收硕士研究生 1032 人，毕业 928 人。

在校博士研究生 358 人，2019 年招收博士研究生 131 人，毕业 70 人。

硕士学位专业设置：中医基础理论、中医临床基础、中医医史文献、方剂学、中医诊断学、中医内科学、中医外科学、中医骨伤科学、中医妇科学、中医儿科学、中医五官科学、针灸推拿学、民族医学、中西医结合基础、中西医结合临床、中药学、生药学、药物分析学、药理学、药物化学、药剂学、微生物学与生化药学、护理学、管理科学与工程、健康管理、医院管理。

博士学位专业设置：中医基础理论、中医临床基础、中医医史文献、方剂学、中医诊断学、中医内科学、中医外科学、中医骨伤科学、中医妇科学、中医儿科学、中医五官科学、针灸推拿学、民族医学、中西医结合基础、中西医结合临床、中药学。

重点学科及带头人

教育部重点学科

针灸推拿学：石学敏

中医内科学：张伯礼

国家中医药管理局重点学科

中医妇科学：宋殿荣

针灸学：石学敏

方剂学：高秀梅

中医心病学：毛静远

中医肺病学：孙增涛

中医肾病学：杨洪涛

中医疮疡病学：张朝晖

中医儿科学：马 融

中药药理学：张艳军

中西医结合基础：边育红

中医药工程学：王益民

温病学：王秀莲

中医各家学说：秦玉龙

中医心病学：杜武勋

中医痹病学：刘 维

中医血液病学：史哲新

中医疮疡病学：王 军

中医护理学：王维宁

推拿病学：王金贵

临床中药学：王保和

中医预防学：王泓午

中医治未病学：王德惠

中医神志病学：颜 红

天津市高校第五期重点学科

中医基础理论：孟静岩

中医内科学：张伯礼

针灸推拿学：王 舒

方剂学：高秀梅

临床评价：张俊华

中西医结合：边育红

药学：王 涛

中药学：邱 峰

护理学：刘彦慧

重点实验室及负责人

省部共建国家重点实验室

组分中药省部共建国家重点实验室：张伯礼

国家临床医学研究中心

国家中医针灸临床医学研究中心：石学敏

国家级国际联合研究中心

中意中医药联合实验室：张伯礼

科技部创新人才推进计划创新人才培养示范基地

科技部创新人才培养示范基地（天津中医药大学）：张伯礼

教育部重点实验室

方剂学教育部重点实验室（天津中医药大学）：高秀梅

教育部工程研究中心

现代中药发现与制剂技术教育部工程研究中心：高秀梅

天津市技术工程中心

组分中药技术工程中心：宋新波

中药外用药技术工程中心（外单位牵头）：张伯礼

中医工程及医学虚拟技术工程中心（外单位牵头）：陆小左

省部共建协同创新中心

现代中药省部共建协同创新中心：张伯礼

省级产业技术研究院

现代中药产业技术研究院——中药先进制造技术与转化研究：李 正

省级科技成果转化中心

天津中医药大学科技成果转化中心：张德芹

天津市临床医学研究中心

中医内科临床医学研究中心：张伯礼

中医针灸临床医学研究中心：石学敏

国家中医药管理局中医药科研三级实验室

中药药理实验室：王 怡

分子生物学实验室：于建春

细胞生物学实验室：王 虹

病理实验室：范英昌

医用化学传感器实验室：郭 义

呼吸功能实验室：孙增涛

中药制剂实验室：崔元璐

中药毒理实验室：胡利民

中药化学实验室：王 涛

中药制剂实验室：李 进

针刺量效关系实验室：樊小农

认知和运动分析实验室：于 涛

肾脏组织生物学实验室：杨洪涛

推拿手法生物效应实验室：王金贵

国家中医药管理局重点研究室

针刺效应重点研究室：王 舒

方剂组分配伍重点研究室：高秀梅

天津市重点实验室

中药药理重点实验室：胡利民

针灸学重点实验室：樊小农

中药化学与分析重点实验室：王 涛

中医方证转化研究重点实验室：樊官伟

天津市企业重点实验室

中药固体制剂关键技术企业重点实验室（天津同仁堂集团股份有限公司为牵头单位）：刘二伟

天津市科普基地

天津中医药大学中医药文化研究与传播中心科普基地：毛国强

天津市高校智库

中医药发展战略研究中心：张伯礼

天津市卫生健康委重点研究室

针刺效应重点研究室：王 舒

方剂组分配伍重点研究室：高秀梅

心系疾病证治重点研究室：张军平

肺科治未病重点研究室：孙增涛

中医药儿科脑病重点研究室：马 融

中医药生殖健康重点研究室：宋殿荣

中药药性重点研究室：张德芹

中医药研究方法与应用重点研究室：王泓午

附属机构及负责人

天津中医药大学第一附属医院：毛静远

天津中医药大学第二附属医院：雒明池

天津中医药大学附属保康医院：任明

天津中医药大学第四附属医院：古恩鹏

天津中医药大学附属武清区中医医院：刁殿军

天津中医药大学附属北辰区中医医院：马国海

天津中医药大学附属南开区中医医院：王双柱　　　　（张　杰）

【河北中医学院】

党委书记：姜建明

院　　长：高维娟

副 书 记：张祥竞、孙士江

副 院 长：任德亮、王占波、李永民、张明莉、方朝义、王鑫国

纪委书记：崔雪芹

副院级领导：赵同安、杜惠兰

基础医学院院长：董尚朴

中西医结合学院院长：王香婷

针灸推拿学院院长：佘延芬

药学院院长：郑玉光

护理学院院长：李爱英

继续教育学院院长：魏　民

国际教育学院院长：房家毅

研究生学院院长：孙东云

公共课教学部主任：吴日升

社会科学教学部主任：王志民

地　　址：河北省石家庄市鹿泉区杏苑路 3 号（杏苑校区）/河北省石家庄市桥西区新石南路 326 号（橘泉校区）/河北省保定市安国市保衡南大街 99 号（祁州校区）

邮　　编：050200

电　　话：0311 – 89926000

传　　真：0311 – 89926000

电子信箱：hbzyxydzb@126.com

网　　址：www.hebcm.edu.cn

专业统计

2019 年，学校职工人数 818 人。专任教师 505 人，其中高级职称 95 人，副高级职称 144 人，中级职称 214 人，初级职称 5 人。

表 9 – 3 – 3　河北中医学院 2019 年专业统计

专业设置	学制（年）	2019 年毕业生数（人）	2019 年招生数（人）	在校生数（人）
中医学（本科）	5	299	282	1 628
中医学（专接本）	3	51	0	52
中西医临床医学	5	285	298	1 496
针灸推拿学（本科）	5	106	208	961
针灸推拿学（专接本）	3	50	0	51
中药学	4	102	97	366
中草药栽培与鉴定	4	0	56	106
中药资源与开发	4	55	56	214
康复治疗学	4	56	60	260
护理学（本科）	4	172	283	1 180
护理学（专接本）	2	50	0	0
医学影像技术（本科）	4	48	89	372
医学影像技术（专接本）	2	28	0	0
医学检验技术	4	0	80	302
生物工程	4	0	51	178
制药工程	4	0	0	124
公共事业管理	4	0	0	77
应用心理学	4	0	54	163
口腔医学与技术	4	0	53	148
药学	4	0	59	216

（续表）

专业设置	学制（年）	2019 年毕业生数（人）	2019 年招生数（人）	在校生数（人）
市场营销学	4	0	0	55
中药制药	4	0	54	54
助产学	4	0	58	58
中医儿科学	5	0	60	63
针灸推拿（专科）	3	65	0	67
药学（专科）	3	2	0	0
护理（专科）	3	168	0	0
合计	/	**1 537**	**1 898**	**8 191**

注：上表统计数据为本专科学生数。

研究生教育

在校硕士研究生 729 人，2019 年招收硕士研究生 323 人，毕业 115 人。

在校博士研究生 91 人，2019 年招收博士研究生 40 人，毕业 10 人。

硕士学位专业设置：中医基础理论、中医临床基础、中医医史文献、方剂学、中医诊断学、中医内科学、中医外科学、中医骨伤科学、中医妇科学、中医儿科学、中医五官科学、民族医学、针灸推拿学、中西医结合基础、中西医结合临床、中药学、全科医学、护理。

博士学位专业设置：中医基础理论、中医临床基础、中医医史文献、方剂学、中医诊断学、中医内科学、中医外科学、中医骨伤科学、中医妇科学、中医儿科学、中医五官科学、民族医学、针灸推拿学、中西医结合基础、中西医结合临床。

重点学科及带头人

河北省重点学科

中西医结合：杜惠兰

中医诊断学：方朝义

国家中医药管理局"十一五"中医药重点学科

中医脾胃病学：李佃贵

中医肾病学：陈志强

国家中医药管理局"十二五"中医药重点学科

中西医结合临床：王亚利

中医肛肠病学：李静君

中医急诊学：梅建强

中医护理学：陈秀荣

中医眼科学：白世淼

河北省"一流学科"

中西医结合临床：杜惠兰

中医诊断学：方朝义

中药学：楚　立

省局共建中医药重点学科

中医诊断学：方朝义

中西医结合基础：杜惠兰

中药分析学：牛丽颖

针灸学：佘延芬

中药炮制学：郑玉光

中医文献学：张再康

重点实验室及负责人

河北省重点实验室

浊毒证重点实验室：裴　林

心脑血管病中医药防治研究重点实验室：高维娟

中西医结合肝肾病证研究重点实验室：杜惠兰

国家中医临床研究基地

国家中医临床研究基地：孙士江

河北省技术创新中心

中药配方颗粒技术创新中心：王鑫国

中药炮制技术创新中心（筹）：郑玉光

河北省工程实验室

植物生物反应器制备技术工程实验室：安胜军

河北省工程研究中心

中药材品质评价与标准化工程研究中心：牛丽颖

国家中医药管理局重点研究室

慢性胃炎浊毒证重点研究室：李佃贵

国家中医药管理局中医药科研二级实验室

中药药理实验室：牛丽颖

生理学实验室：吉恩生

国家中医药管理局公共卫生服务传承基地

中药炮制技术传承基地：郑玉光

河北省高校应用技术研发中心

高校中药配方颗粒应用技术研发中心：王鑫国

高校中药组方制剂应用技术研发中心：李爱英

河北省协同创新中心培育项目

中西医结合生殖疾病协同创新中心（培育）：杜惠兰

河北省中医药重点研究室

中医药慢性肝病浊毒证重点研究室：王彦刚

中医药溃疡性结肠炎浊毒证重点研究室：刘启泉

刺灸法效应特异性重点研究室：贾春生

河北省中医药数据中心

中医药数据中心：程顺达

附属机构及负责人

河北省中医院院长：郭登洲

河北省中医药科学院院长：裴　林

河北省第七人民医院院长：安树章

（康　琳）

【山西中医药大学】

党委书记：段志光

党委副书记、校长：刘　星

党委副书记：冯　海、苑　静

党委委员、纪委书记：郭文平

党委委员、副校长：王新塘、冀来喜、闫敬来、郝慧琴

第二临床学院院长：李廷荃

第三临床学院院长：雷　鸣

第四临床学院院长：赵建平

基础医学院院长：燕　平

中药与食品工程学院院长：张朔生

护理学院院长：罗秀夏

健康服务与管理学院院长：李安平

傅山学院常务副院长：闫润红

人文社会科学学院院长、马克思主义学院（筹）院长：李　俊

继续教育学院（职业技术学院）院长：张志强

地　址：山西省晋中市榆次区大学街121号（晋中校区）/山西省太原市晋祠路一段89号（太原校区）

邮　编：030619（晋中校区）/030024（太原校区）

电　话：0351－3179818

传　真：0351－3179962

网　址：www.sxtcm.edu.cn

电子信箱：zyxyyb@163.com

专业统计

2019年，学校职工人数790人。专任教师610人，其中高级职称92人，副高级职称189人，中级职称244人，初级职称70人。

表9－3－4　山西中医药大学2019年专业统计

专业设置	学制（年）	2019年毕业生数（人）	2019年招生数（人）	在校生数（人）
普通专科				
高中起点专科	/	0	0	0
医学营销	3	0	0	0
针灸推拿学	3	0	0	0
中医骨伤	3	0	0	0
护理学	3	0	0	0
中药学	3	0	0	0
中医学	3	0	0	0
对口招生中职生	/	146	481	1 442
针灸推拿	3	49	115	276
中医骨伤	3	47	87	266
护理学	3	50	233	774
中药学	3	0	46	126
小计	**/**	**146**	**481**	**1 442**
普通本科				
高中起点本科	/	2 232	2 012	7 725
中医学	5＋3	0	58	118
食品科学与工程	4	180	45	181
药物分析	4	0	40	118
药学	4	49	44	162
中医养生学	5	0	48	96
生物信息学	4	49	0	83
制药工程	4	286	50	186
应用心理学	4	48	0	143
生物技术	4	44	0	138
市场营销	4	130	43	205
生物制药	4	0	50	186

（续表）

专业设置	学制（年）	2019 年毕业生数（人）	2019 年招生数（人）	在校生数（人）
信息管理与信息系统	4	211	51	317
中药学	4	183	179	671
中西医临床医学	5	278	355	1 284
护理学	4	239	237	917
中医学	5	190	342	1 256
生物工程	4	83	0	90
中药资源与开发	4	0	39	39
康复治疗学	4	96	173	574
针灸推拿学	5	166	258	961
专科起点本科	/	306	400	827
中医学	3	7	21	55
针灸推拿学	3	28	48	73
护理学	2	190	211	457
中药学	2	81	120	242
小计	/	**2 538**	**2 412**	**8 552**
成人专科				
高中起点专科（函授）	/	64	34	142
中药学	3	28	20	79
护理	3	26	14	48
临床医学类专业	3	10	0	15
高中起点专科（业余）	/	25	17	79
中医学	3	25	0	17
针灸推拿	3	0	15	54
中医骨伤	3	0	2	8
小计	/	**89**	**51**	**221**
成人本科（业余）				
高中起点本科	/	0	29	187
护理学	5	0	5	22
中医学	5	0	24	165
专科起点本科	/	433	300	1 113
护理学	3	237	108	405
中医学	3	74	69	272
针灸推拿学	3	25	41	113
中药学	3	57	43	193
中西医临床医学	3	40	39	130
小计	/	**433**	**329**	**1 300**
合计	/	**3 206**	**3 273**	**11 515**

注：上表统计数据为本专科学生数。

研究生教育

在校硕士研究生 915 人，2019 年招收硕士研究生 322 人，毕业 243 人。

硕士学位专业设置：中医基础理论、中医临床基础、中医医史文献、方剂学、中医诊断学、中医内科学、中医外科学、中医骨伤科学、中医妇科学、中医儿科学、中医五官科学、针灸推拿学、中医优势治疗技术、中医康复学、中药学、护理、中医。

重点学科及带头人

国家级重点学科

中医文献学：杨继红

方剂学：周　然

针灸学：冀来喜

中西医结合临床：冯前进

中医肾病学：高继宁

中医基础理论：郭　蕾

中医脾胃病学：任顺平

中西医结合基础：马存根

中医儿科学：秦艳虹

中医康复学：郝重耀

中医药信息学：赵建平

中医治疗技术工程学：张俊龙

省级重点学科

中医学：冀来喜

中药学：李青山

护理学：孙建萍

中西医结合基础：马存根

重点实验室及负责人

国家级重点实验室

中药微乳技术国家地方联合工程实验室：王颖莉

中药化学实验室：原红霞

针灸针法实验室：燕　平

中医临床基础实验室：门九章

中医药基因表达调节技术实验室：郝慧琴

多发性硬化益气活血研究室：马存根

省级重点实验室

中医脑病学实验室：张俊龙

基于炎性反应的重大疾病创新药物实验室：马存根

中医学基础实验室：贺文彬

中药生物化学实验室：薛慧清

附属机构及负责人 [①]

山西中医药大学附属中医药研究院（山西中医药大学附属中医院）：王晞星

山西中医学院附属医院：李廷荃

山西中医学院附属针灸推拿医院（山西省针灸研究所）：雷　鸣

山西中医学院附属中西医结合医院（山西省中西医结合医院）：赵建平　　（周　卓、郭宏鹏）

【内蒙古医科大学】

党委书记：乌　兰

校　　长：杜茂林（2019 年 1~9 月）、赵云山（2019 年 9 月任职）

副 校 长：阿古拉（2019 年 1~10 月）、刘　斌、霍洪军、鲁海文（2019 年 10 月任职）

纪委书记：苏振荣

基础医学院院长：李志军

药学院副院长：薛培凤（主持工作）

中医学院院长：董秋梅

蒙医药学院院长：陈英松

公共卫生学院院长：段生云

卫生管理学院院长：范艳存

外国语学院院长：奎晓岚

计算机信息学院院长：王呼生

护理学院院长：王春森

马克思主义学院院长：岳冬青

实践教学部主任：王进文

研究生学院院长：张振涛

继续教育学院院长：高莉莉

口腔医学院常务副院长：金武龙

第一临床医学院院长：鲁海文

第三临床医学院院长：王凌峰

内蒙古临床医学院院长：孙德俊

鄂尔多斯临床医学院院长：张凤翔

赤峰临床医学院院长：孙　义

包头临床医学院院长：胡　江

中医临床医学院院长：杨广源

蒙医临床医学院院长：毕力格

通辽临床医学院党委书记：雷　彤

巴彦淖尔临床医学院院长：杨志平

地　　址：内蒙古自治区呼和浩特市金山经济技术开发区

邮　　编：010110

电　　话：0471-6653034

传　　真：0471-6653094

电子信箱：nmgykdx@ immu. edu. cn

网　　址：www. immu. edu. cn

专业统计

2019 年，学校职工人数 1536 人。专任教师 944 人，其中高级职称 290 人，副高级职称 303 人，中级职称 291 人，初级职称 56 人。

表 9 - 3 - 5　内蒙古医科大学 2019 年专业统计

专业设置	学制（年）	2019 年毕业生数（人）	2019 年招生数（人）	在校生数（人）
普通本科				
高中起点本科	/	2 287	2 447	11 120
医学检验技术	4	75	78	312
药学	4	106	115	461
健康服务与管理	4	0	30	30
社会工作	4	37	35	144
制药工程	4	0	0	69
生物医学工程	4	41	40	160

[①] 注：除山西中医药大学附属中医药研究院为 2017 年更名，其他 3 所附属医院截至 2019 年 12 月暂未更名

（续表）

专业设置	学制（年）	2019 年毕业生数（人）	2019 年招生数（人）	在校生数（人）
英语	4	43	30	119
应用心理学	4	37	29	135
蒙药学	4	31	39	156
生物技术	4	0	0	28
数据科学与大数据技术	4	0	40	80
儿科学	5	0	40	121
市场营销	4	41	30	132
口腔医学	5	61	61	304
信息管理与信息系统	4	41	30	138
中药学	4	40	39	159
公共事业管理	4	35	30	136
临床医学	5	507	545	2 663
精神医学	5	0	39	154
中医学	5	199	230	1 067
蒙医学	5	185	189	947
中药资源与开发	4	39	40	160
法医学	5	41	39	186
预防医学	5	72	76	381
麻醉学	5	41	59	264
康复治疗学	4	41	39	158
针灸推拿学	5	80	79	378
临床药学	5	39	40	196
护理学（蒙医护理方向）	4	37	40	156
护理学	4	265	221	1 038
医学影像学	5	78	80	403
劳动与社会保障	4	38	29	130
药物制剂	4	37	36	155
专科起点本科	/	38	159	275
药学	2	4	41	46
医学检验技术	2	4	3	7
药物制剂	2	3	4	7
蒙医学	3	3	31	57
临床医学	3	6	29	86
劳动与社会保障	2	1	1	3
中医学	3	2	0	5
护理学	2	13	48	59
市场营销	2	2	2	5
小计	/	**2 325**	**2 606**	**11 395**

（续表）

专业设置	学制（年）	2019 年毕业生数（人）	2019 年招生数（人）	在校生数（人）
普通专科				
医学检验技术	3	27	34	100
临床医学	3	66	81	225
护理	3	77	40	120
护理（社区方向）	3	75	79	224
蒙医学	3	37	39	114
保险	3	24	22	71
药品生产技术	3	22	30	89
眼视光技术	3	28	27	96
药品经营与管理	3	31	0	66
护理（对口招收中职生）	3	39	40	120
护理（五年制高职转入）	2	453	354	793
小计	/	879	746	2 018
合计	/	3 204	3 352	13 413

注：上表统计数据为本专科学生数。

研究生教育

在校硕士研究生 1927 人，2019 年招收硕士研究生 681 人，毕业 509 人。

在校博士研究生 6 人，2019 年招收博士研究生 6 人，毕业 0 人。

硕士学位专业设置：生物学、生理学、基础医学、人体解剖与组织胚胎学、免疫学、病原生物学、病理学与病理生理学、法医学、放射医学、儿科学、影像医学与核医学、妇产科学、眼科学、耳鼻咽喉科学、肿瘤学、运动医学、急诊医学、口腔医学、口腔临床医学、公共卫生与预防医学、流行病与卫生统计学、中医学、中医基础理论、中医临床基础、中医医史文献、方剂学、中医诊断学、中医内科学、中医外科学、中医骨伤科学、中医妇科学、中医儿科学、中医五官科学、针灸推拿学、民族医学（含藏医学、蒙医学等）、药物化学、药剂学、生药学、药物分析学、微生物与生化药学、药理学、中药学、护理学、临床医学、内科学、老年医学、神经病学、精神病与精神卫生学、皮肤病与性病学、临床检验诊断学、外科学、康复医学与理疗学、麻醉学、全科医学、公共卫生、药学。

博士学位专业设置：中医学、民族医学（含藏医学、蒙医学等）。

注：2018 年，经国务院学位委员会批准，学校成为博士学位授予单位，并获得中医学（蒙医学）学位授权点。从 2019 年开始，学校开展博士研究生招生、培养、学位工作。

重点学科及带头人

国家临床重点专科

骨科学：霍洪军、刘万林

神经外科学：窦长武

普通外科学：孟兴凯

国家中医药管理局重点学科

伤寒学：麻春杰

蒙药学：那生桑

蒙医学：阿古拉

国家中医药管理局重点专科

蒙医脾胃病学：图门乌力吉

自治区优势特色学科

中医学（蒙医学）：阿古拉

自治区重点培育学科

人体解剖与组织胚胎学：李志军、任明姬

内科学（血液病）：肖　镇、高　大

自治区重点学科

病理学与病理生理学：师永红

眼科学：朱　丹

影像医学与核医学：苏秉亮、刘挨师

外科学（普外、骨外）：孟兴凯

民族医学（蒙医学）：阿古拉

自治区医疗卫生领先学科

放射肿瘤学：郁志龙

妇科学：宋静慧

骨外科学：银和平

核医学：王雪梅

口腔颌面外科学：金武龙

麻醉学：于建设

普通外科学：孟兴凯

手外科学：温树正

重症医学：周丽华

蒙医肺病学：图门乌力吉

中医针灸推拿学：谭亚芹

自治区医疗卫生重点学科

呼吸内科学：付秀华

产科学：其木格

超声医学：张小杉

儿科学：任少敏

耳鼻咽喉科学：崔晓波

风湿病学与自体免疫病学：李

鸿斌

急诊急救医学：陈凤英

临床护理学：霍巧枣

内分泌学：闫朝丽

皮肤与性病学：吕新翔

神经内科学：赵世刚

神经外科学：窦长武

肾脏内科学：赵建荣

实验诊断学（临床检验学）：张军力

消化内科学：苏秉忠

心血管内科学：王悦喜

胸外科学：郭占林

医学影像学：刘挨师

中医治未病科学：张亚军

社会医学：范艳存

蒙医文献学：包哈申

中医基础理论：李永乐

中医医史文献：李　林

重点实验室及负责人

自治区级工程研究中心（工程实验室）

新药筛选工程研究中心（GLP）：常福厚

动物脏器高值化利用生物活性肽工程实验室：苏秀兰

肿瘤细胞基因检测应用与研究工程实验室：云　升

眼视光学和视觉科学内蒙古自治区工程研究中心：赵海霞

蒙医传统疗法操作技术及器械研发内蒙古自治区工程研究中心：阿古拉

自治区级工程技术研究中心

分子与功能影像工程技术研究中心：王雪梅

数字转化医学工程技术研究中心：张元智

蒙医药器械研发工程技术研究中心：阿古拉

蒙药药效物质与质量控制工程技术研究中心：董　玉

自治区级重点实验室

中蒙药重点实验室：白长喜

医学细胞生物学重点实验室：苏秀兰

分子影像学重点实验室：王雪梅

分子病理学重点实验室：肖　瑞

分子生物学重点实验室：石艳春

临床病原微生物重点实验室：韩艳秋

自治区人文社科重点研究培育基地

自治区卫生政策研究所：范艳存

自治区医疗卫生重点实验室

医学细胞生物学实验室：苏秀兰

方剂学实验室：董秋梅

蒙药炮制学实验室：呼日乐巴根

蒙药学实验室：白长喜

附属机构及负责人

内蒙古医科大学附属医院：鲁海文

内蒙古医科大学第二附属医院：王国强

内蒙古医科大学附属人民医院：赵海平　　　　　（马飞祥）

【内蒙古民族大学蒙医药学院】

校党委书记：刘志彧

校　　长：陈永胜

副 校 长：巴根那、修长百、陈凤玉、任　军、李文革

蒙医药学院院长：奥·乌力吉

蒙医药学院党总支书记：额尔敦朝鲁

蒙医药学院党总支副书记：拉喜那木吉拉

地　　址：内蒙古自治区通辽市科尔沁区西拉木伦大街996号内蒙古民族大学北区蒙医药学院

邮　　编：028000

电　　话：0475-8314242

电子信箱：myy@ imun. edu. cn

网　　址：219.225.128.4/myy/

专业统计

2019 年，学院职工人数 72 人。专任教师 51 人，其中高级职称 21 人，副高级职称 9 人，中级职称 19 人，初级职称 7 人。

表9-3-6　内蒙古民族大学蒙医药学院2019年专业统计

专业设置	学制（年）	2019年毕业生数（人）	2019年招生数（人）	在校生数（人）
药物制剂学	4	43	48	91
蒙药学	4	56	52	108
合计	/	**99**	**100**	**199**

注：上表统计数据为本专科学生数。

研究生教育

在校硕士研究生 274 人（其中蒙古国留学生 29 人），2019 年招收硕士研究生 109 人（其中蒙古国 10 人），毕业 87 人。

在校博士研究生 22 人（其中留学生 5 人），2019 年招收博士研究生 7 人，毕业 4 人。

硕士学位专业设置：蒙医学、蒙药学、中西医结合基础、中西医结合临床。

博士学位专业设置：蒙药学。

重点学科及带头人

国家中医药管理局重点学科

蒙医学：奥·乌力吉

蒙药学：巴根那

中西医结合临床：布仁巴图

内蒙古自治区重点学科

蒙医学：奥·乌力吉

蒙药学：巴根那

国家民委重点学科

中西医结合基础：宝　龙

内蒙古自治区卫生健康委重点学科

蒙医诊断学：吴七十三

蒙药药理学：王秀兰

重点实验室及负责人

省部级重点实验室

国家民委-教育部蒙医药研发工程重点实验室：巴根那

内蒙古自治区蒙医药重点实验室：奥·乌力吉

厅局级重点实验室

内蒙古自治区高校蒙医药研发工程重点实验室：巴根那

内蒙古自治区卫生健康委蒙药鉴定重点实验室：布日额

内蒙古自治区卫生健康委蒙药药物重点实验室：王秀兰

附属机构及负责人

内蒙古民族大学附属医院院长：
布仁巴图　　　（王胡格吉乐图）

【辽宁中医药大学】

党委书记：曾庆捷
校　　长：石　岩
党委副书记：吕晓东
副 校 长：徐　凯、关雪峰
纪委书记：张洪新
国际教育学院院长：刘景峰

研究生学院院长：任　路
中医学院院长：鞠宝兆
中西医结合学院院长：谷　松
药学院院长：谢　明
针灸推拿学院院长：马铁明
护理学院院长：李　超
经济管理学院院长：景　浩
信息工程学院院长：孙艳秋
外国语学院院长：曹玉麟
医学检验学院院长：陈文娜
继续教育学院院长：李海权
马克思主义学院院长：陈　界

创新学院院长：陈　冰
地　　址：辽宁省沈阳市皇姑区崇
　　　　　山东路79号
邮　　编：110847
电　　话：024－31202091
传　　真：024－31207133
网　　址：www.lnutcm.edu.cn

专业统计

2019年，学校职工人数947人。专任教师391人，其中高级职称92人，副高级职称152人，中级职称117人，初级职称30人。

表9－3－7　辽宁中医药大学2019年专业统计

专业设置	学制（年）	2019年毕业生数（人）	2019年招生数（人）	在校生数（人）
护理学专业	4	144	144	342
护理学专业（文科）	4			244
护理学（专升本）	3	31	40	125
护理学（中升本）	4	313	348	1 469
公共事业管理	4	32	28	115
市场营销专业	4	22	28	104
市场营销学（专升本）	2	27	26	51
物流管理专业	4	28	22	96
中西医临床医学专业	5	81	51	370
中西医临床医学专业（文）	5		29	58
英语专业	4	26	29	109
信息管理与信息系统	4	29	28	107
医学信息工程	4	28	29	113
食品科学与工程	4	32	0	51
食品质量与安全	4	28	0	57
药物制剂专业	4	60	28	116
药学专业	4	34	77	196
制药工程专业	4	33	0	56
中草药栽培与鉴定	4	30	26	107
中药学（专升本）	2	25	25	50
中药学专业	4	79	119	404
中药学（英语班）	5	30	0	0
中药制药	4	0	58	83
中药资源与开发	4	0	0	0
医学检验技术	4	33	59	150

（续表）

专业设置	学制（年）	2019年毕业生数（人）	2019年招生数（人）	在校生数（人）
康复治疗学	4	24	30	124
针灸推拿专业	5	154	145	630
针灸推拿学（英语班）	6	28	0	
中医康复学	5	0	0	0
中医养生学	5	0	30	30
中医学专业（文科）	5	171	206	329
中医学专业	5			589
中医学（英语班）	6	23	0	0
中医学专业（5+3）	8	181	150	750
中医学专业（"5+3"一体化儿科学）	8	0	60	208
中医骨伤科学	5	0	0	0
总计	/	1 726	1 815	7 233

研究生教育

在校硕士研究生1892人，2019年招收硕士研究生655人，毕业570人。

在校博士研究生235人，2019年招收博士研究生72人，毕业64人。

硕士学位专业设置：中医基础理论、中医临床基础、中医医史文献、方剂学、中医诊断学、中医内科学、中医外科学、中医骨伤科学、中医妇科学、中医儿科学、中医五官科学、针灸推拿学、中西医结合基础、中西医结合临床、中西医结合护理（自设）、中药学、生药学、药理学、思想政治教育、护理硕士专业学位、中医硕士专业学位、中药学硕士专业学位。

博士学位专业设置：中医基础理论、中医临床基础、中医医史文献、方剂学、中医诊断学、中医内科学、中医外科学、中医骨伤科学、中医妇科学、中医儿科学、中医五官科学、针灸推拿学、中西医结合基础、中西医结合临床、中药学、生药学、中医博士专业学位。

博士学位专业设置：中医基础理论、中医临床基础、中医医史文献、方剂学、中医诊断学、中医内科学、中医外科学、中医骨伤科学、

中医妇科学、中医儿科学、中医五官科学、针灸推拿学、中西医结合基础、中西医结合临床、中药学、生药学、中医博士。

重点学科及带头人

国家级重点学科

中医基础理论：郑洪新

辽宁省高等学校一流学科

中医学：石岩

中西医结合：杨关林

中药学：康廷国

药学：孟宪生

省级重点学科

中医基础理论：郑洪新

方剂学：范颖

中医内科学：于世家

针灸推拿学：陈以国

中西医结合临床：杨关林

生药学：孟宪生

中药学：康廷国

中医学：石岩

中西医结合：杨关林

国家中医药管理局中医药重点学科

中医基础理论：郑洪新

方剂学：范颖

中医神志病学：任路

伤寒学：谷松

中西医结合基础：张立德

中药鉴定学：翟延君

中药炮制学：贾天柱

中医儿科学：王雪峰

中医心病学：王凤荣

中医脾胃病学：王垂杰

中医内分泌病学：于世家

中西医结合临床：杨关林

中医肾病学：远方

中医痹病学：高明利

中医血液病学：刘宝文

中医络病学：吕晓东

中医预防医学（辽宁中医药大学附属医院）：刘文华

中医老年病学：陈民

中医耳鼻喉科学：孙海波

中医传染病学：卢秉久

中药临床药理学：王文萍

中医肺病学：乔世举

临床中药学：李国信

中医预防医学（辽宁中医药大学附属二院）：董波

中医肛肠病学：于永铎

中医皮肤病学：张燚

辽宁省中医药管理局中医药重点学科

中医基础理论：郑洪新

方剂学：范颖

内经学：鞠宝兆

针灸推拿学：陈以国

中西医结合基础：张立德

中药鉴定学：翟延君

中药炮制学：贾天柱

中医心病学：王凤荣

中医脾胃病学：王垂杰

中医肺病学（辽宁中医药大学附属医院）：吕晓东

中医脑病学：王　健

中医内分泌病学：于世家

中医肿瘤病学：殷东风

中医疮疡病学：吕延伟

中医骨伤科学：侯德才

中医儿科学：王雪峰

中医耳鼻喉科学：孙海波

中西医结合临床：杨关林

中医肺病学（辽宁中医药大学附属二院）：乔世举

临床中药学：李国信

中医肛肠病学：于永铎

重点实验室及负责人

国家地方联合实验室

心脑合病中西医结合防治技术国家地方联合实验室：杨关林

教育部重点实验室

中医脏象理论及应用：杨关林

辽宁省教育厅重点实验室

中医药现代研究实验室：康廷国

中医分子生物重点实验室：郑洪新

针灸生物学重点实验室：陈以国

病毒重点实验室：王雪峰

辽宁省科技厅重点实验室

中药临床药代动力学重点实验室：王文萍

现代中药制剂重点实验室：尤献民

中药鉴定与品质评价重点实验室：康廷国

中医分子免疫学重点实验室：杨鹈祥

中医临床验方系统评价重点实验室：马跃海

中药活性筛选重点实验室：张　颖

中医辨证论治基础研究重点实验室：鞠宝兆

中医肺病重点实验室：于雪峰

重症肌无力重点实验室：乔文军

中药有效复方再评价重点实验室：张立德

临床中药重点实验室：夏素霞

中医风湿免疫诊断重点实验室：韩　波

心脏象理论及应用重点实验室：

贾连群

便秘病重点实验室：于永铎

针灸养生康复重点实验室：马铁明

糖尿病中医病症结合重点实验室：石　岩

辽宁省科技厅工程技术研究中心

中药质量及资源开发专业技术创新中心：窦德强

中药炮制专业技术创新中心：贾天柱

中医外治法与健康器械研发专业技术创新中心：董宝强

临床中药工程技术研究中心：李国信

中医转化医学工程技术研究中心：关雪峰

中药多维分析专业技术创新中心：孟宪生

中医药健康素养专业技术创新中心：张　哲

辽宁省发展改革委工程实验室

现代中药研究工程实验室：孟宪生

中医药康复技术工程实验室：吕晓东

辽宁省教育厅工程研究中心

中医转化医学工程研究中心：杨关林

辽宁省科技厅临床医学研究中心

心血管疾病（中医）临床医学研究中心：杨关林

辽宁省科技厅临床医学研究中心

肺病临床医学研究中心：李国信

沈阳市科技局重点实验室

中医药健康产品研究与开发重点实验室：范　颖

附属机构及负责人

辽宁中医药大学附属医院（辽宁省中医院、辽宁中医药大学第一临床学院）：党委书记杨鹈祥、院长于永铎

辽宁中医药大学附属二院（辽宁省中医药研究院、辽宁中医药大学第二临床学院）：党委书记李国信、院长吴景东

辽宁中医药大学附属三院（辽宁省肛肠医院、辽宁中医药大学第三临床学院）：党委书记张虹玺、院长柳越冬

辽宁中医药大学附属四院（辽宁省中西医结合医院、辽宁中医药大学第四临床学院）：党委书记黄春元、院长肖景东

辽宁省中医药科学院：常务副院长许斌

辽宁省中医药产业技术创新研究院（挂靠辽宁省科技厅）：（暂无）

（张文一）

【长春中医药大学】

党委书记：张兴海

校　　长：宋柏林

党委副书记：姜彤伟

纪委书记：孙伟义

党委副书记：于然贵

副 校 长：陈长宝、冷向阳、高文义、邱智东

基础医学院院长：张文风

临床医学院院长：汤　勇

附属医院、中医学院院长：丛德毓

药学院院长：林　喆

针灸推拿学院院长：刘明军

护理学院院长：周秀玲

健康管理学院院长：苏　鑫

附属第三临床医院、康复医学院院长：刘爱东

国际教育学院院长：林　非

研究生院院长：徐晓红

职业技术学院、继续教育学院院长：王　乙

马克思主义学院院长：门瑞雪

体育教学部主任：郭忠奎

创新实践中心主任：祝恩智

外语教学部院长：刘　淼

医药信息学院院长：邹元君

地　　址：吉林省长春市净月国家高新技术产业开发区博硕路1035号

邮　　编：130117

电　　话：0431－86045228

传　　真：0431－86172345

电子信箱：124087714@qq.com

网　　址：www.ccucm.edu.cn

专业统计

2019年，学校职工人数 1142人。专任教师751人，其中高级职称 166人，副高级职称 245人，中级职称 271人，初级职称 69人。

表 9 - 3 - 8　长春中医药大学 2019 年专业统计

专业设置	学制（年）	2019 年毕业生数（人）	2019 年招生数（人）	在校生数（人）
本　科				
高中起点本科	／	1 726	1 919	8 414
财务管理	4	0	0	97
药事管理	4	43	62	227
药学	4	115	121	531
制药工程	4	85	121	391
英语	4	34	0	71
市场营销	4	75	115	321
生物制药	4	33	90	223
中药学	4	112	122	481
中西医临床医学	5	89	97	526
公共事业管理	4	81	61	239
护理学	4	192	239	886
临床医学	5	107	110	581
中医学	5	301	302	1 724
中药资源与开发	4	27	0	44
中药制药	4	33	0	36
康复治疗学	4	54	62	280
针灸推拿学	5	314	161	1 367
中医儿科学	5	0	52	52
中医康复学	5	0	20	20
健康服务与管理	4	0	60	60
医学信息工程	4	0	61	61
药物制剂	4	31	63	196
专科起点本科	／	103	300	629
制药工程	2	45	0	42
针灸推拿学	3	0	29	64
康复治疗学	2	58	181	304
中药制药	2	0	47	111
护理学	2	0	34	72
市场营销	2	0	9	36
小计	／	1 829	2 219	9 043
专　科				
高中起点专科	／	437	358	1 325
康复治疗技术	3	98	84	271
中药学	3	45	48	203
护理	3	102	44	208
助产	3	49	48	154
药品生产技术	3	41	39	123
药品经营与管理	3	51	42	160

（续表）

专业设置	学制（年）	2019 年毕业生数（人）	2019 年招生数（人）	在校生数（人）
针灸推拿	3	51	53	206
五年制高职转入	/	0	44	81
护理	3	0	44	81
小计	/	437	402	1 406
合计	/	2 266	2 621	10 449

注：上表统计数据为本专科学生数。

研究生教育

在校硕士研究生 1615 人，2019 年招收硕士研究生 568 人，毕业 493 人。

在校博士研究生 165 人，2019 年招收博士研究生 81 人，毕业 38 人。

硕士学位专业设置：马克思主义基本原理、马克思主义中国化研究、思想政治教育、青年马克思主义者培养研究、中医基础理论、中医临床基础、中医医史文献、方剂学、中医诊断学、中医内科学、中医外科学、中医骨伤科学、中医妇科学、中医儿科学、中医五官科学、针灸推拿学、中医心理学、中医药信息学、中医康复学、中西医结合基础、中西医结合临床、中西医结合临床基础、药物化学、药剂学、生药学、药物分析学、微生物与生化药学、药理学、制药工程学、社会发展与管理药学、药物经济学、中药资源学、中药化学、中药药理学、中药分析学、中药药剂学、中药生物技术、中药炮制学、中药鉴定学、临床中药学、护理学、护理、内科学、儿科学、神经病学、影像医学与核医学、临床检验诊断学、外科学、妇产科学、眼科学、耳鼻咽喉科学、肿瘤学、康复医学与理疗学、麻醉学、急诊医学、全科医学、公共卫生、中药学。

博士学位专业设置：中医基础理论、中医临床基础、中医医史文献、方剂学、中药学学科、中医内科学、中医外科学、中医骨伤科学、中医妇科学、中医儿科学、中医五官科学、针灸推拿学、中医心理学。

重点学科及带头人

吉林省特色高水平学科一流学科 A 类

中医学：宋柏林

吉林省特色高水平学科一流学科 B 类

中药学：邱智东

吉林省特色高水平学科优势特色学科 A 类

中西医结合：冷向阳

吉林省特色高水平学科优势特色学科 B 类

护理学：刘兴山

吉林省重中之重学科

中医学：宋柏林

中药学：邱智东

吉林省"十二五"优势特色重点学科

中医学：宋柏林

中药学：邱智东

中西医结合：冷向阳

国家中医药管理局"十一五"重点学科

中医脑病学：王 健

中医心病学：邓 悦

中医肺病学：王 檀

中医骨伤科学：赵文海

针灸学：王富春

推拿学：丛德毓

药用动物学：张 辉

中药药理学：林 喆

内经学：苏 颖

国家中医药管理局"十二五"重点学科

中医护理学：刘兴山

中医络病学：王秀阁

中医康复学：宋柏林

中医神志病学：赵德喜

中医眼病学：魏丽娟

中西医结合临床：冷向阳

中医全科医学：张守琳

中医预防医学：赵为民

中医耳鼻喉科学：韩 梅

中医儿科学：孙丽平

吉林省中医药管理局重点学科（第二批）

方剂学：张文风

中药分析学：贡济宇

中医康复学：宋柏林

中西医结合临床：冷向阳

中医儿科学：孙丽平

中医内分泌病学：王秀阁

中西医结合基础：郭 嵨

中医肛肠病学：周建华

中医眼科学：魏丽娟

中医护理学：刘兴山

吉林省中医药管理局重点学科（第三批）

古汉语与医古文：崔 为

中药药剂学：邱智东

中药化学：陈 新

中药鉴定学：翁丽丽

中医肾病学：张守琳

中医妇科学：王艳萍

中医养生学：赵为民

中医痹病学：王成武

中医皮肤病学：刘 颖

重点实验室及负责人

教育部重点实验室

中药有效成分重点实验室：邱智东

吉林省科技厅重点实验室

中药生物大分子重点实验室：李香艳

人参化学与药理重点实验室：陈长宝

中药生物技术重点实验室：赵 雨

吉林省教育厅重点实验室

中药有效成分重点实验室：高其品

药用动物可持续利用重点实验室：张 辉

手法效应基础重点实验室：宋柏林

中药生物转化重点实验室：邱智东

中西医结合慢病基础与临床重点实验室：冷向阳

推拿重点实验室：丛德毓

腧穴配伍重点实验室：王富春

人参分析筛选与利用重点实验室：吴巍

吉林省卫生健康委重点实验室

中药药理学重点实验室：张大方

附属机构及负责人

长春中医药大学附属第一临床医院：丛德毓

长春中医药大学附属第三临床医院：刘爱东　　　（田巍）

【黑龙江中医药大学】

党委书记：王福学

党委副书记、校长：孙忠人

党委副书记：陈亚平、姚凤祯

党委常委、副校长：王喜军、刘雪松

副校长：李冀

党委常委、纪委书记：孙同波

党委常委、副校长：郭宏伟、徐峰

党委常委、工会主席：乔广霞

基础医学院院长：陈晶

药学院院长：杨波

第一临床医学院、护理学院院长：李全

第二临床医学院、针灸推拿学院、康复医学院院长：李书霖

第三临床医学院院长：孙树文

第四临床医学院院长：刘衍滨

佳木斯学院院长：刘斌

继续教育学院院长：李树和

国际教育学院院长：姚素媛

研究生院院长：张洋

人文与管理学院院长：韩彦华

马克思主义学院院长：周苏娅

医学信息工程学院院长：梁华

地　　　址：黑龙江省哈尔滨市香坊区和平路24号

邮　　编：150040

电　　话：0451－82193000

传　　真：0451－82110652

电子信箱：bgs@ hljucm. net

网　　址：www. hljucm. net

专业统计

2019年，学校职工人数1556人。专任教师1061人，其中高级职称274人，副高级职称351人，中级职称384人，初级职称39人。

表9－3－9　黑龙江中医药大学2019年专业统计

专业设置	学制（年）	2019年毕业生数（人）	2019年招生数（人）	在校生数（人）
本科				
药学	4	82	158	510
助产学	4	0	132	132
中医康复学	5	0	59	177
中药制药	4	145	150	551
康复治疗学	4	180	260	959
针灸推拿学	5	177	223	1 029
药物制剂	4	91	154	532
医学检验技术	4	0	136	329
食品科学与工程	4	40	45	164
药物分析	4	43	50	200
医学实验技术	4	47	107	360
社会工作	4	28	0	0
运动康复	4	0	59	238
医学信息工程	4	42	38	152
制药工程	4	44	81	264
应用心理学	4	39	35	152
生物技术	4	41	48	193
市场营销	4	29	37	148
中药学	4	80	111	429
中西医临床医学	5	395	285	2 043
公共事业管理	4	31	36	147
护理学	4	224	276	1 030

（续表）

专业设置	学制（年）	2019年毕业生数（人）	2019年招生数（人）	在校生数（人）
中医学	5	195	412	1 428
中医学（5＋3）	5＋3	155	167	778
中药资源与开发	4	45	48	203
小计	/	**2 153**	**3 107**	**12 148**
专　升　本				
针灸推拿学	3	31	25	73
医学实验技术	2	2	3	7
康复治疗学	2	20	15	28
中药制药	2	25	28	65
护理学	2	54	43	82
中西医临床医学	3	94	70	195
中药学	2	11	14	34
小计	/	**237**	**198**	**484**
专　科				
康复治疗技术	3	33	0	61
中药学	3	22	0	15
中医学	3	282	0	281
护理	3	121	0	170
医学美容技术	3	36	0	77
药品生产技术	3	12	0	10
针灸推拿	3	101	0	112
小计	/	**607**	**0**	**726**
合计	/	**2 997**	**3 305**	**13 358**

注：上表统计数据为本专科学生数。

研究生教育

在校硕士研究生2764人，2019年招收硕士研究生927人，毕业679人。

在校博士研究生406人，2019年招收博士研究生157人，毕业76人。

硕士学位专业设置：中医基础理论、中医临床基础、中医医史文献、方剂学、中医诊断学、中医内科学、中医外科学、中医骨伤科学、中医妇科学、中医儿科学、中医五官科学、针灸推拿学、民族医学、中医康复学、中医心理学、中医伦理学、中西医结合基础、中西医结合临床、中西医结合重症医学、中西医结合影像学、药物化学、药剂学、生药学、药物分析学、微生物与生化药学、药理学、中药化学、中药药剂学、中药药理学、中药炮制学、临床中药学、中药资源学、中药鉴定学、人体解剖与组织胚胎学、康复医学与理疗学、护理学、社会医学与卫生事业管理。

博士学位专业设置：中医基础理论、中医临床基础、中医医史文献、方剂学、中医诊断学、中医内科学、中医外科学、中医骨伤科学、中医妇科学、中医儿科学、中医五官科学、针灸推拿学、民族医学、中医康复学、中西医结合基础、中西医结合临床、中西医结合重症医学、中西医结合影像学、药物化学、药剂学、生药学、药物分析学、微生物与生化药学、药理学、中药化学、中药药剂学、中药药理学、中药炮制学、临床中药学、中药资源学、中药鉴定学。

重点学科及带头人

国家一级重点学科

中药学：匡海学、王喜军

国家二级重点学科

方剂学：李　冀

中医妇科学：吴效科

国家二级（培育）重点学科

中医内科学：周亚滨

国家中医药管理局二级重点学科

中医基础理论：谢　宁

金匮要略：姜德友

中医史学：常存库

方剂学：李　冀

中医眼科学：孙　河

针灸学：孙忠人

推拿学：李同军

中药化学：杨炳友

中药炮制学：王秋红

中药鉴定学：王喜军

临床中药学：刘树民

中医预防医学（培育）：郭文海

中医药工程学（培育）：李永吉

国家中医药管理局三级重点学科

中医内科心病学：周亚滨

中医内科内分泌学：马　健

中医血液病学：孙　凤

中医老年病学：金　泽

中医皮肤病学：杨素清

黑龙江省重点学科群

中药创新药物：匡海学

黑龙江省一级重点学科

中药学：匡海学

药学：王喜军

中医学：李　冀

中西医结合：邹　伟

黑龙江省二级重点学科

方剂学：段富津、李　冀

中医内科学：周亚滨

中医外科学：王玉玺

中医妇科学：吴效科

中医骨伤学：张晓峰

针灸推拿学：孙忠人

康复医学及理疗学：唐　强

中医基础理论：谢　宁

中医临床基础：姜德友

中医医史文献：常存库

黑龙江省一级领军人才梯队

针灸推拿学：孙忠人

中药学：匡海学

黑龙江省二级领军人才梯队

中医基础理论：谢　宁

中医临床基础：姜德友

中医医史文献：常存库

方剂学：段富津、李　冀

中医内科学：周亚滨

中医妇科学：侯丽辉、丛慧芳

中医骨伤科学：张晓峰

中医康复学：唐　强

中西医结合基础：周忠光

中西医结合临床：邹　伟

药剂学：李永吉

生药学：王喜军

中医外科学：杨素清

黑龙江省三级领军人才梯队

中医消化病学：谢晶日

中医内分泌学：马　建

重点实验室及负责人

教育部工程技术研究中心

经典名方有效性评价及产业化开发：王喜军

教育部重点实验室

北药基础与应用研究重点实验室：匡海学

国家中医药管理局中医药科研三级实验室

方药分析实验室：李　冀

分子生物学实验室：周亚滨

中药药理（妇科）实验室：吴效科

中药质量评价与血清药物化学实验室：王喜军

中药化学实验室：匡海学

中药材质量控制实验室：孙　晖

中药药理（行为）实验室：李廷利

中药制剂实验室：李永吉

细胞分子生物学实验室：姜德友

中药毒理实验室：刘树民

国家中医药管理局重点研究室

中药血清药物化学重点研究室：王喜军

方剂配伍重点研究室：李　冀

不孕症痰瘀证治重点研究室：吴效科

黑龙江省重点实验室

中药天然药物药效物质基础重点实验室：匡海学

重大疾病中医药临床疗效评价实验室：周亚滨

骨坏死基础与临床研究重点实验室：张晓峰

中药血清药物化学重点实验室：王喜军

脑功能与神经康复实验室：唐　强

针灸临床（脑病）神经生物学重点实验室：孙忠人

中医生殖发育重点实验室：吴效科

方药研究与转化重点实验室：葛鹏玲

黑龙江省教育厅高校重点实验室

北药基础与应用研究重点实验室：匡海学

中药学实验室：王　栋

针灸临床神经生物学重点实验室：孙忠人

中药材规范化生产及质量标准实验室：孙海峰

中医药基础研究实验室：姜德友

附属机构及负责人

黑龙江中医药大学附属第一医院：李　全

黑龙江中医药大学附属第二医院：李书霖

黑龙江中医药大学附属第三医院：孙树文

黑龙江中医药大学附属第四医院：刘衍滨　　　　（焦丁宁）

【上海中医药大学】

党委书记：曹锡康

副书记：徐建光、朱惠蓉、张艳萍（2019年5月离任）、季　光、许铁峰（兼纪委书记，2019年7月任职）

校　长：徐建光

副校长：陈红专、胡鸿毅、朱惠蓉、杨永清、王拥军

总会计师：徐瑶玲

基础医学院院长：许家佗

中药学院院长：徐宏喜

针推学院院长：房　敏

护理学院院长：张翠娣

公共健康学院院长：施　榕

康复医学院院长：单春雷

国际教育学院院长：林　勋

继续教育学院院长：何文忠

马克思主义学院院长：王　芳

地　址：上海市浦东新区蔡伦路1200号

邮　编：201203

电　话：021-51322001

传　真：021-51322000

电子信箱：zyd. xb@163. com

网　址：www. shutcm. edu. cn

专业统计

2019年，学校职工人数1283人。专任教师790人，其中正高级职称133人，副高级职称247人，中级职称34人，初级职称42人，未定级21人。

表 9 – 3 – 10　上海中医药大学 2019 年专业统计

专业设置	学制（年）	2019 年毕业生数（人）	2019 年招生数（人）	在校生数（人）
高中起点本科	/	704	766	3 443
药学	4	50	56	243
康复作业治疗	4	0	17	32
康复物理治疗	4	0	56	82
生物医学工程	4	17	26	103
听力与言语康复学	4	20	25	107
中药学	4	113	117	492
中西医临床医学	5	49	57	289
公共事业管理	4	27	28	112
护理学	4	114	97	455
中医学	5	170	172	870
预防医学	5	0	28	79
康复治疗学	4	74	27	266
针灸推拿学	5	32	30	171
食品卫生与营养学	4	38	30	142
专科起点本科	/	93	90	178
食品卫生与营养学	2	5	0	3
针灸推拿学	3	0	0	1
康复治疗学	2	2	0	0
中医学	3	1	0	0
护理学	2	52	60	120
中药学	2	33	30	54
对口中职生本科	/	0	41	83
护理学	4	0	41	83
高中起点专科	/	62	66	204
护理学	3	62	66	204
合计	/	**859**	**963**	**3 908**

注：上表统计数据为本专科学生数。

研究生教育

在校硕士研究生 2569 人，2019 年招收硕士研究生 891 人，毕业 681 人。

在校博士研究生 690 人，2019 年招收博士研究生 228 人，毕业 151 人。

硕士学位专业设置：中医基础理论、中医临床基础、中医医史文献、方剂学、中医诊断学、中医内科学、中医外科学、中医骨伤科学、中医妇科学、中医儿科学、中医五官科学、针灸推拿学、中医外语、中医保健体育、中医工程学、中医伦理学、中药学、中西医结合基础、中西医结合临床、药剂学、生药学、药理学、全科医学、中西医结合康复学、中西医结合护理学、护理、翻译、医学技术、科学技术史、公共卫生。

博士学位专业设置：中医基础理论、中医临床基础、中医医史文献、方剂学、中医诊断学、中医内科学、中医外科学、中医骨伤科学、中医妇科学、中医儿科学、中医五官科学、针灸推拿学、中西医结合基础、中西医结合临床、中药学、中西医结合康复学。

重点学科及带头人

国家级重点学科（一级）

中药学

国家级重点学科（二级）

中医内科学、中医外科学、中医骨伤科学

国家重点学科（培育）
　　中医内科学、中医外科学
上海高校一流学科（A类）
　　中药学
上海高校一流学科（B类）
　　中医学、中西医结合、科学技术史
上海高校一流学科（B类培育）
　　护理学、药学
上海高校Ⅰ类高峰学科
　　中药学：王峥涛
　　中医学：刘　平
　　中西医结合：柯尊记
上海高校Ⅰ类高原学科
　　科学技术史：严世芸
国家中医药管理局重点学科
　　中医各家学说：朱邦贤
　　中医诊断学：王忆勤
　　中医肝胆病学：胡义扬
　　中医肾病学：何立群
　　中医肿瘤病学：许　玲
　　中医肛肠病学：曹永清
　　中医骨伤科学：王拥军
　　针灸学：沈雪勇
　　推拿学：房　敏
　　药用植物学：王峥涛
　　中医药工程学：杨华元
　　中医传染病学：陈建杰
　　中西医结合临床（附属岳阳中西医结合医院）：张　腾
　　中医基础理论：方肇勤
　　内经学：陈　晓
　　中医史学：陈丽云
　　中医文献学：张如青
　　古汉语与医古文：刘庆宇
　　中医痹病学：苏　励
　　中医血液病学：周永明
　　中医皮肤病学：李　斌
　　中医疮疡病学：阙华发
　　中医乳腺病学：刘　胜
　　中医儿科学：虞坚尔
　　中医急诊学：方邦江
　　中医养生学：周英豪
　　中医康复学：张　宏
　　中医护理学：（附属龙华医院）周文琴
　　中医护理学：（附属曙光医院）张雅丽
　　中医全科医学：彭　文
　　中西医结合基础：施建蓉

中西医结合临床（附属普陀医院）：李　琦
中西医结合临床（附属曙光医院）：周　嘉
　　中医药信息学：周　华
　　中医治未病学：张振贤
　　中医文化学：李其忠
　　中医神志病学：徐　建
　　中医复杂科学：苏式兵
国家中医药临床研究基地
　　恶性肿瘤骨退行性病变：附属龙华医院
　　肝病：附属曙光医院
国家中医药临床研究基地建设单位
　　腰椎病：附属岳阳中西医结合医院

重点实验室及负责人
国家中医药管理局重点研究室
　　传统医药法律保护：宋晓亭
　　中医医疗服务评估：沈远东
　　慢性肝病虚损：徐列明
　　脊柱退变肾骨相关：王拥军
　　中药新资源与品质评价：王峥涛
　　针灸免疫效应：吴焕淦
　　中医传染病学：陈建杰
　　中医药健康服务模式与应用：张　磊
教育部重点实验室
　　中药标准化：王峥涛
　　肝肾疾病病证：刘　平
　　筋骨理论与治法：王拥军
教育部工程研究中心
　　中药现代制剂技术：冯　怡
上海市重点实验室
　　复方中药：王峥涛
　　中医临床：刘成海
　　健康辨识与评估：王忆勤
上海高校研究基地
　　中医内科学E-研究院：刘　平
　　上海高校中西医结合防治心脑疾病重点实验室：吕　嵘
　　上海高校中药创新药物研发工程研究中心：徐宏喜
　　上海高校针灸推拿诊疗技术工程研究中心：沈雪勇
　　医学科技史研究中心（上海高校人文社科基地）：陈丽云
　　上海高校中药药效物质E-研究院：李医明

中医药文化研究与传播中心（上海高校人文社科基地）：严世芸
附属机构及负责人
　　上海中药标准化研究中心：王峥涛
　　上海市气功研究所：李　洁
　　上海市中医老年医学研究所：陈　川
　　上海市针灸经络研究所：所长吴焕淦、法人代表周嘉
　　上海中医药大学中医文献研究所：梁尚华
　　上海中医药大学附属龙华医院：肖　臻
　　上海中医药大学附属曙光医院：周　华
　　上海中医药大学附属岳阳中西医结合医院：周　嘉　　（刘红菊）

【南京中医药大学】
党委书记：程　纯
校　　长：胡　刚
党委副书记、副校长：张策华
党委副书记：程　革
党委常委、副校长、第一附属医院党委书记：方祝元
党委常委、第一附属医院院长：翟玉祥
党委常委、副校长：程海波、乔学斌、徐桂华、孙志广
副校长：曾　莉
党委常委、纪委书记：张玉清
中医学院、中西医结合学院院长：马　勇
药学院：曹　鹏
医学院、整合医学院：麻彤辉
针灸推拿学院、康复养生学院：倪光夏
护理学院院长：徐爱军
卫生经济管理学院院长：田　侃
人工智能与信息技术学院院长：胡孔法
国际教育学院院长：张　旭
继续教育学院院长：唐德才
马克思主义学院、医学人文学院院长：张宗明
公共外语教学部副主任：蒋继彪　（主持工作）
体育部主任：孙新新
第一临床医学院院长：方祝元（兼）

翰林学院院长：张　丽
地　　址：江苏省南京市栖霞区仙林大道138号
邮　　编：210023
电　　话：025-85811001

传　　真：025-85811006
电子信箱：xzbox@njucm.edu.cn
网　　址：www.njucm.edu.cn

专业统计

2019年，学校职工人数1709人。专任教师1112人，其中高级职称212人，副高级职称375人，中级职称447人，初级职称31人。

表9-3-11　南京中医药大学2019年专业统计

专业设置	学制（年）	2019年毕业生数（人）	2019年招生数（人）	在校生数（人）
中医学（九年制）	5+4	0	30	149
中医学（八年制）	5+3	0	120	592
中医学	5	126	93	705
中医学（农村定向本科班）	5	0	102	305
中医学（中西医结合）（七年制）	5+2	118	0	0
中医学（七年制）	5+2	113	0	0
中医学（妇产科学）	5	0	40	73
中医儿科学	5	0	40	71
针灸推拿学	5	58	63	401
中医学（针灸推拿）（七年制）	5+2	31	0	0
针灸推拿学（盲人本科）	5	0	13	33
中医养生学	5	0	59	177
中医康复学	5	0	50	101
临床医学	5	0	119	473
生物技术	4	0	49	224
电子商务	4	55	0	131
公共事业管理（卫生管理与沟通）（联合办学）	4	110	94	368
公共事业管理（卫生事业管理）	4	56	0	153
国际经济与贸易	4	84	57	194
市场营销	4	83	57	184
信息管理与信息系统	4	51	0	125
劳动与社会保障	4	52	0	110
公共管理类	4	0	78	78
健康服务与管理	4	0	58	111
药事管理	4	54	60	195
康复治疗学	4	125	83	410
食品卫生与营养学	4	62	30	169
眼视光学	4	47	47	175
护理学	4	377	208	1 073
护理学（助产学）	4	0	59	116
中西医临床医学	4	77	118	424

（续表）

专业设置	学制（年）	2019 年毕业生数（人）	2019 年招生数（人）	在校生数（人）
英语	4	82	0	233
应用心理学	4	29	91	315
计算机科学与技术	4	51	0	109
计算机科学与技术（嵌入式培养）	4	46	0	61
软件工程	4	61	0	113
医学信息工程	4	0	58	168
计算机类	4	0	97	212
生物制药（联合办学）	4	96	112	438
食品质量与安全（联合办学）	4	92	112	388
药物制剂	4	52	0	65
药学	4	62	0	163
药学类	4	0	114	240
制药工程	4	39	0	0
中药学	4	112	0	271
中药学类	4	0	184	384
中药学（九年制）	4＋5	0	32	64
中药制药	4	49	0	59
中药资源与开发	4	50	0	98
康复治疗技术	3	24	0	23
合计	/	2 524	2 527	10 724

注：上表统计数据为本专科学生数。

研究生教育

在校硕士研究生 3270 人，2019 年招收硕士研究生 1177 人，毕业 867 人。

在校博士研究生 524 人，2019 年招收博士研究生 175 人，毕业 87 人。

硕士学位专业设置：植物学、神经生物学、细胞生物学、生物化学与分子生物学、科学技术史、软件工程、人体解剖和组织胚胎学、免疫学、病理学与病理生理学、内科学、神经病学、影像医学与核医学、临床检验诊断学、外科学、妇产科学、肿瘤学、康复医学与理疗学、麻醉学、急诊医学、中医基础理论、中医临床基础、中医医史文献、方剂学、中医诊断学、中医内科学、中医外科学、中医骨伤科学、中医妇科学、中医儿科学、中医五官科学、针灸推拿学、中医康复学、中医外语、中医养生学、中医文化、中医药信息学、临床中药学、经方医学、中西医结合基础、中西医结合临床、中西医结合内科学、中西医结合外科学、中西医结合护理、中西医结合精神医学、中西医结合营养学、护理学、药物化学、药剂学、生药学、药物分析学、微生物与生化药学、药理学、中药学、中药炮制学、中药药理学、中药药剂学、中药资源学、中药鉴定学、中药化学、中药分析学、中药制药工程学、社会医学与卫生事业管理、中医硕士、中药学硕士、药学硕士、护理硕士、应用心理硕士。

博士学位专业设置：中医基础理论、中医临床基础、中医医史文献、方剂学、中医诊断学、中医内科学、中医外科学、中医骨伤科学、中医妇科学、中医儿科学、中医五官科学、针灸推拿学、中医康复学、中医养生学、中医文化、中医药信息学、临床中药学、经方医学、中西医结合基础、中西医结合临床、中西医结合内科学、中西医结合外科学、中西医结合护理、中西医结合精神医学、中西医结合营养学、护理学、中药学、中药炮制学、中药药理学、中药药剂学、中药资源学、中药鉴定学、中药化学、中药分析学、中药制药工程学、中医博士。

重点学科及带头人

国家中医药管理局"十一五"重点学科

方剂学：樊巧玲

温病学：马　健

中医儿科学：韩新民

中医妇科学：谈　勇

中医肝胆病学：薛博瑜

针灸学：徐　斌

药用植物学：吴启南

中药药理学：陆　茵

中药炮制：吴　皓

中医文献学：王旭东

中医护理学：徐桂华

中医脾胃病学：沈　洪

中医肾病学：孙　伟

中医肛肠病学：金黑鹰

国家中医药管理局"十二五"重点学科

伤寒学：周春祥

中医诊断学：吴承玉

临床中药学：唐德才

中西医结合基础：詹　瑧

中医瘿病学：周学平

中医肿瘤病学：吴勉华

中医骨伤科学：黄桂成

中医耳鼻喉科学：严道南

中医养生学：陈涤平

推拿学：顾一煌

中药药剂学：狄留庆

中药化学：李　祥

中药资源化学：段金廒

中医药信息学：虞　舜

中医文化学：张宗明

中医药管理学：申俊龙

中医皮肤病学：闵仲生

中西医结合临床：刘沈林

中医心病学：陈晓虎

江苏高校优势学科建设工程三期项目（A类）

中医学：方祝元

中西医结合：黄　熙

江苏高校优势学科建设工程三期项目（B类）

护理学：徐桂华

"十三五"江苏省重点学科

临床医学：秦叔逵

药学：谭仁祥

重点实验室及负责人

国家地方联合工程研究中心

中药资源产业化与方剂创新药物国家地方联合工程研究中心：段金廒

教育部工程研究中心

中药炮制规范化及标准化教育部工程研究中心：蔡宝昌

教育部重点实验室

针药结合教育部重点实验室：徐　斌

国家中医药管理局重点研究室

国家中医药管理局中医瘀热病机重点研究室：吴勉华、叶　放

国家中医药管理局中药炮制标准重点研究室：蔡宝昌

国家中医药管理局名医验方评价与转化重点研究室：程海波

国家中医药管理局中药资源循环利用重点研究室：段金廒

江苏省其他重点科研机构

海洋药物研究开发中心：吴　皓

江苏省工程研究中心（工程实验室）

植物药深加工工程研究中心：郭立玮、朱华旭

理血方剂创新药物工程中心：段金廒

中药高效给药系统工程技术研究中心：狄留庆

中医药健康养生技术工程实验室：陈涤平

抗肿瘤验方研究与产业化工程实验室：程海波

江苏省重点实验室

中药药效与安全性评价重点实验室：陆　茵

方剂高技术研究重点实验室：段金廒

江苏省高校重点实验室

针灸学重点实验室：徐　斌

方剂研究重点实验室：段金廒

中药炮制重点实验室：蔡宝昌

儿童呼吸疾病（中医药）重点实验室：赵　霞

中药品质与效能国家重点实验室（培育）：谭仁祥

退行性疾病药靶与药物重点实验室：沈　旭

中药功效物质重点实验室：胡立宏

江苏省海洋重点实验室

海洋药用生物资源研究与开发重点实验室：吴　皓

江苏高校哲学社会科学重点研究基地

中医文化研究中心：张宗明

南京市工程技术研究中心

南京市中药微丸产业化工程技术研究中心：狄留庆

南京市中医药健康养生工程技术研究中心：陈涤平

附属机构及负责人

南京中医药大学附属医院（江苏省中医院）：方祝元

南京中医药大学第二附属医院（江苏省第二中医院）：殷立平

南京中医药大学附属八一医院（中国人民解放军第八一医院）：秦　峰

南京中医药大学附属南京中医院（南京市中医院）：虞鹤鸣

南京中医药大学附属南京医院（南京市第二医院）：易永祥

南京中医药大学附属康缘药业（江苏康缘药业股份有限公司）：肖　伟

南京中医药大学附属苏中药业（江苏苏中药业集团股份有限公司）：唐仁茂

南京中医药大学附属位元堂药业（香港位元堂药业控股有限公司）：邓清河　　　（汤大朋）

【浙江中医药大学】

党委书记：孙秋华

党委副书记：张元龙、陈　刚

纪委书记：章建生

校　长：陈　忠（2019年9月16日任职）、方剑乔（2019年1月1日~9月16日任职）

副校长：郭　清（2019年1月1日~9月16日任职）、李俊伟、张光霁、赵　峰、温成平（2019年9月16日任职）

第一临床医学院院长：毛　威

第二临床医学院院长：吕伯东

第三临床医学院、康复医学院院长：高祥福

第四临床医学院院长：马胜林

基础医学院、公共卫生学院院长：郑红斌

口腔医学院院长：卢海平

药学院院长：秦路平

护理学院院长：何桂娟

医学技术学院院长：应　航

生命科学学院院长：万海同

人文与管理学院副院长：许才明（主持工作）

继续教育学院（成人教育学院）院长：黄建波

国际教育学院副院长：王　颖（主持工作）

马克思主义学院院长：杨 华

滨江学院院长：李俊伟（兼）

地　　址：浙江省杭州市滨江区滨文路 548 号（滨文校区）/ 浙江省杭州市富阳高教园综合体（富春校区）

邮　　编：310053（滨文校区）/ 311402（富春校区）

电　　话：0571 - 86633177/86613501

传　　真：0571 - 86613500

电子信箱：xiaoban@ zcmu. edu. cn

网　　址：www. zcmu. edu. cn

专业统计

2019 年，学校职工人数 1242 人。专任教师 842 人，其中高级职称 226 人，副高级职称 279 人，中级职称 273 人，初级职称 13 人。

表 9 - 3 - 12　浙江中医药大学 2019 年专业统计

专业设置	学制（年）	2019 年毕业生数（人）	2019 年招生数（人）	在校生数（人）
儿科学	5	0	55	174
口腔医学	5	60	62	314
临床医学	5	204	268	1 274
医学影像学	5	0	55	179
预防医学	5	53	120	538
针灸推拿学	5	73	138	569
中医康复学	5	0	61	61
中医学	5	63	144	561
中医学（本硕连读）	5 + 3	101	133	613
公共事业管理	4	67	68	207
护理学	4	213	150	720
计算机科学与技术	4	59	0	63
健康服务与管理	4	0	68	223
康复治疗学	4	40	61	205
生物工程	4	66	0	0
生物科学	4	56	96	362
食品科学与工程	4	0	0	27
食品卫生与营养学	4	0	60	60
市场营销	4	63	0	51
听力与言语康复学	4	61	107	333
卫生检验与检疫	4	30	66	193
药物制剂	4	30	0	34
药学	4	86	137	467
医学检验技术	4	104	140	506
医学实验技术	4	0	69	226
医学信息工程	4	66	70	281
医学影像技术	4	0	58	110
英语	4	64	0	63
中草药栽培与鉴定	4	27	40	146
中药学	4	29	99	284

（续表）

专业设置	学制（年）	2019年毕业生数（人）	2019年招生数（人）	在校生数（人）
助产学	4	0	69	223
计算机科学与技术	2	138	66	132
市场营销	2	99	63	127
药学	2	73	42	74
合计	/	**1 925**	**2 565**	**9 400**

注：上表统计数据为本专科学生数。

研究生教育

在校硕士研究生2178人，2019年招收硕士研究生774人，毕业615人。（2019年招收硕士研究生含长学制101人）

在校博士研究生273人，2019年招收博士研究生88人，毕业53人。

硕士学位专业设置：中医基础理论、中医临床基础、中医医史文献、方剂学、中医诊断学、中医内科学、中医外科学、中医骨伤科学、中医妇科学、中医儿科学、中医五官科学、针灸推拿学、民族医学、中医药卫生事业管理（目录外）、中医药信息学（目录外）、中药学、中药市场营销（目录外）、医学生物化学与分子生物学（目录外）、化学生物学（目录外）、中西医结合基础、中西医结合临床、中西医结合预防医学（目录外）、药物化学、药剂学、生药学、药物分析学、微生物与生化药学、药理学、实验动物与比较药理（目录外）、中医药生物工程学（目录外）、内科学、儿科学、老年医学、神经病学、精神病与精神卫生学、皮肤病与性病学、影像医学与核医学、临床检验诊断学、外科学、妇产科学、眼科学、耳鼻咽喉科学、肿瘤学、康复医学与理疗学、运动医学、麻醉学、急诊医学、听力学（目录外）、口腔修复重建医学（目录外）、护理学、医学技术、基础医学、全科医学、临床病理学、口腔医学、公共管理、公共卫生。

博士学位专业设置：中医基础理论、中医临床基础、中医医史文献、方剂学、中医诊断学、中医内科学、中医外科学、中医骨伤科学、中医妇科学、中医儿科学、中医五官科学、针灸推拿学、民族医学、中医药卫生事业管理（目录外）、中医药信息学（目录外）、中药学、中药市场营销（目录外）、医学生物化学与分子生物学（目录外）、化学生物学（目录外）、中西医结合基础、中西医结合临床、中西医结合预防医学（目录外）。

重点学科及带头人

国家重点学科

中医临床基础：范永升

国家中医药管理局重点学科

中医基础：万海同

中医内科消化学：吕　宾

针灸学：方剑乔

金匮要略：范永升

中医痹病学：温成平

中药药剂学：李范珠

中医骨伤科学：童培健

中医诊断学：徐　珊

中医脾胃病学：吕　宾

中医肺病学：王　真

中医肿瘤病学：郭　勇

中医血液病学：高瑞兰

中医基础理论：张光霁

中医皮肤病学：曹　毅

中医外治学：宣丽华

中医康复学：姚新苗

中医护理学：孙秋华

中医全科医学：蔡宛如

推拿学：范炳华

中药药理学：吕圭源

中西医结合临床：吕　宾

中医药信息学：江依法

中医药工程学：万海同

中医预防医学：史晓林

中医治未病学：沈敏鹤

中医实验动物学：陈民利

中医药生物技术学：丁志山

浙江省重点高校建设优势特色学科

中医学：方剑乔

中药学：秦路平

浙江省一流学科（A类）

中西医结合：吕　宾

中药学：李大鹏

中医学：范永升

浙江省一流学科（B类）

药学：李范珠

医学技术：应　航

护理学：孙秋华

临床医学：吕伯东

公共卫生与预防医学：郭　清

生物学：万海同

浙江省重中之重一级学科

中医学：范永升

中药学：李大鹏

浙江省重中之重学科

中药学：吕圭源

中医临床基础学：范永升

针灸推拿学：方剑乔

中西医结合临床：宋　康

中西医结合：吕　宾

浙江省重点学科

中医诊断学：龚一萍

中医骨伤科学：肖鲁伟

中西医结合基础：沃兴德

中西医结合临床（内科）：高瑞兰

针灸推拿学：方剑乔

中药资源学：黄　真

动物学：陈民利

护理学：孙秋华

动物学：陈民利

精神病与精神卫生学：陶　明

影像医学与核医学：许茂盛

妇产科学：吕　玲

口腔基础医学：谷志远

微生物和生化药物：丁志山

浙江省中医药重点学科

中西医结合血液病学：周郁鸿

中西医结合内分泌学：黄　琦

中医骨伤科学：童培建

中西医结合肿瘤学：郭　勇

中西医结合神经内科学：陈　眉

中西医结合消化内科学：吕　宾

中西医结合妇科学：蒋学禄

中西医结合外科学：裘华森

中医儿科学：董　勤

中西医结合基础医学（心血管）：沃兴德

中药实验动物学：陈民利

中医诊断学：龚一萍

方剂学：连建伟

中药学：吕圭源

中医临床基础：郑小伟

中西医结合基础医学（脑病）：万海同

中药资源工程学：张如松

针灸学：方剑乔

推拿学：范炳华

中西医结合风湿免疫病学：范永升

中西医结合骨伤科学：吴建民

中西医结合呼吸病学：宋　康

中药药效毒理学：李昌煜

中药药物代谢动力学：万海同

中医药信息管理学：熊耀康

中西医结合全科医学：李俊伟

中西医结合比较心血管病学：毛　威

中西医结合整合胃肠病学：孟立娜

中医肿瘤维持治疗学：沈敏鹤

中医代谢病学：倪海祥

中西医结合医学影像学：许茂盛

中西医结合重症医学：江荣林

中西医结合血液免疫学：沈建平

中西医结合急诊内科学：黄小民

中医临床评价方法学：陈　健

中西医结合男科学：吕伯东

中西医结合慢病防治学：黄抒伟

中医老年骨伤学：姚新苗

针灸神经生物学：方剑乔

中医临床基础：温成平

中医方剂药效物质基础学：万海同

中西医结合转化心血管病学：毛　威

中西医结合皮肤美容学：曹　毅

中西医结合血液移植学：叶宝东

中西医结合消化系统肿瘤学：程向东

中医信息学：黄　琦

中西医结合肿瘤证候学：郭　勇

中西医结合肺部疾病学：王　真

中西医结合神经外科康复学：黄李法

中药鉴定炮制学：郑敏霞

中西医结合泌尿外科学：吕伯东

针灸微创肿瘤学：陈卫建

中西医结合慢性气道疾病防治学：蔡宛如

中西医结合危重心血管病防治学：黄抒伟

中医免疫病学：王新昌

中西医结合骨代谢疾病防治学：史晓林

针灸脑病学：林咸明

中医老年肺病学：张　弘

中医治未病学：高祥福

浙江省医学创新学科

血液病学（中西医结合）：虞荣喜

骨外科学（中西医结合）：肖鲁伟

肿瘤学（中西医结合）：吴良村

医学实验动物学：陈民利

转化胃肠病学：吕　宾

重点实验室及负责人

浙江省重点实验室

针灸神经病学研究重点实验室：方剑乔

中西医结合循环系统疾病诊治重点实验室：毛　威

中医风湿免疫病省级重点实验室：范永升

中药治疗高血压及相关疾病药理研究重点实验室：吕圭源

骨关节疾病中医药干预技术研究重点实验室：童培建

消化道疾病病理生理研究重点实验室：吕　宾

中医脑病重点实验室：万海同

浙江省工程实验室（工程研究中心）

中药炮制规范化及标准化浙江省工程研究中心：葛卫红

浙江省国际科技合作基地

分子医学国际科技合作基地：施国平

国家中医药管理局重点研究室

风湿脏痹证治研究室：范永升

骨痹研究室：肖鲁伟

再生障碍性贫血益气养血研究室：高瑞兰

国家中医药科研重点实验室

免疫实验室：范永升

脂代谢实验室：沃兴德

血液细胞分子生物学实验室：高瑞兰

骨重建技术实验室：童培建

临床病理实验室：宋　康

中药药理实验室：吕圭源

实验动物实验室：陈民利

中药炮制实验室：葛卫红

中药制剂实验室：李范珠

神经生物学（针灸）实验室：方剑乔

省级专项建设实验室

蛋白组学实验室：沃兴德

中药药效毒理实验室：吕圭源

中医免疫风湿病实验室：范永升

中药资源工程学实验室：张如松

血液细胞分子生物学实验室：高瑞兰

中药制剂实验室：李范珠

针灸神经生物学实验室：方剑乔

医学动物实验室：陈民利

中药体外代谢实验室：葛卫红

中药标准化研究实验室建设实验室：尹　华

分析测试中心实验室：葛尔宁

中药材种质资源与评价实验室：黄　真

中医脑病实验室：万海同

新型药物传递系统实验室：石森林

中药炮制实验室：张　云

浙江省中医药重点实验室

中医骨伤实验室：肖鲁伟

中医免疫风湿病实验室：范永升

中药药效毒理实验室：吕圭源

针灸神经生物学实验室：方剑乔

中医药实验动物学实验室：陈民利

中医心血管病实验室：沃兴德

血液细胞分子生物学实验室：高瑞兰

呼吸功能实验室：宋　康

附属机构及负责人

浙江中医药大学附属第一医院院长：毛　威

浙江中医药大学附属第二医院

院长：吕伯东

　　浙江中医药大学附属第三医院

院长：高祥福　　　　　（沈景画）

【安徽中医药大学】

党委书记：王先俊

党委副书记、校长：彭代银

党委副书记：张永群

党委委员、副校长、安徽省中医药科学院专职副院长：李泽庚

党委委员、纪委书记：石金明

副校长：戴敏、魏骅、许钒

研究生院院长：申国明

中医学院（新安学院）院长：王茎

针灸推拿学院（康复医学院）院长：唐巍

中西医结合学院（生命科学学院）院长：黄金玲

药学院院长：桂双英

医药信息工程学院（网络信息中心）院长：阚红星

医药经济管理学院院长：魏骅

护理学院院长：方正清

人文与国际教育交流学院（国际合作中心）院长：周亚东

马克思主义学院院长：董玉节

体育部部长：林红

继续教育学院（成人教育学院）院长：王其巨

创新创业学院院长：孟庆全

新安书院院长：王鹏

第一临床医学院院长：杨文明

第二临床医学院院长：黄学勇

第三临床医学院院长：杨文明

地址：安徽省合肥市新站区龙子湖路350号（少荃湖校区）/安徽省合肥市蜀山区梅山路103号（梅山路校区）/安徽省合肥市蜀山区史河路45号（史河路校区）/安徽省合肥市庐阳区寿春路300号（六安路校区）

邮编：230012（少荃湖校区）/230038（梅山路校区）/230031（史河路校区）/230061（六安路校区）

电话：0551－68129004/68129026

传真：0551－68129028

电子信箱：ahtcm10369@126.com

网址：www.ahtcm.edu.cn

专业统计

　　2019年，学校教职工人数1283人。专任教师931人，其中高级职称195人，副高级职称389人，中级职称403人，初级职称187人。

表9－3－13　安徽中医药大学2019年专业统计

专业设置	学制（年）	2019年毕业生数（人）	2019年招生数（人）	在校生数（人）
中医儿科学	5	0	58	185
药学	4	62	176	655
中药学	4	58	117	410
计算机科学与技术	4	204	214	872
保险学	4	55	54	191
国际经济与贸易	4	113	177	588
汉语国际教育	4	56	60	228
医学信息工程	4	47	60	219
制药工程	4	53	57	233
应用心理学	4	62	116	467
生物医学工程	4	118	119	423
生物制药	4	30	28	113
信息管理与信息系统	4	48	58	208
中西医临床医学	5	318	418	2 177
公共事业管理	4	39	58	213
护理学	4	459	466	1 887
中医学	5	376	501	2 588
中药资源与开发	4	50	0	56
康复治疗学	4	107	121	456
针灸推拿学	5	193	180	1 200

（续表）

专业设置	学制（年）	2019年毕业生数（人）	2019年招生数（人）	在校生数（人）
人力资源管理	4	41	115	287
药物制剂	4	61	59	232
药物分析	4	53	0	60
食品质量与安全	4	49	30	160
药学（专升本）	2	60	60	119
针灸推拿学（专升本）	3	59	60	179
中药学（专升本）	2	60	91	181
合计	/	2 831	3 453	14 587

研究生教育

在校硕士研究生1428人，2019年招收硕士研究生508人，毕业392人。

在校博士研究生75人，2019年招收博士研究生28人，毕业9人。

硕士学位专业设置：中医基础理论、中医临床基础、中医医史文献、方剂学、中医诊断学、中医内科学、中医外科学、中医骨伤科学、中医妇科学、中医儿科学、中医五官科学、针灸推拿学、中西医结合基础、中西医结合临床、药物化学、药剂学、生药学、中药学、药物分析、微生物与生化药学、药理学、中医护理学、中医文化学、中医药信息学、药物代谢动力学、临床医学、药学、工程（制药工程）、护理。

博士学位专业设置：中医学、中药学、中西医结合。

重点学科及带头人

国家中医药管理局重点学科

中医基础理论：王　茎
中医肺病学：李泽庚
中医痹病学：刘　健
中医内分泌病学：方朝晖
针灸学：杨　骏
药用植物学：彭代银
中医文化学：周亚东
中医疮疡病学：于庆生
中西医结合临床：杨文明
中医老年病学：张念志
中药化学：王　刚
临床中药学：夏伦祝
中医传染病学：张国梁
中医史学：陆　翔

中医养生学：牛淑平
中医治未病：肖　伟
中医药信息学：阚红星

省级高峰学科

中药学：彭代银
中医学：阚红星

省级学科建设重大项目

中医学：杨文明
中药学：彭代银

国内一流学科B类奖补资金项目

中药学：彭代银

省级A类重点学科

中医学：杨文明

省级B类重点学科

中医基础理论：王　茎
中医内科学：刘　健
中药学：戴　敏
针灸推拿学：胡　玲
中西医结合临床：杨文明
中西医结合基础：申国明
中医妇科学：李伟莉
中医诊断学：李泽庚
中医外科学：于庆生
方剂学：方向明
药剂学：桂双英
中药药理学：汪　宁

重点实验室及负责人

国家级重点实验室

国家中医临床研究基地：安徽中医药大学第一附属医院
国家中药药理临床研究基地：安徽中医药大学第一附属医院
国家中药现代化科技产业（安徽）基地：安徽中医药大学
国家药物临床研究基地：安徽中医药大学第一附属医院

国家中医药国际合作基地：安徽中医药大学第二附属医院
世界针灸学会联合会"临床基地"：安徽中医药大学第二附属医院
安徽新安王氏内科流派工作室：安徽中医药大学门诊部
慢性阻塞性肺疾病肺气虚证重点研究室：李泽庚
神经生物学（针灸）三级实验室：胡　玲
免疫学三级实验室：刘　健
中药药剂三级实验室：夏伦祝
数字化影像技术三级实验室：李传富

省部重点实验室

安徽中医药发展研究中心：安徽中医药大学
安徽省针灸临床国际合作基地：安徽中医药大学第二附属医院
省部共建新安医学教育部重点实验室：彭代银
安徽省中药研究与开发重点实验室：戴　敏
安徽道地中药材品质提升协同创新中心：彭代银
现代中药安徽省重点实验室：王德群
针灸基础与技术安徽省重点实验室：胡　玲
现代中药安徽省工程技术研究中心：彭代银
现代中医内科应用基础与开发研究安徽省实验室：刘　健
安徽省中药临床试验研发服务能力建设科技公共服务平台：李泽庚
安徽省中药制剂工程技术研究

中心：桂双英

附属机构及负责人

    安徽中医药大学第一临床医学院：杨文明

    安徽中医药大学第二临床医学院：黄学勇

    安徽中医药大学第三临床医学院：杨文明

    安徽省中医药科学院：李泽庚

    安徽中医药大学门诊部（国医堂）：张亚辉　　　　（刘竹青）

【福建中医药大学】

党委书记：陈立典

校　　长：李灿东

党委副书记：黄子杰、林　羽

副 校 长：刘献祥

纪委书记：叶　虹

副 校 长：陶　静、陈列平

海外教育学院院长：陈凌琦

成人教育学院院长：陈　莘

研究生院院长：林丹红

中医学院院长：（暂缺）

中西医结合学院院长：彭　军

药学院院长：徐　伟

针灸学院院长：林燕萍

人文与管理学院院长：王建忠

护理学院院长：（暂缺）

康复医学院院长：何　坚

地　　　址：福建省福州市闽侯上街邱阳路 1 号（旗山校区）/福建省福州市五四路 282 号（屏山校区）

邮　　编：350122（旗山校区）/350003（屏山校区）

电　　话：0591 - 22861989

传　　真：0591 - 22861989

网　　址：www. fjtcm. edu. cn

电子信箱：yzbgs@ fjtcm. edu. cn/fjzy1958@ 163. com

专业统计

    2019 年，学校职工人数 1251 人。专任教师 824 人，其中高级职称 169 人，副高级职称 296 人，中级职称 326 人，初级职称 25 人。

表 9 - 3 - 14　福建中医药大学 2019 年专业统计

专业设置	学制（年）	2019 年毕业生数（人）	2019 年招生数（人）	在校生数（人）
制药工程	4	56	0	53
食品科学与工程	4	46	23	93
临床医学	5	668	240	1 629
中医学	5	235	420	1 954
中医学（5 + 3 一体化）	5 + 3	350	149	635
中医学（5 + 3 一体化）（修园班）	5 + 3	29	0	122
针灸推拿学	5	155	179	949
中西医临床医学	5	57	59	289
护理学	4	309	251	1 014
药学	4	117	119	465
中药学	4	54	118	372
药物制剂	4	0	87	227
信息管理与信息系统	4	48	56	196
市场营销（药品营销方向）	4	50	0	97
公共事业管理	4	148	121	553
医学影像技术	4	52	49	146
康复治疗学	4	91	0	296
康复治疗学（闽台合作）	4	56	0	54
健康服务与管理	4	0	59	109
听力与言语康复学	4	0	29	55
康复作业治疗	4	0	45	90
康复物理治疗	4	0	115	211

（续表）

专业设置	学制（年）	2019年毕业生数（人）	2019年招生数（人）	在校生数（人）
临床医学（专升本）	3	1	0	0
中药学（专升本）	3	57	60	118
临床医学（成人业余专升本）	3	17	0	32
中医学（成人业余专升本）	3	44	17	152
针灸推拿学（成人业余专升本）	3	56	57	103
中西医临床医学（成人业余专升本）	3	22	37	91
护理学（成人业余专升本）	3	150	37	58
药学（成人业余专升本）	3	210	20	69
中药学（成人业余专升本）	3	630	282	1 010
康复治疗学（成人业余专升本）	3	0	80	256
合计	/	3 708	2 709	11 498

注：上表统计数据为本专科学生数。

研究生教育

在校硕士研究生1887人，2019年招收硕士研究生666人，毕业491人。

在校博士研究生119人，2019年招收博士研究生27人，毕业14人。

硕士学位专业设置：中医基础理论、中医临床基础、中医医史文献、方剂学、中医诊断学、中医内科学、中医外科学、中医骨伤科学、中医妇科学、中医儿科学、中医五官科学、针灸推拿学、中西医结合基础、中西医结合临床、中药学、医学技术、内科学、儿科学、精神病与精神卫生学、老年医学、神经病学、皮肤病与性病学、临床检验诊断学、外科学、影像医学与核医学、妇产科学、眼科学、耳鼻咽喉科学、麻醉学、肿瘤学、运动医学、康复医学与理疗学、急诊医学、药物化学、药剂学、生药学、药物分析学、微生物与生化药学、药理学、中西医结合康复学（自设）、中医康复学、护理学、中西医结合护理学（自设）、社会发展与药事管理学（自设）、中医文化学（自设）、全科医学（中医）、护理、药学。

博士学位专业设置：中医基础理论、中医临床基础、中医医史文献、方剂学、中医诊断学、中医内科学、中医外科学、中医骨伤科学、中医妇科学、中医儿科学、中医五官科学、针灸推拿学、中西医结合基础、中西医结合临床、中医康复学（自设）、中西医结合康复学（自设）、中西医结合护理学（自设）。

重点学科及带头人

国家中医药管理局重点学科

中医诊断学：林雪娟

方剂学：吴水生

伤寒学：张喜奎

中医文献学：邓月娥

中医骨伤科学：李　楠

中医康复学：陶　静

中医脾胃病学：纪立金

中医护理学：葛　莉

针灸学：吴　强

中药化学：吴锦忠

中西医结合临床：彭　军

内经学：纪立金

中医急诊学：文　丹

中医养生学：邓月娥

推拿学：廖　军

中药分析学：陈　丹

临床中药学：吴水生

中西医结合基础：彭　军

中医心理学：蔡建鹰

中医预防医学：张喜奎

福建省重点学科

中西医结合、护理学、康复医学、临床医学、药学、中药学、中医学（2012年福建省公布省级重点学科及省特色重点学科名单，名单仅公布一级学科名称，未公布具体学科带头人）

福建省特色重点学科

中西医结合、临床医学（康复医学方向）（2012年福建省公布省级重点学科及省特色重点学科名单，名单仅公布一级学科名称，未公布具体学科带头人）

福建省高校优势学科创新平台培育项目

康复技术与药物研发创新平台：陈立典

福建省高峰高原学科

A类高峰学科：中西医结合、中医学

高原学科：中药学、护理学、药学

福建省应用型学科

应用型学科：临床医学、管理学

重点实验室及负责人

国家发展改革委与地方联合工程研究中心

康复医疗技术国家地方联合工程研究中心（福建）：陈立典

闽台中药分子生物技术国家地方联合工程研究中心（福建）：林　羽

国家中医药管理局中医药科研三级实验室

病理生理学实验室：何才姑

针灸生理实验室：许金森

骨重建生物力学实验室：牛素生

中医康复技术实验室：杨珊莉

分子生物学实验室：廖凌虹

中药药理（细胞结构与功能）实验室：林珊

中药生药学实验室：吴锦忠

细胞生物学实验室：林久茂

教育部重点实验室

中医骨伤及运动康复实验室：李楠

国家中医药管理局科研中心

中医药文献检索中心：蔡鸿新

中医康复研究中心：陈立典

省级中药原料质量监测技术服务中心：林羽

省级中药炮制技术传承基地：林羽

福建省2011协同创新中心

康复技术协同创新中心：陈立典

中医健康管理协同创新中心：李灿东

闽台特色药材资源产业化科技协同创新中心：林羽

中西医结合防治重大心血管慢病协同创新中心：彭军

省级重点实验室、中心、基地

中西医结合基础福建省高校重点实验室：林久茂

中药资源研究与开发利用福建省高校重点实验室：徐伟

福建省闽台中医文化文献研究中心：蔡鸿新

闽产中药研发科技平台：褚克丹

福建省中药产业技术开发基地：吴水生

福建省中西医结合老年性疾病重点实验室：彭军

福建省兔类实验动物技术服务基地：王训立

福建省康复技术重点实验室：刘建忠

中医证研究福建省高校重点实验室：杨朝阳

闽台中医药科研合作基地：陈立典

福建省中药学重点实验室：褚克丹

福建省中医健康辨识重点实验室：李灿东

福建省经络感传重点实验室：许金森

福建省中医睡眠医学重点实验室：黄俊山

福建省康复产业研究院技术创新平台：刘建忠

闽台牛樟芝产业技术合作基地：王宫

福建省中医药文化研究中心：吴童

中西医结合皮肤病福建省高校重点实验室：黄宁

数字福建中医健康管理大数据研究所：李灿东

数字福建康复大数据研究所：陈立典

省级中医药特色技术和方药筛选评价中心：胡娟

福建省中医药研究院中医药技术转移中心：王宫

康复产业研究院：陈立典

福建省中医药研究院省级产学研合作示范基地：王宫

中西医结合慢性病研究福建省高校重点实验室：陈沁

省级工程技术研究中心

福建省中药临床前研究与质量控制工程技术研究中心：胡娟

福建省中药制剂与质量控制工程技术研究中心：陈丹

海峡两岸牛樟芝产业福建省高校工程研究中心：王宫

福建省中医四诊智能诊疗设备工程研究中心：李灿东

省级重点研究室

中医健康状态辨识重点研究室：李灿东

中医康复重点研究室：陈立典

经络感传重点研究室：许金森

福建省卫生健康委中医药科研二级实验室

中药药理毒理实验室：黄枚

舌苔脱落细胞实验室：高碧珍

四诊资料标准化采集实验室：林雪娟

证素辨证与数据挖掘技术实验室：甘慧娟

中西医结合基础综合实验室：何才姑

中药制剂与质量控制实验室：陈丹

方药分析实验室：马少丹

福建省卫生健康委中医药科研一级实验室

电生理实验室：纪峰

附属机构及负责人

福建省中医药科学院：周美兰

福建中医药大学附属人民医院（第一临床医学院）：陈捷

福建中医药大学附属第二人民医院（第二临床医学院）：魏真

福建中医药大学附属第三人民医院：陈建洪

福建中医药大学附属康复医院：杨珊莉

福建中医药大学附属厦门中医院（第三临床医学院）：耿学斯

福建中医药大学附属厦门第三医院（第四临床医学院）：郭之通

福建中医药大学附属三明第二医院（第五临床医学院）：廖冬平

福建中医药大学附属三明中西医结合医院（第六临床医学院）：温立新

福建中医药大学附属福鼎医院（第七临床医学院）：汪进恒

福建中医药大学附属福州中医院：张峻芳

福建中医药大学附属漳州中医院：陈鲁峰

福建中医药大学附属泉州中医院：孙伟芬

福建中医药大学附属宁德中医院：苏寅

福建中医药大学附属南平人民医院：钟文亮

福建中医药大学附属龙岩中医院：陈志强

福建中医药大学附属晋江中医院：庄耀东

福建中医药大学附属十堰太和医院：罗杰

福建中医药大学附属温州中医院：朱文宗

福建中医药大学附属河南康复医院：李无阴

福建中医药大学附属泉州正骨医院：陈长贤

福建中医药大学附属龙岩人民医院：李斌生

福建中医药大学附属尤溪医院：胡永兴　　　　　　（张锦丰）

【江西中医药大学】
党委书记：陈明人
党委副书记、校长：左铮云（2019 年
　　　　3 月任校长）
党委副书记：赵恒伯（2019 年 5 月任
　　　　职）
党委委员、副校长：朱卫丰、杨　明
副 校 长：陈　勃（2019 年 4 月逝
　　　　世）
党委委员、副校长：简　晖、章德
　　　　林、彭映梅（2019 年 12
　　　　月调离）
党委委员、纪委书记：邹健生

副 校 长：杜建强
临床医学院院长：刘中勇
中医学院院长兼生命科学学院院长：
　　　　章文春
计算机学院院长：何　雁
经济与管理学院院长：姚东明
人文学院院长：余亚微
护理学院院长：刘建军
针灸推拿学院院长：陈日新
研究生院院长：章新友
岐黄国医书院院长：朱卫丰（兼）
继续教育学院院长：游卫平
国际教育学院院长：周志刚

科技学院院长：乐毅敏
地　　　址：江西省南昌市湾里区梅
　　　　岭大道 1688 号
邮　编：330004
电　话：0791 - 87118800
传　真：0791 - 87118800
电子信箱：jzyb@ jxtcmi. com
网　　址：www. jxutcm. edu. cn
专业统计
　　2019 年，学校职工人数 1421
人。专任教师 1020 人，其中高级职
称 179 人，副高级职称 410 人，中级
职称 493 人，初级职称 101 人。

表 9 - 3 - 15　江西中医药大学 2019 年专业统计

专业设置	学制（年）	2019 年毕业生数（人）	2019 年招生数（人）	在校生数（人）
本　科				
中医学（含国际交流方向、骨伤方向、维吾尔医学方向）	5	508	330	1 840
中西医临床医学	5	154	322	1 147
中医养生学	5	0	111	177
护理学	4	133	136	588
针灸推拿学（含康复方向）	5	254	196	1 224
康复治疗学	4	0	49	155
中药学（含国际交流方向、维吾尔药学方向）	4	179	185	661
制药工程	4	59	54	312
生物工程（含生物制药方向）	4	79	49	266
环境科学	4	37	0	0
中药资源与开发	4	0	54	164
药学（含医药营销方向）	4	323	231	1 080
药物制剂	4	78	54	255
保险（含健康保险方向）	4	67	72	263
公共事业管理（含法学方向、卫生管理方向）	4	66	49	252
计算机科学与技术（含医药软件开发方向、医药信息方向）	4	94	49	230
健康服务与管理	4	0	53	154
生物医学工程（含医疗电子方向）	4	126	52	206
医学信息工程	4	0	50	142
医学影像技术	4	0	69	296

（续表）

专业设置	学制（年）	2019年毕业生数（人）	2019年招生数（人）	在校生数（人）
英语	4	34	49	157
应用心理学	4	38	98	316
应用化学	4	44	0	127
音乐学（音乐治疗方向）	4	42	48	189
市场营销（含中外合作办学）	4	119	100	463
中药制药	4	46	58	244
食品质量与安全	4	46	62	238
小计	/	**2 526**	**2 580**	**11 146**
专　科				
中药	3	44	60	174
医药营销（药品经营与管理）	3	51	70	213
护理	3	0	60	212
药物制剂技术（药品生产技术）	3	41	50	162
药学	3	53	60	172
医疗美容技术	3	79	0	0
针灸推拿	3	93	100	186
小计	/	**361**	**400**	**1 119**
合计	/	**2 887**	**2 980**	**12 265**

注：上表统计数据为本专科学生数。

研究生教育

在校硕士研究生1544人（不含休学5人），2019年招收硕士研究生568人，毕业439人。

在校博士研究生89人，2019年招收博士研究生34人，毕业17人。

硕士学位专业设置：计算机应用技术、中医药信息学、中医基础理论、中医临床基础、中医医史文献、方剂学、中医诊断学、中医内科学、中医外科学、中医骨伤科学、中医妇科学、中医儿科学、中医五官科学、针灸推拿学、中医肛肠病学、中医养生学、中医翻译学、中医文化学、中医护理学、中医病因病机学、中西医结合基础、中西医结合临床、药物化学、药剂学、生药学、药物分析学、药理学、民族药学、社会医学与卫生事业管理、中医、中药学、药学、应用心理、全科医学。

博士学位专业设置：中医学、中药学。

重点学科及带头人

国家中医药管理局中医药重点学科

中药炮制学：龚千锋

中药药剂学：罗晓健

针灸学：康明非

伤寒学：蒋小敏

中医诊断学：丁成华

中医心病学：刘中勇

中医疮疡病学：王万春

中医养生学：蒋力生

中医康复学：余　航

中医全科医学：廖为民

药用植物学：罗光明

中药化学：罗永明

中药分析学：饶　毅

中医药信息学：杜建强

中医心理学：刘红宁

省级一流学科

中药学：杨　明

中医学：陈明人

重点实验室及负责人

国家级重点实验室

中药固体制剂制造技术国家工程研究中心：钟国跃

中蒙药丸剂关键技术及工艺国家地方联合工程研究中心：杨　明

创新药物与高效节能制药设备国家重点实验室：杨　明

省部级重点实验室

现代中药制剂教育部重点实验室：杨　明

循证医学教育部网上合作研究中心分中心：朱卫丰

江西省实验清洁级大、小鼠生产基地：徐　彭

江西省中药种质资源重点实验室：罗光明

江西省现代中药制剂及质量控制重点实验室：饶　毅

江西省中药制药工艺与装备工

程技术研究中心：杨　明

江中国家工程研究中心博士后工作站：杨世林

国家药物临床试验机构：陈明人

江西省制药工程与技术产学研合作示范（培育）基地：王跃生

中药质量控制实验室（国家中医药管理局中医药科研三级实验室）：刘荣华

中药制剂实验室（国家中医药管理局中医药科研三级实验室）：廖正根

中药制剂实验室（国家中医药管理局中医药科研三级实验室）：罗晓健

中药资源评价实验室（国家中医药管理局中医药科研三级实验室）：罗光明

腧穴热敏实验室（国家中医药管理局中医药科研三级实验室）：康明非

中药质量分析实验室（国家中医药管理局中医药科研三级实验室）：饶　毅

国家中药炮制技术传承基地：杨　明

中药学学科博士后科研流动站：刘荣华

中医学学科博士后科研流动站：左铮云

赣都中医文化心理研究中心：刘红宁

热敏灸重点研究室（国家中医药管理局重点研究室）：陈日新

江西创新药物与高效节能制药设备协同创新中心：杨世林

江西省中药药理学重点实验室：余日跃

江西省传统中药炮制重点实验室：龚千锋

江西民族传统药现代科技与产业发展协同创新中心：刘红宁

灸疗研究与临床转化协同创新中心：陈日新

江西省中医病因生物学重点实验室：刘红宁

江西省健康服务业发展软科学研究基地：刘红宁

江西省中西医结合临床医学研究院：左铮云

江西中医药文化旅游协同创新中心：陈明人

江西省中医肺科学重点实验室：刘良徛

江西省民族药质量标准与评价重点实验室：钟国跃

江西省中药精油产业化关键技术工程研究中心：杨　明

江西省级院士工作站：黄璐琦

江西省热敏灸临床医学研究中心：陈日新

江西省中医妇科疾病临床医学研究中心：梁瑞宁

江西省中医心血管疾病临床医学研究中心：刘中勇

江西省肺系病临床医学研究中心：刘良徛

中国医学气功学会科研基地：章文春

国家体育总局健身气功管理中心中国健身气功科研基地：章文春

江西现代中药技术创新平台：杨　明

江西省中医药产业产教融合战略联盟：左铮云

江西创新药物与节能降耗制药装备产教融合重点创新中心：杨　明

江西省中医药食疗产品开发与评价技术工程研究中心：朱卫丰

创新药物与高效节能制药设备省部共建协同创新中心：杨　明

江西省癌症技术转化工程研究中心：韩平畴

江西省热敏灸技术应用与开发工程研究中心：陈日新

江西省葛产业技术创新战略联盟：朱卫丰

附属机构及负责人

江西中医药大学附属医院（江西省中医院）：熊汉鹏

江西中医药大学第二附属医院（南钢医院）：甘　淳

江西中医药大学附属中西医结合医院（南昌市中西医结合医院）：魏友平

江西中医药大学附属洪都中医院：邱慈桂

江西中医药大学附属鹰潭中医院：宋卫国

江西中医药大学附属丰城中医院：曾桂林

江西中医药大学附属宜春中医院：周亚林

江西中医药大学附属九江中医院：龚敏勇

江西中医药大学附属玉山中医院：王　设

江西中医药大学附属新余中医院：黎　源

江西中医药大学附属赣州中医院：郑保平

江西江中医药包装厂：谢伏明

江西江中安可科技有限公司：谢伏明　　　　　　　　　（王　寒）

【山东中医药大学】

党委书记：武继彪

党委副书记、校长：高树中

党委副书记：田立新

纪委书记：邢桂强

副校长：庄　严、王振国、徐　杰

中医学院院长：王世军

药学院院长（天然药物研究所）：张永清

针灸推拿学院院长（针灸研究所）：杨继国

护理学院院长：陈莉军

管理学院院长：田思胜

马克思主义学院院长：崔瑞兰

外国语学院院长：李茂峰

理工学院院长：曹　慧

康复学院院长：姜锡斌

健康学院院长：王庆领

体育教学部部长：虞靖彬

国际教育学院院长：金一兰

继续教育学院院长：唐炳舜

中医文献与文化研究院院长：王振国

中医药创新研究院院长：赵渤年

青岛中医药科学院院长：赵衍刚

第一临床医学院院长：任　勇

第二临床医学院院长：徐云生

眼科与视光医学院院长：毕宏生

地　　址：山东省济南市长清区大学科技园大学路4655号

邮　　编：250355

电　　话：0539 - 89628012

传　　真：0539 - 89628015

电子信箱：sdzyybgs@163.com

网　　址：www.sdutcm.edu.cn/index.htm

专业统计

2019 年，学校职工人数 1411 人。专任教师1182人，其中高级职称281人，副高级职称384人，中级职称299人，初级职称103人。

表 9 - 3 - 16　山东中医药大学 2019 年专业统计

专业设置	学制（年）	2019 年毕业生数（人）	2019 年招生数（人）	在校生数（人）
普通本科				
高中起点本科	／	3 669	4 186	17 818
运动人体科学	4	49	52	334
中医养生学	5	0	54	54
中医康复学	5	0	55	55
针灸推拿学	5	290	293	1 678
药物制剂	4	0	55	225
食品卫生与营养学	4	61	53	340
药学	4	155	109	496
中草药栽培与鉴定	4	53	55	194
临床医学	5	0	100	200
眼视光医学	5	0	110	443
中医学	5	691	575	2 797
中药资源与开发	4	0	54	100
康复治疗学	4	135	212	942
计算机科学与技术	4	114	119	480
健康服务与管理	4	0	54	100
法学	4	118	108	446
社会体育指导与管理	4	112	119	482
制药工程	4	239	218	894
生物医学工程	4	108	107	428
英语	4	116	108	441
应用心理学	4	127	107	452
数据科学与大数据技术	4	0	119	237
听力与言语康复学	4	0	55	157
市场营销	4	109	101	412
信息管理与信息系统	4	109	109	427
眼视光学	4	62	58	226
中药学	4	230	218	958
中西医临床医学	5	295	299	1 676
公共事业管理	4	115	107	411
护理学	4	381	403	1 733
专科起点本科	／	301	413	868
药学	2	0	41	90
针灸推拿学	2	52	52	104
康复治疗学	2	0	32	32

（续表）

专业设置	学制（年）	2019年毕业生数（人）	2019年招生数（人）	在校生数（人）
中医学	2	100	103	206
护理学	2	99	40	140
中药学	2	50	82	184
市场营销	2	0	38	87
制药工程	2	0	25	25
普通专科				
中药学	3	93	0	6
合计	/	**4 063**	**4 599**	**18 692**

注：上表统计数据为本专科学生数。

研究生教育

在校硕士研究生3335人，2019年招收硕士研究生1134人，毕业955人。

在校博士研究生387人，2019年招收博士研究生109人，毕业74人。

硕士学位专业设置：儿科学、中药学、康复医学与理疗学、中医基础理论、精神病与精神卫生学、影像医学与核医学、药剂学、药物分析学、方剂学、生物医学工程、中医儿科学、妇产科学、中医诊断学、中医骨伤科学、护理学、中西医结合临床、中医妇科学、针灸推拿学、药理学、微生物与生化药学、中医内科学、中医五官科学、中医学、神经病学、基础心理学、中西医结合基础、应用心理学、发展与教育心理学、中医外科学、药物化学、临床检验诊断学、生药学、肿瘤学、外科学、临床医学学科、眼科学、中医临床基础、马克思主义中国化研究、中医医史文献、内科学、眼科学、药学。

博士学位专业设置：中医学、方剂学、中药学、中西医结合基础、中医外科学、中医医史文献、中医基础理论、中西医结合临床、中医儿科学、中医骨伤科学、中医妇科学、针灸推拿学、中医临床基础、中医内科学、中医五官科学、中医骨伤科学。

重点学科及带头人

国家重点学科

中医基础理论：乔明琦

中医医史文献：王振国

国家中医药管理局中医药重点学科

中医基础理论：乔明琦

中医文献学：王振国

中医心病学：杨传华

中医脑病学：齐向华

中医肿瘤病学：齐元富

中医妇科学：王东梅

中医儿科学：李燕宁

中医全科医学：姜建国

针灸学：吴富东

中药药剂学：田景振

中西医结合基础：王世军

中西医结合临床：葛明

中医文化学：欧阳兵

中医外治学：高树中

中医各家学说：张成博

中医康复学：商庆新

中医教育学：石作荣

内经学：王小平

金匮要略：吕翠霞

中医健康管理学：张思超

中医情志病学：张甦颖

中医心理学：张伯华

中医预防医学：高毅

中西医结合临床：张伟

中医肝胆病学：李勇

中医护理学：李平

中医预防医学：冯建华

中医男科学：孙伟

国家重点（培育）学科

中医内科学：尹常健

山东省“十二五”特色重点学科

中医基础理论：乔明琦

中医医史文献：王振国

中医内科学：尹常健

中医儿科学：李燕宁

中西医结合基础：王世军

中药学：田景振

山东省“十二五”重点学科

中医妇科学：王东梅

中医全科医学：姜建国

方剂学：王均宁

中医外科学：宋爱莉

生药学：李峰

眼科学：毕宏生

重点实验室及负责人

教育部重点实验室

中医药经典理论实验室：王振国

国家中医药管理局中医药科研三级实验室

中药质量分析实验室：张惠云

微循环实验室：王世军

细胞生物学实验室：郑广娟

中药制剂实验室：于维萍

视觉分析实验室：毕宏生

辅助生殖技术实验室：孙伟

山东省重点实验室

中医药基础研究重点实验室：齐冬梅

中西医结合眼病防治：毕宏生

山东省工程实验室

中药药效物质发现与纯化工程实验室：田景振

“十二五”强化建设重点实验室

中西医结合眼病防治技术：毕宏生

中药资源学：张永清

“十二五”重点实验室

中西医结合肿瘤防治：王世军

中医心血管病：李运伦

天然药物：张惠云

中药制剂：杨培民

附属机构及负责人

山东中医药大学附属医院（山东省中医院）：党委书记庄严、院长任勇

山东中医药大学第二附属医院（山东省中西医结合医院）：党委书记王永志、院长徐云生

山东中医药大学附属眼科医院（山东施尔明眼科医院、山东省儿童眼科医院）：院长毕宏生（王　迪）

【河南中医药大学】

党委书记：别荣海
校　　长：许二平
副 校 长：李建生、张小平、徐江雁、冯卫生、田　力

基础医学院院长：李根林
药学院院长：朱建光
管理学院院长：张丽青
外语学院院长：郭先英
信息技术学院院长：许成刚
护理学院院长：杨英豪
康复医学院院长：冯晓东
继续教育学院院长：翟立武
国际教育学院院长：周友龙
马克思主义学院院长：张会萍
中医药科学院院长：张振强
体育教研部副主任：翟向阳（主持工作）
第一临床医学院（第一附属医院）
院长：朱明军

第二临床医学院（第二附属医院）
院长：崔应麟
第三临床医学院（第三附属医院）
院长：张大伟
地　　址：河南省郑州市郑东新区金水东路 156 号
邮　　编：450046
电　　话：0371 - 65945879
传　　真：0371 - 65944307
电子信箱：wenmike@ hactcm. edu. cn
网　　址：www. hactcm. edu. cn

专业统计

2019 年，学校职工人数 1535 人。专任教师 1274 人，其中高级职称 167 人，副高级职称 339 人，中级职称 564 人，初级职称 106 人。

表 9 - 3 - 17　河南中医药大学 2019 年专业统计

专业设置	学制（年）	2019 年毕业生数（人）	2019 年招生数（人）	在校生数（人）
中医学（5 +3 一体化）	5 +3	0	30	60
中医学（5 +3 一体化，儿科学）	5 +3	0	30	60
中医学	5	370	426	2 360
临床医学	5	0	178	308
康复治疗学	4	164	119	714
针灸推拿学	5	404	402	2 289
药物制剂	4	78	119	434
医学检验技术	4	126	59	469
医学影像技术	4	122	59	372
食品卫生与营养学	4	0	60	60
药学	4	88	119	469
中医儿科学	5	0	90	215
中医养生学	5	0	119	239
中医康复学	5	0	178	301
中医骨伤科学	5	0	240	240
计算机科学与技术	4	39	60	234
健康服务与管理	4	0	59	155
汉语国际教育	4	43	59	219
运动康复	4	0	128	128
软件工程	4	45	57	205
制药工程	4	86	87	377
英语	4	75	88	368
应用心理学	4	43	54	217

（续表）

专业设置	学制（年）	2019年毕业生数（人）	2019年招生数（人）	在校生数（人）
市场营销	4	75	58	271
信息管理与信息系统	4	41	60	240
中药学	4	54	118	419
中西医临床医学	5	227	339	2 229
公共事业管理	4	53	64	297
护理学（中外合作办学）	4	0	116	116
护理学	4	488	402	1 822
生物工程	4	45	59	217
中药资源与开发	4	75	60	256
文化产业管理	4	32	0	54
中药制药	4	90	89	356
预防医学	5	81	119	517
针灸推拿学（专升本）	3	282	119	947
中医学（专升本）	3	287	0	579
康复治疗学（专升本）	2	79	0	81
护理学（专升本）	2	251	0	258
中药学（专升本）	2	88	0	121
软件技术	2	0	99	205
计算机信息管理	2	123	91	188
针灸推拿	3	190	40	351
合计	/	**4 244**	**4653**	**20 017**

注：上表统计数据为本专科学生数。

研究生教育

在校硕士研究生1829人，2019年招收硕士研究生653人，毕业525人。

在校博士研究生86人，2019年招收博士研究生36人，毕业12人。

硕士学位专业设置：马克思主义基本原理、马克思主义发展史、马克思主义中国化研究、国外马克思主义研究、思想政治教育、中国近现代史基本问题研究、人体解剖与组织胚胎学、免疫学、病原生物学、病理学与病理生理学、法医学、放射医学、内科学、儿科学、老年医学、神经病学、精神病与精神卫生学、皮肤病与性病学、影像医学与核医学、临床检验诊断学、外科学、妇产科学、眼科学、耳鼻咽喉科学、肿瘤学、康复医学与理疗学、运动医学、麻醉学、急诊医学、中医基础理论、中医临床基础、中医医史文献、方剂学、中医诊断学、中医内科学、中医外科学、中医骨伤科学、中医妇科学、中医儿科学、中医五官科学、针灸推拿学、民族医学、中医康复学、中医养生学、中西医结合基础、中西医结合临床、药物化学、药剂学、生药学、药物分析学、微生物与生化药学、药理学、中药学、医学技术、护理学、翻译、公共管理。

博士学位专业设置：中医基础理论、中医临床基础、中医医史文献、方剂学、中医诊断学、中医内科学、中医外科学、中医骨伤科学、中医妇科学、中医儿科学、中医五官科学、针灸推拿学、民族医学、中医康复学、中医养生学、中药学。

重点学科及带头人

河南省优势特色学科

中医学：李建生

第九批河南省重点学科

计算机科学与技术：余海滨

生物工程：郑晓珂

基础医学：高剑峰

临床医学：解金红

中西医结合：朱明军

药学：苗明三

中药学：陈随清

医学技术：任伟宏

护理学：杨巧菊

"十一五"国家中医药管理局重点学科

中医基础理论：司富春

方剂学：许二平

中医心病学：韩丽华

中医肝胆病学：赵文霞

中医肺病学：李建生

中医儿科学：丁 樱

中药化学：冯卫生

临床中药学：李学林

中医传染病学：徐立然

"十二五"国家中医药管理局重点学科

中医各家学说：徐江雁

中医脑病学：王新志

中医妇科学：傅金英

中医男科学：孙自学

中医养生学：侯江红

中医康复学：冯晓东

中医护理学：秦元梅

中医全科医学：孟 毅

针灸学：高希言

推拿学：周运峰

中药鉴定学：陈随清

中医预防医学：申 杰

中医文化学：郭德欣

中医实验动物学：苗明三

重点实验室及负责人

河南省协同创新中心

呼吸疾病中医药防治省部共建

协同创新中心：李建生

河南省工程研究中心

神经退行性疾病防治工程研究

中心：张振强

中药特色炮制技术工程研究中

心：朱建光

仲景方药健康衰老产业工程研

究中心：李根林

儿童智能康复工程研究中心：

马丙祥

中药饮片临床应用现代化工程

研究中心：李学林

附属机构及负责人

河南中医药大学第一附属医院：

朱明军

河南中医药大学第二附属医院：

崔应麟

河南中医药大学第三附属医院：

张大伟 （张文举）

【湖北中医药大学】

党委书记：阮力艰

党委副书记、校长：吕文亮

党委副书记：李水清

党委常委、纪委书记：胡少萍

党委常委、副校长：王 平、黄必

胜、陈运中

副 校 长：马 骏

党委常委：张子龙

中医临床学院：王彦春

第一临床学院：叶 松

针灸骨伤学院：彭 锐

药学院：吴和珍

基础医学院：邹小娟

检验学院：张国军

护理学院：胡 慧

管理学院：官翠玲

信息工程学院：邓文萍

人文学院：胡 真

外国语学院：刘 娅

马克思主义学院：胡慧远

体育健康学院：邵玉萍

继续教育学院：赵 臻

地 址：湖北省武汉市洪山区黄

家湖西路 16 号

邮 编：430065

电 话：027 - 68890088

传 真：027 - 68890017

电子信箱：1043@ hbtcm. edu. cn

网 址：www. hbtcm. edu. cn

专业统计

2019 年，学校职工人数 1320 人。专任教师 912 人，其中高级职称 95 人，副高级职称 309 人，中级职称 389 人，初级职称 94 人。

表 9 - 3 - 18 湖北中医药大学 2019 年专业统计

专业设置	学制（年）	2019 年毕业生数（人）	2019 年招生数（人）	在校生数（人）
保险学	4	0	48	217
公共事业管理	4	125	54	257
公共事业管理（医事法学方向）	4	66	88	296
汉语国际教育	4	0	52	93
护理学	4	264	301	1 165
健康服务与管理	4	0	51	83
康复治疗学	4	61	48	208
商务英语	4	0	48	228
生物技术	4	60	51	210
食品质量与安全	4	102	49	212
国际商务	4	0	57	57
市场营销	4	91	66	342
市场营销（医药国际贸易方向）	4	56	0	143
卫生检验与检疫	4	42	45	196
物联网工程	4	0	56	236

（续表）

专业设置	学制（年）	2019 年毕业生数（人）	2019 年招生数（人）	在校生数（人）
物流管理	4	77	57	220
信息管理与信息系统	4	56	95	255
药物制剂	4	82	82	379
药学	4	187	139	689
医学检验技术	4	108	146	515
医学实验技术	4	0	49	132
医学信息工程	4	99	113	422
英语	4	143	79	380
应用心理学	4	80	91	319
运动康复	4	37	50	164
针灸推拿学	5	243	232	1 201
制药工程	4	92	65	315
中西医临床医学	5	275	267	1 472
中药学	4	101	131	580
中药制药	4	145	117	458
中药资源与开发	4	81	59	243
中医学	5	282	234	1 159
中医学（5+3）	5+3	25	40	202
中医学（5+3骨伤方向）	5+3	34	0	88
中医学（5+3针灸推拿方向）	5+3	0	36	170
中医学（5+3中西医结合方向）	5+3	48	40	208
中医学（骨伤方向）	5	113	113	552
中医学（美容与康复方向）	5	52	64	268
助产学	4	0	50	109
护理学	2	37	20	70
药学	2	55	49	99
医学检验技术	2	64	50	109
针灸推拿学	3	44	30	85
中药学	2	4	0	0
中医学	3	59	50	180
预科生	1	0	23	23
合计	/	**3 490**	**3 585**	**14 986**

注：上表统计数据为本专科学生数。

研究生教育

在校硕士研究生 1206 人，2019 年招收硕士研究生 424 人，毕业 294 人。

在校博士研究生 276 人，2019 年招收博士研究生 79 人，毕业

37人。

硕士学位专业设置：中医基础理论、中医临床基础、中医医史文献、方剂学、中医诊断学、中医内科学、中医外科学、中医骨伤科学、中医妇科学、中医儿科学、中医五官科学、针灸推拿学、中西医结合基础、中西医结合临床、药物化学、药剂学、生药学、药物分析学、微生物与生化药学、药理学、中药学、管理科学与工程、护理学、全科医学（中医）、护理、翻译。

博士学位专业设置：中医基础理论、中医临床基础、中医医史文献、方剂学、中医诊断学、中医内科学、中医外科学、中医骨伤科学、中医妇科学、中医儿科学、中医五官科学、针灸推拿学、中药学、中西医结合临床。

重点学科及带头人

国家中医药管理局重点学科

中医肝胆病学：李晓东

中医老年病学：谭子虎

中医脑病学：丁砚兵

中医肾病学：王小琴

内经学：王 平

中医药信息学：沈绍武

针灸学：王 华

伤寒学：李家庚

中医传染病学：陈盛铎

中医护理学：胡 慧

中医诊断学：邹小娟

临床中药学：周祯祥

中医文化学：胡 真

中药炮制学：刘艳菊

药用矿物学：黄必胜

省级重点学科

护理学：胡 慧

中药学：吴和珍

中药发掘与产业发展学科群：郑国华

中医传承与创新学科群：王 华

国内一流学科建设学科

中医学：吕文亮

重点实验室及负责人

教育部重点实验室

中药资源与中药复方教育部重点实验室：郑国华

国家中医药管理局重点实验室

老年性痴呆（醒脑益智）重点研究室实验室：王 平

中药药理学科研三级实验室：谌章和

中药化学科研三级实验室：郑国华

湖北省科技厅重点实验室

中药资源与中药化学湖北省重点实验室：马云春、叶晓川

道地药材与创新中药新产品研发技术创新基地：郑国华

湖北省中药保健食品工程技术研究中心：陈运中

湖北省中药炮制工程技术研究中心：王光忠

针灸治未病国际科技合作基地：王 华

湖北省中药标准化工程技术研究中心：郑国华

武汉市科技局重点实验室

武汉市中药现代化共性关键技术中试平台：吴和珍

武汉市中药创新与规范化工程技术研究中心：吴和珍

武汉市功能食品工程技术研究中心：陈运中

附属机构及负责人

湖北省中医院：何绍斌

（王 欢）

【湖南中医药大学】

大学（研究院）党委书记：秦裕辉

大学（研究院）党委副书记、校（院）长：戴爱国

大学（研究院）党委副书记、大学工会主席：肖小芹

大学副校长：何清湖

大学（研究院）党委委员、副校长：葛金文、彭清华

大学（研究院）党委委员、纪委书记：张玉芬

大学（研究院）党委委员、副校长：易刚强、熊 辉

大学（研究院）党委委员、组织人事部部长：廖 菁

大学（研究院）党委委员、党委宣传（统战）部部长：焦珞珈

大学（研究院）党委委员、第一附属医院院长：陈新宇

中医学院副书记、院长：郭志华

针灸推拿学院：书记肖四旺、院长岳增辉

中西医结合学院：书记刘富林、院长邓奕辉

药学院：书记曹一瑜、院长夏新华

人文与管理学院：书记章小纯、院长周良荣

马克思主义学院：书记李晖、院长叶利军

管理与信息工程学院：书记钟艳、院长晏峻峰

护理学院：书记兼院长罗尧岳

医学院：书记文红艳、院长邓常清

湘杏学院：书记王文波、院长谢辉

继续教育学院：书记谭琥、院长曹建雄

体育艺术学院：书记胡晖、院长罗华

研究生院（党委研究生工作部）：书记、院（部）长喻嵘

国际教育学院：书记兼院长王军文

第一中医临床学院：书记刘平安、院长陈新宇

第二中医临床学院：书记杨声辉、院长李木清

临床医学院：书记罗志红、院长王枭冶

地 址：湖南省长沙市岳麓区含浦科教产业园学士路300号（含浦校区）/湖南省长沙市韶山中路113号（东塘校区）

邮 编：410208（含浦校区）/410007（东塘校区）

电 话：0731－88458000

传 真：0731－88458111

电子信箱：hnutcm@163.com

网 址：www.hnucm.edu.cn

专业统计

2019年，学校职工人数2040人。专任教师1488人，其中高级职称251人，副高级职称442人，中级职称534人，初级职称193人。

表9-3-19　湖南中医药大学2019年专业统计

专业设置	学制（年）	2019年毕业生数（人）	2019年招生数（人）	在校生数（人）
高中起点本科				
中医养生学	5	0	54	54
医学检验技术	4	70	65	263
食品科学与工程	4	30	53	175
药学	4	125	117	475
计算机科学与技术	4	49	98	327
运动康复	4	36	49	209
医学信息工程	4	39	63	220
制药工程	4	44	55	221
英语	4	83	98	361
应用心理学	4	99	99	359
口腔医学	5	111	90	538
信息管理与信息系统	4	43	57	196
中药学	4	106	120	454
中西医临床医学	5	187	256	1 319
公共事业管理	4	32	76	224
市场营销	4	78	115	376
护理学	4	295	360	1 208
临床医学	5	314	257	1 537
中医学	5	854	578	3 097
医学影像学	5	159	159	833
生物工程	4	41	49	167
中药资源与开发	4	30	49	174
康复治疗学	4	70	94	361
针灸推拿学	5	219	276	1 397
药物制剂（注：授予理学学士学位）	4	49	59	228
小计	/	**3 163**	**3 346**	**14 773**
专科起点本科				
药学	2	28	29	59
食品科学与工程	2	0	5	10
药物制剂（注：授予理学学士学位）	2	2	0	4
医学检验技术	2	0	11	21
针灸推拿学	3	5	0	0
康复治疗学	2	12	5	15
生物工程	2	1	0	4
中医学	3	13	6	36

（续表）

专业设置	学制（年）	2019 年毕业生数（人）	2019 年招生数（人）	在校生数（人）
市场营销	2	0	5	8
口腔医学	3	21	18	80
护理学	2	0	31	58
信息管理与信息系统	2	0	1	1
中药学	2	18	10	19
应用心理学	2	0	4	4
制药工程	2	2	4	8
小计	/	**102**	**129**	**327**
湘杏学院				
制药工程	4	26	34	133
应用心理学	4	26	0	40
生物工程	4	4	0	13
中药学	4	52	52	197
中医学	5	105	94	555
针灸推拿学	5	76	77	408
中西医临床医学	5	124	86	529
药学	4	91	104	377
药物制剂	4	17	0	32
康复治疗学	4	28	48	163
护理学	4	238	306	1 147
市场营销	4	15	43	94
医学影像技术	4	0	39	80
小计	/	**802**	**883**	**3 768**
合计	/	**4 067**	**4 358**	**18 868**

注：上表统计数据为本专科学生数。

研究生教育

在校硕士研究生 2426 人，2019 年招收硕士研究生 836 人，毕业 561 人。

在校博士研究生 320 人，2019 年招收博士研究生 100 人，毕业 48 人。

硕士学位专业设置：中医基础理论、中医临床基础、中医医史文献、方剂学、中医诊断学、中医内科学、中医外科学、中医骨伤科学、中医妇科学、中医儿科学、中医五官科学、针灸推拿学、民族医学、中西医结合基础、中西医结合临床、药学、药物分析学、药物化学、药剂学、生药学、微生物与生化药学、马克思主义理论基本原理、马克思主义理论发展史、马克思主义理论中国化研究、国外马克思主义研究、思想政治教育、中国近代史基本问题研究、人体解剖与组织胚胎学、免疫学、病原生物学、病理学与病理生理学、法医学、放射医学、护理学、口腔基础医学、口腔临床医学、内科学、儿科学、老年医学、神经病学、精神病与精神卫生学、皮肤病与性病学、影像医学与核医学、临床检验诊断学、外科学、妇产科学、眼科学、耳鼻咽喉科学、肿瘤学、康复医学与理疗学、运动医学、麻醉学、急诊医学、医药经济与管理、中药制药工程、中药生物工程、中药保健食品研究与开发、中西医结合护理学、中西医结合精神病学、中西医结合影像医学、中西医结合康复医学、中西医结合检验医学、中医肿瘤学、中医亚健康学、中医药膳学、中医药信息学、中医心理学、临床中药、中医文化学、中医管理学。

博士学位专业设置：中医基础

理论、中医临床基础、中医医史文献、方剂学、中医诊断学、中医内科学、中医外科学、中医骨伤科学、中医妇科学、中医儿科学、中医五官科学、针灸推拿学、民族医学、中西医结合临床、中西医结合基础、中药学、中医亚健康学、中医肿瘤学、中医药膳学、中医药信息学、中医心理学、临床中药学、中医文化学、中医管理学。

重点学科及带头人

国家级重点学科

　　中医诊断学：周小青

国家中医药管理局重点学科

　　中医诊断学：周小青

　　药用植物学：李顺祥

　　中药药剂学：夏新华

　　中西医结合临床（心脑疾病）：葛金文

　　针灸学：常小荣

　　方剂学：贺又舜

　　中医肝胆病学：孙克伟

　　中医妇科学：雷　磊

　　中医肿瘤病学：蒋益兰

　　中医皮肤病学：杨志波

　　中医眼科学：彭清华

　　各家学说：黄政德

　　中药炮制学：蒋孟良

　　中医药信息学：晏峻峰

　　中医儿科：王孟清

　　中医耳鼻喉科：朱镇华

　　中医肛肠病学：何永恒

　　中医康复学：张　泓

　　中医男科学：何清湖

　　推拿学：常小荣

　　中医肾病学：黄新艳

　　中医老年病学：卜献春

　　中医骨伤科学：仇湘中

省级重点学科

　　中医诊断学（优势特色重点学科）：周小青

　　中医内科学（优势特色重点学科）：蔡光先、黄政德

　　药学：廖端芳

　　中西医结合基础：葛金文

　　中药学：李顺祥、郭建生

　　针灸推拿学：常小荣

　　中西医结合临床：何清湖

　　中医外科学：杨志波

　　中医五官科学：田道法

　　方剂学：贺又舜

重点实验室及负责人

科技部重点实验室

　　省部共建国家重点实验室培育基地湖南省中药粉体与创新药物重点实验室：蔡光先

国家发展改革委重点研究室

　　中药粉体关键技术及装备国家地方联合工程实验室：蔡光先

　　国家中医（肝病）临床研究基地：陈新宇

教育部重点实验室

　　中医内科重大疾病防治研究及转化重点实验室：蔡光先

　　医药粉体技术工程研究中心：张水寒

国家中医药管理局重点研究室

　　中药粉体技术重点研究室：张水寒

　　经穴–脏腑相关重点研究室：常小荣

国家中医药管理局中医药科研三级实验室

　　中药药性与药效实验室：鲁耀邦

　　中药鉴定与资源实验室：刘塔斯

　　中药药理（心血管）实验室：谭元生

　　肝脏病理实验室：孙克伟

　　针灸生物信息实验室：岳增辉

　　皮肤免疫病理实验室：杨志波

　　分子病理实验室：雷　磊

　　病理生理实验室：顾　星

　　血管生物学实验室：严　杰

　　中药药理实验室：郑　冰

　　中药制剂实验室：王实强

国家中医药管理局中医药科研二级实验室

　　显微形态学实验室：熊艾君

　　分子生物学实验室：刘群良

　　病原免疫实验室：伍参荣

　　骨伤治疗技术实验室：田心义

　　中药化学实验室：王实强

　　干细胞中药调控与应用实验室：廖端芳

国家中医药管理局中医药基地

　　稀缺中药材种苗基地和中药材炮制技术传承基地：王　炜

湖南省科技厅重点实验室

　　中医方证研究转化医学湖南省重点实验室：喻　嵘

　　湖南省中药饮片标准化及功能

技术研究中心：陈乃宏

　　中药成药性与制剂制备湖南省重点实验室：贺福元

　　中医药防治眼耳鼻咽喉疾病湖南省重点实验室：彭清华

　　湖南省中医药防治眼耳鼻喉疾病与视功能保护工程技术研究中心：何迎春

　　中西医结合心脑疾病防治专业性技术创新平台：葛金文

　　中医肿瘤学湖南省重点实验室：苏新平

　　中医脑病临床医学研究中心：周德生

　　男性疾病中医临床医学研究中心：陈其华

　　中医诊断学重点实验室：周小青

　　中药新药研究与开发重点实验室：张水寒

　　湖南省中药有毒有害物质快速检测及脱除工程技术研究中心：廖端芳

　　中药超微技术工程中心：蔡光先

　　中西医结合心脑疾病防治重点实验室：葛金文

　　湖南省中药活性物质筛选工程技术研究中心：李顺祥

　　湖南省特色中药制剂创新服务平台：谭元生

　　湖南省药食同源功能性食品工程技术研究中心：黄惠勇

　　湘产大宗药材品质评价湖南省重点实验室：廖端芳

　　中西医结合病原生物学湖南省重点实验室：陈伶俐

湖南省发展改革委重点实验室

　　中药有毒物质防控技术湖南省工程实验室：廖端芳

　　特色中药制剂湖南省工程实验室：刘平安

　　中医药防治眼病与视功能保护湖南省工程研究中心：彭清华

　　抗肿瘤中药创制技术湖南省工程技术研究中心：黄惠勇

湖南省委宣传部研究基地

　　湖南省中医药文化研究基地：陈　弘

　　湖南省思想政治工作研究基地：陈　弘

湖南省教育厅重点实验室

　　中医病证实验室：周小青

中药现代化研究实验室：郭建生

中医内科学实验室：蔡光先

针灸生物信息分析实验室：岳增辉

细胞生物学与分子技术实验室：葛金文

中医方证研究转化医学实验室：黄政德

天然药物资源与功能实验室：王　炜

2011 协同创新中心

数字中医药协同创新中心：周小青

湖湘中药资源保护与利用协同创新中心：刘塔斯

湖南省中医药管理局重点研究室

重型肝炎证治研究室：孙克伟

中医皮肤性病特色疗法研究室：杨志波

肿瘤研究室：蒋益兰

推拿特色技术重点研究室：李铁浪

中医护理特色技术重点研究室：陈　燕

附属机构及负责人

湖南中医药大学第一附属医院（直属）：书记刘平安、院长陈新宇

湖南中医药大学第二附属医院（直属）：书记杨声辉、院长李木清

湖南中医药大学附属中西医结合医院（直属）：书记何永恒、院长苏新平

湖南中医药大学附属（人民）医院（非直属）：书记罗志红、院长王桑治

湖南中医药大学附属衡阳医院（非直属）：书记龙双才、院长王诚喜

湖南中医药大学附属常德医院（非直属）：书记钟发平、院长张勇

湖南中医药大学附属洛阳正骨医院（非直属）：副书记白颖、院长李无阴

湖南中医药大学附属宁乡医院（非直属）：书记兼院长刘亮

湖南中医药大学附属岳阳医院（非直属）：书记方欲林、院长任浩波

湖南中医药大学附属第二中西医结合医院（非直属）：书记邱晓年、院长周秋涛

湖南中医药大学附属垫江医院（非直属）：书记张治俊、院长龚昌奇

湖南中医药大学附属长沙中医院（非直属）：书记邓雄飞、院长周继如

湖南中医药大学附属邵阳医院（非直属）：书记雷庆良、院长宁美华

湖南中医药大学附属正大邵阳骨伤医院（非直属）：书记伍贤清、院长廖怀章

湖南中医药大学第三附属医院（非直属）：书记段云峰、院长徐伟辉

湖南中医药大学附属口腔医院（非直属）：书记曾春明、院长谢辉

湖南中医药大学附属益阳中心医院（非直属）：书记汤迪军、院长田海清

（刘　莉、吕梦颖）

【广州中医药大学】

党委书记：张建华

党委副书记、校长：王省良

党委副书记、纪委书记、工会主席：白建刚

党委副书记：邓国安

党委常委、副校长：许能贵、潘华峰、林　彬、梁沛华

基础医学院院长：黎　晖

中药学院院长：刘中秋

针灸康复临床医学院院长：唐纯志

第一临床医学院院长：冼绍祥

第二临床医学院院长：陈达灿

第三临床医学院院长：林兴栋

护理学院院长：（暂缺）

经济与管理学院院长：周尚成

医学信息工程学院院长：张洪来

继续教育学院（职业技术学院、广东省中医药职业学院）院长：李震华

马克思主义学院院长：（暂缺）

体育健康学院院长：（暂缺）

国际学院院长：游　江

外国语学院院长：苏　红

国学院（筹）院长：（暂缺）

地　　址：广东省广州市番禺区广州大学城外环东路 232 号

邮　　编：510006

电　　话：020－39358838

传　　真：020－38359999

电子信箱：srq@ gzucm. edu. cn

网　　址：www. gzucm. edu. cn

专业统计

2019 年，学校职工人数 1922人。专任教师 1449 人，其中高级职称 394 人，副高级职称 467 人，中级职称 493 人，初级职称 81 人。

表 9－3－20　广州中医药大学 2019 年专业统计

专业设置	学制（年）	2019 年毕业生数（人）	2019 年招生数（人）	在校生数（人）
计算机科学与技术	4	80	78	278
健康服务与管理	4	0	56	56
保险学	4	31	0	101
国际经济与贸易	4	124	97	362
体育教育	4	141	137	541
医学信息工程	4	58	57	206
制药工程	4	55	58	227
生物医学工程	4	0	38	155

（续表）

专业设置	学制（年）	2019年毕业生数（人）	2019年招生数（人）	在校生数（人）
英语	4	133	114	434
应用心理学	4	116	102	430
生物技术	4	50	57	224
假肢矫形工程	4	0	27	27
市场营销	4	33	0	78
眼视光学	4	0	38	66
中药学	4	178	0	550
中西医临床医学	5	144	49	247
公共事业管理	4	55	58	276
护理学	4	129	200	645
临床医学	5	0	119	468
中医学（5+3）	5+3	0	159	734
中医学（九年制）	9	0	20	100
中医学（针灸方向）	7	56	0	0
中医学	5	876	607	3 051
中医学（七年制）	7	60	0	0
中医学（中西医结合）	7	87	0	0
医学影像学	5	0	40	100
中药资源与开发	4	47	0	123
中药制药	4	54	0	117
康复治疗学	4	116	144	542
针灸推拿学	5	140	150	698
药物制剂（注：授予理学学士学位）	4	78	0	141
医学检验技术	4	56	68	265
中药学类专业	4	0	225	225
药学	4	122	171	591
中医养生学	5	0	60	60
合计	/	3 019	2 929	12 118

　　注：上表统计数据为本专科学生数，未含外国留学生本科109人。

研究生教育

　　在校硕士研究生3729人，2019年招收硕士研究生1283人，毕业1078人。

　　在校博士研究生946人，2019年招收博士研究生324人，毕业181人。

　　硕士学位专业设置：中医基础理论、中医临床基础、中医医史文献、方剂学、中医诊断学、中医内科学、中医外科学、中医骨伤科学、中医妇科学、中医儿科学、中医五官科学、针灸推拿学、中医心理学、中医药信息学、中医神志病学、中医皮肤病学、中医养生学、中医药管理学、中医肿瘤学、中西医结合基础、中西医结合临床、中药学、内科学、儿科学、老年医学、神经病学、精神病与精神卫生学、皮肤病学与性病学、影像医学与核医学、临床检验诊断学、外科学、妇产科学、眼科学、耳鼻喉科学、肿瘤学、康复医学与理疗学、运动医学、麻醉学、急诊医学、诊断病理学、药物化学、药剂学、生药学、药物分析学、微生物与生化药学、药理学、护理学、人体解剖和组织胚胎学、免疫学、病原生物学、病理学与病理生理学、法医学、放射医学、航空航天与航海医学、科学技术哲学、社会医学与卫生事业管理。

博士学位专业设置：中医基础理论、中医临床基础、中医医史文献、方剂学、中医诊断学、中医内科学、中医外科学、中医骨伤科学、中医妇科学、中医儿科学、中医五官科学、针灸推拿学、中医心理学、中医药信息学、中医神志病学、中医皮肤病学、中医养生学、中医药管理学、中医肿瘤学、中西医结合基础、中西医结合临床、中药学。

重点学科及带头人

广东省高水平大学重点建设学科

中医学：许能贵

中西医结合：陈达灿

中药学：刘中秋、王宏斌

临床医学：黄　燕、邱士军

药学：王宏斌、刘中秋

国家中医药管理局重点学科

伤寒学（第一附属医院）：李赛美

中医妇科学（第一附属医院）：罗颂平

中医骨伤科学（第一附属医院）：何　伟

中医脾胃病学（第一附属医院）：刘凤斌

金匮要略（第一附属医院）：林昌松

温病学（第一附属医院）：吴智兵

中医儿科学（第一附属医院）：许　华

中医预防医学（第一附属医院）：陈瑞芳

中医心病学（省中医院）：阮新民

中医脑病学（省中医院）：黄　燕

中医皮肤病学（省中医院）：范瑞强

中医急诊学（省中医院）：罗　翌

中医肛肠病学（第二附属医院）：罗湛滨

中医耳鼻喉科学（第二附属医院）：李云英

中医传染病学（第二附属医院）：张忠德

中医预防医学（第二附属医院）：林嬿钊

中医神志病学（第二附属医院）：李　艳

中医养生学（广东省中医院）：杨志敏

中药药剂学（校本部）：刘中秋

中药药理学（校本部）：陈蔚文

中医护理学（校本部）：陈佩仪

中医养生学（校本部）：刘焕兰

中医心理学（校本部）：邱鸿钟

临床中药学（校本部）：吴庆光

中医药信息学（校本部）：张洪来

广州市重点学科

药学：刘中秋

重点实验室及负责人

国家级重点实验室

省部共建中医湿证国家重点实验室：陈达灿

科技部中医药示范国际科技合作基地广东省中医院中医药示范国际科技合作基地：陈达灿

国家中医临床研究基地：冼绍祥

国家中医临床研究基地（慢性肾脏病）：陈达灿

科技部重点实验室

国家新药（中药）安全评价（GLP）研究重点实验室：王宁生

科技部科技产业基地

国家中药现代化科技产业（广东）基地：王宁生

教育部重点实验室

岭南中药资源教育部重点实验室：陈蔚文、詹若挺

教育部部级技术中心

现代中成药工程技术中心：陈英华

教育部国际合作联合实验室

中医药防治肿瘤转化医学研究联合实验室：刘中秋

国家中医药管理局中医药研究中心

中澳国际中医药研究中心：陈达灿

省部级重点研究基地

国家中医药管理局重点研究室：陈蔚文

中药药代动力学三级实验室：曾　星

中药药理三级实验室：郑广娟

中药制剂三级实验室：丘小惠

分子生物学三级实验室：韩　凌

省级重点研究中心

广东省中医皮肤临床医学研究中心：陈达灿

省级重点实验室

广东省中医针灸重点实验室：许能贵

广东省中医急症研究重点实验室：黄　燕

广东省中医证候临床研究重点实验室：卢传坚

广东省中医药防治难治性慢病重点实验室：陈达灿

广东省中医药防治肿瘤转化药学研究重点实验室：刘中秋

中医药防治慢性心力衰竭重点实验室：冼绍祥

中医药防治肿瘤转化医学研究重点实验室：刘中秋

广州市心肌梗死中医药防治重点实验室：张敏洲

广州市慢性心力衰竭中医药防治重点实验室：冼绍祥

广州市中医药防治脑病研究重点实验室：王　奇

广州市中药活性成分手性研究重点实验室：刘　博

省级工程实验室

广东省中药新药临床研究服务工程实验室：宋健平

省级平台

广州市中药新药创新和公共服务示范平台建设：宋健平

省级研究中心

新药非临床安全评价中心：王宁生

省教育厅重点实验室

中医脑病研究重点实验室：王　奇

粤港澳大湾区针药干细胞结合治疗中枢神经退行性疾病重点实验室：许能贵

广东省普通高校慢性心力衰竭中医药防治重点实验室：冼绍祥

附属机构及负责人

广州中医药大学第一附属医院：冼绍祥

广州中医药大学第二附属医院：陈达灿

广州中医药大学第三附属医院：
林兴栋

广州中医药大学附属粤海医院：
王炳南　　　　　　　（孙瑞荟）

【广西中医药大学】
党委书记：尤剑鹏
校长、党委副书记：唐　农
党委副书记：庞宇舟、何并文
副校长：吴琪俊、冷　静、戴　铭
纪委书记：韦雪芳
副校长：覃裕旺
总会计师：何刚亮
副厅级调研员、党委书记：李培春
基础医学院：龚名师、林　江
药学院：蒋　林、奉建芳

骨伤学院（骨伤研究所）：周红海
针灸推拿学院（针灸研究所）：蒋闽
　　　　义、范郁山
壮医药学院：张　煜、蓝毓营
瑶医药学院：李　彤
护理学院：吴　彬
公共卫生与管理学院：李怀泽、董
　　　　柏青
研究生学院：黄贵华、唐梅文
高等职业技术学院：蒋子华、刘竑清
国际教育学院：蒋基昌
第一临床医学院：桂雄斌、谢　胜
瑞康临床医学院：高宏君、唐友明
成人教育学院、继续教育学院（合
　　　　署）：韦艾凌
地　　　址：广西壮族自治区南宁市西

乡塘区明秀东路179号
（明秀校区）/广西壮族
自治区南宁市青秀区五合
大道13号（仙葫校区）
邮　编：530001（明秀校区）/
　　　　530200（仙葫校区）
电　话：0771－3137577（校办）
传　真：0771－3137577（校办）
电子信箱：zyd3137577@163.com（校办）
网　址：www.gxtcmu.edu.cn

专业统计
　　2019年，学校职工人数1172人。专任教师617人，其中正高级职称132人，副高级职称204人，中级职称217人，初级职称8人。

表9－3－21　广西中医药大学2019年专业统计

专业设置	学制（年）	2019年毕业生数（人）	2019年招生数（人）	在校生数（人）
本　科				
口腔医学	5	41	40	214
中医学	5	180	274	1 007
中医学（"5+3"一体化）	5+3	0	59	117
中医学（免费医学定向）	5	50	120	557
中医学（中医骨伤方向）	5	58	0	224
中医学本科专业（卓越实验班）	5	0	0	31
中医学（桂派杏林师承班）	5	0	0	116
公共管理类（含市场营销、信息管理与信息系统、公共事业管理）	4	0	124	124
公共事业管理（卫生方向）	4	38	0	123
市场营销（医药营销方向）	4	44	0	69
应用心理学（医学心理学）	4	37	0	71
护理学	4	167	358	1 128
护理学（中职升本）	4	94	0	227
护理学类（中外合作办学）	5	0	29	74
医学检验技术	4	41	39	162
医学影像技术	4	0	39	119
临床医学	5	268	194	1 200
临床药学	4	42	0	75
中西医临床医学	5	0	61	61
食品科学与工程类（含食品质量与安全、食品卫生与营养学）	4	0	60	60

（续表）

专业设置	学制（年）	2019年毕业生数（人）	2019年招生数（人）	在校生数（人）
食品科学与工程	4	30	0	31
食品卫生与营养学	4	0	0	62
食品质量与安全	4	76	0	114
药学	4	164	101	492
药学（中职升本）	4	62	0	75
制药工程	4	0	37	102
中药学	4	168	150	605
康复治疗学	4	60	0	211
针灸推拿学	5	142	104	573
针灸推拿学（中职升本）	5	23	0	32
壮医学	5	58	59	293
预防医学	5	0	60	164
信息管理与信息系统	4	36	0	115
医学技术类	4	0	89	89
中医养生学	5	0	56	59
助产学	4	0	56	58
中医儿科学	5	0	60	60
小计	/	**1 879**	**2 169**	**8 894**

专　科

护理	3	176	169	580
护理（2+3）	2+3	434	228	961
康复治疗技术	3	0	0	25
康复治疗技术（2+3）	2+3	0	40	40
口腔医学	3	53	50	181
药学	3	0	0	62
药学（2+3）	2+3	0	144	144
药学（大参林班）	3	109	40	238
药学（健之佳班）	3	41	40	110
药学（桂中班）	3	47	40	133
药学（友和班）	3	14	0	37
药学（新友和）	3	0	18	18
医学美容技术	3	38	70	127
医疗美容技术（2+3）	2+3	0	18	18
医学美容技术（瑞康班）	3	17	0	14
医学美容技术（伊丽莎白班）	3	0	20	70

（续表）

专业设置	学制（年）	2019年毕业生数（人）	2019年招生数（人）	在校生数（人）
医学美容技术（元之源班）	3	23	0	23
医疗美容技术（伊丽汇）	3	0	20	20
医疗美容技术（宝娜班）	3	0	20	41
针灸推拿	3	0	20	52
针灸推拿（2+3）	2+3	0	57	57
针灸推拿（瑞康班）	3	47	0	47
针灸推拿（免费医学定向）	3	93	100	298
针灸推拿（地方免费医学生）	3	0	93	93
针灸推拿（广西重阳班）	3	0	20	20
中药学	3	23	0	53
中药学（大参林班）	3	98	40	219
中药学（桂中班）	3	46	40	136
中药学（健之佳班）	3	21	40	56
中药学（友和班）	3	16	0	24
药学（新友和班）	3	0	31	31
中药学（花红班）	3	0	30	30
中药学（2+3）	2+3	0	57	57
小计	/	**1 296**	**1 445**	**4 015**
合计	/	**3 175**	**3 614**	**12 909**

注：上表统计数据为本专科学生数。

研究生教育

在校硕士研究生1768人，2019年招收硕士研究生646人，毕业459人。

在校博士研究生15人，2019年招收博士研究生15人，毕业0人。

硕士学位专业设置：内科学、神经病学、皮肤病与性病学、影像医学与核医学、临床检验诊断学、外科学、妇产科学、眼科学、耳鼻咽喉科学、肿瘤学、急诊医学、中医基础理论、中医临床基础、中医医史文献、方剂学、中医诊断学、中医内科学、中医外科学、中医骨伤科学、中医妇科学、针灸推拿学、民族医学（藏医学、蒙医学等）、医学社会学、中西医结合基础、中西医结合临床、药物化学、药剂学、药物分析学、微生物与生化药学、药理学、中药学、民族药学、护理学、护理、中医儿科学、中医五官科学。

博士学位专业设置：中医临床基础、中医医史文献、中医内科学、民族医学（藏医学、蒙医学等）、中医骨伤科学、中医儿科学、针灸推拿学、中西医结合临床。

重点学科及带头人

广西一流学科

中医学：唐　农

中药学：朱　华

广西一流学科（培育）

中西医结合：罗伟生

广西优势特色重点学科

中医内科学：唐　农

民族医学（壮医学）：庞宇舟

中药学：朱　华

中西医结合临床：唐友明

广西重点学科

中医医史文献：戴　铭

中西医结合基础：罗伟生

中医骨伤科学：钟远鸣

壮药学：朱　华

护理学：杨连招

针灸推拿学：范郁山

广西民族院校特色重点学科

壮医学：庞宇舟

国家中医药管理局中医药重点学科

中医各家学说：戴　铭

推拿学：雷龙鸣

临床中药学：秦华珍

中西医结合临床（第一临床医学院）：唐　农

民族医学（壮医学）：庞宇舟

中医儿科学：艾　军

中医急诊学：卢健棋

中药药理学：夏　星

中西医结合临床（瑞康临床医学院）：唐友明

中医皮肤病学：方险峰

中医耳鼻喉科学：桂雄斌

中医老年病学：郑景辉

中医全科医学：陈日兰

民族药学（壮药学）：黄瑞松

国家中医药管理局中医药重点培育学科

中医传染病学（第一临床医学院）：毛德文

中医传染病学（瑞康临床医学院）：邓鑫

中医预防医学：姜枫

海洋中药学：侯小涛

重点实验室及负责人

省级重点实验室

广西中药药效研究重点实验室：邓家刚

广西中医基础研究重点实验室：唐农

广西壮瑶药重点实验室：朱华

广西高发传染病中西医结合转化医学重点实验室：冷静

厅级重点实验室

中医临床研究重点实验室：唐农

中药提取纯化与质量分析重点实验室：覃洁萍

中药药理重点实验室：夏星

壮医方药基础与应用研究重点实验室：庞宇舟

广西高发传染病中西医结合转化医学重点实验室：冷静

中药制剂共性技术研发重点实验室：王志萍

广西特色实验动物病证模型重点实验室：冷静

中医药防治肥胖症重点实验室培育基地：唐红珍

国家中医药管理局重点研究室

国家中医药管理局重点研究室（扶阳法学术流派）：唐农

国家中医药管理局重点研究室（中医整脊疗法）：陈锋

国家中医药管理局重点研究室（慢性重型肝炎解毒化瘀）：韦艾凌

国家中医药管理局中医药科研三级实验室

中（壮）药化学与质量分析实验室：覃洁萍

中药药理实验室：郑作文

医学分子生物学实验室（第一临床医学院）：韦艾凌

医学分子生物学实验室（瑞康临床医学院）：唐友明

自治区级技术转移示范机构

广西中医药大学技术转移中心：唐农

广西院士工作站

陈可冀院士工作站：唐农

吴以岭院士工作站：唐农

刘昌孝院士工作站：邓家刚

广西优势中成药与民族药开发工程技术研究中心：奉建芳

广西高校人文社会科学重点研究基地

中国－东盟传统医药发展研究中心：唐农

自治区级技术转移示范机构

广西壮瑶药工程技术研究中心：庞宇舟

广西2011协同创新中心

农作物废弃物功能成分研究协同创新中心：邓家刚

壮瑶药协同创新中心：朱华

中医药与养老产业发展研究协同创新中心：唐农

附属机构及负责人

广西中医药大学第一附属医院（广西壮族自治区中医医院）：桂雄斌、谢胜

广西中医药大学附属瑞康医院（广西壮族自治区中西医结合医院）：高宏君、唐友明

广西中医药大学附属国际壮医医院（广西国际壮医医院、广西民族医药研究院）：覃裕旺、秦祖杰

广西中医药大学附设中医学校（广西中医学校）：蒋子华、刘竑清

广西中医药大学制药厂：何天富

广西中医药大学赛恩斯新医药学院（独立学院）：梁天坚、李成林

广西中医药大学第三附属医院（柳州市中医医院）：易平、蓝宁生

广西中医药大学附属桂林医院（桂林市中医医院）：杨斌、刘朝晖

广西中医药大学第五附属医院（玉林市中医医院）：黄春英、李文

广西中医药大学第六附属医院（梧州市中医医院）：罗世东

广西中医药大学附属骨伤医院（广西骨伤医院）：胡德宏、李宏宇

广西中医药大学附属贺州医院（贺州市中医医院）：吴家恩

广西中医药大学附属防城港医院（防城港市中医院）：徐奎

广西中医药大学附属南宁市中医院（南宁市中医医院）：岳进、倪钰荣

广西中医药大学附属北海医院（北海市中医院）：唐继华

广西中医药大学附属中国人民解放军第九二四医院（中国人民解放军联勤保障部队第九二四医院）：肖庆

广西中医药大学附属中国人民解放军第九二三医院（中国人民解放军联勤保障部队第九二三医院）：叶常青　　　（蓝开宝、孙昱）

【海南医学院中医学院】

党委书记：吕传柱

校长：杨俊

副校长：黄元华、孙晓宁、向伟、张彩红、姜鸿彦、吕志跃

中医学院院长：谢毅强

地址：海南省海口市龙华区学院路3号

邮编：571199

电话：0898－66893398

传真：0898－66893761

电子信箱：zhaosheng@hainmc.edu.cn

网址：www.hainmc.edu.cn

专业统计

2019年，学校职工人数57人。专任教师57人，其中高级职称19人，副高级职称25人，中级职称11人，初级职称2人。

表9－3－22　海南医学院中医学院2019年专业统计

专业设置	学制（年）	2019年毕业生数（人）	2019年招生数（人）	在校生数（人）
中医学	5	51	80	434

（续表）

专业设置	学制（年）	2019年毕业生数（人）	2019年招生数（人）	在校生数（人）
中医学（定向）	5	59	60	199
中西医临床医学	5	57	42	192
针灸推拿学	5	56	54	242
合计	/	**223**	**236**	**1 067**

注：上表统计数据为本专科学生数。

研究生教育

在校硕士研究生7人，2019年招收硕士研究生7人，毕业0人。

硕士学位专业设置：中医学。

重点学科及带头人

国家中医药管理局中医肝胆病重点学科

中医学：杨世忠　　　（李　凯）

【重庆医科大学中医药学院】

校党委书记：刘宴兵

校党委副书记：冯跃林、魏光辉、邓世雄

校党委副书记、纪委书记：滕肇洪

校　　长：黄爱龙

副校长：邓世雄、杨　竹、田　杰

中医药学院院长：曹文富

地　　址：重庆市渝中区医学院路1号

邮　　编：400016

电　　话：023 – 68485000

传　　真：023 – 68485111

电子信箱：xiaoban@cqmu.edu.cn

网　　址：www.cqmu.edu.cn

专业统计

2019年，学院职工人数60人。专任教师46人，其中正高级职称12人，副高级职称22人，中级职称12人。

表9－3－23　重庆医科大学中医药学院2019年专业统计

专业设置	学制（年）	2019年毕业生数（人）	2019年招生数（人）	在校生数（人）
中医学	5	189	168	853
中药学	4	46	49	184
针灸推拿学	5	123	108	531
中西医临床医学	5	0	118	459
中药制药学	4	0	50	120
合计	/	**358**	**493**	**2 147**

注：上表统计数据为本专科学生数。

研究生教育

在校硕士研究生102人，2019年招收硕士研究生39人，毕业25人。

在校博士研究生8人，2019年招收博士研究生5人，毕业1人。

硕士学位专业设置：中医学、中西医结合。

博士学位专业设置：中医学。

重点学科及带头人

重庆市重点学科

中医学：曹文富

中西医结合：荣晓凤

国家中医药管理局重点学科

中西医结合临床：曹文富

重庆市卫生健康委员会重点学科

中医内科学：曹文富

重点实验室及负责人

重庆市重点实验室

中医药防治代谢性疾病重庆市

重点实验室：王建伟

附属机构及负责人

重庆医科大学附属永川中医院：毛得宏　　　　　　（魏　菜）

【成都中医药大学】

党委书记：刘　毅

校　　长：余曙光

副校长：彭　成、徐　廉、杨　静

基础医学院院长：冯全生

临床医学院、附属医院院长：谢春光

药学院院长：傅超美

针灸推拿学院、第三附属医院院长：曾　芳

眼科学院、附属眼科医院院长：段俊国

养生康复学院院长：金荣疆

民族医药学院院长：吕光华

医学与生命科学学院、附属生殖妇

幼医院院长：张勤修

公共卫生学院院长：陈大义

医学技术学院院长：国锦琳

护理学院院长：高　静

信息与教育技术中心主任、医学信息工程学院院长：温川飙

管理学院院长：蒋建华

马克思主义学院院长：刘东梅

体育学院副院长：谢　卫（主持行政工作）

外语学院院长：唐小云

国学院院长、中医药文化中心主任、博物馆馆长、古籍文献所所长：邬建卫

继续教育学院、高等职业技术学院院长：姚洪武

地　　址：四川省成都市金牛区十二桥路37号/四川省成都市

温江区柳台大道 1166 号　　电子信箱：xb@ cdutcm. edu. cn

邮　编：610075/611137　　网　址：www. cdutcm. edu. cn

电　话：028 - 61800000　　**专业统计**

传　真：028 - 61800013　　2019 年，学校职工人数 2164

人。专任教师 1611 人，其中高级职称 262 人，副高级职称 460 人，中级职称 736 人，初级职称 93 人。

表 9 - 3 - 24　成都中医药大学 2019 年专业统计

专业设置	学制（年）	2019 年毕业生数（人）	2019 年招生数（人）	在校生数（人）
药物制剂	4	64	64	247
医学检验技术	4	294	140	680
药学	4	177	160	688
藏医学	5	44	30	219
生物科学	4	52	72	232
中医儿科学	5	0	59	59
中医养生学	5	0	79	207
健康服务与管理	4	0	52	161
体育教育	4	112	101	472
日语	4	45	58	216
汉语国际教育	4	45	71	246
运动康复	4	69	72	250
医学信息工程	4	205	152	538
社会体育指导与管理	4	107	100	452
制药工程	4	60	63	231
英语	4	53	56	277
应用心理学	4	81	64	247
生物技术	4	50	85	241
市场营销	4	118	130	535
卫生检验与检疫	4	111	117	441
眼视光学	4	58	68	230
中药学	4	338	268	1 150
中西医临床医学	5	155	121	735
公共事业管理	4	132	122	457
护理学	4	530	603	2 180
临床医学	5	374	441	2 227
中医学	5	447	649	2 970
中药资源与开发	4	50	73	258
康复治疗学	4	134	95	495
针灸推拿学	5	172	287	1 291
预防医学	5	78	125	558
工商管理	4	135	140	534

（续表）

专业设置	学制（年）	2019年毕业生数（人）	2019年招生数（人）	在校生数（人）
藏药学	4	29	53	203
食品卫生与营养学	4	58	61	289
食品质量与安全	4	81	89	302
旅游管理	3	40	0	0
医学检验技术	3	65	0	38
护理	3	0	0	35
药学	3	0	0	28
临床医学	3	72	27	198
药品生产技术	2	100	0	32
药品经营与管理	2	46	0	2
护理	2	374	0	18
医学检验技术	2	195	0	9
康复治疗技术	2	54	0	7
合计	/	**5 404**	**4 947**	**20 885**

注：上表统计数据为本专科学生数。

研究生教育

在校硕士研究生2663人，2019年招收硕士研究生980人，毕业711人。

在校博士研究生503人，2019年招收博士研究生161人，毕业73人。

硕士学位专业设置：流行病与卫生统计学、劳动卫生与环境卫生学、营养与食品卫生学、儿少卫生与妇幼保健学、卫生毒理学、军事预防医学、马克思主义中国化研究、人体解剖与组织胚胎学、免疫学、病原生物学、病理学与病理生理学、法医学、放射医学、航空航天与航海医学、内科学、儿科学、老年医学、神经病学、精神病与精神卫生学、皮肤病与性病学、影像医学与核医学、临床检验诊断学、外科学、妇产科学、眼科学、耳鼻咽喉科学、肿瘤学、康复医学与理疗学、运动医学、麻醉学、急诊医学、中医基础理论、中医临床基础、中医医史文献、方剂学、中医诊断学、中医内科学、中医外科学、中医骨伤科学、中医妇科学、中医儿科学、中医五官科学、针灸推拿学、民族医学（藏医学、蒙医学等）、中医药信息学、中医眼科学、中医耳鼻咽喉科学、中医康复学、中医养生学、中西医结合基础、中西医结合临床、药物化学、药剂学、生药学、药物分析学、微生物与生化药学、药理学、临床中药学、中药药理学、中药资源学、中药化学、中药药剂学、中药药事运营管理、民族药学、行政管理、社会医学与卫生事业管理、教育经济与管理、社会保障、土地资源管理。

博士学位专业设置：中医基础理论、中医临床基础、中医医史文献、方剂学、中医诊断学、中医内科学、中医外科学、中医骨伤科学、中医妇科学、中医儿科学、中医五官科学、针灸推拿学、民族医学（藏医学、蒙医学等）、中医药信息学、中医眼科学、中医耳鼻咽喉科学、中医康复学、中医养生学、中西医结合基础、中西医结合临床、临床中药学、中药药理学、中药资源学、中药化学、中药药剂学、中药药事运营管理、民族药学。

重点学科及带头人

教育部国家重点学科

中药学：彭　成

中医五官科学：段俊国

针灸推拿学：梁繁荣

中医妇科学：陆　华

国家中医药管理局中医药重点学科

临床中药学：王　建

中医眼科学：段俊国

中医妇科学：陆　华

方剂学：贾　波

中医肝胆病学：钟　森

中医内分泌病学：谢春光

中医急诊学：张晓云

针灸学：梁繁荣

温病学：杨　宇

金匮要略：张　琦

中西医结合基础：高永翔

中医养生学：马烈光

中西医结合临床：钟　森

中医耳鼻喉科学：田　理

中医老年病学：王　飞

中医肛肠病学：黄德铨

中医护理学：张先庚

推拿学：彭德忠

民族药学：张　艺

中药炮制学：吴纯洁

中医神志病学（培育）：杨东东

中药毒理学（培育）：彭　成

中医药信息学（培育）：温川飙

四川省重点学科

中医内科：谢春光

中西医结合临床：钟　森

中西医结合基础：高永翔

中医外科学：陈明岭

方剂学：贾波

生药学：吕光华

民族医学：降拥四郎

中医学：梁繁荣

中西医结合：马跃荣

药学：孟宪丽

药理学：曾南

药物化学（培育）：刘友平

中医临床基础：杨　宇

中医骨伤科学：樊效鸿

中医基础理论（一级覆盖）：
周　宜

中医医史文献（一级覆盖）：
刘　渊

中医诊断学（一级覆盖）：马维骐

中医儿科学（一级覆盖）：常　克

药剂学（一级覆盖）：李小芳

药物分析学（一级覆盖）：张　梅

微生物与生化药学（一级覆盖）：孟宪丽

四川省重点学科建设项目

中医内科学：谢春光

生药学：吕光华

方剂学：贾波

四川省医学重点学科（实验室）

内分泌科：陈　秋

血管外科：何春水

眼科：郑燕林

病理科：马跃荣

妇科：朱明辉

成都市医学重点学科

病理学与病理生理学：马跃荣

中医脾胃病科：冯培民

重点实验室及负责人

教育部工程研究中心

西部中药材综合开发利用教育部工程研究中心：彭　成

教育部重点实验室

中药材标准化教育部重点实验室：彭　成

财政部、国家中医药管理局资源库

国家中药种质资源库（四川）：彭　成

国家中医药管理局重点研究室

中医药视功能保护重点研究室：段俊国

经穴效应临床基础重点研究室：梁繁荣

中药药性与效用重点研究室：彭　成

四川省重点实验室

中药资源与综合开发利用四川省重点实验室：彭　成

针灸与时间生物学四川省重点实验室：刘旭光

中医药眼病防治与视功能保护四川省重点实验室：段俊国

附属机构及负责人

成都中医药大学附属医院、四川省中医医院：谢春光

成都中医药大学附属生殖妇幼医院：张勤修

成都中医药大学第三附属医院：曾　芳

成都中医药大学附属眼科医院：段俊国

成都中医药大学附属第二医院（筹）：杨　川

成都中医药大学附属绵阳医院、绵阳临床医学院：任清良

成都中医药大学附属成都市第五人民医院、第二临床医学院：雷建国

成都中医药大学附属中西医结合医院、中西医临床学院：陈泽君

成都中医药大学附属重庆中医院、第四临床医学院：左国庆

成都中医药大学附属第三医院（西区）、第三临床医学院：曾洪燕

成都中医药大学附属四川省康复医院、四川省八一康复中心、康

复临床医学院：马小平

成都中医药大学附属成都市第四人民医院、中西医结合精神卫生中心：陈　勇

成都中医药大学附属公共卫生医疗中心、公共卫生临床医学院：刘　勇　　　　（朱　迁）

【贵州中医药大学】

党委书记：杨　柱

党委副书记：朱洪波

纪委书记：李　兴

党委副书记、校长：刘兴德

党委委员、副校长：滕　红、崔　瑾、田维毅

基础医学院院长：楼迪栋

药学院院长：周　英

护理学院：院长谢薇、副院长肖丽娜

人文与管理学院院长：陈　瑶

针灸骨伤学院院长：陈　波

马克思主义学院院长：杨近平

信息工程学院院长：陈　坚

体育健康学院院长：王　松

职业教育与成人教育学院：孙爱民

研究生院常务副院长：朱　星

第一临床医学院院长：孙　波

第二临床医学院院长：肖政华

地　　址：贵州省贵阳市花溪区花溪大学城栋青路4号（花溪校区）/贵州省贵阳市南明区市东路50号（甲秀校区）

邮　　编：550001

电　　话：0851-88233004

传　　真：0851-88233019

电子信箱：gyzyxyyb@126.com

网　　址：www.gzy.edu.cn

专业统计

2019年，学校职工人数1446人。专任教师1094人，其中高级职称168人，副高级职称379人，中级职称515人，初级职称32人。

表9-3-25　贵州中医药大学2019年专业统计

专业设置	学制（年）	2019年毕业生数（人）	2019年招生数（人）	在校生数（人）
法学	4	90	84	420
公共事业管理	4	0	84	967
护理学	4	358	85	1 167

（续表）

专业设置	学制（年）	2019 年毕业生数（人）	2019 年招生数（人）	在校生数（人）
护理学（英语方向）	5	60	0	0
健康服务与管理	4	0	84	816
康复治疗学	4	154	84	519
劳动与社会保障	4	62	84	719
生物制药	4	82	84	328
药物制剂	4	73	0	250
药学	4	145	160	630
医学检验技术	4	0	84	348
医学信息工程	4	0	85	544
应用心理学	4	71	84	410
运动康复	4	88	85	741
针灸推拿学（康复治疗方向）	5	68	0	0
针灸推拿学	5	97	153	796
制药工程	4	77	0	320
中草药栽培与鉴定	4	65	85	329
中西医临床医学	5	243	311	1 344
中药学	4	185	320	789
中药制药	4	61	80	405
中药资源与开发	4	0	85	249
中医儿科学	5	0	140	140
中医学	5	284	246	1 954
中医学（定向）	5	0	100	0
中医学	5＋3	0	60	120
中医学（英语方向）	5	66	0	0
中医学（骨伤方向）	5	143	0	0
中医养生学	5	0	84	158
合计	/	2 472	2 751	14 463

注：上表统计数据为本专科学生数。

研究生教育

在校硕士研究生 1211 人，2019 年招收硕士研究生 454 人，毕业 293 人。

硕士学位专业设置：中医学、中西医结合、中西医结合心理学、中药学、护理、中医内科学、中西医结合临床、全科医学、中医外科学、中医骨伤科学、中医妇科学、中医儿科学、中医五官科学、针灸推拿学、民族医学、公共管理。

重点学科及带头人

国家重点（培育）学科

中药学（民族药学）：杜 江

贵州省国内一流建设学科

中药学：周 英

贵州省区域一流建设学科

中医学：杨 柱

省级特色重点学科

中药学：杜 江

针灸推拿学：崔 瑾

中西医结合临床：黄礼明

民族医学：马武开

省级重点学科

中药学：杜 江

中医骨伤科学：张开伟

中医内科学：杨 柱

中医基础理论：陈云志

针灸推拿学：黄礼明

中西医结合临床：崔 瑾

中西医结合基础：田维毅

国家中医药管理局重点学科

药用植物学：何顺志

中医内分泌学：孔德明

中医脑病学：朱广旗

中医血液病学：黄礼明

针灸学：崔　瑾

中医肛肠病学：赖象权

中医眼科学：王利民

中医耳鼻喉科学：张燕平

中医护理学：谢　薇

中药药剂学：张永萍

中药化学：潘炉台

民族医学：熊芳丽

民族药学：杜　江

中西医结合临床：张　帆

中医络病学：杨孝芳

中医心理学：胡　捷

中医预防医学：欧江琴

中医药英语：陈　嘉

重点实验室及负责人

教育部重点实验室

　　贵州民族医药国际合作联合实验室：杜　江、黄礼明

贵州省科技厅重点实验室

　　贵州省苗医药重点实验室：杜　江

　　贵州省中药生药重点实验室：梁光义

国家中医药管理局重点实验室

　　国家中医药管理局中药分析三

级实验室：靳凤云

　　国家中医药管理局中药制剂三级实验室：张永萍

贵州省教育厅重点实验室

　　贵州省中医药方证药理研究重点实验室：钱海兵

　　贵州省普通高等学校中药民族药制剂重点实验室：徐　剑

　　贵州省针灸推拿学特色重点实验室：陈　波

　　贵州分子生药学特色重点实验室：周　涛

　　中医证候实质研究实验室：赵　博

贵阳市科技局重点实验室

　　贵阳市中药医院制剂实验室：张健玲

附属机构及负责人

　　贵州中医药大学第一附属医院：书记郑曙光、院长孙波

　　贵州中医药大学第二附属医院：书记张敬杰、院长肖政华（王安军）

【云南中医药大学】

党委书记：王翠岗

党委副书记、校长：熊　磊

党委副书记：荀传美、郭　平

副　校　长：孟庆红、祁苑红、李世辉、

钱子刚

纪委书记：李媛芬

第一临床医学院院长：温伟波

第二临床医学院院长：陈祖琨

护理学院院长：毕怀梅

针灸推拿康复学院院长：邰先桃

基础医学院副院长：李兆福

中药学院院长：俞　捷

民族医药学院院长：何红平

人文与管理学院院长：陈守聪

信息学院副院长：杨　莉

马克思主义学院院长：张　丽

继续教育学院、职业技术学院（合署）院长：黄孝平

国际教育学院院长：孙永林

地　　　址：云南省昆明市呈贡区雨花路 1076 号

邮　　编：650500

电　　话：0871－65919009

传　　真：0871－65919009

网　　址：www.ynutcm.edu.cn

专业统计

　　2019 年，学校职工人数 1009人。专任教师 703 人，其中高级职称 110 人，副高级职称 349 人，中级职称 223 人，初级职称 17 人。

表 9 - 3 - 26　云南中医药大学 2019 年专业统计

专业设置	学制（年）	2019 年毕业生数（人）	2019 年招生数（人）	在校生数（人）
中医学	5	386	391	2 168
针灸推拿学	5	232	149	937
中医儿科学	5	0	58	108
中医养生学	5	0	58	106
中医康复学	5	0	60	109
傣医学	5	26	30	155
中西医临床医学	5	345	397	1 790
康复治疗学	4	115	96	423
药物制剂	4	44	47	191
食品科学与工程	4	0	0	80
医学实验技术	4	44	0	87
食品质量与安全	4	52	41	86
药学	4	138	160	599
计算机科学与技术	4	0	44	127
医学信息工程	4	44	0	134

（续表）

专业设置	学制（年）	2019 年毕业生数（人）	2019 年招生数（人）	在校生数（人）
制药工程	4	51	56	193
应用心理学	4	40	50	182
市场营销	4	41	45	157
中药学	4	160	212	620
公共事业管理	4	37	45	127
护理学	4	209	216	935
物流管理	4	39	0	77
中草药栽培与鉴定	4	0	0	82
中药资源与开发	4	43	46	90
针灸推拿学	3	0	61	117
中医学	3	0	101	147
药学	2	0	128	128
针灸推拿学	2	53	0	0
康复治疗学	2	0	58	58
中医学	2	52	0	0
中药学	2	0	59	119
护理学	2	0	122	187
市场营销	2	0	10	10
合计	／	2 151	2 740	10 329

注：上表统计数据为本专科学生数。

研究生教育

在校硕士研究生 1353 人，2019 年招收硕士研究生 504 人，毕业 309 人。

在校博士研究生 5 人，2019 年招收硕士研究生 5 人，毕业 0 人。

硕士学位专业设置：方剂学、中药学、民族药学、中西医结合护理、中西医结合康复学、中医儿科学、民族医学（藏医学、蒙医学等）、中医临床基础、药理学、中西医结合基础、药物化学、生药学、中医医史文献、中医基础理论、中医心理学、药剂学、中医诊断学、药物分析学、临床医学、护理、药学。

博士学位专业设置：中医学、民族医学（藏医学、蒙医学等）、中医临床基础、中医内科学、中医外科学、中医基础理论。

重点学科及带头人

省级重点学科

中医学：秦国政

中药学：钱子刚

中西医结合：袁嘉丽、温伟波

药学：饶高雄

中西医结合基础：袁嘉丽

民族医学：张　超

针灸学：王建明

中医内科学：彭江云

中医基础理论：王志红

临床中药学：照日格图

实用中药学：钱子刚

国家中医药管理局重点学科

中医男科学：秦国政

中医瘰病学：彭江云

中医肾病学：吉　勤

临床中药学：照日格图

傣医学：张　超

彝药学：饶高雄

中医儿科学：熊　磊

推拿学：王春林

中医老年病学：万启南

中医耳鼻喉科学：周家璇

傣药学：冯德强

中医心理学：秦　竹

中医管理学——中医药对外合

作管理学：周　青

中医文化学：王　寅

中西医结合基础：陈文慧

中医人类学：贺　霆

中医预防医学：何渝煦

重点实验室及负责人

云南省重点实验室

云南省傣医药与彝医药重点实验室：张　超

云南省中医药学分子生物学重点实验室：袁嘉丽

国家中医药管理局中医药科研三级实验室

中药药理实验室：林　青

中药药理（免疫）实验室：照日格图

昆明市重点实验室

民族医药资源研究重点实验室：饶高雄

中医药学分子生物学重点实验室：陈文慧

代谢性疾病中医药防治重点实验室：俞　捷

附属机构及负责人

　　云南中医药大学第一附属医院：陈燕溪、温伟波

　　云南中医药大学第二附属医院：刁文旭、陈祖琨　　　　（陈宗翰）

【西藏藏医药大学】

党委书记：周阳光

校　　长：尼玛次仁

党委副书记、副校长：达　娃

党委委员、副校长：米　玛、鞠明兵、吴正国（援藏）

党委委员、纪委书记：黄国慧

研究生处：次　仁

基础部：边　罗

藏医系：占　堆

藏药系：格桑顿珠

继续教育部：索朗次仁

地　　址：西藏自治区拉萨市城关区当热中路10号

邮　　编：850000

电　　话：0891－6387272

传　　真：0891－6389296

电子信箱：zyxyxxbs@163.com

网　　址：www.ttmc.edu.cn

专业统计

　　2019年，学校职工人数227人。专任教师149人，其中高级职称10人，副高级职称48人，中级职称55人，初级职称36人。

表9－3－27　西藏藏医药大学2019年专业统计

专业设置	学制（年）	2019年毕业生数（人）	2019年招生数（人）	在校生数（人）
藏医学	5	118	180	943
藏药学	5（4）	80	70	328
护理学	4	36	40	40
市场营销	4	29	25	25
高职高专	3	40	40	120
合计	/	303	355	1 456

注：上表统计数据为本专科学生数。

研究生教育

　　在校硕士研究生91人，2019年招收硕士研究生54人，毕业24人。

　　在校博士研究生12人，2019年招收博士研究生12人，毕业2人。

　　硕士学位专业设置：中医学（民族医学）、中药学（民族药学）。

　　博士学位专业设置：中医学（民族医学）。

重点学科及带头人

西藏自治区教育厅重点学科

藏药炮制学：尼玛次仁

重点实验室及负责人

教育部重点实验室

　　藏医药基础教育部重点实验室：米　玛

科技部重点实验室

　　藏医药与高原生物省部共建重点实验室：（由学校藏医药研究所管理）

国家中医药管理局中医药科研三级实验室

　　传统藏药炮制及质量控制三级实验室：嘎　务

附属机构及负责人

　　西藏藏医药大学附属医院：多杰仁青　　　　　　　（田银龙）

【陕西中医药大学】

党委书记：刘　力

党委副书记、校长：孙振霖

党委副书记：康亚国、于远望、刘新平

纪委书记：刘新平

副校长：郑　刚、唐志书、蒲济生、杨晓航

总会计师：李　宇

马克思主义学院院长：欧阳静

体育部部长：马学文

基础医学院院长：张　红

第一临床医学院中医系主任：崔晓萍

第一临床医学院中西医临床医学系副主任：雷根平

第二临床医学院临床医学系主任：张文岐

药学院院长：唐于平

针灸推拿学院院长：乔海法

护理学院院长：刘　芳

医学技术学院院长：权志博

外语学院、国际教育学院院长：李永安

人文管理学院院长：欧阳静

公共卫生学院院长：史传道

继续教育学院院长：张小嵩

地　　址：陕西省西咸新区西咸大道中段

邮　　编：712046

电　　话：029－38185000

传　　真：029－38185333

电子信箱：yb38185000@126.com

网　　址：www.sntcm.edu.cn

专业统计

　　2019年，学校职工人数2881人。专任教师1041人，其中高级职称178人，副高级职称405人，中级职称333人，初级职称49人。

表9－3－28　陕西中医药大学2019年专业统计

专业设置	学制（年）	2019年毕业生数（人）	2019年招生数（人）	在校生数（人）
汉语言文学	4	32	87	243
英语	5	35	0	38

（续表）

专业设置	学制（年）	2019 年毕业生数（人）	2019 年招生数（人）	在校生数（人）
生物技术	4	40	54	201
应用心理学	4	92	59	213
制药工程	4	53	54	200
临床医学	5	399	405	2 125
医学影像学	5	124	110	562
预防医学	5	106	98	476
食品卫生与营养学	4		56	225
中医学	5	400	444	2 125
针灸推拿学	5	191	315	1 540
中西医临床医学	5	274	293	1 416
药学	4	46	52	208
药物制剂	4	50	51	207
中药学	4	47	106	408
中药资源与开发	4	50	53	188
中药制药	4	37	54	210
医学检验技术	4	98	109	414
康复治疗学	4	56	51	234
护理学	4	142	171	672
市场营销	4	29	25	131
公共事业管理	4	28	25	137
健康服务与管理	4	0	40	80
中医康复学	5	0	61	61
合计	／	2 329	2 773	12 314

注：上表统计数据为本专科学生数。

研究生教育

在校硕士研究生 1488 人，2019 年招收硕士研究生 564 人，毕业 392 人。

硕士学位专业设置：内科学、神经病学、影像医学与核医学、临床检验诊断学、外科学、妇产科学、麻醉学、中医基础理论、中医临床基础、中医医史文献、方剂学、中医诊断学、中医内科学、中医外科学、中医骨伤科学、中医妇科学、中医儿科学、中医五官科学、针灸推拿学、中西医结合基础、中西医结合临床、药物化学、药剂学、生药学、药物分析学、药理学、全科医学（中医）、中药学、公共卫生、护理、应用心理、汉语国际教育。

重点学科及带头人

国家中医药管理局重点学科

中医诊断学：谭从娥

临床中药学：卫培峰

中药药理学：王　斌

中医脑病学：闫咏梅

中医脾胃病学：王捷虹

中医妇科学：贺丰杰

中医基础理论：邢玉瑞

内经学：孙理军

中医康复学：王瑞辉

中药化学：宋小妹

中西医结合基础：张　红

中医文化学：李亚军

中医疮疡病学：马拴全

中医耳鼻喉科学：张　雄

中西医结合临床（附院）：赵晓平

中医血液病学：董昌虎

中西医结合临床（二附院）：郑　刚

陕西省教育委员会重点学科

中医学［中医临床基础（伤寒论）］：李小会

中医学（中医基础理论）：邢玉瑞

中医学（中医骨伤科学）：杨利学

中药学（中药制药）：王昌利

陕西省教育厅重点学科

中医学（中医药特色文化的传承与发展研究）：李亚军

中医学（中医养生学）：史传道

陕西省"双一流"建设学科

中医学：王亚丽

陕西省中医药管理局重点学科

中西医结合骨伤学科：昝　强

中医心病学科：赵明君

中医脑病学科：闫咏梅

中医消化内科：杜晓泉

针灸学：刘智斌

中医肿瘤学：李仁廷

中医康复学（二附院）：王瑞辉

中医肺病学：阴智敏

方剂学：周永学

中医脾胃病学（二附院）：吴洁琼

中医医史文献：李亚军

针灸推拿学（基础）：王瑞辉

中药炮制学：孙　静

中药制药工程学：史亚军

中药资源学：张　岗

重点实验室及负责人

国家级科研基地

国家药物临床试验机构：雷根平

第二批国家中医临床研究基地建设项目：赵晓平

陕西省2011协同创新中心

陕西中药资源产业化协同创新中心：刘　力

省级国际合作基地

陕西省国际合作基地——免疫炎症相关疾病中医药防治国际联合研究中心：刘　力

省部共建协同创新中心

陕西省中药资源产业化省部共建协同创新中心：唐志书

"四主体一联合"新型研发平台

陕西省中药产业研究院：唐志书

省级工程技术研究中心

陕西省创新药物研究中心：唐志书

陕西省中药饮片工程技术研究中心：王昌利

陕西省秦岭中草药应用开发工程技术研究中心：王昌利

陕西省风湿与肿瘤类中药制剂工程技术研究中心：谢晓林

陕西省天麻山茱萸工程技术研究中心：田慧玲

陕西高校新型智库

"一带一路"中医药健康发展研究中心：唐志书

省部共建重点实验室培育对象

秦药特色资源研究开发重点实验室：唐志书

国家级局级科研基地

国家传染病临床研究基地：常占杰

国家中医药管理局科研基地

第一批中医药标准研究推广基地：赵小平

国家稀缺中药材种苗基地（陕西）：周永学

陕西省省级中药原料质量检测技术服务中心：周永学

国家中医药管理局中医药科研三级实验室

中药药理实验室：张恩户

中药制剂实验室：王昌利

分子生物学实验室：王小平

陕西省重点实验室

中西医结合心血管病防治重点实验室：刘勤社

中药基础与新药研究重点实验室：郭东艳

中医体质与疾病防治重点实验室：孙理军

中医脑病学重点实验室：周永学

针药结合重点实验室：刘智斌

省级临床研究分中心

陕西省胃肠疾病临床研究分中心：侯俊明

陕西省心血管疾病临床研究分中心：赵明君

陕西省中医（中西医结合）脑病临床医学研究中心：赵晓平

省级重点研究室

陕西省痰瘀论治中医脑病重点研究室：闫咏梅

中药配伍重点研究室：唐于平

中医藏象理论重点研究室：李翠娟

骨退行性疾病中西医结合防治重点研究室：袁普卫

中药药效机制与物质基础重点研究室：刘继平

中医药防治消化道癌前病变重点研究室：王捷虹

伤寒学与经方辨治疑难病重点研究室：李小会

外科疑难病重点研究室：赵晓平

陕西省胃肠病证方药重点研究室：闫曙光

陕西省中医药管理局中医药科研二级实验室

中药鉴定学实验室：胡本详

中药化学实验室：宋小妹

分子病理学实验室：王小平

中医分子生物实验室：张　红

中西医结合免疫实验室：席孝贤

藏象分子免疫学实验室：李翠娟

中医骨病理与生物力学实验室：杨利学

脾胃病分子免疫实验室：杜晓泉

针灸推拿实验室：牛文民

血管神经生理学实验室：张　琪

脾胃病分子免疫实验室：杜晓泉

咸阳市科研平台

中药饮片工程技术研究中心：唐于平

秦岭中草药基础与新药工程技术研究中心：唐于平

中药资源综合利用工程技术研究中心：唐志书

生物医药科技创业服务平台：唐志书

咸阳市重点实验室

胃肠病证方药研究重点实验室：闫曙光

中西医结合心血管病防治重点实验室：王海芳

神经生物学（针灸）重点实验室：乔海法

中医脑病学重点实验室：张　琪

中药基础与新药研究重点实验室：郭冬艳

中医体质与疾病防治重点实验室：李翠娟

骨退行性疾病中西医结合防治重点实验室：袁普卫

陕西省中医药管理局传承工作室

陕西张氏脑病学术流派传承工作室：李　军

关中李氏骨伤流派传承工作室项目：刘德玉

陕西郭氏针灸学术流派传承工作室项目：郭新荣

秦都李氏药火针流派传承工作室建设项目：李彩霞

附属机构及负责人

陕西中医药大学附属医院：赵晓平

陕西中医药大学第二附属医院：缪峰

陕西中医药大学制药厂：李　宏

（王国全）

【甘肃中医药大学】

党委书记：李应东

校　　长：李金田

副校长：郑贵森、贾国江、王新华、史正刚、汪永锋

中医临床学院院长：赵鲲鹏

药学院院长：晋　玲

针灸推拿学院院长：严兴科

中西医结合学院院长：刘凯

临床医学院院长：陈彻

护理学院院长：崔宇红

基础医学院院长：李荣科

公共卫生学院院长：吴建军

经贸与管理学院院长：杨敬宇

信息工程学院院长：张晓河

人文与外国语学院副院长：张长江

马克思主义学院院长：齐　明

国际教育学院院长：郑贵森（兼）

体育健康学院院长：马玉德

继续教育学院院长：张凤英

地　　址：甘肃省兰州市和平开发区中医大道1号

邮　　编：730101

电　　话：0931－5161002

传　　真：0931－5161003

电子信箱：yb@ gszy. edu. cn

网　　址：www. gszy. edu. cn

专业统计

2019年，学校职工人数678人。专任教师548人，其中高级职称93人，副高级职称191人，中级职称209人，初级职称55人。

表9－3－29　甘肃中医药大学2019年专业统计

专业设置	学制（年）	2019年毕业生数（人）	2019年招生数（人）	在校生数（人）
本　科				
藏药学	4	39	40	155
藏医学	5	76	80	355
公共事业管理	4	29	42	138
国际经济与贸易	4	23	40	132
护理学	4	72	154	530
康复治疗学	4	31	70	235
临床医学	5	368	436	2 103
卫生检验与检疫	4	0	54	138
药物制剂	4	27	0	128
药学	4	27	45	187
医学检验技术	4	78	68	243
医学信息工程	4	27	52	196
医学影像学	5	111	137	555
应用化学	4	19	0	34
应用心理学	4	20	0	30
预防医学	5	46	57	248
运动康复	4	0	43	149
针灸推拿学	5	134	166	957
中草药栽培与鉴定	4	25	45	165
中西医临床医学	5	223	421	2 029
中药学	4	29	138	288
中药制药	4	0	49	125
中药资源与开发	4	24	0	93

（续表）

专业设置	学制（年）	2019年毕业生数（人）	2019年招生数（人）	在校生数（人）
中医学	5	290	420	2 109
中医学（5+3）	5+3	0	60	60
临床医学	2	66	60	120
护理学	2	46	50	99
公共卫生管理	3	0	33	106
护理	3	91	86	337
老年服务与管理	3	35	0	30
药品经营与管理	3	40	36	118
药品生产技术（中药制药技术）	3	33	38	116
药品质量与安全（中药鉴定与质量检测技术）	3	0	42	115
医学检验技术	3	79	88	230
医学影像技术	3	43	43	133
针灸推拿	3	84	38	134
中医骨伤	3	0	43	160
中医学	3	0	55	184
小计	/	**2 235**	**3 229**	**13 264**
专　升　本				
护理学	3	494	767	742
临床医学	3	340	490	481
医学检验技术	3	26	116	112
医学影像学	3	38	115	108
中西医临床医学	3	125	117	109
中药学	3	42	411	383
中医学	3	175	615	594
口腔医学	3	8	0	0
小计	/	**1 248**	**2 631**	**2 529**
专　科				
护理（专科）	3	285	188	180
临床医学（专科）	3	34	187	180
药品经营与管理（专科）	3	0	19	14
药品生产技术（专科）	3	0	2	2
药学（专科）	3	53	286	262
医学检验技术（专科）	3	14	18	18

（续表）

专业设置	学制（年）	2019 年毕业生数（人）	2019 年招生数（人）	在校生数（人）
医学影像技术（专科）	3	13	18	17
针灸推拿（专科）	3	9	34	27
中医学（专科）	3	225	292	275
中西医结合（专科）	3	31	0	0
小计	／	664	1 044	975
合计	／	4 147	6 904	16 768

注：上表统计数据为本专科学生数。

研究生教育

在校硕士研究生 1288 人，2019 年招收硕士研究生 547 人，毕业 283 人。

在校博士研究生 96 人，2019 年招收博士研究生 35 人，毕业 11 人。

硕士学位专业设置：临床医学、中医学、中药学、中西医结合、生物医学工程、公共卫生、护理。

博士学位专业设置：中医基础理论、中医医史文献、方剂学、中西医结合基础、中医临床基础、中医内科学、中医外科学、中医骨伤科学、中医妇科学、中医儿科学、针灸推拿学、中西医结合临床、中药学。

重点学科及带头人

省级特色学科（A 类）

中医学：李金田

中西医结合学：李应东

中药学：郭 玫

省级重点学科

临床医学：陈彻

公共卫生与预防医学：郑贵森

生物医学工程：李 燕

精神病与精神卫生学（二级学科）：石洲宝

国家中医药管理局"十二五"中医药重点学科

中医老年病学：朱向东

中药化学：郭 玫

敦煌医学（民族医学）：李应存

中西医结合基础：刘永琦

重点实验室及负责人

教育部重点实验室

敦煌医学与转化教育部重点实验室：李金田

甘肃省重点实验室

甘肃省中医药研究中心：李金田

甘肃省中药药理与毒理重点实验室：任 远

甘肃省中医方药挖掘与创新转化重点实验室：安耀荣

甘肃省中医药防治慢性疾病重点实验室：李应东

甘肃省中药质量与标准研究重点实验室：王亚丽

甘肃省高校重点实验室

中（藏）药化学与质量研究重点实验室：赵磊

重大疾病分子医学与中医药防治研究实验室：刘永琦

国家中医药管理局中医药科研三级实验室

中药生药实验室：李成义

中药药理实验室：马 骏

中药化学实验室：郭 玫

附属机构及负责人

甘肃中医药大学第一附属医院：赵继荣

甘肃中医药大学第二附属医院：张志明

甘肃中医药大学第三附属医院：达春和

甘肃中医药大学第四附属医院：孙兴昌

（陈晓强）

【青海大学藏医学院】

院　　长：李先加

院总支书记：卓玛本

副 院 长：三智加

地　　址：青海省西宁市宁大路251号

邮　　编：810016

电　　话：0671 - 8568503

电子信箱：webmatser@ qhu. edu. cn

网　　址：zyxy. qhu. edu. cn/index. htm

专业统计

2019 年，学院职工人数 35 人。专任教师 34 人，其中高级职称 5 人，副高级职称 19 人，中级职称 8 人，初级职称 1 人。

表 9 - 3 - 30　青海大学藏医学院 2019 年专业统计

专业设置	学制（年）	2019 年毕业生数（人）	2019 年招生数（人）	在校生数（人）
藏医学专业本科（藏医、藏医全科、藏西医结合）	5	146	252	852
藏医学专科（村医）	3	28	89	172
合计	／	174	341	1 024

注：上表统计数据为本专科学生数。

研究生教育

在校硕士研究生 75 人，2019 年招收硕士研究生 13 人，毕业 10 人。

在校博士研究生 16 人，2019 年招收博士研究生 4 人，毕业 2 人。

硕士学位专业设置：民族医学（藏医学）。

博士学位专业设置：民族医学（藏医藏药方向）。

重点学科及带头人

省级重点学科

藏医学：李先加

重点实验室及负责人

国家级重点实验室

藏医药学实验教学示范中心：李先加

藏药新药研发国家重点实验室（校企共建）：多　杰

附属机构及负责人

青海省藏医院（非直属附属医院）院长：李先加　　　　（李启恩）

【宁夏医科大学中医学院】

主管校领导：姜怡邓

中医学院党委书记：魏振斌

中医学院院长：牛　阳

中医学院党委副书记：钱月慧

中医学院常务副院长：马惠昇

中医学院副院长：马玉宝、马　科、陈　岩、周　波

地　　址：宁夏回族自治区银川市兴庆区胜利街 1160 号

邮　　编：750004

电　　话：0951 - 6880501

传　　真：0951 - 6880501

电子信箱：zyxy6880501@163.com

网　　址：zyxy.nxmu.edu.cn/index.html

专业统计

2019 年，学院职工人数 71 人。专任教师 55 人，其中高级职称 47 人，副高级职称 18 人，中级职称 9 人，初级职称 11 人。

表 9 - 3 - 31　宁夏医科大学中医学院 2019 年专业统计

专业设置	学制（年）	2019 年毕业生数（人）	2019 年招生数（人）	在校生数（人）
中医学	5	30	38	178
中医学（全科医学）	5	39	40	145
针灸推拿学	5	32	36	168
中西医结合	5	43	37	169
合计	/	**144**	**151**	**660**

注：上表统计数据为本专科学生数。

研究生教育

在校硕士研究生 195 人，2019 年招收硕士研究生 80 人，毕业 38 人。

硕士学位专业设置：中医基础理论、中医临床基础学、中医内科学、针灸推拿学、回族医学、中医药信息学、中医学硕士（专硕）。

重点学科及带头人

"十二五"重点学科

回族医学：牛　阳

中医诊断学：梁　岩

推拿学：马惠昇

"十一五"重点学科

中医脾胃病学：朱西杰

温病学：周　波

重点实验室及负责人

教育部重点实验室

回医药现代化教育部重点实验室：牛　阳

附属机构及负责人

宁夏医科大学附属回医中医医院：姜　红　　　　（窦继惠）

【新疆医科大学中医学院】

院党委书记：毛新民

院　　长：（暂缺）

副　院　长：陈静波

地　　址：新疆维吾尔自治区乌鲁木齐市新市区鲤鱼山路附 29 号

邮　　编：830011

电　　话：0991 - 4363310

传　　真：0991 - 4363310

电子信箱：445852601@qq.com

网　　址：zyxy.xjmu.edu.cn

专业统计

2019 年，学院职工 76 人。专任教师 51 人，其中高级职称 12 人，副高级职称 19 人，中级职称 9 人，初级职称 11 人。

表 9 - 3 - 32　新疆医科大学中医学院 2019 年专业统计

专业设置	学制（年）	2019 年毕业生数（人）	2019 年招生数（人）	在校生数（人）
中医学	5	51	116	338
中西医临床医学	5	59	118	332
针灸推拿学	5	46	75	299
中药学	4	31	100	225

（续表）

专业设置	学制（年）	2019年毕业生数（人）	2019年招生数（人）	在校生数（人）
中医学（免费医学生）	5	49	58	242
哈萨克医学	5	21	0	88
合计	/	257	467	1 524

注：上表统计数据为本专科学生数。

研究生教育

在校硕士研究生565人，2019年招收硕士研究生201人，毕业198人。

在校博士研究生18人，2019年招收博士研究生5人，毕业0人。

硕士学位专业设置：中医基础理论、中医临床基础、中医医史文献、方剂学、中医诊断学、中医内科学、中医外科学、中医骨伤科学、中医妇科学、中医儿科学、中医五官科学、针灸推拿学、民族医学（藏医学、蒙医学等）、中西医结合临床、全科医学（中医）、中西医结合基础、中药学。

博士学位专业设置：中医内科学、中医外科学、中医骨伤科学、中医妇科学、中医儿科学、中医五官科学、针灸推拿学、民族医学（藏医学、蒙医学等）、中西医结合临床、中西医结合基础。

重点学科及带头人

自治区重点学科–高峰学科

中西医结合：曾斌芳

自治区重点学科–高原学科

中医学：张星平

自治区中医民族医药重点学科

推拿学：刘俊昌

国家中医药管理局重点学科

中医骨伤学科：卢勇

中医肺病学：李风森

中医心病学：安冬青

中医各家学说：张星平

中医皮肤病学：刘红霞

中医老年病学：胡晓灵

临床中药学：聂继红

中医络病学（培育）：刘远新

中医文化学（培育）：卢勇

重点实验室及负责人

国家中医药管理局重点实验室

全国名中医传承工作室：周铭心

新疆维吾尔自治区科学技术厅重点实验室

新疆名医名方与特色方剂学实验室：安冬青

（梁政亭）

【新疆医科大学维吾尔医学院】

党总支书记：（暂缺）

党总支副书记、院长：库热西·玉努斯

党总支副书记：冯廷虎

党总支委员、副院长：库尔班·艾力

地　址：新疆维吾尔自治区乌鲁木齐市新医路393号

邮　编：830011

电　话：0991–4366551

传　真：0991–4366551

网　址：wweyxy.xjmu.edu.cn

专业统计

2019年，学院职工人数23人。专任教师11人，其中高级职称1人，副高级职称2人，中级职称5人，初级职称3人。

表9-3-33　新疆医科大学维吾尔医学院2019年专业统计

专业设置	学制（年）	2019年毕业生数（人）	2019年招生数（人）	在校生数（人）
维医学	5	94	25	278
合计	/	94	25	278

注：上表统计数据为本专科学生数。

研究生教育

在校硕士研究生53人，2019年招收硕士研究生8人，毕业9人。

硕士学位专业设置：民族医学（维医学、蒙医学、藏医学等）。

（于洋）

四、获奖人物

【屠呦呦被授予共和国勋章】　国家主席习近平2019年9月17日签署主席令，根据十三届全国人大常委会第十三次会议17日下午表决通过的全国人大常委会关于授予国家勋章和国家荣誉称号的决定，授予42人国家勋章、国家荣誉称号。屠呦呦被授予共和国勋章。

（国家中医药管理局官网）

【2018年度国家科学技术奖获奖名单（中医药系统）】　2019年1月8日，中共中央、国务院在北京举行2018年度国家科学技术奖励大会。2018年度国家科学技术奖共评选出278个项目和7名科技专家。5项中医药成果获国家科学技术奖。

中国药科大学、江苏康缘药业股份有限公司、南京医科大学、齐齐哈尔大学的肖伟等人完成的"银杏二萜内酯强效应组合物的发明及制备关键技术与应用"获国家技术发明二等奖。山东中医药大学、哈尔滨医科大学附属第一医院、首都医科大学附属北京朝阳医院、山东大学、山东农业工程学院、广西中医药大学第一附属医院、西安大唐制药集团有限公司的毕宏生等人完成的"葡萄膜炎病证结合诊疗体系构建研究与临床应用"，北京中医药大学、北京师范大学、广州中医药大学的王伟等人完成的"'肝主疏泄'的理论源流与现代科学内涵"，中国人民解放军第二军医大学、上海和黄药业有限公司、复旦大学附属华山医院、江西青峰药业有限公司、健民药业集团股份有限公司、通化白山药业股份有限公司、云南生物谷药业股份有限公司的张卫东等人完成的"基于整体观的中药方剂现代研究关键技术的建立及其应用"，南京中医药大学、陕西中医药大学、山东步长制药股份有限公司、吉林省东北亚药业股份有限公司、延安制药股份有限公司、江苏天晟药业股份有限公司、淮安市百麦科宇绿色生物能源有限公司的段金廒等人完成的"中药资源产业化过程循环利用模式与适宜技术体系创建及其推广应用"4项科技成果获得国家科学技术进步二等奖。

（中国中医药网）

【2019 年度国家科学技术奖获奖名单（中医药系统）】 2020 年 1 月 10 日，中共中央、国务院在北京举行 2019 年度国家科学技术奖励大会。2019 年度国家科学技术奖共评选出 296 个项目和 12 名科技专家，中医药界 6 个项目获奖。

由吴以岭、杨跃进等人，河北以岭医药研究院有限公司、中国医学科学院阜外医院等单位完成的"中医脉络学说构建及其指导微血管病变防治"项目获 2019 年度国家科学技术进步一等奖。由黄璐琦、刘汉石等人及大连普瑞康生物技术有限公司、中国中医科学院中药研究所等单位完成的"雪莲、人参等药用植物细胞和不定根培养及产业化关键技术"，许能贵、符文彬等人及广州中医药大学、广东省中医院等单位完成的"针刺治疗缺血性中风的理论创新与临床应用"，由刘红宁、杨世林等人及江西中医药大学、江中药业股份有限公司等单位完成的"中药制造现代化——固体制剂产业化关键技术研究及应用"，由陈立典、陶静等人及福建中医药大学、

香港理工大学等单位完成的"脑卒中后功能障碍中西医结合康复关键技术及临床应用"，由王振国、张冰等人及山东中医药大学、北京中医药大学等单位完成的"基于中医原创思维的中药药性理论创新与应用"5 个项目获 2019 年度国家科学技术进步二等奖。此外，湖南中医药大学"阿塔拉曼院士'一带一路'传统医药工作站"合作院士阿塔拉曼教授获 2019 年度中华人民共和国国际科学技术合作奖。 （科技日报）

【2019 年全国五一劳动奖和工人先锋号获奖名单（中医药系统）】

全国五一劳动奖章

杨俊荣 重庆市长寿区中医院针灸科主任

童安荣 宁夏中医医院暨中医研究院副院长

宋兆普 河南省汝州市金庚康复医院院长

田洪赋 吉林省吉林中西医结合医院院长

朱永唯 浙江省嘉兴市中医医院眼科主任

薛莎 湖北省武汉市第一医院（武汉市中西医结合医院）中医部主任

全国工人先锋号

广西中医药大学第一附属医院仙葫院区骨三科 （中国中医药报）

【全国中医药杰出贡献奖获奖名单】

新中国成立 70 年来，在党中央、国务院正确领导下，在全国中医药工作者的共同努力和社会各界人士的关心支持下，中医药事业得到长足发展，在健康中国建设和服务社会经济发展中发挥了重要作用，涌现出一批为中医药事业传承发展作出杰出贡献、在全国产生重大影响、示范引领作用突出的模范人物。为表彰他们的杰出贡献，激励广大中医药工作者投身中医药事业传承创新发展的积极性，人力资源社会保障部、国家卫生健康委、国家中医药管理局授予于载畿等 75 名同志、追授邓铁涛等 5 名同志"全国中医药杰出贡献奖"称号，并在全国中

医药大会上进行表彰。（表彰名单见重要文选人社部发〔2019〕106 号文件） （宋丽娟）

【"庆祝中华人民共和国成立 70 周年"纪念章（中医药系统）】 2019 年 10 月，中共中央、国务院、中央军委颁发"庆祝中华人民共和国成立 70 周年"纪念章。"庆祝中华人民共和国成立 70 周年"纪念章颁发对象为中华人民共和国成立后获得国家级表彰奖励及以上荣誉并健在的人员等 4 类人员。该纪念章是新中国成立 70 周年系列庆祝活动的重要组成部分，对于加强爱国主义教育，培育和践行社会主义核心价值观，增强中国特色社会主义伟大事业凝聚力和感召力，具有十分重要的意义。国家中医药管理局直属机关屠呦呦等 102 人，国医大师李佃贵、北京中医药大学教授贲长恩、浙江中医药大学教授李大鹏、成都中医药大学关德海等一批中医人获颁该纪念章。

（国家中医药管理局官网）

【最美奋斗者获奖名单（中医药系统）】 2019 年 5 月，中共中央办公厅、国务院办公厅印发《关于隆重庆祝中华人民共和国成立 70 周年广泛组织开展"我和我的祖国"群众性主题宣传教育活动的通知》，通知提出评选表彰"新中国最美奋斗者"。"最美奋斗者"表彰大会 9 月 25 日在北京举行。中共中央政治局常委、中央书记处书记王沪宁会见受表彰人员和亲属代表，3 位中医人入选。

王逸平，男，汉族，中共党员，1963 年 2 月生，上海人，生前系中科院上海药物研究所研究员、博士研究生导师、药理室心血管药理实验室研究组长，兼任中国药理学会理事、《中国药理学报》编委。他追求卓越、锐意创新，先后完成 50 多项新药药效学评价，构建完整的心血管药物研发平台和体系；始终把解除人民群众病痛作为人生追求，研发现代中药丹参多酚酸盐，造福 2000 多万患者；坚韧执着、奋发忘我，以顽强的毅力和乐观的精神，

与病魔不懈抗争，默默无闻投身科研。2018年4月因病离世，年仅55岁。王逸平被追授时代楷模称号。

叶欣，女，汉族，中共党员，1956年7月生，广东徐闻人，生前系广东省中医院二沙岛分院急诊科护士长。1974年被招进广东省中医院卫训队学习，1976年毕业，因护理能力测试成绩名列前茅留院工作。2003年春节前后，"非典"疫情形势逐渐严峻，急诊科护士力量出现明显不足，她主动申请加班，在抢救"非典"病人过程中，不幸染上非典型肺炎。3月25日凌晨，她经抢救无效去世，年仅47岁，被追授全国优秀共产党员、人民健康好卫士称号。叶欣荣获白求恩奖章、南丁格尔奖章，2009年当选100位新中国成立以来感动中国人物。

屠呦呦，女，汉族，中共党员，1930年12月生，浙江宁波人，中国中医科学院青蒿素研究中心主任。她致力于中医研究实践，带领团队攻坚克难，研究发现青蒿素，为人类带来一种全新结构的抗疟新药，解决了长期困扰的抗疟治疗失效难题，标志着人类抗疟步入新纪元。以青蒿素类药物为基础的联合用药疗法（ACT）是世界卫生组织推介的最佳疟疾治疗方法，挽救全球特别是发展中国家数百万人的生命，产生巨大的经济社会效益，为中医药科技创新和人类健康事业作出重要贡献。屠呦呦荣获诺贝尔生理学或医学奖、国家最高科学技术奖，获改革先锋、全国优秀共产党员、全国三八红旗手标兵等荣誉称号。

（新华社）

统 计 资 料

一、中医资源

表 10 - 1 - 1　2019 年全国卫生机构、中医机构的机构、人员情况

机构分类	机构数（个）	职工总数（人）	其中：卫生技术人员（人）	内：中医执业医师（人）	中医执业助理医师（人）	中药师（士）（人）	见习中医师（人）
全国卫生机构	**1 007 579**	**12 918 335**	**10 144 010**	**533 620**	**91 163**	**127 154**	**15 302**
其中：中医机构	65 809	1 421 203	1 212 245	249 138	16 473	51 946	7 185
中医机构/全国卫生机构（%）	6.53	11.00	11.95	46.69	18.07	40.85	46.95
卫生部门卫生机构	**145 516**	**8 290 726**	**6 908 989**	**314 913**	**42 423**	**82 988**	**11 365**
其中：中医机构	2 626	1 059 515	905 063	155 089	6 285	31 920	5 834
中医机构/卫生部门卫生机构（%）	1.80	12.78	13.10	49.25	14.82	38.46	51.33

注：全国中医药人员总数为767239人，占全国卫生技术人员总数的7.56%；全国中医机构中医药人员总数为324742人，占全国中医药人员总数的42.33%；中医机构包含中医、中西医结合、民族医三类机构。

表 10 - 1 - 2　2019 年按类别分全国诊所、卫生所、医务室基本情况

机构分类	机构数（个）	在岗职工数（人）	其中：中医类执业医师（人）	中医类执业助理医师（人）
总计	**240 601**	**648 339**	**55 018**	**5 344**
其中：普通	96 846	265 225	—	—
中医	48 289	99 055	48 588	4 662
中西医结合	8 360	23 075	6 018	638
民族医	619	986	412	44
口腔	43 594	137 417	—	—
其他	42 893	122 581	—	—

注：自2015年起总计数不包含门诊部数。

表 10 - 1 - 3　2019 年全国村卫生室机构、人员情况

机构分类	机构数（个）	执业（助理）医师（人）	乡村医生数（人）总人数	其中：以中医、中西医结合或民族医为主的人数	卫生员（人）
总计	**616 094**	**213 592**	**792 074**	**125 260**	**50 228**
按行医方式分					
西医为主	367 631	125 049	464 443	34 932	30 515
中医为主	23 059	7 792	24 657	10 122	1 490
中西医结合	225 317	80 751	302 974	80 206	18 223

表 10 - 1 - 4　2019 年全国村卫生室收支、服务情况

机构分类	总收入 （千元）	总支出 （千元）	诊疗人次数 （人次）	其中： 出诊人次数（人次）
总计	**49 514 416**	**41 870 120**	**1 604 617 176**	**120 077 282**
按行医方式分				
西医为主	29 127 542	24 591 566	940 537 914	72 245 272
中医为主	1 412 002	1 194 433	49 561 208	4 225 384
中西医结合	18 974 873	16 084 121	614 518 054	43 606 626

表 10 - 1 - 5　2019 年全国卫生机构中医药人员增减情况　　单位：人

人员分类	2018 年	2019 年	增减数	增减（％）
全国卫生机构卫技人员数	**9 519 179**	**10 144 010**	**624 831**	**6.56**
其中：中医药人员数	714 937	767 239	52 302	7.32
内：中医执业医师	489 582	533 620	44 038	9.00
中医执业助理医师	85 872	91 163	5 291	6.16
见习中医师	15 570	15 302	− 268	− 1.72
中药师（士）	123 913	127 154	3 241	2.62

表 10 - 1 - 6　2019 年全国中医机构中医药人员增减情况　　单位：人

人员分类	2018 年	2019 年	增减数	增减（％）
全国中医机构卫技人员数	**1 125 759**	**1 212 245**	**86 486**	**7.68**
其中：中医药人员数	298 687	324 742	26 055	8.72
内：中医执业医师	226 600	249 138	22 538	9.95
中医执业助理医师	15 203	16 473	1 270	8.35
见习中医师	7 276	7 185	− 91	− 1.25
中药师（士）	49 608	51 946	2 338	4.71

表 10 - 1 - 7　全国中医、中药人员历年基本情况　　单位：人

人员分类	2012 年	2013 年	2014 年	2015 年	2016 年	2017 年	2018 年	2019 年
全国卫生技术人员数	**6 668 549**	**7 200 578**	**7 579 790**	**7 997 537**	**8 444 403**	**8 978 230**	**9 519 179**	**10 144 010**
其中：中医执业（助理）医师数	356 779	381 682	418 573	452 190	481 590	527 037	575 454	624 783
见习中医师	12 473	13 992	14 686	14 412	14 482	16 218	15 570	15 302
中药师（士）	107 630	110 243	111 991	113 820	116 622	120 302	123 913	127 154

表 10 - 1 - 8　　2019 年全国中医医疗机构的机构、床位、人员数

机构分类	机构数（个）	实有床位数（张）	在岗职工数（人）	其中：卫生技术人员数（人）
总计	**65 767**	**1 092 166**	**1 418 673**	**1 211 098**
中医类医院	5 232	1 091 630	1 250 689	1 058 983
中医类门诊部	3 267	536	44 868	35 255
中医类诊所	57 268	0	123 116	116 860

表 10 - 1 - 9　　2019 年全国中医医疗机构卫生技术人员数（一）　　单位：人

机构分类	卫生技术人员	执业医师	其中：中医类别	执业助理医师	其中：中医类别
总计	**1 211 098**	**438 726**	**248 650**	**36 600**	**16 469**
中医类医院	1 058 983	351 994	178 843	27 450	9 809
中医类门诊部	35 255	18 565	14 789	1 765	1 316
中医类诊所	116 860	68 167	55 018	7 385	5 344

表 10 - 1 - 10　　2019 年全国中医医疗机构卫生技术人员数（二）　　单位：人

机构分类	注册护士	其中：助产士	药师（士）	其中：西药师（士）	中药师（士）
总计	**510 449**	**9 430**	**88 978**	**37 110**	**51 868**
中医类医院	477 430	9 324	72 285	35 113	37 172
中医类门诊部	8 619	32	3 732	742	2 990
中医类诊所	24 400	74	12 961	1 255	11 706

表 10 - 1 - 11　　2019 年全国中医医疗机构卫生技术人员数（三）　　单位：人

机构分类	检验技师（士）	影像技师（士）	其他卫生技术人员	其中：见习医师	内：中医
总计	**35 957**	**20 790**	**79 598**	**25 256**	**7 185**
中医类医院	34 984	20 436	74 404	24 173	6 634
中医类门诊部	842	278	1 454	291	141
中医类诊所	131	76	3 740	792	410

表 10 - 1 - 12　　2019 年全国中医医疗机构收入支出情况

机构分类	总收入（千元）	总支出（千元）	收入支出差额（千元）	收入收益率（%）
总计	**530 419 888**	**504 306 781**	**26 113 107**	**4.92**
中医类医院	509 540 612	487 237 691	22 302 921	4.38
中医类门诊部	10 508 012	8 728 885	1 779 127	16.93
中医类诊所	10 371 264	8 340 205	2 031 059	19.58

表 10-1-13 2019 年分市、县中医类医院机构、床位数

机构分类	机构数（个）	编制床位（张）	实有床位（张）	其中：	
				特需服务床位（张）	负压病房床位（张）
总计	5 232	1 040 625	1 091 630	6 717	1 669
市	3 254	679 034	697 038	4 986	823
县	1 978	361 591	394 592	1 731	846

表 10-1-14 2019 年分市、县中医类医院人员数　　　　单位：人

机构分类	在岗职工数	其中：			
		卫生技术人员	其他技术人员	管理人员	工勤技能人员
总计	1 250 689	1 058 983	53 150	51 985	86 571
市	844 902	713 451	37 134	38 193	56 124
县	405 787	345 532	16 016	13 792	30 447

表 10-1-15 2019 年分市、县中医类医院卫生技术人员数（一）　　　　单位：人

机构分类	卫生技术人员	执业医师	其中：中医类别	执业助理医师	其中：中医类别
总计	1 058 983	351 994	178 843	27 450	9 809
市	713 451	249 950	133 437	13 157	5 271
县	345 532	102 044	45 406	14 293	4 538

表 10-1-16 2019 年分市、县中医类医院卫生技术人员数（二）　　　　单位：人

机构分类	注册护士	其中：助产士	药师（士）	其中：	
				西药师（士）	中药师（士）
总计	477 430	9 324	72 285	35 113	37 172
市	323 143	5 602	50 149	23 495	26 654
县	154 287	3 722	22 136	11 618	10 518

表 10-1-17 2019 年分市、县中医类医院卫生技术人员数（三）　　　　单位：人

机构分类	检验技师（士）	影像技师（士）	其他卫生技术人员	其中：	
				见习医师	内：中医
总计	34 984	20 436	74 404	24 173	6 634
市	22 893	12 241	41 918	12 110	3 588
县	12 091	8 195	32 486	12 063	3 046

表 10 – 1 – 18　2019 年分市、县中医类医院年内培训情况　　　　单位：人

机构分类	参加政府举办的岗位培训人次数	接受继续医学教育人数	进修半年以上人数
总计	263 681	818 430	18 496
市	199 404	593 621	11 237
县	64 277	224 809	7 259

表 10 – 1 – 19　2019 年分市、县中医类医院机构、床位增减情况

机构分类	机构数				床位数			
	2018 年（个）	2019 年（个）	增减数（个）	增减（％）	2018 年（张）	2019 年（张）	增减数（张）	增减（％）
总计	4 939	5 232	293	5.93	1 021 548	1 091 630	70 082	6.86
市	3 033	3 254	221	7.29	654 893	697 038	42 145	6.44
县	1 906	1 978	72	3.78	366 655	394 592	27 937	7.62

表 10 – 1 – 20　2019 年分市、县中医类医院人员增减情况

机构分类	2018 年（人）	2019 年（人）	增减数（人）	增减（％）
总计	1 169 359	1 250 689	81 330	6.96
市	789 400	844 902	55 502	7.03
县	379 959	405 787	25 828	6.80

表 10 – 1 – 21　2019 年分市、县中医类医院房屋建筑面积情况

机构分类	年末房屋建筑面积（平方米）	其中：业务用房面积（平方米）	业务用房中危房面积（平方米）	年末租房面积（平方米）	其中：业务用房面积（平方米）	本年房屋租金（万元）
总计	75 284 081	64 026 788	464 872	8 424 707	6 891 349	12 138 739
市	50 865 214	42 837 717	247 391	5 960 114	4 729 462	10 168 431
县	24 418 867	21 189 071	217 481	2 464 593	2 161 887	1 970 308

表 10 – 1 – 22　2019 年分市、县中医类医院年内基本建设投资情况（一）

机构分类	本年批准基建项目（个）	批准基建项目建筑面积（平方米）	本年完成实际投资额（万元）	其中：		
				财政性投资（万元）	单位自有资金（万元）	银行贷款（万元）
总计	22 582	13 347 690	41 718 612	37 670 996	3 518 589	282 896
市	387	8 929 637	37 832 133	37 080 982	361 535	200 888
县	22 195	4 418 053	3 886 479	590 014	3 157 054	82 008

表 10 - 1 - 23　2019 年分市、县中医类医院年内基本建设投资情况（二）

机构分类	本年房屋竣工面积（平方米）	本年新增固定资产（万元）	本年因新扩建增加床位（张）
总计	4 457 686	2 136 978	25 180
市	2 523 916	1 535 272	13 978
县	1 933 770	601 706	11 202

表 10 - 1 - 24　2019 年分市、县中医类医院万元以上设备拥有情况

机构分类	万元以上设备总价值（万元）	万元以上设备台数（台/套）			
		合计	10 万～49 万元	50 万～99 万元	100 万元以上
总计	15 639 255	929 140	182 223	27 554	26 588
市	11 413 623	663 103	133 029	19 588	19 484
县	4 225 632	266 037	49 194	7 966	7 104

表 10 - 1 - 25　2019 年分市、县中医类医院收入与费用情况

机构分类	总收入（千元）	总费用/支出（千元）	收入支出差额（千元）	收入收益率（%）
总计	509 540 612	487 237 691	22 302 921	4.38
市	392 412 292	377 548 156	14 864 136	3.79
县	117 128 320	109 689 535	7 438 785	6.35

表 10 - 1 - 26　2019 年分市、县中医类医院收入情况　　　　单位：千元

机构分类	总收入	其中：				上级补助收入	附属单位上缴收入
		财政拨款收入	事业收入	其中：			
				医疗收入	科教收入		
总计	509 540 612	56 954 060	441 636 788	440 163 101	1 473 687	815 887	34 856
市	392 412 292	40 673 077	343 155 518	341 725 791	1 429 727	513 727	34 473
县	117 128 320	16 280 983	98 481 270	98 437 310	43 960	302 160	383

机构分类	其中：						
	经营收入	非同级财政拨款收入	投资收益	捐赠收入	利息收入	租金收入	其他收入
总计	157 940	775 344	79 640	325 211	906 835	226 283	7 627 768
市	104 499	546 987	78 304	216 097	845 607	191 302	6 052 701
县	53 441	228 357	1 336	109 114	61 228	34 981	1 575 067

表 10 – 1 – 27　2019 年分市、县中医类医院总费用情况　　单位：千元

机构分类	总费用/支出	其中：			
		业务活动费用	单位管理费用	经营费用	资产处置费用
总计	**487 237 691**	**417 086 714**	**58 972 922**	**1 731 101**	**216 885**
市	377 548 156	324 248 895	44 867 534	1 323 474	161 635
县	109 689 535	92 837 819	14 105 388	407 627	55 250

机构分类	其中：			
	上缴上级费用	对附属单位补助费用	所得税费用	其他费用
总计	**66 861**	**38 053**	**132 529**	**8 992 626**
市	45 056	2 484	110 143	6 788 935
县	21 805	35 569	22 386	2 203 691

表 10 – 1 – 28　2019 年分市、县中医类医院资产情况　　单位：千元

机构分类	总资产	流动资产	非流动资产	其中：		
				固定资产	在建工程	无形资产
总计	**605 885 654**	**270 455 471**	**335 430 183**	**211 309 064**	**97 426 614**	**10 025 602**
市	432 424 565	202 152 138	230 272 427	151 872 209	62 496 104	7 731 321
县	173 461 089	68 303 333	105 157 756	59 436 855	34 930 510	2 294 281

表 10 – 1 – 29　2019 年分市、县中医类医院负债与净资产情况　　单位：千元

机构分类	负债	流动负债	非流动负债	净资产	其中：	
					事业基金	专用基金
总计	**311 921 303**	**240 420 041**	**71 501 262**	**293 964 351**	**158 788 988**	**37 976 100**
市	222 020 395	177 489 420	44 530 975	210 404 170	115 031 430	24 407 766
县	89 900 908	62 930 621	26 970 287	83 560 181	43 757 558	13 568 334

表 10 – 1 – 30　2019 年全国中医类医院机构、床位数

机构分类	机构数（个）	编制床位（张）	实有床位（张）	其中：	
				特需服务床位（张）	负压病房床位（张）
总计	**5 232**	**1 040 625**	**1 091 630**	**6 717**	**1 669**
中医医院	4 221	890 048	932 578	5 509	1 099
中西医结合医院	699	108 714	117 672	1 015	332
民族医医院	312	41 863	41 380	193	238

表 10 – 1 – 31　2019 年全国中医类医院人员数　　单位：人

机构分类	在岗职工数	其中：			
		卫生技术人员	其他技术人员	管理人员	工勤技能人员
总计	**1 250 689**	**1 058 983**	**53 150**	**51 985**	**86 571**
中医医院	1 069 481	907 640	44 704	42 802	74 335
中西医结合医院	138 965	116 568	5 592	7 305	9 500
民族医医院	42 243	34 775	2 854	1 878	2 736

表 10 - 1 - 32   2019 年全国中医类医院卫生技术人员数（一）   单位：人

机构分类	卫生技术人员	执业医师	其中：中医类别	执业助理医师	其中：中医类别
总计	1 058 983	351 994	178 843	27 450	9 809
中医医院	907 640	300 602	157 743	22 666	7 864
中西医结合医院	116 568	39 519	14 076	3 101	904
民族医医院	34 775	11 873	7 024	1 683	1 041

表 10 - 1 - 33   2019 年全国中医类医院卫生技术人员数（二）   单位：人

机构分类	注册护士	其中：助产士	药师（士）	其中：西药师（士）	中药师（士）
总计	477 430	9 324	72 285	35 113	37 172
中医医院	409 416	7 793	62 885	30 046	32 839
中西医结合医院	55 428	1 315	6 542	4 102	2 440
民族医医院	12 586	216	2 858	965	1 893

表 10 - 1 - 34   2019 年全国中医类医院卫生技术人员数（三）   单位：人

机构分类	检验技师（士）	影像技师（士）	其他卫生技术人员	其中：见习医师	内：中医
总计	34 984	20 436	74 404	24 173	6 634
中医医院	30 105	17 603	64 363	21 793	6 074
中西医结合医院	3 827	2 153	5 998	1 487	291
民族医医院	1 052	680	4 043	893	269

表 10 - 1 - 35   2019 年全国中医类医院年内培训情况   单位：人

机构分类	参加政府举办的岗位培训人次数	接受继续医学教育人数	进修半年以上人数
总计	263 681	818 430	18 496
中医医院	210 429	705 681	16 157
中西医结合医院	39 369	93 138	1 675
民族医医院	13 883	19 611	664

表 10 - 1 - 36　2019 年全国中医类医院的机构、床位增减情况

机构分类	机构数				床位数			
	2018 年（个）	2019 年（个）	增减数（个）	增减（%）	2018 年（张）	2019 年（张）	增减数（张）	增减（%）
总计	**4 939**	**5 232**	**293**	**5.93**	**1 021 548**	**1 091 630**	**70 082**	**6.86**
中医医院	3 977	4 221	244	6.14	872 052	932 578	60 526	6.94
中西医结合医院	650	699	49	7.54	110 579	117 672	7 093	6.41
民族医医院	312	312	0	0.00	38 917	41 380	2 463	6.33

表 10 - 1 - 37　2019 年全国中医类医院人员增减情况

机构分类	2018 年（人）	2019 年（人）	增减数（人）	增减（%）
总计	**1 169 359**	**1 250 689**	**81330**	**6.96**
中医医院	998 777	1 069 481	70704	7.08
中西医结合医院	130 085	138 965	8880	6.83
民族医医院	40 497	42 243	1746	4.31

表 10 - 1 - 38　2019 年全国中医类医院房屋建筑面积情况

机构分类	年末房屋建筑面积（平方米）	其中：业务用房面积（平方米）	业务用房中危房面积（平方米）	年末租房面积（平方米）	其中：业务用房面积（平方米）	本年房屋租金（万元）
总计	**75 284 081**	**64 026 788**	**464 872**	**8 424 707**	**6 891 349**	**12 138 739**
中医医院	63 963 858	54 339 173	394 529	6 563 575	5 321 912	10 063 677
中西医结合医院	7 732 652	6 694 797	25 997	1 727 328	1 455 600	2 071 745
民族医医院	3 587 571	2 992 818	44 346	133 804	113 837	3 317

表 10 - 1 - 39　2019 年全国中医类医院年内基本建设投资情况（一）

机构分类	本年批准基建项目（个）	批准基建项目建筑面积（平方米）	本年完成实际投资额（万元）	其中：财政性投资（万元）	单位自有资金（万元）	银行贷款（万元）
总计	**22 582**	**13 347 690**	**41 718 612**	**37 670 996**	**3 518 589**	**282 896**
中医医院	463	12 371 636	5 067 123	1 307 280	3 300 950	232 917
中西医结合医院	97	782 878	221 761	81 952	78 524	49 879
民族医医院	22 022	193 176	36 429 728	36 281 764	139 115	100

表 10 - 1 - 40　2019 年全国中医类医院年内基本建设投资情况（二）

机构分类	本年房屋竣工面积（平方米）	本年新增固定资产（万元）	本年因新扩建增加床位（张）
总计	**4 457 686**	**2 136 978**	**25 180**
中医医院	3 711 263	1 728 835	22 862
中西医结合医院	533 051	276 722	1 688
民族医医院	213 372	131 421	630

表 10－1－41   2019 年全国中医类医院万元以上设备拥有情况

机构分类	万元以上设备总价值（万元）	万元以上设备台数（台/套）			
		合计	10 万～49 万元	50 万～99 万元	100 万元以上
总计	15 639 255	929 140	182 223	27 554	26 588
中医医院	13 123 679	785 830	152 722	23 030	22 350
中西医结合医院	2 023 173	111 284	23 437	3 615	3 332
民族医医院	492 403	32 026	6 064	909	906

表 10－1－42   2019 年全国中医类医院收入与费用情况

机构分类	总收入（千元）	总费用/支出（千元）	收入支出差额（千元）	收入收益率（%）
总计	509 540 612	487 237 691	22 302 921	4.38
中医医院	431 435 054	412 160 878	19 274 176	4.47
中西医结合医院	65 394 210	63 705 620	1 688 590	2.58
民族医医院	12 711 348	11 371 193	1 340 155	10.54

表 10－1－43   2019 年全国中医类医院收入情况   单位：千元

机构分类	总收入	其中：				上级补助收入	附属单位上缴收入
		财政拨款收入	事业收入	其中：			
				医疗收入	科教收入		
总计	509 540 612	56 954 060	441 636 788	440 163 101	1 473 687	815 887	34 856
中医医院	431 435 054	47 163 459	374 869 329	373 716 967	1 152 362	705 127	13 222
中西医结合医院	65 394 210	5 886 733	58 202 727	57 937 494	265 233	73 005	21 634
民族医医院	12 711 348	3 903 868	8 564 732	8 508 640	56 092	37 755	0

机构分类	其中：						
	经营收入	非同级财政拨款收入	投资收益	捐赠收入	利息收入	租金收入	其他收入
总计	157 940	775 344	79 640	325 211	906 835	226 283	7 627 768
中医医院	123 203	696 510	68 731	300 931	754 380	174 091	6 566 071
中西医结合医院	33 528	59 120	10 882	10 958	143 425	49 069	903 129
民族医医院	1 209	19 714	27	13 322	9 030	3 123	158 568

表 10 - 1 - 44　2019 年全国中医类医院总费用情况　　　　　单位：千元

机构分类	总费用/支出	其中：			
		业务活动费用	单位管理费用	经营费用	资产处置费用
总计	**487 237 691**	**417 086 714**	**58 972 922**	**1 731 101**	**216 885**
中医医院	412 160 878	353 427 209	49 941 087	1 325 355	190 356
中西医结合医院	63 705 620	54 553 417	7 236 342	381 279	9 944
民族医医院	11 371 193	9 106 088	1 795 493	24 467	16 585

机构分类	其中：			
	上缴上级费用	对附属单位补助费用	所得税费用	其他费用
总计	**66 861**	**38 053**	**132 529**	**8 992 626**
中医医院	60 393	38 021	87 237	7 091 220
中西医结合医院	3 372	6	45 063	1 476 197
民族医医院	3 096	26	229	425 209

表 10 - 1 - 45　2019 年全国中医类医院资产情况　　　　　单位：千元

机构分类	总资产	流动资产	非流动资产	其中：		
				固定资产	在建工程	无形资产
总计	**605 885 654**	**270 455 471**	**335 430 183**	**211 309 064**	**97 426 614**	**10 025 602**
中医医院	508 375 872	228 614 094	279 761 778	175 970 553	84 042 255	7 920 489
中西医结合医院	71 285 296	32 342 123	38 943 173	25 992 206	9 536 878	1 725 502
民族医医院	26 224 486	9 499 254	16 725 232	9 346 305	3 847 481	379 611

表 10 - 1 - 46　2019 年全国中医类医院负债与净资产情况　　　　　单位：千元

机构分类	负债	流动负债	非流动负债	净资产	其中：	
					事业基金	专用基金
总计	**311 921 303**	**240 420 041**	**71 501 262**	**293 964 351**	**158 788 988**	**37 976 100**
中医医院	267 304 436	206 172 405	61 132 031	241 071 436	131 479 547	28 576 167
中西医结合医院	38 625 780	29 898 503	8 727 277	32 659 516	18 135 374	3 536 294
民族医医院	5 991 087	4 349 133	1 641 954	20 233 399	9 174 067	5 863 639

表 10 - 1 - 47　2019 年全国中医医院机构、床位数

机构分类	机构数（个）	编制床位（张）	实有床位（张）	其中：	
				特需服务床位（张）	负压病房床位（张）
总计	**4 221**	**890 048**	**932 578**	**5 509**	**1 099**
中医综合医院	**3 570**	**833 281**	**873 317**	**5 019**	**918**
中医专科医院	**651**	**56 767**	**59 261**	**490**	**181**
肛肠医院	81	6 249	6 207	50	0
骨伤医院	226	29 814	31 818	140	108
针灸医院	16	1 817	2 120	0	0
按摩医院	31	1 868	1 844	2	0
其他中医专科医院	297	17 019	17 272	298	73

表 10－1－48　2019 年全国中医医院人员数　　　　单位：人

机构分类	在岗职工数	其中：卫生技术人员	其他技术人员	管理人员	工勤技能人员
总计	1 069 481	907 640	44 704	42 802	74 335
中医综合医院	1 011 178	860 455	42 323	38 830	69 570
中医专科医院	58 303	47 185	2 381	3 972	4 765
肛肠医院	5 622	4 413	215	526	468
骨伤医院	31 252	25 524	1 276	1 924	2 528
针灸医院	2 196	1 894	127	90	85
按摩医院	2 279	1 678	160	197	244
其他中医专科医院	16 954	13 676	603	1 235	1 440

表 10－1－49　2019 年全国中医医院卫生技术人员数（一）　　　　单位：人

机构分类	卫生技术人员	执业医师	其中：中医类别	执业助理医师	其中：中医类别
总计	907 640	300 602	157 743	22 666	7 864
中医综合医院	860 455	285 970	149 803	20 704	6 908
中医专科医院	47 185	14 632	7 940	1 962	956
肛肠医院	4 413	1 293	522	180	62
骨伤医院	25 524	7 745	4 110	940	435
针灸医院	1 894	754	594	20	15
按摩医院	1 678	593	429	102	73
其他中医专科医院	13 676	4 247	2 285	720	371

表 10－1－50　2019 年全国中医医院卫生技术人员数（二）　　　　单位：人

机构分类	注册护士	其中：助产士	药师（士）	其中：西药师（士）	中药师（士）
总计	409 416	7 793	62 885	30 046	32 839
中医综合医院	388 303	7 724	59 924	28 671	31 253
中医专科医院	21 113	69	2 961	1 375	1 586
肛肠医院	2 222	3	259	125	134
骨伤医院	11 675	13	1 541	762	779
针灸医院	832	0	135	53	82
按摩医院	419	13	60	26	34
其他中医专科医院	5 965	40	966	409	557

表 10－1－51　2019 年全国中医医院卫生技术人员数（三）　　　　单位：人

机构分类	检验技师（士）	影像技师（士）	其他卫生技术人员	其中：见习医师	内：中医
总计	30 105	17 603	64 363	21 793	6 074
中医综合医院	28 680	16 521	60 353	20 714	5 738
中医专科医院	1 425	1 082	4 010	1 079	336
肛肠医院	176	70	213	67	6
骨伤医院	698	687	2 238	681	231
针灸医院	46	16	91	3	2
按摩医院	36	22	446	52	44
其他中医专科医院	469	287	1 022	276	53

表 10-1-52　2019 年全国中医医院年内培训情况　　　　单位：人

机构分类	参加政府举办的岗位培训人次数	接受继续医学教育人数	进修半年以上人数
总计	210 429	705 681	16 157
中医综合医院	189 213	681 254	15 822
中医专科医院	21 216	24 427	335
肛肠医院	305	1 788	17
骨伤医院	4 824	14 880	192
针灸医院	14 563	1 339	38
按摩医院	251	708	10
其他中医专科医院	1 273	5 712	78

表 10-1-53　2019 年全国中医医院的机构、床位增减情况

机构分类	机构数				床位数			
	2018 年（个）	2019 年（个）	增减数（个）	增减（%）	2018 年（张）	2019 年（张）	增减数（张）	增减（%）
总计	3 977	4 221	244	6.14	872 052	932 578	60526	6.94
中医综合医院	3 345	3 570	225	6.73	815 208	873 317	58109	7.13
中医专科医院	632	651	19	3.01	56 844	59 261	2417	4.25
肛肠医院	88	81	-7	-7.95	6 621	6 207	-414	-6.25
骨伤医院	224	226	2	0.89	30 375	31 818	1443	4.75
针灸医院	17	16	-1	-5.88	2 115	2 120	5	0.24
按摩医院	31	31	0	0.00	1 819	1 844	25	1.37
其他中医专科医院	272	297	25	9.19	15 914	17 272	1358	8.53

表 10-1-54　2019 年全国中医医院人员增减情况

机构分类	2018 年（人）	2019 年（人）	增减数（人）	增减（%）
总计	998 777	1 069 481	70 704	7.08
中医综合医院	944 007	1 011 178	67 171	7.12
中医专科医院	54 770	58 303	3 533	6.45
肛肠医院	5 959	5 622	-337	-5.66
骨伤医院	29 070	31 252	2 182	7.51
针灸医院	2 181	2 196	15	0.69
按摩医院	2 107	2 279	172	8.16
其他中医专科医院	15 453	16 954	1 501	9.71

表10-1-55　2019年全国中医医院房屋建筑面积情况

机构分类	年末房屋建筑面积（平方米）	其中：业务用房面积（平方米）	业务用房中危房面积（平方米）	年末租房面积（平方米）	其中：业务用房面积（平方米）	本年房屋租金（万元）
总计	63 963 858	54 339 173	394 529	6 563 575	5 321 912	10 063 677
中医综合医院	60 435 425	51 613 972	386 085	5 416 930	4 427 447	9 540 120
中医专科医院	3 528 433	2 725 201	8 444	1 146 645	894 465	523 557
肛肠医院	204 419	189 337	0	190 188	150 584	5 302
骨伤医院	2 060 923	1 541 344	6 384	412 349	329 788	171 820
针灸医院	92 684	77 650	0	12 055	10 369	740
按摩医院	158 325	127 579	0	12 550	8 210	752
其他中医专科医院	1 012 082	789 291	2 060	519 503	395 514	344 943

表10-1-56　2019年全国中医医院年内基本建设投资情况（一）

机构分类	本年批准基建项目（个）	批准基建项目建筑面积（平方米）	本年完成实际投资额（万元）	其中：财政性投资（万元）	单位自有资金（万元）	银行贷款（万元）
总计	463	12 371 636	5 067 123	1 307 280	3 300 950	232 917
中医综合医院	435	10 140 136	4 974 846	1 279 115	3 257 232	227 287
中医专科医院	28	2 231 500	92 277	28 165	43 718	5 630
肛肠医院	0	0	3 395	0	3 380	0
骨伤医院	15	2 199 849	58 762	18 432	34 162	4 948
针灸医院	1	7 433	2 199	2 199	0	0
按摩医院	2	2 770	7 884	7 204	180	0
其他中医专科医院	10	21 448	20 037	330	5 996	682

表10-1-57　2019年全国中医医院年内基本建设投资情况（二）

机构分类	本年房屋竣工面积（平方米）	本年新增固定资产（万元）	本年因新扩建增加床位（张）
总计	3 711 263	1 728 835	22 862
中医综合医院	3 674 191	1 680 854	22 274
中医专科医院	37 072	47 981	588
肛肠医院	2 230	1 756	30
骨伤医院	8 185	31 984	293
针灸医院	0	1 081	0
按摩医院	5 000	706	0
其他中医专科医院	21 657	12 454	265

表 10 - 1 - 58   2019 年全国中医医院万元以上设备拥有情况

机构分类	万元以上设备总价值（万元）	万元以上设备台数（台/套）			
		合计	10 万～49 万元	50 万～99 万元	100 万元以上
总计	13 123 679	785 830	152 722	23 030	22 350
中医综合医院	12 588 870	752 368	146 007	21 964	21 485
中医专科医院	534 809	33 462	6 715	1 066	865
肛肠医院	25 669	2 013	376	46	35
骨伤医院	368 240	21 476	4 193	706	632
针灸医院	24 513	1 810	311	31	31
按摩医院	13 154	1 247	250	37	11
其他中医专科医院	103 233	6 916	1 585	246	156

表 10 - 1 - 59   2019 年全国中医医院收入与费用情况

机构分类	总收入（千元）	总费用/支出（千元）	收入支出差额（千元）	收入收益率（%）
总计	431 435 054	412 160 878	19 274 176	4. 47
中医综合医院	410 648 531	392 676 632	17 971 899	4. 38
中医专科医院	20 786 523	19 484 246	1 302 277	6. 27
肛肠医院	1 448 834	1 420 050	28 784	1. 99
骨伤医院	13 261 673	12 495 754	765 919	5. 78
针灸医院	1 159 211	1 087 267	71 944	6. 21
按摩医院	635 006	552 535	82 471	12. 99
其他中医专科医院	4 281 799	3 928 640	353 159	8. 25

表 10 - 1 - 60   2019 年全国中医医院收入情况   单位：千元

机构分类	总收入	其中：				上级补助收入	附属单位上缴收入
		财政拨款收入	事业收入	其中：			
				医疗收入	科教收入		
总计	431 435 054	47 163 459	374 869 329	373 716 967	1 152 362	705 127	13 222
中医综合医院	410 648 531	45 786 329	355 847 015	354 735 858	1 111 157	686 744	13 221
中医专科医院	20 786 523	1 377 130	19 022 314	18 981 109	41 205	18 383	1
肛肠医院	1 448 834	81 277	1 349 759	1 336 326	13 433	102	1
骨伤医院	13 261 673	693 547	12 301 997	12 292 794	9 203	13 947	0
针灸医院	1 159 211	155 290	983 420	980 821	2 599	0	0
按摩医院	635 006	252 713	369 364	368 902	462	1 969	0
其他中医专科医院	4 281 799	194 303	4 017 774	4 002 266	15 508	2 365	0

（续表）

机构分类	其中：						
	经营收入	非同级财政拨款收入	投资收益	捐赠收入	利息收入	租金收入	其他收入
总计	**123 203**	**696 510**	**68 731**	**300 931**	**754 380**	**174 091**	**6 566 071**
中医综合医院	82 990	693 083	67 822	280 182	717 343	167 896	6 305 906
中医专科医院	40 213	3 427	909	20 749	37 037	6 195	260 165
肛肠医院	1 057	2	29	1	883	46	15 677
骨伤医院	3 135	3 412	384	16 998	33 076	5 907	189 270
针灸医院	0	0	0	0	1 261	0	19 240
按摩医院	395	13	496	0	511	0	9 545
其他中医专科医院	35 626	0	0	3 750	1 306	242	26 433

表 10-1-61 2019 年全国中医医院总费用情况   单位：千元

机构分类	总费用/支出	其中：			
		业务活动费用	单位管理费用	经营费用	资产处置费用
总计	**412 160 878**	**353 427 209**	**49 941 087**	**1 325 355**	**190 356**
中医综合医院	392 676 632	338 356 287	46 853 745	845 134	185 933
中医专科医院	19 484 246	15 070 922	3 087 342	480 221	4 423
肛肠医院	1 420 050	893 507	318 668	35 009	1 392
骨伤医院	12 495 754	10 271 710	1 707 159	144 464	2 447
针灸医院	1 087 267	928 917	139 855	100	83
按摩医院	552 535	338 183	177 495	217	6
其他中医专科医院	3 928 640	2 638 605	744 165	300 431	495

机构分类	其中：			
	上缴上级费用	对附属单位补助费用	所得税费用	其他费用
总计	**60 393**	**38 021**	**87 237**	**7 091 220**
中医综合医院	54 446	37 971	64 667	6 278 449
中医专科医院	5 947	50	22 570	812 771
肛肠医院	0	0	153	171 321
骨伤医院	5 915	0	7 228	356 831
针灸医院	20	0	40	18 252
按摩医院	0	0	293	36 341
其他中医专科医院	12	50	14 856	230 026

表 10 - 1 - 62　　2019 年全国中医医院资产情况　　　　单位：千元

机构分类	总资产	流动资产	非流动资产	其中：		
				固定资产	在建工程	无形资产
总计	**508 375 872**	**228 614 094**	**279 761 778**	**175 970 553**	**84 042 255**	**7 920 489**
中医综合医院	482 131 196	214 900 429	267 230 767	168 520 404	81 861 764	7 231 438
中医专科医院	26 244 676	13 713 665	12 531 011	7 450 149	2 180 491	689 051
肛肠医院	1 264 606	675 242	589 364	406 414	72 416	15 907
骨伤医院	16 483 179	8 239 310	8 243 869	4 941 690	1 690 289	367 756
针灸医院	1 262 869	849 629	413 240	376 673	22 410	11 722
按摩医院	954 754	488 108	466 646	164 577	287 118	5 201
其他中医专科医院	6 279 268	3 461 376	2 817 892	1 560 795	108 258	288 465

表 10 - 1 - 63　　2019 年全国中医医院负债与净资产情况　　　　单位：千元

机构分类	负债	流动负债	非流动负债	净资产	其中：	
					事业基金	专用基金
总计	**267 304 436**	**206 172 405**	**61 132 031**	**241 071 436**	**131 479 547**	**28 576 167**
中医综合医院	252 690 245	193 487 063	59 203 182	229 440 951	126 001 999	26 804 526
中医专科医院	14 614 191	12 685 342	1 928 849	11 630 485	5 477 548	1 771 641
肛肠医院	743 061	707 723	35 338	521 545	305 602	94 500
骨伤医院	7 484 899	5 871 481	1 613 418	8 998 280	5 193 203	995 258
针灸医院	479 036	440 849	38 187	783 833	513 980	155 903
按摩医院	84 337	81 874	2 463	870 417	600 003	60 576
其他中医专科医院	5 822 858	5 583 415	239 443	456 410	- 1 135 240	465 404

表 10 - 1 - 64　　2019 年民族医医院机构、床位数

机构分类	机构数（个）	编制床位（张）	实有床位（张）	其中：	
				特需服务床位（张）	负压病房床位（张）
总计	**312**	**41 863**	**41 380**	**193**	**238**
蒙医医院	108	19 969	18 603	61	185
藏医医院	116	10 022	8 001	62	44
维医医院	43	7 046	10 519	58	9
傣医医院	1	500	200	0	0
其他民族医医院	44	4 326	4 057	12	0

表 10 - 1 - 65　　2019 年民族医医院人员数　　　　单位：人

机构分类	在岗职工数	其中：			
		卫生技术人员	其他技术人员	管理人员	工勤技能人员
总计	**42 243**	**34 775**	**2 854**	**1 878**	**2 736**
蒙医医院	21 925	18 406	1 343	928	1 248
藏医医院	7 424	5 782	617	373	652
维医医院	8 003	6 641	658	175	529
傣医医院	313	276	1	25	11
其他民族医医院	4 578	3 670	235	377	296

表 10－1－66　2019 年民族医医院卫生技术人员数（一）　　　　单位：人

机构分类	卫生技术人员	执业医师	其中：中医类别	执业助理医师	其中：中医类别
总计	**34 775**	**11 873**	**7 024**	**1 683**	**1 041**
蒙医医院	18 406	6 580	3 740	535	276
藏医医院	5 782	2 464	1 626	540	386
维医医院	6 641	1 611	1 029	459	308
傣医医院	276	91	57	7	7
其他民族医医院	3 670	1 127	572	142	64

表 10－1－67　2019 年民族医医院卫生技术人员数（二）　　　　单位：人

机构分类	注册护士	其中：助产士	药师（士）	其中：西药师（士）	中药师（士）
总计	**12 586**	**216**	**2 858**	**965**	**1 893**
蒙医医院	7 464	71	1 403	446	957
藏医医院	1 298	38	401	78	323
维医医院	2 246	49	753	249	504
傣医医院	110	0	14	4	10
其他民族医医院	1 468	58	287	188	99

表 10－1－68　2019 年民族医医院卫生技术人员数（三）　　　　单位：人

机构分类	检验技师（士）	影像技师（士）	其他卫生技术人员	其中：见习医师	内：中医
总计	**1 052**	**680**	**4 043**	**893**	**269**
蒙医医院	555	345	1 524	491	101
藏医医院	118	109	852	122	29
维医医院	217	144	1 211	166	93
傣医医院	11	2	41	0	0
其他民族医医院	151	80	415	114	46

表 10－1－69　2019 年民族医医院年内培训情况　　　　单位：人

机构分类	参加政府举办的岗位培训人次数	接受继续医学教育人数	进修半年以上人数
总计	**13 883**	**19 611**	**664**
蒙医医院	1 459	11 006	322
藏医医院	11 176	2 287	159
维医医院	404	3 681	72
傣医医院	0	276	4
其他民族医医院	844	2 361	107

表 10－1－70　2019 年民族医医院机构、床位增减情况

机构分类	机构数				床位数			
	2018 年（个）	2019 年（个）	增减数（个）	增减（%）	2018 年（张）	2019 年（张）	增减数（张）	增减（%）
总计	**312**	**312**	**0**	**0.00**	**38 917**	**41 380**	**2 463**	**6.33**
蒙医医院	108	108	0	0.00	18 043	18 603	560	3.10
藏医医院	112	116	4	3.57	7 680	8 001	321	4.18
维医医院	44	43	－1	－2.27	8 933	10 519	1 586	17.75
傣医医院	1	1	0	0.00	212	200	－12	－5.66
其他民族医医院	47	44	－3	－6.38	4 049	4 057	8	0.20

表 10 − 1 − 71　2019 年民族医医院人员增减情况

机构分类	2018 年（人）	2019 年（人）	增减数（人）	增减（%）
总计	**40 497**	**42 243**	**1 746**	**4.31**
蒙医医院	20 905	21 925	1020	4.88
藏医医院	6 818	7 424	606	8.89
维医医院	7 863	8 003	140	1.78
傣医医院	297	313	16	5.39
其他民族医医院	4 614	4 578	− 36	− 0.78

表 10 − 1 − 72　2019 年民族医医院房屋建筑面积情况

机构分类	年末房屋建筑面积（平方米）	其中：业务用房面积（平方米）	业务用房中危房面积（平方米）	年末租房面积（平方米）	其中：业务用房面积（平方米）	本年房屋租金（万元）
总计	**3 587 571**	**2 992 818**	**44 346**	**133 804**	**113 837**	**3 317**
蒙医医院	1 479 260	1 326 771	19 529	69 356	57 526	1 769
藏医医院	1 034 094	764 168	20 236	42 650	35 515	341
维医医院	677 550	525 975	3 258	8 612	8 308	427
傣医医院	18 225	15 283	0	0	0	0
其他民族医医院	378 442	360 621	1 323	13 186	12 488	780

表 10 − 1 − 73　2019 年民族医医院年内基本建设投资情况（一）

机构分类	本年批准基建项目（个）	批准基建项目建筑面积（平方米）	本年完成实际投资额（万元）	其中：财政性投资（万元）	单位自有资金（万元）	银行贷款（万元）
总计	**22 022**	**193 176**	**36 429 728**	**36 281 764**	**139 115**	**100**
蒙医医院	22 002	37 788	162 375	145 679	16 596	100
藏医医院	9	76 877	144 534	20 865	120 920	0
维医医院	5	40 295	12 007	4 951	1 056	0
傣医医院	0	0	0	0	0	0
其他民族医医院	6	38 216	36 110 812	36 110 269	543	0

表 10 − 1 − 74　2019 年民族医医院年内基本建设投资情况（二）

机构分类	本年房屋竣工面积（平方米）	本年新增固定资产（万元）	本年因新扩建增加床位（张）
总计	**213 372**	**131 421**	**630**
蒙医医院	31 430	57 673	310
藏医医院	42 323	15 763	36
维医医院	98 077	55 907	200
傣医医院	0	0	0
其他民族医医院	41 542	2 078	84

表 10 - 1 - 75　2019 年民族医医院万元以上设备拥有情况　　　单位：台（套）

机构分类	万元以上设备总价值（万元）	万元以上设备台数			
		合计	10 万 ~ 49 万元	50 万 ~ 99 万元	100 万元以上
总计	492 403	32 026	6 064	909	906
蒙医医院	316 552	21 260	3 743	608	636
藏医医院	46 999	3 299	661	94	65
维医医院	62 370	3 756	903	108	84
傣医医院	4 979	260	47	7	10
其他民族医医院	61 503	3 451	710	92	111

表 10 - 1 - 76　2019 年民族医医院收入与费用情况

机构分类	总收入（千元）	总费用/支出（千元）	收入支出差额（千元）	收入收益率（%）
总计	12 711 348	11 371 193	1 340 155	10.54
蒙医医院	6 485 883	6 187 258	298 625	4.60
藏医医院	2 460 958	1 918 812	542 146	22.03
维医医院	2 292 866	1 920 825	372 041	16.23
傣医医院	115 750	90 906	24 844	21.46
其他民族医医院	1 355 891	1 253 392	102 499	7.56

表 10 - 1 - 77　2019 年民族医医院收入情况　　　单位：千元

机构分类	总收入	其中：		其中：		上级补助收入	附属单位上缴收入
		财政拨款收入	事业收入	医疗收入	科教收入		
总计	12 711 348	3 903 868	8 564 732	8 508 640	56 092	37 755	0
蒙医医院	6 485 883	1 574 586	4 842 878	4 820 376	22 502	8 466	0
藏医医院	2 460 958	1 111 794	1 284 453	1 259 163	25 290	15 924	0
维医医院	2 292 866	721 842	1 489 621	1 488 051	1 570	11 228	0
傣医医院	115 750	42 827	70 440	68 844	1 596	0	0
其他民族医医院	1 355 891	452 819	877 340	872 206	5 134	2 137	0

机构分类	其中：						
	经营收入	非同级财政拨款收入	投资收益	捐赠收入	利息收入	租金收入	其他收入
总计	1 209	19 714	27	13 322	9 030	3 123	158 568
蒙医医院	0	12 878	27	1 222	2 245	1 244	42 337
藏医医院	616	5 618	0	503	1 652	1 281	39 117
维医医院	563	818	0	7 985	805	87	59 917
傣医医院	0	0	0	0	45	0	2 438
其他民族医医院	30	400	0	3 612	4 283	511	14 759

表 10 - 1 - 78　2019 年民族医医院总费用情况　　　　　单位：千元

机构分类	总费用/支出	其中：			
		业务活动费用	单位管理费用	经营费用	资产处置费用
总计	**11 371 193**	**9 106 088**	**1 795 493**	**24 467**	**16 585**
蒙医医院	6 187 258	5 315 628	794 233	5 421	993
藏医医院	1 918 812	1 383 393	308 123	8 700	15 077
维医医院	1 920 825	1 361 853	428 615	10 154	514
傣医医院	90 906	79 294	11 421	0	1
其他民族医医院	1 253 392	965 920	253 101	192	0

机构分类	其中：			
	上缴上级费用	对附属单位补助费用	所得税费用	其他费用
总计	**3 096**	**26**	**229**	**425 209**
蒙医医院	39	1	88	70 855
藏医医院	57	25	64	203 373
维医医院	3 000	0	11	116 678
傣医医院	0	0	0	190
其他民族医医院	0	0	66	34 113

表 10 - 1 - 79　2019 年民族医医院资产情况　　　　　单位：千元

机构分类	总资产	流动资产	非流动资产	其中：		
				固定资产	在建工程	无形资产
总计	**26 224 486**	**9 499 254**	**16 725 232**	**9 346 305**	**3 847 481**	**379 611**
蒙医医院	9 661 774	3 527 220	6 134 554	3 755 055	2 182 613	126 185
藏医医院	9 998 665	4 004 104	5 994 561	2 396 179	398 393	208 828
维医医院	3 317 909	1 150 598	2 167 311	1 449 099	619 752	24 058
傣医医院	138 242	20 679	117 563	64 434	39 227	13 902
其他民族医医院	3 107 896	796 653	2 311 243	1 681 538	607 496	6 638

表 10 - 1 - 80　2019 年民族医医院负债与净资产情况　　　　　单位：千元

机构分类	负债	流动负债	非流动负债	净资产	其中：	
					事业基金	专用基金
总计	**5 991 087**	**4 349 133**	**1 641 954**	**20 233 399**	**9 174 067**	**5 863 639**
蒙医医院	3 934 686	2 802 104	1 132 582	5 727 088	3 254 586	225 450
藏医医院	733 778	526 182	207 596	9 264 887	2 278 977	5 340 683
维医医院	514 598	430 996	83 602	2 803 311	1 611 113	232 069
傣医医院	18 630	18 630	0	119 612	0	8 520
其他民族医医院	789 395	571 221	218 174	2 318 501	2 029 391	56 917

表 10-1-81　2019 年各地区中医类医院机构、床位数

地区	机构数 （个）	编制床位 （张）	实有床位 （张）	其中：	
				特需服务床位（张）	负压病房床位（张）
全国总计	5 232	1 040 625	1 091 630	6 717	1 669
北京市	206	29 317	25 519	195	85
天津市	58	10 133	9 783	283	5
河北省	290	46 102	54 567	127	38
山西省	253	23 178	23 327	193	34
内蒙古自治区	230	32 134	31 572	101	216
辽宁省	211	30 728	32 931	374	57
吉林省	127	19 222	20 957	261	0
黑龙江省	185	26 236	30 417	549	104
上海市	31	10 088	11 007	121	1
江苏省	191	56 744	59 050	399	186
浙江省	217	48 334	50 671	839	52
安徽省	153	38 115	41 214	63	116
福建省	94	22 256	22 696	157	2
江西省	121	32 443	33 289	76	0
山东省	357	65 813	72 096	254	18
河南省	363	87 254	80 709	883	27
湖北省	152	49 432	48 033	149	42
湖南省	226	54 303	62 858	184	532
广东省	184	64 065	59 124	204	39
广西壮族自治区	128	30 681	35 861	45	3
海南省	30	5 458	5 126	5	3
重庆市	187	29 555	35 491	41	1
四川省	317	75 623	76 514	277	4
贵州省	128	24 002	27 973	115	1
云南省	185	32 819	35 849	328	22
西藏自治区	40	2 464	2 568	17	10
陕西省	184	30 614	35 199	59	2
甘肃省	172	32 484	31 885	192	41
青海省	58	7 973	6 265	68	15
宁夏回族自治区	33	5 420	5 688	19	0
新疆维吾尔自治区	121	17 635	23 391	139	13

表 10 - 1 - 82　2019 年各地区中医类医院人员数　　　　单位：人

地区	在岗职工数	其中：			
		卫生技术人员	其他技术人员	管理人员	工勤技能人员
全国总计	**1 250 689**	**1 058 983**	**53 150**	**51 985**	**86 571**
北京市	47 349	38 050	2 010	2 952	4 337
天津市	14 678	12 481	624	922	651
河北省	60 043	50 069	3 382	2 528	4 064
山西省	24 780	20 982	1 189	919	1 690
内蒙古自治区	34 050	28 549	1 870	1 510	2 121
辽宁省	32 582	26 687	1 645	1 693	2 557
吉林省	25 708	20 692	1 160	1 739	2 117
黑龙江省	30 469	25 038	992	1 867	2 572
上海市	17 201	14 800	874	973	554
江苏省	74 956	64 387	3 472	2 453	4 644
浙江省	69 267	58 503	2 992	2 320	5 452
安徽省	41 727	35 948	1 772	1 625	2 382
福建省	28 453	24 466	1 190	836	1 961
江西省	34 759	30 325	1 182	1 016	2 236
山东省	88 410	76 447	4 847	2 769	4 347
河南省	89 908	74 761	4 511	3 703	6 933
湖北省	47 810	41 385	1 831	2 249	2 345
湖南省	67 223	58 333	2 370	2 530	3 990
广东省	81 982	70 155	2 228	3 072	6 527
广西壮族自治区	47 986	40 173	1 585	1 962	4 266
海南省	6 931	5 627	224	330	750
重庆市	33 112	27 827	1 042	1 588	2 655
四川省	76 311	64 527	2 358	3 209	6 217
贵州省	29 574	25 355	1 298	1 378	1 543
云南省	36 526	31 934	1 527	857	2 208
西藏自治区	2 906	2 136	401	158	211
陕西省	43 498	37 280	434	2 952	2 832
甘肃省	27 393	23 378	1 726	711	1 578
青海省	6 120	5 078	455	176	411
宁夏回族自治区	6 342	5 386	338	194	424
新疆维吾尔自治区	22 635	18 224	1 621	794	1 996

表 10 - 1 - 83   2019 年各地区中医类医院卫生技术人员数（一）   单位：人

地区	卫生技术人员	执业医师	其中：中医类别	执业助理医师	其中：中医类别
全国总计	1 058 983	351 994	178 843	27 450	9 809
北京市	38 050	15 161	9 448	612	330
天津市	12 481	5 284	3 178	131	53
河北省	50 069	18 666	8 458	2 439	635
山西省	20 982	7 310	3 688	754	317
内蒙古自治区	28 549	9 801	5 190	904	422
辽宁省	26 687	9 798	5 105	646	259
吉林省	20 692	7 624	4 286	533	158
黑龙江省	25 038	8 488	4 173	814	249
上海市	14 800	5 713	3 324	16	6
江苏省	64 387	23 143	10 688	791	182
浙江省	58 503	20 412	9 007	799	223
安徽省	35 948	11 598	6 023	735	217
福建省	24 466	8 225	4 503	395	89
江西省	30 325	9 988	4 711	673	204
山东省	76 447	26 486	12 202	2 463	1 021
河南省	74 761	23 146	12 350	3 369	1 253
湖北省	41 385	13 481	6 139	995	230
湖南省	58 333	18 084	8 627	1 626	456
广东省	70 155	22 603	12 662	1 433	471
广西壮族自治区	40 173	12 020	6 487	707	282
海南省	5 627	1 749	974	98	30
重庆市	27 827	8 497	3 786	865	328
四川省	64 527	21 257	10 317	1 178	583
贵州省	25 355	7 458	4 148	572	236
云南省	31 934	9 482	5 154	871	300
西藏自治区	2 136	1 018	507	221	156
陕西省	37 280	9 539	4 160	772	176
甘肃省	23 378	7 121	3 801	895	287
青海省	5 078	1 644	983	251	163
宁夏回族自治区	5 386	1 747	1 018	124	22
新疆维吾尔自治区	18 224	5 451	3 746	768	471

表 10 - 1 - 84 2019 年各地区中医类医院卫生技术人员数（二） 单位：人

地区	注册护士	其中： 助产士	药师（士）	其中： 西药师（士）	中药师（士）
全国总计	**477 430**	**9 324**	**72 285**	**35 113**	**37 172**
北京市	15 491	105	3 064	1 086	1 978
天津市	4 727	37	1 055	414	641
河北省	20 352	620	2 736	1 498	1 238
山西省	8 904	154	1 457	550	907
内蒙古自治区	11 961	117	2 150	796	1 354
辽宁省	11 279	94	2 107	753	1 354
吉林省	9 007	25	1 407	572	835
黑龙江省	10 238	61	1 894	771	1 123
上海市	6 486	92	1 181	473	708
江苏省	30 047	669	4 437	2 330	2 107
浙江省	26 005	595	4 471	2 439	2 032
安徽省	17 308	440	2 280	1 202	1 078
福建省	11 135	859	1 916	1 052	864
江西省	13 901	463	2 285	1 386	899
山东省	34 563	606	4 820	2 285	2 535
河南省	33 377	490	4 682	2 087	2 595
湖北省	19 420	522	2 960	1 318	1 642
湖南省	30 043	486	3 621	1 632	1 989
广东省	31 380	437	5 606	2 975	2 631
广西壮族自治区	19 455	624	2 731	1 665	1 066
海南省	2 641	133	444	284	160
重庆市	13 777	123	1 612	843	769
四川省	30 525	357	3 991	2 222	1 769
贵州省	11 936	457	1 291	715	576
云南省	14 841	167	1 858	1 023	835
西藏自治区	467	11	144	15	129
陕西省	16 582	170	2 314	1 029	1 285
甘肃省	10 421	238	1 342	641	701
青海省	1 732	18	481	205	276
宁夏回族自治区	2 363	23	498	254	244
新疆维吾尔自治区	7 066	131	1 450	598	852

表 10 - 1 - 85　2019 年各地区中医类医院卫生技术人员数（三）　　　单位：人

地区	检验技师（士）	影像技师（士）	其他卫生技术人员	其中：	
				见习医师	内：中医
全国总计	**34 984**	**20 436**	**74 404**	**24 173**	**6 634**
北京市	1 221	659	1 842	370	212
天津市	436	143	705	129	52
河北省	1 549	982	3 345	888	451
山西省	800	449	1 308	221	55
内蒙古自治区	901	575	2 257	771	205
辽宁省	960	495	1 402	329	70
吉林省	690	467	964	260	67
黑龙江省	910	464	2 230	661	115
上海市	558	267	579	3	0
江苏省	1 955	892	3 122	822	255
浙江省	1 981	964	3 871	1 564	385
安徽省	1 161	763	2 103	646	197
福建省	795	490	1 510	484	147
江西省	1 261	641	1 576	599	147
山东省	2 356	1 340	4 419	1 299	295
河南省	2 522	2 111	5 554	2 056	444
湖北省	1 412	780	2 337	806	227
湖南省	1 681	1 084	2 194	604	186
广东省	2 078	940	6 115	1 399	224
广西壮族自治区	1 427	664	3 169	1 291	453
海南省	226	84	385	163	49
重庆市	926	509	1 641	691	101
四川省	2 206	1 100	4 270	1 529	555
贵州省	876	630	2 592	1 328	655
云南省	945	518	3 419	1 410	543
西藏自治区	29	28	229	12	10
陕西省	1 473	1 099	5 501	2 496	172
甘肃省	742	679	2 178	823	128
青海省	189	161	620	110	29
宁夏回族自治区	168	115	371	140	51
新疆维吾尔自治区	550	343	2 596	269	154

表 10 – 1 – 86　2019 年各地区中医类医院的机构、床位增减情况

地区	机构数				床位数			
	2018 年（个）	2019 年（个）	增减数（个）	增减（%）	2018 年（张）	2019 年（张）	增减数（张）	增减（%）
全国总计	**4 939**	**5 232**	**293**	**5.93**	**1 021 548**	**1 091 630**	**70 082**	**6.86**
北京市	201	206	5	2.49	24 867	25 519	652	2.62
天津市	58	58	0	0.00	9 645	9 783	138	1.43
河北省	284	290	6	2.11	51 351	54 567	3 216	6.26
山西省	242	253	11	4.55	21 044	23 327	2 283	10.85
内蒙古自治区	228	230	2	0.88	29 953	31 572	1 619	5.41
辽宁省	202	211	9	4.46	32 103	32 931	828	2.58
吉林省	121	127	6	4.96	19 782	20 957	1 175	5.94
黑龙江省	177	185	8	4.52	28 486	30 417	1 931	6.78
上海市	29	31	2	6.90	10 790	11 007	217	2.01
江苏省	175	191	16	9.14	54 907	59 050	4 143	7.55
浙江省	204	217	13	6.37	47 924	50 671	2 747	5.73
安徽省	137	153	16	11.68	37 568	41 214	3 646	9.71
福建省	92	94	2	2.17	22 117	22 696	579	2.62
江西省	117	121	4	3.42	31 389	33 289	1 900	6.05
山东省	323	357	34	10.53	66 994	72 096	5 102	7.62
河南省	327	363	36	11.01	74 080	80 709	6 629	8.95
湖北省	148	152	4	2.70	47 696	48 033	337	0.71
湖南省	214	226	12	5.61	60 393	62 858	2 465	4.08
广东省	184	184	0	0.00	56 377	59 124	2 747	4.87
广西壮族自治区	119	128	9	7.56	33 418	35 861	2 443	7.31
海南省	22	30	8	36.36	4 359	5 126	767	17.60
重庆市	163	187	24	14.72	31 880	35 491	3 611	11.33
四川省	300	317	17	5.67	70 312	76 514	6 202	8.82
贵州省	126	128	2	1.59	25 431	27 973	2 542	10.00
云南省	169	185	16	9.47	31 847	35 849	4 002	12.57
西藏自治区	39	40	3	7.69	2 327	2 568	241	10.36
陕西省	177	184	7	3.95	33 895	35 199	1 304	3.85
甘肃省	152	172	18	11.84	28 906	31 885	2 979	10.31
青海省	55	58	3	5.45	6 168	6 265	97	1.57
宁夏回族自治区	33	33	0	0.00	4 966	5 688	722	14.54
新疆维吾尔自治区	327	121	- 206	- 63.00	20 573	23 391	2 818	13.70

表 10 - 1 - 87　2019 年各地区中医类医院人员增减情况

地区	2018 年（人）	2019 年（人）	增减数（人）	增减（%）
全国总计	1 169 359	1 250 689	81 330	6.96
北京市	45 076	47 349	2 273	5.04
天津市	14 256	14 678	422	2.96
河北省	56 577	60 043	3 466	6.13
山西省	23 488	24 780	1 292	5.50
内蒙古自治区	32 236	34 050	1 814	5.63
辽宁省	31 152	32 582	1 430	4.59
吉林省	24 261	25 708	1 447	5.96
黑龙江省	29 043	30 469	1 426	4.91
上海市	16 786	17 201	415	2.47
江苏省	70 166	74 956	4 790	6.83
浙江省	63 587	69 267	5 680	8.93
安徽省	39 382	41 727	2 345	5.95
福建省	27 728	28 453	725	2.61
江西省	32 610	34 759	2 149	6.59
山东省	83 482	88 410	4 928	5.90
河南省	83 514	89 908	6 394	7.66
湖北省	47 648	47 810	162	0.34
湖南省	61 580	67 223	5 643	9.16
广东省	77 842	81 982	4 140	5.32
广西壮族自治区	44 962	47 986	3 024	6.73
海南省	6 208	6 931	723	11.65
重庆市	30 981	33 112	2 131	6.88
四川省	71 306	76 311	5 005	7.02
贵州省	26 920	29 574	2 654	9.86
云南省	31 707	36 526	4 819	15.20
西藏自治区	2 453	2 906	453	18.47
陕西省	41 439	43 498	2 059	4.97
甘肃省	20 968	27 393	6 425	30.64
青海省	5 603	6 120	517	9.23
宁夏回族自治区	5 874	6 342	468	7.97
新疆维吾尔自治区	20 524	22 635	2 111	10.29

表 10 - 1 - 88 2019 年各地区中医医院机构、床位数

地区	机构数（个）	编制床位（张）	实有床位（张）	其中：	
				特需服务床位（张）	负压病房床位（张）
全国总计	**4 221**	**890 048**	**932 578**	**5 509**	**1 099**
北京市	162	18 088	15 115	61	1
天津市	55	8 853	8 568	211	5
河北省	249	39 230	45 697	102	36
山西省	218	19 870	19 627	181	34
内蒙古自治区	122	12 506	12 711	39	19
辽宁省	193	28 057	30 145	312	57
吉林省	114	16 957	18 638	235	0
黑龙江省	169	24 978	29 113	539	104
上海市	21	6 067	6 413	29	1
江苏省	151	49 693	50 949	326	179
浙江省	179	39 957	41 677	705	38
安徽省	125	35 029	37 661	16	114
福建省	82	19 795	19 697	157	2
江西省	110	30 635	31 528	68	0
山东省	320	62 677	68 121	226	18
河南省	317	83 083	75 536	864	26
湖北省	126	42 275	41 692	99	41
湖南省	187	50 755	59 222	163	350
广东省	170	57 557	54 074	154	16
广西壮族自治区	102	24 871	29 231	45	2
海南省	22	4 709	4 414	0	3
重庆市	128	24 113	28 954	27	0
四川省	247	65 164	66 169	189	3
贵州省	98	21 121	24 425	111	1
云南省	158	30 621	33 914	323	22
西藏自治区	0	0	0	0	0
陕西省	168	28 297	32 802	59	2
甘肃省	124	28 117	27 608	155	21
青海省	14	3 248	2 687	13	0
宁夏回族自治区	29	4 980	5 307	19	0
新疆维吾尔自治区	61	8 745	10 883	81	4

表 10 – 1 – 89　2019 年各地区中医医院人员数　　　　　　　单位：人

地区	在岗职工数	其中：			
		卫生技术人员	其他技术人员	管理人员	工勤技能人员
全国总计	1 069 481	907 640	44 704	42 802	74 335
北京市	31 410	24 999	1 362	2 052	2 997
天津市	13 007	11 113	574	756	564
河北省	50 507	41 767	3 079	2 098	3 563
山西省	21 463	18 150	1 067	766	1 480
内蒙古自治区	12 836	10 685	620	620	911
辽宁省	29 442	24 122	1 438	1 560	2 322
吉林省	22 886	18 391	1 072	1 504	1 919
黑龙江省	29 136	23 943	936	1 805	2 452
上海市	10 435	8 887	535	622	391
江苏省	64 239	55 467	2 833	2 098	3 841
浙江省	57 798	48 711	2 390	1 926	4 771
安徽省	37 881	32 802	1 612	1 378	2 089
福建省	24 696	21 170	1 081	730	1 715
江西省	32 337	28 228	1 106	916	2 087
山东省	83 247	72 071	4 573	2 518	4 085
河南省	84 808	70 550	4 296	3 442	6 520
湖北省	40 636	35 232	1 610	1 770	2 024
湖南省	63 791	55 626	2 228	2 203	3 734
广东省	74 890	64 144	2 003	2 795	5 948
广西壮族自治区	37 991	32 070	1 212	1 280	3 429
海南省	6 156	5 031	205	284	636
重庆市	27 798	23 484	889	1 268	2 157
四川省	65 696	55 579	2 011	2 684	5 422
贵州省	25 871	22 302	1 152	1 088	1 329
云南省	34 347	30 099	1 453	753	2 042
西藏自治区	0	0	0	0	0
陕西省	40 142	34 478	417	2 601	2 646
甘肃省	23 886	20 346	1 613	558	1 369
青海省	3 297	2 877	205	58	157
宁夏回族自治区	5 960	5 062	338	170	390
新疆维吾尔自治区	12 892	10 254	794	499	1 345

表 10 – 1 – 90 2019 年各地区中医医院卫生技术人员数（一） 单位：人

地区	卫生技术人员	执业医师	其中：中医类别	执业助理医师	其中：中医类别
全国总计	**907 640**	**300 602**	**157 743**	**22 666**	**7 864**
北京市	24 999	10 324	7 334	403	248
天津市	11 113	4 717	3 007	130	53
河北省	41 767	15 512	7 200	2 195	564
山西省	18 150	6 386	3 395	659	292
内蒙古自治区	10 685	3 481	1 704	371	167
辽宁省	24 122	8 898	4 746	566	228
吉林省	18 391	6 732	3 911	487	152
黑龙江省	23 943	8 100	4 075	761	228
上海市	8 887	3 493	2 316	11	3
江苏省	55 467	20 021	9 852	595	154
浙江省	48 711	16 928	7 941	649	202
安徽省	32 802	10 613	5 635	647	192
福建省	21 170	7 134	4 194	354	78
江西省	28 228	9 313	4 472	617	196
山东省	72 071	25 100	11 631	2 268	962
河南省	70 550	21 862	11 882	2 952	1 098
湖北省	35 232	11 270	5 501	924	220
湖南省	55 626	17 388	8 385	1 362	403
广东省	64 144	20 478	11 765	1 373	441
广西壮族自治区	32 070	9 543	5 465	591	247
海南省	5 031	1 615	947	79	25
重庆市	23 484	7 372	3 465	558	217
四川省	55 579	18 216	9 144	976	467
贵州省	22 302	6 510	3 686	507	209
云南省	30 099	8 938	4 972	796	270
西藏自治区	0	0	0	0	0
陕西省	34 478	8 604	3 902	743	173
甘肃省	20 346	6 083	3 340	723	229
青海省	2 877	858	404	49	13
宁夏回族自治区	5 062	1 658	973	110	20
新疆维吾尔自治区	10 254	3 455	2 499	210	113

表 10 - 1 - 91　2019 年各地区中医医院卫生技术人员数（二）　　　　单位：人

地区	注册护士	其中：助产士	药师（士）	其中：西药师（士）	中药师（士）
全国总计	409 416	7 793	62 885	30 046	32 839
北京市	9 491	17	2 255	677	1 578
天津市	4 123	31	995	376	619
河北省	16 597	523	2 368	1 239	1 129
山西省	7 520	116	1 330	476	854
内蒙古自治区	4 633	50	820	362	458
辽宁省	10 138	79	1 936	660	1 276
吉林省	7 938	19	1 278	509	769
黑龙江省	9 771	56	1 845	757	1 088
上海市	3 749	24	794	293	501
江苏省	25 727	557	3 958	2 014	1 944
浙江省	21 454	471	3 825	1 982	1 843
安徽省	15 686	362	2 119	1 095	1 024
福建省	9 492	784	1 716	910	806
江西省	12 920	417	2 152	1 291	861
山东省	32 511	572	4 531	2 091	2 440
河南省	31 434	468	4 470	1 977	2 493
湖北省	16 423	446	2 672	1 121	1 551
湖南省	28 635	463	3 488	1 556	1 932
广东省	28 669	378	5 228	2 729	2 499
广西壮族自治区	15 521	497	2 234	1 308	926
海南省	2 368	116	399	252	147
重庆市	11 615	97	1 393	700	693
四川省	26 352	276	3 531	1 948	1 583
贵州省	10 462	391	1 090	597	493
云南省	13 964	151	1 783	975	808
西藏自治区	0	0	0	0	0
陕西省	15 312	138	2 155	929	1 226
甘肃省	9 223	187	1 177	534	643
青海省	1 198	9	278	162	116
宁夏回族自治区	2 236	23	458	226	232
新疆维吾尔自治区	4 254	75	607	300	307

表 10－1－92   2019 年各地区中医医院卫生技术人员数（三）   单位：人

地区	检验技师（士）	影像技师（士）	其他卫生技术人员	其中：见习医师	内：中医
全国总计	**30 105**	**17 603**	**64 363**	**21 793**	**6 074**
北京市	815	464	1 247	245	159
天津市	396	133	619	129	52
河北省	1 329	861	2 905	851	427
山西省	695	389	1 171	199	49
内蒙古自治区	363	239	778	303	106
辽宁省	856	427	1 301	306	69
吉林省	620	425	911	238	57
黑龙江省	869	444	2 153	652	115
上海市	333	143	364	3	0
江苏省	1 674	751	2 741	724	234
浙江省	1 644	754	3 457	1 480	365
安徽省	1 053	688	1 996	583	180
福建省	697	447	1 330	430	133
江西省	1 175	605	1 446	565	145
山东省	2 205	1 231	4 225	1 262	284
河南省	2 399	2 006	5 427	2 035	432
湖北省	1 205	693	2 045	718	204
湖南省	1 599	1 019	2 135	585	183
广东省	1 904	860	5 632	1 322	220
广西壮族自治区	1 144	521	2 516	1 101	424
海南省	200	74	296	108	49
重庆市	780	427	1 339	552	93
四川省	1 926	952	3 626	1 367	513
贵州省	777	569	2 387	1 249	632
云南省	889	486	3 243	1 369	540
西藏自治区	0	0	0	0	0
陕西省	1 361	1 042	5 261	2 376	171
甘肃省	634	584	1 922	775	119
青海省	124	104	266	57	20
宁夏回族自治区	152	102	346	131	48
新疆维吾尔自治区	287	163	1 278	78	51

表 10 - 1 - 93　2019 年各地区中医医院的机构、床位增减情况

地区	机构数				床位数			
	2018 年（个）	2019 年（个）	增减数（个）	增减（%）	2018 年（张）	2019 年（张）	增减数（张）	增减（%）
全国总计	3 977	4 221	244	6.14	872 052	932 578	60 526	6.94
北京市	159	162	3	1.89	14 515	15 115	600	4.13
天津市	55	55	0	0.00	8 396	8 568	172	2.05
河北省	243	249	6	2.47	42 844	45 697	2 853	6.66
山西省	213	218	5	2.35	18 114	19 627	1 513	8.35
内蒙古自治区	117	122	5	4.27	11 525	12 711	1 186	10.29
辽宁省	186	193	7	3.76	29 357	30 145	788	2.68
吉林省	108	114	6	5.56	17 553	18 638	1 085	6.18
黑龙江省	161	169	8	4.97	27 184	29 113	1 929	7.10
上海市	19	21	2	10.53	6 164	6 413	249	4.04
江苏省	138	151	13	9.42	47 756	50 949	3 193	6.69
浙江省	171	179	8	4.68	40 173	41 677	1 504	3.74
安徽省	113	125	12	10.62	34 403	37 661	3 258	9.47
福建省	80	82	2	2.50	19 226	19 697	471	2.45
江西省	106	110	4	3.77	29 645	31 528	1 883	6.35
山东省	290	320	30	10.34	63 208	68 121	4 913	7.77
河南省	287	317	30	10.45	69 823	75 536	5 713	8.18
湖北省	123	126	3	2.44	41 190	41 692	502	1.22
湖南省	174	187	13	7.47	57 071	59 222	2 151	3.77
广东省	167	170	3	1.80	51 421	54 074	2 653	5.16
广西壮族自治区	96	102	6	6.25	27 021	29 231	2 210	8.18
海南省	17	22	5	29.41	3 913	4 414	501	12.80
重庆市	110	128	18	16.36	26 263	28 954	2 691	10.25
四川省	232	247	15	6.47	60 316	66 169	5 853	9.70
贵州省	97	98	1	1.03	21 976	24 425	2 449	11.14
云南省	141	158	17	12.06	29 832	33 914	4 082	13.68
西藏自治区	0	0	0	—	0	0	0	—
陕西省	163	168	5	3.07	31 400	32 802	1 402	4.46
甘肃省	109	124	15	13.76	24 816	27 608	2 792	11.25
青海省	14	14	0	0.00	2 549	2 687	138	5.41
宁夏回族自治区	26	29	3	11.54	4 509	5 307	798	17.70
新疆维吾尔自治区	62	61	-1	-1.61	9 889	10 883	994	10.05

表 10 - 1 - 94　**2019 年各地区中医医院人员增减情况**

地区	2018 年（人）	2019 年（人）	增减数（人）	增减（%）
全国总计	**998 777**	**1 069 481**	**70 704**	**7.08**
北京市	29 699	31 410	1 711	5.76
天津市	12 544	13 007	463	3.69
河北省	47 347	50 507	3 160	6.67
山西省	20 588	21 463	875	4.25
内蒙古自治区	12 139	12 836	697	5.74
辽宁省	27 982	29 442	1 460	5.22
吉林省	21 526	22 886	1 360	6.32
黑龙江省	28 063	29 136	1 073	3.82
上海市	10 049	10 435	386	3.84
江苏省	60 369	64 239	3 870	6.41
浙江省	54 076	57 798	3 722	6.88
安徽省	35 688	37 881	2 193	6.14
福建省	23 998	24 696	698	2.91
江西省	30 326	32 337	2 011	6.63
山东省	78 455	83 247	4 792	6.11
河南省	79 102	84 808	5 706	7.21
湖北省	40 606	40 636	30	0.07
湖南省	58 801	63 791	4 990	8.49
广东省	70 745	74 890	4 145	5.86
广西壮族自治区	35 848	37 991	2 143	5.98
海南省	5 573	6 156	583	10.46
重庆市	25 897	27 798	1 901	7.34
四川省	61 259	65 696	4 437	7.24
贵州省	23 087	25 871	2 784	12.06
云南省	29 661	34 347	4 686	15.80
西藏自治区	0	0	0	—
陕西省	38 391	40 142	1 751	4.56
甘肃省	17 769	23 886	6 117	34.43
青海省	2 811	3 297	486	17.29
宁夏回族自治区	5 412	5 960	548	10.13
新疆维吾尔自治区	10 966	12 892	1 926	17.56

表 10 – 1 – 95 2019 年各地区中西医结合医院机构、床位数

地区	机构数（个）	编制床位（张）	实有床位（张）	其中：特需服务床位（张）	负压病房床位（张）
全国总计	**699**	**108 714**	**117 672**	**1 015**	**332**
北京市	42	11 037	10 184	134	84
天津市	3	1 280	1 215	72	0
河北省	41	6 872	8 870	25	2
山西省	35	3 308	3 700	12	0
内蒙古自治区	14	1 112	1 722	7	12
辽宁省	16	2 351	2 466	62	0
吉林省	10	1 990	2 075	26	0
黑龙江省	11	942	968	10	0
上海市	10	4 021	4 594	92	0
江苏省	40	7 051	8 101	73	7
浙江省	38	8 377	8 994	134	14
安徽省	28	3 086	3 553	47	2
福建省	11	2 381	2 939	0	0
江西省	11	1 808	1 761	8	0
山东省	37	3 136	3 975	28	0
河南省	46	4 171	5 173	19	1
湖北省	24	6 657	5 956	50	1
湖南省	38	3 508	3 596	21	182
广东省	14	6 508	5 050	50	23
广西壮族自治区	21	4 780	5 392	0	1
海南省	8	749	712	5	0
重庆市	59	5 442	6 537	14	1
四川省	35	7 970	8 667	85	0
贵州省	22	2 498	3 145	4	0
云南省	22	1 478	1 575	5	0
西藏自治区	1	50	50	5	0
陕西省	16	2 317	2 397	0	0
甘肃省	31	2 858	3 189	22	2
青海省	7	271	271	5	0
宁夏回族自治区	2	120	140	0	0
新疆维吾尔自治区	6	585	705	0	0

表 10 - 1 - 96　2019 年各地区中西医结合医院人员数　　　　　　单位：人

地区	在岗职工数	其中：			
		卫生技术人员	其他技术人员	管理人员	工勤技能人员
全国总计	138 965	116 568	5 592	7 305	9 500
北京市	15 558	12 776	625	877	1 280
天津市	1 671	1 368	50	166	87
河北省	9 536	8 302	303	430	501
山西省	3 317	2 832	122	153	210
内蒙古自治区	862	693	75	50	44
辽宁省	2 615	2 156	132	112	215
吉林省	2 632	2 154	82	207	189
黑龙江省	1 071	885	44	45	97
上海市	6 766	5 913	339	351	163
江苏省	10 717	8 920	639	355	803
浙江省	11 469	9 792	602	394	681
安徽省	3 846	3 146	160	247	293
福建省	3 715	3 261	106	104	244
江西省	2 422	2 097	76	100	149
山东省	5 163	4 376	274	251	262
河南省	5 100	4 211	215	261	413
湖北省	6 719	5 750	180	477	312
湖南省	3 390	2 671	142	324	253
广东省	7 092	6 011	225	277	579
广西壮族自治区	7 933	6 522	253	436	722
海南省	775	596	19	46	114
重庆市	5 314	4 343	153	320	498
四川省	9 094	7 685	300	458	651
贵州省	3 375	2 782	142	260	191
云南省	1 637	1 401	65	72	99
西藏自治区	28	12	0	0	16
陕西省	3 356	2 802	17	351	186
甘肃省	2 513	2 190	90	96	137
青海省	422	275	88	25	34
宁夏回族自治区	132	121	0	3	8
新疆维吾尔自治区	725	525	74	57	69

表 10 – 1 – 97　2019 年各地区中西医结合医院卫生技术人员数（一）　　单位：人

地区	卫生技术人员	执业医师	其中：中医类别	执业助理医师	其中：中医类别
全国总计	**116 568**	**39 519**	**14 076**	**3 101**	**904**
北京市	12 776	4 734	2 041	192	70
天津市	1 368	567	171	1	0
河北省	8 302	3 154	1 258	244	71
山西省	2 832	924	293	95	25
内蒙古自治区	693	164	43	67	17
辽宁省	2 156	748	239	65	20
吉林省	2 154	819	328	44	6
黑龙江省	885	318	79	42	18
上海市	5 913	2 220	1 008	5	3
江苏省	8 920	3 122	836	196	28
浙江省	9 792	3 484	1 066	150	21
安徽省	3 146	985	388	88	25
福建省	3 261	1 083	306	35	11
江西省	2 097	675	239	56	8
山东省	4 376	1 386	571	195	59
河南省	4 211	1 284	468	417	155
湖北省	5 750	2 085	603	63	8
湖南省	2 671	690	241	257	52
广东省	6 011	2 125	897	60	30
广西壮族自治区	6 522	1 959	746	82	19
海南省	596	134	27	19	5
重庆市	4 343	1 125	321	307	111
四川省	7 685	2 662	909	96	46
贵州省	2 782	884	424	59	25
云南省	1 401	389	81	56	15
西藏自治区	12	4	1	1	0
陕西省	2 802	935	258	29	3
甘肃省	2 190	618	145	117	33
青海省	275	75	16	18	4
宁夏回族自治区	121	29	9	11	2
新疆维吾尔自治区	525	138	64	34	14

表 10 - 1 - 98　2019 年各地区中西医结合医院卫生技术人员数（二）　单位：人

地区	注册护士	其中：助产士	药师（士）	其中：	
				西药师（士）	中药师（士）
全国总计	**55 428**	**1 315**	**6 542**	**4 102**	**2 440**
北京市	5 884	88	787	403	384
天津市	604	6	60	38	22
河北省	3 755	97	368	259	109
山西省	1 384	38	127	74	53
内蒙古自治区	314	2	40	28	12
辽宁省	1 004	15	129	83	46
吉林省	1 023	6	111	52	59
黑龙江省	371	4	38	10	28
上海市	2 737	68	387	180	207
江苏省	4 320	112	479	316	163
浙江省	4 551	124	646	457	189
安徽省	1 622	78	161	107	54
福建省	1 628	71	196	140	56
江西省	981	46	133	95	38
山东省	2 052	34	289	194	95
河南省	1 943	22	212	110	102
湖北省	2 797	57	265	187	78
湖南省	1 392	23	132	76	56
广东省	2 711	59	378	246	132
广西壮族自治区	3 287	108	372	259	113
海南省	273	17	45	32	13
重庆市	2 162	26	219	143	76
四川省	3 874	66	392	241	151
贵州省	1 374	66	175	102	73
云南省	708	16	55	40	15
西藏自治区	5	0	0	0	0
陕西省	1 270	32	159	100	59
甘肃省	1 011	33	130	91	39
青海省	96	1	18	11	7
宁夏回族自治区	47	0	15	12	3
新疆维吾尔自治区	248	0	24	16	8

表 10 –1 –99 **2019 年各地区中西医结合医院卫生技术人员数（三）** 单位：人

地区	检验技师（士）	影像技师（士）	其他卫生技术人员	其中：	
				见习医师	内：中医
全国总计	**3 827**	**2 153**	**5 998**	**1 487**	**291**
北京市	402	189	588	125	53
天津市	40	10	86	0	0
河北省	220	121	440	37	24
山西省	105	60	137	22	6
内蒙古自治区	25	21	62	1	0
辽宁省	90	64	56	9	1
吉林省	66	40	51	22	10
黑龙江省	33	17	66	9	0
上海市	225	124	215	0	0
江苏省	281	141	381	98	21
浙江省	337	210	414	84	20
安徽省	108	75	107	63	17
福建省	96	43	180	54	14
江西省	86	36	130	34	2
山东省	151	109	194	37	11
河南省	123	105	127	21	12
湖北省	190	82	268	71	17
湖南省	79	63	58	19	3
广东省	174	80	483	77	4
广西壮族自治区	217	122	483	155	17
海南省	26	10	89	55	0
重庆市	146	82	302	139	8
四川省	242	120	299	56	18
贵州省	89	54	147	70	17
云南省	40	28	125	41	3
西藏自治区	1	1	0	0	0
陕西省	112	57	240	120	1
甘肃省	87	68	159	33	4
青海省	14	13	41	9	0
宁夏回族自治区	7	2	10	3	0
新疆维吾尔自治区	15	6	60	23	8

表 10 – 1 – 100　2019 年各地区中西医结合医院的机构、床位增减情况

地区	机构数				床位数			
	2018 年 （个）	2019 年 （个）	增减数 （个）	增减 （%）	2018 年 （张）	2019 年 （张）	增减数 （张）	增减 （%）
全国总计	**650**	**699**	**49**	**7.54**	**110 579**	**117 672**	**7 093**	**6.41**
北京市	40	42	2	5.00	10 172	10 184	12	0.12
天津市	3	3	0	0.00	1 249	1 215	– 34	– 2.72
河北省	41	41	0	0.00	8 507	8 870	363	4.27
山西省	29	35	6	20.69	2 930	3 700	770	26.28
内蒙古自治区	16	14	– 2	– 12.50	1 851	1 722	– 129	– 6.97
辽宁省	15	16	1	6.67	2 446	2 466	20	0.82
吉林省	10	10	0	0.00	1 985	2 075	90	4.53
黑龙江省	11	11	0	0.00	951	968	17	1.79
上海市	10	10	0	0.00	4 626	4 594	– 32	– 0.69
江苏省	37	40	3	8.11	7 151	8 101	950	13.28
浙江省	33	38	5	15.15	7 751	8 994	1 243	16.04
安徽省	24	28	4	16.67	3 165	3 553	388	12.26
福建省	11	11	0	0.00	2 831	2 939	108	3.81
江西省	11	11	0	0.00	1 744	1 761	17	0.97
山东省	32	37	5	15.63	3 736	3 975	239	6.40
河南省	40	46	6	15.00	4 257	5 173	916	21.52
湖北省	23	24	1	4.35	6 126	5 956	– 170	– 2.78
湖南省	38	38	0	0.00	3 265	3 596	331	10.14
广东省	17	14	– 3	– 17.65	4 956	5 050	94	1.90
广西壮族自治区	18	21	3	16.67	5 277	5 392	115	2.18
海南省	5	8	3	60.00	446	712	266	59.64
重庆市	53	59	6	11.32	5 617	6 537	920	16.38
四川省	33	35	2	6.06	8 431	8 667	236	2.80
贵州省	20	22	2	10.00	2 806	3 145	339	12.08
云南省	24	22	– 2	– 8.33	1 643	1 575	– 68	– 4.14
西藏自治区	1	1	0	0.00	50	50	0	0.00
陕西省	14	16	2	14.29	2 495	2 397	– 98	– 3.93
甘肃省	27	31	3	11.11	2 951	3 189	238	8.07
青海省	5	7	2	40.00	226	271	45	19.91
宁夏回族自治区	4	2	– 2	– 50.00	270	140	– 130	– 48.15
新疆维吾尔自治区	5	6	1	20.00	668	705	37	5.54

表 10 - 1 - 101　2019 年各地区中西医结合医院人员增减情况

地区	2018 年（人）	2019 年（人）	增减数（人）	增减（%）
全国总计	**130 085**	**138 965**	**8 880**	**6. 83**
北京市	14 977	15 558	581	3. 88
天津市	1 712	1 671	-41	-2. 39
河北省	9 230	9 536	306	3. 32
山西省	2 900	3 317	417	14. 38
内蒙古自治区	815	862	47	5. 77
辽宁省	2 657	2 615	-42	-1. 58
吉林省	2 551	2 632	81	3. 18
黑龙江省	710	1 071	361	50. 85
上海市	6 737	6 766	29	0. 43
江苏省	9 797	10 717	920	9. 39
浙江省	9 511	11 469	1 958	20. 59
安徽省	3 694	3 846	152	4. 11
福建省	3 687	3 715	28	0. 76
江西省	2 284	2 422	138	6. 04
山东省	4 947	5 163	216	4. 37
河南省	4 412	5 100	688	15. 59
湖北省	6 606	6 719	113	1. 71
湖南省	2 734	3 390	656	23. 99
广东省	7 097	7 092	-5	-0. 07
广西壮族自治区	7 439	7 933	494	6. 64
海南省	635	775	140	22. 05
重庆市	5 084	5 314	230	4. 52
四川省	8 624	9 094	470	5. 45
贵州省	3 159	3 375	216	6. 84
云南省	1 600	1 637	37	2. 31
西藏自治区	12	28	16	133. 33
陕西省	3 048	3 356	308	10. 10
甘肃省	2 166	2 513	347	16. 02
青海省	403	422	19	4. 71
宁夏回族自治区	204	132	-72	-35. 29
新疆维吾尔自治区	653	725	72	11. 03

表 10 - 1 - 102　2019 年各地区民族医医院机构、床位数

地区	机构数（个）	编制床位（张）	实有床位（张）	其中：	
				特需服务床位（张）	负压病房床位（张）
全国总计	**312**	**41 863**	**41 380**	**193**	**238**
北京市	2	192	220	0	0
内蒙古自治区	94	18 516	17 139	55	185
辽宁省	2	320	320	0	0
吉林省	3	275	244	0	0
黑龙江省	5	316	336	0	0
福建省	1	80	60	0	0
湖北省	2	500	385	0	0
湖南省	1	40	40	0	0
广西壮族自治区	5	1 030	1 238	0	0
四川省	35	2 489	1 678	3	1
贵州省	8	383	403	0	0
云南省	5	720	360	0	0
西藏自治区	39	2 414	2 518	12	10
甘肃省	17	1 509	1 088	15	18
青海省	37	4 454	3 307	50	15
宁夏回族自治区	2	320	241	0	0
新疆维吾尔自治区	54	8 305	11 803	58	9

表 10 - 1 - 103　2019 年各地区民族医医院人员数

单位：人

地区	在岗职工数	其中：			
		卫生技术人员	其他技术人员	管理人员	工勤技能人员
全国总计	**42 243**	**34 775**	**2 854**	**1 878**	**2 736**
北京市	381	275	23	23	60
内蒙古自治区	20 352	17 171	1 175	840	1 166
辽宁省	525	409	75	21	20
吉林省	190	147	6	28	9
黑龙江省	262	210	12	17	23
福建省	42	35	3	2	2
湖北省	455	403	41	2	9
湖南省	42	36	0	3	3
广西壮族自治区	2 062	1 581	120	246	115
四川省	1 521	1 263	47	67	144
贵州省	328	271	4	30	23
云南省	542	434	9	32	67
西藏自治区	2 878	2 124	401	158	195
甘肃省	994	842	23	57	72
青海省	2 401	1 926	162	93	220
宁夏回族自治区	250	203	0	21	26
新疆维吾尔自治区	9 018	7 445	753	238	582

表 10 - 1 - 104　2019 年各地区民族医医院卫生技术人员数（一）　　　单位：人

地区	卫生技术人员	执业医师	其中：中医类别	执业助理医师	其中：中医类别
全国总计	34 775	11 873	7 024	1 683	1 041
北京市	275	103	73	17	12
内蒙古自治区	17 171	6 156	3 443	466	238
辽宁省	409	152	120	15	11
吉林省	147	73	47	2	0
黑龙江省	210	70	19	11	3
福建省	35	8	3	6	0
湖北省	403	126	35	8	2
湖南省	36	6	1	7	1
广西壮族自治区	1 581	518	276	34	16
四川省	1 263	379	264	106	70
贵州省	271	64	38	6	2
云南省	434	155	101	19	15
西藏自治区	2 124	1 014	506	220	156
甘肃省	842	420	316	55	25
青海省	1 926	711	563	184	146
宁夏回族自治区	203	60	36	3	0
新疆维吾尔自治区	7 445	1 858	1 183	524	344

表 10 - 1 - 105　2019 年各地区民族医医院卫生技术人员数（二）　　　单位：人

地区	注册护士	其中：助产士	药师（士）	其中：西药师（士）	中药师（士）
全国总计	12 586	216	2 858	965	1 893
北京市	116	0	22	6	16
内蒙古自治区	7 014	65	1 290	406	884
辽宁省	137	0	42	10	32
吉林省	46	0	18	11	7
黑龙江省	96	1	11	4	7
福建省	15	4	4	2	2
湖北省	200	19	23	10	13
湖南省	16	0	1	0	1
广西壮族自治区	647	19	125	98	27
四川省	299	15	68	33	35
贵州省	100	0	26	16	10
云南省	169	0	20	8	12
西藏自治区	462	11	144	15	129
甘肃省	187	18	35	16	19
青海省	438	8	185	32	153
宁夏回族自治区	80	0	25	16	9
新疆维吾尔自治区	2 564	56	819	282	537

表 10 - 1 - 106　2019 年各地区民族医医院卫生技术人员数（三）　　　单位：人

地区	检验技师（士）	影像技师（士）	其他卫生技术人员	其中：见习医师	内：中医
全国总计	**1 052**	**680**	**4 043**	**893**	**269**
北京市	4	6	7	0	0
内蒙古自治区	513	315	1 417	467	99
辽宁省	14	4	45	14	0
吉林省	4	2	2	0	0
黑龙江省	8	3	11	0	0
福建省	2	0	0	0	0
湖北省	17	5	24	17	6
湖南省	3	2	1	0	0
广西壮族自治区	66	21	170	35	12
四川省	38	28	345	106	24
贵州省	10	7	58	9	6
云南省	16	4	51	0	0
西藏自治区	28	27	229	12	10
甘肃省	21	27	97	15	5
青海省	51	44	313	44	9
宁夏回族自治区	9	11	15	6	3
新疆维吾尔自治区	248	174	1 258	168	95

表 10 - 1 - 107　2019 年各地区民族医医院的机构、床位增减情况

地区	机构数				床位数			
	2018 年（个）	2019 年（个）	增减数（个）	增减（%）	2018 年（张）	2019 年（张）	增减数（张）	增减（%）
全国总计	**312**	**312**	**0**	**0.00**	**38 917**	**41 380**	**2 463**	**6.33**
北京市	2	2	0	0.00	180	220	40	22.22
内蒙古自治区	95	94	- 1	- 1.05	16 577	17 139	562	3.39
辽宁省	1	2	1	100.00	300	320	20	6.67
吉林省	3	3	0	0.00	244	244	0	0.00
黑龙江省	5	5	0	0.00	351	336	- 15	- 4.27
福建省	1	1	0	0.00	60	60	0	0.00
湖北省	2	2	0	0.00	380	385	5	1.32
湖南省	2	1	- 1	- 50.00	57	40	- 17	- 29.82
广西壮族自治区	5	5	0	0.00	1 120	1 238	118	10.54
四川省	35	35	0	0.00	1 565	1 678	113	7.22
贵州省	9	8	- 1	- 11.11	649	403	- 246	- 37.90
云南省	4	5	1	25.00	372	360	- 12	- 3.23
西藏自治区	38	39	1	2.63	2 277	2 518	241	10.58
甘肃省	16	17	1	6.25	1 139	1 088	- 51	- 4.48
青海省	36	37	1	2.78	3 393	3 307	- 86	- 2.53
宁夏回族自治区	3	2	- 1	- 33.33	187	241	54	28.88
新疆维吾尔自治区	54	54	0	0.00	10 016	11 803	1 787	17.84

表 10 - 1 - 108　2019 年各地区民族医医院人员增减情况

地区	2018 年（人）	2019 年（人）	增减数（人）	增减（%）
全国总计	40 497	42 243	1 746	4. 31
北京市	400	381	- 19	- 4. 75
内蒙古自治区	19 282	20 352	1 070	5. 55
辽宁省	513	525	12	2. 34
吉林省	184	190	6	3. 26
黑龙江省	270	262	- 8	- 2. 96
福建省	43	42	- 1	- 2. 33
湖北省	436	455	19	4. 36
湖南省	45	42	- 3	- 6. 67
广西壮族自治区	1 675	2 062	387	23. 10
四川省	1 423	1 521	98	6. 89
贵州省	674	328	- 346	- 51. 34
云南省	446	542	96	21. 52
西藏自治区	2 441	2 878	437	17. 90
甘肃省	1 033	994	- 39	- 3. 78
青海省	2 389	2 401	12	0. 50
宁夏回族自治区	258	250	- 8	- 3. 10
新疆维吾尔自治区	8 905	9 018	113	1. 27

表 10 - 1 - 109　2019 年按床位数分组的中医类医院数情况 （一）　单位：张

机构分类	总计	0 ~ 49	50 ~ 99	100 ~ 199	200 ~ 299
总计	5 232	1 567	1 054	843	510
中医医院	4 221	1 236	772	659	439
中西医结合医院	699	227	206	116	42
民族医医院	312	104	76	68	29

表 10 - 1 - 110　2019 年按床位数分组的中医类医院数情况 （二）　单位：张

机构分类	300 ~ 399	400 ~ 499	500 ~ 799	800 及以上
总计	334	302	407	215
中医医院	298	261	370	186
中西医结合医院	22	37	24	25
民族医医院	14	4	13	4

表 10 - 1 - 111　2019 年按等级分组的中医类医院数情况　　单位：个

机构分类	合计	中医医院	中西医结合医院	民族医医院
总计	5 232	4 221	699	312
三级	581	476	74	31
三级甲等	427	352	58	17
三级乙等	94	77	5	12
三级丙等	0	0	0	0
未评等次	60	47	11	2
二级	2 206	1 906	148	152
二级甲等	1 510	1 366	53	91
二级乙等	278	217	22	39
二级丙等	13	9	3	1
未评等次	405	314	70	21
一级	1 289	986	249	54
一级甲等	92	62	21	9
一级乙等	42	25	12	5
一级丙等	74	62	8	4
未评等次	1081	837	208	36
其他	1 156	853	228	75

表 10 - 1 - 112　2019 年中医医院等级情况　　单位：个

机构分类	合计	中医综合医院	中医专科医院	其中：肛肠医院	骨伤医院	针灸医院	按摩医院	其他中医专科医院
总计	4 221	3 570	651	81	226	16	31	297
三级	476	445	31	6	17	3	0	5
三级甲等	352	329	23	5	12	3	0	3
三级乙等	77	75	2	0	2	0	0	0
三级丙等	0	0	0	0	0	0	0	0
未评等次	47	41	6	1	3	0	0	2
二级	1 906	1 770	136	22	66	0	3	45
二级甲等	1 366	1 316	50	4	35	0	2	9
二级乙等	217	203	14	1	8	0	1	4
二级丙等	9	8	1	0	0	0	0	1
未评等次	314	243	71	17	23	0	0	31
一级	986	781	205	32	58	6	14	95
一级甲等	62	47	15	2	7	0	1	5
一级乙等	25	21	4	1	0	0	1	2
一级丙等	62	54	8	0	6	1	0	1
未评等次	837	659	178	29	45	5	12	87
其他	853	574	279	21	85	7	14	152

表 10 - 1 - 113　2019 年民族医医院等级情况　　　　　　　单位：个

机构分类	合计	蒙医医院	藏医医院	维医医院	傣医医院	其他民族医医院
总计	**312**	**108**	**116**	**43**	**1**	**44**
三级	**31**	**20**	**7**	**2**	**0**	**2**
三级甲等	17	10	4	2	0	1
三级乙等	12	9	3	0	0	0
三级丙等	0	0	0	0	0	0
未评等次	2	1	0	0	0	1
二级	**152**	**58**	**50**	**29**	**1**	**14**
二级甲等	91	31	33	17	1	9
二级乙等	39	17	14	6	0	2
二级丙等	1	1	0	0	0	0
未评等次	21	9	3	6	0	3
一级	**54**	**16**	**18**	**11**	**0**	**9**
一级甲等	9	2	5	2	0	0
一级乙等	5	0	2	1	0	2
一级丙等	4	0	3	0	0	1
未评等次	36	14	8	8	0	6
其他	**75**	**14**	**41**	**1**	**0**	**19**

表 10 - 1 - 114　2019 年各地区万人口中医类医院床位数及万人口全国中医执业（助理）医师数

地区	人口（万人）	床位数（张）	床位数/万人口（张）	全国位次	中医执业（助理）医师数（人）	中医执业（助理）医师数/万人口（人）	全国位次
全国总计	**140 005**	**1 091 630**	**7.80**	**—**	**624 783**	**4.46**	**—**
北京市	2 154	25 519	11.85	3	21 077	9.79	1
天津市	1 562	9 783	6.26	26	9 660	6.18	4
河北省	7 592	54 567	7.19	22	36 525	4.81	10
山西省	3 729	23 327	6.26	27	17 730	4.75	11
内蒙古自治区	2 540	31 572	12.43	1	16 564	6.52	3
辽宁省	4 352	32 931	7.57	17	17 001	3.91	23
吉林省	2 691	20 957	7.79	15	12 379	4.60	13
黑龙江省	3 751	30 417	8.11	13	12 686	3.38	26
上海市	2 428	11 007	4.53	31	9 645	3.97	21
江苏省	8 070	59 050	7.32	19	32 304	4.00	20
浙江省	5 850	50 671	8.66	10	32 340	5.53	8
安徽省	6 366	41 214	6.47	25	16 961	2.66	31
福建省	3 973	22 696	5.71	28	17 633	4.44	14
江西省	4 666	33 289	7.13	24	14 487	3.10	29
山东省	10 070	72 096	7.16	23	47 264	4.69	12
河南省	9 640	80 709	8.37	11	40 917	4.24	15
湖北省	5 927	48 033	8.10	14	19 259	3.25	28
湖南省	6 918	62 858	9.09	8	28 460	4.11	17
广东省	11 521	59 124	5.13	30	46 665	4.05	19
广西壮族自治区	4 960	35 861	7.23	21	19 250	3.88	24
海南省	945	5 126	5.42	29	2 724	2.88	30
重庆市	3 124	35 491	11.36	4	18 018	5.77	6
四川省	8 375	76 514	9.14	7	56 168	6.71	2
贵州省	3 623	27 973	7.72	16	13 980	3.86	25
云南省	4 858	35 849	7.38	18	16 344	3.36	27
西藏自治区	351	2 568	7.32	20	2 158	6.15	5
陕西省	3 876	35 199	9.08	9	15 897	4.10	18
甘肃省	2 647	31 885	12.05	2	14 458	5.46	9
青海省	608	6 265	10.30	5	3 376	5.55	7
宁夏回族自治区	695	5 688	8.18	12	2 932	4.22	16
新疆维吾尔自治区	2 523	23 391	9.27	6	9 921	3.93	22

表 10 - 1 - 115　2019 年中医类医疗机构资源及服务占全国医疗资源及服务的比例

机构分类	机构数		中医执业 （助理）医师		实有床位		诊疗量		出院人数	
	数量 （个）	占比 （%）	数量 （人）	占比 （%）	数量 （张）	占比 （%）	数量 （万人次）	占比 （%）	数量 （万人）	占比 （%）
总计	65 767	21.85	265 119	9.93	1 092 166	15.88	87 180.74	18.46	3 274.64	15.51
中医类医院	5 232	15.23	188 652	8.68	1 091 630	15.90	67 528.24	17.57	3 274.04	15.51
中医类门诊部	3 267	12.73	16 105	11.49	536	4.75	3 182.73	20.36	0.60	5.52
中医类诊所	57 268	23.76	60 362	17.03	—	—	16 469.77	22.74	—	—

注：占比系中医类医院、门诊部、诊所分别占全国医院、门诊部、诊所的资源量及服务量的比例。

二、中医医疗机构运营与服务

表 10 - 2 - 1　2019 年医疗卫生机构分科床位、门急诊人次及出院人数

科室名称	实有床位 （张）	门急诊人次 （人次）	出院人数 （人）	构成（%）		
				实有床位	门急诊人次	出院人数
总计	8 806 956	6 038 668 550	265 026 566	100.00	100.00	100.00
中医合计	1 310 502	955 313 692	38 242 793	14.88	15.82	14.43
中医科	1 133 389	856 178 018	33 624 872	12.87	14.18	12.69
民族医学科	35 135	11 996 611	850 386	0.40	0.20	0.32
中西医结合科	141 978	87 139 063	3 767 535	1.61	1.44	1.42

表 10 - 2 - 2　2019 年全国医院、中医类医院门诊服务情况（一）

机构分类	机构数 （个）	总诊疗人次数（人次）						家庭卫生 服务 人次数
		总计	其中：门急诊人次数					
			合计	门诊人次数	急诊人次数			
					小计	死亡数		
医院总计	34 354	3 842 404 807	3 752 655 521	3 387 352 341	365 303 180	278 692	5 004 771	
中医类医院	5 232	675 282 432	654 625 483	604 287 992	50 337 491	31 884	1 131 244	
中医医院	4 221	586 201 454	568 317 015	525 419 310	42 897 705	26 361	680 272	
中西医结合医院	699	74 566 165	72 424 785	65 734 351	6 690 434	4 429	417 003	
民族医医院	312	14 514 813	13 883 683	13 134 331	749 352	1 094	33 969	

表 10 – 2 – 3　2019 年全国医院、中医类医院门诊服务情况（二）

机构分类	观察室留观病例		健康检查人次数（人次）	总诊疗人次中：预约诊疗人次数（人次）	急诊死亡率（%）	观察室病死率（%）	预约诊疗人次占总诊疗人次百分比（%）
	例数（例）	死亡人数（人）					
医院总计	27 036 637	41 792	207 605 698	710 967 232	0.08	0.15	18.50
中医类医院	3 485 643	4 891	33 121 393	92 934 470	0.06	0.14	13.76
中医医院	3 036 002	4 429	28 279 633	80 136 261	0.06	0.15	13.67
中西医结合医院	435 628	423	4 105 019	12 112 329	0.07	0.10	16.24
民族医医院	14 013	39	736 741	685 880	0.15	0.28	4.73

表 10 – 2 – 4　2019 年全国医院、中医类医院住院服务情况（一）　　　　单位：人

机构分类	入院人数	出院人数		转往基层医疗卫生机构
		总计	死亡人数	
医院总计	211 830 536	211 081 679	939 694	2 241 887
中医类医院	32 877 969	32 740 411	132 502	345 464
中医医院	28 780 126	28 666 239	107 531	311 950
中西医结合医院	3 130 451	3 114 518	22 307	16 104
民族医医院	967 392	959 654	2 664	17 410

表 10 – 2 – 5　2019 年全国医院、中医类医院住院服务情况（二）

机构分类	住院病人手术人次数（人次）	每百门急诊的入院人数（人）	死亡率（%）	医院向基层医疗卫生机构转诊率（%）
医院总计	65 866 727	5.64	0.45	1.06
中医类医院	7 551 347	5.02	0.40	1.06
中医医院	6 471 336	5.06	0.38	1.09
中西医结合医院	962 297	4.32	0.72	0.52
民族医医院	117 714	6.97	0.28	1.81

表 10 – 2 – 6　2019 年全国医院、中医类医院处方使用情况

机构分类	门诊处方				
	总计（张）	使用抗菌药物处方		中医处方数	
		小计（张）	比例（%）	小计（张）	比例（%）
医院总计	—	—	12.18	—	17.67
中医类医院	599 801 281	57 736 553	9.63	296 036 597	49.36
中医医院	517 433 973	48 869 026	9.44	266 377 226	51.48
中西医结合医院	63 988 768	8 130 608	12.71	24 053 302	37.59
民族医医院	18 378 540	736 919	4.01	5 606 069	30.50

表 10 - 2 - 7　2019 年全国医院、中医类医院病床使用情况（一）

机构分类	实有床位数（张）	实际开放总床日数（日）	平均开放病床数（张）	实际占用总床日数（日）	出院者占用总床日数（日）
医院总计	6 866 546	2 383 122 157	6 529 102	1 991 119 033	1 926 523 474
中医类医院	1 091 630	381 229 997	1 044 466	314 030 507	307 890 871
中医医院	932 578	326 812 798	895 378	272 556 437	267 589 314
中西医结合医院	117 672	40 306 514	110 429	31 470 722	30 753 929
民族医医院	41 380	14 110 685	38 659	10 003 348	9 547 628

表 10 - 2 - 8　2019 年全国医院、中医类医院病床使用情况（二）

机构分类	观察床数（张）	全年开设家庭病床总数（张）	病床周转次数（次）	病床工作日（日）	病床使用率（%）	出院者平均住院日（日）
医院总计	224 578	409 155	32. 33	304. 96	83. 55	9. 13
中医类医院	31 329	96 090	31. 35	300. 66	82. 37	9. 40
中医医院	27 532	73 655	32. 02	304. 40	83. 40	9. 33
中西医结合医院	2 843	7 203	28. 20	284. 99	78. 08	9. 87
民族医医院	954	15 232	24. 82	258. 76	70. 89	9. 95

表 10 - 2 - 9　2019 年全国医院、中医类医院医师工作效率

机构分类	医师人均全年担负		医师人均每日担负		医师人均年业务收入（元）
	诊疗人次（人次）	住院床日（日）	诊疗人次（人次）	住院床日（日）	
医院总计	1 769. 10	916. 70	7. 10	2. 50	1 495 365. 80
中医类医院	1 780. 41	828. 07	7. 09	2. 27	1 180 527. 30
中医医院	1 813. 91	843. 71	7. 23	2. 31	1 176 787. 19
中西医结合医院	1 755. 05	740. 63	6. 99	2. 03	1 380 831. 92
民族医医院	1 061. 30	729. 45	4. 23	2. 00	639 740. 77

表 10 - 2 - 10　2019 年分市、县中医类医院门诊服务情况（一）

机构分类	机构数（个）	总诊疗人次数（人次）					家庭卫生服务人次数
		总计	其中：门急诊人次数				
			合计	门诊人次数	急诊人次数		
					小计	死亡数	
总计	5 232	675 282 432	654 625 483	604 287 992	50 337 491	31 884	1 131 244
市	3 254	494 859 636	482 048 077	444 795 230	37 252 847	25 293	845 742
县	1 978	180 422 796	172 577 406	159 492 762	13 084 644	6 591	285 502

表 10 − 2 − 11　2019 年分市、县中医类医院门诊服务情况（二）

机构分类	门急诊人次占总诊疗人次（%）	观察室		观察室病死率（%）	健康检查人次数（人次）	总诊疗人次中：预约诊疗人次数（人次）
		留观病例数（例）	死亡人数（人）			
总计	96.94	3 485 643	4 891	0.14	33 121 393	92 934 470
市	97.41	2 410 342	4 044	0.17	24 242 519	87 611 884
县	95.65	1 075 301	847	0.08	8 878 874	5 322 586

表 10 − 2 − 12　2019 年分市、县中医类医院住院服务情况

机构分类	入院人数（人）	出院人数				住院病人手术人次数（人次）	每百门急诊的入院人数（人）
		总计（人）	转往基层医疗卫生机构（人）	死亡（人）	病死率（%）		
总计	32 877 969	32 740 411	345 464	132 502	0.40	7 551 347	5.02
市	19 767 556	19 707 985	227 268	102 911	0.52	5 381 208	4.10
县	13 110 413	13 032 426	118 196	29 591	0.23	2 170 139	7.60

表 10 − 2 − 13　2019 年分市、县中医类医院处方使用情况

机构分类	门诊处方					
	总计（张）	使用抗菌药物处方数		中医处方数		
		小计（张）	比例（%）	小计（张）	比例（%）	
总计	599 801 281	57 736 553	9.63	296 036 597	49.36	
市	451 618 245	39 887 205	8.83	238 203 556	52.74	
县	148 183 036	17 849 348	12.05	57 833 041	39.03	

表 10 − 2 − 14　2019 年分市、县中医类医院病床使用情况（一）

机构分类	编制床位（张）	实有床位数（张）	其中：		实际开放总床日数（日）	平均开放病床数（张）
			特需服务床位（张）	负压病房床位（张）		
总计	1 040 625	1 091 630	6 717	1 669	381 229 997	1 044 466
市	679 034	697 038	4 986	823	243 600 838	667 400
县	361 591	394 592	1 731	846	137 629 159	377 066

表 10 − 2 − 15　2019 年分市、县中医类医院病床使用情况（二）

机构分类	实际占用总床日数（日）	出院者占用总床日数（日）	观察床数（张）	全年开设家庭病床总数（张）
总计	314 030 507	307 890 871	31 329	96 090
市	202 524 453	199 931 909	13 757	29 868
县	111 506 054	107 958 962	17 572	66 222

表 10 - 2 - 16　2019 年分市、县中医类医院病床使用情况（三）

机构分类	病床 周转次数（次）	病床 工作日（日）	病床 使用率（%）	出院者 平均住院日（日）
总计	**31.35**	**300.66**	**82.37**	**9.40**
市	29.53	303.45	83.14	10.14
县	34.56	295.72	81.02	8.28

表 10 - 2 - 17　2019 年分市、县中医类医院医师工作效率

机构分类	医师人均全年担负		医师人均每日担负	
	诊疗人次（人次）	住院床日（日）	诊疗人次（人次）	住院床日（日）
总计	**1 780.41**	**828.07**	**7.09**	**2.27**
市	1 881.61	770.18	7.50	2.11
县	1 551.72	958.92	6.18	2.63

表 10 - 2 - 18　2019 年全国卫生健康部门综合医院、政府办中医综合医院院均总收支情况

机构分类	机构数（个）	总收入（千元）	总支出（千元）
综合医院合计	**4 513**	**482 587.76**	**460 206.65**
部属	25	5 979 188.08	5 698 414.16
省属	254	2 135 439.35	2 032 900.91
地级市属	948	789 725.52	753 254.61
县级市属	1 465	266 595.85	258 436.22
县属	1 821	190 452.80	178 693.58
中医综合医院合计	**2 158**	**184 021.00**	**175 971.17**
部属	5	1 838 780.80	1 787 579.40
省属	58	1 456 398.82	1 388 136.76
地级市属	338	347 781.01	332 122.74
县级市属	627	144 059.46	140 621.23
县属	1 130	87 543.07	82 379.53

表 10 - 2 - 19　2019 年全国卫生健康部门综合医院、政府办中医综合医院院均总收入情况　　单位：千元

机构分类	总收入	其中：财政拨款收入	医疗收入	科教收入	其他收入
综合医院合计	**482 587.76**	**41 843.24**	**428 818.22**	**1 803.02**	**35 205.95**
部属	5 979 188.08	368 531.04	5 285 158.24	118 338.56	211 982.08
省属	2 135 439.35	147 460.38	1 929 427.06	11 693.23	111 051.46
地级市属	789 725.52	65 663.48	708 642.66	1 821.56	61 353.48
县级市属	266 595.85	27 792.89	232 290.80	233.78	23 989.17
县属	190 452.80	21 529.26	165 268.50	76.41	17 611.54
中医综合医院合计	**184 021.00**	**21 449.76**	**157 934.25**	**522.68**	**2 889.13**
部属	1 838 780.80	124 987.40	1 669 829.60	17 167.40	2 785.40
省属	1 456 398.82	123 869.84	1 291 674.00	14 486.64	17 715.38
地级市属	347 781.01	41 694.11	297 224.54	463.88	6 507.78
县级市属	144 059.46	17 284.26	122 837.43	62.96	2 680.06
县属	87 543.07	12 249.91	73 477.60	29.50	1 207.48

表 10 – 2 – 20   2019 年全国卫生健康部门综合医院、政府办中医综合医院院均医疗收入情况   单位：千元

| 机构分类 | 医疗收入 | 其中： | |
		门诊收入	住院收入
综合医院合计	**428 818. 22**	**138 445. 74**	**290 240. 25**
部属	5 285 158. 24	1 803 989. 80	3 491 509. 60
省属	1 929 427. 06	580 399. 69	1 346 932. 44
地级市属	708 642. 66	223 453. 34	484 943. 44
县级市属	232 290. 80	85 062. 91	147 228. 71
县属	165 268. 50	52 626. 82	112 591. 57
中医综合医院合计	**157 934. 25**	**63 675. 23**	**94 291. 99**
部属	1 669 829. 60	1 171 958. 80	498 203. 40
省属	1 291 674. 00	592 136. 47	700 473. 69
地级市属	297 224. 54	120 419. 27	176 719. 28
县级市属	122 837. 43	48 582. 78	74 343. 18
县属	73 477. 60	24 228. 38	49 241. 28

表 10 – 2 – 21   2019 年全国卫生健康部门综合医院、政府办中医综合医院院均门诊收入情况 （一）
单位：千元

| 机构分类 | 门诊收入 | 内： | | | |
		挂号收入	诊察收入	检查收入	化验收入
综合医院合计	**138 445. 74**	**633. 06**	**6 070. 78**	**30 137. 70**	**17 980. 74**
部属	1 803 989. 80	7 415. 72	121 143. 00	327 972. 36	254 954. 60
省属	580 399. 69	4 230. 94	26 748. 98	118 062. 90	75 228. 40
地级市属	223 453. 34	768. 27	9 746. 22	49 238. 12	29 353. 94
县级市属	85 062. 91	284. 27	3 638. 44	18 810. 40	11 131. 82
县属	52 626. 82	248. 32	1 650. 13	12 953. 97	6 331. 45
中医综合医院合计	**63 675. 23**	**387. 86**	**3 047. 42**	**8 926. 91**	**4 947. 29**
部属	1 171 958. 80	49. 40	129 595. 00	51 157. 00	68 587. 40
省属	592 136. 47	7 506. 24	31 564. 33	54 713. 22	40 226. 84
地级市属	120 419. 27	449. 26	6 242. 06	16 694. 02	9 509. 28
县级市属	48 582. 78	198. 91	1 929. 63	8 138. 90	4 159. 30
县属	24 228. 38	124. 22	746. 56	4 626. 07	2 012. 40

表 10 - 2 - 22　2019 年全国卫生健康部门综合医院、政府办中医综合医院院均门诊收入情况（二）

单位：千元

机构分类	内：			
	治疗收入	手术收入	卫生材料收入	药品收入
综合医院合计	**14 543. 42**	**3 531. 43**	**5 034. 30**	**54 920. 73**
部属	172 499. 52	50 615. 24	66 183. 96	760 519. 72
省属	57 020. 13	18 125. 20	22 353. 70	236 761. 96
地级市属	23 440. 69	5 583. 53	8 011. 53	88 467. 32
县级市属	9 403. 79	1 918. 56	2 968. 98	32 881. 29
县属	5 953. 07	1 078. 68	1 890. 65	20 136. 52
中医综合医院合计	**7 017. 10**	**857. 53**	**1 421. 97**	**34 843. 68**
部属	66 647. 40	6 226. 00	30 340. 60	813 160. 00
省属	55 751. 04	6 851. 40	9 445. 53	368 739. 89
地级市属	14 104. 82	1 552. 75	2 556. 63	65 719. 90
县级市属	6 068. 45	774. 13	1 272. 07	23 734. 81
县属	2 781. 42	379. 29	645. 36	11 894. 87

表 10 - 2 - 23　2019 年全国卫生健康部门综合医院、政府办中医综合医院院均住院收入情况（一）

单位：千元

机构分类	住院收入	内：				
		床位收入	诊察收入	检查收入	化验收入	治疗收入
综合医院合计	**290 240. 25**	**9 703. 03**	**4 108. 25**	**28 806. 49**	**36 573. 42**	**37 101. 42**
部属	3 491 509. 60	86 024. 44	44 628. 04	276 926. 80	323 644. 84	329 368. 08
省属	1 346 932. 44	35 485. 34	14 959. 39	124 837. 98	142 723. 37	140 315. 60
地级市属	484 943. 44	16 108. 60	6 956. 55	50 814. 46	61 747. 29	64 901. 49
县级市属	147 228. 71	6 076. 34	2 377. 25	15 213. 73	21 176. 76	20 933. 29
县属	112 591. 57	4 642. 00	1 948. 20	11 483. 48	17 107. 41	17 227. 04
中医综合医院合计	**94 291. 99**	**3 899. 36**	**1 889. 17**	**8 574. 95**	**11 718. 98**	**18 490. 95**
部属	498 203. 40	14 449. 20	24 714. 60	28 512. 60	61 068. 20	55 977. 00
省属	700 473. 69	24 752. 35	10 985. 60	64 515. 84	85 622. 73	131 188. 73
地级市属	176 719. 28	7 618. 87	3 709. 76	15 911. 04	20 806. 10	36 415. 20
县级市属	74 343. 18	3 198. 60	1 398. 98	6 910. 99	9 523. 62	13 840. 11
县属	49 241. 28	2 111. 74	1 069. 96	4 478. 44	6 380. 98	10 029. 42

表 10－2－24　2019 年全国卫生健康部门综合医院、政府办中医综合医院院均住院收入情况（二）

单位：千元

机构分类	内：手术收入	护理收入	卫生材料收入	药品收入
综合医院合计	**22 590. 51**	**8 577. 98**	**61 069. 88**	**78 009. 02**
部属	345 631. 32	56 035. 28	1 067 719. 88	914 607. 96
省属	113 563. 56	28 876. 24	369 785. 56	360 375. 19
地级市属	36 508. 99	14 281. 58	98 451. 12	130 438. 34
县级市属	10 876. 67	5 383. 88	23 402. 55	39 768. 94
县属	7 644. 26	4 695. 58	15 032. 10	30 608. 00
中医综合医院合计	**5 385. 29**	**3 073. 48**	**12 293. 86**	**27 540. 09**
部属	14 537. 80	8 651. 00	131 171. 60	156 175. 40
省属	36 882. 69	16 732. 05	110 547. 75	211 308. 24
地级市属	10 237. 82	5 274. 31	24 815. 38	49 682. 07
县级市属	4 548. 44	2 622. 32	9 356. 22	21 757. 03
县属	2 820. 66	1 973. 72	4 839. 49	14 550. 47

表 10－2－25　2019 年全国卫生健康部门综合医院、政府办中医综合医院院均药品收入情况（一）

单位：千元

机构分类	药品收入合计	门诊收入中的药品收入	其中：西药收入	中药饮片收入	中成药收入
综合医院合计	**132 929. 75**	**54 920. 73**	**43 948. 55**	**2 613. 76**	**8 358. 41**
部属	1 675 127. 68	760 519. 72	630 272. 48	24 896. 40	105 350. 84
省属	597 137. 14	236 761. 96	193 405. 61	8 535. 83	34 820. 52
地级市属	218 905. 66	88 467. 32	69 597. 81	4 426. 63	14 442. 89
县级市属	72 650. 23	32 881. 29	26 305. 89	1 940. 52	4 634. 89
县属	50 744. 52	20 136. 52	15 893. 00	1 079. 67	3 163. 85
中医综合医院合计	**62 383. 78**	**34 843. 68**	**13 249. 88**	**14 781. 79**	**6 812. 01**
部属	969 335. 40	813 160. 00	162 438. 20	447 659. 60	203 062. 20
省属	580 048. 13	368 739. 89	102 175. 24	189 619. 15	76 945. 51
地级市属	115 401. 97	65 719. 90	23 930. 67	28 590. 83	13 198. 39
县级市属	45 491. 84	23 734. 81	11 549. 87	8 021. 88	4 163. 07
县属	26 445. 34	11 894. 87	5 987. 88	3 860. 76	2 046. 24

表 10 - 2 - 26　2019 年全国卫生健康部门综合医院、政府办中医综合医院院均药品收入情况（二）

单位：千元

机构分类	住院收入中的药品收入	其中：西药收入	中药饮片收入	中成药收入	门诊和住院药品收入中：基本药物收入
综合医院合计	**78 009.02**	**73 011.16**	**757.57**	**4 240.29**	**73 011.16**
部属	914 607.96	878 355.72	4 039.36	32 212.88	878 355.72
省属	360 375.19	343 604.58	1 852.10	14 918.50	343 604.58
地级市属	130 438.34	121 390.54	1 355.71	7 692.09	121 390.54
县级市属	39 768.94	36 761.95	541.28	2 465.71	36 761.95
县属	30 608.00	28 188.04	422.47	1 997.50	28 188.04
中医综合医院合计	**27 540.09**	**20 334.23**	**3 468.84**	**3 737.03**	**17 472.13**
部属	156 175.40	111 955.00	13 849.00	30 371.40	304 495.40
省属	211 308.24	151 755.60	27 745.07	31 807.56	69 396.04
地级市属	49 682.07	36 066.87	6 382.97	7 232.24	31 733.61
县级市属	21 757.03	16 661.69	2 574.83	2 520.51	15 455.93
县属	14 550.47	10 824.41	1 856.42	1 869.64	10 529.00

表 10 - 2 - 27　2019 年全国卫生健康部门综合医院、政府办中医综合医院院均总支出情况（一）　单位：千元

机构分类	总费用/支出	其中：业务活动费用	单位管理费用	其他费用
综合医院合计	**460 206.65**	**408 806.08**	**45 830.15**	**5 160.60**
部属	5 698 414.16	5 175 655.60	470 475.44	51 921.36
省属	2 032 900.91	1 854 151.67	158 023.72	20 177.85
地级市属	753 254.61	669 174.06	75 406.97	7 986.51
县级市属	258 436.22	225 073.05	29 859.78	3 148.71
县属	178 693.58	154 029.05	21 801.85	2 571.39
中医综合医院合计	**175 971.17**	**152 920.32**	**20 471.19**	**2 387.50**
部属	1 787 579.40	1 668 044.00	115 376.40	3 447.00
省属	1 388 136.76	1 240 092.02	133 269.78	13 211.07
地级市属	332 122.74	286 990.16	39 736.81	5 280.84
县级市属	140 621.23	120 684.96	17 690.20	2 018.21
县属	82 379.53	70 720.34	10 334.93	1 198.49

表 10 - 2 - 28　2019 年全国卫生健康部门综合医院、政府办中医综合医院院均总支出情况（二）　单位：千元

机构分类	业务活动费用和单位管理费用中：财政基本拨款经费	财政项目拨款经费	人员经费	卫生材料费	药品费 小计	基本药物支出
综合医院合计	**14 973.43**	**10 272.95**	**161 737.25**	**91 440.41**	**131 448.86**	**30 163.70**
部属	128 624.08	94 093.76	1 819 918.32	1 400 751.36	1 657 763.32	225 973.12
省属	52 260.68	41 669.73	651 263.34	517 280.61	585 969.15	100 641.15
地级市属	23 013.60	19 192.62	268 678.81	146 031.23	219 297.57	50 435.11
县级市属	11 496.14	6 563.54	97 245.19	40 354.22	71 577.07	21 002.56
县属	6 824.01	3 083.56	66 902.61	26 746.84	49 529.91	14 462.04
中医综合医院合计	**6 889.84**	**4 979.49**	**64 986.38**	**21 670.08**	**57 166.51**	**14 561.75**
部属	70 335.60	23 498.80	497 805.20	227 438.40	867 240.60	215 001.00
省属	40 379.49	41 784.80	492 174.09	183 962.51	520 821.84	57 864.40
地级市属	13 257.20	10 987.86	128 020.74	41 712.74	106 727.37	27 200.78
县级市属	6 227.12	3 729.84	53 441.05	17 712.15	42 502.87	13 310.75
县属	3 443.20	1 995.92	29 749.87	9 017.15	24 122.43	8 491.27

表 10 – 2 – 29　2019 年全国卫生健康部门综合医院、政府办中医综合医院门诊患者负担情况

单位：元

机构分类	门诊病人次均诊疗费用	内：			
		挂号费	药费	检查费	治疗费
综合医院合计	**286.80**	**1.30**	**113.80**	**62.40**	**30.10**
部属	523.40	2.20	220.70	95.20	50.10
省属	400.40	2.90	163.30	81.40	39.30
地级市属	298.20	1.00	118.10	65.70	31.30
县级市属	229.30	0.80	88.60	50.70	25.30
县属	203.70	1.00	77.90	50.10	23.00
中医综合医院合计	**255.21**	**1.55**	**139.65**	**35.78**	**28.12**
部属	661.37	0.03	458.89	28.87	37.61
省属	384.85	4.88	239.66	35.56	36.23
地级市属	272.15	1.02	148.53	37.73	31.88
县级市属	216.56	0.89	105.80	36.28	27.05
县属	177.98	0.91	87.38	33.98	20.43

表 10 – 2 – 30　2019 年全国卫生健康部门综合医院、政府办中医综合医院住院患者负担情况

单位：元

机构分类	住院病人人均住院费用	内：					出院者日均住院费用
		床位费	药费	检查费	治疗费	手术费	
综合医院合计	**10 646.60**	**355.90**	**2 861.50**	**1 056.70**	**1 361.00**	**828.70**	**1 301.00**
部属	24 281.10	598.20	6 360.50	1 925.80	2 290.50	2403.60	3 157.00
省属	18 523.20	488.00	4 955.90	1 716.80	1 929.60	1561.70	2 191.60
地级市属	12 395.40	411.70	3 334.10	1 298.80	1 658.90	933.20	1 391.70
县级市属	7 702.00	317.90	2 080.40	795.90	1 095.10	569.00	965.30
县属	5 715.50	235.60	1 553.80	582.90	874.50	388.00	761.30
中医综合医院合计	**7 758.94**	**320.86**	**2 266.17**	**705.60**	**1 521.55**	**443.14**	**833.91**
部属	23 034.47	668.06	7 220.78	1 318.28	2 588.10	672.16	2 098.21
省属	14 572.57	514.94	4 396.03	1 342.18	2 729.23	767.30	1 366.42
地级市属	10 193.15	439.46	2 865.66	917.75	2 100.42	590.52	939.50
县级市属	6 998.57	301.11	2 048.18	650.59	1 302.89	428.18	770.17
县属	5 103.31	218.86	1 507.99	464.14	1 039.44	292.33	617.41

表 10 - 2 - 31　2019 年全国卫生健康部门综合医院、政府办中医综合医院医师工作效率

机构分类	医师人均全年担负		医师人均每日担负		医师人均年业务收入（元）
	诊疗人次（人次）	住院床日（日）	诊疗人次（人次）	住院床日（日）	
综合医院合计	**1 972.40**	**923.80**	**7.90**	**2.50**	**1 752 012.00**
部属	2 616.40	846.80	10.50	2.30	4 012 175.30
省属	2 057.40	882.20	8.20	2.40	2 738 243.90
地级市属	1 913.00	898.40	7.70	2.50	1 809 203.00
县级市属	2 061.20	858.80	8.20	2.40	1 290 406.60
县属	1 825.90	1 065.60	7.30	2.90	1 168 095.40
中医综合医院合计	**1 902.26**	**873.91**	**7.58**	**2.39**	**1 225 856.76**
部属	3 670.29	493.94	14.62	1.35	3 464 405.55
省属	2 668.57	887.91	10.63	2.43	2 271 023.18
地级市属	1 924.14	826.91	7.67	2.27	1 320 801.52
县级市属	1 863.69	804.97	7.43	2.20	1 042 854.01
县属	1 611.57	970.11	6.42	2.66	883 851.75

表 10 - 2 - 32　2019 年中医类医院分科床位、门急诊人次、出院人数

科室名称	实有床位（张）	门急诊人次（人次）	出院人数（人）	构成（%）		
				实有床位	门急诊人次	出院人数
总计	**1 091 630**	**654 625 483**	**32 740 411**	**100.00**	**100.00**	**100.00**
预防保健科	561	6 928 468	9 596	0.05	1.06	0.03
内科	365 464	201 902 579	11 715 896	33.48	30.84	35.78
外科	140 198	40 527 672	4 296 801	12.84	6.19	13.12
儿科	49 985	49 824 700	2 177 649	4.58	7.61	6.65
妇产科	71 912	52 414 212	2 513 889	6.59	8.01	7.68
眼科	13 564	13 436 978	548 963	1.24	2.05	1.68
耳鼻咽喉科	12 079	17 047 169	438 137	1.11	2.60	1.34
口腔科	1 397	14 602 706	21 805	0.13	2.23	0.07
皮肤科	9 453	27 869 257	250 231	0.87	4.26	0.76
肿瘤科	30 969	7 777 791	917 409	2.84	1.19	2.80
急诊医学科	15 692	45 372 911	506 269	1.44	6.93	1.55
康复医学科	58 911	11 774 541	1 178 547	5.40	1.80	3.60
骨伤科	143 700	49 427 862	3 858 392	13.16	7.55	11.78
肛肠科	33 094	7 658 123	924 157	3.03	1.17	2.82
针灸科	50 539	23 983 559	1 334 609	4.63	3.66	4.08
推拿科	16 144	10 407 534	379 460	1.48	1.59	1.16
蒙医学科	3 749	2 072 261	83 715	0.34	0.32	0.26
藏医学科	2 876	990 901	45 735	0.26	0.15	0.14
维吾尔医学科	1 858	154 448	31 604	0.17	0.02	0.10
傣医学科	25	4 023	966	0.00	0.00	0.00
彝医学科	1	107 692	1	0.00	0.02	0.00
其他民族医学科	1 456	1 219 380	36 408	0.13	0.19	0.11
中西医结合科	13 228	9 103 156	265 227	1.21	1.39	0.81
老年病科	26 350	8 096 195	696 613	2.41	1.24	2.13
其他	28 425	51 921 365	508 332	2.60	7.93	1.55

表 10 - 2 - 33　2019 年中医医院分科床位、门急诊人次、出院人数

科室名称	实有床位（张）	门急诊人次（人次）	出院人数（人）	构成（%）		
				实有床位	门急诊人次	出院人数
总计	932 578	568 317 015	28 666 239	100. 00	100. 00	100. 00
预防保健科	289	6 023 732	5 034	0. 03	1. 06	0. 02
内科	311 380	175 093 568	10 254 826	33. 39	30. 81	35. 77
外科	117 650	33 346 811	3 691 265	12. 62	5. 87	12. 88
儿科	45 001	44 212 054	1 997 948	4. 83	7. 78	6. 97
妇产科	59 418	45 595 660	2 139 873	6. 37	8. 02	7. 46
眼科	11 833	11 555 977	477 363	1. 27	2. 03	1. 67
耳鼻咽喉科	10 604	14 949 700	386 121	1. 14	2. 63	1. 35
口腔科	1 166	12 103 133	17 299	0. 13	2. 13	0. 06
皮肤科	6 997	23 792 042	187 507	0. 75	4. 19	0. 65
肿瘤科	26 624	7 087 988	800 562	2. 85	1. 25	2. 79
急诊医学科	13 801	40 248 371	455 540	1. 48	7. 08	1. 59
康复医学科	49 616	9 944 714	1 021 372	5. 32	1. 75	3. 56
骨伤科	129 382	44 370 725	3 467 376	13. 87	7. 81	12. 10
肛肠科	30 267	6 957 642	846 735	3. 25	1. 22	2. 95
针灸科	47 704	22 233 025	1 277 359	5. 12	3. 91	4. 46
推拿科	14 902	9 149 859	353 262	1. 60	1. 61	1. 23
蒙医学科	227	83 491	4 386	0. 02	0. 01	0. 02
藏医学科	9	5 878	1	0. 00	0. 00	0. 00
维吾尔医学科	134	13 977	2684	0. 01	0. 00	0. 01
傣医学科	0	0	1	0. 00	0. 00	0. 00
彝医学科	0	107 652	1	0. 00	0. 02	0. 00
其他民族医学科	746	762 735	23 540	0. 08	0. 13	0. 08
中西医结合科	9 894	7 780 653	204 430	1. 06	1. 37	0. 71
老年病科	23 018	7 127 845	637 985	2. 47	1. 25	2. 23
其他	21 916	45 769 783	413 769	2. 35	8. 05	1. 44

表 10 – 2 – 34　2019 年中西医结合医院分科床位、门急诊人次、出院人数

科室名称	实有床位（张）	门急诊人次（人次）	出院人数（人）	构成（%）		
				实有床位	门急诊人次	出院人数
总计	**117 672**	**72 424 785**	**3 114 518**	**100.00**	**100.00**	**100.00**
预防保健科	106	789 670	1 841	0.09	1.09	0.06
内科	43 068	23 577 193	1 176 432	36.60	32.55	37.77
外科	18 136	6 328 328	501 862	15.41	8.74	16.11
儿科	4 002	5 093 231	151 801	3.40	7.03	4.87
妇产科	9 047	5 833 401	281 354	7.69	8.05	9.03
眼科	1 507	1 662 461	64 149	1.28	2.30	2.06
耳鼻咽喉科	1 353	1 931 319	48 804	1.15	2.67	1.57
口腔科	214	2 214 414	4 289	0.18	3.06	0.14
皮肤科	927	3 539 746	22 432	0.79	4.89	0.72
肿瘤科	3 737	597 072	100 633	3.18	0.82	3.23
急诊医学科	1 066	4 138 656	26 937	0.91	5.71	0.86
康复医学科	6 470	1 503 576	103 037	5.50	2.08	3.31
骨伤科	12 226	4 575 745	341 007	10.39	6.32	10.95
肛肠科	2 371	623 670	67 884	2.01	0.86	2.18
针灸科	1 823	1 486 744	37 950	1.55	2.05	1.22
推拿科	880	1 151 122	18 117	0.75	1.59	0.58
蒙医学科	55	2 140	110	0.05	0.00	0.00
藏医学科	34	13 147	1 009	0.03	0.02	0.03
维吾尔医学科	0	0	0	0.00	0.00	0.00
傣医学科	0	0	0	0.00	0.00	0.00
彝医学科	0	0	0	0.00	0.00	0.00
其他民族医学科	100	29 034	950	0.08	0.04	0.03
中西医结合科	2 614	952 357	48 493	2.22	1.31	1.56
老年病科	2 863	891 913	48 132	2.43	1.23	1.55
其他	5 073	5 489 846	67 295	4.31	7.58	2.16

表 10 – 2 – 35　2019 年民族医医院分科床位、门急诊人次、出院人数

科室名称	实有床位（张）	门急诊人次（人次）	出院人数（人）	构成（%）		
				实有床位	门急诊人次	出院人数
总计	**41 380**	**13 883 683**	**959 654**	**100.00**	**100.00**	**100.00**
预防保健科	166	115 066	2 721	0.40	0.83	0.28
内科	11 016	3 231 818	284 638	26.62	23.28	29.66
外科	4 412	852 533	103 674	10.66	6.14	10.80
儿科	982	519 415	27 900	2.37	3.74	2.91
妇产科	3 447	985 151	92 662	8.33	7.10	9.66
眼科	224	218 540	7 451	0.54	1.57	0.78
耳鼻咽喉科	122	166 150	3 212	0.29	1.20	0.33
口腔科	17	285 159	217	0.04	2.05	0.02
皮肤科	1 529	537 469	40 292	3.70	3.87	4.20
肿瘤科	608	92 731	16 214	1.47	0.67	1.69
急诊医学科	825	985 884	23 792	1.99	7.10	2.48
康复医学科	2 825	326 251	54 138	6.83	2.35	5.64
骨伤科	2 092	481 392	50 009	5.06	3.47	5.21
肛肠科	456	76 811	9 538	1.10	0.55	0.99
针灸科	1 012	263 790	19 300	2.45	1.90	2.01
推拿科	362	106 553	8 081	0.87	0.77	0.84
蒙医学科	3 467	1 986 630	79 219	8.38	14.31	8.25
藏医学科	2 833	971 876	44 725	6.85	7.00	4.66
维吾尔医学科	1 724	140 471	28 920	4.17	1.01	3.01
傣医学科	25	4 023	965	0.06	0.03	0.10
彝医学科	1	40	0	0.00	0.00	0.00
其他民族医学科	610	427 611	11 918	1.47	3.08	1.24
中西医结合科	720	370 146	12 304	1.74	2.67	1.28
老年病科	469	76 437	10 496	1.13	0.55	1.09
其他	1 436	661 736	27 268	3.47	4.77	2.84

表 10 - 2 - 36　2019 年政府办中医类医院按地区分院均总收支情况

地区	机构数 （个）	总收入 （千元）	总支出 （千元）
全国总计	**2 617**	**181 039.32**	**172 868.67**
北京市	38	736 578.84	716 358.11
天津市	20	405 960.50	404 737.65
河北省	149	116 154.59	112 334.28
山西省	111	64 369.01	54 972.25
内蒙古自治区	110	73 595.39	70 563.98
辽宁省	69	114 655.40	114 465.10
吉林省	65	108 345.48	102 845.41
黑龙江省	94	86 136.89	81 834.04
上海市	24	780 171.39	765 317.43
江苏省	82	457 186.84	447 689.44
浙江省	100	346 720.67	328 660.64
安徽省	82	167 889.38	160 110.81
福建省	68	181 058.85	164 579.30
江西省	92	132 903.21	135 242.45
山东省	122	225 615.27	224 063.25
河南省	148	161 247.84	156 583.71
湖北省	89	201 399.60	189 472.15
湖南省	118	164 709.93	165 523.20
广东省	134	366 032.09	350 114.59
广西壮族自治区	102	170 812.07	162 110.21
海南省	17	163 848.00	135 641.00
重庆市	47	250 699.82	230 436.18
四川省	197	154 201.97	143 109.17
贵州省	69	145 366.06	137 446.15
云南省	108	103 677.52	93 596.16
西藏自治区	33	30 497.80	26 692.97
陕西省	110	109 424.75	102 066.98
甘肃省	89	89 317.19	79 017.93
青海省	41	51 933.70	40 615.53
宁夏回族自治区	18	100 438.11	87 540.17
新疆维吾尔自治区	71	118 558.13	106 680.49

表 10 – 2 – 37　2019 年政府办中医类医院按地区分院均总收入情况（一）　　　单位：千元

地区	总收入	其中：财政拨款收入	事业收入	其中：医疗收入	科教收入	上级补助收入	附属单位上缴收入	经营收入
全国总计	**181 039.32**	**21 897.67**	**155 121.06**	**154 569.73**	**551.33**	**313.54**	**12.86**	**4.37**
北京市	736 578.84	105 961.68	605 858.24	601 505.16	4 353.08	22.19	0.00	0.00
天津市	405 960.50	29 748.65	366 326.60	364 522.25	1 804.35	32.70	0.00	0.00
河北省	116 154.59	11 028.66	103 933.16	103 827.54	105.62	118.43	0.32	10.34
山西省	64 369.01	15 521.20	47 992.25	47 922.59	69.65	371.52	0.00	0.00
内蒙古自治区	73 595.39	20 570.85	52 167.66	52 051.79	115.87	60.88	0.00	0.00
辽宁省	114 655.40	9 016.37	104 766.79	104 555.15	211.65	72.66	0.00	0.00
吉林省	108 345.48	20 058.94	87 041.00	85 810.39	1 230.61	5.00	0.00	0.00
黑龙江省	86 136.89	14 161.73	71 254.18	71 221.92	32.26	25.91	0.00	0.00
上海市	780 171.39	81 723.22	673 542.70	661 580.83	11 961.87	12.09	0.00	0.00
江苏省	457 186.84	44 170.96	400 501.44	399 430.43	1 071.01	648.01	0.00	0.00
浙江省	346 720.67	39 869.35	295 890.81	295 679.17	211.64	105.59	0.00	20.66
安徽省	167 889.38	13 309.53	143 970.86	143 758.14	212.73	1 126.60	0.41	0.00
福建省	181 058.85	22 528.21	155 314.75	154 794.55	520.19	441.58	0.00	0.00
江西省	132 903.21	14 711.10	116 711.95	116 653.26	58.68	9.91	0.00	0.00
山东省	225 615.27	15 534.36	206 279.02	205 985.50	293.52	415.55	0.00	0.00
河南省	161 247.84	12 470.28	551.33	146 199.01	502.46	267.56	0.00	0.28
湖北省	201 399.60	19 896.88	4 353.08	178 637.97	151.02	141.40	0.00	0.24
湖南省	164 709.93	9 743.60	1 804.35	150 834.86	191.28	166.41	0.00	0.00
广东省	366 032.09	41 355.69	105.62	314 423.30	1 257.52	962.46	0.00	0.00
广西壮族自治区	170 812.07	15 778.05	69.65	151 653.67	75.21	151.45	339.10	0.00
海南省	163 848.00	52 818.35	115.87	109 150.24	89.94	209.65	0.00	0.00
重庆市	250 699.82	28 224.31	211.65	217 811.38	206.29	100.84	0.00	23.27
四川省	154 201.97	16 787.54	1 230.61	135 043.40	323.34	76.42	0.00	15.08
贵州省	145 366.06	32 386.41	32.26	106 888.47	19.60	1 392.06	0.00	0.00
云南省	103 677.52	20 622.87	11 961.87	81 217.56	361.32	111.86	0.00	8.49
西藏自治区	30 497.80	12 640.73	1 071.01	16 446.97	740.70	197.40	0.00	0.00
陕西省	109 424.75	19 362.88	211.64	87 112.75	1 599.52	317.59	0.00	24.21
甘肃省	89 317.19	17 339.74	212.73	70 282.01	74.32	174.61	0.00	1.67
青海省	51 933.70	20 450.70	520.19	29 520.23	119.60	1 413.38	0.00	0.00
宁夏回族自治区	100 438.11	23 413.33	58.68	72 708.33	87.50	161.33	0.00	0.00
新疆维吾尔自治区	118 558.13	18 589.86	293.52	96 760.28	158.72	592.13	0.00	0.89

表 10 - 2 - 38　**2019 年政府办中医类医院按地区分院均总收入情况（二）**单位：千元

地区	总收入	其中：					
		非同级财政拨款收入	投资收益	捐赠收入	利息收入	租金收入	其他收入
全国总计	**181 039. 32**	**301. 35**	**30. 56**	**123. 59**	**349. 17**	**73. 52**	**2 811. 62**
北京市	736 578. 84	2 330. 89	524. 32	0. 00	2 956. 70	115. 81	18 809. 00
天津市	405 960. 50	424. 90	0. 00	0. 00	1 321. 20	337. 40	7 769. 05
河北省	116 154. 59	152. 49	1. 76	55. 68	93. 03	22. 23	738. 49
山西省	64 369. 01	38. 65	0. 00	63. 94	94. 41	10. 03	277. 02
内蒙古自治区	73 595. 39	140. 52	0. 25	14. 95	16. 16	21. 20	602. 91
辽宁省	114 655. 40	3. 07	0. 00	5. 37	174. 37	12. 09	604. 68
吉林省	108 345. 48	56. 52	14. 02	2. 25	97. 66	6. 42	1 063. 69
黑龙江省	86 136. 89	149. 37	6. 84	3. 96	44. 25	20. 70	469. 96
上海市	780 171. 39	2 266. 48	1 081. 57	359. 26	1 064. 87	494. 30	19 626. 91
江苏省	457 186. 84	439. 51	20. 07	1 065. 04	713. 44	271. 77	9 356. 59
浙江省	346 720. 67	62. 50	24. 01	395. 13	1 265. 39	476. 37	8 610. 86
安徽省	167 889. 38	87. 96	0. 00	107. 12	215. 75	35. 69	9 035. 44
福建省	181 058. 85	66. 61	0. 00	65. 45	664. 63	142. 09	1 835. 54
江西省	132 903. 21	54. 86	0. 00	24. 37	208. 00	34. 58	1 148. 44
山东省	225 615. 27	197. 13	4. 79	184. 83	295. 93	25. 04	2 678. 62
河南省	161 247. 84	53. 59	0. 31	64. 99	224. 66	35. 50	1 429. 22
湖北省	201 399. 60	341. 86	0. 00	138. 60	292. 95	64. 23	1 734. 45
湖南省	164 709. 93	43. 16	0. 13	38. 62	95. 69	61. 27	3 534. 92
广东省	366 032. 09	1 326. 67	67. 28	153. 06	949. 31	113. 46	5 423. 33
广西壮族自治区	170 812. 07	636. 15	0. 00	101. 78	128. 89	31. 96	1 915. 80
海南省	163 848. 00	602. 12	0. 00	0. 00	57. 12	76. 82	843. 76
重庆市	250 699. 82	821. 38	0. 00	300. 87	825. 53	292. 91	2 093. 04
四川省	154 201. 97	141. 96	0. 00	70. 88	452. 13	46. 27	1 244. 95
贵州省	145 366. 06	668. 87	44. 13	37. 46	119. 79	17. 01	3 792. 25
云南省	103 677. 52	208. 48	5. 40	62. 71	75. 61	46. 96	956. 27
西藏自治区	30 497. 80	103. 73	0. 00	0. 00	16. 77	42. 17	309. 33
陕西省	109 424. 75	0. 00	0. 00	53. 33	218. 06	7. 15	729. 26
甘肃省	89 317. 19	506. 00	177. 38	153. 03	53. 52	15. 68	539. 23
青海省	51 933. 70	24. 25	0. 00	71. 90	30. 28	0. 58	302. 80
宁夏回族自治区	100 438. 11	976. 44	0. 00	29. 11	96. 50	15. 56	2 950. 00
新疆维吾尔自治区	118 558. 13	31. 35	0. 00	217. 48	245. 62	29. 85	1 931. 96

表 10 − 2 − 39　2019 年政府办中医类医院按地区分院均医疗收入情况　单位：千元

地区	医疗收入	其中：		门诊和住院药品收入中：基本药物收入（千元）
		门诊收入	住院收入	
全国总计	**154, 569. 73**	**61, 446. 04**	**93, 172. 48**	**16 741. 42**
北京市	601 505. 16	397 852. 92	203 280. 97	94 167. 03
天津市	364 522. 25	201 142. 75	163 093. 20	30 981. 80
河北省	103 827. 54	35 804. 30	67 851. 92	7 324. 03
山西省	47 922. 59	17 955. 50	29 961. 23	5 097. 67
内蒙古自治区	52 051. 79	21 291. 73	30 656. 14	7 849. 49
辽宁省	104 555. 15	43 285. 94	61 989. 35	10 152. 79
吉林省	85 810. 39	37 075. 28	48 740. 13	4 105. 98
黑龙江省	71 221. 92	27 063. 72	44 158. 18	4 377. 23
上海市	661 580. 83	388 367. 09	273 213. 74	82 885. 35
江苏省	399 430. 43	176 794. 11	223 740. 20	43 450. 65
浙江省	295 679. 17	145 560. 82	149 844. 49	45 836. 67
安徽省	143 758. 14	50 393. 88	93 024. 47	17 999. 07
福建省	154 794. 55	70 486. 72	83 813. 43	14 956. 66
江西省	116 653. 26	38 135. 32	78 514. 05	11 562. 62
山东省	205 985. 50	68 502. 61	137 578. 81	20 237. 55
河南省	146 199. 01	46 832. 67	99 368. 88	14 126. 90
湖北省	178 637. 97	60 538. 43	119 708. 77	17 279. 00
湖南省	150 834. 86	41 670. 95	109 266. 27	12 714. 79
广东省	314 423. 30	130 278. 63	184 131. 59	29 978. 64
广西壮族自治区	151 653. 67	44 558. 04	106 899. 65	15 855. 31
海南省	109 150. 24	39 920. 65	69 227. 06	11 788. 06
重庆市	217 811. 38	84 767. 07	133 039. 73	28 509. 82
四川省	135 043. 40	42 324. 45	92 713. 34	18 729. 68
贵州省	106 888. 47	35 933. 90	71 093. 37	7 456. 81
云南省	81 217. 56	27 101. 55	54 040. 52	6 738. 79
西藏自治区	16 446. 97	6 987. 13	9 459. 83	497. 50
陕西省	87 112. 75	29 464. 81	57 722. 28	12 758. 18
甘肃省	70 282. 01	21 120. 51	49 030. 52	7 134. 95
青海省	29 520. 23	9 688. 23	19 829. 78	1 866. 35
宁夏回族自治区	72 708. 33	32 282. 00	40 404. 00	6 943. 33
新疆维吾尔自治区	96 760. 28	25 245. 56	71 356. 93	4 581. 89

表 10 - 2 - 40   2019 年政府办中医类医院按地区分院均财政拨款收入情况   单位：千元

地区	财政拨款收入	其中：	
		基本拨款	财政项目
全国总计	**21 897. 67**	**9 549. 82**	**11 900. 71**
北京市	105 961. 68	54 712. 38	51 249. 19
天津市	29 748. 65	17 483. 90	12 249. 65
河北省	11 028. 66	3 277. 10	7 518. 06
山西省	15 521. 20	5 322. 81	9 312. 44
内蒙古自治区	20 570. 85	12 724. 88	7 421. 89
辽宁省	9 016. 37	2 951. 38	6 003. 93
吉林省	20 058. 94	11 755. 70	7 149. 70
黑龙江省	14 161. 73	7 916. 52	5 064. 39
上海市	81 723. 22	46 285. 57	35 437. 57
江苏省	44 170. 96	15 346. 11	27 808. 35
浙江省	39 869. 35	15 382. 81	24 372. 19
安徽省	13 309. 53	7 686. 06	5 106. 69
福建省	22 528. 21	5 467. 96	17 021. 51
江西省	14 711. 10	9 583. 52	4 381. 99
山东省	15 534. 36	7 462. 96	7 758. 44
河南省	12 470. 28	4 229. 24	8 092. 96
湖北省	19 896. 88	8 225. 01	11 259. 69
湖南省	9 743. 60	4 752. 92	4 924. 68
广东省	41 355. 69	13 677. 30	27 213. 35
广西壮族自治区	15 778. 05	4 178. 07	11 018. 58
海南省	52 818. 35	10 370. 76	42 447. 41
重庆市	28 224. 31	7 936. 22	20 088. 00
四川省	16 787. 54	4 874. 59	11 670. 49
贵州省	32 386. 41	20 424. 15	11 962. 10
云南省	20 622. 87	9 243. 10	11 066. 63
西藏自治区	12 640. 73	8 455. 47	2 635. 43
陕西省	19 362. 88	9 574. 89	9 259. 53
甘肃省	17 339. 74	8 578. 99	8 057. 18
青海省	20 450. 70	13 812. 88	4 883. 88
宁夏回族自治区	23 413. 33	9 944. 33	13 463. 89
新疆维吾尔自治区	18 589. 86	11 298. 80	6 831. 77

表 10 - 2 - 41 2019 年政府办中医类医院按地区分院均门诊收入情况 单位：千元

| 地区 | 门诊收入 | 内： | | |
		检查收入	化验收入	药品收入
全国总计	**61 446. 04**	**8 647. 74**	**4 876. 60**	**33 111. 26**
北京市	397 852. 92	24 759. 54	28 820. 89	253 283. 24
天津市	201 142. 75	15 912. 45	14 083. 45	120 775. 50
河北省	35 804. 30	6 406. 44	2 895. 96	19 169. 70
山西省	17 955. 50	2 536. 85	1 092. 43	10 857. 01
内蒙古自治区	21 291. 73	3 733. 16	1 972. 39	10 480. 66
辽宁省	43 285. 94	5 977. 34	2 399. 74	26 638. 68
吉林省	37 075. 28	5 531. 31	2 884. 38	19 191. 16
黑龙江省	27 063. 72	4 701. 71	2 132. 55	13 350. 65
上海市	388 367. 09	29 116. 09	34 323. 78	237 908. 22
江苏省	176 794. 11	26 496. 14	14 360. 21	91 606. 56
浙江省	145 560. 82	14 938. 96	13 775. 22	80 334. 61
安徽省	50 393. 88	9 165. 62	3 936. 01	26 226. 01
福建省	70 486. 72	9 913. 48	5 567. 64	31 843. 81
江西省	38 135. 32	5 771. 71	2 914. 44	20 985. 37
山东省	68 502. 61	12 136. 39	5 304. 31	36 581. 76
河南省	46 832. 67	7 777. 99	3 124. 78	26 525. 73
湖北省	60 538. 43	8 048. 70	4 530. 65	33 246. 70
湖南省	41 670. 95	8 152. 36	3 147. 42	20 367. 75
广东省	130 278. 63	19 523. 88	11 213. 20	65 267. 53
广西壮族自治区	44 558. 04	7 404. 99	3 830. 26	20 885. 70
海南省	39 920. 65	6 126. 59	3 706. 47	21 071. 88
重庆市	84 767. 07	12 093. 76	5 419. 69	44 860. 87
四川省	42 324. 45	7 987. 55	3 348. 44	19 541. 54
贵州省	35 933. 90	7 027. 07	2 964. 88	14 819. 59
云南省	27 101. 55	4 654. 53	2 320. 41	13 917. 04
西藏自治区	6 987. 13	466. 90	320. 87	4 629. 73
陕西省	29 464. 81	5 245. 78	2 428. 28	15 681. 38
甘肃省	21 120. 51	3 916. 06	1 413. 94	11 402. 31
青海省	9 688. 23	1 288. 33	895. 68	5 415. 55
宁夏回族自治区	32 282. 00	3 746. 89	1 972. 50	18 990. 44
新疆维吾尔自治区	25 245. 56	4 094. 46	1 599. 87	15 548. 07

表 10 - 2 - 42　　2019 年政府办中医类医院按地区分院均住院收入情况　　单位：千元

地区	住院收入	内：床位收入	检查收入	化验收入	手术收入	药品收入
全国总计	**93 172. 48**	**3 820. 12**	**8 363. 34**	**11 356. 89**	**5 411. 04**	**26 844. 70**
北京市	203 280. 97	7 704. 27	14 901. 38	25 642. 59	5 448. 11	62 756. 30
天津市	163 093. 20	10 150. 55	12 588. 30	21 976. 75	8 495. 20	50 053. 85
河北省	67 851. 92	2 729. 78	7 432. 52	8 289. 70	2 593. 29	23 290. 10
山西省	29 961. 23	1 026. 22	3 094. 44	3 721. 08	898. 08	9 587. 98
内蒙古自治区	30 656. 14	1 521. 99	3 155. 89	3 591. 04	1 628. 59	10 073. 95
辽宁省	61 989. 35	3 230. 22	5 820. 40	7 888. 10	2 851. 68	18 272. 06
吉林省	48 740. 13	2 528. 66	3 638. 59	5 275. 27	2 068. 64	17 129. 88
黑龙江省	44 158. 18	2 530. 84	3 233. 15	4 296. 85	1 436. 66	16 910. 41
上海市	273 213. 74	11 888. 43	20 547. 09	51 605. 26	13 371. 04	84 230. 17
江苏省	223 740. 20	9 422. 75	20 115. 90	28 621. 28	11 786. 06	75 215. 36
浙江省	149 844. 49	6 848. 86	9 750. 71	20 577. 73	9 341. 10	45 741. 19
安徽省	93 024. 47	4 353. 47	8 577. 84	11 593. 91	5 504. 38	25 505. 60
福建省	83 813. 43	3 328. 07	8 339. 30	8 600. 21	6 841. 79	19 541. 97
江西省	78 514. 05	2 495. 09	5 321. 74	9 698. 62	5 221. 60	24 951. 33
山东省	137 578. 81	6 471. 73	12 353. 23	15 441. 60	9 960. 23	40 545. 02
河南省	99 368. 88	3 007. 67	9 823. 03	9 176. 13	5 986. 76	31 025. 25
湖北省	119 708. 77	4 411. 97	10 733. 44	16 152. 30	8 269. 85	32 065. 18
湖南省	109 266. 27	4 442. 56	8 812. 82	13 183. 73	6 341. 24	32 950. 59
广东省	184 131. 59	7 339. 02	16 851. 10	20 696. 95	15 303. 37	39 937. 14
广西壮族自治区	106 899. 65	2 927. 18	9 821. 59	14 012. 89	5 798. 18	29 783. 34
海南省	69 227. 06	2 350. 35	5 082. 18	8 721. 82	2 954. 88	21 257. 82
重庆市	133 039. 73	8 699. 73	12 850. 80	16 306. 20	5 355. 60	36 688. 87
四川省	92 713. 34	3 271. 64	9 135. 45	10 733. 40	5 606. 39	25 138. 42
贵州省	71 093. 37	2 126. 22	6 486. 79	7 750. 40	3 727. 47	16 619. 82
云南省	54 040. 52	2 217. 89	5 639. 06	7 533. 51	2 455. 04	12 465. 53
西藏自治区	9 459. 83	992. 37	907. 33	488. 20	336. 70	2 592. 87
陕西省	57 722. 28	2 406. 43	5 810. 50	7 004. 33	3 564. 51	18 393. 00
甘肃省	49 030. 52	2 072. 60	4 111. 28	5 720. 09	3 122. 26	12 605. 78
青海省	19 829. 78	1 106. 03	1 930. 53	4 018. 35	639. 05	5 837. 40
宁夏回族自治区	40 404. 00	1 717. 61	3 274. 50	5 042. 94	1 049. 56	11 980. 83
新疆维吾尔自治区	71 356. 93	2 709. 18	7 890. 77	8 973. 72	2 899. 31	14 552. 32

表 10 - 2 - 43　2019 年政府办中医类医院按地区分院均药品收入情况（一）　单位：千元

地区	门诊收入中的药品收入	其中：		
		西药收入	中药饮片收入	中成药收入
全国总计	**33 111.26**	**13 011.42**	**13 512.29**	**6 587.55**
北京市	253 283.24	67 737.59	121 012.16	64 533.49
天津市	120 775.50	46 327.95	48 630.35	25 817.20
河北省	19 169.70	8 305.15	7 595.21	3 269.34
山西省	10 857.01	4 228.75	5 295.78	1 332.47
内蒙古自治区	10 480.66	4 247.04	4 924.60	1 309.03
辽宁省	26 638.68	6 514.87	11 974.50	8 149.31
吉林省	19 191.16	6 318.20	9 725.55	3 147.41
黑龙江省	13 350.65	2 862.96	7 507.76	2 979.93
上海市	237 908.22	61 881.61	129 631.30	46 395.30
江苏省	91 606.56	43 221.04	29 323.04	19 062.48
浙江省	80 334.61	38 523.49	33 065.72	8 745.39
安徽省	26 226.01	13 937.93	7 803.37	4 484.72
福建省	31 843.81	18 838.64	8 458.52	4 546.64
江西省	20 985.37	8 576.58	8 657.35	3 751.44
山东省	36 581.76	16 068.13	13 699.66	6 813.98
河南省	26 525.73	9 499.65	10 798.95	6 227.14
湖北省	33 246.70	13 377.84	14 881.24	4 987.63
湖南省	20 367.75	6 434.25	9 618.79	4 314.70
广东省	65 267.53	28 790.95	21 136.25	15 340.34
广西壮族自治区	20 885.70	8 632.41	7 900.06	4 353.23
海南省	21 071.88	10 243.82	7 391.06	3 437.00
重庆市	44 860.87	17 882.11	18 309.69	8 669.07
四川省	19 541.54	7 266.21	8 056.85	4 218.48
贵州省	14 819.59	6 228.78	6 449.56	2 141.25
云南省	13 917.04	5 401.03	5 965.08	2 550.93
西藏自治区	4 629.73	566.23	698.07	3 365.43
陕西省	15 681.38	6 309.96	6 106.26	3 265.16
甘肃省	11 402.31	5 197.98	3 757.48	2 446.85
青海省	5 415.55	1 431.98	3 298.65	684.93
宁夏回族自治区	18 990.44	6 173.22	9 734.33	3 082.89
新疆维吾尔自治区	15 548.07	6 827.51	5 088.01	3 632.55

表 10 – 2 –44　2019 年政府办中医类医院按地区分院均药品收入情况（二）　　单位：千元

地区	住院收入中的药品收入	其中：		
		西药收入	中药饮片收入	中成药收入
全国总计	**26 844. 70**	**19 917. 88**	**3 337. 21**	**3 589. 61**
北京市	62 756. 30	45 099. 57	8 789. 92	8 866. 81
天津市	50 053. 85	36 917. 25	7 303. 45	5 833. 15
河北省	23 290. 10	18 059. 20	2 431. 31	2 799. 59
山西省	9 587. 98	5 820. 00	2 249. 65	1 518. 34
内蒙古自治区	10 073. 95	6 849. 23	1 740. 47	1 484. 26
辽宁省	18 272. 06	12 067. 32	2 915. 37	3 289. 37
吉林省	17 129. 88	10 991. 30	2 376. 20	3 762. 38
黑龙江省	16 910. 41	11 491. 61	2 426. 57	2 992. 24
上海市	84 230. 17	61 868. 13	5 154. 13	17 207. 91
江苏省	75 215. 36	61 778. 21	5 020. 94	8 416. 21
浙江省	45 741. 19	40 453. 84	3 484. 74	1 802. 61
安徽省	25 505. 60	19 848. 57	2 312. 62	3 344. 42
福建省	19 541. 97	16 921. 01	1 572. 87	1048. 09
江西省	24 951. 33	17 622. 21	4 044. 58	3 284. 54
山东省	40 545. 02	30 590. 78	4 998. 48	4 955. 75
河南省	31 025. 25	20 758. 22	4 522. 42	5 744. 61
湖北省	32 065. 18	24 681. 72	4 254. 98	3 128. 49
湖南省	32 950. 59	23 152. 19	5 317. 70	4 480. 69
广东省	39 937. 14	30 081. 73	4 654. 98	5 200. 42
广西壮族自治区	29 783. 34	21 412. 81	4 146. 18	4 224. 35
海南省	21 257. 82	15 212. 82	2 938. 35	3 106. 65
重庆市	36 688. 87	27 386. 22	3 927. 07	5 375. 58
四川省	25 138. 42	17 778. 45	3 794. 25	3 565. 72
贵州省	16 619. 82	12 667. 19	2 548. 24	1 404. 40
云南省	12 465. 53	8 702. 79	1 583. 42	2 179. 32
西藏自治区	2 592. 87	1 606. 93	271. 37	714. 57
陕西省	18 393. 00	14 136. 87	1 366. 04	2 890. 09
甘肃省	12 605. 78	9 124. 05	1 403. 76	2 077. 98
青海省	5 837. 40	3 612. 13	1 124. 00	1 101. 28
宁夏回族自治区	11 980. 83	6 991. 44	2 394. 39	2 595. 00
新疆维吾尔自治区	14 552. 32	8 293. 07	3 949. 52	2 309. 73

表 10 - 2 - 45　2019 年政府办中医类医院按地区分院均总支出情况（一）　　　单位：千元

地区	总费用/支出	其中：			
		业务活动费用	单位管理费用	经营费用	资产处置费用
全国总计	**172 868. 67**	**150 247. 78**	**20 018. 17**	**49. 16**	**77. 16**
北京市	716 358. 11	637 928. 92	61 327. 24	0. 00	109. 86
天津市	404 737. 65	345 633. 30	52 943. 85	0. 00	23. 80
河北省	112 334. 28	97 937. 39	12 736. 07	14. 46	35. 22
山西省	54 972. 25	47 428. 22	7 109. 24	24. 28	75. 76
内蒙古自治区	70 563. 98	61 117. 50	8 621. 68	29. 70	11. 97
辽宁省	114 465. 10	102 597. 24	11 140. 16	0. 00	41. 00
吉林省	102 845. 41	83 544. 81	18 159. 66	0. 02	96. 89
黑龙江省	81 834. 04	68 650. 88	11 749. 04	559. 89	94. 46
上海市	765 317. 43	704 979. 13	51 100. 35	0. 00	78. 83
江苏省	447 689. 44	398 665. 72	43 885. 70	0. 00	90. 44
浙江省	328 660. 64	292 191. 61	31 102. 35	9. 01	132. 17
安徽省	160 110. 81	141 637. 52	16 468. 94	0. 36	120. 96
福建省	164 579. 30	147 143. 70	15 617. 39	0. 00	328. 24
江西省	135 242. 45	111 601. 18	22 669. 21	0. 00	27. 55
山东省	224 063. 25	193 955. 33	25 711. 79	68. 71	106. 01
河南省	156 583. 71	136 349. 44	18 390. 03	0. 27	9. 14
湖北省	189 472. 15	164 634. 97	21 967. 93	0. 25	147. 31
湖南省	165 523. 20	137 671. 24	23 941. 96	0. 52	74. 79
广东省	350 114. 59	308 390. 64	38 474. 16	0. 05	40. 42
广西壮族自治区	162 110. 21	138 135. 61	20 928. 37	0. 00	42. 35
海南省	135 641. 00	115 588. 18	18 562. 24	0. 00	87. 53
重庆市	230 436. 18	200 358. 42	27 752. 67	7. 80	52. 60
四川省	143 109. 17	126 770. 05	13 961. 16	6. 42	17. 98
贵州省	137 446. 15	105 641. 54	27 680. 43	0. 00	21. 25
云南省	93 596. 16	78 799. 16	13 563. 90	1. 99	116. 06
西藏自治区	26 692. 97	20 189. 90	4 789. 83	27. 03	11. 27
陕西省	102 066. 98	85 907. 67	14 769. 98	184. 84	80. 58
甘肃省	79 017. 93	67 333. 58	10 037. 50	275. 82	161. 93
青海省	40 615. 53	33 618. 85	6 235. 63	0. 00	368. 30
宁夏回族自治区	87 540. 17	75 864. 00	11 343. 72	0. 00	17. 17
新疆维吾尔自治区	106 680. 49	87 546. 55	16 682. 79	144. 76	7. 24

表 10 - 2 - 46 2019 年政府办中医类医院按地区分院均总支出情况（二） 单位：千元

地区	总费用/支出	总费用/支出中：			
		上缴上级费用	对附属单位补助费用	所得税费用	其他费用
全国总计	**172 868.67**	**25.60**	**13.91**	**16.35**	**2 420.54**
北京市	716 358.11	0.00	0.00	1.62	16 990.46
天津市	404 737.65	1 431.90	0.00	0.25	4 704.55
河北省	112 334.28	0.68	0.00	13.46	1 597.01
山西省	54 972.25	0.00	0.00	0.76	333.99
内蒙古自治区	70 563.98	0.35	0.00	103.26	679.53
辽宁省	114 465.10	0.00	0.00	0.00	686.71
吉林省	102 845.41	0.50	0.00	2.16	1 041.38
黑龙江省	81 834.04	0.03	0.00	25.93	753.80
上海市	765 317.43	0.00	0.00	0.00	9 159.13
江苏省	447 689.44	0.00	0.00	1.16	5 046.42
浙江省	328 660.64	34.63	373.70	0.81	4 816.36
安徽省	160 110.81	0.17	0.00	0.00	1 882.86
福建省	164 579.30	90.37	0.00	218.52	1 181.07
江西省	135 242.45	0.00	0.00	11.08	933.44
山东省	224 063.25	0.71	0.00	0.05	4 220.65
河南省	156 583.71	0.00	0.00	50.55	1 784.28
湖北省	189 472.15	0.00	1.14	0.56	2 720.00
湖南省	165 523.20	0.30	0.00	0.03	3 834.38
广东省	350 114.59	39.85	0.00	3.98	3 165.49
广西壮族自治区	162 110.21	11.75	0.00	0.90	2 991.23
海南省	135 641.00	3.12	0.00	0.00	1 399.94
重庆市	230 436.18	26.76	0.00	0.00	2 237.93
四川省	143 109.17	74.18	0.10	1.88	2 277.38
贵州省	137 446.15	4.26	0.00	0.57	4 098.09
云南省	93 596.16	0.00	0.00	0.00	1 115.05
西藏自治区	26 692.97	1.87	0.03	2.13	1 670.90
陕西省	102 066.98	17.61	3.63	0.00	1 102.66
甘肃省	79 017.93	2.38	0.27	5.50	1 200.95
青海省	40 615.53	0.03	0.00	0.00	392.73
宁夏回族自治区	87 540.17	0.00	0.00	0.00	315.28
新疆维吾尔自治区	106 680.49	45.93	0.00	16.61	2 236.62

表 10 - 2 - 47   2019 年政府办中医类医院按地区分门诊患者负担情况   单位：元

地区	门诊病人次均诊疗费用	内：			
		挂号费	药费	检查费	治疗费
全国总计	**258.27**	**1.71**	**139.17**	**36.35**	**29.34**
北京市	516.51	0.05	328.82	32.14	38.74
天津市	344.52	0.67	206.87	27.26	36.02
河北省	203.77	1.22	109.10	36.46	20.53
山西省	246.18	0.61	148.86	34.78	21.29
内蒙古自治区	214.16	1.31	105.42	37.55	26.24
辽宁省	305.42	0.86	187.96	42.17	31.92
吉林省	247.76	2.17	128.25	36.96	34.56
黑龙江省	290.64	2.31	143.37	50.49	39.66
上海市	357.59	20.51	219.05	26.81	30.29
江苏省	281.43	0.21	145.82	42.18	30.12
浙江省	242.24	1.23	133.69	24.86	23.09
安徽省	215.46	0.47	112.13	39.19	24.52
福建省	257.92	0.01	116.52	36.27	31.06
江西省	252.34	2.60	138.86	38.19	26.52
山东省	261.19	0.83	139.48	46.27	29.08
河南省	190.85	0.69	108.10	31.70	20.83
湖北省	231.20	1.22	126.97	30.74	31.79
湖南省	274.96	3.43	134.39	53.79	29.29
广东省	276.57	0.03	138.56	41.45	39.70
广西壮族自治区	205.42	0.00	96.29	34.14	32.17
海南省	215.00	2.53	113.49	33.00	27.55
重庆市	285.40	0.07	151.04	40.72	38.52
四川省	203.33	2.11	93.88	38.37	28.84
贵州省	231.51	1.42	95.48	45.27	39.85
云南省	156.92	0.63	80.58	26.95	22.72
西藏自治区	178.59	5.44	118.33	11.93	8.12
陕西省	230.62	1.29	122.74	41.06	26.79
甘肃省	164.56	0.85	88.84	30.51	16.71
青海省	175.25	0.19	97.96	23.30	18.03
宁夏回族自治区	168.95	0.84	99.39	19.61	22.52
新疆维吾尔自治区	247.34	0.15	152.33	40.12	21.82

表 10 - 2 - 48　2019 年政府办中医类医院按地区分住院患者负担情况　　单位：元

地区	住院病人人均住院费用	内：					出院者日均住院费用
		床位费	药费	检查费	治疗费	手术费	
全国总计	**8 193.73**	**335.94**	**2 360.77**	**735.50**	**1 592.27**	**475.87**	**866.36**
北京市	20 015.58	758.58	6 179.15	1 467.23	2 732.20	536.44	1 593.91
天津市	14 181.09	882.60	4 352.22	1 094.56	2 205.33	738.66	1 322.14
河北省	7 264.59	292.27	2 493.56	795.77	1 169.90	277.65	799.65
山西省	8 310.45	284.65	2 659.45	858.32	1 988.78	249.10	738.11
内蒙古自治区	6 253.90	310.49	2 055.10	643.81	1 133.71	332.23	646.01
辽宁省	8 268.90	430.89	2 437.35	776.40	1 409.30	380.39	758.76
吉林省	7 447.62	386.39	2 617.49	555.99	1 447.49	316.09	683.47
黑龙江省	6 699.89	383.99	2 565.73	490.55	1 269.57	217.98	591.96
上海市	14 137.33	615.16	4 358.45	1 063.20	1 262.20	691.88	1 696.17
江苏省	10 637.77	448.01	3 576.13	956.41	1 223.85	560.37	1 166.08
浙江省	10 306.98	471.10	3 146.28	670.70	1 705.80	642.52	1 083.94
安徽省	6 039.66	282.65	1 655.97	556.92	1 169.50	357.38	683.51
福建省	8 851.96	351.49	2 063.93	880.76	1 560.43	722.60	966.06
江西省	7 218.36	229.39	2 293.96	489.27	1 276.92	480.06	770.02
山东省	8 709.45	409.69	2 566.71	782.02	1 578.81	630.53	936.39
河南省	7 346.71	222.37	2 293.81	726.25	1 450.15	442.62	718.67
湖北省	7 026.82	258.98	1 882.20	630.05	1 624.78	485.43	717.24
湖南省	6 907.41	280.84	2 083.01	557.11	1 325.77	400.87	752.40
广东省	12 400.48	494.15	2 689.54	1 135.02	2 610.01	1 030.87	1 414.41
广西壮族自治区	8 487.79	232.42	2 364.79	779.83	1 963.41	460.37	968.84
海南省	9 064.83	307.76	2 783.57	665.48	1 830.41	386.92	1 061.58
重庆市	7 436.73	486.30	2 050.85	718.34	1 746.49	299.37	794.84
四川省	7 995.82	282.15	2 168.00	787.86	1 700.02	483.51	790.78
贵州省	5 244.60	156.85	1 226.05	478.53	1 616.86	274.98	641.29
云南省	5 342.74	219.27	1 232.41	557.51	1 450.32	242.72	598.02
西藏自治区	7 322.99	768.20	2 007.17	702.38	1 779.02	260.64	564.85
陕西省	6 372.40	265.66	2 030.54	641.47	1 294.67	393.51	697.85
甘肃省	5 146.92	217.57	1 323.28	431.58	1 289.01	327.76	599.71
青海省	6 402.95	357.13	1 884.87	623.36	1 186.52	206.35	667.02
宁夏回族自治区	4 832.98	205.45	1 433.10	391.68	1 472.38	125.54	535.74
新疆维吾尔自治区	7 425.21	281.91	1 514.28	821.09	2 535.70	301.69	760.33

表 10 - 2 - 49 2019 年政府办中医类医院按地区分医院医师工作效率

地区	医师人均担负年 诊疗人次（人次）	医师人均担负年 住院床日（日）	医师人均每日担负 诊疗人次（人次）	医师人均每日担负 住院床日（日）
全国总计	**1 879.02**	**861.66**	**7.49**	**2.36**
北京市	3 008.87	511.72	11.99	1.40
天津市	2 622.17	569.48	10.45	1.56
河北省	1 476.45	737.71	5.88	2.02
山西省	1 244.64	698.04	4.96	1.91
内蒙古自治区	1 234.39	625.77	4.92	1.71
辽宁省	1 259.97	746.12	5.02	2.04
吉林省	1 332.55	650.96	5.31	1.78
黑龙江省	1 111.57	865.37	4.43	2.37
上海市	4 472.65	659.86	17.82	1.81
江苏省	2 533.59	776.20	10.09	2.13
浙江省	3 055.80	701.57	12.17	1.92
安徽省	1 715.07	1 014.96	6.83	2.78
福建省	2 325.46	742.81	9.26	2.04
江西省	1 406.46	951.70	5.60	2.61
山东省	1 284.40	729.91	5.12	2.00
河南省	1 706.11	981.59	6.80	2.69
湖北省	1 725.20	1 102.57	6.87	3.02
湖南省	1 016.15	989.41	4.05	2.71
广东省	2 662.48	741.79	10.61	2.03
广西壮族自治区	1 734.03	889.95	6.91	2.44
海南省	1 838.36	647.62	7.32	1.77
重庆市	1 944.05	1 120.71	7.75	3.07
四川省	1 974.46	1 128.13	7.87	3.09
贵州省	1 436.02	1 030.15	5.72	2.82
云南省	1 971.82	1 057.09	7.86	2.90
西藏自治区	1 036.88	470.29	4.13	1.29
陕西省	1 521.18	994.67	6.06	2.73
甘肃省	1 638.56	1 090.13	6.53	2.99
青海省	1 309.22	747.70	5.22	2.05
宁夏回族自治区	2 115.19	847.13	8.43	2.32
新疆维吾尔自治区	1 327.50	1 248.13	5.29	3.42

表 10 – 2 – 50　2019 年全国中医类医院中医特色指标

机构分类	机构数（个）	年内中医治未病服务人次数（人次）	院均年末开展中医医疗技术数（个）	年末中药制剂室面积（平方米）	院均年末中药制剂品种数（种）	年末 5 000 元以上中医诊疗设备台数（台）
中医类医院	5 232	20 115 387	36	979 646	79	211 497
中医医院	4 221	17 550 702	37	748 487	70	186 361
中西医结合医院	699	1 701 107	26	56 249	112	17 378
民族医医院	312	863 578	28	174 910	117	7 758

表 10 – 2 – 51　2019 年全国中医类医院中医诊疗设备统计　　单位：台/套

机构分类	电针治疗设备台数	中药熏洗设备台数	中医电疗设备台数	中医磁疗设备台数	中医康复训练设备台数	煎药机台（套）数
中医类医院	22 339	16 112	41 852	14 724	40 708	18 833
中医医院	19 469	13 819	36 234	12 750	35 163	16 771
中西医结合医院	1 941	1 409	4 140	1 188	4 033	1 494
民族医医院	929	884	1 478	786	1 512	568

表 10 – 2 – 52　2019 年全国中医医院中医特色指标

机构分类	机构数（个）	年内中医治未病服务人次数（人次）	院均年末开展中医医疗技术数（个）	年末中药制剂室面积（平方米）	院均年末中药制剂品种数（种）	年末 5 000 元以上中医诊疗设备台数（台）
总计	4 221	17 550 702	37	748 487	70	186 361
中医综合医院	3 570	16 597 860	39	681 892	75	175 154
中医专科医院	651	952 842	21	66 595	41	11 207
肛肠医院	81	19 922	22	1 803	22	576
骨伤医院	226	498 683	25	29 112	21	6 433
针灸医院	16	115 359	45	80	12	764
按摩医院	31	56 541	22	0	1	476
其他中医专科医院	297	262 337	16	35 600	70	2 958

表 10 – 2 – 53　2019 年全国中医医院中医诊疗设备统计　　单位：台/套

机构分类	电针治疗设备台数	中药熏洗设备台数	中医电疗设备台数	中医磁疗设备台数	中医康复训练设备台数	煎药机台（套）数
总计	19 469	13 819	36 234	12 750	35 163	16 771
中医综合医院	18 290	12 673	33 483	11 995	32 654	15 901
中医专科医院	1 179	1 146	2 751	755	2 509	870
肛肠医院	42	176	137	36	54	61
骨伤医院	593	661	1 646	431	1 611	328
针灸医院	66	42	203	68	143	66
按摩医院	71	21	125	38	92	7
其他中医专科医院	407	246	640	182	609	408

表 10-2-54　2019 年全国民族医医院中医特色指标

机构分类	机构数 （个）	年内中医 治未病服务 人次数（人次）	院均年末 开展中医医疗 技术数（个）	年末中药 制剂室面积 （平方米）	院均年末 中药制剂品 种数（种）	年末 5000 元 以上中医诊疗 设备台数（台）
总计	312	863 578	28	174 910	117	7 758
蒙医医院	108	561 786	32	61 471	89	3 686
藏医医院	116	124 770	20	79 896	162	1685
维医医院	43	59 306	35	25 813	70	1235
傣医医院	1	6 597	57	753	43	70
其他民族医医院	44	111 119	25	6 977	107	1 082

表 10-2-55　2019 年全国民族医医院中医诊疗设备统计　　　　单位：台/套

机构分类	电针治疗 设备台数	中药熏洗 设备台数	中医电疗 设备台数	中医磁疗 设备台数	中医康复训练 设备台数	煎药机台 （套）数
总计	929	884	1 478	786	1 512	568
蒙医医院	391	244	798	379	769	212
藏医医院	233	364	182	147	137	94
维医医院	167	162	282	94	292	171
傣医医院	0	17	17	0	4	2
其他民族医医院	138	97	199	166	310	89

表 10-2-56　2019 年全国中医类门诊部、所服务提供情况

机构分类	机构数 （个）	本年诊疗 人次数（人次）	其中： 出诊人次数（人次）	年末床位数 （张）	本年出院人数 （人）
合计	60 535	196 524 977	6 717 950	536	6 022
中医类门诊部	3 267	31 827 309	4 442 692	536	6 022
中医门诊部	2 772	28 166 271	4 186 865	402	5 030
中西医结合门诊部	468	3 607 882	254 451	124	992
民族医门诊部	27	53 156	1 376	10	0
中医类诊所	57 268	164 697 668	2 275 258	0	0
中医诊所	48 289	133 631 891	1 810 044	0	0
中西医结合诊所	8 360	29 875 519	443 964	0	0
民族医诊所	619	1 190 258	21 250	0	0

表 10 - 2 - 57　2019 年全国中医类门诊部、所收入支出情况

机构分类	总收入（千元）			总支出（千元）		
	总额	其中：		总额	其中：	
		医疗收入	其中：药品收入		人员经费	药品支出
合计	20 879 276	18 551 999	11 887 692	17 069 090	6 940 652	7 808 538
中医类门诊部	10 508 012	9 771 194	6 761 284	8 728 885	2 994 794	4 276 826
中医门诊部	9 789 430	9 191 732	6 456 628	8 121 610	2 732 356	4 054 888
中西医结合门诊部	702 244	567 193	295 430	592 308	254 983	216 374
民族医门诊部	16 338	12 269	9 226	14 967	7 455	5 564
中医类诊所	10 371 264	8 780 805	5 126 408	8 340 205	3 945 858	3 531 712
中医诊所	8 638 839	7 333 243	4 309 656	6 984 687	3 282 689	2 934 762
中西医结合诊所	1 591 237	1 335 336	778 891	1 293 587	633 970	566 955
民族医诊所	141 188	112 226	37 861	61 931	29 199	29 995

表 10 - 2 - 58　2019 年其他医疗卫生机构中医类医疗资源及服务量

机构分类	设有中医类临床科室的机构数（个）*	中医类临床科室床位数（张）	中医类执业（助理）医师数（人）	中药师（士）（人）	中医类临床科室门急诊人次数（万人次）	中医类临床科室出院人数（万人）
总计	36 348	236 586	325 431	75 205	29 209.21	584.30
综合医院	4 010	115 551	114 440	31 118	11 112.43	296.82
专科医院	281	20 743	22 189	5 485	787.76	34.44
社区卫生服务中心	3 940	12 777	34 541	8 354	6 458.87	19.78
社区卫生服务站	3 314	901	14 085	1 752	1 559.86	0.53
乡镇卫生院	14 654	81 846	82 985	19 121	8 057.82	226.80
专科疾病防治院（所、站）	30	219	1 012	380	29.29	0.21
妇幼保健院（所、站）	556	1 720	7 874	2 193	565.09	3.53
其他机构**	9 563	2 829	48 305	6 802	638.08	2.19

　　注：中医类临床科室包括中医科各专业、中西医结合科、民族医学科；下表同。
　　*本指标综合医院、专科医院统计范围为二级以上公立医院；社区卫生服务中心、社区卫生服务站、乡镇卫生院机构数不含分支机构；下表同。
　　**其他机构不含村卫生室；下表同。

表 10-2-59 2019 年其他医疗卫生机构中医类医疗资源及服务量占同类机构资源及服务量百分比

机构分类	设有中医类临床科室的机构数占比（%）	中医类临床科室床位数占比（%）	中医类执业（助理）医师数占比（%）	中药师（士）占比（%）	中医类临床科室门急诊人次数占比（%）	中医类临床科室出院人数占比（%）
总计	**10.12**	**3.01**	**10.25**	**19.00**	**4.57**	**2.47**
综合医院	85.01	2.55	7.50	15.66	4.00	1.88
专科医院	25.78	1.79	8.46	15.38	2.04	1.71
社区卫生服务中心	56.33	5.96	20.29	25.55	9.35	5.84
社区卫生服务站	28.53	3.94	28.13	31.64	9.28	5.11
乡镇卫生院	41.69	5.97	16.50	24.32	6.86	5.82
专科疾病防治院（所、站）	3.07	0.53	6.72	14.57	1.36	0.49
妇幼保健院（所、站）	19.41	0.71	5.51	13.46	1.79	0.34
其他机构	—	—	—	—	—	—

表 10-2-60 2019 年提供中医药服务基层医疗卫生机构及人员数

机构分类	机构总数（个）	提供中医药服务的基层医疗卫生机构		中医类执业（助理）医师		中药师（士）	
		机构数（个）	占比（%）	人数（人）	占比（%）	人数（人）	占比（%）
总计	**53 764**	**51 007**	**94.87**	**131 611**	**—**	**29 227**	**—**
社区卫生服务中心	6 995	6 878	98.33	34 541	20.29	8 354	25.55
社区卫生服务站	11 615	9 981	85.93	14 085	28.13	1 752	31.64
乡镇卫生院	35 154	34 148	97.14	82 985	16.50	19 121	24.32

注：本表不含分支机构；

2015 年起按配备中医类别执业（助理）医师，有中药饮片收入、中医处方，开展中医医疗技术和中医药健康管理的社区卫生服务中心（站）、乡镇卫生院数统计；

中医类执业（助理）数占比、中药师（士）占比指占同类机构医师及药师数比例。

表 10-2-61 2019 年提供中医药服务的村卫生室及人员数

机构	村卫生室中医诊疗量（万人次）	提供中医类医疗服务村卫生室 *		执业（助理）医师数（人）	中医类执业（助理）数（人）	以中医、中西医结合或民族医为主的乡村医生	
		机构数（个）	占比（%）			人数（人）	占比（%）
村卫生室	66 354.79	408 588	71.28	213 592	33 698	125 260	15.81

注：村卫生室数不含分支机构；

* 2015 年起按以中医、中西医结合、民族医为主，有中药柜，开展中医医疗技术和中医药健康管理的村卫生室统计。

三、中医教育

表 10 - 3 - 1　2019 年全国高等中医药院校数及开设中医药专业的高等西医药院校、高等非医药院校机构数

单位：所

机构分类	高等中医药院校	设置中医药专业的高等西医药院校	设置中医药专业的高等非医药院校
总计	44	133	227
普通高等学校	44	133	227
其中：大学	24	26	77
学院	1	21	33
独立学院	8	6	4
职业本科	0	0	2
高等专科学校	8	29	4
高等职业学校	3	51	107

表 10 - 3 - 2　2019 年全国高等中医药院校统招研究生、本科、专科毕业、招生、在校学生数

教育层次分类	院校数（所）	毕业生数（人）	招生数（人）	在校学生数（人）	预计毕业生数（人）
高等中医药院校总计	—	200 786	248 758	776 822	216 238
博士生	22	1 203	2 326	6 876	2 472
硕士生	25	13 469	17 911	50 412	16 042
普通本科、专科生	44	103 174	114 828	448 795	109 584
成人本科、专科生	33	77 071	101 075	247 292	88 140
网络本科、专科生	1	5 869	12 618	23 447	—
其中：民族医院校	—	3 527	4 440	19 005	4 011
博士生	1	2	12	22	6
硕士生	1	24	56	121	28
普通本科、专科生	2	3 164	3 903	17 015	3 403
成人本科、专科生	2	337	469	1 847	574

表 10－3－3   2019 年全国高等中医药院校在职人员攻读硕士学位分专业（领域）学生数

单位：人

专业名称	授予学位数	招生数	在校学生数			
			合计	一年级	二年级	三年级及以上
攻读硕士学位人员	107	0	338	0	17	321
学术型学位	61	0	338	0	17	321
针灸推拿学	9	0	6	0	2	4
中西医结合基础	4	0	6	0	6	0
中西医结合临床	20	0	83	0	4	79
中药学学科	7	0	7	0	2	5
中医儿科学	1	0	1	0	0	1
中医妇科学	1	0	2	0	0	2
中医骨伤科学	1	0	1	0	0	1
中医基础理论	1	0	1	0	1	0
中医内科学	2	0	19	0	2	17
中医外科学	0	0	2	0	0	2
中医五官科学	2	0	1	0	0	1
中医学学科	6	0	206	0	0	206
中医医史文献	1	0	0	0	0	0
生药学	1	0	0	0	0	0
药剂学	2	0	2	0	0	2
药理学	2	0	0	0	0	0
药学学科	0	0	1	0	0	1
社会医学与卫生事业管理	1	0	0	0	0	0
专业型学位	46	0	0	0	0	0
临床医学	46	0	0	0	0	0

表 10 – 3 – 4　2019 年全国高等中医药院校其他学生情况

教育种类	院校数（所）	结业生数（人）	注册学生数（人）
高等中医药院校总计	—	**46 051**	**5 764**
自考助学班	4	826	4 810
研究生课程进修班	—	—	—
普通预科生	17	0	954
进修及培训	21	45 225	0
其中：资格证书培训	7	11 202	0
岗位证书培训	4	2 296	0
其中：民族医院校	—	—	—
进修及培训	—	—	—

表 10 – 3 – 5　2019 年全国高等西医药院校中医药专业研究生、本科、专科毕业、招生、在校学生数

教育层次分类	院校数（所）	毕业生数（人）	招生数（人）	在校学生数（人）	预计毕业生数（人）
设置中医药专业的高等西医药院校总计	—	**25 881**	**48 766**	**123 708**	**29 536**
博士生	12	88	116	323	117
硕士生	30	920	1 282	3 450	1 010
普通本科、专科生	127	18 380	36 283	96 139	21 733
成人本、专科生	50	6 493	11 085	23 796	6 676

表 10 – 3 – 6　2019 年全国高等非医药院校中医药专业研究生、本科、专科毕业、招生、在校学生数

教育层次分类	机构数（所）	毕业生数（人）	招生数（人）	在校学生数（人）	预计毕业生数（人）
设置中医药专业的高等非医药院校、研究院所总计	—	**25 324**	**36 971**	**99 611**	**23 617**
博士生	16	77	111	390	161
硕士生	54	848	998	2 836	1 002
普通本科、专科生	194	12 887	25 908	68 081	15 663
成人本科、专科生	65	4 817	9 954	20 794	6 791
网络本科、专科生	1	6 695	0	7 510	—

表 10 –3 –7 2019 年全国高等中医药院校攻读博士学位分专业毕业、招生、在校学生数 单位：人

专业名称	毕业生数		招生数	在校学生数	预计毕业生数
	小计	其中：授学位			
攻读博士学位人员总计	1 203	1 191	2 326	6 876	2 472
学术型学位	1 055	1 046	1 565	5 253	2 190
针灸推拿学	150	152	145	592	261
中西医结合基础	58	57	128	343	130
中西医结合临床	122	117	135	539	246
中西医结合学科	11	15	39	108	42
中药学学科	213	209	488	1 360	495
中医儿科学	11	12	9	43	17
中医妇科学	41	41	34	163	82
中医骨伤科学	28	26	29	118	48
中医基础理论	44	47	61	215	91
中医临床基础	44	45	85	302	133
中医内科学	152	154	154	609	270
中医外科学	20	17	23	72	29
中医五官科学	6	6	6	28	18
中医学学科	45	45	68	234	97
中医医史文献	32	31	41	147	74
中医诊断学	15	13	47	126	45
民族医学（含：藏医学、蒙医学等）	10	8	19	53	24
方剂学	37	36	42	154	66
生药学	9	9	7	29	14
药物分析学	2	2	3	8	2
药物化学	2	2	0	0	0
药理学	1	1	1	4	1
心理学学科	1	1	0	1	1
护理学学科	0	0	1	1	0
公共管理学科	1	0	0	4	4
专业学位博士	148	145	761	1 623	282
临床医学	24	24	84	202	52
中药学	2	2	12	36	11
中医学	120	117	629	1 318	212
中医内科学	2	2	12	25	4
中医外科学	0	0	1	1	0
中医骨伤科学	0	0	2	2	0
中医妇科学	0	0	0	2	0
中医儿科学	0	0	1	1	0
针灸推拿学	0	0	4	6	0
中西医结合临床	0	0	16	30	3

表 10 - 3 - 8　2019 年全国高等中医药院校攻读硕士学位分专业毕业、招生、在校学生数　　单位：人

专业名称	毕业生数		招生数	在校学生数	预计毕业生数
	小计	其中：授学位			
攻读硕士学位人员总计	**13 469**	**13 282**	**17 911**	**50 412**	**16 042**
学术型学位	**4 594**	**4 546**	**6 125**	**17 352**	**5 671**
针灸推拿学	352	362	458	1 380	494
中国古典文献学	1	1	0	2	2
中西医结合基础	214	212	344	967	307
中西医结合临床	269	263	361	1 082	372
中西医结合学科	62	61	105	310	98
中药学学科	1 087	1 077	1 641	4 434	1 355
中医儿科学	33	33	28	94	34
中医妇科学	40	38	46	166	62
中医骨伤科学	74	71	87	269	92
中医基础理论	131	129	165	484	175
中医临床基础	158	152	204	588	200
中医内科学	249	249	366	1 088	385
中医外科学	52	50	72	189	57
中医五官科学	23	23	26	69	22
中医学学科	186	187	244	727	246
中医医史文献	81	76	109	317	98
中医诊断学	85	85	94	276	92
民族医学（含：藏医学、蒙医学等）	28	28	41	104	27
方剂学	97	95	125	378	129
肿瘤学	10	10	14	31	9
病理学与病理生理学	7	7	13	27	7
病原生物学	4	4	7	15	2
儿科学	1	1	5	11	3
耳鼻咽喉科学	2	2	4	8	2
发展与教育心理学	2	2	1	3	0
妇产科学	7	7	18	30	6
公共管理学科	0	0	22	22	0
管理科学与工程学科	9	9	16	42	13
护理学学科	121	117	120	373	148
基础医学学科	1	1	12	18	2
急诊医学	1	1	5	9	3
计算机科学与技术学科	0	0	7	15	3
计算机应用技术	2	2	0	6	4
精神病与精神卫生学	2	1	1	5	2
康复医学与理疗学	41	36	86	222	65
科学技术哲学	1	1	6	14	4
老年医学	1	1	1	6	3
临床检验诊断学	38	37	64	163	45
临床医学学科	4	7	0	7	4
麻醉学	9	9	19	41	8
马克思主义基本原理	1	1	7	12	3
马克思主义中国化研究	9	9	27	65	11
免疫学	5	5	12	20	4
内科学	24	24	44	97	27
皮肤病与性病学	3	3	2	3	1

（续表）

专业名称	毕业生数		招生数	在校学生数	预计毕业生数
	小计	其中：授学位			
人体解剖与组织胚胎学	5	5	8	13	1
社会医学与卫生事业管理	147	144	100	354	132
神经病学	5	5	11	22	6
生物医学工程学科	5	5	10	19	7
基础心理学	0	0	1	3	1
生物化工	1	1	0	5	4
中国近现代史基本问题研究	0	0	2	3	0
生药学	96	95	72	249	83
思想政治教育	10	10	24	65	21
外科学	24	24	30	82	28
微生物与生化药学	35	36	48	130	33
眼科学	3	3	14	29	4
药剂学	220	218	163	547	196
药理学	135	132	151	467	157
药物分析学	150	149	125	402	141
药物化学	110	110	108	331	106
药学学科	83	83	95	238	89
影像医学与核医学	31	30	40	93	25
应用心理学	1	1	5	8	2
运动医学	6	6	6	17	6
口腔医学学科	0	0	0	3	3
马克思主义理论学科	0	0	8	8	0
软件工程学科	0	0	10	10	0
植物学	0	0	1	1	0
神经生物学	0	0	3	3	0
细胞生物学	0	0	3	3	0
生物化学与分子生物学	0	0	8	8	0
科学技术史学科	0	0	12	12	0
流行病与卫生统计学	0	0	1	1	0
营养与食品卫生学	0	0	1	1	0
医学技术学科	0	0	35	35	0
社会保障	0	0	1	1	0
专业学位硕士	**8 875**	**8 736**	**11 786**	**33 060**	**10 371**
法律	0	0	2	2	0
翻译	14	14	33	63	19
工程	0	0	11	15	3
公共管理	17	16	74	178	38
公共卫生	16	16	33	76	19
汉语国际教育	7	7	20	28	8
护理	202	204	364	917	266
口腔医学	12	11	21	74	25
临床医学	1 628	1 654	2 121	5 994	1 925
药学	23	23	149	346	78
应用心理	15	15	54	83	23
中药学	210	209	624	1 332	296
中医学	6 731	6 567	8 280	23 952	7 671

表 10 - 3 - 9　2019 年全国高等中医药院校普通本科分专业毕业、招生、在校学生数

专业名称	年制（年）	毕业生数（人）		招生数（人）	在校学生数（人）	预计毕业生数（人）
		小计	其中：授学位			
本科总计	—	**71 668**	**70 899**	**79 153**	**342 857**	**75 592**
针灸推拿学	2	105	106	0	104	52
	3	549	548	0	1 844	636
	4	0	0	0	1	0
	5	5 199	5 158	5 713	29 656	5 612
中草药栽培与鉴定	4	200	198	304	1 129	260
中西医临床医学	3	94	93	0	195	3
	4	0	0	0	1	4
	5	5 656	5 598	6 637	34 463	5
中药学类专业	4	0	0	409	608	0
中医儿科学	5	0	0	617	953	0
中药制药	2	25	25	0	188	101
	4	861	857	844	3 423	880
中药学	2	568	562	0	1 468	843
	4	3 432	3 387	3 824	14 446	3 508
	5	30	30	73	73	0
中药资源与开发	2	0	0	0	5	1
	4	706	711	734	3 022	745
中医学	2	152	152	0	206	103
	3	490	490	0	1 361	497
	4	0	0	0	2	1
	5	14 191	13 992	14 447	70 872	13 092
	8	0	0	58	118	0
中医学类专业	7	319	313	0	14	14
	8	0	0	149	772	181
中医骨伤科学	5	0	0	240	240	0
壮医学	5	57	57	54	290	55
傣医学	5	26	26	30	155	29
藏药学（注：授予理学学士学位）	4	68	67	93	358	81
	5	109	99	93	353	70
藏医学	5	274	247	332	1 557	284
中医养生学	3	0	0	0	14	0
	5	0	0	796	1 400	0
中医康复学	4	0	0	58	177	0
	5	0	0	603	945	0
护理学	2	976	976	0	1 838	1 139
	3	31	31	0	132	41
	4	8 102	8 011	9 341	35 517	9 030
	5	60	58	22	74	3
公共卫生与预防医学类专业	4	39	39	138	289	43
儿科学	5	0	0	55	174	0
助产学	4	0	0	309	522	0
	5	0	0	56	56	0

（续表）

专业名称	年制（年）	毕业生数（人）		招生数（人）	在校学生数（人）	预计毕业生数（人）
		小计	其中：授学位			
护理学类专业	4	377	371	494	1 755	420
医学技术类专业	4	0	0	84	84	0
康复物理治疗	4	0	0	171	293	0
康复作业治疗	4	0	0	62	122	0
康复治疗学	2	267	267	0	665	321
	4	2 308	2 276	2 440	10 887	2 847
	5	0	0	0	2	0
口腔医学	3	32	32	0	100	43
	5	233	231	219	1 230	231
口腔医学技术	2	0	0	0	1	0
	4	29	29	105	342	25
临床药学	5	40	39	0	75	0
临床医学	2	66	66	0	120	60
	3	2	2	0	0	0
	5	2 825	2 814	2 944	14 696	2 870
食品卫生与营养学	2	5	5	0	3	3
	4	249	246	390	1 476	370
卫生检验与检疫	2	4	4	0	2	0
	4	137	137	251	796	135
听力与言语康复学	4	138	133	216	769	148
眼视光医学	5	0	0	110	443	0
眼视光学	2	0	0	0	10	0
	4	167	167	201	687	165
药物分析	4	96	92	90	378	106
药事管理	2	0	0	0	34	0
	4	139	138	225	759	161
药物制剂	2	7	7	0	29	14
	4	1 079	1 071	1 332	4 953	1 330
	5	0	0	0	1	0
药学类专业	4	0	0	312	444	0
	5	49	47	100	417	71
制药工程	2	48	48	0	85	48
	4	1 634	1 614	1 318	5 642	1 476
药学	2	410	408	0	1 167	607
	4	2 920	2 886	3 202	12 669	3 158
医学影像学	5	394	393	501	2 233	340
医学检验技术	2	90	90	0	187	95
	4	1 445	1 442	1 629	6 531	1 467
医学实验技术	2	2	2	0	7	4
	4	91	89	275	927	159
医学影像技术	2	29	29	0	12	0
	4	403	401	627	2 431	538
医学信息工程	4	654	655	927	3 490	744

（续表）

专业名称	年制（年）	毕业生数（人）		招生数（人）	在校学生数（人）	预计毕业生数（人）
		小计	其中：授学位			
预防医学	4	0	0	54	164	36
	5	364	364	547	2 416	453
健康服务与管理	4	0	0	951	2 489	72
国际经济与贸易	2	66	69	0	74	74
	4	415	406	428	1 585	384
计算机科学与技术	2	138	138	0	132	64
	4	790	753	752	3 074	852
计算机类专业	4	0	0	97	212	0
公共事业管理	4	1 669	1 663	1 522	7 251	1 789
	5	1	1	0	0	0
公共管理类专业	4	0	0	329	329	0
保险学	4	153	151	212	898	237
工商管理	2	3	3	0	5	2
	4	258	258	295	1 278	325
生物技术	4	318	317	398	1 619	429
生物科学	4	108	108	168	594	140
生物工程	2	1	1	0	4	4
	4	321	311	203	930	252
生物医学工程	4	420	401	340	1 316	326
生物制药	4	240	237	421	1 505	357
生物信息学	4	49	49	0	83	44
食品科学与工程类专业	4	0	0	53	53	0
食品科学与工程	2	0	0	0	10	5
	4	357	352	166	803	271
食品质量与安全	2	22	20	0	17	5
	4	510	508	420	1 646	440
市场营销	2	220	218	0	507	288
	4	1 643	1 633	1 179	5 416	1 503
法学	4	245	243	739	1 533	227
电子商务	4	55	52	0	131	58
汉语国际教育	4	178	174	242	907	187
汉语言	4	35	35	0	118	38
汉语言文学	4	32	32	87	243	55
环境科学	4	37	37	0	0	0
劳动与社会保障	4	166	164	299	1 210	176
人力资源管理	4	41	40	115	287	49
软件工程	4	106	106	57	318	108
日语	4	45	47	58	216	55
社会工作	4	28	28	0	0	0
社会体育指导与管理	4	249	246	259	1 063	271
财务管理	4	0	0	0	97	46
数据科学与大数据技术	4	0	0	119	237	0
体育教育	4	253	253	238	1 013	262

（续表）

专业名称	年制（年）	毕业生数（人）		招生数（人）	在校学生数（人）	预计毕业生数（人）
		小计	其中：授学位			
文化产业管理	4	31	31	0	54	20
物流管理	4	143	143	79	393	128
信息管理与信息系统	2	0	0	0	1	0
	4	731	729	514	2 371	601
应用化学	4	63	62	0	161	73
英语	2	0	0	0	63	0
	4	984	976	728	3 280	889
	5	74	72	0	38	24
商务英语	4	0	0	48	228	77
运动康复	2	0	0	0	12	0
	4	229	229	712	2 107	422
运动人体科学	4	49	48	52	334	103
应用心理学	2	0	0	0	4	0
	4	1 098	1 089	1 586	5 279	1 157
物联网工程	4	0	0	56	236	65
传播学	4	0	0	38	67	0
国际商务	4	0	0	57	57	0
工商管理类专业	4	0	0	115	115	0
假肢矫形工程	4	0	0	27	27	0
中国语言文学类专业	4	0	0	91	91	0

表 10 - 3 - 10　2019 年全国高等中医药院校普通专科分专业毕业、招生、在校学生数

专业名称	年制（年）	毕业生数（人）	招生数（人）	在校学生数（人）	预计毕业生数（人）
专科总计	—	**31 506**	**35 675**	**105 938**	**33 992**
中药生产与加工	3	35	181	380	104
药学类专业	3	56	106	213	31
健康管理	3	69	241	448	84
药品质量与安全	2	0	0	36	0
	3	100	311	586	114
药品经营与管理	2	46	0	2	2
	3	455	619	1 761	613
药品生产技术	2	100	0	248	144
	3	315	381	1 253	449
计算机信息管理	2	122	91	188	96
中药制药技术	2	0	0	9	0
	3	27	187	255	9
软件技术	2	0	99	205	106
药物制剂技术	3	36	84	166	60
市场营销	3	42	0	0	0
预防医学	3	0	44	90	0
临床医学	3	1 549	1 594	4 835	1 604

（续表）

专业名称	年制（年）	毕业生数（人）	招生数（人）	在校学生数（人）	预计毕业生数（人）
中医骨伤	3	501	701	2 256	749
中医养生保健	3	123	571	1 023	166
中医学	3	3 901	5 320	14 009	4 384
藏医学	3	40	40	120	40
维医学	3	275	0	852	285
针灸推拿	3	3 526	3 591	11 036	3 780
中医养生保健	3	123	571	1 023	166
中医康复技术	2	0	0	44	0
	3	0	498	803	106
护理	2	4 260	0	5 456	3 113
	3	6 688	8 221	22 832	6 914
助产	2	335	0	480	310
	3	715	931	2 456	741
食品质量与安全	3	0	54	54	0
药学	2	286	0	716	367
	3	1 083	1 914	5 249	1 453
中药学	2	193	0	937	441
	3	1 631	2 400	6 512	1 891
维药学	3	175	0	735	204
生物制药技术	3	0	59	59	0
医学检验技术	2	195	0	501	210
	3	968	1 775	4 378	1 248
医学影像技术	2	0	0	65	27
	3	464	972	2 159	520
康复治疗技术	2	287	0	557	305
	3	1 083	1 933	5 139	1 311
口腔医学	3	457	631	1 500	409
口腔医学技术	3	135	188	509	171
医学营养	3	22	99	261	73
医学美容技术	2	16	0	25	16
	3	978	1 116	2 992	953
卫生检验与检疫技术	3	0	92	223	57
公共卫生管理	3	40	133	418	146
旅游管理	3	40	0	0	0
老年保健与管理	3	49	230	381	63
老年服务与管理	3	65	218	434	106
医疗设备应用技术	3	23	26	68	17
体育保健与康复	3	0	24	24	0

表 10 – 3 – 11 2019 年全国高等西医药院校攻读中医类博士学位分专业毕业、招生、在校学生数

单位：人

专业名称	毕业生数		招生数	在校学生数	预计毕业生数
	小计	其中：授学位			
攻读博士学位人员总计	88	86	116	323	117
学术型学位	84	82	107	309	114
中西医结合基础	33	27	12	52	28
中西医结合临床	21	23	30	66	21
中西医结合学科	4	3	20	48	16
中药学学科	26	29	39	136	48
针灸推拿学	0	0	0	1	1
民族医学（含：藏医学、蒙医学等）	0	0	4	4	0
中医学学科	0	0	2	2	0
专业学位	4	4	9	14	3
中医学	3	3	4	6	2
中医内科学	0	0	2	2	0
针灸推拿学	0	0	1	1	0
中西医结合临床	1	1	2	5	1

表 10 – 3 – 12 2019 年全国高等西医药院校攻读中医类硕士学位分专业毕业、招生、在校学生数

单位：人

专业名称	毕业生数		招生数	在校学生数	预计毕业生数
	小计	其中：授学位			
攻读硕士学位人员总计	920	868	1 282	3 450	1 010
学术型学位	488	472	541	1 547	499
中医基础理论	4	3	11	26	5
中医临床基础	13	12	15	42	13
中医内科学	44	41	32	104	42
中医外科学	7	5	2	12	2
中医医史文献	2	2	4	14	4
中医诊断学	2	1	3	6	2
中医妇科学	1	1	2	10	5
针灸推拿学	12	12	13	39	14
中医骨伤科学	1	1	2	7	3
中西医结合基础	38	38	33	124	69
中西医结合临床	92	89	77	243	90
中西医结合学科	14	17	94	212	29
民族医学（含：藏医学、蒙医学等）	38	36	39	123	55
方剂学	1	2	5	12	3
中药学学科	219	212	209	573	163
专业学位	432	396	741	1 903	511
中药学	161	163	253	702	191
中医学	271	233	488	1 201	320

表 10 - 3 - 13　2019 年全国高等西医药院校普通本科中医药专业毕业、招生、在校学生数

专业名称	年制（年）	毕业生数（人）		招生数（人）	在校学生数（人）	预计毕业生数（人）
		小计	其中：授学位			
本科总计	—	6 052	5 985	7 954	33 704	6 496
中医学	3	23	23	0	53	17
	5	1 777	1 746	2 137	9 419	1 753
中药学	2	65	64	0	276	125
	4	1 559	1 529	2 184	8 448	1 787
	5	63	62	60	186	30
中药制药	4	220	215	88	1 095	259
中药学类专业	4	0	0	697	707	0
中草药栽培与鉴定	4	52	52	61	172	3
针灸推拿学	3	10	10	0	49	10
	5	702	692	975	4 171	625
中西医临床医学	3	25	25	0	42	41
	5	1 099	1 091	1 322	6 434	1 287
维医学	2	11	11	0	20	10
	5	66	82	30	274	67
蒙医学	2	0	0	0	50	23
	3	3	3	0	7	1
	5	185	185	189	947	183
蒙药学	4	31	29	39	156	38
哈医学	5	15	20	0	89	1
回医学	5	0	0	0	27	0
药学类专业	4	0	0	29	29	0

表 10 - 3 - 14　2019 年全国高等西医药院校普通专科中医药分专业毕业、招生、在校学生数

专业名称	年制（年）	毕业生数（人）	招生数（人）	在校学生数（人）	预计毕业生数（人）
专科总计	—	12 328	28 329	62 435	15 237
中医学	3	2 747	5 932	13 915	3 669
中医骨伤	3	257	472	1 089	288
中医康复技术	3	511	4 088	6 172	784
针灸推拿	2	23	0	30	30
	3	2 130	4 090	9 873	2 521
中药学	2	518	56	1 350	574
	3	5 245	10 944	24 237	6 212
中医养生保健	3	140	1 351	2 200	162
蒙医学	3	108	109	344	119
药品生产技术	2	0	0	231	117
	3	311	112	610	409
药品质量与安全	3	42	34	138	23
中草药栽培技术	3	31	42	165	69
中药生产与加工	3	169	468	846	167
中药制药技术	2	29	79	124	35
	3	67	552	1 111	58

表 10 - 3 - 15　2019 年全国高等非医药类院校攻读博士学位中医药分专业毕业、招生、在校学生数

单位：人

专业名称	毕业生数		招生数	在校学生数	预计毕业生数
	小计	其中：授学位			
攻读博士学位人员总计	77	66	111	390	161
学术型学位	77	66	111	387	159
民族医学（含：藏医学、蒙医学等）	0	0	4	16	8
中西医结合基础	6	8	14	49	15
中西医结合临床	35	30	29	143	67
中西医结合学科	4	3	1	4	2
中药学学科	32	25	63	175	67
专业学位	0	0	0	3	2
药学	0	0	0	3	2

表 10 - 3 - 16　2019 年全国高等非医药类院校攻读硕士学位中医药分专业毕业、招生、在校学生数

单位：人

专业名称	毕业生数		招生数	在校学生数	预计毕业生数
	小计	其中：授学位			
攻读硕士学位人员总计	848	841	998	2 836	1 002
学术型学位	416	412	428	1 303	468
中医临床基础	2	2	1	4	2
中医内科学	8	7	15	41	15
中医骨伤科学	4	2	2	7	4
中医妇科学	2	2	2	6	2
中医诊断学	1	1	4	7	1
中医医史文献	0	0	3	7	4
针灸推拿学	5	4	4	12	5
民族医学（含：藏医学、蒙医学等）	32	32	8	35	16
中西医结合基础	10	10	15	43	13
中西医结合临床	94	86	84	297	113
中西医结合学科	15	17	6	6	0
中药学学科	220	226	254	748	259
中医学学科	22	22	29	87	33
护理学学科	1	1	1	3	1
专业学位	432	429	570	1 533	534
临床医学	39	37	24	123	57
中药学	194	194	225	562	244
中医学	199	198	321	848	233

表 10 - 3 - 17　2019 年全国高等非医药院校普通本科中医药专业毕业、招生、在校学生数

专业名称	年制（年）	毕业生数（人）		招生数（人）	在校学生数（人）	预计毕业生数（人）
		小计	其中：授学位			
本科总计	—	**5 211**	**5 115**	**6 103**	**26 364**	**5 680**
中医学	3	256	255	0	428	115
	5	1 298	1 288	1 308	6 705	1 231
中药学	2	223	218	0	921	396
	4	1 695	1 657	2 223	7 954	1 831
中药制药	4	36	36	123	318	40
中药资源与开发	4	322	315	592	2 021	433
中草药栽培与鉴定	2	34	32	0	247	85
	4	345	335	285	1 243	356
中西医临床医学	5	422	408	459	2 186	399
针灸推拿学	3	24	24	0	179	45
	5	276	276	444	1 776	362
蒙医学	3	0	0	0	20	4
	5	116	117	120	704	159
蒙药学	2	0	0	0	6	2
	4	43	44	44	197	54
藏医学	5	90	79	252	851	138
藏药学	4	31	31	35	132	30
傣医学	3	0	0	0	12	0
	5	0	0	49	138	0
中药学类专业	4	0	0	169	326	0

表 10 - 3 - 18　2019 年全国高等非医药院校普通专科中医药分专业毕业、招生、在校学生数

专业名称	年制（年）	毕业生数（人）	招生数（人）	在校学生数（人）	预计毕业生数（人）
专科总计	—	**7 676**	**19 805**	**41 717**	**9 983**
中医学	3	1 237	3 014	6 170	1 337
藏医学	3	28	90	175	37
藏药学	3	1	0	1	1
朝医学	3	0	59	92	0
蒙医学	2	1	0	0	0
	3	121	189	527	170
蒙药学	3	25	16	46	13
傣医学	3	42	34	82	26
中医康复技术	2	0	0	25	25
	3	3	1 569	1 993	96
中医养生保健	2	25	14	100	53
	3	188	1 748	2 877	389
针灸推拿	2	15	0	7	6
	3	1 046	1 484	3 414	989
中医骨伤	3	75	89	221	57
中药学	2	611	250	1 470	552
	3	3 143	7 827	17 438	4 628
中草药栽培技术	2	8	0	40	12
	3	566	738	2 083	630
中药制药技术	2	39	0	117	68
	3	4	1 656	2 320	14
中药生产与加工	3	305	730	1 704	530
药品生产技术	2	45	0	154	58
	3	80	0	203	203
药品质量与安全	3	24	0	17	17
药学	3	0	30	52	0
康复治疗技术	2	4	7	31	24
	3	40	261	358	48

表 10 - 3 - 19 2019 年全国高等中医药院校留学生基本情况 单位：人

项目	毕（结）业生数	授予学位数	招生数	在校学生数
总计	2 343	929	2 215	8 777
其中：女	1 336	530	1 169	4 373
分层次统计：				
博士	100	88	125	641
硕士	245	199	296	955
本科	692	642	1 230	6 528
专科	8	0	19	57
培训	1 298	0	545	596
分大洲统计：				
亚洲	1 507	726	1 724	6 785
非洲	116	63	193	889
欧洲	453	53	121	477
北美洲	171	57	101	414
南美洲	37	5	60	93
大洋洲	59	25	16	119
分资助类型统计：				
国际组织资助	0	0	0	0
中国政府资助	276	149	508	1 242
本国政府资助	5	2	24	53
学校间交换	0	0	5	37
自费	2 062	778	1 678	7 445

表 10 - 3 - 20 2019 年全国高等中医药院校教职工数 单位：人

人员分类	教职工数									另有其他人员				
	合计	校本部教职工					科研机构人员	校办企业职工	其他附设机构人员	合计	其中：			
		小计	专任教师	行政人员	教辅人员	工勤人员					聘请校外教师	离退休人员	附属中小学幼儿园教职工	集体所有制人员
总计	51 570	42 524	31 151	5 846	3 866	1 661	603	406	8 037	25 696	9 174	16 503	0	19
其中：女	29 659	23 279	17 390	3 035	2 492	362	308	165	5 907	13 259	4 267	8 987	0	5
聘任制	14 942	10 226	7 010	1 422	1 293	501	92	247	4 377	0	0	0	0	0
其中：女	9 329	5 766	3 883	892	838	153	41	121	3 401	0	0	0	0	0

表 10 – 3 – 21　2019 年全国高等中医药院校教职工数（分职称）　　单位：人

人员分类	教职工数						科研机构人员	校办企业职工	其他附设机构人员
	合计	校本部教职工							
		小计	专任教师	行政人员	教辅人员	工勤人员			
总计	51 570	42 524	31 151	5 846	3 866	1 661	603	406	8 037
正高级	6 438	6 094	5 618	351	114	11	88	8	248
副高级	12 311	11 420	9 971	787	631	31	136	25	730
中级	17 408	14 979	11 212	2 038	1 637	92	233	65	2 131
初级	8 785	5 033	2 962	1 046	920	105	54	33	3 665
无职称	6 628	4 998	1 388	1 624	564	1 422	92	275	1 263

表 10 – 3 – 22　2019 年全国高等中医药院校聘任制教职工数（分职称）　　单位：人

人员分类	合计	校本部教职工					科研机构人员	校办企业职工	其他附设机构人员
		小计	专任教师	行政人员	教辅人员	工勤人员			
总计	14 942	10 226	7 010	1 422	1 293	501	92	247	4 377
正高级	1 151	1 132	1 102	20	10	0	9	0	10
副高级	2 190	2 133	1 991	49	82	11	4	3	50
中级	4 445	3 451	2 619	349	467	16	13	26	955
初级	4 037	1 594	958	285	334	17	9	19	2 415
无职称	3 119	1 916	340	719	400	457	57	199	947

表 10 – 3 – 23　2019 年全国高等中医药院校授课专任、聘请校外教师岗位分类情况　　单位：人

人员分类	本年授课专任教师				本学年授课聘请校外教师			
	合计	公共课基础课	专业课		合计	公共课基础课	专业课	
			小计	其中：双师型			小计	其中：双师型
总计	29 734	6 107	23 627	6 266	9 174	1 932	7 242	1 794
其中：女	16 581	3 636	12 945	3 414	4 267	855	3 412	873
正高级	5 388	523	4 865	1 713	2 867	487	2 380	584
副高级	9 619	1 739	7 880	2 463	3 385	690	2 695	723
中级	10 799	2 750	8 049	2 090	2 368	525	1 843	487
初级	2 788	872	1 916	0	355	111	244	0
无职称	1 140	223	917	0	199	119	80	0

表 10 – 3 – 24　2019 年全国高等中医药院校未授课专任教师情况　　单位：人

人员分类	合计	进修	科研	病休	其他
总计	1 417	220	197	45	955
其中：女	809	143	106	36	524
正高级	230	31	73	3	123
副高级	352	87	40	8	217
中级	413	74	40	23	276
初级	174	26	12	9	127
无职称	248	2	32	2	212

表 10 – 3 – 25　2019 年全国高等中医药院校专任教师学历情况　　单位：人

人员分类	总计	博士研究生	硕士研究生	本科	专科及以下
专任教师	31 151	9 237	11 944	9 800	170
其中：女	17 390	4 752	7 257	5 259	122
正高级	5 618	2 521	975	2 105	17
副高级	9 971	3 358	2 937	3 649	27
中级	11 212	2 603	5 608	2 924	77
初级	2 962	101	1 807	1 024	30
未定职级	1 388	654	617	98	19

表 10 – 3 – 26　2019 年全国高等中医药院校聘请校外教师学历情况　　单位：人

人员分类	总计	博士研究生	硕士研究生	本科	专科及以下
聘请校外教师总计	9 174	1 193	2 978	4 871	132
其中：女	4 267	437	1 356	2 396	78
正高级	2 867	549	713	1 592	13
副高级	3 385	479	1 049	1 826	31
中级	2 368	151	946	1 203	68
初级	355	2	191	150	12
未定职级	199	12	79	100	8
聘请校外教师中：外教	93	44	31	18	0
其他高校	1 380	226	530	611	13

表 10 – 3 – 27　2019 年全国高等中医药院校专任教师按职称分年龄情况　　单位：人

人员分类	合计	29 岁及以下	30 ~ 39 岁	40 ~ 49 岁	50 ~ 59 岁	60 岁及以上
总计	31 151	2 631	12 718	9 723	5 609	470
其中：女	17 390	1 821	7 628	5 307	2 452	182
正高级	5 618	0	164	1 936	3 141	377
副高级	9 971	3	2 561	5 227	2 098	82
中级	11 212	742	7 737	2 370	352	11
初级	2 962	1 168	1 654	127	13	0
未定职级	1 388	718	602	63	5	0

表 10 – 3 – 28　2019 年全国高等中医药院校专任教师按学历分年龄情况　单位：人

人员分类	合计	29 岁及以下	30～39 岁	40～49 岁	50～59 岁	60 岁及以上
总计	31 151	2 631	12 718	9 723	5 609	470
博士研究生	9 237	496	3 805	3 449	1 354	133
硕士研究生	11 944	1 504	6 324	3 089	938	89
本科	9 800	612	2 567	3 139	3 244	238
专科及以下	170	19	22	46	73	10

表 10 – 3 – 29　2019 年全国高等中医药院校专任教师所教专业情况　单位：人

人员分类	总计	哲学	经济学	法学	教育学	文学	历史学	理学	工学	农学	医学	管理学	艺术学
总计	31 151	566	259	744	1 305	1 585	105	1 963	1 050	192	22 653	620	109
正高级	5 618	59	20	49	72	75	17	248	57	27	4 929	64	1
副高级	9 971	178	80	144	383	413	30	666	297	48	7 519	196	17
中级	11 212	218	95	311	546	848	41	752	531	61	7 487	274	48
初级	2 962	65	51	191	226	204	14	158	108	5	1 845	63	32
无职称	1 388	46	13	49	78	45	3	139	57	51	873	23	11

表 10 – 3 – 30　2019 年全国高等中医药院校专任教师变动情况（一）　单位：人

项目	上学年初报表专任教师数	本学年初报表专任教师数	减少教师数					
			合计	自然减员	调出	校内变动	辞职	其他
专任教师总计	29 709	31 151	1 802	299	205	474	196	628
其中：女	16 610	17 390	933	177	74	210	97	375

表 10 – 3 – 31　2019 年全国高等中医药院校专任教师变动情况（二）　单位：人

项目	增加教师数							
	合计	录用毕业生			调入		校内变动	其他
		小计	其中：研究生		小计	其中：外校		
			小计	本校毕业				
专任教师总计	3 244	1 223	1 194	201	306	182	919	796
其中：女	1 713	685	668	127	168	94	456	404

表 10 - 3 - 32　2019 年全国高等中医药院校研究生指导教师情况（一）　　单位：人

项目		合计	29 岁及以下	30～34 岁	35～39 岁	40～44 岁
总计		**16 776**	**9**	**213**	**1 501**	**2 994**
其中：女		6 901	5	81	723	1 469
分职称	正高级	9 835	5	28	177	748
	副高级	6 801	4	133	1 279	2 217
	中级	140	0	52	45	29
分指导关系	博士导师	941	0	1	9	63
	硕士导师	13 968	8	204	1 445	2 782
	博士、硕士导师	1 867	1	8	47	149

表 10 - 3 - 33　2019 年全国高等中医药院校研究生指导教师情况（二）　　单位：人

项目		45～49 岁	50～54 岁	55～59 岁	60～64 岁	65 岁及以上
总计		**3 979**	**4 096**	**3 126**	**636**	**222**
其中：女		1 739	1 460	1 192	182	50
分职称	正高级	2 043	3 217	2 822	584	211
	副高级	1 927	878	302	52	9
	中级	9	1	2	0	2
分指导关系	博士导师	119	329	248	100	72
	硕士导师	3 555	3 302	2 207	372	93
	博士、硕士导师	305	465	671	164	57

表 10 - 3 - 34　2019 年全国高等中医药院校资产情况（一）

产权分类	占地面积（平方米）			图书（万册）		计算机数（台）	
	合计	其中：		合计	当年新增	合计	教学用计算机数
		绿化用地面积	运动场地面积				
学校产权	**25 726 167**	**8 135 890**	**2 074 656**	**3 905**	**197**	**133 019**	**93 997**
非学校产权	**5 617 591**	**604 162**	**195 639**	**220**	**5**	**4 188**	**3 485**
1. 独立使用	4 568 224	533 783	170 658	85	3	1 294	1 249
2. 共同使用	1 049 367	70 379	24 981	135	2	2 894	2 236

表 10 - 3 - 35　2019 年全国高等中医药院校资产情况（二）

产权分类	教室（间）		固定资产总值（万元）				
	合计	其中：网络多媒体教室	合计	其中：教学、科研仪器设备资产		其中：信息化设备资产	
				小计	当年新增	小计	其中软件
学校产权	**8 037**	**5 710**	**3 685 907.87**	**1 050 819.92**	**161 080.61**	**229 075.82**	**55 440.63**
非学校产权	**1 957**	**1 020**	**500 546.31**	**85 720.19**	**4 838.64**	**0.00**	**0.00**
1. 独立使用	1 672	798	202 882.49	5 712.00	2 217.69	0.00	0.00
2. 共同使用	285	222	297 663.82	80 008.19	2 620.95	0.00	0.00

表 10 – 3 – 36　2019 年全国高等中医药院校信息化建设情况（一）

项目	网络信息点数（个）		上网课程数（门）	电子邮件系统用户数（个）
	合计	其中：无线接入		
合计	427 191	70 582	8 097	153 586

表 10 – 3 – 37　2019 年全国高等中医药院校信息化建设情况（二）

管理信息系统数据总量（GB）	数字资源量				信息化培训人次（人次）	信息化工作人员数（人）
	电子图书（册）	电子期刊（册）	学位论文（册）	音视频（小时）		
455 379	52 565 682	58 294 226	129 519 916	1 529 912	8 215	621

表 10 – 3 – 38　2019 年全国高等中医药院校房屋面积情况　　单位：平方米

项目	学校产权建筑面积				正在施工面积	非学校产权建筑面积		
	合计	其中：				小计	独立使用	共同使用
		危房	当年新增	被外单位借用				
总计	13 976 853	49 982	197 073	72 208	1 357 567	2 431 904	1 782 530	649 374
一、教学科研及辅助用房	6 235 869	20 606	52 984	5 011	827 615	1 419 645	884 190	535 455
其中：教室	1 777 018	7 378	0	0	148 452	399 894	357 490	42 405
图书馆	822 957	0	13 769	0	102 792	133 541	98 588	34 953
实验室、实习场所	2 525 930	13 228	32 362	5 011	409 946	784 833	376 112	408 721
专用科研用房	510 892	0	0	5 011	133 961	6 014	2 814	3 200
体育馆	429 825	0	6 853	0	16 029	73 212	34 897	38 315
会堂	169 247	0	0	0	16 434	22 150	14 289	7 861
二、行政办公用房	788 479	9 918	13 691	0	61 345	123 635	117 553	6 082
三、生活用房	4 785 020	6 672	130 398	67 197	388 548	886 199	778 362	107 837
其中：学生宿舍（公寓）	3 776 763	0	116 004	62 366	290 846	742 929	668 140	74 789
学生食堂	497 355	0	9 253	0	49 433	97 698	67 872	29 826
教工宿舍(公寓)	237 646	3 913	5 037	0	16 846	13 003	11 883	1 120
教工食堂	14 672	0	0	0	1 393	3 041	939	2 102
生活福利及附属用房	258 584	2 759	104	4 831	30 030	29 528	29 528	0
四、教工住宅	1 564 034	12 786	0	0	0	0	0	0
五、其他用房	603 451	0	0	0	80 058	2 426	2 426	0

表 10 - 3 - 39　2019 年全国中等中医药院校数及开设中医药专业的中等西医药院校、中等非医药院校机构数

单位：所

机构分类	中等中医药院校	设置中医药专业的中等西医药院校	设置中医药专业的中等非医药院校
总计	38	124	189
其中：调整后中等职业学校	3	17	28
中等技术学校	21	76	42
成人中等专业学校	2	5	7
职业高中学校	5	10	63
附设中职班	7	12	45
其他机构	0	4	4

表 10 - 3 - 40　2019 年全国中等中医药学校按学生类别分毕业、招生、在校学生数

学生分类	学校数（所）	毕业生数（人）	招生数（人）	在校学生数（人）	预计毕业生数（人）
中等中医药学校总计	—	36 314	30 348	90 553	30 449
其中：民族医学校	3	312	507	912	311
调整后中职全日制学生	3	3 533	3 166	9 926	2 734
普通中专学生	21	31 853	25 851	77 122	26 304
成人中专全日制学生	3	266	346	732	257
成人中专非全日制学生	1	82	94	94	94
职业高中学生	5	580	891	2 679	1 060

表 10 - 3 - 41　2019 年全国中等中医药学校分专业毕业、招生、在校学生数　单位：人

专业名称	毕业生数	招生数	在校学生数					预计毕业生数
			小计	一年级	二年级	三年级	四年级及以上	
总计	36 314	30 348	90 553	30 389	27 985	29 441	2 738	30 449
藏医医疗与藏药	115	73	227	73	70	84	0	84
维医医疗与维药	74	0	0	0	0	0	0	0
蒙医医疗与蒙药	0	58	108	58	0	50	0	50
护理	14 740	11 228	33 979	11 272	9 826	11 111	1 770	11 164
计算机网络技术	0	57	114	57	57	0	0	0

（续表）

专业名称	毕业生数	招生数	在校学生数					预计毕业生数
			小计	一年级	二年级	三年级	四年级及以上	
计算机应用	273	5	450	5	164	281	0	281
计算机与数码产品维修	33	0	0	0	0	0	0	0
卫生信息管理	0	69	149	69	80	0	0	0
康复技术	597	826	2 255	828	686	741	0	751
口腔修复工艺	63	124	256	124	74	58	0	61
美容美体	236	323	865	323	294	248	0	248
会计	445	0	582	0	217	365	0	365
农村医学	1 052	1 280	3 301	1 278	1 092	876	55	727
生物技术制药	0	1	1	1	0	0	0	0
数控技术应用	163	0	352	0	203	149	0	149
工艺美术	28	28	95	28	35	32	0	32
学前教育	456	0	802	0	330	472	0	472
眼视光与配镜	15	0	16	0	0	16	0	16
药剂	4 045	2 920	8 813	2 934	2 826	3 053	0	3 179
药品食品检验	44	0	41	0	0	41	0	41
医学检验技术	491	455	1 310	455	463	392	0	470
医学影像技术	412	489	1 540	490	533	517	0	557
医药卫生类专业	366	329	988	329	328	331	0	331
卫生信息管理	0	69	149	69	80	0	0	0
生物药物检验	0	46	46	46	0	0	0	0
制药技术	22	202	390	202	188	0	0	0
中药	2 408	2 337	5 906	2 329	1 801	1 776	0	1 934
中药制药	490	222	1 077	222	282	573	0	573
中医	5 692	5 089	15 309	5 085	4 980	4 511	733	4 728
中医护理	91	556	748	556	127	65	0	525
中医康复保健	2 468	2 520	7 214	2 518	2 271	2 425	0	2 443
助产	1 495	1 111	3 619	1 107	1 058	1 274	180	1 268

表 10 - 3 - 42 2019 年全国中等西医药学校中医药专业按学生类别分毕业、招生、在校学生数

学生分类	学校数（所）	毕业生数（人）	招生数（人）	在校学生数（人）	预计毕业生数（人）
设置中医药专业的中等西医药学校总计	—	**11 850**	**15 010**	**41 457**	**13 283**
调整后中职全日制学生	17	1 925	3 250	8 064	2 560
调整后中职非全日制学生	1	65	0	80	80
普通中专学生	79	6 511	7 700	21 673	7 003
成人中专全日制学生	3	1 736	1 336	5 305	2 180
成人中专非全日制学生	2	666	648	1 613	300
职业高中学生	8	947	2 076	4 722	1 160

表 10 - 3 - 43 2019 年全国中等西医药学校中医药专业分专业毕业、招生、在校学生数 单位：人

专业名称	毕业生数	招生数	在校学生数					预计毕业生数
			小计	一年级	二年级	三年级	四年级及以上	
总计	**11 850**	**15 010**	**41 457**	**15 013**	**13 611**	**12 769**	**64**	**13 283**
中医	2 098	2 530	7 473	2 530	2 644	2 299	0	2 305
中医护理	1 221	1 840	4 097	1 840	1 101	1 156	0	1 156
中医康复保健	2 626	4 566	11 734	4 567	3 848	3 301	18	3 615
中药	3 896	4 538	13 446	4 540	4 376	4 530	0	4 699
中药制药	1 912	1 457	4 387	1 457	1 610	1 320	0	1 349
藏医医疗与藏药	32	79	208	79	0	83	46	79
中草药种植	65	0	112	0	32	80	0	80

表 10 - 3 - 44 2019 年全国中等非医药学校中医药专业按学生类别分毕业、招生、在校学生数

学生分类	学校数（所）	毕业生数（人）	招生数（人）	在校学生数（人）	预计毕业生数（人）
设置中医药专业的中等非医药学校总计	—	**8 891**	**12 572**	**30 604**	**8 194**
调整后中职全日制学生	27	1 865	3 125	7 053	1 647
调整后中职非全日制学生	2	224	218	677	157
普通中专学生	40	2 825	3 574	9 758	2 569
成人中专全日制学生	4	54	284	479	56
成人中专非全日制学生	7	592	723	1 345	281
职业高中学生	64	3 331	4 648	11 292	3 484

表 10－3－45　2019 年全国中等非医药学校中医药专业分专业毕业、招生、在校学生数

单位：人

专业名称	毕业生数	招生数	在校学生数					预计毕业生数
			小计	一年级	二年级	三年级	四年级及以上	
总计	8 891	12 572	30 604	12 574	9 850	8 102	78	8 194
中医	979	698	2 348	698	803	847	0	847
中医护理	56	840	1 299	840	267	192	0	192
中医康复保健	2 256	4 349	10 397	4 351	3 416	2 630	0	2 630
中药	2 020	2 834	6 395	2 834	2 085	1 476	0	1 548
中药制药	936	683	2 205	683	701	821	0	821
藏医医疗与藏药	1 096	1 442	3 913	1 442	1 428	988	55	985
蒙医医疗与蒙药	79	126	500	126	180	194	0	194
中草药种植	1 469	1 600	3 547	1 600	970	954	23	977

表 10－3－46　2019 年全国中等中医药学校培训学生情况

项目	集中培训（班数）	培训时间（学时）				结业生数（人次）			
		合计	集中培训	远程培训	跟岗实践	合计	集中培训	远程培训	跟岗实践
总计	162	662 061	660 891	0	1 170	14 057	13 968	0	89
其中：少数民族	0	26 359	26 359	0	0	308	308	0	0
资格证书培训	0	423 170	423 170	0	0	4 666	4 666	0	0
岗位证书培训	0	20 070	20 070	0	0	479	479	0	0

表 10－3－47　2019 年全国中等中医药学校教职工数　　单位：人

人员分类	教职工数						校办企业职工	其他附设机构人员	聘请校外教师
	合计	校本部教职工							
		小计	专任教师	行政人员	教辅人员	工勤人员			
总计	3 834	3 819	2 676	575	178	390	11	4	1 148
其中：女	2 172	2 160	1 632	274	116	138	8	4	746
聘任制	1 426	1 413	914	258	60	181	9	4	0
其中：女	765	755	512	138	39	66	6	4	0

表 10 - 3 - 48　2019 年全国中等中医药学校教职工数（分职称）　单位：人

| 人员分类 | 教职工数 | | | | | | 校办企业职工 | 其他附设机构人员 | 聘请校外教师 |
| | 合计 | 校本部教职工 | | | | | | | |
		小计	专任教师	行政人员	教辅人员	工勤人员			
总计	3 834	3 819	2 676	575	178	390	11	4	1 148
正高级	93	93	62	30	1	0	0	0	250
副高级	645	645	547	77	17	4	0	0	217
中级	1 194	1 194	1 017	133	41	3	0	0	368
初级	752	750	589	95	45	21	0	2	145
无职称	1 150	1 137	461	240	74	362	11	2	168

表 10 - 3 - 49　2019 年全国中等中医药学校聘任制教职工数（分职称）　单位：人

| 人员分类 | 教职工数 | | | | | | 校办企业职工 | 其他附设机构人员 | 聘请校外教师 |
| | 合计 | 校本部教职工 | | | | | | | |
		小计	专任教师	行政人员	教辅人员	工勤人员			
总计	1 426	1 413	914	258	60	181	9	4	0
正高级	14	14	4	10	0	0	0	0	0
副高级	85	85	73	11	0	1	0	0	0
中级	307	307	289	14	2	2	0	0	0
初级	290	288	248	30	0	10	0	2	0
无职称	730	719	300	193	58	168	9	2	0

表 10 - 3 - 50　2019 年全国中等中医药学校不同职称专任教师的学历构成　单位：%

人员分类	合计	博士	硕士	本科	专科及以下
总计	100.00	0.19	11.62	80.04	8.15
正高级	100.00	3.23	16.13	80.65	0.00
副高级	100.00	0.18	11.33	86.29	2.19
中级	100.00	0.10	13.96	79.45	6.49
初级	100.00	0.00	9.85	80.48	9.68
无职称	100.00	0.22	8.46	73.32	18.00
其中：实习指导课教师	100.00	1.03	2.06	78.35	18.56

表 10 - 3 - 51　2019 年全国中等中医药学校不同职称专任教师的年龄构成　　单位:%

人员分类	合计	29 岁及以下	30 ~ 39 岁	40 ~ 49 岁	50 ~ 59 岁	60 岁及以上
总计	**100.00**	**19.47**	**40.92**	**25.78**	**13.27**	**0.56**
正高级	100.00	0.00	0.00	27.42	64.52	8.06
副高级	100.00	0.00	12.80	48.81	37.11	1.28
中级	100.00	1.77	56.74	31.17	10.23	0.10
初级	100.00	38.71	49.07	10.70	1.19	0.34
无职称	100.00	59.65	34.49	5.64	0.22	0.00

表 10 - 3 - 52　2019 年全国中等中医药学校资产情况（一）

产权分类	占地面积（平方米）			图书（册）	
	合计	其中:绿化用地面积	其中:运动场地面积	合计	当年新增
学校产权	**1 729 459**	**415 700**	**267 107**	**1 853 110**	**44 896**
非学校产权	**693 380**	**128 629**	**160 743**	**3 091**	**0**
1. 独立使用	373 917	75 345	93 698	3 085	0
2. 共同使用	319 463	53 284	67 044	6	0

表 10 - 3 - 53　2019 年全国中等中医药学校资产情况（二）

产权分类	计算机数（台）		固定资产总值（万元）		
	合计	教学用	合计	其中:教学、实习仪器设备资产值	
				小计	当年新增
学校产权	**12 499**	**10 727**	**182 662**	**36 305**	**4 421**
非学校产权	**790**	**735**	**18 251**	**2 369**	**267**
1. 独立使用	106	51	17 978	2 331	267
2. 共同使用	684	684	274	37	0

表 10 - 3 - 54　2019 年全国中等中医药学校信息化建设情况

项目	网络信息点数（个）		上网课程数（门）	数据资源量				接受过信息技术相关培训的专任教师（人次）	信息化工作人员数（人）
	合计	其中:无线接入		电子图书（册）	电子期刊（册）	学位论文（册）	音视频（小时）		
合计	9 216	2 594	399	630 789	9 459	8	28 278	1 576	137

表 10 – 3 – 55　2019 年全国中等中医药学校房屋面积情况　　　　单位：平方米

项目	学校产权建筑面积				正在施工面积	非学校产权建筑面积		
	合计	其中：				小计	独立使用	共同使用
		危房	当年新增	被外单位借用				
总计	1 044 601	0	4 149	0	41 664	316 866	183 287	133 579
一、教学及辅助用房	506 217	0	1 808	0	27 878	174 241	95 311	78 930
其中：教室	227 250	0	0	0	0	73 712	40 345	33 367
图书馆	58 670	0	0	0	0	12 252	2 245	10 007
实验室、实习场所	167 441	0	1 808	0	27 878	72 702	46 406	26 296
体育馆	22 628	0	0	0	0	9 064	4 616	4 448
会堂	30 228	0	0	0	0	6 511	1 700	4 811
二、行政办公用房	61 686	0	488	0	0	7 452	5 315	2 137
三、生活用房	403 656	0	1 852	0	13 786	133 470	81 464	52 006
其中：学生宿舍（公寓）	289 712	0	1 192	0	13 786	101 621	65 248	36 373
学生食堂	64 159	0	0	0	0	27 092	12 281	14 812
教工宿舍（公寓）	19 593	0	0	0	0	1 627	1 627	0
教工食堂	4 622	0	0	0	0	621	0	621
生活福利及附属用房	25 569	0	660	0	0	2 508	2 308	200
四、教工住宅	61 461	0	0	0	0	0	0	0
五、其他用房	11 582	0	0	0	0	1 703	1 197	506

四、中医药科研

（一）科学研究与技术开发机构

表 10 – 4 – 1　2019 年科学研究与技术开发机构人员情况

机构分类	机构数（个）	从业人员（人）	从业人员按工作性质分类			外聘的流动学者（人）	招收的非本单位在读研究生（人）	离退休人员总数（人）
			从事科技活动人员（人）	从事生产、经营活动人员（人）	其他人员（人）			
全国	72	21 274	12 948	1 584	6 742	100	1 205	7 591
其中：								
中医部委属科研机构	10	2 830	1 861	0	969	2	503	1 790
中医省属科研机构	42	15 210	9 287	1 248	4 675	94	675	5 129
中医地、市属科研机构	20	3 234	1 800	336	1 098	4	27	672

表 10 - 4 - 2　**2019 年科学研究与技术开发机构从事科技活动人员情况**　　单位：人

机构分类	从事科技活动人员	其中：女性	其中：科技管理人员	课题活动人员	科技服务人员
全国	**12 948**	**7 969**	**1 372**	**9 611**	**1 965**
其中：					
中医部委属科研机构	1 861	1 115	293	1 384	184
中医省属科研机构	9 287	5 679	824	7 055	1 408
中医地、市属科研机构	1 800	1 175	255	1 172	373

表 10 - 4 - 3　**2019 年科学研究与技术开发机构从事科技活动人员学历情况**　　单位：人

机构分类	合计	其中：博士毕业	硕士毕业	本科毕业	大专毕业
全国	**12 948**	**1 498**	**3 654**	**5 496**	**1 788**
其中：					
中医部委属科研机构	1 861	809	489	375	130
中医省属科研机构	9 287	672	2 978	3 932	1 276
中医地、市属科研机构	1 800	17	187	1 189	382

表 10 - 4 - 4　**2019 年科学研究与技术开发机构从事科技活动人员专业技术职称情况**　　单位：人（％）

机构分类	合计	其中：高级职称	中级职称	初级职称	其他
全国	**12 948**	**4 281**	**3 724**	**3 858**	**1 085**
其中：					
中医部委属科研机构	1 861	909	598	228	126
[专业技术人员分类比重（％）]	（100.00）	（48.84）	（32.13）	（12.25）	（6.77）
中医省属科研机构	9 287	2 965	2 667	2 993	662
[专业技术人员分类比重（％）]	（100.00）	（31.93）	（28.72）	（32.23）	（7.13）
中医地、市属科研机构	1 800	407	459	637	297
[专业技术人员分类比重（％）]	（100.00）	（22.61）	（25.50）	（35.39）	（16.50）

表 10 - 4 - 5　**2019 年科学研究与技术开发机构人员流动情况（一）**　　单位：人

机构分类	本年新增人员	应届高校毕业生	招聘的其他人员	招聘的其他人员主要来源						其他新增人员
				其中：来自研究院所	来自企业		来自高等学校	来自国外	来自政府部门	
					人数	其中：外资或合资企业				
全国	**1 385**	**476**	**471**	**38**	**27**	**0**	**321**	**4**	**4**	**438**
其中：										
中医部委属科研机构	147	100	38	13	19	0	1	4	1	9
中医省属科研机构	998	297	412	25	8	0	309	0	3	289
中医地、市属科研机构	240	79	21	0	0	0	11	0	0	140

表 10-4-6　2019 年科学研究与技术开发机构人员流动情况（二）　　单位：人

机构分类	本年减少人员	离退休人员	离开本单位的人员	离开本单位的人员中：				流向高等学校	出国	流向政府部门	其他减少人员	本年不在岗人员
				流向研究院所	流向企业							
					人数	其中：外资或合资企						
全国	**894**	**289**	**315**	**39**	**48**	**0**	**28**	**1**	**7**	**290**	**32**
其中：											
中医部委属科研机构	98	55	40	7	23	0	7	0	1	3	20
中医省属科研机构	733	202	255	32	25	0	20	1	6	276	10
中医地、市属科研机构	63	32	20	0	0	0	1	0	0	11	2

表 10-4-7　2019 年科学研究与技术开发机构经常费收入情况（一）　　单位：千元

机构分类	本年收入总额*	科技活动收入	科技活动收入	科技活动收入	生产、经营活动收入	其他收入	其他收入	用于科技活动的借贷款
		合计	其中：	其中：		合计	其中：用于离退休人员的政府拨款	
			政府资金	非政府资金				
全国	**12 622 461**	**3 693 909**	**2 937 129**	**756 780**	**2 721 548**	**6 207 004**	**80 748**	**113 529**
其中：								
中医部委属科研机构	3 626 649	1 194 749	1 022 072	172 677	2 102 136	329 764	9 093	0
中医省属科研机构	7 889 395	1 905 482	1 708 766	196 716	541 153	5 442 760	60 570	65 000
中医地、市属科研机构	1 106 417	593 678	206 291	387 387	78 259	434 480	11 085	48 529

注：*不含代管经费和转拨外单位经费。

表 10-4-8　2019 年科学研究与技术开发机构经常费收入情况（二）　　单位：千元

机构分类	政府资金	政府资金	政府资金	政府资金	全部政府资金中：来自地方政府的资金	非政府资金	非政府资金	非政府资金	非政府资金
	合计	其中：	其中：	其中：		合计	其中：	其中：	国外资金
		财政拨款	承担政府科研项目收入	其他			技术性收入	技术性收入	
							合计	其中：来自企业	
全国	**2 937 129**	**2 416 824**	**503 260**	**17 045**	**1 751 727**	**756 780**	**679 923**	**223 012**	**0**
其中：									
中医部委属科研机构	1 022 072	728 510	293 562	0	27 424	172 677	157 830	126 662	0
中医省属科研机构	1 708 766	1 486 557	205 379	16 830	1 526 311	196 716	136 862	96 350	0
中医地、市属科研机构	206 291	201 757	4 319	215	197 992	387 387	385 231	0	0

表 10 – 4 – 9　2019 年科学研究与技术开发机构经常费支出情况（一）　单位：千元

机构分类	本年内部支出	内部支出按支出的活动性质分						其他支出 *
		科技活动支出			生产经营活动支出			
		合计	其中：		合计	其中经营税金		
			人员费	其他日常支出				
全国	11 292 080	3 666 049	1 933 462	1 732 587	842 484	1 307		6 783 547
其中：								
中医部委属科研机构	3 148 687	1 004 579	517 378	487 201	0	0		2 144 108
中医省属科研机构	7 189 523	2 141 166	1 157 357	983 809	751 789	1 287		4 296 568
中医地、市属科研机构	953 870	520 304	258 727	261 577	90 695	20		342 871

注：* 其他支出含医疗、工程设计、教学培训等活动支出。

表 10 – 4 – 10　2019 年科学研究与技术开发机构经常费支出情况（二）　单位：千元

机构分类	本年内部支出	内部支出按支出的经济性质和具体用途分				本年外部支出	
		工资福利支出	对个人和家庭补助	商品和服务支出	其他	合计	其中：科技活动经费外部支出
全国	11 292 080	4 120 448	186 478	6 470 137	515 017	41 894	41 894
其中：							
中医部委属科研机构	3 148 687	883 479	46 496	2 114 345	104 367	19 111	19 111
中医省属科研机构	7 189 523	2 809 813	116 191	3 911 093	352 426	22 303	22 303
中医地、市属科研机构	953 870	427 156	23 791	444 699	58 224	480	480

表 10 – 4 – 11　2019 年科学研究与技术开发机构基本建设情况（一）　单位：千元

机构分类	基本建设投资实际完成额				
	合计	按用途分			
		科研仪器设备	科研土建工程	生产经营土建与设备	生活土建与设备
全国	358 882	28 816	233 961	67 730	28 375
其中：					
中医部委属科研机构	108 017	0	79 642	0	28 375
中医省属科研机构	191 272	22 752	148 493	20 027	0
中医地、市属科研机构	59 593	6 064	5 826	47 703	0

表 10 – 4 – 12　2019 年科学研究与技术开发机构基本建设情况（二）　　单位：千元

机构分类	科研基建				
	合计	按来源分			
		政府资金	企业资金	事业单位资金	其他资金
全国	262 777	231 681	0	30 856	240
其中：					
中医部委属科研机构	79 642	77 642	0	2 000	0
中医省属科研机构	171 245	142 722	0	28 523	0
中医地、市属科研机构	11 890	11 317	0	333	240

表 10 – 4 – 13　2019 年科学研究与技术开发机构资产与负债情况　　单位：千元

机构分类	资产总计	其中1：存货	其中2：年末固定资产原价					负债合计
			合计	其中：				
				科研房屋建筑物	科研仪器设备			
					合计	其中：进口		
全国	16 444 257	298 929	10 542 954	2 649 106	3 639 136	786 407	5 510 152
其中：							
中医部委属科研机构	5 778 910	14 773	2 917 783	808 201	1 111 253	232 798	2 252 231
中医省属科研机构	9 050 717	241 591	5 794 684	1 064 818	1 938 942	499 935	2 656 343
中医地、市属科研机构	1 614 630	42 565	1 830 487	776 087	588 941	53 674	601 578

表 10 – 4 – 14　2019 年科学研究与技术开发机构在研课题情况（一）　　单位：个

机构分类	课题数合计	其中：		基础研究	其中：		应用研究	其中：	
		当年开题	当年完成		当年开题	当年完成		当年开题	当年完成
全国	3 573	1 242	1 097	905	349	212	1 420	412	467
其中：									
中医部委属科研机构	887	271	364	308	115	100	329	83	161
中医省属科研机构	2 553	1 513	696	589	464	108	1 065	495	296
中医地、市属科研机构	133	35	37	8	1	4	26	4	10

表 10 – 4 – 15　2019 年科学研究与技术开发机构在研课题情况（二）　　单位：个

机构分类	试验发展	其中：		研究与发展成果应用	其中：		科技服务	其中：	
		当年开题	当年完成		当年开题	当年完成		当年开题	当年完成
全国	928	323	302	148	68	46	172	90	70
其中：									
中医部委属科研机构	198	52	85	42	17	13	10	4	5
中医省属科研机构	655	375	197	86	85	30	158	84	65
中医地、市属科研机构	75	19	20	20	9	3	4	2	0

表 10 - 4 - 16　2019 年科学研究与技术开发机构课题经费内部支出情况　单位：千元

机构分类	合计	基础研究	应用研究	试验发展	研究与试验发展成果应用	科技服务
全国	1 591 326	244 479	689 699	518 962	49 332	88 855
其中：						
中医部委属科研机构	533 511	104 420	193 638	218 859	12 397	4 198
中医省属科研机构	996 414	130 800	469 827	280 145	31 341	84 301
中医地、市属科研机构	61 401	9 259	26 234	19 958	5 594	356

表 10 - 4 - 17　2019 年科学研究与技术开发机构课题折合工作量统计　单位：人年

机构分类	合计	基础研究	应用研究	试验发展	研究与试验发展成果应用	科技服务
全国	6 445	1 617	2 653	1 501	262	412
其中：						
中医部委属科研机构	1 440	503	570	286	63	18
中医省属科研机构	4 608	1 038	1 942	1 082	155	391
中医地、市属科研机构	397	76	141	133	44	3

表 10 - 4 - 18　2019 年科学研究与技术开发机构 R&D 课题来源　单位：个

机构分类	合计	国家科技项目	地方科技项目	企业委托科技项目	自选科技项目	国际合作科技项目	其他科技项目
全国	3 253	712	1 796	352	143	2	248
其中：							
中医部委属科研机构	835	460	145	57	44	1	128
中医省属科研机构	2 309	247	1 554	295	98	1	114
中医地、市属科研机构	109	5	97	0	1	0	6

表 10 - 4 - 19　2019 年科学研究与技术开发机构 R&D 人员情况　单位：人

机构分类	R&D 人员合计	其中：女性	按学历分				按工作量分	
			博士毕业	硕士毕业	本科毕业	其他	R&D 全时人员	R&D 非全时人员
全国	9 295	5 370	1 431	3 399	3 539	926	4 996	4 299
其中：								
中医部委属科研机构	1 630	990	781	439	294	116	1 416	214
中医省属科研机构	7 096	4 148	636	2 811	2 880	769	3 330	3 766
中医地、市属科研机构	569	232	14	149	365	41	250	319

表 10-4-20　2019年科学研究与技术开发机构R&D工作量情况　　单位：人年

机构分类	R&D人员折合全时工作量	R&D研究人员折合全时工作量
全国	**7 249**	**4 624**
其中：		
中医部委属科研机构	1 450	1 222
中医省属科研机构	5 390	3 107
中医地、市属科研机构	409	295

表 10-4-21　2019年科学研究与技术开发机构R&D经费　　单位：千元

机构分类	R&D经费内部支出			R&D经费外部支出				
	合计	R&D经常费支出	R&D基本建设费	合计	其中：			
					对国内科研机构支出	对国内高等学校支出	对国内企业支出	对境外机构支出
全国	**2 617 961**	**2 222 260**	**395 701**	**21 009**	**19 394**	**123**	**562**	**0**
其中：								
中医部委属科研机构	775 660	712 989	62 671	19 111	19 111	0	0	0
中医省属科研机构	1 728 571	1 416 140	312 431	1 418	283	123	562	0
中医地、市属科研机构	113 730	93 131	20 599	480	0	0	0	0

表 10-4-22　2019年科学研究与技术开发机构R&D经常费支出明细（一）　　单位：千元

机构分类	合计	按费用类别分		按活动类型分		
		人员费	其他	基础研究	应用研究	试验发展
全国	**2 222 260**	**1 269 713**	**952 547**	**499 747**	**959 519**	**762 994**
其中：						
中医部委属科研机构	712 989	401 997	310 992	180 723	216 266	316 000
中医省属科研机构	1 416 140	814 524	601 616	305 692	698 438	412 010
中医地、市属科研机构	93 131	53 192	39 939	13 332	44 815	34 984

表 10-4-23　2019年科学研究与技术开发机构R&D经常费支出明细（二）

单位：千元

机构分类	按经费来源分				
	政府资金	企业资金	事业单位资金	国外资金	其他资金
全国	**1 617 625**	**126 228**	**453 968**	**1 004**	**23 435**
其中：					
中医部委属科研机构	449 018	66 129	192 746	1 004	4 092
中医省属科研机构	1 090 939	60 099	250 529	0	14 573
中医地、市属科研机构	77 668	0	10 693	0	4 770

表 10－4－24　2019 年科学研究与技术开发机构 R&D 基本建设费明细　单位：千元

机构分类	合计	按费用类别分		按经费来源分				
		仪器设备费	土建费	政府资金	企业资金	事业单位资金	国外资金	其他资金
全国	**395 701**	**233 207**	**154 717**	**322 004**	**4 791**	**68 835**	**0**	**71**
其中：								
中医部委属科研机构	62 671	41 184	21 417	59 516	2 822	262	0	71
中医省属科研机构	312 431	178 088	127 474	241 890	1 969	68 572	0	0
中医地、市属科研机构	20 599	13 935	5 826	20 598	0	1	0	0

表 10－4－25　2019 年科学研究与技术开发机构科技成果情况（一）

机构分类	科技论文与科技著作		出版科技著作（种）
	发表科技论文（篇）		
	合计	其中：国外发表	
全国	**5 853**	**958**	**288**
其中：			
中医部委属科研机构	1 907	517	96
中医省属科研机构	3 633	432	183
中医地、市属科研机构	313	9	9

表 10－4－26　2019 年科学研究与技术开发机构科技成果情况（二）

机构分类	专利							
	专利申请受理数（件）		专利授权数（件）			有效发明专利数（件）	专利所有权转让及许可数（件）	专利所有权转让与许可收入（千元）
	件数	其中：发明专利	件数	其中：发明专利	其中：国外授权			
全国	**434**	**321**	**328**	**147**	**1**	**1 304**	**47**	**10 754**
其中：								
中医部委属科研机构	109	106	55	52	1	416	12	4 605
中医省属科研机构	306	204	267	95	0	851	35	6 149
中医地、市属科研机构	19	11	6	0	0	37	0	0

表 10－4－27　2019 年科学研究与技术开发机构科技成果情况（三）

机构分类	其他产出				
	形成国家或行业标准数（项）	集成电路布图设计登记数（件）	植物新品种权授予数（项）	软件著作权数（件）	新药证书数（件）
全国	**46**	**0**	**6**	**45**	**0**
其中：					
中医部委属科研机构	30	0	2	16	0
中医省属科研机构	16	0	4	29	0
中医地、市属科研机构	0	0	0	0	0

表 10 - 4 - 28　2019 年科学研究与技术开发机构对外科技服务活动情况　单位：人年

机构分类	工作量合计	科技成果的示范性推广工作	为用户提供可行性报告、技术方案、建议及进行技术论证等技术咨询工作	为社会和公众提供的测试、标准化、计量、计算、质量和专利服务	科技信息文献服务	其他科技服务活动	科技培训工作
全国	1 352	481	177	221	92	151	0
其中：							
中医部委属科研机构	308	24	72	101	3	52	0
中医省属科研机构	993	437	102	120	86	86	0
中医地、市属科研机构	51	20	3	0	3	13	0

表 10 - 4 - 29　2019 年科学研究与技术开发机构重点发展学科情况　单位：个

| 机构分类 | 重点学科数合计 | 其中： | | | | | | |
		基础医学其他学科	内科学	药物化学	中医学	中西医结合医学	中药学	中医学与中药学其他学科
全国	175	1	2	4	60	8	69	8
其中：								
中医部委属科研机构	44	1	0	1	18	4	15	0
中医省属科研机构	126	0	2	3	41	4	53	7
中医地、市属科研机构	5	0	0	0	1	0	1	1

（二）科学技术信息和文献机构

表 10 - 4 - 30　2019 年科学技术信息和文献机构人员情况

| 机构数（个） | 从业人员（人） | 从业人员按工作性质分类 | | | 外聘的流动学者（人） | 招收的非本单位在读研究生（人） | 离退休人员总数（人） |
		从事科技活动人员（人）	从事生产、经营活动人员（人）	其他人员（人）			
2	148	148	0	0	7	26	135

表 10 - 4 - 31　2019 年科学技术信息和文献机构从事科技活动人员情况　单位：人

| 从事科技活动人员 | 其中：女性 | 其中： | | |
		科技管理人员	课题活动人员	科技服务人员
148	107	3	142	3

表 10 - 4 - 32　2019 年科学技术信息和文献机构从事科技活动人员学历情况　单位：人

合计	博士毕业	硕士毕业	本科毕业	大专毕业
148	55	61	28	4

表 10 - 4 - 33　2019 年科学技术信息和文献机构从事科技活动人员专业技术职称情况　　单位：人

合计	高级职称	中级职称	初级职称	其他
148	72	51	18	7

表 10 - 4 - 34　2019 年科学技术信息和文献机构人员流动情况（一）　　单位：人

本年新增人员	应届高校毕业生	招聘的其他人员	招聘的其他人员主要来源							其他新增人员
			其中：							
			来自研究院所	来自企业		来自高等学校	来自国外	来自政府部门		
				人数	其中：外资或合资企业					
8	7	0	0	0	0	0	0	0		1

表 10 - 4 - 35　2019 年科学技术信息和文献机构人员流动情况（二）　　单位：人

本年减少人员	离退休人员	离开本单位的人员	离开本单位的人员						其他减少人员	本年不在岗人员
			其中：							
			流向研究院所	流向企业		流向高等学校	出国	流向政府部门		
				人数	其中：外资或合资企业					
8	3	3	2	0	0	0	0	0	2	0

表 10 - 4 - 36　2019 年科学技术信息和文献机构经常费收入情况（一）　　单位：千元

本年收入总额	科技活动收入			生产、经营活动收入	其他收入		用于科技活动的借贷款
	合计	其中：			合计	其中：	
		政府资金	非政府资金			用于离退休人员的政府拨款	
96 417	88 297	72 403	15 894	0	8 120	4 959	0

表 10 - 4 - 37　2019 年科学技术信息和文献机构经常费收入情况（二）　　单位：千元

政府资金					非政府资金			国外资金
合计	其中：			全部政府资金中：来自地方政府的资金	合计	其中：		
	财政拨款	承担政府科研项目收入	其他			技术性收入		
						合计	其中：来自企业	
72 403	56 979	15 424	0	0	15 894	10 282	0	0

表 10 - 4 - 38　2019 年科学技术信息和文献机构经常费支出情况（一）　单位：千元

本年内部支出	内部支出按支出的活动性质分						其他支出
	科技活动支出			生产、经营活动支出			
	合计	其中：		合计	其中：经营税金		
		人员费	其他日常支出				
87 166	69 071	19 386	49 685	0	0		18 095

表 10 - 4 - 39　2019 年科学技术信息和文献机构经常费支出情况（二）　单位：千元

本年内部支出	内部支出按支出的经济性质和具体用途分				本年外部支出	
	工资福利支出	对个人和家庭补助	商品和服务支出	其他	合计	其中：科技活动经费外部支出
87 166	29 541	5 600	39 527	12 498	0	0

表 10 - 4 - 40　2019 年科学技术信息和文献机构基本建设情况　单位：千元

基本建设投资实际完成额					科研基建				
合计	按用途分				合计	按来源分			
	科研仪器设备	科研土建工程	生产经营土建与设备	生活土建与设备		政府资金	企业资金	事业单位资金	其他资金
0	0	0	0	0	0	0	0	0	0

表 10 - 4 - 41　2019 年科学技术信息和文献机构资产与负债情况　单位：千元

资产总计	其中1：存货	其中2：年末固定资产原价				负债合计
		合计	其中：			
			科研房屋建筑物	科研仪器设备		
				合计	其中：进口	
207 982	0	186 086	61 287	69 757	0	63 027

表 10 - 4 - 42　2019 年科学技术信息和文献机构在研课题情况（一）　单位：个

课题数合计	其中：		基础研究	其中：		应用研究	其中：	
	当年开题	当年完成		当年开题	当年完成		当年开题	当年完成
106	55	35	11	0	3	1	0	0

表 10 - 4 - 43　2019 年科学技术信息和文献机构在研课题情况（二）　单位：个

试验发展	其中：		研究与试验发展成果应用	其中：		科技服务	其中：	
	当年开题	当年完成		当年开题	当年完成		当年开题	当年完成
9	1	3	31	17	7	54	37	22

表 10 – 4 – 44　2019 年科学技术信息和文献机构课题经费内部支出情况　单位：千元

合计	基础研究	应用研究	试验发展	研究与试验发展成果应用	科技服务
15 743	3 513	801	427	3 372	7 630

表 10 – 4 – 45　2019 年科学技术信息和文献机构课题折合工作量统计　单位：人年

合计	基础研究	应用研究	试验发展	研究与试验发展成果应用	科技服务
97	33	2	20	17	25

表 10 – 4 – 46　2019 年科学技术信息和文献机构 R&D 课题来源　单位：个

合计数	国家科技项目	地方科技项目	企业委托科技项目	自选科技项目	国际合作科技项目	其他科技项目
21	14	0	0	7	0	0

表 10 – 4 – 47　2019 年科学技术信息和文献机构 R&D 人员情况　单位：人

R&D 人员合计	其中：女性	按学历分				按工作量分	
		博士毕业	硕士毕业	本科毕业	其他	R&D 全时人员	R&D 非全时人员
90	62	39	36	15	0	22	68

表 10 – 4 – 48　2019 年科学技术信息和文献机构 R&D 工作量情况　单位：人年

R&D 人员折合全时工作量	R&D 研究人员折合全时工作量
65	47

表 10 – 4 – 49　2019 年科学技术信息和文献机构 R&D 经费　单位：千元

R&D 经费内部支出			R&D 经费外部支出				
合计	R&D 经常费支出	R&D 基本建设费	合计	其中：对国内科研机构支出	对国内高等学校支出	对国内企业支出	对境外机构支出
18 124	17 889	235	0	0	0	0	0

表 10 – 4 – 50　2019 年科学技术信息和文献机构 R&D 经常费支出明细　单位：千元

合计	R&D 经常费支出									
	按费用类别分		按经费来源分					按活动类型分		
	人员费	其他	政府资金	企业资金	事业单位资金	国外资金	其他资金	基础研究	应用研究	试验发展
17 889	10 724	7 165	17 889	0	0	0	0	11 979	3 854	2 056

表 10 - 4 - 51   2019 年科学技术信息和文献机构 R&D 基本建设费明细   单位：千元

合计	R&D 基本建设费						
	按费用类别分		按经费来源分				
	仪器设备费	土建费	政府资金	企业资金	事业单位资金	国外资金	其他资金
235	136	0	235	0	0	0	0

表 10 - 4 - 52   2019 年科学技术信息和文献机构科技成果情况 （一）

科技论文与科技著作		
发表科技论文 （篇）		出版科技著作 （种）
篇数	其中：国外发表	
96	5	40

表 10 - 4 - 53   2019 年科学技术信息和文献机构科技成果情况 （二）

专利						
专利申请受理数 （件）		专利授权数 （件）			有效发明专利数 （件）	专利所有权转让及许可数 （件）	专利所有权转让与许可收入 （千元）
件数	其中：发明专利	件数	其中：发明专利	其中：国外授权			
3	3	3	3	0	3	0	0

表 10 - 4 - 54   2019 年科学技术信息和文献机构科技成果情况 （三）

其他产出				
形成国家或行业标准数 （项）	集成电路布图设计登记数 （件）	植物新品种权授予数 （项）	软件著作权数 （件）	新药证书数 （件）
3	0	0	27	0

表 10 - 4 - 55   2019 年科学技术信息和文献机构对外科技服务活动情况   单位：人年

| 合计 | 科技成果的示范性推广工作 | 为用户提供可行性报告、技术方案、建议及进行技术论证等技术咨询工作 | 地形、地质和水文考察、天文、气象和地震的日常观察 | 为社会和公众提供的测试、标准化、计量、计算、质量和专利服务 | 科技信息文献服务 | 其他科技服务活动 | 科技培训工作 |
| 62 | 1 | 2 | 0 | 0 | 50 | 8 | 0 |

表 10 - 4 - 56   2019 年科学技术信息和文献机构馆藏累计情况

图书、资料 （册）	其中：		期刊 （种）	其中：	缩微制品 （张）	音像制品 （张）	电子期刊 （种）
	外文会议录 （册）	外文科技报告 （册）		外文原版期刊 （种）			
299 991	0	0	1 213	324	430	1 479	0

表 10 – 4 – 57　2019 年科学技术信息和文献机构引进国外数据库情况

书目文摘型			全文文献型			数值型			多媒体型		
数量（个）	数据记录量总量（万条）	数据记录量当年更新量（万条）	数量（个）	数据记录量总量（万条）	数据记录量当年更新量（万条）	数量（个）	数据记录量总量（万条）	数据记录量当年更新量（万条）	数量（个）	数据记录量总量（万条）	数据记录量当年更新量（万条）
3	1 200	20	5	2	0	0	0	0	0	0	0

表 10 – 4 – 58　2019 年科学技术信息和文献机构引进国内数据库情况

书目文摘型			全文文献型			数值型			多媒体型		
数量（个）	数据记录量总量（万条）	数据记录量当年更新量（万条）	数量（个）	数据记录量总量（万条）	数据记录量当年更新量（万条）	数量（个）	数据记录量总量（万条）	数据记录量当年更新量（万条）	数量（个）	数据记录量总量（万条）	数据记录量当年更新量（万条）
6	50	5	22	2 841	50	0	0	0	1	1	0

表 10 – 4 – 59　2019 年科学技术信息和文献机构自建数据库情况

书目文摘型			全文文献型			数值型			多媒体型		
数量（个）	数据记录量总量（万条）	数据记录量当年更新量（万条）	数量（个）	数据记录量总量（万条）	数据记录量当年更新量（万条）	数量（个）	数据记录量总量（万条）	数据记录量当年更新量（万条）	数量（个）	数据记录量总量（万条）	数据记录量当年更新量（万条）
1	28	8	3	8	6	0	0	0	3	2	1

表 10 – 4 – 60　2019 年科学技术信息和文献机构计算机有关设备情况　单位：台

计算机有关设备	其中：					复印机	摄、录像机	印刷设备
	大、中型机	小型机	微机	终端	扫描设备			
996	0	18	896	0	62	27	21	0

表 10 – 4 – 61　2019 年科学技术信息和文献机构网络情况

自建网络（个）		对外联网网上用户数（个）			
网络数	网上用户数	DIALOG	STN	OCLC	INTERNET
2	126	0	0	0	110

表 10 – 4 – 62　2019 年科学技术信息和文献机构信息服务情况

阅览（人次）	外借		资料复制（千页）	读者咨询（人次）	缩微制作（张）	课题检索（个）	查新（项）	专题咨询服务（次）	信息分析研究报告（篇）
	人次	册次							
1 967	2 102	3 007	1	100	90 000	152	303	0	27

表 10 - 4 - 63   2019 年科学技术信息和文献机构文献服务情况

文献信息加工		声像制作 （部）	翻译 （万字）		出版印刷			科技报告 （种）
文摘 （篇）	数据库数据 加工（条）		中译外	外译中	图书、资料 （万字）	连续出版物 （万字）	其中： 电子版（种）	
0	300 000	32	0	4	0	822	1	0

表 10 - 4 - 64   2019 年科学技术信息和文献机构电子信息利用情况 （一）

数据库检索			网络信息检索			电子期刊利用		
次数 （次）	机时 （小时）	信息量 （兆字节）	次数 （次）	机时 （小时）	信息量 （兆字节）	次数 （次）	机时 （小时）	信息量 （兆字节）
9 161 318	15 972	71 918	342 491	2 080	151 110 000	9 270 622	2 080	899 401

表 10 - 4 - 65   2019 年科学技术信息和文献机构电子信息利用情况 （二）

从网上获得信息			向网上发布信息		
次 数 （次）	机 时 （小时）	信息量 （兆字节）	次 数 （次）	机 时（小时）	信息量 （兆字节）
376 994	2 080	15 110 000	230	8 760	1 600 000

（三） R&D 活动单位

表 10 - 4 - 66   2019 年 R&D 活动单位人员情况

机构数 （个）	从业人员 （人）	从业人员按工作性质分类			外聘的 流动学者 （人）	招收的非 本单位在 读研究生 （人）	离退休 人员总数 （人）
		从事科技 活动人员 （人）	从事生产、 经营活动人员 （人）	其他人员 （人）			
11	1 997	619	53	1 325	86	72	680

表 10 - 4 - 67   2019 年 R&D 活动单位从事科技活动人员情况   单位：人

从事科技 活动人员	其中：女性	其中：		
		科技管理人员	课题活动人员	科技服务人员
619	344	59	408	152

表 10 - 4 - 68   2019 年 R&D 活动单位从事科技活动人员学历情况   单位：人

合计	博士毕业	硕士毕业	本科毕业	大专毕业
619	215	131	214	51

表 10 - 4 - 69　2019 年 R&D 活动单位从事科技活动人员专业技术职称情况　单位：人

合计	高级职称	中级职称	初级职称	其他
619	307	192	79	41

表 10 - 4 - 70　2019 年 R&D 活动单位人员流动情况（一）　单位：人

本年新增人员	应届高校毕业生	招聘的其他人员	招聘的其他人员主要来源							其他新增人员
			其中：							
			来自研究院所	来自企业		来自高等学校	来自国外	来自政府部门		
				人数	其中：外资或合资企业					
878	51	780	779	1	0	0	0	0		47

表 10 - 4 - 71　2019 年 R&D 活动单位人员流动情况（二）　单位：人

本年减少人员	离退休人员	离开本单位的人员	离开本单位的人员						其他减少人员	本年不在岗人员
			其中：							
			流向研究院所	流向企业		流向高等学校	出国	流向政府部门		
				人数	其中：外资或合资企业					
88	23	65	31	29	0	0	0	3	0	0

表 10 - 4 - 72　2019 年 R&D 活动单位经常费收入情况（一）　单位：千元

本年收入总额	科技活动收入			生产、经营活动收入	其他收入		用于科技活动的借贷款
	合计	其中：			合计	其中：用于离退休人员的政府拨款	
		政府资金	非政府资金				
2 393 689	200 580	147 900	52 680	8 074	2 185 035	48 563	500

表 10 - 4 - 73　2019 年 R&D 活动单位经常费收入情况（二）　单位：千元

政府资金					非政府资金			
合计	其中：			全部政府资金中：来自地方政府的资金	合计	其中：		国外资金
	财政拨款	承担政府科研项目收入	其他			技术性收入		
						合计	其中：来自企业	
147 900	87 849	48 018	12 033	68 373	52 680	25 532	160	0

表 10 - 4 - 74　2019 年 R&D 活动单位经常费支出情况（一）　单位：千元

本年内部支出	内部支出按支出的活动性质分						其他支出
	科技活动支出			生产、经营活动支出			
	合计	其中：		合计	其中：经营税金		
		人员费	其他日常支出				
2 397 739	202 602	144 023	58 579	8 544	87		2 186 593

表 10－4－75　2019 年 R&D 活动单位经常费支出情况（二）　　单位：千元

本年内部支出	内部支出按支出的经济性质和具体用途分				本年外部支出	
	工资福利支出	对个人和家庭补助	商品和服务支出	其他	合计	其中：科技活动经费外部支出
2 397 739	629 542	21 424	1 508 867	237 906	2 280	2 280

表 10－4－76　2019 年 R&D 活动单位基本建设情况　　单位：千元

基本建设投资实际完成额					科研基建				
合计	按用途分				合计	按来源分			
	科研仪器设备	科研土建工程	生产经营土建与设备	生活土建与设备		政府资金	企业资金	事业单位资金	其他资金
126 450	46 489	2 684	77 277	0	49 173	26 708	0	22 465	0

表 10－4－77　2019 年 R&D 活动单位资产与负债情况　　单位：千元

资产总计	其中 1：存货	其中 2：年末固定资产原价					负债合计
		合计	其中：				
			科研房屋建筑物	科研仪器设备			
				合计	其中：进口		
2 686 594	60 026	1 391 633	81 802	139 509	0	645 158

表 10－4－78　2019 年 R&D 活动单位在研课题情况（一）　　单位：个

课题数合计	其中：		基础研究	其中：		应用研究	其中：	
	当年开题	当年完成		当年开题	当年完成		当年开题	当年完成
276	103	57	169	77	31	50	15	14

表 10－4－79　2019 年 R&D 活动单位在研课题情况（二）　　单位：个

试验发展	其中：		研究与试验发展成果应用	其中：		科技服务	其中：	
	当年开题	当年完成		当年开题	当年完成		当年开题	当年完成
31	0	4	12	4	1	14	7	7

表 10－4－80　2019 年 R&D 活动单位课题经费内部支出情况　　单位：千元

合计	基础研究	应用研究	试验发展	研究与试验发展成果应用	科技服务
48 525	22 823	9 755	4 854	9 704	1 389

表 10－4－81　2019 年 R&D 活动单位课题折合工作量统计　　单位：人年

合计	基础研究	应用研究	试验发展	研究与试验发展成果应用	科技服务
349	166	88	33	30	32

表 10-4-82 2019 年 R&D 活动单位 R&D 人员情况   单位：人

R&D 人员合计	其中：	按学历分				按工作量分	
	女性	博士毕业	硕士毕业	本科毕业	其他	R&D 全时人员	R&D 非全时人员
635	333	293	114	190	38	368	267

表 10-4-83 2019 年 R&D 活动单位 R&D 工作量情况   单位：人年

R&D 人员折合全时工作量	R&D 研究人员折合全时工作量
452	215

表 10-4-84 2019 年 R&D 活动单位 R&D 经费   单位：千元

R&D 经费内部支出			R&D 经费外部支出				
合计	R&D 经常费支出	R&D 基本建设费	合计	其中：			
				对国内科研机构支出	对国内高等学校支出	对国内企业支出	对境外机构支出
144 476	88 589	55 887	2 050	380	1 446	224	0

表 10-4-85 2019 年 R&D 活动单位 R&D 经常费支出明细   单位：千元

R&D 经常费支出									
合计	按费用类别分		按经费来源分					按活动类型分		
	人员费	其他	政府资金	企业资金	事业单位资金	国外资金	其他资金	基础研究	应用研究	试验发展
88 589	60 431	28 158	67 796	638	20 155	0	0	54 599	26 337	7 653

表 10-4-86 2019 年 R&D 活动单位 R&D 基本建设费明细   单位：千元

R&D 基本建设费							
合计	按费用类别分		按经费来源分				
	仪器设备费	土建费	政府资金	企业资金	事业单位资金	国外资金	其他资金
55 887	50 775	2 684	55 647	0	240	0	0

表 10-4-87 2019 年 R&D 活动单位科技成果情况 （一）

科技论文与科技著作		
发表科技论文（篇）		出版科技著作（种）
篇数	其中：国外发表	
614	178	12

表 10-4-88 2019 年 R&D 活动单位科技成果情况 （二）

专利							
专利申请受理数（件）		专利授权数（件）			有效发明专利数（件）	专利所有权转让及许可数（件）	专利所有权转让与许可收入（千元）
件数	其中：发明专利	件数	其中：发明专利	其中：国外授权			
21	16	9	7	0	39	0	0

表 10 - 4 - 89　2019 年 R&D 活动单位科技成果情况（三）

其他产出				
形成国家或行业标准数（项）	集成电路布图设计登记数（件）	植物新品种权授予数（项）	软件著作权数（件）	新药证书数（件）
1	0	2	3	0

表 10 - 4 - 90　2019 年 R&D 活动单位对外科技服务活动情况　　单位：人年

合计	科技成果的示范性推广工作	为用户提供可行性报告、技术方案、建议及进行技术论证等技术咨询工作	地形、地质和水文考察、天文、气象和地震的日常观察	为社会和公众提供的测试、标准化、计量、计算、质量和专利服务	科技信息文献服务	其他科技服务活动	科技培训工作
229	6	10	0	2	39	93	0

（四）县属研究与开发机构

表 10 - 4 - 91　2019 年县属研究与开发机构人员情况

机构数（个）	从业人员（人）	从业人员按工作性质分类			外聘的流动学者（人）	招收的非本单位在读研究生（人）	离退休人员总数（人）
		从事科技活动人员（人）	从事生产、经营活动人员（人）	其他人员（人）			
10	471	171	40	260	3	0	65

表 10 - 4 - 92　2019 年县属研究与开发机构从事科技活动人员情况　　单位：人

从事科技活动人员	其中：女性	其中：		
		科技管理人员	课题活动人员	科技服务人员
171	75	64	70	37

表 10 - 4 - 93　2019 年县属研究与开发机构从事科技活动人员学历情况　　单位：人

合计	博士毕业	硕士毕业	本科毕业	大专毕业
171	3	15	74	59

表 10 - 4 - 94　2019 年县属研究与开发机构从事科技活动人员专业技术职称情况　　单位：人

合计	高级职称	中级职称	初级职称	其他
171	34	73	48	16

表 10 - 4 - 95　2019 年县属研究与开发机构经常费收入情况（一）　　单位：千元

本年收入总额	科技活动收入			生产、经营活动收入	其他收入		用于科技活动的借贷款
	合计	其中：			合计	其中：用于离退休人员的政府拨款	
		政府资金	非政府资金				
154 628	24 118	15 286	8 832	128 360	2 150	161	0

表 10 - 4 - 96　2019 年县属研究与开发机构经常费收入情况（二）　　单位：千元

政府资金					非政府资金			
合计	其中：			全部政府资金中：来自地方政府的资金	合计	其中：技术性收入		国外资金
	财政拨款	承担政府科研项目收入	其他			合计	来自企业	
15 286	14 209	1 077	0	13 786	8 832	6 910	23	0

表 10 - 4 - 97　2019 年县属研究与开发机构经常费支出情况（一）　　单位：千元

本年内部支出	内部支出按支出的活动性质分						其他支出
	科技活动支出			生产、经营活动支出			
	合计	其中：		合计	其中：经营税金		
		人员费	其他日常支出				
141 658	26 021	14 803	11 218	114 207	0		1 430

表 10 - 4 - 98　2019 年县属研究与开发机构经常费支出情况（二）　　单位：千元

本年内部支出	内部支出按支出的经济性质和具体用途分				本年外部支出	
	工资福利支出	对个人和家庭补助	商品和服务支出	其他	合计	其中：科技活动经费外部支出
141 658	53 103	2 050	72 718	13 787	305	305

表 10 - 4 - 99　2019 年县属研究与开发机构基本建设情况　　单位：千元

基本建设投资实际完成额					科研基建				
合计	按用途分				合计	按来源分			
	科研仪器设备	科研土建工程	生产经营土建与设备	生活土建与设备		政府资金	企业资金	事业单位资金	其他资金
1 588	1 338	250	0	0	1 588	0	0	1 588	0

表 10 − 4 − 100　2019 年县属研究与开发机构资产与负债情况　单位：千元

资产总计	其中1：存货	其中2：年末固定资产原价				负债合计
		合计	科研房屋建筑物	科研仪器设备		
				合计	其中：进口	
184 098	7 440	197 716	82 806	88 160	35 036	99 555

表 10 − 4 − 101　2019 年县属研究与开发机构在研课题情况（一）　单位：个

课题数合计	其中：		基础研究	其中：		应用研究	其中：	
	当年开题	当年完成		当年开题	当年完成		当年开题	当年完成
23	0	0	0	0	0	7	0	0

表 10 − 4 − 102　2019 年县属研究与开发机构在研课题情况（二）　单位：个

试验发展	其中：		研究与试验发展成果应用	其中：		科技服务	其中：	
	当年开题	当年完成		当年开题	当年完成		当年开题	当年完成
12	0	0	2	0	0	2	0	0

表 10 − 4 − 103　2019 年县属研究与开发机构课题经费内部支出情况　单位：千元

合计	基础研究	应用研究	试验发展	研究与试验发展成果应用	科技服务
3 906	0	680	568	110	2 548

表 10 − 4 − 104　2019 年县属研究与开发机构课题折合工作量统计　单位：人年

合计	基础研究	应用研究	试验发展	研究与试验发展成果应用	科技服务
80	0	17	26	5	33

表 10 − 4 − 105　2019 年县属研究与开发机构 R&D 课题来源　单位：个

合计数	国家科技项目	地方科技项目	企业委托科技项目	自选科技项目	国际合作科技项目	其他科技项目
19	1	17	0	1	0	0

表 10 − 4 − 106　2019 年县属研究与开发机构 R&D 人员情况　单位：人

R&D 人员合计	其中：	按学历分				按工作量分	
	女性	博士毕业	硕士毕业	本科毕业	其他	R&D 全时人员	R&D 非全时人员
84	35	3	13	28	40	56	28

表 10 − 4 − 107　2019 年县属研究与开发机构 R&D 工作量情况　单位：人年

R&D 人员折合全时工作量	R&D 研究人员折合全时工作量
66	36

表 10 – 4 – 108　2019 年县属研究与开发机构 R&D 经费　　　　单位：千元

R&D 经费内部支出			R&D 经费外部支出					
合计	R&D 经常费支出	R&D 基本建设费	合计	其中：				
				对国内科研机构支出	对国内高等学校支出	对国内企业支出	对境外机构支出	
5 082	4 983	99	0	0	0	0	0	

表 10 – 4 – 109　2019 年县属研究与开发机构 R&D 经常费支出明细　　　　单位：千元

R&D 经常费支出										
合计	按费用类别分		按经费来源分					按活动类型分		
	人员费	其他	政府资金	企业资金	事业单位资金	国外资金	其他资金	基础研究	应用研究	试验发展
4 983	3 869	1 114	2 531	0	2 452	0	0	0	1 836	3 147

表 10 – 4 – 110　2019 年县属研究与开发机构 R&D 基本建设费明细　　　　单位：千元

R&D 基本建设费							
合计	按费用类别分		按经费来源分				
	仪器设备费	土建费	政府资金	企业资金	事业单位资金	国外资金	其他资金
99	99	0	99	0	0	0	0

表 10 – 4 – 111　2019 年县属研究与开发机构科技成果情况（一）

科技论文与科技著作		
发表科技论文（篇）		出版科技著作（种）
篇数	其中：国外发表	
49	1	1

表 10 – 4 – 112　2019 年县属研究与开发机构科技成果情况（二）

专利							
专利申请受理数（件）		专利授权数（件）			有效发明专利数（件）	专利所有权转让及许可数（件）	专利所有权转让与许可收入（千元）
件数	其中：发明专利	件数	其中：发明专利	其中：国外授权			
1	1	0	0	0	1	0	0

表 10 – 4 – 113　2019 年县属研究与开发机构科技成果情况（三）

其他产出				
形成国家或行业标准数（项）	集成电路布图设计登记数（件）	植物新品种权授予数（项）	软件著作权数（件）	新药证书数（件）
0	0	0	0	0

表 10 – 4 – 114　2019 年县属研究与开发机构对外科技服务活动情况　　单位：人年

合计	科技成果的示范性推广工作	为用户提供可行性报告、技术方案、建议及进行技术论证等技术咨询工作	地形、地质和水文考察、天文、气象和地震的日常观察	为社会和公众提供的测试、标准化、计量、计算、质量和专利服务	科技信息文献服务	其他科技服务活动	科技培训工作
189	113	0	0	10	0	26	0

五、中医财政拨款

表 10 – 5 – 1　2019 年国家财政支出及卫生健康部门卫生健康财政拨款情况

项目	绝对数（亿元）	占国家财政支出比重（%）
国家财政支出	238 874.02	100.00
其中：卫生健康	16 796.80	7.03
卫生健康部门财政拨款	8 780.50	3.68
其中：卫生健康	7 722.66	3.23
中医机构财政拨款	573.63	0.24
其中：卫生健康	483.02	0.20

表 10 – 5 – 2　2019 年卫生健康部门财政拨款按功能分类情况

项目	卫生健康部门财政拨款（万元）	中医机构财政拨款（万元）	中医机构所占比例（%）
合计	87 799 191.34	5 736 296.68	6.53
一般公共服务	239 676.60	22 644.75	9.45
公共安全	5 567.32	29.98	0.54
教育	845 835.32	54 303.72	6.42
科学技术	1 129 691.45	88 393.04	7.82
文化旅游体育与传媒	3 621.12	9.05	0.25
社会保障和就业	3 701 987.17	250 326.38	6.76
卫生健康支出	77 226 558.58	4 830 174.87	6.25
城乡社区	1 167 527.67	201 583.85	17.27
其他支出	1 851 399.84	216 979.79	11.72

表 10 – 5 – 3　2019 年卫生健康部门卫生健康财政拨款按功能分类情况

项目	卫生健康部门财政拨款（万元）	中医机构财政拨款（万元）	中医机构所占比例（%）
卫生健康	77 226 558.58	4 830 174.87	6.25
卫生健康管理事务	6 260 678.16	32 861.34	0.52
公立医院	25 907 049.13	4 154 186.47	16.03
基层医疗卫生机构	16 732 806.68	30 276.86	0.18
公共卫生	19 036 214.33	76 270.61	0.40
中医药	443 207.90	258 350.20	58.29
财政对基本医疗保险基金的补助	102 392.83	1 146.88	1.12
医疗救助	102 117.01	1 303.96	1.28
其他卫生健康支出	2 954 773.21	219 822.29	7.44

表 10 – 5 – 4　2019 年卫生健康部门卫生健康财政拨款分省一览表

地区	卫生健康部门财政拨款（万元）	中医机构财政拨款（万元）	中医机构所占比例（％）
卫生健康委汇总	**77 226 558.58**	**4 830 174.87**	**6.25**
北京市	3 422 406.49	179 971.73	5.26
天津市	897 395.20	47 175.26	5.26
河北省	2 854 191.25	158 546.83	5.55
山西省	1 860 096.68	156 124.89	8.39
内蒙古自治区	1 622 581.38	215 333.78	13.27
辽宁省	1 596 917.39	55 796.06	3.49
吉林省	1 370 956.90	117 029.32	8.54
黑龙江省	1 545 792.67	117 848.77	7.62
上海市	3 058 311.98	126 661.05	4.14
江苏省	4 791 281.81	262 331.95	5.48
浙江省	3 821 111.68	273 276.59	7.15
安徽省	2 532 823.64	105 762.38	4.18
福建省	2 356 439.01	113 999.79	4.84
江西省	2 262 229.37	158 529.30	7.01
山东省	3 956 954.04	186 119.28	4.70
河南省	3 061 359.38	215 137.03	7.03
湖北省	2 468 772.79	167 377.75	6.78
湖南省	2 522 114.11	113 873.04	4.51
广东省	8 826 512.56	496 328.05	5.62
广西壮族自治区	2 096 395.42	130 078.66	6.20
海南省	937 538.95	77 676.09	8.29
重庆市	1 516 617.70	105 509.21	6.96
四川省	4 204 986.04	283 559.92	6.74
贵州省	2 261 093.26	148 923.50	6.59
云南省	2 358 148.75	143 771.28	6.10
西藏自治区	737 457.69	40 589.24	5.50
陕西省	2 198 401.40	217 734.75	9.90
甘肃省	1 491 157.13	129 141.02	8.66
青海省	784 695.54	62 906.59	8.02
宁夏回族自治区	534 908.15	44 628.67	8.34
新疆维吾尔自治区	1 763 678.38	115 554.52	6.55
新疆生产建设兵团	289 677.35	610.59	0.21
卫生健康委直属单位	1 133 980.30	0.00	0.00
国家中医药管理局	89 574.19	62 267.99	69.52

表 10-5-5　2019 年中医机构卫生健康财政拨款按功能分类分省一览表（一）　　单位：万元

地区	卫生健康合计	卫生健康管理事务	公立医院	基层医疗卫生机构	公共卫生
卫生健康委汇总	**4 830 174.87**	**32 861.34**	**4 154 186.47**	**30 276.86**	**76 270.61**
北京市	179 971.73	2 098.54	156 847.81	38.51	997.70
天津市	47 175.26	170.84	36 116.18	613.56	2 111.21
河北省	158 546.83	3 375.25	147 931.06	115.78	1 415.35
山西省	156 124.89	540.69	127 240.47	1 022.83	1 892.40
内蒙古自治区	215 333.78	191.38	192 046.43	5 876.66	1 297.35
辽宁省	55 796.06	117.04	54 692.33	2.38	280.52
吉林省	117 029.32	499.31	93 671.10	239.58	634.51
黑龙江省	117 848.77	9.46	113 135.78	0.00	393.94
上海市	126 661.05	154.77	116 819.08	0.00	45.74
江苏省	262 331.95	1 474.57	225 229.16	304.75	1 891.19
浙江省	273 276.59	4 739.13	226 606.36	8 777.62	5 135.72
安徽省	105 762.38	209.20	96 551.35	453.92	1 193.60
福建省	113 999.79	979.70	96 821.81	1 043.12	1 328.24
江西省	158 529.30	209.75	146 365.71	346.85	2 290.40
山东省	186 119.28	161.60	171 199.43	445.06	2 567.41
河南省	215 137.03	63.96	198 782.55	1 135.56	1 947.64
湖北省	167 377.75	540.28	148 797.65	244.57	6 653.24
湖南省	113 873.04	1 220.71	94 095.94	223.36	2 797.85
广东省	496 328.05	5 812.83	421 804.41	3 983.73	4 448.89
广西壮族自治区	130 078.66	119.81	97 342.32	224.33	8 250.68
海南省	77 676.09	1 901.62	72 091.86	12.96	1 193.87
重庆市	105 509.21	3 072.44	86 921.82	720.95	7 893.34
四川省	283 559.92	1 859.71	182 914.41	1 856.82	7 523.35
贵州省	148 923.50	94.98	119 370.44	360.27	1 249.32
云南省	143 771.28	1 046.12	115 181.38	1 052.96	5 541.98
西藏自治区	40 589.24	425.76	35 730.18	700.00	80.29
陕西省	217 734.75	596.92	200 710.79	231.30	2 155.38
甘肃省	129 141.02	1 071.04	115 769.19	132.59	1 345.62
青海省	62 906.59	32.07	57 254.40	8.12	145.25
宁夏回族自治区	44 628.67	58.61	41 391.67	5.03	163.16
新疆维吾尔自治区	115 554.51	13.25	110 115.32	103.66	1 217.20
新疆生产建设兵团	610.59	0.00	372.38	0.00	188.27
国家中医药管理局	62 267.99	0.00	54 265.69	0.00	0.00

表 10 - 5 - 6　2019 年中医机构卫生健康财政拨款按功能分类分省一览表（二）　　单位：万元

| 地区 | 中医药 | 其中： | | 财政对基本医疗保险基金的补助 | 医疗救助 | 其他卫生健康支出 |
		中医（民族医）药专项	其他中医药支出			
卫生健康委汇总	**258 350. 20**	**199 955. 92**	**58 394. 29**	**1 146. 88**	**1 303. 96**	**219 822. 29**
北京市	9 423. 17	8 280. 26	1 142. 92	0. 00	10. 39	4 224. 51
天津市	4 999. 63	4 990. 23	9. 40	0. 00	0. 00	40. 65
河北省	3 913. 90	1 276. 38	2 637. 52	0. 00	21. 55	437. 38
山西省	7 382. 17	7 045. 30	336. 87	52. 08	0. 00	14 637. 39
内蒙古自治区	2 485. 53	2 483. 53	2. 00	96. 29	0. 82	10 815. 53
辽宁省	254. 10	254. 10	0. 00	0. 00	29. 45	209. 86
吉林省	5 118. 96	5 118. 96	0. 00	0. 00	6. 83	14 220. 94
黑龙江省	3 253. 94	1 960. 64	1 293. 30	0. 00	0. 00	395. 63
上海市	5 968. 23	105. 90	5 862. 32	0. 00	0. 00	44. 15
江苏省	22 098. 87	18 707. 55	3 391. 32	0. 00	11. 00	10 617. 54
浙江省	4 920. 33	4 404. 28	516. 04	252. 27	21. 38	16 675. 80
安徽省	2 867. 41	2 419. 00	448. 41	0. 17	0. 00	4 354. 05
福建省	5 422. 36	4 536. 46	885. 90	0. 00	0. 00	6 261. 73
江西省	5 815. 58	3 361. 31	2 454. 27	0. 00	352. 98	2 051. 56
山东省	5 384. 78	4 988. 78	396. 00	0. 00	53. 48	4 512. 44
河南省	10 484. 55	10 319. 10	165. 45	0. 00	46. 55	2 465. 74
湖北省	3 563. 44	2 854. 98	708. 45	0. 00	0. 00	6 826. 44
湖南省	13 706. 29	13 359. 08	347. 21	0. 00	171. 62	1 272. 51
广东省	37 111. 72	31 322. 95	5 788. 77	0. 00	33. 59	20 950. 77
广西壮族自治区	15 108. 90	13 413. 61	1 695. 29	7. 44	4. 89	6 616. 58
海南省	1 351. 53	1 351. 53	0. 00	0. 00	0. 00	1 036. 98
重庆市	3 826. 16	3 776. 16	50. 00	0. 00	208. 23	912. 29
四川省	38 828. 16	26 259. 15	12 569. 01	0. 00	0. 00	47 544. 25
贵州省	1 908. 43	833. 97	1074. 46	186. 04	5. 00	25 013. 31
云南省	13 057. 77	13 052. 77	5. 00	60. 94	248. 35	3 256. 86
西藏自治区	3 493. 92	3 493. 92	0. 00	6. 69	0. 00	1. 00
陕西省	5 549. 24	896. 99	4 652. 24	88. 40	30. 00	8 010. 00
甘肃省	5 884. 75	1 937. 91	3 946. 84	108. 97	45. 84	4 515. 54
青海省	1 725. 17	1 715. 17	10. 00	187. 70 19: 89	0. 00	1 312. 99
宁夏回族自治区	1 992. 00	1 992. 00	0. 00	0. 00	0. 00	525. 62
新疆维吾尔自治区	3 446. 92	3 443. 92	3. 00	80. 00	0. 00	29. 28
新疆生产建设兵团	0. 00	0. 00	0. 00	0. 00	2. 00	33. 00
国家中医药管理局	8 002. 30	0. 00	8 002. 30	0. 00	0. 00	0. 00

附 录

一、国外中医药发展

【印度承认针灸为独立医疗系统】

2019 年 3 月,印度卫生和家庭福利部颁布命令,承认针灸为独立的医疗/疗法系统,并将制定具体的管理细则。这标志着印度针灸立法取得重大突破,针灸在印度卫生系统中的地位提升。印度卫生和家庭福利部曾于 2003 年颁布命令,承认针灸为医疗方法,可以由经过培训的西医医生和传统医生使用,但不承认其为医学,不得开设全日制针灸学士、硕士教育课程。2019 年命令颁布后,针灸学位教育有望开展。根据命令,政府将成立专家委员会进一步开展研究。该委员会成立 3 个月内向政府提交有关针灸推广、监管和医保方面的具体建议。

（中国中医药报）

【"仁心·仁术"中国传统医学展】

2019 年 3 月 19 日,"仁心·仁术"中国传统医学展在马耳他桑塔露琪亚市的中国式园林静园举办,这是该展览在马耳他的第 2 轮展出。中国驻马耳他大使姜江在开幕式上致辞指出,中医药是中国古代科学的瑰宝,不仅为中华民族繁衍昌盛作出卓越贡献,也对世界文明进步产生积极影响。马耳他副总理兼卫生部部长克里斯·费恩指出,马耳他是第一个通过建立中医诊所将中医药纳入国家卫生系统的欧洲国家。

中国和马耳他的中医合作始于 1983 年。双方 1994 年共同在马耳他建立地中海地区中医中心。截至 2019 年 3 月,中医中心累计治疗患者 21 万人次,在马耳他以及欧洲地区产生广泛和积极的影响。此次展览由地中海地区中医中心和桑塔露琪亚市联合主办,展览持续 2 个月。

（新华网）

【俄罗斯中医药立法问题研讨会】

2019 年 12 月 5 日,由俄罗斯国家传统及补充医学联合会主办的俄罗斯中医药立法问题研讨会在俄罗斯莫斯科举行。国家医学联合会会长助理、补充医学联合会会长叶戈罗夫·弗拉基米尔·弗拉基米尔维奇代表医学会介绍俄罗斯中医药立法的相关历史和现状。中国国家中医药管理局国际合作司副司长出席研讨会,建议发挥好政府间合作机制,加强中国与俄卫生部、杜马等政府部门沟通,推动中医药在俄立法、中药类产品注册等工作深入进展;利用好上海合作组织传统医学论坛召开的契机,与俄本土医疗机构开展多领域深层次交流合作,分享中俄两国中医药领域合作的最新成果;充分发挥我国两个中医药中心在俄罗斯的桥梁纽带作用,扩大中医药在俄民众中的影响。

（金阿宁）

【爱尔兰将设立第 3 所孔子学院】

2019 年 2 月 27 日,孔子学院总部和爱尔兰戈尔韦大学在戈尔韦大学签署合作设立戈尔韦大学中医与再生医学孔子学院的协议。同时,该大学与中方合作院校南京中医药大学签署承办孔子学院执行协议。戈尔韦大学中医与再生医学孔子学院是在爱尔兰设立的第 3 所孔子学院。该学院在推广汉语教学和中国文化的同时,将积极推动中西医研究与教学的结合,实现特色发展。

中国教育部副部长田学军、中国驻爱尔兰大使岳晓勇和戈尔韦市市长尼亚尔·麦克内利斯出席协议签署仪式。戈尔韦大学医学院院长、孔子学院爱方院长蒂姆·奥布莱恩对双方的合作前景充满信心,并指出再生医学是现代医学的前沿热点,中国传统医学在治疗许多疑难杂症方面有独到之处,再生医学与中医的结合孕育着新的潜力。爱中两所高校将以孔子学院成立为新契机,深化学术交流与科研合作,实现优势互补。

（新华网）

【南非西开普大学中医孔子学院在开普敦揭牌】

2019 年 9 月 11 日,位于南非开普敦的西开普大学中医孔子学院举行揭牌仪式。这是非洲大陆首家中医孔子学院。浙江省人民政府省长袁家军和南非高等教育与培训部国际关系司司长杰佩共同为西开普大学中医孔子学院揭牌。中国驻开普敦总领事林静在仪式上致辞指出,南非西开普大学中医孔子学院的诞生,标志着南非孔子学院从语言教学等拓宽至更广阔领域,标志着中南人文交流和教育合作迈上新的台阶。

林静表示,中医孔子学院把传统和现代中医药科学同汉语教学相融合,必将为南非民众开启一扇了解中国文化的新窗口,为推动中非传统医药合作搭起一座新的桥梁。西开普大学代理校长马吉达在仪式上指出,西开普大学将利用中医孔子学院这个平台与中国的大学合作,开展文化、语言、中医等一系列交流活动。南非西开普大学中医孔子学院由孔子学院总部、国家汉办委托浙江师范大学和浙江中医药大学与南非西开普大学合作设立。

（新华网）

【希腊雅典中医药中心成立】

2019 年 12 月 18 日,希腊首个中医药中心——雅典中医药中心开业仪式在希腊首都雅典举行。雅典中医药中心由安徽中医药大学与希腊国际健康旅游中心合作建立,有两名中医医师常驻。希腊旅游部长哈里斯·塞奥哈里斯在仪式上指出,希腊十分重视医疗旅游业的发展,希望通过中国和希腊医生在理论与实践上的合作,推动中西医学的互鉴与融合。中国驻希腊大使馆临时代办王强表示,雅典中医药中心的成立恰逢其时,希望雅典中医药中心在提供优质中医药服务的同时,也致力于搭建一个好的平台,促进中国与希腊在中医药等领域的交流合作。近年来,中希各领域交流不断加深,越来越多的希腊人开始关注中医,中医针灸等逐渐被希腊人认可。

（新华社）

二、2019 年度发文目录

（一）2019 年国家中医药管理局联合印发文件

表 11−2−1　2019 年国家中医药管理局部分联合印发文件一览表

文号	文件名称	发文时间
国市监竞争〔2019〕12 号	关于开展联合整治"保健"市场乱象百日行动的通知	1 月 7 日
国卫药政发〔2019〕1 号	关于进一步加强公立医疗机构基本药物配备使用管理的通知	1 月 10 日
发改社会〔2019〕160 号	关于印发《加大力度推动社会领域公共服务补短板强弱项提质量促进形成强大国内市场的行动方案》的通知	1 月 23 日
发改社会规〔2019〕257 号	关于修订印发《中央预算内投资补助地方医疗卫生领域建设项目管理办法》的通知	1 月 31 日
国卫办医函〔2019〕138 号	关于印发儿童社区获得性肺炎诊疗规范（2019 年版）的通知	2 月 1 日
国卫医发〔2019〕36 号	关于开展医疗乱象专项整治行动的通知	3 月 6 日
国卫办医函〔2019〕265 号	关于印发 2019 年深入落实进一步改善医疗服务行动计划重点工作方案的通知	3 月 8 日
国卫办规划发〔2019〕8 号	关于落实卫生健康行业网络信息与数据安全责任的通知	3 月 8 日
国卫办规划函〔2019〕295 号	关于开展医疗卫生机构厕所整洁专项行动的通知	3 月 18 日
国卫办监督发〔2019〕11 号	关于进一步规范儿童青少年近视矫正工作切实加强监管的通知	3 月 26 日
商办服贸函〔2019〕111 号	关于开展中医药服务出口基地建设工作的通知	3 月 27 日
人社厅发〔2019〕57 号	关于颁布中药炮制工等 2 个国家职业技能标准的通知	4 月 11 日
国卫规划函〔2019〕87 号	关于印发全国基层医疗卫生机构信息化建设标准与规范（试行）的通知	4 月 12 日
国卫办医函〔2019〕371 号	关于启动 2019 年全国三级公立医院绩效考核有关工作的通知	4 月 17 日
国卫办医函〔2019〕433 号	关于印发心力衰竭分级诊疗技术方案的通知	4 月 30 日
国卫医函〔2019〕109 号	关于再次调整部分三级医院帮扶贫困县县级医院对口关系的通知	4 月 30 日
国卫医函〔2019〕90 号	关于印发 2019 年纠正医药购销领域和医疗服务中不正之风工作要点的通知	5 月 8 日
国卫基层函〔2019〕121 号	关于推进紧密型县域医疗卫生共同体建设的通知	5 月 15 日
国卫医函〔2019〕125 号	关于开展城市医疗联合体建设试点工作的通知	5 月 16 日
国卫办老龄发〔2019〕17 号	关于做好医养结合机构审批登记工作的通知	5 月 27 日
国卫办医函〔2019〕555 号	关于印发全面提升县级医院综合能力第二阶段县级医院名单的通知	5 月 30 日
国中医药医政发〔2019〕7 号	关于印发加强三级中医医院对口帮扶贫困县县级中医医院工作方案的通知	6 月 18 日
国卫医发〔2019〕48 号	关于开展老年护理需求评估和规范服务工作的通知	7 月 25 日
国中医药人教发〔2019〕8 号	关于在医疗联合体建设中切实加强中医药工作的通知	7 月 25 日
国卫医发〔2019〕49 号	关于加强医疗护理员培训和规范管理工作的通知	7 月 26 日

（续表）

文号	文件名称	发文时间
发改社会〔2019〕1427 号	关于印发《促进健康产业高质量发展行动纲要（2019～2022 年)》的通知	8 月 28 日
国卫办基层函〔2019〕708 号	关于印发紧密型县域医疗卫生共同体建设试点省和试点县名单的通知	8 月 29 日
国卫基层发〔2019〕52 号	关于做好 2019 年基本公共卫生服务项目工作的通知	8 月 30 日
国卫办医函〔2019〕710 号	关于印发心房颤动分级诊疗技术方案的通知	9 月 1 日
教职成厅〔2019〕3 号	关于教育支持社会服务产业发展　提高紧缺人才培养培训质量的意见	9 月 5 日
国卫办医函〔2019〕735 号	关于进一步加强医疗机构、医师、护士电子化注册信息核查和管理工作的通知	9 月 10 日
发改地区〔2019〕1482 号	关于印发《关于支持建设博鳌乐城国际医疗旅游先行区的实施方案》的通知	9 月 10 日
国卫科教发〔2019〕56 号	关于做好农村订单定向免费培养医学生就业安置和履约管理工作的通知	9 月 11 日
国卫疾控发〔2019〕57 号	关于印发健康中国行动——癌症防治实施方案（2019～2022 年）的通知	9 月 20 日
人社部发〔2019〕106 号	关于表彰全国中医药杰出贡献奖获得者的决定	9 月 29 日
国卫老龄发〔2019〕60 号	关于深入推进医养结合发展的若干意见	10 月 23 日
国卫老龄发〔2019〕61 号	关于建立完善老年健康服务体系的指导意见	10 月 28 日
国中医药办发〔2019〕15 号	关于印发《中共中央　国务院关于促进中医药传承创新发展的意见》重点任务分工方案的通知	11 月 23 日
国卫办医发〔2019〕23 号	关于加强二级公立医院绩效考核工作的通知	11 月 28 日
国卫办医发〔2019〕22 号	关于加强老年护理服务工作的通知	12 月 5 日
国卫办医函〔2019〕898 号	关于印发老年护理专业护士培训大纲（试行）和老年护理实践指南（试行）的通知	12 月 5 日
财办会〔2019〕33 号	关于开展 2020 年度全国大中型企事业单位总会计师培养（高端班）选拔培养的通知	12 月 17 日

（二）2019 年国家中医药管理局印发文件

表 11-2-2　2019 年国家中医药管理局部分印发文件一览表

文号	文件名称	发文时间
国中医药医政发〔2019〕1 号	关于命名河北省石家庄市桥西区等 239 个地区为全国基层中医药工作先进单位的决定	2 月 2 日
国中医药办发〔2019〕3 号	关于印发《2019 年中医药工作要点》的通知	3 月 8 日
国中医药办新函〔2019〕140 号	关于印发《中医中药中国行——中医药健康文化推进行动 2019 年实施方案》的通知	5 月 29 日

（续表）

文号	文件名称	发文时间
国中医药办新函〔2019〕145 号	关于印发《全国中医药文化宣传教育基地管理暂行办法》及《全国中医药文化宣传教育基地基本标准（2019 版）》的通知	6 月 4 日
国中医药办医政发〔2019〕2 号	关于印发国家三级公立中医医院绩效考核操作手册（2019 版）的通知	6 月 4 日
国中医药人教发〔2019〕13 号	关于公布西医学习中医优秀人才研修项目培养对象名单的通知	10 月 10 日
国中医药国际发〔2019〕14 号	关于印发《国家中医药管理局中医药国际合作专项管理办法》的通知	12 月 10 日
国中医药国际〔2019〕16 号	关于印发《国家中医药管理局中医药国际合作专项经费管理办法》的通知	12 月 15 日
国中医药国际〔2019〕17 号	关于印发《国家中医药管理局中医药国际合作专项项目评估评审准则与督查办法》的通知	12 月 15 日

三、省市中医药优秀人物（部分）

【部分省市中医药优秀人物】

◆ 吉林省

2019 年 4 月，吉林中西医结合医院院长田洪赋获中华全国总工会颁发的全国五一劳动奖章。

2019 年 8 月，长春中医药大学附属医院任虹军获国家卫生健康委颁发的全国义务献血贡献奖金奖。

2019 年 10 月，刘柏龄、王烈获人力资源社会保障部、国家卫生健康委、国家中医药管理局颁发的全国中医药杰出贡献奖。

2019 年 10 月，长春中医药大学附属第三临床医院刘彤舟被全国中医药高等教育学会授予“2018～2019 年度全国高等中医药院校优秀辅导员”荣誉称号。

2019 年 11 月，吉林省中医药科学院院长陈心智荣获 2019 年度中华中医药学会优秀管理人才奖。

（孟　姝）

◆ 上海市

2019 年 9 月 29 日，上海中医药大学附属龙华医院刘嘉湘、岳阳中西医结合医院朱南孙、复旦大学附属华山医院沈自尹 3 人获人力资源社会保障部、国家卫生健康委、国家中医药管理局颁发的全国中医药杰出贡献奖。

刘嘉湘，男，上海中医药大学附属龙华医院主任医师、博士研究生导师。刘嘉湘教授于 1972 年在全国系统阐述中医扶正法治癌的学术观点，主张“以人为本”“治病留人”；先后 5 次主持国家攻关项目，晚期肺癌疗效达国内领先、国际先进水平；揭示扶正治癌具有调控免疫和抑制肿瘤生长的双重作用，扶正法成为中医及中西医结合的治疗主要治法，“带瘤生存”成为晚期肿瘤治疗的国际共识。刘嘉湘教授建立的《肺癌中医辨证分型和疗效评价标准》成为国家新药研究标准，研究成果转化为国家新药金复康口服液、正得康胶囊并首创外治癌痛的蟾酥膏，均在临床广泛使用；创立的龙华医院肿瘤科是全国首个中医肿瘤医疗中心，建成国家中医临床研究基地；先后获国家级、省部级科技成果奖 15 项，其中一等奖 4 项，二等奖 8 项，并获中国中西医结合肿瘤防治特殊贡献奖；主编专著 5 部，发表论文 170 余篇，培养博士研究生、硕士研究生、师带徒等 60 余名；应邀参加国际会议作学术报告 40 多次，为中西医结合治疗癌症走出了一条创新之路，为中医治疗癌症树立了应有的地位。

朱南孙，女，国医大师，上海中医药大学附属岳阳中西医结合医院终身教授；曾获全国及上海市“三八红旗手”“劳动模范”等荣誉称号，2016 年获中国最美女医师终身荣誉奖。作为上海市非物质文化遗产项目（朱氏妇科）的负责人及代表性传承人，她毕生以发展流派为己任，传承中医文化，光大国学精粹。她济世 75 载，接诊患者百余万人次，承二世家业，结合临床实践，创立“动静观”，提出“审动静偏向而使之复于平衡”的观点，总结“从、合、守、变”四法，为诊治妇科疑难杂症建立了一套朱氏妇科特色的理论体系和治疗方法。她善于推陈出新，先后主编专著数部、发表论文数十篇，带领朱氏妇科完成各级课题百余项，推广新技术 5 项，获国家知识产权 2 项及科技奖励十余项。在朱老的带领下，岳阳医院妇科先后成为国家中医药管理局“十五”“十一五”“十二五”重点专科、国家卫生健康委“十二五”重点专科、上海市重点学科等。

沈自尹，男，中国科学院院士，复旦大学中西医结合研究所名誉所长。他先后提出“同病异治、异病同治”“辨病与辨证相结合”“微观辨证和宏观辨证”相结合的观点，开创和推动了中西医结合事业；参与建立中国中西医结合学会，并担任第三、四届副会长；参与创立上海市中西医结合学会，并担任第二、三届会长。

（奚之骏）

◆ **福建省**

2019年9月，福建省中医药管理局局长钱新春获党中央、国务院、中共中央军委颁发的"庆祝中华人民共和国成立70周年"纪念章。

（张锦丰）

◆ **江西省**

2019年5月13日，云南省人民政府授予江西中医药大学"苎麻种质资源的应用基础研究"项目云南省自然科学三等奖。

2019年9月4日，江西中医药大学王万春获得人力资源社会保障部、教育部颁发的全国模范教师。

2019年9月4日，江西中医药大学黄丽萍获得教育部颁发的全国优秀教师。

2019年9月29日，江西中医药大学伍炳彩、刘红宁获人力资源社会保障部、国家卫生健康委、国家中医药管理局颁发的全国中医药杰出贡献奖。

2019年9月30日，江西省人民政府授予江西中医药大学"六种中药特色炮制技术的传承创新与转化应用"项目江西省科学技术进步一等奖，"中药活性成分发现、制备与评价关键技术及应用"项目江西省科学技术进步一等奖，"热敏灸治疗腰椎间盘突出症技术与临床推广应用"项目江西省科学技术二等奖。

2019年12月10日，教育部授予江西中医药大学"不同腧穴敏化特征及其规律研究"项目高等学校科学研究优秀成果（科学技术）二等奖，"一类中药新药'金水宝'质量提升关键技术"项目高等学校科学研究优秀成果（科学技术）二等奖。

2019年12月18日，国务院授予江西中医药大学"中药制造现代化——固体制剂产业化关键技术研究及应用"项目国家科学技术进步二等奖。

（郑林华）

◆ **河南省**

2019年4月，河南中医药大学教师华金双（女）、河南中医药大学第一附属医院乔世杰（女）获得河南省总工会颁发的2019年河南省五一劳动奖章。

2019年9月29日，河南中医药大学第三附属医院主任中医师张磊，河南省邓州市中医医院院长、主任中医师唐祖宣获人力资源社会保障部、国家卫生健康委、国家中医药管理局颁发的全国中医药杰出贡献奖。

（姜方方）

◆ **广西壮族自治区**

2019年9月29日，广西中医药大学教授韦贵康、黄瑾明（壮）获人力资源社会保障部、国家卫生健康委、国家中医药管理局颁发的全国中医药杰出贡献奖。

（陈小兵）

◆ **重庆市**

2019年3月1日，重庆市肿瘤医院中医科主任王维获得由中华全国妇女联合会颁发的全国巾帼建功标兵荣誉称号。

2019年9月29日，重庆市中医院国医大师郑新、段亚亭获人力资源社会保障部、国家卫生健康委、国家中医药管理局颁发的全国中医药杰出贡献奖。

（廖惠萍）

◆ **四川省**

1. 2019年1月，教育部授予马婷婷"针刺治疗功能性消化不良的循证评价及中枢机制研究"项目科学技术进步奖二等奖

2. 2019年3月，四川省人民政府授予林冰"放射性肺损伤中医药防治的关键治法及相关技术研究"四川省科学技术进步奖三等奖。

3. 2019年7月，四川省人民政府授予章红梅《五代石刻校注》（专著）四川省社会科学优秀成果二等奖、杨静《政治伦理规范与政治公信力》（专著）四川省社会科学优秀成果二等奖、谢卫《基于文化视野中的休闲体育》（专著）四川省社会科学优秀成果三等奖。

四川省社会科学优秀成果奖，是四川省人民政府设立的四川省社会科学领域最高规格的奖励，是展示四川省社会科学研究水平、研究成果、研究力量的重要平台，评奖活动每两年评选1次。经过严格的评审程序，最终评选出获奖成果400项，其中荣誉奖1项、一等奖20项、二等奖80项、三等奖299项，集中展示两年间四川省哲学社会科学研究取得的丰硕成果。

4. 2019年9月，四川省人民政府授予韩波等人的"基于构效关系的中药活性物质发现及其开发应用"项目四川省科技进步奖（科技进步类）一等奖；授予徐世军等人的"恐惧认知障碍的发生机制及针药意三结合康复体系应用研究"项目、余茜等人的"脑卒中康复神经可塑性机制与社区康复规范化策略体系研究"项目四川省科技进步奖（科技进步类）二等奖；授予扶世杰等人的"'少阳主骨'理论在骨与关节疾病中的应用"项目、张晓喻等人的"民族药移依的系统研究、健康产品研发及产业化"项目、于波涛等人的"特色制剂研究及推广应用"项目、刘涛等人的"中（成）药再评价研究技术的建立与应用"项目四川省科技进步奖（科技进步类）三等奖。

5. 2019年9月，江西省人民政府授予张定堃等人的"6种中药特色炮制技术的传承创新与转化应用"项目江西省科学技术一等奖。

6. 2019年9月，四川省人民政府授予张艺等人的"药品质量控制关键技术和评价体系建立及应用"项目四川省科学技术二等奖；授予四川中医药大学附属医院的"脑卒中康复神经可塑性机制与社区康复规范化策略体系研究"项目四川省科学技术二等奖。

7. 2019年9月29日，梁繁荣、刘敏如获人力资源社会保障部、国家卫生健康委、国家中医药管理局颁发的全国中医药杰出贡献奖。

梁繁荣长期致力于针灸经穴基础临床研究，先后主持"973"计划项目、国家自然科学基金重大项目等各级课题45项；获国家科技进步二等奖1项，部省级科技进步一等奖6项；发表论文450余篇，其中SCI源期刊142篇，最高影响因子20.773。

刘敏如一直致力于中医药对女性

生殖轴调控的研究，主持各级科研课题 10 余项，发表论文 30 余篇，主编高等院校妇科教材和专著 17 部，获专利授权 4 项，研发上市产品 5 个；获国家中医药管理局科技进步三等奖、四川省中医药管理局科技进步一等奖、世界传统医学金杯奖（旧金山）、国家星火博览金奖各 1 项。

8. 2019 年 10 月，刘敏如获得国家卫生健康委宣传司授予的"中国好医生"称号。

中央文明办和国家卫生健康委根据群众推荐的线索，每月推出"中国好医生、中国好护士"候选名单，在网上评议平台进行集中展示，接受广大群众的评议和点赞。主办方结合群众评议和候选人事迹等情况，从中确定"中国好医生、中国好护士"月度人物，每年从月度人物中推出年度人物。入选名单在中国文明网、国家卫生健康委网站及有关媒体进行发布。

9. 2019 年 10 月，中共中央、国务院、中央军委授予赵军宁、徐连辰、曹吉勋等"庆祝中华人民共和国成立 70 周年"纪念章。

赵军宁，四川省学术技术带头人、四川省首届杰出人才、享受国务院政府特殊津贴专家、国家卫生计生突出贡献中青年专家、四川省有突出贡献的优秀专家，完成国家部委重大科技项目，多次获国家和省级科技进步奖。

徐连辰，1947 年 4 月参加革命工作，2019 年 12 月逝世，曾任大连市生物制品研究所组织部部长、党委副书记，四川省中医研究所党委书记、副所长等职务。

曹吉勋，成都市和四川省肛肠科的奠基人，全国肛肠学会的重要奠基人，曾受到陈毅、贺龙等国家领导人的亲切接见和高度赞扬；长期致力于人类肛肠疾病研究，发明腰俞穴麻醉，为肛肠病的治疗作出

了杰出贡献。

10. 2019 年 11 月，四川省人才办、省委宣传部等 13 个部门授予常德贵、张晓云"天府万人计划"——天府名医称号。

根据《"天府万人计划"天府名医项目实施方案》（川卫发〔2018〕63 号），从 2018 年起至 2027 年，省级层面每年遴选支持 20 名左右天府名医，10 年共支持 200 名左右，示范带动市（州）层面遴选支持一批医疗卫生高层次人才，基本构建起一支在国内外享有较高的学术声誉，能够引领学科发展和专业技术方向的高层次医疗卫生人才队伍。

常德贵，坚持医教研工作 30 年，将疗效确切的处方制成院内制剂，取得较好的社会、经济效益，如治疗少弱精症的强精片、前列腺炎的前泌通片，在国内率先开展男科教学。

张晓云，坚持中医急诊一线工作 40 余年，擅长以"简便廉验"的经方治疗肺心病、急性脑血管意外、胃肠功能紊乱、急性胰腺炎等急危重症及疑难杂病，在中医药治疗肺心病急性发作期方面作出了突出贡献。

（苏晓川）

◆ 宁夏回族自治区

2019 年 9 月 29 日，宁夏回族自治区药品检验所中药室原主任邢世瑞、宁夏回族自治区回族医药研究所原所长高如宏获人力资源社会保障部、国家卫生健康委、国家中医药管理局颁发的全国中医药杰出贡献奖。

邢世瑞，男，汉族，中共党员，1935 年 9 月出生，籍贯辽宁，大学本科学历，主任药师，全国名中医，宁夏回族自治区药品检验所中药室原主任。邢世瑞长期从事中药检验、中药质量标准和中药资源开发研究工作，兼任国家新药审评委员等十

余个社会职务。邢世瑞在中药检验，尤其是中药材真伪鉴别方面积累了丰富的经验，尤其擅于中药材的混乱品种和地产药材的鉴别，1997 年被确定为全国老中医药专家学术经验继承工作指导老师；在 50 余年的中药专业技术工作中，主持科研课题 15 项，获科技进步奖 12 项；主编出版《宁夏中药志》等中药专著 6 部，共 594 万字；主持制定 3 部省级地方药品标准，共 105 万字；发表学术论文 40 余篇。2000 年退休后，他仍然继续从事专业技术工作，2014 年受聘于宁夏回族自治区中医医院暨中医研究院，建立邢世瑞名老中医药传承工作室。

高如宏，男，汉族，中共党员，1957 年 10 月出生，籍贯宁夏，大学本科学历，主任中医师，全国名中医，宁夏回族自治区回族医药研究所原所长。高如宏一直从事中医药临床、科研、教学工作，成绩突出，社会影响力较大，年诊治患者万余人，形成经验方剂 66 首；作为国家中医药管理局皮肤病学重点学科带头人，完成科技部"十一五"科技支撑计划科研课题 1 项、国家中医药管理局科研课题 3 项、自治区科技支撑计划科研课题 1 项、自治区自然科研基金 2 项、自治区卫生厅重大科研计划 2 项；主编学术著作 8 部、合编 3 部，发表论文 52 篇，获得科研成果奖 3 项；作为中国中医科学院中医临床博士研究生导师，第五、六批全国老中医药专家学术经验继承工作指导老师，全国名老中医药专家传承工作室专家，宁夏医科大学硕士研究生导师，培养中医临床博士研究生 2 名、中医基础硕士研究生 13 名、学术经验继承人 7 名，为宁夏培养了一批基础扎实、技术精湛、结构合理、医德高尚的技术人才。

（张 涛）

天津中医药大学第一附属医院

概况　天津中医药大学第一附属医院始建于1954年，是全国百佳医院、全国百姓放心示范医院、国家中医针灸临床医学研究中心、国家中医临床研究基地、国家区域中医（专科）诊疗中心、中医传承创新工程建设单位和全国中医药文化建设示范单位。

重点工作　2019年，医院国家中医针灸临床医学研究中心以针灸医学技术创新、标准制定、人才培养、技术推广和国际交流作出的重大贡献，作为中医领域第一批国家临床医学研究中心获科技部等四部委认定，为继续发挥引领和带动世界针灸的发展不懈奋斗；针灸科、心血管科、推拿科、儿科、肿瘤科、骨伤科6个专科入选国家区域中医（专科）诊疗中心；发展中医药事业，传承精华、守正创新，切实做强基础建设，促进转化发展实效，中医药传承创新工程暨医院北院区提升改造工程稳步推进。

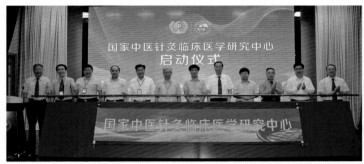
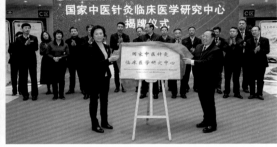

2019年5月21日，国家中医针灸临床医学研究中心启动仪式举行　　2019年12月26日，国家中医针灸临床医学研究中心揭牌仪式举行

医疗服务　医院提高预约诊疗率、分时预约检查率，逐步增加远程服务项目，创新诊疗服务模式，推广多学科联合门诊、多学科讨论及联合查房的模式，以胸痛、卒中中心建设为依托，推进多学科协同深入合作；落实天津市卫生健康委"为民服务解难题"老年人就医服务月、微笑服务、一老一小一急一投诉工作要求，规范诊疗，提高质量，改善患者就医感受。

教学与科研　医院开展专业型硕士研究生招生复试工作，开展师资培训，完成提升基层儿科医师能力项目试点工作；完成国家级继续教育项目14项、天津市级继续教育项目18项；新增博士研究生导师3人、硕士研究生导师15人；新增纵向课题62项，其中国家级15项、省部级19项；开展药物临床试验、医疗器械项目25项，新增科研经费2715万元，取得成果登记16项，获得省部级以上科技奖励6项。

人才队伍建设　医院获批国家"百千万"人才工程人选1人、全国中药特色技术传承人才培训项目1人、全国中医护理骨干人才培训项目1人、全国中医临床特色技术传承骨干人才培训项目4人、全国中医药创新骨干人才培训项目1人、天津市卫生健康委高级专业技术资格评审委员会评委专家库成员26人。

对口帮扶　医院落实援疆、援藏、援甘、援雄安新区等对口帮扶各项工作，与雄安新区安新县中医院、甘肃省卓尼县中医院签订对口帮扶协议，对口支援甘肃庆城县人民医院工作通过天津市卫生健康委考核评估，签订《四方共建环县黄芩甘草项目框架合作协议》。

公益活动　医院推动中医药知识进校园、进社区，开展中医药文化科普宣传周、中医药健康节、健康养生科普讲座（巡讲）等中医药文化特色公益活动共计88次，直接受益人数1.2万人次。

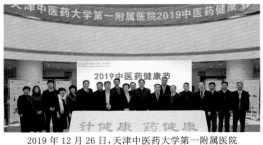
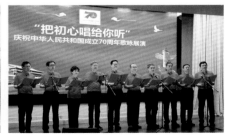

2019年12月26日，天津中医药大学第一附属医院2019中医药健康节启动，同期启动"针健康、药健康"公益项目　　2019年9月29日，医院举办"把初心唱给你听"庆祝中华人民共和国成立70周年歌咏展演

文化建设　医院举办庆祝中华人民共和国成立70周年系列征文、演讲比赛、歌咏展演及微视频展播活动，结合"不忘初心、牢记使命"主题教育，举办大型党史、国史主题展览，大力弘扬爱国主义精神。

成都中医药大学附属医院内分泌科
全国名中医张发荣团队

/// 经年四十 春华秋实

张发荣教授走过岐黄之路 60 多年，1980 年担任实用中医内科学编委，分工编写消渴病等章节，从此便与糖尿病等内分泌系统疾病结下不解之缘。科室经过张发荣、亓鲁光、谢春光、陈秋、岳仁宋等教授齐力奋斗，历经 40 个春秋，发展成为今天的成都中医药大学附属医院内分泌科。

成都中医药大学附属医院内分泌科为国家中医临床研究糖尿病基地核心科室，国家级临床重点专科，国家中医区域诊疗中心，国家中医临床重点专科，国家中医药管理局重点学科，四川省临床医学研究中心，四川省医学重点学科，国家卫生健康委骨质疏松诊疗协作基地，四川省糖尿病中医药防治中心，国内首批中医内分泌专业硕、博士授权点及药品临床试验管理规范（GCP）基地。2018 年至今，科室连续获评艾力彼医院管理研究中心"中国中医医院最佳研究型专科"。科室有两个病区，病床 150 张，年门诊量 12 万人次，年住院 4000 余人次。科室建设以"中医经典理论回归临床"为宗旨，运用中医经典理论，以中医药或中西医结合方法诊治各种内分泌代谢性疾病，在糖尿病及其并发症、甲状腺疾病、骨质疏松、脂代谢紊乱、肥胖、痛风、垂体肾上腺疾病等疾病诊治方面具有特色，与多个国家合作开展学术交流及项目研究；科研上，先后承担国家级项目近 100 项，部省级项目 300 余项，厅（局）级项目 80 余项，获得各级科研成果奖、发表科研论文、出版专著不计其数。

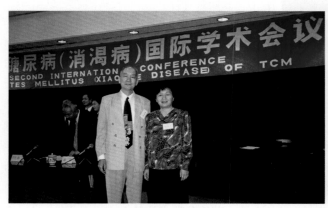
张发荣教授参加学术会议

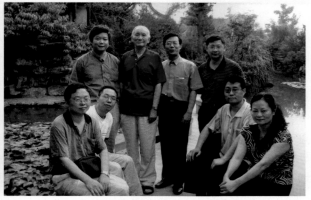
芬芳桃李，拔萃门生

/// 团队同心 领军尽力

在内分泌科，张发荣是耄耋老人，后秀皆是其学生。团队后浪推前浪，学术骨干有作为，领军群体简介如下。

张发荣

张发荣，生于 1935 年，重庆北碚人，1957 年考入成都中医学院（现成都中医药大学），1963 年毕业后一直在学校和医院担任临床、教学、科研工作；1986 年晋升为教授，先后担任成都中医学院中医内科教研室主任、附属医院大内科主任；为博士研究生导师、享受国务院政府特殊津贴专家、首届全国名中医，四川省首届名中医、四川省优秀教师、劳动模范；1993 年起连续三届担任中华中医药学会糖尿病专业委员会副主任委员，1992～2008 年担任四川省中医学会糖尿病专业委员会主任委员等；2004 年至今受聘为美国俄勒冈东方医学院客座教授，2010 年被该校授予荣誉博士学位；2014 获中华中医学会中医药学术发展成就奖，2016 年获四川省医药卫生终身成就奖，2017 年被人力资源社会保障部、原国家卫生计生委、国家中医药管理局授予全国名中医称号。

张教授从事中医事业 60 多年，培养优才学生遍及五洲，救治病人无数；主持、主研省部级科研项目 17 项，获科研成果奖 15 项，发表论文 40 多篇，主编、参编学术专著 15 部。其学术成就概况反映在岳仁宋教授主编的《川派中医药名家系列丛书·张发荣》专书中，由中国中医药出版社出版。张教授运用中华文化诗词歌赋为载体，讴歌中医药伟大宝库，参编《中华医药史话》，创作《杏林诗书》诗词专著，由中国中医药出版社出版后，受到同仁和广大读者高度评价。

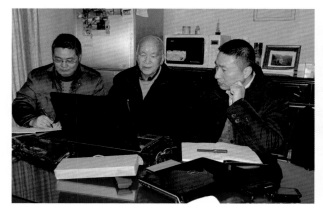

学术传承，师徒研讨

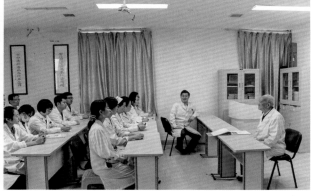

病案讨论

谢春光

谢春光，现任成都中医药大学内科二级教授、附属医院院长，国家中医临床研究（糖尿病）基地主任，医学博士，博士研究生导师、博士后合作导师，享受国务院政府特殊津贴专家，国家中医药管理局中医内分泌重点学科带头人，国家卫生健康委临床重点专科及国家中医药管理局中医内分泌重点专科带头人，四川省名中医，四川省学术技术带头人，四川省卫生计生首席专家，四川省高校糖尿病创新团队负责人，四川省重点学科中医内科学学术带头人，四川省中医药学术技术带头人，中央与地方财政共建实验室负责人，首批获四川省杰出青年基金；兼任中华中医药学会理事、中华中医药学会糖尿病分会副主任委员、世界中医药学会联

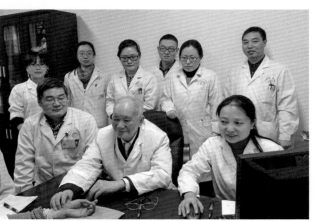

指导临床

合会糖尿病专业委员会副会长、中华中医药学会博士研究会常务理事、国家药监局新药评审委员会委员、国家科技进步奖中医药学术库评委、中华中医药学会科技进步奖评审会委员、四川省中医药学会副会长等；主编和参编教材《中医内科学》15部，指导博士后5人，2人已出站；培养硕士研究生140余名、博士研究生30余名，发表论文200余篇；出版《中西医结合糖尿病治疗学》《中医内科学》《糖尿病及并发症中西医结合辨治学》《老年内分泌疾病》等30余部学术专著；主持国家级及部省级课题40余项，获省部级科技进步奖10余项，获新药证书2项。

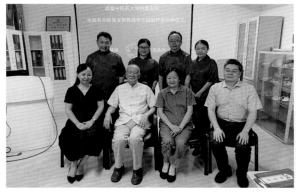

传承拜师仪式

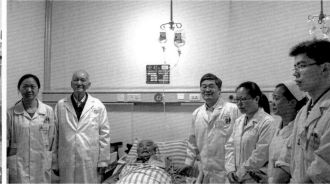

临床查房

陈秋

陈秋，成都中医药大学附属医院大内科主任、内分泌科主任，二级教授，主任医师，博士研究生导师，享受国务院政府特殊津贴专家，四川省学术技术带头人，四川省名中医，四川省中医药学术技术带头人，入选2008年度教育部新世纪优秀人才支持计划，曾在美国布朗大学医学院HALLETT糖尿病与内分泌中心从事博士后研究工作，主要研究方向为内分泌代谢性疾病的中西医结合诊治；为全国名老中医药专家张发荣教授传承工作室负责人、第五批全国老中医药专家学术经验继承人、首届四川省卫生计生行业领军人才、国家中医临床重点专科负责人与带头人、国家中医临床研究糖尿病基地重点病种负责人、四川省医学重点学科（内分泌科）带头人；兼任中国中医药信息学会内分泌分会副会长、中国医师协会中西医结合内分泌代谢病专委会副主任委员、中国中西医结合学会内分泌专业委员会常务委员、中华中医药学会糖尿病分会常务委员、中国中西医结合学会内分泌专委会糖尿病足病专家委员会主任委员、世界中医药学会联合会糖尿病专业委员会常务理事、中国老年医学会周围血管疾病专委会常务委员、四川省中西医结合学会内分泌代谢病专委会主任委员等学术职务；先后承担或参与省部级以上课题40余项，获省市级科技进步奖9项；申报中国专利7项，发表科研论文近300篇，其中SCI收录30余篇，出版专著8部。

岳仁宋

岳仁宋，生于1964年，四川巴中人，医学博士；为全国中医优秀临床人才、二级教授、主任中医师、博士研究生导师、国家二级心理咨询师、瑞士苏黎世Chinamed中心访问学者、四川省学术技术带头人、四川省有突出贡献的优秀专家、"国之名医·卓越建树"称号获得者、四川省名中医、四川省干部保健专家、

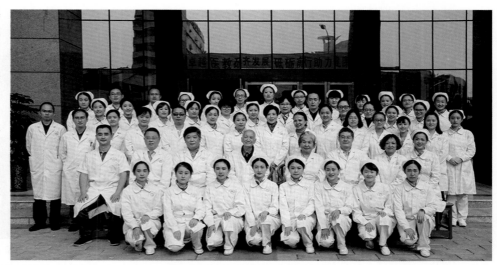

内分泌科合影

四川省名老中医学术经验继承工作指导老师，从事医教研工作30余年；兼任世界中医药学会联合会内分泌分会副会长、中国健康管理协会糖尿病防治与管理专业委员会副主任委员、中华中医药学会糖尿病分会常委、中华中医药学会继续教育分会常委、中国中西医结合学会内分泌专业委员会委员、四川省中西医结合内分泌专业委员会主任委员会前（候）任主任委员、四川省糖尿病防治协会副会长兼秘书长等职务；被国家中医药管理局聘请为全国中医执业医师考试命审题专家、中医师资格认证国家首席考官；主持课题数十项，发表论文100余篇，编著专著20部；制订的基层中西医糖尿病防治方案研究成果获四川省科技进步奖。

/// 百尺竿头 继续攀登

40年来，张发荣团队在糖尿病及慢性并发症的基础与临床研究、代谢综合征及胰岛素抵抗的基础与临床研究、甲状腺及骨代谢性疾病的基础与临床研究3个研究方向，做了许多工作，取得可喜成绩。团队成员信心百倍，与时俱进，开拓创新，以提高疗效为中心，加大防治糖尿病新领域的临床和机理研究，围绕糖尿病及其并发症、甲状腺疾病、骨质疏松症等常见及疑难内分泌代谢性疾病，继续推进临床科研型基地的建设和发展，力争建成设备一流、管理一流、疗效一流、特色鲜明的专科，取得1～2项国家级科研、教学成果，并在国际较高影响因子的SCI期刊上发表一批学术论文，提高和扩大学科的国际影响力。中华文化、中医文化是传承创新中医宝库的根基，科室将按计划提高团队成员的中医经典、中华文化水平，提高继承发扬中医宝库的能力。

张发荣教授是科室的老专家,全国首届名中医,在长期的临床实践中,积累了丰富的临床经验,认为老年病、高血压、中风、慢性肾病等主要病机是年老气虚,帅血功能降低,导致气化无力,形成肾虚、痰浊、血瘀,当用补肾、化浊、活血法方药治疗;认为糖尿病的基本病机是先天禀赋阴阳失衡,后天失养,导致阴虚内热,燥热伤阴,肺肾阴虚,阴损及阳,阴阳两虚,肾虚血瘀。在全面总结古今医家治疗经验的基础上,张发荣教授传薪续火,探赜发微,融汇创新,开拓进取,将糖尿病的总体治疗总结为益气养阴、清泄燥热、健脾化湿、培源固本、补益气血、固涩精气、利尿消肿、活血化瘀、通络止痛等治疗大法,针对具体病机,拟用相应的方药治疗。

　　张教授在长期的临床实践中,辨证论治丝丝入扣、辨证论治与辨病论治相结合,积累了宝贵的经验体会。老骥伏枥,张教授的临床治疗思路还在不断拓展。针对老年病和内分泌系统疾病等若干病种的基本病机,团队开展专病专方临床研究。以专病专方为基础,结合具体病人的个体差异,对专方加以微调而因人制宜,是一个富有创意的发展方向,科室将组织力量进行深入研究。

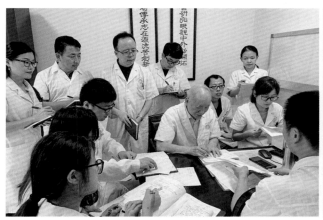

临床会诊示教

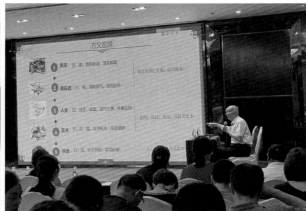

学术讲座

　　回顾科室发展历程,抚今追昔,感慨良多,故以七律赋之作结,歌曰:

经年四十苦浇园,续火传薪硕果甜。

夕照医河迎后浪,英才俊彦竞前沿。

当今团队兰图绘,极目风光景色妍。

莫道昆仑高且远,齐心协力勇登攀。

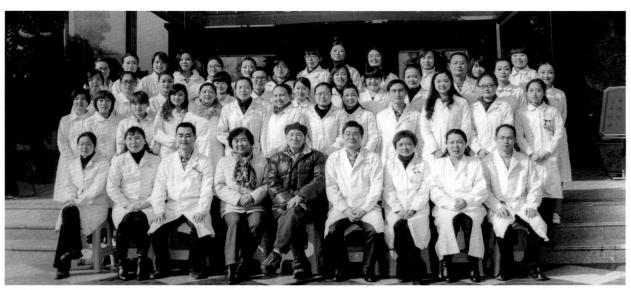

内分泌科学术研讨会

天津中医药大学

天津中医药大学始建于 1958 年，原名天津中医学院，2005 年更名为天津中医药大学；2017 年，学校列入国家"双一流"建设高校名单，中药学科入选国家"双一流"建设学科；2018 年，学校整体搬迁至静海团泊湖畔新校区；2019 年 5 月，国家中医针灸临床医学研究中心获批，挂靠在学校第一附属医院；2020 年 5 月，省部共建组分中药国家重点实验室获批；2020 年 6 月，学校入围教育部、国家中医药管理局、天津市人民政府三方共建高校之列。学校是原国家教委批准的中国传统医药国际学院，是世界中医药学会联合会教育指导委员会主任委员单位。

学校综合实力雄厚，有中国工程院院士 3 人（其中 1 人为兼聘），获国家级教学成果奖特等奖 1 项、一等奖 3 项、二等奖 2 项，获国家科学技术进步一等奖 2 项、二等奖 11 项。学校以中医药对外教育为特色，组织研究制定的《世界中医学本科（CMD 前）教育标准》由世界中医药学会联合会发布，成为中医药教育国际标准；制定《世界中医学专业核心课程》《世界中医学专业核心课程教学大纲》，编译《世界中医学专业核心课程教材》，明确了世界中医学专业内涵，规范了核心课程教学内容。

/// 继续发挥院士引领作用

2019 年 2 月，教育部发布《教育部办公厅关于成立教育部医学教育专家委员会的通知》，正式成立教育部医学教育专家委员会，校长张伯礼院士当选副主任委员。2019 年 9 月，石学敏院士、张伯礼院士获得全国中医药杰出贡献奖。2019 年 11 月，张伯礼院士荣获第六届树兰医学奖，并将所获 50 万元奖金捐做学校勇搏奖助学金。2020 年 9 月，张伯礼院士荣获全国教书育人楷模荣誉称号。2020 年 5 月，张伯礼院士获第二届全国创新争先奖章。

/// 国家中医针灸临床医学研究中心正式获批

2019 年 5 月，科技部等四部委印发《关于认定第四批国家临床医学研究中心的通知》，天津中医药大学第一附属医院被认定为国家中医针灸临床医学研究中心。9 月，学科建设与发展论坛暨国家中医针灸临床医学研究中心启动会在天津召开，国家中医针灸临床医学研究中心正式启动。中国工程院院士石学敏、张伯礼、郝希山、刘昌孝等出席，百余家国家中医针灸临床医学研究中心协作网成员单位代表参加。

/// 组织召开世界一流中医药大学建设联盟理事会

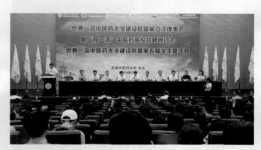

2019 年 7 月，世界一流中医药大学建设联盟第六次理事会暨"双一流"中医药高校战略研讨会在天津中医药大学召开，同时启动世界一流中医药大学建设联盟第五届学生夏令营。来自北京、上海、广州、南京、成都、天津 6 所中医药高校的领导、专家及青年学子齐聚天津中医药大学，围绕深入开展"双一流"中医药高校特色和优质办学资源交流研讨，共商中医药发展大计，为实现院校间资源共享、优势互补、协同创新、整体提升起到重要的推动作用。

/// 世界中医学专业核心课程教材发布

2019 年 11 月，在匈牙利首都布达佩斯举办世界中医学专业核心课程教材国际推广会暨主编论坛，此次会议为第十六届世界中医药大会暨"一带一路"中医药学术交流活动的卫星会之一，会上正式发布由天津中医药大学组织编写、张伯礼任总主编的世界中医学专业核心课程教材（全套 13 册中英文版）。教材的发布引起世界的广泛关注，标志着世界中医学教育规范化取得崭新成果，将引领全球中医学教育持续健康发展。

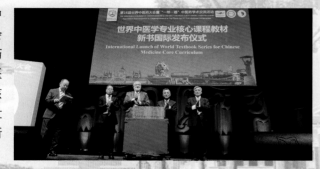

护理学专业通过认证

2019 年 11 月，教育部护理学专业认证工作委员会专家组对学校护理学专业开展认证工作，针对学校护理学专业建设中涉及的宗旨与结果、教育计划、学生成绩评定等 10 个方面进行系统检查和评估。专家组认为，学校在护理学专业建设上基本形成以护理学为主体，中医、人文多学科协调发展的格局，一致认定学校护理学专业通过认证。

学校荣获中国科技期刊卓越行动计划高起点新刊类项目资助

2019 年 11 月，中国科协、财政部、教育部、科技部、国家新闻出版署、中国科学院、中国工程院确定并公布中国科技期刊卓越行动计划入选项目共计 285 项，共有 30 本刊物荣获高起点新刊类项目资助，天津中医药大学主办新刊 Acupuncture and Herbal Medicine（《针灸和草药》）获此殊荣，此刊是经国家批准、天津中医药大学创办的第一本英文刊物。

举办勇搏励志班建班十周年纪念大会

2019 年 12 月，学校举办勇搏励志班建班十周年纪念大会，总结十年育人成效。勇搏励志班成立以来，秉承"责任、坚韧、克己、奉献"的班训，共培育学生 12000 余名，在加强大学生思想政治教育，全面提升大学生综合素质，促进学生全面发展方面取得显著成绩，积累了宝贵的经验，先后荣获全国高校校园文化建设成果一等奖、天津市高校首批"一校一品"思想政治工作品牌项目。

获批国家级和省级一流本科专业建设点

2019 年 12 月，天津市教育委员会转发《教育部办公厅关于公布 2019 年度国家级和省级一流本科专业建设点名单的通知》（教高厅函〔2019〕46 号），正式公布 2019 年度一流本科专业建设"双万计划"建设点名单。学校中医学、中药学、护理学 3 个专业入选国家级一流本科专业建设点，针灸推拿学、中西医临床医学、药学 3 个专业入选省级一流本科专业建设点。

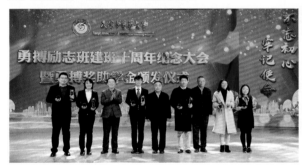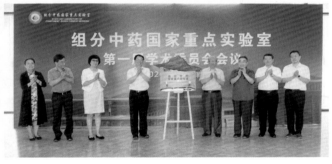

省部共建组分中药国家重点实验室正式获批

2020 年 5 月，科技部、天津市人民政府联合发布《关于批准建设省部共建组分中药国家重点实验室的通知》（国科发基〔2020〕92 号），学校获批省部共建组分中药国家重点实验室。2020 年 8 月，省部共建组分中药国家重点实验室第一届学术委员会会议在天津中医药大学举行。刘昌孝院士担任第一届学术委员会主任委员，王广基院士、黄璐琦院士、刘良院士担任副主任委员，13 名来自全国中医药科研一线的知名专家组成学术委员会。实验室主任张伯礼院士为委员代表颁发聘书。

学校积极为抗击新冠肺炎疫情贡献力量

新冠肺炎疫情袭来之时，学校和附属医院共派出 153 名医护人员驰援抗"疫"一线，为疫情防控作出突出贡献；学校科研团队开展循证研究，筛选药物，为战"疫"提供科技支撑；任课教师"停课不停教"，线上教学有序推进；管理服务部门坚守待命，各项保障坚实有力；全校上下联防联控、科学防控，各项工作有效运转。校长张伯礼院士领衔项目荣获天津市科学技术奖抗击新冠肺炎疫情特别奖一等奖，张伯礼院士被授予"人民英雄"国家荣誉称号。组分中药国家重点实验室被授予"全国抗击新冠肺炎疫情先进集体"荣誉称号。学校第一附属医院张磊、刘学政被授予"全国抗击新冠肺炎疫情先进个人"荣誉称号。

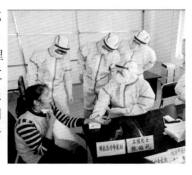

江苏省中医药研究院
（江苏省中西医结合医院）

　　江苏省中医药研究院（江苏省中西医结合医院）始建于 1956 年，首任所长为著名中医药学家、学部委员（院士）叶桔泉教授，2013 年 6 月成为中国中医科学院地方分院；是江苏省专业从事中医药研究的省属公益类科研机构，综合性三级甲等中西医结合医院，南京中医药大学附属中西医结合医院、第三临床医学院，全国重点中西医结合医院，国家药物临床试验机构，国家中医住院医师规范化培训基地，江苏省中医综合类紧急医学救援基地，美国心脏协会（AHA）授权的专业急救技能培训基地；拥有国家中医应急救治医疗队；2017 年被纳入全国中医药传承创新工程省级中医药科研机构项目储备库，2018 年成为第二批国家中医临床研究基地建设单位。

　　2020 年，研究院深入贯彻落实习近平总书记关于中医药工作重要论述，贯彻落实《中共中央　国务院关于促进中医药传承创新发展的意见》和全国中医药大会精神，紧紧围绕疫情防控这一中心工作，以建立健全现代医院管理制度为抓手，有序开展医疗救治和疫情防控工作，全面推进生产复工、科学治院、民主管理。

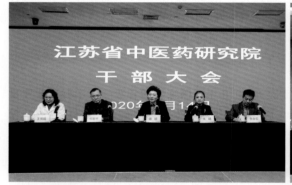

2020 年 1 月 14 日，江苏省卫生健康委员会
在江苏省中医研究院召开全院干部大会

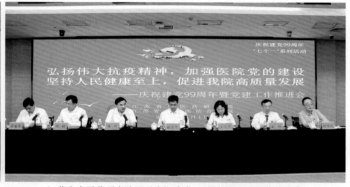

江苏省中医药研究院召开庆祝建党 99 周年暨党建工作推进会

/// 全面落实党委领导下的院长负责制

　　研究院在全体党政领导班子的共同努力下，把党的政策和要求贯彻落实到医院管理各环节。一是健全公立医院党委会、院务会、院长办公会等议事决策规则，明确各自决策事项和范围，制定党委书记和院长定期沟通制度；坚持实事求是，坚持政务公开，建立多部门联动的工作机制，围绕现代医院管理制度建设的各项目标任务持续改进，开展现代医院管理制度和章程培训。二是深入推进《中医药法》的贯彻落实，始终坚持科研和临床协同发展，科学配置全院资源，以学科群建设抓手，大力发展核心技术，按照中长期发展目标开展新技术、新项目的应用，致力提升医院核心竞争力；以学习宣传贯彻《中华人民共和国基本医疗卫生与健康促进法》为契机，加强思想政治工作，深化医风医德教育。三是加快构建现代医院管理体系，推进重大项目建设。外科病房暨转化医学综合楼建设医疗功能布局全部完成，一季度调增概算及政府配套资金的申请通过省长办公会，主楼 8 层结构完成施工。研究院与江苏省疾控中心签订战略合作协议，完成职业病科诊疗科目申报、工伤职业病定点申请。研究院全面对标评估"十三五"规划实施情况，客观评价规划实施取得的进展成效，认真总结提炼推进规划实施的经验和做法。

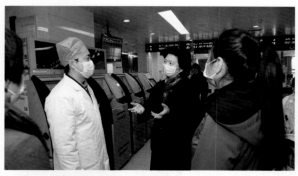

江苏省卫生健康委员会党组书记、主任谭颖一行赴江苏省中西医结合医院
督查新冠肺炎疫情防控工作

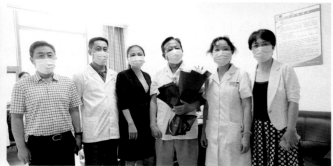

第三个"中国医师节"当天，江苏省卫生健康委员会副主任、省中医药管理局局长
朱岷一行赴研究院慰问坚守一线的医务代表

/// 有力有效开展医疗救治和疫情防控工作

新冠肺炎疫情发生以来，研究院先后派出 14 名医护人员出征湖北。大年初一，朱云鸿等第一批队员随江苏省首批援湖北医疗队出征武汉；2 月 11 日，田月香等 8 名同志出征黄石。最终所有队员圆满完成救治任务，实现"打胜仗、零感染、平安归"的出征宣言。

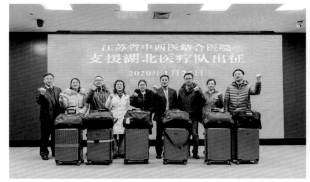

2020 年大年初一，江苏省中西医结合医院 6 名新时代的英雄们出征

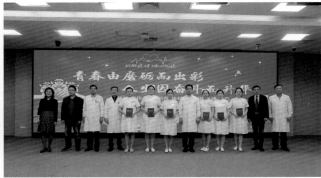

欢迎援鄂医疗队员凯旋抗疫先进事迹报告暨庆祝 5·12 国际护士节表彰会

疫情发生后，全院防控工作科学有力，成立专项领导小组、肺炎救治专家小组，并于当天开展发热门诊自查工作；先后制订更新医院疫情防控方案 16 版、院感防控方案 10 版、医疗救治应急预案 12 版，坚持每日例会制度，坚持每日在门急诊、病区和各重点部门监督检查。2020 年 5 月 14 日，医院核酸实验室通过审批，成为江苏省公务员考试和省直单位招聘考试的定点检测机构。6 月，医院急救分站启动运行。研究院防控工作被江苏省卫生健康委作为先进做法向全省推广。目前发热门诊共诊疗 8311 人次，会诊 70 例，诊断疑似病例 51 例，诊断确诊病例 2 例。

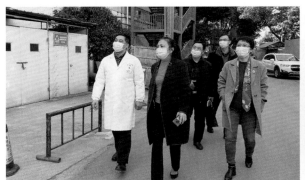

江苏省卫生健康委员会副主任、省中医药管理局局长朱岷一行来院检查指导疫情防控期间安全生产工作

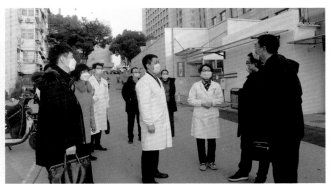

南京市人民政府副市长胡万进一行到江苏省中西医结合医院指导新冠肺炎疫情防控工作

/// 完善科研与临床协同机制，创新发展思路

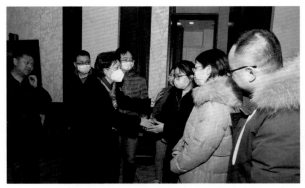

江苏省卫生健康委员会党组书记、主任谭颖，副主任兰青、李少冬，副主任、省中医药管理局局长朱岷等领导来到南京南站，为队员们送行

研究院积极探索建立"产、学、研"结合长远发展模式，初步形成系列政策文件。在省属公益类科研院所 2020 年度抽查评价答辩会上，研究院考评成绩在被抽查院所中排名第一，获得优秀成绩。研究院一是以学科群建设为抓手，实现诊疗模式创新和中西医结合医疗服务能力提升，瘿病、消化道肿瘤、脊柱微创等行业影响不断扩大。二是中医药传承创新工程和国家中医临床研究基地建设进展顺利，牵头成立中医肿瘤临床研究协作组，成为中国中医药循证医学中心联盟单位；与内蒙古自治区中医院、新疆伊犁州中医院、武进区中医院牵手成为战略合作伙伴，携手推进民族医药和江苏名医流派的传承和研究；开展围绕重点病种的多中心大样本临床研究。三是人才队伍建设、学科建设硕果累累。截至 2020 年 11 月，研究院获授权专利 19 项，获制剂注册备案 4 项；获江苏省中医药科技奖一等奖 1 项、三等奖 1 项，江苏省分析测试科学技术奖特等奖 1 项；中标各级各类项目 21 项；发表论文 250 篇，其中 SCI 论文 40 篇。

大连医科大学中西医结合研究院（中西医结合学院）同心战"疫" 共克时艰

　　庚子鼠年，新冠肺炎疫情突如其来，大连医科大学医护人员始终全力奋战在抗疫第一线，白衣执甲、勇敢逆行，不畏生死、一往无前。为坚决贯彻落实习近平总书记关于疫情防控重要指示精神，按照学校党委的工作部署和要求，中西医结合研究院全体师生依托国家重点学科的特色和优势，坚持中西医并重，积极发挥中医药在疫情防控中的独特优势和作用，以担当与实干诠释初心和使命。

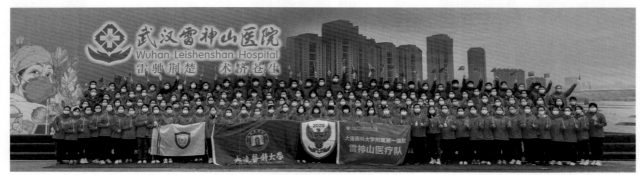

疫情防控组织战阶段性胜利辽宁医疗队凯旋

　　在辽宁支援武汉雷神山医院医疗队总指挥徐英辉校长的带领下，大连医科大学 348 名医护人员最美逆行，驰援武汉雷神山医院。52 天的携手奋战，在中西医结合救治、共情医学理念、文化建设、信息化等各方面，都体现了辽宁速度、辽宁精神、辽宁文化、辽宁智慧，先后得到央视、新华社等媒体采访近百次。

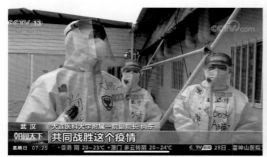

雷神山"休仓"，院长接受央视媒体采访，介绍救治情况

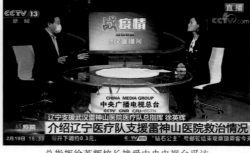

总指挥徐英辉校长接受中央电视台采访

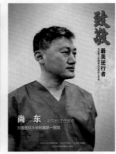

勇士出征最美逆行

　　中西医结合研究院院长、大连医科大学附属一院副院长、学科带头人尚东带领附属一院 174 名医护人员组成的医疗队，成为第一支收治病人的外援队伍。团队发挥国家重点学科优势，采用中医药辨证施治、一人一方、中医情志疗法、耳穴压豆、穴位贴敷、八段锦等方案救治病患；组建中西医临床本科生志愿者团队，开展线上一对一帮扶患者，助力患者加速康复，最终取得 3 个零的战绩（在院患者零病亡、出院患者零复阳、医护人员零感染）。

　　学院组织开展线上"同心战疫"系列活动10 余项，创作"战疫"原创歌曲3 首，得到学习强国平台推送；开展"云端相遇，书香大医"线上传统文化节活动，累计参与师生 3000 余人；为前线医护人员制作中药香囊；组织开展中国－马来西亚新冠肺炎中西医结合防治经

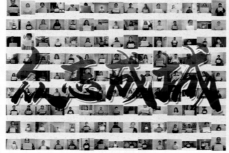

中西医结合学院面向全体学生签署战"疫"倡议承诺书

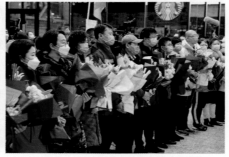

2020 年正月十五，大连市第三批医疗队星夜驰援武汉

验"云端"国际交流会分，享雷神山抗疫经验；在中国知网全球公益讲座分享雷神山中西医结合抗疫经验；编制英文版《新冠肺炎中西医结合防治手册》等。

/// 国家区域中医（外科）诊疗中心建设成效

大连医科大学中西医结合学科创建于1958年，在教育部第四轮本科教学评估中位列B+，2020年中国软科最好学科排名中位列全国第四位。2018年9月，大连医科大学附属第一医院获批国家区域中医（外科）诊疗中心，成为首批国家区域中医（专科）诊疗中心建设单位。区域中心积极发挥区域引领作用，辐射包括辽宁、吉林、黑龙江以及内蒙古部分地区在内的广阔北部地区；积极探索基于SELECT中西医结合微创治疗理念的创新诊疗模式，充分发挥中医药适宜技术在促进康复方面的突出优势；围绕胁痛、胆胀、关格优势病种，通过信息化技术和专科医联体建设，将区域中心临床、基础研究成果及特色技术进行推广应用，形成微创技术与中医药相结合、专科与专科相协作、中心建设与区域辐射相协同的新型中医区域诊疗中心。

科研创新力得到提升

区域中心获批以来，中心临床及基础科研创新能力得到快速提升。2018年至今，科研团队承担国家级课题17项、省市级课题32项，相关科研成果获得辽宁省科学技术进步二等奖，发表中文论文68篇，SCI收录论文109篇，单篇影响影子最高15.302，出版著作18部，申请专利6项。

由国家区域专科诊疗中心负责人尚东教授申报的" 胰腺炎琥珀酸代谢紊乱所致骨质疏松的发病机理及茵陈蒿汤的干预作用研究"获国家重点研发计划" 政府间国际科技创新合作"重点专项。该项目联合美国纽约大学，召集包括中国医科大学附属第一医院、中国医科大学附属盛京医院、吉林大学第一医院、大连医科大学附属第二医院和来自丹东、营口、锦州等东北地区的15家医院组成课题合作组，以胰腺炎糖代谢紊乱为切入点，通过先进的基因工程技术，深入研究胰腺炎所致骨质疏松的发病机制，提升东北区域胰腺炎所致骨质疏松的诊断水平并提供防治手段，为全国该类疾病诊治提供标杆性诊疗方案。

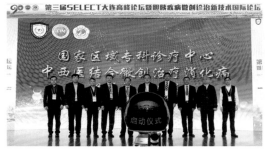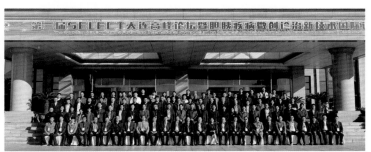

第三届SELECT大连高峰论坛暨胆胰疾病微创诊治新技术国际论坛

学术影响力进一步扩大

区域中心获批以来，致力于打造高水平学术交流平台，举办国内国际学术会议10场，邀请国内外专家100余人，线上线下参会人员万余名，学术影响力覆盖东北三省及内蒙古自治区，并辐射全国。2019年5月，举办的中国中西医结合普通外科2019学术年会设有6个分会场，学术报告71场，线下参会嘉宾600余人。2020年，因疫情原因，中心借助5G技术实现线上线下完美衔接，国内国外专家及参会嘉宾打破时空阻隔，共享学术盛宴。2020年5～8月举办的SELECT系列云端会议，单次会议最高线上参会者达到11200名。

通过以上多次高水平的学术会议，区域中心将中医外科新理念、新技术持续推广全国，在东北区域乃至全国起到了示范引领作用。

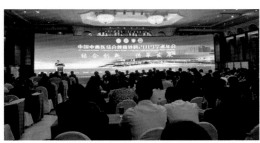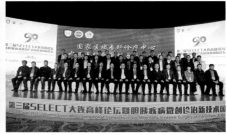

中国中西医结合普通外科2019学术年会　第三届SELECT大连高峰论坛暨胆胰疾病微创诊治新技术国际论坛

搭建医疗惠民平台

2020年10月16日，为搭建专科发展的协同创新平台，提高专科医师对疑难危重消化道疾病尤其是胆胰急腹症的诊治水平，区域中心作为理事长单位，联合东北三省及内蒙古自治区共46家医院成立中西医结合微创治疗消化病联盟。专科联盟的成立，搭建了东北区域医院与医院之间、医院与患者之间的无缝隙通道，打造"SELECT"中西医结合微创治疗消化疾病的" 一站式"医疗服务平台，促进了区域内优质医疗资源下沉基层，普惠大众，助力解决老百姓看病难等重大民生问题。

常州市中医医院

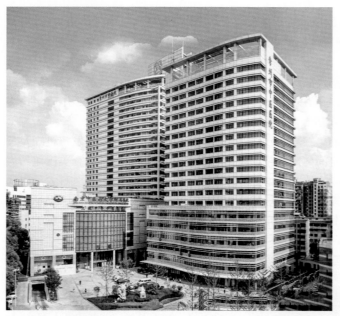

1956 年，4 位孟河医派传人创建常州市中医医院。历经几代中医人坚持不懈的努力和奉献，医院发展成为学科完善、特色鲜明、中医药文化浓郁、综合实力强劲，集医、教、研、预防保健、康复指导为一体的三级甲等综合性中医医院。

常州市中医医院是南京中医药大学附属医院，南京医科大学、澳门科技大学等 12 所高等院校教学实习基地，"十三五"国家传承创新项目重点建设中医医院，国家卫生健康委住院医师规范化培训基地，全国中医全科医师、住院医师培训基地，国家孟河医派传承基地，国家孟河医派中药饮片特色炮制技艺传承基地，国家中医药传统知识保护研究江苏分中心，国家 GCP 药物临床试验机构，江苏省博士后创新实践基地，全国中医药文化宣传教育基地。根据香港艾力彼全国中医医院竞争力排名，医院连续 5 年位居全国中医医院综合实力 50 强。

医院由本部、南院、常州市口腔医院 3 个院区，常州市孟河医学研究院和 5 个基层社区卫生服务站组成，总占地面积 3.56 万平方米，建筑面积 13.73 万平方米。医院开设临床及医技科室 96 个，实际开放床位 1500 张，口腔牙椅 132 张，2019 年诊疗 156 万人次，收治病人 3.90 万，手术量 2.10 万台次。

医院有国家级名老中医工作室 4 个，省级名老中医工作室 2 个，国家卫生健康委重点专科 1 个，国家中医重点临床专科 2 个，江苏省中医重点学科 2 个，江苏省中医重点临床专科 6 个，常州市中医临床重点学科 2 个，市级中医临床重点专科 11 个；有职工 1575 人，其中卫技人员 1292 人，高级职称专家 311 人，博士 42 人，硕士 332 人，研究生导师 21 人，全国老中医药专家学术经验继承工作指导老师 4 人，江苏省名中医 5 人，常州市名中医 15 人，享受国务院政府特殊津贴专家 2 人，江苏省中医药领军人才和省"333"人才培养对象 8 人，国家中医药临床优秀研修人才 9 人，常州市领军人才、拔尖人才 8 人，国医大师嫡传弟子 5 人，孟河医派传承人 81 人。

围绕医疗卫生体制改革，医院积极引领基层中医药服务体系建设，形成"紧密型医联体、专病共建医联体、区域医疗联盟、医养结合"等多种中医医联体模式，覆盖二级以上医疗机构 14 家、社区卫生服务中心（站）21 家、基层乡镇医疗机构 17 家、服务养老机构 2 家。医院运用信息化手段完成中医远程会诊、中医健康指导中心建设，实现医院与基层单位的中医远程会诊、中医教学、中医健康指导服务。

2016 年以来，医院以疾病为纽带，以需求为导向，成立冠心病中西医结合诊疗中心、脊柱病中医诊疗中心、炎症性肠病中医诊疗中心、复发性流产中医诊疗中心四大中心。医院胸痛中心是常州市区域胸痛救治中心，通过中国胸痛中心认证和授牌。

医院致力于孟河医派学术传承和发展，成立孟河医学研究所、孟河医派传承工作室，对孟河医派发展源流、历史脉络、学术思想、临床经验及中药饮片炮制技艺进行挖掘整理，对孟河医派名家经验和特色技术进行总结和临床应用推广，启动孟河医派传承人培养计划，形成独具特色的流派传承工作模式，为全国的医学流派传承提供可供借鉴的"常州方案"。

医院准确把握新形势下中医药健康服务的新需求，打造"夏季养生节"和"冬令进补节"两大中医健康品牌活动，开展养生讲座、名中医义诊、中医养生操教学等六大特色服务，推出 9 款养生茶饮、10 款三伏贴、10 种特色治疗项目，进一步提升中医药健康服务的可得性和可及性。

新时代,新征程,常州市中医医院将以传承创新为核心,以推进高质量发展为目标,以更加坚定的信念和求真务实的精神,为建设一所中医药优势突出、流派特色明显、现代科技进步、学科力量雄厚、具有突出竞争力和影响力的区域性现代化中医医院而努力奋斗!

医院科研立项 129 项,其中国家级 16 项、省部级 31 项,获各级各类科技奖励 21 项、专利 19 个,出版专著 11 部,在核心期刊发表论文 629 篇,SCI 收录 91 篇。医院积极开展中医药学术对外交流,与美国加州中医药大学签订地方流派海外传承合作协议,与美国、德国、英国、法国、日本、韩国等国家的 10 家医疗机构建立学术交流和科研合作关系。

/// 罗立波简介

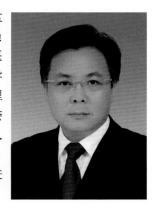

罗立波,主任医师、教授,硕士研究生导师;现任常州市中医医院院长,常州市孟河医学研究院院长,苏州大学教授,中国医师协会中西医结合医师分会脑心同治委员会常务委员,江苏省中西医结合学会心脑同治专业委员会副主任委员,江苏省中西医结合学会急症医学分会副主任委员、心血管分会常务委员,华西医科大学国家重点学科老年医学科专家库成员,江苏省医学会科学普及分会委员,常州市医学会常务理事,常州市医学会脑心同治专业委员会主任委员,常州市医学会心血管分会副主任委员,常州市科技评审专家,常州市医学会专家库成员,江苏省"333"、常州市"831"人才工程培养对象,《现代医学》常务编委;主持科研课题 5 项,发表学术论文近 30 篇,其中 SCI 论文 12 篇,获江苏省卫生健康委科技进步二等奖 1 项,常州市新技术引进二等奖 1 项,常州市科技进步三等奖 2 项。

/// 常州市中医医院心血管科简介

常州市中医医院心血管科为国家卫生健康委临床重点专科,国家中医药管理局中医临床重点专科,江苏省临床重点学科,国家认证的标准版胸痛中心,江苏省冠心病诊疗中心常州分中心。

学科拥有心血管病门诊、胸痛门诊、病房、心导管室、心功能检查室、心血管病孟河医派传承工作室、临床药学心血管病研究室、心血管病临床教研室、心血管病分子生物学实验室、心血管病特色治疗室、心血管病名医工作室;拥有 4 个病区和 1 个 CCU 病区,开放床位 202 张;拥有先进的大型 C 型臂数字减影 X 光机 3 台、

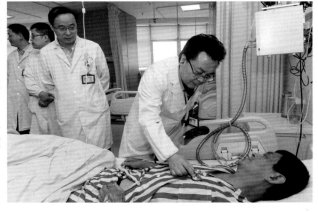

GE 超高速 CT、SIMENS 3.0T 核磁共振、血管内超声、主动脉内球囊反搏、冠脉血流储备分数测定仪、三维心脏导航系统、128 导电生理仪、射频治疗仪、起搏分析仪、起搏器程控仪等高精尖设备及配置齐全的心脏导管室;能常规开展冠脉造影术+PTCA+支架植入术、急诊 PCI 术、各型心脏永久起搏器植入术、心腔电生理检查+心脏射频消融术、先天性心脏病介入手术、主动脉及周围动脉支架植入术、腔静脉滤器植入术等先进技术。

科室拥有医护人员 105 人,医生 36 人,其中主任医师 10 人、副主任医师 15 人、博士学位 8 人、硕士学位 23 人,研究生占全体医生 80% 以上;拥有享受国务院政府特殊津贴专家 1 人,江苏省"333"工程人才 3 人,江苏省中医药领军人才 1 人,常州市高层次卫生领军人才 1 人,博士研究生导师 1 人,硕士研究生导师 2 人;每年出院病人 6000 余人次,门急诊量 6 万余人次,完成各种心血管介入手术 2000 余台次。2011 年,在常武地区应用血管内超声技术诊治冠心病,弥补冠脉造影不足,优化冠脉支架植入技术,极大降低了支架血栓及支架内再狭窄的发生率。2016 年在常州市建立标准 PCI 版胸痛中心,并通过国家验收。

科室承担科技部科技支撑计划重大疑难疾病项目、国家自然科学基金及江苏省自然科学基金、国家中医药管理局行业专项、江苏省社会发展和自然科学基金、常州市科技局等重大科研项目 30 余项,近 5 年发表专业论著 100 余篇,SCI 收录 25 篇。

助力脱贫攻坚，共享光明未来
成都中医药大学附属银海眼科医院

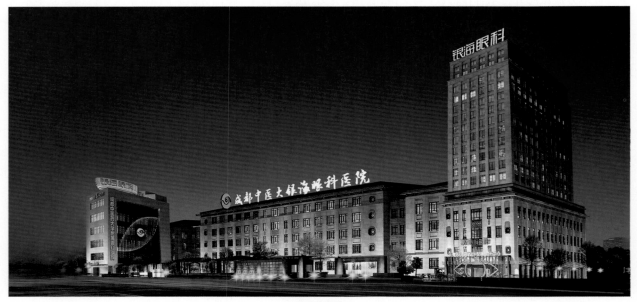

医院效果图

　　"十三五"打响脱贫攻坚战以来，为深入贯彻落实习近平总书记关于脱贫攻坚的重要指示精神，成都中医药大学附属银海眼科医院立足自身眼科优势，自2017年起持续每年组织眼科医疗队赴甘孜州得荣县开展"对口扶贫·精准复明"公益援助活动，深化眼健康扶贫，提升得荣县眼健康和眼病防治水平，加快得荣县复明脱贫工作进程，为得荣县百姓带去光明和希望。

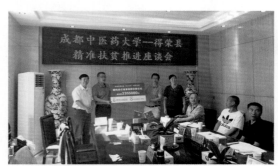

成都中医药大学附属银海眼科医院托管得荣县人民医院
眼科诊疗设备器械交接仪式

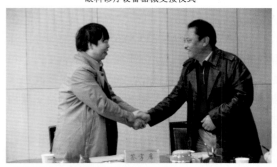

成都中医药大学附属医院银海眼科医院党委书记、院长段俊国与
甘孜州得荣县人民政府县长普呷签订"对口扶贫·精准复明"协议

　　得荣县位于四川省西南边陲的金沙江畔，全县山高谷深、交通偏远，是集老、少、边、穷为一体的深度贫困县，经济和医疗条件均十分落后。由于地处金沙江干热河谷地带，海拔高、阳光强、红外线及紫外线辐射严重，以白内障为代表的眼科疾病是得荣县广大农牧民群众易发、多发的常见疾病。一人患病，一家返贫，因盲致贫等问题成为得荣县在脱贫奔康征程中面临的一大阻碍。

　　为解决得荣县医疗机构没有眼科的实际问题，成都中医药大学附属银海眼科医院按照四川省委、成都中医药大学省内对口援建得荣县相关要求和健康扶贫决策部署，于2017年3月首次与得荣县人民医院签订"对口扶贫·精准复明"计划和紧密医联体托管协议；2017年8月22日在与当地政府举行精准扶贫推进座谈会上，银海眼科医院向得荣县人民医院捐赠价值230余万元的眼科设备器材；2018年10月3日国庆期间，医院向得荣县人民医院捐赠白内障康复手术专用显微镜，使得荣县人民医院可以独立应用眼科设备开展眼科白内障手术，这一技术的应用让当地农牧民群众在家门口就能够享受到省会城市三级医院的医疗资源；2019年7月9日，银海眼科医院援助及托管得荣县人民医院眼科合作协议再行续签，为共建大香格里拉康南眼科中心奠定坚定基础；2020 年 7 月，面对疫情之后更加繁重而艰巨的脱贫攻坚任务，银海眼科医院再次向得荣县人民医院捐赠数码裂隙灯显微镜、数码眼底照相机、光学相干断层成像（OCT）等先进眼科设备，正式开通成都中医大银海眼科医院对口扶贫得荣县人民医院眼科医联体远程会诊，并于 7 月 13 日完成首例来自得荣县贡波乡木荣村 81 岁患者会诊，积极探索"互联网＋就诊"先进医疗服务模式在当地的应用，基本实现信息技术与数字化眼科检查、专家诊治相结合、远程获取患者眼科影像检查资料，实现与得荣县眼科诊疗资源及技术的共享，通过深化科技扶贫巩固医疗扶贫。

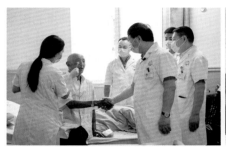
成都中医药大学附属银海眼科医院
院长段俊国为患者复查

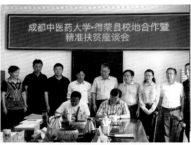
成都中医药大学附属银海眼科医院
托管得荣县人民医院眼科合作协议续签仪式

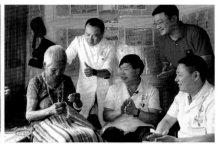
回访接受白内障手术免费治疗的患者

4 年来，通过持续医疗设备投入、人员培训、专家现场帮扶等方式推动得荣县人民医院眼科快速建设，得荣县人民医院能够独立开展眼科基本诊疗和白内障手术，自主建设眼科专科，由当地医生成功完成白内障手术，这些都彰显了"对口扶贫·精准复明"活动取得的巨大成效，有效解决了因盲致贫给得荣县人民带去的困扰。未来，银海眼科医院将与得荣县人民医院共同建设甘孜区域眼科中心，辐射和带动得荣县周边的乡城县、德钦县、巴塘县，以及云南省迪庆州香格里拉市东旺乡、西藏芒康县等区县，进一步提高当地综合眼病的诊疗能力。

"对口扶贫·精准复明"公益援助活动开展以来，银海眼科医院始终坚持以人民为中心的理念，与得荣县人民医院的帮扶合作日益深入，免费白内障复明、更新眼科设备、加强人才培养等援助措施覆盖的深度和广度显著提升。据统计，2017 年以来，银海眼科医院在得荣县共计开展 361 例白内障手术、46 例翼状胬肉手术，先后为得荣县人民医院培养 5 名眼科业务骨干，共计捐赠近 500 万元的眼科设备，对于得荣县眼科建设和发展起到巨大的推动作用。

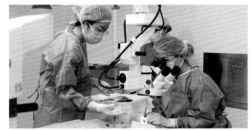
成都中医大银海眼科医院陈小凤医生为患者进行白内障手术

作为扶贫攻坚战的参与者，银海眼科医院为能一路见证"对口扶贫·精准复明"公益援助活动所取得的成果而深感荣幸。令人振奋的是，在各部门的通力合作下，2019 年底，得荣县脱贫攻坚通过省、州评估考核验收，实现高质量摘帽；2020 年精准扶贫决胜年，银海眼科医院也实现得荣县致盲性白内障"清零"，彻底解决长期以来得荣县群众因眼病致贫的困扰。

对口扶贫得荣县是成都中医药大学附属银海眼科医院与得荣县人民医院双方的一次合作共赢。随着医护人员和医疗器械传递给得荣县的是银海眼科医院热心社会公益、勇担脱贫大任的精神风貌。从一张张灿烂的笑脸和一封封真诚的感谢信中展现给银海眼科医院的是直击人心的温暖与幸福。"对口扶贫·精准复明"活动践行了银海眼科医院"让社会责任居首位"的建院理念，提升了医护人员大医精诚、医者仁心的思想意识，为全院营造出以服务社会为荣的良好氛围，推动医院的公益之路走得更远、更坚定。

经过 4 年不懈努力，医院"对口扶贫·精准复明"公益援助活动取得阶段性胜利，初步建立以得荣县人民医院为依托的康巴南部地区眼科中心。但鉴于得荣县医疗卫生事业发展滞后的实际情况，银海眼科医院与得荣县的扶贫合作仍在路上。未来，银海眼科医院会充分发挥自身优势，在技术帮扶、人才培养、科室建设、远程医疗等方面继续给予得荣县大力支持，以优质便捷的医疗卫生服务惠及民生、温暖民心，使更多农牧民群众能双眼明亮、前途光明。

银海眼科医院会继续坚持以助力扶贫为己任，积极践行"健康中国"发展理念，帮助 2.6 万得荣县群众在面对眼病时能够"看得上病、方便看病、看得起病、看得好病、防得住病"。在深化推进"对口扶贫·精准复明"公益援助活动的过程中，努力将得荣县打造成康南医疗卫生"高地"，让银海的眼科医疗资源惠及千家万户，让光明与希望在川西播撒。

国医大师程莘农院士传承工作室
中国中医科学院针灸研究所（针灸医院）

　　程莘农（1921 年 8 月—2015 年 5 月），中国中医科学院教授，主任医师，博士研究生导师，著名中医针灸学家，首届国医大师，第一批全国老中医药专家学术经验继承工作指导老师，中国工程院院士，人类非物质文化遗产"中医针灸"项目代表性传承人，中央文史研究馆馆员，第六、七、八届全国政协委员。程莘农致力于针灸临床、教学和科研工作，曾担任国家攀登计划"经络研究"首席科学家，主持多项有关经络的学术研究。他是中国针灸国际传播与培训的开拓者，主编的《中国针灸学》（多语种）是针灸国际培训教育的教材范本，是中国针灸教育事业的重要奠基人之一，为针灸事业作出卓越贡献。

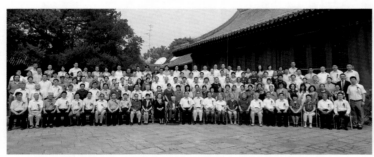 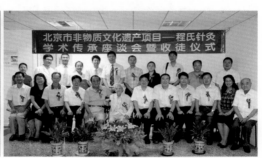

2012 年"弘扬中国文化 · 传承中医针灸"国医大师程莘农院士学术思想传承大会　　　　　2011 年，北京市非物质文化遗产项目——
　　程氏针灸学术传承座谈会暨收徒仪式

　　自 2007 年始，中国中医科学院开展著名中医药专家传承博士后研究工作，以博士后合作导师的形式，从中医药传承保护的角度，对中国中医科学院德高望重、学有建树的中医药专家的学术思想和临床经验进行系统整理和传承保护。中国工程院院士程莘农教授是针灸学科的典型代表，位列第一批 15 位传承导师的榜首。针灸研究所副所长杨金生研究员，作为跨学科的博士后进入工作室，开展了程莘农院士学术思想传承研究。此后，中国中医科学院针灸研究所陆续在博士后传承工作站、院士工作室的基础上建立国家中医药管理局国医大师程莘农传承工作室、北京市中医药薪火传承"3+3"工作室。

/// 开展程莘农院士学术思想和临床经验的传承研究

　　工作室通过对国医大师程莘农院士学术思想的继承与保护研究，分类整理学术史料，系统归纳学术思想，总结针灸临床经验，探讨针灸传承规律，挖掘针灸的特色与优势以及大师的医德医风等。

　　史料收集。对程莘农成长历程、学术渊源、传承体系等方面进行客观总结，形成数据库，包括 12 个专题、史料 645 件、18 类 100 个关键性问题访谈记录和针灸技法演示视频 647 分钟，成为国家收藏的 44 位科学家中的中医药界代表。

　　文献挖掘。对程莘农学术论文、医案医话、序言评语等文献资料进行分析，提炼拓展经络理论，完善归经辨证内涵；推崇针药一理，穴药同效，注重针药结合；创立理法方穴术的针灸辨证施治体系；优化针灸治疗痛症临床多维辨证取穴方案；规范针刺方法，形成程氏三才针法 5 个方面的学术特色。

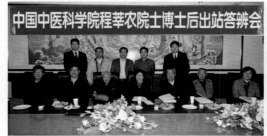 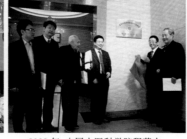 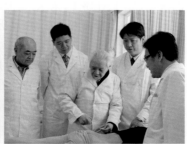

2012 年，中国中医科学院程莘农院士传承博士后出站答辩会　　　2008 年，中国中医科学院程莘农　　　　2009 年，程莘农院士
　　　　　　　　　　　　　　　　　　　　　　　　　　　　学术思想传承博士后工作室揭牌仪式　　在中国中医科学院针灸医院指导弟子

临床验证。以病历记录、经典验案和临床验证为主线,开展中风、痛痹、郁证等病证证治规律的评价,归纳 44 种病证的辨证特点、取穴规律、特色针法等诊疗方案,完善程莘农针灸理法方穴术辨证体系,在修订出版的《中国针灸学》(中文、英文版)中充分体现。

人文评价。从人文渊源与经典根基、院校教育与拜师传承、著书立说与标准教材,以及社会地位等方面,多维度开展程院士医理、医术、医德等方面影响力的要素研究,总结程莘农治学特点、成才模式和大医精诚的品德等。

/// 提出著名中医药专家学术传承研究的规范化模式

工作室提出著名中医药专家学术传承创新的规范化模式,主要包括探索医源、继承医道、发微医理、创新医术、弘扬医德五大核心内容和挖掘医案、梳理医脉、总结医绩、凝练医言、宣传医评五大整理研究基本内容,以期对有效开展著名中医药专家学术思想和临床经验传承研究工作有所指导与借鉴。

探索医源。中医学是一门"一源多流"的学科,分析名家的成才之路,归纳名家的学术源流,对其学术流派进行梳理,有助于追本溯源,加深中医中药的历史认知,坚定走中医之路的信心。

继承医道。医道即中医思维,是中医认知人与自然、人与社会、人与生命过程的思想意识。"悟道""明理"是挖掘名家本原的、创造性的中医思维方式,学会用中华文化的思维认识生命,用中医药的知识判断健康,用中医药的技术治疗疾病。

发微医理。医理即医学理论,是中医学所依靠的医学道理或理论。传承医理不仅包括传统的中医药经典理论,也包括继承老中医创新的学术思想体系。创新的学术思想是中医学发展的"灵魂",体现了中医学与时俱进的实用特点。

创新医术。传承医术即指继承名老中医安全有效、被大众接受和公认的临床实用技术,如祖传中医药验方、单方、外用膏药等,针灸的特殊穴位,针刺手法,推拿按摩技巧和接骨手法以及各种疾病的治疗方法、经验和技术等。(详见《中国中医药报》2019 年 9 月 24 日报道)

/// 重视国医大师程莘农院士传承研究成果的推广与应用

工作室在中国中医科学院针灸研究所的大力支持下,承担中国中医科学院著名中医药专家研究、国家博士后基金研究、国家中医药管理局国医大师程莘农传承工作室建设、中国科协程莘农院士名医传承研究、北京市中医药薪火传承"3+3"工作室以及文化和旅游部联合国教科文组织中医针灸非物质文化遗产保护研究等项目。

荣誉成就。2009 年,程莘农评为首届国医大师,同年"程氏针灸"入选北京市非物质文化遗产名录;2010 年程莘农成为我国申报人类非物质文化遗产"中医针灸"项目代表性传承人之一;程莘农入选《中国科学家成长传记 · 程莘农》和《中国医学院士文库程莘农院士集》;程莘农传承工作室被评为全国先进名医工作室、中国科协著名科学家程莘农院士针灸传承教育基地;相关研究"国医大师程莘农学术思想和临床经验的研究与传承"获中国针灸学会科技成果一等奖,"程莘农针灸理法方穴术辨证思想集粹与临床应用研究"获中华中医药学会科技成果二等奖。

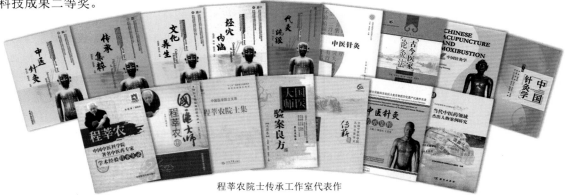

程莘农院士传承工作室代表作

针灸传扬。10 多年来,工作室在学术继承人杨金生、王莹莹同志的带领下,在刘保延、李经纬、邓良月、孟庆云、潘桂娟、苏庆民、朱兵、黄龙祥、景向红、王宏才、程凯等领导、专家的支持下,形成了 60 余人的针灸传承研究和继承团队,培养博士后 2 名、研究生 5 名,发表论文 23 篇,出版著作 18 部,尤其是《程莘农学术经验传承实录》和《中国针灸学》(中英文)的出版与再版,进一步扩大了程氏针灸的认知度。通过召开学术会议 13 次,举办继续教育和传承班 30 次,培训 10000 余人,并在北京、上海、淮安,以及美国旧金山、澳大利亚布里斯班建立程氏针灸传承基地,使程氏针灸享誉国内外。

黑龙江省中医药科学院

/// 国医大师张琪

张琪（1922—2019），河北省乐亭人，中共党员，九三学社社员，主任医师，教授，博士研究生导师；为首届国医大师，享受国务院政府特殊津贴专家，终身教授，"白求恩奖章"获得者，第一批全国老中医药专家学术经验继承工作指导老师，黑龙江省名老中医；获全国中医药杰出贡献奖，中华中医药学会终身理事，中华中医药学会成就奖，中国医师奖；历任黑龙江省祖国医药研究所（现黑龙江省中医药科学院、黑龙江省中医医院）研究员、内科研究室主任、副所长、技术顾问；曾当选第五、六届全国人大代表，第七、八届黑龙江省政协常委。

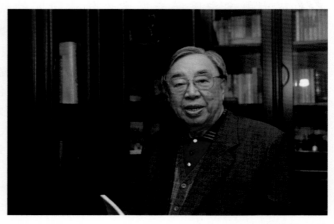

张琪在临床、科研及教学第一线工作 77 年，在其专著《临床经验集》中写道："悉心钻研医典，博览古今医著，在临床实践中亦兼采西医之长，期能尽医之天职，为人民群众服务，在医苑中微有建树。"他精于仲景学说，对历代医家及中西汇通学派兼收并蓄，对现代医学亦多探索；善于用辩证法思想指导临床，倡导脾胃观，疗肾病注意整体而以脾肾为要；辨治疑难病，以气血为纲，大方复法，形成了师古不泥古、继承创新、独树一帜的学术风范。

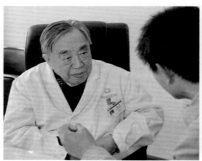
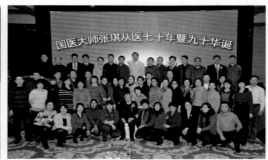

张琪不但继承和发展了前贤精湛的医术，同时也秉承了中华民族仁爱、理达、廉洁、纯良的医德医风，他以"大医精诚"之训，筑成"救死扶伤"之心。"医者仁心，医乃仁术"。

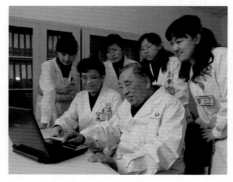

张琪重视科研，不断创新，成果丰硕，主持完成多项课题，其中"著名老中医张琪治劳淋经验的临床和实验研究""疏肝健脾活血软坚清热利湿治疗肝炎后肝硬化的临床与实验研究""血尿的临床研究""肾炎 II 号水丸治疗 1gA 肾病血尿的研究"等获省部级科技进步奖 5 项。"宁神灵治疗神经官能症的研究"获得布鲁塞尔尤利卡国际发明博览会银奖，新药宁神灵颗粒为无数精神神经系疾病患者解除病痛；先后著有《脉学刍议》《临床经验集》《张琪临证经验荟要》《张琪临床经验辑要》等 8 部，并由其继承人主编《中医临床家张琪》《张琪肾病医案精选》《国医大师张琪临床研究丛书》等 10 余部图书。

张琪重视中医的发展和学生的培养，张琪说："目前中医发展的关键在于传承，而传承的关键在于对青年人才的培养，为此我付出多少心血都值得。现在，我最高兴的事就是听到徒弟们取得成绩、获得荣誉。"张琪提出"博大精深，文献是根本""学以致用，临证启新知"的创新理念，培养医学博士 40 名、医学硕士 8 名、全国名老中医药专家学术经验继承人 9 名、博士后 4 名，以及全国优秀中医临床人才拜师学员等 30 余名，为中医事业培养了栋梁之材。

/// 肾病科

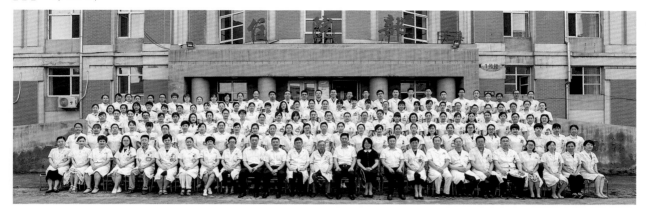

黑龙江省中医药科学院肾病科由全国著名老中医、中医肾病专家张琪教授创建于1957年，为全国中医肾病医疗中心之一、黑龙江省重点学科、国家中医药管理局重点专科(专病)项目单位、国家中医药管理局慢性肾病补脾益肾重点研究室、国家中医药管理局"十一五"中医肾病重点学科、国家临床重点专科、国家中医药管理局中医药科研三级实验室(肾病免疫实验室)、国家区域诊疗中心，有全国名老中医药专家张琪名老中医工作室、王铁良传承工作室、张佩青传承工作室、隋淑梅传承工作室，为中华中医药学会肾病分会副主任委员单位、世界中医药学会联合会肾病分会副会长单位、中国民族医药学会肾病分会副会长单位、黑龙江省中医药学会肾病专业委员会主任委员单位、黑龙江省慢性病管理学会中西医结合肾病专业委员会主任委员单位，另有人力资源社会保障部批准的博士后工作站。

肾病科配有与肾病诊断和治疗密切相关的病理室、生化室、血液透析室、腹膜透析室、肾脏彩超室，有病区10个，开放床位436张；有首届国医大师1人、全国老中医药专家学术经验继承工作指导老师4人、黑龙江省名中医6人、黑龙江省优秀中青年专家1人、全国优秀中医临床人才5人、黑龙江省青年名中医8人、全国名老中医药专家学术经验继承人10人、博士研究生导师3人、硕士研究生导师14人、博士后合作导师2人。

肾病科以补脾益肾法延缓慢性肾衰竭进展的研究、从脾肾论治慢性肾病蛋白尿的应用研究、补肾为主扶正祛邪治疗IgA肾病的研究、辨证治疗肾小球肾炎血尿的疗效评价为研究方向，在中医药治疗急慢性肾炎、劳淋、肾功能衰竭、肾小球肾炎、肾病综合征等方面独具特色；先后研制肾炎灵、肾炎止血丸等20多种院内制剂。肾病科突出中医辨证施治，强调整体治疗，并开展个体化治疗，将口服中药汤剂、灌肠、针灸、微波、穴位贴敷等特色疗法应用于肾病治疗；承担国家重大攻关课题3项、省部级科研课题11项；获省部级以上科技进步奖19项，其中二等奖11项；编写中医肾病学术专著16部，发表论文240篇；近年来培养博士后10余人、博士研究生50余人、硕士研究生150余人。

/// 张佩青简介

张佩青，女，主任医师，二级教授，博士研究生导师；为享受国务院政府特殊津贴专家、全国老中医药专家学术经验继承工作指导教师、黑龙江省名中医、龙江名医、全国首批中医临床优秀人才、黑龙江省优秀中青年专家、国家临床重点专科负责人、国家中医药管理局重点专科及重点学科带头人、国家中医药管理局重点研究室主任、张琪名老中医传承工作室负责人、黑龙江省领军人才梯队带头人；曾任黑龙江省中医药学会肾病专业委员会主任委员、中华中医药学会肾病分会副主任委员、中国中西医结合学会肾病专业委员会委员等职；兼任黑龙江省慢性病管理学会会长、黑龙江省龙江医派研究会副会长、世界中医药学会联合会肾病分会副会长等职。

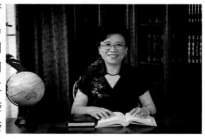

张佩青教授从事慢性肾脏疾病的临床与基础研究，师从国医大师张琪，认为脾肾两虚是慢性肾脏病发病基础，湿热痰瘀是病理产物，临证注重调补脾肾、清化湿热、活血化瘀治疗慢性肾炎蛋白尿、再发性尿路感染及慢性肾衰竭等；主持研发参地补肾胶囊、苏黄泻浊丸、肾炎消白颗粒、肾炎止血丸等中成药，作为院内制剂广泛应用于临床；承担国家级及省部级课题5项，获省部级科技进步奖多项，编著5部，发表论文30余篇，培养博、硕士研究生及学术继承人50人。

国家中医针灸临床医学研究中心
国医大师石学敏院士团队

　　国家中医针灸临床医学研究中心所依托的天津中医药大学第一附属医院是全国较大的以针灸为特色的中医院之一，医、教、研综合服务水平位居全国中医院前列。医院针灸学科拥有国内规模较大的针灸临床平台，学科带头人为石学敏院士。经过半个多世纪的建设，学科先后成为全国针灸临床研究中心、教育部重点学科、国家中医临床研究基地（中风病）、国家区域针灸诊疗中心和国家中医药管理局中风病针灸传承创新平台，2019年5月21日，被科技部等四部委联合认定为国家中医针灸临床医学研究中心。学科开放床位1000张，设针灸病区16个，针灸康复科、脑病介入科及门诊诊室52个，并设有天津市针灸研究所，年出院患者1.6万人次，年门诊量60余万人次。

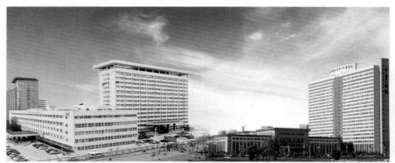
天津中医药大学第一附属医院南北院区外景

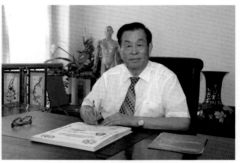
石学敏

/// 以院士为核心的高水平创新团队

　　石学敏，中国工程院院士，国医大师，博士研究生导师，国家有突出贡献中青年专家，享受国务院政府特殊津贴，全国老中医药专家学术经验继承工作指导老师，国家级名老中医，中国针灸学会高级顾问；现任天津中医药大学第一附属医院名誉院长。他创立"醒脑开窍"针刺法、石氏中风单元疗法，提出针刺手法量学理论，获得国家科技进步三等奖；主持国家"973"计划等各级课题20余项，获国家及省部级科技奖励20项；曾获首届中医药传承特别贡献奖、全球中医针灸最高奖——首届"天圣铜人奖"世界针灸学会联合会学术突出贡献奖、何梁何利基金科技进步奖、香港"求是"科技成就奖等；主编《中华医学百科全书》（针灸卷）、《石学敏针灸学》（中文、英文、法文、西班牙文版）及《针灸治疗学》《针灸学》等40余部著作及教材。

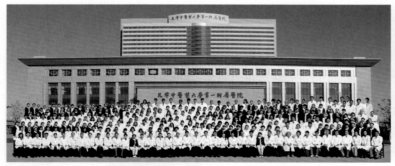
国家中医针灸临床医学研究中心团队成员合影

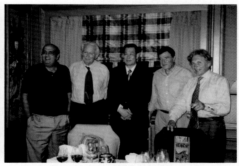
石学敏团队与法国诺贝尔奖获得者乔治·查帕克等
开展针刺治疗偏头痛的合作研究

　　以石学敏院士为学术带头人的针灸团队，获教育部"长江学者和创新团队发展计划"创新团队称号，有医教研人员450人，其中高级职称136人，中级职称89人，学历以博硕士为主。团队成员结构合理，包括针灸学、临床医学、康复医学、循证医学、统计学、病理学、分子生物学、免疫学、动物学等多学科人才。团队拥有中国工程院院士1人、国医大师1人和享受国务院政府特殊津贴专家、国家卫生健康委突出贡献中青年专家、中国青年科技奖获得者、教育部新世纪优秀人才、霍英东优秀青年教师、全国优秀科技工作者，以及国家级和天津市名中医、天津市特聘教授、天津市青年科技奖获得者等一批高层次人才；有博士后合作导师4人，博士研究生导师10人，硕士研究生导师84人，形成导师群体。

/// 聚焦重大疾病，创新理论技术

石学敏院士发展了中风病中脏腑、中经络、脑、神等传统中医理论，明确指出中风病位在脑，关键病机是"窍闭神匿，神不导气"；建立"醒脑开窍，滋补肝肾，疏通经络"的治法，选穴以阴经穴和督脉穴为主，区别于传统阳经取穴，有规范的手法量学要求；形成以"醒脑开窍"针刺法和"丹芪偏瘫胶囊"为主，配合康复训练、饮食、心理、健康教育等形成完整的中医治疗中风病综合治疗方案——石氏中风单元疗法，被科技部及国家中医药管理局列为十大重点推广项目之一，培训全国各地区针灸医生上万名。相关研究成果获得 1995 年国家科技进步三等奖和 2019 年国家科技进步二等奖。

石学敏院士认为气海失司是高血压病发生的主要病机，创立以"通调气海，活血散风，疏肝健脾"为主的治法，以人迎等为主穴，有严格固定的选穴处方、规范明确的手法量学标准。

石学敏院士认为认知障碍病的基础为本虚标实，病位在脑，创立"醒脑补脑，调神益智"的治法，以百会、四神聪等为主穴，规范明确了手法量学标准。自日本京都大学引进快速老化小白鼠（SAM）系列，引进并繁殖成功国际公认的系列老化模型动物品系，在国际上应用该模型开展针灸延缓脑老化的研究。

团队承担国家级课题 50 余项、省部级课题 80 余项，获国家科技进步奖 2 项、省部级奖励 50 余项。

/// 制定标准规范，引领行业发展

针灸标准是规范行业管理、提高疗效的重要保障，既往针刺操作缺乏统一的标准规范，可重复性低。石学敏院士提出"针刺手法量学"理论，确立针刺作用力方向、大小、施术时间、两次针刺间隔时间等针刺手法四大要素，使传统针刺手法向规范化、标准化发展。在此基础上，石学敏团队依托国家"973"课题，进行不同刺激参数作用于"醒脑开窍"主穴对中风病量效关系的研究，为针刺手法的科学性提供依据。"针刺风池穴治疗椎基底动脉供血不足的量效关系及机制研究"获 2016 年中国针灸学会科学技术二等奖。

团队于 1999 年提出针灸病谱概念，将针灸治疗病证划分为 4 个效能等级，涵盖 16 个系统的 532 种疾病；挖掘针灸治疗疾病的普适性和特异性规律，为针灸临床提供科学决策，针灸病谱被纳入 6 部针灸教材，被 20 多所院校引入课堂；主持制订中风病（脑梗死）等 7 项临床路径和"中风后痉挛性瘫痪中医诊疗方案"等 8 个诊疗方案，由国家中医药管理局发布。

/// 推广针刺技术，推动针灸国际化

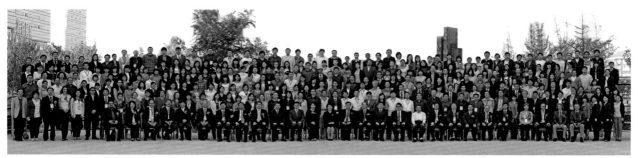

2011 年 9 月 21 日，由国家中医针灸临床医学研究中心主办的第十一届国际针灸学术研讨会在天津召开

团队以醒脑开窍针刺法为代表的针灸技术先后被国家中医药管理局、科技部、财政部确定为科技推广项目，向国内外推广；以国家中医针灸临床医学研究中心、国家重点专科协作组针灸大组长单位等平台为依托，形成辐射全国的国家层面的针灸协作网络，覆盖全国 32 个省级行政区，在全国建立 150 余家网络成员单位；构建由技术到学术，由三级医院到基层、社区，由国内到国际的成熟的针灸技术推广"天津模式"。

团队在针灸医教研领域广泛开展国际合作：与德国、瑞士、日本等多个国家在针刺治疗牙痛、多发性硬化、偏头痛等方面开展实质性科研合作；与法国、韩国、阿曼、俄罗斯等 60 余个国家和地区开展医疗合作；收治 20 余个国家和地区的外籍门诊患者 23000 余人次，住院患者 2000 余人次；连续举办 13 届国际针灸大会，参会人数 10000 余人。

国家中医针灸临床医学研究中心的设立为团队发展提供更高平台。中心将立足于国家健康发展和针灸行业需求，布局三级构架，形成全国临床研究协作网络；遵循针灸自身规律，针对关键行业问题，传承创新，开展基于针灸防治重大疾病的研究，形成中国证据、中国标准和中国方案，为全球卫生治理提供"中国处方"，为人类健康贡献"针灸力量"。

北京卫生职业学院

北京卫生职业学院是经北京市人民政府批准、教育部备案的一所公办全日制普通高等职业学校，隶属北京市卫生健康委员会。学院以习近平新时代中国特色社会主义思想为引领，全面贯彻党的教育方针，坚持"以人为本、德育为先、质量为重"的办学宗旨，以强化内涵建设，提升师生综合素质为重点，以为社会培养高质量卫生技能人才为目标，积极稳步探索具有高等职业教育特色、适合学院发展的改革之路。

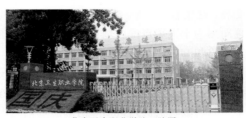
北京卫生职业学院三院区

学院有全日制在读学生 4996 人，其中在校学生 3442 人、医院教学学生 309 人、实习学生 1245 人，另有非全日制成人教育学生 2400 余人；有班级 138 个，其中在校班 97 个、医院教学班 9 个、实习班 32 个；有四系一部，分别为护理系、中药与康复系、药学系、医学技术系、文化基础部；设有护理、药学、中药学、医学检验技术、康复治疗技术、医学影像技术、助产、口腔医学技术、卫生信息管理、中医康复技术 10 个专业。

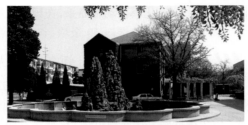
北京卫生职业学院二院区东小楼

学院有教职工 545 人，离退休职工 440 人，专任教师比例为 48%，具有高级职称的教师比例为 34%，具有中级职称的教师比例为 50%，双师型教师比例为 95%；有全国优秀教师 1 人，北京市优秀教师 7 人，北京市优秀教育工作者 1 人，全国卫生系统先进工作者 1 人，北京市职业院校职教名师 2 人，北京市职业院校专业带头人 4 人，北京市职业院校专业创新团队 3 个，北京市职业院校优秀青年骨干教师 43 人，北京高等学校青年英才计划 9 人，名老中医继承人 1 人，北京卫生系统"十百千"优秀人才工程"百"层次卫生人才 2 人，北京高等学校教学名师 1 人，校内骨干教师 4 人，北京市高等学校青年教学名师 1 人。

学院教学设施齐全，具有先进的教学设备、实验室、实训基地和供学生开展各种文体活动的场所和设施，有护理、药学、医学检验技术、医学影像技术、口腔医学技术、卫生信息管理、中药、康复治疗技术等专业实训基地，建筑面积万余平方米，能够满足各专业学生实训教学需求。其中护理实训基地获得教育部职业院校实训基地重点建设项目资助，药学专业实训基地是北京市职业院校实训基地重点建设项目。学院有北京世纪坛医院、北京友谊医院、北京同仁医院、北京中医医院、北京安贞医院、北京积水潭医院、北京朝阳医院、北京儿童医院、北京妇产医院、北京胸科医院、北京老年医院、北京回龙观医院和首都儿科研究所附属儿童医院 13 所临床教学医院。学院还与北京各级各类医疗卫生机构、医药企业、研究机构开展校企合作，为学生的临床教学及实习提供有利条件，形成"紧密合作、共育共享的院校三段融合式"人才培养模式，从根本上保证教育教学质量。

学院重视专业建设和学生的专业能力及综合素质培养。专业建设不断取得成绩，护理专业和药学专业为全国职业院校健康服务类首批示范专业，2018 年护理学专业被北京市教委评为北京市特色高水平骨干专业，2019 年护理专业、药学专业被教育部认定为骨干专业。学生的专业能力及综合素质培养方面注重在课程体系中融入职业道德教育和职业精神培养，培养的毕业生岗位竞争力和适应力高。毕业生就业率达 98%（2018 年 98.25%）以上。多年来，学院为北京市医疗卫生行业培养了七万余名卫生专业人才，其中护理人才占北京地区该类技术人才培养量的 60% 以上，为北京市卫生事业发展作出重要贡献。学院护理专业毕业生陈征、王克荣分别获得第 40 届和第 44 届南丁格尔奖章，为学院赢得荣誉。

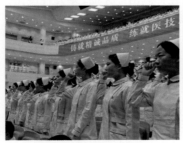
开学典礼医学生宣誓仪式

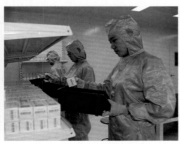
学生静脉输液药物配置实训

充满生机和活力的北京卫生职业学院，将以服务首都卫生事业发展为宗旨，以校园文化建设为引领，以深化教育教学改革为手段，以创新管理模式、加强机制建设为动力，以全面提高人才培养质量为目标，不断加强内涵建设，突出专业特色，提升办学实力，努力将学院建设成为特色鲜明、全国一流且具有示范作用的高等卫生职业学院。（数据截至 2019 年 9 月底）

国医大师金世元

金世元，国医大师，首都国医名师，中共党员，主任药师，北京卫生职业学院退休教职工，1926年12月生，1940年2月参加工作，从事中医药工作74年，私塾学历；2008年获得北京市"首都国医名师"称号，第一、二、五批全国老中医药专家学术经验继承工作指导老师，2013年被国家中医药管理局遴选为传承博士后导师。

金世元出生于普通农民家庭，少时攻读四书五经，1940年到北京复有药庄学徒，主要学习中药炮制、中药制剂、中药鉴定等传统中药技术，同年被选送到北京市公共卫生局主办的北京市中药讲习所，系统学习中医药学知识，师从中医名宿汪逢春、赵树屏等；1956年公私合营时，在北京市药材公司参加工作；1957年以优异成绩通过北京市卫生局举办的中医师资格考试，获得中医师资格，但未弃药从医；1961年调入北京卫生学校，创建中药专业，从教30余年，培养千余名中药学专业人才。

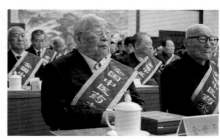

金老参加全国中医药大会

金世元经过70余年的学习实践，能医善药，在中药鉴定、中药炮制、中成药、中药制剂和中药调剂领域均颇有建树，形成医药结合的独特学术思想。金老在中药鉴定方面，具备鉴别药材真、伪、优、劣的丰富经验，对道地药材的性状特征、产地、产季、产地加工、规格等更是见解独到；在中药炮制方面，对各类中药的炮制方法、工艺、技术要领，尤对北京市特色品种的炮制方法了如指掌；在中成药合理使用方面，对各类中成药的历史来源、处方组成、功效特点、合理应用等颇有建树。

金世元著述颇丰，独立发表学术论文70余篇，主编、参编著作20余部，其专著有《中成药的合理使用（第一版）》《药道致诚》两部书籍，主编《中药炮制学（全国中等中医药学校统编教材）》《金世元中药传统鉴别经验》《中成药的合理使用（第二版）》《中药饮片炮制研究与临床应用》等，参编《中华本草》《中药大全》《中药材大辞典》等。

在科研方面，金老根据自己多年临床治疗支气管炎的有效处方，研制开发射麻口服液；与北京同仁堂合作将著名成药乌鸡白凤丸剂改成口服液，均被原卫生部批准正式投入市场。

在学术思想传承方面，金老1990年起先后被遴选为第一、二、五批全国老中医药专家学术经验继承工作指导老师，共带徒6名；2012年，与王永炎院士合作担任"医药圆融"导师，共收博士及博士后9人；2013年被国家中医药管理局遴选为传承博士后合作导师，带博士后1人。

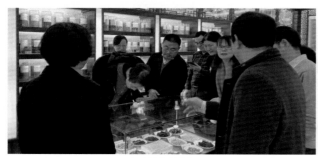

金老工作室验收

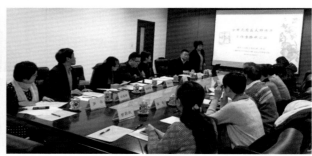

金老工作室验收会议

金世元多次向国家有关部门献计献策，他撰写的《关于中成药组方和生产的几项建议》受到原卫生部有关领导的重视和采纳，对于澄清中成药生产的混乱现象，提高药品质量，保证用药安全起到一定的促进作用。1995年至1998年，为贯彻国务院《整顿全国中药材专业市场》精神，金世元被聘为中药鉴别专家，参与全国中药材市场整顿工作。

2015年8月，金世元国医大师传承工作室经国家中医药管理局审批立项。工作室由北京卫生职业学院和首都医科大学中医药学院联合组建，经3年多的建设过程，取得良好的建设成绩与效益，于2019年12月完成验收。2019年9月，金老被人力资源社会保障部、国家卫生健康委、国家中医药管理局授予"全国中医药杰出贡献奖"称号。他长期奋斗在中医药工作一线，成就突出，受到党和政府广泛认可，为中医药事业的传承、发展作出巨大贡献。

长春中医药大学附属医院
国医大师王烈

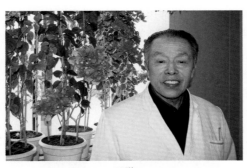

王烈

王烈，男，1930年10月出生于辽宁省盖州市，1947年参加革命，1958年进入长春中医学院全国首届西医学习中医班学习，1961年任长春中医学院附属医院儿科主任兼教研室主任，1990年被评为吉林省中医药终身教授，2017年被评为第三届国医大师；现任长春中医药大学附属医院主任医师、二级教授，博士研究生、博士后导师，国家中医药管理局确定的第一至六批全国老中医药专家学术经验继承工作指导老师，享受国务院政府特殊津贴；兼任世界中医药学会联合会儿科分会、中华中医药学会儿科分会、全国中医药高等教育学会儿科教学研究会、中国民族医药学会儿科分会、中国中医药研究促进会儿科分会等顾问、名誉会长、名誉理事长；2009年荣获"中华中医药学会大医精诚奖""中华中医药学会儿科发展突出贡献奖"，2019年获评"全国中医药杰出贡献奖"，多次获评吉林省劳动模范、优秀工作者、省市优秀教师、先进工作者等。

/// 刻苦钻研 医风严谨

王烈认为想学好中医，应遵循三步原则，即"一信，二学，三研究"。在学习中坚持继承创新的方法，通过学习－继承－求异－创新来实现。"一信"：首先相信中医才有可能学好中医，对中医的坚定信念是王烈学习中医的基础。不同时期的中医学发展受当时社会科技水平的限制，其中掺有非科学的东西，所以学习过程中应"取其精华，剔除糟粕"。"二学"：刻苦学习是成为好中医的前提，有继承才有提高。王烈如今已是耄耋之年，仍孜孜不倦，不仅精读中医古今医籍，还学习西医现代书籍。"三研究"：王烈认为，在古人的圈子里徘徊，不研究和发展中医等于失职，也必将使中医走向灭亡，发展即是创新，应"师古而不泥古"，做真正的新中医，这也是"传承精华、守正创新"的真正体现。

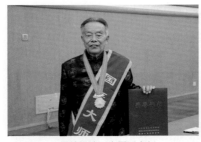

王烈教授被评为国医大师

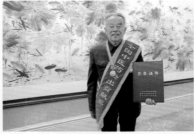

王烈教授荣获全国中医药杰出贡献奖

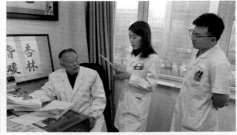

王烈教授门诊结束后与研究生校订书稿

/// 医德高尚 治病救人

王烈的医德，向来为同行、患者所称颂。自立志从医始，他即以治病救人为己任，在工作中严格要求自己，想尽办法为患者解除病痛。王烈年逾九旬，仍坚持工作在临床一线，尤其是新冠肺炎疫情期间，坚持出诊为患儿诊治疾病。

/// 医论独到 师古创新

王烈从医六十余载，学验颇丰，无论从中医学习观到临床诊治观，均蕴涵着科学的思维方式，在继承古人经验上更有创新。他率领的团队依托国家中医药管理局王烈国医大师工作室开展小儿哮喘病的临床、理论与基础研究，形成"三个理论、五方、十四法、五种新药、六个制剂"，在病因、治则、预防等方面形成创新性理论体系，不断优化系列防治方案，形成的理论方案被国内同行所公认并被纳入教材，作为适宜技术在全国推广；他注重新药开发研究，对中药白屈菜进行系统研究，发现并验证其止咳作用，对防治百日咳起到至关重要的作用，并最终将白屈菜纳入中药饮片使用并载入国家药典（1977年版）。相关学术思想收录于《婴童哮喘》等18部婴童系列丛书。

/// 科学辨治 引领团队

在王烈引领下，长春中医药大学儿童诊疗中心团队深入研究中医药防治儿科疾病的优势与特色，以小儿肺系疾病的中医药防治为主要研究方向，内治与外治相结合，注重突出中医治疗优势，提出哮喘的三期分治理论、小儿哮喘苗期理论、哮咳理论；

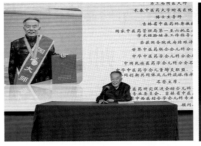
王烈教授在全国学术大会上作专题讲座

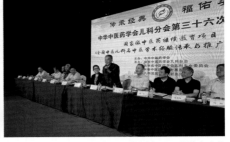
王烈教授受邀出席第三十六届全国中医儿科学术大会

创立痰湿闭肺型肺炎喘嗽，以培土生金豁痰开闭法为治疗原则；三期分治过敏性紫癜、开胃进食法治疗小儿厌食症、消导为主佐以健脾治疗小儿积滞等。团队成员承担的科技部重点研发计划——中医药现代化研究项目，开展中医药治疗儿童细菌感染性疾病包括肺炎、扁桃体炎、腹泻、尿路感染和外阴阴道炎的多中心临床研究，为中药减少细菌性感染性疾病的抗生素应用提供示范研究。此外，团队开展中医药治疗哮喘的作用机制研究，包括调控免疫失衡，减轻气道炎症和气道重塑等。上述研究，为减少抗生素和激素应用、减少哮喘复发提供依据，获批科技部重点研发项目1项、国家自然科学基金项目3项。

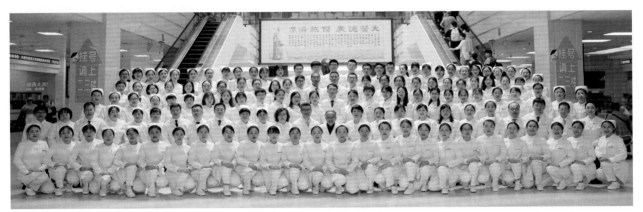
长春中医药大学附属医院儿童诊疗中心集体合照

/// 大医德广 读书育人

王烈通过多种形式为国家培养大批高级中医药人才，如国家级高徒、全国中医临床优秀人才、全国各省市人才项目学员，硕士博士研究生、实习医师、进修生、妇幼保健人员、转岗培训人员等。他们分布在全国大部分省、市、自治区，从事中医及中西医结合临床工作，成为全国各地区的领军人物。由于在培养人才方面的突出贡献，王烈多次被评为全国老中医药专家学术经验继承工作优秀指导老师、省市优秀教师，2017年被授予"吉林好人·最美教师"称号。

清代叶天士《临证指南医案·华序》云："良医处世，不矜名，不计利，此其立德也；挽回造化，立起沉疴，此其立功也；阐发蕴奥，聿著方书，此其立言也。"王烈教授在临床实践中时时遵此为则，患者至上，不计名利而立德；医术高明，活人无数而立功；著书立说，传道授业而立言，实为真良医也，正所谓"慈幼广济矢志坚，桔井流芳夕阳红"。

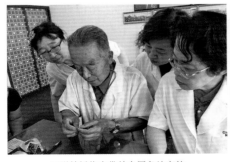
王烈教授临床带教全国各地高徒

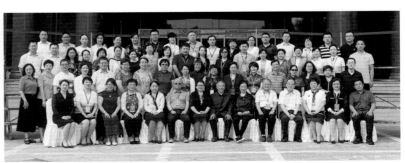
王烈教授与弟子合照

陕西省中医医院
国医大师雷忠义

/// 简介

雷忠义（1934—），男，陕西合阳人，主任医师，第三届国医大师、中国中医科学院中医师承制博士研究生导师，第四、六批全国老中医药专家学术经验继承工作指导老师；任中国中西医结合学会心血管专业委员会委员，陕西省中医、中西医结合学术委员会名誉会长等职；主持省级课题3项；提出胸痹痰瘀互结理论、痰瘀毒互结理论、痰瘀毒风互结理论等。2019年10月，雷忠义先生获得人力资源社会保障部、国家卫生健康委、国家中医药管理局评选表彰的全国中医药杰出贡献奖。2011年国家级名老中医雷忠义工作室建立。

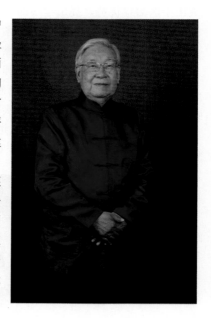

雷忠义先生擅长冠心病、心绞痛、心衰、心律失常、高血压病等心血管疾病的中西医结合诊治；自创方剂雷氏养心活血汤、雷氏丹蒌心水方、雷氏丹蒌方、雷氏丹蒌心悸方、雷氏丹曲方治疗冠心病、心律失常、心衰病等；撰写论文30余篇，代表作有《丹蒌片的临床研究与胸痹痰瘀互结证型浅论》《羊红膻的临床研究》等；主编《心脏病养生保健200问》《国医名师雷忠义临证菁华》《雷忠义临证精华》，参编《验方精选》等著作。痰瘀互结理论和丹蒌片收录于国家中医药管理局组织编写的高脂血症、胸痹心痛、卒心痛等临床路径。

/// 学术思想

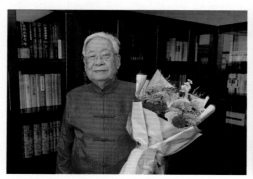
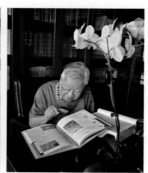

开拓创新，提出痰瘀互结新思路。

先生自20世纪50年代开始岐黄之路，西医起步，博学中西，从医60余年，不断开拓创新，在中医理论创新上和中药开发上都有卓越成就。

1. 痰瘀互结证的提出并研发新药丹蒌片。20世纪60年代末，雷老在临床工作中发现胸痹心痛病有"痰""瘀"的病机，曾试探用秦伯未"胸痛方"化裁治疗胸痹心痛痰瘀互结证；20世纪70年代初，雷老于北京西苑医院进修，师从名老中医王文鼎、赵锡武等前辈学习，提出胸痹心痛病痰瘀互结理论，并组织西安市6家医院多中心研究，观察加味瓜蒌薤白汤治疗痰瘀互结证冠心病的临床效果；1974年于《陕西新医药》发表论文《加味瓜蒌薤白汤治疗冠心病心绞痛44例小结》，并历时16年研制新药丹蒌片。2014年、2016年痰瘀互结证和丹蒌片均被列入《中西医结合Ⅰ期心脏康复专家共识》，2015年被列入《国家药典》，2016年被列入《急性心肌梗死中西医临床诊疗专家共识》《诊疗指南》，2017年相继被列入《动脉粥样硬化中西医结合诊疗专家共识》《血脂异常中西医结合诊疗专家共识》，2018年相继入选《经皮冠状动脉介入治疗围手术期心肌损伤中医诊疗专家共识》《冠心病用药指南》。

2. 胸痹心痛病痰瘀毒风互结论的延伸和发展。2000年后，雷老在临床发现，痰瘀互结日久，可以入里化热，提出胸痹心痛痰瘀毒互结论，创立针对这一证型的丹曲方，并制成院内制剂丹曲胶囊；2012年，基于中医"风性主动""风性善行而数变"理论，提出心悸病痰瘀毒风互结理论，创立养心活血汤。

3. 提出"从肾治心"。20世纪七八十年代，在研究地方病时雷老发现中草药羊红膻。经研究发现，其可以应用于冠心病、高血压病、高脂血症、心衰、心律失常等患者，雷老开发出复方羊红膻片，后将其生产为地标产品舒心宁片。

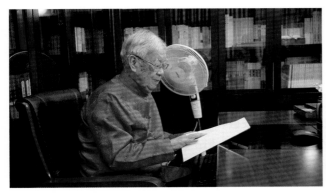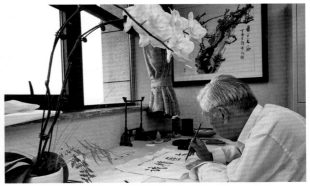

鹤发童颜，诊病疗疾。先生虽已为耄耋之年，但能按中医养生之道，闻鸡起舞，晨练强身，保证身体健康的同时，每周如期出诊看病，想患者之所想，急患者之所急，先生从无半点怨言。其典型事例曾被《陕西日报》《西安晚报》《人民日报》《北京卫视》《陕西卫视》等报道。

桃李芬芳，诲人不倦。先生一生以身作则，以德为根，以诚为本，悉心传教。2019年先生成立长安医学心病痰瘀流派，有传承弟子32人，流派弟子70人。先生要求学生仁心仁术、以德为先、精勤不倦。先生一再强调，继承发扬中医学要以科学传承、实践创新、中西并重、取长补短、优选方案、做好服务为最高原则。他主张教学相长，尊重实践，尊重学生，充分发挥每个人的主动性和创造性。

成绩斐然，硕果累累。先生一生全身心投入中医临床和中医药科研工作中，科研成果斐然，取得很多荣誉：1978年，复方羊红膻片的研发荣获陕西省卫生科技二等奖；2003年，新药丹篓片的研发荣获陕西省政府科技成果二等奖；2006年，先生荣获陕西省首届优秀科技工作者称号及省科教耆英称号；2006年9月，先生荣获中国第七届全国优秀科技工作者称号；2008～2011年，先生先后荣获陕西省名老中医及全国名老中医荣誉称号；2017年，先生获得第三届国医大师荣誉称号；2019年，先生荣获全国中医药杰出贡献奖。

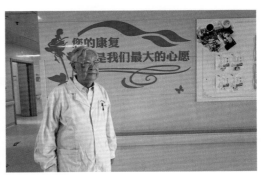

科研创新，学心不老。先生虽然退休多年，但从没有停止学习和创新，每天规律读书学习，思考总结，与时俱进。每期学习交流活动，先生都是认真地坐在会场听讲，且做笔记。每天阅读最新医学知识，掌握新技术。他自己不仅坚持学习，还出资给工作室学员买书，把多年积累的医学书籍和杂志无偿捐献给集体，鼓励大家共同学习。

2020年，全球新冠肺炎病毒肆虐，他为全国人民和疫情发展时刻忧虑。回忆当年跟随长安医学大师米伯让老院长赴陕西流行病多发区进行地方病调研工作的经验，他清晰记得有很多道地药材具有抗菌抗病毒作用，夜以继日查资料，和疫区专家探讨，为防治新冠肺炎献策献方。

先生耄耋之年情系患者，解疾救苦，埋头科研。他保持和发扬了中医药特色优势，积极为推进中医药传承创新做努力，奋力开创中医药工作新局面，为推进健康中国建设和实现中华民族伟大复兴的中国梦作出自己的贡献！

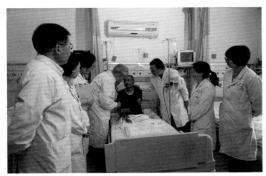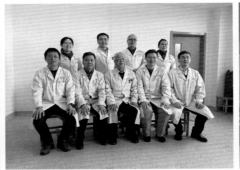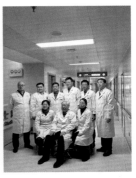

撰稿人：陈金锋　刘超峰　范虹　雷鹏

安徽省中西医结合医院（安徽中医药大学第三附属医院）国医大师李业甫

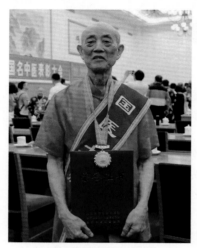
李业甫获国医大师称号

李业甫，男，1931年生，回族，安徽省定远县人，国医大师、主任医师、安徽中医药大学教授、享受国务院政府特殊津贴专家；为一指禅推拿学派第四代传承人，江淮一指禅推拿学派创始人；荣获国家卫生健康委、中国文明办颁发的"中国好医生"荣誉称号，中华中医药学会"最美中医"荣誉称号，安徽省"十佳五老"荣誉称号；现任安徽省中医药学会推拿专业委员会名誉主任委员；曾任安徽省推拿专业委员会主任委员，安徽省中医药学徒教学指导专家委员会委员，安徽省卫生技术高级资格评审委员会委员，安徽省第七、第八届人大代表和主席团成员，中华中医药学会推拿分会常务理事兼教育部长，全国推拿治疗中医专家委员会委员，中国传统医学手法研究会常务理事及专家委员会委员，全国盲人按摩学会副会长，国家职业技能鉴定专家委员会委员等职；1996年被评为安徽省名中医，1998年被评为国家级名老中医，1998年、2012年、2018年分别被评为第二批、第五批、第六批全国老中医药专家学术经验继承工作指导老师，2017年被评为国医大师。

/// 理论研究贡献

李业甫教授从事推拿医教研工作60余年，总结推拿治疗内外妇儿各科171种常见疾病的手法。其整理51种保健强身功法，将推拿学科理论化、系统化；形成"病证合参，筋骨并举；博采众法，禅冠其宗；柔中寓刚，一拨见应；医禅结合，治养并重"的学术思想；在手法研究方面，主张"巧、准、量、效"。

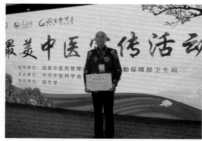
李业甫教授获得最美中医称号

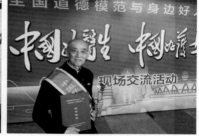
李业甫教授获评中国好医生

/// 临床研究贡献

李业甫教授创造"李氏推拿牵引复位法"，研制牵引复位床，自创"李氏定位旋转复位法"治疗腰椎间盘突出症、"李氏定位旋转复位法"治疗颈椎病，突破脊髓型颈椎病推拿禁忌，为全国各地及日本、东南亚等国20余万名患者治疗。李业甫教授擅长运用一指禅推拿法、定位旋转推拿复位法、牵引推拿复位法等诸法，治疗颈椎病、颈和腰椎间盘突出症、颈肩腰腿痛、颈椎半脱位、颈椎小关节错缝、颈部伤筋、肩周炎、小儿斜颈、四肢关节筋伤、骨关节炎、风湿痛、各种痛症、急性腰扭伤、腰肌劳损、退行性脊柱炎、半身不遂、胃痛、胃肠功能紊乱、消化不良、头痛、失眠、月经不调、痛经、盆腔炎、附件炎、小儿积滞、小儿消化不良、腹泻等内妇儿科多种疾病。

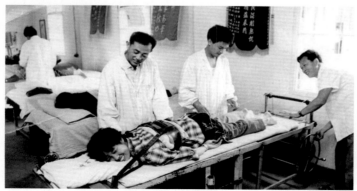
第一台复位牵引床使用场景

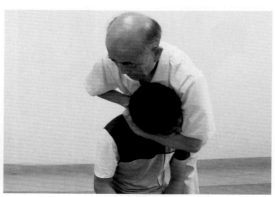
李氏定位旋转复位法

///学术著作

李业甫教授主编《中国推拿治疗学》《中国推拿手法学》《中国小儿推拿学》《特殊推拿疗法》《特殊针刺疗法》等15部医学书籍专著，参编、合著《中国推拿大成》《中医临床实习手册》《当代知识百科大词典》《中医学》等15部医学专著，另有《李业甫推拿学术思想临证与传承》学术思想和临床经验总结，编制《中医推拿手法荟萃》等4部教学录像；发表论文40余篇，其中多篇论文在1983～1994年获安徽省科协优秀论文二、三等奖。《自我保健穴位推拿》1995年获安徽省第三届优秀科普作品二等奖，《中国推拿手法学》和《中国推拿治疗学》1989年获安徽省高校优秀教材成果三等奖，《中医推拿手法荟萃》1997年获省级优秀教材成果二等奖，《中国传统特殊疗法集萃》和《实用推拿与牵引疗法》出版后畅销东南亚。为方便直观教学和广大人民群众自我学习简易推拿，李业甫教授积极同媒体机构编制推拿学科教学电教录像带4部和《自我保健推拿》科教电影片，后者在全国公映，1993年该片被原文化部对外联络处选中，译成7种语言，作为当时中国向世界推广中医医学的主打影片，深受国际人士的喜爱和好评。

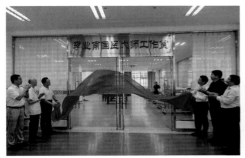 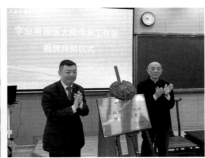 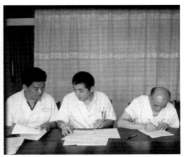

国医大师工作室揭牌　　　　　上海中医药大学李业甫国医大师工作站揭牌　　　李业甫国医大师与第五批学术继承人

///传承梯队

李业甫教授招收王从振、刘存斌、胡修强等几位学术经验继承人，在安徽省中西医结合医院建设有国医大师工作室，工作室成员30人，其中主任医师、教授6人，副主任医师6人，主治医师10人，人员学历涵盖本科、硕士、博士、博士后。上海中医药大学、宁夏吴忠市中医院、江苏徐州市中医院、安徽太和县中医院、安徽舒城县中医院等医院建有国医大师工作站，招收弟子数十人。

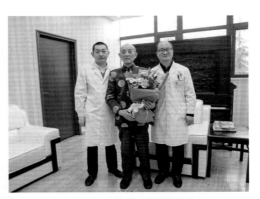

李业甫国医大师与第六批学术继承人

吕子萌，男，李业甫国医大师传承工作室办公室主任，主任中医师，硕士研究生导师，国家中医药管理局重点专科安徽中医药大学第一附属医院推拿中心主任、推拿学教研室主任；兼任国家中医药管理局重点专科安徽中医药大学第一附属医院西区（安徽中西医结合医院）推拿科主任。

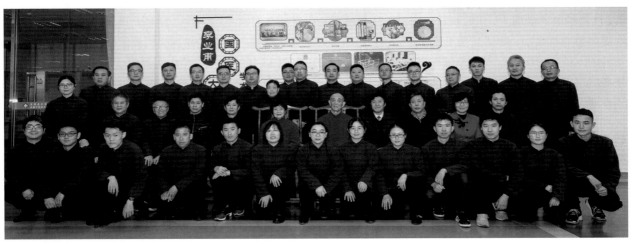

李业甫国医大师收徒仪式合影

中国中医科学院望京医院
岐黄学者朱立国

朱立国及其科研团队长期从事骨与关节退行性疾病的研究,开展一系列临床与基础科研工作。

/// 旋提手法治疗颈椎病的系统研究及国际化推广

针对颈椎扳动类手法操作风险高、操作缺乏规范等实际问题,研究团队创建了旋提手法,并对其操作规范与安全应用进行深入研究。通过前瞻性、多中心随机对照研究,验证旋提手法治疗颈椎病常见分型的有效性与安全性,与国内外同类技术相比具有起效快、疗效好、安全性高等特点。2011年,旋提手法被列为 WHO 西太区发布的《神经根型颈椎病中医临床实践指南》推荐疗法;2017年,旋提手法等颈椎扳动类手法治疗神经根型颈椎病的代表性学术成果纳入美国物理治疗学会(APTA)发布的《颈痛治疗国际循证临床实践指南》;2019年,旋提手法被纳入美国西洛杉矶退伍军人事务部推拿治疗疼痛证据地图,从而提升了手法治疗颈椎病在国际上的循证医学证据等级。

颈椎扳动类手法技巧性强,初学者操作具有一定风险且差异性大,传统"口传心授"的培训模式效率低且难以评价,制约手法在国际上的应用。为此,朱立国团队研制具有临床操作实感的旋提手法智能教学机器人,为手法培训提供实践平台,使初学者快速掌握其技术要点,缩短学习周期,避免直接在人体上进行操作所导致的风险、低效和差异等问题,并可对掌握程度进行量化考核与评价。该机器人开创了科学、可重复的手法传承及评价新模式。通过应用该机器人对国内外初学者进行培训与考核,促进了旋提手法在国际上的规范化操作与应用。该机器人获得国家发明专利 2 项(ZL 2013 1 0751105.6、ZL 2013 1 0751089.0)、实用新型专利 2 项(ZL 2013 2 0889566.5、ZL 2013 2 0889977.4)。旋提手法智能教学机器人广泛应用于手法临床研究课题的考核培训与质量控制中,研究成果于 2018 年荣获中国中西医结合学会科学技术奖一等奖。

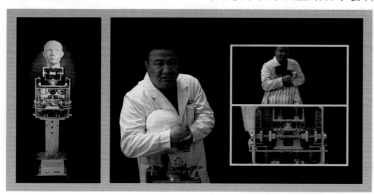 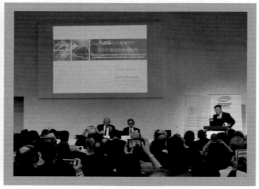

在此基础上,针对单一手法治疗神经根型颈椎病存在愈显率低、复发率高等问题,基于"内外兼治、筋骨并重、医患配合"的理念,团队制订以旋提手法为核心的中医综合方案。经多中心、随机对照试验验证,该方案能够提高患者愈显率、降低复发率,从而提供神经根型颈椎病中医综合方案的高等级循证医学证据。该方案 2010年被纳入国家中医药管理局神经根型颈椎病中医诊疗方案,2013 年被纳入中华中医药学会颁布的《神经根型颈椎病诊疗指南》。在国际合作项目的推动下,通过在世界多地举行讲座与培训,并与海外机构签署合作协议,将该方案引入海外,促进该病中医防治方法在国际上的推广。

相关成果发表国内外论文 123 篇(SCI 论文 15 篇,EI 论文 6 篇),获得发明与实用新型专利 14 项,计算机软件著作权 1 项,出版学术著作 9 部,举办国家级继续教育项目和学习班 24 次,培养学员 8000 名,受邀在国内外会议上进行学术报告 52 次。上述成果提升了手法治疗颈椎病的循证医学证据等级,推动中医骨伤研究科学化发展,促进中医防治颈椎病的国际化进程。

/// 扳动类手法治疗常见腰椎退行性疾病的临床应用及机理研究

团队建立以腰椎扳动类手法为主治疗常见腰椎退行性疾病（腰椎间盘突出症、退行性腰椎滑脱症）的中医方案，并经多中心随机对照试验证实，中医方案可改善腰腿痛及国际公认的JOA功能评分。基于15年的前期工作基础，团队建立以腰椎扳动类手法为主的中医方案。

团队研发腰椎斜扳手法培训系统及可控式坐位腰椎旋转复位椅，解决腰椎扳动类手法难以评价、操作复杂的实际问题，促进手法的规范实施及推广应用；建立腰椎斜扳手法培训系统，采用力学测试方法量化腰椎手法操作，明确核心力学参数，保证手法操作规范性，通过培训学习能够重现手法特征，快速学习掌握；研发可控式坐位腰椎旋转复位椅，简化传统坐位腰椎手法的操作流程，并增加坐位固定的稳定性，有利于手法规范和推广应用。

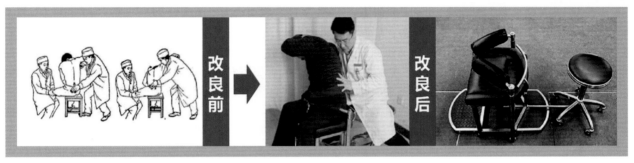

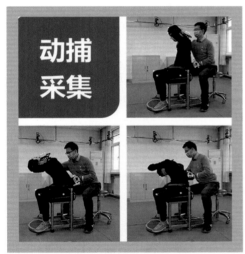

团队将运动捕捉技术及有限元分析等生物力学方法应用于腰椎扳动类手法研究，揭示了手法"轻巧短促""高速低幅"的操作特征，阐释手法调整椎间盘与关节突关节内压力、相对位移的作用机理。项目组采用在体力学测量配合运动捕捉技术获取腰椎扳动类手法的力学及运动学参数，表明手法具有操作速度快、运动幅度大的特点，进一步应用离体退变腰椎节段模型及三维有限元方法，系统阐释手法对椎间盘与关节突关节压力与位移的影响，揭示扳动类手法的作用机理，促进手法研究的科学性。

相关成果获得发明专利2项，实用新型专利7项。扳动类手法治疗常见腰椎退行性疾病的临床研究方案在全国45家各级医院及社区卫生服务中心推广应用，被纳入国家中医药管理局发布的中医临床路径及中华中医药学会发布的中医骨伤科常见病诊疗指南。腰椎间盘突出症方案被纳入国家卫生健康委中医推拿疗法服务价格项目。

/// 针对脊柱与关节疾患研发具有自主知识产权和市场前景的中药复方制剂，引领和推动中药服务"骨健康"学术发展

面对当今社会退行性骨与关节疾病发病率高、致残率高、生存质量低的现状，团队重点开展中药防治脊柱与关节疾患的临床评价与机制研究。针对神经根型颈椎病"血瘀气滞"的病机特点，主要参与研发中药新药颈痛颗粒（国药准字Z19991024）。2013年至今，朱立国率领中国中医科学院"骨与关节退行性病变中医防治"优势创新团队，针对脊髓型颈椎病手术率高、患者远期生活质量低的临床问题，以"补肾填精、养髓通络"为治法，制定益肾养髓方，通过多中心、前瞻性、安慰剂对照研究，证实该方能够改善患者肢体运动功能；基于腰椎间盘退变的病理特征创立补肾活血方，通过体内外实验研究，发现中药能够延缓椎间盘退变；主持研制治疗膝骨关节炎的医院机构制剂——宣痹洗剂，于2014年获得北京市院内制剂批号（京药制字Z20140001）。生物学基础研究方面，团队建立椎间盘退变组织水平实验模型，获得国家发明专利2项（ZL 2014 1 0513493.9、ZL 2017 2 1163191.9）。颈痛颗粒研究成果于2004年度荣获中华中医药学会科学技术进步奖一等奖。

中国中医科学院——岐黄学者郭兰萍

/// 郭兰萍研究员简介

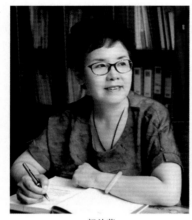

郭兰萍

郭兰萍，博士、研究员，中国林业科学院生物学博士后、奥地利 Innsbruck 大学访问学者；现任中国中医科学院中药资源中心主任，北京市东城区人大代表，享受国务院政府特殊津贴；担任科技部重点领域"中药生态农业创新团队"负责人，国家中医药管理局中药资源调查及区划重点研究室主任，国家中医药管理局药用植物重点学科带头人，中国生态学会中药资源生态专业委员会主任委员，中国中药协会中药生态农业专业委员会主任委员；专业方向是中药资源生态学，主攻中药生态农业及中药材质量保障；曾获全国首届创新争先奖，中国青年科技奖，国家中医药领军人才——岐黄学者等荣誉；先后主持国家自然科学基金重大、重点、国家重点研发计划等国家级、省部级课题 20 项，在国内外知名核心期刊发表学术论文 400 余篇，主编或副主编著作 11 部。

/// 从"逆境效应"到"拟境栽培"——引领中药生态农业新模式

围绕栽培中药材模仿化学农业生产带来的质量和安全难题，郭兰萍研究员在导师黄璐琦院士的指导和支持下，带领团队在国内率先倡导并开展中药生态种植的理论探索和实践。她通过大量研究和调查发现，中药材生产具有"顺境出产量，逆境出品质"的特点，由此提出道地药材形成的"逆境效应"理论。

通过追溯道地药材的原始生境，她发现自然状况下，86.31% 的药用植物最常见的生境一类是林缘（林下），另一大类为路旁、山坡地、荒地（沙地），历史上主要以大田栽培为主的药用植物只占 0.94%。由此认为中药农业具有完全不同于常规作物农业的特点，提出生态农业是中药农业发展的必由之路，并在各地践行以"拟境栽培"为核心的中药生态种植。

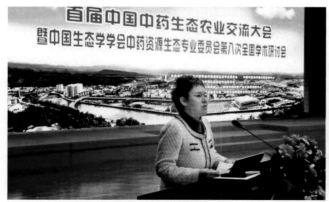

2019 年 4 月，首届中国中药生态农业交流大会在陕西宁强召开

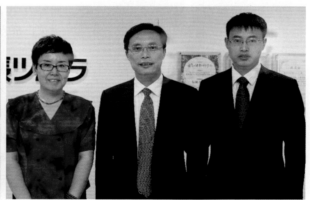

郭兰萍研究员和黄璐琦院士（中）一行到相关公司
考察交流生态种植

在 2018 年召开的第二届中国中药资源大会上，郭兰萍研究员提出"不向农田抢地，不与草虫为敌，不惧山高林密，不负山青水绿"的中药生态农业宣言。同年，团队获批科技部重点领域"中药生态农业创新团队"。创新团队构建了中药材生态种植模式和技术评估体系，形成中华中医药学会团体标准《中药材生态种植技术规范编制通则》，牵头研制的《200 种中药材生态种植技术规范》在 2018 年通过中华中医药学会团体标准立项。

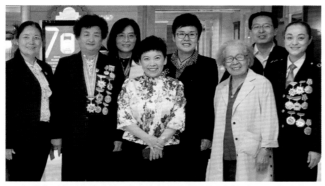

中药生态农业创新团队的共同梦想是有一天让中国 90% 以上的中药材实现生态种植，让中药生态农业成为全世界的生态农业典范。2019 年发布的《中共中央　国务院关于促进中医药传承创新发展的意见》明确要求"推行中药材生态种植"，表明中药生态农业发展已成为我国中药农业的国家战略。中药生态农业不但代表着中药现代农业的最新方向，也拓展了世界生态农业的研究领域，已然成为全球生态农业中最富有活力和前景的新领域。

郭兰萍研究员作为科技界代表参加中华人民共和国成立 70 周年庆典

/// 推广造福农民，产业助力扶贫

为了让中药生态农业研究成果在生产实践中真正发挥价值，多年来，郭兰萍研究员及团队在实验室内埋首科研的同时，一直在全国坚持推广中药生态种植技术，深入各地药农当中，手把手教授生态种植技术。

贫困地区开展中药生态种植有得天独厚的条件，将贫困地区的自然生态优势与中药产业需求有机结合，通过大力发展中药生态农业，提高中药材的品质安全，更促进农民通过中药产业脱贫，保护生态环境，真正实现"绿水青山"变"金山银山"。

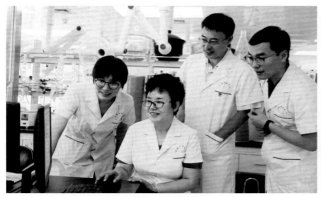

郭兰萍研究员与团队一起探讨问题

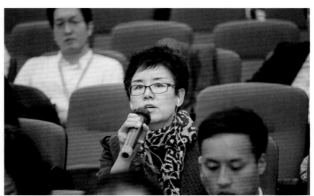

郭兰萍研究员参加 ISO 国际会议

在郭兰萍和团队成员的推动下，中药生态农业突飞猛进地发展，很多地方开始铺开大面积，甚至千亩、万亩的生态种植。通过多年的努力，全国中药生态农业从零起步，到 2019 年全国中药生态种植面积达到 500 万亩。仅 2019 年，团队推广生态种植技术面积达 60 余万亩，培养技术人员约 2000 人次、农民约万人次，形成了良好的经济效益及生态效益，为中药材产业扶贫提供了思路、方法与技术保障。

/// 标准消除壁垒，规范引领行业

随着中医药国际化的推进，中药材重金属、农药、二氧化硫等残留超标时有报道，一些中药材因各种残留物超标被退货，由此对中药产业造成极大的经济损失。针对这种情况，郭兰萍研究员组织团队在调查及研究基础上，发现并提出小剂量重金属刺激中药材存在 Hormesis 效应，制定 ISO 国际标准《中医药-中药材重金属限量》并获颁布，使中药材重金属超标率平均降低 13.26%。这是世界植物类传统药材发布的首个 ISO 重金属标准。在此基础上，团队还制定了中药材农药残留、中药材二氧化硫两项 ISO 国际标准，这两个标准均已通过国家主体投票，进入颁布前最后的文字修订阶段。

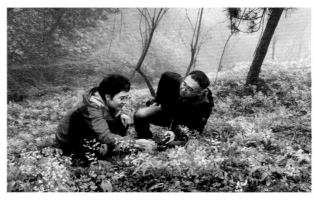

郭兰萍团队考察淫羊藿生态种植基地

北京中医药大学第三附属医院
岐黄学者唐启盛

唐启盛教授从事中医药教育、科研、临床近40年,致力于抑郁障碍、焦虑障碍、精神分裂症、脑血管病、痴呆、帕金森病、癫痫等神经精神疾病的中医药防治研究,为中医药事业的发展作出突出贡献。

/// 临床特色

唐启盛教授临床上主张中西医结合,师古而不泥古、学洋而不崇洋,古为今用、洋为中用,传承精华、守正创新,用科学精神继承、整理和发展中医,积累了丰富的临床经验;提出精气神理论,以诠释精神疾病的新病机;提出新治法,对精、气、神、魂、魄的概念进行阐发,从物质、能量、信息3个层次认识精神疾病的临床特征;提出新的辨证方法和治疗方案,形成独特的中医药防治精神疾病理论体系。

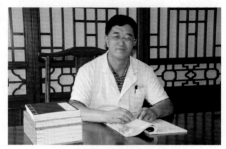

唐启盛教授

/// 学术思想

唐启盛教授认为,临证用药如用兵布阵,须应时而动、随机而变,认清体质、明辨病机,把握火候、遣方用药,务使攻守得宜,方能药到病除。在复杂疾病的诊断和治疗上,要辨清标本、轻重、缓急,拨开迷雾,识别主证,先救急保命,再缓缓图之、抽丝剥茧。

唐启盛教授认为,精气神的变化在精神疾病的发生发展过程中贯穿始终,精神疾病存在以下共同的病机:肾精亏虚、脑髓不足是基础体质;肝失疏泄、气机失调是核心机转;脑神被扰、五脏神失常是关键转归。临床上运用益精、调气、颐神的总体思路进行治疗,并根据精、气、神的具体变化而辨证施治。

唐启盛教授认为,现代人生活方式不规律、压力大,因长期反复接触不良刺激,从而产生各种精神障碍。这些疾病大多为本虚标实、虚实夹杂之证。因此治疗也应攻补兼施、补虚祛实,运用益肾调气法治疗抑郁障碍、疏肝清热健脾法治疗焦虑障碍、益肾化浊法治疗痴呆、涤痰安神法治疗精神分裂症、息风涤痰法治疗癫痫。

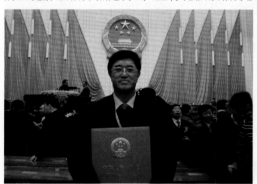

唐启盛教授获得国家科技进步二等奖

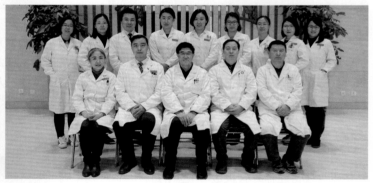

唐启盛教授团队合影

/// 学术传承

唐启盛教授毕业于黑龙江中医药大学,硕士期间师从黑龙江省著名中西医结合专家王刚教授,博士期间师从国家名老中医孙申田教授,博士后工作期间亲炙于中国工程院院士、著名中医学家王永炎教授,后又依托"名中医工程"受教于国医大师任继学教授。在4位中医名家的熏陶下,他养成了勤奋刻苦的良好学风,积累了深厚的中西医功底,不仅继承诸位名师在中医脑病领域的学术经验,而且结合临床、博览群书,将中国传统文化的精神和内涵与中医药学紧密结合,在神经精神疾病领域,把抑郁障碍、焦虑障碍、痴呆、精神分裂症及脑器质性病变引起的精神症状组群作为自己科研的主攻方向,逐渐在治疗精神疾病方面形成了自己独特的理论体系。

在科技部"九五"科技攻关期间，唐启盛教授对痴呆进行了深入研究。他发现中医古典文献中对痴呆有着丰富、系统的论述。从中医角度看，痴呆患者多为脑髓亏虚、痰浊蒙蔽、浊毒犯脑、清窍失用所致。他与王永炎院士合作，提出"毒损脑络"的理论和"益肾化浊"的治疗方法，并探讨益肾化浊法治疗痴呆的作用机理，研究成果作为新药应用于痴呆的治疗，为广大患者解除了痛苦。该项研究成果获得国家科技进步二等奖、教育部科技进步一等奖。

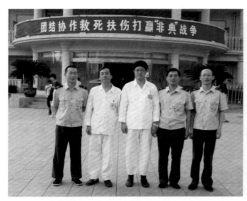

唐启盛教授"非典"期间在小汤山医院参与救治

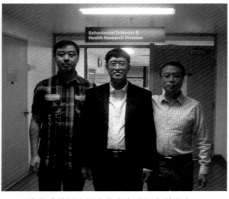

唐启盛教授访问多伦多大学行为科学中心

在 2003 年 SARS 期间，唐启盛教授作为中医专家组组长，进驻中国人民解放军小汤山医院，作为该院的中医专家组组长，制订全院的中医药治疗方案，针对 SARS 患者情感障碍进行系统的中医药临床研究。通过开展中医药及心理治疗，使众多患者情绪稳定，重拾信心，回归社会，为中医药参与救治 SARS 作出突出贡献，获得教育部科技进步二等奖，并被评为中共北京市委、市政府"首都抗击 SARS 先进个人"，获得中华中医药学会"中医药抗击 SARS 特殊贡献奖"。

在"十五"科技攻关期间，唐启盛教授与中国协和医科大学联合申报中风病的科研项目，对中医药治疗中风病进行规范的大样本临床研究，相关成果获得国内外神经病学界的高度评价。

在"十一五"期间，唐启盛教授对抑郁障碍和焦虑障碍进行研究。他首先从抑郁障碍、焦虑障碍的中医证候学规律和辨证治疗方案研究入手，进行大样本证候学观察。在方法学上进行创新，将数据挖掘技术中的贝叶斯网络和聚类分析引入中医证候学建模之中，有效解决之前运用线性数理统计方法研究非线性复杂系统的问题，发布规范的诊疗标准，为中医临床诊疗提供依据。研究成果获得国家科技进步二等奖、教育部科技进步一等奖、北京市科技进步一等奖、北京中医药大学科技进步一等奖。

脑血管病患者康复后，经常出现抑郁、焦虑、痴呆等症状组群，给患者造成巨大的心理负担。唐启盛教授承担多项国家自然基金，从神经递质、细胞信号转导、分子生物学、蛋白组学、基因组学、脑功能连接组学等方面开展脑卒中后精神症状组群与 PAPEZ 环路的研究，深入探讨中医药对脑血管病的干预机制。

产后抑郁研究方面，唐启盛教授与澳大利亚悉尼大学合作承担科技部国际合作项目，对产后抑郁的发病机制和补益心脾法治疗产后抑郁的疗效进行研究，在国际上较早地从免疫学、内分泌学等角度对中药的作用靶点进行阐释，产生较大的国际影响。

唐启盛教授还承担了国家中医药行业专项，在全国 14 个临床分中心采用队列研究的方法和真实世界的研究思路，观察 4440 例抑郁症患者 2 年后的复发和自杀情况，发现中医药方案可以有效降低复发风险、减少自杀观念。精神分裂症研究方面，唐启盛教授在岐黄学者项目支撑下，在北京市 15 个区县的精神专科医院和三级甲等医院开展 5000 余例的精神分裂症中医证候学调查，力求厘清精神分裂症的证候特征和病变规律，寻找有效的中医药治疗方案。

"书山有路悟为径，学海无涯法作舟"，这是唐启盛教授治学的座右铭。近 40 年来，在中医药科学研究的道路上，他孜孜不倦地耕耘，取得了丰硕的研究成果，培养 100 余名中医药骨干人才，发表学术论文 300 余篇，出版著作 18 部，申请发明专利 4 项，获得发明专利 1 项，获得国家科技进步二等奖 2 项、教育部科技进步一等奖 2 项、北京市科技进步一等奖 2 项、其他省部级奖励多项。他治愈了众多精神障碍患者，获得患者的一致好评，被患者赠予"杏林妙手""心灵名医"等称号，并获赠"一代名医""大医精诚"等锦旗、匾额；先后被评为享受国务院政府特殊津贴专家，北京市名老中医，北京市首届群众喜爱的中青年名中医，全国名老中医药专家学术经验指导老师，北京市委、市人民政府第十一批有突出贡献的科学、技术、管理人才，北京中医行业榜样人物等。

辽宁中医药大学
岐黄学者石岩

/// 简介

石岩，二级教授，博士研究生导师，博士后科研流动站导师；现任辽宁中医药大学党委副书记、校长，国家"百千万"人才工程人选，享受国务院政府特殊津贴专家，岐黄学者，辽宁省优秀专家，辽宁省特聘教授，辽宁省教学名师；兼任教育部高等教育中医专业指导委员会委员，世界中医药学会联合会糖尿病专业委员会副会长，中华中医药学会糖尿病学会名誉副主任委员，辽宁省中医药学会副会长、糖尿病专业委员会主任委员；为国家"973"计划项目评审专家，国家自然科学基金评审专家，国家"十五"攻关项目评审专家，国家"十一五""十二五"科技支撑计划评审专家。

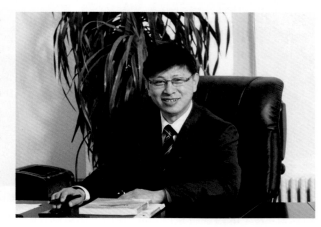

/// 教学科研

石岩教授从教30余年，教书育人，治学态度严谨，主讲《中医内科学》《中医临床辨证方法与实践》《循证医学方法》等本科、研究生课程，2009年曾作为美国密西根大学访问学者；主编全国中医药行业高等教育"十三五"规划教材《中医内科学》，出版《糖尿病中西医结合治疗学》等学术专著5部，在《中医教育》等教育科学研究刊物发表相关论文10余篇；主持国家"973"计划课题1项，科技部"十一五"科技支撑计划项目1项，科技部"十二五"科技支撑计划项目1项，其他省部级课题10余项，中医药高等教育学会临床教育研究会教学改革课题1项，辽宁省教育教学改革课题5项。

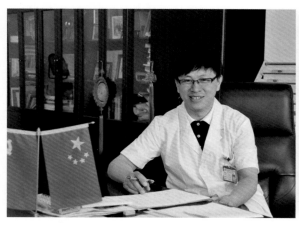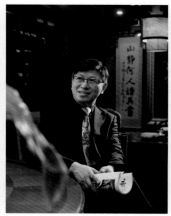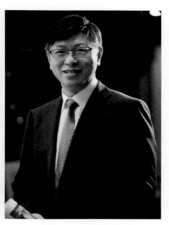

/// 成果获奖

石岩教授的教学成果荣获国家级教学成果一等奖2项、二等奖1项，辽宁省教学成果一等奖4项、二等奖3项、三等奖1项；科研成果荣获华夏医学科技奖1项，辽宁医学科技奖1项，辽宁省科技进步三等奖1项，中华中医药学会科学技术二等奖3项、三等奖2项，沈阳市科学技术三等奖1项，辽宁省中医药学会科学技术一等奖1项，辽宁省自然科学学术成果一等奖1项，沈阳市自然科学学术成果三等奖1项等。

/// 学术思想

建立从脾论治糖尿病的学术思想

石岩教授从事糖尿病临床与基础研究 30 余年，在中医辨证治疗糖尿病方面具有丰富经验，主张对糖尿病及其并发症以中医整体观为指导，进行分期辨证、综合治疗。严谨求实的治学态度使得他师古而不泥古，勇于创新，敢为人先，形成了其独特的学术思想体系。他在学说上主张不执一家之说，善于综合应用各家学说之长，从应用中求发展，通过实践提出新的论点和治法；在总结梁国卿、陈晶老师治疗糖尿病经验基础上，建立"从脾论治"的学术思想，认为脾虚是糖尿病发生的始动因素，进而可导致阴虚燥热、痰浊血瘀等复杂的病理变化，这些病理变化相互影响，相互作用，贯穿糖尿病始终；在临床治疗中推重经方，不薄时方，以法统方，主张"以脾论治"，善抓主症，重视兼变。石岩教授多次应邀在国内相关学术会议上发表演讲，传授其学术思想及诊疗经验，得到业界的广泛赞同。他通过主持国家"973"计划课题"中医临床各科诊疗理论的框架结构研究"，系统梳理糖尿病中医诊疗理论的学术源流、诊疗规律，出版学术著作《糖尿病中西医结合治疗学》获得中华中医药学会学术著作三等奖及辽宁省自然科学学术成果一等奖。

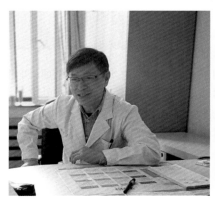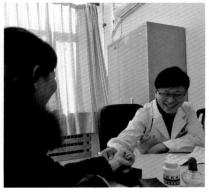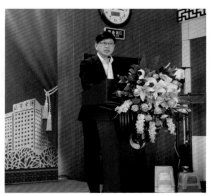

创立中药复方益糖康

石岩教授及其科研团队依托辽宁省糖尿病中医病证结合重点实验室，长期致力于糖尿病的基础与临床研究，在总结前人经验的基础上，不断创新，以健脾益气、养阴清热、化痰祛瘀为主要治法，研发治疗糖尿病的中药复方益糖康。方中含有黄芪、茯苓、白术、丹参、黄连等 12 味中药，已申请国家专利。基于中药干预糖调节受损的大型循证临床试验，表明中药复方益糖康可降低糖尿病发生风险，降低糖尿病患者的高血脂，对糖尿病患者具有抗氧化损伤作用，并可改善胰岛 B 细胞的功能缺陷，减轻胰岛素抵抗。团队通过系列基础研究，完成方药的制备工艺和质控标准研究以及药效学、药代动力学和毒理学研究工作，从整体到器官、细胞、分子水平全面探索中药防治糖尿病的作用机制。研究成果发表在国内外高水平杂志，并获得中华中医药学会科技进步三等奖。

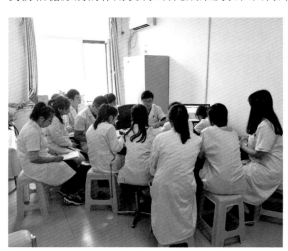

开展代谢综合征诊治方案的基础与临床研究

石岩教授带领团队在中医理论指导下，利用多因素干预造模方法，建立客观性强、可信度高、更贴近临床的病证结合动物模型，为研究代谢综合征中医证候本质奠定基础。其利用蛋白质组学及代谢组学两种高通量研究手段分别从蛋白质水平及代谢物水平开展代谢综合征中医证候系列研究，揭示其中医证本质的科学内涵。他将基础研究应用于临床，以"代谢综合征的因机证治研究"为主线，开展多中心、前瞻性RCT 研究，建立中医辨证治疗代谢综合征的临床路径和临床疗效评价体系，制订中医辨证治疗综合方案，完成相关药物开发，并开展推广应用。研究成果获得华夏医学科技进步二等奖、辽宁省自然科学学术成果二等奖。

成都中医药大学
岐黄学者彭成

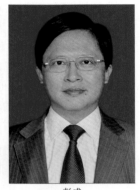

彭成，博士学历，二级研究员，博士研究生导师；成都中医药大学首席教授、国家"双一流"建设学科中药学学科带头人、西南特色中药资源重点实验室主任、国家创新人才培养示范基地负责人、西南道地药材省部共建协同创新中心主任、国务院学位委员会中药学科评议组成员、中华人民共和国《药典》委员会委员、全国高等中医药院校药学类规划教材编委会主任委员、世界中医药学会联合会道地药材多维评价专业委员会理事长、中国中药协会中药材检测与认证专家委员会主任委员、国务院政府特殊津贴获得者、新世纪百千万人才工程国家级人选、国家卫生计生突出贡献中青年专家、国家中医药管理局中医药传承与创新"百千万"人才工程（岐黄工程）岐黄学者、四川省"天府万人计划"天府杰出科学家；负责国家科技攻关项目、国家支撑计划重点项目、国家创新药物重大专项任务、国家"973"计划课题、国家自然科学基金项目等国家级项目 20 多项；

彭成

负责的研究成果获国家科技进步二等奖 1 项、国家教学成果二等奖 1 项、国家中医药科技进步二等奖 1 项、四川省科技进步一等奖 6 项、四川省教学成果一等奖 3 项；发表 SCI 论文 200 多篇，参加国际特邀学术报告 20 多次；主编普通高等教育国家级规划教材《中药药理学》和国家重点图书出版规划项目《中华道地药材》等教材与专著 20 多部；获得国际专利合作协定（PCT）、国家发明专利授权 50 项；培养博士后 20 人、博士研究生 59 人、硕士研究生 75 人。

/// 建立中药安全性评价新模式，开创中药毒理学

由于中药安全性倍受质疑、中药"毒性"引起社会广泛关注，中药毒效的科学评价成为医药界必须解决的科技难题。彭成教授在国家自然科学基金中药安全性研究重点项目资助下，提出并建立有毒中药"毒性物质基础－毒作用机制－控毒方法体系"的安全性评价模式及有毒中药毒效整合分析研究新方法；承办国家自然科学基金医学科学部中医、中药、中西医结合学科双清论坛；获得国家自然科学基金中药安全性研究重点项目，旨在攻克中药毒效科学评价难题，揭示以附子等为代表的有毒中药"毒"与"效"的科学内涵。

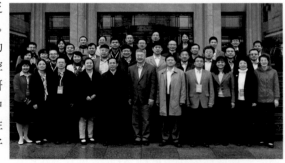

第149期双清论坛——中药"毒与效"的整合分析参会人员合影

彭成教授长期从事有毒中药的基础和应用基础研究，先后建立附子、川乌、巴豆等有毒中药国家标准，承担国家中药安全性评价相关法规制定；构建中药毒理学学科体系，主编出版《中药毒理学》创新教材；建设国家中医药管理局重点学科中药毒理学，验收时获评优秀重点学科。彭成教授不仅建立中药安全性评价新模式、中药毒效整合分析新方法，而且开创了中药毒理学新学科。

/// 建立中药"品质制性效用"多维评价方法，开拓系统中药学

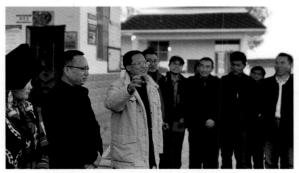

彭成教授到凉山州深度贫困地区进行科技服务

针对中药品种的多样性、化学成分的复杂性、药效作用的多向性、临床应用的广泛性，彭成教授在凌一揆教授"大中药"和"系统中药"思想指导下，应用复杂系统科学的思路，提出并系统阐释系统中药学的科学内涵、认知过程和现代研究，主编出版《系统中药学》创新教材，提出并构建系统中药学"品质制性效用"多维评价方法，而且围绕道地大宗药材附子、益母草、赶黄草、川芎、广藿香等，进行系统研究和综合利用，产生良好社会效益、经济效益和生态效益，新增直接经济效益 50 多亿元。

彭成教授将"系统中药、多维评价"的方法与国家、地方和人民的需求紧密结合，在灾后重建与扶贫攻坚方面作出成绩。他针对"5·12"特大地震带来的灾区自然生态和植被严重破坏的后遗效应，提出"基地建设、生态恢复、产品综合开发与产业发展一体化"的灾区道地药材资源恢复重建和综合开发利用的思路，围绕地震灾区道地药材川贝母、大黄、厚朴的种植与生态重建开展研究，获得国家科技支撑计划重点项目资助，先后突破25项药材种植与生态恢复的瓶颈技术，制定35项药材种植标准操作规程，在灾区实现种植药材18万亩，生态植被恢复20多万亩；同时加强产品综合开发，制定国际国内和地方标准13个，研发饮片5个、创新药物6个、配方颗粒7个和相关产品4个，获得新品种证书2个和产品生产许可16个。

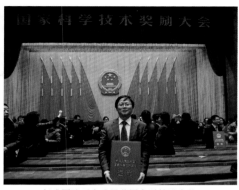

彭成团队研究成果获国家科技进步奖

在扶贫攻坚中，他应用"系统中药、多维评价"的方法，对炉霍、冕宁、布拖、古蔺、巴中、苍溪、平武等贫困地区的中药特色资源俄色茶、益母草、附子、赶黄草、天麻、杜仲、川明参、厚朴等进行系统研究、产品开发和生产指导，为贫困地区药农脱贫致富作出贡献。

/// 建立中药创新药物发现模式，开发临床急需创新中药

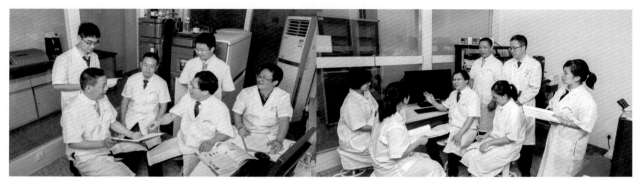

彭成与团队成员讨论研究

根植于临床需求，彭成教授提出"方病证－药病证－有效组分与病证－有效成分与病证"的中药创新药物发现模式，创制脾气虚证、脾不统血证、脾虚胃癌癌前病变、肝郁胃肠运动障碍等动物模型，研究发现四君子汤、参术膏、四逆散、川芎、黄精、牛蒡子、广藿香等方药的有效部位，进行开发研究，获国家发明专利20多项，获新药证书或临床批件10个。

针对耐甲氧西林金黄色葡萄球菌（MRSA）等超级耐药致病菌的威胁，他提出"方－病证－菌、药－病菌－证、部位－病证－菌、成分－病菌－证、结构－网络－靶标"的中药防治耐药菌感染创新药物发现模式，发现具有抗耐药菌的中药复方、有效部位、有效成分及衍生物，获国家科技重大专项创新药物研究任务支持。

彭成教授十分重视科研创新平台建设和高层次人才培养，组建西南特色中药资源重点实验室、中药资源系统研究与开发利用省部共建国家重点实验室培育基地、国家中药种质资源库、西南道地药材省部共建协同创新中心、中药材标准化教育部重点实验室、中药性效国家中医药管理局重点研究室。

彭成教授作为国家"双一流"建设学科中药学、国家重点学科中药学的学科带头人，提出"医药结合，系统中药，实践创新，明理致用"的教学理念，建立分层分型、因材施教、精准育人的中药学三层次三类型多元化人才培养模式，并以国家级中药学特色专业为阵地培养复合型人才，以凌一揆中药学基础基地班为引领培养创新型人才，以校企合作中药学太极班为示范培养应用型人才，所构建的三类型人才培养模式符合国家人才培养导向，获得2018年国家教学成果二等奖，为中药学科的建设和发展以及优秀医药人才的培养作出贡献。

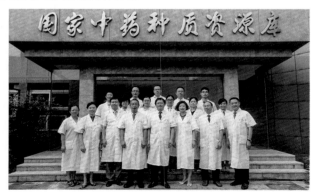

彭成团队组建国家中药种质资源库

中医药研究的创新之路——
从中药血清药物化学到中医方证代谢组学

"创新是一个民族进步的灵魂，是一个国家兴旺发达的不竭动力，也是中华民族最深沉的民族禀赋。在激烈的国际竞争中，唯创新者进，唯创新者强，唯创新者胜。"黑龙江中医药大学王喜军教授坚持中医药文化自信及科学精神，立足于创新思维，以新颖独创的研究方法解决中医药领域的关键科学问题，取得令世界瞩目的学术成就。多年来，他一直从事中药体内代谢研究，创建中药血清药物化学方法及中医方证代谢组学理论，破解中药复杂体系药效物质发现的难题，为解决中药质量控制、方剂配伍规律及创新药物发现等中药现代化关键问题提供物质及理论基础。

/// 创建中药血清药物化学研究方法，促进中药现代研究方法的进步，推动行业发展

药效物质基础是制约中药现代化的瓶颈。中药含有数以千计的化学成分，方剂是化学巨系统，治疗状态成分又被转化，形成一个复杂体系，从中鉴定药效物质十分困难。经典的体外分离方法不能体现人体对药物的作用及成分间相互作用。基于药代动力学理论，王喜军教授从 20 世纪 80 年代后期开始从口服中药后的血

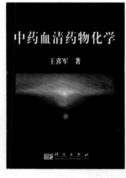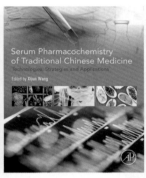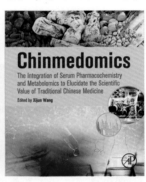

清中分离鉴定中药体内直接作用物质，经过 20 余年研究，形成中药体内成分高通量捕获、辨识及鉴定技术，创建中药血清药物化学新方法。该成果获 2002 年国家科技进步二等奖，发表的文章为英国皇家化学会前 1% 高被引论文，出版中英文版《中药血清药物化学》专著，作为质量标志物发现方法被纳入国家规划教材《中药鉴定学》。

/// 创建方证代谢组学理论，破解中药有效性评价脱离中医临床实践的瓶颈，促进中药现代化及国际化

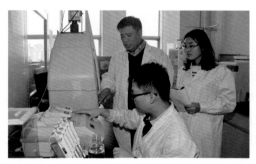

中药有效性评价是发现药效物质的前提，也是实现现代化及打开走向世界之门的钥匙。血清药物化学研究必须深度与中医临床实践相结合。王喜军教授研究发现，同一种中药如黄柏，在不同方剂对应不同证候，在体内表达不同的成分，从而实现配伍的药效取向。可见，方证对应决定中药体内成分的表达。为此，他立足于方证对应理论，把中药血清药物化学与代谢组学整合在一起，利用代谢组学技术发现证候生物标记物，实现中医证候客观诊断，并以证候标记物为参数科学评价方剂效应；同时以中药血清药物化学方法鉴定方剂有效状态下进入体内的成分；最后利用自己创建的数学模型将方剂体内成分动态与证候生物标记物动态相关联，挖掘与证候标记物轨迹变化高度相关的方剂成分，作为药效物质基础，并阐明作用疗效机制，从而实现方剂有效性评价的科学化及现代化。

经过 15 个中医证候与方剂的系统研究，王喜军教授创建了方证代谢组学理论，英文名定义为 Chinmedomics。Chinmedomics 2011 年底发表在《Omics》杂志；2015 年，由著名学术期刊出版集团出版的《Chinmedomics》正式面世，代表中医方证代谢组学的概念已被学术界全面接受。

在研究过程中，王喜军教授建立证候标记物发现技术、体内成分与证候标记物关联度分析等关键技术，实现体内成分与临床疗效的实质性关联，获软件著作权 7 项并推广应用；应用该方法揭示中医阳黄证治疗药物茵陈蒿汤等经方的有效性及配伍规律；发现阳黄证 33 个生物标记物，鉴定茵陈蒿汤有效状态下体内 21 个化合物，其中蒿属香豆素、京尼平苷、大黄酸等干预了胆汁酸、谷氨酸代谢径路及靶点表达了治疗阳黄证的疗效；建立复方药代动力学研究关键技术，为新药创制提供共性技术。

/// 中药血清药物化学及中医方证代谢组学转化应用

创制新药越橘总酚苷及金柴胶囊，并转化应用。王喜军教授带领其团队利用方证代谢组学，发现抗SARS病毒及流感病毒的体内物质组熊果苷、金丝桃苷及黄芩苷等，助力解决突发传染病及流感的治疗问题。研究成果获2006年国家科技进步二等奖。

发明药用植物斑枯病的无公害防治技术。王喜军教授带领其团队以中药血清药物化学方法发现质量标志物，以其为参数，优化道地药材生产技术；针对斑枯病发生的普遍性，提出以中药防治药用植物病害的策略；通过发病规律研究，发现真菌新变种2个，发明中药农药4种；建立无公害综合防治技术，解决病害导致药材减产、绝产及质量下降等关键问题。研究成果获2009年国家技术发明二等奖。

王喜军教授青年立志从事中医药学研究，多年来，他用专注、执着、精审、追求卓越的创新精神以及辛勤的付出收获突出的学术成就，被评为岐黄学者。他在创建中药血清药物化学理论及研究方法基础上结合新兴的系统生物学理论和代谢组学技术，创立中医方证代谢组学（CHINMEDOMICS）研究策略，成为国际药物研究领域的热门科研方向之一，学术影响日益扩大。在王喜军教授的引领下，团队利用方证代谢组学理论与技术不断挖掘中医药潜在科学价值，开辟中医证候及方剂治疗效应评价的新途径。

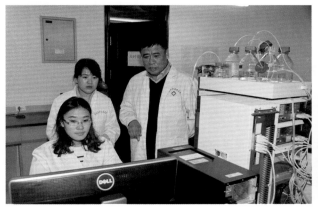 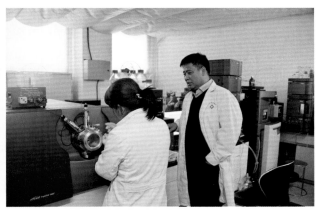

/// 王喜军教授简介

王喜军，男，汉族，山东蓬莱人，1961年12月出生，中药学硕士，药学博士，教授，博士研究生导师，国家重点学科及博士授权学科带头人，所在的中药学学科在国家第四次学科评估（2017年）中获A+，全国排名第一；现任黑龙江中医药大学副校长、国家中医方证代谢组学研究中心主任等职，兼任世界中医药学会联合会中药鉴定学专业委员会会长、中国自然资源学会中药及天然药物资源专业委员会副主任、海峡两岸中医药专家委员会副主任委员等学术职务，长期从事中药血清药物化学及中医方证代谢组学研究；主持国家级、省部级项目多项，其中"973"计划课题1项、国家自然科学基金重点项目2项、地区间国际合作项目1项、新药创制重大专项3项；获国家技术发明二等奖1项、国家科技进步二等奖2项、部省级一等奖8项；授权发明专利26件、软件著作权7个；发表SCI论文218篇，被引11290余次，其中30篇被美国汤森路透评选为ESI全球高被引论文；出版学术专著14部，其中英文专著2部；曾荣获岐黄学者、全国中青年医学科技之星、全国优秀教师、全国优秀科技工作者、吴阶平医药创新奖及吴杨奖等荣誉。

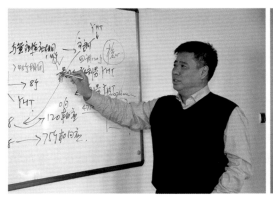 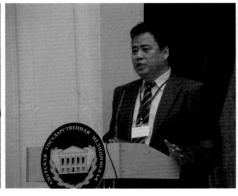 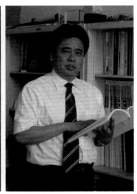

黑龙江中医药大学
岐黄学者李冀

李冀，二级教授、医学博士、博士研究生导师、中医学博士后；现任国家重点学科黑龙江中医药大学方剂学学科带头人，黑龙江省重点学科、省"双一流"建设学科黑龙江中医药大学中医学（一级学科）学科带头人，黑龙江中医药大学副校长。

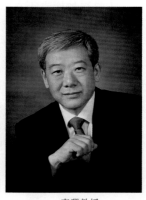

李冀教授从事中医药教学、科研及临床工作 38 年，获得国家中医药领军人才"岐黄学者"、国家级教学名师、全国优秀教师、新世纪百千万人才工程国家级人选、全国先进工作者、全国首届百名杰出青年中医、全国老中医药专家学术经验继承工作指导老师、国家卫生健康委有突出贡献中青年专家、黑龙江省名中医、黑龙江省德艺双馨省级名中医、龙江名医、中国第二届岐黄中医药传承发展奖传承人奖、庆祝中华人民共和国成立 70 周年纪念章等荣誉；兼任中共中央组织部中央联系专家、中华中医药学会方剂学分会主任委员、国务院学位委员会学科评议组中医组成员、教育部高等学校中医学类专业教学指导委员会委员、国家药品监督管理局新药和保健食品审评专家、黑龙江省学位委员会委员等职；曾兼任黑龙江省第八、九、十、十一届政协委员。

李冀教授

/// 中医临床

李冀教授始终坚持出诊，擅长取法"经方"，更以配伍精妙获效良多，临床上灵活运用经方治疗疑难杂症，强调"方无至方，方以效论"。他曾说："中医药学乃人文与自然科学之统一，蕴含东方文化思维，主张个性化的辨证论治、人性化的治疗方法、多样化的干预手段。临证运用基础知识，悉心体悟，勤于实践，精于权变。"2018年，李冀名老中医药专家传承工作室被命名为黑龙江省劳模和工匠人才创新工作室。

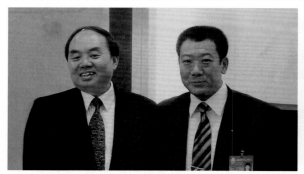

2005年，李冀教授荣获全国"先进工作者"荣誉称号
（李冀教授与时任教育部部长周济合影）

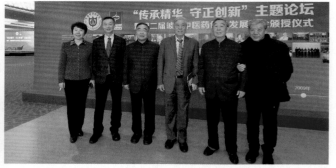

2019年，李冀教授荣获"岐黄中医药传承发展奖"传承人奖
（李冀教授与王永炎院士、张伯礼院士等合影）

/// 教学工作

李冀教授坚守本科讲台，锐意进取，教学相长，笃信"医之道，悟也；方之用，变也"之大医与方剂学治学理念，力倡还"自由"于学生、寓"快乐"于学习的教学原则，立足厚基础、重临床的"伯仲"人才观，践行培养"读中医书、说中医话、想中医事、做中医人"的中医接班人。

李冀教授创立中医方剂学"多维博约，因方施教"教学模式。其模式的核心为中医方剂学六大教学法，即逻辑推理教学法、多连博贯教学法、博约相应教学法、教思相资教学法、温故知新教学法、知行统一教学法。其主旨是改变以往课堂、课本、教师为中心的传统教学模式，彻底解决教师仅用单纯讲演灌输式来传授中医药学知识和技能，解决教学上重讲解、轻实践，重理性、轻感性，重输入、轻反馈，重单纯的经验、轻综合分析的单一教学方式。

他认为"君臣佐使之辨当责药力论"（1992 年发表于《中医药学报》），提出"药力判定公式"。即药力＝药性＋用量＋配伍＋用法……这一公式，使"主病之谓君"的理论更加充实、完善、明确、客观，不仅解决了方剂学的诸多争端，而且为"多维博约，因方施教"的方剂学教学模式及其科研工作奠定了坚实的理论基础。

李冀教授主持的"中医方剂学多维博约，因方施教教学模式"教学法研究于2001年获得国家教学成果一等奖。该中医方剂学教学模式在全国中医药院校广泛推广使用。李冀教授获得黑龙江省优秀教学成果一等奖2项、二等奖2项，所主讲的《方剂学》课程于2004年被评为首批国家精品课程，并于2013年被评为首批精品资源共享课，2020年被评为首批国家级一流本科课程；主编出版全国中医药行业高等教育"十一五""十二五""十三五"规划教材《方剂学》、普通高等教育"十一五""十二五"国家级规划教材暨国家精品课程主讲教材《方剂学》、全国高等医药院校新世纪规划教材《方剂学》（七年制）、普通高等教育"十一五"国家级规划教材《方剂学》（中英对照）、全国高等医药院校规划教材及精品课教材《方剂学》（五年制）、全国中医药行业高等教育研究生规划教材《方剂学专论》、世界中医学专业核心课程教材《方剂学》等教材10余部；培养博士后20余名、博士研究生100余名、硕士研究生100余名。

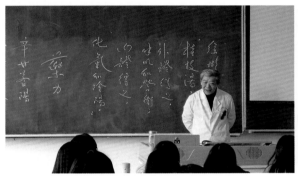

国家级教学名师李冀教授为本科生授课

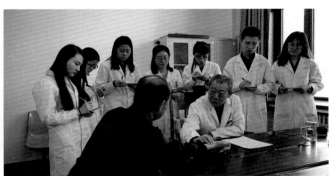

岐黄学者李冀教授出诊

/// 科研工作

李冀教授坚持"来源于临床，服务于临床"的原则，从中医药理论出发，结合现代科学技术手段，遵从"病证结合，方证对应，理法方药统一"的指导思想，以"方剂配伍组方规律"为研究方向，采取理论研究、临床研究、实验研究"三位一体"的科研模式。在这一科研模式的指导下，他先后主持承担科技部国家科技支撑计划资助项目、国家自然科学基金项目、科技部重大新药创制专项等各级科研课题20余项；获得国家科技进步二等奖1项，黑龙江省科技进步一等奖1项、二等奖5项、三等奖2项，黑龙江省中医药科技进步一等奖6项；获得国家发明专利2项、新药证书4项，为社会创造效益近千万元；出版著作20余部，发表学术论文300余篇。

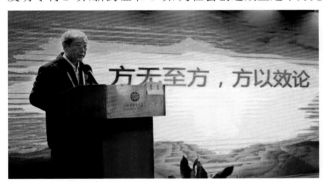

2018年，李冀教授出席中华中医药学会方剂学分会第十八次学术年会并作"方无至方，方以效论"主旨报告

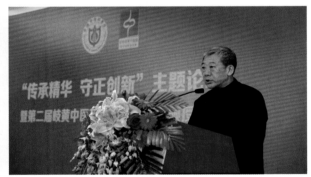

李冀教授作为"岐黄中医药传承发展奖"传承人奖获奖代表上台发言

/// 团队发展

作为国家重点学科方剂学和黑龙江省重点学科中医学带头人，李冀教授为学科建设及发展作出突出贡献。方剂学学科于2002年被批准为国家级重点学科，2006年被批准为黑龙江省重点学科，2007年、2012年分别通过国家级重点学科和国家中医药管理局重点学科审评，2007年学科实验室被评为国家中医药管理局重点研究室和黑龙江省级A类重点实验室，李冀教授兼任重点实验室主任。学科团队被评为黑龙江省优秀教学团队、全国教育系统先进集体、国家级教学团队、黑龙江省研究生优秀导师团队、黑龙江省科技创新团队、黑龙江省领军人才梯队、第一届哈尔滨市科技创新团队等。中医学学科在全国第四轮学科评估中被评为B+，位于全国前10%～20%行列，并列全国第四。在黑龙江省统筹推进高水平大学和优势特色学科建设工作中，中医学入选黑龙江省"双一流"建设名单。

湖北中医药大学
岐黄学者王华团队

王华，医学博士，二级教授，博士研究生导师；为国家中医药领军人才支持计划岐黄学者、全国中医药高等学校教学名师、全国优秀科技工作者、全国老中医药专家学术经验继承工作指导老师、湖北中医名师；现任湖北中医药大学学术委员会主任委员、针灸研究所所长；兼任国务院学位委员会中医学科评议组成员、国家中医药管理局改革发展专家咨询委员会委员、世界针灸学会联合会执行委员、世界针灸学会联合会教育工作委员会主任委员、中国针灸学会副会长、中国针灸学会针灸治未病专业委员会主任委员、湖北省中医药学会会长等。

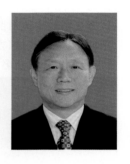

/// 坚守中医教育本位

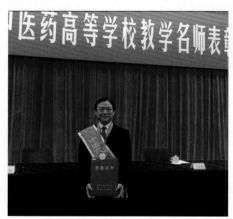

王华教授长期致力于中医药高等教育规律研究，提出应遵循"重经典、厚人文、多临床、长学制、高投入、国际化"的规律，培养高质量中医药人才。其研究成果获全国中医药高等教育学会一等奖和湖北省高等教育教学成果一等奖。王华教授十分重视教材和课程建设，主编全国中医药行业高等教育"十二五""十三五"国家级规划教材《针灸学》；作为负责人为本科生主讲的《针灸学》被评为国家级精品课程、国家级精品资源共享课和国家级一流本科课程；王华教授先后指导培养硕士研究生34人、博士研究生31人，指导的部分博士研究生毕业论文获省级优秀毕业论文、湖北省自然科学优秀学术论文一等奖等；曾被学生海选为学校首届"我最喜爱的老师"，荣获全国首届中医药高等教育教学名师称号。

/// 引领学科团队进步

作为国家中医药管理局和湖北省重点学科（针灸学）学科带头人、国家卫生健康委重点专科（针灸科）学术带头人，王华教授注重学科团队和岐黄学者工作室建设，在拥有57名专业技术人员的学科队伍中，遴选出以中青年学科骨干为主的16人岐黄学者工作室团队。

工作室在人才培养上，涌现出全国卫生健康系统先进工作者、全国中医临床优秀人才、中国科协"青年人才托举工程"人才、全国老中医药专家学术经验继承人、湖北省医学领军人才等，多名成员晋升至高一级专业技术职称。在

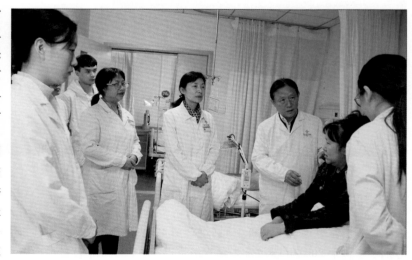

科研项目上，工作室获批国家自然科学基金项目3项、国家中医药管理局项目2项、省级项目5项，完成国家自然科学基金项目4项。在科研成果上，工作室发表中文核心期刊论文31篇、SCI论文19篇；完成与华中科技大学附属同济医院"针灸防治偏头痛"合作项目，在国际著名医学刊物《British Medical Journal》（《英国医学杂志》IF30.223）协作发表《针刺与假针刺对无征兆偶发性偏头痛多中心、随机性临床试验》论文；获湖北省人民政府科技进步二等奖2项及中国针灸学会科学技术一等奖、二等奖各1项。

/// 倡导针灸治未病

治未病是中医学维护健康、防治疾病的一大体系，具有前瞻性、整体性、全程性防病治病特点。多年来，王华教授坚持以治未病理论体系和针灸治未病具体方法为研究重点，带领学科团队开拓针灸治未病研究领域。他牵头申报并获批成立针灸治未病湖北省协同创新中心，任中心主任。该中心运用协同创新机制，与国内外高水平

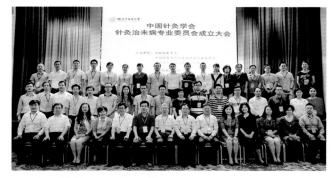

研究机构和专家合作，在针灸治未病领域取得较为丰硕的研究成果，出版《针灸治未病研究》专著。作为主要发起人，王华教授担任中国针灸学会针灸治未病专业委员会主任委员，牵头搭建全国针灸治未病学术研究和交流平台。在临床实践中，以针为主，针药结合，坚持以治未病思想指导治已病，深入探索"治病求本"的真谛，深刻认识到人体之本莫大于先天后天，顾护先天后天是中医防病治病之大本，提出"正气为本、以治为防、治在病先"的基本原则，强调正气在维护健康、防治疾病中的重要作用。在治法上，创立了益肾健脾以固护先天后天、疏通经络以通泻病邪的"双固一通"针灸法；在取穴上，注重强壮穴的应用，提出了以固护正气的穴位为本、以祛除邪气的穴位为标的"标本配穴法"；在针刺时机上，提出采取"穴位针刺预处理"，以早期干预。

/// 促进国际针灸交流

王华教授关注国际针灸人才的培养，早在 20 世纪 90 年代，他与同道合作，编著《汉英针灸辞典》；21 世纪初，主编全国中医药高等院校汉英双语教材《针灸学》，供来华留学生使用。王华教授作为世界针灸学会联合会执行委员和世界针灸学会联合会教育工作委员会主任委员，每年在不同国家主办世界针灸学会联合会国际针灸教育会议，促进国际针灸教育水平和针灸人才培养；承担国际针灸教材评价体系的构建，以便对国际针灸教材

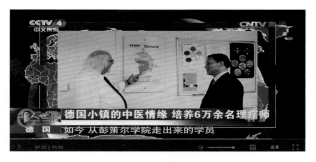

进行评估；完成世界卫生组织（WHO）委托世界针灸学会联合会主持的《国际针灸培训基准》的修订任务。王华教授在任湖北中医药大学校长期间，大力发展留学生教育，学校与国外数十家大学和医疗机构建立合作关系，培养数以千计的国际中医药人才。他本人也招收培养来自韩国、日本、美国、法国等多个国家的针灸研究生，还在联合国教科文组织总部、英国剑桥大学、美国加州大学洛杉矶分校、全美中医药学会等国际组织、大学和学术机构作交流演讲。

/// 参与中医针灸抗疫

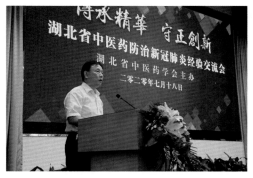

在抗击新冠肺炎疫情中，作为中国针灸学会防控新冠肺炎专家组共同组长，王华教授与专家组其他专家一道，制定中国针灸学会《新型冠状病毒感染肺炎针灸干预指导意见（第二版）》，要求全国各地针灸学会和全体会员结合实际，参照执行。该指导意见得到世界针灸学会联合会认可，推荐到世界各地针灸学会组织。王华教授作为世界针灸学会联合会代表，以观察员身份参加世界卫生大会，世界针灸学会联合会在会前向 WHO 提交呼吁"提升传统医学在抗击新冠肺炎疫情中作用"的书面声明。在世界针灸学会联合会举行的全球团体会员抗击疫情经验交流会上，王华教授作会议发言。作为湖北省中医药学会会长，他组织制定湖北省中医药学会《关于积极参与坚决打赢我省新冠肺炎疫情防控阻击战的工作意见》，组织湖北省中医药学会主办湖北省中医药防治新冠肺炎经验交流会，主编《自我穴位调理辅助防治新冠肺炎》一书。

中医药传承与创新"百千万"人才工程岐黄学者河南中医药大学第一附属医院李素云

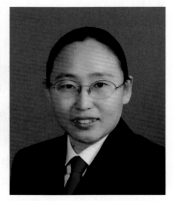

李素云，女，医学博士，博士研究生导师，二级教授、主任医师；从事医教研一线工作 30 余年，对中医药防治慢性阻塞性肺疾病（慢阻肺）、社区获得性肺炎（CAP）、特发性肺纤维化（IPF）等进行了创新性工作；为国家中医临床研究基地（慢阻肺）负责人、国家区域中医（专科）诊疗中心建设入选项目负责人、重大疑难病（慢阻肺）中西医临床协作试点项目牵头单位负责人、国家临床重点专科负责人、全国慢阻肺重大疑难疾病防治中心负责人、国家中医药管理局中医药科研三级实验室主任、享受国务院政府特殊津贴专家、国家卫生计生突出贡献中青年专家、岐黄学者、中原学者、河南省名中医、河南省优秀专家等；兼任中华中医药学会肺系病分会委员会副主任委员，世界中医药学会联合会呼吸病专业委员会、肺康复专业委员会副会长，中国民族医药学会肺病分会常务副会长等。

李素云教授主持的科研项目获河南省科技进步二等奖 1 项，参与的科研项目获国家科技进步二等奖 2 项、河南省科技进步一等奖 1 项、中国中西医结合学会科学技术一等奖 2 项、教育部科学技术进步一等奖 1 项、省部级科技进步二等奖 3 项；主持国家重点研发计划中医药现代化重大专项"慢性阻塞性肺疾病中医药治疗方案优化及循证评价研究"等项目、课题 15 项，获发明专利 4 项、著作权 6 项，以第一作者或通讯作者发表论文 106 篇，主编著作 8 部。

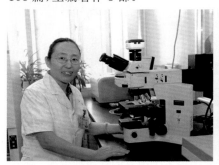
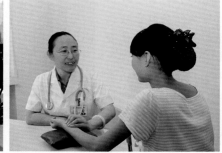
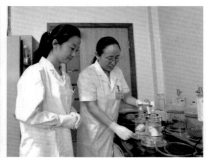

/// 主要学术思想内容

1. 根据慢阻肺临床特征，经长期临床实践，提出肺肾气虚、痰瘀阻肺是稳定期主要病机，痰、热、瘀、虚是急性加重期主要病机的学术观点；确立"清热化痰、解毒活血""燥湿化痰、理肺活血"为急性加重期主要治法；"补肺健脾、补肾益肺、益气养阴滋肾、纳气定喘"为稳定期主要治法。

2. 根据老年人肺炎的临床特征，提出"衰老积损、热毒损肺"为老年人肺炎的主要病机，"益气养阴、清肺化痰活血"为主要治法，研制院内制剂清肺解毒颗粒用于治疗老年人肺炎，参与研发新药毒素清颗粒获得临床批件并转让扬子江药业集团。

/// 优势、创新性及学术影响力

1. 建立慢阻肺相关行业标准

李素云教授牵头制定肺痿（肺间质纤维化）诊疗指南、急性气管－支气管炎诊疗指南，通过学会发布，并在全国推广应用；牵头制定慢阻肺稳定期临床路径和诊疗方案，由国家中医药管理局发布，为临床诊疗提供指导规范。

2. 创建方案，创新技术，提高疗效

（1）李素云教授创建慢阻肺中西医结合治疗方案，规范临床诊疗，提高疗效，获得国家科技进步二等奖。

（2）李素云教授基于中医外治理论，结合慢阻肺特点，创建益肺灸技术治疗慢阻肺，获"十二五"国家科技支撑计划项目支持；开展循证研究，结果显示益肺灸能够减少慢阻肺患者的急性加重次数，改善咳嗽、咯痰、喘息、气短等症状，改善呼吸困难，提高生存质量、运动能力。项目推广到全国 28 个省市 42 家医院，获得专利 2 项、著作权 1 项。

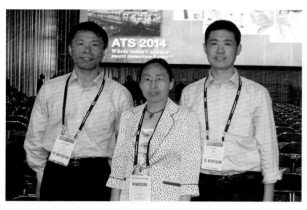
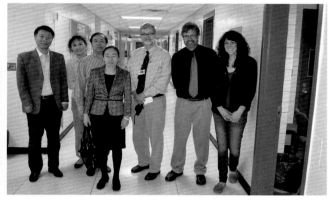

3.阐释中药作用机制，研发新药

（1）李素云教授阐明慢阻肺发生膈肌和骨骼肌萎缩的部分机制，肌纤维比例失调，线粒体溶解，且慢阻肺早起已经发生，随着病程进展而逐渐加重。

（2）李素云教授阐明补肺健脾方治疗慢阻肺的靶点和机制，揭示中医"培土生金"法的科学内涵，发现补肺健脾方可提高慢阻肺大鼠膈肌和骨骼肌张力、耐力，增加线粒体密度、ATP合成，减轻损伤；从补肺健脾方中筛选出145种化合物有效成分，对应175种靶点，获得2018年河南省科技进步二等奖。

（3）李素云教授研发回力口服液、麻杏芩龙合剂、麻薤口服液、补肺益气颗粒、清肺解毒颗粒、舒肺贴软膏、通塞颗粒、益肺济生颗粒、益肺滋肾颗粒9个院内制剂，用于治疗呼吸系统疾病。

/// 引领学科发展及推广应用

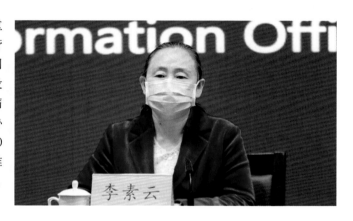

李教授作为负责人，带领团队建设国家临床重点专科肺病科，中医特色突出；建设国家中医药管理局重点学科肺病科，学科评估成绩优秀；建设国家慢阻肺中医临床研究基地，验收成绩优秀；建设重大疑难疾病慢阻肺中医防治中心，重大疑难疾病（慢阻肺）中西医临床协作试点项目，开展中西医协作临床诊疗和科研，通过专科、学科、基地建设，60家市县级医院作为临床研究成果示范推广单位，推广中医诊断标准、诊疗方案、适宜技术、诊疗指南，为基层培养人才。

/// 深入临床一线，救死扶伤

李教授30余年来始终奋斗在临床诊疗一线。多少个夜晚，她为了攻克疑难杂症，投入医学文献中；多少个双休日、节假日，都坚持在工作岗位上。2003年"非典"肆虐，李素云作为国家SARS中医防治专家组成员，全程参与SARS的防治工作，因表现突出，被河南省委、省人民政府授予"河南省抗击非典先进工作者"。

2020年新型冠状病毒肺炎疫情肆虐中华大地，她仍然毫不犹豫地冲锋在前。"抗击疫情就是我的责任，更是我的使命！"作为医院防控专家组组长，她带领骨干制订防治方案、严格把关每一个细节。当医院被列为定点救治单位时，她更是时刻关注患者病情，及时调整中药方剂，一天一方，精准治疗。医院救治患者平均住院日为7.6天，大大低于全国平均水平。她作为河南省医疗救治专家组副组长、省中医预防救治技术指导组组长，根据既往经验，协同省内其他专家，制订发布诊疗方案、中医辨证要点、专家共识等，提出河南省中医药治疗指导原则。作为河南省支援基层派驻驻马店专家指导组组长，她会合当地专家，完善救治策略，白天会诊，夜晚分析病情，遇有危重症患者病情恶化，更是随叫随到、捍卫守护。她还积极开展应急科研攻关，承担的《新型冠状病毒感染的肺炎中西医结合治疗方案优化及评价》获得阶段性成效。被河南省委、省人民政府授予"河南省抗击新冠肺炎疫情先进个人"。

李素云从业30余年，她没有豪言壮语，只有默默耕耘、不断探索，始终不忘初心，牢记使命，坚持严谨的态度，认真履行岗位职责，认真做好一名医生、一名教师、一名科研工作者。

中医药传承与创新"百千万"人才工程岐黄学者
河南中医药大学　郑玉玲

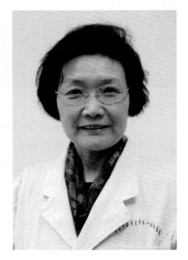

郑玉玲，女，医学博士，博士研究生导师，主任医师，二级教授；第二批国家中医临床研究基地食管癌重点病种负责人，第六批全国老中医药专家学术经验继承工作指导老师，国家中医药优秀人才指导老师、岐黄学者，教育部高等学校中西医结合专业指导委员会委员，享受国务院政府特殊津贴；曾先后被评为全国卫生系统先进工作者、全国三八红旗手、有突出贡献的中青年中医专家、河南省管优秀专家等荣誉称号；长期从事中西医结合对恶性肿瘤的医疗、教学和科研工作。郑玉玲在长期的临证中逐步形成以中医思维为根、顾护正气为本、攻补兼施为纲、综合辨治为目等独具特色的学术思想，以此指导临床；在教学方面，重视人才培养和团队建设，培养博士后、博士等研究生78人，其中多位已经成长为名中医和优秀的中医教授；在科研方面，主要研究消化系统肿瘤，尤其对食管癌的基础和临床研究较为深入，发表肿瘤相关文章96篇，出版学术专著6部，先后获得省部级二等奖3项；任中国中医肿瘤专业委员会副主任委员、河南省中医肿瘤专业委员会主任委员等职。

/// 肿瘤治疗中西医并重，顾护正气尤重脾肾

郑玉玲从事中西医结合防治肿瘤和疑难杂症的研究40余年，在长期的医疗实践中，始终以传承弘扬国医国粹为己任，积极开展学术研究，善于思考，勤于总结。中西医在肿瘤的诊治中分别具有优势和不足已成为众多肿瘤临床医生的共识。中医学认为肿瘤的形成是内外诸多因素长期作用于人体，造成脏腑功能紊乱，经络气血运行不畅，导致气滞、痰湿、瘀血等病理产物结聚在某个部位而成，因而认为肿瘤是全身性的疾病在局部的表现，在治疗肿瘤时更重视全身的调理。从临床疗效上看，中医中药在缓解肿瘤患者的临床症状、提高生活质量、延长生存期等方面效果较好，但短期缩小和消除局部瘤体的疗效不理想。西医学对肿瘤的治疗研究突飞猛进，对肿瘤局部的消除和控制是显而易见的。但无论是手术、化疗、放疗，还是靶向治疗、综合微创及免疫等方法，在控制肿瘤的发展中对身体有明显的伤害。郑玉玲认为，中西医治疗肿瘤可以实现扬长避短，优势互补。她在给每一位肿瘤患者制订治疗方案时，根据患者的体质和病期，尽量采取中医整体调治与西医局部综合微创相结合的方法，达到祛邪不伤正的目的。

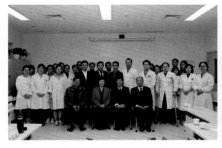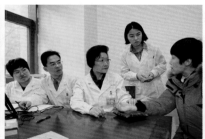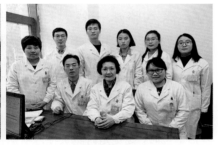

郑玉玲在肿瘤患者需要手术时提出：一要未术先调，即以疏肝和胃安心为主；二要既术防损，以益气养血、调和脾胃、恢复功能为主；三要术后防复，重视三因制宜。在肿瘤患者需要放疗时，应考虑放射线与"热毒"相类，射线直中体内，在消除肿瘤的同时也直接耗伤人体的气血津液和脏腑。因而在放射治疗过程中，要加强对人体正气，尤其是气血津液的防护，起到增效减毒的作用，使患者顺利完成治疗。对肿瘤患者进行化疗，要考虑化疗药物对人体的损害，尤其对肝肾、脾胃及骨髓的损害，若是青少年患者，还要考虑化疗对生殖系统的损伤等。治疗时要根据患者的具体情况及时选用益气养血、护肝解毒、健脾和胃、补肾护骨等扶正的方法。

郑玉玲临证治疗恶性肿瘤，善用经方，但她师古不泥古，创制出不少行之有效的方剂，如治疗痰瘀互结型食管癌的豆根管食通口服液；预防食管癌放疗后复发和肝肾阴虚、顽痰瘀血型食管癌的地黄管食通颗粒；治疗晚期脾肾阳虚、顽痰瘀血型食管癌的附桂管食通颗粒；治疗肿瘤相关性失眠的镇静安神汤；治疗晚期肿瘤骨转移的补肾护骨解毒颗粒等。

/// 系统研究食管癌证候规律，完善食管癌中医理论

针对长期困扰食管癌中医研究的八大难题，郑玉玲带领团队进行深入细致系统的研究。其研究项目和成果如下：①通过查阅检索古今文献，从病因证素、病位证素、病性证素、噎膈病案、方剂、药物进行归纳整理，同时在全国食管癌高发省份和地区进行广泛的流行病学调查，对不同省份和区域引发食管癌的主要因素和促发因素有了确切的数据；②通过文献研究，结合大量的临床实践，提出食管癌早中晚期的直接病位均在食管，随着病情的发展，其间接病位发生变化，早期在肝胃，中期在肝脾胃，晚期在肝脾胃肾；③从中医脏腑生克制化的辨证理论，系统阐明食管癌早、中、晚期肝、胃、脾、肾四者病机演变关系，尤其对中医界长期界定不清的晚期食管癌病机有了清晰的理论阐述，有效指导临床辨证和治疗；④通过研究，明确食管癌各期的病性、虚实、病证结合及治则治法的问题；⑤针对食管癌因手术、放疗、化疗、食管支架等手段干预后，食管癌中医证型发生改变的问题，对全国16个省和地区进行专家问卷调查，广泛征求同行知名专家意见，最终确定西医手段干预后中医证候辨证分型问题。

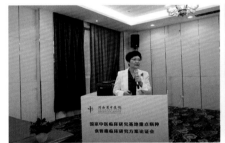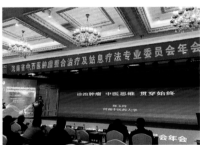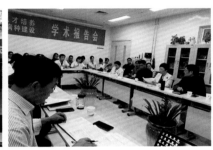

/// 加强团队建设，着力培养肿瘤人才骨干

建设一支坚强有力、目标一致、团结协作的团队，为中医肿瘤事业培养中坚力量，是郑玉玲高度重视的大事。她紧紧把握团队的大方向，以身作则，亲力亲为，和团队人员一起制订发展目标和实施计划。她根据成员中每一个人的特点确定研究方向，要求成员加强中国传统文化和中医基本理论的学习，强化中医思维，要求不论做临床、教学或科研工作，都要在中医理论指导下进行。

在她的带领指导下，团队成员分别承担重要的研究任务，如团队成员刘怀民承担国家重点研发计划中有关胃肠恶性肿瘤和晚期非小细胞肺癌的研究；团队成员陈晓琦承担科技部中医药对原发性肝癌的研究和国家自然科学基金委员会、博士后基金项目"豆根管食通的研究"，进一步揭示以中医药为主治疗肝癌、食管癌的机制；团队成员张娟承担国家第二批临床研究基地食管癌文献数据库的建设，建立具备检索、共享、更新、数据挖掘功能的数据库，为全国同行研究食管癌奠定了良好的基础；团队成员马纯正承担中医药结合化疗治疗中、晚期食管癌的研究，为中医药在食管癌化疗中的减毒增效做了有益的探索；团队成员郭志忠承担中医药结合放疗预防食管癌复发的研究，为降低食管癌放疗后复发做了系统研究；团队成员刘培民承担中医药防治放、化疗致肿瘤患者骨髓抑制的研究，把中医药在保护食管癌患者接受西医干预手段后身体的损害降低到最低程度等。

郑玉玲还亲自带领团队从浩瀚的古今文献中整理出治疗食管癌的医案471篇，文献中有明确记载治疗食管癌的植物、矿物、动物药物有110多种，并在10多万个方剂中整理出治疗食管疾病包括食管癌的方剂523个。结合长期的临床经验，团队编撰《食管癌古今医案》《食管癌本草》和《食管癌古今方剂》等专业书籍。

郑玉玲团队有博士后5人、博士13人、硕士16人，其中大部分已经晋升为主任医师、教授；有9位成长为肿瘤科主任，有5位被选拔为全国中医药优秀人才，有6位为省相关专业委员会的主任委员和全国相关专业委员会的副主任委员，在中医临床、教学和科研方面作出突出成绩。郑玉玲看到团队成员的进步，为中医肿瘤事业的后继有人感到由衷的欣慰。

安徽中医药大学第二附属医院
马骏全国名中医药专家工作室

　　马骏，1940 年生，安徽六安人，安徽中医药大学第二附属医院主任医师，博士研究生导师，第二至六批全国老中医药专家学术经验继承工作指导老师，全国优秀中医临床人员研修计划培养对象指导老师，全国名中医，安徽省国医名师，安徽省首届名中医；任中华中医药学会内科脾胃病专业委员会委员，安徽省中医药学会常务理事、顾问，安徽省中医药学会脾胃病专业委员会主任。

　　2010 年，经国家中医药管理局批准成立国家首批名医工作室——马骏名医工作室，并由科技部批准立项，开展并完成"十一五"国家科技支撑计划"马骏名老中医临证经验、学术思想传承研究"课题。马骏教授躬耕杏林 60 余载，长期致力于应用中医药治疗脾胃疾病，如慢性胃炎、食管炎、功能性消化不良、慢性炎症性肠病、肠功能紊乱等。其理论及临床研究获安徽省中医药发展突出贡献奖。

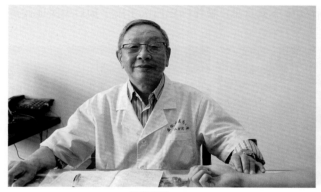 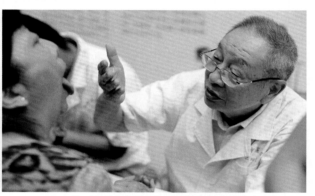

马骏教授　　　　　　　　　　　　　　　　　　2017 年 8 月 5 日，马骏教授参加《中医药法》宣传及义诊活动

/// 理论研究贡献

　　马骏教授提出脾胃病证治应在"调和致中"宗旨下，遵循"权衡病机、升降同用、润燥并举、通补兼施、寒热并调"理论原则，并将理论成果应用于临床。

　　倡导脾胃在脏腑学说中的主导地位。　受前贤提出的"持中央、运四旁、怡情志、调升降、顾润燥、纳化常"系统调理脾胃学术思想影响，马骏教授认为脾胃在祖国医学理论体系的核心——脏腑学说中占有主导地位；脾胃与气、血、津液的生成密切相关，而津液的输布主要依赖脾转输全身；通过掌握脾胃与脏腑的关系，充分认识脾胃在脏腑学说中的主导地位，提出"治脾胃以调五脏""治五脏以调脾胃"。

　　病机上强调升降失司是脾胃病的病机特点。　脾胃"位居中洲，以灌四旁"，为气机升降之枢纽；脾升胃降的生理功能是脾胃协调配合作用的结果；升降失司是脾胃病总的病机特点；在病因上重视寒、食、气等主要病因及饮食、情志对脾胃病的影响，强调治胃贵在通、治脾贵在运、肠病宜脾胃同调。

　　强调"治胃贵在通，健脾贵在运"的治则。　马骏教授主张治胃以通降为大法，并非一味单纯地攻泻，而是审因治症，因势利导；病位单纯在胃，则重点治胃，复其通降，若胃病及脾，升降反作，则降胃理脾，二者兼顾。病性属实，则通降为主，当祛邪，不可误补；虚实夹杂，则通补并用，补虚行滞，标本兼顾。马骏教授提出"健脾贵在运"的观点，"运"者，有运行、旋转、流动之义，动而不息之感，"脾得运则健"，运是脾的基本生理功能，有运则有化，运者运其精微，化者化其水谷，运化水谷精微以敷布全身。欲健脾者，旨在运脾，欲使脾健，不在补而贵在运。

　　提出"脾胃病治疗十法"。　在长期的临床实践中，马骏教授针对脾胃病正虚邪实、虚实夹杂、寒热错综、脏腑同病等病机特点，提出脾胃病治疗"温、清、消、补、和、疏、润、升、降、通"十法，执简驭繁，提纲挈领，切合临床。

　　对久泻诊治强调宜先消后补，以通为治。　经研究，马骏教授提出慢性泄泻病程日久，每因饮食、劳累而诱发。虚实夹杂之际，治疗上不宜纯用温补，宜先消后补，先投疏导通利之剂以调理中焦气机，涤除肠间积滞，使食积、痰湿、气滞、瘀阻等邪有出路；待食纳渐增，精神转佳，腹痛日减，大便爽利，中无黏腻，再予补胃健脾和中诸法。

重视情志因素对脾胃病的影响。 情志失调是脾胃病发生的重要因素，《黄帝内经》就有"思伤脾""怒则气逆"等记载。临证时马骏教授重视观察患者的精神状态，让患者对疾病有正确的了解，对不利于疾病康复的情志予以开导；患者的要求，在不影响疾病治疗的前提下，尽量给予满足。

重视饮食调理对治疗脾胃病的辅助作用。 在脾胃病的辨证论治中，饮食调理具有重要作用。在饮食指导上马骏教授主张饮食宜淡，饮食宜少，饮食宜缓，饮食宜洁，饮食宜软，饮食宜温，饮食宜鲜，饮食宜精。在饮食调理中注意病人脾胃功能强弱和保护胃气。

/// 临床研究贡献

马骏教授勤于临床，善于总结。他常说，中医的根在临床，魂在疗效，理论再娴熟，文章再美妙，如束之高阁或只是纵横纸上，而不能在临床上得以应用、发挥和取效，都是空谈。

马骏教授幼年学医，熟读经典，拜名师，勤临床。通过多年临床研究与总结，对胆汁反流性胃炎、萎缩性胃炎、肠易激综合征、克罗恩病等消化系统疑难病的诊治总结了一整套中医特色鲜明的治疗体系，其研制的"十三味和中丸"广泛应用于临床。

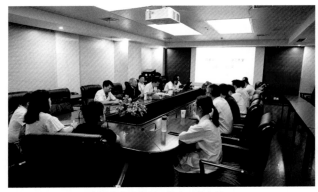

全国名中医传承工作室工作会议

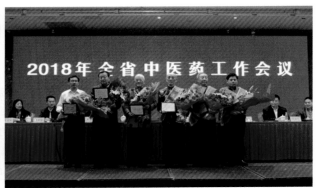

2018年4月13日，马骏获"安徽省中医药发展突出贡献奖"

/// 学术著作代表

《马骏临床治验》（安徽科学技术出版社，2010年11月）
《橘井涌泉 马骏学术思想及临床经验集锦》（科学出版社，2020年5月）
《杏林春暖 马骏脾胃病临证精粹》（科学出版社，2020年6月）

/// 论文代表

《马骏运用半夏泻心汤治疗脾胃病经验》 《十三味和中丸的质量标准研究》
《马骏成才经验——多学多问多临床，勤思善悟善总结》 《马骏胃痛临证诊治经验》
《马骏"四左金陈"合方治疗脾胃病学术思想辨析》 《马氏和中颗粒对胃溃疡大鼠胃黏膜损伤的保护作用》

/// 传承梯队

工作室负责人：储浩然，主任医师，教授，硕士研究生导师，全国第二批名老中医学术经验继承人，全国首届中医药传承高徒奖获得者，第三批全国优秀中医临床人才，全国第六批名老中医学术经验继承指导老师，安徽省中医药领军人才，江淮名医，安徽省名中医。目前工作室成员19人，其中主任医师5名，主任药师2名，副主任医师6名，主治医师6人。

工作室成员不断总结马骏教授临床治疗的诊疗经验、学术思想，撰写学术著作7部，发表学术论文80余篇，研究科研课题8项。其中，"马骏主任'权衡润燥，升降通补'之法治疗脾胃病"研究获"安徽省科技进步"三等奖。

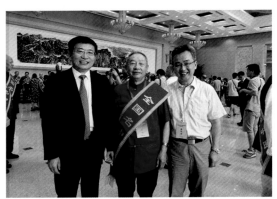

时任国家中医药管理局副局长于文明（左一）
与全国名中医马骏（中）合影

辽宁华山正骨

/// 历史渊源

辽宁华山正骨肇始可上溯汉代中医外科鼻祖——华佗,下赓续清代道光年间孙氏正骨。据孙氏家谱记载,孙氏正骨历经四世:一世孙秉德、二世孙崙、三世孙永和、四世孙荣(后改名孙华山),前三世均为山东省掖县(今莱州市)当地接骨大夫。孙永和在30多岁时携家人闯关东到安东(今丹东)。民国15年,孙永和带四子孙荣在安东东港(今丹东市东港市)开设接骨诊所,到孙荣这一代已经是四代单传。在此期间,鼻祖华佗(字元化,一名旉)之大弟子樊阿一支的嫡传弟子马义先生,外出游医时,病倒在孙永和家门前并得到救助。由此机缘,孙永和与孙荣父子得到华佗嫡传弟子马义的真传。孙荣虽患有先天性髋关节脱位,但聪敏好学,甚受马义先生喜爱。马义在临行前为孙荣改名为"华山",寓意孙氏正骨传承华佗医术,并传授鼻祖华佗嫡传的"医乃仁术,仁术传仁人,传术不传姓""普救世人,不必单传,有教无类"等训诫。及至孙华山,孙氏正骨集华佗祖传、孙氏家传及自我践行于一身,医术日臻完善,且广收弟子,孙氏正骨走出家族传承,向着承载着更大使命的辽宁华山正骨流派迈进。

/// 代表人物

肇始于道光年间的孙氏正骨四代单传,孙秉德、孙崙、孙永和都是乡村接骨大夫,传至第四代孙华山时,受到华佗近代嫡传弟子马义的真传,医术大长,蜚声于海内外。孙华山早年游医于辽东、热河、山东等地,后在安东创立华山正骨医院,从此定居业医,接待络绎不绝的远近求医者。时值日本昭和天皇为其公主的骨伤重疾招募天下名医,孙华山为彰显国医、国术,胸有成竹地应邀赴日。果然不负众望、妙手回春,后婉拒留日,载誉而归,故而震撼日德派洋医。从此,奠定了20世纪初"正骨三山之首"的学术地位。

中华人民共和国成立后,孙华山在鞍山创立铁东医院正骨所,又在沈阳创立沈阳市正骨医院,成为华山正骨一代宗师、代表性创派人;他捐献百年秘药,曾被选为沈阳市人大代表、沈阳市政协委员等。20世纪五六十年代,"孙瘸子接骨"的医技绰号传遍东北乃至国内外,八方病人前来就诊者与日俱增,四面同行拜师求教者从未间断。

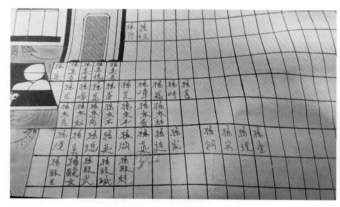 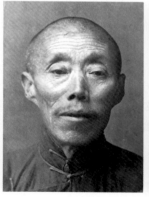 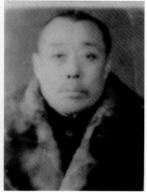

《孙氏家谱》(孙艺2019年9月摄于丹东)　　　　孙永和　　　　孙华山

/// 学术思想

华山正骨具有完整的理论体系和严谨的诊疗规范,充分体现了辨证施治、动静结合、内外兼治、四期用药、功能复位及早期锻炼等基本的伤科治疗原则;创新"逆次复原"总则及"定干理枝""张穴驱珠"等细则,以华佗"激怒分神法"转移患者注意力,即于不知不觉中完成治疗;创"远端摸筋诊断法""指针刀理筋手法"等技法。

/// 主要成就

华山正骨将骨折患者恢复正常的工作和生活能力作为临床治愈标准，提出"得利"的概念，充分体现中医"简便廉验安"的独有特色。在著述方面，发表手法论文20余篇，以及《华山正骨典藏》《古代伤科手法概览》《华山弟子论文集》3部专著。在流派传承方面，孙华山恪守鼻祖华佗嫡传的"仁术传仁人，传术不传姓氏"，摒弃孙氏早年一向单传的传承模式，广收百家弟子，使孙氏正骨走向辽宁华山正骨的大格局。

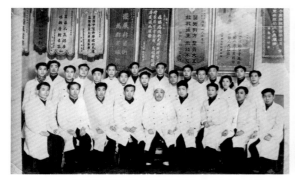

1952年，沈阳市正骨医院中医整骨科全体工作人员合影

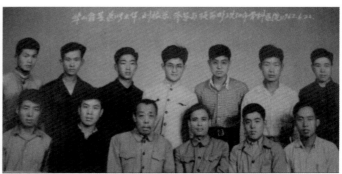

1962年，孙华山送徒参军（孙华山前左三）

/// 后继有人

刘璞，中华医学会骨伤分会原第一任主任委员；郝贵华，辽宁中医药大学附属医院原骨科主任；智占孝，辽宁省孙华山骨伤研究院副院长；徐中正，沈阳市骨科医院原创伤科主任；黄恩申，全国名中医，沈阳市骨科医院原业务副院长；曲国斌，北京针灸骨伤学院原骨科门诊主任……

其中代表性传承人刘海起，1942年生，1962年跟随孙华山先生学徒。学徒期间，刘海起到中国医科大学夜校深造，1978年考取辽宁中医学院（现辽宁中医药大学）骨伤病理专业研究生，后留校并从事医、教、研工作，1987年调入国家中医药管理局，兼中南海门诊部骨伤科专家；历任世界中医药学会联合会第一届骨伤科专业委员会副会长、世界中医骨伤科联合会常务副主席等职。2011年刘海起退休返乡，为重振华山正骨创立辽宁省孙华山骨伤研究院、辽宁省手法诊疗研究会，并成立中国民间中医医药协会确有专长分会、中国中医药研究促进会手法诊疗分会、中国中医药促进会华山正骨流派分会等行业协会，荣获全国首批64家和首批二轮51家中医流派传承"辽宁华山正骨流派传承工作室"项目，联合14家骨伤科流派成立中华中医流派联盟骨伤分盟，并任理事长；2012年在辽宁中医药大学附属第四医院建立传承基地，相继在全国各地开设13家二级传承工作站，共收徒200余人，积极开展流派传承工作。

华山正骨再传弟子中，不乏博士研究生导师、硕士研究生导师、主任医师等，如桑志成、孙波、孙程、庞秀花、黄阿勇、栗国强、黄春元、许斌、黄锦英、韩克儒等。

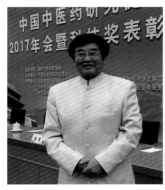

2017年，刘海起教授荣获
中国中医药研究促进会特殊贡献奖

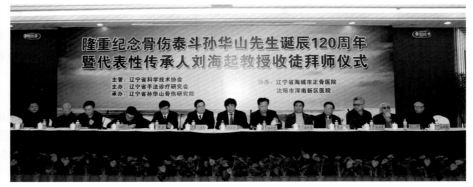

刘海起教授（中）在纪念先师孙华山先生诞辰120周年暨收徒拜师仪式大会上讲话

天池伤科流派

　　天池伤科流派始于清代，植根于满、汉、蒙、朝等民族之中，为我国北方独具特色的流派。经过百年发展，七代传承人协同努力，打造成一个学术思想鲜明、理论体系完整、诊疗经验丰富的骨伤学术流派。自2013年天池伤科流派被国家中医药管理局评为第一批中医流派传承工作室建设单位以来，天池伤科流派依托长春中医药大学，不断推广骨伤科建设，先后被评为国家中医药管理局重点学科、国家中医药管理局重点专科、中华中医药学会全国骨伤名科。天池伤科流派连续4年举办学术年会及中医药继续教育项目培训，建立流派传承二级工作站22所，流派示范门诊5个。

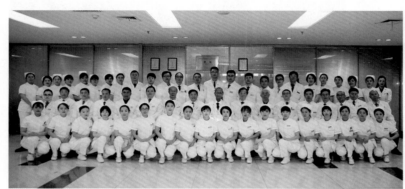
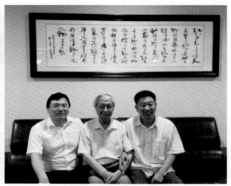

/// 主要传承人

　　清代至今，刘德玉、刘秉衡、刘柏龄、赵文海、冷向阳为最具代表性的当代中医正骨名家，还有李振华、赵长伟、闻辉、齐万里、黄丹奇、罗宗建、刘钟华、刘茜、李绍军、李成刚等优秀传承人，现已传至第七代。

　　（一）第一代传人 刘德玉

　　刘德玉，为"刘氏正骨"传承人，行医之余，还教授学术文史及医学，清代在吉林省三岔河镇悬壶济世。他擅长正骨科和疡科（外科）的诊治，集家传经验秘方与博采众家之长，并结合东北地域气候特点，充分发挥道地药材优势，妙用正骨、理筋之手法，创立独特的骨伤疾病诊治手段。

　　（二）第二代传人 刘秉衡

　　刘秉衡，天池伤科流派第二代传人，因其医术高超，远近闻名。他深受家传影响，坚持祖训"看病抓药，只求微利，贫苦之人不收分文"，将毕生医术尽传给第三代传人刘柏龄，为天池伤科流派的传承奠定了基础。

　　（三）第三代传人 刘柏龄

　　刘柏龄（1927—），天池伤科流派第三代传人代表，中医骨伤国医大师。他深受祖父与叔父影响，熟读医书，在实践中确立"治肾亦治骨"的学术思想，以"肾主骨、生髓，髓充则骨健"为理论，形成独特的诊疗风格，在骨伤科手法治疗、理论、临床方面自成一派，为全国中医骨伤的杰出代表者。

　　（四）第四代传人 赵文海

　　赵文海（1951—），天池伤科流派第四代传人。他完善了天池伤科流派"治肾亦治骨"的学术思想，明确"肾主骨""瘀滞痹阻"的骨伤疾病理论方向，提出股骨头坏死的中医分型标准、早期诊断标准和用药疗程等，并在骨关节方面提出"关节软骨细胞修复紊乱"学说，建立中药防治骨关节炎的基础理论。

　　（五）第五代传人 冷向阳

　　冷向阳（1966—），天池伤科流派第五代传人，为全国百名杰出青年中医、吉林省高级专家、吉林省首批长白山技能名师、吉林省第三批拔尖创新人才、吉林省高校首批学科领军教授、吉林省第九批有突出贡献的中青年专业技术人才、首届新世纪科学技术优秀人才。他以脊柱疾病及骨质疏松症为主要研究方向，擅长中医与现代技术相结合，在脊柱相关疾病与骨质疏松症的基础及临床研究中具有较高水平。

（六）第六代传人

第六代传人融合了利于中医骨伤发展的多种传承模式，代表性传人有李振华、赵长伟、闻辉、齐万里、黄丹奇、罗宗建、刘钟华、刘茜、李绍军、李成刚等，他们将天池伤科流派学术思想与经验系统整理，为天池伤科流派的发展与学术继承奠定了基础。

/// 天池伤科流派学术思想

天池伤科流派是现代中医学的重要组成部分之一。第三代传人刘柏龄系统总结家传医技并与在校所学及名师所授相融合，提出"治肾亦治骨"的学术思想，认为"肾主骨、生髓，髓充则能健骨"及"肝主筋、脾主肌肉，肝脾健则筋强、肌肉丰厚"。在临床应用中，天池伤科学派虽重补肾，但反对按图索骥，主张详查病情，随症为治以求效。第四代传人赵文海精勤不倦、勇于实践、不断探索，潜心研究骨伤科领域存在的各种难题，立足中医理论，运用现代科学方法，以"肾主骨""瘀滞痹阻"立论为方向，针对骨坏死病等疾病开展中医认识、病因病理、辨证施治方面的研究，明确"肾主骨""活血化瘀"治疗原则，认为骨伤疾病应"筋骨为重，不离气血"，治疗时秉承"机触于外，巧生于内，手随心转，法从手出""辨证施治知根底，端提挤按显功夫"的理念；"重而不滞，轻而不浮，稳而见准""法之所施，使患者不感觉痛苦"为施术特点；通过手法纠正"筋出槽""骨错缝"，总结出"四步八法"治疗膝关节炎、"三步八法"治疗颈椎病的治疗方法。

/// 天池伤科流派主要成就

天池伤科流派巧妙运用摸、接、端、提、推、拿、按、摩正骨八法，创立"二步十法"治疗腰椎间盘突出，获得吉林省科技厅登记成果；"一针一扳三牵法""针刺人中穴"治疗急性腰扭伤收录入中国穴典；"四步八法"治疗膝关节炎被列为国家中医药管理局重点专科优势病种——膝骨性关节炎的临床路径的治疗手段之一；总结"三步八法"治疗颈椎病等一系列特色正骨手法。流派研制出骨质增生止痛丸等获吉林省科技进步一等奖3项、国家中医药管理局科技进步三等奖；复肢胶囊获吉林省科技进步三等奖、中国中西医结合学会科技二等奖；复方鹿茸健骨胶囊获吉林省科技进步二等奖、中国中西医结合学会科学技术三等奖；壮骨伸筋胶囊获吉林省科技进步二等奖、中华中医药学会科技三等奖；国家专利药物腰腿痛宁胶囊已经列为重点优势病种及临床路径的治疗药物；另外，还有外用药物熏洗Ⅱ号等一系列内服外敷的院内制剂。流派针对东北道地药材鹿茸进行深入研究，"鹿茸多肽对脊髓损伤大鼠的保护作用及机制研究""基于LIF、BFGF基因探讨鹿茸多肽对周围神经损伤修复的研究""鹿茸多肽符合BMP-2、IGF-1双基因纳米载体治疗骨缺损的实验研究"均已获得国家自然科学基金项目资助，其中"鹿茸多肽对脊髓损伤大鼠的保护作用及机制研究"获得吉林省科技进步三等奖，针对骨性关节炎的"骨性关节炎关节软骨细胞紊乱及鹿茸多肽对软骨细胞的保护作用研究"获吉林省科技进步三等奖。

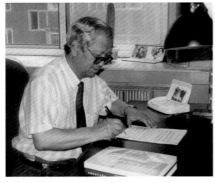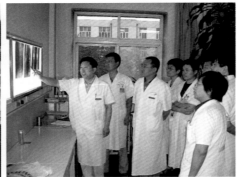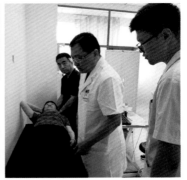

/// 天池伤科流派代表性论著

天池伤科流派代表性论著有《中医骨伤各家学说》《中医骨伤科临床手册》《中国骨伤治疗彩色图谱》《中医骨伤科临床技能》《骨与关节损伤的临床研究》《骨与关节损伤治疗学》《骨折与脱位疾病临床诊治》《中国骨伤手法治疗图谱》《天池伤科流派传薪》《天池伤科刘柏龄》《天池伤科流派手法治疗图谱》《国医大师刘柏龄》《刘柏龄医案集》《刘柏龄骨科学术思想传承》《刘柏龄脊柱病学》《刘柏龄脊柱疾病临症经验集》。

长白山通经调脏手法流派

　　长白山通经调脏手法流派起源于 20 世纪 40 年代吉林省长白山地区，是结合针灸、推拿、药浴、敷贴等多种中医外治技术的极具中医特色的临床诊疗流派，也是拥有独特的理论体系、学术思想、诊疗技术与清晰脉络传承体系的中医流派。刘冠军教授结合多年临床工作经验，以"外通经络、内调脏腑"为主要学术思想，形成流派的理论基础。自 2013 年长白山通经调脏手法流派被国家中医药管理局评为全国首批中医学术流派建设单位以来，长白山通经调脏手法流派依托长春中医药大学，先后被评为国家卫生健康委重点专科、国家中医药管理局重点学科。长白山通经调脏手法流派先后举办学术会议 5 次，建设流派二级工作站 8 个、流派示范门诊 8 个。

/// 主要传承人

　　长白山通经调脏手法流派主要传承人有刘冠军、纪青山、李一清、王之虹、宋柏林、王富春、丛德毓、刘明军等，还有杨永刚、王洪峰、张欣、齐伟、刘鹏、卓越、于波、吴兴全、陈邵涛、于明超、仲崇文等优秀传承人，现已传至第六代。

　　（一）第一传承传人　刘冠军

　　刘冠军教授从医近 50 年，擅长针灸，精通内科，对脉诊、经络、子午流注医学的研究尤为突出；在治学上主张"博览通读要有韧劲，划地求知要有专劲"，临床诊疗上主张"继药物之妙，取针灸之巧，综百家之长，走创新之路"；出版著作 40 余部，发表论文百余篇。他研制麝香抗栓丸用于治疗中风、偏瘫，获吉林省科技进步三等奖；研制的针灸经络腧穴智能模型，被评为国家科技进步二等奖和全国发明银牌奖，曾被国家选送到日本参加万国科技博览会。

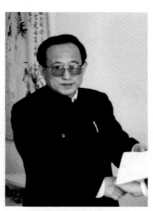

第一代传承人刘冠军

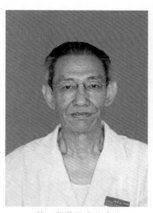

第二代传承人纪青山

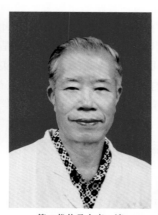

第二代传承人李一清

　　（二）第二传承传人　纪青山、李一清

　　在刘冠军众多的弟子中，纪青山教授、李一清教授以其对流派学术思想全面的理解和不断地推陈出新，逐渐脱颖而出，成为长白山通经调脏手法流派第二代传承人中的代表性人物。

　　（三）第三代传承人

　　第三代传承人王之虹、宋柏林、王富春、丛德毓、刘明军、韩永和等依托长春中医药大学、世界中医药学会联合会中医手法专业委员会等平台，组建研究团队，流派得以不断发展壮大。他们结合当代人生存环境、生活方式及人体生理病理改变，开展综合疗法的研究，并将临床针灸推拿技术经验总结上升为理论知识；通过加大科研工作力度，力求用现代医学理论为流派学术思想提供佐证，从而进一步促进流派的发展。

　　（四）第四代传承人

　　第四代传承人正在快速成长过程中，其中以杨永刚、王洪峰、张欣、齐伟、刘鹏、卓越、于波、吴兴全、陈邵涛、于明超、仲崇文等为代表的新生代，具有学历层次高、科研能力强、学术视野广等特点；齐伟、刘鹏等除保持原有的骨伤、软伤治疗优势外，开展推拿治疗脏腑病的系列研究，建立脏腑病推拿疗区。

/// 长白山通经调脏手法流派学术思想

长白山通经调脏手法流派作为北方学术流派，具有独特的地域特色。第三代传承人王之虹教授经多年的经验积累及理论总结，认为脊柱本身疾病（寰枢关节半脱位、颈椎病、胸椎小关节紊乱、腰椎间盘突出症等）和脊柱源性疾病（颈源性眩晕、颈源性冠心病、腰源性腹泻、腰源性痛经等）的共性在于病之根源在脊柱平衡失调、筋歪骨错，故病异而治同，治疗上要注重辨证施治。予中药或针刺治疗时，中医四诊合参，因证立法用药施针；推拿手法治疗时，则须中西结合，辨病辨证辨位施治。软组织疾病，以松解类手法为主，理筋通络；关节病，在松解类手法基础上，采用中医整复类手法配合美式整脊手法复位治疗，纠正颈椎内外平衡失调。

脊柱相关疾病可分为未病、已病、末病3个阶段，各阶段调治方法各有不同。未病是指脊柱疾病发生以前的阶段，要做到未病先防；已病阶段，要做到既病治疗并防止疾病发展恶化；末病阶段也就是疾病的康复阶段，要做到末病防复。此时疾病虽已接近康复，但仍不可掉以轻心，须在病情允许的情况下加强功能锻炼，巩固疗效，防止病情反复。如腰椎间盘突出症后期，要做燕飞、太极拳、八段锦等巩固疗效。

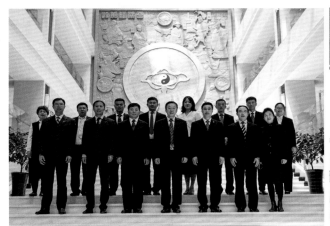

团队成员合影

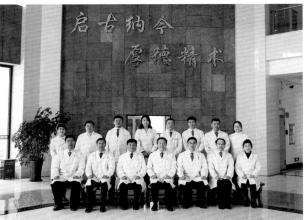

团队成员合影

/// 长白山通经调脏手法流派主要学术成就

长白山通经调脏手法流派重视经典，以中医学理论为指导，强调内外因结合的整体观念，根据吉林地区气候、人文、饮食、环境等特点，针对地方病、多发病、常见病确立治疗方案。总结出"镇静安神法治疗失眠"，获中华中医药学会科学技术进步二等奖，"运腹通经法治疗原发性肥胖"，获世界中医药学会联合会科学技术进步二等奖；在流派建设项目负责人王之虹教授带领下，主编国家"十五"规划教材《推拿手法学》、国家"十一五""十二五""十三五"规划教材《推拿学》，主编的《推拿手法学》获全国医药类教材一等奖，主编《中国推拿大成》《现代中医临床必备丛书》《实用推拿技术》等学术专著百余部，主编流派学术专著《长白山通经调脏手法流派临证经验集》《长白山通经调脏手法流派·针灸临床经验全图解》《长白山通经调脏手法流派传承》。通过几代流派传承人的共同努力，流派团队成员获教育部教学成果二等奖；流派团队成员主持承担国家"973"项目1项，国家自然科学基金、重大新药创制、国家中医药管理局、教育部博士点基金、吉林省科技厅等重大项目20余项。

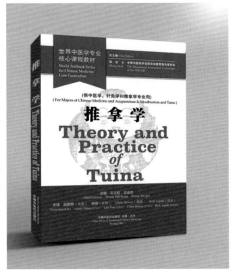

流派建设项目负责人王之虹教授
主编的《推拿学》教材

广州中医药大学第一附属医院
岭南靳三针疗法流派

　　岭南靳三针疗法学术流派是首批全国中医学术流派64家建设单位之一，2019年因第一轮建设工作成果突出，被国家中医药管理局批准进入第二轮建设。

　　岭南靳三针疗法学术流派至今传承4代，经过靳老及其传人的不懈努力、补充完善、创新发展，靳三针疗法形成系统的学术体系，对治疗常见病、多发病、疑难病具有重要的指导作用；其开放包容、兼收并蓄、自我完善、与时俱进的流派精神，激励着后代针灸人不断探索。

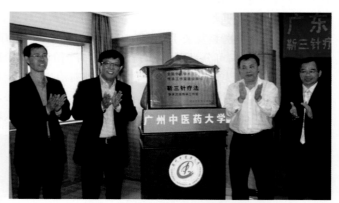

靳三针疗法流派传承工作室揭牌仪式

/// 流派发源

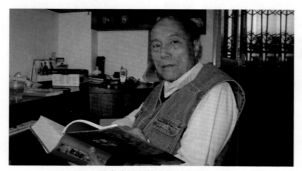

学术流派创始人靳瑞教授

　　学术流派创始人靳瑞教授（1932—2010），出身于中医药世家，1955年毕业于广东中医专科学校（广州中医药大学前身），正式开始行医之路。1956年广州中医学院成立，靳老任针灸教研组教师，兼任中山医学院第二附属医院针灸科医师。这一时期他继续广泛深入学习中西医知识。1956～1960年初，靳老邀请针灸学界多位名老中医到学校开展针灸教学，策划编写讲义，边听边学边写，继承诸师学问；同期于中山医学院进修神经病学，得到当时著名神经生理学家林数模教授指导。

　　1967～1976年是靳三针疗法奠定基础的10年。1966年，靳老参加周恩来总理主持成立的"523"医疗队，到海南进行脑型疟疾的救治和研究工作。在此期间，他针药结合，救治大量危急重症病人。他曾治疗一位患过敏性鼻炎十多年的患者，因3次治愈，获得"鼻三针"雅号，"靳三针疗法"由此萌芽。

　　1987年，靳老指导博士、硕士研究生，收集全国最有代表性的针灸临床研究资料，输入计算机，系统分析各地临床医生的针灸取穴规律，结合大量古代文献，得出结论：针灸治疗每一种病时，都会有3个主要的穴位起重要作用。由此总结以3个穴位为主方治疗一种疾病的方法，初步建立起"靳三针"疗法体系。

　　靳老明确以脑病为靳三针疗法的主攻方向，创立"颞三针"治疗中风病、"智三针"治疗小儿脑瘫、"启闭针"治疗自闭症、"定神针"治疗多动症、"老呆针"治疗老年性痴呆等；同时通过指导硕士、博士研究生，应用生物化学、分子生物学、细胞学、电生理学、基因学、脑功能影像学、免疫学等新科学理论和方法，开展针灸原理的实验研究，"靳三针"疗法日趋获得广泛认同。

　　1993年，广东省人民政府授予靳老"广东省名中医"称号。1996年，靳三针疗法获得世界卫生组织、世界针灸学会联合会等联合颁发的金奖。1997年"针刺颞部穴位治疗脑血管意外后遗症的临床与实验研究"获得广东省科学技术进步二等奖。1998年"智三针为主治疗儿童精神发育迟滞的临床观察与研究"获得国家中医药管理局中医药科学技术进步三等奖。2004年靳三针疗法作为国家中医药管理局首批适宜诊疗技术，被列入国家星源计划，向全世界推广。2005年，靳瑞学术思想和经验传承研究列入"十五"国家科技攻关计划。

　　靳老从医生涯诊治患者超过几十万人次，编写出版书籍、音响教材40多部，发表论文200多篇，培养硕士、博士研究生70多人，培养大批临床医生，其中一部分人已经成为全球各地针灸医学的领军人物。靳三针疗法广泛应用于世界针灸医学领域，造福世界人民。

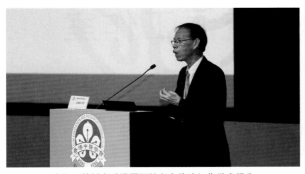

庄礼兴教授在香港国际针灸高峰论坛作学术报告

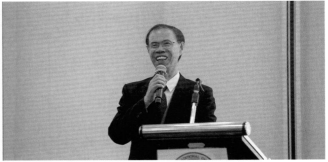

庄礼兴教授在新加坡国际中医药高层论坛作学术报告

/// 靳三针疗法学术流派传承工作室负责人

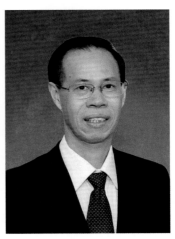

庄礼兴，教授，主任医师，博士研究生导师，香港中文大学客座教授，广东省名中医，全国中医学术流派靳三针疗法传承工作室负责人；现任广州中医药大学第一附属医院康复中心主任、国家中医药管理局重点专科学术带头人、华南区中医（针灸科）诊疗中心带头人、中华中医药学会学术流派传承专业委员会常委、广东省中医药局质控中心（针灸）主任、广东中医药研究促进会副理事长、广东省针灸学会副会长。庄教授善用靳三针治疗各种疑难杂症、神经系统疾病，创立挛三针、腕三针、踝三针、开三针等新的靳三针穴位组方，发展了靳三针疗法内容，确立了颞三针配合手足三针、颞三针配合手足挛三针治疗迟缓性偏瘫、痉挛性偏瘫的优化方案；主持完成国家"十五"科技攻关项目"靳瑞学术思想临床研究"、"十一五"国家科技支撑计划"靳三针治疗中风后偏瘫临床方案"等项目，推动靳三针疗法治疗中风病纳入国家中医药管理局重点专科临床路径的诊疗方案，加强靳三针疗法学术传承工作室与其他针灸流派的紧密联系，并在全国 12 家医院设立二级工作站，促进靳三针的广泛传播。

庄礼兴教授

/// 学术思想和特色诊疗技法

靳三针疗法的临证要诀是：治神得气，辨证补泻；三针取穴，直指病所。靳老认为针刺治疗的内在关键在于"治神"，强调治神而后方能得气，针刺治神的精妙细微之处在于医者必须深入"心领神会"的境界，方能感悟病机。靳老总结出治神"九字诀"：定、察、安、聚、入、合、和、实、养，综合概括提炼"生"一字总诀。

取穴是靳三针疗法的特色与精华所在，三针取穴，穴简意赅，提纲挈领，直指病机，随症加减，方随法转。如治小儿脑瘫，多为出生时窒息、脑缺血缺氧或脐带绕颈造成的广泛脑损害。靳老提纲挈领以瘫痪为主症，针对病位，取"弱智四项"，失语加舌三针。再随症加减，如四肢运动障碍、肌肉萎缩，反过来影响脑神经发育，形成恶性循环，取手三针、肩三针、足三针、股三针等刺激局部神经肌腱，以代替其本身的运动。足内翻、足外翻者用申脉、照海穴，调和一身阴阳之气。

在针灸操作方面，靳三针疗法在继承古典针灸心法和手法的基础上，强调缓慢捻转的进针方法，随着针尖接触皮肤至针入皮下、肌层，患者精神注意力亦高度集中于所刺激之穴位，使医患二者专注之神气相贯通，达到"两神合一"。神聚则气亦聚，患者的气和医者的气相聚在一起，患者方容易"得气"，而后才可行针和补泻。对于补泻手法，靳老总结《灵枢》和后世的补泻手法提出大补大泻、小补小泻和导气同精思想，临床易于掌握。

/// 发展流派工作室二级工作站 12 个

广西中医药大学第一附属医院工作站

辽宁中医药大学第一附属医院工作站

湖南中医药大学第一附属医院工作站

海南省三亚市中医医院工作站

成都中医药大学附属医院工作站

四川省广元市中医医院工作站

广东省汕头市中医医院工作站

新疆维吾尔自治区昌吉自治州中医医院工作站

广东省东莞市长安镇社区卫生服务中心工作站

香港中医学会工作站

中国科学院大学深圳医院工作站

河南中医药大学第三附属医院工作站

辽宁彭氏眼针学术流派工作室

/// 学派宗师简介

彭静山教授(1909—2003),生于辽宁省开原市,著名针灸临床家、教育家;15岁学医,师从东北名中医马二琴先生,22岁悬壶杏林,临证70余年,精通内、外、妇、儿、针灸各科,提倡针药并用,临证经验丰富,出版著作16本,发表学术论文130余篇,"静思庐随笔"100余篇,为后人留下300余万字的宝贵资料,晚年创立眼针疗法。

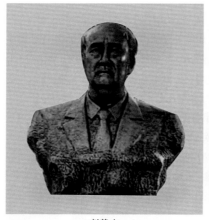

彭静山

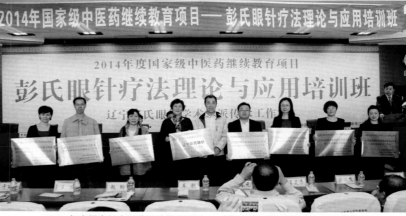

2014年度国家级中医药继续教育项目——彭氏眼针疗法理论与应用培训班

眼针疗法1982年通过原辽宁省卫生厅批准,被授予辽宁省重大科技成果奖,1987年通过国家中医药管理局鉴定,1990年《眼针疗法》一书出版。多年来,传承人不断发扬眼针疗法,经过几代人的传承与发展,科学研究不断深入。工作室承担包括国家"973"课题在内的多项科研课题,获得多项科技奖励。眼针疗法经过两轮流派学术思想和诊疗技术的不断传承和发展,向全国推广应用。

/// 流派工作室负责人简介

王鹏琴,辽宁中医药大学附属医院康复中心脑病康复科主任,主任医师,医学博士,博士研究生导师,辽宁省名中医,辽宁省中医药高层次人才,辽宁彭氏眼针学术流派传承工作室负责人,名老中医彭静山教授学术继承人。

王鹏琴主任一直从事眼针疗法的理论、临床及实验研究;主持国家中医药管理局辽宁彭氏眼针学术流派建设项目(第二轮)、眼针带针康复疗法治疗中风病恢复期偏瘫的临床优化研究等6项课题,完成著作3部,发表相关论文30余篇;获得眼针运动疗法针具、眼针取穴器、眼针电脉冲治疗仪相关实用新型专利3项;培养硕士研究生、博士研

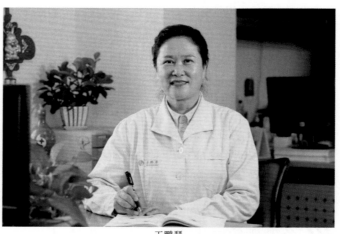

王鹏琴

究生60余人;获得高校优秀研究生导师,沈阳地区卫生系统"白求恩杯"竞赛先进个人称号;任中华中医药学会脑病分会第三届委员会常务委员、中国康复医学会中西医结合专业委员会康复科普学组主任委员、中国康复医学会第四届中西医结合专业委员会副主任委员、辽宁省中西医结合学会神经内科专业委员会主任委员;2011年提出眼针带针康复疗法。

辽宁中医康复中心 B 座 3 楼专门设立流派工作室,展示彭老书籍、手稿、教具、照片、针具、眼针模型等,以传承宗师精神,提醒后人不忘彭老之训诫。工作室自成立以来,接待国家中医药管理局领导视察及各类参观 100 余次,前来学习交流的同道不计其数。

整理文献和彭老医籍。工作室整理彭老创立眼针疗法所参阅的《灵枢经》《针灸甲乙经》《针灸大成》《针灸聚英》等相关古籍十余部,进一步梳理挖掘古代文献,建立眼针相关书籍数据库,搜集彭老散在民间作品 50 余件,医案书籍等十余本,工作、生活及各地讲学照片 300 余张,彭老及眼针疗法等相关文献 300 余篇。

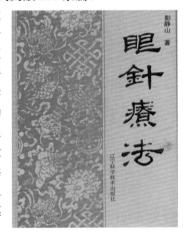

科研方向。 眼针流派理论学术思想为眼针八区十三穴络脑通脏腑,核心技术为眼针疗法、眼针带针康复疗法、眼针熥疗止痛技术,研究方向是眼针及眼针带针康复疗法临床疗效分析及动物实验机理研究;在研课题有国家行业专项课题——眼针熥疗止痛技术治疗中风后肩手综合征(痰瘀阻滞型)临床疗效评价,国家中医药管理局中医学术流派传承工作室建设项目——辽宁彭氏眼针学术流派传承工作室建设项目(第一轮)(第二轮),国家自然科学基金委员会资助项目——眼针带针调控 VEGFA/VEGFR2 信号通路 - 增强 Ang1 与 Tie2 结合以促进脑缺血再灌注损伤后血管新生的机制,辽宁省中医药临床学(专)科能力建设项目——眼针带针康复疗法治疗中风病恢复期偏瘫的临床优化研究,辽省自然基金资助计划——眼针带针康复治疗脑缺血再灌注损伤血管新生作用机制,辽宁省教育厅科学技术研究——观眼识病对中风病发病风险的 Nomogram 预测模型构建。

学术成果。 工作室 2015 年出版《彭静山眼针疗法研究》,2016 年出版《辽宁彭氏眼针流派临床经验全图解》,2018 年再版《眼针疗法》,2020 年出版《眼针熥疗止痛技术》,发表 SCI 论文 1 篇及其他论文 50 余篇,获得专利 3 项。

推广应用。 眼针带针康复疗法是 2011 年由王鹏琴教授提出,属于针刺运动疗法的一种,即在眼针留针期间进行现代康复的运动疗法、作业疗法、语言训练、智能和吞咽训练等。多年研究表明眼针带针康复疗法能改善中风病患者患侧肢体运动功能障碍,明显提高患者生活质量,大大缩短康复病程,对降低中风患者的致残率、提高脑卒中治疗的临床疗效有重要意义。团队在王鹏琴主任带领下于 2018 年制定国家中医药管理局中医康复标准项目《眼针带针康复疗法》操作标准。流派在全国建设 19 个二级工作站和 4 个示范门诊,全面继承学派宗师学术思想,不断开展特色技术,推广眼针及眼针带针康复疗法治疗各种脑血管病运动障碍、认知障碍、感觉障碍以及疼痛类疾病,社会影响力不断扩大。

团队秉承师训,继承创新,尤其在开展眼针带针康复疗法治疗中风病方面,将眼针疗法和现代康复训练相结合,提高临床疗效,降低医疗成本。

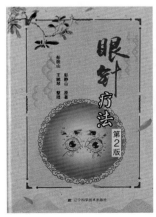 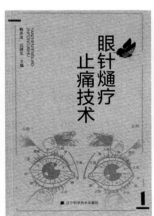 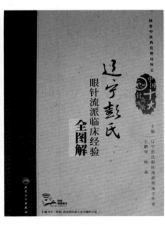 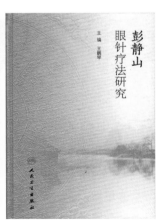

上海中医药大学附属岳阳中西医结合医院
朱氏妇科流派

朱氏妇科肇始于20世纪初，是近代苏浙沪杏林著名流派，历百年有余，五代传承。2017年，朱南孙教授获评国家中医药管理局第三届国医大师，成立朱南孙国医大师传承工作室，进一步促进了朱氏妇科的蓬勃发展。

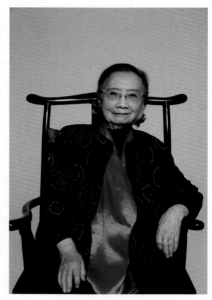

朱氏妇科悬壶百年，学术沉淀厚重而别具一格，学术思想一脉传承而又各有偏重。奠基人南山公首重问诊，仿景岳十问之意手订妇科诊病要诀十问。诊断以"调理气血，疏肝，健脾，补肾"为纲，用药强调"药必对症，用必够量"，以"药不中鹄，箭成虚发，过量损正，多贻后患"为诫，处方精专，组方严谨，味味有据，尤擅用药对，自成一派。第二代传承人朱小南先生四诊中尤擅切脉触诊，诊乳以审肝气舒郁，按腹以辨胎孕癥瘕，颇具特色。他从肝肾同源及冲任隶于肝肾这一生理特征出发，提出"治肝必及肾、益肾须疏肝"的肝肾为纲、肝肾同治的观点，同时大胆发挥将奇经八脉理论体系汇入朱氏妇科，尤其对奇经用药整编归类。朱南孙国医大师承二世祖业，身负两代名医的学术积淀，结合近80载临床经验，创立"动静观"，提出"审动静偏向而使之复于平衡"的观点，形成"从、合、守、变"的学术思想，守衡变通、燮理阴阳，主张衷中参西、志在创新，推动和发展了朱氏妇科。

在朱南孙国医大师主持下，朱氏妇科流派自2001年起即以工作室形式开展流派传承工作，成立上海中医药大学附属岳阳中西医结合医院朱南孙名中医工作室、上海中医药大学朱南孙名中医工作室。朱氏妇科入选上海市首席名中医工作室建设项目、全国名老中医专家传承工作室建设项目、国家中医学术流派传承工作室（第一批、第二批）。2017年至今，工作室相继开展"海派中医"朱氏妇科流派诊疗中心建设、朱氏妇科流派传承研究基地第一期、第二期建设，在学术传承、科学研究、推广应用、人才培养、文化建设、机制建设、创新性建设等方面均取得较好成绩。

自2016年以来，朱氏妇科整理近年所收集文献史料及医案心得，汇编流派专著2部，发表国内外期刊论文59篇，开发流派特色制剂、中药新药3种，申请获批国家级专利2项，立项各级课题项目11项，获得上海市科技进步奖1项；完成流派优势病种临床优化研究4项，涵盖不孕症、闭经、痛证、子宫肌瘤四大妇科常见疾病，形成流派优势病种诊疗方案，并推广到分工作站、技术推广示范点、兄弟合作单位等。

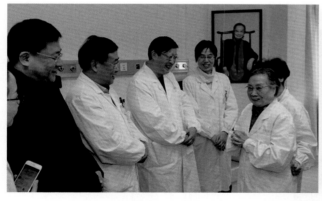
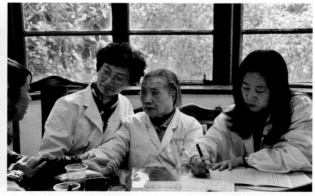

多年来，朱南孙国医大师以发展流派、传承中医文化、光大国学精粹为己任，培养后备人才。她作为第一批、第二批全国老中医药专家学术经验继承工作指导老师，其后辈传承人有国家一类、二类学会主任或副主任委员，硕博士研究生导师，全国重点学科带头人，后备业务专家等。朱氏妇科积极发展丰富中医药传承教育形式，形成家传、学院与师承等多种传承模式复合的人才培养模式，后续传承力量充沛。在朱南孙国医大师的带领下，工作室逐渐形成一支层次分明、具有朱氏妇科学术思想的传承梯队，也为未来的传承工作提供了新生力量。

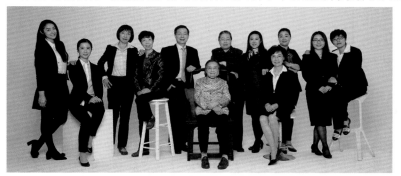

朱氏妇科立足上海，辐射全国，以岳阳医院妇科为流派传承基地，先后建设成为全国中医妇科医疗协作中心、国家中医药管理局"十五""十一五""十二五"全国中医重点专科建设项目、原国家卫生计生委"十二五"国家中医临床重点专科、国家卫生健康委临床重点专科(妇科)、上海市"十三五"临床重点专科(中医)建设项目(中医妇科)、上海市医学重点学科、上海市重点学科、上海市教委重点学科，确立了岳阳医院在上海市乃至全国中医妇科界的学术地位，并传播朱氏妇科学术思想和学术经验，扩大流派在区域和全国的影响范围。

近几年，在朱南孙国医大师及各级领导的带领和支持下，朱氏妇科还先后在美国纽约针灸学院、香港大学中医药学院、上海中医药大学附属岳阳中西医结合医院海口分院、上海市中医医院等设立朱氏妇科流派特色技术推广示范点，将朱氏妇科发展的火种远播海内外。

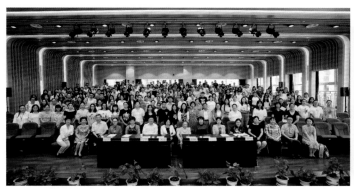
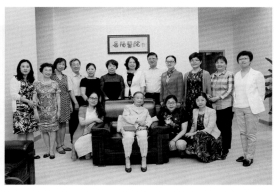

文化建设方面，朱氏妇科凝聚中医药先辈之智慧结晶，肩负中医传承发展之使命，承接文化传统延续交接之重任，尤其注重传承及推广工作。2015年，朱氏妇科入选上海市非物质文化遗产保护名录；2016年，朱南孙国医大师被命名为上海市非物质文化遗产项目"朱氏妇科疗法"代表性传承人；2017年起，开展上海市非物质文化遗产代表性项目建设工作，搜集整理珍贵史料文物，梳理记录流派传承脉络，总结创新流派学术思想，发扬拓展流派社会影响力，使传统中医药文化飞入寻常百姓家；2020年，朱氏妇科新增补胡国华教授、董莉教授为第六批上海市非物质文化遗产代表性传承人。朱氏妇科后备力量积极活跃在流派文化传承推广的第一线，守正创新，继往开来，是朱氏妇科传人永远的精神力量。

在今后的发展中，朱氏妇科将致力于流派学术思想的继承发展、学术成果的转化应用以及中医药现代化科学研究，加大人才培养力度，完善传承模式建设，并促进妇科流派的传承与交流，开展社会展示宣

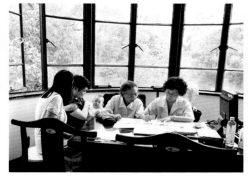
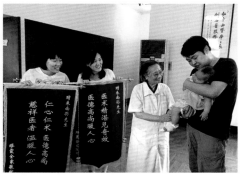

传工作，进一步扩大朱氏妇科影响力，弘扬中医文化，推动中医事业的发展建设。朱氏妇科将发挥中医药兼具卫生保健与传统文化双重属性的特色，为保障女性卫生健康事业而奋斗，为绵延民族文化内核事业而进取！

无锡市龙砂医学流派研究院

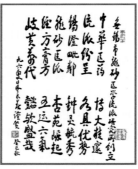
国医大师朱良春题词

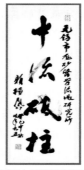
国医大师颜德馨题词

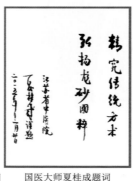
国医大师夏桂成题词

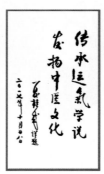
国医大师夏桂成题词

发源于锡澄地区的龙砂医学，肇起于宋元，隆盛于清乾嘉时期，再兴于清末民国至今，绵延700余年，为中医学的一个重要流派。历代龙砂医家重视经典研究与应用、重视中医教学与传承，临床多有独创与新见。

在龙砂医学流派的形成和发展过程中，逐渐形成鲜明的学术特色：①重视研究和善于运用《黄帝内经》的运气学说；②重视《伤寒论》经方，运用开阖枢三阴三阳六经理论和辨方－证－人理论指导经方应用；③善用膏滋方奉生调体治未病。

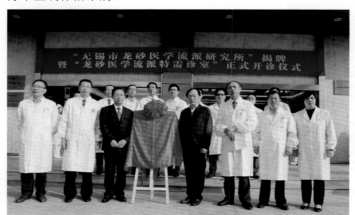
2013年，无锡市龙砂医学流派研究所揭牌

2012年，龙砂医学被国家中医药管理局正式确定为全国首批64家中医学术流派传承工作室建设项目之一。2013年，经无锡市机构编制委员会批准在无锡市中医医院挂牌成立无锡市龙砂医学流派研究所，着手系统发掘、整理、研究、传承与推广龙砂医学，聘请首届国医大师朱良春、颜德馨担任终身名誉所长，聘请第二届国医大师夏桂成担任高级学术顾问。2014年，"龙砂医学诊疗方法"被确立为无锡市非物质文化遗产项目，2016年入选江苏省第四批省级非物质文化遗产代表性项目。

2019年，中共无锡市委机构编制委员会办公室批复，无锡市龙砂医学流派研究所升格为无锡市龙砂医学流派研究院，继续与无锡市中医医院实行一个机构两块牌子管理。升格后的研究院下设"一院三所一中心"，即龙砂书院、龙砂医学五运六气研究所、龙砂医学经方研究所、龙砂医学膏方研究所与龙砂医学特色诊疗中心。

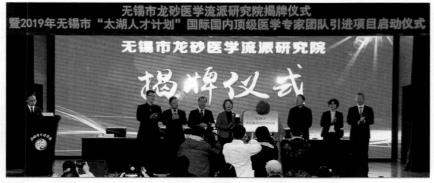
2019年，无锡市龙砂医学流派研究院揭牌

/// 龙砂医学主要成就

专著出版　流派深入挖掘龙砂医学古籍文献，整理出版《龙砂医学丛书》，首批出版《龙砂八家医案》《三因司天方》等14部；围绕龙砂医学三大学术特色，出版《五运六气——打开〈黄帝内经〉的钥匙》《疫病钩沉——从运气学说论疫病的发生规律》《黄煌经方使用手册》等多部专著。

非遗传承　龙砂医学诊疗方法于2014年、2016年先后入选无锡市非物质文化遗产项目、江苏省第四批省级非物质文化遗产代表性项目，2019年完成国家非物质文化遗产的申报工作。

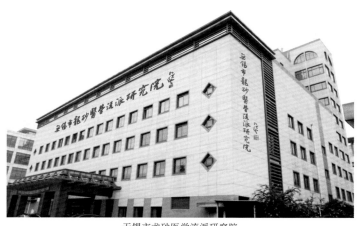
无锡市龙砂医学流派研究院

特色门诊 流派依托无锡市中医医院开设龙砂医学特色诊疗中心，汇聚现代龙砂医学代表性传承人与龙砂医学诊疗技艺非物质文化遗产传承人等进行门诊诊疗与定期带教。

学术引领 中华中医药学会五运六气研究专家协作组、世界中医药学会联合会五运六气专业委员会、江苏省中医药学会五运六气研究专业委员会先后成立，秘书处均挂靠在无锡市龙砂医学流派研究院。

科研创新 流派围绕龙砂医学相关特色，积极申报各种级别科研项目，通过项目推进研究工作的深入，主持国家"十一五""十二五"科技重大专项中有关疫病预测的专项课题，承担多项国家、省市级科研项目，发表相关研究论文数十篇。2019年，"基于龙砂医学流派特色的重大慢病防治创新研究"入选无锡市"太湖人才计划"国际国内顶尖医学团队项目。未来5年，项目组将发掘利用龙砂医学学术特色，围绕冠心病、高血压、糖尿病等重大慢病展开基础和临床科研攻关。

学术传承 2017年，中国中医科学院博士后流动站与无锡市中医医院国家级博士后科研工作站联合开展龙砂医学的博士后教学，多次主办以龙砂医学学术特色为主题的国家级和省、市级继续教育项目，吸引全国各地学员前来学习。龙砂书院先后承接中华中医药学会全国五运六气高级师资班培训及无锡市相关中医人才培训项目。龙砂之声学术沙龙定期开展学术活动，龙砂之声微信公众号定期推送相关学术论文。

科普惠民 研究院在报纸、杂志、电视电台及自媒体发表多篇以龙砂医学养生保健治未病思想为主题的文章，出版《经方历》《2019顾植山五运六气养生周历》《2020顾植山五运六气养生周历》。

一线战役 新冠肺炎疫情发生后，无锡市龙砂医学流派研究院第一时间制订并发布《无锡市新型冠状病毒感染的肺炎疫病中医药预防、治疗方案（试行第一版）》，陆曙担任无锡市新冠肺炎防治中医会诊专家组组长，顾植山、黄煌两位龙砂医学流派代表性传承人受聘担任顾问。中医会诊组运用龙砂医学诊治疫病经验，全程参与本地确诊病人的中医救治工作，《中国中医药报》等媒体予以专题报道。

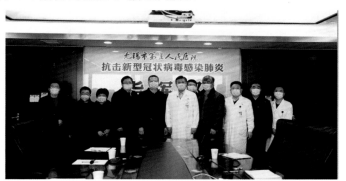
新冠肺炎疫情期间，陆曙带领中医会诊组专家深入定点医院会诊

/// 龙砂医学活态传承

顾植山 国家中医药管理局龙砂医学流派代表性传承人，无锡市龙砂医学流派研究院院长，教授，全国老中医药专家学术经验继承工作指导老师，江苏省名中医，无锡市非物质文化遗产（龙砂医学诊疗方法）代表性传承人，中华中医药学会五运六气研究专家协作组组长，世界中医药学会联合会五运六气专业委员会会长，江苏省中医药学会五运六气研究专业委员会特聘主任委员。

黄煌 国家中医药管理局龙砂医学流派代表性传承人，南京中医药大学国际经方学院院长，无锡市龙砂医学流派研究院高级研究员，南京中医药大学教授、博士研究生导师，江苏省名中医，江苏省中医药学会经方研究专业委员会主任委员。

陆曙 龙砂医学特色诊疗技艺非物质文化遗产代表性传承人，无锡市龙砂医学流派研究院常务副院长，主任中医师，博士研究生导师，全国老中医药专家学术经验继承工作指导老师，江苏省名中医，无锡市非物质文化遗产（龙砂医学诊疗方法）代表性传承人，世界中医药学会联合会五运六气专业委员会常务副会长兼秘书长，中华中医药学会五运六气研究专家协作组副组长兼秘书长，江苏省中医药学会五运六气研究专业委员会副主任委员，江苏省中医药学会经方研究专业委员会副主任委员。

湖北省中医院
湖北省陈氏瘿病学术流派传承工作室

湖北省陈氏瘿病学术流派传承工作室 2012 年由国家中医药管理局批准建设，为第一批的 64 家全国中医学术流派传承工作室之一，2016 年通过验收，2018 年被确立为第二批 51 个流派传承工作室之一。

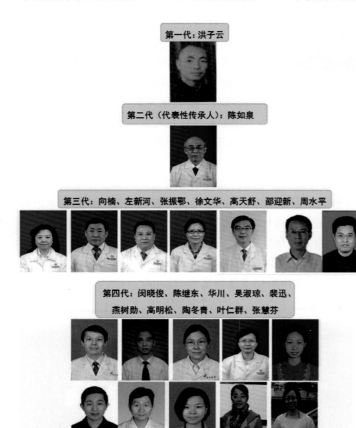

第一代：洪子云

第二代（代表性传承人）：陈如泉

第三代：向楠、左新河、张振鄂、徐文华、高天舒、邵迎新、周水平

第四代：闵晓俊、陈继东、华川、吴淑琼、裴迅、燕树勋、高明松、陶冬青、叶仁群、张慧芬

流派传承脉络图

湖北省中医院 1959 年建立同位素室，开展甲状腺功能检测；1964 年成立名老中医洪子云教授、中西医结合专家舒达夫教授牵头的甲状腺功能亢进（甲亢）中医治疗研究小组，形成治疗甲亢的有效方药；1965 年开展碘治疗甲亢；20 世纪 70 年代初开设甲状腺病门诊，研制生产甲亢 Ⅰ、Ⅱ、Ⅲ号；20 世纪 80 年代成立甲状腺病专病门诊，代表性传承人陈如泉教授在总结自制药物疗效及经验基础上，开展甲状腺疾病文献研究、临床研究、实验研究及新药研发等，编写《甲状腺病中西医诊断与治疗》等专著，为瘿病的辨证施治奠定了基础；2003 年，成立综合性甲状腺病专科，包括甲状腺病内科、核医学科、甲状腺外科、眼科等；2009 年，在光谷院区开设甲状腺病科病房；2010 年，获批国家中医药管理局甲状腺病二级实验室，成立湖北省中医中药学会内分泌专业委员会，代表性传承人向楠教授、左新河教授继承陈如泉教授学术经验，完善、发展了瘿病学术流派；2012 年国家中医药管理局批准成立湖北省陈氏瘿病学术流派传承工作室；2016 年，湖北省卫生健康委批复成立陈如泉甲状腺疾病诊疗中心，集甲状腺内科、内分泌病科、甲状腺外科、核医学科等优势力量，与眼科、超声

科、细胞病理科紧密结合，形成多学科协作诊疗中心；2017 年获批国家中医药管理局全国名老中医药专家传承工作室，成立湖北省中医（中西医结合）甲状腺病专科联盟；2018 年获批国家中医药管理局第二轮全国中医学术流派传承工作室建设单位，获批国家中医药管理局全国名中医工作室。

湖北省陈氏瘿病流派传承脉络清晰，源于洪子云教授，第二代陈如泉教授为代表性传承人，继承人向楠、左新河等为第三代传承人，陈如泉教授之子陈继东及继承人闵晓俊、华川等为第四代传承人，学生赵勇、曾明星等为第五代传承人。

湖北省陈氏瘿病流派提出"甲状腺类属奇恒之腑"的学术观点，主张甲状腺病从肝论治，重在从痰、火、瘀、虚辨治，注重辨证与辨病相结合，注重局部治疗与整体治疗相结

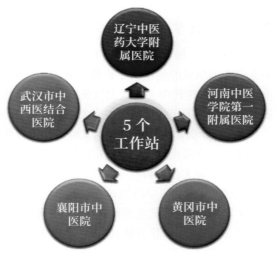

辽宁中医药大学附属医院

河南中医学院第一附属医院

5 个工作站

武汉市中西医结合医院

襄阳市中医院

黄冈市中医院

流派传承工作站

合，提出甲亢诊治中主病辨证、兼夹病证辨证、分阶段辨证、主症辨证、微观辨证；研制复方甲亢片、复方消瘿甲亢片、理气消瘿片、活血消瘿片、外用消瘿膏等制剂；形成甲状腺病多学科协作诊疗平台，集内分泌、甲状腺内科、甲状腺外科、核医学科、超声科、眼科、细胞病理等科室于一体的"一站式"模式；编写出版《甲状腺病中医学术源流与研究》《甲状腺病的中西医诊断与治疗》《陈如泉教授医论与临床经验选萃》《中西医结合方法学》《甲状腺功能亢进症》《甲状腺功能减退症》《甲状腺疾病的调养康复》等专著。

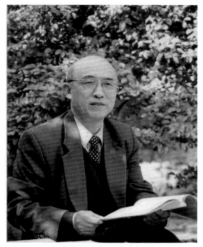

代表性传承人陈如泉教授

陈如泉（1938.10—2019.1），江苏丹阳人，教授，主任医师，博士研究生导师；为全国名中医，第三、四、六批全国老中医药专家学术经验继承工作指导老师，湖北中医大师，湖北中医名师，湖北省知名中医，武汉中医大师，享受国务院政府特殊津贴专家，湖北省有突出贡献的中青年专家；历任湖北中医药大学中草药研究室副主任、方药教研室副主任、中医系主任，湖北省中医院内科副主任，湖北省中医院副院长，中华中医药学会甲状腺病专业委员会副主任委员，中国中西医结合学会内分泌专业委员会顾问，中国中西医结合学会血液病专业委员会委员，湖北省中医内分泌专业委员会主任委员，湖北省中西医结合血液病委员会主任委员，湖北省中西医结合内分泌专业委员会名誉主任委员，湖北省老年病学会延缓衰老专业委员会副主任委员等；兼任原卫生部第四届药品审评委员会委员，国家药品监督管理局药品审评专家，湖北省第一、二届药品审评委员会委员，湖北省高级卫生技术职务评审委员会委员。

向楠（1961.6—），医学博士，教授，主任医师，博士研究生导师；担任中华中医药学会甲状腺病专业委员会副主任委员，世界中医药学会联合会临床评价专业委员会常务理事，中华中医药学会老年病专业委员会常务委员，中国中西医结合学会内分泌代谢病专业委员会常务委员，湖北省中医药学会内分泌专业委员会主任委员，湖北省中西医结合学会常务理事、内分泌专业委员会副主任委员，湖北省医学会骨质疏松专业委员会副主任委员、糖尿病专业委员会常务委员，湖北省老年保健学会常务理事，湖北省青年科协常务理事等；曾被评为全国老中医药专家学术经验继承人，全国中医药优秀临床人才培养对象，中医药科技管理优秀工作者，国家科学技术奖评审专家，中西医结合优秀中青年先进工作者，湖北省211人才培养对象；获湖北省名医、武汉市中青年名医、湖北中医名师称号。

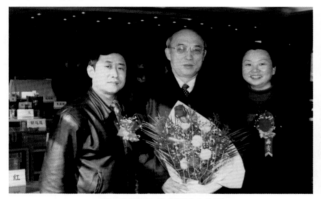

陈如泉教授与学术继承人合影

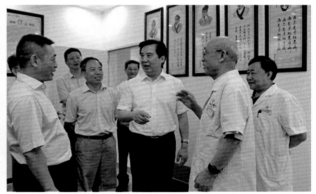

湖北省委常委、常务副省长黄楚平视察瘿病流派传承工作室

左新河（1964.2—），教授，医学博士，硕士研究生导师；为湖北省中医院甲状腺疾病诊疗中心学科主任、内分泌病科主任，国家中医药管理局湖北省陈氏瘿病学术流派传承工作室代表性传承人、项目负责人，世界中医药学会联合会疳证专业委员会副会长，中国中西医结合学会内分泌专业委员会甲状腺疾病专家委员会副主任委员，中国中药协会内分泌疾病药物研究专业委员会副主任委员，中华中医药学会学术流派传承分会常委，中国中医药研究促进会内分泌学分会常委、中医学术流派分会常委，湖北省中医（中西医结合）甲状腺病专科联盟理事长，湖北省中西医结合学会内分泌专业委员会副主任委员，湖北省中医药学会内分泌专业委员会常委；主持和参加多项国家及省部级科研课题，多次获得湖北省科技进步奖、河南省科技进步奖等奖项。

（撰稿人：左新河、赵　勇）

内伤伏气致病学术流派传承工作室

/// 流派历史沿革及特色

鄂州历史悠久、人文荟萃。东晋著名医药学家葛洪自荆、襄云游到鄂州，结炉置鼎、采药炼丹；元末名医邹天贵、养生家丁鹤年等蜚声鄂州杏林；清末朱庆甲先生乃鄂州杰出者。朱庆甲先生于清代咸丰年间，在武昌长岭镇创办大生堂药局，名播城乡及周边邑镇。朱氏薪火传承六世，绵延近两百年，从医者如流，影响深远，并逐渐形成朱氏内伤伏气致病学术流派。

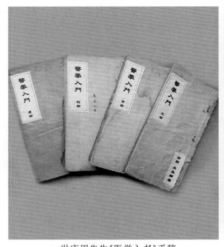 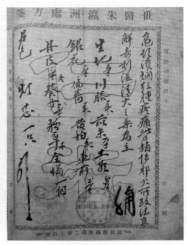

一世庆甲先生（1831—1895）认为，《素问·阴阳应象大论》曰："冬伤于寒，春必病温。"开伏气温病先河。

一世庆甲先生《医学入书》手稿 　三世瀛洲先生手方笺

伏气温病较之时行温病危害重笃，尤需详察，以免治误。其又指出，经谓"春伤于风，夏为飧泄；夏伤于暑，秋为痎疟；秋伤于湿，冬必咳嗽"。此论飧泄、痎疟、咳嗽则为外感伏气所致杂病，后学更不可轻忽。他重视伏气导致杂病的观点对于家学传人影响深远，著《医学入门》8卷、《伤寒辨论》10卷。

二世彝亭（1852—1922）认为不独风寒暑湿外感可为伏气，若脏腑功能失调所产生之气血痰食壅结者，其未发生病证前皆可视为伏气。治疗或汗之，或泄之，邪去则正安，强调祛邪务尽。

三世瀛洲（1881—1950）运用外感伏气致病观点治疗伏暑、温病发痉、黄疸等急性病。伏气亦即伏邪。有一人病发热呕吐，先生察其脉浮，右关独盛。曰："予疏方，热可退，呕可止，然恐发黄。"服药热退呕止，3日后果目黄。曰："阳黄也。"经治疗而瘥。问其何以知热退反会发黄？答："发热而呕，胃热颇盛，热而不渴，湿伏于中，脾湿胃热熏蒸，其必发黄。"可见其对伏邪有敏锐的观察能力。

四世英航（1917—2007）赞同潜伏于人体之风寒痰瘀等皆为伏邪，力主祛之的学术观点。其将伏邪致病的观点应用于杂病、妇科病。20世纪50年代，其用生绿豆浆防治农药中毒，具有未病先防的深刻含义。

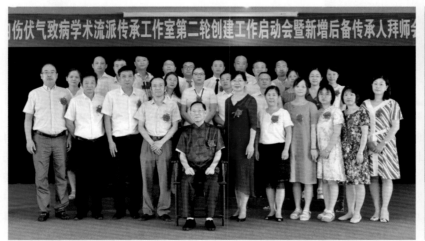 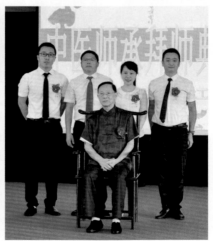

2019年7月20，内伤伏气致病学术流派传承工作室第二轮创建工作启动会暨新增后备传承人拜师会在湖北鄂州举行

五世祥麟精研医典，传承先贤理论和经验，对伏气致病理论进行长期深入的研究。他认为《内经》"冬伤于寒，春必病温"，已开伏气致病之先河，而医圣张仲景则在理论和临床上发扬了这一独特的学术观点，结合五代家传学术与多年临床实践，明确提出内伤伏气致病学术思想，强调消除伏气于萌芽，注重先期防治的学术观点。在学术上，他提出内伤伏气致病说，丰富了中医病因学与治疗学内容；倡言六气皆能化风、五脏病变皆能生风的学术观点，丰富了中医病机理论；倡言奇经八脉辨证，认为奇经辨证可以羽翼脏腑辨证，丰富了中医辨证方法。对其学术价值，朱良春、路志正、梅国强、谢海洲等大师曾分别撰文予以高度肯定。他的主要著作有《中国宫廷医疗佚事及秘方选评》《论内经风病学》《奇经证治条辨》《医学发微》《朱氏中医世家学验秘传》《李时珍学术论丛》《本草纲目良方验案类编衍义》《医垒心言》《医垒余言》等。

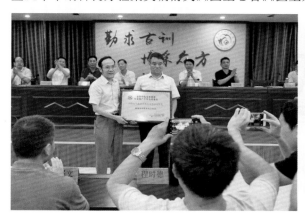
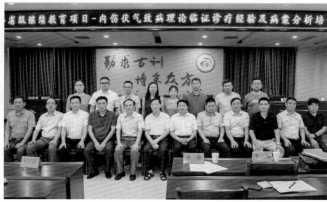

2019 年 8 月 18 日,内伤伏气致病学术流派传承工作室二级工作站麻城市中医院正式挂牌并举行省级继续教育项目

/// 流派工作室传承与推广

朱氏内伤伏气致病学术流派在家族师承外，还接受许多家族外学人传承其衣钵，造福患者，享誉一方。在朱庆甲先生创办的大生堂药局的厅堂壁间挂有一副嵌名对联：大道慕岐黄以上，生机满天地之间。主人追慕岐黄事业，弘扬绝学，造福生民的高尚志趣跃然纸上。因此，传人常遵祖训。内伤伏气致病学术流派传承工作室有成员 39 名，其中正高级职称 10 名、副高级职称 21 名、中级职称 8 名，湖北中医药大学兼职教授 7 名、博士后 1 名、博士学历 6 名、硕士学历 10 名、本科学历 12 名。流派工作室初步形成各级层次完整，结构较为合理的人才梯队。

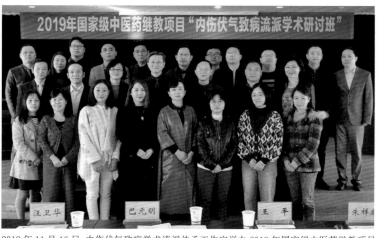

2019 年 11 月 16 日,内伤伏气致病学术流派传承工作室举办 2019 年国家级中医药继教项目内伤伏气致病流派学术研讨班

内伤伏气致病学术可广泛运用于多学科、多病种，如内科之痹证、痛风、风痹、中风、痫证、咳嗽、泄泻、胆石症、石淋、真心痛、胃脘痛、黄疸、水肿、癃闭、消渴、紫癜、肿瘤等，某些妇科疾病如痛经、漏胎、肌瘤、囊肿等，都有先期防治的实施机会。

流派传承工作室设有示范门诊 7 个；在江西九江，湖南岳阳，四川遂宁，湖北潜江、黄冈、黄石等省内外中医院建立流派二级工作站 8 个。团队研究方向明确，发表论文 150 余篇，出版著作 13 部，科研课题立项 8 项，获省市级成果奖励 3 项。

/// 流派传承工作室联系方式

联系人：洪　瑛　　　　电话：0711-3868036

苏州市中医医院
吴门医派杂病流派传承工作室

吴门医派杂病流派传承工作室是国家中医药管理局 2012 年 11 月公布的第一批 64 家全国中医学术流派传承工作室之一，国家级中医流派传承建设单位，依托吴门医派传承地——苏州市中医医院建设。工作室负责人葛惠男教授，为江苏省名中医、江苏省名老中医药专家学术经验继承工作指导老师、南京中医药大学博士研究生导师、苏州市中医医院名誉院长。

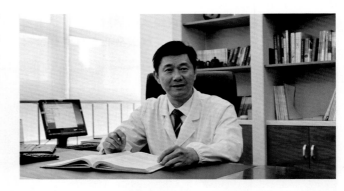

/// 流派沿革及特色

吴门医派是一个非常重要的学术流派，以清代叶天士为杰出代表，温病学、络病学、养胃阴学说是对中医学的重大理论贡献，特别是温病学理论与临床体系，对中医学的发展具有里程碑意义，被誉为中医学发展的三大高峰之一。清代乾隆名医唐大烈将苏州地区 31 位医家的医论杂著汇编成《吴医汇讲》十一卷，使"吴医"广传天下，最终形成具有特定名称、独具特色、深具国内外影响力的学术流派——吴门医派。

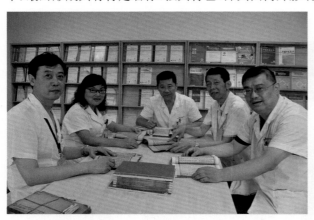

除在温病领域独树一帜外，吴门医派在杂病领域也有独到的学术思想和临证经验。如叶天士的《临证指南医案》不仅是叶氏诊治温病的心得，也是其辨治杂病的临证心得和经验结晶。随着时代的变迁和疾病的变化，杂病流派已经成为吴门医派的重要组成部分。

吴门医派杂病流派传承工作室主要由中医脾胃病科、中医骨伤科、中医妇科、中医肺病科、吴门医派研究院 5 个实力雄厚的流派建设分中心及其他科室组成，分别由葛惠男教授、姜宏教授和许小凤教授 3 位流派代表性传承人负责，带领 50 余名流派传承人致力于吴门医派杂病流派的学术传承和推广工作。

/// 科研、出版论著、获奖情况

吴门医派杂病流派传承工作室构建"一体三位六面"的可持续发展体系目标，在临床诊疗、文化、人才、文献研究、宣传推广、临床和实验研究 6 个方面开展研究，取得一些成果。在流派工作室全体成员努力下，整理出 6 代以内清晰、详细的流派传承脉络，并由专人负责，整理出流派内重要医家及代表性传承人传记、介绍等 27 篇。工作室梳理流派名人传记、收集历史实物，在反映吴门医派历史和传承的苏州中医药博物馆中增加展品，已有展品 2 万多件。

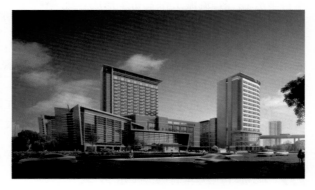

工作室整理出 77 位医家的医话医论等学术资料，另专门整理出流派医家医案古籍 101 部，有较高的学术价值；出版《任光荣医论与临床经验集》《江南妇科流派膏方精选》《龚正丰骨伤学术经验荟萃》《吴门马氏喉科荟萃》《吴医谈健康养生》《苏州地产中草药彩色图谱》《何焕荣中医学术经验荟萃》《吴门医家与医著》《吴中名医碑传》《吴门女科临证精粹》10 部专著。

工作室重视与其他流派的交流与合作，主办吴门医派杂病流派学习班（第一期）、中医妇科流派名医名方经验传承高级研修班、吴门妇科学术思想研讨及临证方药推广运用培训班、吴门妇科调经种子安胎学术思想及临证方药运用培训班；连续 5 年主办吴门医派葛氏伤科整骨手法暨龚正丰骨伤学术经验研讨班等，始终坚持传承创新，发展吴门医派。

/// 流派传承工作站及特色门诊

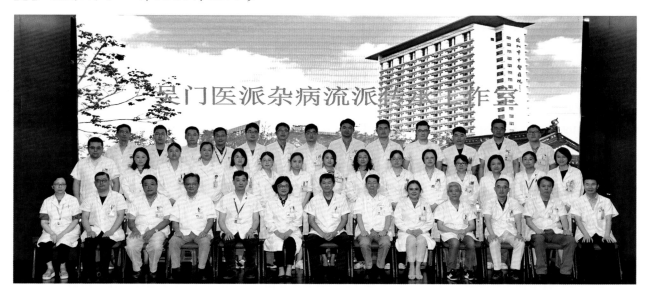

为方便百姓就诊，工作室还在各基层医疗单位建立 7 个流派传承工作站，分别为太仓市中医医院、相城区中医医院、吴江区中医医院、高新区人民医院、吴江区同里卫生院、通安卫生院、贵州省铜仁市江口县人民医院，由杂病流派传承工作室指派流派传承人作为导师，定期至工作站流派示范门诊坐诊，并通过组织工作站中医药人员跟师抄方、研读流派典籍、进行临证思辨探讨等学习项目，扩大流派影响力，提升流派传承工作站的学术传承能力。

经过建设，吴门医派杂病流派传承工作室提炼总结历代吴门名医如薛己、叶天士、徐灵胎、黄一峰、葛云彬、钱伯煊、任光荣、龚正丰、何焕荣等名家的学术思想和经验，制订和完善特色诊疗方案，开设吴门医派杂病流派特色门诊，针对临床常见病、多发病，如慢性胃炎、慢性腹泻、月经不调、不孕症、腰椎间盘突出症、膝骨性关节炎、各种骨折的手法复位、慢阻肺、慢性咳嗽、哮喘等，为苏州百姓提供简便有效的健康服务，为打造健康中国，建设健康苏州作出贡献。

/// 流派对外交流

在对外交流方面，2009 ～ 2019 年，吴门医派欧洲巡展活动以传播推广中医瑰宝——吴门医派为首要任务，采用展板、实物、视频、宣传册等方式进行展示，相继在比利时、罗马尼亚、意大利、德国、波兰、法国、荷兰、捷克、非洲进行巡展。展览全面展现中医的起源与发展，传统中医药的特色和内涵，特别是吴门医派的独特魅力，借此机会吴门医派走出国门，弘扬中国特色文化，展示精湛的诊疗技术，扩大流派影响力。展览为欧洲各国民众了解东方文化、东方医药打开一扇窗户，同时也是中国与欧洲各国之间友好关系发展的重要见证。

创新不止，薪火不熄
记全国名老中医药专家亓鲁光

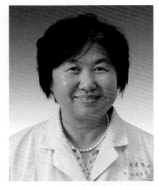

亓鲁光

2019 年 12 月的一个普通工作日，时针已指向中午 1 点，成都中医药大学名医堂的一间诊室中，一位神采奕奕的专家仍在患者和学生的团团包围中有条不紊地工作着。这位温柔睿智的女医师，正是享受国务院政府特殊津贴专家、名震海内外的著名中医内分泌专家——成都中医药大学亓鲁光教授。她曾先后负责或主持国家级、省部级、厅局级科研基金课题 10 余项，荣获原卫生部甲级成果奖、四川省中医药管理局中医科学进步奖、四川省科学技术进步奖、成都市科学技术进步奖等多项奖项。

40 岁时，不顾旁人的劝阻和担忧，知名中医消化科专家亓鲁光教授毅然抛下已担任多年的三级甲等医院消化科主任职位，以十足的热情转战当时还鲜有人问津的糖尿病领域。

那是 1991 年，"糖尿病"这三个字对大多数中国人而言还是一个遥远的医学名词。这一年，亓教授从零开始，在成都中医药大学附属医院创立糖尿病科，开始在糖尿病中医诊治领域的不懈探索。2008 年，这个年轻的科室被列为全国仅有的两家国家中医糖尿病临床研究基地之一。

亓鲁光教授在糖尿病诊疗领域的成就举世瞩目。以糖尿病足为例，手术截肢治疗糖尿病足坏疽是现代医学界的基本共识，仅在我国糖尿病足的截肢率就高达 21% ～ 66%，且一次治愈后 3 年复发率在 50% 以上。

面对这一现代医学难题，亓教授通过对大量糖尿病足患者的临床研究，结合糖尿病的总体发病机制，提出"气虚血瘀，毒邪留恋"的糖尿病足中医发病机制，并总结出一套糖尿病足中医治疗方法。对 1526 例糖尿病足患者的治疗随访过程中（最长随访时间达 9 年），仅有 1 例患者因下肢血管严重狭窄，多次血运重建术后改善不明显，且合并骨髓炎而不得不接受截肢治疗，其余 1525 例患者都通过中西医结合保守治疗保住了患肢。

十几年耕耘，从消化科专家到内分泌科大牛，亓鲁光教授仍然步履不停。对糖尿病的研究已经取得丰硕成果，但这还不够。"上医治未病"，糖尿病的预防更加重要！

针对糖尿病患者胰岛功能低下、胰岛素抵抗的发病机制，亓鲁光教授锁定肥胖人群作为糖尿病的重点防治对象。她从中医传统理论出发，结合我国肥胖患者特点，提出"脾虚湿困，痰浊阻络"的病机理论，针对脾失健运－痰浊内盛－脉络壅滞的疾病发展进程，创立复方消脂汤应用于临床，能减轻腹型肥胖，且肥胖程度越严重，减重效果越好。

亓鲁光教授还发现肥胖与有生育要求的男性及女性患者生殖机能密切相关。

于是，再一次，亓鲁光教授重新转战生殖内分泌领域，经她诊治的不孕症患者成功生育，亓教授被患者们亲切地称作"送子奶奶"。

亓鲁光教授不仅是享誉国际的医学专家，还是一位对外传播中医文化的民间使者。

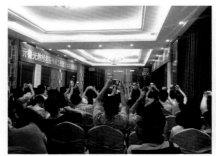
工作室举办培训班

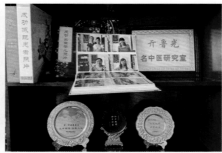
工作室取得的成就

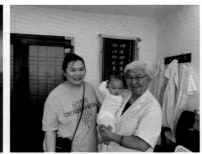
亓鲁光教授与治愈的不孕症患者合影

鉴于亓鲁光教授对糖尿病足等国际医学难题作出的突出贡献，每年都有来自美国、英国、德国、法国、日本、新加坡、泰国的西医专家、学者慕名前来参观学习。亓教授也受邀前往哈佛大学医学院糖尿病中心、英国伦敦国王学院等世界顶尖糖尿病研究前沿阵地进行学术交流和开展科研技术合作。2006 年 9 月，亓鲁光教授通过传统拜师纳徒仪式，招收了第一个遵循传统跟师模式系统学习中医的法国留学生戴伊莎。3 年跟师期满，戴伊莎学成归国，在法国开办中医馆，继续将中医的火种播撒在欧洲大地。

亓鲁光教授针对国外留学生、医师代表团的培训讲座更是不计其数。她举办的中国－东盟中医药防治糖尿病技术交流、示范及推广应用培训班，在 2011 年被外交部列为中国与东盟开启对话合作 20 年来双边外交中的重要事件之一。

2011 年 10 月，由亓鲁光教授和德国西医协会国际中医学会主席 Josef Hummelsberger 教授历时 4 年精心编撰而成的系统介绍糖尿病中医治疗的西文学术专著《Diabetesbehandlung mit chinesischer Medizin》（德文专著，中译名《糖尿病的中医治疗》）由世界第一大科技出版商爱思唯尔出版社在全球出版发行。9 年来，该书不仅行销欧洲、美洲、大洋洲及亚洲 18 个国家及地区的 45 家国际媒体平台，被 13 个国家、地区图书馆收录，位列德国国际中医学会官方网站学会推荐书目第一位，还被德国和奥地利两所高校列为研究生课程医学教科书，真正将中医学术思想在全世界范围进行广泛而深入的传播。

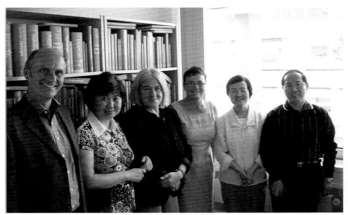
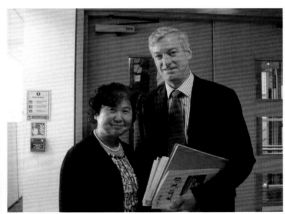

亓教授与德国出版社编辑合影　　　　　　　　　　　亓教授访问英国伦敦国王学院

亓鲁光教授不仅妙手仁心，更立德树人，几十年间培养一大批具有硕士、博士学位的高素质医学专业人才。2018 年，经国家中医药管理局批准，依托成都中医药大学附属医院建设亓鲁光全国名老中医药专家传承工作室。亓教授历年来精心培养一批医疗骨干，有高级职称 9 人、中级职称 3 人、博士 2 人、硕士 8 人、本科 2 人。

亓鲁光全国名老中医药专家传承工作室团队由龚光明、刘璐、余洁、龙鑫、周艳霞、毛俐、姜锋、刘文涛、李露、刘晓宏、贾华楠、张彦忠 12 名临床经验丰富、学术能力优异的医学骨干组成。其中，龚光明，刘璐，余洁，龙鑫 4 人为国家中医药管理局全国老中医药专家学术经验继承项目传承人。

这批业务能力突出、医教研全面发展的中青年学术及临床骨干，深入研究、总结、整理亓鲁光教授临床经验，致力于推动亓教授名方验方的成果转化并逐步走向市场。亓鲁光教授的经典名方中，脉通方、糖足洗液、消脂汤等已获专利批号，更有养真膏、怀参膏、人仁膏等制剂获得批号。

工作室团队还举办亓鲁光教授名医传承工作室学术研讨培训班，悉心整理亓鲁光教授多年学术思想与临床经验，出版亓教授验案集录，将其创新不止的精神内涵融于她传奇的跨学科学术思想中，为更多的中医学习者与爱好者带去启迪与激励！

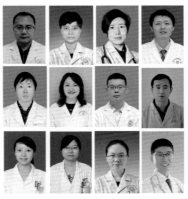
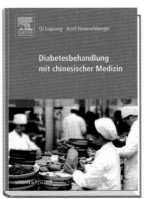

工作室成员照片　　　　　　亓教授出版的德文专著

王建民全国名老中医药专家工作室

/// 个人简介

王建民，男，1958年4月出生，安徽中医药大学第一附属医院肛肠科主任，主任医师，教授，硕士研究生导师；国家级名中医、全国肛肠病名中医、全国中医肛肠学科名专家、江淮名医、安徽省名中医、安徽省百优医生；中华医学科技奖评审专家、中国医师协会肛肠分会副会长、中华中医药学会肛肠分会常务理事、中国中医药研究促进会副会长、中国中医药学会肛肠专业委员会常务委员兼副秘书长、《中医肛肠科常见疾病诊疗指南》修订专家指导委员会专家、北京中医疑难病研究会专家技术委员会副主任委员、长江中游城市群肛肠（学科）医院联盟副理事长、安徽省中医药学会肛肠专业委员会主任委员、安徽省委保健委员会专家。

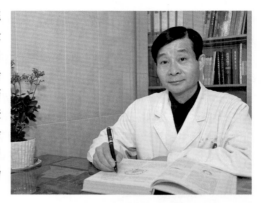

/// 理论研究贡献

王建民教授业岐黄数十载，悬壶30余载，医技精湛，勤求古训，博采众长，潜心探研，学验俱丰，医德高尚，治学严谨，逐渐形成自己独特的诊疗方法和辨治规律，对环状混合痔、肛瘘、炎症性肠病、结直肠肿瘤及肛肠领域疑难杂症的诊治积累了丰富的临床经验。

（一）辨证对症，衷中参西

王建民教授认为，辨病有利于认识疾病的全过程，从而判断疾病整个过程的病因病机及特征；辨证主要从疾病的某一阶段表现入手，判断病变的部位和性质；病证结合，全面抓住疾病的本质，主张"西为中用，中西互补"。

（二）效法昔贤，活用经方

王建民教授临证，善用补中益气汤：治内痔出血症，症见便后肛门出血，血淡色清，时时坠胀不适，伴头晕目眩，神疲乏力，面色萎黄，舌淡苔白，脉细，证属气血两亏，责之脾虚失统，治宜益气健脾摄血，方用补中益气方加制首乌、槐花炭、地榆；治炎症性肠病之脾虚失运，清浊不分证，治当益气健脾，升清降浊，方以补中益气方加山药、防风、藿香、车前子治之。

（三）法不拘方，自拟新方

王建民教授创制很多对肛肠领域难顽疾病的经验方：自拟益气健脾通便方治疗肺脾气虚型慢传输型便秘，从"肺与大肠互为表里"入手，从肺治肠，全方寓通于补、肺肠同治、温肾助脾；运用中药灌肠方剂肠愈灌肠方在临床上治疗炎症性肠病；在中医"祛瘀生肌，煨脓长肉"理论指导下，结合丰富的临床经验，将白及和血竭配伍组合成白竭散。方中白及具有收敛止血、消肿生肌的功效，同时具有抑菌、调控免疫因子和生长因子的表达，促进上皮化的作用；血竭具有活血散瘀、消炎止痛、收敛止血、生肌敛疮等功效，还能减少创面炎症反应，改善创面微循环，促进血管内皮细胞增殖分化，共奏活血、生肌之效。

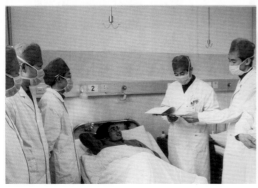
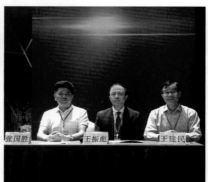
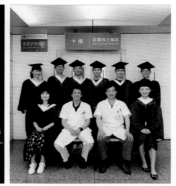

临床研究贡献

王建民教授从医 30 余年来，对大肠肛门疾病潜心研究，尤其是治疗溃疡性结肠炎、高位复杂性肛瘘、顽固性便秘等疑难病积累了丰富经验，对肛周 PAGET'S 病、肛周子宫内膜异位症、直肠阴道瘘、肛周黏液腺癌、肠易激激综合征等多种肛肠科疑难疾病亦有研究。他在治疗溃疡性结肠炎方面发挥中医药优势，利用大肠对药物吸收快的特点采用中医药保留灌肠治疗该病，其经验方肠愈灌肠方深受广大患者认可。高位复杂性肛瘘是肛肠学科难治性疾病，创面愈合时间长，痛苦大，王建民教授总结其多年临床经验，研制白竭散用于肛瘘术后创面促愈，"白竭散促进肛瘘术后创面愈合的临床研究"荣获安徽省中医药科学技术二等奖。王建民教授开展便秘及盆底疾病的影像学和电生理诊断，并建成盆底疾病诊疗中心，其主持的安徽省卫生健康委中医药科研项目"益气健脾通便方对慢传输型便秘大鼠结肠组织中 ERB MRNA 及 SCF/C-KIT 信号途径的作用机制"荣获全国中医肛肠专业科技进步奖，为安徽省便秘系统性治疗拓宽了道路。

学术著作代表

王建民教授学术著作有《肛肠疾病手术技巧》《中医便秘治疗学》《肛肠疾病中医治疗学》《肛肠病答疑》。

论文代表著作

1.《NEW BIOMARKERS FOR PROGNOSIS AND DIAGNOSIS OF COLON CANCER》；
2.《益气健脾通便方对慢传输型便秘大鼠 PI3K/AKT/ENOS 信号途径作用机制研究》；
3.《针刺联合生物反馈治疗盆底松弛型便秘疗效观察》；
4.《肠炎 I 号灌肠方对溃疡性结肠炎患者粪中性粒细胞衍生蛋白的影响》；
5.《益气健脾通便方对慢传型便秘大鼠结肠组织 ICC 及 SCF/C-KIT 信号通路的影响》；
6.《肠炎 I 号方治疗大肠湿热型溃疡性结肠炎疗效观察》。

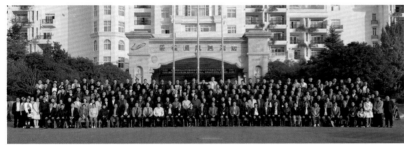 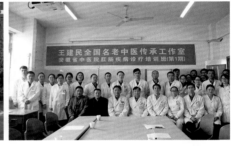

传承梯队

工作室负责人李明，主任医师，副教授，硕士研究生导师，安徽省中医药学会肛肠专业委员会常务副主任委员，全国中医肛肠学科名专家。

团队积极进行更深层次的学术研究。工作室人员不断进行名老中医经验挖掘，全面深入整理、继承、推广全国名中医王建民教授的学术思想和临床经验，发表相关学术论文 20 余篇，承担科研课题 10 余项；团体建立并不断完善全国名中医王建民教授学术经验传承推广平台，以培养高层次中医药传承人才，推进中医药的传承与发展。

团队积极开展广泛的学术交流与合作，多次通过开展全国继续教育班、承办安徽省肛肠年会等形式，提高安徽肛肠学科在全国的影响力；积极推广王建民教授在肛肠疾病领域临床经验，先后在蒙城、庐江、泾县、亳州等多地建立名老中医工作室，并定期前往各医院对王建民教授临床经验进行传播，为促进安徽肛肠事业的发展有着积极影响。经过多年发展，传承团队成员达百余人，培养学术继承人 4 人、传承弟子 12 人，以及研究生、进修生、实习生数千人。桃李不言，下自成蹊。

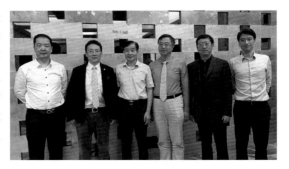

工作目标

工作室把习近平总书记"传承精华，守正创新"作为宗旨，在传承中求发展，充分发挥中医药学独特优势，用中医药守护百姓生命健康。

河南中医药大学第一附属医院
张怀亮全国名老中医药专家传承工作室

/// 个人简介,学术成就

张怀亮,男,1957年生,汉族,河南省许昌市人。张怀亮出身于五代中医世家,自幼随祖父习医,1978年考入河南中医学院,毕业后以优异成绩留校工作,进入河南中医药大学第一附属医院,成为国内著名中医脑病专家李秀林教授的学术继承人;1998年在北京医科大学第三附属医院进修神经内科1年,系统学习和吸收现代医学的诊疗技术;1999年师从国医大师张磊教授,全面学习内科杂病辨证之法、用药之道;2004年参加国家中医药管理局全国优秀中医临床人才研修项目,中医理论知识和临床诊疗水平得到进一步提升;2006年师从首届全国名中医白长川教授,学习疑难杂症的治疗方法,升华了对少阳三焦理论的认识。

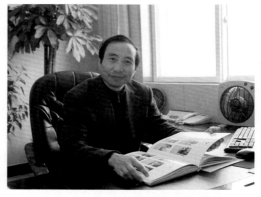

张怀亮是河南中医药大学第一附属医院脑病医院副院长,脑病四区主任,二级教授,主任医师,博士研究生导师;兼任河南中医药大学眩晕病研究所所长,河南省眩晕病诊疗中心主任;为享受国务院政府特殊津贴专家,第五批全国老中医药专家学术经验继承工作指导老师,首批全国优秀中医临床人才,马来西亚管理与科技大学客座教授,河南省名中医;任世界中医药学会联合会中医临床思维专业委员会常委,中国中西医结合学会眩晕病专业委员会主任委员,中国中医药研究促进会脑病学分会副会长,中华中医药学会脑病分会常委,河南省中西医结合学会眩晕病专业委员会主任委员,河南省保健委员会、卫生健康委保健局特聘干部保健专家,仲景书院首届"国医导师",台湾中医临床医学会永久性学术顾问;建有张怀亮全国名老中医工作室,《环球中医药》杂志、《中国实用神经疾病杂志》编委,《国医论坛》杂志编委会副主任;先后出版专著5部,发表医学论文40多篇,获得省级科技成果奖2项、厅局级科技成果奖3项、国家发明专利2项。

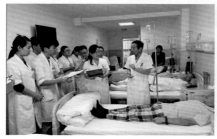
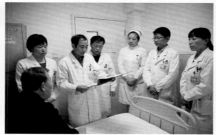
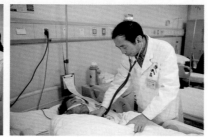

/// 勤于临床,不忘初心

张怀亮长期工作在临床一线,经常在院内外会诊,年门诊量1万余人次,求诊者来自省内外。尽管工作辛苦,但他进入医院36年来,从未休过一次工休假;临床擅长治疗脑血管病、眩晕、头痛、失眠、焦虑症、抑郁症、重症肌无力、癫痫、帕金森病等疾病;曾用中药治愈帕金森病人10余例,运用中西医结合的方法使大多数重症肌无力病人达到临床治愈。

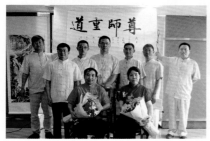
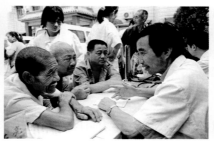
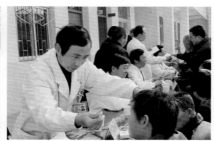

/// 发煌古义，融会新知

　　张怀亮致力于中医临床辨证方法的研究，以中医经典理论作为从事中医工作的基础，博采众长，兼收并蓄；依据临证实践，系统总结君火、相火理论，提出"君火失眠论""相火失眠论""君相火失眠论"；创新少阳三焦学说，提出"从少阳论治抑郁症"，再据三焦之生理、病理特点，提出"三焦郁阻致眩"理论；结合临床案例，深入研究自然界之年节律、月节律、日节律对人体生理、病理的影响，系统总结时间医学在中医临床中的应用；在前贤的基础上提出"读书 - 临证 - 再读书 - 再临证 - 总结 - 思悟"之中医临证方向。

/// 眩晕领域，扬帆起航

　　张怀亮在研究中医脑病的基础上，把眩晕作为专病建设方向，在眩晕医学领域取得较大成绩。河南中医药大学第一附属医院为国家中医药管理局重点专科优势病种——眩晕协作组组长单位，曾应邀为全国 500 多家中医院进行眩晕中医诊疗方案视频解读。科室建有眩晕专病门诊、眩晕病房以及国内一流的眩晕检查室。张怀亮在国内眩晕医学领域做出许多开创性工作，先后成立高校眩晕病研究所——河南中医药大学眩晕病研究所、省级眩晕病诊疗中心——河南省眩晕病诊疗中心、眩晕病学术组织——河南省中西医结合学会眩晕病专业委员会、眩晕病专业网

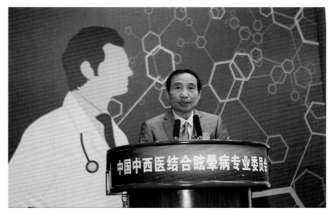

站——《中国眩晕网》；2016 年牵头成立中国中西医结合学会眩晕病专业委员会。2018 年 3 月 16 日，联合国 20 多家医院的神经内科、耳科、精神心理科等专业的知名眩晕专家，依托中国中西医结合学会眩晕病专业委员会、中国医药教育学会眩晕专业委员会、河南中医药大学一附院，成立"全国多学科眩晕病会诊中心"，为众多的眩晕患者提供就诊平台。

/// 医德高尚，誉满中原

　　2004 年，张怀亮被选为河南省中医药防治艾滋病专家组成员，承担河南省某县的艾滋病防治工作。无论阴晴雨雪，他每月下乡一次，走村串户，送医送药，减轻患者病痛，提高他们的生活能力，他先后多次被评为"河南省中医药艾滋病防治先进个人"，获得"河南省中医药防治艾滋病项目贡献奖"。因医德高尚，他曾被社会上评为"患者最满意医生"。2014 年 5 月，张怀亮右足骨折，骨科医生要求他休息至少 3 个月，限制活动。但面对大量求诊的病人，他拒绝请假休息，自己或坐轮椅，或用自行车代步，没有请过一天病假，没有耽误过一个病人。2015 年，张怀亮荣获中国科教文卫体工会全国委员会、原国家卫生计生委办公厅联合授予的"全国医德标兵"荣誉称号，2020 年 7 月被评为"河南省优秀医师"。张怀亮曾荣获"十大感动医院职工"，评选委员会对其评价为"没有过多的语言，只有默默地奉献。田间地头、工厂矿区无不留下您悉心为病人诊治的身影，并且运用中医的特色与疗法把疗效发挥到极致，使病人以最小的花费、最便捷的求医之路喜获康复。您精湛的医术、高尚的医德、独到的中医医理和医法在病人中广为传诵！"

　　张怀亮一手传承医术技艺精髓，一手挑起科室业务重担，在救死扶伤的同时，不忘创新推动学术发展，用自己的实际行动诠释了一名医生对健康和生命的崇高礼赞。

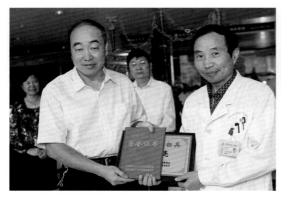

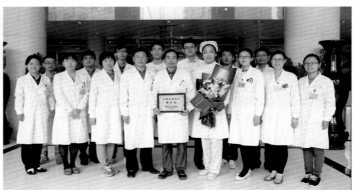

江西省萍乡市中医院
林家坤全国名老中医药专家传承工作室

/// 导师简介

林家坤，男，1962年7月生，安徽定远人；江西省名中医，主任中医师，教授，南京中医药大学及江西中医药大学博士研究生导师；第五、六批全国老中医药专家学术经验继承工作指导老师，国家中医药管理局"十一五"糖尿病重点专科学术带头人；享受江西省政府特殊津贴，获得"江西省卫生计生系统先进个人""全国卫生系统先进工作者""国家中医药文化建设先进个人"等多项荣誉。

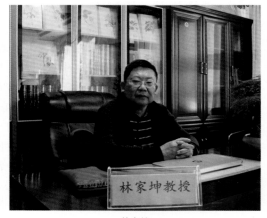

林家坤

林家坤教授从事中医临床、教学、科研工作30多年，以"勤求古训，博采众方"之志，发表学术论文百余篇，出版专著14部，主持省市级课题10余项，"贺普丁的白与黑增效剂组方及制备方法"获得国家专利。林家坤教授学崇仲景，勤于临床，善用经方诊治急危重症和疑难杂症。

/// 学术思想

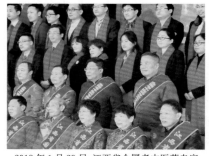

2018年1月29日，江西省全国老中医药专家
学术继承拜师典礼

林家坤教授学术造诣深厚，潜心研究《伤寒杂病论》30余年，指出张仲景在《伤寒论》中重阳、崇阳的观点，归纳总结张仲景"治阳三十六法"，形成具有鲜明特色的学术思想，创立主阳、三焦相关为基础的疑难杂病诊疗体系，著书立说，出版《张仲景治阳三十六法钩玄》《张仲景治阳三十六法诠解》，较为系统地总结了其"主阳思想"的学术观点，并发表代表性论文10多篇；创立"火-炎-痰-瘀-瘤"认识疾病病因病机的发展模式，指导中医临床辨证施治。林教授临床善用伤寒方剂，如桂枝汤、大小青龙汤、葛根芩连汤、小柴胡汤、半夏泻心汤、麻黄附子细辛汤、真武汤、葶苈大枣泻肺汤、桂枝茯苓丸等一系列经典名方；擅长治疗糖尿病及其并发症、肾病、肝硬化腹水、脑病并喑痱证、失眠、心衰、肺胀病、胃痞证、甲状腺及肺结节病、阳痿病、肿瘤等疑难疾病；善于总结经方与时方，挖掘江西省道地药材，创制清积调糖散、复方文蛤液、甲状腺结节及肺结节二方、益元起痿丸、雀脑丸、藏阳膏等系列特色专科中药制剂，广泛运用于临床。

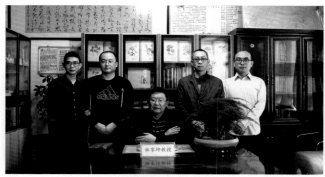

林家坤教授与第五、六批师承学生合影

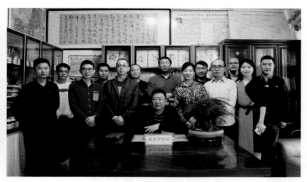

林家坤全国名中医工作室骨干成员合影

/// 学术传承

　　林家坤教授长期担任国家中医药管理局"十一五"糖尿病重点专科学术带头人，第五、六批全国老中医药专家学术经验继承工作指导老师，2018 年被确定为全国名老中医药专家传承工作室导师。林家坤教授一是创新中医传承教学模式，结合现代信息技术进行微信线上授课，撰写《中医经典理论浅析》一书，并与弟子们深入探讨中医经典理论，开展临床教学查房、疑难病例讨论，举办江西省继续医学学术交流培训班，传播"主阳思想"等；二是带领名中医工作室团队积极开展临床科研攻关，主持益元起痿丸治疗糖尿病勃起功能障碍临床观察、督阳灸治疗糖尿病自主神经病变汗证的临床观察、名中医林家坤学术思想"软阳法"治疗糖尿病口渴症的传承研究等省厅级中医药科研课题；三是在精英人才培养上，培养硕士研究生 2 人、博士研究生 2 人、江西省名中医 1 人、主任中医师和副主任中医师 7 人、全国中医临床优秀研修人才 1 人、国家中医药管理局糖尿病重点专科学科带头人 1 人、科主任 5 人，其中张运萍、姚晓文、李月岚、赵义、林俊等人已经成为学科领域的专家。2019 年，林家坤全国名中医工作室获江西省中国医师节"全省医师优秀团队"荣誉。

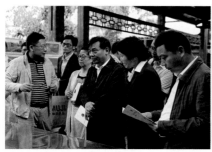 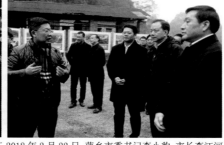

2018 年 5 月 7 日,国家中医药管理局副局长闫树江赴萍乡市中医院和青山中医药健康养生小镇调研　2018 年 2 月 22 日,萍乡市委书记李小豹、市长李江河一行调研萍乡市中医院青山中医药健康养生小镇

/// 防疫抗疫

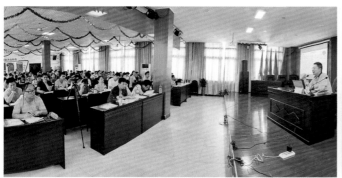

2019 年 6 月 28 日,林家坤教授在省级继续教育培训班上授课

2019 年 11 月 11 日,萍乡市中医院开展中医膏方节
图为林家坤教授义诊

　　2020 年 1 月，为做好萍乡市关于"新型冠状病毒感染的肺炎"病例诊断、医疗救治和院感防控等工作，身为全国名老中医药专家传承工作室导师，林家坤教授根据患者发热、乏力、咳嗽、咳白痰、胸闷等临床证候，结合冬春时令、赣西地区气候特点及人体体质状况等因素，认为此病属"伏温"，病机多为伏邪瘟疫、正气亏虚，故可见患者以发热、乏力、干咳为主症等，迅速带领传承工作室团队展开临床研究，遵《黄帝内经》"正气存内，邪不可干"之意，其主持的课题"保肺口服液对肺毒疫（新型冠状病毒肺炎）预防的疗效观察"被列为萍乡市科技局紧急攻关科研项目。团队依托医院制剂室研制出主要由石菖蒲全草、冰片、艾草等组成的避瘟祛疫香，燃熏可避瘟祛疫、清热解毒，通过提高免疫力和空气消毒达到预防新型冠状病毒肺炎，被广泛应用于医院等公共场所，在抗击疫情中发挥了中医药的独特优势。

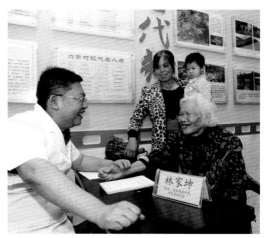

2017 年 6 月 15 日,林家坤教授参加萍乡市莲花老区"精准扶贫健康先行"下乡义诊活动

大庆市中医医院
于帮国全国名老中医药专家传承工作室

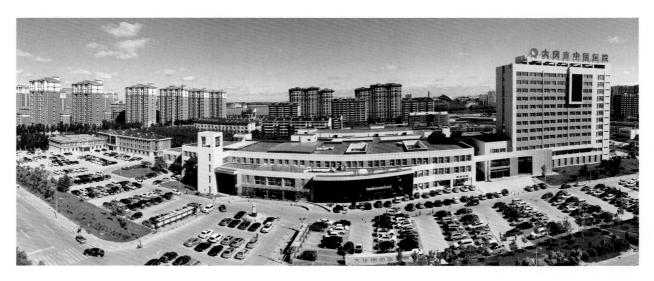

　　大庆市中医医院始建于 1960 年，位于黑龙江省大庆市萨尔图区保健路 8 号，是集医疗、教学、科研、急救、预防和康复为一体的国家三级甲等中医医院。

　　医院占地面积 8 万平方米、建筑面积 5.1 万平方米、开放床位 500 张，设有 15 个病区、23 个临床科室、6 个医技科室；有国家级重点专科 3 个、省级中医重点专科 4 个、省级中医重点专科建设项目 4 个、市级医学重点专科 5 个、市级重点学科 4 个；有全国名老中医药专家传承工作室 2 个（徐金星工作室、于帮国工作室），省级名中医专家传承工作室 3 个，中医适宜技术培训基地 1 个。

　　医院在职员工 1062 人，其中卫生专业技术人员 835 人、高级职称 251 人、硕士以上学历 132 人；有享受国务院政府特殊津贴和省人民政府特殊津贴专家各 1 人，第五、六批全国老中医药专家学术经验继承工作指导老师 2 人、继承人 6 人，全国优秀中医临床人才 6 人，全国中药特色技术传承人才 1 人，全国中医临床特色技术传承骨干人才 1 人，黑龙江省第一批名老中医药专家学术经验继承工作指导老师 6 人，黑龙江省名中医 11 人，黑龙江省青年名中医 4 人，大庆市名中医 4 人。

　　为加快实现建成省内一流的现代化综合性中医医院发展目标，医院大力开展针灸、推拿、艾灸、火罐等中医特色疗法，开展中医体质辨识、健康管理等中医保健项目和治未病诊疗服务，进一步加强中医药在骨科、泌尿科、普外科、肛肠科和麻醉科等外科领域的应用，扩大标准化中医非药物疗法诊疗区域，开展儿童康复、产后康复、疼痛康复、急重症康复等治疗，开展胆道镜、腹腔镜、宫腔镜、肠镜等项目，建立完善加速康复外科（ERAS）体系，制定和实施加速康复外科（ERAS）临床规范。

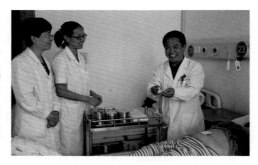

　　医院成立国医堂，实现百名专家看百病的目标；成立治未病中心，突显了"上工不治已病治未病"的中医特色理念；成立康复中心，展示中医保健、康复为一体的特色与优势；成立特需病房，体现了"传承创新、仁和精诚"的医院宗旨。

　　大庆市中医医院妇产科成立于 1984 年。自科室成立以来，以突出中医特色为主线，配合中西医结合治疗妇产科各种常见病、疑难杂症。科室为省、市重点专科，国家中医药管理局龙江韩氏妇科流派二级工作站。

　　科室有医护人员 37 名，其中有全国老中医药专家学术经验继承工作指导老师 1 人、黑龙江省名中医 2 人、主任医师 8 人、副主任医师 8 人、博士研究生 1 人、硕士研究生 9 人。科室医护人员共发表论文百余篇，出版医学专著 10 余部，完成省市级科研项目 10 余项，获得省市科技进步奖多项。

科室经过多年临床实践,针对女性特点,以中医妇科学理论为指导,选择崩漏(功能失调性子宫出血)、经断前后诸症(绝经综合征)、妇人腹痛(盆腔炎性疾病)这三种妇科常见病为科室的重点病种。围绕这些妇科病种建立完整的诊疗方案,通过不断学习,总结前贤的经验,总结出中药灌肠方盆炎康Ⅰ号及Ⅱ号、洁阴洗液、益母汤、催乳Ⅰ号、外阴熏洗及多种穴位贴敷药方等共计10余种院内协定处方,为医院突出中医特色,发展专科专病,提高中医药疗效奠定良好的基础。

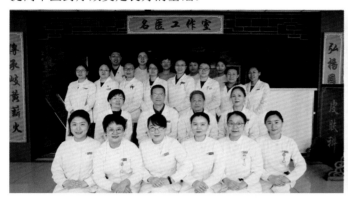
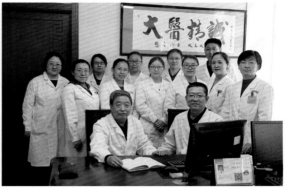

于帮国全国名老中医药专家传承工作室注重人才培养及团队建设,搭建团队学习、专业交流及技术攻关的平台,发挥医疗团队的特长和优势,开展中医临床新技术攻关课题的研究,解决中医妇科临床及科研上的疑难问题,扩大团队的影响力和战斗力。工作室团队以师承的形式开展工作,以整理、总结、继承、发扬和创新国家名老中医于帮国的临床诊疗经验和学术思想为工作目标。

名医工作室定期组织专家查房,有针对性地发现和解决中医妇科医疗中存在的疑难问题,提高医疗质量;充分利用名医工作室优势资源,开展疑难病会诊、危重症抢救、优势病种治疗等,提高中医妇科专病专治疗效;加强与中医妇科领域的医疗、教学、科研机构的合作与协作,促进本学科领域的学术交流。

名医工作室不断完善对妇产科疾病的诊治工作,采用中医特色治疗与西医优势治疗相结合、中医传统疗法和现代技术相结合、优化方案与适宜基层治疗方案相结合,充分体现了中西医结合治疗妇科疑难病的特色疗法;注重发挥中医药经络学说与外治法的特色疗法,针对不同疾病和不同证型,在口服中药的同时,使用中药穴位贴敷、艾灸、中药熏洗治疗等非药物疗法。

于帮国,1980年毕业于黑龙江中医学院(现黑龙江中医药大学)中医系,主任医师,任大庆市中医医院妇产科名誉主任;为黑龙江省名中医,第五批全国老中医药专家学术经验继承工作指导老师,黑龙江省劳模创新工作室指导教师,省级、市级重点学科带头人,"龙江韩氏妇科"二级工作站负责人;受聘于黑龙江中医药大学、哈尔滨医科大学大庆校区,任兼职教授;兼任中华中医药学会养生康复分会委员会委员、世界中医药学会联合会生殖医学专业委员会理事、黑龙江省中医药学会妇科专业委员会副主任委员、黑龙江省中西医结合学会生殖专业委员会副主任委员、黑龙江省龙江医派研究会理事等。

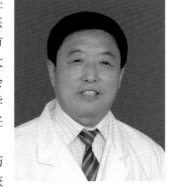

于帮国主任从事中医临床工作近40年,在工作中努力钻研业务,突出中医药特色,坚持理论联系实际。在工作中视患者如亲人,全心全意为病人服务,多次获大庆市劳模、大庆市最美劳动者等荣誉称号。在业务上,善于运用古代医家的学术思想和近代名老中医的临床经验,指导下级医师临床实践;擅长治疗多囊卵巢综合征、子宫肌腺症、男女不孕不育、外阴白斑、崩漏、经断前后诸症、痛经、异位妊娠等疾病;对崩漏、绝经期前后诸症、闭经等疾病的治疗,主张以补肾养肝为主,兼活血祛瘀的观点;在临床工作中总结实践经验,研制圣洁洗液、生化更春宝、盆腔炎胶囊、痛可舒冲剂、宫血宁、复方灭滴灵胶囊等多个品种,广泛应用于临床。

于帮国主任长期坚持医、教、研相结合,主持或参与完成"安血冲剂减轻药物流产后出血的研究""更元康软胶囊治疗围绝经期综合征的临床研究"等省、市级科研项目8项;获黑龙江省中医药管理局中医药科学技术进步一等奖1项、二等奖2项,大庆市科技进步二等奖3项、三等奖2项;编著出版《名老中医经验精要》《中医妇科疾病论治新法》等专著4部;在核心期刊发表《更元康软胶囊治疗围绝经期综合征的临床研究》等医学论文30余篇。

西安交通大学第二附属医院
乔成林全国名老中医药专家传承工作室

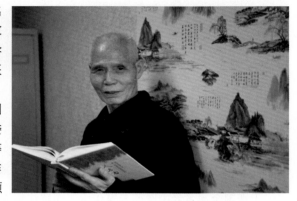

乔成林教授，主任医师，硕士研究生导师，陕西省首届名中医，全国知名中医肾脏病专家，第五批全国老中医药专家学术经验继承工作指导老师，陕西省第二批老中医药专家学术经验继承工作指导老师；曾任西安交通大学第二附属医院(原西安医科大学第二临床医学院)中医科副主任、主任，中华中医药学会肾病专业委员会委员，陕西省中医药学会副会长、内科专业委员会副主任委员、肾病专业委员会主任委员，《西安交通大学学报（医学版）》《陕西中医》杂志编委等职；现任陕西省中医药学会名老中医药学术经验继承工作委员会副主任委员等职；主持及指导国家自然科学基金项目5项、省级科研项目30余项；获陕西省市级高校科研成果奖10项，其中一等奖1项、二等奖4项、三等奖5项；发表学术论文90余篇；主编《实用中医外科治疗手册》《中医妇科治疗手册》。

近年培养硕士研究生3名（其中2名已取得博士学位），2002年被遴选为陕西省第二批老中医药专家学术经验继承工作指导老师，并指导师带徒学生2名；2012年被遴选为第五批全国老中医药专家学术经验继承工作指导老师，指导师带徒学生2名（其中吴喜利现为教授、主任医师、博士研究生导师、中华中医药学会名医学术研究分会副主委、教育部高等学校中西医结合类专业教学指导委员会委员、西安交通大学第二附属医院中医科主任及学科带头人）。

乔成林教授从事中医、中西医结合内科疾病的临床、教学、科研工作50余年，熟读各种中医典籍，潜心研究中医基础理论，尊古而不泥古，博采众家，融会贯通，不断创新，勤于临证，坚持出世做人，入世做事、做学问的原则；他在学术上兼容并蓄，兼及现代医学理论，能将两种不同医学理论进行有机融合，并在临床中积极应用，能经常关注本学科中西医发展新动向和新理论，善于吸收各医家学术精华；临床擅长诊治肾脏疾病、消化系统疾病、皮肤疾病及妇科疾病等，尤其在中医、中西医结合防治肾脏疾病方面具有深厚造诣；临证擅长运用现代医学与传统医学相结合的治疗理念，在长期的临床实践中积累了丰富的经验，对慢性肾脏病的理法方药提出自己独到的见解，于20世纪90年代提出治疗肾病的"益气泄浊法""益气补肾法"和"益肾活血法"等疗法，研制出治疗肾病的益肾胶囊、复肾胶囊、益肾活血胶囊等院内制剂，其中"益气泄浊法"的学术思想在多种期刊及学术会议发表、交流，得到国内中医界的肯定。乔成林教授近年来逐渐形成"治水必先温通""从三焦论治"慢性肾脏病(CKD)和激素治疗CKD的"中医四期论治"等独特的学术思想。

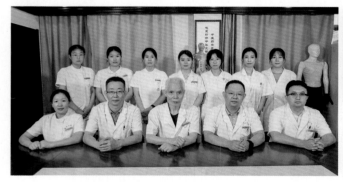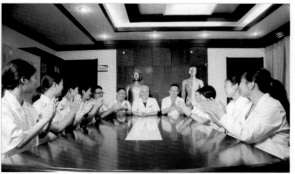

乔成林教授临床运用宏观和微观相结合、辨证与辨病相结合、中医与西医相结合的方法，诊治内科疑难危重症；临床根据肾小球肾炎的证候特点及实验室检测指标，提出将肾小球肾炎分为水肿、蛋白尿、血尿、高血压、慢性肾功能衰竭、恢复期六大类进行论治，并应用五苓散、黄连温胆汤、补中益气汤等方药治疗肾炎。

乔成林教授认为慢性肾脏病的病机多是"阳虚浊阻"——本虚标实，阳虚是本，浊邪潴留是标。阳虚应以肾阳虚为主，兼以脾阳虚；浊邪指痰浊、湿浊、饮浊、水浊、瘀（血）浊。脾肾阳虚，阳气不足，气不化水，而致痰、湿、饮、瘀（血）、水内停；脾主运化，然运与化皆为阳动，若阳不足，则运化乏力；肾为先天之本，肾阳是全身阳气之根本，脾阳根于肾阳，脾脏依靠肾阳的温煦才能运化正常；水本畏土，健脾固然能制水，但水气太甚，运土难制泛滥；肾为水脏，气化固然能利水，但肾脏本虚，温补往往无功。因此，治法上应注重痰饮水湿浊邪的排除，故提出"温阳固精"为主，"健脾化浊"为辅的"温阳化浊法"，标本同治，并且带领团队应用"温阳化浊方"与"温阳化浊针刺法"联合治疗慢性肾脏病，充分体现了慢性肾脏病的中医病因病机理论和治疗特色。

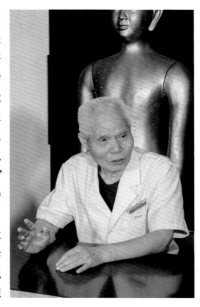

先生如今已年逾古稀，依然保证每周出两整天门诊，科室考虑到不能让先生过于劳累，曾提出让先生周六门诊时限号，但先生却说："周六的门诊患者有的是外地来的，有的是平时没时间来看病的，若是限了号岂不是让他们还要再等一周或更长时间。我们要多换位思考，要站到患者的角度多去想一想！"他永远想的都是他的患者，想的是他的中医事业，以及他的医者初心！有时候和先生出一天门诊，学生都感觉很累、受不了，可先生依然不知疲倦地认真聆听患者的诉说并耐心诊治！有一次一名患者周六来门诊看病时已经到下午快下班了，门诊挂不上号，患者焦急地说："我们是从甘肃赶过来看病的，车晚了！实在对不起，乔教授您给看看吧，我们来一趟不容易！"先生啥话都没说，就给患者加号，诊治疾病。虽然推迟了下班时间，但先生认为我们做医生的就应该这样，为患者解除病痛是幸福的、快乐的，这也体现了先生这一代人"累并快乐着"的博大胸怀！

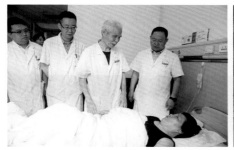
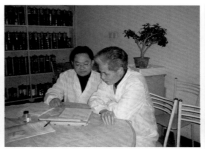
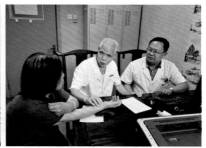

2019年成立乔成林全国名老中医药专家传承工作室以来，工作室通过配备工作场地、工作室硬件措施以及合理的传承团队人员组成，建立良好的硬件及软件条件。工作室传承团队通过跟师学习、记录典型医案等，对老中医药专家的学术观点及临床经验进行总结及整理；传承团队以发表学术论文、出版专著以及撰写研究报告、形成专病诊疗方案等形式，对老中医药专家学术经验进行传承与发扬。通过传统跟师学习以及建设相关网站上传名老中医药专家研究资料并宣传等形式，实现名中医典型医案、影像资料等资源共享，挖掘多种对名老中医药专家学术经验传承及推广的形式和有效方法，不断总结并创新传承模式；传承团队通过跟师学习、举办各级中医药继续教育项目等多种培养形式，传承老中医药专家的学术思想及临床经验，培养高层次中医药人才。

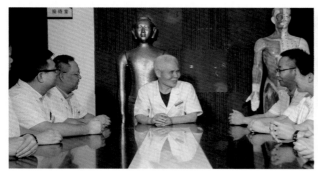
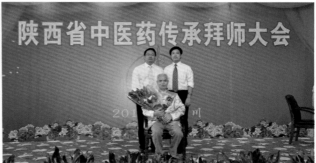

西安交通大学第二附属医院
刘润侠全国名老中医药专家传承工作室

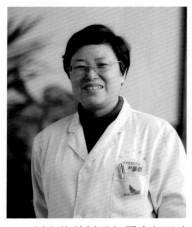

　　刘润侠教授，二级主任医师，中医药师承博士研究生导师，第四批全国老中医药专家学术经验继承工作指导老师，西安交通大学中西医结合临床专业硕士研究生导师，陕西省首批名中医；曾任中华中医药学会妇科专业委员会第三、四、五届委员，陕西省中医药学会第四、五届常务理事，陕西省中西医结合学会第六届常务理事，陕西省中医妇科专业委员会副主任委员，陕西省生殖医学学会第一、二届委员，《陕西中医》杂志编委，陕西省卫生高级专业技术资格评审评委会委员，陕西省医疗事故鉴定委员会委员；曾多次担任国家自然科学基金、博士生导师基金、教育部高等学校科学技术奖评审专家；从事中西医结合内科、妇科工作40余年，擅长运用辨证与辨病相结合、中医与西医相结合的方法，诊治和研究妇科、内科疑难杂症，创建系列独特的诊疗方法，形成自己的诊疗特色。

　　刘润侠教授承担国家级及省级科研课题20余项，其中主持国家自然科学基金1项、省级科技计划项目2项、省中医药管理局项目5项；参与省级科技计划项目5项、省中医管理局项目6项；主持开展院内新技术、新疗法2项；发表专业性学术论文50余篇，其中第一作者20余篇，SCI收录1篇，MEDLINE收录2篇；获陕西省科学技术奖二等奖1项（第三名），西安市科学技术奖二等奖1项（第三名）；培养博士研究生1名，硕士研究生10余名。

　　在40余年的临床工作中，刘润侠教授重视知识更新，了解国内外发展状态，不断地开展新技术、新疗法，临床上善于总结经验和教训，重视西医诊断和中医辨证治疗，对每种疾病的病因病机要彻底了解，才能取得良好的疗效。

　　在治疗疑难疾病多囊卵巢综合征时，刘润侠教授认为多囊卵巢综合征患者虽临床表现多样，但主要表现为痤疮、颜面皮肤油腻、毛发浓密，且大多体型肥胖、月经稀发或闭经、不孕。超声显示卵巢呈现多囊样改变，性激素检查

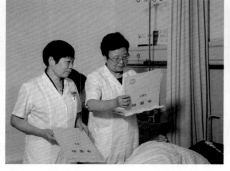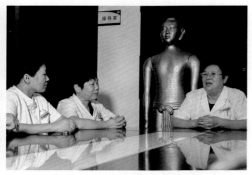

显示雄激素过高。辨其病证，痤疮、颜面皮肤油腻、毛发浓密，为肝肺郁热；肥胖为痰湿之证，肥胖、月经异常、不孕、等表现是脾肾阳虚水液代谢失常、痰瘀互结、天癸失调、冲任气血失调、胞宫藏泻失调所致，所以该病的发生与脾肾关系密切。她细心分析，思考研究肝、肺、脾、肾产生病证之间的相互关系，寻找该病病因病机，发现病因多与体质有关，临床表现多脏腑功能紊乱、病证虚实错杂、缠绵难愈。参照《丹溪心法》《傅青主女科·种子篇》对该病的描述和分析，最后得出郁热、痰瘀为其标，脾肾阳虚为其本，肾虚是该病发生的最基本病机的结论。刘教授认为由于该病多脏腑功能紊乱，病证虚实错杂，病程较长，治疗如采用简单的补肾活血或补肾化痰很难达到理想的治疗效果，提出治疗应以补肾为主，清肝化痰祛瘀同时进行。在这样的思路指导下，她从治疗该类疾病出现频率最高的药物中筛选出17味集补肾、清肝、化痰、活血、祛瘀为一体的治疗多囊卵巢综合征的调经助

孕方，临床上在此方基础上灵活加减。为了探讨其作用及作用机理，她和研究生们通过观察拆方及整方对 PCO 大鼠相关指标的影响，以及调经助孕方对多囊卵巢患者血清性激素、抗苗勒氏管激素（AMH）、卵泡发育及排卵率、卵巢、卵泡壁、子宫血流动力学参数的影响，多途径多方面探讨其作用和作用机理，取得客观的数据和结论，为该方的推广和应用提供科学依据。

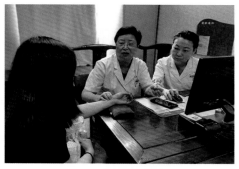

刘润侠教授在治疗母儿血型不合时，发现此类患者问诊往往没有任何不适，临床很难辨证，但翻阅古籍，《医宗金鉴》记述的胎黄与其临床表现非常相似。究其病因多因孕妇湿热太盛，小儿在胎内受母血湿热毒气所致。追其病史，观其舌脉，问其二便，的确符合湿热辨证，故以大生地汤合茵陈蒿汤治之，但临床实施时疗效不够满意。她和团队在临床辨证基础上，进一步开展深入的临床和实验研究，发现其病机不只是湿热所致，湿热阻滞气血，瘀血也是其发病的一个原因。由于抗原抗体结合引起胎儿发生溶血，胎儿出现头皮水肿，心脏、肝脏肿大，功能失常，胎盘微小血栓形成，从而导致新生儿黄疸、流产和死胎。黄疸、水肿、心肝肿大、微小血栓和中医的湿、热、瘀观点一致。故在原方的基础上加入理气化瘀的木香、丹参、益母草、酒大黄，疗效大增。上述药物都属妊娠慎用药物，根据《黄帝内经》"有故无殒，亦无殒也"的理论，在严格掌握用量的情况下，大胆用药，使患者抗体效价下降明显，通过药理研究也证明所选药物均具有较强的抑制多种抗体产生的作用，能够很好地防治新生儿溶血症的发生。该方在临床使用 30 余年，并扩展用于抗磷脂抗体导致的反复自然流产、溶血性贫血等。

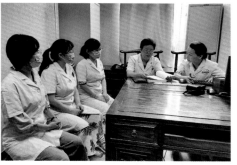

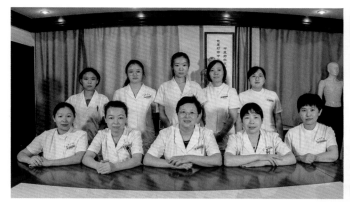

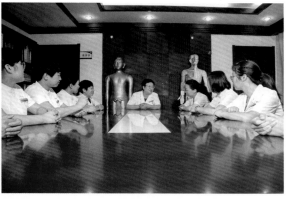

传承工作室团队在刘润侠教授带领下，擅长中西医结合诊治和研究妇科、内科疑难杂症，尤其在诊治不孕不育、多囊卵巢综合征、子宫内膜异位症、复发性自然流产、慢性盆腔炎、高泌乳血症、围绝经期综合征、卵巢囊肿等方面，擅长发挥中西医各自优势，因人因病而异，建立开展不同周期、不同途径给药的特色治疗方法，如中药周期疗法、高位保留灌肠等，形成以中医中药为主，中西医结合综合诊治各种妇科疾病的特色诊疗。其中采用自拟通管汤高位保留灌肠 + 放射介入综合治疗输卵管阻塞性不孕，不同途径给药的各种妇科疾病的特色诊疗方案，以中药浓缩保留灌肠疗法，使药到病所，既重视局部治疗，又注意整体调节，发挥综合疗法优势；根据多年临床经验自拟益黄散对防治 ABO 及 RH 母儿血型不合新生儿溶血症从湿热论治，清热活血利湿，并结合 3 期疗法，广泛用于临床。在治疗各种内分泌失调引起的不孕不育症方面，以中医辨证论治为基础，辨证与辨病相结合，结合现代医学月经的神经内分泌周期调节理论，运用阴阳调节手段，在月经周期不同阶段，采用中药人工周期，以补肾滋阴－活血化瘀－补肾壮阳－活血调经立法，调节月经，促进排卵。

中南大学湘雅医院
梁清华全国名老中医药专家传承工作室

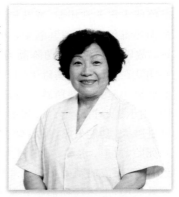

梁清华，女，湖南耒阳人，中南大学湘雅医院特需知名专家，一级主任医师，教授，博士研究生及博士后导师；为国家名老中医，全国老中医药专家学术经验继承工作指导老师，全国名老中医药专家传承工作室专家，湖南省名中医，湘雅名医，湖湘名医俱乐部首批入选名医，首届国家《敬佑生命·荣耀医者》"中华医药贡献奖"获得者，中南大学"531"人才。

梁清华先后担任中南大学湘雅医院中西医结合科（研究所）主任，国家中医药管理局脑病重点专科主任，国家中医药管理局"中医肝脏象本质"重点研究室主任及中西医结合学科学术带头人，第八、九、十届湖南省政协委员，中国中西医结合实验医学专业委员会副主任委员，中国中西医结合风湿病专业委员会防治风湿病协作委员会副主任委员，中国中西医结合神经科专业委员会常务委员，中华中医药学会脑病专业委员会委员，中南六省中西医结合风湿病专业委员会副主任委员，湖南省中西医结合学会（理事会）副会长，湖南省中西医结合神经科专业委员会主任委员，湖南省中西医结合风湿免疫病专业委员会副主任委员，湖南省中西医结合基础理论研究专业委员会副主任委员，湖南省保健委员会保健专家核心专家，国家自然科学基金同行评审专家，国家科学技术奖励评审专家，国家科技重大专项课题评审专家，国家"863"计划评审专家，国家专科医师培训基地评审专家，国家中医药科技咨询与奖励评审专家，教育部科技奖励评审专家，国家博士后基金评审专家及湖南省科技基金项目及成果奖励评审专家。

/// 勤求古训，博学精研

学医伊始，梁教授接触的主要是西医课程。她毕业后在湘雅医院外科工作的日子里，受顾明辉教授影响极大。顾明辉教授善于用中药大承气汤加甘遂治疗重症胰腺炎。梁教授被中医药的神奇魅力所打动，积极参加湘雅医院举办的西学中班，学习中医基础知识、中药、方剂、针灸，常见病的中医辨证及理、法、方、药等。她边学习、边思索、边理解、边体会、边应用，受到授课老师黎杏群教授的高度赞赏，黎教授力荐她到中西医结合科工作。从此，梁教授在中医道路上漫漫求索。梁教授在原湖南省卫生厅举办的中医四大经典著作业余学习班学习两年，在湖南中医学院（现湖南中医药大学）西学中医研究班学习中医名著典籍3年，并深入精研中医经典，为临证夯实了坚实的中医基础。

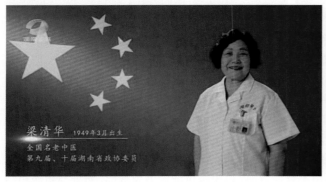

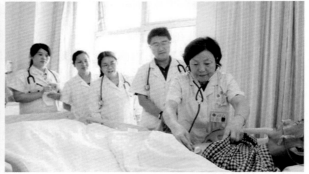

/// 悬壶济世，仁心仁术

"万事德为先，百业术为重"，梁教授总是这样教育她的学生。当一名医师不但要有技术，更要对人间疾苦怀恻隐仁爱之心，要把病人当亲人。她时刻以孙思邈提出的"大医精诚"为座右铭。她解释说："大医"，又称"苍生大医"，就是为苍生百姓治疗疾病、解除痛苦的大夫。做一个称职的大夫，一是医术要"精"，治疗患者要医术精良、精益求精；二是医德要"诚"，待患者以诚相待，讲诚信，讲仁爱，要有认真、严谨、负责到底的态度。梁教授从医几十年来，始终以悬壶济世、治病救人为己任。

/// 传承创新，服务于民

梁教授西医基础厚实，中医理论精博，临床医疗技术过硬。她认为祖国医学博大精深，要挖掘传承，要弘扬，更要创新，师古不泥古，传承精华，守正创新。她在长期的临床医疗实践中，以中医典籍为准绳，采用中西医结合、辨病与辨证结合、宏观（整体）辨证与微观辨证结合、审证求因与审机辨治结合，从更深层次挖掘疾病的病因病机，精准辨证，提高疗效。对类风湿关节炎、强直性脊柱炎等风湿免疫性难治疾病，脑出血、脑梗死及重度颅脑损伤等危急重症，恶性肿瘤、肾病、肾衰等疑难病证的诊治，她都具有独特的学术思想和治疗专长，形成其治疗风格和用药特色。

1994～2008年，梁教授在担任学科主任期间，带领全科团结奋斗，中西医结合科获得国家中医药管理局重点学科、原卫生部（现国家卫生健康委）临床重点专科、国家中医药管理局"脑病重点专科"、国家中医药管理局"中医肝脏象"重点研究室、首批全国综合医院中医药示范单位、中西医结合一级学科博士点及博士后流动站、湖南省首批重点学科等。2004年，在教育部全国一级学科评估排名中，中西医结合学科居全国第7位，在西医院校中居全国第3位。

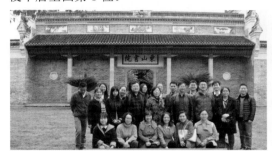
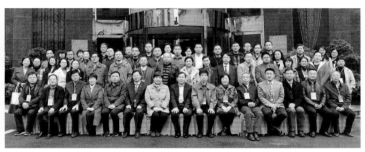

/// 科研、学术成就

（一）科研课题

梁教授主持承担国家自然科学基金课题、国家自然科学基金重大研究计划、"十一五"国家科技支撑计划及部省级课题30余项，其中国家自然科学基金课题5项、国家自然科学基金重大研究计划1项、"十一五"国家科技支撑计划1项、科技部新药研究基金1项、教育部博士点基金2项、省部级课题21项（其中省科技重大攻关项目2项），指导硕士、博士及博士后研究生50余人，师带学徒10余人。

（二）科研获奖

梁教授主持与参加的科研项目获奖27项，包括湖南省科技进步二等奖5项、三等奖3项，湖南省中医药科技进步一等奖5项、二等奖1项，湖南省医学科技进步一等奖1项，国家科技进步三等奖1项，国家中医药科技进步三等奖2项，中华中医药学会科技进步二等奖1项，中华中医药学会科技进步三等奖1项，院校医疗新技术奖7项；她分别于2008年、2015年获中国中西医结合风湿病专业委员会授予的"推动风湿免疫病学术发展突出贡献奖"，2010年获中国中西医结合学会授予的"全国中西医结合贡献奖"。

（三）学术论文与专著

梁教授以第一作者及通讯作者发表科研论文229篇，其中SCI和MEDLINE收录37篇，在CSCD杂志上发表论文106篇，在中华级杂志上发表论文12篇，论文累计被引用次数为765次，单篇最高被引用次数为36次；主编与参编专著11部，其中主编、主审医学专著3部，副主编3部，参编5部。

（四）人才培养

梁教授指导硕士、博士（含外籍）及博士后研究生50余人；作为全国名老中医，培养学徒10余人，指导青年医师获国家自然科学基金项目10余项、省级科研课题10余项，3人获得教育部新教师基金项目；培养西部人才、地市级医院的科主任及骨干医生200余人，临床医学本科、七年制、八年制硕博连读学生共计2000余人。

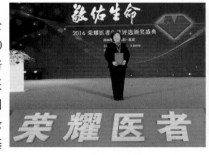
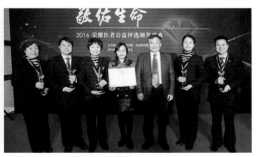

华中科技大学同济医学院附属同济医院
黄光英名老中医传承工作室

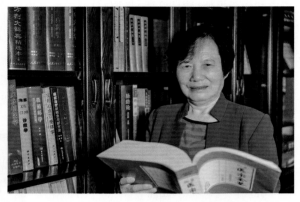

黄光英，医学博士、主任医师、二级教授、湖北省中医大师、享受国务院政府特殊津贴专家，2011年获全国先进科技工作者，2017年获全国首届"白求恩式好医生"及中国中西医结合妇科"终身成就奖"等荣誉称号。黄光英教授所带领的中医妇科2012年被评为国家临床重点专科，黄光英教授现任世界中医药学会联合会优生优育专委会会长、中国民族医药学会妇科委员会副会长、湖北省老年保健学会会长。

黄光英教授师承中医大师刘云鹏教授和著名老中医黄云樵教授。在名老中医的言传身教下，她不仅继承了前辈的宝贵临床经验，还在中医妇科的疾病诊治过程中积累了丰富的经验。她注重经典著作的研读，衷中参西，对补肾、益气、活血的作用机理展开深入研究，逐步形成自己的中西医结合诊断、治疗经验和特色，尤其是将活血化瘀法用在妇科、生殖医学研究方面。她突破性地将活血法应用于胎儿生长受限治疗，打破传统医学理论妊娠期对活血药的使用禁忌。她与时俱进，不断创新，采用补肾益气活血法治疗辅助生殖技术的瓶颈问题——胚泡着床障碍，并带领课题组进行大量实验研究，分别从改善子宫着床微环境、促进血管形成等方面阐明补肾、益气、活血作用机制，系统地论证了中医学"肾主生殖"和有关"气血"理论的科学意义。"补肾益气活血法改善子宫内膜微环境和改进胎儿生长的应用与基础研究"获2006年中国中西医结合学会科学技术一等奖。

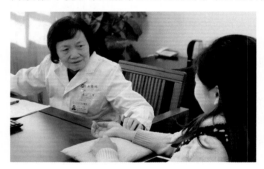

黄光英教授建立着床障碍动物模型，证实补肾益气活血方药确能改善子宫内膜着床微环境，提高孕卵着床率和孕育成功率；她对针灸的临床疗效和针刺机理进行广泛研究，特别是在针刺与现代辅助生殖技术结合提高受精卵着床率和妊娠成功率方面，引起国内外广泛兴趣；黄光英教授先后获得中国中西医结合学会科学技术一等奖和湖北省科技进步一等奖。基于黄光英教授学术经验，"中药复方和针灸协同辅助生殖技术提高反复着床失败成功率"作为同济医院临床领航工程之一得到医院大力资助。

黄光英教授不仅医术精湛，更将"大医精诚"奉为圭臬。她时常教导学生"大医精诚德为先"，身体力行着"悬壶济世、救死扶伤"的庄严承诺，牢记党的宗旨，扎根基层，无私奉献，全心全意为人民群众服务。她之所以

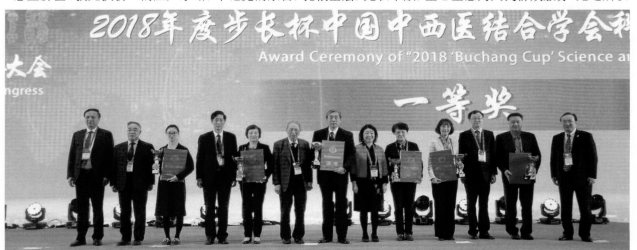

能够在中西医结合领域取得令人瞩目的成就，根本原因在于她对病人无私的爱，这种爱驱动她不断攀登科学高峰，引导她平等对待每一个患者，什么事都替患者着想，在疾病诊治上永不言弃。年逾古稀，她依旧保持每周4次门诊，一切为病人着想。

2020年初，新冠肺炎疫情肆虐，白衣为甲，逆行出征，黄教授从未停止为病人服务的决心，门诊一恢复她就坚守前线坚持坐诊，口罩在脸颊上压出深深的痕迹，身着隔离衣闷出一身汗，甚至打湿了衣服，模糊了护目镜。可她从未退缩，为广大年轻医师树立了标杆。黄教授时常说孩子是家庭的延续，是生命的希望，在这个阴霾的春天更是如此。她努力用实际行动奋斗在一线，只为解除广大妇女的生育难题，为家庭送去希望。传承的是学术经验，更是这股精气神和医德医风。

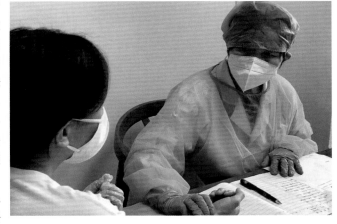

在黄光英教授的带领下，同济医院中医妇科团队在多囊卵巢综合征、子宫内膜异位症、卵巢早衰、妇科炎症性疾病、不孕症、胚胎着床障碍、先兆流产、复发性流产、产后病、各种女性肿瘤性疾病的放化疗减毒增效及间期调理等方面形成一套较为规范的治疗方法。2011年，由黄光英教授带领的同济医院中医妇科被评为原卫生部临床重点专科。2018年，为表彰黄光英教授长期以来对中西医结合妇产科事业发展作出的贡献，中国中西医结合妇产科专业委员会授予其"终身成就奖"。

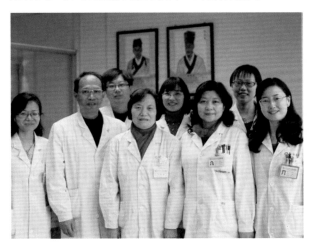

黄光英教授始终认为：传统医学要继承，要发展，关键还是在人才。她不仅注重临床工作中的传帮带，而且于2002年8月，创建中医系并担任系主任，共招收5年制本科生300余人，90%以上毕业生继续攻读研究生或就职于全国三级医院，成为中西医结合的生力军。2003年，她创办《中西医结合研究》杂志。

华中科技大学同济医学院中西医结合学科为国家重点（培育）学科，湖北省一级学科重点学科，中西医结合基础学科，国家首批博士、硕士授权学科点，一级学科博士点、博士后流动站，共培养博士研究生40余人、硕士研究生80余人。黄教授治学严谨求实，根据学生的特点因人施教，合理打造学科专业人才梯队。

工作室成立以来，通过医案收录、学术讲座及音像整理，全面梳理黄光英教授的学术经验，继承其学术观点和学术思想；通过学术讲座、论文撰写及举办学习班等多种形式，大力传播黄光英教授学术经验。

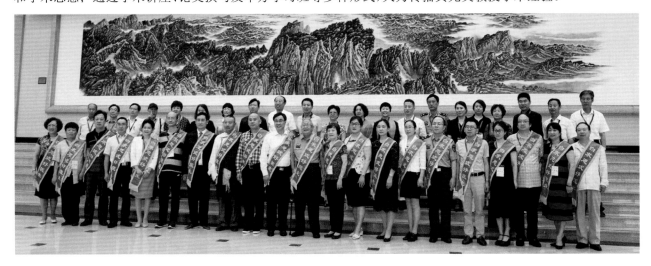

全国名老中医药专家杨群玉传承工作室

/// 杨群玉简介

杨群玉，女，教授，主任医师，广州市名中医，全国老中医药专家学术经验继承工作指导老师（第四、五、六批），全国名老中医药专家传承工作室指导专家。

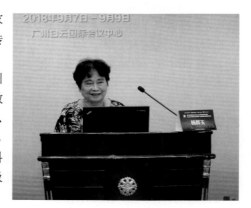

杨教授幼年即立志学习中医，1959年入读广州中医学院（现广州中医药大学），师从广州名医吴灼燊、许大辉、杜明昭，受教于邓铁涛教授。从医从教50余年。杨教授长期在综合医院中医科工作，因内、外、妇、儿各科疑难杂症屡见不鲜，更深刻地认识到单纯西医治疗困境多，80岁高龄仍坚守在临床一线。她以"阳常有余，阴常不足"论治内科杂病，以"肝常有余，脾常不足"论治小儿病，以"肺常虚"论治呼吸系统疾病，擅用岭南地方药，重视食疗将养，精研肿瘤及妇科不孕。

/// 主要学术观点

以"阳常有余，阴常不足"论治内科杂病

失眠、抑郁、糖尿病等内科杂病的辨证论治中，杨教授受朱丹溪《格致余论》"人受天地之气以生，天之阳气为气，地之阴气为血，故气常有余，血常不足"影响，认为阴常不足是人的正常生理状态或倾向。在此基础上，现代人多思虑无定，起居无常，免疫功能紊乱，使阳更盛阴愈虚，互为因果，发为表现各异之阴虚病或阴虚状态。临证用药多选用二至丸加味治疗。女贞子冬至日采，旱莲草夏至日采，汪昂《医方解集》指出："此足少阴药也"，临证加减用之，常可奏效。肝为风木之脏，"肝常有余"，易躁、易伤阴，治当滋肝阴，潜肝阳，养肝体，制肝用。尤其对于高血压病，杨教授认为该病以肝阳上亢为诱因，以肝肾阴虚为根本，以痰瘀为主要病理因素，3种病理变化相互转换，相辅相成。仅平肝潜阳不足以治本，阴不足，阳始终还是"亢"，瘀不去，郁热终将化火；仅补益肝肾起效较慢，上亢肝阳、痰瘀化火持续伤阴；仅活血祛瘀，热灼津液又生新瘀。故以平肝潜阳、补益肝肾、活血祛瘀为主要立法原则，拟"双石汤"治疗高血压，三法并用，控制血压更稳更久，曾获广州市优秀院内制剂。

以"肝常有余，脾常不足"论治小儿疾病

《灵枢·决气》曰："中焦受气取汁，变化而赤，是谓血。"说明脾的功能与机体的气血生成有着密切关系。杨教授认为，由于小儿生长发育所需物质较成人多，而脏腑功能又处在稚阴稚阳、成而未全的阶段，需求量大，功能稚嫩，脾胃易伤；独生子女个性强，易晚睡，常耗阴伤血，肝阳易亢，故小儿疾病常现"肝常有余，脾常不足"之象。在治疗上应顾护脾胃，且不忘生发阳气，养护肝阴。

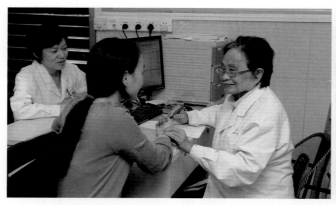

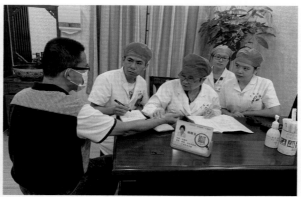

以"肺常虚"论治呼吸系统疾病

工作室依托广州呼吸健康研究院这一国际一流水平的现代医学平台，顽固难治的呼吸系统疾病非常多见。"找准中医切入点，发挥中西医结合优势"，杨教授综合多年临证体会，认为呼吸系统诸病，不止于肺，亦不离于肺。肺为华盖，皮毛卫外，肺虚则门户不约，咳易作，喘难愈。慢性咳嗽、反复感冒、喘、哮等常见呼吸系统疾病，病久总由"肺虚"始起。治遵"五脏相关"，亦不离"理肺补肺"。

擅用岭南地方药，重视食疗将养

岭南地区海岸线长，水产丰富，岭南人嗜食河鲜、海鲜等多湿滋腻之品，兼之岭南天气多湿，客观上造成岭南人体质上独特的地域特点。岭南地区炎热多雨，各种植物虫兽繁衍，中药资源不仅品种多、分布广、产量大，而且还有不少质量上乘的道地药材，素有"南药""广药"之称。

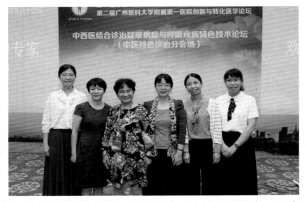

宗中医学"天人一体"整体观念，杨教授临证之时，遣方用药常选用岭南草药。尤其是暑月热病，常能药到病除。暑月热病，以发热为主症，临证所见各异，发病急骤，传变迅速。杨教授遵《素问·热论》"暑当与汗皆出，勿止"与吴瑭"暑非汗不解"的古训，多在内服药基础上应用青蒿、香薷煎汤药浴，通过沐浴时水的温热之力及中药本身的功效，使周身腠理疏通，毛窍开放，祛暑透邪泄热。凡此等等，不一而足。另外，结合广东人讲究饮食、擅煲汤的特点，杨教授在临床诊疗中，针对不同患者，常同时叮嘱饮食宜忌，开具药膳处方，慈爱之心，不胜拳拳。

/// 工作室简介

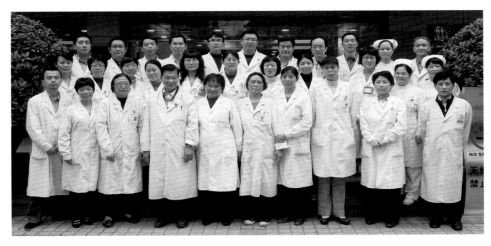

杨教授一直致力于中医理论及临床教学。退休之前，杨教授作为广州医学院中医教研室的骨干教学力量，承担临床医学专业本科生大量的中医教学工作，在西医生脑子里撒下了大量"中西医结合"的种子，为广州医科大学中西医结合工作的顺利展开奠定了良好基础。

杨教授担任第四、五、六批全国老中医药专家学术经验继承工作指导老师，对学生倾囊以授，毫不保留，培养第一批学生麦志广（原广州医科大学附属第一医院工作，现固生堂工作）、周东梅（广州医科大学附属第五医院工作），第二批学生杨辉（广州医科大学附属第一医院工作）、范萍（广州医科大学附属第一医院工作），第三批学生刘华（广州医科大学附属第一医院工作）、周颖芳（广州医科大学附属第三医院工作）。师生同心，2019年，杨群玉名老中医药专家传承工作室获国家中医药管理局全国名老中医药专家传承工作室项目建设资助。

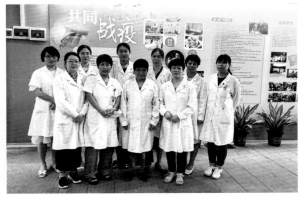

广州市荔湾区中医医院
沈坚华全国名中医传承工作室

/// 沈坚华简介

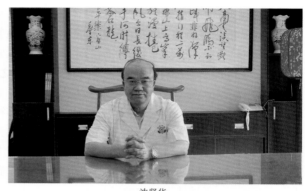

沈坚华

沈坚华，1954年生，广东英德人，二级主任中医师，享受国务院政府特殊津贴专家，第五、六批全国老中医药专家学术经验继承工作指导老师，广东省名中医，广州中医药大学师承博士研究生导师；历任国际中医男科学会副主席、中华中医药学会男科分会副主任委员、中华中医药学会药膳分会副主任委员等学术职务。

沈氏并非医学世家出生，1972年高中毕业后分配至广州市荔湾区卫生局，进入岭南卫生院的中药房工作，从一个小药工做起；通过刻苦学习、勤劳工作以及认真的态度，获得进修机会，毕业后成为临床医师；除诵读中医经典外，平时利用休息时间伺诊抄方，跟随区内外多位老中医门诊，打下坚实的中医临床基础；1980年进入广州中医学院（现广州中医药大学）夜大学习，读书、临证、再读书、再临证，不断提高；1985年参加广东省卫生厅举办的不孕不育专症学习班，开始从事不孕不育专科工作。

沈氏擅长治疗不孕不育症及妇、男、内科疑难杂症，具有较高知名度；主持、参与各级课题多项，其中" 新药前列安栓的开发研究与应用推广 "获广东省科技进步三等奖、" 纯中医综合疗法治疗不孕不育症的临床研究与推广 "获广州市科技进步三等奖及荔湾区科技进步奖一等奖；发表专业论文60余篇，出版学术专著《沈坚华中医临证心镜》《不孕不育名家食疗验方——沈坚华中医食疗心镜》，获得国家发明专利3项。

/// 学术思想

沈氏从事中医药工作近50年，诊治患者超过60万人次，具有丰富的临床经验，提出" 三步六法十八方 "中医综合疗法理论体系。" 三步 "是指祛邪安正、论病辨证施治、补肾调肝种子，" 六法 "是指根据辨证施以补肾、健脾、疏肝、活血化瘀、清热、外治法6种治法，" 十八方 "是根据" 六法 "而得出的代表方。

" 三步六法十八方 "中医综合疗法重视整体观念，以" 天人一体 "观为指导，强调以人为本，重视人体本身的统一性、完整性及与自然的相互关系。在诊治患者时，不只把个体考虑为一个机器，不只把产生疾病的脏器考虑为一个损坏的机件，而是把器官放在人这一整体，把疾病联系气候、地理因素等综合考虑，充分认识到需要治疗的不仅仅是人患了的病，更需要关注的是患病的人。为了提高临床疗效，沈氏非常重视中医综合疗法：一是治疗思想上的综合，体现" 天 - 地 - 人 "的综合，在起居作息、饮食调理、医药治疗上的综合；二是组方法则上的综合，就是论病辨证，主症、次症、合病、并病、复方、多方的综合；三是治疗手段上的综合，多方法、多途径、多剂型，充分将整体观念、辨证论治、方证论治和药食同源等中医特色应用于临床，使临床疗效不断提高。

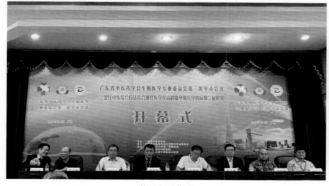

学习班开幕式

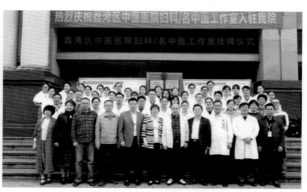

南方医科大学中西医结合医院挂牌

/// 工作室建设成效

（一）建成国家级中医重点专科，诊疗方案纳入临床路径

2009年，沈坚华名中医工作室获得中华中医药学会授予的"全国首届先进名医工作室"称号；2002～2011年，以沈坚华为学术带头人的妇科（原不孕不育专科），通过国家中医药管理局"十五""十一五"中医重点专科建设验收，成为国家中医重点专科，还加入全国中医妇科协作组、华南中医妇科联盟等学术联盟，进行不孕症、先兆流产、异位妊娠的临床诊疗方案及临床路径的修订及验证工作，推动中医妇科重点病种诊疗方案及临床路径的实施；2015年，"沈坚华名中医工作室建设"项目获得荔湾区科技进步二等奖。

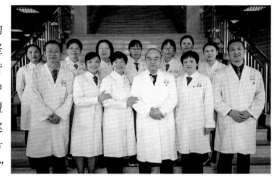

工作室合影

工作室人才梯队结构图

（二）人才梯队合理，沈氏妇科学术流派已成

工作室人才梯队合理，发展方向明确，骨干实力雄厚，形成三代以上学术传承流派，培养第五、六批全国名老中医药专家学术经验继承人4名，荔湾区中医师承弟子8名，徒孙6名，进修、实习生若干。

第一批弟子杨洪伟主任中医师，现任国家级中医重点专科主任、荔湾区知名专家。第五批全国名老中医药专家学术经验继承人谭桂云主任中医师，获得师承博士学位，现任荔湾区中医院党委书记、国家级中医重点专科学术带头人、享受荔湾区政府特殊津贴专家。2020年，谭桂云名医工作室成为广东省基层老中医药专家传承工作室建设单位、广州市基层名中医传承工作室建设单位，培养师承弟子3名，其第一批弟子莫颖茵副主任医师现任国家级中医重点专科副主任。第六批全国名老中医药专家学术经验继承人曾岚、张艺副主任中医师，分别担任专科孕产"一条龙"服务链中保胎安胎、产后康复方向带头人，负责多项省市级课题；第四批荔湾区中医师承弟子沈瑞扬主治中医师为调经助孕方向生力军。

（三）守正创新，亮点突出

2018年沈坚华名中医工作室成为广东省名中医传承工作室建设单位，2019年成为全国名老中医药专家传承工作室建设单位。工作室在传承守正的基础上创新发展，形成四大亮点。

亮点一 中医特色孕产"一条龙"服务链

工作室大力发展调经助孕、保胎安胎、健康产检、安全分娩、产后康复的中医特色"一条龙"服务链，依托名老专家及传承弟子经验，营造良好群众口碑，取得很好的经济效益和社会效益。2019年11月，广州市荔湾区中医医院妇科被确定为广州市中医特色专科建设项目。

亮点二 中医治未病母婴安康指导中心

工作室将治未病与妇产科临床结合。2019年11月，广州市卫生健康委确定广州市4家中医治未病指导中心，荔湾区中医医院成为广州市中医治未病母婴安康指导中心。

亮点三 跨地域挂牌驻点及对口帮扶

2018年底，工作室分别在南方医科大学中西医结合医院、贵州省毕节市金沙县中医院挂牌驻点，实现工作室跨平台、跨地域的合作模式。沈坚华教授及其弟子前往两地进行收徒及义诊等工作，派遣工作室骨干成员长期驻点坐诊，接收两院职工来荔湾区中医医院跟师、进修，形成稳定的长期双向交流模式。

亮点四 建立产学研合作机制，多途径扩大影响

工作室与华南理工大学合作建立产学研开发模式，开发沈氏验方，申报专利；建立名中医工作室信息数据库、工作室网站、微信公众号等，实现网上预约挂号、医患互动交流等功能；2019年，与广东省中医药学会生殖医学专业委员会联合举办广东省中医学会生殖专业委员会第三次学术会议——沈氏中医综合疗法结合现代医学对高龄男女助孕助育中的应用研修班，接收学员200余人。

广州中医药大学深圳医院（福田）
朴春丽全国基层名老中医药专家传承工作室

///个人简介

朴春丽，二级教授，主任医师，博士后，硕士、博士研究生导师，广州中医药大学深圳医院（福田）内分泌科主任；1987年参加工作，从事医、教、研工作30余年；2012年被评为全国第二批优秀中医临床人才，2014年被评为吉林省名中医、吉林省有突出贡献的中青年专业技术人才，2017年被评为吉林省拔尖创新人才，2018年被评为深圳市地方级领军人才、福田区临床重点专科领军人才、全国基层名老中医药专家传承工作室指导老师，2019年被评为深圳市第五批名中医药专家学术经验继承工作指导老师，2020年被评为深圳市五一巾帼标兵、深圳市五一劳动奖章、首届深圳市十大杏林名医等；现任中华中医药学会糖尿病专业委员会副主任委员、世界中医药学会联合会内分泌专业委员会副会长、中国民族医药学会内分泌代谢病分会副会长、中华中医药学会方药量效研究分会常务委员、中国健康管理协会糖尿病防治与管理专业委员会副主任委员、广东省中医药学会内分泌专业委员会副主任委员、深圳市中西医结合学会内分泌代谢病专业委员会主任委员等职务。

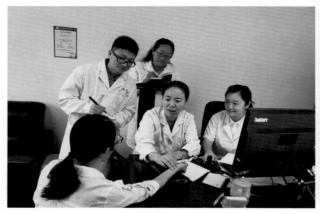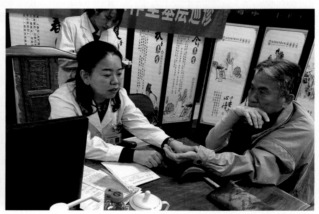

///学术思想

朴春丽教授以中医药诊治糖尿病及并发症为主，尤其擅长中医及中西医综合诊治糖尿病、糖尿病相关并发症、甲状腺相关性疾病、肥胖症、代谢综合征、多囊卵巢综合征等疾病。在治疗上，她提出消渴病从"肝"论治，将直接降糖法、间接稳糖法、辅助调糖法三位一体结合诊疗方案运用于临床，运用解毒通络调肝法、系列苦酸通调法、解毒通络保肾法等治疗糖尿病并发症，并配合"外通经络、内调脏腑"中医适宜技术。

朴春丽教授担任广州中医药大学、长春中医药大学硕士、博士研究生导师，培养博士研究生10人、硕士研究生百余人，旨在通过师带徒的传承方式，将多年积累的宝贵学术经验传授给青年中医人；多次受邀赴国内外进行重要学术会议讲座，2019年分别在第十六届世界中医药大会"一带一路"中医药学术交流活动、国际络病大会中分享中医、宣传中医，尽显中医力量、中医智慧。

朴春丽教授坚信科研成果是提高临床疗效的强大动力，科研上努力突破瓶颈，主持并完成国家自然基金项目1项、在研1项，主持"973"子课题1项、分中心行业专项2项、省部级以上课题10余项；获中华中医药学会科学技术奖多项，其中三等奖以上4项；编写《名中医内分泌专科经方临证传薪录》《中医经典临床应用专科疾病——内分泌疾病篇》《中医内科临床技能》等十余部著作；发表相关学术论文百余篇，其中SCI论文6篇。

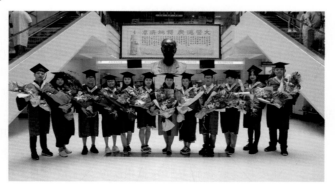

/// 学科及团队建设

工作室的发展带动了科室的发展，科室的发展为工作室的发展创造更好的条件。朴春丽教授带领的团队被评为深圳市医疗卫生"三名工程"全小林院士中医代谢病团队依托科室、广东省"十三五"中医药重点专科建设项目、福田区临床重点专科、中华中医药学会糖尿病特色示范基地、国家标准化代谢性疾病管理中心，是深圳市中西医结合学会内分泌代谢病专业委员会主任委员单位、岭南中医糖尿病联盟单位、深圳市1型糖尿病联盟成员单位、深圳市内分泌代谢疾病标准化管理专科联盟单位，创建福田区代谢性疾病联盟、深圳市中医代谢病专科联盟，努力与国内高水平内分泌专科比肩。为响应国家医疗政策，将优质医疗资源下沉，服务基层患者，朴教授带领团队坚持定期下社区健康服务中心等基层义诊，举办健康宣讲活动，努力将优质的医疗资源带给基层。

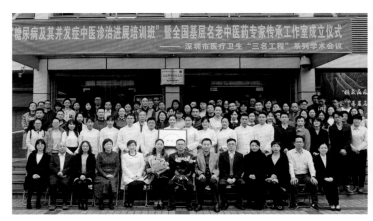 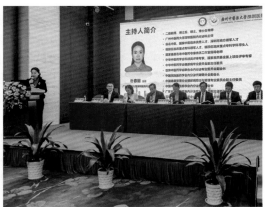

科室推进糖尿病单元化管理，整合全院优势资源，打造精品医院"大专科"品牌，以达到糖尿病患者"全程化、一站式、同质化、全方位"管理；为提高科研水平、补充科研短板，创办糖尿病研究室，向省市级、国家级临床重点专科及学科迈进；依托国家标准化代谢性疾病管理中心，联合各社区健康服务中心，融入全小林院士中医诊疗成果，推进具有中医特色的MMC"1+X"管理模式；依托"三名工程"全小林院士中医代谢病团队，探索中医慢性病管理"防-控-管-治"四位一体福田新模式，实现以"疾病"为中心向以"健康"为中心转变，从注重治已病向注重治未病转变，为中医慢性病管理探索出新模式、提升新水平。

/// 工作室简介

2018年，由国家中医药管理局批准成立全国基层名老中医药专家传承工作室，朴春丽教授担任指导老师，工作室挂靠于广州中医药大学深圳医院内分泌科。工作室团队主要由学术继承人刘军城、唐程、王丽、郭永标、邓佳、季建隆、陈彬钦、肖晓莉、黄丽芳、梁佩芳10人组成，其中高级职称2人、中级职称5人、硕士研究生以上学历5人，团队成员年龄、学历和职称结构合理。

学术传承主要以跟师随诊、面授、小组集中讨论、下社区健康服务中心巡诊带教为主，微信群远程指导、研读经典、学术交流会等为辅，以整理、传承朴春丽教授学术经验。工作室成员发表论文十余篇，并参与相关书籍的编写。朴春丽教授不仅将临床经验倾囊相授，还积极推荐工作室成员参加学术会议，并推荐其当选为各级学会成员，工作室成员先后成为中国中医药信息学会内分泌分会委员、广东省中医药学会内分泌专业委员会委员、深圳市中西医结合学会内分泌代谢病专委会委员、中国健康管理协会糖尿病防治与管理专委会委员等。

工作室系统整理、挖掘朴春丽教授学术思想、临床经验，围绕朴春丽教授学术经验开展跟师带教、学术交流、病案讨论、基层巡诊等活动，定期举办国家、省市级中医药继续教育项目，培养基层医生管理代谢病的能力，以提高基层中西医结合防治代谢性疾病的水平。

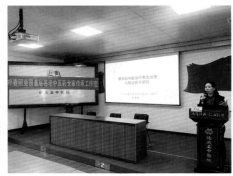 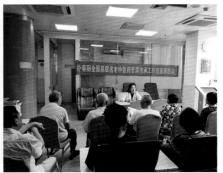

克什克腾旗中医蒙医医院
鲁国志全国基层名老中医药专家传承工作室

/// 医院简介

    克什克腾旗中医蒙医医院位于内蒙古东部,隶属赤峰市管辖,是一所集医疗、教学、科研、预防保健于一体,以中医蒙医为特色的综合性三级医院。克旗中医蒙医医院始建于1979年,1996年被评为二级甲等中蒙医院,于2009年10月迁入现址,2011年变更为克什克腾旗蒙医中医医院,2020年变更为克什克腾旗中医蒙医医院。

    医院占地面积21639平方米,建筑面积12726.11平方米,编制床位290张;有职工403人,其中全额编制8人、差额编制125人、自收自支29人、内聘职工241人,有卫生技术人员339人,其中主任医师5人、副主任医师18人、主治医师25人、执业医师(助理)40人。

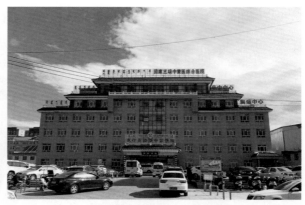

克什克腾旗中医蒙医医院综合大楼

/// 特色科室

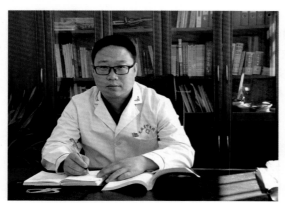

克什克腾旗中医蒙医医院院长刘占学

    卒中专科是医院的品牌科室,创建于2010年,是集医疗、教学、科研于一体的,具有中西医结合治疗特色的科室。1998年科室开展脑梗死静脉溶栓,2008年开展脑出血微创清除手术,2009年确定为院内重点专科,2010年建设脑卒中康复治疗室和高压氧舱,2013年成为赤峰市重点专科示范科室,2015年开始创建卒中中心,2016年成为自治区重点专科,并成为中国卒中中心联盟医院。2019年,医院脑卒中专科通过国家脑防委防治中心评审,被授予国家示范防治卒中中心,同年,被授予中国卒中急救地图医院。脑卒中专科是内蒙古自治区中医药学会成员单位,内蒙古自治区中医药学会脑病分会成员单位,内蒙古自治区中医药学会中风分会成员单位。

/// 科室中医特色

    科室以中西医结合治疗脑血管病为特色,其中自拟补气活血通络滋阴汤被列为院内协定方,大量应用于临床;舌针治疗中风后语言障碍、吞咽困难也广泛应用于临床。中风一病,多虚多瘀,本虚标实。虚,以阴虚、气虚为主;瘀,以血瘀为主。补气活血通络滋阴汤根据补阳还五汤加减化裁而来,由科室主任鲁国志根据多年临床经验总结,并以公开形式发表论文10余篇,主要针对补气活血通络滋阴的临床应用、舌针治疗吞咽困难及言语障碍、针灸治疗中风偏瘫、中医药治疗眩晕等临床经验进行详细的论述。

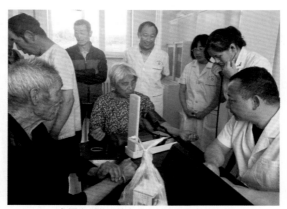

鲁国志到芝瑞镇富盛永村卫生室义诊宣教

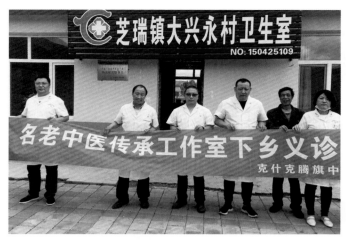
鲁国志到芝瑞镇大兴永村卫生室义诊宣教

神经内科及卒中中心组建人鲁国志，男，主任医师，1963年出生，从事中西医内科临床工作30余年，在内科常见病及多发病的诊治方面有丰富的临床经验，尤其擅长高血压、脑血管病的预防与治疗，1998年开展脑梗死静脉溶栓治疗，2008年针对脑出血开展颅内血肿微创清除术。鲁国志是医院副院长，在其带领下，脑卒中科先后开展颅内血肿微创碎吸术，针灸、中药汤剂联合治疗脑卒中，脑卒中康复、脑卒中筛查等新技术、新服务。

科室每年实施卒中微创手术100例左右，重症脑出血抢救成功率达到90%以上。这些新技术、新服务项目的开展，受到广大患者的好评，也为医院争得了荣誉。2012年医院被原国家卫生计生委评为颅内血肿微创碎吸术临床医院。科室平时住院量在80～100人，日平均门诊量76人次。每年接诊来自锡林郭勒盟、林西县等相邻地区的门诊、住院患者1000人次以上。在鲁国志的带领下，科室本着弘扬高尚医德、乐于奉献的精神，为广大患者服务。2015年，经科室申请、院领导批准，为112名脑卒中手术患者每人补助500元，全科室人员为白血病患儿姜某捐款2000元。

///名老中医传承工作室及带头人介绍

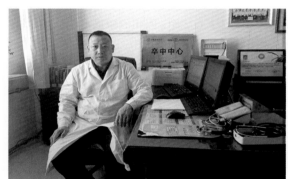
神经内科及卒中中心创始人、名老中医传承工作室指导老师、自治区名中医鲁国志

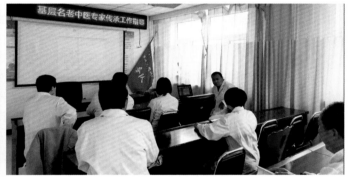
鲁国志到广兴源卫生院作学术交流

工作室带头人

鲁国志教授，内蒙古自治区首批基层名中医。2018年9月，鲁国志教授组建名老中医传承工作室，旨在传承中医临床经验及学术思想，并不断总结中风的中西医诊治经验，形成优势病种诊疗方案；2015年、2018年分别担任自治区第二批、第三批名老中医经验传承老师，带教医院4名中医主治医师，并带领学生进行中医预防保健知识宣讲；被评为赤峰市白求恩式卫生工作者、内蒙古自治区首批基层名中医、内蒙古自治区人民好医师；曾任赤峰市神经内科副主任委员、克旗第八届和第九届政协委员、赤峰市第七届人大委员、内蒙古自治区中医药学会第九届理事、赤峰市玉龙人才、内蒙古自治区中医药医学会脑病分会委员、内蒙古自治区医师协会中医医师分会第一届委员会委员、内蒙古自治区中医药学会中风分会委员；主持的急性脑梗死溶栓治疗技术获科学技术进步二等奖。

工作室日常工作

工作室人员下乡义诊宣教。克什克腾旗地区地理位置偏远，处于高寒地区，心脑血管疾病高发，且百姓偏于贫困。工作室定期下乡义诊宣教，解决百姓看病难问题。

工作室院内培训及宣讲。工作室人员定期进行院内宣讲，并随带教老师进行门诊学习，记录、整理典型医案。

成都中医药大学附属医院
（四川省中医医院）

　　成都中医药大学附属医院（四川省中医院）创建于 1957 年，是中国较早成立的 4 所中医药高等院校附属医院之一，国家中医临床研究（糖尿病）基地、国家中药临床试验研究（GCP）中心、国家中医药传承创新工程项目建设单位、国家中医药高层次人才培养基地和国家中医药国际合作基地，是我国中西部地区中医药特色突出、临床学科门类齐全、自主创新能力较强、区域影响力明显、综合实力雄厚的中医医疗中心、科教中心和治未病中心。

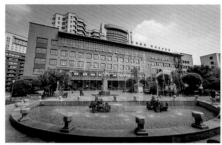
中医药文化广场

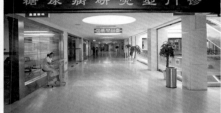
国家中医临床研究（糖尿病）基地

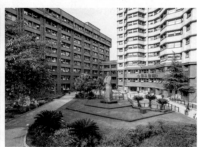
第二住院大楼

　　医院编制床位 3000 张，有临床科室 43 个、医技科室 11 个；拥有国家级重点学科 2 个（中医五官科学、中医妇科学），国家中医药管理局重点学科 13 个，国家区域（中医）专科诊疗中心 5 个，国家卫生健康委临床重点专科（中医专业）6 个，国家中医药管理局重点专科 13 个，四川省临床医学研究中心 2 个，四川省中医专科诊疗中心 1 个，省级重大疾病防治中心 5 个，省级治未病中心 1 个；是全国中医眼病医疗中心，全国中医急症医疗中心，国家中医药管理局中医、中西医结合急诊临床基地和感染病临床基地。

　　医院作为成都中医药大学临床医学院，承担本科生、研究生、留学生和住院医师规范化培训等教学工作；有国家级实验教学示范中心 1 个（中医学），国家级特色专业 2 个（中医学、中西医临床），一级博士授位点 2 个（中医学、中西医结合），博士后流动站 3 个（中医内科学、中医急诊学、中医眼科学），博士授位点 7 个，硕士授位点 20 个。医院还设有一所省属全日制中等中医类职业学校——针灸学校。

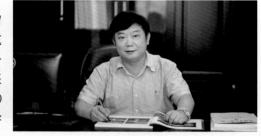
院长谢春光

　　近 5 年，医院承担各级各类课题 1245 项，其中国家自然科学基金课题 65 项，省部级课题 122 项，厅局级课题 239 项；获省部级及以上科技进步奖 9 项；发表中文核心期刊及以上刊物学术论文 910 篇，其中 SCI 收录 123 篇；出版学术著作 21 部；申报专利 66 项；创建省级中医药循证平台四川省中医药医学循证中心，获批中医内分泌代谢疾病和中医心脑血管疾病两个省级临床医学研究中心，有力推动医院向研究型医院转变。

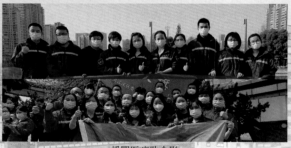
援鄂医疗队合影

　　医院有在岗职工 2318 人，其中高级职称 387 人；拥有国医大师 3 人，全国名中医 2 人，全国中医药高等学校教学名师 1 人，享受国务院政府特殊津贴专家 46 人，国务院学位委员会中医中药学科评议组成员 1 人，国家新药评审专家 16 人，国家有突出贡献中青年科学技术管理专家 2 人，打造了一支素质优良、结构合理、享誉全国的高层次专家队伍，为医教研高质量发展奠定坚实基础。

　　医院为国家中医药管理局中医药国际合作基地（四川），先后建立中国 - 黑山中医药中心、德国分院、白俄罗斯分院，在推动四川中医药走向世界的进程中发挥重要作用。

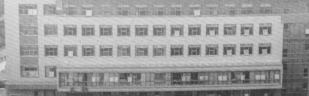

贵州中医药大学第一附属医院

贵州中医药大学第一附属医院成立于 1956 年，前身为贵阳市中医医院，1965 年成为贵阳中医学院附属医院，1981 年更名为贵阳中医学院第一附属医院，2012 年 6 月加挂贵州省中医医院牌子，2019 年 4 月更名为贵州中医药大学第一附属医院，是贵州省规模较大的集医疗、教学、科研为一体的三级甲等中医医院，曾荣获"全国卫生系统先进集体""全国中医药文化宣传教育基地""贵州省医德医风示范医院""贵州省群众最满意医疗卫生单位"等荣誉称号。

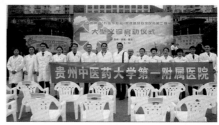

贵州中医药大学第一附属医院万医下基层行动

医院占地面积 70 亩，总建筑面积 7 万多平方米。全院在岗职工 1653 人，其中专业技术人员 1470 人；拥有国医大师 1 人，全国名中医 3 人，全国老中医药专家学术经验继承工作指导老师 22 人，享受国务院政府特殊津贴专家 1 人，享受贵州省人民政府特殊津贴专家 1 人，省管专家 2 人，贵州省名中医 29 人，全国优秀中医临床研修人才 4 人，贵州省百层次创新人才 1 人、千层次创新人才 13 人；拥有师承博士后导师 1 人、博士研究生导师 17 人、硕士研究生导师 90 余人、博士后 4 人、博士研究生 61 人、硕士研究生 320 人；拥有核磁共振、DSA 血管造影机、多层双螺旋 CT、DR、体检 DR 车、数字化移动体检专用车、检验流水线、全自动中药智能抓药系统等大型仪器设备。全院编制床位 1690 张，有临床、医技科室 30 余个，年门诊近 90 万人次，年出院 4.79 万人次，年手术 1.7 万余人次。

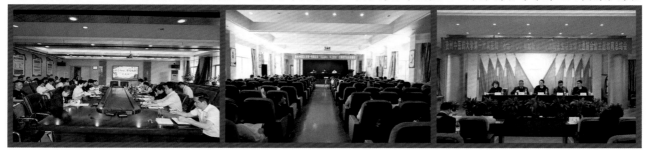

贵州中医药大学第一附属医院"不忘初心、牢记使命"主题教育

医院学科门类齐全，中医特色优势突出，人才结构合理，医疗设备先进，拥有省级专科医院 4 个，国医大师诊疗中心 1 个，省级诊疗中心 2 个，国医大师工作室 1 个，全国名中医工作室 3 个，全国名老中医药专家传承工作室 14 个，中医学术流派传承工作室 1 个，国家卫生健康委临床重点专科 4 个，国家中医药管理局重点学科 9 个、重点专科 7 个、区域中医诊疗中心培育单位 2 个，贵州省中医药管理局重点学科 3 个、重点专科 15 个、重点专病 5 个。此外，医院还是全省较早获批成立的国家食品药品监督管理总局临床药物试验机构，国家中医药管理局苗医苗药治疗慢性疼痛重点研究室项目建设单位和中医住院医师（全科医生）规范化培训基地，贵州省中医全科医生转岗培训基地，贵州省继续医学教育基地。中国工程院石学敏院士工作站、国医大师夏桂成工作站、国医大师张大宁工作站也分别在医院建立。2017 年，医院挂牌成立贵州省苗医医院。2019 年，贵州省交通医院经贵州省人民政府批准整体并入贵州中医药大学第一附属医院。

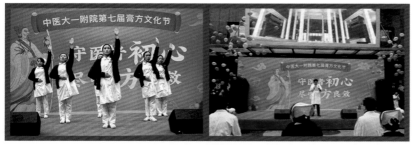

贵州中医药大学第一附属医院第七届膏方文化节

医院树立"人才强院、科技兴院、特色立院、文化塑院"战略思路，秉诚"穷医道精髓，献仁术爱心"院训，坚持中医办院方向，以病人为中心，不断提高医疗服务质量，努力建设中医药特色鲜明的现代化大型综合性中医医院，为人民群众提供优质、高效、安全、可及的中医药医疗卫生服务。

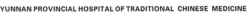

云南省中医医院
云南中医药大学第一附属医院
YUNNAN PROVINCIAL HOSPITAL OF TRADITIONAL CHINESE MEDICINE

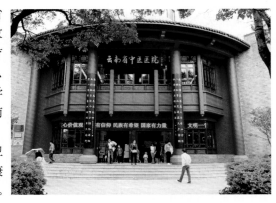

云南省中医医院暨云南中医药大学第一附属医院，是云南省省级三级甲等中医医院、云南省中医名院、也是集云南省127家省、州（市）、县（区）中医院和相关单位为一体的云南省中医医疗集团总医院。医院有光华和滇池两个院区，实行云南省中医医院、云南中医药大学第一附属医院、云南中医药大学第一临床医学院、云南省中医医疗集团总医院、云南省针灸推拿康复医院、云南省中医皮肤病专科医院6块牌子一套班子的管理运行模式。

医院两个院区开放床位1355张，在岗职工1498人，其中卫生技术人员1302人。医院有临床及医技科室35个，中医药健康服务中心1个，教研室9个，社区门诊部1个和中药制剂中心1个。

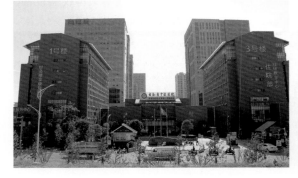

医院有国家级、省级、院级名医72人，其中全国名中医1人，云岭学者1人，云南省万人计划名医9人，青年拔尖人才2人；有传承博士后导师1人，博士研究生导师11人，硕士研究生导师128人，省级中医药领军人才2人，省级中医药学科带头人5人；有国家区域中医（专科）诊疗中心3个，国家临床重点专科4个，国家中医药管理局重点学科10个、重点专科10个、重点研究室1个，国家级名医工作室14个，全国中医学术流派传承工作室1个，全国首批名老中医药专家博士后传承工作站1个。

医院紧扣特色强院、技术兴院、人才立院、开放活院、文化铸院的发展思路，坚持核心竞争力战略、患者至上服务战略、创新发展战略三大发展战略，坚持走跨越发展道路，取得良好成绩：获得云南省科技进步一等奖2项，中华中医药学会科学技术二等奖1项，省级科技进步三等奖3项，厅级科技成果奖33项（一等奖1项、二等奖2项、三等奖30项）。医院是云南省省级博士后科研工作站，职工发表SCI论文33篇。

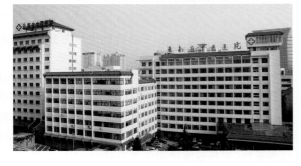

医院是国家中医临床研究基地建设单位、国家药物临床试验机构、国家中药现代化科技产业（云南）基地、中药新药GCP中心及国家中医药国际合作基地、中医药文化建设示范单位、中医药标准研究推广基地建设单位、国家中医住院医师规范化培训基地、全国城市社区中医药知识与技能培训示范基地。

医院发展成为人才荟萃，技术力量雄厚，科室齐全，设备先进，中医、中西医诊疗体系完备，能够为广大人民群众提供不同层次的中医、西医、中西医结合医疗、保健服务的云南省大型综合性中医医院。

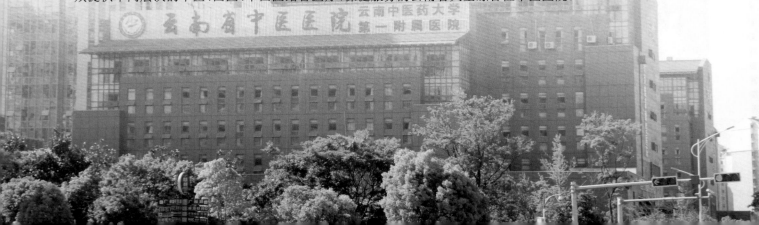

重庆市中医院
Chongqing Hospital of Traditional Chinese Medicine

　　重庆市中医院是重庆市规模较大、实力较强,集医疗、教学、科研、公益4项中心职能于一体的大型三级甲等中医龙头医院,是原卫生部国际紧急救援中心网络医院、国家爱婴医院、国家药物临床试验机构、北京中医药大学非直属附属医院、成都中医药大学附属重庆中医院和第四临床医学院、首批国家中医药传承创新工程重点中医医院建设单位。医院荣登香港艾力彼"中国医院竞争力中医医院100强"排行榜第13位,位居西部前列。

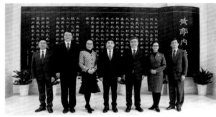

院领导班子合影

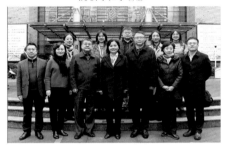

国家中医药管理局党组书记余艳红莅临医院视察指导

　　医院分江北区南桥寺院部和渝中区道门口院部,占地173亩,建筑面积近20万平方米;编制床位2500张,开放床位3000张,临床科室35个,医技科室15个,2019年门诊量243.40万人次,年出院病人8.08万人次;有国家临床重点专科5个,国家中医药管理局重点学科和重点专科11个,国家中医药管理局重点研究室1个,原卫生部诊断鉴定机构1个,重庆市市级临床重点专科1个,重庆市医学重点学科1个,重庆市中医药重点学科10个和重点专科6个,重庆市中西医结合医疗中心3个,重庆市医疗质量控制中心2个,院内研究所4个;是中国-新加坡中医药国际合作基地(重庆)、国家区域中医(专科)诊疗中心、重庆市中医特色诊疗工程技术中心、重庆市院士专家工作站、国家级和重庆市博士后科研工作站(针灸、皮肤)、中医药传承博士后工作站。医院设有中国中医药文献检索中心重庆分中心、全国针灸临床中心重庆分中心,办有《中国中医急症》杂志。重庆市中医药学会、重庆市中西医结合学会、重庆市针灸学会和重庆市中医药行业协会均挂靠在医院。

　　医院有在岗职工3900余人,其中高级职称470余人、国医大师(全国中医药杰出贡献奖获得者)2人、首届全国名中医1人、重庆市首席医学专家3人、全国名老中医药专家传承工作室专家11人、享受国务院政府特殊津贴专家7人、国家和省级师带徒导师16人、硕博士860余人、博士和硕士研究生导师68人。

　　医院拥有医用直线加速器、大型数控放疗系统、1.5T核磁共振(3台)、64排128层及16排螺旋CT(共3台)、全自动生化免疫流水线等大型医疗设备200余台,医疗设备总值5亿多元。

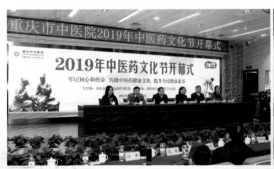

习近平总书记视察医院第10年之际,医院举办2019年中医药文化节

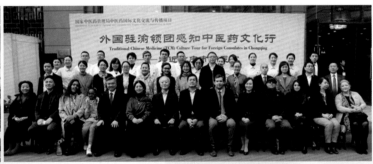

医院举办外国驻渝领团感知中医药文化行活动

　　医院先后获国家各级科技成果奖130多项,研制参麦注射液、丹桃合剂等多个国家新药,获得国家药品监督管理局生产批文的院内制剂228种,承担国家级、省部级、重庆市卫生健康委建设项目和科研项目350多个。

　　医院先后荣获全国五一劳动奖状、全国创先争优先进基层党组织、全国文明单位、全国精神文明建设先进单位、全国青年文明号、全国卫生计生系统先进集体、全国中西医结合先进单位、原卫生部抗震救灾先进集体、中华全国总工会工人先锋号、全国人文爱心医院、全国中医药应急工作先进集体、全国中医医院优质护理服务先进单位等荣誉100多项。医院创先争优工作得到各级领导的充分肯定,2010年12月6日,时任中共中央政治局常委、中央书记处书记、国家副主席习近平视察医院,勉励医院继续努力,把工作做得更好。

安徽中医药大学

1959 年，安徽省人民政府正式批准成立安徽中医学院。1970 年，安徽中医学院并入安徽医学院。1975 年，教育部批准恢复安徽中医学院。2000 年，安徽省医药学校并入安徽中医学院。2011 年，安徽省人民政府批准在安徽中医学院的基础上组建成立安徽省中医药科学院。2013 年，学校更名为安徽中医药大学，是一所以中医药学科专业为特色的省属重点大学，为安徽省"地方特色高水平大学"建设高校。2019 年，学校在校生共有 14588 人，其中博士研究生、硕士研究生共 1503 人。

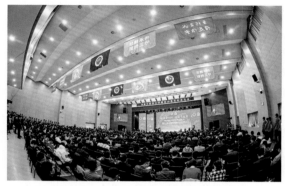

2019 年 11 月 16 日，学校举行建校 60 周年纪念大会暨中医药高等教育校长论坛

2019 年，学校共有教职工 4400 人（含附院），其中副高级以上职称 759 人；有国医大师 2 人、全国中医药高等学校教学名师 2 人、全国名中医 3 人、岐黄学者 2 人、安徽省中医药领军人才 11 人、享受国务院政府特殊津贴专家 27 人、全国老中医药专家学术经验继承工作指导老师 26 人；建立院士工作站 2 个，建有中医学、中药学 2 个一级学科博士后科研流动站。

学校设有二级学院（部）16 个（含 3 所直属附属医院）、非直属附属医院 5 所；有本科专业 24 个、一级学科博士学位授予点 3 个、一级学科硕士学位授予点 5 个、二级学科硕士学位授予点 26 个；有安徽省国内一流学科奖补资金项目 B 类项目 1 个、安徽省高峰学科建设计划项目 1 个、安徽省学科建设重大项目 2 个、国家中医药管理局重点学科 17 个、安徽省级 A 类重点学科 1 个、安徽省级 B 类重点学科 12 个、国家级科研平台 5 个、省部级科技创新平台 35 个。

学校本科专业中，有教育部特色专业建设点 5 个、省级特色专业 10 个。2019 年，学校获批教育部"双万计划" 7 项，其中中医学、中药学 2 个专业入选国家级一流本科专业建设点，国际经济与贸易、制药工程、针灸推拿学、中西医临床医学、药学 5 个专业入选省级一流本科专业建设点。

学校共组织申报各级各类项目 361 项，立项 259 项，其中国家自然科学基金 25 项、安徽省杰出青年基金项目 2 项；获安徽省科学技术二等奖 5 项、三等奖 3 项，省社科奖三等奖 1 项，专利授权 9 项；完成省市各级专利申请定额资助的申请工作；发表一类论文 213 篇，其中 SCI 论文 158 篇。

学校与黄山、亳州、六安、桐城、庐江、绩溪、舒城、太和等 10 余个市县人民政府签订全面合作协议，与华润三九、江苏康缘、亿帆鑫富、海南海力、广州一方、安徽济人药业等国内知名中医药企业签订战略合作协议，建有亳州济人药业等 40 余个产学研合作基地。

学校与美国、澳大利亚等 26 个国家和地区的 50 个医疗和教育机构建立友好合作关系，与美国、瑞典、新加坡、日本、韩国，以及我国港澳台地区的院校开展学者互访和学生交流活动。2019 年，学校与希腊国际健康旅游中心合作建立希腊雅典中医药中心；与德国汉堡大学中医药中心开展芍药甘草汤临床研究，有 70 个颗粒剂进入欧盟药典。

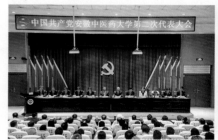

学校召开中国共产党安徽中医药大学第二次代表大会

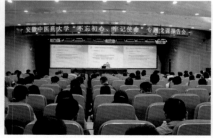

2019 年 10 月 17 日，学校组织开展"不忘初心、牢记使命"主题教育专题党课报告会

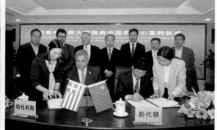

2019 年 4 月 21 日，学校与国际健康旅游中心签署"安徽中医药大学雅典中医药中心"合作协议

学校发展成一所以中医药学科为主，相关学科协调发展，办学层次齐全，中医药特色鲜明的高等中医药院校。面向未来，学校将继续坚持"质量立校、人才兴校、科技强校、文化塑校、依法治校、开放荣校"六大战略，着力培育"精诚是新"中医药人才，构筑安徽中医药协同创新高地，引领安徽中医药事业产业发展，建成国内有实力、省内高水平、行业有影响的中医药特色鲜明的地方高水平大学，为建设现代化五大发展美好安徽、服务人民大众健康作出更大贡献。

上海市中医文献馆

2019 年，上海市中医文献馆（以下简称"文献馆"）在上海市卫生健康委、上海市中医药管理局关怀下，传承精华，守正创新，取得丰硕成果。

/// 深化全方位对外交流，推动业务战略合作

3 月 8 日，文献馆赴山东省东阿县与县委党校签署智库战略合作协议；6 月 24 ~ 26 日，文献馆赴浙江省多个中医机构交流；10 月 30 日，上海市科委科普项目中医微电影《归来》在新场古镇举行首映式，文献馆并与镇人民政府签订海派中医文化基地战略合作协议。

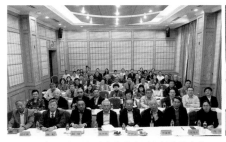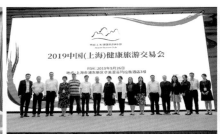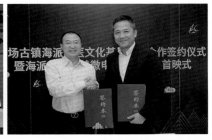

2019 年 5 月 7 日，由上海市中医文献馆举办的《中医文献杂志》编委会换届暨文献研究与发掘中医药宝库精华学术研讨会在上海召开

2019 年 9 月 26 日，在上海市文化和旅游局、上海市卫生健康委指导下，上海市中医文献馆同上海东方网股份有限公司联合发起成立中国（上海）国际健康旅游俱乐部

2019 年 10 月 30 日，2018 年度上海市科学技术委员会科普项目"海派中医科普微电影《归来》（原名《女儿的四季》）"在上海新场古镇举行微电影首映式，文献馆与新场镇人民政府签订海派中医文化基地战略合作协议

/// 深化中医药传承研究，提升文献临床优势

文献馆出版《跟名医读伤寒》，"蔡氏妇科疗法"入选第六批上海市非物质文化遗产代表性项目扩展项目，《中国中医学术流派传承大典 · 蔡氏妇科》交付出版。

陈熠工作室编撰《中医良方大典 · 肿瘤卷》《陈熠难病验案精选》《陈熠论文论著辑要》。张仁工作室建立眼病针灸古籍数据库并统稿《回眸——张仁针灸文集》。卞嵩京工作室完成《师鲁阁医案》撰稿，《汤液经解》交付出版。

/// 深化中医药文化研究，推进海派中医传播

5 月，《中医文献杂志》编委会完成换届，启动文献研究平台建设。2019 年文献馆微信公众号推送原创文章 147 篇。

5 月 25 日，文献馆以中药香囊体现中医药魅力，获中国坐标城市定向挑战赛"优秀赛点奖"；5 月 30 日，以针灸戒烟为主题拍摄的《为了爱，戒烟吧》发布；6 月 1 日，启动关爱白领健康戒烟大赛；6 月 14 日、10 月 16 日，举办《海派中医》纪录片公益推广活动；7 月 22 日 ~ 9 月 10 日，举办中医药证章展。文献馆在黄浦区、虹口区 8 所初中开展中医药文化进校园，以中医助眠为主题开展中医药文化进地铁，联合东方网共同发起成立中国（上海）健康旅游俱乐部，参加国际及国内健康旅游展 3 次。

/// 深化中医药智库研究，加强决策咨询服务

文献馆联合中国中医药信息学会中医药智库分会举办第五届中医药智库高峰论坛和圆桌论坛；与新华网共建专题《智观中医》频道；举办上海市中医药学会治未病分会年会，并承担中华中医药学会改革与发展研究分会秘书处工作；完成文献查新检索 200 余项，开发中医药临床系统 4 项。

/// 深化中医药服务建设，改善发展质量管理

中医药科技服务中心加强课题管理。师承教育办公室设置独立办公场地及专职人员，开展中医药传承人才培养管理。

2019 年，文献馆新增省部级课题 2 项、局级课题 2 项，发表论文 17 篇、会议论文 10 篇，主编专著 3 部、参编专著 16 部，举办国家级中医药继续教育项目 3 项，完成标准制定 1 项，获得软件著作权 3 项，撰写决策咨询研究报告 10 份，指导研究生 2 人。

一流党建引领创新拓越 守正创新铸就基业长青
广州白云山陈李济药厂有限公司

2020 年是广州白云山陈李济药厂有限公司建厂 420 周年，是陈李济持续深耕发展的关键年。陈李济隶属广州医药集团有限公司，是广药集团的上市公司——广州白云山医药集团股份有限公司（香港 H 股、上海 A 股上市）的全资子公司，广药集团"大南药"板块核心品牌之一。

/// 诚信创业，创新兴业

陈李济始创于 1600 年，兴业于广州城南双门底（今北京路 194 号），由广东南海商人陈体全、李昇佐共同创立，名号"陈李济"，寓意"陈李同心，和衷济世"。陈李济因诚信立业，陈李济人世代传承"火兼文武调元手，药辨君臣济世心"的企业古训，悉心炮制古方正药、创新研发现代新药，推动南药老号生生不息，历久弥新。由陈李济创制的蜡壳封装工艺曾引发中药"包装革命"，陈李济的蜡壳封装药丸一度作为"广药"的代名词。

2008 年 6 月，"陈李济传统中药文化"入选国家级非物质文化遗产名录；2010 年 9 月，陈李济被英国吉尼斯世界纪录认定为全球最长寿药厂；同年 12 月，国家邮政总局发行第一套《中医药堂》4 枚特种邮票，陈李济作为南药代表，与北京同仁堂、杭州胡庆余堂、上海雷允上同列登载；2011 年"陈李济"商标被认定为中国驰名商标。

/// 双轮驱动，行稳致远

经过四百余年的发展，陈李济形成骨科痛症类、妇科类、肠胃类、清热解毒类四大优势药品系列。陈李济中成药主要产品有舒筋健腰丸、壮腰健肾丸、补脾益肠丸、乌鸡白凤丸、喉疾灵胶囊、咳喘顺丸、养心宁神丸及昆仙胶囊等。2015 年，陈李济开发陈皮大健康产业，实现"大南药"和"大健康"双轮驱动发展。陈李济陈皮大健康茶产业主要经营陈皮、柑普茶、润喉糖、陈皮山楂条等大健康产品，服务人们的健康养生需求。

陈李济十分重视科技创新，拥有市级创新平台 2 个，结合现代科学技术，不断研发具有核心技术的新产品，为企业发展注入动能。20 世纪 60 年代，陈李济创制壮腰健肾丸；80 年代，创制胃肠分溶双层丸——补脾益肠丸；2006 年，新产品昆仙胶囊作为"九五"国家重点项目实现产业化。截至 2020 年，陈李济拥有有效授权的知识产权 46 项，其中发明专利 32 项、实用新型专利 7 项、外观专利 7 项，申请中的发明专利 7 项。

/// 党建铸魂，文化强企

中医药文化是中华文化的重要组成部分，是五千年中华文化至今鲜活的印记。陈李济以"弘扬国粹，同心济世"为使命，2004 年建立岭南地区中药行业博物馆——陈李济中药博物馆，获评广州市华裔青少年中华文化传承教育基地、全国中医药文化宣传教育基地、国家 AAA 级旅游景区等，为传播推广中药文化贡献力量。

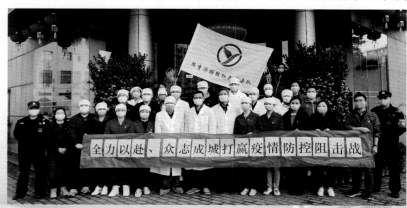

陈李济"杨殷红色突击队"抗击新冠肺炎疫情团队合影

2020 年正值中国共产党建党 99 周年，从建党之初，陈李济就注入"红色血脉"，走出一位工人运动先驱杨殷。杨殷在陈李济药厂从事党的地下工作，组织成立广药陈李济的第一个红色工会和第一个工人党组织。2020 年，面对突如其来的新冠肺炎疫情，以陈李济"杨殷红色突击队"为代表的党员同志冲锋"疫"线，由红色基因凝聚起来的一股股红色力量，充分发挥其坚不可摧的基层战斗堡垒作用。

420 年是新跨越、新起点。陈李济将深入学习贯彻习近平总书记关于中医药发展的重要论述精神，切实增强促进中医药传承创新发展的责任感使命感紧迫感，把增强"四个意识"、坚定"四个自信"、做到"两个维护"落实到中医药强省建设的具体行动中，助力中医药强国，让中医药文化走向世界。

中国中医科学院医学实验中心

中国中医科学院医学实验中心成立于 2006 年 3 月，是中国中医科学院科技体制改革调整过程中，由科技部、财政部、中央编制委员会办公室和国家中医药管理局批准成立的公益性中医药科研机构。经过 14 年建设与发展，医学实验中心已拥有高水平的中医药研究团队，有员工 76 人，具有硕士、博士学位 59 人，具有高级职称 42 人，平均年龄 41 岁，现构建了较为系统的中医药实验技术研究平台。

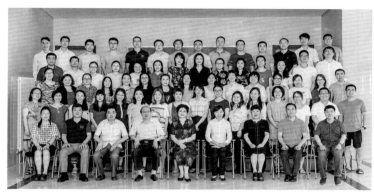 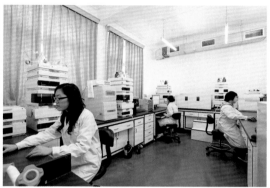

中心建设与发展的主要任务是：根据国家科技发展方针和国家中医药发展规划，按照中国中医科学院科技体制改革与中长期发展规划的战略目标，针对中医药科技发展前沿和医疗实践中的重大问题，建立以大型科学仪器设备和前沿科学技术手段为主的中医药实验技术支撑体系，为全院及行业提供中医药现代实验技术共享平台；开展适用于中医药科学研究的实验新方法的探索，为中医药科技创新提供方法学支撑；以现代科学技术为主要手段，开展依托于重大项目的中医药科学研究，促进中医药科技创新和发展。

医学实验中心实验服务平台是以大型科学仪器设备和前沿科学技术手段为支撑的大型综合中医药实验服务平台，本着"有效整合、合理配置、开放共享、提高效益、争取一流"的建设思路，通过财政部中央级科学事业单位修缮购置专项的实施，拥有仪器设备总值约 9000 万元，构建了公用性较强、具有学科特色、较为系统的中医药实验服务平台。平台包括：分子生物学、形态学、机能、物质分析检测、微透析、四诊信息、免疫学、细胞学、骨与关节疾病实验研究平台，可为中医、中药、针灸及中医临床等各个领域开展中医药现代研究及中医药实验方法学探索提供技术支撑。

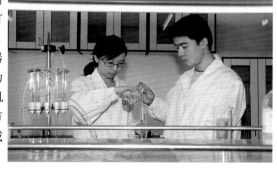

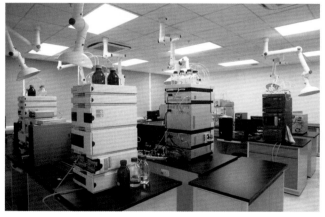

医学实验中心被北京市科委认证为北京市中医药防治重大疾病基础研究重点实验室，是根据国家科技发展方针和国家中医药发展规划，针对中医药科技发展前沿和医疗实践中的重大问题，建立旨在开展中医药防治重大疾病方药筛选、重大疾病评价与作用机理研究，以解决中医药基础科学问题的实验方法学探索等研究的现代化综合性实验平台。通过多年的建设和发展，重实验室初步建成科研力量雄厚、特色技术突出、学科交叉广阔、人才梯队合理，并在中医药防治重大疾病和方药基础研究领域具有创新特色的实验室。中心是道地药材国家重点实验室培育基地之一。中心物质分析检测实验室拥有国家认证认可监督管理委员会颁发的《检验检测机构资质认定证书》，可以向社会出具有法律效应的分析检测数据。医学实验中心作为首都科技条件平台——中国中医科学院研发实验服务基地运营机构，在承担多项国家各级各类科研项目的同时，面向中国中医科学院乃至全中医药行业提供优质高效的技术共享服务。

地址：北京市东城区东直门内南小街 16 号　　　　　电话：010-64089568

上海市光华中西医结合医院

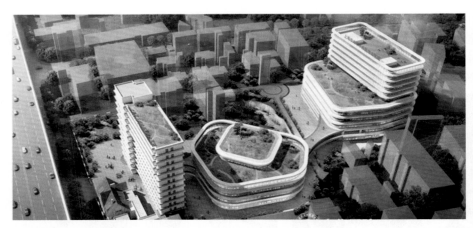

上海市光华中西医结合医院是一所以关节病中西医结合诊治为特色的三级甲等专科医院。医院成立于 1958 年，2013 年 7 月成立上海市中医药研究院中西医结合关节炎研究所，2017 年 3 月成为上海中医药大学附属医院，2017 年 4 月正式更名为上海市光华中西医结合医院（上海市光华医院）。

医院有两个院区，分别坐落于上海市西区的新华路和延安西路上，周围环境幽静、交通方便。全院开放床位 408 张，拥有关节内一科、关节内二科、关节外科、关节矫形外科、脊柱外科、风湿病科、痛风科、脊柱康复科和关节康复科等关节专科。关节病床位 329 张，占医院核定床位数的 82.3%。医院有职工 534 人，其中正副主任医师 53 人、硕博士学位 133 人、硕博士研究生导师 33 人、兼职教授 4 人、享受国务院政府特殊津贴专家 2 人。医院设备齐全精良，拥有全身核磁共振仪、四肢关节成像仪、64 排 CT、流式细胞仪、双能 X 线骨质疏松检测系统等先进检测仪器，有力地推动了业务发展，增强医院核心竞争力。

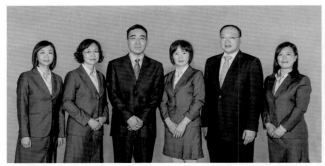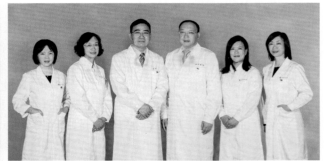

医院以中西医结合诊治类风湿关节炎和其他各类关节病闻名。在关节外科手术方面，医院开展髋、膝、肘、踝、肩等人工关节置换术和关节镜微创手术，髋、膝人工关节置换量位于上海前列，肘、踝关节置换量位于全国前列。在关节内科诊治方面，医院擅长类风湿关节炎、强直性脊柱炎、骨关节炎、痛风性关节炎、系统性红斑狼疮、混合结缔组织病、多发性肌炎等疾病的诊治。医院在中医治疗关节病方面开展药浴、自制中药外敷等特殊治疗，拥有蛇制剂、问荆合剂、舒筋合剂等自制制剂，创新中西医结合治疗关节病的方法，提出中西医结合综合治疗关节病的新理念。

经过多年的努力，医院成为国家中医药管理局第三批重点中西医结合医院、国家药物临床试验基地、上海市中医药研究院中西医结合关节炎研究所、上海市免疫研究所类风湿关节炎临床科研基地、上海市中医住院医师规范化培训基地、上海市中医专科医师规范化培训协同基地、上海中医药大学临床医学专业学位实践基地、上海市传统医学示范中心建设单位、上海市治未病预防保健达标建设单位、上海市护理达标建设单位、香港浸会大学中医药学院骨关节转化医院研究所临床基地（筹）。医院专科专病项目有：国家中医药管理局区域中医（风湿病专科）诊疗中心、国家中医药管理局"十二五"风湿科重点专科、上海市"十三五"中西医结合骨关节病临床重点专科、上海市中西医结合关节病临床诊疗基地、上海市中医临床优势专科（骨伤科、康复科）等，逐步形成专业人员集聚，技术力量雄厚的关节病专科品牌。

医院秉承"传承、创新、和谐、发展"的宗旨，坚持"以病人为中心，实现科学发展；以员工为根本，建设和谐医院"的理念，肩负着"我们能够为关节病患者提供一流的医疗保健技术和优质服务，我们的服务将使关节病患者、医院员工和整个社会受益"的使命，为"建设关节病特色鲜明的全国一流、世界知名的中西医结合医院"而努力。

守正创新绘蓝图
湘西土家族苗族自治州民族中医院发展纪实

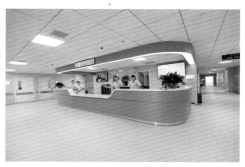

湘西土家族苗族自治州民族中医院 1986 年建院，是三级甲等中医医院、湖南省民族中医医院、吉首大学附属中医医院、国家重点中医医院和重点民族医医院、国家土家医药标准研究推广基地。医院有在职职工 788 人，其中博士研究生学历 3 人、硕士研究生学历 70 人，高级职称专业技术人员 102 人；医院开放床位 900 张，设置临床医技科室 32 个，拥有国家级重点专科 3 个、省级重点专科 7 个。

近年来，医院抢抓国家重视中医药民族医药发展机遇，立足中医民族医特色优势，按照"一体两翼、一院两制、三医联动、四个精准"的发展思路，守正创新，彰显特色，推进医院快速发展。

新综合楼宽敞明亮的病房环境

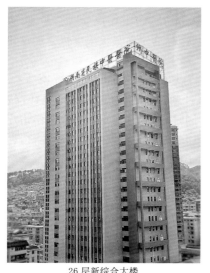

26 层新综合大楼

2019 年，医院着力于基础设施建设、人才队伍建设、科研建设、中医药民族医药特色发展等，实现多个突破：一是医疗业务实现新突破，门急诊量首次突破 30 万人次，住院 2.46 万人次，医疗业务收入首次突破 3 亿元；二是民族医药标准制定实现重大突破，在国家层面发布 25 项民族医药标准；三是科研项目实现新突破，首次获批国家重点研发计划课题，该课题科研资金达 3900 万元，医院负责子课题五，科研资金 460 万元，实现建院以来承担国家重点科研课题零突破；四是检查检验能力实现新突破，在引进 3.0T 核磁基础上，引进德国西门子 128 排双源 CT，大幅提升医院的检查检验水平；五是人才队伍建设实现历史性突破，全院高级职称人才首次突破 100 人；六是院内制剂实现新突破，2019 年申请院内制剂生产批号 14 个；七是信息化建设实现新突破，推出网上预约挂号、微信预约挂号、微信支付、支付宝支付、自助打印服务等多项便民措施，启用"智慧社保诊疗一卡通"自助平台，实现智慧医院建设大升级；八是其他工作有新突破，通过湖南省文明单位验收，院长谭晓文同志被评为湖南省优秀院长。

2020 年，随着新冠肺炎疫情的爆发，医院严格按照中央、省、州安排部署，扎实开展各项疫情防控工作。内部防控实。院领导和全院职工取消休假，第一时间制订疫情防控方案，成立疫情防控工作领导小组，规范流程，加强预检分诊和发热门诊值班值守。春节期间，全院共有 300 余名医务工作者坚守抗疫一线，筑牢疫情防控堡垒。发挥中医药特色。医院为湘西州企事业单位免费发放预防中药 6 万余付，其中企业 4 万余付，为全州 121 家企业复产复工提供有力保障。彰显政治担当。医院选派名老中医谭晓文等专家参加州内确诊病人的救治，中西医结合带来良好效果；先后两批派出 14 名中医护理骨干奔赴武汉抗疫一线，分别在武汉黄陂方舱医院和金银潭医院开展医疗援助，参加救治确诊患者 674 例，彰显中医担当。

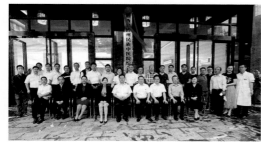

2020 年 5 月 20 日，医院新综合大楼启用

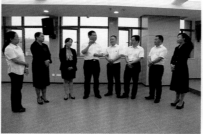

2020 年 5 月 20 日，湘西州州委书记叶红专（左四）在新综合大楼调研

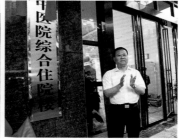

湘西州州委书记叶红专为新综合大楼揭牌

医院 3.89 万平方米的综合大楼投入使用，7 万平方米的内科大楼即将开建，建设湘、鄂、渝、黔四省市边区中医民族医区域医疗中心的蓝图已经绘就，面向未来，守正创新，步履铿锵。

天津中医药大学附属武清中医院

天津中医药大学附属武清中医院始建于 1988 年，是一所集医疗、教学、科研、预防、康复、保健于一体的三级甲等中医医院，坐落于环渤海经济文化圈腹地的京津之间。全院总占地面积 60 亩，开放床位 680 张；拥有博士后流动站分站 1 个，国家级名中医工作室 1 个，国家级重点专科（治未病科）1 个，省市级重点专科（脑病科、肿瘤科、糖尿病科、脾胃病科、骨伤科、心血管科、针灸康复科）7 个；是中国中医科学院第一批中医药传承博士后导师单位、国家级中医住院医师规范化培训基地、国家首批癌痛规范化治疗示范病房、全国中医药科普宣教基地、全国中医药文化宣传教育基地；成立天津中西医结合研究院内科疾病研究所，下设脑病、糖尿病、肿瘤、心血管、脾胃病 5 个研究室；2016 年成为通过中国胸痛中心认证的中医医院，2019 年荣获国家级示范防治卒中中心、中国房颤中心。

/// 针灸康复科

天津中医药大学附属武清中医院针灸康复科是武清区残疾人康复中心、武清区残疾人康复培训中心，2017 年被定为天津市康复医保定点医院。科室秉承" 专业康复，重建功能 "的康复理念，坚持" 以病人为中心，以医疗质量为核心 "的宗旨，注重专业人才的培养及专业设备的引进；拥有康复医疗人员 32 人，其中医学博士 2 人、医学硕士 7 人。全科医护人员团结奋进，狠抓医疗质量和优质护理，为形成一流团队，建立一条最大限度恢复和重建" 病、伤、残 "患者功能的希望之路而不懈努力。

针灸康复科坚持中西医融合的发展道路，以充分继承和发扬祖国传统医学为基础，结合现代康复理论技术，实行整体评估、个体化治疗的方案，形成具有中医特色的康复之路。在广泛开展针刺、艾灸、头针、舌针、电针、拔罐、湿热敷、中药熏蒸、耳穴埋豆、小针刀、推拿治疗、蜡饼法等传统康复疗法的同时，积极开展现代康复医学治疗技术：偏瘫肢体综合训练、截瘫肢体综合训练、运动疗法、作业疗法、关节松动术、认知知觉功能障碍训练、言语训练、吞咽功能障碍训练、平衡能力测定及训练、日常生活能力评定及各种物理因子治疗技术等，形成一套融合传统康复治疗与现代康复治疗的综合治疗方法。

科室规模达 3000 余平方米，设有门诊、住院部和治疗大厅，治疗大厅下设运动疗法室（PT 室）、作业疗法室（OT 室）、心理治疗室、康复评定室、言语治疗室、吞咽障碍治疗室、儿童康复治疗室、艾灸室、中药熏蒸室、物理因子治疗区、针灸推拿治疗区等，开放住院床位 40 张，治疗训练床位 30 余张，拥有专业康复医疗设备 100 余种。

针灸康复科始终以恢复患者受损功能为目标，付出最大的热心和爱心，使患者心中充满阳光，树立" 信心、恒心、耐心 "，克服重重困难，积极康复，最终使患者在身体、心理等多方面的功能得到最大的恢复，提高其生活质量，帮助患者回归家庭、回归社会。

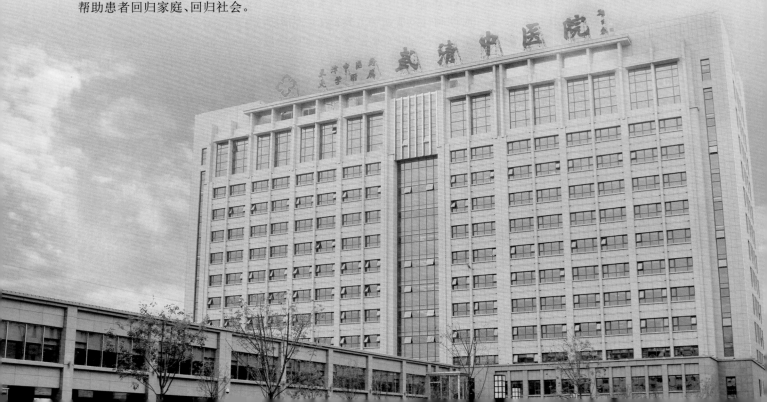

立足传承基石 坚持守正创新
重庆市永川区中医院

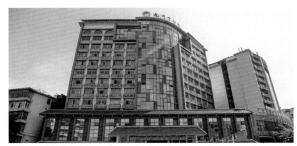

重庆市永川区中医院是国家三级甲等中医院，重庆医科大学附属永川中医院，成都中医药大学非直属附属医院，国家医师资格实践技能考试基地，重庆市住院中医师规范化培训基地；重庆市中医药学会副会长单位、重庆市中医药行业协会副会长单位、重庆市中医药学会眼耳鼻喉专业委员会主任委员单位、永川区中医药学会会长单位，综合实力在重庆市中医系统区县中医院中名列前茅。

医院总资产 6 亿元，占地 21 亩，业务用房 5.2 万平方米，编制床位 870 张，实际开放床位 1270 张，医疗设备价值 1.5 亿元；拥有职工 1000 余名，其中中高级专业技术人员 250 余名，重庆医科大学和成都中医药大学教授、副教授 51 名，硕士研究生导师 14 名，国家级、省级学术专业委员会委员及以上专家 30 余名；拥有国务院政府特殊津贴专家、二级教授、全国老中医药专家学术经验继承工作指导老师、全国中药技术传承人才、重庆市学术技术带头人、永川区学科带头人 12 名，重庆市名中医 4 名，永川区名中医、永川区十大名医 11 名；博士、硕士研究生100 余名；年门诊病人 60 余万人次，出院病人 4.5 万人次，手术近万台次，病人满意度 98.5% 以上。

医院设有职能科室 17 个，临床科室 37 个和医技科室 7 个，有国家级、省级重点专科 6 个，设置临床病区 33 个，引进郭剑华、周天寒、王辉武教授开设全国名老中医传承工作室，社会反响良好。医院有骨伤科、针灸科、耳鼻喉科、妇科、肛肠科等特色科室为代表的拳头学科群，带动医院的整体发展。

医院科研氛围浓厚，先后承担国家自然科学基金科研项目、重庆市卫生健康委等各级科研课题 99 项，获市、区科技进步奖和软科学奖 8 项，主编、协编医学类学术专著 31 部，获得专利 25 项。医院鼓励中药制剂开发，院内制剂达到 11 个剂型，34 个品种。

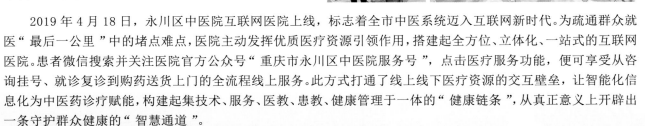

凤凰湖新院建设项目全力推进，争取中央投资项目资金 5000 万，总投资 10 亿元，分期建设 16 万平方米，是集医疗、护理、康复、养老"四位一体"的医护型康复养老医院。一期项目于 2018 年 12 月底开始动工，2020年竣工，迈开实现百年大计的第一步。

2019 年 4 月 18 日，永川区中医院互联网医院上线，标志着全市中医系统迈入互联网新时代。为疏通群众就医"最后一公里"中的堵点难点，医院主动发挥优质医疗资源引领作用，搭建起全方位、立体化、一站式的互联网医院。患者微信搜索并关注医院官方公众号"重庆市永川区中医院服务号"，点击医疗服务功能，便可享受从咨询挂号、就诊复诊到购药送货上门的全流程线上服务。此方式打通了线上线下医疗资源的交互壁垒，让智能化信息化为中医药诊疗赋能，构建起集技术、服务、医教、患教、健康管理于一体的"健康链条"，从真正意义上开辟出一条守护群众健康的"智慧通道"。

学科建设实现新突破。永川区中医院斥资购进德国飞利浦（UNIQ FD20）数字减影血管造影系统（DSA）等一系列高端设备，并引进资深介入专家。2019年 6 月，医院心病科团队成功完成心脏介入手术。2019 年 11 月，医院脑外科以微创介入治疗的方式为患者施行颅内动脉瘤介入栓塞术。

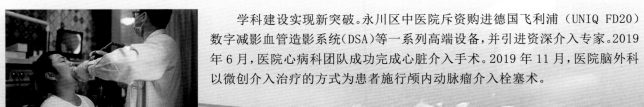

辽宁省海城市正骨医院

辽宁省海城市正骨医院始建于 1956 年，占地面积 7414 平方米，建筑面积 4.4 万平方米；是以收治各类骨伤疾患为主的三级甲等中医专科医院，长春中医药大学、辽宁中医药大学教学医院，辽宁省交通创伤海城急救中心；承担全市"120"急救任务，也是辽宁省社会基本医疗保险和新型农村合作医疗定点医院。

/// 百年耕耘　打造苏氏正骨品牌特色

海城市苏氏正骨由苏相良先生创立，有百年历史，是我国中医骨伤流派之一。苏氏通过拔伸、复位、对正、按摩等手法，最后用小夹板外固定治疗骨折、关节脱位等运动系统疾病。二代传人以苏玉新为代表，三代传人以苏继承、苏纪武、苏纪权为代表。他们励精图治，自强不息，立一等品格、求一等学识、成一等事业。

海城市正骨医院从 1956 年建院至今，历经三代人百余年的辛勤耕耘。他们孜孜以求、创新发展，形成苏氏正骨品牌特色，使海城市正骨医院成为集医疗、急救、科研、教学、预防、保健、康复为一体的三级甲等骨伤专科医院。

2014 年，海城苏氏正骨被列为第四批国家级非物质文化遗产代表性名录；2018 年，海城市正骨医院苏继承被认定为第五批国家级非物质文化遗产代表性传承人，海城苏氏正骨荣获第二批"辽宁老字号"称号。

/// 科学规范管理　技术实力雄厚

医院开设病床 600 余张，设有骨关节科、老年骨伤病科、膝痹病科、小儿骨科、脊柱科、创伤骨科、创伤手外科、正骨科、苏氏传统骨科病房、康复推拿科、中医治未病等特色优势科室。老年骨折病科是国家级重点专科，脊柱科是鞍山市重点学科，膝痹病科是辽宁省"十三五"重点专科。医院拥有各类大型检查设备，内科、外科、妇儿科、血管外科、超声介入科等科室，原卫生部室间质评先进检验室和省级重点实验室，是一座集医、教、研为一体的大专科小综合、传统与现代医学相结合的医院。

/// 追求卓越　赢得众多荣耀

医院始终坚持"以病人为中心，创办百姓满意医院"的工作宗旨，广泛开展各类微创骨科治疗和传统中医手法复位技术，荣获国家五一劳动奖章。中华中医药学会命名海城市正骨医院为"中医骨伤名科"。医院是中国中西医结合学会骨科微创专业委员会骨科微创全国培训基地、辽宁省诚信服务标兵单位、辽宁省红十字（会）冠名医疗机构、鞍山市第五届中医知名医院、鞍山市平安医院、鞍山市民最喜爱的 3·15 诚信品牌、海城市先进单位、海城市红旗单位、中国雷锋医院、2020 市民心中最具影响力鞍山老店，荣获 3·15 诚信企业评价中心、医疗行业诚信承诺单位等一系列荣耀，彰显着海城市正骨医院卓越的发展历程。

/// 坚守初心　砥砺奋进

仁心济世，救死扶伤，是医院推行人文医疗服务的出发点和落脚点。海城市正骨医院一直秉承"以人为本、仁心仁术、患者至上、信誉第一"的服务宗旨，本着"精诚、仁和、求本、远志"的院训精神，为病人创造优质、便捷、热情、温馨的医疗环境，努力打造让百姓放心满意的医院。

/// 联系我们

地址：辽宁省海城市中街路 41 号　　　　邮编：114200
电话：0412-3207777　　　　　　　　　邮箱：hczgyy@126.com
网址：http://www.hczgyy.cn

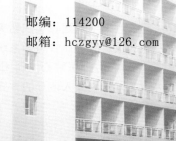
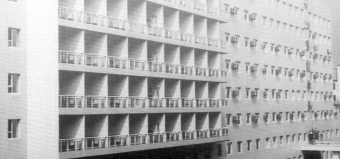

泉州市正骨医院

泉州市正骨医院始创于1955年，是福建省成立较早的中医骨伤专科公立医院，是一所集医疗、急救、预防、保健、康复、科教研为一体的三级甲等中医专科医院；现为中国中西医结合学会骨科微创专业委员会、福建省中西医结合学会骨科微创专业委员会的驻会单位，福建中医药大学附属医院，江西中医药大学、甘肃中医药大学等6所高校的教学医院，泉州市骨伤科医学诊疗中心，泉州市运动防护中心等挂靠单位，福建省道路交通事故伤员救治定点医院，国家中医药

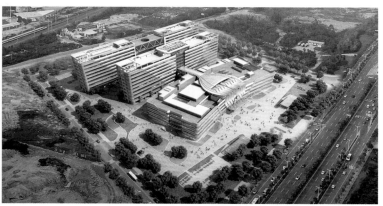

泉州市正骨医院北峰院区鸟瞰图

数据中心福建省分中心，福建省中医药数据中心，泉州市医疗保障局信息中心，南少林骨伤流派传承单位，泉州正骨流派项目单位，福建省中医药文化宣传教育基地。其中，泉州正骨疗法（廖氏）、泉州正骨疗法（张氏）、泉州市正骨医院（吊膏）、泉州正骨疗法（庄氏）等分别被列入省、市、区级非物质文化遗产保护名录。医院有22种骨伤自制药纳入福建省医保药品目录。

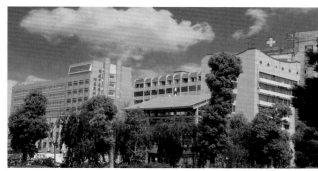

泉州市正骨医院刺桐路院区

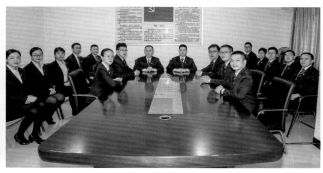

泉州市正骨医院领导班子规划新院区

医院有编制床位500张，职工700人，其中中高级职称近250人、硕博士研究生90余人；开设骨伤科、推拿科、软伤科、康复科、小儿骨科、关节科、脊柱科、运动医学科、风湿科、手外科等20余个临床科室，其中国家级重点中医专科1个、省级重点中医专科7个、"创双高"省级临床重点中医专科1个、泉州市重点中医专科3个。

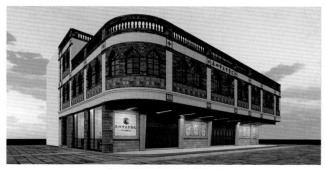

泉州市正骨医院中山路院区

医院秉承南少林"医武结合"文化理念，坚持走"中西医结合骨科微创之路"，系统地建立具有闽南正骨特色的疗法体系，其中医院自制药丹膏药丸远销海内外。医院制定了"服务立院、人才兴院、科学管院、质量建院、信息助院"五大战略目标，重视文化建设，推进内部运行机制改革，实施现代医院管理，积极建设数字化医院。医院科研成果丰硕，近年来获国家、省、市级等课题立项92项，各类成果进步奖12项，国家专利168项，信息著作权64项。医院主编的《骨伤科微创技术案例评析》《骨伤科专病护理路径》及《中西医结合骨科微创学》由人民卫生出版社出版，《微创骨科学》由中国中医药出版社出版，成为行业权威著作。2015年以来，医院先后4次获得福建省三级医院住院患者满意度问卷调查第一名，赢得社会各界广泛赞誉。医院还连续九届被评为泉州市文明单位，被授予全国中医药系统创先争优活动先进集体、省级院务公开示范单位、市级先进基层党组织等荣誉称号。

为促进医院可持续发展，泉州市委、市人民政府高度重视民生事业，在国家政策引领下，大力支持正骨医院新院区建设，在地处泉州市交通枢纽中心拨地100亩。新院区规划建筑面积约15万平方米，将新增床位1000张，该项目纳入泉州市重点民生建设项目，计划于2022年完工，致力于打造闽南南少林泉州正骨"医武结合"文化品牌医院。

太和县中医院

太和县中医院是一所集医疗、急救、科研、教学、预防、康复、养老、健康产业为一体的全国示范中医院、全国文明单位、全国县级三级甲等中医院、安徽中医药大学附属医院，以其开拓创新的发展理念、重点学科品牌优势、独具特色的中医药文化在全国业界享有盛誉。

医院规模较大，技术力量雄厚，学科设置齐全，教研能力较强，有国家级名老中医传承工作室 4 个，省级名老中医工作室 7 个；安徽省名中医 8 人，江淮名医 1 人，阜阳市名中医 14 人，安徽中医药大学兼职教授 7 人、硕士研究生导师 9 人，研究生 150 人；开放床位 2000 张，设有专科专病门诊 52 个、医技科室 17 个、临床科室 39 个；有国家级重点专科 3 个（骨伤科、肝病科、预防保健科），省级重点专科 7 个（骨伤科、心血管科、肿瘤科、针灸科、推拿科、儿科、脑病科），市级重点专科 9 个；拥有 320 排 640 层、64 排 128 层螺旋 CT，3.0T、1.5T 核磁共振，以及直线加速器、大 C 臂、DR、体外循环机等总价值 2 亿多元的现代化医疗设备。

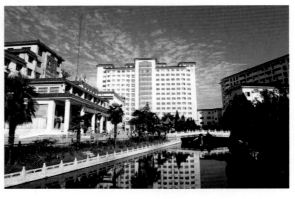

门诊设有骨伤（外治）、针灸、推拿 3 个中医治疗区，各病区设有中医治疗室。医院建立全省较大的非药物治疗一区（以针灸、推拿、牵引、经络共振、肢体功能恢复等治疗为主）、二区（以中药贴敷、足疗、刮痧、中药熏蒸等治疗为主），以及独具特色的儿科中医特色治疗区和心脏康复治疗区。

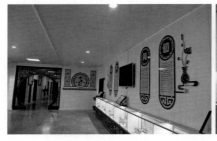 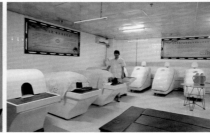 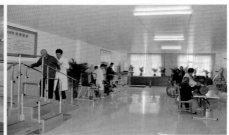

医院高度重视医教研协调发展，逐步完善师资人员队伍建设，培训制度建设及教学科研设施设备建设，并设立医院教研专项奖励资金，被国家层面授予中医住院医师规范化培训基地、全科转岗培训基地、非中医医师系统学习中医理论与技能培训基地，被安徽中医药大学授予研究生进修培训基地。近年来，医院承担国家级科研立项 6 项，省级科研立项 6 项，市级科研立项 62 项，其中骨伤科、心血管科、妇产科、儿科被国家中医药管理局确定为专病临床指南修订组长单位；16 项科研课题结题，获得安徽省科技进步三等奖 3 项，阜阳市科技进步二等奖 3 项、三等奖 5 项；2 人获得国家级奖励，4 人获得省级奖励。

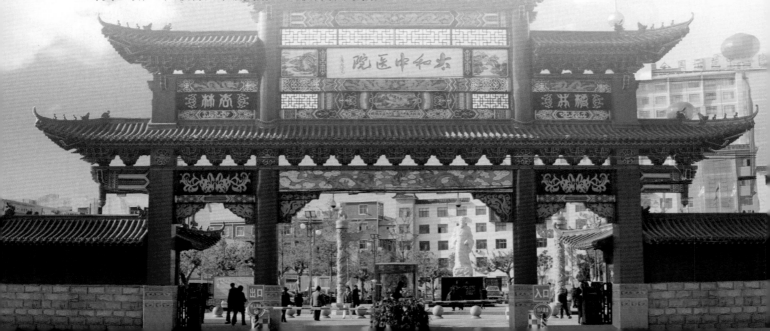

中国中医科学院中药研究所
岐黄学者陈士林

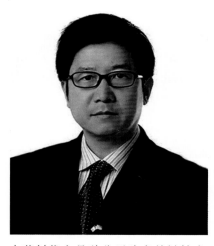

陈士林，首席研究员，现任中国中医科学院中药研究所所长、世界卫生组织传统医学合作中心主任、国际欧亚科学院院士、中药全球化联盟（CGCM）副主席；曾任中国医学科学院药用植物研究所所长、香港理工大学客座教授，并在英国皇家植物园丘园接受专业培训、哈佛医学院 Mclean 医院做访问学者等；兼任日本东京药科大学客座教授、美国药典传统中药咨询组委员等。

陈士林在国际上创建了基于 ITS2 的中草药 DNA 条形码鉴定方法体系，完成专著《中国药典中药材 DNA 条形码标准序列》，从基因层面解决中草药物种真伪鉴定的难题，被评为 2016 中国十大医学进展；通过全基因组解析提出灵芝为首个中药基原药用模式真菌，被 Nature China 选为中国最佳研究亮点推介；完成并发表人参、丹参、赤芝、菊花、卷柏、穿心莲、紫芝等全基因组图谱和相关组学研究，构建"四阶式"新品种选育平台，突破中药材优良品种分子选育关键技术，培育并获批 7 个中药材新品种证书或良种证书，其中三七抗性品种根腐病发病率降低 62.9%；出版《本草基因组学》，列为全国高等医药院校规划教材。

陈士林完成并编著《中国中药材产地生态适宜性数值区划》，避免中药材盲目引种栽培；开发基于空间可视化和栅格空间聚类分析结合的中药材全球产地适宜性分析系统（GMPGIS），对 260 个中药基原物种进行产地生态适宜性分析；主持无公害种植项目并推广应用，完成中药材生产技术规范和产地生态适宜性区划，被纳入《中药材无公害栽培生产技术规范》；在贵州、湖北、四川、陕西等 32 个贫困县开展优质中药材种植规划，解决贫困农民就业，带动农民脱贫致富，成为中药产业扶贫的典范；获教育部高校成果科技进步一等奖 1 项，国家科技进步二等奖 3 项；获国家发明专利和美国专利授权 36 项，发表论文 400 余篇，其中 SCI 论文 200 余篇，包括国际著名期刊 Nature Communications、PNAS 等，论文被他引 1.6 万余次，H 指数 61（Google Scholar），连续 4 年入选 Elsevier 高被引中国学者榜单。

在从事科研工作近 40 年的时间里，陈士林带领团队始终如一地将中药的基础研究和相关技术推广相结合，不断创新，把中药科研进展"写"在祖国的大地上。在刚刚过去的 2020 年"全国科技工作者日"中，陈士林作为在"脱贫攻坚"工作中做出突出贡献的科技工作者，获得"第二届全国创新争先奖章"。近年来，陈士林带领团队坚守在中医药科技扶贫一线，在中药材基地建设、构建优质中药材生产关键技术和培训平台、强化中药材质量标准等方面取得显著成效。

为了让贫困地区的农民掌握中药材从种到收全过程的技术要求和规律，陈士林和团队在云南、贵州、吉林、湖北、重庆、陕西等省的贫困地区开展良种选育、田间管理、规范生产、采收加工等贯穿全链条的技术推广培训，累计受众超过 2 万人，帮助贫困农民着力解决"在哪里种、种什么、怎么种"等问题，推动当地药材规范化生产和经济发展，让当地群众腰包鼓起来。仅云南文山的一家三七科技园，依靠栽培优质三七，每年解决 20 万人次的农民就业，带动 3500 户农民脱贫致富，成为精准扶贫的典范。

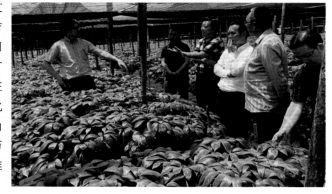

现代藏医药教育的开拓者和践行者
西藏藏医药大学　尼玛次仁

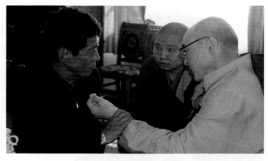

尼玛次仁，西藏藏医药大学教授、博士研究生导师，北京中医药大学、上海中医药大学、成都中医药大学博士研究生导师，蒙古国阿托奇曼然巴大学特聘教授，全国老中医药专家学术经验继承工作指导老师，国家中医药传承与创新"百千万"人才工程（岐黄工程）岐黄学者，国家级非物质文化遗产项目藏医药（水银洗炼法、藏药仁青常觉配伍技艺）代表性传承人，享受国务院政府特殊津贴专家，西藏自治区名藏医，中国民族医药藏医药学会会长，西藏自治区藏医药标准委员会主任。

尼玛次仁从业50年来，悉心传播藏医药文化，培养藏医药高层次人才，总结交流藏医药学术经验，推广使用藏医药适用技术，挖掘藏医药古籍文献，组织开展藏医药标准化建设，就藏医药发展向党和政府献言建策，为推动我国藏医药事业发展作出重要贡献。

尼玛次仁长期奋斗在藏医药高等教育一线，在他的主持下，传统藏医药学科得到科学有序分化，形成6个藏医药专业和本硕博办学层次，培育2个国家特色专业和8个国家中医药管理局重点学科，培养全国首届藏医博士研究生2人、藏医硕士研究生4人，为我国藏医药高等教育事业作出杰出贡献，引领我国藏医药高等教育走在世界藏医药学前列。

藏医药标准化是实现藏医药现代化的重要基础，也是推动藏医药走向世界的关键。尼玛次仁一直致力于藏医药标准化建设。他致力于藏药炮制规范化研究，制定水银洗炼法炮制的规范和标准，解决藏药矿物药炮制标准不统一的难题，构建藏药核心体"座台"的技术标准、工艺流程和质量监控体系，成为藏药企业炮制藏药遵循的技术规范。

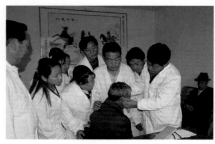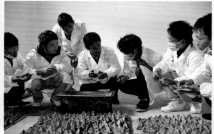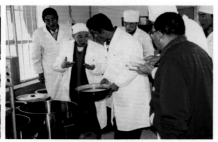

藏医药的理论传承与创新是推动藏医药学术进步和事业发展的根本。尼玛次仁在继承前人实践经验基础上，创新藏医"胃火失衡"理论，开辟藏医肝胆疾病诊治新途径，并研发治疗乙肝创新药"206""209"，提高藏医药防治乙肝病的整体水平。他注重藏药成果转化，组织科研人员对经典藏药组方进行创新，研发24个国药准字号藏成药，其中7个品种被评为国家中药保护品种，3个品种被评为西藏名优产品，2个品种被评为中国民族医药学会推荐产品、国家技术创新优秀产品。

尼玛次仁作为藏医药专家，先后担任中国藏医药浴法申报联合国教科文组织人类非物质文化遗产代表作名录专家组组长，为中国索瓦日巴"藏医药浴法"列入联合国教科文组织《人类非物质文化遗产代表作名录》发挥积极作用；受世界卫生组织（WHO）委托，编写《藏医药规范化培训纲要》；作为藏医药防控新冠肺炎专家组顾问，主持制定《新冠肺炎藏医药防治方案（一、二版）》。

尼玛次仁先后荣获国家科学技术进步二等奖、国家级教学成果二等奖、民族医药科学技术一等奖、西藏自治区科学技术一等奖、中国藏学研究珠峰奖二等奖等。

南方医科大学
岐黄学者李义凯

▰▰▰ 个人简介

李义凯，男，1962 年 11 月出生，中医药传承与创新"百千万"人才工程岐黄学者，南方医科大学中医药学院中医骨伤科学教研室主任、附属南方医院中医正骨科主任、附属第三医院中医骨伤科主任，香港大学和香港中文大学兼职教授，博士（后）研究生导师；师从石印玉教授和钟世镇院士，为中医骨伤科博士后和第一军大学博士后；曾任中华中医药学会推拿分会副主任委员、中华中医药学会针刀分会副主任委员、全军中医骨伤科委员会副主任委员、国家自然科学基金委员会评审专家、全国软组织疼痛研究会副主任委员、广东省中医骨伤学会副主任委员、广东省中西医结合骨伤学会副主任委员、广东省推拿按摩学会副主任委员、《颈腰痛杂志》副主任委员、《南方医科大学学报》《中国临床解剖学杂志》《中国康复医学杂志》《中医正骨》编委等。

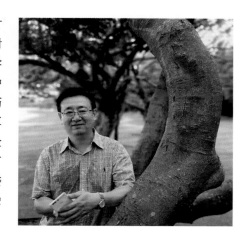

▰▰▰ 研究领域及影响

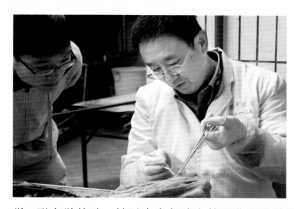

李义凯主任 1985 年大学毕业后就一直从事颈肩腰腿痛的临床工作，曾工作于空军乌鲁木齐医院、上海中医药大学附属曙光医院、南方医科大学附属南方医院和第三附属医院；主要运用中西医结合方法治疗颈肩腰腿痛疾病，积累了较为丰富的临床经验。他在临床应用基础研究方面，针对脊柱推拿客观化相对薄弱的状况，运用解剖学和生物力学以及影像学手段对手法的安全性和客观化、针刀操作的误区和骶髂关节病变等方面进行深入系列的研究。

一是研究了脊柱旋转手法作用时，颈椎和腰椎间盘压力、应变以及位移的变化，为手法的安全应用和客观化提供解剖学、形态学基础；针对中老年脑血管硬化和动脉斑块多发的现状，研究手法对脑血管和脑血流动力学的影响，发现颈椎旋转手法有可能造成重度动脉粥样硬化斑块的脱落。

二是研究发现，骶髂关节异常坚固，很难发生所谓的错缝，而骶髂关节处多发的疾病主要是强直性脊柱炎和致密性髂骨炎，而后者很可能是前者的一个特殊亚型；通过放射解剖学明确骶髂关节的前间隙和后间隙，为骶髂关节的阅片提供解剖形态学依据。

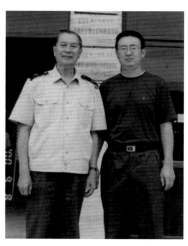

三是针对一些针刀操作误区和假说，开展针刀治疗扳机指、桡骨茎突狭窄性腱鞘炎、寰枕后膜挛缩症的解剖学研究，更正错误的操作方法和假说，提出相对安全的操作方法，避免医源性伤害和误诊误治的发生。

四是开展治疗软组织痛中药外用药的开发研究，研制系列外用膏药和药膏；6 年来利用微信交流平台每天发送一例病例进行学术研讨，并利用抖音进行科普宣传。

李义凯主任出版专著 7 本，主编全国统编教材 3 部，发表学术论文 300 余篇，其中 SCI 期刊收录论文 30 余篇，主持国家自然科学基金课题 7 项。

青海省藏医院——国医大师尼玛

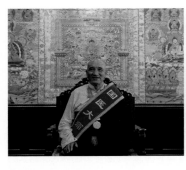 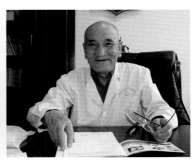

尼玛，青海省藏医院藏医首席专家、主任医师，1933年12月生，1954年1月参加工作，从事中藏医药工作66年，师从著名藏医诺果日却智；2002年被评为青海省名中医，2009年6月被聘为中华中医药学会终身理事；为第一至五批全国老中医药专家学术经验继承工作指导老师，获中国非物质文化遗产保护中心"中华非物质文化遗产传承人薪传奖"。

/// 师出名门、潜心苦学

尼玛10岁时，拜著名藏医大师罗桑朗多嘉措为师，始学藏医。1983年，他带头创办青海省藏医院，试制成功藏药名贵药品七十味珍珠丸，并加工炮制濒临失传的藏药金、银、铜、铁、水银等，成为青海知名藏医药专家。近年来，肿瘤发病率及死亡率呈上升趋势，且病因复杂，临床诊治难度大。尼玛潜心研究，利用藏医药经典古验方，通过调养生息、平衡"三因"、协调阴阳，提出藏医特色外治疗法——泻脉疗法，从而通络止痛、抑制肿瘤、延缓病情，使藏医药对肿瘤疾病的诊疗取得突破性进展。在姑息疗法中，他结合藏医对环境、生命、心理、死亡、治未病的独特认识和整体观念、辨证施治的理论特色，注重心理指导、精神调养和藏医特色外治疗法相结合，延长患者寿命，降低患者的药物不良反应。

/// 仁心仁术、白衣丹心

60岁后，尼玛曾两次推迟退休。至今，已86岁高龄的他仍坚持每周一、三、五在门诊从事全科诊疗工作，二、四、六到病房查房，为收治的患者进行复诊。其接诊的患者已有20万人次，为贫困患者减免、捐助的医药费用达10万元之多。

/// 大医精于、业诚于心

尼玛以传帮带的形式传授、带教的藏医药人才有312名；2007年10月，被评为全国老中医药专家学术经验继承工作优秀指导老师，兼任青海大学藏医学院博士研究生导师。尼玛凭借60年的藏药炮制经验，亲自操作、指导、炮制的藏药药品有200吨左右，主持、研发的藏药七十味珍珠丸、赛太制备工艺和藏药阿如拉诃子配制技术3个传统藏医药项目被列为国家级非物质文化遗产保护项目。

/// 博学至精、明德至善

尼玛作为藏医药文献《藏医药大典》的首席顾问，参与编撰《藏医药浴对风湿性关节炎的免疫调整作用研究》《藏医药浴治疗类风湿性关节炎53例疗效观察》《藏医治疗乙型肝炎临床疗效观察》《藏医放血疗法定位及临床应用》《中国医学百科全书·藏医学》《青海省藏药标准》等藏医药著

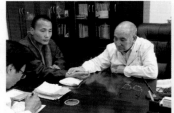 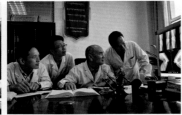

作、技术标准等100部（篇）以上；编撰研发《中国藏药》《藏药药浴治疗类风湿性关节炎53例疗效观察》等省部级科研项目15项，均荣获省级科技成果奖，其中《中国藏药》荣获国家科技成果奖、青海省科技进步奖等多项殊荣。尼玛在青海省政协提交"关于改变我省藏医药研究工作落后状况""加快藏药制剂中心建设，促进藏医事业发展"提案，获评青海省政协优秀提案。

尼玛先生60年如一日，把毕生心血奉献给藏医药事业，奉献给人民的健康事业。他在藏医药事业的改革发展、藏医药科研、藏医药人才培养、藏药生产、新药研发等方面作出贡献。

青海省藏医院——全国名中医桑杰

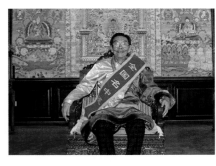
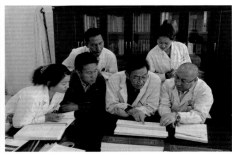

桑杰，1943年7月生，1964年7月参加工作，主任医师，从事中藏医药工作56年，至今仍坚持临床工作；1976年12月毕业于北京中医药大学中医系，2002年被评为青海省名中医，为第三、四、五批全国老中医药专家学术经验继承工作指导老师。

70多岁的桑杰老专家，退休后依然返回工作岗位，为患者看病。他作为胃癌患者，平时注意饮食、少食多餐。为了不影响患者看病，饭量日渐减少的他，常年自带饭菜，每天都是热饭后少吃两口，便继续工作。桑杰老先生在与病魔抗争的10年里，以惊人的毅力、执着的精神，为藏医药事业发挥余热，把全部心血都抛洒在服务患者上。

桑杰老专家累计诊治患者20余万人次，许多疑难杂症、危重病人在他的诊治下恢复健康。他的患者大多是来自新疆、内蒙古、甘肃以及边远艰苦地区的贫困农牧民。他对待家庭条件特别困难的患者，除了自己捐助外，还发动医院职工捐款救助。

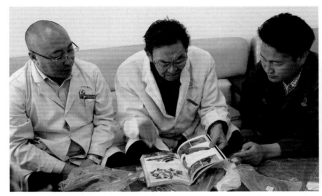
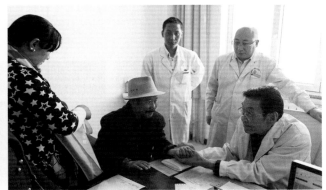

桑杰老专家参加工作50多年来，一直从事民族医药工作，是国内民族医药界享有较高声誉的蒙藏医专家，在国际上也享有一定威望。他对藏蒙医有较深的造诣和丰富的临床经验，对现代医学及中医药学也有较深的研究，在治疗类风湿、肝胆、消化、神经系统疾病方面经验丰富，尤其在藏医治疗心脑血管、内科、妇科疾病方面有特殊专长。他在临床诊疗、藏药制剂、药物临床研究和应用方面研究深入，在基础理论研究上有较深厚的功底，在临床学术研究上也有丰硕成果；撰写专著、教材、论文、技术标准等60余部，获得诸多荣誉和奖励。

桑杰老专家在藏医药界提出现代医学和藏医传统医学相结合的综合诊疗方案，认为准确诊断病情是诊疗过程的重中之重。作为全国老中医药专家学术经验继承工作指导老师，他以传帮带的形式传授、带教出的藏医药人才有100余名。他经常教导学生："作为一个好的临床医生，不仅要有扎实的医学知识、丰富的实践，更要有手到病除、药到病除的治疗方法和治疗效果，疗效才是硬道理。"就是这样一位勤勤恳恳、认认真真的老专家，用心培育了一批又一批的藏医药人才。他的学生都已成为藏医药领域的专业技术骨干、专家、学者，对藏医药事业的发展作出贡献。

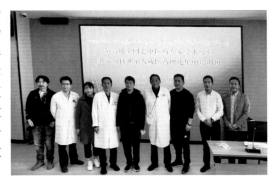

河北省中医院
全国名中医刘启泉

刘启泉，男，主任医师、教授、博士研究生导师；为首届全国名中医，河北省名中医，首批全国优秀中医临床人才，第五、六批全国老中医药专家学术经验继承工作指导老师，第三批河北省老中医药专家学术经验继承工作指导老师。

/// 名人小传

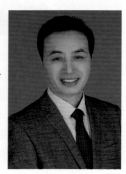

刘启泉教授1956年出生在河北沧州河间一个中医家庭，幼承庭训，聪颖好学，自幼熟背药性赋、汤头歌，对父亲治病救人耳闻目染，以活人济世为志向；1974年始从事中医药工作，在河间市诗经村中心卫生院负责中药调剂、针灸并学习方药，每逢集日跟随老中医出门诊抄方学习；1977年考入河北医学院学习中医学，1982年毕业于河北医科大学中医系；毕业后分配到河北省中医院从事临床、教学、科研工作。刘启泉教授凭其深厚的中医基底，精湛的医术，高尚的医德，于2004年入选国家首批优秀中医临床人才研修项目，2008年成为河北省老中医药专家学术经验继承工作指导老师，2012年成为全国老中医药专家学术经验继承工作指导老师，2014年当选国家中医药管理局刘启泉全国名老中医药专家传承工作室建设专家，2016年荣获"河北省名中医"称号，2017年荣获首届"全国名中医"称号。

/// 学术成就

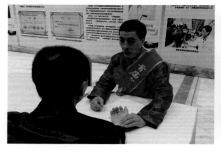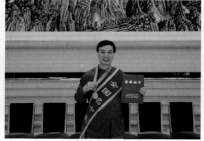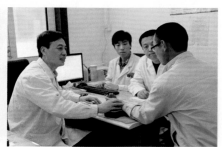

勤于临床，勇立新说

40余年来，刘启泉教授一直从事医疗、教学、科研一线工作，孜孜不已，曾先后担任科室主任、教研室主任、研究所副所长等职，并荣获省级医疗卫生先进工作者称号，并记二等功。临证之时因其精工至善、创新致远的治学精神，厚德至诚、秉德济世的医德医风，连续9年获得河北省中医院"突出贡献奖"。刘教授坚持读经典、用经典、悟经典，深研胃腑之常变，论述脏腑之序列，阐明五脏相通之理，立新法，创新方，形成自己独特的诊疗思路与方法。结合其临证之心得，刘教授提倡"通调五脏安脾胃"的治疗法则，"一降、二调、三结合"的治疗体系。

传承育人，杏林春满

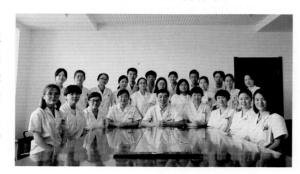

刘教授以全国名中医传承工作室为平台，在建设工作室的同时，参与博士、硕士研究生的培养与教学，以及河北中医学院扁鹊实验班的临床带教、全国名老中医药专家学术经验继承工作指导等工作，荣获教学名师称号，先后培养全国老中医药专家学术经验继承人4名、省级学术经验继承人2名、全国优秀临床人才80余名、博士研究生6名、硕士研究生60余名。

潜心科研，著书立说

刘教授勤于实践，先后承担"973"项目、"十二五"国家科技支撑项目等十余项重大课题，获得省、厅级科技进步奖17项。临证之余，其笔耕不辍，在核心期刊发表论文182篇，编写著作19部。

杜建全国名中医传承工作室

杜建全国名中医传承工作室是 2018 年基于国家中医药管理局建设项目支持，依托福建省第二人民医院建设，传承杜建全国名中医学术思想，集临床、科研、教学为一体的中医工作室。工作室成员 21 人，其中高级职称 12 人，博士 5 人；从事科研工作者 4 人，从事临床工作者 17 人。2019 年，工作室年门诊量 17000 余人次，中医（特需）营养门诊年门诊量 2900 余人次，并为福建省领导、干部提供医疗保健。

/// 杜建全国名中医简介

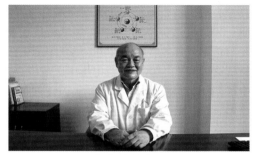

杜建全国名中医

杜建，主任医师，全国名中医，原福建中医学院（现福建中医药大学）院长、教授；福建省名医、优秀专家、优秀教师，从事临床、教学和科研 57 年，享受国务院政府特殊津贴，第三、四、六批全国老中医药专家学术经验继承工作指导老师；曾获卢嘉锡优秀导师奖，中国中西医结合学会科学技术一、二、三等奖，中国中西医结合学会第二届中西医结合贡献奖，日本 AHCC 贡献奖，福建省科学技术一等奖等。

/// 学术思想与临床经验

杜老阐发温病理论，依据" 热、毒、瘀、虚 "的思路治疗老年病；提出" 血管性痴呆多虚多瘀，以肾虚血瘀为常见证型 "，制定" 补肾健脾，养血活血 "法则，创制康欣胶囊；制定" 益气养阴，清热解毒 "法则，创制芪灵扶正清解颗粒辅助治疗肿瘤放化疗后出现的正虚邪实；应用中医理论和现代营养学，指导药食两用的中药和食物合理组方食用，提高免疫力，改善生活质量。

/// 工作室建设成果

2019 年 1 月，杜建主任受邀参加医学与人文南普陀中医论坛，作学术报告，为厦门民众义诊，传播中医药文化。

2019 年 5 月，《人民日报·海外版》刊载《治病救人，实事求是最重要——记福建中医药大学全国名中医杜建》，报道杜建主任成才之路、医德医风、中西医结合思想，以及在临床、教学、科研、中医药交流的成果，高度肯定杜建主任为中医药事业的贡献；全民营养周期间，中医（特需）营养门诊为 60 岁以上女性提供免费体成分分析及个性化营养方案，传播中医特色营养健康知识；杜建主任应邀参与福建省科协、省人社厅等 6 家单位联合主办的" 送医药、送科普、送技能、送健康 "大型义诊健康扶贫活动，为群众提供中医诊疗，并做《营养与肿瘤防治》科普宣传。

2019 年 8 月，工作室完成与厦门元尊生物工程有限公司合作研究的临床试验项目" 十二经－松刚蛹虫草粉对 2 型糖尿病患者血糖的影响 "，并撰写论文。

2019 年 9 月，杜建主任应邀参加全国中医药高等教育 2019 年度中医药院校老校长论坛，积极探讨中医药高等教育，为建设健康中国与中医药人才培养献言献策；在福建科学技术出版社《医学专家谈健康》一书中，杜建主任带领团队成员运用中医和营养学理论编写《科学防癌十措施》《饮食与肿瘤》《肿瘤患者的辨证施膳》三节内容，科普肿瘤预防与肿瘤患者饮食知识；工作室陈逸梦医师赴菲律宾进行为期半年的中医药交流，为当地群众提供中医药服务，传播杜建主任的学术思想与临床经验。

2019 年 10 月，由福建省第二人民医院主办，杜建全国名中医传承工作室承办的中西医结合治疗肿瘤的诊疗经验学习班在福建福州开班，讲授中西医结合治疗肿瘤的诊疗思路与经验，传播杜建中西医结合治疗肿瘤的学术思想。

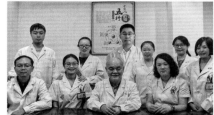

杜建全国名中医传承工作室合影

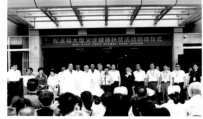

杜建全国名中医在福建省南平市松溪县
参加义诊活动

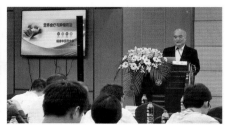

杜建全国名中医为中西医结合治疗肿瘤的诊疗经验
学习班学员授课

张沛霖名老中医工作室

/// 张沛霖简介

张沛霖，1927年生，男，汉族，昆明市延安医院针灸科原主任，主任医师；出生于中医针灸世家，其父张德运曾是上海有名的"三颗针"针灸专家，自幼随其父学习中医及针灸理论，师从名医；历任中国针灸学会理事，云南针灸学会副会长及《云南中医中药杂志》副主编等职；2004年被确定为"十五"国家科技攻关计划"名老中医学术思想、经验传承研究"对象；2006年获中华中医药学会"首届中医药传承特别贡献奖"；2009年获中华中医药学会"成就奖"，并被聘为中华中医药学会终身理事；2007年被评为第一批全国名老中医；先后担任第一、三、四、五批全国老中医药专家学术经验继承工作指导老师。

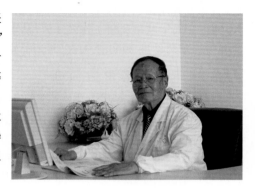

/// 学术思想

张老取法《内经》《难经》，推崇《伤寒论》《景岳全书》及"东垣针法"，学术上尊古纳新，颇有创新，衷中参西，倡导应用中医四诊结合现代医学知识，擅长脉诊与针灸相结合，遵循"观其脉证，知犯何逆，随证治之"的诊治原则，以体现传统针灸"脉因证治"的特点；主张辨病、辨经、辨脉，因势利导，调和阴阳，注重穴位的特异性，以专穴向导，直达病所，选穴崇尚"针灸不过数处"的取穴原则，针刺手法执简去繁。

/// 名中医工作室介绍

张沛霖名老中医工作室是国家中医药管理局确定的"全国名老中医药专家传承工作室建设项目"之一，2010年11月开始建设。工作室收集张沛霖教授论文、科研、影像、门诊病历等资料，并对资料进行整理、挖掘，初步总结张沛霖教授学术思想、临证经验及其成才规律，每年发表论文数篇。

团队由中医针灸等相关学科人员组成，主要成员有尹剑文、韩励兵、施静、段晓荣、何梅光、张建梅、吕云华、郑琳琳、刘艳茹、沈明雪、陆斌。

工作室擅长辨病与辨证相结合，四诊合参，尤重脉诊；主张"脉因证治"才能体现传统针灸的优越性；注重穴位的特异性，取穴少而精，针刺手法注重补虚泻实，调理气机，讲究"主针到位，气调而止"；积极运用现代科学条件研发中医设备，开展针灸治疗震颤麻痹、视神经萎缩、急性腰痛、糖尿病等多项研究。

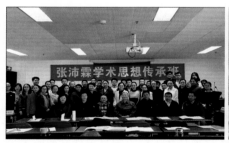 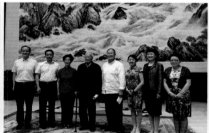 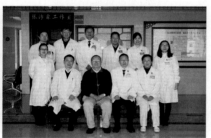

/// 工作室依托单位　昆明市延安医院中医科

/// 工作室负责人　尹剑文　中医科主任

/// 昆明市延安医院中医科简介

昆明市延安医院中医科由针灸专科、推拿专科、小儿推拿专科、中医内科、名老中医工作室组成，有面瘫、小儿脑瘫、中医肿瘤、穴位减肥、治未病等专病门诊，擅长运用三部九候诊脉指导针灸治疗，运用小针刀、穴位埋线、穴位贴药等各种中医方法治疗疑难杂病。中医科源自上海延安医院，科室特色明显，技术力量雄厚。

上海中医药大学附属龙华医院
上海市顾氏外科流派传承工作室

　　上海市顾氏外科流派传承工作室为全国中医学术流派传承工作室第二轮建设项目，传承精华，守正创新，坚持中西医并重，大力开展复杂性窦瘘类疾病的临床与科研工作，尤其注重中医特色疗法与现代技术的规范化研究，牵头制定肛瘘拖线疗法临床实践指南及视频辅助下肛瘘治疗技术操作规范。

　　肛瘘拖线疗法临床实践指南介绍了拖线疗法创立的背景、拖线疗法的定义，以及适应证、禁忌证。拖线疗法的应用依据，包括基本原理、临床应用和推广。手术操作方法，包括器械及规范化操作步骤，以及术后管理和常见并发症及处理原则。20 世纪 80 年代起，上海中医药大学附属龙华医院顾氏外科团队基于多年临床经验，在中医学"腐脱新生"的疮面修复理论基础上，将传统药捻疗法、挂线疗法与现代微创理念有机结合，提出"以线代刀"的拖线疗法应用于肛瘘治疗，形成一种保留括约肌的中医外科肛瘘治疗技术，并拓展应用于肛周脓肿、藏毛窦、婴幼儿肛瘘、糖尿病性坏疽、浆细胞性乳腺炎等体表难愈性窦瘘的治疗。通过丝线引药入里、腐蚀瘘管、清理病灶，最大限度地保留肛周组织的完整性及生理功能。拖线系列技术在临床运用过程中几经发展演变、升级创新，形成多种改良方法，包括"置管""置管 + 负压吸引"疗法。该指南由世界中医药学会联合会肛肠病专业委员会于 2019 年 12 月发布。

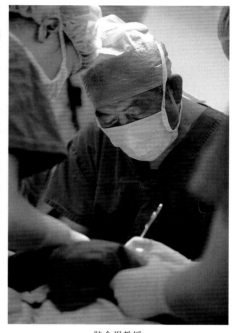

陆金根教授

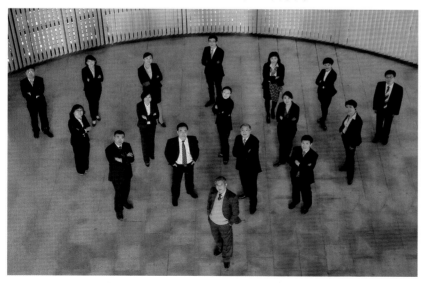

全国中医学术流派传承顾氏外科工作室(肛肠学组)

　　视频辅助下肛瘘治疗技术由意大利教授在 2006 年提出，使肛瘘的治疗走进可视化治疗时代。上海中医药大学附属龙华医院作为引入视频辅助下肛瘘治疗技术的三级甲等医院，致力于将该技术应用于肛瘘的诊治，竭力探索制定适合中国特色的标准化治疗和操作规范。该技术将传统肛瘘治疗从单纯专科检查、影像学评估，过渡到直视下从瘘管内部探寻管道走行和治疗，不仅减少术中潜在腔隙和支管的残留，更保护了肛门括约肌，从而将肛瘘的治疗带入更为精准的微创领域，为肛瘘治疗提供更多可能。龙华医院接受来自全国 19 个省（区、市）的 158 名医师观摩学习肛瘘镜技术，举办相关技术培训和专题研讨会 5 次。通过不断积累和提升，龙华医院肛瘘镜经验逐渐走向世界，被 2019 美国结直肠学会年会收录，获邀在肛瘘镜家乡意大利举办的国际盆底学学会年会上作大会发言。龙华医院肛瘘镜治疗复杂性肛瘘相关经验及手术视频被国际结直肠疾病研讨会暨以色列结直肠年会及 2020 美国结直肠学会年会收录。2020 年 11 月，龙华医院牵头制定《视频辅助下肛瘘治疗技术操作规范》。

　　探索精进，崭新未来，上海市顾氏外科流派作为我国非物质文化遗产、海派中医——百年顾氏外科强有力的分支之一，始终坚持"最好的传承是创新"这一学科发展原则。海纳百川，中西融合，上海市顾氏外科流派传承工作室在窦瘘类治疗领域中不断进取、勇攀高峰！

河北中医学院
孙宝惠名老中医药专家传承工作室

　　孙宝惠，主任中药师，河北省中药鉴定首席专家，1964 年毕业于天津中药学校；河北省中药材、中药饮片鉴别专家委员会主任委员，第三、五、六批全国老中医药专家学术经验继承工作指导老师；先后在河北省药材公司及河北省药品检验研究院从事中药质量检验工作，2006 年退休后一直担任神威药业有限公司、以岭医药集团等企业技术顾问，从事中药鉴定工作 56 年。

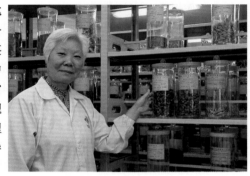

　　孙老多年来在中药鉴定方面积累了大量的实践经验，熟悉河北省及全国的中药材品种、产地，以及中药饮片的加工、质量情况等，公开发表论文 30 余篇，参编著作 10 部(册)，主编《常用中药材真伪鉴别彩色图谱》；2007 年入选国家当代名老中医药名录，长期为执业中药师、高级鉴别师授课，培养优秀高徒多人；2011 年被聘为河北省"杏林千人培养工程"授课专家，2015 年被聘为全国中药材商品规格等级标准研究委员会副主任委员，2016 年被聘为国家中医药管理局名老中医药传承工作室——孙宝惠名老中医药专家传承工作室导师，2019 年 8 月被聘为中国中药协会中药数字化专业委员会顾问。

/// 治药求本

　　《黄帝内经》曰："天地阴阳者，不以数推，以象之谓也。"中医学对药物的思维模式是唯象的，取象比类，以象取意。孙宝惠老师多次指出中药研究必须在中医理论指导下进行，体现出老专家中医药一体的整体思路。

　　孙老师从事中药鉴定工作多年，现仍坚持工作在中药鉴定第一线，对中药正品、伪品的鉴别一丝不苟，对真伪鉴别方法的研究深入细致。孙宝惠老师常引《黄帝内经》中提出的"治病求本"的治病原则，鉴别中药与中医治病一样，治药也应求其"本"，规范中药名称、溯本求源，把提供"安全、有效、质量稳定"的中药材、中药饮片作为追求目标。

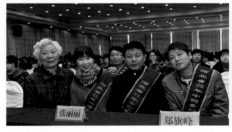 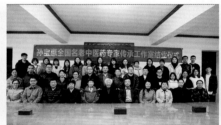 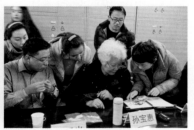

/// 守正求精

　　"传承"是中医药学历经数千年而泉源不竭的必要条件，也是中医学术根深叶茂、本固枝荣的必由之路。中药学在历史上以师徒口传心授为主要方式，传承不仅是全面的继承，更重要的是去粗存精、取长补短，并进一步实事求是、与时俱进地发掘和发扬其"精华"。孙宝惠名老中医药专家传承工作室人员结构以"祖、师、徒"的形式建立，同时吸纳高校、医院、药厂等各界精英交流学习，构建中药材鉴定、栽培、应用技术等各方面交流的平台。3 年来，孙老师坚持每两周授课一次，以临床常用品种为主要内容，旨在将其学术观点和中药鉴定经验进行传承、推广，培养了多批中药鉴定方面的人才，为中医药事业作出自己的贡献。

/// 创新不止

　　中药学是传统的，但同样是与时俱进的。随着中医药事业的不断发展，中药增重、染色、掺伪等造假手段多变，准确辨别中药真伪优劣是亟须解决的问题。孙宝惠老师 50 多年来一直在科研、生产、经营一线从事中药材质量检定工作，将传统中药鉴别方法与现代科技紧密结合，与时俱进，有效提高中药鉴别的准确性，让中医药学真正做到历久弥新。

　　老子曰："功成而退，是为玄德"。孙老之德，感召着每一位跟随其学习的人。

刘保和名老中医药专家传承工作室

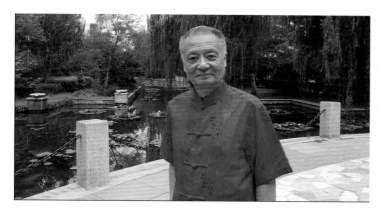

刘保和，男，1941年生，河北中医学院教授、主任医师，从事中医临床工作58年；1962年本科毕业于河北中医学院，1980年毕业于北京中医药大学，师从我国著名中医学家印会河教授，获硕士学位；是河北省名中医，第五、六批全国老中医药专家学术经验继承工作指导老师，河北省第三、四批全国优秀中医临床人才研修项目学员指导老师。国家批准设立刘保和名老中医药专家传承工作室，曹丽静教授为工作室主任。

/// 导师简介

《刘保和〈西溪书屋夜话录〉讲用与发挥》于2013年4月第1版第1次印刷，至2019年11月已第6次印刷；《刘保和抓主症用方传承录》于2019年8月第1版第1次印刷，至同年10月即第2次印刷，销量达8520册。曹丽静创作的阐述刘保和学术思想的挂图《刘保和学术体系图解》即将出版。

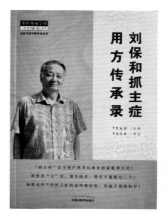
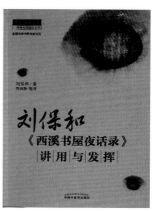

/// 《刘保和学术体系图解》主要内容

1. 阐明《内经》关于人体先后天气运动的理论，厘清脑、命门、元神、奇恒之腑、奇经八脉、络脉、胆等基本概念。见《刘保和学术体系图解》二之人体正气先后天流注图。

2. 创立关于人体气运动的两个理论，提出"辐网""陀螺"的概念，为中医学研究先天性疾病的治疗奠定理论基础。见《刘保和学术体系图解》一之人体气运动的基本模式是"枢轴-轮周-辐网"协调运转的圆运动（后天）、《刘保和学术体系图解》二之人体先后天气运动模式如陀螺运转。

3. 传授腹诊、脉诊及"抓主症"用方剂的宝贵经验，为提高中医辨证论治水平作出贡献。见《刘保和学术体系图解》三之刘保和常用腹诊定位及相关方剂主症、《刘保和学术体系图解》一之运用气机升降理论治愈疾病。

4. 在明确"奇邪"为先天病邪、"奇病"为先天疾病概念的基础上，运用先后天气运动理论，采取"转陀螺"的方法治疗癌病，在治癌理论上有所创新。见《刘保和学术体系图解》二之刘保和运用转陀螺法治疗癌病理法方药表述。

以上理论与实践，从治疗后天性疾病阶段发展到治疗先天性疾病阶段。事实证明，只要回到《内经》原点，学中医思维，走明医之路，遵循习近平总书记"守正创新"的指示，中医学必将迎来光辉的发展前景。

撰稿人：曹丽静（工作室主任、河北中医学院教授）

浙江中医药大学附属第二医院
程志清全国名老中医药专家传承工作室

/// 名老中医药专家传承工作室简介

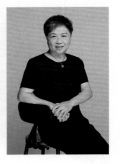

　　程志清全国名老中医药专家传承工作室,2018 年经国家中医药管理局确定,建设于浙江中医药大学附属第二医院。该工作室由程志清教授指导,人员包括窦丽萍(负责人)、姚晓天、刘强、殷子杰、刘旺、沈祥峰、王娟、张娟、焦红娟、林冬铭、汪存涛,其中高级职称 6 人、中级职称 5 人、博硕士学历 10 人、全国优秀中医临床研修人才 1 人。工作室整理挖掘程志清教授的临床经验和学术观点,形成特色诊疗方案并推广运用于临床,围绕心血管病临证主题开展课题研究,古今交融,精诚出新;采用跟师带教、举办学术交流会、出版临证精华等多种形式推广传播,带动提升省市及基层中医药临床能力,同时向全国辐射培养人才。工作室成果通过网络平台实时上传,达到传承、创新、发展、共享的目的。

/// 程志清教授简介

　　程志清,浙江中医药大学资深教授,主任中医师,博士研究生导师,第一批全国老中医药专家学术经验继承工作指导老师陆芷青教授学术继承人;2008 年被浙江省人民政府评为省级名中医,2009 年被原人事部、原卫生部及国家中医药管理局确定为第五批全国老中医药专家学术经验继承工作指导老师。程老从医 50 余年,致力于中医药临床、科研与教学工作;曾担任浙江省中西医结合学会常务理事、浙江省中药学会理事、浙江省中西医结合学会保健与康复专业委员会主任委员、浙江省中西医结合学会心血管专业委员会副主任委员;现任世界中医药学会联合会植物精油疗法分会副会长,国家自然基金委员会中医药学科评审专家。

　　程老主攻中医药防治心血管病,擅长中医诊治冠心病、高血压、病毒性心肌炎、心律失常、心力衰竭等心血管疾病,对胆囊炎、胆石症及脾胃、泌尿系、内科疑难杂病亦有极深造诣。她在学术上不仅继承了陆芷青教授衣钵,而且经过长期临床探讨与实验研究,逐步总结出系统的急慢性病毒性心肌炎、高血压肥胖、冠心病的诊治方案与方法,其开展的现代芳香疗法与传统中医相结合的探索研究取得阶段性进展。程志清教授热心中医药保健与康复事业的教育与发展,先后主持举办 10 届浙

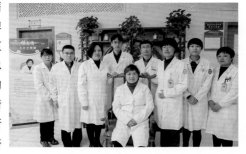

江省中西医结合保健与康复专业委员会学术年会暨国家级继续教育培训班,多次应邀参加国内外学术讲座。程老发表学术论文百余篇;主编《中医药防治高脂血症》《中医十大名方》《陆芷青内科精华评述》《程志清论治心系九病精要》,主审《浙江名家程志清》等学术专著 6 部,在编《中医芳香应用指引》《程志清医论医案医话选》专著 2 部;主持科技部、国家中医药管理局、教育部、浙江省自然基金及浙江省科技厅等省部级以上课题 10 项,其中获省部级以上科技进步奖 6 项,有关心肌炎的研究成果获国家发明专利。鉴于程志清教授的学术成就及丰富的临床经验,2017 年、2018 年浙江省人民政府与国家中医药管理局分别在浙江中医药大学附属三院、二院资助成立程志清名中医工作室,以进一步传承发扬程志清学术经验,培养更多的中医药创新人才。

/// 名老中医学术经验继承成果

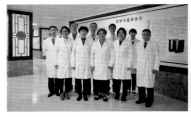
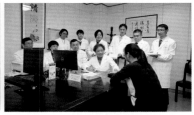

　　工作室积累了大量有深度、有价值的文字资料,出版及在编论著 4 本,发表论文 10 余篇,在研科研课题 6 项(含国家自然基金项目 1 项);举办国家级及省级继续教育班 3 次,举办多期世界中医药学会联合会芳香理疗师培训班;接收进修人员 10 人,游学人员 1 人,为基层培养中医药骨干力量;完成特色诊疗方案 3 个(高血压、心力衰竭、冠心病),可直接应用于心血管病临床治疗;每月围绕名老中医学术经验开展学习交流、病案讨论及中医医案评价等人才培养活动;通过工作室网站及国家工作室网络平台上传信息,实时分享传播工作室动态,为中医药的传承及发展作出贡献。

王融冰全国名老中医学术经验传承工作室

王融冰老师 1964 年进入北京中医药大学,开启中医之路已有 56 年,始终工作在临床一线,从事传染病中医、中西医结合诊治和临床教研工作。她受教于名师名医,下过乡,经历过地县级综合医院锻炼,在北京地坛医院传染病专科工作 40 余年,博采众长,广结学缘,大量临床,形成了尊重生命、疗效为本的理念,秉承传承不泥古、发扬不离宗的精神,是现代中医人在感染病领域的代表。

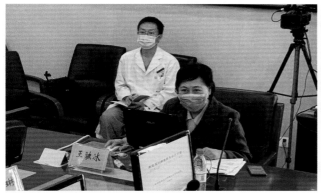

王融冰老师参加国家新冠肺炎中医诊疗方案制定

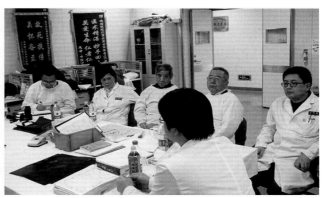

王融冰传承工作室和姜良铎等老专家讨论新冠肺炎中医治疗

王融冰全国名老中医学术经验传承工作室成员主要是与王老师共事多年的肝病、感染病同行,有师承关系,也有全国优秀中医临床人才拜师者。工作室成员经常与北京中医药大学温病教研室,东直门医院热病教研室、脾胃病科,中华中医药学会肝胆病分会、感染分会、急诊分会,中国中西医结合学会传染病分会、肝病分会,北京市属感染、肝病等相关分会交流。工作室承担国家中医药管理局传染病重点专科、学科建设单位,肝病区域中心等任务,促进学术和医疗保持领先水平。

温病发病说与伤寒学说既一脉相承,又有所发展。王融冰老师推崇吴又可先贤,提出中医病原学说,认为中医治疗虽并不主要针对病原体,但病原体感染致病后决定了病、症、病机、转归、预防;三因制宜是中医大统,增加庆气为四因制宜;六淫之外别有一种庆气,导致感染病的特点异同。

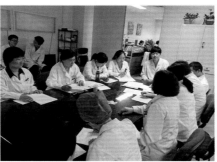

王融冰老师和传承工作室讨论疑难病例

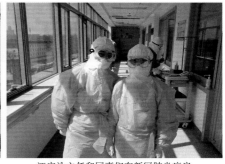

江宇泳主任和同事们在新冠肺炎病房

江宇泳主任带领传承工作室成员通过多年的跟师学习、查房讨论,深刻理解王融冰老师学术思想和临床经验,总结出肝胆湿热与慢性肝炎的内涵,以病、症、病机相结合的指导思想,提出并践行健脾化湿、疏肝活血治疗慢性肝炎,祛湿化瘀治疗难治性黄疸,通腑泄浊清除内毒素治疗重型肝病、肝性脑病,化湿活血通络法抗肝纤维化等治疗方药。

王融冰老师自誉为传染病界的老兵,她总是积极投身到新发突发传染病防治工作中,带领工作室成员辨证论治,实事求是地分析病机规律。在抗击 SARS、甲流、手足口病、新冠肺炎等工作里,一如既往努力推动中医药参与发挥作用,促进中医学术在为人民服务的过程中得以传承发展。抗击 SARS 以来,工作室荣获国家科技进步二等奖,北京市科技成果二等奖、三等奖,中华中医药学会一等奖,中华医学会二等奖等。王融冰老师 2017 年被评为首都国医名师,也是对工作室成员的激励。

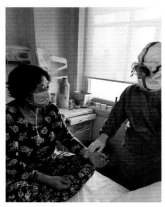

江宇泳主任为新冠肺炎患者把脉

"传承经典、圆融中西、博极医源、精勤不倦、先发恻隐、志做名医"是工作室同道们的座右铭,是对工作室及现代感染病领域中医人的写照。工作室创建以来受到王永炎院士、晁恩祥国医大师们的关怀和帮助,在传承经典方面工作室会继续努力。

李文泉全国名老中医药专家传承工作室

　　2018年8月，李文泉全国名老中医药专家传承工作室由国家中医药管理局批准成立，由首都医科大学附属北京朝阳医院作为项目依托单位具体实施。传承工作室团队由名老中医药专家本人，工作室负责人，中医临床、计算机软件及信息网络等多学科工作人员组成。工作室负责人为朝阳医院中医科主任曹锐。

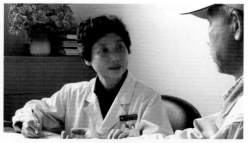

李文泉教授

　　李文泉教授从事中医临床工作40余年，为首都医科大学附属北京朝阳医院主任医师、教授，第五、六批全国老中医药专家学术经验继承工作指导老师；2015年获第三届同仁堂中医药大师称号，2017年获第三届首都国医名师称号；曾任朝阳医院中医科主任，北京朝阳中医医院院长，北京市科协第五届委员会委员，中华中医药学会内科分会心病专业委员会常委，北京中医药学会第八、九届理事会常务理事，北京中医药学会第八届内科专业委员会副主任委员，《环球中医药》《当代中医药》杂志编委。

　　工作室建设计划及工作目标：建立李文泉名老中医工作室及传承团队。建立李文泉临床资料数据库和传承知识库，总结研究名老中医药专家擅长治疗的常见病、疑难病的诊疗经验和学术思想，形成系统诊疗方案；制定名老中医药专家擅长的常见病、疑难病临床诊疗方案并推广运用于临床；将名老中医药专家学术经验、学术理论推广应用于中医药理论研究、教材建设及教学之中；发表与名老中医药专家学术思想相关论文；研究名老中医药专家成才规律及临床资料并形成专著出版，依据名老中医药专家学术经验整理的书稿出版著作。

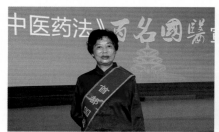
首都国医名师 李文泉

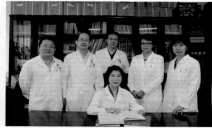
李文泉全国名老中医药专家传承工作室成员合影

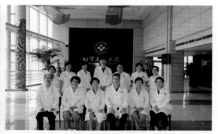
李文泉全国名老中医药专家传承工作室成员合影

　　学术交流：拍摄能够集中反映名老中医药专家擅长治疗的常见病、疑难病的门诊、查房、授课等视频资料并上传网站交流；开展国家级（北京市级）中医药继续教育项目；围绕名老中医药专家学术思想开展厅局级以上课题研究，形成学术报告。

　　条件设备建设：工作室配备有专用的名老中医药专家临床经验示教诊室、专家示教观摩室、名老中医药专家资料室等场地。采购学术资料收集整理及网络交流所需网络、计算机及摄影摄像设备。

　　学术经验继承建设：总结研究名老中医药专家擅治常见病、疑难病的诊疗经验和学术思想，形成系统诊疗方案，并推广运用于临床；将名老中医药专家学术经验、学术理论推广应用于中医药理论研究、教材建设及教学之中；研究名老中医药专家成才规律及临床资料并形成专著出版。

　　传承团队建设：重点培养传承团队中2名副高级以上中医药人员和5名中级职称中医药人员；接受外单位进修、研修人员，形成培养中医药传承型人才的流动站；开办国家级（北京市级）以上中医药继续教育项目，扩大培训覆盖面；联合药事部对名老中医药专家擅长治疗的病种进行经验方应用研发，研制院内制剂。

　　信息管理系统：由信息中心专人负责信息网络平台的建设及管理工作；及时上传名老中医药专家典型医案、影像资料、名老中医药专家继承工作成果。

　　管理制度建设：建立工作室日常管理、学习培训、跟师带教、资料收集整理、信息资料上传、经费使用管理及监控等方面的制度。

中南大学湘雅三医院
董克礼全国名老中医药专家传承工作室

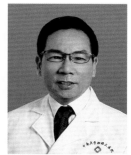

董克礼，男，1949 年 10 月生，湖南长沙人，中共党员，中南大学湘雅三医院中医科原主任及学术带头人，教授，主任医师，博士研究生导师，湖南省知名中医专家，国家级知名老中医，第三、五批全国老中医药专家学术经验继承工作指导老师，董克礼全国名老中医药专家传承工作室指导老师；历任中华医学会周围血管分会委员，中华医学会亚健康专业委员会委员，中国抗癌协会理事，湖南省中西医结合学会常务理事，湖南省糖尿病防治协会常务理事，湖南省自然医学会副主任委员，湖南省中药新药评审委员会委员，湖南省中西医结合肿瘤专业委员会委员，湖南省风湿疼痛专业委员会委员，湖南省中西医结合神经病学专业委员会委员，湖南省中西医结合急症医学专业委员会委员。

董克礼教授

/// 临床实践

董克礼教授出身中医世家，师从其父湖南省名中医董志超先生，先后就读于湖南中医学院医疗专业本科、湖南中医药研究院硕士研究生班，从医 50 多年，始终坚持辨证施治的原则和天人合一的整体观，全面继承其父亲的学术经验，并结合自己临床实践，形成独特的诊疗特色，提出"补肾活血"可以作为中医治疗多种老年疾病的基本方法，擅用补肾活血法防治各种老年相关性疾病，如冠心病、2 型糖尿病、老年痴呆、更年期综合征、前列腺肥大、中风后遗症等；创制一系列治疗老年病的补肾活血院内制剂，如冠心平颗粒治疗冠心病、消渴灵颗粒治疗 2 型糖尿病、益智健脑颗粒防治老年痴呆、补肾活血针刺防治老年痴呆等。董克礼教授还擅长用扶正祛邪法治疗肝癌、肺癌、胃癌等多种中晚期肿瘤，研制中药复方菝葜颗粒，用于改善肿瘤患者临床症状、提高生存质量、延长生存期。此外，他还擅长治疗慢性乙肝、慢性结肠炎、消化性溃疡、月经不调等。

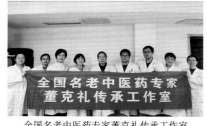

全国名老中医药专家董克礼传承工作室
主要成员合影

/// 学术科研成就

董克礼教授经过长期的临床实践，总结出"肾虚血瘀"是中老年疾病发生的病理基础，创制一系列以补肾活血为治疗大法的效验方剂，广泛应用于临床，并进一步深入研究其疗效机制，先后主持、参与省部级、厅局级科研课题近 20 项，其主持完成的"补肾活血法防治阿尔茨海默病的临床以及基础研究"荣获 2012 年湖南省中医药科技一等奖、2013 年湖南省科学技术进步二等奖；其主要参与的"2 型糖尿病的中西医结合诊疗方案研究"及"针刺对 AD 模型小鼠学习记忆能力的改善作用及其机制研究"分别荣获 2008 年、2019 年湖南省中医药科技二等奖；参编学术专著 1 部，发表包括 SCI、MEDLINE、CSCD 收录的学术论文 50 余篇。

/// 学术传承

董克礼教授是中南大学湘雅三医院中医科创始人及学术带头人，他将其学术经验毫无保留地传授给科室的中青年医生及研究生、实习生、规范化培训及进修人员，培养全国名老中医药专家学术经验继承人 3 名，博士研究生 3 名，硕士研究生 16 名。他培养的学术继承人及博士生等技术骨干多人担任科室主任、副主任、学术带头人，先后获得国家自然科学基金青年基金、湖南省自然科学基金、湖南省科技计划、湖南省中医药管理局等多项科研资助项目，发表学术论文 100 余篇，主编、参编学术专著 4 部，科研获奖多项。其学术经验不断推广，薪火相传，补肾活血法已经成为其科室治疗老年病中医特色之一，补肾活血学术流派初步形成。

/// 医德医风

董克礼教授热爱中医药事业，秉着大医精诚的精神，数十年如一日，兢兢业业奋战在临床一线，其高超的医术及卓越的学术建树，令全国各地大量的患者慕名而来。他用全部的精力和心思，解决或减轻病人的疾苦，得到患者以及业内同行的一致好评。其高尚的职业道德，为中青年医师树立了铿锵的标杆形象。

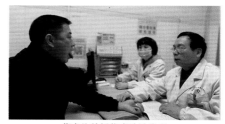

董克礼教授临床诊治患者

温州医科大学附属第一医院
蔡慎初工作室

/// 名医简介

蔡慎初，男，1940年生，浙江温州人，主任医师、教授、硕士研究生导师；为温州市名中医、浙江省名中医、第三批全国老中医药专家学术经验继承工作指导老师、2019年全国名老中医药专家传承工作室建设项目专家；曾任浙江省中医肿瘤分会委员、浙江省中医药学会理事、温州市中医药学会副会长、温州市中医内科专业委员会主任委员、浙江省中医胃癌防治重点学科带头人。

/// 学术思想

蔡老学养深厚，严谨治学，师从已故名医金慎之老先生，继承永嘉医派特色，创蔡氏胃癌专科诊疗规范。蔡慎初教授根据慢性萎缩性胃炎病程长、病症繁杂的特点，提出治疗慢性萎缩性胃炎应"通补兼顾不宜滞""调气和血、辛开苦降消痞满""寒热并用、燥润相济求其平""辨证辨病相结合"的观点，同时根据"久病必虚""久病必瘀"，结合脾胃的生理病理特点，自拟蔡氏治萎化异汤。蔡老对于治疗消化道肿瘤提出"攻补互寓，动静相合，气血同治，寒热并用，润燥共济"的治癌思想，创立蔡氏扶正消癥汤。蔡老认为温州地处沿海，民众喜食海鲜等寒性之物以致多见脾胃寒、湿之象，故因地、因人制宜，主张温中之法，善用大量温中之剂。

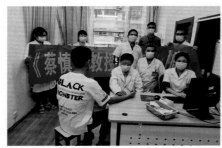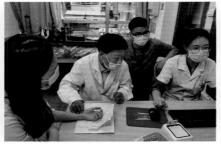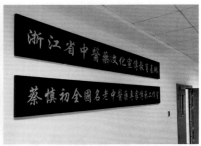

/// 学术传承

蔡老从事中医临床教学科研工作50余载，承担并完成多项省级课题，多次获得省、市科技进步奖，先后4次获得市科协及省中西医结合学会优秀论文奖；在国家级、省级刊物上发表论文，以及国际、国内学术交流论文50余篇；完成《慢性萎缩性胃炎中医证治》论著1部。自2002年蔡老被评为第三批全国老中医药专家学术经验继承工作指导老师以来，带徒2人。继承人成长为科室的中流砥柱。

工作室负责人叶人为蔡慎初教授学术继承人、主任中医师、温州医科大学硕士研究生导师，并被评为温州市名中医、浙江省中青年临床名中医，现任中医科副主任，年均门诊超过1万人次。

工作室团队现有高级职称3人、中级职称6人、博士1人、硕士9人，人才梯队结构合理。工作室团队在全国名老中医蔡慎初教授和名中医工作室负责人叶人的带领与指导下，将蔡老的学术经验进一步整理与挖掘，创建公众号，定期发布蔡慎初教授临证中的相关经验、心得以及蔡老自撰的养生保健科普文章，对群众进行宣教，以期惠泽广大患者与后继者。

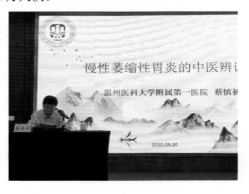

工作室申办省级继续教育项目，以更好地传承名老中医临床经验，向同道推广蔡教授的学术观点，加强中医脾胃病领域的学术交流，促进中医药事业的发展。

温州中医肛肠代表人物金定国

金定国,1944年生,浙江温州人,主任中医师,硕士研究生导师;现任温州医科大学中医肛肠病研究所所长,温州市中西医结合肛肠病诊疗中心主任,金定国全国名老中医传承工作室导师,全国老中医药专家学术经验继承工作指导老师,浙江省名中医研究院研究员;为浙江省中医药重点学科中西医结合肛肠病学科首任学科带头人,"温州金氏肛肠"创始人;1991年在国际上提出"保留齿线法"治疗混合痔,被称为"金定国式",该项技术入编《中国肛肠病学》;有6项科研成果7次获奖,其中"保留肛垫ATZ上皮中医结扎术治疗环状混合痔"获浙江省中医药科技创新一等奖。金定国从医从教50余年,曾主刀肛肠科手术2万余例,有自拟经验方消痔散、葛仙汤、通便饮、抗瘤汤、参花洗剂及痔疮穴位贴等应用于临床,作为第一主编出版《肛肠病中西医治疗学》。

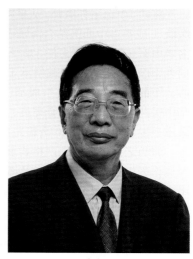

金定国

1981年,金定国创办温州医学院(温州医科大学前身)附属第二医院中西医结合肛肠科主任;1991年,牵头在温州组织召开全国第二届中西医结合肛肠学术会议;2005年,负责的学科被评选为浙江省中医药重点学科(中西医结合肛肠病学),该学科引领着温州地区中医肛肠事业的发展。

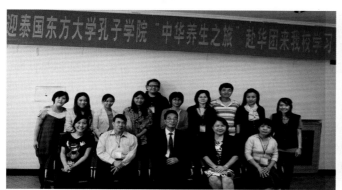

2012年10月,金定国(前中)与泰国东方大学孔子学院"中华养生之旅"赴华团合影

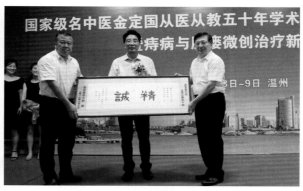

2017年9月,金定国从医从教50年之际温州医科大学送上牌匾表示祝贺

2014年,温州医科大学中医肛肠病研究所成立,其科研团队成员、学术继承人金纯在温州医科大学附属第二医院创建痔瘘专科、肛瘘微创治疗培训基地,任负责人,并作为第二主编出版《肛肠病中西医治疗学》;学术继承人郑晨果负责的关于"藤梨根治

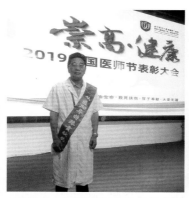

2019年8月,金定国获从医50年特殊贡献奖

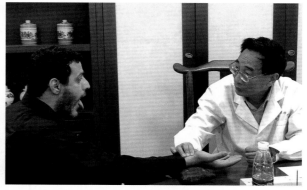

温州金氏肛肠创始人、名老中医金定国接诊外籍患者

疗大肠癌实验研究"课题,获国家自然基金立项;学术继承人金照在温州市中西医结合医院创建浙江省中医肛肠联盟温州分中心、温州市中医肛肠临床培训基地,任负责人,并与金纯等主编《痔病与肛瘘微创手术技巧图解》,于2016年出版发行。

成都市中西医结合医院

张勇，中医主任医师，从事中医内科专业 40 年，一直在成都市第一人民医院（成都市中西医结合医院）承担中医临床、科研及教学工作；是全国名老中医传承工作室主任、享受国务院政府特殊津贴专家、全国名中医、全国老中医药专家学术经验继承工作指导老师、四川省名中医、"榜样中国，我心目中的四川十大名医"、成都市十佳卫生工作者、成都市十大杰出青年、中华中医药学会内科委员会委员、四川省政协委员，在国家级及省级中医专业杂志上发表学术论文 20 余篇。

张勇老师在专业上严格要求自己，中西医理论与临床并重，一直将中医经典作为主攻方向，同时旁及诸家。张勇老师一生以医学大家蒲辅周、岳美中为楷模，将《黄帝内经》《伤寒论》《金匮要略》《温病条辨》等经典著作烂熟于心。

张勇老师于 1995 年就将中医治疗肺间质纤维化以及肺癌作为主攻方向，并作出不懈的努力。他从古代文献中医理论着手，运用中西医临床研究成果，深化对疾病本质的认识，力求发展创新，倡导应用现代诊疗技术和方法，结合中医传统理论对疾病进行深入研究，对中医学进行系统整理继而指

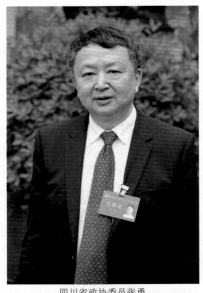

四川省政协委员张勇

导临床治疗。在肺纤维化的治疗中，从肺痿论治，补肾纳气；从经络论治，祛邪通络；从气化（升降）论治，调整气机；从上焦论治，药宜轻宣。针对肺间质纤维化早期患者以憋闷的干咳为其主症时，常采用轻润宣肺法、温润平和法进行治疗，方剂分别选用桑杏汤、止嗽散加减；针对迁延期的治疗应虚实寒热错杂综合考虑，常采用化痰清热开肺、降气疏壅、祛痰止咳法，方剂分别选用定喘汤、苏子降气汤加减，均加用温肾纳气之补骨脂、巴戟天、淫羊藿、胡芦巴、菟丝子等以固本；针对肺间质纤维化晚期的患者，治以补肾纳气、益肺化痰，方选金水六君煎加减。

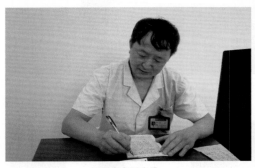

四川省名医张勇

在治疗肺癌方面，张老师采用扶正祛邪为治则，在辨证分型（阴虚、风痰、痰热）基础上加用消瘰丸及消瘰散结药物。针对肺癌化疗后，张勇老师予清养肺胃、降逆下气之法，用麦门冬汤加味治之；予补养阴血、理气活血之法，选增液汤合四物汤治之；予健脾补肾之法，用参苓白术散加补肾药治之。

张勇老师全国名老中医传承工作室建设成果：①张勇老师宣讲《肺间质纤维化的中医辨证施治》专题；②跟诊的学生完成数十篇临床经验总结；③《张勇临床经验实录》专著完稿，待出版发行。

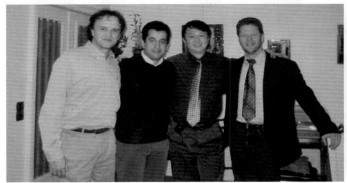

2004 年 2 月，张勇在瑞士日内瓦与沙特阿拉伯王室成员的医疗小组专家合影

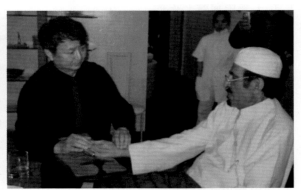

2003 年 10 月，张勇在瑞士日内瓦为居住于此的患肺间质纤维化的沙特阿拉伯王室成员诊病

江西省抚州市中医院
黄调钧全国名老中医药专家传承工作室

///工作室简介

黄调钧全国名老中医药专家传承工作室于 2016 年 12 月经国家中医药管理局批准成立。工作室成员共有 13 名，其中高级职称 4 名、中级职称 6 名、硕士学位 3 名、全国名老中医药专家学术经验继承人 1 名、江西省省级中医药专家学术经验继承人 1 名、首届市名中医 1 名。

工作室秉承"仁心仁术，守正创新"的理念，以整理黄调钧学术思想及临床经验为主要目的，其主要任务是：①系统整理、挖掘黄调钧的学术思想和临床经验，使黄调钧学术经验能更好地推广应用、创新发展；②门诊诊疗、查房、疑难病例讨论及传承讲座等；③培养优秀的学术继承人。

2018 年黄调钧老中医学术经验传承与研究技术创新团队被认定为 2018 年度市级优势科技创新团队。2019 年 9 月，工作室依托抚州市中医院主办国家级中医药继续教育项目——盱江医学李氏流派学术思想探讨与临床经验推广研修班。

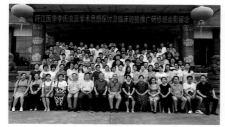 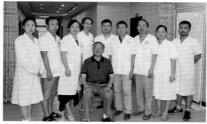 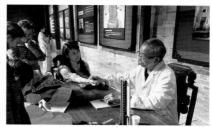

盱江医学李氏流派学术思想探讨与
临床经验推广研修班合影　　　　　　传承团队合影　　　　　　黄老在抚州市文昌里义诊

///个人简介

黄调钧，男，1940 年生，江西临川人，中共党员，1962～1967 年师从江西省著名中医学专家、其外祖父李元馨，继承并发扬李氏流派学术思想。他是盱江医学近现代临川李氏流派第三代传人、主任中医师、享受国务院政府特殊津贴专家、第三批全国老中医药专家学术经验继承工作指导老师、第一批江西省省级中医药专家学术经验指导老师、江西省名中医、首届江西省国医名师；曾任抚州地区中医药学会副理事长、抚州地区针灸学会理事长、抚州市中医药学会名誉会长；荣获全国卫生文明建设先进工作者、江西省中医药先进工作者、江西省模范卫生工作者等多项荣誉。

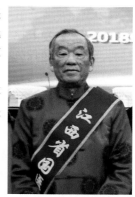

黄老参加江西省国医名师
颁授仪式

黄调钧主任中医师从事中医临床 50 余年，专于内妇儿科，兼通各科，医德高尚，曾发表李元馨学术经验论文多篇，为《赣东名医李元馨专辑》主编之一，执笔整理《李元馨医案选》，曾多次获地、市科技进步奖项。2017 年他参与央视电视专题片《本草中国（第二季）》第九集的拍摄，讲述枳实与枳壳。

///主要学术思想

①通晓经典，依理立法。黄调钧重视中医经典著作的研读；临床注重八纲辨证和脏腑辨证，遵循《内经》"治病必求于本"的原则。②实证居多，祛邪为先。邪气不除，必戕贼正气，祛邪即所以扶正。③广学各家，择善而从。他集诸家之长而无门户之见，守正传承，创新思维。④精究方药，刻意创新。组方遣药，动而不迷，举而不穷；制方合度，力求严谨，选药不乱，务求精当；寒而不凝，温而不燥，补而不滞，攻而不损。⑤注重中医与现代医学和科技相结合。他主张"辨病"在前，"辨证"在后。将中医的宏观"四诊"与现代医学和现代科技的微观检测相融合，中医的宏观辨证与现代医学的微观辨病相结合，既体现祖国医学的整体观念，又使辨证论治更深入，针对性更强，临床疗效判断更确切，治疗更彻底。

///防疫抗疫

2020 年新冠肺炎疫情肆虐，黄调钧老中医秉持"健康所系，性命相托"的初心，与所有医务工作者一道坚持在临床一线。黄老遵《内经》"正气存内，邪不可干"之旨，拟出扶正祛邪、芳香辟秽的中药预防茶饮方，广泛应用于全市，在抗击新冠疫情中发挥了中医药的独特优势。

全国名老中医药专家栗德林传承工作室

栗德林全国名老中医药专家传承工作室是国家中医药管理局 2019 年 5 月批准的全国名老中医药专家传承工作室项目，依托北京同仁堂中医医院。该项目团队成员 10 名，其中高级职称 3 名，中级职称 6 名，博士后 1 名，博士 2 名，硕士 5 名，本科 1 名。

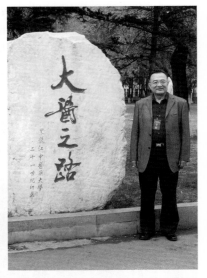

栗德林，男，生于 1940 年，教授，博士研究生导师，主任医师；毕业于黑龙江中医药大学中医系，从事中医内科教学、临床 50 余年，为第二、四、五、六批全国老中医药专家学术经验继承工作指导老师；1985～1999 年任黑龙江中医药大学校长，长期在黑龙江中医药大学附属医院工作；曾任国家级重点培育学科中医内科学学科带头人，中华中医药学会中医内科分会常务理事、消渴病委员会主任委员，世界中医药学会联合会糖尿病专业委员会副会长，美国亚洲医学研究院名誉院长；享受国务院政府特殊津贴；2002 年与 2003 年两次被遴选为中国工程院院士有效候选人。

栗德林教授主攻中医内科，几十年来医教结合，伤寒与温病并重，着重在心脑血管疾病、消化系统疾病、风湿免疫系统疾病方面进行研究与临床实践，诊治疑难杂症中出现的寒热错杂颇有心得，尤其擅长治疗慢性萎缩性胃炎、溃疡性结肠炎，研制延参健胃胶囊，获发明专利并已转让投产。近十余年主攻糖尿病及其并发症的中西医诊疗，开发研制芪黄消渴胶囊、芪玄益心胶囊、麦地参肾消胶囊等系列中成药。

栗德林教授认为中医药改革要立足于提高中医药人才素质水平，推动中医院校教材改革与科研改革。在他的带领下，黑龙江中医学院成功升格为中医药大学。栗德林教授获国家发明专利 3 项，国家科技成果证书 1 项，黑龙江省优秀教学成果一等奖 1 项，省科技学术（发明类）一等奖 1 项，省科技进步二等奖 4 项、三等奖 1 项，中华中医药学会科学技术三等奖 1 项；编著论著 11 部，曾编著《叶氏温热论临床应用》《糖尿病及其并发症中西医诊治学》《中国现代百名中医临床家丛书——栗德林》，与王永炎院士共同主编《今日中医内科》。

栗德林教授主张"先做人、后做事，学理论、重临床，拜名师、博众长，继承中、求发扬"的学医精神，提倡"用经典、博众长、重疗效、求是创新，多角度审视中医内涵，提升中医理论指导临床"的观点，在敏捷的思维中常探病机、立新法、拟新方；提出"辨病因病机贵精细，识别症状当客观，立法方药求精准，疗效判定要检验"，倡导"以辨应变，选经方不拘病，择时方审病性，寒热多态寻病位，创新成果重应用"的学术思想；认为应运用生物学方法研究，用生物学语言诠释中医理论与临床是实现中医现代化的最佳切入点。

团队将在栗德林老专家的带领下，建立经验传承网络平台，进行数据挖掘，及时上传病案信息；以跟师出诊、教学查房、举办讲座、总结典型医案、月记、经典古籍学习等形式继承栗老的技术专长；通过发表论文、出版专著、继续教育、建立分站等方式推广其学术经验，实现中医药理论的继承和创新。

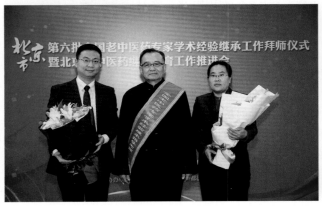

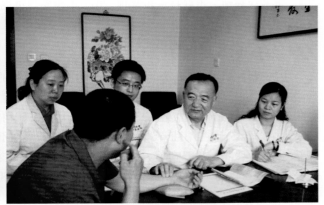

张家港广和中西医结合医院
江杨清全国名老中医药专家传承工作室

/// 工作室基本概况

　　江杨清全国名老中医药专家传承工作室成立于 2016 年，获国家中医药管理局专项支持，在张家港广和中西医结合医院建设。工作室包括临床经验示教诊室、示教多功能室、专家资料室（阅览室）3 个功能区域，设备设施齐全，保障日常工作顺利进行，并按传统格调室内装修，舒适典雅，体现中医文化氛围。工作室团队成员 12 人，人员梯队合理，有主任中医师 4 人、副主任中医师 2 人、主治中医师 4 人、中医师 2 人，其中有博士研究生学历 2 人，硕士研究生学历 4 人。成员中有 2 人为第五批全国老中医药专家江杨清学术经验继承人。工作室始终坚持传承与创新相结合，重点培育新一代的高素质中医临床人才。

/// 工作室学术导师简介

　　江杨清为中医学博士，江苏省名中医，第五批全国老中医药专家学术经验继承工作指导老师，全国名老中医药专家传承工作室专家，南京中医药大学师承博士生导师，多家中医药大学的客座教授；担任全欧洲中医药专家执委会轮值主席、世界中医药学会联合会主席团执行委员，曾任国内外多个学术团体专业委员会副主任委员等，是在国内外中医学术界具有较大影响的专家，也是中医走向海外较成功者之一。

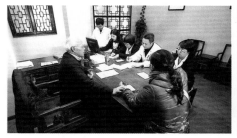 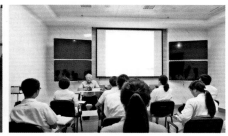

　　江老从医 50 余年，曾先后师从首届国医大师徐景藩教授、中国工程院院士董建华教授和全国名老中医张泽生教授。江老出国前在南京中医药大学和北京中医药大学附属医院从事中医临床教学工作，1992 年应邀赴荷兰讲学。1992～2011 年，江老在荷兰用中医药治疗 20 余万人次，90% 左右为西方人，求医者遍及数十个国家，开拓了中医药在欧洲的新局面。2011 年，中央电视台在欧洲拍摄了《中医走向欧洲》专题片，并向海内外播放。同年他回到家乡，仍坚持中医临床工作至今，慕名求医者来自国内外；发表学术论文 50 余篇，其中半数以上发表在国内中医核心期刊《中医杂志》。江老主编出版《中西医结合内科研究》，在该著作基础上，历经 10 余年的积累和总结，由江老主编的《中西医结合临床内科学》2012 年由人民卫生出版社出版；曾任董建华、王永炎教授主编的《现代名医医案精华》第四、五册副主编。

　　他坚持理法方药的系统性、完整性，组方用药上精选细辨，尤擅长治疗中医脾胃和皮肤疾病，兼及中医妇科和诸多疑难杂症，既继承了著名导师们的成功经验，又有西方多年行医积累，加之平时广采博览，形成个人独具特色的诊疗经验。

/// 工作室建设成果

　　工作室配备齐全的计算机、网络、声像采集系统（摄录设备和编辑系统）、实时记录设备（录音笔和移动存储设备），随时随地记录江老门诊、病房查房、外出讲学等资料，最大限度地原汁原味保存江老的诊疗过程，为深入挖掘其学术思想积累了丰富的第一手资料。工作室通过收集医案、论文、论著、病历资料等，系统梳理总结江杨清教授的主要学术思想和临床经验，整理江杨清教授临证文稿 100 余万字，书写临证医案约 1200 篇，整理并上传至全国老中医药专家传承工作室信息网络平台 184 篇，整理专家个人经验方 12 首，制订诊疗方案 4 个，在核心期刊发表江杨清名老中医学术经验 6 篇。

西安市中心医院
周志杰全国名老中医药专家传承工作室

　　全国名老中医药专家周志杰传承工作室是国家中医药管理局 2019 年 5 月批准的全国名老中医药专家传承工作室建设项目，依托于西安市中心医院。该项目团队成员 12 人，其中名老中医药专家 1 人，项目负责人 1 人，高级职称 6 人，中级职称 4 人，博士 1 人，硕士 8 人，本科 2 人。

　　周志杰，1943 年 12 月出生，出身于中医世家，毕业于原兰州军区卫生学校，主任医师，博士研究生导师，陕西省名中医；担任第三、四、五、六批全国老中医药专家学术经验继承工作指导老师，陕西省第四、五批中医药专家学术经验继承工作指导老师，陕西省保健协会中医保健专业委员会主任委员；曾任中国针灸学会理事，陕西省针灸学会副会长，临床专业委员会主任委员，西安市针灸学会理事长，陕西省、西安市高职职称评审针灸专业评委，《陕西中医》杂志编委，陕西省中医药研究院客坐研究员；曾赴日本东京讲授针灸治疗急症；出版医学专著 27 部，其中《急症针灸治疗学》1990 年获陕西省中医药科技成果三等奖、《中医男性病学》1991 年获陕西省中医药科技成果三等奖、《临床急症针灸治疗学》1998 年获陕西省中医药科技成果三等奖；发表论文 40 余篇；获省级科技进步奖 3 项，市级科技进步奖 3 项；带教硕士研究生 8 人，博士研究生 4 人，中外徒弟百余人。

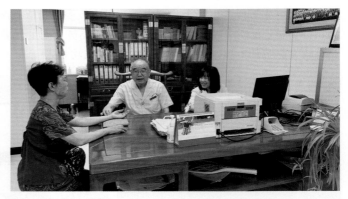

　　周老师从医 59 年来，坚持在临床、教学、科研一线，热心学会工作，积极开展针灸继续教育，培养针灸人才，促进地区针灸事业发展；遵从古训，精研古籍，潜心于针灸研究，撰写出版针灸专著，发表论文，促进针灸学术发展；总结出许多行之有效的经验，形成自己独特的临床诊疗特点，如擅用哑穴救治诸疾，自创四针疗法治疗脑血管病及神志疾病，针灸操作中强调"治神与守神"，重视脉诊在针灸临证中的应用，善用通督任、调太阳，配合俞募配穴法治疗内科杂症。

　　周老师临床擅长应用多种方法治疗针灸科常见病、疑难病，在针灸临床上强调辨病、辨证、选穴组方、选择适当的刺激方法、正确的操作技巧 5 个环节。每个环节都应认真对待，认真完成，否则将前功尽弃。辨证上，周老强调在八纲、脏腑、气血辨证的基础上结合传统经络理论和病人的体质，选择适当的穴位和刺激方法。

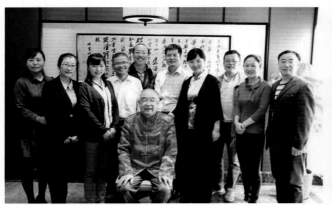

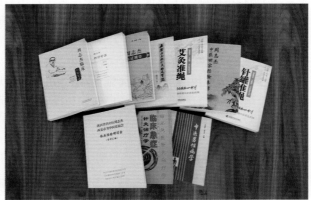

曲靖市第一人民医院
周常昆全国名老中医药专家传承工作室

///工作室基本概况

　　周常昆全国名老中医药专家传承工作室是 2019 年 4 月国家中医药管理局批准的名老中医药专家传承工作室建设项目，是加强中医药活态传承、培养名老中医药专家学术经验传承人的重要载体。工作室有成员 12 人，汇聚了云南省中医院、云南中医药大学、曲靖市第一人民医院 3 家单位的医、药、网络信息专业技术人才，其中高级职称 6 人、中级职称 5 人、初级职称 1 人，学历层次为博士 1 人、硕士 4 人、本科 6 人、本科以下 1 人，工作室负责人为云南省优秀青年中医钱锐主任医师。

　　工作室以挖掘、整理、传承名老中医经验，提高中医临床技能为目标，通过跟师学习，整理和研究名老中医周常昆的典型医案、擅治病种等，研究总结其学术思想和临床经验，制订专病的诊疗方案，研制出以其经验方为主的医院制剂。工作室大力推进周常昆教授学术经验的继承和师带徒工作，通过临床跟师、举办临床经验继续教育班、接收培训进修医生等方式，传承精华、守正创新，培养出一批中医基础理论扎实、能够熟练运用中医药理论辨证论治的优秀临床人才。

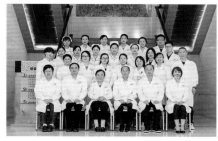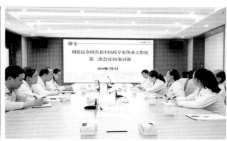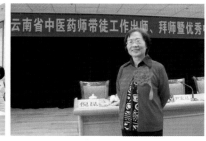

/// 导师简介

　　周常昆，主任医师，教授，云南省荣誉名中医、第五批全国老中医药专家学术经验继承工作指导老师；曾任成都中医药大学博士研究生导师、云南中医药大学硕士研究生导师、曲靖市第一人民医院门诊部主任、曲靖市中医及中西医结合学科带头人。

　　周教授出身中医世家，为云南庆龄医药学术流派第二代传人，从事中医临床工作 50 余年，努力继承发扬家学，刻苦钻研中西医学理论，致力于临床疗效的提高，学验俱丰，深受患者欢迎；擅长治疗内科、妇科、儿科常见病、多发病，尤其擅长以调理肝脾治疗月经不调、更年期综合征、疲劳综合征、脾胃病及肺病；在科研方面，主编著作 2 部，发表学术论文数十篇，主持的科研项目多次获得科技进步奖项；1995 年参加医院重点科研项目" 威麦宁治疗肺癌 "的工作，并作为材料组组长负责上报原卫生部全部资料的整理工作。威麦宁于 1996 年通过新药鉴定。

/// 学术思想

　　1. 善于调理肝脾，重在气血阴阳。周教授认为肝调则和，脾运则顺。肝脾协调脏腑。在调理肝脾的过程中，兼顾他脏，有利于肝条达，脾之健运，脏腑气血充盈，脏腑功能协调。

　　2. 重视活血化痰，主张以通为用。周教授宗" 怪病责之于痰、怪病责之于瘀 "的理论，治疗中，以活血化痰为主，以通为用，以通为补。

/// 传承成果

1. 工作室培养中医临床医师十余名，均为临床骨干医师，队伍中有云南省优秀青年中医及科主任 3 名。
2. 工作室有以周常昆经验方研究为主的市级及院级课题 2 项。
3. 以周常昆学术思想研究及临床经验整理为主的论著《庆龄医药》正在编写中。

西藏察雅县藏医院

察雅县藏医院前身为察雅县人民医院 1978 年成立的藏医科，2015 年 3 月科室设置藏医特色治疗室，引进先进的藏医药浴疗法。随着特色疗法的陆续开展，科室门诊量与日俱增。2020 年 1 月察雅县藏医院建成，总建筑面积 4120.23 平方米。

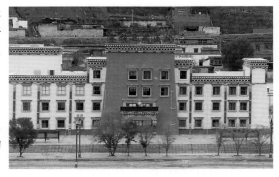

/// 医院人员配置情况

医院有职工 21 人，其中在编医务人员 12 人、公益性岗位 1 人，有藏医执业医师 5 人、藏医助理医师 1 人、中级职称 1 人、初级职称 4 人、名老藏医学术继承人 1 人、西医医护人员 2 人。

/// 治疗疾病与特色疗法

疾病治疗　藏医院主要以藏医治疗为主，藏西医结合的方式开展各类心脑血管疾病、神经系统疾病、乙型肝炎、颈腰椎增生及突出、风湿性关节炎、类风湿性关节炎、肝胆疾病、胃肠疾病、肾炎及妇科病等疾病的诊疗。

特色疗法　藏医院开展的外治疗法有藏医火灸疗法、藏医放血疗法、藏药浴疗法、藏药涂擦疗法、拔罐疗法、针灸疗法、牵引疗法等。藏医作为古老而具特色的学科在医学领域得到广泛关注，越来越多的患者开始认识和接受藏医藏药。

/// 名老藏医专家扎加

扎加，男，藏族，1949 年生，西藏昌都察雅县人。扎加老师于 2014 年退休，现返聘在察雅县藏医医院工作。扎加自小在玉拉尼姑的悉心栽培下学习藏医经典和处方知识，并在玉拉尼姑的带领下为患者看病治疗，利用闲暇时间开展制药、收集草药等方面的工作。

1987 年，扎加在当地与其儿子共同开设阿如朗杰藏药诊疗室。1990 年开始，在政府的大力支持和委托下，扎加老师在 7 年时间里，培养来自昌都市 5 县、四川省 4 县、青海和西藏各地抽选的共 225 名藏医学生。

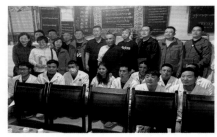 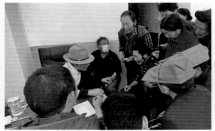 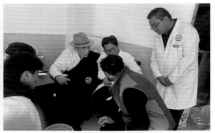

40 多年来，扎加老师一方面将自己生平所学知识毫无保留地教授他人，为我国藏医发展培养了众多人才；另一方面，积极钻研藏医药学，熟练掌握和发展 77 种剖刺脉道和 65 种隐晦脉等，研发藏药 200 多种。扎加老师还积极投入藏医理论研究和著作当中，先后著有《治疗肝病的简要实测纪录》《有关诊治消化不良》《静脉曲张和放血治疗的体会》等著作，其中特别是《藏医学诊断和放血治疗实测记录全册》和《关于说明隐晦脉的医生手册》有很高的医学理论和应用价值，其中有关隐晦脉的著作被西藏藏医教育团体评选为优秀科研论文。

扎加老师不仅负责察雅县藏医院和阿如朗杰藏药厂两个单位的管理工作，还始终从事藏医药研究工作。扎加老师任副教授，为国家级专家，被评为自治区卫生系统先进个人、高原先进科研人员，2013 年被成都中医药大学聘为博士研究生导师，是自治区藏医院、青海藏医学院、甘南藏医院、尖杂县藏医院、玉树藏医院、曲麻莱县藏医院等藏医院的聘请专家。近 2 年，扎加老师在西藏自治区卫生健康委的组织下，撰写一部有关藏医放血治疗方面的最新著作，这部著作不仅涵盖了众多专家学者的研究心血，而且对现实藏医研究和藏医诊治有着极高的研究价值和实际运用价值。

扎加老师是一名才华出众、成绩卓著的藏医研究学者，是一名善良亲切、忘我工作的藏医工作人员，是一名德高望重、和蔼可亲的名老藏医导师，每一位藏医工作后继者不曾忘记，也将永远铭记扎加老师，并将以他为榜样为我国藏医事业的发展作出贡献，全身心投入藏医治病救人的工作之中。

肥城市中医医院
全国基层名老中医药专家郝晓

/// 个人简介

郝晓，主任医师，全国基层名老中医药专家，山东省第一、四批师承指导老师，山东中医药大学兼职教授，山东针灸学会理事，山东中医药学会疼痛专业委员会委员，山东中西医结合学会康复医学专业委员会委员，"泰山名中医"，泰山医学家，泰安市针推协会副主任委员，肥城市第七批拔尖人才。

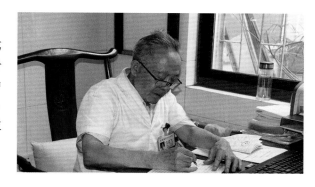

/// 工作室基本情况

郝晓全国基层名老中医药专家传承工作室自2018年10月成立以来，严格按照国家中医药管理局人事教育司、山东省中医药管理局相关要求，传承基层名老中医药专家临床经验，培养基层中医药人才，开展相关基础建设，整理总结提炼老中医药专家临床经验，举办学术交流活动，培养学术继承人并开展诊疗带教工作，提高诊疗水平。工作室团队拥有学术继承人6名，重点指导的乡镇卫生院医师2名，重点指导的乡村医生2名。

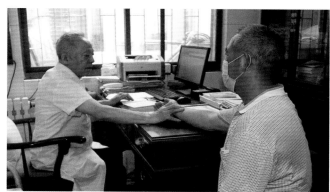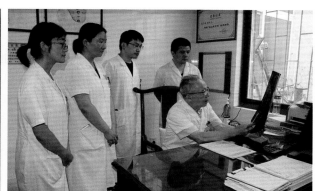

/// 学术特色

郝晓主任医师从事中医工作40余年，孜孜以求，锐意进取，具有丰富的临床科研教学经验，有较高的专业学术水平；临床突出中医特色，擅长针灸、手法整复、针刀、外治等方法，结合现代医学技术，在治疗颈椎病、腰椎间盘突出症方面有较深的造诣；运用头针贴骨刺治疗脑病、中风后遗症、顽固性头痛、突发性耳聋耳鸣、帕金森综合征，深刺夹脊穴配合背部腧穴辨证治疗强直性脊柱炎、老年性骨关节病及内科疑难杂病等。

/// 中医传承发展

工作室自成立以来，先后承担国家中医药管理局、中医师带徒带教项目，突出中医特色。郝晓主任医师以精湛的医术，言传身教、毫不保留地带教青年医师，使老专家学术思想及经验得以传承，对推动肥城市针灸专业的发展起到重要作用，并在泰安市针灸界具有重要影响。

福建省晋江市医院
郭为汀全国基层名老中医药专家传承工作室

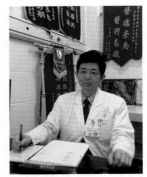

郭为汀，男，福建晋江人，主任医师；20 世纪 70 年代初当过赤脚医生，拜师学中医，历时 4 载；1977 年毕业于福建医科大学中医系；20 世纪 80 年代师从广安门医院谢海洲教授；为第五批全国老中医药专家学术经验继承工作指导老师，福建省名中医，福建省晋江市医院、福建医科大学附属二院晋江分院中医科主任、中医内科学科带头人；兼任福建省中医药研究促进会副会长、福建省中医药学会理事、晋江市中医药学会会长、晋江市科协副主席、泉州市中医药学会原副会长、中国医师协会中西医结合心血管病专家委员会常务委员、中国民族医药学会男科分会常务委员、中华中医药学会生殖医学分会委员、中华中医药学会民间特色诊疗技术研究分会委员、中国中药协会心血管药物研究专业委员会委员等。

/// 学术思想

郭为汀主任主张继承、发扬、创新，临证突出辨证论治，强调治病求本，融汇古今经验，善用经方效方，重视以食疗疾，主张内外并举、多位一体治疗；自拟龙凤蠲痹汤、益气舒心汤、四物二金一虎汤、七叶莲镇痛汤、扶正固本散、退癀消肿解毒汤、健脾十神汤等百余首新方；擅长治疗心脑血管疾病、坐骨神经痛、顽固性偏头痛、消化系统疾病、各类关节炎、慢性盆腔炎、月经病、不孕不育等。

/// 主要荣誉

郭为汀主任 1992 年荣获福建省首届青年中医科技优秀奖，1993 年荣获福建省科协系统先进工作者称号，1996 年被福建省晋江市人民政府评为优秀拔尖人才，1997 年被福建省泉州市人民政府评为泉州市劳动模范、被福建省人事厅定为"百千万"人才工程人选。郭为汀主任 10 多次被评为晋江市卫生系统先进个人，被原福建中医学院评选为 2003～2005 年度先进带教老师，2010 年带领福建医科大学附属二院晋江分院中医科荣获福建中医药大学先进带教科室。

/// 弘扬国粹，为国争先

郭为汀主任发表学术论文 30 余篇，其中《运用活血化瘀法治疗急性脑出血的临床研究》等获中华中医药学会优秀论文奖、一等奖，第二届世界传统医学大会"超人杯"优秀成果奖；《运用仲景方抢救肺胀危症》在美国获论文金奖、最高贡献奖；《应用活血化瘀法治疗内妇科疑难杂症》等论文分别在世界创新医药学科技大会获世纪杯创新发明奖，在德国获优秀论文奖，在世界中医药学会联合会举办的首届国际名医学术研讨会上获论文特等奖；曾获晋江市科技成果一等奖、三等奖若干项；参加编写《中医治疗疑难杂病精粹》《灾难医学》《中医经络理论与临床应用》《新编泉州本草》。多年来，郭主任公派或应邀赴美、英、日、德、北欧、澳洲、东南亚等 20 个国家参加国际性中医药学术交流以及医疗考察义诊活动，为弘扬祖国医学、增进国际中医药交流作出较大贡献。

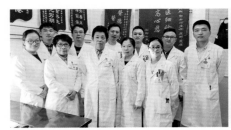
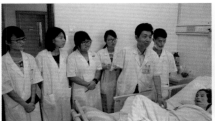
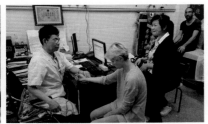

/// 广育英才，誉满杏林

郭主任在开展临床、科研之余，仍不忘培养中医新秀，他长期承担着福建中医药大学和福建医科大学本科生班、研究生班的临床带教任务，培养一批品学兼优的中医人才。

重庆市奉节县中医院
来明全国基层名老中医药专家传承工作室

/// 个人简介

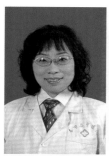
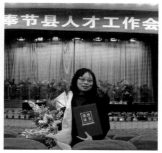

来明，女，1963年生，重庆市奉节县人，毕业于成都中医药大学本科，中共党员；1984年参加工作，2015年晋升为主任中医师；是中华中医药学会养生康复专业委员会委员、重庆市针灸学会理事、重庆市康复学会理事、重庆市中医行业协会名中医分会常委、奉节县医学会康复理疗分会主任；荣获奉节县"名中医""夔州名医""优秀专业人才""先进工作者""十佳医生"，重庆市"基层好医生"等荣誉称号；2017年被评为第六批全国基层名老中医药专家传承工作室指导老师。

/// 医学传承

来明主任医师从事中医针灸临床工作36年，主要以针灸治疗为主、中西医结合治疗的方法开展骨关节疾病、神经系统疾病、慢性疼痛性疾病及老年性疾病的康复治疗工作。工作室成立以来，开展了制度建设、传承建设等工作，全面挖掘、整

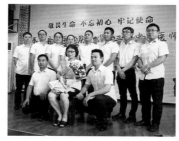
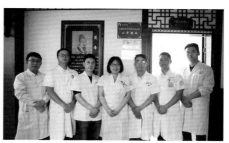

理、继承和发扬来明老中医学术思想、临证经验和诊疗特色，培养一大批中医药人才，共培养学术继承人10名。

/// 主要研究

工作室科研项目"电针疗法配合现代康复技术治疗中风偏瘫""三氧自体血回输疗法治疗卒中后遗症的临床运用"分别荣获奉节县人民政府科学进步技术二、三等奖；完成市级科研课题"更年宁神汤结合电针治疗更年期失眠症疗效观察""电针八髎穴对脊髓损伤后神经源性肠道（便秘型）大便功能影响的研究"。

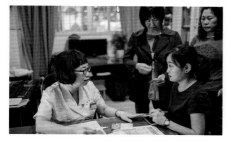
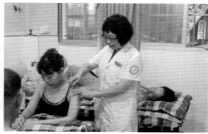
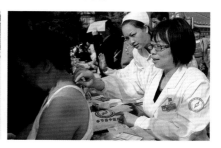

/// 学术思想

来明主任医师临床善于应用"一快一慢、平和补泻"的手法：进针以快速捻转至皮下，患者无痛感；出针以缓慢至皮下后出针，行针以平和为度。她还注重三结合与手法创新。三结合：①针刺与艾灸、火针、银针、皮肤针等方法结合；针灸与中药（内服、外用）相结合，如加味桂枝芍药知母汤治疗腰腿痛、自拟更年宁神汤治疗更年期失眠；经络辨证与脏腑辨证相结合。手法创新：讲究选刺穴位在经筋结点附近，提出排刺手法。来明主任医师提出三重视：①重视温经通阳法，运用艾灸督脉与足太阳膀胱经穴扶助人体阳气；②重视运用针灸、中药调理脾胃，培元补肾；③重视泄热解毒，祛风通络法，十宣、耳部、背俞穴放血法等。

来明主任医师临床擅长用中医针灸治疗疑难病，如穴位放血疗法配合内服中药治疗复发性口腔溃疡、银屑病，大艾灸治疗哮喘、胃炎、妇科盆腔炎、乳腺疾病等；毫针点刺、穴位注射、埋线、小针刀疗法治疗面肌痉挛；头针、项针治疗中风舞蹈症等；开展颈肩腰腿痛疾病专科治疗，优化颈椎病、腰椎病、肩周炎、双膝骨关节炎、面瘫、风湿、类风湿性关节炎临床治疗方案；成立中风脑病专科，在实践中形成中风病中西医结合治疗的临床诊疗方案。

河南省许昌市襄城县中医院
代国和全国基层名老中医药专家传承工作室

▰▰▰ 个人情况

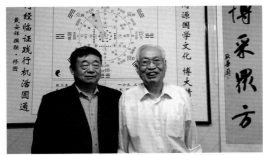

代国和先生与襄城县中医院院长邵新亚先生合影

代国和，男，1942年生，祖籍河南许昌，系祖传世医第四代传人，后拜师国医大师张磊先生，从事中医临床工作54年。他潜心攻读医学经典，培养学生数千名，诊治病人50余万人次；任河南省许昌市襄城县中医院名誉院长，退休后被襄城县中医院返聘为副主任中医师；曾任祖国传统医学委员会委员、许昌地区中医学会理事、许昌健康报告团专家、襄城县中医学会副会长、襄城县第五～八届政协委员；曾被评为襄城县劳动模范、襄城县卫生系统先进工作者、县级"十佳医生"。

▰▰▰ 学术思想

代国和先生自幼熟读并钻研医学经典，提出"守原则，用灵活，重平和"的学术思想。主要内容为："一合、二抓、三调、四法、五研、六经方证"。

"一合"，主张四诊合参；"二抓"，抓病机、抓审证求因；"三调"，治病之本平调阴阳、治病之要调理气血、治病核心调理脏腑；"四法"，医理要通、辨证法清、用药要和、方贵变精；"五研"，研医之理、研病之机、研药之用、研方之效、研方之误；"六经方证"，太阳伤寒之麻黄汤、太阳中风之桂枝汤、阳明经证之白虎汤、阳明腑证之承气汤、少阳经证之小柴胡汤、太阴证之理中汤、少阴证之附子汤、厥阴证之乌梅丸等。

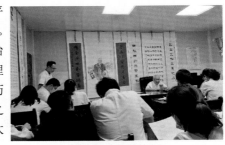

代国和先生作学术报告

代国和先生刻苦学习，勤于笔耕，出版《论治精要》《中医助读》《戴氏临证方略》《中医百讲纪实》《戴氏中医传术》《方药讲课纪要》等，同时还整理《中基新议》《师承精要》为医院内部资料，供医者广为应用。

▰▰▰ 学术传承及建设

代国和先生2013年被河南省许昌市襄城县中医院聘为第一届师带徒学士研修班导师，同年被评为河南省许昌市襄城县中医院"中医专家医药传承工作室"导师；2017年再次被聘为第二届师带徒学士研修班导师；2018年被河南省许昌市人民政府授予"名中医"称号。2018年8月，国家中医药管理局批准成立代国和全国基层名老中医药专家传承工作室。2020年9月，在河南省许昌市襄城县卫生健康委和襄城县中医院各级领导支持下，代国和先生被聘为中医师承班导师。代国和先生在担任指导老师期间，共培养优秀中医临床人才、研究生、本科生40余名。工作室以河南省许昌市襄城县中医院作为依托单位，每个季度举办中医学术讲座1次。

▰▰▰ 临床经验

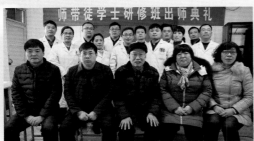

代国和先生与传承班学生合影

代国和先生作为河南省许昌市襄城县中医院创始人之一、学科带头人、脑病科创始人，使脑病科发展成为省级重点专科。他总结研制的血虚月经后期方、瘀血通用方、盗汗六黄汤、戴氏治瘫1号方、四金柴芩栀茵汤、痰湿眩晕方、葛根木瓜白芍汤、湿温发热方、抗敏解毒汤9个方剂，用于治疗内科、妇科疾病，以及中风病、偏瘫病、心脑血管病、肝胆病、高血压等。

代国和全国基层名老中医药专家传承工作室在人才培养、文献整理、学术经验总结、改善工作室条件等方面取得了丰硕的成果，获得许多宝贵经验。工作室将依托襄城县中医院技术优势持续推动各项工作的开展，争取在基层形成中医药特色服务模式。在承建工作室过程中，科室的影响力不断扩大，取得了良好的社会效益，为祖国中医药事业留下一笔宝贵财富。

西藏自治区林芝市巴宜区藏医院
国家级名老藏医布古

布古，男，藏族，1970年9月生，西藏林芝市巴宜区人，任林芝市巴宜区藏医院业务副院长。

1985～1987年，布古医生在林芝市林芝县人民医院藏医科旺杰老师的悉心栽培与指导下，学习藏医经典理论和传统处方知识，并学以致用，为患者进行藏医诊疗；1987～1991年以及1996～1999年，布古医生曾两次前往西藏自治区藏医学院学习藏医理论知识，并完成中专及大专课程；2010～2011年，布古医生前往北京友谊医院中医科进修，学习中医基础理论及中医理疗知识。此外，布古医生还积极投身于藏医理论研究和著作当中，2015年、2016年参加林芝市藏医学术论坛，发表《藏医"真布"病的诊疗研究》《消化道息肉内镜下的诊治》《浅谈"森乃"病的诊治》等文章。

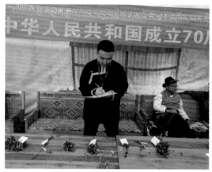
布古医生参加藏药材辨认大赛

布古医生从事藏医临床工作28年，积攒了丰富的临床经验，尤其擅长治疗贡布地区常见的骨关节炎、痛风及神经系统疾病。此外，对于消化性疾病、皮肤病、血液病等慢性疾病的治疗也有着较高的造诣。

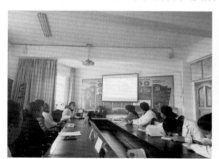
布古医生为本院医护人员讲课

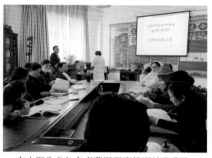
布古医生参加名老藏医跟班培训结业典礼

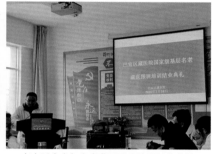
布古医生参加名老藏医跟班培训结业典礼

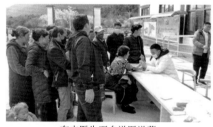
布古医生下乡送医送药

布古医生热衷于传经授道，2018年，他被任命为国家级基层名老藏医，创立名老藏医传承工作室，将自己的经验、思想、知识毫无保留地传授他人，为我国藏医发展培养众多人才。他对传统藏药材颇有研究，曾多次参加藏药材辨识比赛，数次获得第一名的好成绩。他根据藏医经典，就地取材，研制生发露等藏药制剂。2019年，布古医生在巴宜区卫生健康委及巴宜区藏医院的支持下，撰写有关本地藏药材方面的著作——《本地草药》，这部著作对藏药材辨识和藏药制剂研究有着极高的指导价值和实际运用价值。

布古医生是一名才华出众、成绩卓著的藏医研究学者，是一名善良亲切、具有忘我工作精神的传统藏医医师，是一名德高望重、和蔼可亲的名老藏医导师。时至今日，布古医生不仅负责管理巴宜区藏医院业务和医院门诊诊疗工作，还始终从事藏医药研究和藏药研发工作。他全心全意投入藏医临床工作之中，为我国藏医药事业发展作出杰出的贡献。

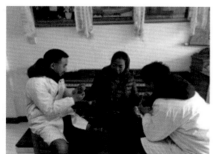
布古医生进行把脉技术指导

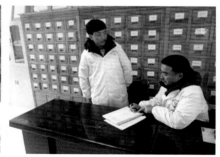
布古医生指导藏医处方规范书写

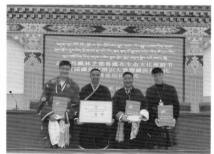
2019年藏药材辨认大赛获奖合影

尼玛县藏医院

/// 基本情况

尼玛县藏医院成立于 1993 年 8 月 1 日,有工作人员 28 名,人员总编制 20 个,在编人员 19 名,其中中级职称 4 名(药师 1 名)、初级职称 7 名(护士 1 名)、公益性人员 2 名(护士 1 名)、合同工 7 名,学历均为大专以上。

医院设有住院部、外治科、门诊科、制剂室、药房、院长办公室、财务科 7 个科室,住院编制床位 24 张,实有床位 18 张。2005 年,医院在上级部门的支持下新建藏医住院综合楼(700 平方米),2017 年新建制剂厂(600 多平方米)、外治中心(500 多平方米)等。2017 年,医院向西藏自治区藏医药管理局申请基层藏药制剂备案号,"赤其顿巴"等 28 种藏药品获得基层藏药制剂备案号。2018 年,医院开始生产治疗"隆""赤巴"等病种的 97 种藏药品,主要销售渠道为县内的 14 个乡镇卫生院。

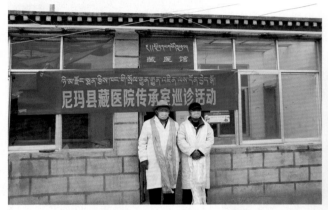

在尼玛县藏医院传承室巡诊活动中,石努老师与卓瓦乡继承人合影

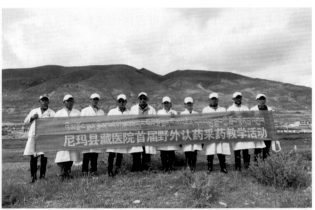

石努老师带领尼玛县藏医院职工开展野外认药采药教学活动

/// 名老藏医石努

石努,男,藏族,1960 年出生于西藏自治区那曲市尼玛县军仓乡,自幼学习藏医,1976 年在军仓乡四村当村医,1984～1989 年在军仓乡卫生院工作,1990 年在尼玛县卫生服务中心工作,2008 年成立尼玛县藏医院并担任藏医院院长。

石努老师平时忙于看病、采药、培养藏医学子,其精湛的医术和高尚的医德,受到广大患者的一致好评。他每年还会给村医讲课,多次荣获自治区、尼玛县优秀委员、先进工作者、先进个人等称号。

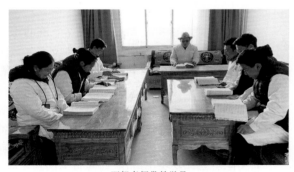

石努老师带教学员

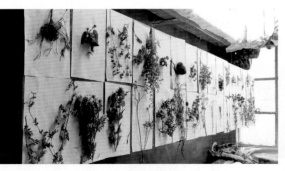

部分藏药标本

石努老师擅长治疗高原性疾病及难治性疾病,如高原性红细胞增多症、高血压、风湿性关节炎、痛风等。他的行医生涯并不只是一份职业,而是他的修持。他不但要负责医治病人的生理病患,同时也担当着照顾病者心灵健康的责任。

2019 年 9 月,为了尼玛县藏医院的发展,石努老师返聘任职。任职期间,他带教 1 名骨干医师,并要将其培养成能够独立开展门诊工作及发展好藏医院门诊工作的医师。

眉县中医医院
王斌强全国基层名老中医药专家传承工作室

/// 个人简介

王斌强，男，1987年毕业于陕西中医药大学，2003年晋升为副主任医师；任陕西省中医药科技开发研究会内科分会委员、陕西省王焘研究分会常务副主任委员、陕西省名医研究分会委员、陕西省太白山草药研究分会委员、眉县太白山草医药协会主任委员；2013年被评为宝鸡市名中医，2018年被评为全国基层名老中医药专家传承工作室建设项目专家，担任眉县第七、八、九届政协常委等社会职务，眉县第四、五批有突出贡献拔尖人才；发表专业论文16篇。

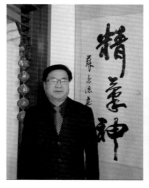
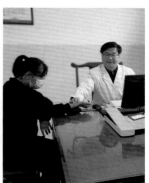

/// 工作室基本情况

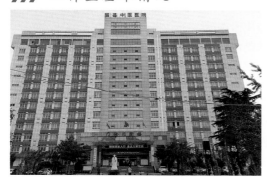

王斌强全国基层名老中医药专家传承工作室2018年12月成立，开展制度建设、传承建设等工作，严格按照建设项目任务书和国家、省、市相关政策和要求，坚持"传承名老中医药专家临床经验，培养优秀学术继承人"的理念，开展相关基础设施建设、医案积累、学术继承人培养等工作。工作室在院内及乡镇卫生院、村卫生室选拔具有较高中医资历的9名中青年医师作为中医学术继承人，发表名老中医药专家王斌强学术经验论文3篇，主持筹办第三届王焘研究学术会议等省级学术研讨会，整理并总结王斌强医案120余篇。9名继承人共书写跟师笔记220余篇、读书临证心得32篇。

/// 学术思想

"仙手植春意，儒医合天人"是王斌强从医34年以来总结的座右铭。他深入研悟中医文化，把《易经》阴阳之间的生克制化规律引申到对中医基础理论及阴阳学说的理解和应用之中。2012年，他在药王孙思邈故里写下了："处处显灵迹，时时点化人。大医惟大德，精诚济苍生。日月阴阳易，双方并世存。千年活力在，万代景仰崇。有幸见真人，杏林花馥郁。卅年追千载，药王恒、常、新。"

他作为陕西省王焘研究分会常务副主任委员，对唐代眉县人王焘《外台秘要方》全面研究，主办国家级、省级王焘学术思想研讨会3届并出版论文集；在领悟中医经典和临床探索中，对祖国医学在传承中创新发展，精通内科，善用经方，妙用时方温病方，对《四圣心源》《医道还元疏注》《黄元御医学全书》学有心得；深入研究《素问·咳论》"五脏六腑皆令人咳非独肺也"的论点，并触类旁通，使深奥的经典理论在临床诊疗工作中发挥经典的指导作用；临床中敢于并善于应对内科危、重、疑难病人，让众多患者重获健康和新生。"仙人指路在心源，手中无剑剑在心"，王斌强全国基层名老中医药专家重视疗效，全面提高中医药辨证施治水平，带动全院内科业务及中医人才快速成长。

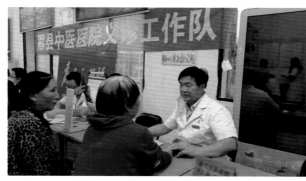
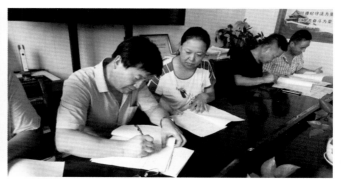

感谢以下单位
对《中国中医药年鉴（行政卷）》的支持

中国中医科学院中药研究所

中国中医科学院中药资源中心

中国中医科学院针灸研究所（针灸医院）

中国中医科学院医学实验中心

中国中医科学院望京医院

首都医科大学附属北京地坛医院

首都医科大学附属北京朝阳医院

北京中医药大学第三附属医院

北京卫生职业学院

北京同仁堂中医医院有限责任公司

天津中医药大学

天津中医药大学第一附属医院

天津中医药大学附属武清中医院

河北中医学院

河北省中医院

克什克腾旗中医蒙医医院

辽宁中医药大学

辽宁中医药大学附属医院

辽宁中医药大学附属第四医院

大连医科大学

辽宁省海城市正骨医院

长春中医药大学

长春中医药大学附属医院

黑龙江中医药大学

黑龙江省中医药科学院

大庆市中医医院

上海中医药大学附属岳阳中西医结合医院

上海中医药大学附属龙华医院

上海市中医文献馆

上海市光华中西医结合医院

江苏省中医药研究院（江苏省中西医结合医院）

无锡市龙砂医学流派研究院

常州市中医医院

苏州市中医医院

张家港广和中西医结合医院

浙江中医药大学附属第二医院

温州医科大学附属第一医院

温州医科大学附属第二医院

安徽中医药大学

安徽中医药大学第一附属医院

安徽中医药大学第二附属医院

安徽省中西医结合医院（安徽中医药大学第三附属医院）

太和县中医院

福建中医药大学附属第二人民医院

泉州市正骨医院

福建省晋江市医院

江西省抚州市中医院

江西省萍乡市中医院

肥城市中医医院

襄城县中医院

河南中医药大学第一附属医院

湖北中医药大学

湖北省中医院

华中科技大学同济医学院附属同济医院

鄂州市中医医院

中南大学湘雅医院

中南大学湘雅三医院

湘西土家族苗族自治州民族中医院

广州中医药大学第一附属医院

广州中医药大学深圳医院（福田）

广州医科大学附属第一医院

广州市荔湾区中医医院

广州白云山陈李济药厂有限公司

南方医科大学

重庆市中医院

重庆市永川区中医院

重庆市奉节县中医院

成都中医药大学

成都中医药大学附属医院（四川省中医院）

成都中医大银海眼科医院股份有限公司

成都市中西医结合医院

贵州中医药大学第一附属医院

云南省中医医院

昆明市延安医院

曲靖市第一人民医院

西藏藏医药大学

西藏林芝市巴宜区藏医院

西藏察雅县藏医院

西藏尼玛县藏医院

陕西省中医医院

西安市中心医院

西安交通大学第二附属医院

眉县中医医院

青海省藏医院